U0757166

临床胃肠内镜学

Clinical Gastrointestinal Endoscopy

注 意

医学在不断进步。虽然有关安全问题的注意事项必须遵守，但是由于新的研究和临床经验对我们知识的不断扩展，在治疗和用药方面做出某些改变也许是必须的或适宜的。建议读者核对所处方每种药品其生产厂家的最新产品信息，确认药物的推荐剂量、服用方法、时间及相关禁忌证。根据自己的经验和患者的病情，决定每一位患者的服药剂量和最佳治疗方法，是经治医师的责任。不论是出版商还是著者，对于因本出版物引起的任何个人或财产的损伤和（或）损失，均不承担任何责任。

出版者

临床胃肠内镜学

Clinical Gastrointestinal Endoscopy

主　编　Gregory G. Ginsberg
　　　　Michael L. Kochman
　　　　Ian Norton
　　　　Christopher J. Gostout

主　译　林三仁

北 京 大 学 医 学 出 版 社
Peking University Medical Press

CLINICAL GASTROINTESTINAL ENDOSCOPY
Gregory G. Ginsberg et al
ISBN-13: 978-0-7216-0282--0
ISBN-10: 0-7216-0282-7

Authorized Simplified Chinese translation from English language edition published by the Proprietor.
978-981-259-746-5
981-259-746-8

Elsevier (Singapore) Pte Ltd.
3 Killiney Road, #08-01 Winsland House I, Singapore 239519
Tel: (65) 6349-0200, Fax: (65) 6733-1817
First Published 2007
2007 年初版

北京市版权局著作权合同登记号：图字：01-2006-5598

图书在版编目（CIP）数据

临床胃肠内镜学 /（美）金斯伯格（Ginsberg G. G）等著；林三仁译. －北京：北京大学医学出版社，2007

书名原文：Clinical Gastrointestinal Endoscopy

ISBN 978-7-81116-341-4

Ⅰ. 临… Ⅱ. ①金…②林… Ⅲ. 胃肠病－内镜检查 Ⅳ. R573.04

中国版本图书馆 CIP 数据核字 (2007) 第 138967 号

临床胃肠内镜学

主　　译：林三仁
出版发行：北京大学医学出版社（电话：010-82802230）
地　　址：（100083）北京市海淀区学院路 38 号　北京大学医学部院内
网　　址：http: //www.pumpress.com.cn
E － mail：booksale@bjmu.edu.cn
印　　刷：北京圣彩虹制版印刷技术有限公司
经　　销：新华书店
责任编辑：李海燕　**责任校对**：杜悦　**责任印制**：郭桂兰
开　　本：889mm × 1194mm　1/16　**印张**：57　**字数**：1843 千字
版　　次：2008 年 1 月第 1 版　2008 年 1 月第 1 次印刷
书　　号：ISBN 7-81116-341-4
定　　价：658.00 元

译校人员名单

主　　译　林三仁　北京大学第三医院

审　　校　丁士刚　北京大学第三医院
段丽萍　北京大学第三医院
顾　芳　北京大学第三医院
黄永辉　北京大学第三医院
吕愈敏　北京大学第三医院
周丽雅　北京大学第三医院

主译助理　崔荣丽　北京大学第三医院

译　　者　（按姓氏笔画为序）

丁士刚　北京大学第三医院
王　丽　北京大学第三医院
王爱英　北京大学第三医院
王　琨　北京大学第三医院
白　鹏　北京大学第三医院
刘揆亮　北京大学第三医院
吕愈敏　北京大学第三医院
闫秀娥　北京大学第三医院
宋志强　北京大学第三医院
张立卫　北京大学第三医院
张　莉　北京大学第三医院
张　静　北京大学第三医院
李传凤　北京大学第三医院
李　军　北京大学第三医院
李　柯　北京大学第三医院
李晓光　北京大学第三医院
李　渊　北京大学第三医院
杨雪松　北京大学第三医院
陆京京　北京大学第三医院
周丽雅　北京大学第三医院
孟灵梅　北京大学第三医院
林三仁　北京大学第三医院
姚　炜　北京大学第三医院
段丽萍　北京大学第三医院
徐志洁　北京大学第三医院
郭长吉　北京大学第三医院
顾　芳　北京大学第三医院
崔荣丽　北京大学第三医院
常　虹　北京大学第三医院
黄永辉　北京大学第三医院
黄雪彪　北京大学第三医院
喀蔚波　北京大学医学部公共教学部物理教研室
薛　艳　北京大学第三医院

著者名单

Awni Taleb Abu-Sneineh, M.B.B.S.
Assistant Professor
University of Jordan;
Consultant Gastroenterologist
Jordan University Hospital
Amman, Jordan
8: *Patient Preparation and Pharmacotherapeutic Considerations*

James L. Achord, M.D.
Professor Emeritus
University of Mississippi Medical Center
Jackson, Mississippi
1: *The History of Gastrointestinal Endoscopy*

Mainor R. Antillon, M.D., M.B.A., M.P.H.
Associate Professor of Medicine
University of Colorado Health Science Center;
Director G-I Practice
University of Colorado Hospital
Denver, Colorado
35: *Endoscopic Therapy for Gastric Neoplasms*

Matthew R. Banks, B.Sc., M.R.C.P., Ph.D.
Registrar in Gastroenterology
Concord Hospital
Concord, Sydney, Australia
7: *Patient Assessment, Sedation, and Monitoring*

David E. Barlow, Ph.D.
Director of Technology Assessment
Olympus America, Inc.
Melville, New York
3: *How Endoscopes Work*

Todd H. Baron, M.D.
Professor of Medicine
Mayo Clinic College of Medicine;
Consultant
Mayo Clinic
Rochester, Minnesota
50: *Acute Pancreatitis and Peripancreatic Fluid Collections*

David J. Bjorkman, M.D., M.S.P.H., S.M.
Professor of Medicine
Interim Dean
University of Utah School of Medicine
Salt Lake City, Utah
12: *Assessment of Endoscopic Outcomes*

M. J. Bruno, M.D., Ph.D.
Assistant Professor
University of Amsterdam;
Gastroenterologist, Staff Member
Department of Gastroenterology and Hepatology
Academic Medical School
Amsterdam, The Netherlands
54: *Palliation of Malignant Pancreaticobiliary Obstruction*

David L. Carr-Locke, M.A., M.B., B.Chir., D.R.C.O.G., F.R.C.P.
Associate Professor of Medicine
Harvard Medical School;
Director of Endoscopy
Senior Physician
Brigham & Women's Hospital
Boston, Massachusetts
48: *Infections of the Biliary Tract*

Brooks D. Cash, M.D.
Assistant Professor of Medicine
Uniformed Services University of the Health Sciences;
Director of Clinical Research
Gastroenterology Division and Comprehensive Colorectal Cancer Center Initiative
National Naval Medical Center
Bethesda, Maryland
12: *Assessment of Endoscopic Outcomes*

Kenneth J. Chang, M.D.
Professor of Medicine
University of California
Irvine, California;
Executive Director
H.H. Chao Comprehensive Digestive Disease Center
University of California Medical Center
Orange, California
45: *Endoscopic Ultrasonography Guided Fine-Needle Aspiration of Pancreaticobiliary Lesions*

Wei-Kuo Chang, M.D.
Associate Professor
Division of Gastroenterology
Department of Medicine
National Defense Medical Center;
Attending Physician
Tri-Service General Hospital
Taipei, Taiwan
25: *Techniques in Enteral Access*

Yang Chen, M.D.
Professor of Medicine
University of Colorado Health Sciences Center
School of Medicine
Denver, Colorado;
Director of Endoscopy
University of Colorado Hospital
Aurora, Colorado
35: *Endoscopic Therapy for Gastric Neoplasms*

Kenneth D. Chi, M.D.
GI Fellow
Section of Endoscopy and Therapeutics
University of Chicago
Chicago, Illinois
34: *Evaluation of Gastric Polyps and Thickened Gastric Folds*

Nicholas I. Church, M.B.Ch.B., M.R.C.P.
Specialist Registrar in Gastroenterology
Western General Hospital
Edinburgh, United Kingdom
27: *Diagnosis and Staging of Esophageal Carcinoma*

Guido Costamagna, M.D., F.A.C.G.
Full Professor of Surgery
Catholic University;
Head, Digestive Endoscopy Unit
University Hospital
Roma, Italy
47: *Benign Biliary Strictures and Leaks*

Sanford M. Dawsey, M.D.
Senior Investigator
National Cancer Institute
Bethesda, Maryland
32: *Screening for Esophageal Squamous Cell Carcinoma and its Precursor Lesions*

James A. DiSario, M.D.
Professor of Medicine
Director of Therapeutic Endoscopy
University of Utah Health Sciences Center
Salt Lake City, Utah
46: *Choledocholithiasis*

Grace H. Elta, M.D.
Professor of Medicine
University of Michigan
Ann Arbor, Michigan
19: *Benign Strictures*

Gary W. Falk, M.D.
Staff Gastroenterologist
Cleveland Clinic Foundation
Cleveland, Ohio
28: *Diagnosis and Surveillance of Barrett's Esophagus*

Arnaldo Braga Feitoza, M.D.
Attending Surgeon
Digestive Endoscopy Unit
Department of Surgery
Hospital Aulino Feitosa
Telemaco Borba, Pabana, Brazil
11: *Postsurgical Endoscopic Anatomy*

David E. Fleischer, M.D.
Professor of Medicine
Mayo College of Medicine;
Chair Gastroenterology and Hepatology
Mayo Clinic Scottsdale
Scottsdale, Arizona
32: *Screening for Esophageal Squamous Cell Carcinoma and its Precursor Lesions*

David Lieberman, M.D.
Professor of Medicine
Chief, Division of Gastroenterology
Oregon Health and Science University
Portland, Oregon
37: *Colorectal Cancer Screening and Surveillance*

Takahisa Matsuda, M.D.
Staff, Endoscopy Division
National Cancer Center Hospital
Tokyo, Japan
38: *Colonoscopic Polypectomy and Endoscopic Mucosal Resection*

Stephen A. McClave, B.A., M.D.
Professor of Medicine
Division of Gastroenterology and Hepatology
Director of Clinical Nutrition
Chairman, Nutrition Support Teams
University of Louisville School of Medicine
Chairman, Nutrition Support Teams
Jewish Hospital
Louisville, Kentucky;
ASPEN, Director of Clinical Practice
Silver Spring, Maryland;
Chairman, ASGE Enteral Nutrition Special Interest Group
Deerfield, Illinois
25: *Techniques in Enteral Access*

Lee McHenry Jr., M.D.
Associate Professor of Medicine
Indiana University School of Medicine
Springmill Surgery Center
Indianapolis, Indiana
40: *Diagnostic Cholangiography*
49: *Sphincter of Oddi Dysfunction*

David C. Metz, M.D.
Professor of Medicine
Division of Gastroenterology
University of Pennsylvania School of Medicine;
Co-Director, GI Physiology Laboratory
Director, Acid Peptic Disease Program
Co-Director, Swallowing Disorders Program
Hospital of the University of Pennsylvania
Philadelphia, Pennsylvania
20: *Achalasia*

Marcia L. Morris, B.A., M.S.
President and CEO
Medical Service Associates, Inc.
Maplewood, Minnesota
6: *Electrosurgical Principles*

Miguel Muñoz-Navas, Ph.D.
Professor of Medicine
University of Navarra School of Medicine;
Director of the Department of Gastroenterology and the Endoscopy Unit
University Hospital of Navarra
Pamplona, Spain
17: *Chronic Gastrointestinal Bleeding*

Douglas B. Nelson, M.D.
Staff Physician in Gastroenterology
Minneapolis VA Medical Center;
Associate Professor
University of Minnesota Medical School
Minneapolis, Minnesota
4: *Cleaning and Disinfecting Endoscopic Equipment*

Nam Q. Nguyen, M.B.B.S.
Gastroenterology Fellow
Royal Adelaide Hospital
Adelaide, South Australia
8: *Patient Preparation and Pharmacotherapeutic Considerations*

Nicholas Nickl, M.D.
Professor of Medicine
University of Kentucky Medical Center
Lexington, Kentucky
31: *Nonepithelial Tumors of the Esophagus and Stomach*

Ian Norton, M.B.B.S., Ph.D., F.R.A.C.P.
Director of Endoscopy
Department of Gastroenterology and Hepatology
Concord Hospital
Sydney, Australia
9: *Reporting, Documentation, and Risk Management*
36: *Management of Upper Gastrointestinal Familial Adenomatous Polyposis Syndrome and Ampullary Tumors*

Pankaj J. Pasricha, M.D.
Chief, Division of Gastroenterology and Hepatology
Bassel and Frances Blanton Distinguished Professor of Internal Medicine
Professor of Neuroscience & Cell Biology and Biomedical Engineering
The University of Texas Medical Branch
Galveston, Texas
55: *Endoluminal Surgery*

Ian D. Penman, M.D., F.R.C.P.
Senior Lecturer
Edinburgh University
Consultant Gastroenterologist
Western General Hospital
Edinburgh, United Kingdom
27: *Diagnosis and Staging of Esophageal Carcinoma*

Bret T. Petersen, M.D.
Consultant in Gastroenterology
Endoscopy Chair
Mayo Clinic and College of Medicine
Rochester, Minnesota
41: *Diagnostic Pancreatography*

Patrick Pfau, M.D.
Assistant Professor of Medicine
Director of Gastrointestinal Endoscopy
Section of Gastroenterology and Hepatology
University of Wisconsin Medical School
Madison, Wisconsin
21: *Ingested Foreign Objects and Food Bolus Impactions*

Bonnie J. Pollack, M.D.
Assistant Professor of Medicine
State University of New York at Stony Brook School of Medicine
Stony Brook, New York;
Associate Director of Gastrointestinal Endoscopy and Endoscopic Ultrasound
Winthrop University Hospital
Mineola, New York
33: *Extraintestinal Endosonography (including celiac block)*

Robert J. Ponec, M.D., F.A.C.P.
Clinical Assistant Professor of Medicine
Oregon Health and Science University
Portland, Oregon;
Salem Gastroenterology Consultant
Salem Hospital
Salem, Oregon
26: *Acute Colonic Pseudo-Obstruction*

Emad Rahmani, M.D., F.A.C.P.
Associate Professor of Clinical Medicine
Indiana University School of Medicine;
Director of Endoscopy
Wishard Memorial Hospital
Indianapolis, Indiana
39: *Endoscopic Palliation of Colorectal Tumors*

Elizabeth Rajan, M.D.
Assistant Professor of Medicine
Division of Gastroenterology and Hepatology
Mayo Clinic College of Medicine;
Consultant in Gastroenterology and Hepatology
Mayo Clinic
Rochester, Minnesota
56: *Bioabsorbable Stents*

Douglas K. Rex, M.D.
Professor of Medicine
Indiana University School of Medicine;
Director of Endoscopy
Indiana University Hospital
Indianapolis, Indiana
39: *Endoscopic Palliation of Colorectal Tumors*

Richard I. Rothstein, M.D.
Professor of Medicine
Dartmouth Medical School;
Chief, Section of Gastroenterology and Hepatology
Dartmouth-Hitchcock Medical Center
Lebanon, New Hampshire
18: *Gastroesophageal Reflux*

Ignacio Fernández-Urién Sáinz, M.D.
Clinical Associated Professor of Medicine
University of Navarra School of Medicine;
Staff Gastroenterologist
University Clinic of Navarra
Pamplona, Spain
17: *Chronic Gastrointestinal Bleeding*

Shiv Kumar Sarin, M.D., D.M.
Professor and Head
Department of Gastroenterology
G.B. Pant Hospital
New Delhi, India
14: *Portal Hypertensive Bleeding*

Thomas J. Savides, M.D.
Associate Professor of Clinical Medicine
University of California
San Diego, California
15: *Lower Gastrointestinal Bleeding*

Mark Schoeman, M.B.B.S., Ph.D., F.R.A.C.P.
Senior Lecturer in Medicine
University of Adelaide;
Head of Gastrointestinal Services
Royal Adelaide Hospital
Adelaide, South Australia
8: *Patient Preparation and Pharmacotherapeutic Considerations*

Paul Fockens, M.D., Ph.D.
Director of Endoscopy
Academic Medical Center
University of Amsterdam
Amsterdam, The Netherlands
54: *Palliation of Malignant Pancreaticobiliary Obstruction*

Evan L. Fogel, M.D., M.Sc., F.R.C.P.
Associate Professor of Clinical Medicine
Indiana University Medical Center;
Rodebush VA Hospital
Indianapolis, Indiana;
Witham Hospital
Lebanon, Indiana
40: *Diagnostic Cholangiography*
49: *Sphincter of Oddi Dysfunction*

James T. Frakes, M.D., M.S.
Clinical Professor of Medicine
University of Illinois College of Medicine at Rockford;
Managing Partner
Rockford Gastroenterology Associates, Ltd.
Rockford, Illinois
2: *Setting Up an Endoscopy Facility*

Shai Friedland, M.D.
Assistant Professor of Medicine
Stanford University
Stanford, California;
Staff Gastroenterologist
VA Palo Alto
Palo Alto, California
38: *Colonoscopic Polypectomy and Endoscopic Mucosal Resection*
57: *New Techniques in Imaging*

Christopher J. Gostout, M.D.
Professor of Medicine
Mayo Clinic College of Medicine;
Consultant in Gastroenterology and Hepatology
Director of Endoscopic Research and Development
Mayo Clinic
Rochester, Minnesota
10: *Small-Caliber Endoscopy*

Takuji Gotoda, M.D.
Staff, Endoscopy Division
National Cancer Center Hospital
Tokyo, Japan
38: *Colonoscopic Polypectomy and Endoscopic Mucosal Resection*

Steven R. Granger, B.S., M.D.
General Surgery Resident
University of Utah School of Medicine
Salt Lake City, Utah
46: *Choledocholithiasis*

Frank G. Gress, M.D.
Associate Professor of Medicine
Division of Gastroenterology
Duke University School of Medicine
Duke University Medical Center
Durham, North Carolina
33: *Extraintestinal Endosonography (including celiac block)*

Naresh T. Gunaratnam, M.D.
Clinical Instructor
University of Michigan;
Director of Clinical Research
St. Joseph Mercy Hospital
Ann Arbor, Michigan
13: *Acute Nonvariceal Bleeding*

Kiyoshi Hashiba, M.D.
Director of Endoscopy
Hospital Sírio Libanês
Sao Paulo, Brazil
22: *Zenker's Diverticula*

Robert H. Hawes, M.D.
Professor of Medicine
Medical University of South Carolina
Charleston, South Carolina
52: *Chronic Pancreatitis, Stones, and Strictures*

Juergen Hochberger, M.D.
Assistant Professor of Medicine
Chief, Department of Gastroenterology
St. Bernward Academic Teaching Hospital
Hildesheim, Germany
42: *Difficult Cannulation and Sphincterotomy*

Marjolein Y.V. Homs, M.Sc.
Researcher
Department of Gastroenterology and Hepatology
Erasmus MC University Medical Center
Rotterdam, The Netherlands
30: *Endoscopic Palliation of Malignant Dysphagia and Esophageal Fistulas*

Douglas Howell, M.D.
Associate Clinical Professor of Medicine
University of Vermont Medical School;
Director, Pancreaticobiliary Center
Maine Medical Center
Portland, Maine
43: *Endoscopic Retrograde Cholangiopancreatography Tissue Sampling Techniques*

Maite Betés Ibáñez, Ph.D.
Associated Professor of Medicine
University of Navarra School of Medicine;
Staff Gastroenterologist
University Clinic of Navarra
Pamplona, Spain
17: *Chronic Gastrointestinal Bleeding*

Charles J. Kahi, M.D., M.Sc.
Assistant Professor of Medicine
Division of Gastroenterology and Hepatology
Indiana University School of Medicine
Indianapolis, Indiana
39: *Endoscopic Palliation of Colorectal Tumors*

David A. Katzka, M.D.
Associate Professor of Medicine
University of Pennsylvania School of Medicine;
Attending Physician
Hospital of the University of Pennsylvania
Philadelphia, Pennsylvania
20: *Achalasia*

Yakub I. Khan, M.B.B.S., M.D.
Consultant Gastroenterologist
Shaukat Khanum Hospital and Research Center
Lahore, Pakistan
13: *Acute Nonvariceal Bleeding*

Michael B. Kimmey, A.B., M.D.
Professor of Medicine
Division of Gastroenterology
Department of Medicine
University of Washington;
Director, Digestive Disease Center
University of Washington Medical Center
Seattle, Washington
26: *Acute Colonic Pseudo-Obstruction*

David James Koorey, M.B., B.S., Ph.D., F.R.A.C.P.
Senior Lecturer
University of Sydney;
Senior Staff Specialist
A W Morrow Gastroenterology and Liver Centre
Royal Prince Alfred Hospital
Sydney, Australia
36: *Management of Upper Gastrointestinal Familial Adenomatous Polyposis Syndrome and Ampullary Tumors*

Richard Kozarek, M.D.
Clinical Professor of Medicine
University of Washington;
Chief of Gastroenterology
Director, GI Institute
Virginia Mason Medical Center
Seattle, Washington
53: *Pancreatic Duct Leaks and Pseudocysts*

Karen L. Krok, M.D.
Gastroenterology Fellow
Johns Hopkins Hospital
Baltimore, Maryland
23: *Inflammatory Bowel Disease*

Glen A. Lehman, M.D.
Professor of Medicine and Radiology
Indiana University Medical Center
Indiana University School of Medicine
Indianapolis, Indiana
40: *Diagnostic Cholangiography*
49: *Sphincter of Oddi Dysfunction*

Blair S. Lewis, M.D.
Clinical Professor of Medicine
Mount Sinai School of Medicine
New York City, New York
16: *Obscure Gastrointestinal Bleeding*

Gary R. Lichtenstein, M.D.
Professor of Medicine
University of Pennsylvania School of Medicine;
Director, Center for Inflammatory Bowel Diseases
Hospital of the University of Pennsylvania
Gastroenterology Division
Department of Medicine
Philadelphia, Pennsylvania
23: *Inflammatory Bowel Disease*

Kenneth W. Schroeder, M.D., Ph.D.
Consultant, Gastroenterology and Hepatology
Department of Medicine
Mayo Clinic College of Medicine
Rochester, Minnesota
9: *Reporting, Documentation, and Risk Management*

Barjest Chander Sharma, M.D., D.M.
Professor and Head
Department of Gastroenterology
G. B. Pant Hospital
New Delhi, India
14: *Portal Hypertensive Bleeding*

Stuart Sherman, M.D.
Professor of Medicine and Radiology
Director of ERCP
Indiana University School of Medicine
Indianapolis, Indiana
40: *Diagnostic Cholangiography*
49: *Sphincter of Oddi Dysfunction*

Peter D. Siersema, M.D., Ph.D.
Associate Professor of Medicine
Department of Gastroenterology and Hepatology
Erasmus MC University Medical Center
Rotterdam, The Netherlands
30: *Endoscopic Palliation of Malignant Dysphagia and Esophageal Fistulas*

Adam Slivka, M.D., Ph.D.
Associate Professor of Medicine
University of Pittsburgh;
Associate Chief, Division of Gastroenterology, Hepatology, and Nutrition
University of Pittsburgh Medical Center
Pittsburgh, Pennsylvania
51: *Acute Relapsing Pancreatitis*

Roy Soetikno, M.D., M.S.
Associate Professor
Stanford University School of Medicine
Stanford, California;
Chief of Endoscopy
Veterans Affairs Palo Alto Health Care System
Palo Alto, California
38: *Colonoscopic Polypectomy and Endoscopic Mucosal Resection*

Darius Sorbi, M.D.
Associate Professor
Mayo Medical School;
Senior Associate Consultant
Director, GI Endoscopy Unit
Mayo Clinic Scottsdale
Dix Hills, New York
10: *Small-Caliber Endoscopy*

Jennifer J. Telford, M.D., M.P.H.
Clinical Fellow
Harvard Medical School;
Fellow
Brigham and Women's Hospital
Boston, Massachusetts
48: *Infections of the Biliary Tract*

Mark D. Topazian, M.D.
Associate Professor of Medicine
Mayo Clinic College of Medicine;
Senior Associate Consultant
Mayo Clinic
Rochester, Minnesota
44: *Endoscopic Ultrasonography of Pancreatic and Biliary Diseases*

Anne-Marie van Berkel, M.D., Ph.D.
Gastroenterologist
Academic Medical Center
Amsterdam, The Netherlands
54: *Palliation of Malignant Pancreaticobiliary Obstruction*

Jacques Van Dam, M.D., Ph.D.
Professor of Medicine
Stanford University School of Medicine;
Clinical Chief and Director of Endoscopy
Stanford University Medical Center
Stanford, California
57: *New Techniques in Imaging*

Shyam Varadarajulu, M.D.
Assistant Professor of Medicine
Division of Gastroenterology-Hepatology
University of Alabama School of Medicine
Birmingham, Alabama
52: *Chronic Pancreatitis, Stones, and Strictures*

Kenneth K. Wang, M.D.
Associate Professor of Medicine
Mayo Clinic
Rochester, Minnesota
29: *Endoscopic Therapy for Superficial Esophageal Carcinoma*

James L. Watkins, M.D.
Associate Professor of Clinical Medicine
Indiana University Medical Center
Indianapolis, Indiana
40: *Diagnostic Cholangiography*
49: *Sphincter of Oddi Dysfunction*

Irving Waxman, M.D.
Professor of Medicine
Director of Endoscopy
University of Chicago
Chicago, Illinois
34: *Evaluation of Gastric Polyps and Thickened Gastric Folds*

George J.M. Webster, B.Sc., M.D., M.R.C.P.
Consultant Gastroenterologist
Department of Gastroenterology
The Middlesex Hospital
University College London Hospitals
London, United Kingdom
7: *Patient Assessment, Sedation, and Monitoring*

Wilfred Weinstein, M.D.
Professor of Medicine
Department of Medicine-Digestive Diseases
UCLA Center for The Health Sciences
Los Angeles, California
5: *Tissue Sampling, Specimen Handling, and Chromoendoscopy*

C. Mel Wilcox, M.D.
Professor of Medicine
University of Alabama;
Chief of Endoscopy
University Hospital
Birmingham, Alabama
24: *Infections of the Luminal Digestive Tract*

译者前言

自从内镜技术引入我国，我国的内镜诊断和治疗技术不断发展，目前已达到很高水平，但与发达国家相比，仍有许多需要学习和借鉴之处。恰逢此时，北京大学医学出版社将由 Gregory G. Ginsberg 教授等人编写的《临床胃肠内镜学》介绍给我，粗读此书，感觉水平甚高，对消化病学专科医师有重要的参考价值，故决定全文翻译此书。希望本书的出版对国内消化界医师有所裨益。

本书包含了消化系统各种疾病的最新的内镜诊断及治疗，并对内镜的工作原理、内镜室的管理等方面进行了详细的阐述。还提供了大量典型的内镜照片，详细的图解，图文并茂，是一本不可多得的内镜学专著。本书适用于消化专科医师、外科医师、全科医师及医学生学习，还对内镜室的建立和管理有指导意义。

本书的出版是经过我科全体医务人员及研究生们共同努力的结晶，他们在百忙之中加班加点，认真翻译，又经数次校对终成此书，在此对全体译者表示由衷的感谢。

本书的出版得到了北京大学医学出版社的大力支持和鼓励，在此谨向他们表示感谢。

由于水平有限，难免有所疏漏，敬请广大读者不吝指正。

林三仁

2007 年 9 月 26 日

著者前言

欢迎阅读《临床胃肠内镜学》第一版。本书提供了一般性的和先进的胃肠道内镜的包罗广泛的治疗方法，由世界范围内的顶尖专家编写。本书作者均是在各自领域有突出贡献，并有一定威望，有学术影响的专家。因此，本书兼具权威性和可读性。作者设计了无数原始图表、操作流程和表格，以准确而简明地表达复杂信息。每个表格都以一致、新颖的风格重新描绘。作者们慷慨惠赠了所收集的罕见的专业内镜图片、EUS 图像、放射图像以及组织形态学图片。每幅图片均可从本书的网站上下载（详情见 DVD 光盘），以便能够用于您的演示中。对本书有突出贡献的世界顶级专家也应邀提供了其所擅长领域的内镜诊断和治疗过程的录像。迄今尚无其他任何一本书籍能够提供如此多的世界专家操作过程的实时记录，这使得阅读从书面转向视频。所附DVD光盘所采用的每个视频剪辑均经过精心剪辑，使观看者能有效地体验其教育性。

本书适于每位关注内镜的读者，也是获得新技术的工具，是社区和专科院校的专业医生必不可少的参考书。

《临床胃肠内镜学》分为四部分，包括内镜设备和内镜检查术的一般原则、胃肠道疾病、胆胰系统疾病和治疗性内镜的前景（未来展望）。第一部分，介绍了消化内镜的发展历史，进而介绍内镜、内镜设备和内镜室各部分的功能。这部分是许多实践智慧的结晶。第二部分胃肠道疾病分为良性和恶性疾病。良性部分分为 5 章，包括消化道出血的内镜诊断和治疗，以及狭窄、肠道病变、异物堵塞和胃食管反流病的内镜检查，全面阐述了炎症、感染、胃肠道功能性疾病的内镜表现。肿瘤相关疾病分为食管、胃十二指肠和结直肠部分。在每一部分，对内镜诊断、分期、缓解和治疗措施做了详细阐述。胆胰部分详细描述了ERCP和EUS在胆胰系统良性和恶性疾病诊断和治疗方面的普通技术和先进技术。

编者们无私奉献了自己多年来积累的临床内镜经验，并且与时俱进，结合最前端的研究结果清晰展示了临床核心技术。他们均来自胃肠道内镜的培训地和医院：乔治敦大学、印第安娜大学、Mayo 临床中心、密歇根大学和宾夕法尼亚大学。正是他们辛勤的工作，才编写出了这本读者喜爱的同时也具有权威的著作。也应该恭喜出版者敢于打破陈腐，出版这本有创意且图片丰富的书籍，而且通过 DVD 光盘视频示教，使本书进一步完善。本书的多数内容是无时间限定的，这意味着本书可使用多年。

Gregory G. Ginsberg, M.D.

（闫秀娥译　崔荣丽　丁士刚校）

献　词

本书的撰写与所有参与者的辛勤付出密不可分，各研究领域权威学者的全力支持使编写工作顺利完成。这是参编者、作者和出版者的共同结晶。

感谢参编者，感谢他们从众多培训和实践基地中挑选优秀的作者为本书及时提供稿件。同时，他们也是我的朋友和我所敬仰的专家，感谢他们的合作。真诚感谢每位作者为本书提供丰富、充实的内容。同时，也感谢 Elsevier 出版公司，尤其是 Rolla Couchman 和 Hioary Hewitt，他们的组织、创新和敬业精神令人钦佩。

在本书的编写过程中，我尤其要感谢那些对我的职业生涯有所帮助的人。感谢我在Georgetown作访问学者时的老师们：Stanley Benjamin、David Fleischer、Firas AI-Kawas、Jim Lewis、Lou Korman 和 Tim Lipman。感谢我在 Penn 的专业导师：Peter Traber、Mecheal Lucey 和 Anil Rustgi。感谢我的同事们、许多优秀的医生、护士和专业技术人员。同时，有许多来自理工行业的人参与了新技术的研发，感谢在研究和教育方面给予支持的工科院校。最后，我要感谢我的父亲，David K. Ginsberg，他是早期消化内镜的热心家之一，是他用家里的电影摄像机将自己的内镜操作拍成电影来有意识地引导我。在 20 世纪 60 年代后期和70年代初期，一种典型的家庭电影观看装置最终改变了生日、节日和内镜胶片的特征。并且，我要感谢我的父亲和母亲给予我的鼓励和指导。

我衷心地感谢我杰出的妻子 Jane，她总是无私地支持我在追求专业拓展和满意度方面的尝试。最后，感谢我的四个女儿，Jennifer，Kathleen，Elizabeth 和 Meg，她们是我快乐和温暖的源泉。

我希望本书能够增加您的知识，提高您的能力，丰富您的专业性，使您能够更好地为患者服务。

Gregory G. Ginsberg

这本书的完成归功于我的家人：我的妻子Mary和我的孩子Elyse和Sidney。没有他们的耐心，这本书将不可能完成。

这么多年来，许多人鼓励和培养了我在胃肠病学和内镜治疗方面的兴趣。Tom Layden 和 Jay Goldstein 医生是早期向我展示更好诊断和同时给予有效治疗必要性的关键两人。Tachi Yamada 和 Chung Owyang 医学博士卓有远见地对我进行了专业训练，我希望能够更好地将其应用于实践。Rick Boland、John DelValle、Grace Elta、Robert Hawes、Michael Lucey、Jim Scheiman、Peter Traber 和 Maurits Wiersema 医生在我获得和理解技能、促进我的临床研究和写作技巧方面给予了很大帮助。宾夕法尼亚大学的同事也向我提供了重要建议和指导。

特别值得提到的是Clifford G. Pilz医学博士（1921－2005）。作为我医学生时期、住院医师和总住院医师时的负责老师，他明确定义了所有内科医生应该遵守的格言：没有一个问题因为太小而不值得回答，没有什么体征或症状因为太隐匿而应被忽略。

Michael L. Kochman

能够在这个团队工作非常荣幸。首先，必须感谢Gregory Ginsberg对我和我的参编者、作者以及Elsevier的每一个人的信任。

我可以自豪地说，我的职业生涯开始于Mayo临床中心，我永远感谢Mayo的许多同事和老师，特别是Bret Petersen、Jonathan Clain、Gene DiMagno、Maurits Wiersema和Todd Baron。另外，还必须特别感谢Chris Gostout 的热情指导。

最后，我要感谢我出色的妻子—— Stephanie 对我一如既往的支持。感谢我美丽的孩子们—— Sophie 和 Michael，他们带给我的快乐时刻提醒我什么是最重要的。

我希望本书会对您的日常工作有所帮助，也许会有助于激发您对内镜的热情，就像我曾经历的那样。

Jan Norton

鉴于内镜在诊断和治疗方面发挥的作用日益增加，在内镜发展过程中提供一个强有力的根基和资源至关重要。我们部分地实现了目标，尽可能将本书变为目前最全面和最先进的内镜书籍。我代表自己、我的参编者、更重要的是代表那些我有幸与之携手工作的作者，希望能够为您提供一个学习内镜操作并更好地理解何时必须使用内镜来提高医疗服务的有价值的资源。

Christopher J. Gostout

（闫秀娥译　丁士刚校）

目　录

第一篇　内镜设备和一般原则

1　消化道内镜检查的历史 3

2　内镜机构的建立 13

3　内镜的工作原理 29

4　内镜设备的清洗和消毒 49

5　组织取样、样本处理和色素内镜 61

6　电手术原理 79

7　患者的评估、镇静和监测 89

8　患者的准备和药物治疗的考虑 101

9　报告、文件和风险管理 111

10 小口径内镜 119

11 手术后的内镜解剖 127

12 内镜结局评估 143

第二篇　胃肠道疾病

第一部分　良性病变

13 急性非静脉曲张破裂出血 151

14 门静脉高压性出血 169

15 下消化道出血 189

16 不明原因消化道出血 199

17 慢性消化道出血 217

18 胃食管反流 243

19 良性狭窄 267

20 贲门失弛缓症 277

21 吞咽异物和食物团块嵌塞 295

22 Zenker 憩室 309

23 炎症性肠病 315

24 消化道感染 337

25 肠内通路技术 355

26 急性结肠假性梗阻 373

第二部分　肿瘤性疾病

食管

27 食管癌的诊断与分期 383

28 Barrett 食管的诊断和监测 405

29 浅表食管癌的内镜下治疗 425

30 恶性吞咽困难和食管瘘的内镜姑息治疗 435

31 食管和胃的非上皮性肿瘤 457

32 食管鳞状细胞癌及其癌前病变的筛查 471

33 肠道外超声内镜检查（包括腹腔阻滞） 483

胃十二指肠

34 胃息肉和胃皱襞增厚的评价 505

35 胃肿瘤的内镜治疗 515

36 上胃肠道家族性腺瘤性息肉病综合征及壶腹肿瘤的处理 539

结直肠

37 结直肠癌的筛查和随访 547

38 结肠镜下息肉切除术及内镜下黏膜切除术 559

39 结直肠肿瘤的内镜下姑息治疗 579

第三篇 胰胆疾病

ERCP 技术

40 诊断性胆管造影 591
41 诊断性胰管造影 615
42 复杂插管和括约肌切开术 627
43 内镜逆行胰胆管造影组织取样技术 635

EUS 技术

44 胰腺和胆系疾病的超声内镜检查 649
45 超声内镜引导下的细针穿刺在胰胆疾病中的应用 671

良性胆管疾病

46 胆总管结石 683
47 良性胆管狭窄和胆漏 709
48 胆管感染 723
49 Oddi 括约肌功能障碍 749

良性胰腺疾病

50 急性胰腺炎和胰周积液 767
51 急性复发性胰腺炎 785
52 慢性胰腺炎、结石和狭窄 803
53 胰管漏和假性囊肿 825

胰胆管恶性疾病

54 恶性胰胆梗阻的姑息治疗 839

第四篇 先进治疗性内镜的前景如何?

55 内镜腔内手术 859
56 生物可吸收支架 863
57 成像新技术 869
索 引 881

第一篇

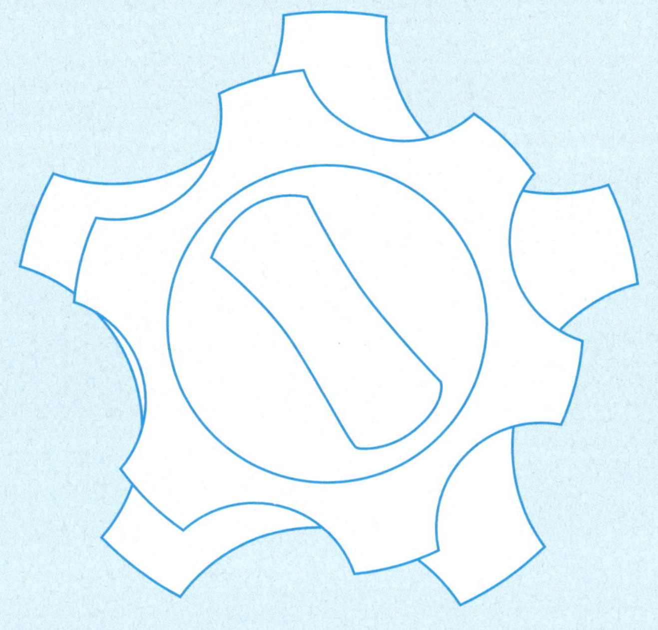

内镜设备和一般原则

消化道内镜检查的历史

1

James L. Achord

引言 3
早期尝试 3
硬式消化道内镜 4
半可曲式胃镜 5
活体组织检查 6
纤维内镜 7
内镜逆行胰胆管造影 9
摄影技术 9
乙状结肠镜与结肠镜 9
数字内镜（视频内镜） 10
超声内镜 10
胶囊内镜（无线内镜） 11
小结 11

引言

内科医师的任务是观察、发现机体的解剖学异常或疾病，并且找到能够纠正或改善功能缺陷的各种途径和方法。将体格检查的内容扩展到人体外部表象下的身体内部，例如人体的腔道，存在着如何安全有效地进入人体的问题。几个世纪以来，为了实现这些目标，经过永不满足的尝试，所有的人体腔道均被观察、检查和探查过。开展非手术性的安全方法实现这一目标是绝对必要的。20世纪以前，许多进入人体腔道的尝试都因工具不足和具有危险性而令人苦恼。

每一种科学或技术发展的历史都是源自一系列小的发现或创新，而且常常源于与本研究相距甚远的领域。每一个微小的改进都使人们向最理想的目标迈进一步。而有时，以往被认为似乎很有意义的研究结果，后经进一步发现证明却是错误的，同时又认识到另一种方法更好。所以，研究是永无止境的。

“endoscopy”一词来自希腊语的前缀“endo-（在内部）”和动词“skopein（观察）”。本章简要叙述消化内镜领域的主要发展史。与任何总结一样，对于对此做出贡献的有些人，在此难以一一提及，对此，我深表歉意。

早期尝试

早在古埃及和后来的古希腊 - 罗马时代，人们就已经开始观察人体的腔道了。当时已有机械性窥器，用以观察阴道和肛门，但其应用范围很有限。由于人们一直没有找到足够强度的金属材料来制成可用的工具，并缺乏充足的照明，因此延缓了该领域的进一步发展。所以，早期尝试仅限于泌尿生殖道，即距外部距离较短且相对较直的腔道。

Phillip Bozzini 在 1805 年将其成果公布于众，这是迄今所知最早的利用原始内镜观察人体内部的尝试（图 1-1）[1-3]。他设计了一根锡管，利用镜子反射的烛光照明，他将其称之为导光体（lichtleiter）。他用该装置检查了尿道、膀胱和阴道。但该装置并不实用，所

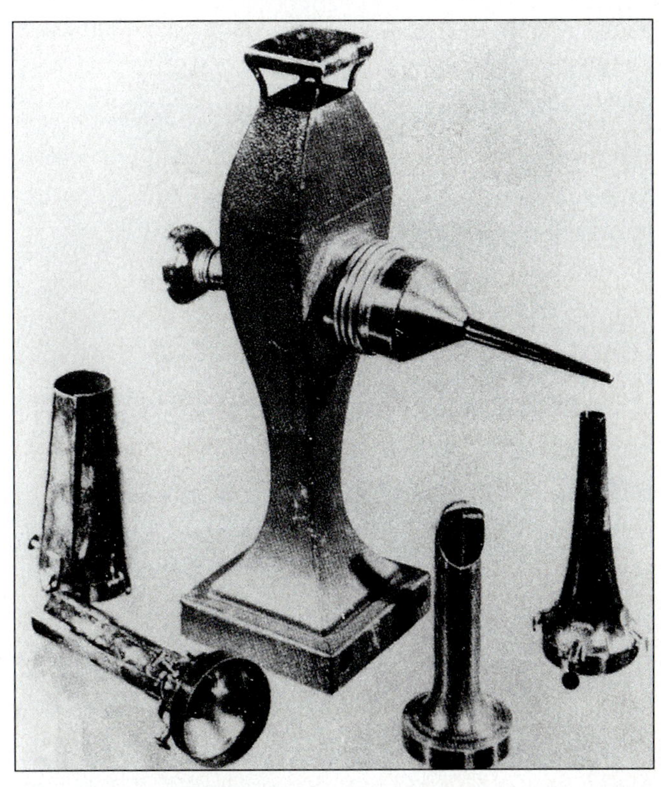

图1-1 Bozzini的导光体（Lichtleiter）（1805年）。(Reproduced from Edmonson JM: History of the instruments for gastrointestinal endoscopy. Gastrointest Endosc 37:S28, 1991.)

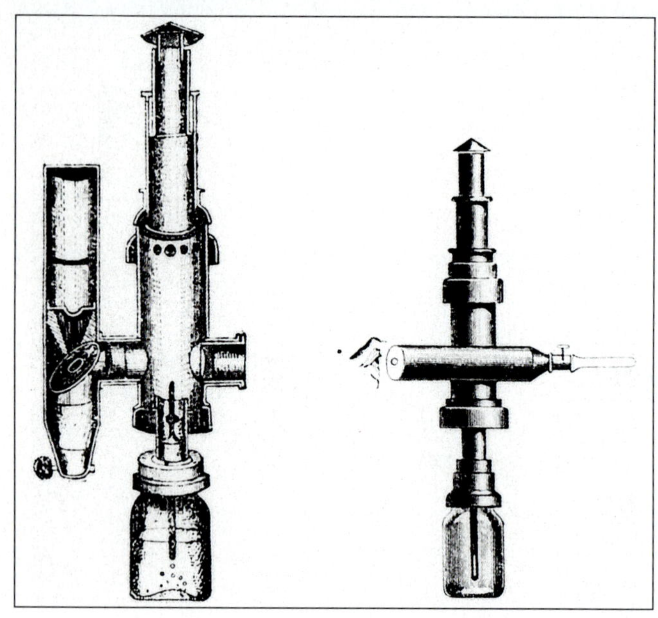

图 1-2 Desormeaux 的内镜（1853 年）。(Reproduced from Edmonson JM: History of the instruments for gastrointestinal endoscopy. Gastrointest Endosc 37:S29, 1991.)

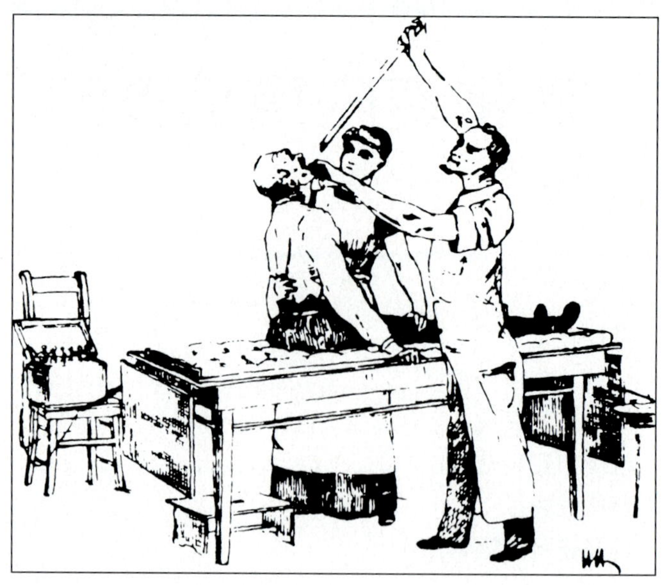

图1-3 Kussmaul的胃镜（1868年）。(Reproduced from Edmonson JM: History of the instruments for gastrointestinal endoscopy. Gastrointest Endosc 37:S30, 1991.)

以一直未得到广泛接受。虽然也有很多人去尝试开发更实用的工具，但观察对象都集中在泌尿生殖道，并未得到广泛应用。其中，最值得一提的是1826年法国Segalas和1827年波士顿Fisher的尝试[2]，二者都是直式金属管，但没有令人满意的光源仍是最令人困扰的问题。下一个重要的发展是法国Antonin J. Desormeaux在1855年发明的装置[3]。他的贡献是找到了一种更好的光源（但仍不够亮），即燃烧酒精和松节油的煤气灯（图1-2），这一设备是基于Segalas的设计。后来又有很多人继续致力于改进光源以及光照传导方法，但对于更难进入的胃肠道区域，这些设计无法令人满意。

硬式消化道内镜

1868年，Adolf Kussmaul与一位吞剑表演者合作（图1-3），使用一根直的硬金属管，穿过一根可弯曲的填塞物，成功实施了胃镜检查，被誉为胃镜检查第一人[1-4]。他利用镜子反射发自Desormeaux设备的光作为照明，但他发现这种照明的强度是不够的。他还很快发现，虽然在检查之前已用以前由他设计的可曲管排空患者胃内容物，但分泌的消化液仍是一个问题。然而，他的尝试工作的价值是阐明了在细心操作下，内镜是可以通过食管的弯曲以及胃食管连接部的，并且胃腔是可以被观察到的。Kussmaul曾经多次演示他的“胃镜”，但是，由于照明太差，无法获得临床有用的显像[3]，所以后来他放弃了进一步的尝试。

在Kussmaul成果的鼓舞下，其他人开始将注意力转向食管镜的研发上来，因为观察食管容易得多，因此，所需仪器在设计上也比胃镜要简单得多。在当时穿孔问题往往是致命的，而且照明仍是一个主要障碍。19世纪后期之前，利用镜子将光线反射到直金属管内的方法仍在继续使用。如前所述，人们研发了多种光源，但光照强度仍有待进一步提高。几项发明被研发出来以解决这个问题，包括燃烧镁条，它能够发出很强的光，但同时也产生大量的热和烟，令人难以接受。最有希望的似乎是Breslau的Bruck和巴黎的Milliot于1882年同时发明的装置[2]。他们都是利用直流电通过铂线圈发出强光。虽然这种光亮度较佳，但主要问题是它会产生大量的热，需要一个水冷却系统和笨重的电池供能。然而，这仍旧是一个令人鼓舞的发明，用于几种使用相对广泛的设计工具中。直到几年后的1879年，Edison发明了白炽电灯泡，它才逐渐被淘汰。

1886年，在Edison的电白炽灯泡问世刚好7年之后，Josef Leiter首次将其用于膀胱镜。1886年后不久，所有内镜都开始使用电白炽灯来照明。Johann von Mikulicz曾和Leiter一起制造了一种内镜，作为胃镜并不成功，但却是很实用的得到了广泛应用的食管镜。但后来，他的兴趣转向了其他医学方面。到了20世纪之交，Chevalier Jackson，一位天才的耳鼻喉科医师，也使用硬质直管及其远端的电灯泡来检查食管和胃，但在胃肠道内镜检查方面，几乎无人可与之媲美。在他的影响下，在20世纪50年代之前，在美国

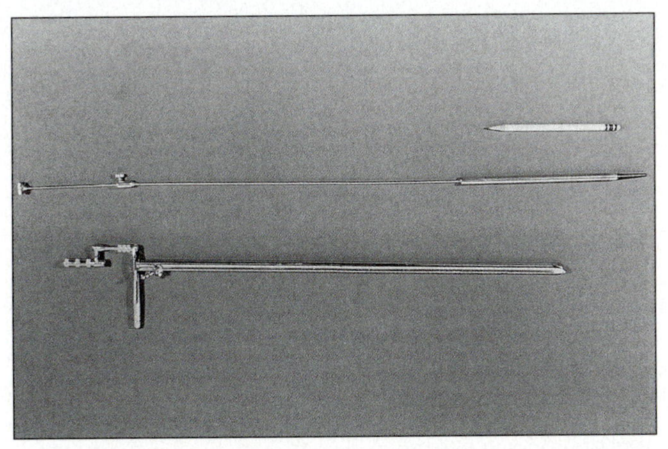

图 1-4 Eder-Hufford 食管镜，经多次尝试后于 1949 年应用于临床（个人图片）。

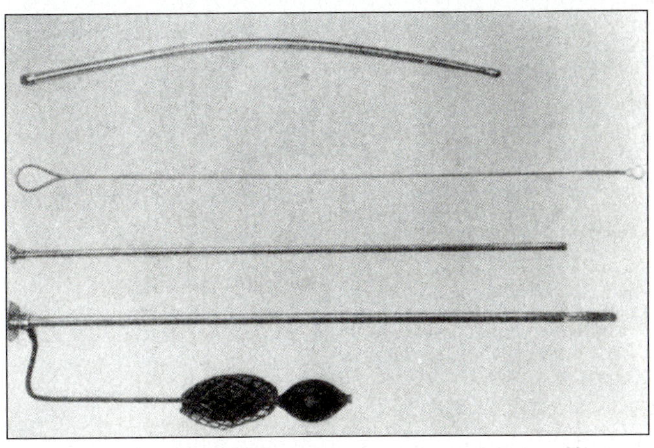

图 1-5 Elsner 的胃镜（1911 年）。(Reproduced from Edmonson JM: History of the instruments for gastrointestinal endoscopy. Gastrointest Endosc 37:S35, 1991.)

的许多社区医院里，食管镜检查被当成是耳鼻喉科医师的专有领域。食管镜一直是一根硬质直管，通常配有顶端为指状的橡胶填塞物，以保证安全插入。后来，在近端又安装了4倍的透镜，在远端安装了白炽灯泡。在1961年纤维内镜问世以前，曾有许多种不同样式的内镜广为流行。Eder-Hufford 的硬式食管镜（1949 年发明）（图 1-4）比较流行，1960 ~ 1962 年笔者进行内镜训练时仍在使用。

直到1900年，人们发明一种实用胃镜的不懈努力才变成现实。很多人尝试制做一种可弯曲的器械，里面安装了数个透镜，进入人体后可使之变直。这些器械易碎，容易损坏，并且十分笨重。虽然直管配以简单光源提供了一些用处，但发生穿孔的风险仍然很大[1]。1911 年，Elsner 发明了一种硬式胃镜，由一个外套管及通过其中的一个独立的光学内管组成，内管带有一个可弯曲的橡胶头，并且开有侧视孔（图1-5)。以前被用作食管镜填塞物的橡胶头，由于在其近端加装了可弯曲的金属线圈，使得它看上去更加至关紧要，因为它好像是惟一具有降低穿孔危险特点的部件。Elsner 的发明达到了预想的效果，并被人们广泛应用，Rudolth Schindler 称之为“1932 年前所有内镜工具之母”[5]。1922 年，Schindler 对 Elsner 胃镜做了一个重要改进，即增加了一个气道以清除透镜上沾染的分泌物。Schindler 使用 Elsner 胃镜检查了数百例患者，并详细记录了检查所见。1923 年，他出版了 *Lehrbuch und Atlas der Gastreoskopie*，做了翔实的描述，并配有极为精确的插图。他对许多医师进行了培训，使得胃镜检查被广泛接受。胃镜检查过程如下：首先经鼻胃管清空胃内容物，继而进行镇静；患者取左侧卧位，助手将患者的头部固定，使得形成一条直的通路，从而可进入食管，继而进入胃腔（“吞剑者的技术”）。助手的作用很重要。Schindler的努力使胃镜检查的价值为更多人所信服。

半可曲式胃镜

显然，用直式硬质胃镜来进行胃部检查是不理想的。致命性穿孔使这项技术难以被接受。胃表面的观察不够完整，还有许多观察不到的盲区。这些问题促使人们去发明一种可弯曲的、更加安全的工具。当然，虽然按照今天的标准，这些工具并非真正可弯曲，但也已经比以往完全硬式者的弯曲性要好得多。其远端可被弯成 34° 或更大角度，称其半可曲式胃镜更为恰当。

1911 年，Michael Hoffman 证实将多个短焦距棱镜连在一起，图像便可在一条弯曲的路径中被传递。基于该理论，人们制作了很多种仪器，却没有一种令人满意或被广泛接受。后来，Rudolf Schindler和知名工具制造者Wolf一起研制了一种半可曲式工具，包括硬式近端部分和弹性远端部分（由铜质线圈组成），末端为指状橡胶头，后来改为橡胶小球。照明则采用了远端白炽灯泡。使用时可以通过橡胶球向胃内注入空气，扩张胃壁，超过 Zeiss 棱镜的焦距。1932 年，第 6 代亦即最后版本的内镜仪器取得了专利，这就是所谓的 Wolf-Schindler 胃镜，它在性能和安全方面较前均有很大的进步，并在世界范围内得到了广泛应用（图 1-6）。鉴于 Schindler 已发表的细致工作以及对内镜研究的热情，称之为“胃镜之父”是当之无愧的，由此，胃镜作为体格检查的一种有价值的扩展手段最终被广泛接受。

Schindler 于 1888 年生于柏林，在第一次世界大战中当过军医，获得了大量临床经验。也是在那时，他确信，当时常被忽视的胃炎是引起症状的一种病因，是一种真正的疾病。他终其职业生涯对胃炎抱有浓厚的兴趣，毫无疑问这促使他不断研究胃镜。Wolf-Schindler内镜及其编写的带插图的书籍进一步促使内镜迅速发展成为一门学科。他对胃镜的热情及其使用胃镜的才能使其被称为“胃镜的福音”；他们还在学术界以及执业医师中广泛传播胃镜技术。因其犹太背景，被纳粹分子纳入“保护性托管”中，但在 Marie Ortmeyer、Walter Palmer 以及芝加哥慈善家们的帮助下，于1934年移民到了美国[1-4, 7]。芝加哥成为消化内镜的中心，人们在Schindler的家中首次就有关成立一个新的消化内镜的学术组织进行了讨论，后来几经易名，现在被称之为美国消化内镜学会。1943年，在移民9年之后，Schindler 离开芝加哥来到了 Loma Linda 大学。15 年之后，即 1958 年，巴西 Belo Horizone 的 Minas Gerais 大学授予他医学教授的头衔。1960 年，由于妻子得了重病，他又回到了美国。1964年，他又移民回到了故乡柏林，并在那里度过了余生。Schindler 于 1868 年去世，享年 80 岁[1]。虽然在内镜方面取得了巨大成就，但他还是坚持认为，必须首先是一名内科医师，其次才是一名内镜医师。他在普通胃肠病学领域的知识非常渊博，1957年，他一人独自编写并出版了整个胃肠病学领域的概要[6]。

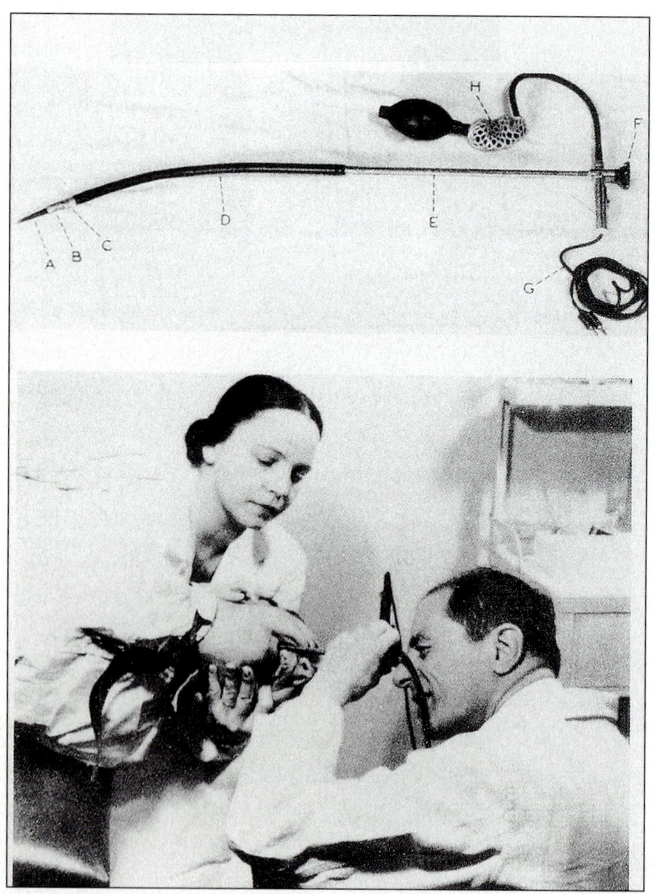

图 1-6　Schindler（下）正在使用 Wolf-Schindler“可曲式”胃镜（上），他妻子固定患者头部。(Reproduced from Edmonson JM: History of the instruments for gastrointestinal endoscopy. Gastrointest Endosc 37:S37, 1991.)

Benedict、Borland 及其他许多人一起将 Wolf-Schindler 内镜引入美国。Schindler 移民到芝加哥，看到了美国在该领域具有广泛的兴趣；然而，由于欧洲处于战争中，德国的内镜来源中断。很多美国的公司，包括在 1940 年生产第一台内镜的 Cameron 公司，都和 Schindler 及其他人合作过，在 Wolf-Schindler 内镜的基础上进一步改变，又制造出很多普及性胃镜[8]。后来，于 1946 年生产出了 Eder-Hufford 半可曲式胃镜[9]。1950 年，美国的膀胱镜制造有限公司（American Cystoscope Maker Inc，ACMI）也制成了自己的胃镜。1953 年，Eder 公司又生产出了 Eder-Palmer 经食管可曲式内镜，这种胃镜是Eder-Hufford食管镜与半可曲式胃镜相结合的产物。当然，上述的每一种内镜都有其支持者。

1932～1957年的半可曲式胃镜时代曾被称为“Schindler时代”。他的努力使内镜这种很少被使用的危险的检查方法变得相对安全，并成为评估胃部疾患的不可或缺的检查手段。他强调，所有计划实施内镜检查的医生必须先接受全面的训练，并说，“……人体内部的任何检查都是危险的；因此，所有内镜检查都必须严格掌握其合理的指征[6]。”用今天的话来说，如果检查不能使患者获益，则其危险性便是无限大的。

活体组织检查

一旦发明了用以观察的工具，很显然需要一定的组织来确定异常所见的性质。最初，人们使用盲取的方法得到活检组织，但他们更希望有一种工具能针对内镜所见的异常之处直接取活检。1948 年，Benedict 以Kenamore[10]在1940年的发明为基础制成了Benedict 手术胃镜，使直视下取活检成为可能（图1-7）。笔者曾在 1960 年被培训过有关 Benedict 手术胃镜的使用，当时它是一种很流行的被广泛使用的工具。Benedict 最早是一名外科医师，后来改行专攻内镜。在关于取活检是否必要的辩论中，他说，胃镜检查并不是一种常规的例行检查，只有在疑难病例的鉴别诊断中才应该使用。但是，“如果胃镜没有取活检，那么它是一个不完整的检查”[11]。很快，人们就发现，肉眼的观察和组织学检查的结果往往有很大出入，所以，最终诊

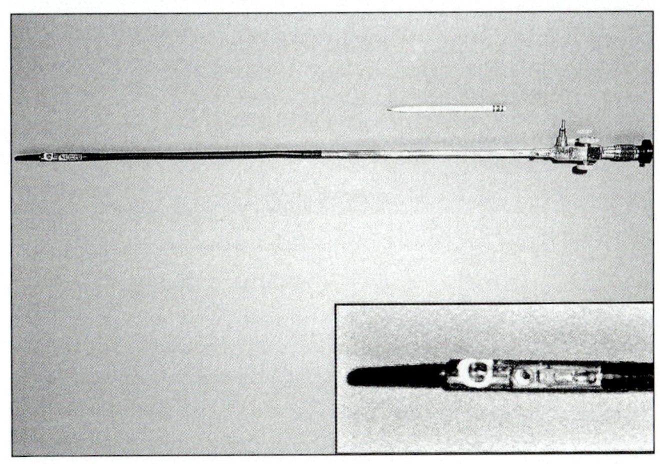

图 1-7 Benedict 胃镜（个人图片）。

断必须取决于组织学检查。同时，细胞学检查，如灌洗和刷细胞学检查等，迄今仍在很多情况下使用。

纤维内镜

20 世纪 50 年代之前，虽然可以取活检的半可曲式内镜已经满足了大多数临床需求，但人们一直希望有一种视野清楚的完全可曲式内镜能应用于临床，却一直未能实现。在可曲式“纤维内镜”刚出现时，半可曲式内镜并未很快被淘汰。纤维光学的发展及其在内镜领域的应用给内镜的诊断和治疗带来了一场深刻的革命。它在该领域所起到的重要作用怎么强调都不过分。它过去是、现在仍是一种非凡的多种技术的完美结合。

1930年10月，Heinrich Lamm采用了光沿着传导通路内部反射的原理[1]。遗憾的是，尽管他实验中所使用的细石英纤维已明显地显示了完全的可弯曲潜力，但由于光逃逸，致使图像质量大为减退。他的努力并没有引起Schindler或其他人的兴趣，所以实验也没有进行下去。差不多25年以后，在1954年，正在Michigan大学进行住院医师训练的 Basil Hirschowitz 来到伦敦，参观了Hopkins和Kapany的玻璃纤维作品[12]，它们完全证实了Lamm及其前人的工作。Hirschowitz博士确信，利用这种原理可以制成一种全新的、高级的内镜。他开始和一位研究生Larry Curtiss合作，Curtiss发明了一种技术，将一种光密度不同的玻璃包在玻璃纤维外层，这样就避免了光逃逸和图像质量的降低。这项发现意义重大，它使得通过玻璃纤维进行光内反射的原理得以可行。

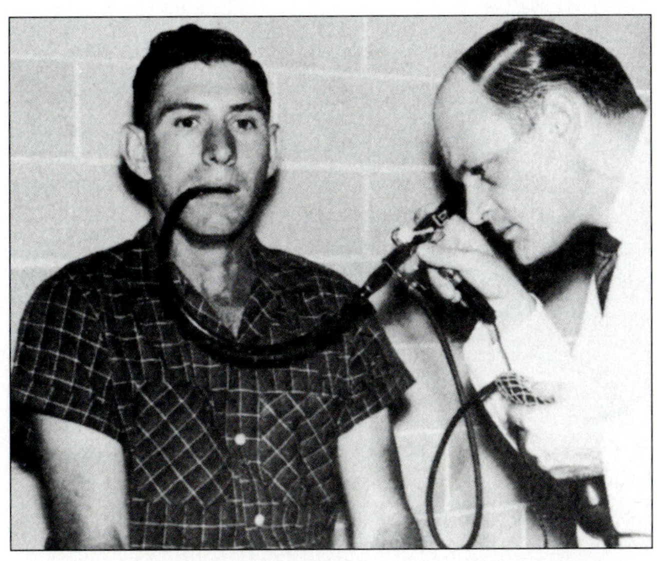

图 1-8 Hirschowitz 医师给门诊患者进行胃镜检查。(Reprinted with permission from Elsevier.)

1957 年，Hirschowitz 演示了他制作的纤维内镜，并于 1958 年公布了他的工作[13](图 1-8)。但观众并不是很感兴趣。他和 ACMI 合作 3 年后，制成了一种市场化的内镜，命名为 Hirschowitz 胃十二指肠纤维内镜。这是一种非常柔软的侧视型装置，远端有一个电灯用以照明，有一个空气通道，近端还有一个可调焦的透镜。其末端没有专用的橡胶头，为此受到批评，之后的新型内镜又增加了橡胶头。虽然有人批评成像质量，但大多数人还是认为其大小和亮度均优于半可曲式内镜。ACMI 4900 这种内镜经过 Hirschowitz 在自己及其许多患者身上测试后，于 1960 年末被推向了市场。

1961 年，笔者和 Spalding Schroder 在 Emory 大学作消化科住院医师。我仍能生动地回忆起大约在1962年 3 月我们第一次使用新型内镜的情景（图 1-9）。当他完成了第一次检查后，对我说：“有人想买二手的 Benedict 内镜吗？”我不记得再使用过它。当时在我看来，这台胃十二指肠纤维内镜棒极了，我正是用它完成了我的内镜训练。

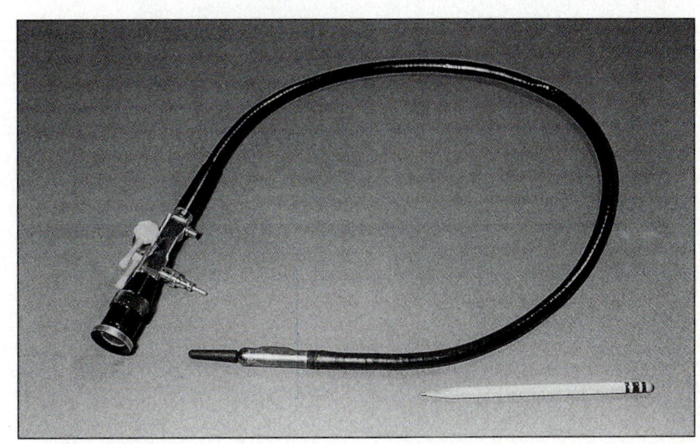

图 1-9 ACMI 纤维内镜（个人图片）。

我们和其他人都注意到纤维内镜存在一些问题。除非不停地移动内镜头，否则远端光源会产热而损伤胃黏膜。长时间检查后，胃内分泌的蛋白会凝固在灯泡以及邻近的视野孔上，而使透镜完全模糊。而一台胃镜随着使用次数的增加，其中一些玻璃纤维断裂，视野中会出现一些小黑点。这是纤维内镜整个发展史上一直存在的一个问题，尤其在内镜教学中，一台内镜被几个医师在许多患者身上练习时，这个问题尤为突出。侧视式设计使人们无法观察食管，同时在经过咽部时也无法直视。这些问题在以往半可曲内镜上也存在，但那时人们并不认为这是一种缺陷。而镜身的柔软性也增加了其插入的难度，当检查者试图将其通过幽门进入十二指肠时，却常导致在胃内弯成弓形（图 1-10）。有时也能够观察到十二指肠，但都是先将胃过度充气，然后通过幽门看到的，并未真正进入十二指肠内。因为即使偶尔将内镜成功插入十二指肠，观察区也会落在透镜焦距以内而无法成像，只会看到一片红色。其他的内镜也存在类似问题[4]。许多人认为他们没有理由额外花费一笔资金将他们心爱的、使用了多年的老式内镜换掉。甚至ACMI的成员也没有以纤维内镜全部代替那些装配有透镜的工具[2]。虽然如此，在经过了比较和试验后，新式纤维内镜的优势得以证实[14-17]。在 ACMI 4900 型这台旗舰型产品之后，许多公司又研制出了多种经过改良的纤维内镜，包括带有可控头端的 ACMI 5004 侧视型胃镜，它的头端可以弯向后方，从而观察到整个胃腔以及贲门。

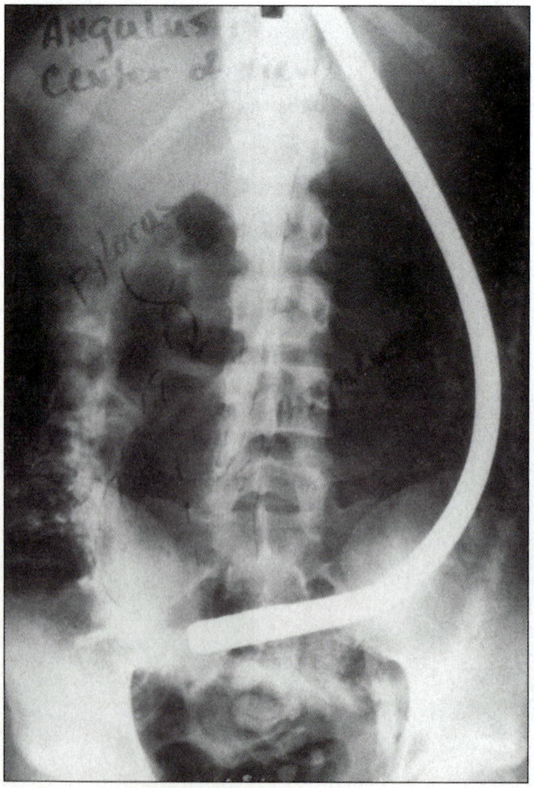

图1-10　有时可通过使胃过度充气来看到十二指肠（个人图片）。

这种内镜的主要缺点是不能在直视下进镜，不能检查食管，并且不能满意地检查幽门远端的部位。我们中的大多数人已经接受过 Eder-Hufford 食管镜的全面训练，由于尚无前视型纤维内镜，所以我们仍继续使用 Eder-Hufford 食管镜。前视型内镜的出现是必然的。1964年，Phillip A. LoPresti对其头端进行了改进，制成了Foroblique纤维食管镜[18]。这样，我们就不仅能在直视下进镜及检查食管，也可以看到近端胃的大部分；但其长度为90cm，无法到达十二指肠。LoPresti与ACMI合作，于1970年制成了“全视野式‘87’胃食管内镜”。1971年左右，这台机器被加长到105cm，并配有一个四个方向均可控制的、偏斜角度可达180°的头端（图 1-11）。广视野内镜终于成为现实。日本和美国的制造商开始不断生产出新型产品，以至内镜医师几乎没有时间对其一个个地进行详细了解。改进后的产品价格更加昂贵，但患者的舒适度有了很大改善，纤维内镜的安全优势迅速凸现出来。到 1970 年，大多数内镜检查都已经由纤维内镜来完成。后来又研制出了教学用的接目镜的内镜管头，采用分光镜，连接一个装有两个目镜的尾端，可以让两个人同时看到图像。然而这样一来，内镜中的光线被分散了，两个人所看到的图像亮度均显著减弱，所以这种内镜应用有限，主要在教学机构使用。

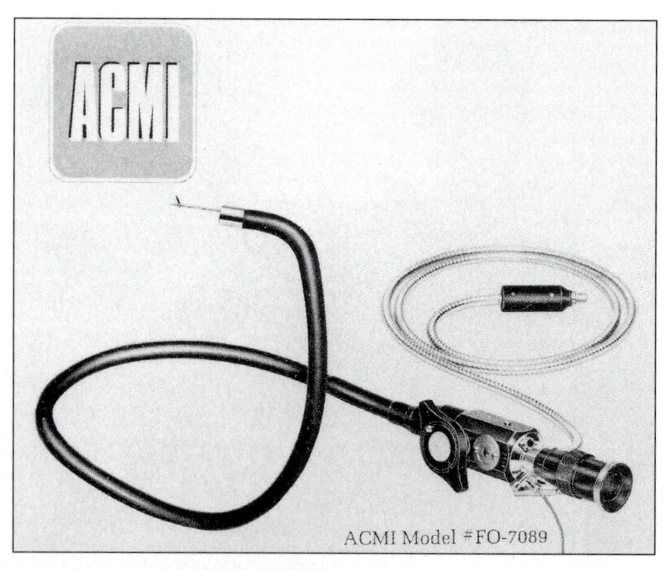

图 1-11　LoPresti 前视型食管-胃镜。(From advertisement in Gastrointest Endosc 16:79, 1970.)

内镜逆行胰胆管造影

内镜进入十二指肠后即可见十二指肠乳头胆道壶腹，故而人们设想，可否将造影剂注入胆胰管内使其显影，从而增加内镜的诊疗能力。1968年，McCune等进行了最早的尝试，试验仅取得了部分成功[19]，但却证明了这种设想的可行性。1970年，Machida和日本的Olympus制成了实用的侧视镜，配有可控性头端和升降器，可将注射管移到壶腹，将造影剂准确注入壶腹内。日本的内镜医师[20]拓展了内镜逆行胰胆管造影（endoscopic retrograde cholangiopancreatography，ERCP）技术，成功率可达80%。在美国，Vennes和Silvis[21]显示了它的用处，并教会了许多医生使用它[4]。

人们很快发现，只要能够在内镜下（即非手术时）看到胰胆管，便可以利用长期以来确立的手术方法来治疗胆总管结石和胰腺炎，如进行括约肌切开术和取石术。1974年，在新型ERCP内镜的诊断性应用得以证实后仅仅4年，日本的Kawai等[22]、德国的Classen和Demling[23]分别独立实施了内镜下括约肌切开术用以治疗胆总管结石。而这种操作的技术性很高，据Geenen报道[24]，在1976年，只有4位内镜医师完成了62例手术，其中7例失败。1983年，据Schuman统计[4]，已有几千名患者接受了这项手术，而在今天，已完成了成百上千例。今天，很少只单纯为了诊断而施行ERCP，已有更先进的放射学技术替代ERCP进行诊断。

摄影技术

操作者向他人描述通过装置能见到什么是一回事，而能向他人展示所见则是另一回事。当然，Schindler早期出版物所产生的巨大影响部分是因为他所绘制的精美彩图而造成的。但早期的照相机和胶片的性能不够先进，不能在较弱光线下拍摄出色彩鲜明的清晰图片。这些图像资料对于那些想对内镜进行广泛评价，但却未实际操作内镜的人来说至关重要。

第一台用于临床的外部集成照相机于1948年由Segal和Watson发明，使用了Kodak公司生产的高质量胶片[25,26]。虽然他们声称61%的图像质量较好，但不是所有人均发现如此[4]。尽管早在1848年，Lange和Meltzung就发明了能在胃内照相的相机，但直到1950年才出现了真正适用于临床的胃内相机。这种胃内相机由Uji、Sugiura和Fukami三人与Olympus公司合作制成[27]，照相时同步闪光，相片质量良好，并有一个可控的远端操作部分。按照指令旋转和弯曲，便可以拍摄到包括整个胃表面的一系列相片。但其最大缺点是检查者不能通过内镜看到所拍的照片，只有等到窄（5mm）胶片显影后才能看到拍摄的图像。照片在照片实验室中进行冲洗和放大需要额外的时间。1961年纤维内镜问世之后，Olympus公司于1964年推出了一款带有胃内照相功能的纤维内镜（GTF-A），但正如Shuman所说[4]，“那仅仅是一个胃镜”，并且也不是很受欢迎。同一时期，一种通过外部转换器将纤维内镜的图像拍摄到35mm胶片上的技术迅速发展起来，并被医师们所接受。这样，胃内相机很快就被淘汰了。

乙状结肠镜与结肠镜

直肠和肛门的检查相对简单，使用直金属管即可。在Pompeii古城的废墟里就发现了这样的直金属管[2]。在过去的一个世纪里，肛门镜的基本设计并没有改变：仍是一个渐细的短管，中间有一个塞入的芯，通过肛门括约肌后进入。只是过去的金属管变成了现在的一次性塑料管。

检查直肠和乙状结肠需要更长的管子，但直到1894年才有了真正令人满意的工具。John Hopkins大学的Howard A. Kelly制造了一种30cm长的硬质直管，利用头灯将光线向下反射进管内照明[28]。Tuttle在1903年制成了直肠乙状结肠镜[29]，长25cm，照明灯安装在镜身远端，这一经典的设计几乎在过去的一百年里没有改变过。在过去15年中，一次性透明塑料管被广泛应用。它基本是Kelly和Tuttle设计的一个翻版，也利用远处的电光源来照明，只是人们可以通过透明塑料来直接观察。20世纪60年代后期，随着纤维乙状结肠镜的出现，乙状结肠的检查更加令人满意，患者也更为舒适。1968年，Bergin Overholt使用可曲式乙状结肠镜为250位患者进行了检查[30]，后来，他又利用与乙状结肠镜同样的技术制成了纤维结肠镜。早期可曲式乙状结肠镜长短不一，目前认为60cm的长度最合适。

检查乙状结肠之上的结肠由于多个弯曲和转角会遇到额外的问题：只有柔软性很好的内镜和经过训练的操作者才能通过弯曲和折角。所有利用半可曲式内镜进行的尝试都失败了，Edmondson对其进行了综述。一直到可曲式纤维内镜出现后，结肠的检查才成为可能。尽管人们，包括我在内，曾多次尝试使用前视型胃镜来检查结肠，结果都没有成功。1967年，Turell

使用一台经过改良的胃镜完成了检查，但他总结这种器械并不适用于临床[31]。到了1970年，几个制造商设计出了专门用于结肠检查的工具，其中包括ACMI，与美国的Gene Overholt合作，和日本的Olympus公司。常规全面进行肠道检查需检查到盲肠，这在设备上和技术上都存在问题，但要将肠镜更深地插入到结肠近端，更大的问题在于技术性。早期的学者们创造了很多方法，一些方法现在仍被人们所使用，如美国的Overholt、Wolf、Shinya和Jerry Waye、日本的Niwa等、英国的Salmon和Williams、德国的Dehyle及其他人[4]。很多早期检查是在荧光透视检查指引下通过更加困难的弯曲，来观察病变区域。后来，人们获取一定经验后，就不用荧光透视检查了。相对于胃镜来说，肠镜和ERCP更需要在专家指导下学习和积累经验。到1971年，纤维结肠镜相对于钡灌肠检查的诊断优势已得到公认[32]。到1973年，肠镜下息肉切除术的安全性和有效性得到了公认[33]。

数字内镜（视频内镜）

1984年，纤维内镜问世仅仅20年，Welch Allyn公司用感光芯片或电荷耦合器件（charged-coupled device，CCD）（见第3章）代替了结肠镜中的感光纤维，以一个小透镜将光线聚集在CCD上成像[34]。这样，数字信号便被传递到图像处理器中，图像便显现在监视屏上。在屏幕界面上还留有一部分空间，用以从键盘输入一些信息。其图像的分辨率和纤维内镜相同，无须改变内镜的基本结构。纤维光束、冲洗、吸引、活检通道以及弯折和锁定装置均与以前相同。虽然现在可以得到放大的图像，但电视内镜的基本元件并未改变。最早的电视内镜由Welch Allyn公司设计，但现在他们已经不再生产了，市场基本被Olympus、Fujinon和Pentax三家公司所垄断。这项技术也很快被胃肠领域及其他领域的所有内镜产品采用。

电子工具的优点在于，通过在同一房间或其他房间连接显示器，不仅检查者而且其他所有人均能看到实时图像，只要连接了显示器，甚至可以在隔壁房间内观看，这一特点大大增强了教学能力和将患者检查所见通告其他感兴趣的医生的能力。如果需要，图片和录像都可以保存下来，并且清晰度很高。尽管以往内镜医师都用单眼经光学内镜直接观察，但他们发现使用电视内镜时，无需什么技术调整就能习惯看监视屏（图1-12）。实际上，这种设计有利于增加内镜的有用长度，因为操作者不必再将内镜举到眼睛的高度，只须保持在腰部即可。最近，Olympus公司对它们的新产品又进行了改良，使内镜的一部分弯曲度降低，以便通过困难的弯曲和转角。另外，还增加了图像放大功能，既有利于观察，又方便操作。

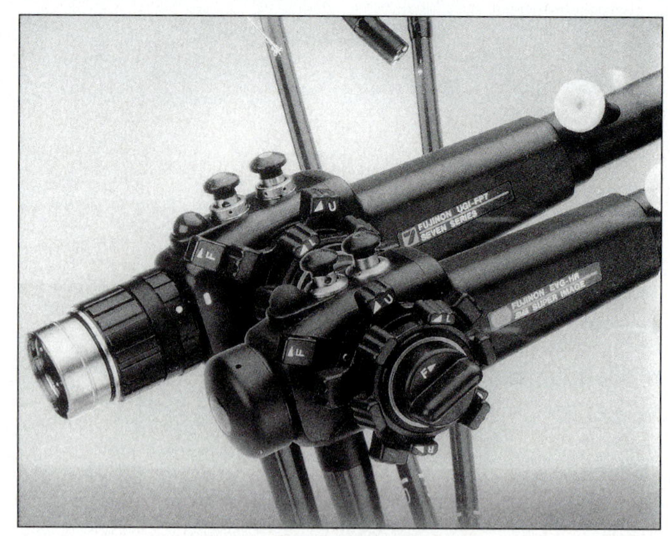

图1-12　Fujinon纤维光学广视野内镜（上部）和视频广视野内镜（下部）的两种类型的操作柄（1990年）。(From advertisement in Gastrointest Endosc 36:240-241, 1990.)

视频内镜的主要缺点就是价格昂贵。以往一台纤维内镜只需6000美元就可以购买，并且不需要数据处理器或监视器；而最新型视频内镜的价格已经超过了20 000美元，如果加上所有设备（计算机、监视器及其他一些设备），总费用将超过30 000美元。最初许多人质疑这种附加费用，当然它们最终肯定是转嫁给了患者和保险公司。

超声内镜

虽然胃肠内镜综合了很多技术，已经得到了很大的发展，但检查者仍是用肉眼观察，得到的信息还是仅限于肠腔内。与此同时，计算机断层扫描技术（computed tomography, CT）和体表超声断层扫描技术也在发展。所以便有人设想，给内镜加上一个小型超声探头，来观察消化道黏膜下的结构，至少在理论上是可行的。这种可近距离无创探查消化道组织、器官的性能，对诊断和治疗意义极大。

1976年，德国的Lutz和Tosch与Siemens公司合作[35]研制成一种1cm大小、功率为4MHz的超声探针，可以通过Olympus TGF型内镜的活检通道。他们在两名患者身上试用了这台机器，并成功鉴别了胰腺假性囊肿和胰腺肿瘤[7]。1980年，另外两个研究小组制成了超声内镜（endoscopic ultrasonography, EUS），即在

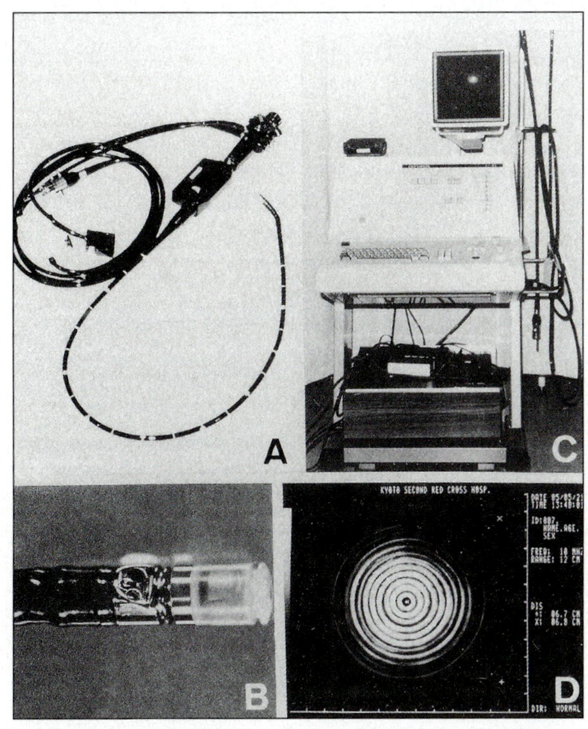

图1-13 超声内镜系统IV型，Olympus有限公司1986年制造。(Reproduced from Yasuda K, Mukai H, Fujimoto S, et al: The diagnosis of pancreatic cancer by endoscopic ultrasonography. Gastrointest Endosc 34:1-8, 1988.)

传统的纤维内镜头端安装了超声探头，功率分别为5MHz和10MHz[36,37]。这种探头在声学焦距3cm深度内的分辨率良好。也有人将探头装在纤维内镜镜体远端轴上，用以观察肠壁[33,38]。到1985年，市面上已经能够买到整合了各种频率超声探头的视频内镜，但价格昂贵（初次安装需100 000多美元）（图1-13）。但其价值很快就体现出来，它能够准确判断已知的或可疑的壁内病变的性质[39,40]，并且这种技术被迅速扩展到食管、肿瘤的诊断和判断其是否复发（尤其胰腺）、门脉高压、结直肠以及胆道系统的检查[41]。1991年，Wiersema等[42,43]证实，超声内镜可用于对纵隔结节、上下消化道的结节以及病变进行针吸细胞学检查。现在，附加多普勒超声后，还能够检查各种通道的血流，包括胸导管和血管吻合。

尽管使用超声内镜与普通视频内镜只略有不同，但长期的训练对于准确地解读所获得的超声图像是十分必要的。超声内镜并不适于自学，许多学术中心已经设立了超声内镜训练中心，但是，如何对内镜医师进行继续教育仍是个难题[44]。

胶囊内镜（无线内镜）

2000年，Iddan及其同事[45]报道了一种新型设备，由一个装在胶囊里的、可吞服的、细小的互补金属氧化硅（complementary metal oxide silicon，CMOS）摄像机构成。患者将它吞下后，可以自由活动。这个设备可以连续7小时进行数据采集，每秒2帧，并以数字信息的形式储存起来。然后，将信息下载到电脑上，通过转换软件便可以观看录像，而且播放速度可由观察者任意调整。对于重要的部分，还可以打印出来。以色列的胃肠病学家进行了随机试验，证明胶囊内镜的有效性要高于推进式小肠镜[46-48]。胶囊内镜吸引了全世界的内镜学家，在过去2年中，过多的摘要提交到学术会议中来。实际上，大家的意见都是一致的，就是胶囊内镜能够更好地观察小肠的病变[49]。它不像小肠镜那样需要镇静，而且检查时患者没有痛苦。但它没有取活检的功能，另外，它必须要有1～2小时回顾图像的时间，这个问题可以通过训练非内科医师人员对多幅图像进行筛选来克服。虽然胶囊内镜主要用于找出小肠隐性出血的病因，在这方面其优于其他方法，但同时很多其他器官（如结肠）疾病，也都可以用它检查，已有许多研究证实了这一点。胶囊内镜的前景十分光明。而无线内镜原理与视频内镜技术结合，实现摄像机与计算机处理器的直接无线连接，则更加令人期待。更多内容请参阅第3章。

小结

内镜的发展体现了人类智慧的伟大。从最早的有危险性的通过反射蜡烛照明的直管，到出现相对安全的、组合了多个透镜、以灯泡为光源的半可曲式内镜；后来，又出现了用纤维束传导外部光源、用纤维光束传输图像的纤维内镜；再后来，出现了通过计算机处理器将数字图像传输到可视荧屏上的电子内镜。最近，人们甚至不接触患者就能够看到患者肠腔内的情况。现在，人们不仅可以看到腔内的结构，还可以取活检、进行手术操作，甚至能间接地看到黏膜以下以及邻近器官的情况。这真是一个了不起的故事，它永远不会结束。

了解和理解事物先前的由来会促进我们更好地探索事物的真谛。

（王丽译　张静　宋志强　丁士刚校）

参考文献

1. Modlin IM: A Brief History of Endoscopy. Milano, Italy, MultiMed, 2000.

2. Edmonson JM: History of the instruments for gastrointestinal endoscopy. Gastrointest Endosc 37:S27–S56, 1991.
3. Haubrich WS: Gastrointestinal endoscopy. In Kirsner JB (ed): The Growth of Gastroenterologic Knowledge during the Twentieth Century. Philadelphia, Lea & Febiger, 1994, pp 474–490.
4. Schuman B: The development of the endoscope. In DiMarino Jr AJ, Benjamin SB (eds): Gastrointestinal Disease. An Endoscopic Approach, Volume I. Malden, MA, Blackwell Science, 1997, pp 9–24.
5. Schindler R: Gastroscopy. The Endoscopic Study of Gastric Pathology. Chicago, University of Chicago Press, 1950.
6. Schindler R: Synopsis of Gastroenterology. Philadelphia, Grune & Stratton, 1957.
7. Kirsner JB: American gastroscopy—Yesterday and today. Gastrointest Endosc 37:643– 648, 1991.
8. Schindler R: An American built gastroscope. Am J Dig Dis 7:256 –257, 1940.
9. Hufford AR: A new light weight, extra flexible gastroscope. Rev Gastroenterol 13:381–383, 1946.
10. Kenamore B: A biopsy forceps for the flexible gastroscope. Am J Dig Dis 7:539, 1940.
11. Benedict EB: Gastroscopic biopsy. Gastroenterology 37:447– 448, 1959.
12. Hopkins HH, Kapany NS: A flexible fiberscope using static scanning. Nature 173:39– 41, 1954.
13. Hirschowitz BI, Curtiss LE, Pollard HM: Demonstration of the new gastroscope, the "fiberscope." Gastroenterology 35:50 –53, 1958.
14. Weisinger BB, Cramer AB, Zacharis LC: Comparative accuracy of the fiberscope and standard gastroscope in the diagnosis of gastric lesions: Preliminary report. Gastroenterology 44:858A, 1963.
15. Burnett W: An evaluation of the gastroduodenal fibrescope. Gut 3: 361–365, 1962.
16. Cohen NN, Hughes RW, Manfredo HE: Experience with 1000 fibergastroscopic examinations of the stomach. Am J Dig Dis 11: 943–950, 1966.
17. Paulson M, Gladsden ES: Esophagoscopy, gastroscopy, gastroenteroscopy, and proctosigmoidoscopy. In Moses Paulson M (ed): Gastroenterologic Medicine. Philadelphia, Lea & Febiger, 1969, pp 217–258.
18. LoPresti PA, Hilmi AM: Clinical experience with a new Foroblique fiber optic esophagoscope. Am J Dig Dis 9:690 –697, 1964.
19. McCune WS, Shorb PE, Moscovitz H: Endoscopic cannulation of the ampulla of Vater: A preliminary report. Ann Surg 167:753–755, 1968.
20. Takagi K, Ikeda S, Nakagawa Y, Sakaguchi N, et al: Retrograde pancreatography and cholangiography by fiber duodenoscope. Gastroenterology 59:445– 452, 1970.
21. Vennes JA, Silvis SE: Endoscopic visualization of bile and pancreatic ducts. Gastrointest Endosc 18:149–152, 1972.
22. Kawai K, Akasaka Y, Murakami K, et al: Endoscopic sphincterotomy of the ampulla of Vater. Gastrointest Endosc 20:148–151, 1974.
23. Classen M, Demling L: Endoskopische sphinckterotomie der papilla Vateri und steinextraktion aus dem ductus choledochus. Dtsch med Wochenschr 99:496– 497, 1974.
24. Geenen JE: Endoscopic papillotomy. In Demling L, Classen M (eds): Endoscopic Sphincterotomy of the Papilla of Vater. Stuttgart, Germany, Georg Thieme, 1978.
25. Segal HL, Watson JS: Color photography through the flexible gastroscope. Gstroenterology 10:575–585, 1948.
26. Modlin IM: ibid, p 90.
27. Ashizawa S, Sakai Y: Gastrocamera; Its past and future. In Berry HL (ed): Gastrointestinal Panendoscopy. Springfield, IL, Charles C. Thomas, 1974, pp 223229.
28. Kelly HA: A new method of examination and treatment of diseases of the rectum and sigmoid flexure. Ann Surg 21:468–478, 1895.
29. Tuttle JP: A Treatise on Diseases of the Anus, Rectum, and Pelvic Colon. New York, Appleton and Co., 1903.
30. Overholt B: Flexible fiberoptic sigmoidoscopes. Cancer 19:80–84, 1969.
31. Turell R: Fiber optic sigmoidoscopes: Up to date developments. Am J Surg 113:305–307, 1967.
32. Wolff WI, Shinya H: Colonofiberoscopy. JAMA 217:1509–1512, 1971.
33. Wolff WI, Shinya H: Polypectomy via the fiberoptic colonoscope. Removal of neoplasms beyond the reach of the sigmoidoscope. N Engl J Med 288:329–332, 1973.
34. Sivak Jr MV, Fleischer DE: Colonoscopy with a VideoEndoscope: Preliminary experience. Gastrointest Endosc 30:1–5, 1984.
35. Lutz H, Rosch W: Transgastroscopic ultrasonography. Endoscopy 8:203–205, 1976.
36. Strohm WD, Phillip J, Hagenmuller F, Classen M: Ultrasonic tomography by means of an ultrasonic fiberendoscope. Endoscopy 12:241–244, 1980.
37. DiMagno EP, Buxton JL, Regan PT, et al: Ultrasonic endoscope. Lancet 1:629–631, 1980.
38. Gordon SJ, Rifkin B, Goldberg RB: Endoscopic evaluation of mural abnormalities of the upper gastrointestinal tract. Gastrointest Endosc 32:193–198, 1986.
39. Kawai K, Tanaka Y, Yasuda K: Clinical evaluation of endoscopic ultrasonography (EUS). Gastrointest Endosc 29:183A, 1983.
40. Sivak MV, George C: Endoscopic ultrasonography. Preliminary experience. Gastrointest Endosc 29:187A, 1983.
41. Symposium. Endoscopic ultrasonography. Gastrointest Endosc 36: S1–S46, 1990.
42. Wiersema MJ, Hawes RH, Wiersema LM, et al: Endoscopic ultrasonography as an adjunct to fine needle aspiration cytology of the upper and lower gastrointestinal tract. Gastrointest Endosc 38:35–39, 1992.
43. Rex RK, Tarver RD, Wiersema M, et al: Endoscopic transesophageal fine needle aspiration of mediastinal masses. Gastrointest Endosc 37:465–468, 1991.
44. Hoffman BJ, Hawes RH: Endoscopic ultrasound and clinical competence. Gastrointest Endosc Clin N Am 5:879–884, 1995.
45. Iddan G, Meron G, Glukhovsky A, et al: Wireless capsule endoscopy. Nature 405:417, 2000.
46. Appleyard M, Fireman Z, Glukhovsky A, et al: A randomized trial comparing wireless-capsule endoscopy with push enteroscopy for detection of small bowel lesions. Gastroenterology 119:1431–1438, 2000.
47. Appleyard M, Klukhovsky A, Swain P, Akasaka Y: Wireless-capsule diagnostic endoscopy for recurrent small-bowel bleeding. N Engl J Med 344:232–233, 2001.
48. Scapa E, Jacob H., Lewkowicz S, et al: Initial experience of wireless-capsule endoscopy for evaluating occult gastrointestinal bleeding and suspected small bowel pathology. Am J Gastroenterol 97: 2776–2779, 2002.
49. Ell C, Remke S, May A, et al: The first prospective controlled trial comparing wireless capsule endoscopy with push enteroscopy in chronic gastrointestinal bleeding. Endoscopy 34:685– 689, 2002.

内镜机构的建立

2

James T. Frakes

引言 13
探索可能性 13
机构类型 13
经营计划 14
规章与认证 14
一般联邦卫生保健法 14
州许可证 15
医疗保险认证 15
第三方认证 15
医师认证 16
付款者要求 16
地点选择 16
机构的规划和设计 16
规划 16
内镜机构的设计 18
规划和设计小结 25
人员配备和安排 25
人员配备 25
安排 26
记录 26
质量提高 26
小结 26
致谢 27

引言

保证消化道内镜操作的安全性和有效性需达到以下要求[1]：

- 由接受过正规训练并有操作资格的内镜医师[2]实施专门的胃肠内镜检查[3]
- 接受过正规训练的护士和辅助人员
- 可使用的保养完好的设备
- 患者进行术前准备、术中操作和术后恢复的布局合理、设备齐全的空间
- 处理内镜及附属零件的清洁区
- 受过心肺复苏操作训练的人员和相关设备
- 完善的质量提高保障体系[4, 5]

上述的许多条件是为了获得安全有效的胃肠道内镜操作，它取决于内镜机构区域的认真开发，尤其是建立或规划设计阶段。本章描述了上述工作的详细过程，从基础工作的布置开始，包括经营计划的开发和规章制度的学习；地点选择；机构规划设计，包括患者流程和空间需求；设备要求；人员需求；以及规划方面的考虑。

本章还简单讨论了以下问题，如内镜的清洁和贮存、组织标本的处理、数据的保存和管理以及质量的保证和改进等。在随后的章节中都将进行详细阐述（见第 4、5、7 ~ 9、12 章）。

探索可能性

机构类型

内镜机构的类型很多，包括医院内镜中心、专科或多专业门诊手术中心（multispecialty ambulatory surgery center，ASC）以及诊所内镜室。每一模式都有它独特的优缺点和规章制度。在医院和ASC中须接受州和联邦行政部门的严格管理，另外还有第三方认证机构，比如健康保健机构联合认证委员会（Joint Commission on Accreditation of Healthcare，JCAHO）、门诊卫生保健认证协会（Accreditation Association for Ambulatory Healthcare，AAAHC）和美国门诊手术机构联合会（American Association for Accreditation of Ambulatory Surgery Facilities，AAAASF）。私人诊所制定了自己专门的规章制度。以前诊所内镜室很少受到管理，但近年来受到政府和联邦行政部门的更多控制。

选择哪种类型的机构进行内镜检查受行医环境（私人开业者、小型或大型团体、专科或多专业组、独立的或医院的）及当地经济和政策的影响。不管是哪种服务地点，均必须保证高质量。美国消化内镜学会（American Society for Gastrointestinal Endoscopy，ASGE）声明，“医院外的内镜操作标准应与医院内所公认的指南标准一致”。

在早期运行阶段，医院内镜中心所面临的经济风险最小，对内镜医师的要求最少，它通过保持医院患者数量来避免医院内操作的减少。然而，这使得内镜医师几乎不用管理运行情况，他或她得到的经济回报也最低。诊所内镜室用更好的经济回报为内镜医师提供了管理和便利，但又引起一些安全和责任事宜[6]。专科内镜门诊手术中心（endoscopic ambulatory surgery center，EASC）为医师业主提供了最好的管理、效率、便利和报销条件，在患者、转诊医师和付款人中最受欢迎[7]。

不考虑机构的发展类型，明确地制定一个经营规划和了解多种规章制度通常是这一过程的第一步。

经营计划

在做出建立内镜机构的决定之前，首先需要详细收集资料并制定一个经营计划（市场分析、经济预算、实施日程表等）[8, 9]。对于一个医院内镜中心或学术性医学中心而言，常常是由机构规划者和会计师来执行这些功能。对于诊所内镜室或EASC而言，这项任务则落在了医师业主身上，并有很多顾问、承包商或合作伙伴提供帮助。然而，即使有许多经验丰富者提供帮助，要做出准确可信的经营计划和预算在很大程度上取决于医师的估计、洞察力和工作习惯。医师在经营计划中所投入的程度决定了对此机构未来运行的判断是草率行事还是精确预测。

内镜机构是一个小规模或中等规模的投资，需要丰富的商业资源和工作人员。内镜操作数量必须能够带来足够的收入来支付建筑花费和运转机构的成本，同时获得投资利润。通常需要有3～4名繁忙的内镜医师每年共进行1200～1800例操作才能抵消机构的经济风险[10]。

影响内镜机构经济收入的因素有很多，包括原始投资、预期服务量、每次服务的收入、固定运营成本以及每次服务的可变成本。原始投资包括开始运营前几个月的建设、设备成本和流动资金。战略规划对于预期未来5～10年内的自身增长和服务需求很重要[9]。管理式医疗保健计划或其他大的医疗保健计划对经营的影响也必须提前做出预测。此外，竞争、新技术、人口变化以及人口统计学状况均可能影响内镜机构和病例数量。

所谓的预算是一种计算方法，根据预计的投资、运营成本以及收入来检测某一方案在经济上的可行性。预算的目的是为了可靠地预测现金流动和这一方案的盈利能力。前面已经详细说明了原始投资费用。每个病例估计的总成本，包括估计的固定成本和可变成本与期望的病例数量，也合并在预算中。固定成本是那些与操作数量无关的固定不变的成本，包括租金、利息、贬值、税款、保险费、分期偿付以及管理费用。可变成本，占了每例平均成本最大的一部分，包括薪水和津贴、医疗仪器、药物、设备、维护和维修、管理、公用事业设备、会计和法律费用。每例平均支付费用减去每例可变费用，便得到了盈亏平衡费用，由此可以显示用于机构通常开支和利润的收益。每例操作的固定成本除以收益差值，便可得到为支付固定成本所必须完成的最小检查数量，也就是所谓的收支平衡点。超出此数量的检查便可得到利润。Fisk提供了一个预算的简单示例[8]。

在建设内镜中心之前，评估其将来在经济上的可行性、进行经营规划及预算是必需的。它们有助于进一步讨论如何筹措资金，并帮助建筑师设计出达到预计容量的内镜中心。

规章与认证

在规划和设计内镜机构之前，必须了解相关的规章与认证方面的事宜。至于经营计划，医院内或学术性医学中心建立的内镜室通常受益于熟悉这些复杂制度的行政人员和规划者。然而，诊所内镜室或EASC的医师业主则必须自己去了解。

许多行政机构提供有关内镜机构的多种规章制度[11-15]。法律出自于联邦、州或当地政府。规章可能来自联邦行政机构、州卫生部门，甚至还有第三方认证机关和私人诊所。尽管这些规章制度似乎是多余且无用的，但它们的目的是保证患者安全和成功进行内镜操作。

内镜机构的规章与认证可分为以下六大类[11]：

- 一般联邦法律和规章
- 机构的州许可证
- 医疗保险认证
- 第三方认证
- 医师认证
- 对私人诊所的要求

一般联邦卫生保健法

联邦法律和规章包括欺诈和滥用法（也称反回扣法），制定该法是为了防止过度支付或不正当支付。内镜中心显然成为一个特殊的“安全港”，成为防止

EASC 投资者或股东被指控欺诈或滥用的场所。如果医师参与者是从事同一外科或内科专业的外科医师或专科医生，包括消化专业的医师，即可申请此“安全港”。这些医师直接将患者转诊到他们的中心，进行内镜操作，来作为其临床实践的一个有意义的扩充。应用“安全港”还有其他条件。机构的所有权或从中得到的酬劳与医师为EASC转诊的数量、提供的服务或业务量不相关。从内镜机构收入中支付给医师业主的金额必须与每位业主的资金投资量成比例。如果这些资金用于购买EASC的所有权，那么既不能要求被动投资者转诊到EASC，EASC或任何投资者也不能为医师贷款或担保贷款。此外，每名医师必须同意治疗医疗保险和公共医疗补助制的患者。最后，医师业主必须要获得他（或她）在EASC或医院内镜室实施操作所获得医疗实践收入的至少 1/3。

与内镜机构相关的其他联邦卫生法律和法规包括虚假申报法（False Claims Act）和自费部分弃权（copayment waiver）、stark 条款（Stark provision）、健康保险流通与责任法案（Health Insurance Portability and Accountability Act，HIPAA），还有劳动和雇佣规定。

制定虚假申报法是为了防止虚假报账，申报非医疗所需要的费用，还为了预防不适当高收费。如果政府怀疑自费部分弃权或免赔弃权可能导致转诊，那么这些弃权也可能是不合法的。stark条款源自患者转诊法案的道德规范。它们与欺诈和滥用法密切相关，但这是指民法而非刑法。医疗保险监督的规章规定，当他或她能够亲自进行这项服务或可将患者转诊给合作者进行这项操作时，医师不能做出任何非法的转诊。

HIPAA规定是覆盖任何揭示患者健康信息的医疗机构、供应者或设备的规章和制度。关于劳动和雇佣规定，有很多规章和制度涉及残疾人不受歧视、骚扰、提供保护，还有工作场所安全的方面。1970年的职业安全与卫生法（Occupational Safety and Health Act，OSHA）力求保护雇员免受公认的可导致死亡或严重伤害的工作危害。对内镜中心而言，OSHA规定了内镜设备的清洁、消毒和正确的通风这些重要的必需条件。

州许可证

州卫生部证书管理局对一个有潜力的内镜机构的几个特征感兴趣。第一，也是最重要的，在进行任何设计和建设之前，需要仔细审查一下州证书需要（certificate of need，CON）的条件。有些州不允许建设新内镜机构，除非证实有此需要。这一过程可能会困难，未来的内镜机构医师业主可能会遭遇到来自医院的反对，他们担心激烈的竞争，同时需要设法使自己的内镜机构得以最大程度地发挥作用。关于具体建设指南，州政府管理者们最感兴趣的是机构设施的供应量、清洁，还有操作区域内感染的控制。许多州采用特定大小的房间，并对声音控制、门厅和走廊尺寸、残疾人通道、排气系统以及专门的消防规范进行了要求。州消防局官员将会关心紧急撤出通道。美国全国消防协会（National Fire Protection Association）规定的建筑规范通常将内镜机构作为新中心或在旧建筑中修建的中心。许多州也遵守美国建筑师协会和美国卫生部对卫生设施设计与建造的指导方针。

医疗保险认证

医疗保险认证通常在取得州许可证后得到。对于任何需要医疗保险和医疗补助支付费用的机构来讲，它都是必需的。医疗保险规章和要求通常比机构所在州的地方规章更详尽，它需要与附近医院达成转诊协议、持续提高质量的活动、医疗保险建筑要求以及病历记录。另外，还有关于组织和人员配备、药品管理以及如何进行实验室检查和放射学检查的标准。另外两项要求需要特别注意，因为它们与EASC有关。首先，该机构必须专门提供“外科”服务，范围包括大部分消化道内镜。这要求它与其他医疗活动分离，并有专门的人员、专门的医疗和财政记录的维护。最后，这个机构必须遵守州许可证法[13]，但由于CON的限制，在一些州达到这一要求其实很困难。

第三方认证

获得州许可证和医疗保险认证后，在批准一个内镜机构之前，一些州或特定付款人可能要求第三方认证。通过 JCAHO、AAAHC 或 AAAASF 的审查即可提供。这些认证通常在得到州许可证之后取得，但有时也能够在医疗保险审查时获得。在某些情况下，医疗保险也要接受来自某个第三方认证人的认证工作来代替它自己的调查。这就是所谓的获得“认定状态（deemed status）”，无需额外审查。

第三方认证的重点聚焦于患者相关功能和组织功能，至于 EASC，则关注“医疗环境”或“机构和环境”。第三方审查对于机构来说是一个挑战，要求业主和经营者充分理解认证组织的每一条具体标准。例如，JCAHO调查仔细审查5项患者方面的功能和6项组织方面的功能。患者方面的功能包括患者权利和组织伦理、患者评估、患者护理、患者和家属的教育以及治疗的连续性。组织方面的功能包括设计组织改进的标准、领导能力、医疗环境的管理、人力资源、信息以及监督、预防和控制感染。但这些功能可能被分到不同的组织标题下，AAAHC和AAAASF所审查评估的内镜机构的功能类似。

医师认证

EASC的医师认证和权利由联邦、州、当地或第三方组织授予，包括正式申请过程、证书和药品执行管理状态的验证、医疗事故史、住院特许权、高级心脏生命支持（advanced cardiac life support，ACLS）状况以及培训记录。

付款者要求

个体医疗规划或保险公司可能有他们自己的规章要求，这在不同支付者之间明显不同。为了确保付款的资格，在设计和建造内镜室规章之前，必须仔细注意当地支付者构成和任何特殊的规章。

如前所述，内镜机构的规章制度和认证是“复杂、详细而广泛的”[11]。任何一名希望建立一个内镜机构的医师必须了解这些规章和认证事宜。找个合适的法律顾问应该是必需的。

地点选择

对于医院的内镜室，其地点通常由医院自己的规划者来决定，应该考虑到要接近放射科、急诊科和重症监护病房。诊所内镜室或EASC由医师业主选择地点。对地点的大小和位置要慎重考虑，因为大多数诊所内镜室或ASC以后会扩展以容纳更多的医师和患者。空间估计（后面讨论）、停车需求、适当的景观美化或“绿地区”以及预期的扩展决定了对土地的初步要求。

对于诊所内镜室或EASC，希望能靠近一所医院，以最大限度减少转院患者的路途，也方便了医师本人。地点应该是靠近主干街道，但不要在主干街道上，以方便患者停车。许多来ASC或诊所内镜室的患者是老年人，或因为即将接受的操作而焦虑。该地点应该容易到达。同时，最好把医师办公室设在ASC附近，这对工作人员和患者来说都是非常有效率的。

机构的规划和设计

在进行了实际的经营计划，又了解了相关的规章和认证事宜后，便应把注意力转到机构的规划和设计上。设计专家的目标必须很明确，以保证机构能满足患者、内镜医生和工作人员的需要。应谨记如下几点[16]：

- 留出足够的时间进行规划
- 留出一段常规的时间进行讨论、回顾以及项目拓展
- 选择沟通能力强、有经验的设计专家
- 包括职工在内，以确保注意他们的需求和愿望
- 准备一份需求和目标声明，以帮助建筑师准备详细的计划
- 准备一份所需装置的清单
- 参观其他机构，收集值得采纳的主意
- 使用流程研究以评估功能元件的放置
- 仔细回顾初步设计图
- 如果对空间的大小或形状有疑问，可以在地板上用条带摆出并模拟工作空隙

机构的规划和设计是一项团队工作。这一团队主要包括：使用这一机构的内镜医师；两种工作人员，包括负责患者护理的护士及适当的管理者；建筑师；还有施工工人。负责医师必须有足够的时间，从临床工作中脱离出来，专心于规划、设计，并监督机构的建设。在此计划实施的整个过程中，负责医师均须留出专门的时间，而不能仅凭午饭时间或从临床工作中挤出的短暂时间。

建筑师是监督整个工程的主要专业人员。明智的做法是选择一个擅长医学建筑的尤其在内镜机构设计方面有经验的建筑师。同样，选择在医学建筑尤其是内镜机构建设方面有经验的承包者，也很重要。建筑师和承包者都必须充分了解有关的规章要求、认证机构以及当地和州的建筑规范。有时，既具有设计能力，又有建造能力的公司，能够同时承担设计和建造。尽管医师代表、指定的工作人员、建筑师以及承包者构成了规划和设计团体的主要元素，但是可能另外还需要机械设计工程师、电器工程师、电话承包者、信息技术专家以及律师[17]。同时，也可考虑让一个相关的外行人或“患者”参与其中，以确保充分考虑了患者的舒适、尊严以及隐私。

规划

规划阶段主要关注以下决定：将在这一机构内进行哪些活动、需要什么样的设备以及如何分配空间。

活动范围

首先考虑的是在这一机构内要进行哪些内镜操作[18]。机构类型在很大程度上决定了将要进行的内镜

操作。医院内的内镜机构需要提供广泛的内镜操作，惟一的问题为是否包括专业操作，比如内镜逆行胰胆管造影（endoscopic retrograde cholangio-pancreatography，ERCP）、超声内镜（endoscopic ultrasound，EUS）、激光内镜或腹腔镜检查。

对于诊所内镜室和 EASC，所提供的服务是以后勤和报销结果为基础的。在这些院外机构中，操作通常局限于“常规”大批量的操作，有可预知的周转时间和最少的恢复时间，并需要标准设备和不太昂贵的附件。在EASC中，关键是所有操作都应该在医疗保险批准的具有机构报销资格的名单内。对诊所内镜室和 EASC 而言，操作通常局限于上消化道内镜检查、食管扩张术以及包括息肉切除术的结肠镜检查。由于医疗保险报销制度的导向，诊所内镜室目前通常不开展可曲式乙状结肠镜检查。

可想而知，快速周转对有效运转的 EASC 或诊所内镜室至关重要。因此，长时间操作或不可预知时间的操作，比如ERCP，最好在医院进行。需要较长恢复时间的操作（如肝活检术）也最好在医院进行。最后，需要许多而且昂贵附件的操作最好在医院进行，因为诊所内镜室或 EASC 都无法收回这些附件的费用。

有时人们会提出这样的疑问，多专科还是单科 ASC 更好一些。从提供的服务和设备的角度来看，单科EASC有“焦点工厂”的优点[19, 20]。在这种环境中，内镜医师、熟练的消化道（GI）护士和行政人员用相对较低的花费最大限度地使用设备，进行可预知时间的、周转快的操作。单科 EASC 避免了多专科机构的问题。在多专科机构中，高度专业化的设备大部分时间被闲置，而不同专业的医师则进行他们各自的操作。

设备

基础建设之后，最大的资金花费就在购买设备上。一些必需设备的列表在规划和机构设计的早期阶段是必需的。表 2-1 列出了一个内镜室所必需的基本设备[1, 18, 21]。在此就不一一详述，但有几点对于将设备需求并入规划和设计中有所帮助。通常，检查或操作台被高度可调节的滚动式担架车所取代，患者在内镜检查时，只需换上合适的长外衣，躺在可移动式推车上，直到准备离开时才需要从车上下来。这些有用的推车使患者可以从准备区移动到操作间，返回到恢复室，还可以作为操作台。这一性能对整个系统的效率非常重要，同时，由于患者无需从操作台上下移动，故而更安全。

对整个系统速度和效率起决定性作用的另一因素是内镜的利用率。这就要求有足够数量的内镜、高级消毒系统（“内镜清洗机”），还要储备额外的内镜。必须要有足够数量的内镜，以防止内镜机械故障而造成的效率低下。在大部分内镜室中，可变成本占所提供内镜服务总成本的 80% 或更多，其中 50% ~ 60% 是工作人员的薪水、工资以及津贴[10]。让高薪的内镜医师和工作人员等待内镜，不仅影响效率，而且有损财务。最有效率的方案之一是让一个内镜医师在两个房间里工作，这样他或她能从一个房间转到另一个房间，从而减少间歇时间。这要求机构内每两个房间中，每个单元都至少有 3 台结肠镜和 3 台胃镜。这使得在周转期间两个房间总是装备有胃镜或结肠镜，另一内镜总是为下一个房间备用。每两个房间都有额外的内镜备用，这种奢侈避免了一台内镜破损和修理时所造成的损失。当具有足够数量的内镜后，高容量、高效率的内镜室就不会因小失大了。

关于食管扩张器是使用 Savary 还是美国扩张系统，该决定将会带来重要的经济结果。在那些设备成本另行支付的医院里，这并不是什么问题。然而，在诊所内镜室或 EASC 内，使用球囊可能是成问题的，尤其是享受医疗保险或医疗补助计划的患者，设备费用是法规所规定的，配件的额外成本不能报销。

物理环境

在开始特殊规划和设计之前，应对一些影响空间效率的因素予以考虑。内镜医师和工作人员的目的是尽可能快速而有效地工作，同时保证患者接受适当的治疗。内镜机构系统的速度通常由 3 个连环部分决定：

1. 患者的术前准备和恢复。
2. 内镜再处理和返回到操作间。
3. 医师的工作习惯。

如果前两个部分运转正常，那么可利用的操作间数量就不像医师工作习惯（包括实施手术、与患者及家属谈话、完成医疗病历和返回操作间）[22]那么重要。在一个高效率机构内，需要对医师制定一些规章，因为房间周转和设备回收时间可能很快。一名医师在配有足够工作人员和设备的两个房间之间进行操作，在规定的时间内很容易就能完成检查，即结肠镜 30 分钟、胃镜 20 分钟（Rockford 消化协会，Ltd.，Rockford，Illinois，未发表的数据）。

表 2-1　内镜机构设备列表

Ⅰ. 主要的内镜和电手术装置
- A. 内镜、光源、视频处理器和监视器
- B. 电灼器元件和配件
- C. 止血元件（热探针、金探针等）
- D. 生理监测装置，包括血氧饱和度测量、血压和心电监测

Ⅱ. 导管、圈套器、活检钳和刷子
- A. 息肉切除术圈套器
- B. 活检钳
  - 1. 活检
    - a. 常规活检或针吸活检
    - b. 热活检
- C. 刷子
  - 1. 清洗
  - 2. 细胞学检查
- D. 抓握器
- E. 回收篮

Ⅲ. 照片产生器和图像管理器

Ⅳ. 食管扩张器
- A. 导丝引导（Savary 或美国）
- B. 球囊

Ⅴ. 高度可调节的滚动式操作担架车

Ⅵ. 吸引装置

Ⅶ. 药品
- A. 镇静药和麻醉药
  - 1. 苯二氮䓬类
  - 2. 麻醉性镇痛药
  - 3. 其他各种选择
- B. 苯二氮䓬类拮抗剂
- C. 麻醉药拮抗剂
- D. 胰高血糖素
- E. 阿托品
- F. 局部用药

Ⅷ. 静脉内使用的器材、溶液、针和注射器

Ⅸ. 化学药品
- A. 福尔马林（甲醛溶液）
- B. 消毒溶液

Ⅹ. 急救车、复苏设备、辅料和药物

Ⅺ. 高级消毒装置（清洗盘、水槽、自动内镜清洗机、高压灭菌器）

Ⅻ. 器械储存橱柜

XIII. 毛毯加热器

XIV. 无线电通信和音频 CD 播放器

XV. 洗眼台

From references 1，18，and 21.

流程

在实际设计规划之前，建筑师使用流程图来计划安排空间内的活动类型。投入的医师和护士对安排内镜机构内的流程关系是极其重要的，可以增加效率，减少路程，同时获得经济收益。图 2-1 显示了一个简单内镜室组成的基本流程图。图 2-2 则显示了一个较复杂内镜机构的运转模式。这些简单流程图可制成一个功能关系图，如图 2-3 所示。尽管这些图看似一个建筑平面图，但它并非真正的建筑平面图。图中的面积与其所代表的房间实际大小并不成比例。这类功能关系图显示了患者、工作人员、医师和设备通过内镜机构的途径。图 2-3 是一个流动内镜中心的示例，显示了内镜机构及其邻近的一个医疗机构。内镜设施位于防火墙的一侧，遵循相关规章制度，通过一个被要求的 1 小时防火墙平开门结构系统将内镜机构与门诊相隔开，即为符合资格要求的ASC。上述要求通常使用一堵两边均夹有防火石膏板的墙壁来达到，并通过天花板使这堵墙延伸到建筑上方的屋顶[22]。

再根据每一房间的实际空间需求，按比例将功能关系图转化成一张实际的建筑平面图。图 2-4 显示了一个简单的建筑空间项目工作表，它能将功能关系图转换成建筑平面图。注意在每一张表格的末端必须增加 40% 的机动空间，这是由于墙的厚度、走廊等[22]。

内镜机构的设计

Marasco和Marasco[22]已经提出以模块的方式来设计内镜室的布局。所建模块包括以下几方面：

- 候诊室模块
- 经营 - 接待室模块
- 准备 - 恢复室模块
- 操作室模块
- 器械供应室模块
- 工作人员更衣室模块

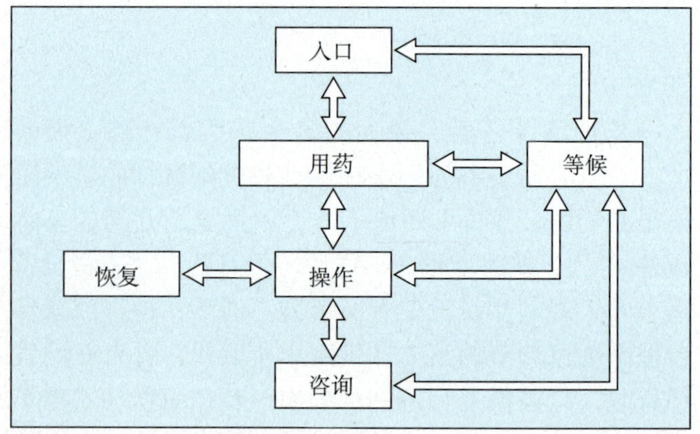

图 2-1　一个简单内镜室的流程图。(Reproduced with permission from Rich ME: Office layout and design. In Overholt BF, Chobanian SJ (eds): Office Endoscopy. Baltimore, Williams & Wilkins, 1990.)

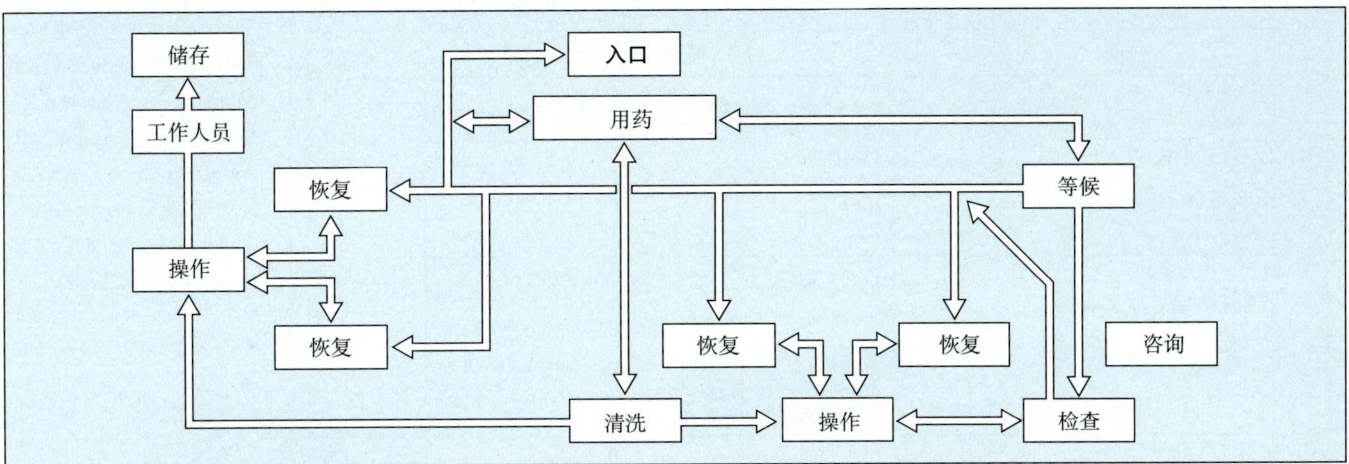

图 2-2　一个较大内镜室的流程图。(Reproduced with permission from Rich ME: Office layout and design. In Overholt BF, Chobanian SJ (eds): Office Endoscopy. Baltimore, Williams & Wilkins, 1990.)

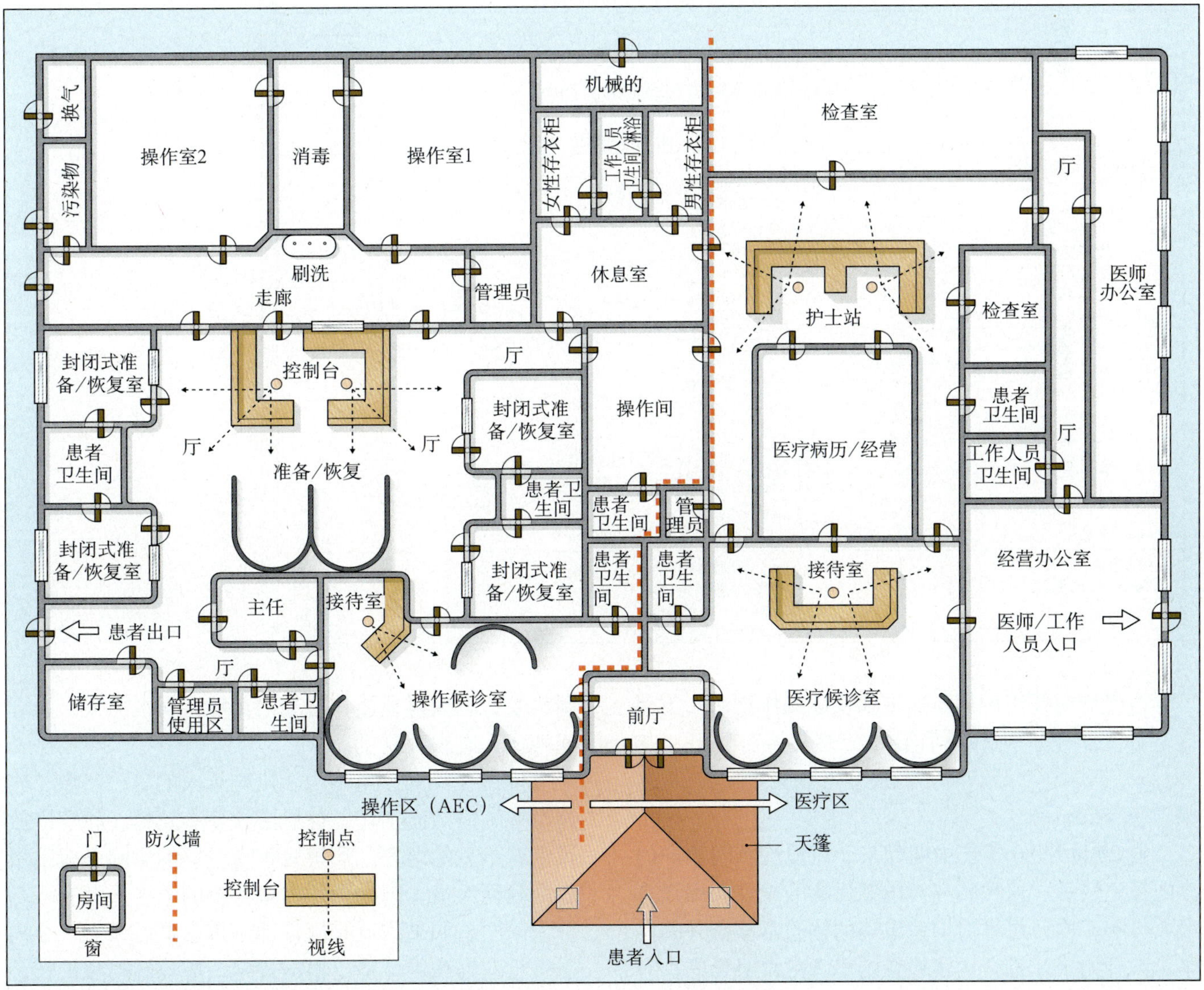

图 2-3　一个流动内镜中心的功能关系图。(Reproduced from Marasco JA, Marasco RF: Designing the ambulatory endoscopy center. Ambulatory endoscopy centers. Gastrointest Endosc Clin N Am 12:193, 2002.)

房间		描述		面积
A　候诊室模块				____ SF
1．座位	□	2.0~2.5×当时在机构内的患者数@18SF/座位	____ SF	
2．食品/电视	□	1@10 SF =	____ SF	
3．候诊室卫生间	□	1@55 SF =	____ SF	
4．家庭活动室				
B．经营接待室模块				____ SF
1．接待区	□	每个位置50SF	____ SF	
2．记账			____ SF	
3．记录			____ SF	
4．指导者	□	患者数/年×3年÷100名 患者/直英尺=直英尺@1.75直英尺/平方英尺	____ SF	
5．档案			____ SF	
C．控制室模块				____ SF
1．控制站	□	18~120 SF	____ SF	
2．储存	□	20~30 SF	____ SF	
3．命令区	□	20~30 SF	____ SF	
D．准备–恢复室模块				____ SF
1．封闭站	□	每一操作间2 @ 100 SF =	____ SF	
	□	玻璃封闭式操作室边	____	
2．恢复休息室	□	每一操作间2 @ 65 SF =	____ SF	
	□	躺椅	____	
3．卫生间/更衣间	□	每2个准备/恢复室1 @ 65 SF		
E．手术室（操作室）模块				____ SF
1．数量见器械供应表	□	270 SF		____
2．操作室	□	操作间少达180SF–与州讨论		____
3．刷洗区域	□	见州制度		
	□	可以在室内，如不在室内，则为10 SF		
F．器械供应室模块				____ SF
1．灭菌	□	80~100 SF 与州里讨论	____ SF	
2．清洁储存	□	10~40 SF	____ SF	
3．污染储存	□	20~50 SF	____ SF	
4．普通储存	□	80~180 SF	____ SF	
5．管理员套间	□	可能需要2~15~20 SF	____ SF	
6．气体储存	□	30~50 SF	____ SF	
7．持续电源	□	20~40 SF	____ SF	
G．工作人员更衣室模块				____ SF
1．与州管理部门核实是否需要将男女更衣室分开	□			
2．与州管理部门核实是否需要将男女卫生间和/或淋浴室分开				
3．更衣室（男和/或女）	□	每个存衣柜10 SF，最大60 SF	____ SF	
	□	每个卫生间55 SF	____ SF	
	□	淋浴和卫生间70 SF	____ SF	
	□	可能在医疗区内	____ SF	
4．休息室	□	80~100 SF		
总净面积		**A~G的总计**		____ SF
40%机动面积		**40%的总净余**		____ SF
总毛面积		**总净余+机动面积**		SF

图 2-4　建筑空间项目工作表。（Reproduced from Marasco JA, Marasco RF: Designing the ambulatory endoscopy center. Ambulatory endoscopy centers. Gastroin-test Endosc Clin N Am 12:194, 2002.）

在设计时要牢记规章制度和实际操作要点，下面将对每一部分分别进行讨论。

候诊室模块

自20世纪80年代中期以来，内镜检查明显向门诊内镜室转移。这种转移对内镜机构的设计和操作有很大影响。内镜患者对内镜机构的体验常从楼外的停车场就开始了。进行内镜检查的患者常常很焦虑，有时还感到恐惧。张贴在内镜机构周围详细的行车指示图和标记能最大限度地减少不必要的麻烦，使患者感到放心。全天候顶篷和自动门可能会对老年人、患者或残疾人有很大帮助。

接待室和候诊室是内镜机构给人的第一印象，应该设计的简洁而亲切。这里应该备有轮椅，轮椅应放置在看不见的地方。那里应该有足够的空间来容纳患者的陪同人员，因为预约内镜检查的患者通常有一两个人陪同。如果附近有门诊部，那么最好设立一个内镜机构的辅助候诊室。根据规定，应设计单独的候诊区，即使不要求，这也是有用的，因为等候门诊的时间可能与进行内镜操作的时间不同。候诊区应该设计完善，备有电视、录像播放机以及阅读资料。卫生间应该在候诊室附近，但是不要正对候诊室。接待区附近设一个小茶点室，也对陪同人员很有帮助。对座位数量的要求通常是任何既定时间室内患者数的2.5倍。图2-5显示了Rockford内镜中心的普通候诊区示例（Rockford消化协会，Ltd，Rockford，Illinois）。

经营-接待室模块

经营接待区包括接待区、收费台、记录、指导者室、档案室以及电子银行。医疗保险要求将分散的医疗病历保存，作为任何机构EASC的一部分，它和门诊楼分享空间或毗邻。应注意对这些病历进行保存，这对保证医疗保险认证的合格很重要。医疗保险要求的信息可能很有限，可以从联合门诊/内镜机构的主要病历中进行复制。医疗实践和内镜检查常常共用一个经营-接待室，但州或认证机构可能有不同的要求。

准备-恢复室模块

内镜机构内的准备-恢复室要求有护理人员不间断地监护患者。这一区域通常有一个护理站（图2-6），可以在术前准备和术后恢复阶段方便地观察患者。

将准备-恢复室安排在同一处最合理。将患者衣物保存在准备-恢复区带锁的橱柜内或保存在滚动式操作担架车下，随患者转运到操作间后再带回来。用设计完善的滚动式手推车将患者送进操作间，这种手推车也可以作为操作台。这样，患者从准备到操作，再返回进行恢复，不需要从轮椅或手推车上上下转运。

通常，每个操作间至少有2个准备-恢复室或用门帘分隔成两个区域。一些能够离开操作车但仍需恢复的患者，可在躺椅上进行恢复。一些用门帘分隔的躺椅区域可以提供这一额外的恢复空间。操作间与准备-恢复室之间的走廊应该足够宽以使患者的推车容易移动。卫生间应该离准备-恢复室操作区域都很近。

操作室模块

操作室的数量由内镜机构的病例数决定。这个数量常常被高估。可用的恢复室数量比操作室的数量要重要得多。在一个周转快的高效率机构，可以最大限度减少操作室的数量。1个内镜医师有2个可用房间的效率是最高的，这样可以使周转更快。如使用操作室进行 恢复，由于其占用了专门的操作室，使得工作

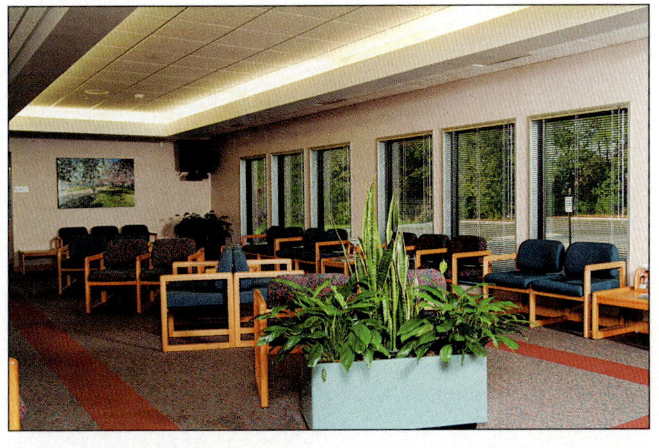

图2-5 Rockford内镜中心的普通候诊区（Rockford消化协会，ltd., Rockford, Illinois）。(Photograph by David Friedrich, Media Production, OSF Saint Anthony Medical Center, Rockford, Illinois.)

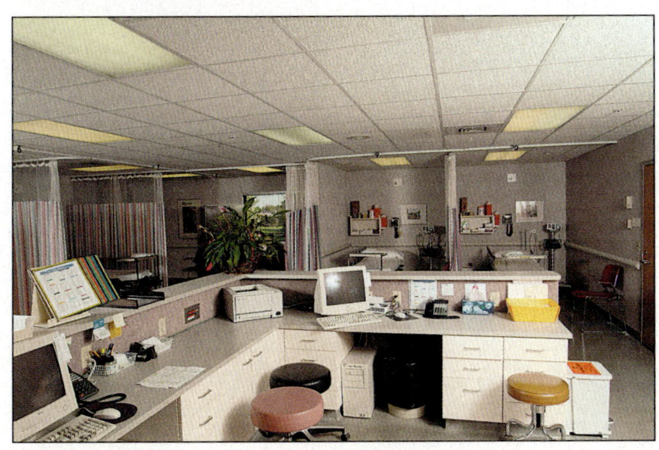

图2-6 Rockford内镜中心的准备/恢复区护理站。(Rockford消化协会，ltd ., Rockford, Illinois)。(Photograph by David Friedrich, Media Production, OSF Saint Anthony Medical Center, Rockford, Illinois.)

效率打了折扣。2 个房间和 1 个内镜医师的组合安排可以达到最高效率。

Marasco 推荐使用效用表来决定所需操作室的数量，图 2-7 显示了这样一个示例。通过填写内镜机构里每一时间段所需时间，加上预期患者数量，就可以估计出所需操作室的数量。随后 5 年内允许医师和患者增加的数量也应予以考虑。通常每年增加 10% ~ 15% 的病例数[22]。因此，用预期 5 年的患者量除以每一房间每年的操作例数，就能计算出所需要的房间数量。此外，垂直检查这一效用表，可以估计出内镜机构内不同阶段的患者数。这一信息有助于预测候诊室内需要的座位数、必需的操作室数量、准备 - 恢复室间隔空间数和躺椅数量。

一个内镜室最小尺寸可能是200平方英尺[1, 16]，但这对容纳较大型的新型视频内镜装置和视频监视器来说常常是不够的。300 平方英尺左右对现代内镜室来说更为合适[1, 22]。有时州认证部门或医疗保险会限定一个“操作间”的最小尺寸，而该尺寸对一个内镜室来说并不合适。在那种情况下，可以申请有所变动，但变动的权利并不是自动授予的。

图 2-8 是一个内镜操作室设计的示例，可见光源、视频处理器、双重视频监视器和电灼器等的放置。可以根据内镜医师和护士们的喜好做许多变动。房间应该依据设备与所有物品的放置来规划，同时须考虑患者担架车移动时所需的空间。光缆和配线不可走行于地面之上，应沿房间周边布置，最好在吊顶或墙内。这使得医师、工作人员以及装备可以自由移动而不受绳索和光缆的束缚，并且避免了损坏这些易损元件。所有的内镜配件、吸引、氧气、供应的物品以及复苏设备都应该在手边。每个操作间都应该有一个紧急呼叫按钮，而且旁边应备有抢救车。图 2-9 显示了一个典型的内镜操作间（Rockford Endoscopy Center）。Waye 和 Rich 撰写的书内对基本清理空间和个人空间做了更为详细的论述[29]。

器械供应室模块

使用快速清洗和高级消毒装置可以获得有效的设备周转时间。在该方案中，内镜机构的运转速度取决

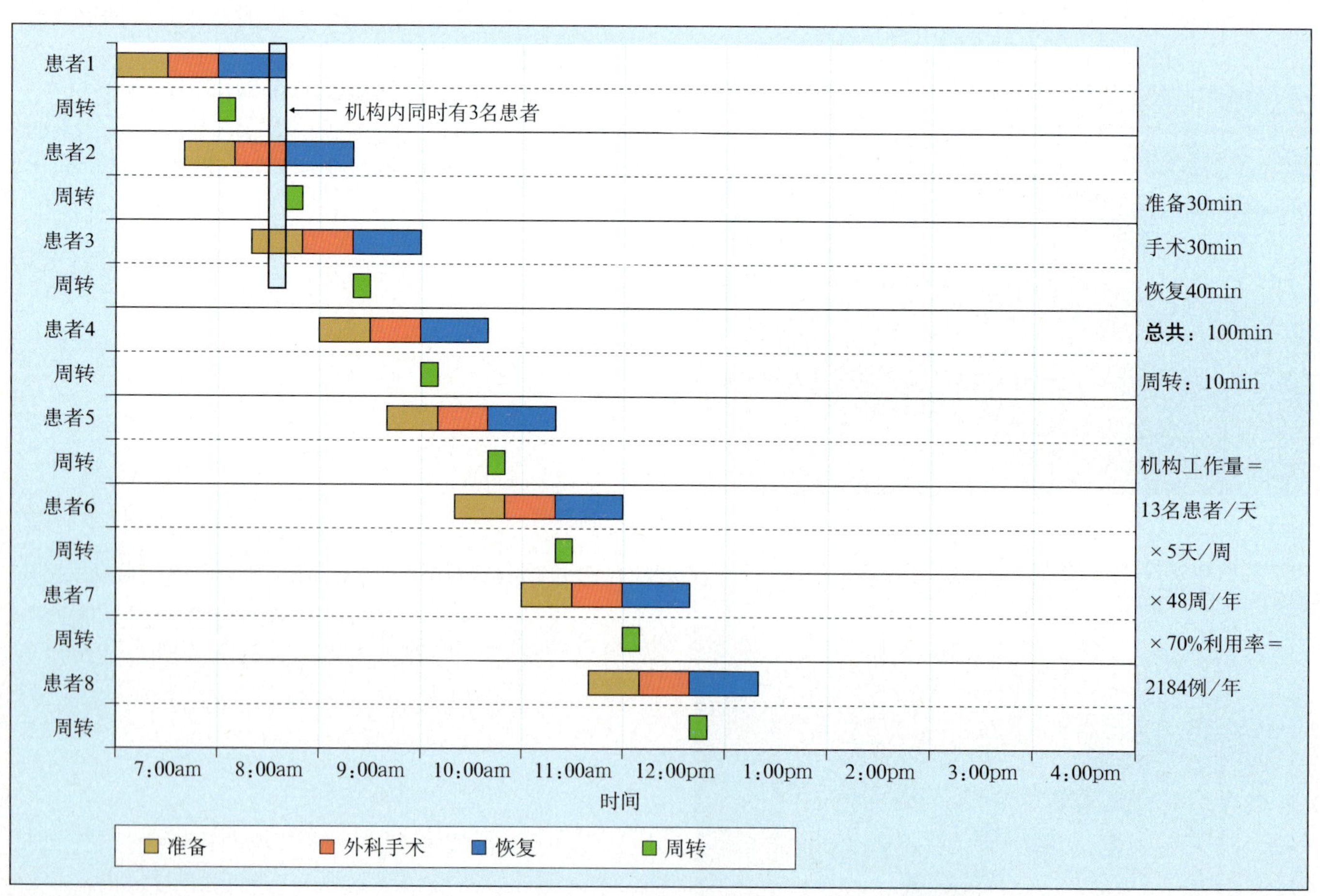

图2-7　操作室利用率分析示例。(Reproduced from Marasco JA, Marasco RF: Designing the ambulatory endoscopy center. Ambulatory endoscopy centers. Gastrointest Endosc Clin N Am 12:199, 2002.)

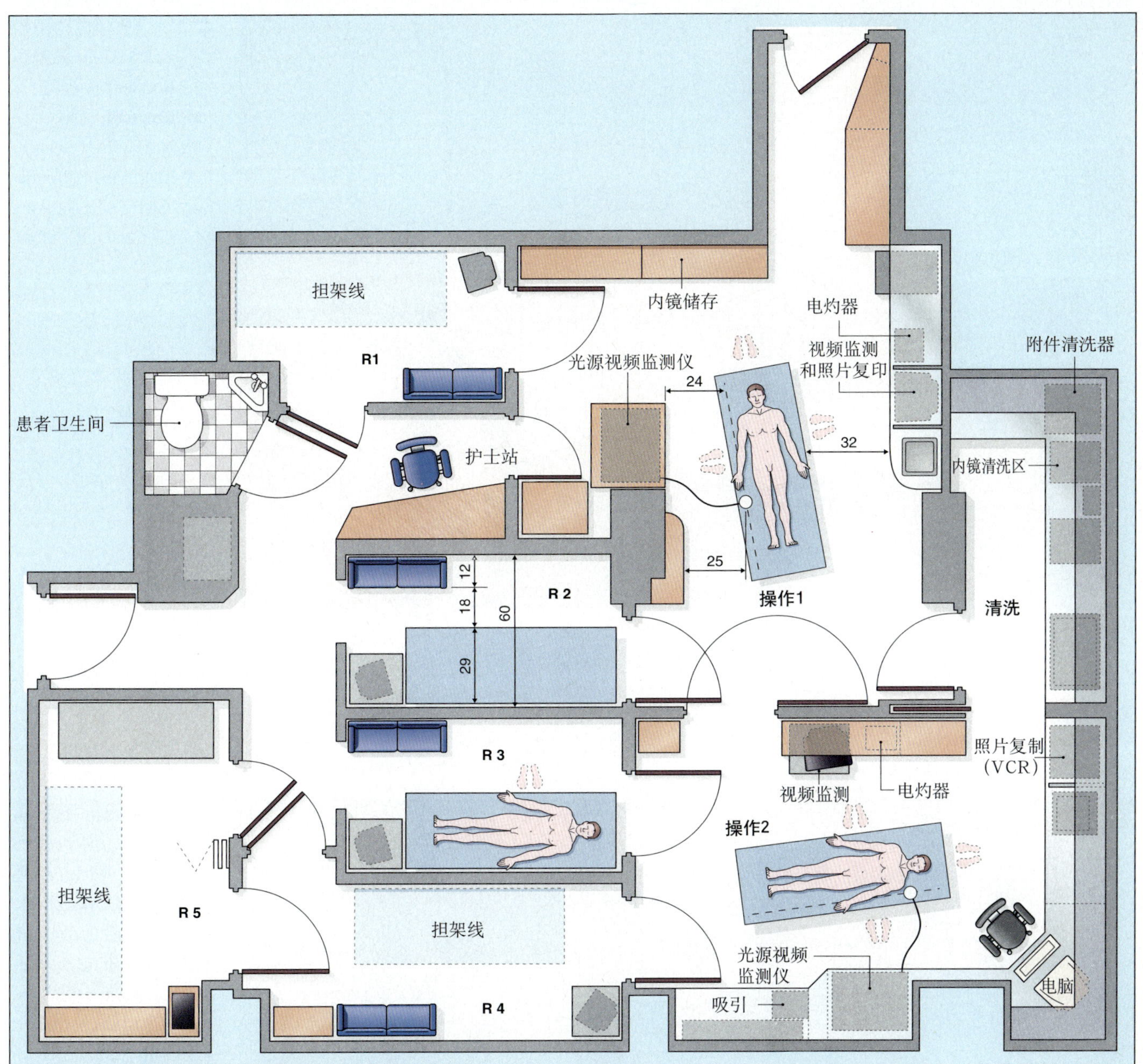

图 2-8 内镜室设计示例。(Reproduced with permission from Rich ME: Office layout and design. In Overholt BF, Chobanian SJ (eds): Office Endoscopy. Baltimore, Williams & Wilkins, 1990.)

于医师操作效率，而非操作室的数量[22]。将清洗区设计在两个操作室之间或在几个操作室近距离内布置一个有效的大清洗区可以完成器械清洗和高级消毒工作。适当储备足量的内镜和有效地再处理用过的内镜，可以保证内镜机构中的最昂贵成本——医师和护理人员——不用一直等待内镜设备。

清洗室应该足够大、通风好，并且有足够多的水管和电力供应以应对未来的发展变化。要有超大的水槽，并且在等待清洗时，应有一个地方悬挂污染设备。带有多个分割空间的自动内镜清洗机（如图 2-10 所示）提供了一个有效处理内镜的方法。从污染区到清洁区应该有一个“通过”窗口，以保持“清洁”区和“污染”区的分隔。用密闭橱柜储存清洁的内镜比开放存放好，这样既可以保护设备，还可以防止焦虑不安的患者无意中看到。通过内镜通道进行空气流通，既可以防潮，又能防止通道内细菌生长，这样的内镜贮存橱增加了额外的内镜保护作用。图2-11显示了一间有空气流通通道的储备室。在清洗区内，排气扇是必需的，这与有毒化学物质的处理规定是一样的。

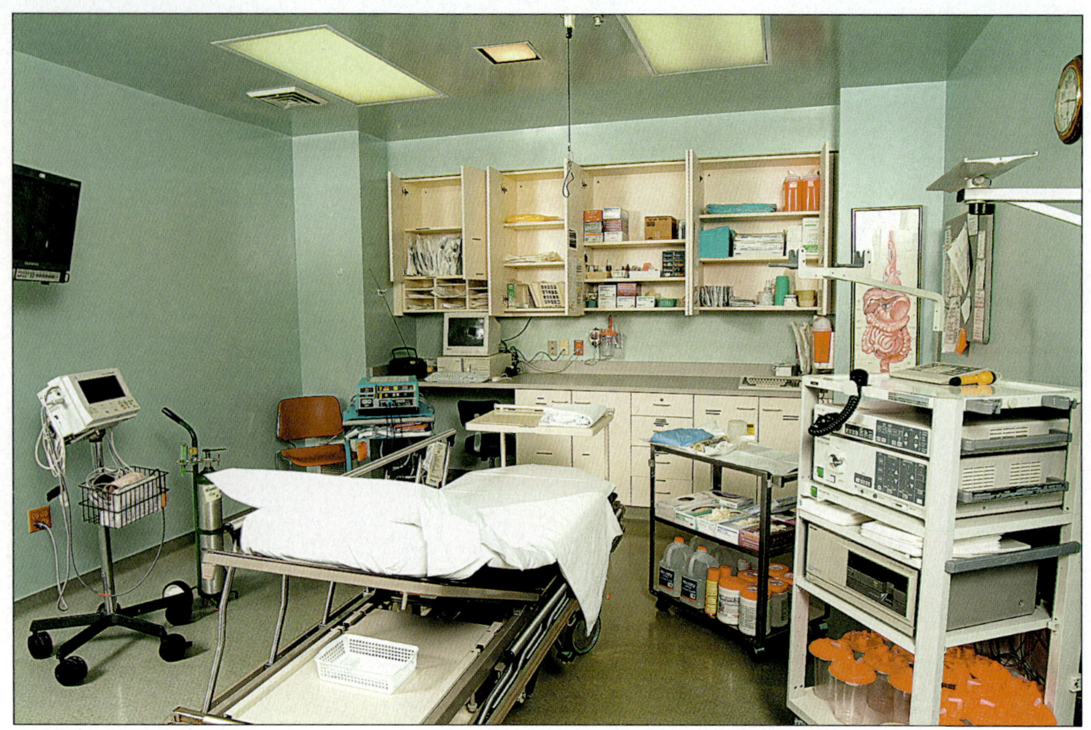

图 2-9　典型的内镜操作室（Rockford 内镜中心，Rockford 消化学会，Ltd.,Rockford，Illinois）。（Photograph by David Friedrich, Media Production, OSF Saint Anthony Medical Center, Rockford, Illinois.）

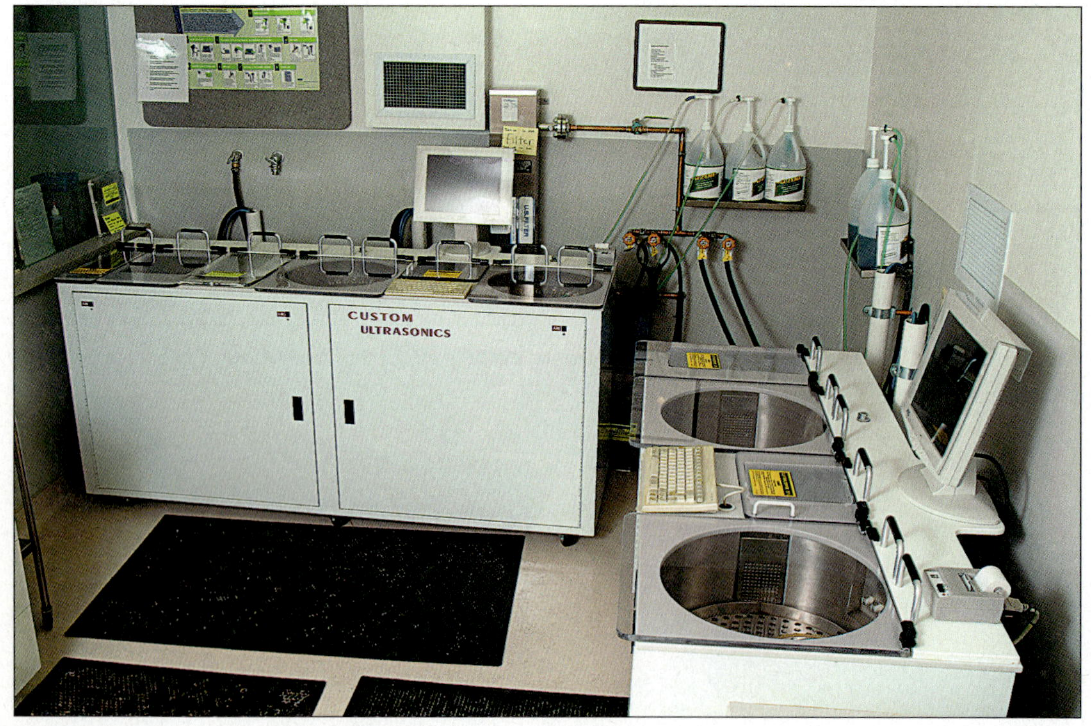

图 2-10　多种内镜的高级消毒设备。（Rockford 内镜中心，Rockford 消化学会，Ltd.,Rockford，Illinois）。（Photograph by David Friedrich, Media Production, OSF Saint Anthony Medical Center, Rockford, Illinois.）

器械供应室也包括储存区域。一般储存的供应品必须能很方便地进入准备-恢复区域和操作室。必须有一个带锁的橱柜用来储备药物。生物危险废品和气体（比如氧气）也必须储备好。一个可以替换的电源，比如电池备份系统或发电机，对保证连续供电是必要的。

工作人员更衣室模块

受到管理和未经管理的内镜机构对更衣室的要求是不同的。ASC或医院的规定可能与诊所内镜室的完全不同。了解州卫生部和认证机构的规定将是明智之举。通常要求设有男性和女性带锁的橱柜区域，但是根据不同的需求可能会取消不必要的淋浴室。另外一个更衣的地方是休息室。一些州卫生部和认证机构要求在内镜机构内要有一个休息室。要注意州和联邦制定的规章制度以保证满足获得执照和认证资格的要求。

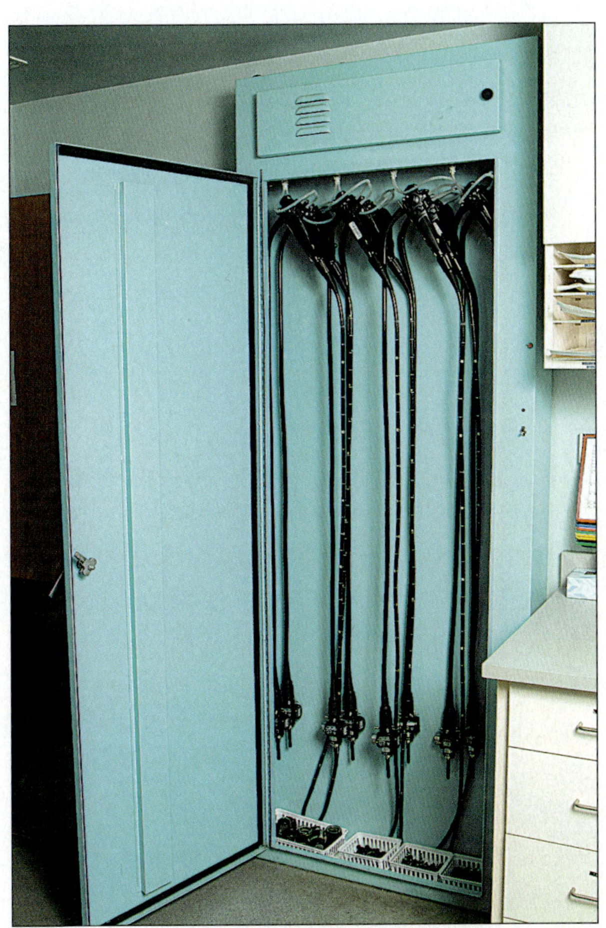

图2-11　可通过内镜通道进行空气流通的内镜储存柜。(Rockford内镜中心，Rockford消化学会，Ltd.，Rockford，Illinois)。(Photograph by David Friedrich, Media Production, OSF Saint Anthony Medical Center, Rockford, Illinois.)

规划和设计小结

一个能够显示机构内患者流程的功能关系图表将有利于设计一个高效运转的内镜机构。将必需区域和要求分配的空间进行列表，即可得到一个建筑空间的规划图。建筑空间规划图决定了机构的规模大小。操作室的利用率决定了操作室以及其他处理患者数量所必需的区域的数量，也决定了将来用于应对患者数量增长的储备区域。谨慎进行规划和设计才能兼顾舒适性和有效性，并满足患者、医师和工作人员的需要。

人员配备和安排

人员配备和安排是保证内镜机构安全有效运行的关键，对患者的结局有重要影响，同时还会影响内镜机构的财政生存能力。

人员配备

根据规章制度、操作数量以及患者情况（疾病的严重程度）来决定有关人员的配备。许多州和联邦的规章制度均与人员配置有关，所以必须熟悉这些相关的知识，从而保证符合州执照发放的要求、医疗保险认证制度和第三方认证标准。

医疗保险指导方针规定在一个医院或ASC内镜机构内操作的全部过程中必须配备1名注册护士(registered nurse，RN)。每个州的护士执业法（Nurse Practice Act）也影响人员配备的决定。它规定了RN、有执照的临床护士（Licensed Practical Nurses，LPN）以及其他助理人员或技术员的执业范围。护士执业法可能还限定了何人可以建立静脉注射（IV）通路、注射静脉药物或提供其他临床服务。

为了确定全职工作人员所需的数量，必须明确照顾1名患者所用的时间，用这一时间乘以每天排定的操作数量，再除以每名全职雇员每天的工作时间便得到所需人数。当前的行业标准提议，在一个内镜机构内（AMSURG公司，未发表数据）每一例操作（患者入院、治疗、出院）的平均时间为3小时[30]。影响选用RN、LPN，还是技术员的因素包括执业范围规定、薪水成本以及可用性。如不考虑这些混合因素，则现场总应有1名RN直接监督服务[31]。

一个典型的两个房间的内镜机构可做如下人员安置[30]：

- 操作室 1：1 名 RN 或 LPN
- 操作室 2：1 名 RN 或 LPN
- 清洗室：1 名内镜技术员
- 准备 - 恢复区：2 名 RN 和 1 名 LPN 或 1 名 RN 和 2 名 LPN 或技术员（2 个操作室也可共用 LPN 或技术员）

每个内镜机构内要求至少有1名接待员，或许还需要一名办事员。应使用专业内镜技术员进行清洗和高级消毒以及设备安装，这有利于严格执行内镜再处理指南，也有利于延长内镜的使用寿命。

安排

大部分机构采用区段安排来提高效率和便利。1名医师在 2 个内镜室操作的区段安排表可使其在 2 个房间之间高效率地工作，而不会被其他内镜医师耽搁。在任何停顿时间内，医师们可以完成个人的其他日常工作，比如打电话或回顾病历。时间表也允许根据每个内镜医师的工作特点来分配时间。McMillan已经发表了关于区段安排及其工具使用实例的文章[30]。

设备的可获得性能够影响操作的安排。足量的内镜、快速有效的清洗以及高级消毒更有助于高效地安排。如果在一天的开始，每个操作室都额外有一辆可利用的担架车，那么这一天的第一位患者都可以在操作室内准备。

不同机构其操作时间的分配不同。据报道，大部分机构允许结肠镜45分钟，上消化道内镜30分钟[30]。其他机构时间安排得更紧密一点，结肠镜 30 分钟，上消化道内镜20分钟，包括扩张术（Rockford 消化学会，Ltd，Rockford，Illinois，未发表数据）。如果有高效率的内镜医师、良好的工作人员、充足的设备、快速的周转时间以及大量的准备-恢复空间（每个操作室2 ~ 3 个准备/恢复室），就可以把时间安排得更紧凑。

仔细进行人员配备和安排对于确保内镜机构的高质量医疗、患者的良好结局以及最佳财政业绩是必需的。

记录

每位患者均须保留一份准确、完整的医疗记录和在机构内全部活动的日志（见第9章）[1]。内镜报告和护理记录应该注明日期、患者的身份证号码、内镜医师、操作记录、适应证、书面同意书、检查范围、操作时间、检查结果、组织取样标记、介入治疗、并发症以及检查的局限性。照片、电子图像以及活检报告也应该是记录的一部分。应对质量指示因素和患者结果进行列表，还应制定一种定期同行评议的方法。

一个内镜机构的信息处理影响运营的所有方面，包括安排、付费和报销、患者的医疗记录、操作报告、临床实验室和解剖病理报告、影像、药品、患者教育、操作提高数据、财务管理、原料管理和财产清册、预算和预报、薪水册和人员，以及人员配置和安排[32]。现代化的信息技术可以提高机构效率。

质量提高

医疗保险制度和第三方认证机构要求内镜机构必须对所提供的医疗服务质量进行持续而全面的自我评估。这一过程需要全面提高内镜机构操作中所涉及的多个方面的质量。其目的是为了保证患者接受到尽可能高质量的医疗服务；在寻找合同时提供一个竞争优势。近来，立法者和管理者重点强调质量提高活动是执照获取、认证和鉴定过程的组成部分。近期发表的一篇文章描述了在门诊内镜中心如何不断提高服务质量[33]。文中介绍的原理和工具为所有内镜机构的质量提高活动提供了一个框架。关注这些质量提高活动将促进医疗安全和医疗质量。

小结

自从 20 世纪 60 年代早期消化道内镜被引入临床使用以后，它已成为处理消化系统疾病的一项非常重要的工具。它改变了消化学科。越来越复杂的内镜操作和门诊患者内镜检查的推广促进了内镜机构的发展，这种发展是谨慎的，从而保证能够提供安全有效的内镜检查，以使患者具有良好的结局。

建立一个内镜机构的过程始于确定机构的类型、制定经营计划以及研究相关的规定与认证条款。完成这些之后，便要开始设计整个机构，包括地点选择、设备选择、规划物理环境以及患者和工作人员的流量。最后，大体规划之后便要进行具体的建筑设计，后者是修建一个舒适而高效机构的基础。

一旦机构建成，要注意适当的人员配备、安排、记录以及质量提高活动，以促进高效而有效的医疗、患者的良好结局以及内镜机构提供负责任的内镜操作。

致谢

感谢 Rockford 内镜中心的 Nancy Garry （RN，行政人员）和 Evon Dowd （RN，BS，CGRN，管理人员），感谢她们在消化内镜服务方面的洞察力；感谢 Arnold M.Rosen 博士和行政秘书 Brenda Paulson 帮助准备这些原稿。感谢在本章创作过程中给予我很大帮助的 Rockford 消化学会的同事们。

（孟灵梅译　王丽　宋志强　丁士刚校）

参考文献

1. American Society for Gastrointestinal Endoscopy: Establishment of gastrointestinal endoscopy areas. Gastrointest Endosc 50:910–912, 1999.
2. American Society for Gastrointestinal Endoscopy: Principles of training in gastrointestinal endoscopy. Gastrointest Endosc 49:845–853, 1999.
3. American Society for Gastrointestinal Endoscopy: Methods of granting hospital privileges to perform gastrointestinal endoscopy. Gastrointest Endosc 55:780–783, 2002.
4. American Society for Gastrointestinal Endoscopy: Quality improvement of gastrointestinal endoscopy. Gastrointest Endosc 49:842–844, 1999.
5. American Society for Gastrointestinal Endoscopy: Quality and outcomes assessment in gastrointestinal endoscopy. Gastrointest Endosc 52:827–830, 2000.
6. Pike IM: Outpatient endoscopy: Possibilities for the office. Ambulatory endoscopy centers. Gastrointest Endosc Clin N Am 12:247–261, 2002.
7. Frakes JT: Outpatient endoscopy: The case for the ambulatory surgery center. Ambulatory endoscopy centers. Gastrointest Endosc Clin N Am 12:215–227, 2002.
8. Fisk DA: Financial performance. In Baerg RD, Frakes JT, Mellow MH, Petrini JL (eds): The Development of an Ambulatory Endoscopy Center: A Primer. Manchester, MA, American Society for Gastrointestinal Endoscopy, 1998, pp 14–16.
9. Deas TM: Assessing the financial health of the endoscopy facility. Ambulatory endoscopy centers. Gastrointest Endosc Clin N Am 12:229–244, 2002.
10. Overholt BF: Office endoscopy or an endoscopic ambulatory surgery center? Gastroenterologist 1:99–106, 1993.
11. Ganz RA: Regulation and certification issues. Ambulatory endoscopy centers. Gastrointest Endosc Clin N Am 12:205–214, 2002.
12. Knox C, Mellow MH: Functional plan and architectural issues. In Baerg RD, Frakes JT, Mellow MH, Petrini JL (eds): The Development of an Ambulatory Endoscopy Center: A Primer. Manchester, MA, American Society for Gastrointestinal Endoscopy, 1998, pp 6–11.
13. Romansky M: Medicare certification of ambulatory surgical centers. In Baerg RD, Frakes JT, Mellow MH, Petrini JL (eds): The Development of an Ambulatory Endoscopy Center: A Primer. Manchester, MA, American Society for Gastrointestinal Endoscopy, 1998, pp 12–13.
14. Joint Commission on Accreditation of Healthcare Organizations: Ambulatory care accreditation. Available at http://www.jcaho.org (Accessed April 19, 2003).
15. Accreditation Association of Ambulatory Health Care: Products, resources. Available at http://www.aaahc.org (Accessed April 19, 2003).
16. Rich ME: Office layout and design. In Overholt BF, Chobanian SJ (eds): Office Endoscopy. Baltimore, Williams & Wilkins, 1990, pp 31–50.
17. Waye JD, Rich ME: Constructing the unit: Plans and problems. Planning an endoscopy suite for office and hospital. New York, Igaku-Shoin, 1990, pp 129–145.
18. Schapiro M: Office design and planning: The physician's viewpoint. In Overholt BF, Chobanian SJ (eds): Office Endoscopy. Baltimore, Williams & Wilkins, 1990, pp 9–29.
19. Herzlinger R: Market Driven Health Care: Who Wins, Who Loses in the Transformation of America's Largest Service Industry. Reading, MA, Addison-Wesley, 1997.
20. Deas TM Jr, Drerup DM: Endoscopic ambulatory surgery centers: Demise, service or thrive? J Clin Gastroenterol 29:253–256, 1999.
21. Waye JD, Rich ME: Program. Planning an Endoscopy Suite for Office and Hospital. New York, Igaku-Shoin, 1990, pp 33–45.
22. Marasco JA, Marasco RF: Designing the ambulatory endoscopy center. Ambulatory endoscopy centers. Gastrointest Endosc Clin N Am 12:185–204, 2002.
23. Rich ME: Office layout and design. In Overholt BF, Chobanian SJ (eds): Office Endoscopy. Baltimore, Williams & Wilkins, 1990, p 36.
24. Rich ME: Office layout and design. In Overholt BF, Chobanian SJ (eds): Office Endoscopy. Baltimore, Williams & Wilkins, 1990, p 38.
25. Marasco JA, Marasco RF: Designing the ambulatory endoscopy center. Ambulatory endoscopy centers. Gastrointest Endosc Clin N Am 12:193, 2002.
26. Marasco JA, Marasco RF: Designing the ambulatory endoscopy center. Ambulatory endoscopy centers. Gastrointest Endosc Clin N Am 12:194, 2002.
27. Marasco JA, Marasco RF: Designing the ambulatory endoscopy center. Ambulatory endoscopy centers. Gastrointest Endosc Clin N Am 12:199, 2002.
28. Rich ME: Office layout and design. In Overholt BF, Chobanian SJ (eds): Office Endoscopy. Baltimore, Williams & Wilkins, 1990, p 43.
29. Waye JD, Rich ME: The procedure zone. Planning an endoscopy suite for office and hospital. New York, Igaku-Shoin, 1990, pp 73–101.
30. McMillin DF: Staffing and scheduling in the endoscopy center. Ambulatory endoscopy centers. Gastrointest Endosc Clin N Am 12:285–296, 2002.
31. Society of Gastroenterology Nurses and Associates (SGNA): Role Delineation of Assistive Personnel. Position Statement, 2001. Chicago, SGNA, 2001.
32. Weinstein ML, Korman LY: Information management. Ambulatory endoscopy centers. Gastrointest Endosc Clin N Am 12:313–324, 2002.
33. Johanson JF: Continuous quality improvement in the ambulatory endoscopy center. Ambulatory endoscopy centers. Gastrointest Endosc Clin N Am 12:351–365, 2002.

Further Reading

American Society for Gastrointestinal Endoscopy: Policy and Procedure Manual for Gastrointestinal Endoscopy: Guidelines for Training and Practice. Chicago, American Society for Gastrointestinal Endoscopy, 1997.

Marasco RF, Marasco JA, Barkheimer J, et al: ASCs: Playing to win. Administrative Eyecare 6:12–51, 1997.

内镜的工作原理

David E. Barlow

3

总论 29
插入部 29
插入部的柔韧性 30
可调节硬度 31
前端部 32
弯曲部与成角系统 33
送气、送水与吸引系统 33
照明系统 34
固态成像技术 34
CCD 上图像的读取 35
CCD 类型 36
内镜 CCD 的发展史 37
颜色的再现 37
电子内镜下激光治疗 42
典型图像处理器的功能 43
视频标准 43
超声内镜设备 44
评价电子内镜时应考虑的指标 45
胶囊内镜 45
胶囊 45
接收及存储系统 46
工作站 46

总论

20多年以来，可曲式电子内镜从机械设计到固态成像系统都经历了多次改进。目前已有多种不同的类型上市，每种产品所具有的特征略有不同，均根据所检查的胃肠道部位特点进行了最优化的设计。虽然曾有人推荐内镜操作部采用其他样式（如手枪式），但自从可曲式内镜出现至今，内镜的基本样式和结构并没有多大改变。

所有可曲式电子内镜的基本元件和操作都很相似（见图 3-1）。这种设计需要检查者用左手握镜和操作。一些医生用左手食指来控制吸引、送气 / 送水按钮，其余的手指握住内镜。也有人用左手食指操纵吸引钮，左手中指控制送气 / 送水按钮，最后两个手指来固定内镜。医师的左手拇指负责控制上下角度的旋钮，左手拇指及前两个手指控制左右角旋钮，或用右手控制。内镜医师的右手主要用来控制插入部——推进、旋转，必要时后退。

插入部

不同消化内镜的插入部是它们之间差别最大的部分。虽然明显的不同主要取决于内镜的用途（如肠镜要求足够的长度，而经鼻食管镜需要镜体较细等等），但内镜型号间的细微差异也是很重要的，尤其是结肠镜。内镜医师出于各种原因可能会偏爱某一型号的内镜，内镜插入部的特点可能比其他因素更能影响内镜医师对某种型号内镜的选择。实际上，如果内镜有一种特性能够影响内镜医师插镜的速度和难易程度，那就是插入部的机械性能。

内镜制造者致力于改进插入部的结构，并为插入部选择理想的材料。图3-2显示了结肠镜典型的内部结构。插入部一般包括：（1）吸引（活检）、送气、送水管道；（2）还常有另外一个管道，用于前向喷水；（3）四条控制角度的金属丝；（4）连接内镜远端电荷耦合器件（charged-coupled device, CCD）图像传感器与视频处理器的细电线；（5）将光线从光源传入内镜远端的纤细的玻璃纤维。另外，可调节硬度的结肠镜还有一个装置——一根拉紧的金属丝，用来调节插入部的硬度。十二指肠镜还有一个金属丝或线圈鞘，与插入部等长，用以控制活检钳抬钳器的上下方向（见后）。

内镜设计者的任务是利用尽可能最小的体积将这些元件组合起来，又要使它们能够自由移动，在进行弯曲、旋转操作时不损伤那些更为脆弱的器件（CCD 连线、光导纤维）。因为操作时还要进行弯曲和旋转，故所有部件表面还要涂上一层润滑剂干粉，以减少在制造插入部过程中彼此之间的相互作用。

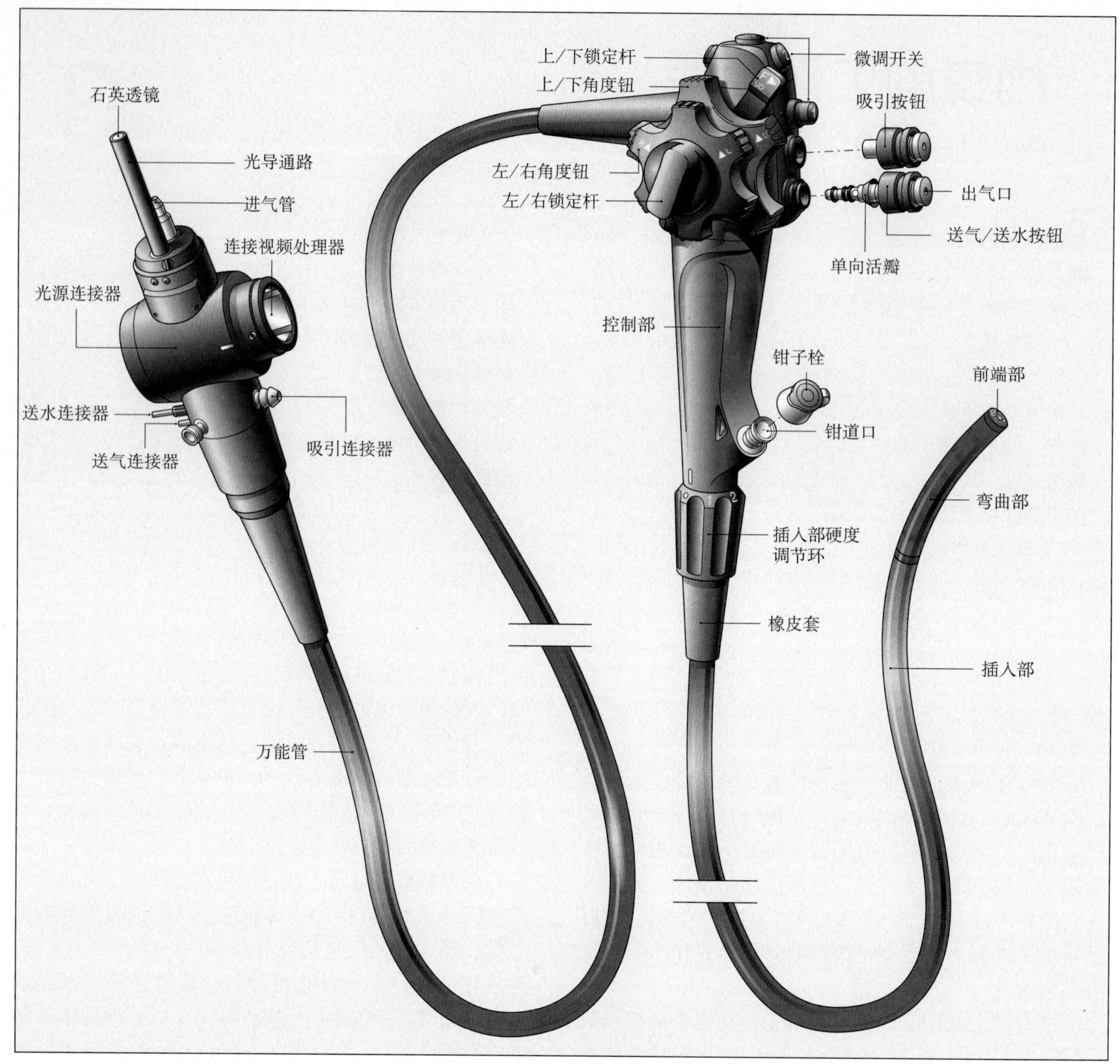

图 3-1　标准可曲式内镜的基本结构。

插入部的柔韧性

如前所述，插入部的可操作性极为重要，尤其是结肠镜。为了便于插入，该部件必须准确传递操作者的每一个细微的移动和扭转。内镜医师施加到镜身近端的任何旋转都必须1∶1地传送到内镜的前端部。为此，插入部的旋转性是通过螺旋形的扁平金属带来实现的（图 3-2）。因为金属带是以相反方向缠绕的，当转动镜身时，会交锁在一起，从而准确地将旋转力从一端传递到另一端。同时，螺旋带间的空隙使插入部能够自由地弯曲。另外，它们还能使插入部保持圆形，其硬度还防止插入部内部的元件不受外力所挤压。

这些螺旋形金属带为不锈钢丝网所覆盖，金属网外横压一层塑料多聚物层，大多是黑色的（结肠镜的是暗绿色），形成插入部光滑的外表面。多聚物层能为插入部提供无创的生物相容且防水的表面，上面常标有刻度，以便了解插入的深度。

经验显示，较硬的插入部适于检查上消化道，这些器官在体内相对固定。另一方面，像结肠这样具有系膜、能自由活动的肠袢，检查时最好使用较软的内镜。结肠镜操作者理想的结肠镜应该既有柔韧性，又

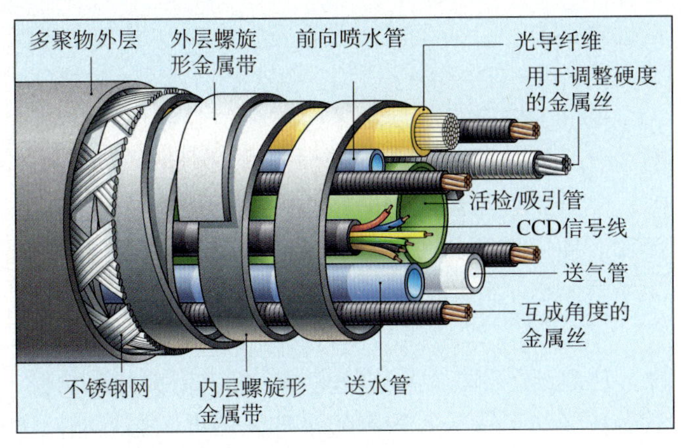

图 3-2　硬度可变式结肠镜的内部结构。

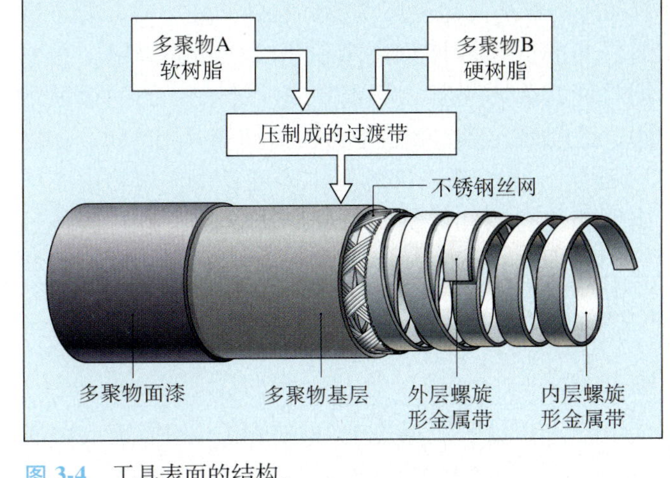

图 3-4　工具表面的结构。

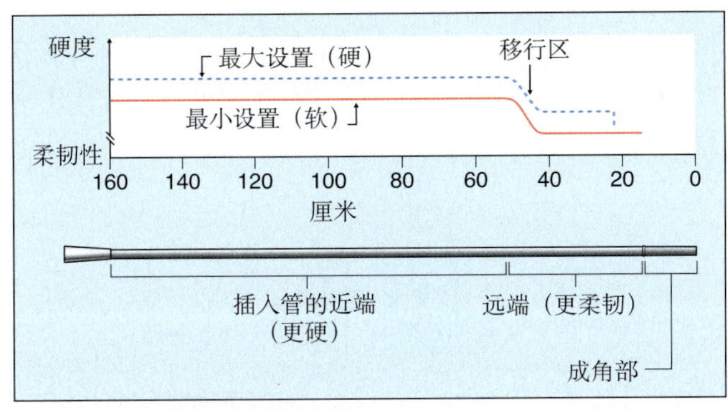

图3-3　插入管硬度图示。注意硬度的变化；前端40cm弯曲度更强。另外，注意当将其置于“硬”时（虚线）与其置于“软”时（实线）硬度的不同。

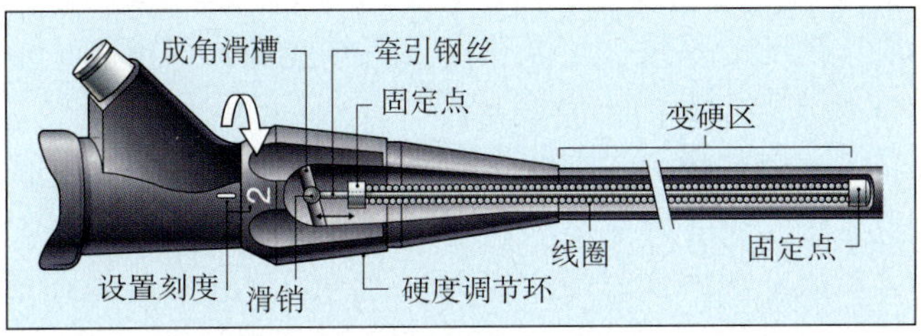

图 3-5　硬度可变式结肠镜的原理。

有很强的弹性。他们希望内镜具有足够的柔韧性以确保其易于通过弯曲的肠道，对肠壁与肠系膜的作用力最小。另外，医师们还希望有足够的张力来防止推进肠镜时远端弯曲。除了柔韧性外，肠镜还需要有足够的弹性，以便退镜时拉直镜身，从而消除肠襻。达到最佳的柔韧性、弹性、张力以及旋转力是设计插入部所需的艺术和科学。有时，改善一种性能会对其他性能造成不良影响。最终的设计是各种性能间的平衡，经过数月的临床测试所验证。

为了更加便于插入，胃镜和肠镜插入部的韧性从一端至另一端是不同的。如图 3-3 所示，结肠镜插入部远端 40cm 明显比近端更柔软。这种硬度的变化是通过在制造过程中改变插入部包被金属网的外层多聚物层的分子结构得以实现的。如图3-4，外层由两种树脂制成，其中一种比另一种要硬。在制造过程中随着插入部远端通过机器，一层软树脂覆盖在远端40cm金属网上。这种软树脂逐渐被硬树脂替代，其过渡带接近插入部的中间。插入部近端（50～160cm）则完全使用较硬的树脂[4]。其最终结果是插入部的远端柔软，防止插入弯曲的肠管时造成损伤；近端较硬，则避免已经被镜身拉直的肠管重新形成襻。

可调节硬度

临床经验显示，内镜医师对理想插入部的性能常常意见不一，这可能是由于每个内镜医师所接受的训练、插镜技术和 / 或以往经验不同的缘故。另外，有些内镜医师希望能够在操作过程中，根据插入深度和患者肠道的解剖结构对内镜插入部的特性进行调节。这样，就产生了可调硬度的插入部[5]。硬度可变结肠镜有一根贯穿插入部的金属丝（图3-2），其紧张度可以通过旋转位于插入部近端、操作部下方的一个调节环来调节（图3-5）。当调节硬度系统的牵引钢丝处于“软”的位置时，插入部的硬度完全由外层的金属丝网和多聚物外层决定，而硬度调节系统没有额外的作用。当硬度调节环旋到“硬”时，位于调节环内的成角滑槽牵拉牵引钢丝一端的滑销，拉紧钢丝使其张力增加，进而拉紧了绕在外面的金属线圈，这样插入部的硬度便会明显增加（图3-5）。如图3-3所示，虽然插入部的基本硬度是由多聚物内不同比例的硬树脂和软树脂所共同决定的，但在操作过程中，还可以通过运转硬度调节环来进一步增加其硬度。

前端部

图 3-6 显示了典型的直视内镜（如胃镜或结肠镜）前端部位于物镜角的结构。远端较大的圆形玻璃透镜是物镜。它将胃肠黏膜的微缩图像汇聚到CCD图像传感器。图像传感器利用一束很细的电线，不断地将信息传给视频处理器。物镜和 CCD 之间是一个完整、密闭的系统，可防止雾气影响成像，并可防止镜身不慎进水时损害成像系统。

光导纤维将光线导入体内照明，另有一个光导透镜系统，将光线平均分散于内镜视野中。有些内镜有一个单独的照明系统（如图3-6所示），其他内镜则用两根纤维束及两套光导透镜来改善活检钳（圈套器等）两侧的照明，同时使插入管内的结构布局更合理。

活检和吸引管道开口靠近前端物镜。而活检管道和物镜之间的相对位置决定了附件进入视野时在图像上的位置。例如有些内镜，圈套器或活检钳位于视野的右下角，但另一些内镜中，这些附件从左下角或其他方向进入视野。

插入部内还有送气和送水的小管（图3-2），二者经常在距离前端部数英寸的地方合为一根管（图 3-9）。联合送气 / 送水管道在远端与送气 / 送水喷口相连。在内镜医师的操作下，可以用水来冲洗物镜，也可以通过喷口向胃肠腔内注入气体。有些胃镜和结肠镜远端还有一个额外的送水管及喷水口，用来冲洗黏膜上的碎屑（图 3-6）。

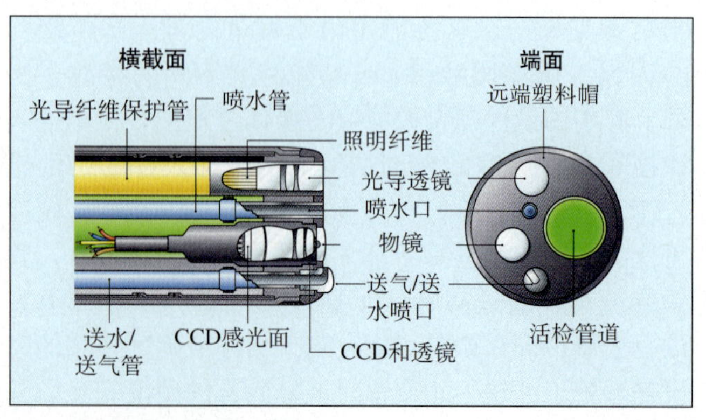

图 3-6 结肠镜前端部的构造。

图 3-7 显示了典型的十二指肠镜前端部的结构。图 3-7A 是十二指肠镜前端部光学照明系统横截面图。注意观察组织的物镜现在位于远端的一侧，而非顶部。使用棱镜使光线偏转 90°～105°，这样就成为侧视型内镜。同样，照明系统中的光导纤维在前端也有一个弯折，将光线从侧方导出。与前视型内镜一样，送水/送气喷口位于物镜旁，可以用水冲洗物镜，然后注气吹走镜头上残余的水珠。还可以通过喷口送气使胃腔充气。

所有十二指肠镜都有抬钳器，能够有效偏转任何通过管道的附件的头端。抬钳器的作用原理如图3-7B所示。正常情况下抬钳器位于内镜顶部的凹槽内（低位），但当检查者想抬高附件使其进入视野时，可用拇指操纵抬钳器的控制杆（未显示），拉紧抬钳器导丝，使抬钳器从凹槽中抬起，从而使附件转向并出现在视野里。

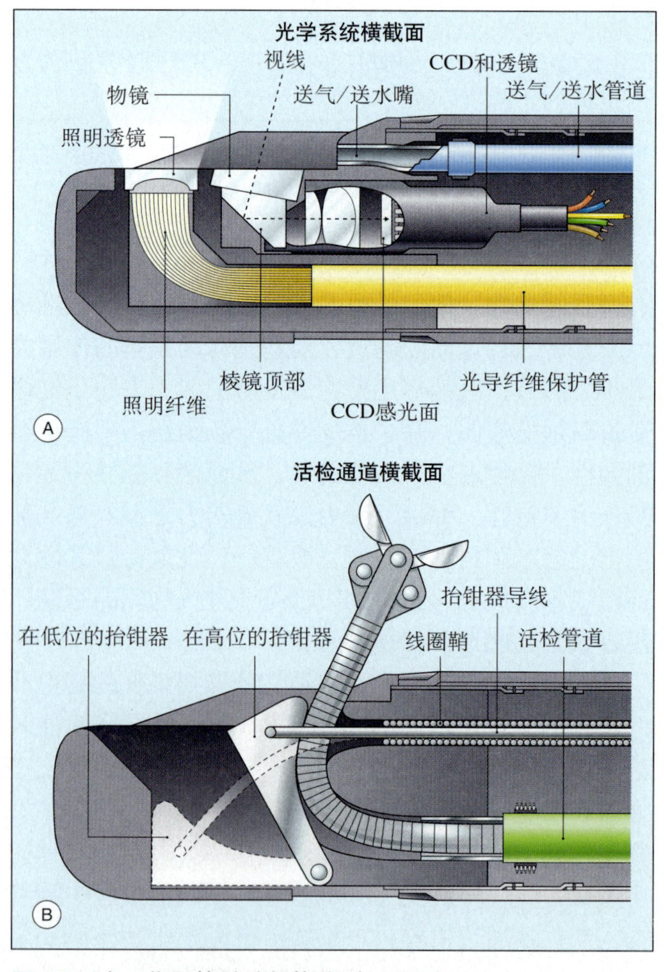

图 3-7 十二指肠镜前端部构造（A 和 B）。

弯曲部与成角系统

内镜插入部前端也由内镜医师控制。能够转向的部分，即弯曲部，其结构与插入部其他部分有很大不同，如图3-8所示。弯曲部由一系列外形奇特的金属环构成，每个金属环都通过能自由活动的接头与旁边的环相连。这些接头由一串枢轴销构成，每个枢轴销之间互成90°角。一组枢轴可使弯曲部上下弯曲，另一组使弯曲部左右弯曲，二者结合，使弯曲部可以弯向任何方向。弯曲的方向由4条贯穿插入部全长的互成角度的导丝来控制（图3-2）。这四条导丝牢固地固定于弯曲部头端3点、6点、9点和12点处（图3-2）。拉紧固定在12点处的导丝可以使弯曲部弯向上方，也就是内镜医师所说的“镜角向上”。拉紧固定在3点的导丝使之向右，拉紧另两根分别使镜角向下和向左。

检查者可以通过旋转上下及左右角度钮来依次拉紧每根钢丝（为了简化，图3-8仅显示了上下成角系统）。如果同时旋转上下和左右钮，则可使头端产生复合动作（如向上向右），这样，内镜医师就可以自由掌握弯曲部的方向了。

送气、送水与吸引系统

图3-9是内镜送气、送水与吸引系统的典型模式图。在内镜光源连接器处有一突出的管道，光源上的空气泵通过管道供应低压空气，空气经通气管通向控制部的送气/送水按钮。按钮顶部有一个小孔，未被堵住时，低压空气会通过小孔流出（见图3-1）。这个小孔使得空气泵在不需要充气时，也能自由送气，而不需关闭，这样就减少了泵的磨损。当内镜医师需要给患者消化道充气时，只需用手指尖堵住小孔即可，小孔关闭后，空气进入送气管，再经前端部的喷口进入患者体内。

在送气/送水按钮处靠近镜身的部位还装有一单向活瓣，保证检查时患者体内的气体不泄漏（图3-1）。在内镜检查时，胃肠腔内的压力要显著高于大气层。如果没有这个单向阀，当操作者的手指离开送气/送水按钮时，检查时注入腔内的气体就会经前端部的喷口、送气管，逆流入插入部，从按钮的小孔溢出。所以，单向活瓣可以使患者体内保持充气状态。

在操作时用来冲洗物镜的水贮存在光源处或手车上的送水瓶中（见图3-9）。空气泵除了充气外，还用以将水从送水瓶中压入内镜。水沿送水瓶盖上的管道流入内镜光源连接器，通过万能管中送水通道到达送气/送水按钮。当操作者按下送气/送水按钮时，水便持续进入插入管，经前端部的喷口流出。喷口能使水全射到物镜上以对其进行清洗。

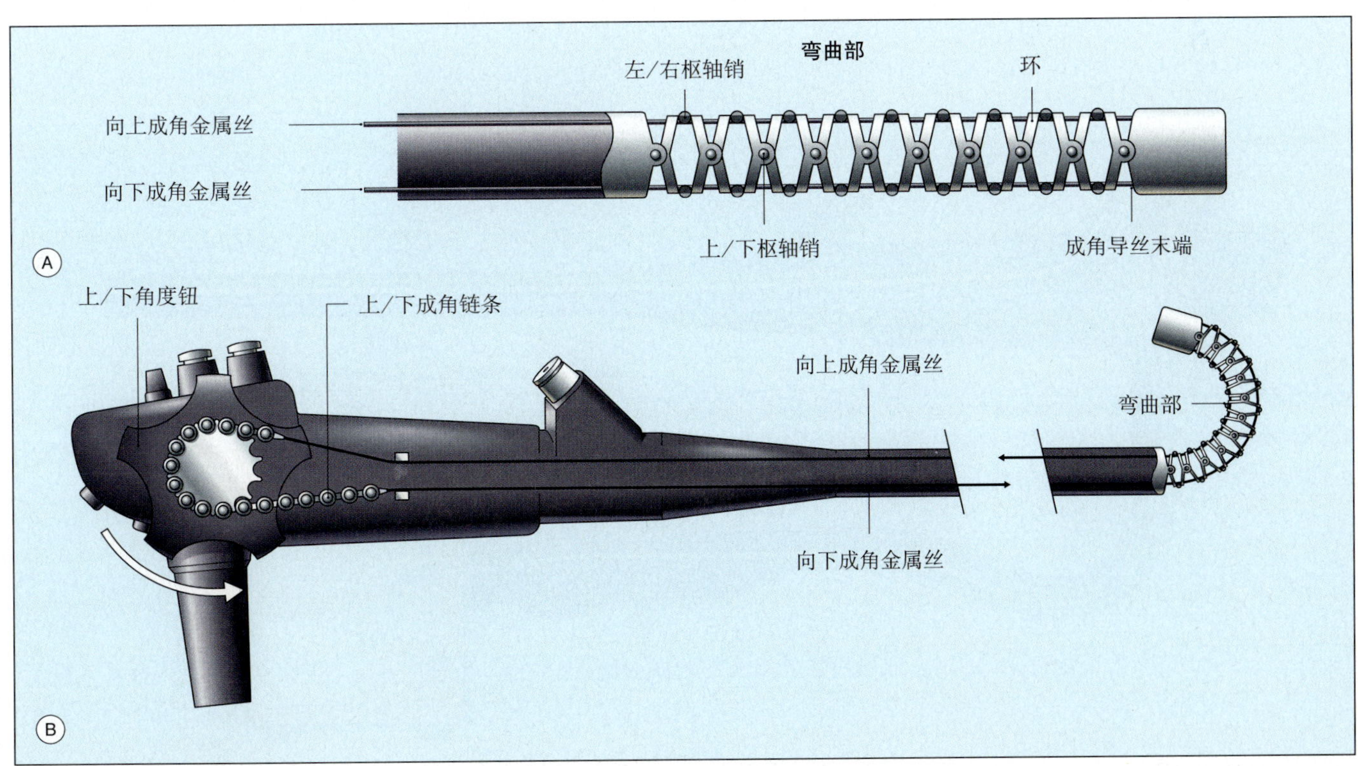

图3-8 弯曲部与成角系统。

吸引功能也由操作部的按钮控制。吸引源一般有医院的墙壁吸引系统和便携式吸引泵两种，都可与内镜光源连接器相接。当操作者按住吸引按钮时，插入部的活检 / 吸引管便形成了负压，内镜前端部的所有液体（或气体）都会被吸入吸引收集系统中。管道开口栓（也称钳道栓）封闭活检管道近端，可以防止外界空气在操作时进入吸引收集系统。

图 3-9 显示了许多保证送气、送水与吸引系统安全性的设计，包括（1）送气系统没有可活动的零件，并且没有机械性按钮能够固定在持续“开”的状态而导致意外给患者过度充气。与此相反，除非内镜医师用手指堵住按钮上的小孔，否则，空气将从小孔处流出。(2) 当吸引装置堵塞、操作者可能遇到过度充气的情况时，只需迅速打开内镜上的所有按钮即可。这能停止送气、送水，并通过开放气瓶的按钮使胃肠道减压。

照明系统

内镜使用松散的光导纤维束来将外部光源发出的光线传递到内镜前端部。光导纤维束由数千条头发丝一样（直径30微米）的玻璃纤维构成，外面涂有防止光泄漏的光学涂层，通过全内反射现象将光线从一端传导到另一端。光线从纤维的一端进入后，在纤维内表面被反射几千次后，再从另一端射出。用来制造纤维核心及包层的玻璃类型及纤维核心及包层的厚度都是经过审慎选择的，以保证光纤束尽可能地传递最多的光线（详见 Kawahara[2]有关光导纤维的专论）。

内镜光源经常使用300瓦的氙弧光灯，它能产生电子内镜所需的强烈白光。但它也产生较多的热量，所以光源内还有一套降温、红外线滤过以及强制气冷系统，以免内镜光导纤维过热和燃烧。近距离观察内镜导光一端，会发现耐热的水晶透镜，从光源采集光线并将其射入内镜（图3-1），在内镜的远端，导光透镜将光线均匀分布到视野内（见图3-6）。光源中自动调节大小的光圈，能够控制从内镜前端射出的光线的强弱（图3-21）。当内镜位于较大的空腔脏器（如胃）需要强光时，光源的光圈打开，让更多的光线射出。反之，当内镜距离黏膜很近时会显得太亮，光源上的光圈便自动缩小，来减少射出的光线。如果亮度太暗，监视器上的图像会很暗并有斑点。但如果光照过强，就会无法显像（如“曝光过度”）。通过精细控制光源产生的光线，视频处理器可将照明亮度自动控制在 CCD 图像传感器的可接受范围内。

固态成像技术

电子内镜使用的图像传感器就是所谓的CCD。这

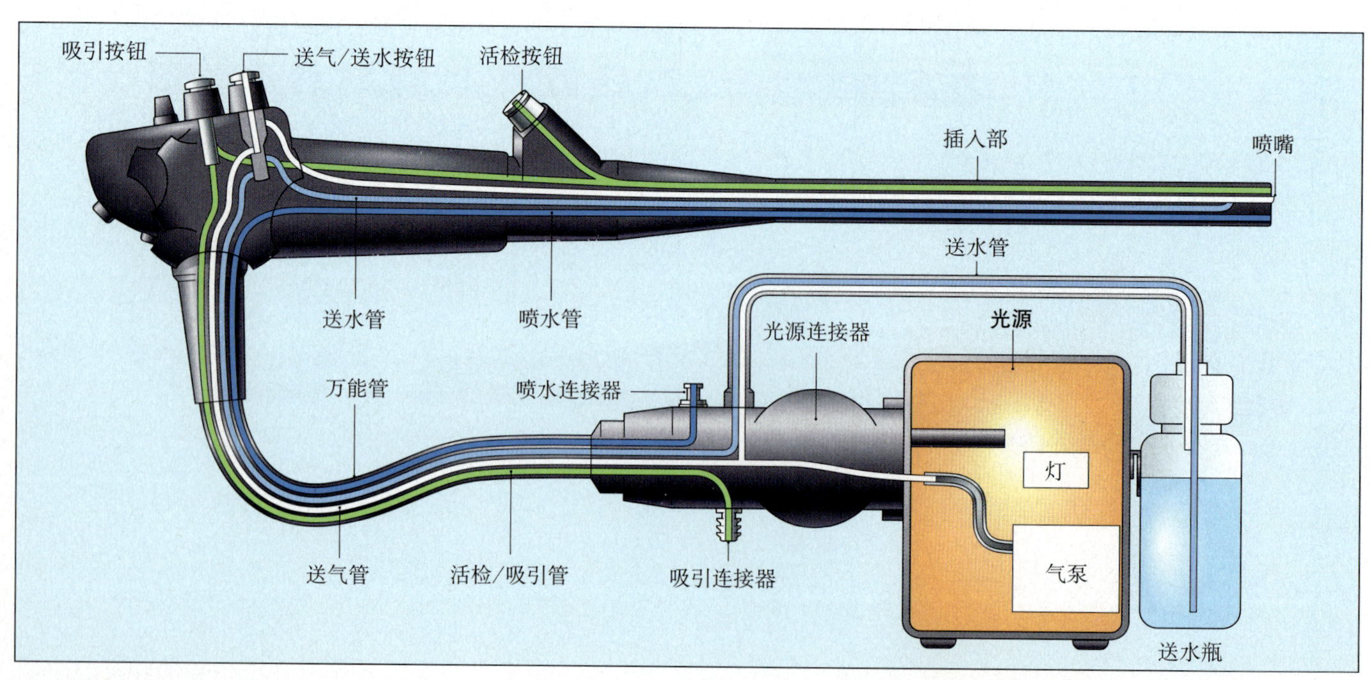

图 3-9 送气、送水与吸引系统。

种传感器是由半导体硅制成的固态成像设备，传感器表面的硅对光敏感。当一个光子撞击到CCD的感光表面时，使得表面的硅原子释放一个电子。产生一个自由的带负电的电子，同时这个电子原来所在的硅晶体结构中相应出现一个带正电的“电穴”。这就是所谓的光电效应，如图3-10所示。当更多的光子撞击传感器表面时，就会产生更多的自由电子和相应的电穴。传感器产生的电荷数量直接与CCD受到的光照量成正比。注意这些电荷的产生与照射到传感器上光的颜色无关。

尽管使用光敏元件就可以测量照射在物体表面的光线强度（如光度计），但它不能产生完整的图像。重建一幅图像，需要把感光表面分隔成由成千上万个独立的小感光点组成的矩阵，当图像聚焦于这样的传感器表面时，矩阵中的每一个感光点都会自动测量图像的亮度。测知图像中每一个点的亮度，成像系统就能真实地再现图像。

CCD是这种固态成像系统共有的部分。CCD图像传感器表面的感光点纵横排列成矩阵列，常称之为像素。图3-11显示了一个具有这种矩阵的CCD传感器。

电子内镜的CCD安装在前端部物镜的后面（如图3-6示）。物镜把缩小的黏膜图像直接聚焦在传感器表面。照射在CCD上的光线（即图像）依照前面提及的光电效应，迅速转换为电信号矩阵贮存。由于储存在每个像素里的电荷与其相邻像素绝缘，因此传感器能够真实地将光信号转换为电信号，然后经过处理，在视频显示器上再现。

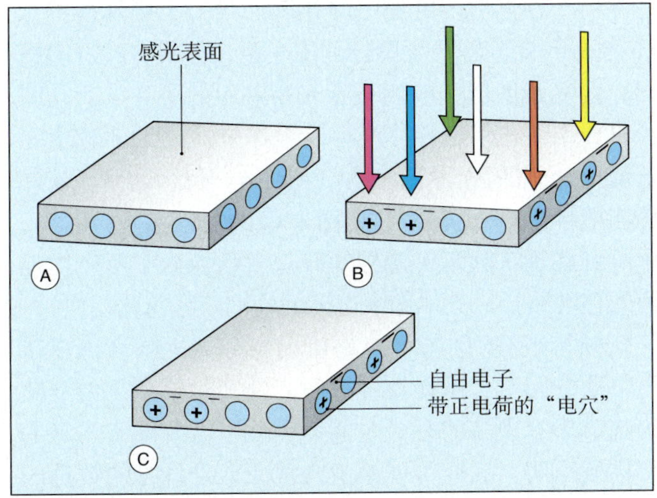

图3-10 光电效应。光子撞击到感光板表面时，释放电子，这样在该部位产生了与光子数量成正比的电荷。

如图3-11所示，图像较暗处的像素产生的电压较低，因为产生的电荷少；反之，图像较亮处的像素产生的电压也成比例增高，因为产生的电子/电穴对较多。每个像素都能产生任何水平的电压，从较小到较大的电压，这取决于图像的亮度。从光线到电荷的转换过程是线性的。当撞击到像素上的光子数加倍时，像素产生的电子数也相应加倍，直到像素的储存能力饱和为止。

CCD上图像的读取

当CCD感受图像后，CCD产生的电荷须按顺序读取，经过处理后才能重建原始光学图像。读取时电荷在CCD内移动的形式由CCD的构型决定，最常见的三种CCD类型包括线传式CCD、帧传式CCD及隔行传式CCD[1]，每一种CCD有其独特的优点，如CCD的感光性能（即所需内镜照明系统的亮度）、所需的光源类型（频闪或非频闪）、CCD的大小（影响内镜前端部的大小）以及CCD传出电荷的速度。

图3-11显示线传式CCD的大体结构，图3-11A显示光学图像投射到CCD的感光表面。瞬间投射图像后，矩阵中每一个感光点产生电荷（图3-11B和C）。简单起见，图3-11显示的矩阵像素很少，只产生很少的电荷，这些电荷在像素中用小点表示。

然后，每个像素的电荷由邻近每个感光点的电极控制并向CCD表面移动（图3-11中没有显示出这些电极）。通过变换施加在这些电极上的电压，每个像素内的电荷以电荷包的形式在像素间传递。电极上电压的序列变化使电荷向CCD底部移动，并进入水平移位寄存器（图3-11D），水平移位寄存器中的电荷经过输出放大器转换为输出信号。输出信号随每个像素储存电量的多少而波动，二者呈正相关。如图3-11E所示，原始图像的最下面一行电荷已经被读取，经过输出放大器，然后将输入图像处理器进行重建。CCD上代表整个图像的电荷向下移动一行。

水平移位寄存器中的信息被读取及清除后，矩阵中每一个像素的电荷都顺次向下移，这样下一排的电荷就代替了它们。原来位于倒数第二行的电荷就占满了水平移位寄存器，如图3-11F所示。水平移位寄存器中的电荷再次读出，产生反应原始图像中倒数第二行亮度的输出信号。上述过程不断重复，直到整个CCD被读出。读取和清除CCD完成后即准备开始下一次曝光。

电荷耦合方式——以“包”的形式将电荷从一个像素传递到另一个像素——使CCD得以命名（电荷耦

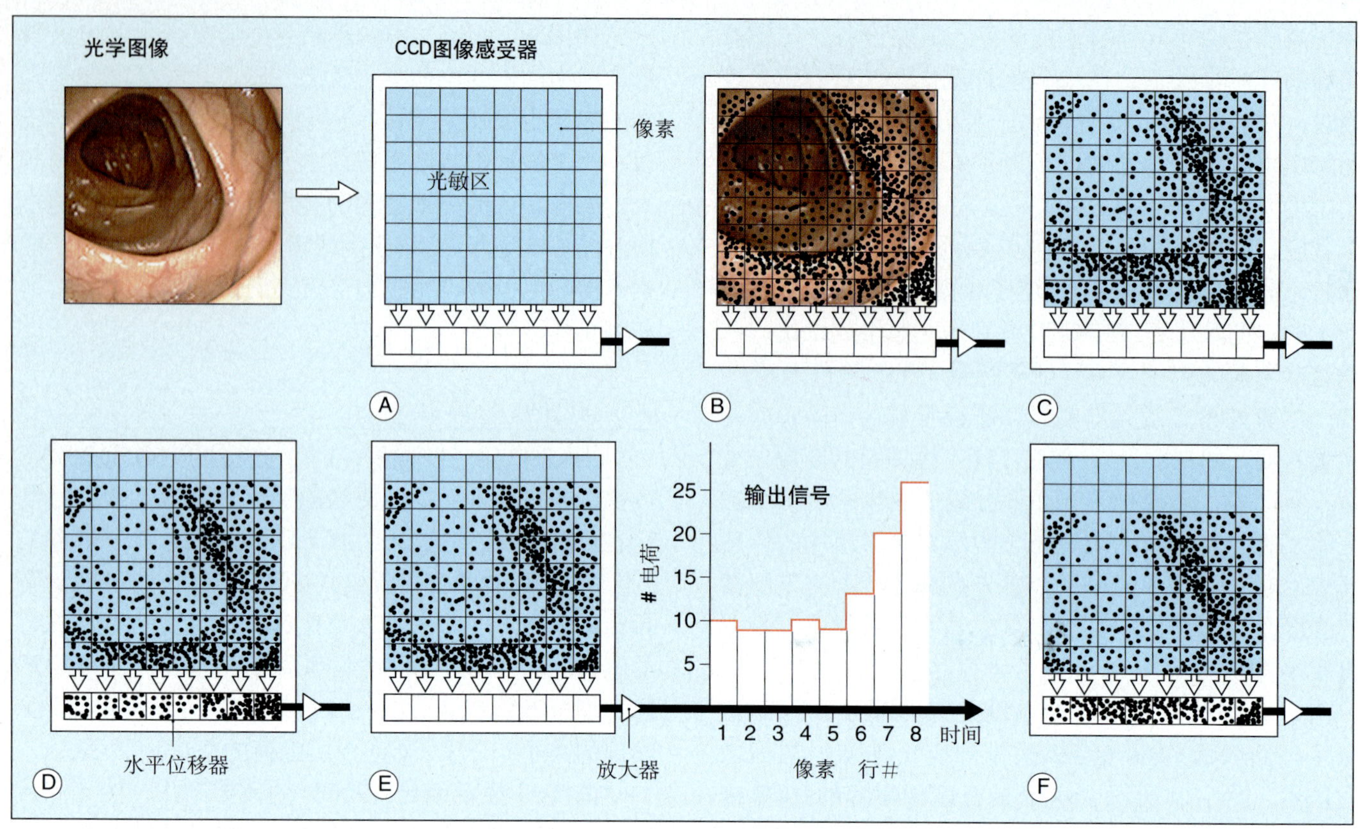

图3-11 线传式电荷耦合器件（CCD）对图像的捕捉及读出过程。实际上内镜CCD有成百上千个像素，但简单起见本图只显示了一个8行×8列（64像素）的矩阵。A. 黏膜的图像投射到CCD感光面上。B. 通过光电效应产生电子图像。C. 遮住光线时，产生的电子图像仍存在。D. 电信号逐行下移，使下面一行的原始数据进入水平移位寄存器。E. 移位器清空，产生输出信号。F. 电信号再次下移一行，重复处理过程。

合器件）(charge-coupled device)。在CCD最远端的电荷，实际上要顺次通过数百个感光点，才能到达水平移位寄存器。在目前的电子内镜中，CCD每秒钟曝光、读出及再曝光60～90次。为在反复传递的过程中保持图像的真实，重要的是保证这些电荷包的电量自始至终没有变化，在读取CCD每秒钟成百上千次的移动过程中电量没有丢失或增加。

应该注意，线传式CCD的感光矩阵在图像移动和读取的整个过程中都需要避光（图3-11C等显示这个过程）。这对防止传递过程光线照射产生新电荷造成混合信息干扰是必需的。所以，为了保持原始图像，读取数据时感光点必须严格避光。为实现这一目的，一种内镜设计方法是在CCD读取数据时内镜发出频闪光或暂停发光。这样，光线间断地照射在图像传感器上，随后有一短暂黑暗期，用于读取和清除CCD。使用红绿蓝（RGB）顺次成像内镜（常称为黑白CCD系统）的内镜医生对频闪式内镜光源的概念很熟悉。

CCD 类型

与线传式CCD不同的是帧传式CCD（图3-12）。帧传式CCD和线传式CCD不同之处在于，帧传式CCD有专用于存储电荷的第二个矩阵。第一个矩阵是感光（传感器）矩阵，产生图像的电子版，与线传式CCD相同。但复建图像完成后，感光矩阵中的所有电荷立即经过一次快速传递转移至存储矩阵中，（见图3-12中的长箭头）。电荷保存在这里，直到被一行行读出，其过程与线传式CCD类似（见图3-12的短箭头）。图3-12中的红色箭头显示传感器矩阵左上角像素中所产生电荷的移动路径。其他像素电荷的移动路径与此相似。

帧传式CCD的优点是可以在存储矩阵读出并转移电荷的同时，感光矩阵接收光线产生电荷。由于帧传式CCD有更多的感光时间，因此不需要线传式CCD那样的照明。这样可以减少内镜中光导纤维的数量。帧传式CCD的缺点是，因为有一存储矩阵，所以体积比线传式CCD要大。体积增大是内镜设备的关键不

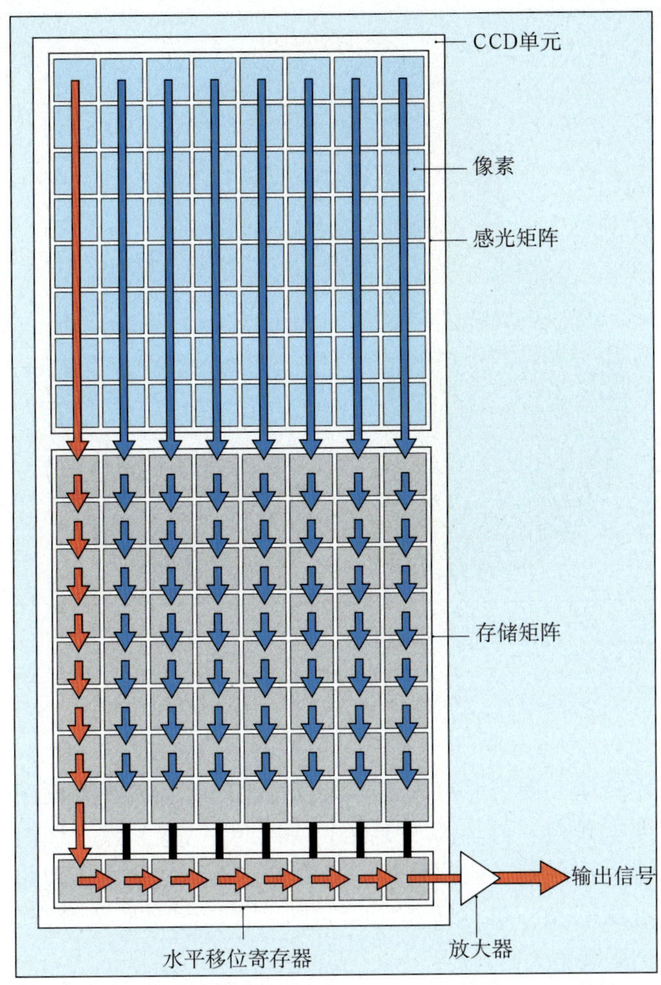

图 3-12　帧传式 CCD 的示意图。

足。另外，帧传式 CCD 也需要频闪式光源。

隔行传式CCD结合了上述两种CCD的特点。隔行传式 CCD 在每列感光点旁边都有垂直移位寄存器（图 3-13）。在曝光后，感光点中产生的电荷只需一步，便可立刻转移至旁边的移位寄存器中。因为电荷一次性迅速转移到垂直移位寄存器中，故在读取时不需中止CCD的照明。同时，垂直移位寄存器中的电荷一步步下传至水平移位寄存器，在那里以常规的方式读取（图3-13中的红箭头显示左上角像素所产生电荷的读取路径）。垂直移位寄存器是避光的，使之在CCD持续曝光时能够清空。当读取第一帧图像时，CCD可以采集第二帧图像。当垂直移位寄存器最后被清空后，感光矩阵中新生成的电荷立刻从感光点转移到垂直移位寄存器中，这个过程不断重复。

隔行传式 CCD 的一大优点是不需要频闪式光源。因为所有感光矩阵都一次性转移到垂直移位寄存器中，感光矩阵能立即捕获下一帧图像。所谓的彩色

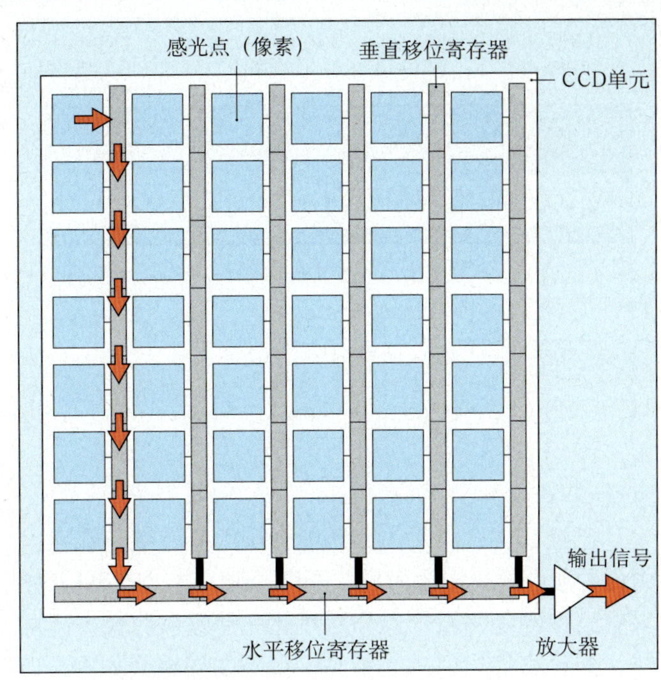

图 3-13　隔行传式 CCD 的示意图。

芯片内镜所使用的持续性非频闪式光源便是隔行传式 CCD 的代表。

上述三种 CCD 目前都已用于商业化的电子内镜。每一种都有其优缺点，如体积、电路复杂性、光敏度及所需照明系统。因彩色芯片系统的优势，目前隔行传式 CCD 是内镜中应用最为广泛的 CCD。

内镜 CCD 的发展史

第一台电子内镜是 1983 年由 Welch Allyn 发明的[7]。将手提式摄像机上的 CCD 微缩使其能够安装到内镜的头端，从而开发了电子内镜。自此，技术不断发展，在提高传感器矩阵像素数量的同时，CCD的体积也在不断缩小。这使得每一代新的电子内镜不断变细，管道更宽，图像分辨率更高。图3-14显示在过去15年中，Olympus 内镜体积变小与分辨率提高的发展过程。

颜色的再现

所有固态成像传感器本身都是单色设备。只能产生黑白图像。CCD表面的硅感光点只能根据照射在矩阵上光子的密度（亮度）产生电荷，而无法区分光线的颜色（如图3-10，一个红光的光子与一个蓝光的光子产生同样的电荷等等）。内镜要再现需要的颜色，必须要有其他设备来分析投射到感光器上光线的颜色（波长）。

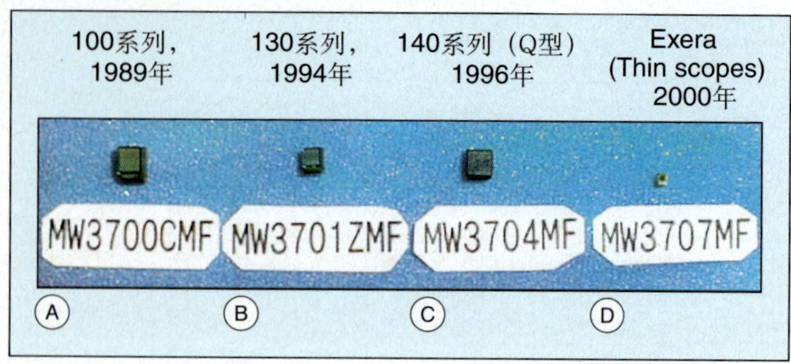

图 3-14　从 1989 – 2000 年 CCD 的体积不断缩小。

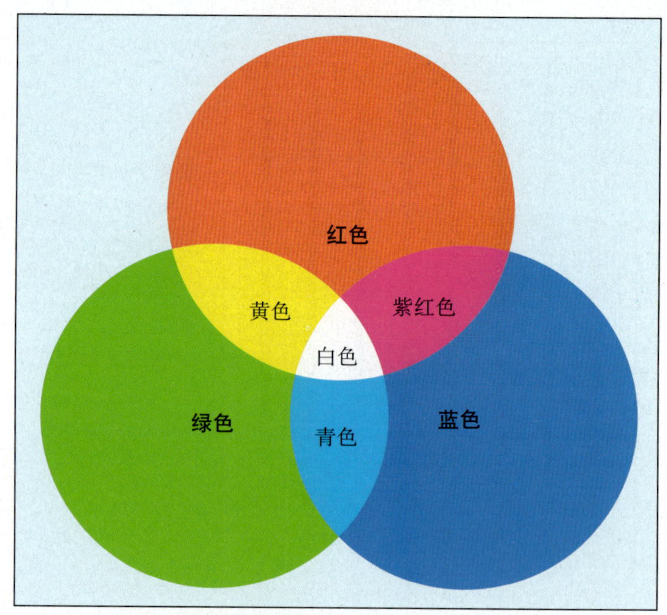

图 3-15　原色加色法示意图。

视觉三原色

已经证实，几乎人眼所能分辨的所有颜色都可以由三种颜色的光混合而成，即红、绿、蓝（RGB）。如果将三种颜色的投光器分别用此三种颜色的滤光镜挡住，并将它们投射的光重叠，得到的图像会如图3-15所示。红光与绿光重叠得到的颜色与单色黄光无法区分。同样，蓝光与绿光重叠得到青色，红光与蓝光产生紫色。令人惊奇的是，当三种光在中心重叠在一起可见纯白色的区域，根本看不出三种光本身的颜色。因此，如能控制并改变这三种光线的比例，便能在重叠的中心区恰当地重现光谱上任一种颜色。

所有的视频图像都是由红绿蓝三种颜色重建的，由于这三种颜色通过组合，能模拟光谱上所有的其他颜色，因此通常称之为三种加法原色。使用红绿蓝三种颜色，便能在屏幕上产生彩色图像（图 3-16）。

目前商业化的电子内镜常采用两种不同的系统再现颜色。第一台商品化电子内镜在 1983 年由 Welch Allyn制成，使用的就是RGB顺次成像系统。目前的许多内镜仍继续使用这种系统。第二种成像系统，即所谓的彩色芯片内镜，目前在世界范围内已经成为主流系统。每种彩色成像系统都有其优缺点，详见后文。

红绿蓝顺次成像

图3-16大体显示了红绿蓝顺次成像电子内镜系统的结构。内镜的前端部装有单色（黑白）CCD。头端的物镜将内镜视野中的图像缩小聚焦在 CCD 感光表面上。内镜中的光导纤维为图像照明。光导纤维束将光源发出的光传到内镜远端。但与纤维内镜及彩色芯片内镜的光源不同的是，这种光源所发出的是频闪或脉冲式光，而非持续发光。

光源中的高亮度氙灯持续发出白光，其色温几乎与太阳光相同。在光源和内镜的导光纤维之间有一个圆形的滤光轮，有三种不同的颜色（红绿蓝），滤光轮转动，使得照在内镜导光纤维上的光线按下列顺序变换颜色：红、黑（无光）、绿、黑、蓝、黑。在内镜远端观察，照明是频闪的白光，而不是顺次出现的红绿蓝光。每秒转动20 ~ 30转，使得三种原色融合，肉眼观察为白光。

这种独特的照明系统的目的是顺次产生三种独立的单色图像，每一幅都是在三原色光依次照射下获得的。当红色滤光器位于光路上的瞬间，肠黏膜完全由红光照明。CCD图像传感器便捕捉到一幅红光照明下显示的黏膜单色（黑白）图像（如图 3-17 所示）。在红光照射下，组织本身发红的地方，反射红光较多，图像也较亮；而组织不红处在红光照射下，反射红光较少，图像较暗。

在得到一幅红光照射下的单色图像后，滤光轮转到邻近的遮蔽处。内镜的照明暂时切断，CCD上的图像被读取，经过处理器和开关电路，储存在图像处理器“红色”内存中（见图 3-16）。

存储红色图像后，滤光轮将绿色滤光器置于光路中。黏膜在绿光照射下，得到的单色图像被CCD捕获（图 3-17）。然后，读取这幅图像并发送到图像处理器，储存在“绿色”内存中。同样，当滤光轮运转到蓝色区，获得第三幅单色图像，这幅图像存储在相应的“蓝色”内存中。顺序捕获每种三原色图像的过程每秒重复 20 ~ 30 次——其精确速度是由图像处理器的规格决定的。滤光轮的转速与CCD 读取速度同步，这样开关电路顺次将每幅新图像存入相应的内存中。

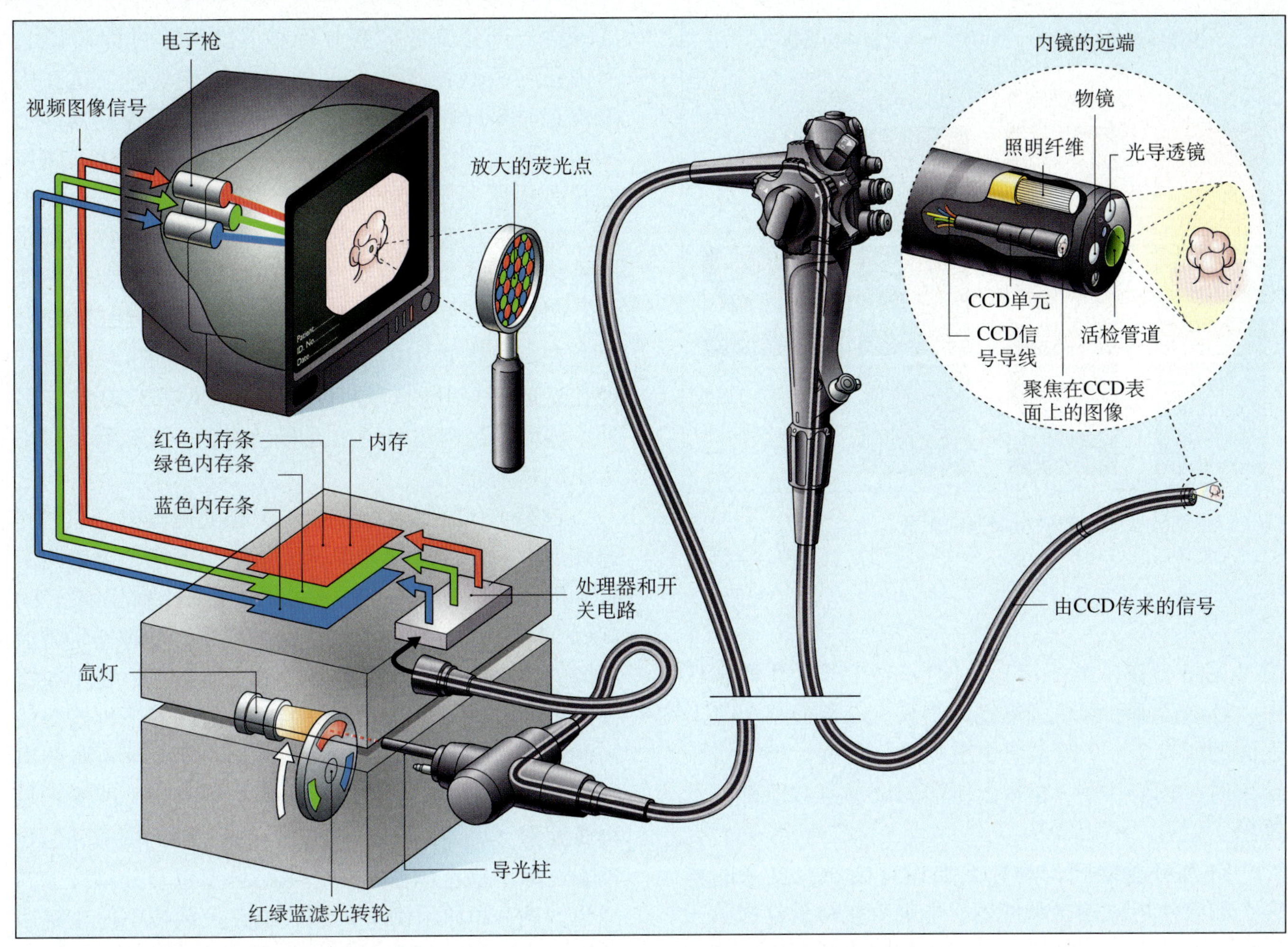

图 3-16　红绿蓝顺次内镜成像系统示意图。

彩色芯片成像

一些电子内镜使用彩色芯片成像系统，而不是红绿蓝顺次成像系统。彩色芯片成像式CCD实际上是表面附有专用多色微滤器的黑白图像传感器，使CCD能直接在瞬间解析图像中的颜色成分。有时使用“瞬时单片CCD”来指称这一元件，强调三种颜色成分能够同时被单“片”或 CCD 捕获。

内镜上常用镶嵌式的彩色滤器，如图 3-18 所示。可以选择任何数目的不同的颜色来设计镶嵌式滤器，但是图中所示的颜色选择以及相应的算法是最常用的。这个镶嵌式滤器使用的颜色有黄色、青色和白色（无滤器）。这些滤器以 2 × 2 像素盒的形式排列，规律覆盖CCD表面。由于最后输送到图像监视器的信号必须是标准的红绿蓝成分图像，所以，在黄青白滤器下所成的图像必须在显示前将其转换为原始的红绿蓝图像。

图3-18也显示了运算过程，原理如下。如图3-19所示，黄色滤器吸收蓝光，透过红光和绿光。这样，所有黄色滤器下面的像素便收到红色和绿色信息。图3-19显示青色滤器下的像素接受色谱中蓝色和绿色的部分。而没有滤器的白色，像素收到所有三原色。在典型的一组四个像素中（一个黄色、一个紫色和两个白色），三个像素接受红色信息，四个接受绿色信息，还有三个接受蓝色信息（比较图3-18中像素的颜色）。使用适当的算法，将相邻像素获得的信息相加或相减，便可以得到每个像素块（有四个像素）上RGB的数值。例如将青色像素（绿加蓝）中产生的电荷从旁边白色像素（红加绿加蓝）的电荷中减去（见图3-18，第一步），结果会得到反映此像素块中红色强度的数值。同样，把相邻黄色（红加绿）与白色（红加绿加蓝）像素的电荷相减，得到的便是像素块中蓝色电荷量（见图 3-18，第二步）。红色和蓝色的数值计算出后，再从相邻白色像素中减去二者，即得到绿色的数

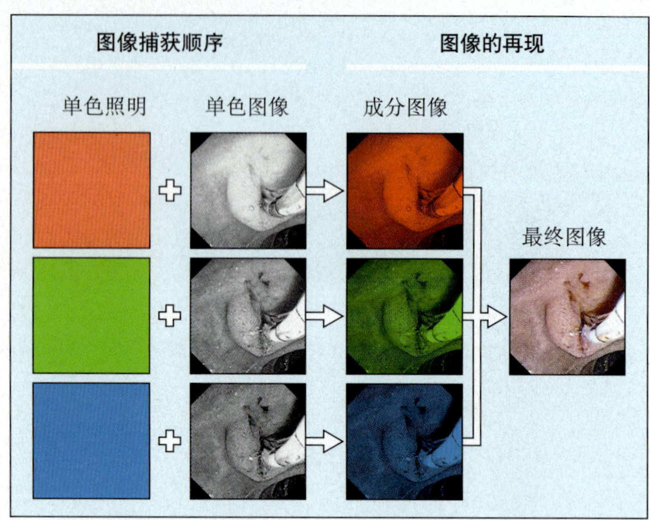

图 3-17 红绿蓝顺次照明所捕获的图像。

值（见图 3-18，第三步）。这时，一个 2 × 2 像素块中，红绿蓝三种颜色强度都已得到。在覆盖整个CCD表面的所有 2 × 2 像素块中重复这一过程。整个过程结束时，矩阵中每一像素上所需的红绿蓝数值都已计算出。

有人可能要问，为什么要设计出如此复杂的程序，如果使用RGB带状滤器，能够直接得到红绿蓝三原色信息，而无需计算。这是因为黄青白镶嵌式滤器的亮度明显优于 RGB 带状滤器。使用红绿蓝滤器时，每一个像素只接受来自三原色中一种颜色的光（图 3-19），而青色滤器却同时接受蓝光和绿光。所以，其亮度高于单纯蓝色或绿色的像素。同样，黄色（红加绿）或白色滤器（没有滤器 = 红 + 绿 + 蓝）下像素得到的光子（光线），也要比单纯红绿蓝滤器下的像素要多。镶嵌式黄青白滤器通过的光线较强，装有这种滤器的 CCD 的感光度高于 RGB 带状 CCD。由于非三原色滤器的优点在于增强感光性，镶嵌式彩色CCD使得内镜设计者得以用更少的导光纤维束来组装内镜，扩大内镜的视角增加内镜的景深。这些性能能改善内镜的视觉效果，但需要增加光照。所以目前市面上所有彩色芯片内镜使用的都是镶嵌式彩色 CCD。

运动的再现

彩色芯片式内镜在再现运动方面也优于红绿蓝顺次成像式内镜。通常RGB 顺次成像内镜的滤光轮每秒钟转动20 ~ 30圈。因为每一种颜色的图像都是顺次分别采集的，所以采集能组成一幅视频图像的红绿蓝三部分图像需要1/30 秒（滤光轮每秒30圈）。当内镜与所观察物体之间存在相对移动时（这在内镜检查时是经常发生的），三种颜色的图像在物体形状和位置上便会出现细微的差别。这三幅RGB 图像在视频显示器上依次叠加时，就会发生不重合的情况。如果检查者在移动中突然停止图像，可以很清楚地看到这种不重合现象。图3-20A显示了在获取图像时，图像（或图像中的某部分）移动所产生的影响。注意在静止图像上的白点即高光处（见图 3-20B），现在变成了分开的红绿蓝三个点（见图 3-20A）。另外，移动的息肉边缘还出现彩色伪影，无法看清移动组织的所有细节。

在第二代红绿蓝顺次成像图像处理器中，上述问题减少了很多。这种处理器采用了抗图像分离电路实时分析视频信号，将图像静止在色彩分离程度最轻的刹那（图3-20）。早期的红绿蓝系统中，处理器将激活图像静止功能瞬间（即按下“静止”按钮）显示在监视器上的图像“静止”。新的RGB 处理器不再捕捉最初的图像，激活静止功能时，会启动特殊的捕获电路，分析接下来0.25秒内输入的一组图像，即滤光轮再转五圈（见图3-20），再从这五幅完整的图像（包含15幅红绿蓝单色图像）中，电路选出色彩分离最少的一组。图3-20的示例中，捕获电路发现按下停止键后的第一张图像有明显的颜色分离：导致移动的物体边缘有彩色伪影，白色高光区有色彩分离，移动组织图像的细节都消失了（图3-20A）。而电路发现第7、8、9张RGB单色图之间的相对移动最小，这是按下停止键后的第三组图（见图 3-20B）。所以，捕获电路将这三幅 RGB 图转到内存，再在显示器上显现出来，即为黏膜的最佳静止图像。但是，这个系统并不减少实时内镜检查时光线闪烁、颜色分离以及水滴闪烁的干扰。

虽然红绿蓝顺次成像电子内镜在表现运动方面能力有限，彩色芯片电子内镜却因能够同时捕捉图像的三种颜色成分而在运动物体成像方面性能优异。因为照明是连续而非频闪的，帧速也与目前的电视标准相同，所以再现的运动图像很流畅。

彩色芯片电子内镜的另一个突出优点是能够有效地缩短快门时间，从而提高捕获图像的锐度。彩色芯片系统一般每1/60秒捕获一张新的图像。尽管这个时间已经比较短了，但在拍摄快速运动物体的静止图像时，由于物体在捕获图像时间内运动，还是会有一点模糊（但不会出现颜色分离）。为了减少模糊，就要尽量减少捕获图像的时间（如从 1/60 秒减为 1/250 秒）。

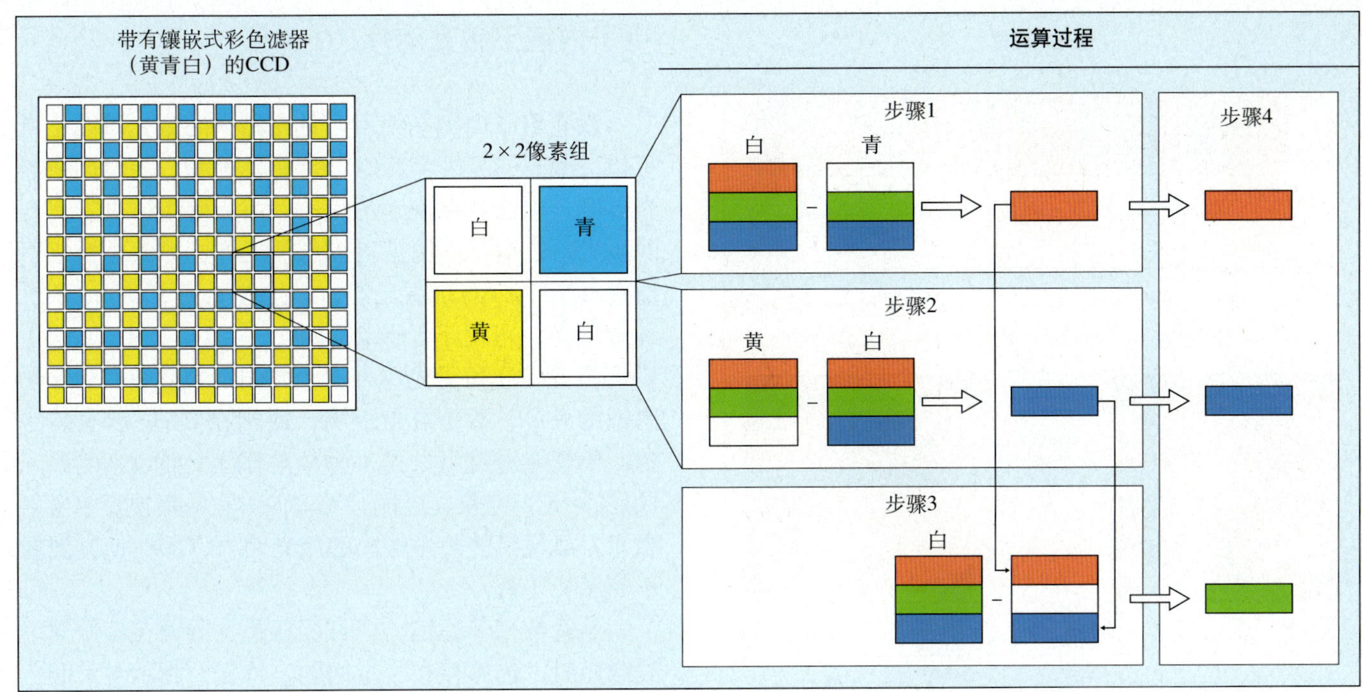

图 3-18 彩色芯片 CCD：镶嵌式彩色滤器的结构及工作过程示意图。

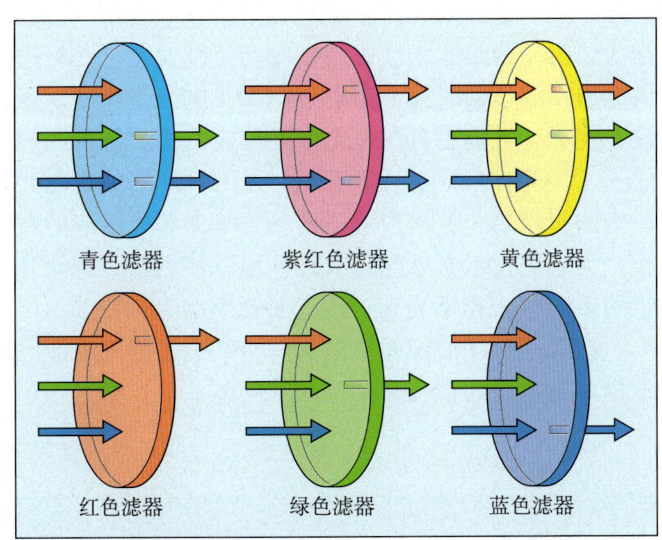

图 3-19 滤器对红绿蓝光的过滤。

与传统的照相原理一样，曝光时间越短，图像锐度就越高，但是所需的照明亮度就越高，以免曝光不足。在拍摄远处全景图片时，高速快门模式无法提供足够的照明，但在确实需要的情况下，高速快门捕获模式可以得到明亮、清晰的静止图像（即拍摄快速移动黏膜的近距离静态图像）。

彩色芯片电子内镜的优点

彩色芯片电子技术与红绿蓝顺次成像系统相比具有许多内在的优点，表3-1列举了这些优点。前面讨论过的包括：（1）对运动流畅自然的再现；（2）静止图像没有颜色分离；（3）高速快门模式即使拍摄快速运动的物体时，也不会出现成像模糊；其他优点包括：（4）对标准（非频闪）氙灯光源的可兼容性；（5）增加了透照功能；（6）激光治疗时表现优秀。

使用红绿蓝顺次成像内镜时，腹腔透照一直是一个难题，因为它的光源是频闪式的，比非频闪式光源的光线要弱。为此 RGB 顺次成像内镜光源上有一装置，在进入透照模式后，能够将滤光轮暂时移出光路，产生可用于透照的理想的稳定的强烈白光。但在大多数时候，光线过强导致 CCD 饱和，产生白屏，即使能够看到图像，也只是黑白两色，因为滤光轮没有复位不能重现颜色。

红绿蓝顺次成像电子内镜的优点

红绿蓝顺次成像电子内镜的一大优点是在提高分辨率方面有很大的潜力。图像分辨率在很大程度上取决于原始图像像素的数量。彩色芯片系统需要从几个像素获得信息，经过计算，获取图像一点的红、绿、蓝合成数据。

然而，在红绿蓝系统中，每个像素都要依次经红、绿、蓝三色光照射。所以，每个像素也依次提供三种颜色的信息。这样单个像素便可提供三种色彩成分，这对于内镜等需要微型成像系统来说，是一个很

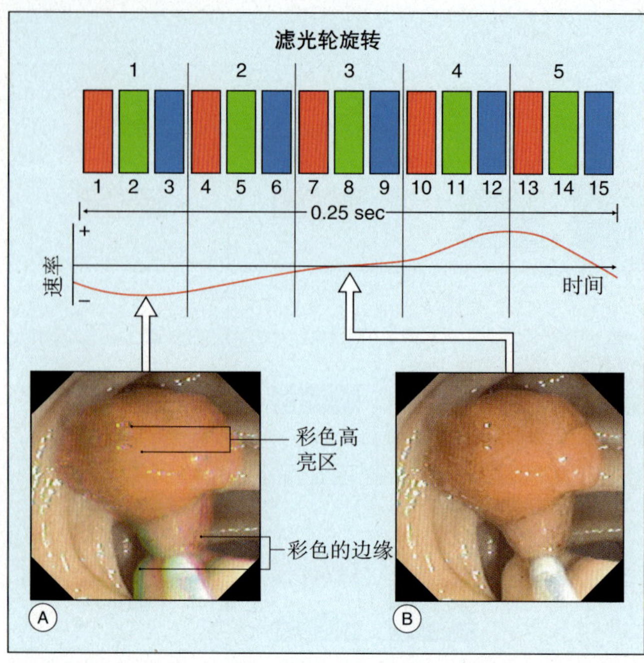

图3-20　现代电子内镜的“防滑”特征。A.捕捉到的高速运动图像。B.低速运动时所成的清晰图像。

大的优势。实际上这一优势对大多数电子内镜并无意义，而对于那些希望直径越小越好的内镜（如电子胆道镜）而言，这种优势尤其重要。

因为红绿蓝顺次成像内镜使用的是三原色滤镜，而且每种颜色均是独立获取，在视频处理器中分别处理的，所以这种内镜的色彩信息非常真实。这一优点在常规内镜检查中无法体现，但在图像分析中，红绿蓝顺次成像系统更胜一筹。

电子内镜下激光治疗

没有电子内镜在使用可见光谱内的激光时能正常工作。激光的亮度会使CCD传感器饱和，内镜图像曝光过度，无法观察激光治疗。然而，使用可见光谱外的激光时，电子内镜就可以有效工作。如钕：钇铝石榴石（Nd：YAG）激光器，产生波长为1060nm的近红外激光，可用于经改装的电子内镜上。由于Nd：YAG激光位于可见光以外，因此内镜制造商们为保护内镜的CCD不受激光影响，通常在CCD前安装滤镜，使其能透过可见光，而将大部分反射过来的激光（近红外光）吸收。这样，无论何时在内镜视野中发射激光，滤镜都能防止输出的激光照射CCD，使其图像不受激光干扰。

尽管使用了滤镜，但红绿蓝顺次内镜在使用非可见激光时，仍然存在一定问题。首先，指示光束颜色失真。几乎所有Nd：YAG激光器都使用氦-氖（He-Ne）激光作为指示光束，在纤维内镜和彩色芯片内镜下观察是一个红点。但在RGB顺次内镜下观察，光速常为白色。这是因为红色的指示光持续发光，在RGB成像周期的任何时期，照射到CCD上的亮度相同。因此，视频处理器将He-Ne光束处理成白色。这种明亮的人工白光在显示器上出现时，会使Nd：YAG激光产生的组织效应变得模糊不清，影响对激光效应的观察。为避免指示光束颜色失真，可以使用与光源滤光轮同步的频闪指示光束，但这种改良复杂而昂贵。

红绿蓝顺次成像内镜的另一个缺点是频闪光源亮度相对不足。这会带来两方面的问题：（1）激光指示

表 3-1　彩色芯片内镜的优缺点

优点	缺点
彩色芯片系统	
流畅自然地再现运动	不利于图像分析研究
静止图像无颜色分离	
目标移动时可以快速遮蔽，防止图像模糊	
使用标准（非频闪）氙光源	
正常观察条件下可以实现透照功能	
激光治疗性能优异	
红绿蓝顺次成像系统	
图像分辨率高	红绿蓝三色图像有分离现象
每个像素都有三种颜色	快速运动物体成像时有“彩虹效应”
通过更换滤镜可以进行高级色彩分析	需要频闪光源
	透照需去除滤光轮，只产生黑白图像
	不利于激光治疗

B&W, 黑白; RGB, 红绿蓝。

光束的强度必须降低，因为医用激光都是配合纤维内镜的照明速度设计的。(2) 当聚焦激光进行治疗时，激光照射处的组织会发光。由于组织燃烧产生的光亮于电子内镜的背景照明，因此组织发出的光会引起CCD 闪光，掩盖激光的局部组织效应。

相反，彩色芯片内镜使用的是高亮度、非频闪光源，与纤维内镜所用光源相似。指示光束可以保持红色，其亮度通常也不存在问题。所以，所成的图像也与通过纤维内镜所看到的相似。因此，彩色芯片内镜是进行内镜下激光治疗的更好选择。

典型图像处理器的功能

图3-21大体显示了典型红绿蓝顺次图像处理器中各种电路的功能，而彩色芯片图像处理器也具备许多类似功能。CCD图像传感器（位于内镜前端部）从图像处理器中接收能量及定时信号。定时信号对读取CCD以及水平移位寄存器中电荷的转入转出进行控制（前面已讨论）。图像信号从移位寄存器通过CCD的放大器，进入图像处理器的预处理电路。

预处理电路用于隔离患者使之免受图像处理器中高电压的伤害、启动自动亮度控制以及调整图像的颜色和白平衡。另外，预处理电路进一步放大信号，同时常进行一些其他图像处理，如增强边缘或结构。

然后，信号经过模拟/数字（analog-to-digital, A/D）转换器，将模拟信号转变为数字信号。数字化图像直接通过一个开关切换电路，存储在一个红绿蓝图像内存阵列里。数字内存里的图像还要通过尺寸调整电路，将内镜图像调整到相应尺寸，适于在显示器显示。随后，另一电路调整内镜图像的相对位置（如将图像移到显示器右边），并调整屏幕的主图旁副图的大小和位置。

至此，图像仍然是数字格式，但在大小及位置方面已经进行调整并且加上副图（如果需要的话）。然后，图像通过数字/模拟（D/A）转换器转换回模拟形式。最后，后处理电路将图像按视频信号标准编码为视频信号，这样，图像就可以在任一台标准显示器上显示。

图3-21还显示了图像处理器及光源的一些机械构件。来自光源灯的光线首先通过红外滤镜，将不可见的热射线滤掉。然后经过透镜，聚焦于位于内镜万能管内的纤维导光束顶端。光路上有光圈，控制传入内镜光线的亮度，还有一个滤光轮调节光线的颜色（如前述）。旋转滤光轮的电机由控制电路调控，以保证其以图像处理器所需的精确速度进行旋转。滤光轮旁还装有检波器，以明确位于光路上的是滤光轮的哪一个波段（红、绿、蓝）。

图3-21还显示了图像处理器中的同步电路，它保证视频处理器及光源的所有功能都与视频输出信号同步，这些功能包括同步进行滤光轮转动、CCD曝光及读取、处理器内内存信息的传递以及图像静止控制。图像处理器一般还需要内镜识别电路，以判断所连接内镜的工作模式（类型）。这种识别系统使处理器能够根据不同内镜的长度及 CCD 类型进行图像补偿。

图像处理器大部分电路是围绕处理器所需控制的特定CCD进行设计的。第一代电子内镜所使用的CCD在所有类型的内镜中均相同（从最粗的结肠镜到最细的胃镜）。现在，设计的图像处理器可驱动一系列CCD，其中每一个的体积及分辨率均不同（见图3-14）。设计一系列相互兼容的 CCD 的优点是很多不同的电子内镜，包括大直径高分辨率的内镜、专用内镜、纤细的儿科内镜以及大钳道的治疗内镜，都可以兼容于同一台图像处理器。使用一台处理器来驱动多个不同的CCD时，它们的电学与机械特性必须相似。尤其是图像处理器必须能特殊代偿不同的像素数量、照明需求、数据传输速度以及驱动电路。虽然现在的图像处理器兼容性很强，但还没有可以同时兼容彩色芯片内镜与红绿蓝顺次成像内镜的图像处理器，另外，不同厂商间的内镜或处理器也无法互换。图3-21总结了图像处理器的基本功能。

视频标准

所有阴极射线管（cathode ray tube，CRT）显示器，无论是计算机还是视频设备上的，都是用扫描电子束将图像“画”在屏幕上的。电子束通常从屏幕的左上角开始，一行行水平扫过屏幕，自顶端到底端。电子束的能量使屏幕背面的红绿蓝荧光点暂时发光，这样就形成了图像（图3-16）。广播及闭路电视系统使用的是交错扫描系统。显像管首先水平扫过奇数行（1、3、5行等），然后再反过来扫过偶数行（2、4、6行等）来完成图像。奇数行组成第一个“半帧”图像，偶数行组成第二个“半帧”，两部分占满全屏合成一幅图像或称一“帧”。这个过程重复进行，先完成半帧，再完成另半帧，再形成第二幅完整图像。

1953 年，美国国家电视标准委员会（National Television System Committee，NTSC）在 RS-170A 标准的基础上进行扩展，提出彩色编码方法，制定了第

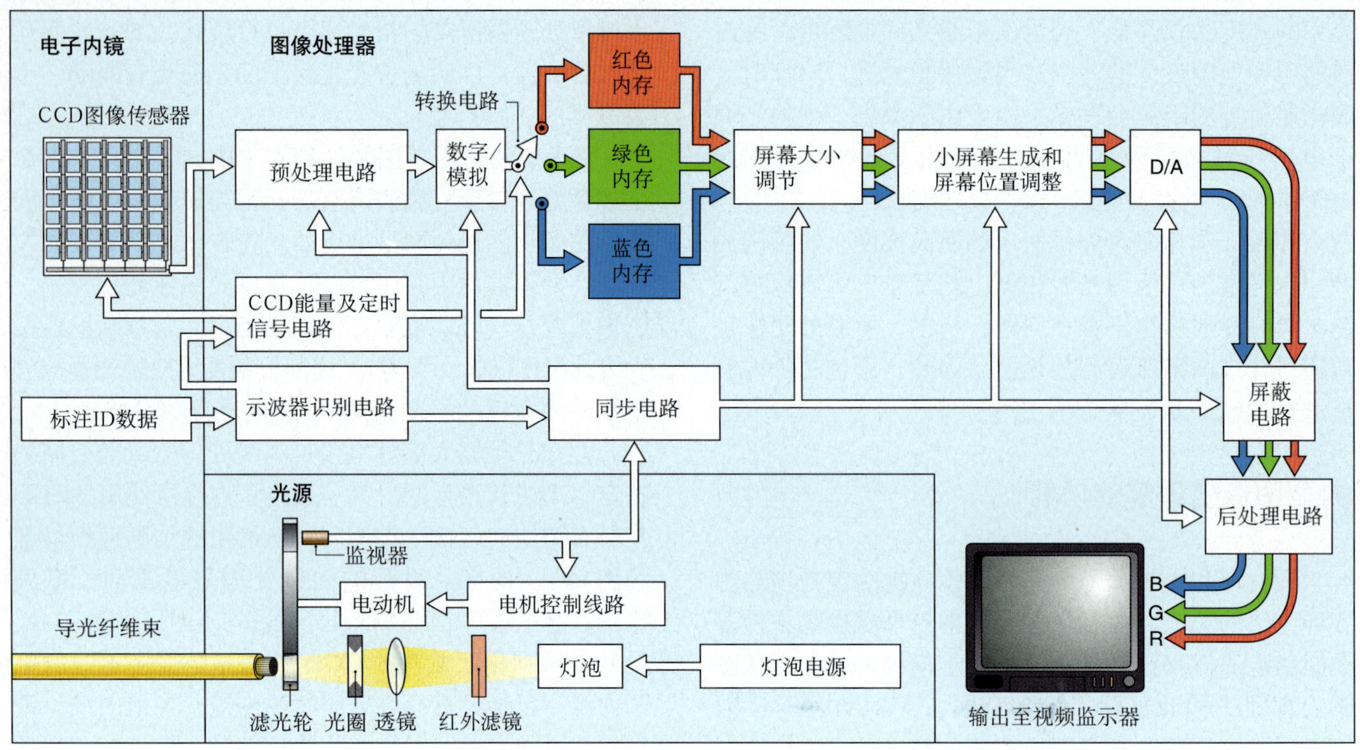

图 3-21　图像处理器与光源示意图。

一个用于大众传播的可兼容黑白电视的彩色电视标准。现在，NTSC 标准仍是美国、加拿大及日本采用的统一彩色电视编码标准（大多数欧洲国家使用的是不相容的PAL或SECAM彩色电视标准）。NTSC电视信号是一种“复合”视频信号，也就是说，图像的亮度和颜色信息包含在同一个信号内。虽然合成信号播放起来很方便，但颜色与亮度信息编码再解码的过程中，图像的质量往往受损。因为所有常见的辅助设备（视频监视器、录像带等）都可以识别NTSC复合视频信号，故而所有电子内镜处理器的背板上都有 NTSC 复合信号的输出接口。

除了NTSC复合信号接口，现在的视频处理器还有另一套接口可以输出亮度/色度（Y/C）视频格式的图像（也称超级视频或 S-Video）。亮度 / 色度接口有两条导线，分别输出亮度和色度信息。使用 P/C 信号的监视器、录像带和其他外设的图像质量优于复合视频设备。

连接视频设备的第三种方式是使用四条独立的红、绿、蓝、同步（RGBS）导线。这种视频连接方式是保持原始图像质量的理想方法。因为红绿蓝图像及同步信号分别由四条独立导线传递，这些信息便不会相互干扰。大多数电子内镜都能采用上述三种视频连接方式（NTSC 复合、Y/C 或 RGBS）中的一种或全部。大多数用于内镜的视频显示器也能够以这三种方式输入信息，并且可以让操作者根据需要选择不同的配置。要得到高质量的图像，最好选择 RGBS 或 Y/C 连接方式，而不是相对简便的NTSC传输（见Barlow[4]的有关内镜视频标准的详细论述）。

超声内镜设备

尽管早期的超声内镜检查（endoscopic ultrasonography，EUS）设备使用光导纤维成像，但现在电子内镜已成为这一领域的主流。当前的线性扫描与奥林巴斯的径向扫描设备都是斜视型的，而Pentax径向扫描设备为前视型。前面已经介绍了内镜的整体结构，插入部组成、送气送水及吸引系统、视频成像技术等，这些也同样用于超声内镜。同时，为了提高声耦合，超声内镜的前端还装有乳胶球囊，可以注水使之膨胀。这样，与标准内镜相比，就额外需要一套控制注水吸水的部件。

显然，EUS 内镜需要安装标准内镜所没有的配件，最主要的是压电式超声转换器，用以获得超声图像。径向设备在垂直于内镜长轴的平面上扫描，得到圆形图像，内镜正位于图像的中央。Pentax径向设备是电子触发式内镜而不是机械旋转式，带有多普勒功能（一般的机械超声内镜没有多普勒功能）。但径向图像为270°成像，而不能像机械旋转超声内镜那样360°成像。线性超声均为电子曲线描记阵列，它们沿平行于内镜纵轴的方向进行扫描，超声波的方向与活检管道平行。这样，就可以在实时超声引导下将活检针置于邻近的组织中。为了更加精确地放置活检针，这种内镜还装有抬钳器，与十二指肠镜相似。

图 3-22 大体显示了机械式径向扫描 EUS 内镜的部分附属结构。Olympus径向扫描内镜在内镜顶端装有超声转换器，通过安装在操作部上方的马达，控制其以精确的速度转动。编码器不停地记录超声转换器转动的精确位置。因为转换器产生和接收超声信号时需要电信号，就需要“滑环”来耦合电信号，使其转换为中轴的运动来推动变频器旋转。所有这些元件都安装在内镜操作部的顶端（最近也有EUS内镜将其装在光源连接处，以减小操作部的体积和重量）。

评价电子内镜时应考虑的指标

电子内镜是一种技术先进而复杂的临床设备。这种设备刚进入市场时，发表了很多比较不同型号商业内镜的文章[3,6,8]，现在电子内镜技术已经成熟，性能比较的相关文章也大为减少。在针对特定的临床应用选择最合适内镜时，很难确定单一指标。在评价电子内镜时，应考虑下列标准：

1. 图像质量——内镜成像角度是否足够宽、景深长、分辨率高、对比度好、颜色真实、静止图像清晰以及有足够的动态范围（清晰显示图像中较亮及较暗处）？
2. 照明系统性能——是否在任何临床情况下图像都有足够的亮度？从图像中心到边缘光线是否均匀？当成像距离改变时系统可否相应地自动调节亮度？
3. 内镜的基本功能——内镜的操作部及插入部性能如何？其头端角度弯曲是否流畅？操作部的形状与重量是否合适？角度钮和按钮的位置是否便利？吸引、充气及物镜冲洗功能是否良好？
4. 基本技术规范——制造商是否能够提供全线产品类型，具有不同插入管的直径及活检通道的内径。
5. 是否适合特定的治疗操作——电子内镜图像是否不受电外科手术发生器的干扰？使用激光时图像质量是否能够接受？
6. 系统性能——图像处理器的操作是否易懂，控制远程设备的内镜开关是否便利，设备的体积与重量是否便于运输。
7. 系统可扩展性与整合性——系统在连接其他硬件（如录像机、计算机）时是否方便？

胶囊内镜

在过去 5 年中，胶囊内镜得到迅猛发展，临床应用日益广泛。首个动物实验于2000年发表于Nature杂志上[9]，2001 年首次报道了针对不明原因消化道出血的临床试验[10, 11]。胶囊内镜是消化系统微创检查中发展最快的领域。现在的胶囊内镜包括三个独立的部分：

1. 胶囊
2. 接收及存储系统
3. 图像整合（视频）与分析工作站

胶囊

目前胶囊内镜（M2A，Given Imaging Inc., Israel）

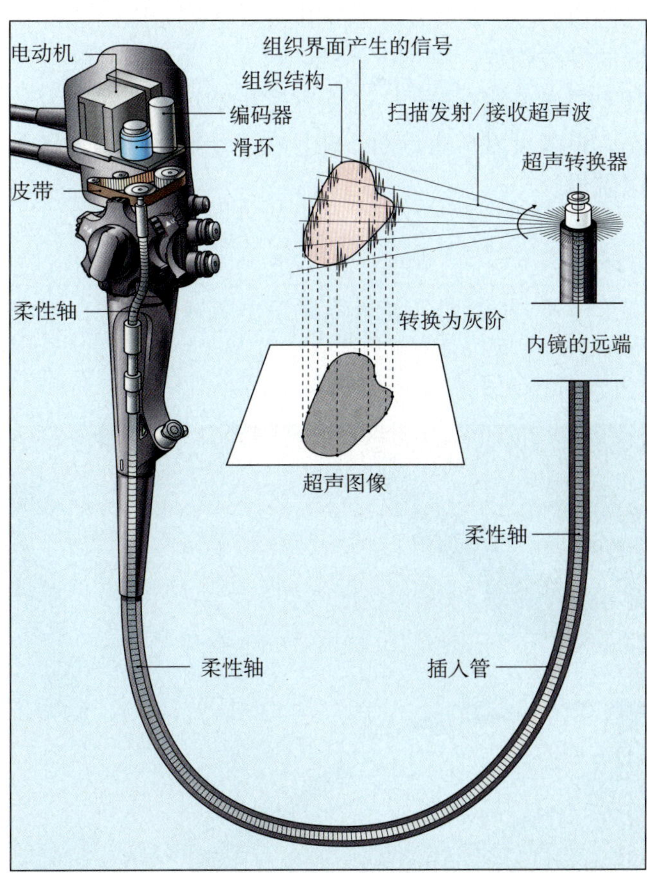

图 3-22　径向（机械）超声内镜示意图。

直径11mm，长26mm。图3-23显示了胶囊及其内部结构。胶囊的一端是一个透明的光学圆顶。胶囊外形是对称的，并且其大小能在小肠内翻转移动。因此，它能够随机拍摄近处与远处的小肠黏膜。透明圆顶的后面是一个非球面透镜，四周排列着四个发光二极管（light-emitting diode，LED）。该晶体将图像聚焦于互补金属氧化物半导体（complementary metal-oxide semiconductor，CMOS）成像器上。其后是两块氧化银电池，能够保证7～8小时的二极管发光及发送信息。发送器和天线位于胶囊末端。

平时胶囊内镜与磁铁包装在一起，当将其从磁铁上移开时打开开关，便激活了里面的二极管和发送器。每秒钟拍摄并传送两张图像，与内镜的闪光照明同步。因为小肠处于未充气状态（没有像常规内镜检查一样充气），并且成像距光学圆顶很近，所以少量照明光线就够了。

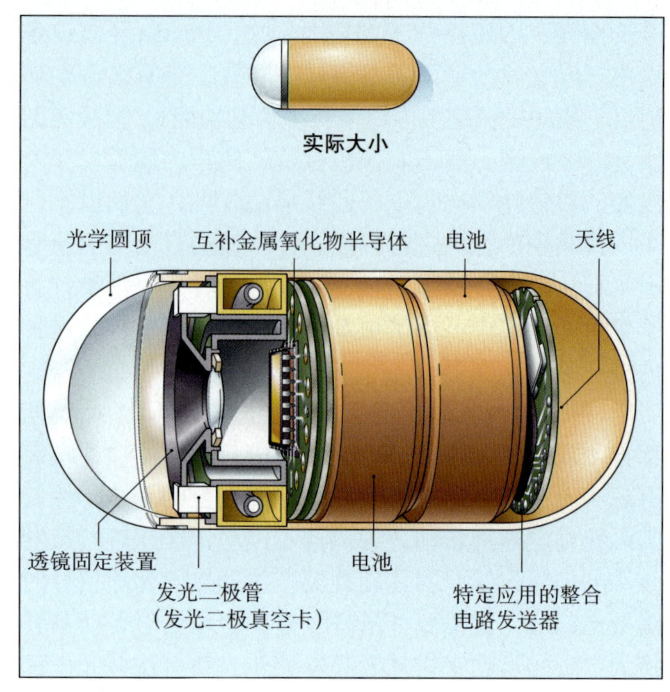

图3-23　M2A胶囊的内部结构示意图。

接收及存储系统

患者前腹壁粘贴8个传感器（图3-24）。它们探测胶囊传出的信号。然后，通过计算不同传感器上信号的相对强度，判断胶囊在肠腔里的大致位置。最新一代的胶囊内镜软件可以描记胶囊在体内的移动轨迹并与图像对应。数据记录仪固定在一条腰带上，与传感器的导线相连。腰带中还装有可充电电池组。腰带及其上的设备相对较轻，不会显著影响正常的非体力活动。患者可以自由走动，并且在记录期无须一直待在医院里。

工作站

至少7小时后，就可以取下传感器和腰带。所记录的数据被下载到计算机工作站上，工作站将大约50 000幅图像转为以患者命名的视频文件，保存在计算机硬盘上。然后，图像可以在工作站上连续播放，其速度可由观察者控制（图3-25）。

（王丽译　张静　李军　丁士刚校）

参考文献

1. Barlow DE: Flexible endoscope technology: The video image endoscope. In Sivak MV Jr (ed): Gastroenterologic Endoscopy, 2nd ed, vol 1. Philadelphia, WB Saunders, 2000, pp 29-49.

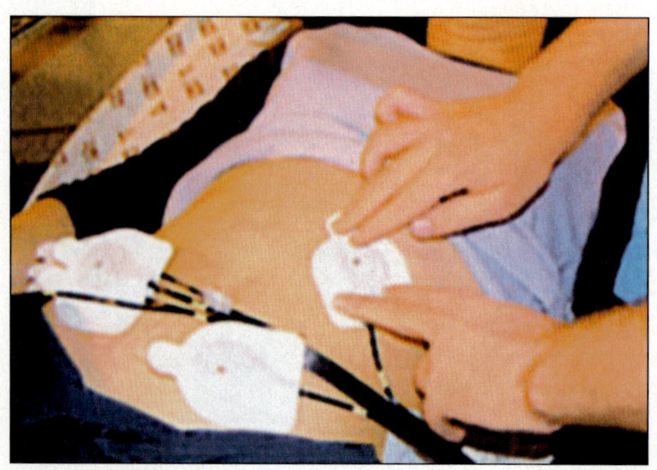

图3-24　胶囊内镜导联放置的位置。

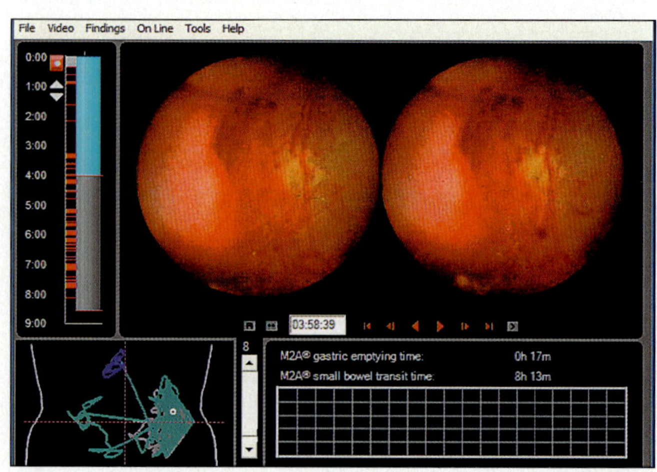

图3-25　胶囊内镜工作站的外观。

2. Kawahara I, Ichikawa H: Flexible endoscope technology: The fiberoptic endoscope. In Sivak MV Jr (ed): Gastroenterologic Endoscopy, 2nd ed, vol 1. Philadelphia, WB Saunders, 2000, pp 16–28.
3. Knyrim K, Seidlitz H, Vakil N, et al: Optical performance of electronic imaging systems for the colon. Gastroenterology 96:776–782, 1989.
4. Moriyama H: Engineering characteristics and improvement of colonoscope for insertion. Early Colorectal Cancer 4:57–62, 2000.
5. Moriyama H: Variable stiffness colonoscope—structure and handling. Clin Gastroenterol 16:167–172, 2001.
6. Schapiro M: Electronic video endoscopy. A comprehensive review of the newest technology and techniques. Pract Gastroenterol 10: 8–18, 1986.
7. Sivak MV Jr, Fleischer DE: Colonoscopy with a video endoscope. Preliminary experience. Gastrointest Endosc 30:1–5, 1984.
8. Video colonoscope systems. Health Devices 23:154–205, 1994.
9. Iddan G, Meron G, Glukhovsky A, Swain P: Wireless capsule endoscopy. Nature 405:417, 2000.
10. Appleyard M, Fireman Z, Glukhovsky A, et al: A randomized trial comparing wireless capsule endoscopy with push enteroscopy for the detection of small-bowel lesions. Gastroenterology 119:1431–1438, 2000.
11. Appleyard M, Glukhovsky A, Swain P: Wireless-capsule diagnostic endoscopy for recurrent small-bowel bleeding. N Engl J Med 344:232–233, 2001.

内镜设备的清洗和消毒

Douglas B. Nelson

4

引言 49
消毒原则 49
定义 49
消毒和胃肠内镜 50
消毒不充分的危险 51
特殊病原体 53
液体化学灭菌剂 53
自动内镜再处理装置 54
内镜的清洗和消毒 54
消毒操作的依从性 55
再处理人员 56
新传染源 56

引言

近来非专业出版的文章提示，内镜消毒不充分已经引起了人们对内镜检查期间可能传染疾病的过度恐惧。实际上只要遵循现行的内镜清洗和消毒指南，可以消除这种危险。然而，许多内镜医师认为该话题是理所应当的。标准化清洗和消毒方案已经实施了一段时间，几乎没有例外，变化是逐步发生的。这可能已经造成部分内镜医师的自我满足，在这一点上许多内镜医师只是模糊地意识到内镜处理室"幕后"发生的事情；患者使用过的设备被消化科护士或其他卫生护理人员取走，重复处理后，再给患者使用。当患者通过互联网（经常没有科学依据）增加了该方面的信息量后，内镜医师必须能够与患者自信地讨论这一话题。

自从 1961 年首例纤维胃肠内镜被报道以来[1]，内镜设计几乎在持续改进。尽管这些发展大部分旨在提高胃肠内镜的诊断和治疗能力，但在1983年全没入式内镜出现后，极大地方便了内镜内部通道的清洗与消毒[2, 3]。视频成像技术的发展使内镜成像的质量和分辨率得到巨大提高，但这与内镜的消毒处理过程毫无关系。然而，设计复杂性的增加亦对清洗和消毒提出了新的挑战。十二指肠镜附加抬钳器后，使内镜逆行胰胆管造影（endoscopic retrograde cholangiopancreatography，ERCP）乳头的插管更加容易，但内镜远端暴露的活动部分及其相关控制导丝的通道使得消毒与清洗更加复杂。目前的超声内镜（endoscopic ultrasonography，EUS）也有一个类似的抬钳器。超声内镜头部（需要制造声学界面）也有一个用来对球囊充气的必须清洗和消毒的额外通道。近来一些内镜类型又额外增加了一个专用的注水通道（不是标准的注气和注水通道），这一通道也必须进行清洗和消毒（不管是否使用）。下面将详细讨论目前的处理指南。

尽管这些指南几乎适用于所有消化内镜，但不适用于包鞘内镜系统。目前市场上有一个食品与药物管理局（Food and Drug Administration, FDA）批准的商品化包鞘内镜系统[4-8]。这一外壳被普遍误解是"内镜保险套"，而实际上是内镜插入部的一部分，包含几个通道。由于这是一个完整的内镜系统，所以这些鞘和其他内镜是不兼容的。尽管这些外壳是一次性的，无需常规清洗和消毒（即一个新外壳只使用一次），但手柄上的控制按钮没有保护，需要处理。这些按钮是可拆装的，要求进行常规清洗、消毒或灭菌。该系统的两个主要缺陷为（1）包鞘系统不适用于目前所用的所有类型的内镜；（2）这一器械使用纤维光学技术成像，而不是使用视频芯片技术成像[9]。读者应该参考厂商的说明来处理这种类型的内镜。

消毒原则

定义

清洗是一个易于理解的术语，但难以用一个可测量的终点来进行准确的定义。FDA所用的清洗的正式定义为"通常用去污剂和水通过人工或机械过程来除去器械、设备以及装置表面、缝隙、锯齿、连接处及腔内黏着的可见污迹、血、蛋白物质和其他碎片，这是为安全操作和/或进一步消毒准备的项目"[10]。尽管这些看似很简单，但迄今为止关于这一操作如何规定或者处理终点是什么尚未达成共识。水应该多热？去污剂的浓度是多大？清洗刷应该通过内镜通道多少次？“目测清洁”意味着什么？而对肉眼无法看到的内腔，又怎样实施这一标准？有许多实验性方法可通过检测残留的蛋白质、糖类、血液或病毒/细菌的RNA/DNA来测定清洁的效果[11-16]，但这对常规临床使用来说，是不切实际的。然而，尽管难以准确定义这一过程 及其终点，还是有大量证据证实内镜清洗（就像目前进行的）是消毒过程的一个关键步骤。单纯机械清洗可使微生物数量减少近10^3或10^6（对数值减少3～6）或减少了99.9%～99.9 999%[17-24]。显然，不能充分清洗内镜及其附件将导致消毒或灭菌过程的失败[25]，因此清洗是任何内镜处理体系中不可缺少的一部分。

抗菌剂是用来减少或消灭活体组织（如皮肤）上微生物的化学药品，与消毒剂不同，后者用在无生命体上（如医疗设备：内镜）。

消毒广义上定义为消灭病原体和其它类型微生物。消毒有三个标准：（1）高级消毒：消灭所有分枝杆菌、非脂质或微小病毒、真菌、细菌繁殖体、脂质或中间状态的病毒以及绝大部分（不一定必需）的孢子；（2）中级消毒：消灭所有分枝杆菌、细菌繁殖体、真菌孢子以及一些非脂质病毒，但没有细菌孢子；（3）低级消毒：消灭大部分细菌（除外分枝杆菌）、大部分病毒（除外一些非脂质病毒）以及一些真菌孢子（没有细菌孢子）[10]。对于液体化学灭菌剂（liquid chemical germicide，LCG）而言，规定高级消毒是指能使分枝杆菌减少10^6（对数值减少6）。FDA规定高级消毒剂为一种短时间接触的灭菌剂[26]。用相同的化学药品来达到不同程度消毒/灭菌方法之间的差异对内镜很重要，因为用任何特定LCG进行灭菌的时间（小时）通常比高级消毒时间（分钟）长得多，可能会损坏内镜。表4-1显示了多种微生物对LCG的相对抵抗力。

灭菌是指消灭或灭活所有微生物或一切有生命力的微生物。作为终点，它是一个绝对（无菌或非无菌的）终点。但在实际操作中，则规定必须使细菌内生孢子数量的对数值减少12[27]。然而，并不是所有灭菌过程都是相同的。蒸汽和干热灭菌最强，都是用加热方法来达到灭菌目的，无需LCG要求的物理接触，这一过程要求常规使用生物指示物（如孢子检测带）进行监测以证实达到灭菌。尽管理论上用LCG可达到灭菌，但FDA和其他组织已经声明，此方法不能达到像其他灭菌方法一样的无菌效果[26, 28, 29]。

Spaulding分类系统是根据医疗设备使用时感染的风险对它们进行分类[30, 31]。虽然有一些修改，这一分类方案得到了国家和国际上的广泛接受，已经被FDA、疾病控制和预防中心（Centers for Disease Control and Prevention，CDC）、流行病学家、微生物学家以及医疗学术组织用来决定各种医疗器械所需的消毒或灭菌程度。有三种医疗设备及其相关消毒标准已得到公认：（1）关键设备：规定为那些进入人体和接触正常无菌组织或血管系统的设备或器械；因为这些设备如果被微生物污染有引起感染的可能，故而要求灭菌；（2）次关键设备：规定为那些接触完整黏膜以及一般不需穿入无菌组织的设备；至少应接受高级消毒；（3）非关键设备：这些设备一般不接触患者或仅接触完整的表皮（如听诊器或患者的手推车）；这些项目可能需要低级消毒进行清洁即可。

消毒和胃肠内镜

考虑到胃肠内镜是次关键设备，因此至少应进行

表 4-1　按对液体化学消毒剂抵抗力递减顺序排列的微生物
朊病毒（传染性海绵体脑病病原）
克 - 雅氏病（Creuzfeldt-Jakob,CJD）
变种克 - 雅氏病（variant Creuzfeldt-Jakob,vCJD）
细菌孢子
枯草芽孢杆菌
产芽孢梭状芽孢杆菌
分枝杆菌
结核分枝杆菌
非脂质或微小病毒
脊髓灰质炎病毒
柯萨奇病毒
鼻病毒
真菌
发癣菌
隐球菌
念珠菌
细菌繁殖体
铜绿假单胞菌
猪霍乱沙门菌
肠球菌
脂质类或中等大小的病毒
单纯疱疹病毒（HSV）
巨细胞病毒（CMV）
冠状病毒
乙肝病毒（HBV）
丙肝病毒（HCV）
人类获得性免疫缺陷病毒（HIV）
Ebola 病毒
Modified from Bond WW, Ott BJ, Franke KA, McCracken JE: Effective use of liquid chemical germicides on medical devices: Instrument design problems. In Block SS (ed): Disinfection, Sterilization, and Preservation, 4th ed. Philadelphia, Lea & Fibiger, 1991, pp 1097-1106.

高级消毒。这一标准已经得到FDA[32]、CDC[33]以及许多学术性医疗组织包括美国胃肠内镜学会（American Society for Gastrointestinal Endoscopy, ASGE）、美国胃肠病学会（American College of Gastroenterology，ACG）、美国胃肠病协会（American Gastroenterology Association，AGA）、胃肠病学护士学会（Society of Gastroenterology nurses and Associates，SGNA）、围手术期注册护士协会（Association of Perioperative Registered Nurses，AORN）、传染控制及流行病专家协会（Association for Professionals in Infection Control and Epidemiology，APIC）以及美国检测与材料学会（American Society for Testing and Materials，ASTM）的认可[34-37]。由于胃肠内镜设计方面的考量，其清洗和消毒可能是一个挑战。内镜是不耐热的器械，因此不能高压蒸汽消毒。它们有几条长而窄并弯曲的内腔（图4-1），要求暴露在LCG中以达到高级消毒。一般而言，注气通道和注水通道非常狭窄，不能刷洗（尽管LCG常规流过这一通道）；但一家厂商已经设计出带有可刷洗注气和注水通道的内镜[38]。尽管胃肠内镜内部设计复杂，但严格按照目前公认的指南达到高级消毒的程度并不困难。

内镜检查期间，大部分配件器械或者接触血液（如活检钳、圈套器以及括约肌切开器），或者进入无菌组织腔内（如胆管），因此被归为关键设备，要求灭菌。FDA指定大部分胃肠内镜检查中所用的配件只能使用一次（即一次性），在操作结束后即丢弃。因为这些配件出厂时已灭菌，所以处理已不是问题。但有一些可以再次灭菌并重复使用的配件，FDA也将其归入关键设备，要求灭菌。在这种情况下，使用者须根据厂商的使用说明书进行清洗和灭菌。

当要将一次性使用设备（single-use device，SUD）重新使用时，内镜配件的灭菌问题就变得相当复杂。尽管列为一次性使用（或一次性），但许多医院发现这些设备能安全清洗、再消毒和重新使用，可使成本下降，同时减少医疗垃圾的产生[39-42]。虽然尚无证据表明这一行为可损害患者，但FDA在2000年8月14日发布了一个指导性文件，这一文件改变了这一机构的管制政策。FDA认为一个使用过的SUD经过再处理过程（即清洗和灭菌）后变成一个可使用设备应视为“制造”，因此要求再处理SUD的医院或第三方再处理公司要与最初设备厂商遵从一样的规章制度。这包括上市前通知和审批要求[510 (k) 及售前许可申请（PMA)]、登记和列表、提交不良事件报告、制造和标签要求、设备跟踪以及对上市的不安全医疗设备进行纠正或消除。这些规章制度在随后的18个月中逐步强制执行（全部在2002年2月14日生效）。最麻烦的要求是公共机构打算再处理的每一个设备都需要510 (k) 或PMA（这可能是厂商和特别模块）[43]。这些强加的管制要求造成了负担，并实际上大多数医院减少了再处理使用SUD。

消毒不充分的危险

在讨论目前内镜清洗和消毒指南的细节之前，应

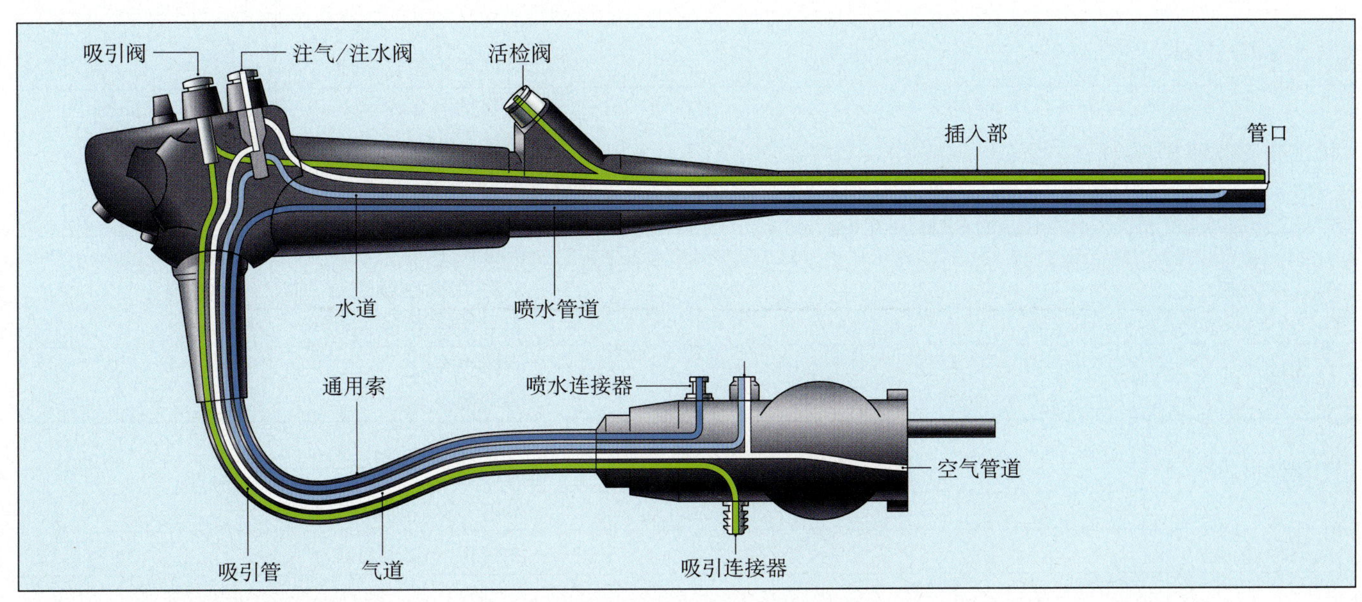

图4-1　一个内镜的内部通道示意图。(Adapted from Olympus America. Copyright (c) Olympus America Inc. 2003.)

了解指南如何在应对感染事件中随时间不断发展以最大限度减少或消除再处理操作中的不足，这是很有帮助的。最初，内镜只用自来水和去污剂简单清洗，随后用酒精处理[44]。20世纪70年代，一些中心开始使用多种消毒剂来对内镜进行再处理[45-52]。实际上，所用的灭菌剂通常为抗菌剂。许多在当时被认为有效的制剂（如酒精、酚醛塑料、碘伏、季铵化合物以及洗必太），后来却被证实对胃肠内镜的高级消毒来说是不充分的（表 4-2）[53]。

为了使清洗和消毒过程标准化，ASGE、AGA和ACG 在 1988 年发表了关于内镜再处理的共同指南。这些指南的关键部分强调了器械和所有通道完全手工清洗，使用批准的LCG进行高级消毒（指定浸泡于戊二醛中 10 分钟），用水将残留的灭菌剂冲洗掉，最后用高压空气干燥。未浸泡的内镜手柄部分可用酒精来清洁[54]。同年，英国胃肠病学会（British Society of Gastroenterology，BSG）发表了类似的指南，但有几点明显不同，包括推荐暴露于戊二醛的时间为 4 分钟，季铵类去污剂为可接受的二线消毒剂，仅简单提及了干燥[55]。为此，BSG指南的作者之一解释这项指南仅适用于内镜的插入部（这一部分直接接触患者），而不适用于全部内镜（尤其是控制手柄，这不需要高级消毒），但是如果手柄被“严重污染”或已知下一位患者是免疫缺陷者，则推荐对全部必需器械进行高级消毒。如果器械不能沉入水中，用酒精和洗必太清洗是“可行的”。

来自多个组织的美国最新指南现已达成一致（全部都支持室温下暴露于戊二醛 20 分钟）[34-36, 57]。在随

表 4-2　在胃肠内镜检查期间报道的传染性病原体

生物体	可能／确定的病例数	再处理指南中的不足
铜绿假单胞菌	227	患者之间清洗和消毒不足 清洗不充分 消毒剂不充分 未对所有通道进行消毒（尤其是分离器通道） 未对水瓶消毒和灭菌 未用 70% 酒精进行干燥 有故障的或污染的 AER
沙门菌属	48	清洗不充分 消毒剂不充分 活检钳灭菌不足
幽门螺杆菌	10	患者之间的活检钳清洗或灭菌不足 清洗不充分 消毒剂不充分
肺炎克雷白杆菌	5	用 70% 酒精干燥不足 未消毒抬钳器腔道
丙型肝炎病毒	4	消毒剂不充分 暴露于 LCG 的时间不充分 未用 LCG 消毒所有腔道 未消毒活检钳
黏质沙雷菌	2	消毒剂不充分 未用 70% 酒精进行干燥 未对抬钳器腔道消毒
肠菌属	2	清洗不充分 消毒剂不充分
乙型肝炎病毒	1	清洗不充分 消毒剂不充分 未用 LCG 消毒所有腔道
丝孢酵母	1	活检钳消毒不充分

AER，自动内镜再处理装置；LCG，液体化学灭菌剂。

From Nelson DB: Infectious disease complications of GI endoscopy: Part II, exogenous infections. Gastrointest Endosc 57:695-711, 2003.

后的部分中严格遵守再处理指南极为重要。与美国之外正式指南的主要差异在于，后者认可戊二醛暴露时间为较短的10分钟[58-60]。实际上，其他国家内镜机构的操作可能大相径庭，在根据美国经验形成的关于感染的总结性报告中，强调了这一困难。[61-65]

特殊病原体

据报道，在胃肠内镜检查期间最常见的感染性病原体为铜绿假单胞菌，医学文献上报道了227例（表4-2）[25]。铜绿假单胞菌是一种机会致病菌，环境中广泛存在，在潮湿环境中生长旺盛[66]。因此，内镜及其附属装置便成了一个潜在的贮菌器，可能成为一个污染源。早期关于内镜检查期间传播假单胞菌的报道（如同当时其他微生物的报道一样）通常与清洗不充分或使用不充分的消毒剂有关；然而，后来的报道主要集中在以下方面：(1）自动内镜再处理装置（automatic endoscope reprocessor，AER）元件有缺陷（是造成半数以上报道病例的原因）；(2）未能对内镜灌洗瓶进行有规律的消毒或灭菌；(3）未能对十二指肠镜抬钳器通道进行识别和消毒；(4）用70%酒精溶液消毒后，未应用高压空气对内镜及所有通道进行充分干燥。

因胃肠内镜检查而导致的沙门菌感染已报道了48例[25]。在这些报道中，共同的原因是未对器械内部通道进行机械清洗，有时也因使用了无效的消毒剂。由于这些病例出现于内镜再处理演变的较早期（在指南标准化草案之前），所以自从1987年以后，没有沙门菌感染的病例报道就不足为奇了。

10例内镜下幽门螺杆菌的传播几乎与Marshall最初自身接种的确定研究一样有趣。一例是在对一名已知定植了这种微生物的患者进行内镜检查之后，作者立即对自己进行了内镜检查。内镜的处理应用苄索氯铵浸泡过的纸巾擦拭插入部，通过器械通道来抽吸消毒剂，没有进行清洗。或许是预料之中的，作者发生了急性幽门螺杆菌感染[67]。另一例是关于幽门螺杆菌处理的内镜研究，其感染是由于未对使用过的内镜活检钳进行清洗和灭菌（甚或消毒）就用于下一位患者（但内镜再处理或其他辅助研究装置未被提及）[68]。其余病例是由于清洗不充分和LCG使用不当。

比起对病毒传播的恐惧，人们对内镜传播细菌的担心显得微不足道。令人惊讶的是，最受关注的病毒[即乙型肝炎病毒（HBV)、丙型肝炎病毒（HCV）和人类免疫缺陷病毒（HIV)]却是用标准再处理最容易消灭的微生物。在1988年再处理指南出现之前，有3例HBV感染归因于内镜检查。早期报道的2例显示，在这一病例检查之前有一例HBV阳性患者使用了同一内镜，随后才发生了感染，两者之间有一个时间关系，但这2例感染均未进行进一步调查，当时的内镜清洗和消毒不符合目前标准[69, 70]。第三例患者，病毒亚型分析证实了可能是检查所传播。在这一例中，注气和注水通道未用戊二醛消毒[71]。新近报道的缘于内镜检查的2例HBV感染可能性较小[25, 72, 73]。

在胃肠内镜检查期间有4例HCV传播，均发生于其他国家。据报道，此3例均违背了目前公认的内镜再处理指南[74, 75]。最后一例，可能是由于用于镇静的多次剂量瓶污染所致（因此与操作有关，而与内镜无关）[76]。发生在美国一个内镜门诊的一例HCV，也是如此。开始时，新闻报道其缘于内镜再处理的不完善，但经纽约州卫生部调查后证实，实际上病因是针头错误地再次使用和多次剂量瓶污染所致[77, 78]。这也突出了公认的感染控制医疗制度的重要性，这将在下文讨论。

内镜传播HIV的病例尚无报道。四项研究证实，对于HIV污染的内镜，经戊二醛消毒后可以完全消灭病毒[79-81]。

尽管在医疗文献所报道的317例公认的感染中，并未发现清洗装置运转异常的情况（特别是自动内镜再处理装置），但它们均未遵守目前公认的清洗和消毒指南[25]。这些有缺陷的行为总结如下：

1. 在消毒之前对内镜和腔道的机械清洗不充分或缺乏。
2. 消毒剂使用不当或无效的消毒剂。
3. 在暴露时间充分的情况下，选用消毒剂不当。
4. 未对内镜辅助器械消毒。
5. 未对内镜和所有腔道进行干燥。

液体化学灭菌剂

FDA将高级消毒剂定义为除了所需时间更短外，所需接触条件相同的一种灭菌剂（表4-3)。LCG一般纳入通过了官方分析化学家协会（Association of Official Analytical Chemist，AOAC）孢子杀灭测试的灭菌剂[82]。FDA过去批准的灭菌剂（如≥2%戊二醛）作为灭菌和高级消毒剂（尽管要求延长暴露时间使其不切实际)。然而，最近批准的灭菌剂，例如能够通过AOAC孢子杀灭测试的0.55%邻苯二甲醛（Cidex OPA）和次氯酸盐650～675ppm（Sterilox)，尚未提示可用于灭菌（即仅用于高级消毒)。

FDA已经批准了许多LCG作为高级消毒剂或灭菌剂，用于内镜和其他重复使用医疗设备的再处理中。包括2.4%或更高浓度的戊二醛、1.12%戊二醛/1.93%苯酚/苯酚盐、0.55%邻苯二甲醛、0.2%过氧乙酸、7.5%的过氧化氢、7.35%的过氧化氢/0.23%的过氧乙酸、1.0%的过氧化氢/0.08%过氧乙酸和活性氯离子浓度为650～675ppm（百万分之650～675）的次氯酸盐[82]。在一段特定时间内，这些灭菌剂中的大部分被认为可用于进行多个再处理循环。然而，由于这些灭菌剂重复使用，出现稀释，可能降低它们的效力。应常规使用产品专用的测试条带来监测这些溶液，以保证其浓度在其最小有效浓度（minimum effective concentration，MEC）之上。当这些溶液浓度低于MEC或到了使用期限时，则均应丢弃。在选择LCG之前，使用者应该咨询内镜和AER（如果使用）的厂商。0.2%的过氧乙酸则无此要求，它不能重复使用（即只能使用一次；每个循环均要用新灭菌剂），也不适用于次氯酸盐溶液，其在每个循环中均须由盐溶液重新电解生成[83-85]。

自动内镜再处理装置

以前，内镜的清洗和高级消毒一直是手工进行的。现在的高级消毒步骤包括将机械清洗的内镜放置于一个水池或有LCG的容器内（通常是戊二醛），同时消毒剂通过器械的内通道循环流动。然而，已有报道，暴露于LCG的内镜检查人员会出现呼吸道、鼻、和皮肤问题[86, 87]。AER被设计用于保证再处理持续进行，还可以代替一些手工消毒步骤。AER的另外一个优点是可以最大限度地减少内镜检查人员暴露于LCG[88]。然而，必须明确一点，在内镜AER再处理之前，进行机械清洗至关重要。尽管这些设备偶尔被归类为“清洗机-消毒器具”，但目前尚无AER能取代机械清洗内镜。确定内镜和AER兼容，同时使用适当的连接器，也很重要。

内镜的清洗和消毒

得到了许多胃肠病科、感染科、外科、护理以及医院组织的认可的胃肠内镜再处理指南包含对这一过程的详细介绍[90]。医疗保健机构感染控制实施咨询委员会（Healthcare Infection Control Practices Advisory Committee，HICPAC）的一个类似指南目前正在CDC审批中[91]。现将这些指南中关于内镜高级消毒的相关步骤总结如下：

1. 每次使用后根据厂商的使用指南进行测压/测漏。
2. 尽可能将内镜组件（如空气/水和吸引阀）拆开和分解，将内镜和组件完全没入酶去污剂中。
3. 根据厂商的说明书，使用后立即用与内镜相容的

表4-3 消毒剂

FDA宣布用于内镜高级消毒的灭菌剂和高级消毒剂	不适用于内镜高级消毒的消毒剂（举例）
≥2%戊二醛	酚溶液 • 六氯酚
1.12%戊二醛 1.93%苯酚/苯酚盐	碘伏溶液 • 聚维酮碘
0.55%邻苯二甲醛 7.5%过氧化氢	季铵溶液 • 苯扎氯铵 • 苄索氯铵 • 十六烷基三甲基溴化铵（cetrimide） 氯已定（洗必泰）
7.35%过氧化氢 0.23%过氧乙酸	洗必泰/溴棕三甲铵
1.0%过氧化氢 0.08%过氧乙酸	烷基双胺乙基氨基已酸HCl
0.2%过氧乙酸	乙醇或异丙醇*
次氯酸盐650～675ppm（活性氯离子）	

*当用于高级消毒时，适于终末干燥。

FDA，食品与药物管理局。

From Nelson DB: Infectious disease complications of GI endoscopy: Part II, exogenous infections. Gastrointest Endosc 57:695-711, 2003, with permission from the American Society for Gastrointestinal Endoscopy.

酶去污剂仔细清洗整个内镜，包括阀、腔道、连接器以及所有可分开的部分。冲洗和刷洗全部附属腔道，除去全部有机的（如血、组织）和其他残留物。在清洗期间反复开动阀门以利于所有表面的消毒。使用软布、海绵或刷子清洗内镜的表面和组件。

4. 使用与内镜腔道、零件、连接管和开口尺寸合适的刷子（如硬毛刷应接触所有表面）刷洗。所用的清洗用具应该是一次性的或使用前已经彻底清洗和消毒 / 灭菌。
5. 酶去污剂每次使用后均应丢弃掉，因其不能杀灭微生物，也不能阻止微生物生长。
6. 使用 FDA 宣布可用于高级消毒的高级消毒剂 / 灭菌剂（http://www.fda.gov/cdrh.ode/germlab.html）。
7. 在FDA批准的高级消毒剂中，对次关键医疗装置进行消毒时所需暴露时间和温度不同。有几项设计良好的科学研究证实另一次要项目消毒暴露时间也有效，并已得到学术组织认可，除此以外，都应遵守FDA宣告的高级消毒要求。FDA要求高级消毒在 25℃使用 2% 以上浓度的戊二醛，时间范围在 20 ~ 90 分钟，具体时间则取决于所选消毒剂。然而，多个科学研究和学术组织认为20℃时大于 2% 浓度的戊二醛消毒 20 分钟即为有效。
8. 选择一个与内镜相容的消毒剂 / 灭菌剂。如果内镜厂商已警告，某些消毒剂有损内镜功能（无论有无外观上的损害），则应避免选用。
9. 将内镜和内镜零件完全没入高级消毒剂 / 灭菌剂中，保证药液进入所有通道。对于不能没入的胃肠内镜，应该立即对其逐步进行处理。
10. 如果使用AER，应保证内镜和内镜零件在AER中能得到有效再处理（例如大部分AER不能有效地消毒十二指肠镜的抬钳器导丝腔道，这一步骤必须手工进行）。使用者应该获得和回顾内镜和AER厂商的模型特异性再处理方案，核对其相容性。
11. 如果使用AER，则将内镜和内镜零件放到洗净装置内，根据AER和内镜厂商的说明书，连上所有腔道连接器以保证所有内部表面暴露于高级消毒 / 灭菌剂中。
12. 如果 AER 循环中断，就不能保证高级消毒或灭菌，必须重新进行操作。
13. 高级消毒后，用无菌水、过滤水或自来水冲洗内镜和腔道，以清除消毒剂/灭菌剂。每次使用/循环后将冲洗的水丢弃掉。用70% ~ 90%乙醇或异丙醇冲洗通道，用高压空气干燥。最后的干燥步骤大大减少了内镜被水传播微生物再次感染的可能性。
14. 储存内镜时，将它悬挂在一个垂直的地方，有利于干燥（根据每个厂商的说明取走帽、阀门以及其他可分开的零件）。
15. 应该用一种避免内镜污染的方式储存内镜。
16. 至少每天对水瓶（在操作期间用来清洗镜头和冲洗）及其连接管进行高级消毒 / 灭菌一次。应该将消毒水充满水瓶。
17. 常规测试液体灭菌剂 / 高级消毒剂以保证活性成分的MEC。在每天开始使用之前（或更频繁）检测溶液，并记录结果。如果化学指示剂显示浓度低于 MEC，应该将溶液丢弃。
18. 不管液体灭菌剂 / 高级消毒剂的 MEC 如何，接近保质期时均应丢弃（可能是一次性的）。如果有另外的液体灭菌剂 / 高级消毒剂加入到 AER 中（或水池中，如果是人工消毒），则应根据原液首次使用 / 活化作用时间来确定再利用寿命，也就是说，单纯将液体灭菌剂/高级消毒池中的液体加满，并不能延长液体灭菌剂 / 高级消毒剂的再利用寿命。

尽管一些人主张所储存的已经清洗和消毒过的内镜在再次使用之前，应该再进行另外一次清洗和消毒，但尚无资料支持将此作为一种常规做法。如能严格遵循胃肠内镜清洗和消毒指南，并能正确储存内镜，便不必再进行一次清洗和消毒。然而，一般而言，如果对清洗和消毒过程有怀疑或发现储存的器械是湿的（或储存不正确），则应该将内镜进行再处理。

消毒操作的依从性

内镜清洗和消毒指南是强制执行的。事实上，如能遵守此指南，便可基本消除感染传播的危险。但是，也不能因此而掉以轻心，因为现有再处理指南并未被完全遵守。1991 年，Gorse 和 Messner[92]调查了2030名SGNA成员，发现在一些地区对现有指南的依从性仅有67%。FDA 和 3 个州卫生部联合进行了 1 次研究，调查了 26 个医疗机构 1 年中的内镜处理情况，发现准备为患者使用的内镜中有24%是污染的，这均归因于消毒过程中所犯的一些基本性错误[93, 94]。

尽管近年的调查显示，诊所的内镜检查与更严格管理的环境（如医院）中一样安全[95]，但缺乏正式的感染控制规划和人员可能使诊所更容易不遵守有关内镜再处理的规定。一项研究调查了19个家庭及内科诊所中所实施的可曲式乙状结肠镜检查，发现均至少有1个步骤偏离了公认的再处理指南[96]。

尽管最近有2项研究显示对再处理指南的依从性已得到提高[97, 98]，但还有一些地方有待进一步改进。无论是独立开业者还是医院，面对胃肠内镜检查这一专业的挑战就是要保证普遍遵守这些指南规范。

再处理人员

内镜的再处理必须由了解严格遵守指南重要性的受训人员来完成（根据推论，未受训人员不应该进行内镜再处理）。这一训练应该包括针对装置的介绍说明（包括内镜和再处理装置）以及用LCG进行内镜清洗和消毒的生物及化学危险性的教育。这些个人应该达到每年更新的内镜再处理资格标准。此外，所有参加内镜检查的医疗人员应该接受训练，遵循标准感染控制建议（如标准的预防措施），包括保护患者和医疗工作者的介绍[33]。

人员保护装置，如手套、长袍、眼镜和呼吸道保护装置，应该易于获得。适当使用这些保护装置，以保护再处理人员免于暴露于化学药品、血液以及其它潜在的感染性物质[99-101]。

新传染源

尽管很罕见，但在内镜再处理中也提到了海绵状脑血管病（Creutzfeldt-Jakob disease，CJD）和变异性海绵状脑血管病变（vCJD）的影响。这些是神经系统退变性疾病，由一种被称为朊病毒的类似蛋白质的传染源传播所致。朊病毒对常规化学性高级消毒 / 灭菌剂异乎寻常地耐药[102, 103]。幸运的是，在美国CJD的发病率极低，每年约250例或每年每一百万人中0.97例[104]。而且，世界卫生组织认为，在操作期间与内镜接触的组织和分泌物，如唾液、齿龈组织、肠道组织、粪便和血液，是没有感染性的[102]。来自CDC的有关CJD和医疗装置再处理的一个草案声明，目前这些器械的清洗和消毒指南无需改变[35]。其他感染控制专家也同意此观点，并举例说明并不存在高危组织的暴露，同时强调机械清洗在消除微生物污染中的重要性[31, 103]。对存在于感染患者嗅觉上皮（非呼吸道上皮）中的异常朊病毒蛋白与感染控制或内镜再处理之间的临床相关性，目前仍不清楚[105]。但可以确定的是，迄今为止，世界上尚无CJD（或任何其他有传染性的海绵状脑病，就此而言）通过内镜检查传播的病例报道。

最近，发现了一种被称做vCJD的更罕见的综合征，它被认为是由于进食含有已被发现的牛海绵状脑病（bovine spongiform encephalopathy, BSE）病原体（可能要求个体具有易感基因型）的牛肉产品所致[106]。美国报道的惟一1例病例是一名来自英国的22岁患者。尽管从1990年就已经开始有效监督，但迄今为止，在美国尚未发现BSE[107]。与CJD不同的是，vCJD相关朊病毒可能在感染患者的淋巴组织中发现（如扁桃腺、阑尾、回肠和直肠）[106, 108-111]。这些组织中的朊病毒以较低浓度存在，动物实验中将感染者组织或中枢的匀浆注射到小鼠脑内，发现淋巴组织的感染性约比中枢神经系统（CNS）低50%[112]。内镜检查中所接触的完整组织的感染性以及接下来传播至其他个体的风险未知，但毫无疑问，肯定较低。即使不考虑当今美国此种疾病极少见的现状，严格遵守目前内镜清洗和消毒指南看来也已足够。目前尚无需要改变当前内镜实践或内镜再处理指南的证据，但随着时间的进展，应根据新信息对其进行调整。

（孟灵梅译　宋志强 丁士刚校）

参考文献

1. Hirschowitz BI: Endoscopic examination of the stomach and duodenal cap with the fiberscope. Lancet 1:1074–1078, 1961.
2. Ayliffe GA, Babb JR, Bradley CR: The immersible endoscope. Lancet 1:161, 1984.
3. Petersen BT: Gaining perspective on reprocessing of GI endoscopes. Gastrointest Endosc 50:287–291, 1999.
4. Rothstein RI, Littenberg B: Disposable, sheathed, flexible sigmoidoscopy: A prospective, multicenter, randomized trial. Gastrointest Endosc 41:566–572, 1995.
5. Schroy PC, Wilson S, Afdahl N: Feasibility of high-volume screening sigmoidoscopy using a flexible fiberoptic endoscope and a disposable sheath system. Am J Gastroenterol 91:1331–1337, 1996.
6. Sardinha TC, Wexner SD, Gilliland J, et al: Efficiency and productivity of a sheathed fiberoptic sigmoidoscope compared with a conventional sigmoidoscope. Dis Colon Rectum 40:1248–1253, 1997.
7. Mayinger B, Strenkert M, Hochberger J, et al: Disposable-sheath, flexible gastroscope system versus standard gastroscopes: A prospective, randomized trial. Gastrointest Endosc 50:461–467, 1999.
8. Bretthauer M, Hoff G, Thiis-Evensen E, et al: Use of a disposable sheath system for flexible sigmoidoscopy in decentralized colorectal cancer screening. Endoscopy 34:814–818, 2002.
9. ECRI: Endosheath endoscopic system. Health Devices 29:7–13, 2000.
10. Block SS: Definition of terms. In Block SS (ed): Disinfection, Sterilization, and Preservation, 5th ed. Philadelphia, Lippincott Williams & Wilkins, 2001, pp 19–28.
11. Knieler R: Manual cleaning and disinfection of flexible endoscopes—and approach to evaluating a combined procedure. J Hosp Infect 48(Suppl A):S84–87, 2001.

12. Alfa MJ, Olson N, DeGagne P, Jackson M: A survey of reprocessing methods, residual viable bioburden, and soil levels in patient-ready endoscopic retrograde cholangiopancreatography duodenoscopes used in Canadian centers. Infect Control Hosp Epidemiol 23:198–206, 2002.
13. Fantry GT, Zheng QX, James SP: Conventional cleaning and disinfection techniques eliminate the risk of endoscopic transmission of *Helicobacter pylori*. Am J Gastroenterol 90:227–232, 1995.
14. Deva AK, Vickery K, Zou J, et al: Detection of persistent vegetative bacteria and amplified viral nucleic acid from in-use testing of gastrointestinal endoscopes. J Hosp Infect 39:149–157, 1998.
15. Bécheur H, Harzic M, Colardelle P, et al: Contamination des endoscopes et des pinces à biopsies par le virus de l'hépatite C [French with English abstract]. Gastroenterol Clin Biol 24:906–910, 2000.
16. Deflandre J, Cajot O, Brixko C, et al: Risques de contamination par le virus de l'hépatite C des endoscopes utilisés dans un service hospitalier de gastroentérologie [French with English abstract]. Rev Med Liege 56:696–698, 2001.
17. Vesley D, Norlien KG, Nelson B, et al: Significant factors in the disinfection and sterilization of flexible endoscopes. Am J Infect Control 20:291–300, 1992.
18. Babb JR, Bradley CR: Endoscope reprocessing: Where do we go from here? J Hosp Infect 30:543–551, 1995.
19. Urayama S, Kozarek RA, Sumida S, et al: Mycobacteria and glutaraldehyde: Is high-level disinfection of endoscopes possible? Gastrointest Endosc 43:451–456, 1996.
20. Chu NS, McAlister D, Antonoplos PA: Natural bioburden levels detected on flexible gastrointestinal endoscopes after clinical use and manual cleaning. Gastrointest Endosc 48:137–142, 1998.
21. Cronmiller JR, Nelson DK, Salman G, et al: Antimicrobial efficacy of endoscopic disinfection procedures: A controlled, multifactorial investigation. Gastrointest Endosc 50:152–158, 1999.
22. Kovacs BJ, Chen YK, Kettering JD, et al: High-level disinfection of gastrointestinal endoscopes: Are current guidelines adequate? Am J Gastroenterol 94:1546–1550, 1999.
23. Vesley D, Melson J, Patricia S: Microbial bioburden in endoscope reprocessing and an in-use evaluation of the high-level disinfection capabilities of Cidex PA. Gastroenterol Nurs 22:63–68, 1999.
24. Foliente RL, Kovacs BJ, Aprecio RM, et al: Efficacy of high-level disinfectants for reprocessing GI endoscopes in simulated in-use testing. Gastrointest Endosc 53:456–462, 2001.
25. Nelson DB: Infectious disease complications of GI endoscopy: Part II, exogenous infections. Gastrointest Endosc 57:695–711, 2003.
26. Food and Drug Administration (FDA): Guidance for industry and FDA reviewers: Content and format of premarket notification [510 (k) submissions for liquid chemical sterilants/high level disinfectants]. Rockville, MD, FDA, 2000.
27. Muscarella LF: What is disinfection, sterilization? Gastrointest Endosc 50:301–303, 1999.
28. Muscarella LF: Are all sterilization processes alike? AORN J 67: 966–976, 1998.
29. Rutala WA, Weber DJ: Low-temperature sterilization technologies: Do we need to redefine sterilization? Infect Control Hosp Epidemiol 17:87–91, 1996.
30. Spaulding EH: Chemical disinfection and antisepsis in the hospital. J Hosp Res 9:5–31, 1972.
31. Favero MS, Bond WW: Disinfection of medical and surgical materials. In Block SS (ed): Disinfection, Sterilization, and Preservation, 5th ed. Philadelphia, Lippincott Williams & Wilkins, 2001, pp 881–917.
32. Draft guidance for the content of premarket notifications for endoscopes used in gastroenterology and urology. Rockville, MD, Food and Drug Administration, 1995.
33. Garner JS, Favero MS: CDC guideline for handwashing and hospital environmental control, 1985. Infect Control Hosp Epidemiol 7: 231–243, 1986.
34. DiMarino AJ Jr, Leung J, Ravich W, et al: Reprocessing of flexible gastrointestinal endoscopes. Gastrointest Endosc 43:540–546, 1996.
35. Alvarado CJ, Reichelderfer M: APIC guidelines for infection prevention and control in flexible endoscopy. Am J Infect Control 28: 138–155, 2000.
36. Standard practice for cleaning and disinfection of flexible fiberoptic and video endoscopes used in the examination of the hollow viscera. West Conshohocken, PA, American Society for Testing and Materials, 2000. F1518-00.
37. Recommended practices for use and care of endoscopes. 2002 Standards, Recommended Practices, and Guidelines. Denver, Association of periOperative Registered Nurses (AORN), 2002, pp 229–232.
38. Ishino Y, Ido K, Koiwai H, Sugano K: Pitfalls in endoscope reprocessing: Brushing of air and water channels is mandatory for high-level disinfection. Gastrointest Endosc 53:165–168, 2001.
39. Kozarek RA, Sumida SE, Raltz SL, et al: In vitro evaluation of wire integrity and ability to reprocess single-use sphincterotomes. Gastrointest Endosc 45:117–121, 1997.
40. Cohen J, Haber GB, Kortan P, et al: A prospective study of the repeated use of sterilized papillotomes and retrieval baskets for ERCP: Quality and cost analysis. Gastrointest Endosc 45:122–127, 1997.
41. Kozarek RA, Raltz SL, Ball TJ, et al: Reuse of disposable sphincterotomes for diagnostic and therapeutic ERCP: A one-year prospective study. Gastrointest Endosc 49:39–42, 1999.
42. Roach SK, Kozarek RA, Raltz SL, Sumida SE: In vitro evaluation of integrity and sterilization of single-use argon beam plasma coagulation probes. Gastrointest Endosc 94:139–143, 1999.
43. Food and Drug Administration (FDA): Enforcement priorities for single-use devices reprocessed by third parties and hospitals. Rockville, MD, FDA, 2000.
44. Axon AT, Phillips I, Cotton PB, Avery SA: Disinfection of gastrointestinal fibre endoscopes. Lancet 1:656–658, 1974.
45. Whalen GE: Risks of hepatitis: What can be done? [letter]. Gastrointest Endosc 22:48–49, 1975.
46. Tolon M, Thofern E, Miederer SE: Disinfection procedures of fiberscopes in endoscopy departments. Endoscopy 8:24–29, 1976.
47. Dunkerley RC, Cromer MD, Edmiston CE Jr, Dunn GD: Practical technique for adequate cleansing of endoscopes: A bacteriological study of pHisoHex and Betadine. Gastrointest Endosc 23:148-9, 1977.
48. Carr-Locke DL, Clayton P: Disinfection of upper gastrointestinal fiberoptic endoscopy equipment: An evaluation of a cetrimide chlorhexidine solution and glutaraldehyde. Gut 19:916–922, 1978.
49. Geenen JE, Pfeifer M, Simonsen L: Cleaning and disinfection of endoscopic equipment [letter]. Gastrointest Endosc 24:185–186, 1978.
50. Hedrick E: Cleaning and disinfection of flexible fiberoptic endoscopes used in gastrointestinal endoscopy. APIC 6:8–9, 1978.
51. Lindstaedt H, Krizek L, Miederer SE, Botzenhart K: Experience and problems in the disinfection of fibre endoscopes. Endoscopy 10:80–85, 1978.
52. Vennes JA, Geenen JE, Papp JP, Schapiro M: Endoscopically related infections and their prevention [letter]. Gastrointest Endosc 27:239–240, 1981.
53. Rutala WA: APIC guideline for selection and use of disinfectants. Am J Infect Control 24:313–342, 1996.
54. Infection control during gastrointestinal endoscopy: Guidelines for

clinical application. Gastrointest Endosc 34:37S–40S, 1988.

55. Weller IV, Williams CB, Jeffries DJ, et al: Cleaning and disinfection of equipment for gastrointestinal flexible endoscopy: Interim recommendations of a Working Party of the British Society of Gastroenterology. Gut 29:1134–1151, 1988.
56. Sobala GM, Lincoln C, Axon AT: Does the endoscope control head need to be disinfected between examinations. Endoscopy 21:19–21, 1989.
57. Society of Gastroenterology Nurses and Associates: Standards of infection control in reprocessing of flexible gastrointestinal endoscopes. Gastroenterol Nurs 23:172–187, 2000.
58. British Society of Gastroenterology: Cleaning and disinfection of equipment for gastrointestinal endoscopy. Report of a Working Party of the British Society of Gastroenterology Endoscopy Committee. Gut 42:585–593, 1998.
59. European Society of Gastrointestinal Endoscopy: Guidelines on cleaning and disinfection in GI endoscopy. Endoscopy 32:77–83, 2000.
60. Leung JW: Working party report: Care of endoscopes. Reprocessing of flexible endoscopes. J Gastroenterol Hepatol 15:G73–77, 2000.
61. Arora A, Seth S, Tandon RK: Gastrointestinal endoscope disinfection practices in India: Results of a national survey. Indian J Gastroenterol 11:62–64, 1992.
62. Akamatsu T, Tabata K, Hironga M, et al: Transmission of *Helicobacter pylori* infection via flexible fiberoptic endoscopy. Am J Infect Control 24:396–401, 1996.
63. Orsi GB, Filocamo A, Di Stefano L, Tittobello A: Italian national survey of digestive endoscopy disinfection procedures. Endoscopy 29:732–740, 1997.
64. Alvarez SZ, Kothari K, Novis B, et al: Disinfection of endoscopic equipment. Gastrointest Endosc 49:668–670, 1999.
65. Brullet E, Ramirez-Armengol JA, Campo R, Board of the Spanish Association for Digestive Endoscopy: Cleaning and disinfection practices in digestive endoscopy in Spain: Results of a national survey. Endoscopy 33:864–868, 2001.
66. Pollack M: *Pseudomonas aeruginosa*. In Mandell GL, Bennett JE, Dolin R (eds): Principles and Practices of Infectious Diseases, 5th ed. Philadelphia, Churchill Livingstone, 2000, pp 2310–2335.
67. Miyaji H, Kohli Y, Azuma T, et al: Endoscopic cross-infection with *Helicobacter pylori* [letter]. Lancet 345:464, 1995.
68. Graham DY, Alpert LC, Smith JL, Yoshimura HH: Iatrogenic *Campylobacter pylori* infection is a cause of epidemic achlorhydria. Am J Gastroenterol 83:974–980, 1988.
69. Morris IM, Cattle DS, Smits BJ: Endoscopy and transmission of hepatitis B [letter]. Lancet 2:1152, 1975.
70. Seefeld U, Bansky G, Jaeger M, Schmid M: Prevention of hepatitis B virus transmission by gastrointestinal fibrescope: Successful disinfection with an aldehyde liquid. Endoscopy 13:238–239, 1981.
71. Birnie GG, Quigley EM, Clements GB, et al: Endoscopic transmission of hepatitis B virus. Gut 24:171–174, 1983.
72. Davis AR, Pink JM, Kowalik AM, et al: Multiple endoscopies in a Sydney blood donor found positive for hepatitis B and C antibodies. Med J Aust 164:571, 1996.
73. Federman DG, Kirsner RS: Leukocytoclastic vasculitis, hepatitis B, and the risk of endoscopy. Cutis 63:86–87, 1999.
74. Tennenbaum R, Colardelle P, Chochon M, et al: Hépatite C après cholangiographie rétrograde [French]. Gastroenterol Clin Biol 17: 763–775, 1993.
75. Bronowicki J-P, Venard V, Botté C, et al: Patient-to-patient transmission of hepatitis C virus during colonoscopy. N Engl J Med 337:237–240, 1997.
76. Le Pogam S, Gondeau A, Bacq Y: Nosocomial transmission of hepatitis C virus [letter]. Ann Intern Med 131:794, 1999.
77. Frieden TR: Multi use vials letter (New York City Department of Health Web Site). Available at http://www.nyc.gov/html/doh/pdf/chi/ltr2-2002.pdf (accessed December 1, 2002).
78. Ramirez M: Cause of infection/Report: Anesthesiologist contaminated medicine vial. Newsday, July 3, 2002:A03.
79. Classen M, Dancygier H II, Gürtler L, Deinhardt F: Risk of transmitting HIV by endoscopes [letter]. Endoscopy 20:128, 1988.
80. Hanson PJ, Gor D, Clarke JR, et al: Contamination of endoscopes used in AIDS patients. Lancet 2:86–88, 1989.
81. Hanson PJ, Gor D, Jeffries DJ, Collins JV: Elimination of high titre HIV from fiberoptic endoscopes. Gut 31:657–659, 1990.
82. Food and Drug Administration: FDA-cleared sterilants and high level disinfectants with general claims for processing reusable medical and dental devices March 2003. Available at http://www.fda.gov/cdrh/ode/germlab.html (accessed April 28, 2003).
83. Selkon JB, Babb JR, Morris R: Evaluation of the antimicrobial activity of a new super-oxidized water, Sterilox, for the disinfection of endoscopes. J Hosp Infect 41:59–70, 1999.
84. Tsuji S, Kawano S, Oshita M, et al: Endoscope disinfection using acidic electrolytic water. Endoscopy 31:528–535, 1999.
85. Nelson D: Newer technologies for endoscope disinfection: Electrolyzed acid water and disposable-component endoscope systems. Gastrointest Endosc Clin N Am 10:319–328, 2000.
86. Norbäck D: Skin and respiratory symptoms from exposure to alkaline glutaraldehyde in medical services. Scand J Work Environ Health 14:366–371, 1988.
87. Gannon PFG, Bright P, Campbell M, et al: Occupational asthma due to glutaraldehyde and formaldehyde in endoscopy and x ray departments. Thorax 50:156–159, 1995.
88. Muscarella LF: Advantages and limitations of automatic flexible endoscope reprocessors. Am J Infect Control 24:304–309, 1996.
89. Sorin M, Segal-Maurer S, Urban C, et al: Nosocomial transmission of imipenem-resistant *Pseudomonas aeruginosa* following bronchoscopy associated with improper connection to the STERIS System 1 processor. Infect Control Hosp Epidemiol 20:514–516, 2001.
90. Nelson DB, Jarvis WR, Rutala WA, et al: Multi-society guidelines for reprocessing flexible gastrointestinal endoscopes. Gastrointest Endosc 58:1–8, 2003.
91. Rutala WA, Weber DJ, and the Healthcare Infection Control Practices Advisory Committee: Guideline for disinfection and sterilization in healthcare facilities. Am J Infect Control 2003 (in press).
92. Gorse GJ, Messner RL: Infection control practices in gastrointestinal endoscopy in the United States: A national survey. Infect Control Hosp Epidemiol 12:289–296, 1991.
93. Kaczmarek RG, Moore RM Jr, John M, et al: Multi-state investigation of the actual disinfection/sterilization of endoscopes in health care facilities. Am J Med 92:257–261, 1992.
94. Reynolds CD, Rhinehart E, Dreyer P, Goldman DA: Variability in reprocessing policies and procedures for flexible fiberoptic endoscopes in Massachusetts hospitals. Am J Infect Control 20: 283–290, 1992.
95. United States General Accounting Office: Medicare physician payments: Medical settings and safety of endoscopic procedures (GAO-03-179). Washington, DC, United States General Accounting Office, 2002.
96. Jackson FW, Ball MD: Correction of deficiencies in flexible fiberoptic sigmoidoscope cleaning and disinfection technique in family practice and internal medicine offices. Arch Fam Med 6: 578–582, 1997.
97. Cheung RJ, Ortiz D, DiMarino AJ Jr: GI endoscopic reprocessing practices in the United States. Gastrointest Endosc 50:362–368, 1999.

98. Muscarella LF: Current instrument reprocessing practices: Results of a national survey. Gastroenterol Nurs 24:253–260, 2001.

99. Occupational Safety and Health Administration (OHSA): Hazard Communication Standard. 29 CFR 1910.1200. Washington, DC, OSHA.

100. Occupational Safety and Health Administration: Occupational exposure to bloodborne pathogens: Final rule. Federal Register 56: 64003-182, 1991.

101. Carr-Locke DL, Conn MI, Faigel DO, et al: Personal protective equipment. Gastrointest Endosc 49:854–857, 1999.

102. World Health Organization: WHO infection control guidelines for transmissible spongiform encephalopathies. WHO/CDS/CSR/APH/2000.3. Geneva, World Health Organization, 1999.

103. Rutala WA, Weber DJ: Creutzfeldt-Jakob disease: Recommendations for disinfection and sterilization. Clin Infect Dis 32:1348–1356, 2001.

104. Gibbons RV, Holman RC, Belay ED, Schonberger LB: Creutzfeldt-Jakob disease in the United States: 1979-1998 [letter]. JAMA 284: 2322–2323, 2000.

105. Zanusso G, Ferrari S, Cardone F, et al: Detection of pathological prion protein in the olfactory epithelium in sporadic Creutzfeldt-Jakob disease. N Engl J Med 348:711–719, 2003.

106. Wadsworth JD, Joiner S, Hill AF, et al: Tissue distribution of protease resistant prion in variant Creutzfeldt-Jakob disease using a highly sensitive immunoblotting assay. Lancet 358:171–180, 2001.

107. Centers for Disease Control and Prevention: BSE and CJD information and resources. Available at http://www.cdc.gov/ncidod/diseases/cjd/cjd.htm (accessed December 11, 2002).

108. Hill AF, Zeidler M, Ironside JW, Collinge J: Diagnosis of new variant Creutzfeldt-Jakob disease by tonsil biopsy [letter]. Lancet 349: 99–100, 1997.

109. Hilton DA, Fathers E, Edwards P, et al: Prion immunoreactivity in appendix before clinical onset of variant Creutzfeldt-Jakob disease. Lancet 352:703–704, 1998.

110. Hill AF, Butterworth RJ, Joiner S, et al: Investigation of variant Creutzfeldt-Jakob disease and other human prion diseases with tonsil biopsy samples. Lancet 353:183–189, 1999.

111. Ironside JW, Head MW, Bell JE, et al: Laboratory diagnosis of variant Creutzfeldt-Jakob disease. Histopathology 37:1–9, 2000.

112. Bruce ME, McConnell I, Will RG, Ironside JW: Detection of variant Creutzfeldt-Jakob disease infectivity in extraneural tissues [letter]. Lancet 358:208–209, 2001.

组织取样、样本处理和色素内镜

Wilfred Weinstein

5

组织取样的技术 61
活检工具 61
组织处理 64
细胞学 65
与病理医师的对话，最佳组织处理的第二个关键部分 66
色素内镜 68
色素内镜患者及黏膜的准备 68
对比染色 69
食管 70
胃 72
小肠 73
结肠 73

组织取样的技术

活检工具

钳夹式活检钳

可重复使用的活检钳与一次性钳夹式活检钳

已有研究评估了可重复使用活检钳的使用寿命与成本和安全性的关系[1-4]。从其使用价值和适中的再处理成本考虑，可重复使用活检钳已被证实是安全的和具有潜在成本功效性的。然而，有些医院和门诊中心不愿在严格的再处理标准方面进行投资，故而使用一次性活检钳。

活检钳的大小

全世界最常用的钳夹式活检钳适合于通过2.8mm的活检孔道。婴幼儿活检经常使用可通过2.2mm活检孔道的小活检钳。当儿童体重小于10kg时，儿科胃肠病医生使用细孔径工具进行常规诊断性活检，对更小的婴儿甚至可以使用支气管镜。

某些疾病可引起黏膜厚度明显增加，例如肥厚性胃病，使用钳夹式活检钳的目的是在非上述疾病中得到黏膜全层的活检。胃体和大弯这些部位皱襞通常是最厚的，除了这些部位外，一般2.8mm活检孔道的活检钳就能取得黏膜全层。除了为观察黏膜表面异常（如幽门螺杆菌或蓝氏贾第鞭毛虫感染）所进行的活检之外，如活检未取到黏膜全层，应考虑活检不完全充分。

大口径活检钳

大口径活检钳需要大活检孔道，即所谓的治疗内镜（活检孔道3.6mm），其开口径为9mm，活检范围为通常表面积的2～3倍，但一般不会太深（图5-1）。用这种活检钳取到的活检组织通常会包含少量或不包含黏膜下组织。在诊断淀粉样变性、先天性巨结肠或黏膜下血管炎时，大口径活检钳有时难以取到足够的黏膜下组织。

当组织大小是关键问题时，大口径活检钳显然是我的选择之一。它同常规使用的小口径活检钳一样安全[5]。

目前仅有少数内镜专家使用大口径活检钳，部分原因是市售内镜的活检孔道大多数是2.8mm，该孔道太小，无法容纳大活检钳。但是，还有一些人莫名其妙的反感用大口径活检钳来获取表面组织，认为这种活检钳非常危险。

大口径活检钳的主要优点之一是组织技术人员在实验室里更容易对活检进行定位。将黏膜活检组织包埋入石蜡时，定位是很关键的，有利于获得最佳的诊断结果。大口径活检钳的另一优势在于可以得到相应更少的破碎矫作物，能更精确地评估组织结构，更容易发现局部小病变。

多块活检样本钳

多块活检样本钳是为了在一次进入时获得多块组织而设计的。这种活检钳原型的不足之处在于多块活检样本中的每一块都很小，在2mm之内。一项研究显示，活检组织的尺寸在一个方向上大于2mm就可以认为是足够的，但未给出宽度；因此，无法确定这样的

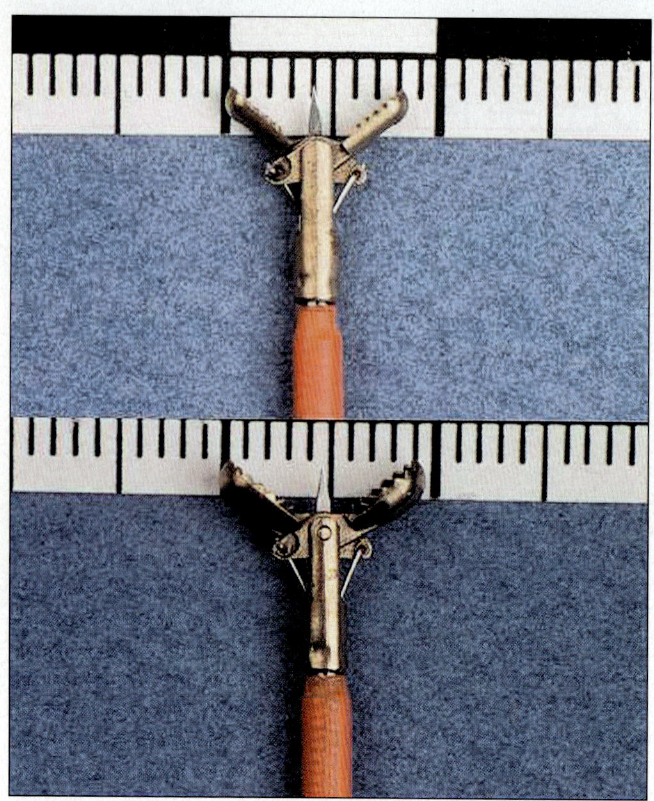

图 5-1 活检钳大小比较。常规活检钳（上图，2.8mm 活检通道）和大口径活检钳（下图）的比较。常规活检钳开口径为 8mm，比大口径活检钳小1mm。两种活检钳的主要区别在于活检深度。

标本是否太细了。问题是对于组织技术人员，除了专家和专门人员外，对个别很小的活检组织很难正确地定位以便切片和获得高质量的组织切片。希望在新型多块活检样本钳的研究中能阐明有代表性的、平均的、可说明的组织学特征，而且说明活检组织的长度和宽度。

热活检钳

热活检钳是能通过凝固电流的绝缘的钳夹式活检钳。我们曾推测热活检钳是用烧灼来去除残留腺瘤组织，但现在这种观点已受到质疑[7]。人们已经使用它来去除小的结肠息肉，特别是直肠的白色小息肉。由于热活检钳所产生的人为烧灼假象常使增生性息肉和腺瘤性息肉难于区分，因此如果使用热活检钳快速去除小息肉，必须先对其中一些息肉进行组织学检查。现在热活检钳似乎并不常用。由经验丰富者操作是安全的[8, 9]，但在右半结肠处使用时更易出现并发症[8, 10]。

吸引式活检

吸引式活检有时仍在儿童活检时使用[11]。儿童中使用吸引式活检最广泛的是用于诊断先天性巨结肠。使用这种活检方法时，最重要的是测量活检处与肛门边缘的距离[12]。

抓取式活检

抓取式活检是经硬式乙状结肠镜使用鳄鱼嘴切割钳进行抓取活检。抓取式活检很少用于临床胃肠检查，但对于使用内镜活检钳取材困难的、坚硬的远端直肠肿瘤，使用抓取式活检可能有效。

冷圈套活检

对于结肠小息肉（<6mm），已经使用了小圈套器圈套并切除，而不使用电灼烧法[13, 14]，这种方法似乎是安全的。我偶尔使用类似技术去除胃内多发性小息肉（<6mm），以鉴别其为增生性还是腺瘤性。另一方面，胃底腺息肉自有其特征性表现和发生部位，因此通常不必使用冷圈套或其他圈套技术。对这些较小病变，不使用电灼烧术的优点在于可避免电灼烧人为烧灼假象而导致组织无法识别。冷圈套技术仅应由在该技术方面保持现有经验水平的人操作。操作者应常备一个止血探头在出血量大时使用。

此外，冷圈套活检较灼烧的息肉电切术对黏膜损伤小，从而可以减少二次出血的潜在危险。

腹腔镜活检

偶尔，人们会采用腹腔镜活检获得全层活检样本。这些情况包括肠神经元性发育异常的测定[15]和需要从消化道不同节段进行全层活检、其他方法难以诊断的疾病[16]，包括一些假性肠梗阻病例。

提高钳夹式活检钳活检的质量

内镜应距活检部位多远?

诸如黏膜相关淋巴样组织（mucosa-associated lymphoid tissue，MALT）、Barrett 食管和溃疡性结肠炎等疾病的局灶性病变经定位活检后，可采用解剖标志或测量进行随机活检。在进行这些活检时，不必离活检部位过近和将每个拟活检部位的黏液或从邻近活检部位渗过来的血液清理干净。将整个病变区域任何一个需要取材的局部病变清理干净后，可以依据测量和定位在盲视下取材。

对胃肠道壁的压力

对胃肠道壁施压较小有助于获得质量较高的活检标本。当张开的活检钳压迫胃肠壁时，几乎都会产生反射性的第二次推动力，这样在合拢活检钳之前，会将胃肠壁压迫得更远。这种不必要的牵张会使取材较浅。一种更可取的方法是预先从消化腔中抽气使管腔部分萎陷或用张开的活检钳轻触胃肠道壁，然后在用活检钳钳夹组织之前间断性快速抽气数次。

在组织上关闭时快速抽回活检钳

有些人认为活检钳应缓慢抽回，以保证黏膜下层回落，从而避免取材过深。其实这样是不必要的，因为这会人为导致产生更多的破碎矫作物。即使使用大口径活检钳，对黏膜下层过多的取材也不是问题。

双重活检

双重活检指活检钳一次进入获得两个活检组织。使用传统大小的活检钳时，采用双重活检技术时第二块活检组织常常很小，即为多细胞学组织活检(图5-2)。但是，双重活检实际上可能仅在使用大口径活检钳于结肠及小肠活检时才能成功。由于在食管内取材时所需成角的角度大，而且第一块活检组织丢失的危险性高[17]，所以进行双重活检很困难。在胃内，可能由于第一块活检组织太大，使得没有空间做第二次活检取样。

为了实施该技术，在获得第一块活检后，应将关闭的活检钳轻轻压在第二块拟取活检处的胃肠壁上，借助一点施加于壁的压力使活检钳张开。这有助于防止第一块活检组织掉进腔内。在张开活检钳之后，进行短暂快速地吸引，活检钳迅速关闭以获得第二块活检组织。每次双重活检不一定都能取到两块组织，但在结肠和小肠时，使用大口径活检钳进行多块活检可以节省时间。

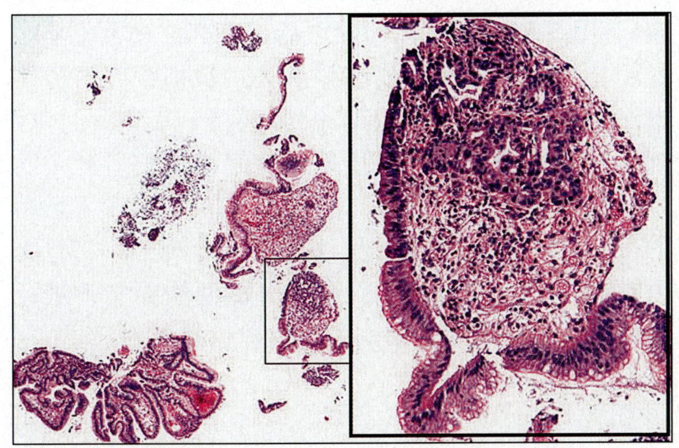

图5-2　筛查Barrett食管患者异型增生时，双重活检不够充分。除了一个活检组织（底部）外，其他所有活检组织看上去是多细胞组织学。其中的一个碎片（插图）显示有高度异型增生。

一项前瞻性随机试验研究了16例患者的食管和胃活检，认为活检钳两次进入镜身时所取到的活检组织是类似的，但样品丢失的危险性在双重活检时更明显（18%）。该研究未提供活检组织的大小和图片。

转折技术

在斜角区域或沙粒样病变区域取活检时，使用转折技术会有巨大帮助，尤其在食管取活检时[18]。张开活检钳并向后撤回，使活检钳头端靠着内镜前端。然后，内镜顶端弯曲90° 面向腔壁，使活检钳正对并接近活检部位。活检钳向前推进，直到遇到阻力，然后快速吸引并关闭活检钳。如果像Barrett食管筛查那样采用随机活检，则不必精确定位活检部位。如果是局部病变，内镜直接定位在病变上方，然后使用大螺旋上下控制钮使活检钳转向病变部位。对那些期望获取转折技术经验者，最好在更宽阔的地方尝试，例如取胃活检组织时。

于6点处取胃食管连接部（贲门）病变的活检

当活检部位难于接近，旋转内镜使病变位于6点处极容易接近病变，并能更精确定位（图5-3)。这一点在Barrett食管活检筛查时尤为重要。但12点处病变在观察和活检定位时，容易被忽视。

当病变位于胃食管连接部，在胃内反转镜身角度观察和定位活检部位或行内镜下黏膜切除术(endoscopic mucosal resection，EMR）常常至关重要(图5-3C)。这种方法仅在患者合并食管裂孔疝时能够奏效。当在胃内反转镜身后，应将注气按钮调至高模式，并回拉镜身使胃镜头端前进至正对GE连接部。通过这种方法，可以对病变进行端点观察。此外，常轻微旋转内镜，将病变移至或接近理想的6点处（图5-3)。如果需要旋转内镜进行活检定位，内镜助手可以保持该位置以使活检钳对准病变。

减少不可辨认的活检的数量

如果不考虑使用的是哪种活检钳或是哪种技术，一种减少不可辨认活检几率的方法是，当活检标本几乎不可识别或仅是血或黏液时，让内镜助手进行提示。这些不合格的活检应丢弃，因为它们会替代合格的活检组织而影响切片的整体质量。在取活检的过程中，应建立一种常规，即由内镜助手指出活检合适与否。

最大限度减小对活检筛查的反感

对活检筛查的反感部分是因为活检本身辛苦乏

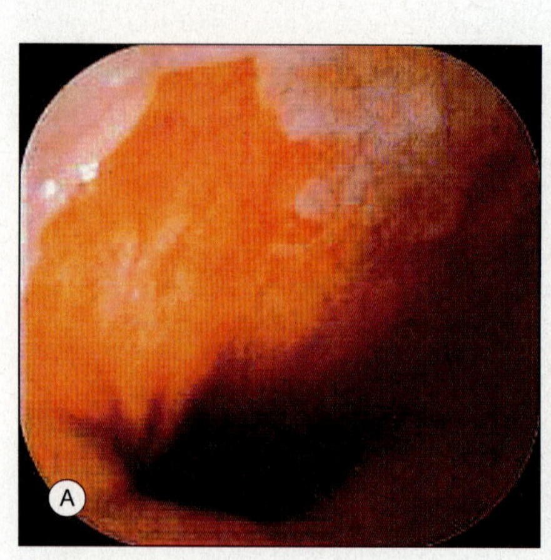
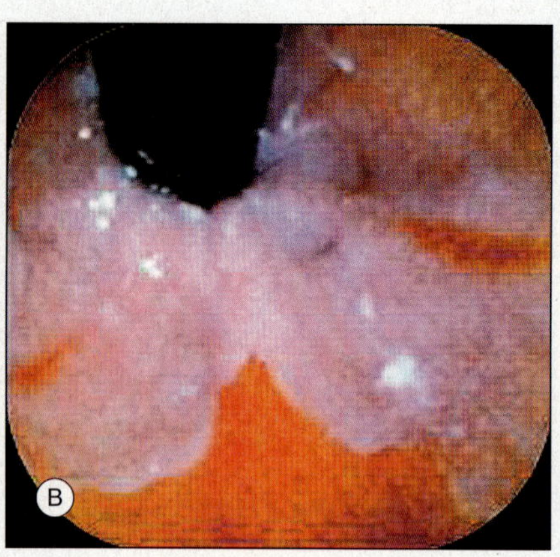
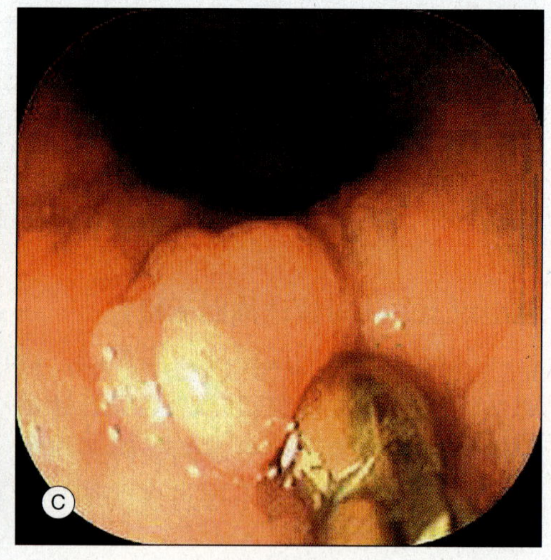

图 5-3　以胃内反转胃镜并将病变定位于 6 点处的方式对贲门病变进行观察的价值。A. 对偏心 Z 线的端点观察；B.胃内反转镜身观察，偏心部分位于6点处，在此活检比较容易；C. 胃食管连接部小肿物，从胃内反转镜身进行观察，旋转镜身将其定位于6点处进行活检。

味。当需要多块活检时，操作室内一名助手监控着患者，同时另增加一名助手来操纵活检钳并处理标本，将大有裨益。在上消化道内镜操作中（如 Barrett 筛查），对不能保持身体笔直的患者进行良好的镇静将很有帮助。在操作前静脉注射抗胆碱能药物，如 0.2mg 格隆溴铵，可以减少分泌物，内镜助手就不必不停地从患者嘴中抽吸。

组织处理

将活检组织从活检钳上转移到固定液中

将活检组织从活检钳上移走的最佳方法是用钝的牙探针将其从张开的活检钳中挑出来。如果将活检组织从张开的活检钳顶端挤压出来，则可能压碎活检组织。

将活检组织从活检钳上摇晃至固定液瓶中可能会损伤活检组织，并引起上皮的脱落，特别是从胃体获得的活检组织更易发生。对那些希望继续使用摇晃技术的人来说，提醒病理医师从消化道其他部位的活检组织中寻找脱落上皮可能有用。一些病理医师习惯于见到大量脱落上皮，他们以为这是内镜操作者能获得的最佳活检标本。当活检渗出性病变用于诊断时，将活检组织摇晃至固定液瓶中可能会将位于渗出物中的微生物丢失，如白色念珠菌或单纯疱疹病毒。

在临床实际中，并不要求内镜中心将活检标本定位在支持材料上，或者由缺乏经验的人员进行定位，这均可造成更多的组织损伤。将组织标本准确定位以便组织学检查的关键是，病理组织人员将活检标本沿其边缘包埋入石蜡和通过标本中心获得切片的能力和动机。

固定液瓶中活检组织的数目

千万别把4块以上的活检标本放置在一个固定液瓶中（图5-4）。大多数组织技术人员在包埋和切片过程中不能在一个组织块中排列好 4 个以上的活检标本，使每一块都能定位准确并可清晰辨认。内镜医师的一种不同意见认为，将 10 块或 10 块以上的活检标本放置在一个固定液瓶中可以节省费用。他们可能不常得到这样的反馈—— 10 块标本中仅有一半或更少能完全辨认出来（图 5-4）。

息肉：识别其蒂部

当用圈套器去除有蒂或无蒂息肉时，用于癌症诊断样本的关键部位是蒂部或基底部（在无蒂息肉）（图 5-5）。当息肉切除之后，蒂部会马上收缩，在固定之后会进一步收缩并消失。识别蒂部的最佳方法是用一个 25 号［1 英寸（1 英寸 = 2.54cm)］短针头穿刺标记，在息肉顶端最突起的部位用针头的中心指示（图 5-5）。另一种办法是在切除后将息肉的蒂部或基底用墨汁标记。在固定几小时后，将息肉用解剖刀或剃须刀切开。将切开的两块面向下进行包埋，定位准确后，第一张切片显示息肉蒂部[19]。

小息肉

小息肉通常用吸引瓶重新收集。这种方法不损伤组织。使它不会堵塞在吸引通道内的关键是吸引前将息肉放在一个液体池中。如果没有液体，可先注入一

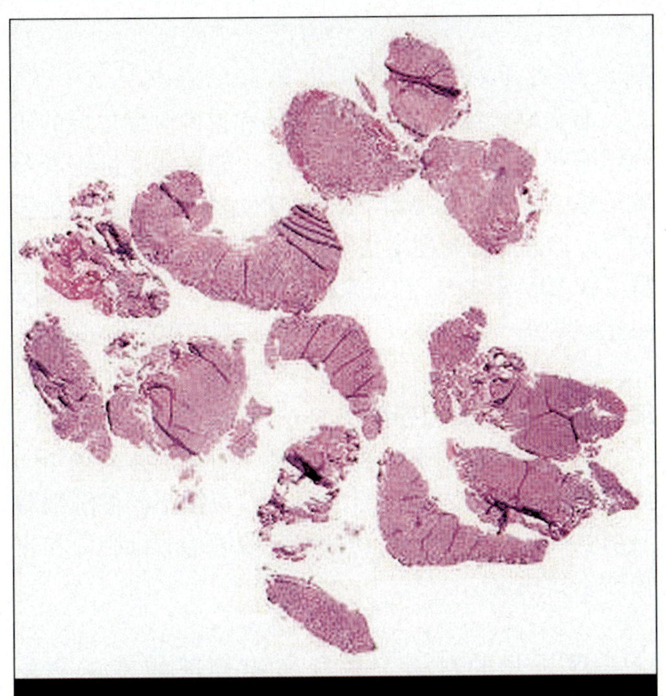

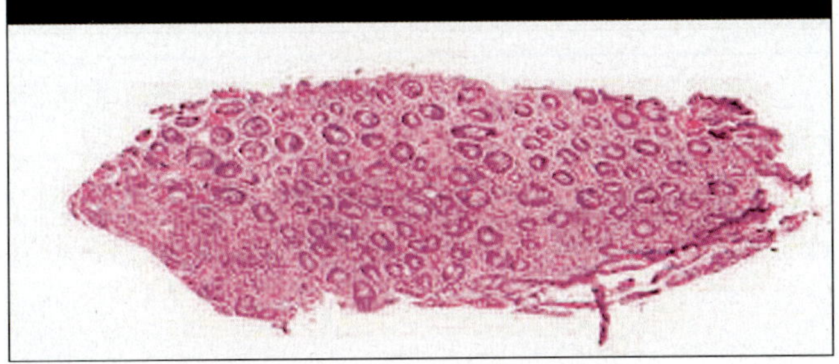

图 5-4 太多的活检组织放在一个固定液瓶中，因此集中在一个组织块中。不同大小的碎片无法全部放置，因此每个活检组织不能定位。黑线代表了切片时的组织皱缩。活检标本不能准确定位的特点显示于下图，横切面一周没有见到能够提示真正组织构造的线索（面包圈效应）。

些盐水。

刮削活检

当使用刮削活检以粉碎方式去除无蒂或有蒂的大息肉时，在标本切缘做标记或定位黏膜边缘非常重要。如果切缘做了标记和定位，病理医师就能重组无蒂息肉的原貌。诊断或除外癌症需要观察黏膜肌层和浅层的黏膜下层。如果送去的多块标本都未定位，那么病理医师常常不能肯定是否有癌浸润。

内镜下黏膜切除术

作为处理标本的内镜医师或病理医师，我们应该明确，EMR标本应与任何因为癌症和怀疑癌症的切除标本一样来进行处理。它们不仅仅是较大的活检标本。

由于前述原因，切除病变时最好不要把病变切成

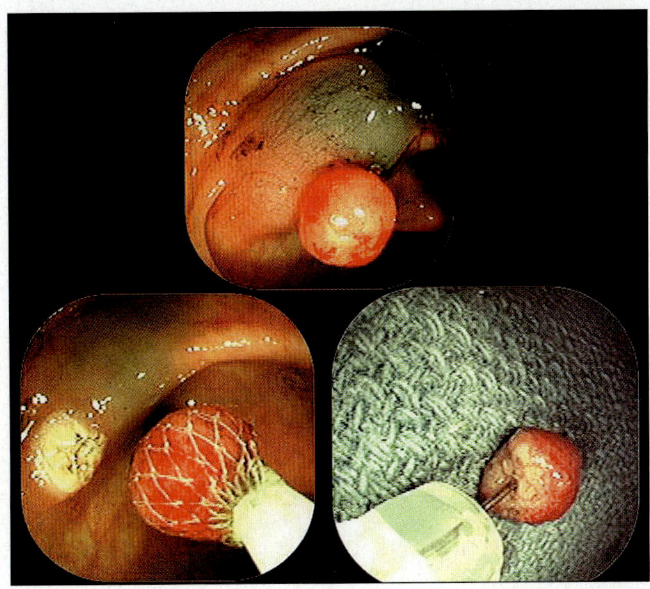

图 5-5 息肉切除，首先染色。用一根针从息肉基底部刺入，穿透息肉顶端。在实验室中，息肉被沿着针道一切为二，两块息肉组织被面向下进行包埋，蒂部和基底部就显现在第一张切片中。

碎片；而应把标本以确定的方式处理和定位。处理EMR标本前，事先需要与病理医师针对该标本制订一个方案。最好的方法是将新鲜标本送病理室，使病理医师在标本固定之前能大体观察一下，用针头标记。固定后，将标本切成2mm的薄片并逐一包埋，这样整个标本便显现在组织切片中[20]。只有这样，患者和内镜医师才能确信局灶的或早期病变的最大浸润情况得到了最理想的分析。

细胞学

感染诊断细胞学

在食管最常见的三种潜在感染——巨细胞病毒、白色念珠菌和疱疹病毒中，后两者的特征是病原微生物存在于表面渗出物中。巨细胞病毒通常隐藏得较深，在渗出物涂片细胞学检查中较难发现[21,22]。渗出物细胞学检查可在1周内提供快速诊断。如果需要的话，可行刷洗并做培养，但正如其他细胞学检查那样，细胞刷上的渗出物被涂到载玻片上。如果要做培养的话，第二次刷洗可在培养基中旋动或用钢丝钳切断刷尖，留在培养基底部。大多数食管感染不需要通过组织学检查来确认。也曾有细胞学作为其他感染辅助诊断的报道，包括结核[23]、接合菌病[24]和微丝蚴病[25]。曾有刷式或印迹（活检的）细胞学[26,27]用于幽门螺杆菌诊断的报道，但并未广泛应用。尽管既往曾大量应用十二指肠液来诊断贾第鞭毛虫病，但用活检来确诊似

乎也至少同样敏感[28]。一般而言，与十二指肠或空肠活检相比，在HIV阳性患者中用十二指肠液诊断感染不太令人满意[29]。

癌及异型增生的细胞学

在腔内明显受累的恶性狭窄病变，刷式细胞学有时是惟一可用的能够立即作出诊断的方法。将细胞刷送入狭窄部进行细胞刷洗时，我们应高度谨慎。

内镜超声影像学检查外的细胞学检查不太常用[30, 31]。刷式细胞学或其他细胞学在诊断异型增生和癌方面是活检的最佳补充手段。如果不做活检或取样较少，单用细胞学检查已被证明不足以做出准确诊断。

Barrett 食管

Barrett 食管是细胞学检查应用的一个良好模型。当发生异型增生和癌时，会经常出现一个缺陷的病变区域，在一个较大的范围内出现多处异型增生灶，而不仅仅看到目标病灶。甚至细胞学的热衷者们也认为，细胞学检查和活检对 Barrett 食管的诊断二者相互补充[22]，并认识到细胞学对于诊断低度异型增生并不是最佳的[21, 31]。研究显示，细胞学检查和活检的研究均未纳入足够的异常增生患者来明确细胞学是否对检测的有效率和准确率有影响[32]。一个值得争论的问题是：细胞学在少数癌症患者[32]较之活检的任何优势均须证明这并不是因为方案中活检取样相对不足所致。

刷式细胞学以外的其他技术已被用于Barrettt食管和其他疾病中。印迹细胞学是用载玻片触碰组织表面进行细胞学检查的一种技术，通常情况下，活检标本还是采用常规方法进行处理[33]。它没有显示任何优势。

采用非内镜细胞学技术，能够单用细胞学检查进行筛查，然后，把患者分层进行内镜下活检，筛查异型增生或对胃食管反流病患者筛查Barrett食管。采用球囊方法[34]似不足以获取最佳细胞学标本，因此，其他网孔技术也被用于研究中[35]。

鳞癌的群体筛查

在中国，已有大量使用非内镜下充气球囊的细胞学研究，试图在食管鳞癌高发区确认食管异型增生和癌患者[36]。在一项使用球囊和海绵状细胞采样器的研究中，与同时的活检相比，细胞学检查对鳞癌的敏感性不佳，对异型增生和癌的敏感性不足 50%[37]。

刷式细胞学在胃肠道其他部位的应用

有关刷式细胞学用于结直肠和胃内肿瘤形成的研究已有报道[38-40]。就像食管狭窄，如果病变部位较难做活检，细胞学检查作为一项辅助技术可能是有价值的[41]。诊断肛门异型增生可能比较困难，尤其在高危人群（如 HIV 患者），在将来的研究中，肛门细胞学检查可能会发挥一定作用[42,43]。但目前它的作用尚不可知。

细胞分子学及其他应用

就像组织学研究一样，细胞学研究的方向也指向分子病理学技术，这不足为奇。这包括结肠灌洗细胞的细胞计数成像[44]、从食管中获取的培养细胞[45]和生物标志物测定[46]。

与病理医师的对话，最佳组织处理的第二个关键部分

病理医师和内镜医生之间进行互动性的、更为详尽的讨论非常有用[47]。

在如何最佳地利用活检标本来指导患者治疗方面，内镜医生与病理医生之间的对话和联系始终很少[48]。

病理医师应获得哪些信息

表 5-1和表5-2给出了标准活检所需要的信息。表5-1给出了标准活检部位的例子。内镜护士通过记下内镜医师说明的活检部位来确保计划的实施。表5-2给病理医师提供了其他详细信息，以便做出更有针对性的诊断和鉴别诊断。

病史

病史要简短，但要有一定相关性。例如一名患者患有腹泻并曾接受药物治疗，如果是近期出现的，就应该说明。如果做过放疗，则应注明放疗日期，病理医生可以寻找是否存在放疗后不久出现的急性黏膜病变，与放疗数月或数年后的长期效应相比较。

向病理医生提出的问题

病理医生一直在忍受着活检标本无病史的问题，例如仅标明“胃炎”。这相当于请一个医生在无病史指导的情况下进行体检，并做出诊断。

内镜医师询问问题时需要知道：在既定情况下活检能完成什么，不能完成什么。有时问题很简单，“这块病变是什么?” 内镜医生需要有现实的预期，而不要让病理医生认为他们不得不充当辩护者。息肉活检是

表 5-1 内镜报告和病理申请的标准活检部位
食管
LES、Z 线和局部活检，均以距门齿的距离（cm）计算。如无 Barrett 食管，估计 LES 区和 Z 线在同一位置
胃
胃底
胃体和胃窦，大弯或小弯；胃窦和胃体的近端、中段、远端
十二指肠和空肠
球部
降部
其他部位只能估计，除非在 X 线透视下做肠镜检查
回肠
距回盲瓣的距离（cm）
结肠
盲肠
升结肠——盲肠和升结肠有较多的炎性细胞，应与其他部位的活检分别进行
肝曲区
横结肠 B ——如果此处有多处病变，则注明近段、中段、远段
脾曲区
降结肠和乙状结肠——如果结肠是直的，记录距肛门直肠边缘的距离（cm）；如果不直，则描述为降结肠、乙状结肠、直肠
直肠 B　在一些重要的局部直肠疾病中，描述与 Houston 瓣的距离和关系
LES，食管下端括约肌。 Modified from Weinstein WM: Mucosal biopsy techniques and interaction with the pathologist. Gastrointest Endosc Clin N Am 10:555-572, 2000.

表 5-2 给病理医生的信息：病变描述、相关用药、病史和向病理医生提出的问题
病变描述
如有异常，使用简单的语言：例如皱襞肥厚而不是肥大或水肿；变薄而不是萎缩
对病变的描述应给出观察所见，无需解释（如胃炎）
活检工具
如非针式活检钳，则详细描述活检工具的类型（如热活检钳、电凝圈套器）
息肉
给出大小，有蒂或无蒂，所用工具（如活检钳、热活检钳或电凝圈套器）
主要药物
作用于所有部位：任何免疫抑制剂、化疗或放疗、目前或近期使用的非甾体类抗炎药物（NSAID）
作用于胃：质子泵抑制剂，剂量和使用持续时间，近期或目前使用的抗生素或铋剂
作用于结肠：制剂类型、局部用药还是口服，口服剂型，5-ASA 或其他 IBD 药物
病史
简短，通常一两条就足以
对病理医生提出的问题
尽可能具体
5-ASA，5- 氨基水杨酸；IBD，炎症性肠病。 Modified from Weinstein WM: Mucosal biopsy techniques and interaction with the pathologist. Gastrointest Endosc Clin N Am 10:555-572, 2000.

一良好的例子。息肉活检发现黏膜正常，这并不少见。病理医生应很自然地说“正常”，而不是做出组织学诊断——“息肉样皱襞”或“黏膜赘生物”（辩护者诊断）。

对病理医生提出的问题可以指导最终诊断。例如如果内镜医生正在评估新近腹泻患者，认为诊断溃疡性结肠炎或Crohn病尚为时过早，那么活检问题可为“排除肉芽肿，局部或弥漫性炎症和感染类型”。如果从吸收不良患者的小肠取活检，那么提出的问题可能是“除外乳糜泻的平坦型黏膜损害”。如果问题是排除乳糜泻，病理医生会在仅有轻度异常存在（所谓的Marsh 1或2病变）的情况下做出乳糜泻的诊断，尽管这些异常并不能导致明显的吸收不良。对无蒂息肉活检提出的问题是单纯除外腺瘤，而不是排除完全切除。在无蒂息肉，排除完全切除需要从一端到另一端对整个隆起的活检组织进行切片观察。

当患者体内首次发现癌，并准备行切除治疗，内镜医生的建议应是“待手术，除外腺瘤病变”。如果问题是除外癌，则回复的诊断可能是“存在腺瘤，但不能排除癌，建议重新活检”（图 5-6）。

药物

现在，人们越来越认识到药物会导致一些病理情况，这在前几年还没人意识到。表5-2罗列了对消化道任一部分可产生影响的药物或其他治疗，其中一些药物影响特定部位。肠道任何部位发生非常见病变时，均应在鉴别诊断中考虑非甾体类抗炎药（NSAID），但在这种情况下原因和作用经常难以证实。而对淋巴细胞性或显微镜下结肠炎，鉴别诊断时应考虑其他重要药物（如雷尼替丁）[49]。罗列出患者服用的所有药物是没有必要的。患者服用的有些药物其重要性只有在回顾活检结果时才能明确。例如，在无全身动脉粥样硬化疾病的缺血性结肠炎年轻患者中，许多可能致病的药物就变得很重要，包括可卡因和口服避孕药。因此，这些病因在活检诊断后才能找到。

病理医生如何提高对话水平及活检诊断水平

当代消化道活检诊断要求病理医生了解诊断的后果（例如乳糜泻需终身无谷蛋白饮食，溃疡性结肠炎患者难以投保人寿保险，还要担心继发癌症）。鉴别诊断应有针对性，不能像在教科书中那样罗列一堆，这不适于临床实践。这些都能够通过内镜医生与病理医生的日常对话包括分享相关出版物等实现。那些有行动计划的术语必须坚持执行。例如对溃疡性结肠炎或Barrett食管的中度异型增生尚未发表行动计划，因此病理医生对异型增生应坚持诊断为不确定的低度异型增生或高度异型增生。

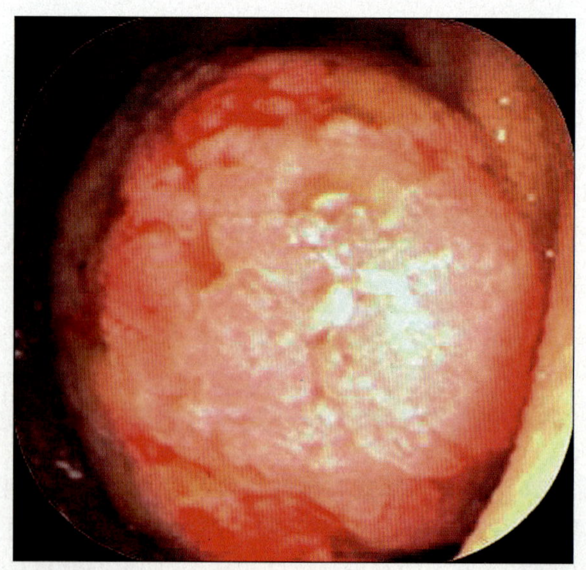

图 5-6 首次发现的横结肠大肿瘤。内镜医生活检后相应问题为“除外癌”。病理医生的诊断是“腺瘤性病变，不能排除癌，建议重新活检”。内镜医生的问题本应为“瘤体大，择期切除，除外腺瘤性改变”。

可能消化道病理学最应提高的两个方面是避免将所有病变均称作轻度慢性炎症及提高活检处理质量。许多实验室常规横切面样本的活检处理质量较差，更糟的是将组织撕裂或撕碎及染色很差（图 5-4）。

色素内镜

本部分聚焦以色素内镜帮助确定活检目标或去除病变的技术。色素内镜包括黏膜染色的局部应用，大多数经常使用标准内镜逆行胰胆管造影导管或特殊的喷洒管。

单用光学方法或与色素内镜联用是Brratt食管和一些其他消化道疾病更好定位或增加活检阳性率的关键。

表 5-3 列出了染色剂及其染色特征和潜在效用。从色素内镜产生和在日本首次使用之后很久，世界范围内对它的研究兴趣再次高涨。然而，色素内镜在临床工作中很少在非常规情况下使用。部分原因是由于这项技术额外增加了操作时间。另外，除了像在乳糜泻中那样仅突显局部和弥漫性黏膜病变之外，在其他应用中对其的诠释带有主观性。除去少数例外，主要与突出显示病变（去除前）有关，尚无明确证据证实色素内镜应成为常规临床内镜检查的一部分。

色素内镜患者及黏膜的准备

如果打算使用 Lugol 碘液，应明确患者是否对碘过敏。对使用亚甲蓝染色的患者应告知其尿和便会变成蓝色。

表面的黏液、血和残留的食物会影响色素内镜的效果[51]。染色后应冲洗拟观察黏膜的表面。对活性/可吸收染色剂（如 Lugol 碘、亚甲蓝），用 10% 的 N- 乙酰半胱氨酸20ml或更多进行冲洗特别有用[52]。另一种方法是，患者在检查前服用 20 000 单位的链霉蛋白酶液体[53]。然后，1～2 分钟后，用水或盐水（100ml 或更多的自来水冲去未吸收的染料）再次冲洗。这些冲洗剂中也可以包含少量消泡剂溶液。可用60ml注射器经喷洒管加压冲洗或用注射器直接冲洗。

使用抗胆碱能药物（如格隆溴铵0.2mg）可有效减少分泌物，在操作前或操作中使用胰高血糖素（0.25～0.5mg）可减少蠕动和痉挛。

对比染色

对比染色最有助于显示浅表肿瘤病变（例如胃内肿瘤病变）和EMR前的所有病变。在后者中，能更好显示即将切除病变的经常不规则的边缘。对比染色的一个缺点是需要一定经验来区分正常黏膜与异常黏膜。例如在胃内，染色区域的小凹开口和胃小区结构将被勾画出来，与平滑的未着色区域相比，其结构更不规则。

最常用的对比染色剂是靛胭脂（表5-3）。尽管许多专家指出，使用靛胭脂后不应将其冲洗掉，但仍有些人冲洗，冲洗后有问题病灶的固有颜色仍得以保留（图 5-7）。人们经常需要将病变的凹槽或边缘用着色的细线显示出来，以确定其边界并提供三维效果（图 5-7）。也可使用其他染色剂做对比染色。亚甲蓝（如果没有能够结合染料的吸收性上皮细胞，则不着色）可用于简单对比染色时，也可用于活检附近沾有血迹的部位，可以突出显示病变和黏膜细节。

亚甲蓝可用作另一种感觉的对比染色剂。在黏膜切除前注入盐水时，向充满盐水的30ml注射器中加几滴亚甲蓝，即可在注射的黏膜下形成天蓝色，使拟切除病变与黏膜下未受累部分形成明显对比[54]。

表 5-3　色素内镜染色

染色分类和类型	浓度	染色机制	阳性染色	潜在效用	染色结果
对比染色＊					
靛胭脂	0.1%～0.4%	显示不规则黏膜和沟槽上的小坑	蓝紫色（吲哚）	加强显示病变的层次	产生三维效果
活性／吸收性染色剂＊					
Lugol 液	1%～4%	被含糖原的上皮吸收	深绿 - 棕色到黑色	鳞癌	阴性
				在切除之后残余的 Barrett 食管	阴性
				食管炎或其他任何耗竭鳞状细胞内糖原的疾病	阴性
亚甲蓝	0.50%	小肠或结肠的吸收细胞和化生性吸收细胞	蓝色	胃的肠型化生	阳性
				十二指肠的腺瘤性息肉	阴性
				Barrett 食管、肠上皮成分	阳性
				十二指肠球部的胃上皮化生	阴性
甲苯胺蓝	1%	恶性细胞核的 DNA	蓝色	口咽部和食管的鳞状细胞癌	阳性
反应性染色					
刚果红	0.3%～0.5%	pH<3 时产生蓝黑色	从红色变成蓝黑色	调查研究中显示泌酸黏膜	颜色变化证实泌酸细胞的存在
酚红	0.10%	碱性 pH 时变色	从黄色变成红色	调查研究中显示幽门螺杆菌感染的上皮	颜色变成红色
文身剂⁺					
墨汁	0.1% 的墨汁或其他市售制品	永久标记病变或早期病变处	注射部位呈黑色	通常用于切除的息肉和鉴别肿瘤（浅表注射）或将手术切除的肿瘤（深部注射）	永久呈黑色

＊甲苯紫和结晶紫已很少用于对比吸收染色。
⁺吲哚氰绿作为文身剂较少使用。

食管

鳞癌和食管异型增生

色素内镜在临床上最重要的应用是用Lugol液显示鳞癌和异型增生。碘溶液在正常鳞状上皮中将糖原着色。阴性染色提示黏膜疾病。

向食管中喷入10～30ml的溶液（表5-3）。从GE连接部开始，随着内镜向头部移动逐渐向上喷洒，即能有效实施。食管腔可以部分塌陷。当达到喷洒区域上段时，可以使食管腔全部塌陷，使染色的食管壁相互粘着以达到一致地着色。1～2分钟后，向管腔充气，可向任何浅染区域重新喷洒。正常鳞状上皮的颜色从黑绿色到棕色至黑色。在10～15分钟之后，着色强度开始减退，有时很明显。

异型增生和癌症区域缺乏糖原，因此染色为阴性[55]。黏膜被侵蚀或因损伤和再生显著变薄时[56]（例如糜烂性食管炎痊愈后或Barrett食管消融后新生鳞状上皮再生后），也会出现同样变化。后者染色并非完全阴性，可能比通常的浅。

Lugol碘液可突显病变边缘可能被忽略或显示不清的异型增生和早期癌。在中国食管癌发病率最高的地区之一林县的一项研究中，发现异型增生和癌的发现率从62%～96%，而使用Lugol液的特异性为63%[57]。在那些对早期食管鳞癌行内镜下黏膜切除治疗的研究中心中，这项技术好像对发现反复出现的或异时的病灶十分有用[58, 59]。Lugol碘液也用于检测食管鳞癌发病率增高的人群（如头颈部癌症患者[60]）和那些表皮脱落细胞学异常的人群[56]。

甲苯胺蓝

由于早期对甲苯胺蓝的一些描述，使其根本没被使用[61]。它可使恶性细胞的核质着色，但在食管溃疡及糜烂性食管炎中可能出现假阳性结果。

Barrett食管切除后残余Barrett岛的查找

异型增生患者光动力疗法治疗后或在无异型增生患者消融治疗后[62, 63]，后续检查应查找Barrett食管残余区域以便再进行治疗。在先前切除的区域应用Lugol碘液，会更容易发现染色阴性的残余Barrett上皮小岛（图5-8）。

亚甲蓝用于Barrett上皮和发育不良的检测

在Barrett食管的研究中，最广泛使用的染色是亚甲蓝染色（图5-9）。Canto做了许多关于亚甲蓝的开

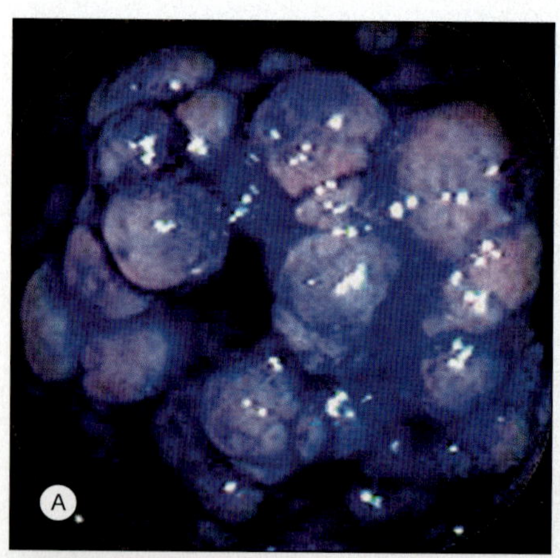

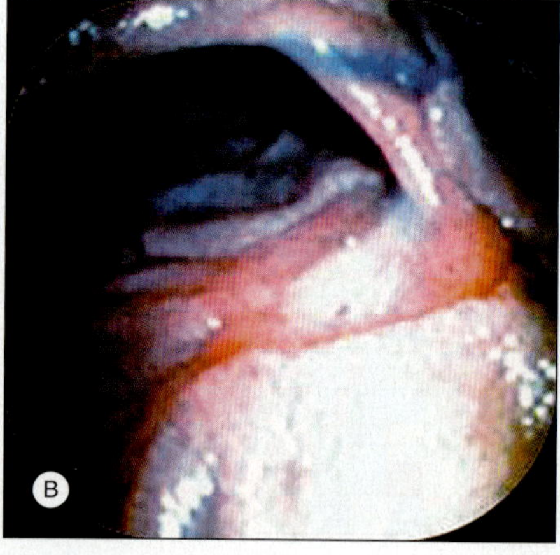

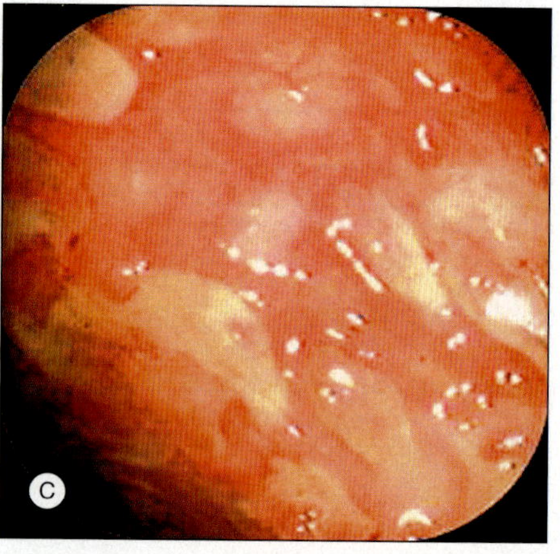

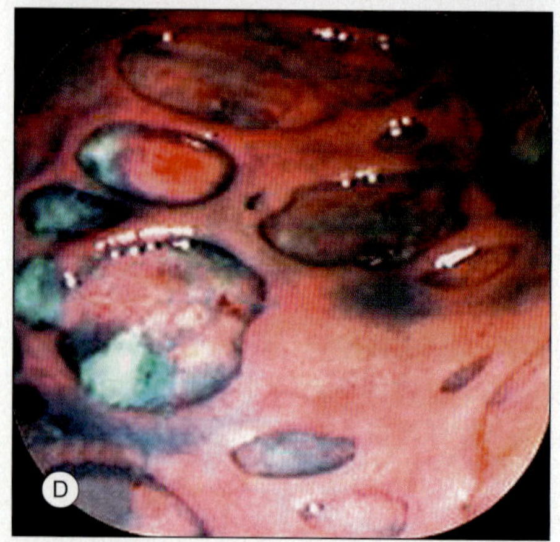

图5-7　靛胭脂对比染色。A. 家族性息肉病患者胃体成堆的胃底腺息肉。B. 服用非甾体类抗炎药（NSAID）的患者在小肠内形成的甜饼-切刀样糜烂。多数染色剂已被冲洗掉，残余在黏膜凹陷处的染色剂显示出三维效果。C及D. 乙状结肠，未分类炎症性肠病。C. 最初印象是伪膜性肠炎。D. 当冲洗C中的病变时，充盈在病变处的黏液和渗出物消失，靛胭脂染色显示出盘状凹陷的溃疡和糜烂。

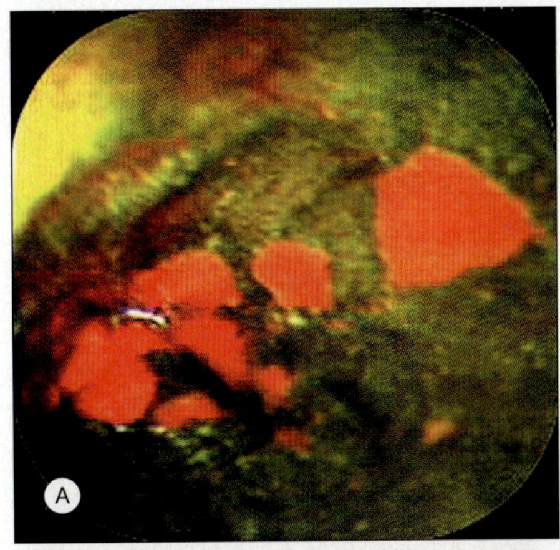

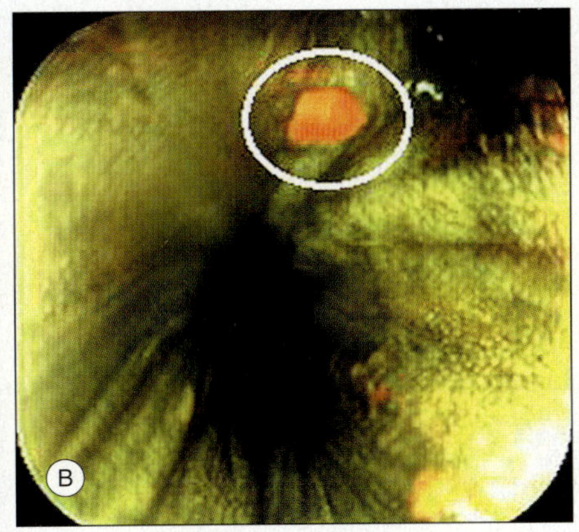

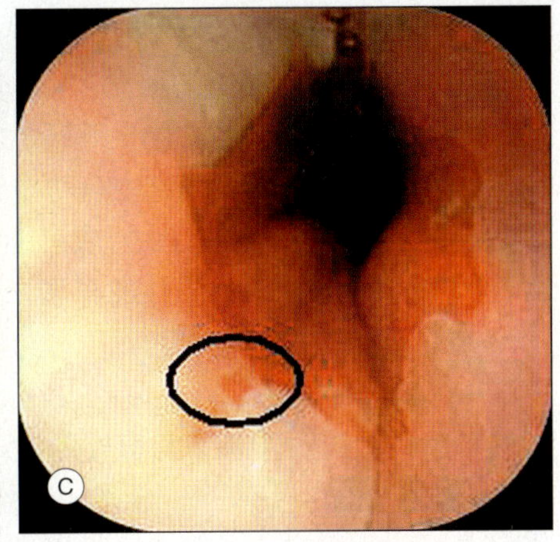

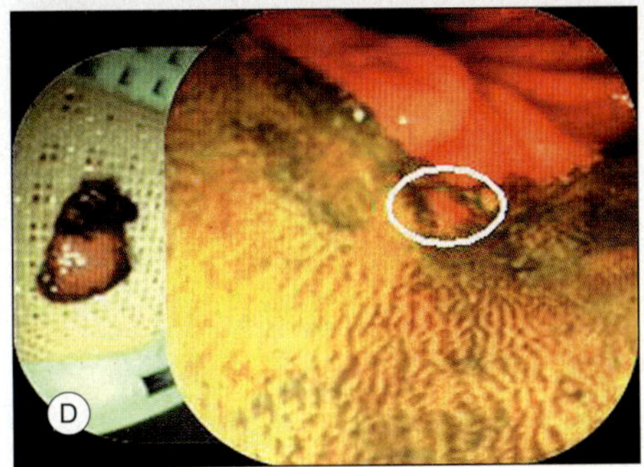

图5-8　食管Lugol碘液染色。A. 在一项实验性切除研究中，在切除前显示Barrett岛。鳞癌、异型增生和糜烂性食管炎Lugol碘液也阴性染色。B. 在切除6周后，残余Barrett上皮小岛依然存在。这些小岛在染色前无法识别。C和D. 胃食管反流病（GERD）患者柱状上皮小岛染色。C.染色前。D.Lugol碘液染色后将小岛旋转至6点处；活检（插入）显示切除后染色阴性的小岛被 Lugol 碘染成黑色的鳞状上皮黏膜包围。

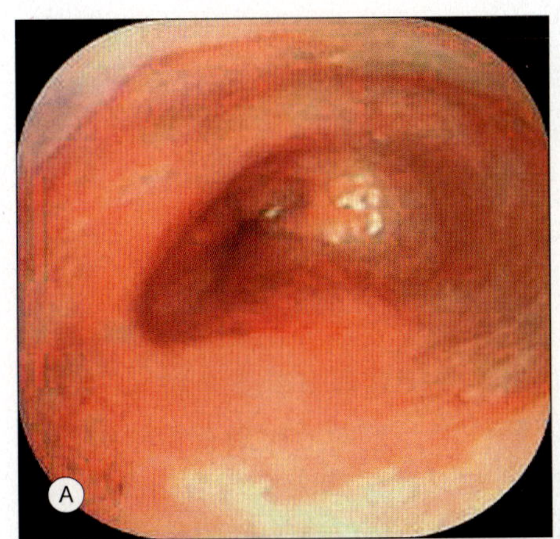

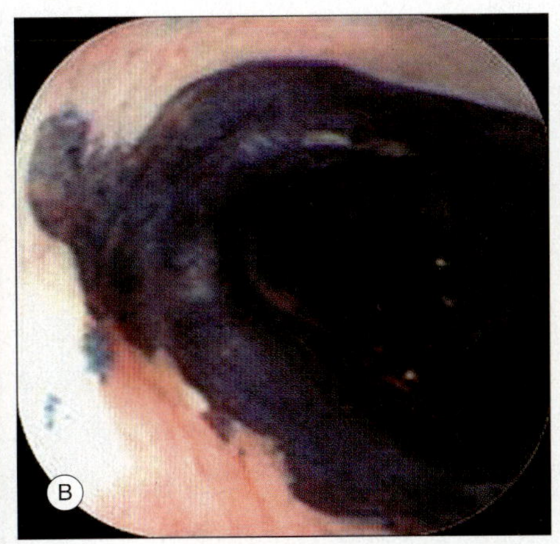

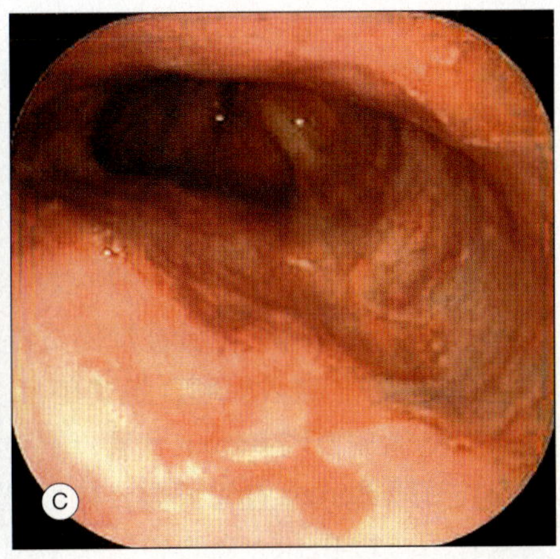

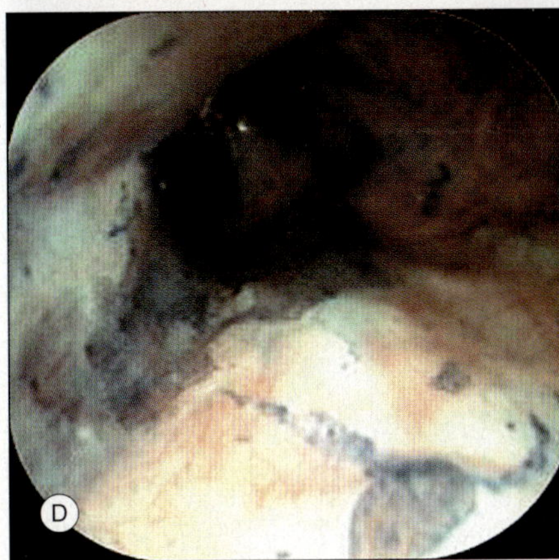

图 5-9　长节段和短节段 Barrett 食管的亚甲蓝染色。A 和 B. 长节段 Barrett 食管染色前和染色后的表现。C 和 D. 短节段 Barrett 食管染色前后的表现。染色浅，明显片状分布。

创性工作。

亚甲蓝可与正常小肠上皮、以Barrett食管为特征的肠上皮化生或胃肠上皮化生等肠的吸收上皮结合。在Barrett食管的亚甲蓝研究中有两个热点。一个是发现明显的肠上皮（染色阳性）或可能有短节段Barrett食管，第二是发现染色阴性的异型增生。

人们清醒地观察到喷洒亚甲蓝可以诱发对白光敏感的 DNA 氧化损伤[64]。之所以关注 Barrett 上皮是因为这种染色会进一步加重已存在的DNA诱变损伤，可能会增加癌变的几率[64]。显然，这需要做更多的工作，并可能需要研究其他喷洒性染色剂来进行Barrett食管的实验性研究。

亚甲蓝染色的步骤

首先，给予黏液溶解剂（N-乙酰半胱氨酸或链霉蛋白酶）；然后，喷洒0.5% 的亚甲蓝，2 分钟后冲洗黏膜。在近期的全面综述中更详细地描述了如何避免染到衣服上，如何告诉患者次日排绿色尿液和 / 或大便时不必惊慌[52]。已公认该技术具有学习曲线，染色步骤会增加 2 ~ 12 分钟时间[52]，如果加上开始和染色后清洁时间，可能又增加 10 ~ 15 分钟。Canto 建议色素内镜初学者应多拍摄照片并将染色特征与染色区域活检病理诊断进行比较[52]。

短节段 Barrett 食管和贲门的肠上皮化生

如果内镜下发现Barrett食管有2cm的明显舌样延伸，活检后组织学检查发现肠化型杯状细胞，那么应诊断为短节段 Barrett 食管。如果缺乏肠化型杯状细胞，则不应诊断为Barrett食管。对怀疑短节段Barrett食管者进行亚甲蓝染色旨在帮助提高肠上皮化生区域（染蓝色）的准确活检率，迅速确诊。

当检测短节段Barrett食管（长度≤ 3cm）时，染色较长节段Barrett食管局限，并呈斑片状（图 5-9）。原因是短节段Barrett食管中肠化型和非肠化型柱状上皮混合较多，而长节段Barrett食管肠上皮化生改变多弥漫分布[65, 66]。

在短节段 Barrett 食管中，染色技术支持者报道，染色发现肠上皮化生的敏感性高达 98%[67]，但通常报道的敏感性为 80%[68]，有的低至 60% ~ 70%[69, 70]，但所有报道的敏感性通常高于随机活检的敏感性。这些研究的主旨是亚甲蓝染色时所需随机活检少。但是，也有一系列研究得到了相矛盾的结果，显示亚甲蓝染色与随机活检相比并无优势，尤其在短节段Barrett食管[71-73]。每项研究在设计方案、染色深度和斑块分布方面都有所不同。

亚甲蓝染色也已用于内镜下未发现Barrett食管的患者，发现 GE 连接部贲门右侧出现的肠化[74]。在临床实践中，目前没有在正常 Z 线上进行活检的指征。在无症状个体，肠上皮化生并不少见，在无Barrett食管的 GERD 患者中当然会存在[75, 76]。

高度异型增生和内镜下可视腺癌

有关亚甲蓝对发现早期肿瘤改变的潜在作用研究很少[66, 69, 71, 77]。其目的是联合应用其他各种光学技术准确定位，使活检部位更可能包含肿瘤性病变，减少活检的随机性[50]。由于肠上皮化生细胞向肿瘤细胞转化，这些病变在亚甲蓝染色下呈阴性。在理想状态下，蓝染的非异型增生的Barrett食管包绕未染色的异型增生区域。蓝色深度及苍白程度不一[52]。在短节段Barrett食管中寻找异型增生时，应注意非异型增生性短节段 Barrett 食管通常呈斑片状分布。而在长节段Barrett食管染色更均一（图5-9）。发现高度异型增生[66, 77]的敏感性比低度异型增生高得多。

Barrett 食管其他染色技术

有研究报道，放大内镜联合靛胭脂或醋酸能够发现 GE 连接部的肠上皮化生[78]和短节段 Barrett 食管。在一项初步研究中，已经使用了靛胭脂染色加放大内镜来观察 Barrett 食管和异型增生的不同特征性表现[79]。醋酸（1.5%）可以将食管变成漂白色，而Barrett食管和胃黏膜则仍为红色[78, 80]。

小结：Barrett 食管染料染色

鉴于目前所获数据和需要额外花费时间，检测肠上皮化生和异型增生的亚甲蓝或其他染色技术不可能被整合到常规临床操作中。定向活检最有希望用于短节段Barrett食管中，可从组织学上证实Barrett食管，靶向定位高度异型增生和内镜下可见的腺癌。进一步的研究可能阐明染料染色是否在Barrett食管检测的临床实践中发挥一定作用。

胃

除了采用对比染色来显现细微病变（用或不用放大内镜）外，任何类型的色素内镜均未广泛用于胃的检查，而选择性研究指征除外。刚果红（表 5-3）已被用于勾勒胃体和胃底的萎缩程度和非泌酸黏膜的范围[82, 83]。刚果红和亚甲蓝曾联合使用帮助诊断小胃癌[84]，但已不再使用。亚甲蓝将胃的肠上皮化生染成蓝黑色（图5-10），已将其与放大内镜联用来观察肠上皮化生和胃异型增生的更精确的特征[85, 86]。酚红已用于胃内幽门螺杆菌感染（表5-3）程度、良性或恶性病变的调查性研究[87, 88]。

小肠

乳糜泻

乳糜泻的内镜特征包括Kerchring皱襞的消失、扇形皱襞、马赛克征（图5-11C）和可见潜在血管。在一项大型研究[89]中，使用亚甲蓝染色进行观察，在喷洒前已记录病变的表现。80例该病患者和87例黏膜正常患者中，内镜医生分别正确发现了75例和86例。尽管染色剂喷洒确实使一些病变变得更易碎，但对于经验丰富的内镜医生来说，并不会因此而增加发现的几率。在一项针对全部或部分小肠绒毛萎缩患者的研究中，放大内镜联合靛胭脂的色素内镜在发现小肠病变方面显著优于标准内镜[90]。最后，一小部分不同小肠病变在使用靛胭脂的色素内镜后得到更好的观察，而放大内镜则不增加发现的几率[91]。

对于可疑的乳糜泻病例，内镜医生如对其内镜下特征不熟悉，使用染色剂会使一些特征表现更脆弱。对于诊断乳糜泻经验丰富的内镜医生，染色可能没有帮助。但是，对于任何即将进行内镜检查的乳糜泻疑似患者，即使无典型内镜下特征，亦应在十二指肠取活检。

其他小肠病变

对家族性腺瘤性息肉（familial adenomatous polyposis，FAP）患者，如果在十二指肠有多发的腺瘤，由于亚甲蓝染色可将在普通内镜下显示为扁平小斑块样的病变显示成染色阴性的小病变，因此可以获得整个病变区域的完美图像（图5-11A和B）。而且，在一个或更多病变行内镜下黏膜切除前，这种染色或对比染色非常有用[20]。

十二指肠球部的小隆起，特别是发生在近端时，常常代表包括胃表面上皮及其胃腺（包含顶细胞和主细胞）在内的泌酸腺体异位。尚不知道其临床后果，但如果想显示它们可能的胃来源，喷洒亚甲蓝后会留下染色阴性的隆起。原理同上，可用于胃表面化生，这种化生是现在或过去炎症可能的证据[92]。

亚甲蓝可用于发现胰腺分裂患者的小乳头或其乳头开口[93]，但没有组织活检指征。

结肠

结肠息肉

色素内镜直接针对结肠息肉的两方面。一个是在大体检查中区分化生性或腺瘤性息肉。二是增加发现率，特别是腺瘤的发现率。最佳染色剂是靛胭脂喷洒，联用或不用放大内镜或高分辨内镜。其他创新性染色方法是将染色剂放入电解质洗肠液中或放入胶囊中[94, 95]。

化生性或腺瘤性息肉

一个深凹或凹陷型病变提示化生性息肉，而有凹槽或沟回的病变提示腺瘤。主要的开创性工作是在日本进行的[96]。在许多研究该方法潜在价值的研究中，有一项美国多中心前瞻性研究。在这项研究中，92.3%的息肉可以根据染色的类型来区分，对腺瘤性息肉的敏感性、特异性和阴性预测值分别是82%，82%和88%。

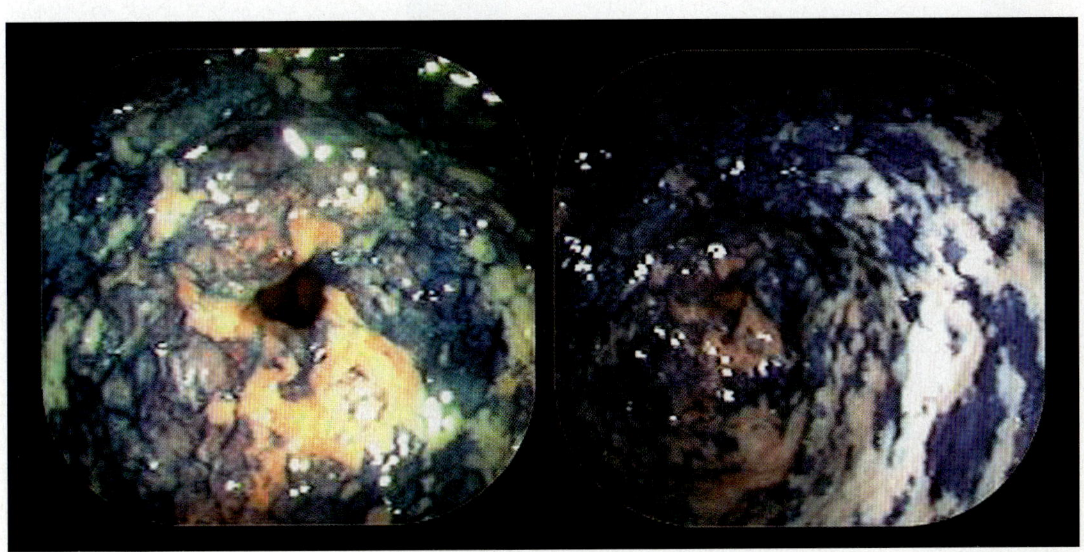

图5-10　胃窦亚甲蓝染色。胃窦大部分染色显示广泛的肠上皮化生。染色阴性的区域可能代表非肠上皮化生的正常胃表面上皮或肠上皮化生区域内的胃异常增生。

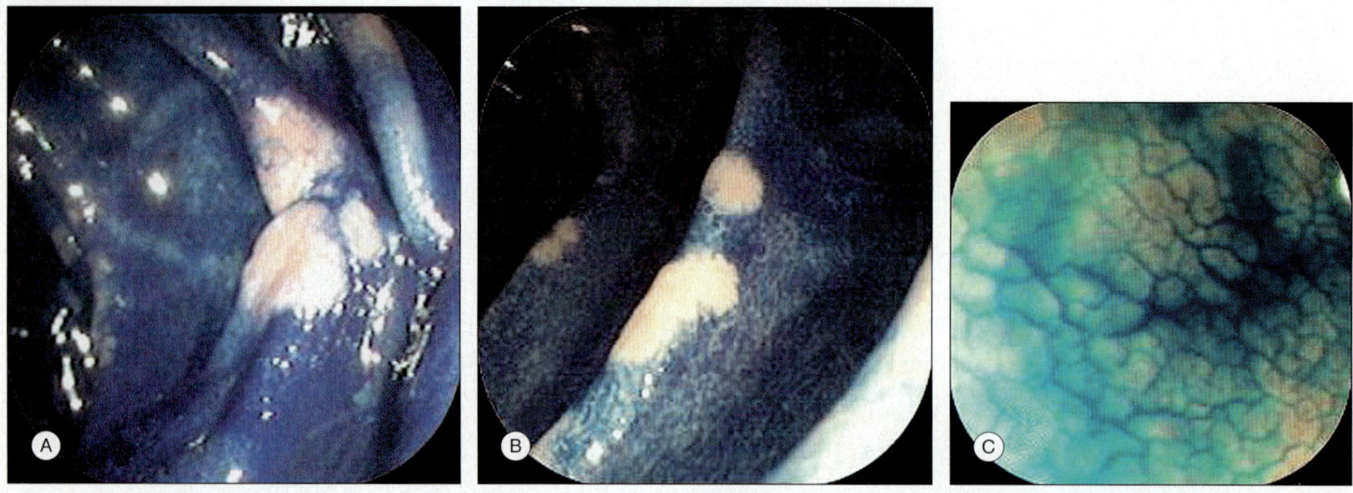

图5-11　小肠色素内镜。A和B. 家族性腺瘤性息肉病患者十二指肠外典型的扁平至小隆起型腺瘤。它们在亚甲蓝染色下很容易显示和识别。亚甲蓝将肠黏膜染成蓝色，而腺瘤不着色。C. 乳糜泻患者十二指肠远端靛胭脂对比染色，显示扁平黏膜的典型的马赛克样或瓷砖样表现。

增加腺瘤的检测率

扁平型或凹陷型腺瘤指的是薄饼样腺瘤（有或无凹陷的中心），而非常见的隆起型息肉（图5-12）。曾用过这样的内镜下定义，平坦或凹陷的、高度不超过其直径1/2[98]。为证实它们不仅仅是在日本出现的一种现象，Saitoh，一个能熟练发现这些病变的日本内镜医生，被征募到美国。他为 211 例患者实施了结肠镜，在左半结肠（从脾曲到直肠）进行了靛胭脂染色[98]。在 22.7% 的患者中发现了扁平型和凹陷型病变。其中，腺瘤多于增生性息肉（87% vs 67%），伴有高度异型增生或癌症的晚期损害，与传统息肉样隆起型病变相比，明显较小（10.75 vs 20mm）。在一项包括259例患者的随机对照研究中，使用全结肠染色剂喷洒，发现更多邻近乙状结肠的小腺瘤，并发现更多有 3 个及其 3 个以上腺瘤患者[99]。韩国的一项研究也发现，靛胭脂染色可以增加腺瘤的发现几率。与西方相比，韩国结直肠癌的发生率较低[100]。

实际工作中的应用

应具备鉴别增生性息肉和腺瘤性息肉的能力，特别是在近端直肠和远端乙状结肠，增生性息肉为数众

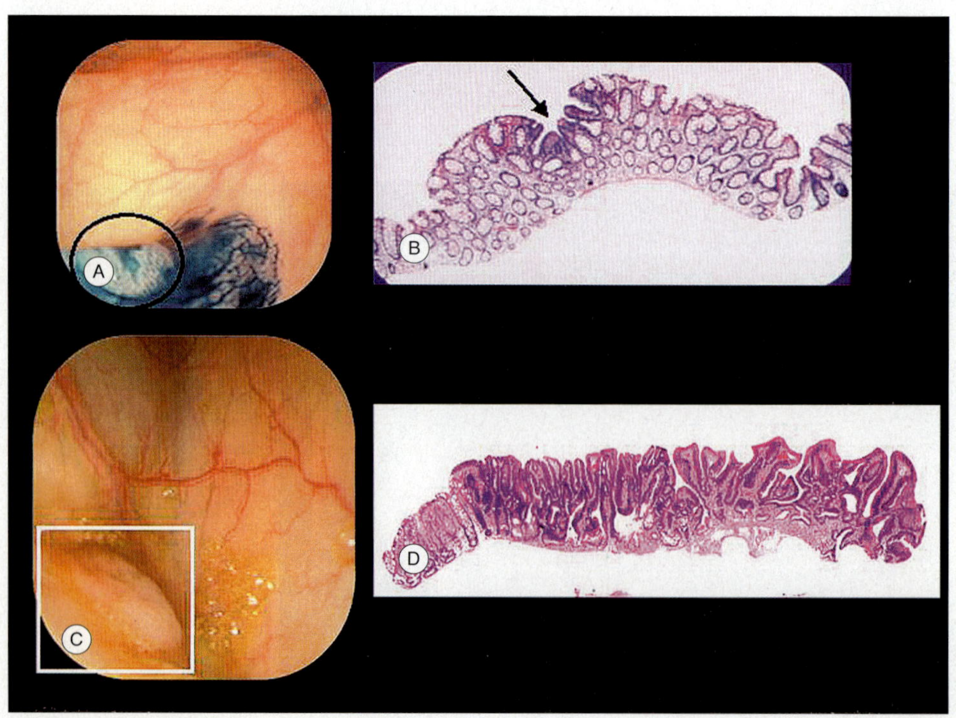

图 5-12　不同类型扁平腺瘤比较。A. 靛胭脂染色显示中心细微凹陷的小隆起。B. 组织学显示腺瘤部分是凹陷的（箭头），而隆起部分是由非腺瘤性延长的囊肿所致。C. 扁平的非凹陷腺瘤。略微发黄的黏液勾勒出扁平病变的轮廓。D. 病变平坦特征的组织学图示。与上图（B）形成对比。

多，因其外观发白，而容易辨认。结肠染色剂喷洒增加了结肠镜的操作时间，这项技术需要获得一定量的经验。在前瞻性研究中，使用它们是否能在更早期发现癌，以及采用扫描黏膜的光学技术是否能更早发现癌或至少是腺瘤，尚需观察。理论上，任何光学技术作用的最大潜能是发现包含腺癌的 8 ~ 10mm 的扁平腺瘤。使用传统结肠镜的有经验的内镜医生会遗漏掉多少这样的腺瘤，尚不可知，这些病变的临时生物学行为如何，也不得而知。

色素内镜和炎症性肠病

在一项随机对照研究中，总共纳入174例行色素内镜检查的长期溃疡性结肠炎患者，全部结肠均喷洒亚甲蓝，并与常规筛选活检进行对比[101]。在染色组，32例患者发现上皮内肿瘤（32例中有24例为低度恶性；有24例在扁平黏膜中）；而传统内镜组发现10例（10例中有8例为低度恶性；有4例在扁平黏膜中）。染色剂喷洒组在预测组织炎症程度方面也优于传统内镜，但这并不是最重要的[102]。在进行色素内镜研究的大多数地区，问题在于是否应把死亡计算在内，是否某一天会证实光学技术简单可行，且精确性相同或更好[50]。

（李渊译　宋志强 张立卫校）

参考文献

1. Kozarek RA, Attia FM, Sumida SE, et al: Reusable biopsy forceps: A prospective evaluation of cleaning, function, adequacy of tissue specimen, and durability. Gastrointest Endosc 53:747–750, 2001.
2. Hamilton MI, Sercombe J, Pounder RE: Control of intragastric acidity with over-the-counter doses of ranitidine or famotidine. Aliment Pharmacol Ther 15:1579–1583, 2001.
3. Jung M, Beilenhoff U, Pietsch M, et al: Standardized reprocessing of reusable colonoscopy biopsy forceps is effective: Results of a German multicenter study. Endoscopy 35:197–202, 2003.
4. Yang R, Ng S, Nichol M, Laine L: A cost and performance evaluation of disposable and reusable biopsy forceps in GI endoscopy. Gastrointest Endosc 51:266–270, 2000.
5. Levine DS, Blount PL, Rudolph RE, Reid BJ: Safety of a systematic endoscopic biopsy protocol in patients with Barrett's esophagus. Am J Gastroenterol 95:1152–1157, 2000.
6. Paternuosto M, Bottiglieri ME, Migliore G, et al: New biopsy forceps for gastrointestinal endoscopy. Endoscopy 34:933, 2002.
7. Peluso F, Goldner F: Follow-up of hot biopsy forceps treatment of diminutive colonic polyps. Gastrointest Endosc 37:604–606, 1991.
8. Gilbert DA, DiMarino AJ, Jensen DM, et al: Status evaluation: Hot biopsy forceps. American Society for Gastrointestinal Endoscopy. Technology Assessment Committee. Gastrointest Endosc 38:753–756, 1992.
9. Mann NS, Mann SK, Alam I: The safety of hot biopsy forceps in the removal of small colonic polyps. Digestion 60:74–76, 1999.
10. Williams CB: Small polyps: The virtues and the dangers of hot biopsy [editorial]. Gastrointest Endosc 37:394–395, 1991.
11. Thomson M, Kitching P, Jones A, et al: Are endoscopic biopsies of small bowel as good as suction biopsies for diagnosis of enteropathy? J Pediatr Gastroenterol Nutr 29:438–441, 1999.
12. Alizai NK, Batcup G, Dixon MF, Stringer MD: Rectal biopsy for Hirschsprung's disease: What is the optimum method? Pediatr Surg Int 13:121–124, 1998.
13. Tappero G, Gaia E, De Giuli P, et al: Cold snare excision of small colorectal polyps. Gastrointest Endosc 38:310–313, 1992.
14. Uno Y, Obara K, Zheng P, et al: Cold snare excision is a safe method for diminutive colorectal polyps. Tohoku J Exp Med 183:243–249, 1997.
15. Carvalho JL, Campos M, Soares-Oliveira M, Estevao-Costa J: Laparoscopic colonic mapping of dysganglionosis. Pediatr Surg Int 17:493–495, 2001.
16. Mazziotti MV, Langer JC: Laparoscopic full-thickness intestinal biopsies in children. J Pediatr Gastroenterol Nutr 33:54–57, 2001.
17. Padda S, Shah I, Ramirez FC: Adequacy of mucosal sampling with the "two-bite" forceps technique: A prospective, randomized, blinded study. Gastrointest Endosc 57:170–173, 2003.
18. Levine DS, Reid BJ: Endoscopic biopsy technique for acquiring larger mucosal samples. Gastrointest Endosc 37:332–337, 1991.
19. Lewin KJ, Riddell RH, Weinstein WM: Dialogue, handling of biopsies and resected specimens. In Lewin KJ, Riddell RH, Weinstein WM (eds): Gastrointestinal Pathology and Its Clinical Implications. New York, Tokyo, Igaku-Shoin, 1992, pp 15–18.
20. Soetikno RM, Gotoda T, Nakanishi Y, Soehendra N: Endoscopic mucosal resection. Gastrointest Endosc 57:567–579, 2003.
21. Saad RS, Mahood LK, Clary KM, et al: Role of cytology in the diagnosis of Barrett's esophagus and associated neoplasia. Diagn Cytopathol 29:130–135, 2003.
22. Geisinger KR: Endoscopic biopsies and cytologic brushings of the esophagus are diagnostically complementary. Am J Clin Pathol 103:295–299, 1995.
23. Jain S, Kumar N, Jain SK: Gastric tuberculosis. Endoscopic cytology as a diagnostic tool. Acta Cytol 44:987–992, 2000.
24. Pickeral JJ 3rd, Silverman JF, Sturgis CD: Gastric zygomycosis diagnosed by brushing cytology. Diagn Cytopathol 23:51–54, 2000.
25. Singh M, Mehrotra R, Shukla J, Nigam DK: Diagnosis of microfilaria in gastric brush cytology. A case report. Acta Cytol 43:853–855, 1999.
26. Cubukcu A, Gonullu NN, Ercin C, et al: Imprint cytology in the diagnosis of Helicobacter pylori. Does imprinting damage the biopsy specimen? Acta Cytol 44:124–127, 2000.
27. Ghoussoub RA, Lachman MF: A triple stain for the detection of Helicobacter pylori in gastric brushing cytology. Acta Cytol 41:1178–1182, 1997.
28. Gupta SK, Croffie JM, Pfefferkorn MD, Fitzgerald JF: Diagnostic yield of duodenal aspirate for G. lamblia and comparison to duodenal mucosal biopsies. Dig Dis Sci 48:605–607, 2003.
29. Bini EJ, Weinshel EH, Gamagaris Z: Comparison of duodenal with jejunal biopsy and aspirate in chronic human immunodeficiency virus-related diarrhea. Am J Gastroenterol 93:1837–1840, 1998.
30. Falk GW, Ours TM, Richter JE: Practice patterns for surveillance of Barrett's esophagus in the United States. Gastrointest Endosc 52:197–203, 2000.
31. Falk GW: Cytology in Barrett's esophagus. Gastrointest Endosc Clin N Am 13:335–348, 2003.
32. Geisinger KR, Teot LA, Richter JE: A comparative cytopathologic and histologic study of atypia, dysplasia, and adenocarcinoma in Barrett's esophagus. Cancer 69:8–16, 1992.

33. Yazgan Y, Demirturk L, Ozel AM, et al: Impact of imprint cytology in detecting short segment Barrett's esophagus. J Clin Gastroenterol 36:126–129, 2003.
34. Falk GW, Chittajallu R, Goldblum JR, et al: Surveillance of patients with Barrett's esophagus for dysplasia and cancer with balloon cytology. Gastroenterology 112:1787–1797, 1997.
35. Rader AE, Faigel DO, DiTomasso J, et al: Cytological screening for Barrett's esophagus using a prototype flexible mesh catheter. Dig Dis Sci 46:2681–2686, 2001.
36. Liu SF, Shen Q, Dawsey SM, et al: Esophageal balloon cytology and subsequent risk of esophageal and gastric-cardia cancer in a high-risk Chinese population. Int J Cancer 57:775–780, 1994.
37. Roth MJ, Liu SF, Dawsey SM, et al: Cytologic detection of esophageal squamous cell carcinoma and precursor lesions using balloon and sponge samplers in asymptomatic adults in Linxian, China. Cancer 80:2047–2059, 1997.
38. Geramizadeh B, Hooshmand F, Kumar PV: Brush cytology of colorectal malignancies. Acta Cytol 47:431–434, 2003.
39. Yu GH, Nayar R, Furth EE: Adenocarcinoma in colonic brushing cytology: High-grade dysplasia as a diagnostic pitfall. Diagn Cytopathol 24:364–368, 2001.
40. Geramizadeh B, Shafiee A, Saberfirruzi M, et al: Brush cytology of gastric malignancies. Acta Cytol 46:693–696, 2002.
41. Petrelli NJ, Letourneau R, Weber T, et al: Accuracy of biopsy and cytology for the preoperative diagnosis of colorectal adenocarcinoma. J Surg Oncol 71:46–49, 1999.
42. Moscicki AB, Hills NK, Shiboski S, et al: Risk factors for abnormal anal cytology in young heterosexual women. Cancer Epidemiol Biomarkers Prev 8:173–178, 1999.
43. Scholefield JH, Johnson J, Hitchcock A, et al: Guidelines for anal cytology—to make cytological diagnosis and follow up much more reliable. Cytopathology 9:15–22, 1998.
44. Keller R, Brandt B, Terpe HJ, et al: Cytology and image cytometry after colonic lavage: A complementary diagnostic tool in patients with ulcerative colitis. Dig Liver Dis 35:24–31, 2003.
45. Fitzgerald RC, Farthing MJ, Triadafilopoulos G: Novel adaptation of brush cytology technique for short-term primary culture of squamous and Barrett's esophageal cells. Gastrointest Endosc 54:186–189, 2001.
46. MacLennan AJ, Orringer MB, Beer DG: Identification of intestinal-type Barrett's metaplasia by using the intestine-specific protein villin and esophageal brush cytology. Mol Carcinog 24:137–143, 1999.
47. Lewin DN, Lewin KJ, Weinstein WM: Pathologist-gastroenterologist interaction. The changing role of the pathologist. Am J Clin Pathol 103(4 Suppl 1):S9–12, 1995.
48. Ofman JJ, Shaheen NJ, Desai AA, et al: The quality of care in Barrett's esophagus: Endoscopist and pathologist practices. Am J Gastroenterol 96:876–881, 2001.
49. Beaugerie L, Patey N, Brousse N: Ranitidine, diarrhoea, and lymphocytic colitis. Gut 37:708–711, 1995.
50. DaCosta R, Wilson BC, Marcon NE: Photodiagnostic techniques for the endoscopic detection of premalignant gastrointestinal lesions. Dig Endosc 15:153–173, 2003.
51. Acosta MM, Boyce HW Jr: Chromoendoscopy—where is it useful? J Clin Gastroenterol 27:13–20, 1998.
52. Canto MI, Yoshida T, Gossner L: Chromoscopy of intestinal metaplasia in Barrett's esophagus. Endoscopy 34:330–336, 2002.
53. Fujii T, Iishi H, Tatsuta M, et al: Effectiveness of premedication with pronase for improving visibility during gastroendoscopy: A randomized controlled trial. Gastrointest Endosc 47:382–387, 1998.
54. Munakata A, Uno Y: Colonoscopic polypectomy with local injection of methylene blue. Tohoku J Exp Med 173:377–382, 1994.
55. Nakanishi Y, Ochiai A, Yoshimura K, et al: The clinicopathologic significance of small areas unstained by Lugol's iodine in the mucosa surrounding resected esophageal carcinoma: An analysis of 147 cases. Cancer 82:1454–1459, 1998.
56. Freitag CP, Barros SG, Kruel CD, et al: Esophageal dysplasias are detected by endoscopy with Lugol in patients at risk for squamous cell carcinoma in southern Brazil. Dis Esophagus 12:191–195, 1999.
57. Dawsey SM, Fleischer DE, Wang GQ, et al: Mucosal iodine staining improves endoscopic visualization of squamous dysplasia and squamous cell carcinoma of the esophagus in Linxian, China. Cancer 83:220–231, 1998.
58. Shimizu Y, Tukagoshi H, Fujita M, et al: Metachronous squamous cell carcinoma of the esophagus arising after endoscopic mucosal resection. Gastrointest Endosc 54:190–194, 2001.
59. Nomura T, Boku N, Ohtsu A, et al: Recurrence after endoscopic mucosal resection for superficial esophageal cancer. Endoscopy 32: 277–280, 2000.
60. Muto M, Hironaka S, Nakane M, et al: Association of multiple Lugol-voiding lesions with synchronous and metachronous esophageal squamous cell carcinoma in patients with head and neck cancer. Gastrointest Endosc 56:517–521, 2002.
61. Hix WR, Wilson WR: Toluidine blue staining of the esophagus. A useful adjunct in the panendoscopic evaluation of patients with squamous cell carcinoma of the head and neck. Arch Otolaryngol Head Neck Surg 113:864–865, 1987.
62. Weinstein WM: Is Barrett's esophagus dangerous? Endoscopy 34: 1007–1009, 2002.
63. Weinstein WM: The prevention and treatment of dysplasia in gastroesophageal reflux disease: The results and the challenges ahead. J Gastroenterol Hepatol 17(Suppl):S113–S124, 2002.
64. Olliver JR, Wild CP, Sahay P, et al: Chromoendoscopy with methylene blue and associated DNA damage in Barrett's oesophagus. Lancet 362:373–374, 2003.
65. Canto MI, Setrakian S, Petras RE, et al: Methylene blue selectively stains intestinal metaplasia in Barrett's esophagus. Gastrointest Endosc 44:1–7, 1996.
66. Canto MI, Setrakian S, Willis J, et al: Methylene blue-directed biopsies improve detection of intestinal metaplasia and dysplasia in Barrett's esophagus. Gastrointest Endosc 51:560–568, 2000.
67. Kiesslich R, Hahn M, Herrmann G, Jung M: Screening for specialized columnar epithelium with methylene blue: Chromoendoscopy in patients with Barrett's esophagus and a normal control group. Gastrointest Endosc 53:47–52, 2001.
68. Kouklakis GS, Kountouras J, Dokas SM, et al: Methylene blue chromoendoscopy for the detection of Barrett's esophagus in a Greek cohort. Endoscopy 35:383–387, 2003.
69. Gangarosa LM, Halter S, Mertz H: Methylene blue staining and endoscopic ultrasound evaluation of Barrett's esophagus with low-grade dysplasia. Dig Dis Sci 45:225–229, 2000.
70. Sharma P, Topalovski M, Mayo MS, Weston AP: Methylene blue chromoendoscopy for detection of short-segment Barrett's esophagus. Gastrointest Endosc 54:289–293, 2001.
71. Wo JM, Ray MB, Mayfield-Stokes S, et al: Comparison of methylene blue-directed biopsies and conventional biopsies in the detection of intestinal metaplasia and dysplasia in Barrett's esophagus: A preliminary study. Gastrointest Endosc 54:294–301, 2001.
72. Breyer HP, Silva De Barros SG, Maguilnik I, Edelweiss MI: Does methylene blue detect intestinal metaplasia in Barrett's esophagus? Gastrointest Endosc 57:505–509, 2003.
73. Endo T, Awakawa T, Takahashi H, et al: Classification of Barrett's epithelium by magnifying endoscopy. Gastrointest Endosc 55:641–647, 2002.
74. Morales TG, Bhattacharyya A, Camargo E, et al: Methylene blue

staining for intestinal metaplasia of the gastric cardia with follow-up for dysplasia. Gastrointest Endosc 48:26–31, 1998.

75. Hirota WK, Loughney TM, Lazas DJ, et al: Specialized intestinal metaplasia, dysplasia, and cancer of the esophagus and esophagogastric junction: Prevalence and clinical data. Gastroenterology 116:277–285, 1999.

76. Lembo T, Ippoliti AF, Ramers C, Weinstein WM: Inflammation of the gastro-oesophageal junction (carditis) in patients with symptomatic gastro-oesophageal reflux disease: A prospective study. Gut 45:484–488, 1999.

77. Canto MI, Setrakian S, Willis JE, et al: Methylene blue staining of dysplastic and nondysplastic Barrett's esophagus: An in vivo and ex vivo study. Endoscopy 33:391–400, 2001.

78. Guelrud M, Herrera I, Essenfeld H, et al: Intestinal metaplasia of the gastric cardia: A prospective study with enhanced magnification endoscopy. Am J Gastroenterol 97:584–589, 2002.

79. Sharma P, Weston AP, Topalovski M, et al: Magnification chromoendoscopy for the detection of intestinal metaplasia and dysplasia in Barrett's oesophagus. Gut 52:24–27, 2003.

80. Lambert R, Rey JF, Sankaranarayanan R: Magnification and chromoscopy with the acetic acid test. Endoscopy 35:437–445, 2003.

81. Tajiri H, Doi T, Endo H, et al: Routine endoscopy using a magnifying endoscope for gastric cancer diagnosis. Endoscopy 34:772–777, 2002.

82. Tatsuta M, Okuda S: Location, healing, and recurrence of gastric ulcers in relation to fundal gastritis. Gastroenterology 69:897–902, 1975.

83. Asaka M, Sugiyama T, Nobuta A, et al: Atrophic gastritis and intestinal metaplasia in Japan: Results of a large multicenter study. Helicobacter 6:294–299, 2001.

84. Iishi H, Tatsuta M, Okuda S: Diagnosis of simultaneous multiple gastric cancers by the endoscopic Congo red–methylene blue test. Endoscopy 20:78–82, 1988.

85. Fennerty MB, Sampliner RE, McGee DL, et al: Intestinal metaplasia of the stomach: Identification by a selective mucosal staining technique [see comments]. Gastrointest Endosc 38:696–698, 1992.

86. Sanders DL, Pfeiffer RB, Hashimoto LA, et al: Pseudomembranous gastritis: A complication from aspergillus infection. Am Surg 69:536–538, 2003.

87. Iseki K, Tatsuta M, Iishi H, et al: Helicobacter pylori infection in patients with early gastric cancer by the endoscopic phenol red test. Gut 42:20–23, 1998.

88. Sakai N, Tatsuta M, Hirasawa R, et al: Low prevalence of Helicobacter pylori infection in patients with hamartomatous fundic polyps. Dig Dis Sci 43:766–772, 1998.

89. Niveloni S, Fiorini A, Dezi R, et al: Usefulness of videoduodenoscopy and vital dye staining as indicators of mucosal atrophy of celiac disease: Assessment of interobserver agreement. Gastrointest Endosc 47:223–229, 1998.

90. Siegel LM, Stevens PD, Lightdale CJ, et al: Combined magnification endoscopy with chromoendoscopy in the evaluation of patients with suspected malabsorption. Gastrointest Endosc 46:226–230, 1997.

91. Kiesslich R, Mergener K, Naumann C, et al: Value of chromo-endoscopy and magnification endoscopy in the evaluation of duodenal abnormalities: A prospective, randomized comparison. Endoscopy 35:559–563, 2003.

92. Mertz H, Kovacs T, Thronson M, Weinstein W: Gastric metaplasia of the duodenum: Identification by an endoscopic selective mucosal staining technique. Gastrointest Endosc 48:32–38, 1998.

93. Park SH, de Bellis M, McHenry L, et al: Use of methylene blue to identify the minor papilla or its orifice in patients with pancreas divisum. Gastrointest Endosc 57:358–363, 2003.

94. Mitooka H, Fujimori T, Ohno S, et al: Chromoscopy of the colon using indigo carmine dye with electrolyte lavage solution. Gastrointest Endosc 38:373–374, 1992.

95. Mitooka H, Fujimori T, Maeda S, Nagasako K: Minute flat depressed neoplastic lesions of the colon detected by contrast chromoscopy using an indigo carmine capsule. Gastrointest Endosc 41: 453–459, 1995.

96. Kudo S, Hirota S, Nakajima T, et al: Colorectal tumours and pit pattern. J Clin Pathol 47:880–885, 1994.

97. Eisen GM, Kim CY, Fleischer DE, et al: High-resolution chromoendoscopy for classifying colonic polyps: A multicenter study. Gastrointest Endosc 55:687–694, 2002.

98. Saitoh Y, Waxman I, West AB, et al: Prevalence and distinctive biologic features of flat colorectal adenomas in a North American population. Gastroenterology 120:1657–1665, 2001.

99. Brooker JC, Saunders BP, Shah SG, et al: Total colonic dye-spray increases the detection of diminutive adenomas during routine colonoscopy: A randomized controlled trial. Gastrointest Endosc 56:333–338, 2002.

100. Lee JH, Kim JW, Cho YK, et al: Detection of colorectal adenomas by routine chromoendoscopy with indigocarmine. Am J Gastroenterol 98:1284–1288, 2003.

101. Kiesslich R, Fritsch J, Holtmann M, et al: Methylene blue-aided chromoendoscopy for the detection of intraepithelial neoplasia and colon cancer in ulcerative colitis. Gastroenterology 124:880–888, 2003.

102. Bernstein CN: The color of dysplasia in ulcerative colitis. Gastroenterology 124:1135–1138, 2003.

103. Weinstein WM: Mucosal biopsy techniques and interaction with the pathologist. Gastrointest Endosc Clin N Am 10:555–572, 2000.

电手术原理

Marcia L. Morris

6

引言 79
电学 79
单极和双极电路 79
用于电手术的高频电流 80
电流密度 80
波形：第一变量 80
功率和时间 82
功率曲线、微处理器控制和欧姆定律 82
氩等离子体凝固 84
所期望的组织效应小结 85
安全方面的考虑 85
心脏植入式设备 85
地面参照与绝缘输出 85
接地电极板的安全性 85
直接耦合 86
意外的直接烧伤 86
可燃气体 86
电容耦合和干扰 86
电手术中患者的反应 86
结论 87
致谢 87

引言

本章讨论在胃肠道内镜设备中经常应用的电手术。

电手术是采用电技术进行的外科手术。临床手术中控制出血的需要推动了电手术的发展。尽管热在医学中用于控制出血已历经数千年，但直到20世纪20年代中期才开始普遍利用电流在组织中产热，而在可曲式内镜中的应用则始自20世纪70年代[1-3]。与机械切割和热技术相比，电手术至少具有一项独特优势：能在切割的同时进行凝固（框6-1）。这一优势使其成为胃肠病医师理想的手术工具。

电学

理解电手术应用基础是电的四项特征，即电流、电压、电路和电阻（阻抗）。

框 6-1　电灼术和电手术

电灼术是用普通的直流电来加热一个器械，然后再作用于组织。电流只通过该器械，而不通过患者身体。Olympus 热探头（Olympus America, Inc.，Melville，NY）就是这种技术的一个例子。电灼术一词经常误用于所有类型的电手术操作，其实，电灼术仅应用于这种只能产生凝固而不能进行电手术切割的简单的直流电设备。

带负电荷的电子从一个原子运动到另一个原子的现象形成了电。“电流”是用来描述这种电荷运动现象的。电流强度用每秒钟通过单位面积的电荷数目来计算。“电压”是用来描述相动电流在闭合电路中沿电阻最低路径运动的能力。简单直流电流中，电子仅沿一个方向运动。交替改变电子的流动方向可产生“交流电”。这种改变的频率用每秒转数或赫兹（Hz）来衡量——1赫兹等于1转/秒。阻抗或电阻是电流流动的阻力，以欧姆来衡量。尽管可以相互转换，阻抗是用来表示交流电流动时的阻力，而电阻则是针对直流电而言的。

单极和双极电路

由于电流流动需要一个闭合电路，因此电手术的器械被设计成单极或双极。双极器械，例如双帽探头（Circon/ACMI，Stamford，CT），在顶端有作用电极和回路电极，因此在探头上即能形成闭合电路，而无需使用独立的回路电极（接地电极板）[4]。

而单极器械，则通过回路形成闭合电路。为使这种概念更为形象化，我们将它描述成从电刀（作用电极）流出的所有电子流过患者身体，再通过接地电极板回流到发生器上。在单电极的操作过程中，接地电极板的正确放置对保证能量在患者体内呈现最佳分散效应极为重要。对于大多数患者，进行大多数胃肠道手术时都应将一个一次性的新垫子交叉放于大腿上[5]。

用于电手术的高频电流

早期的电手术设备研发先驱们发现，将电流施加于生物组织上会产生不同的效应。首先是电解，即如果施加直流电流或低频交流电流，则组织中的带电分子便会向电极端移动。

迅速变换的高频电流会使电解效应消失，并在细胞水平产生预期的热效应。而电流变换频率在100 000Hz（100kHz）以下时，则会产生不必要的神经肌肉效应（人体对60Hz家电频率的反应是众所周知的[6]）。当电流以约300 000Hz的极高频率变换时，大多数神经和肌肉活动均被绕过，主要产生所期望的热效应。所有治疗性电手术的应用基础均为这种热效应[6a]。

电流密度

电流密度是决定电手术在特定组织中效应的变量，是所有其他变量效应的总和。

电流密度是电流浓度的量度或定义为通过单位面积的电流。产热比率和产生的治疗效应是电流密度的函数。它是电流强度的一个计量单位。在数学上，温度随电流密度的平方增加而升高。如使作用于1平方毫米区域能使水沸腾的电流作用于1平方厘米的区域，甚至感觉不到热[7]。作用电极和接地电极表面积的巨大差距可能是理解这一原理的最好例证。电流密度取决于所施加的电压、电流、波形类型、组织阻抗、电极大小和电流通过的时间。下面将对这些组织效应变量予以详细描述。首先，应了解由密度足够大的高频电流引起的细胞水平的热效应。

将强力高频能量作用于特定区域上可将组织快速加热至100℃，导致细胞内水分变成气体[8]。细胞膜沿着电极（如电线）方向破裂，这就是所谓的电手术切割。在生物组织中，电压峰值必须大于200Vp并能持续产生足够的电流强度才能产生这种效应。

当所用的总能量较小或细胞离电极的距离较远时，则细胞内的水分加热得较慢。当温度介于80℃~100℃之间时，水蒸气从细胞中逸出，而细胞膜未被破坏，细胞会随蛋白质变性而干燥并萎缩[8,9]，其结果是电凝固。被切割的细胞和凝固细胞总数的比率决定了组织的总体效应（框6-2）。

框 6-2　电流密度的类比

当讨论阐释组织密度改变的这一变量时，与微波炉进行简单类比便于理解。

微波使用高频电能来加热食物中的水分，而无须首先加热容器或火炉。这与电手术直接加热组织相似，而与电灼术不同，后者先加热器械，然后被加热的器械再加热组织。电手术像微波炉，而电灼术像标准的火炉。

我们可以想像，当将微波炉调至最高能量状态时放在其中的一个生鸡蛋清的变化。这样的结果是电手术切割的一个很好的例证。将微波炉调至最低能量时，可以逐渐加热蛋清，使它变白（凝固和变性），几乎不会发生爆裂（切割）；而将微波炉设为中等能量时，将使蛋清产生破裂或凝固各占一定比例的一些相关改变——混合效应。在电手术中，波形类似微波炉不同的设置。

继续用微波炉进行类比有助于直观地判断电流密度。在同样的能量设置下，10个生蛋清加热的速度没有1个蛋清快。在较大量的组织中，电流密度较低，因此加热较慢。这有助于形象地理解息肉大小在确定能量设置时表现出的差异。使1个蛋清凝固较使10个蛋清凝固所需时间较少或所需能量较低。如果一个人通常使用功率强（高瓦特）的微波炉，那么在用功率较小的微波炉时，就必须选择更高的设置才能加热同样数量的蛋清。我们可以想像，通过调高能量设置使一个已在较低能量设置状态下被加热凝固的蛋清破裂有多难。已经凝固的蛋清所产生的对进一步能量穿透的阻力比凝固前大得多，而且水分多数已经蒸发了。这与过度干燥的息肉茎部很难被切除多么相似呀！

微波公式中的变量（设置、瓦特、时间、食物的量、烹调的温度）与临床电手术中要考虑的变量非常相似：波形、能量（电流和电压）、时间、电流密度和对组织产生的效应。通过改变阻抗来调节组织效应的改变。

波形：第一变量

在决定组织效应的变量中，最受电手术发生器设计影响的一个变量是高频波形或输出模式。

第一台电手术发生器是在20世纪20年代中期组装成功的，它由两个独立的单元组成。一个产生持续高频交流电的真空管振荡器，对组织产生切割效应。与此相反，间隙放电振荡器产生一个急剧衰减的、中断的高频交流电流，从而引起凝固。早期设备将这两种完全不同的高频振荡器放置在一个匣子里。操作该设备的典型方法是由操作者按自己意愿将控制杆从一端移动到另一端，由此变换所期望得到的组织效应。

到1968年，随着半导体技术发展到一定阶段，第一台固态发生器（Valleylab）制造成功了。它可在一个发生器中提供切割和凝固电流。在固态发生器中（现在生产的惟一类型），低电压下持续的正弦波不断让路于较高电压的波形，这种波形越来越多地被中断（调节），使组织的效应从以切割为主变成以凝固为主（图6-1）。

峰值电压不低于200（200Vp）的持续高频波形所产生的电流强度足以在作用电极和靶组织之间形成微

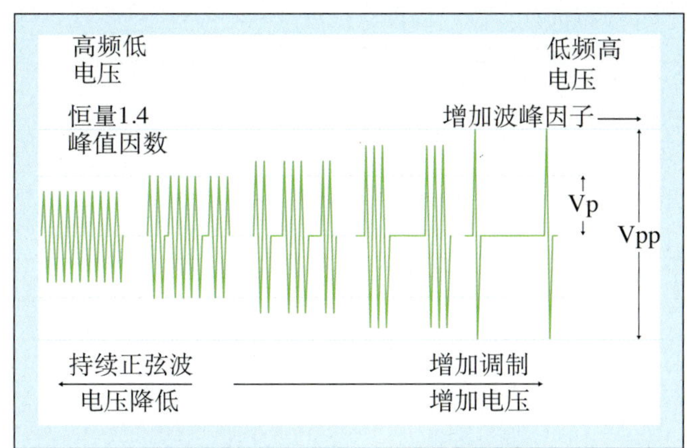

图 6-1　电手术的波形图。

小的电脉冲。电极顶端边缘的这种高电流密度可导致细胞逐渐破裂，使组织分离，就像被切割了一样。随着细胞的持续汽化，形成了一个微蒸气层，后者有助于切割效应的延伸。

沿着切缘，总是存在一个细胞带，距离作用电极较远，使其能被缓慢加热。这些细胞仅发生凝固。凝固带的深度与切割波形峰值电压的高度和电极的厚度直接相关。较高电压产生的凝固带较厚；一条细导线产生的凝固带较平刀片更薄。

即使使用持续波形，如果电压一直不超过200Vp，就无法切割。这样的输出缺乏足够的强度来激发产生切割效应所必需的初始放电，但表层可以产生凝固。

为了产生较深的组织效应而同时电手术切割的程度较弱并不断增加凝固细胞比例，应中断或调制持续的波形。间断的波形传送能量更慢，即便是设置同等能量时也是如此。由于随着组织凝固，沿电极通路凝固带阻抗增加，因此为了增加凝固深度，必须增加电压峰值。由低电压持续波形产生的干燥的薄层凝固带不限制高电压峰值驱动的电流穿过干燥层，因而增加了凝固带的深度（图 6-2）[7]。

电手术发生器的设计者能够通过改变调制度和电压峰值设定输出模式，这些模式能预测产生的主要的组织效应。遗憾的是，用于交流设计目的的术语一直没有标准化[6]。甚至出自同一制造者的不同型号的设备，也可能用同一名词形容不同的波形。根据每一发生器上的标签识别出其所代表的输出类型是操作者的责任。随设备附带的操作者手册是了解这些及其他有用信息的良好资源[10]。

所用词语常常不能真正地描述清楚，这使得术语更为混乱。尽管事实上总是至少存在某些凝固带，但大多数具有高于 200Vp 持续正弦波输出的电手术发生器都标注为“纯切割”。能提供不同电压水平切割模式的

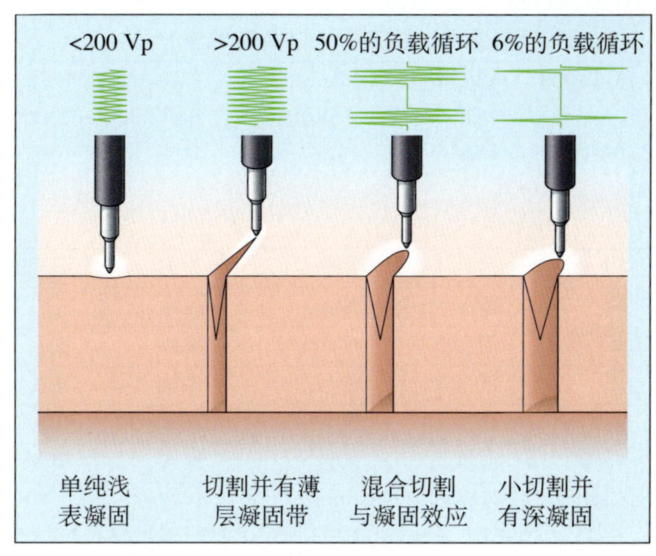

图 6-2　随波形变化而改变的组织效应。

发生器日益常见，它可沿切割边缘产生不同深度的凝固，有时标注为“切割效应 1”、“切割效应 2”等。

只有少数发生器具备不超过 200Vp 的持续正弦波形。尽管持续波形通常与切割相关，但这种极低电压产生的是真正的纯凝固！如果使用单极电路，这种类型的波形可能被命名为“软凝固”，但对于内镜下有双极探头的双极电路，它也是一个良好的波形选择。

对于特定发生器，调节输出使其产生最深凝固（止血）和最小切割常被误称为“纯凝固”。错误命名的原因是只要电压峰值——至少有时——高于200Vp，即可产生一些电手术切割。正是这个惯用但不准确的名称导致类似“我总是用纯凝固来切割”这样的奇怪说法。

大多数发生器都配备有多种不同的调制波形，这些波形从几乎完全切割到几乎完全凝固。这些波形的典型称谓为“混合电流”。这可能是描述最为准确的名称，因为它正确包含了一些细胞被气化或切割以及一些细胞被凝固的意思在内。随着电压的增高，调制波形不断增加，产生了止血增加、切割减少的组织效应。

关于这些波形的描述，可以通过将它们分配到一个负载循环中进行量化，即波形开放（波峰）和关闭（中断）时间的百分比。一个有6%负载循环的波形是在一个周期中6%的时间里开放，而在整个周期中94%的时间是关闭的。一个连续波形有一个100%的负载循环。峰值电压决定着100%的负载循环是否产生“纯”电手术切割或仅为“软”凝固。有时，术语“脉冲重复率”和“波峰因子”也同样被用于衡量波形调制的程度（表 6-1）。

表 6-1　以相应的负载循环命名的单极输出

负载循环（%）	Meditron UGI 3000B	Microvasive Endostat	Valleylab SSE2	Valleylab Force2	Valleylab Force FX	Valleylab Force EZ	ERBE ICC 200E/A
100	切割	切割	切割	切割	低级切割（限制电压）和纯切割	纯切割和低级凝固2（330Vp）和低级凝固3（550Vp）	自动切割（Vp >200）和软凝固（V p <200）
50	混合 1	混合	混合	混合 1	混合切割	混合切割	N/A
37	N/A	N/A	N/A	混合 2	N/A	N/A	N/A
25	混合 2	N/A	N/A	混合 3	N/A	N/A	N/A
12	混合 3	凝固	凝固	N/A	N/A	N/A	N/A
8	N/A	N/A	N/A	N/A	干燥	低级凝固 1	N/A
4～6	凝固	N/A	N/A	凝固	N/A	N/A	强力凝固

Endostat is a trademark of Microvasive Corp. Operator's manual, 1992. SSE2, Force 2, Force EZ, Force FX are trademarks of Valleylab, Inc., a division of Tyco Healthcare. SSE2 and Force 2 user's guides, 1994; Force FX user's guide, 1997, EZ-20 user's guide, 1999. ICC 200 E/A are trademarks of ERBE, USA, Inc. Operator's manual V 2.X, 2001. Meditron is a division of Cooper Surgical, Inc. UGI 3000 and UGI 3000B operator's manuals 1995-1999. Coag，凝固；N/A，不适用。

功率和时间

接下来，用于改变组织效应的两个可调变量是功率设置和电流通过组织的时间。两者密切相关，因为每单位时间的能量，即功率，是用瓦特量度的，而时间乘以功率等于产生热量的总焦耳数。时间是惟一一个可由操作者完全控制的电手术变量，这是其一个特征。

靶组织的最终温度（T）由公式 $\Delta T = J^2pt/CD$ 定义，其中t指电流通过组织的时间，CD是组织密度及其比热[11]。假如组织的量相同，选择高功率和短时间或较低功率和较长时间，可达到同样的温度。不论哪种情况，可能总的输出能量相同，而电手术效果却完全不同。我们可以想像，使用圈套器输出50瓦特功率持续2秒钟或输出20瓦特功率持续5秒钟，两者临床效应的差异。其总能量相同，均为100焦耳，但组织效应却不同[12]。另一项观察发现，在总能量相同的情况下，短脉冲的组织破坏性比持续输出时小。这种间歇使得其下组织能有机会分散热量。

前面的热量公式可以通过下面的公式与随波形变化而产生的组织效应的改变联系起来：

$V \times I^* = P$

其中，V为 电压，I为 电流，P为 功率（瓦特）。

如果时间和功率设置均保持不变，持续（切割）或调制的（凝固）波形输出的总能量相同。然而，组织效应却在几乎不止血和广泛切割向深入止血和几乎无电手术切割之间变化。

由于影响最终靶组织效应的变量众多，所以电手术发生器厂商无法提供简单的“烹调书”——功率设置指导手册。他们确实提供的是首选波形和特殊操作功率设置范围指南。由于描述性名称和输出特征方面缺少统一的标准，因此厂商提供的这些指南是必需的。但是，这些指南不能替代对电手术原理的深入理解和对所用特定发生器的完全熟悉。

一个有用的设计进展已经用数字功率显示屏取代了过去的模糊和非线性转盘数字[13]。用这种转盘技术，几乎不可能将输出设置从一个发生器完全复制到另一个发生器，即使它们是由同一家厂商制造的[14]。即使有较新的和更连贯的数字设置，与所显示的设置相比，其所传送的能量也只是在厂商设置的容许范围内是精确的。许多新型发生器在常用的能量和阻抗水平在所选择显示的1瓦或2瓦内获得输出。

功率曲线、微处理器控制和欧姆定律

表6-2为把老式Bicap（Circon公司）发生器的数字式转盘设置转变成近似等量的双极转盘输出提供了一般指导。但是，并非所有发生器都产生同样类型的双极输出。如果与带有较低电压（作用深度较小）双极输出的发生器及一个狭窄的能量曲线偶联，内镜下双极电极性能增强，意味着当阻抗增加时，功率显著下降。理想的是，当阻抗记录为500欧姆时，功率输出应当很小[15]。这种类型的功率曲线可以增强探针性能，使其在低阻抗情况下（例如明显出血时）能够输出最大的功率，并能在阻抗随凝固增加时使功率降低。这使得该类型的自我限制特征得以增强。

欧姆将电手术的所有变量精确总结为物理定律

表 6-2　双极功率输出设置的比较

数字式单元	近似的数字设置（瓦特）
#1	6～10
#2	12～16
#3	12～20
#4（最常见的设置）	20～26
#5	24～32
#6	28～38
#7	36～42
#8	38～46
#9	46～48
#10	50

框 6-3　典型息肉切除术的波形建议示例

在厂商和操作者中存在一个广泛的共识：调制的、适度的高电压输出、负载循环在 6%～12% 之间、宽功率曲线和功率设置范围在 15～40 瓦特的条件，通常是常规息肉切除术的最佳选择。应注意，尽管输出名称并不一致，但所有发生器均有该类型的输出选择。

$P = I^2R$。而衍生于该公式的 $P = V \times I$ 已在波形类型与总功率关系处讨论过。欧姆定律还对电手术临床理解的另一至关重要的原则做了定义：当组织中的阻抗增加时，功率（电流和 / 或电压）降低。被作为双极探头理想情况讨论的窄功率曲线是这一基本原理的最佳例证。

单极或双极接触电极使用窄功率曲线均可产生良好的表浅凝固效果。但对于诸如圈套息肉切除术等手术，因需要维持足够大的功率以保持所必需的深部凝固，并至少保持一定的切割功能，故而不太理想。当阻抗增高时，要保持功率恒定，必须加大电压或电流。

为解决这一问题，在 20 世纪 80 年代早期，研究转向使用微处理器来测量和感应阻抗的改变[16]。结果不仅改进了性能，而且大大提高了电手术发生器设计的安全性[17]。

为了解决阻抗增加时功率的损失，设计出了第一个可行的性能控制部件。当今制造的几乎每个大品牌发生器均至少有一个具备宽功率曲线（持续功率）特征的输出。设计了微处理器来感知阻抗变化、调节电压或电流，从而维持所选的功率。所选择输出的功率曲线是发生器厂商提供的一个简单的图形——用于表示在阻抗改变时一个既定输出的典型变化。尽管这些图形不能完全反映发生器反应的特征，但它们是有用的[18]。它们将微处理器的设计意图传递给了使用者（图 6-3）[19]。

发生器开始切割是有阻力的，特别是在发生器被

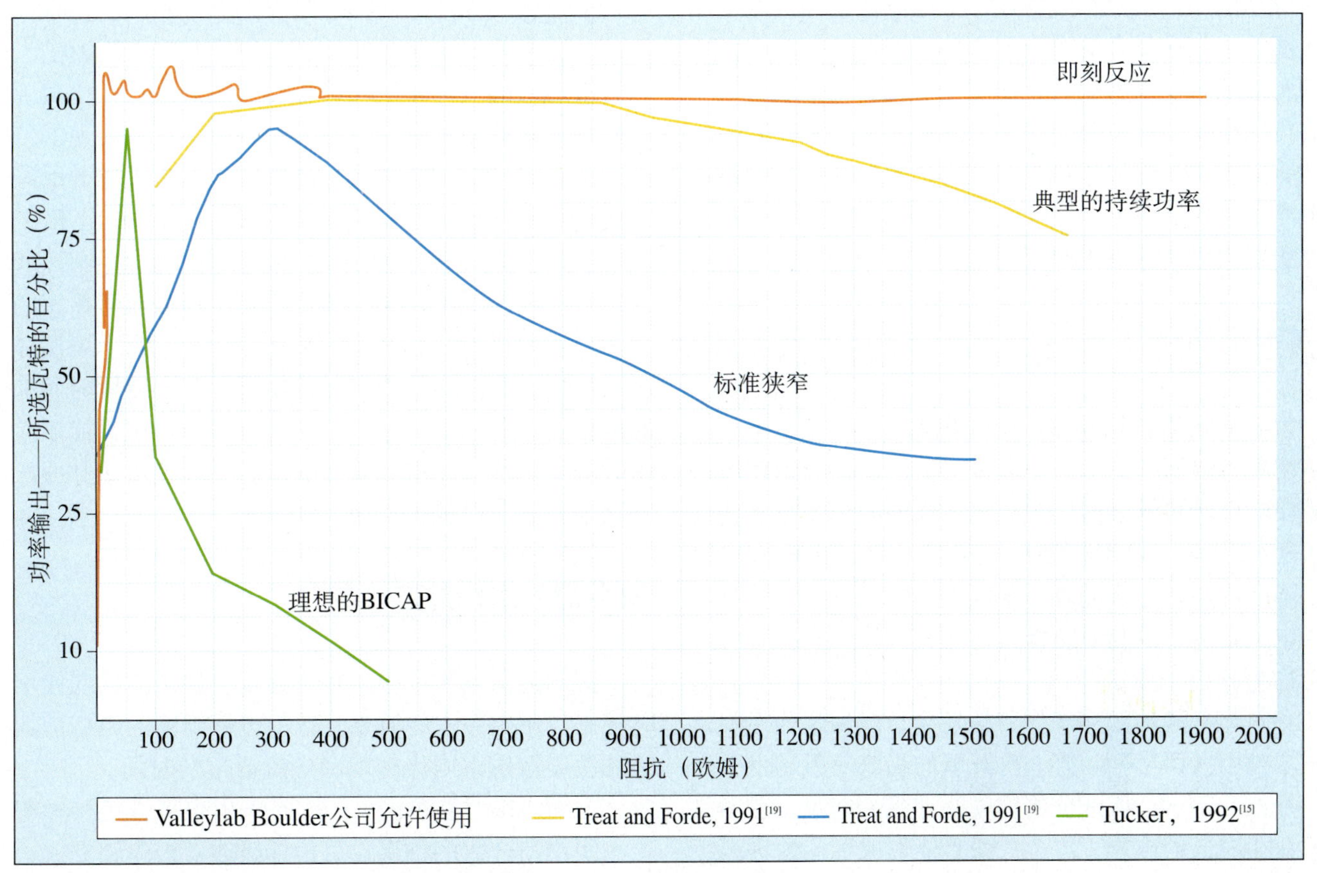

图 6-3　典型的功率曲线。

激活之前，电极（如圈套器或乳头切开刀）牢牢地压在组织上时[20]。这表现为大面积区域的低电流密度和低阻抗。发生器必须提供特别高的功率以达到产生电手术击穿和开始切割效应所需的强度。这种起始功率常需要大于持续切割所需的功率。被设计用于识别这些低阻抗负荷并迅速产生高功率的、带有微处理器的发生器，有助于确保在开始切割时产生所需要的足够功率，而不会产生过度延迟和不需要的凝固。然后，微处理器会自动调整到期望的低频率水平继续进行操作。

每秒钟可数百万次评估阻抗改变的发生器代表了微处理器控制的另一个精尖水平。这些调节是使组织效应保持不变，而不是功率。根据发生器厂商和发生器型号的不同，电流、电压或两者同时随阻抗升高和下降。

EndoCut（Erbe USA，Inc.，Marietta，GA）器件是分层控制设计的一个例子。它是一个微处理器控制的设计，能在通过电流来调整功率的同时，按照所需初始瞬间峰值电压以及之后恒定维持电压来不断地调整功率。而且，还能在切割和低电压凝固之间自动进行交替，这就使在行括约肌切开时不必“踏”脚踏板。早期的研究提示，此设计降低了内镜下括约肌切开术时发生拉链切割和直接出血的风险[20-23]。

微处理器作用的提高使当今所有级别发生器的安全性得以增加。安全相关参数，如电流泄漏和接地电极板接触，都被复杂的感应器所持续监控着，并在出现错误信号时发出警报。在功率增加时，电手术发生器的自动自检功能使其具有优良的可靠性。发生器的设计受限于工程师克服挑战的能力，而计算机化为设计出产生可控制输出（安全、可靠和与临床相关的）的发生器提供了潜在的创新可能。

氩等离子体凝固

大多数物质是绝缘体，在这些物质中，电子被牢牢束缚在各自原子的上，不允许电荷流动。但当作用于物质的电场足够强时，多数束缚较弱的电子被从其原子上拉出来，自由移动形成电流。该过程称为电离。不同物质，电离的难易程度不同。氩气是一种容易导电（电离）的物质。像其他电离气体一样，其离子态称为等离子体。

1971年，随着等离子体刀的发展，产生这种现象的技术被引入医学[24]。第一次开展的临床应用是用于外科开放性手术。实践证明氩气是理想的气体，它不仅可在相对低的电压下电离，而且能形成稳定的等离子态，它是化学惰性气体，而且价廉。但这些为开放性外科手术而制造的设备经证实并不适于消化道内镜手术，因其气体流速快，且缺乏可曲式装置。1991年，第一个设计用于可曲式内镜的系统制造成功，并于1996年末在美国投入使用（Erbe USA，Ins）[25]。

氩等离子体凝固（argon plasma coagulation，APC）的基本机制是通过在等离子电弧中流动的电子向靶组织传导高频热能。其使用指征是产生凝固止血或使组织失活。APC具有许多有别于经典接触干燥作用的合乎需要的特征，包括通过非接触途径来增加速度和便利，特别是当处理大面积或弥漫性损伤时。电弧不是单向的，而是沿电场向组织方向形成完整的单极回路。与传统方法相比，APC产生的表浅焦痂更薄，更易弯曲且粘附得更紧密。因此，焦痂再次出血的可能性更小[26]。

一个APC系统包括一个可控制的气体源和一个提供电压的专门的电手术发生器。电极探头远端轻微凹进，当其激活通过可曲式探头管腔的气流时，实际上氩气的电离就发生了。医师能控制探头顶端与组织的距离、气体的流速、发生器上的功率设置和使用的时间。

在电极顶端和组织之间的等离子体电弧的长度与功率设置和靶组织阻抗直接相关，与氩气流速有一定程度相关。尽管APC系统的设计和优势提供了非接触模式，但电弧在体内的距离通常仅约2～5mm。当探头激活时，将其顶端埋于组织中操作显然是不安全的[24]。只有被电离的气体才能向组织传导热效应。在电离弧区域外多余的氩气不具有热效应。由于较高流速的气体几乎不增加组织的效应，却会使患者由于额外的胀气而增加不适感，因此流速通常设于2.0L/m以下。

总的来说，最常报道的是将功率设置为40～90瓦特。一般情况下，40～60瓦特用于浅表血管损害的止血，而60～90瓦特用于组织切除[24，27]。一项活体研究发现，肌肉层的损伤与传输的功率、持续时间和能量释放总数密切相关[28]。在所有电手术中，能量应用时间是医师可控制的关键变量。推荐使用短脉冲，特别是在右半结肠操作时（图6-4）。

所期望的组织效应小结

医师通过选择电极、功率设置、输出模式和使用时间来控制电手术的效果。作用电极周围的组织被加热的深度取决于电流密度和电流通过的时间。

- 干燥/和大范围止血。这是作用电极直接接触靶组织所产生的结果，可由单极或双极电路完成，多数可由宽大电极——活检钳、双极探头和球形

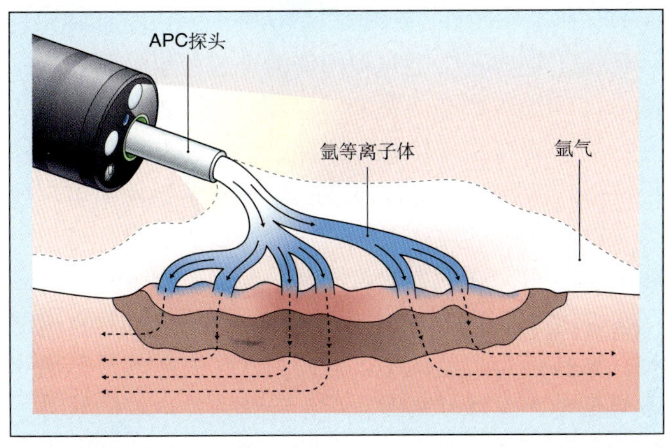

图6-4 氩等离子体凝固。(Redrawn from GrundKE, FarinG: New principles and applications of high-frequency surgery, including argon plasma coagulation. In The Annual of Gastrointestinal Endoscopy, 10thed. London, Rapid Science Publishers, 1997.)

顶端电极有效完成。使用最低的可能功率和电压可最大限度缩小不需要的粘附和火花。使用时间显著影响组织损伤的深度。使用APC可以完成快速、大范围的非接触性止血。

- 电灼术。无氩气辅助的高电压电流的非接触性使用即为电灼术。产生干燥凝固的波形与产生电灼烧的波形的不同之处在于电压峰值的高度和电极是否与组织直接接触。需要使用高电压来诱发电流产生电弧以穿过高阻抗的纯净空气。由于无法预测这些强烈的高电压火花的方向和穿透深度，故而真正的非接触性电灼术罕有用于胃肠道。
- 接合。其概念是用压力和电流来封闭血管。使用双极探头和低电压双极输出或带有最低可用电压单极设置的球形顶端探头，大多易于完成。
- 消融。用来破坏和清除表面组织。最常用激光来完成[如Nd：YAG激光器，即掺钕的钇铝石榴石激光器]。可选方案包括高输出功率的 APC 或接触电极（例如管状电极），其混合或凝固的设置至少为 6%。
- 切割。对于具有最小止血作用的切割，应选择带有最低电压切割波形的最细的金属丝电极。随着电压的不断增加，切割波形增加了止血边缘的深度。选择稍宽的金属丝电极或更缓慢地移动金属丝电极，也能促进止血，而选择调制波形也能做到。负载循环在50% ~ 100%的调制波形通常用于切割和止血（凝固）。当负载循环降低时，凝固增加。

安全方面的考虑

随着电手术发生器的进一步发展，安全性也得以很大地改进。总的来说，电手术的安全性记录良好[29]。但是，对可能的危险性的了解对于操作者避免错误或并发症的增加是至关重要的。

心脏植入式设备

装有心脏植入式设备的患者进行电手术是有风险的；但如能正确监护，进行上述治疗可相当安全。在使用单极电路时，起搏器发生故障的风险性更大；因此，如果可能应使用双极输出[30]。应听从心血管专家和 / 或设备厂家的建议，还需备有除颤器。多数新型起搏器能耐受单电极电手术，但仍建议寻求心血管专家的建议，并在患者身上放置回路电极，使两电极之间的距离尽可能缩短，以便电流远离患者心脏。应使用短脉冲能量，并在操作中持续监护心脏功能[31]。来自美国胃肠道内镜学会（American Society for Gastrointestinal Endoscopy，ASGE）(www.asge.org) 的一个指南对该重要领域进行了阐述。

地面参照与绝缘输出

电流总是朝向地面并沿电阻最小的路径流动。地面参照是用来描述大型老式电手术发生器类型的术语。在这样的发生器中，回路电极附于发生器的金属机箱，而金属机箱与地面相接触。这些系统会发生危险情况，因为电流会通过从患者到地面的任何比接地电极板电阻低的可能路径。一些报道提及，当患者或医师意外地成为电流流向地面非预期路径的一部分时，他们可能被烧伤。地面参照设施几乎已经被具有更安全的固态绝缘输出设计的发生器所广泛取代。绝缘输出设计仅支持从作用电极通过患者再从接地电极板回到发生器这一路径。绝缘输出发生器的国际标准要求，仅允许不超过200微安的高频电流通过其他任何路径返回发生器。这些发生器被设计成如果漏电参数超过限度，能停止功率输出。使用绝缘发生器，真正的替代回路地点发生燃烧的危险实际上被排除了[13]。值得注意的一点是，如果一个系统被允许有额外电流通过替代路径泄漏到地面上或返回发生器，早期将会出现发生器的性能降低这一现象。正因如此，如果在熟悉的操作中，操作器不能解释地突然停止工作，那么首先不应考虑增加功率，而应最后再考虑。首先，应谨慎地重复检查接地电极板、所有电线、作用电极和发生器的设置和报警功能。

接地电极板的安全性

即便是具有绝缘输出的发生器，如果返回式接地电极板使用错误，仍有可能在回路电极板处发生燃烧。减少接触区域可使其余区域的电流密度增高，足以在患者身上产生释放性燃烧。自从 1981 年引入触点质量监测（Vlleylab）或分裂垫系统后，这种危险被大幅度降低。如果接地电极板处发生可能导致患者损伤的情况或接地电极板未与患者和发生器连接，这些系统会使发生器失活或发出警报。目前这些系统已被广泛采用[18]。

直接耦合

其他意外区域的损伤可用直接耦合来解释，是因为其中一个导电元件（如金属内镜的顶端）与作用电极（如圈套器金属线）发生直接接触。在这种情况下，内镜顶端可形成通向回路电极的第二条通路，导致不可预测的损伤。通过保持所有作用电极在视野内，并推进辅助元件直到绝缘套超过内镜顶端可以避免这种情况。当内镜远端的绝缘顶端兜帽丢失或损坏或缺乏其他绝缘特征时，不要使用内镜。

意外的直接烧伤

意外的直接烧伤通常是由于无意中触发了正与接地的患者接触的辅助元件，或者从损坏的仪器烧到工作人员。如果辅助的元件被偶然触发，例如当患者正躺在床上，接地患者身体的任何一部分都可能受累。因此，整个操作时间都应坚持严格控制辅助元件，这是一项好规章。当辅助元件通过内镜时，在作用电极清晰出现于视野中之前，不要输出功率。应常规监测所有作用线圈和连接电线的情况。

可燃气体

在结肠自然产生的气体，例如氢气和甲烷，在与氧气同时存在的情况下，有可能在结肠被点燃。使用不含有甘露醇或山梨醇的溶液，采用被核准的准备技术进行彻底的结肠准备是必需的，即便是仅在乙状结肠或直肠行电手术（包括 APC）时也应如此[33-35]。

电容耦合和干扰

高频电流通过有电阻的组织时产生的热量与频率无关；尽管如此，多数电手术发生器的工作频率在 200kHz ~ 3.3 MHz（兆赫兹）之间。低频范围根据出现的神经肌肉现象来设定，高频范围多根据技术考量来宽泛的确定。在频率非常高时，由于电容耦合和辐射能的损失，将电流限制于期望路径内变得更为困难。

只要两个导体被非电导体分隔开，就形成一个电容器。当一个附件（如圈套器）被引入并穿过内镜时，就形成了电容器。电线和内镜的金属内组件是导体。圈套器的绝缘鞘和内镜的包裹组件是绝缘体。

电容耦合是一种意外事件，当流经其中一个导体的高频电流在另一导体感应出电流时就会发生电容耦合。当被诱发的电流寻求路径返回发生器时，与组织接触的暴露金属的尖端可能是一脆弱位置。除了过高的频率之外，很高的电压也会增加电容耦合的可能性。坚持操作规范，尽可能使用操作所需的最低电压及最低功率；戴外科手套[36]；经常监控内镜的状态、作用线圈和辅助元件，均有助于减少这些能量突然释放的发生[37]。

对胃肠病医师来说，更为常见的是观察到辐射的杂散电流，即视频监控器上出现的“雪花”或患者监控器上或图像处理器上出现的干扰。为使气体电离，APC常使用高于常规的电压、频率和非接触法，因此在使用 APC 的过程中尤易见杂散电流。在这种情况下，杂散电流是无害的，除非医师的视野被弄模糊或者患者监控设备不止一刻地被打断，就很危险了。

为了减少干扰，内镜专家可以从内镜到发生器或 APC 系统上连接一根内镜反馈线（S 线：Olympus）。这些反馈线可为漏电提供回到发生器的直接的低阻路径。尽管假定操作者在操作开始之前总能检查接地电极板是否放置在正常位置，但在安装S线之后，检查接地电极板就变得更为重要了。如果 S 线被安装在不太安全的位置，接地电极板回路不能使用时，则内镜本身会成为回路电极[9]。然而，胃肠病操作中流行的绝缘输出发生器和较低功率设置最大限度降低了这种情况下发生损伤的危险。

电手术中患者的反应

在偶然的情况下，电手术时患者会抽搐或抱怨有一些不适感。神经刺激通常发生于 100 000Hz 频率以下，而电手术发生器通常在 200 000Hz 以上的频率下工作。然而，在产生少量 1000 ~ 2000Hz 低频电流的电手术位置经常存在非线性解调过程。尽管这些低频电流除非是直接作用于心肌，通常还是十分安全的，但所有电手术发生器均需与隔离电容器联用以最大限度减少这些不需要的低频电流。但在所有正常操作中低频电流均存在，且在最常用于胃肠病治疗的凝固波形中更容易出现，它们随发生器功率设置的增加而增加[38]。除了该波形之外，解调电流波形还受组织类型、含水量以及其他不可控因素（患者的易感性差异很大）的影响。只要患者体动未造成危害，偶然可见的暂时、微弱体动并无大碍。但是如果发生器中的低频电容器发生故障时，则可出现几个微安的低频电流，具有一定危险，但能即刻显现。一般应常规检查所有的作用线圈、接地电极板电缆线和适配器，最好的防范措施是坚持定期进行设备维护。

结论

电手术是整个肠道组织切除和控制出血的安全有效的工具。1928年，Harvey Cushing医师写到："……设备的进步和更新以及我们对其应用潜能的认识发展如此之快，以至其明天的发展不可预测"。——说得真是恰如其分，事实确实如此。

致谢

文中提及具体商标的产品仅是为加强读者的理解而提供的基本实例，决不代表对任何具体产品的认可。

对以下公司的技术部、教育部和出版部表示感谢：

Erbe USA, Inc., 2225 Northwest Parkway, Marietta, GA 30067, 800-778-3723

Meditron, a division of Cooper Surgical, Inc., 95 Corporate Drive, Trumbull, CT 06611, 800-527-3530

Olympus America, Inc., 2 Corporate Center Drive, Melville, NY 11747, 800-848-9024

ValleyLab, a division of Tyco Healthcare, 5920 Longbow Drive, Boulder, CO, 80301, 800-255-8522

（李渊译　张立卫　李军　喀蔚波校）

参考文献

1. Cushing H: Electrosurgery as an aid to the removal of intracranial tumors. Surg Gynecol Obstet 47:751–784, 1928.
2. Blackwood WD, Silvis E: Gastroscopic electrosurgery. Gastroenterology 61:305–314, 1971.
3. Shinya H, Wolff WI: Polypectomy via the fiber optic colonoscope. N Engl J Med 288:329–332, 1973.
4. Sanowski RA: Thermal application for gastrointestinal bleeding. J Clin Gastroenterol 8:239–244, 1986.
5. Anonymous: Part 4: Electrosurgery/coagulation. In Morris M (ed): SGNA Manual of GI Procedures, 4th ed. Chicago, Society of Gastroenterology Nurses and Associates, Inc, 2000, pp 131–135.
6. Sittner WR, Fitzgerald JK: High frequency electrosurgery. In Berci G (ed): Endoscopy. New York, Appleton-Century-Crofts, 1976, pp 214–221.

6a. Tucker RD: Principles of electrosurgery. In Sivak MV (ed): Gastroenterologic Endoscopy, Vol 1, 2nd ed. WB Saunders, 2000, pp 125–135.

7. Curtiss LE: High frequency currents in endoscopy: A review of principles and precautions. Gastrointest Endosc 20:9–12, 1973.
8. Tucker RD, Platz CF, Landas SK: Histologic characteristics of electrosurgical injuries. J Am Assoc Gynecol Laparoscopists 4:201–206, 1997.
9. Barlow DE: Endoscopic applications of electrosurgery: A review of basic principles. Gastrointest Endosc 28:73–76, 1982.
10. Veck S: An introduction to the principles of safety of electrosurgery. Br J Hosp Med 55(1–2):27–30, 1996.
11. Smith TL, Smith J: Radiofrequency electrosurgery. Oper Tech Otolaryngol Head Neck Surg 11:66–70, 2000.
12. Zinder JD: Common myths about electrosurgery. Otolaryngol Head Neck Surg 123:450– 455, 2000.
13. Anonymous: Are Bovie CSV and other spark-gap electrosurgical units safe to use? Health Devices 24:293–294, 1995.
14. Waye J: Gastrointestinal polypectomy. In Waye J, Geenen J, Fleischer D, et al (eds): Techniques in therapeutic endoscopy. New York, Saunders/Gower Medical, 1987, pp 7.2–20.
15. Tucker RD, Sievert CE, Dramolowsky EV, et al: The interaction between electrosurgical generators, endoscopic electrodes and tissue. Gastrointest Endocs 38:118–122, 1992.
16. Tucker RD, Hurdlik TR, Silvis SE, et al: Automated impedance: A case study in microprocessor programming. Comput Biol Med 11: 153–160, 1981.
17. Anonymous: Electrosurgical units. Health Devices 27:93–111, 1998.
18. Anonymous: Electrosurgical units. Health Devices 26:400– 415, 1997.
19. Treat M, Forde K: A bipolar snare for endoscopic polypectomy. Endosc Rev 8(2):13–21, 1991.
20. Kohler A, Maier M, Benz C, et al: A new hf current generator with automatically controlled system (EndoCut mode) for endoscopic sphincterotomy-preliminary experience. Endoscopy 30:351–355, 1998.
21. Freeman M: Adverse events and success of ERCP. Gastrointest Endosc 56:S273–280, 2002.
22. Perini RF, Sadurski R, Hawes RH, et al: Post-sphincterotomy bleeding: Has the Erbe electrocautery helped? Gastrointest Endosc 53:AB88, 2001.
23. Norton ID, Bosco J, Meier PB, et al: A randomized trial of endoscopic sphincterotomy using 'pure-cut' versus 'EndoCut' electrical waveforms. Gastrointest Endosc 55:AB174, 2002.
24. Ginsberg G, Barkun AN, Bosco J, et al: Technology status evaluation report: The argon plasma coagulator. Gastrointest Endosc 55: 807–810, 2002.
25. Farin G, Grund KE: Technology of argon plasma coagulation with particular regard to endoscopic applications. Endoscop Surg 2:71–77, 1994.
26. Platt RC, McGreevy T: Argon plasma electrosurgical coagulation. Technical monograph. Boulder, CO, Valleylab, 1996.
27. Anonymous: Clinical applications for argon plasma coagulation physician self study activity. Denver, Erbe USA, Inc, Education Design, 2002, pp 5–19.
28. Norton ID, Wang L, Levine A, et al: In vivo characterization of colonic thermal injury caused by argon plasma coagulation. Gastrointest Endosc 55:631– 635, 2002.
29. Vilos G, Latendresse K, Gan BS: Electrophysical properties of electrosurgery and capacitive induced current. Am J Surg 182:222–225, 2001.
30. Veitch A: Endoscopic diathermy in patients with cardiac pacemakers. Endoscopy 30:544–547, 1998.
31. Madigan JD, Asim F, Choudhri BS, et al: Surgical management of

the patient with an implanted cardiac device. Ann Surg 230:639–647, 1999.
32. Anonymous: Sparking from and ignition of damaged electrosurgical electrode cables. Health Devices 27:301–303, 1998.
33. Strocchi A, Bond JH, Ellis C, et al: Colonic concentrations of hydrogen and methane following colonoscopic preparation with an oral lavage solution. Gastrointest Endosc 36:580–582, 1990.
34. Avgerinos A, Kalantzis N, Rekoumis G, et al: Bowel preparation and the risk of explosion during colonoscopic polypectomy. Gut 25:361–364, 1984.
35. Taylor EW, Bentley S, Youngs D, et al: Bowel preparation and the safety of colonoscopic polypectomy. Gastroenterology 81:1–4, 1981.
36. Tucker RD, Ferguson S: Do surgical gloves protect staff during electrosurgical procedures? Surgery 110:892–895, 1991.
37. Tucker RD: Laparoscopic electrosurgical injuries: Survey results and their implications. Surg Laparosc Endosc 5:311–317, 1995.
38. Tucker RD, Sievert CE, Vennes JA, et al: Endoscopic radiofrequency electrosurgery. Gastrointest Endosc 36:412–413, 1990.
39. Tucker RD, Schmitt OH, Sievert CE, et al: Demodulated low frequency currents from electrosurgical procedures. Surg Gynecol Obstet 159:39–43, 1984.

患者的评估、镇静和监测

7

Matthew R. Banks and George J.M. Webster

引言 89
患者的评价和准备 89
检查中的监测 90
意识水平 90
肺通气 90
脉搏血氧仪 90
血流动力学监测 91
辅助供氧 91
静脉通路 91
镇静和知情同意 91
工作人员的水平和培训 91
检查结束后的监测 92
药物 92
丙泊酚与深度镇静 93
标准内镜检查中丙泊酚的使用 93
复杂内镜检查中丙泊酚的使用 93
非麻醉师给予丙泊酚 93
丙泊酚患者自控镇痛 93
丙泊酚和患者监测 94
镇静中的咽部麻醉 94
过度镇静的处理 94
非镇静下内镜检查 94
附录：常用药物的药理学 95
苯二氮䓬类 95
阿片类镇痛药 96

引言

为使内镜检查更为方便，常使用镇静药和止痛药。镇静的主要目的是使患者合作，以使内镜检查能安全有效地完成。因此，镇静的益处既与患者的满意度有关，也与检查的有效性有关。然而，镇静并不是没有弊端的。据报道，50%以上的内镜检查并发症与镇静有关，包括误吸、过度镇静、低通气量和气道梗阻[1, 2]。而且，镇静还增加了监测和恢复时间，因此浪费时间、费用和人力。基于这些问题，近来的研究和观点赞成对于能耐受的患者尝试非镇静内镜检查（见第 10 章）[3-6]。受地理位置和文化影响，非镇静内镜检查使用率差异很大，尤其在美国使用比例较低[7]。

使用镇静剂时，一些因素可能会影响所用镇静剂的级别、镇静深度和所需专业麻醉师的水平。这些因素包括检查的时间和复杂程度、所预料或根据经验判断的不适程度以及患者的合并症。此外，患者对镇静的敏感性以及对内镜检查的耐受程度是不同的。

镇静水平包括的范围很广，从无镇静到全身麻醉（表 7-1）。内镜检查中最常用的镇静水平是有意识的镇静，患者在通气功能和心血管功能维持正常的情况下能对言语或触觉的刺激作出有目的的反应。单独应用苯二氮䓬类或联合应用阿片类制剂一般能达到这一镇静水平。然而，在检查过程中采用深度镇静的情况已有所增加，这在使用丙泊酚（异丙酚）时最常见。

本章将全面讨论镇静和患者安全性。患者评价、危险性评估、镇静前准备和知情同意等问题的重要性均要进行讨论。还将讨论不同镇静药的镇静水平和监测要求。

患者的评价和准备

事先对患者的病史和体格检查进行适当的评价，能减少发生不良后果和潜在医疗诉讼的危险性（见第 9 章）[8]。负责镇静的临床医师应当熟悉具体的和相关的病史，包括重要器官系统的异常、既往镇静和麻醉的不良反应、目前的用药情况和药物过敏情况、最近一次口服药物的时间，以及酒精或毒品使用史等。全面的体格检查对评估心、肺和气道功能尤其需要。以美国麻醉医师协会（American Society of Anesthesiologists，ASA）制定的分类进行评估是有用的（表 7-2）。如果通过评估未发现需特别关注的问题，通常不需要进行实验室检查。

虽然没有数据支持事先要通知患者关于镇静的事宜，但是事先告知可能会使患者满意。应告知接受镇静的患者镇静的益处、危险性、相关的限制和可能的

表 7-1　镇静的水平	
水平 1：最低水平的镇静	药物诱导的一种状态，在此状态下患者对言语命令反应正常。认知功能和协调性可能受影响。通气功能和心血管功能不受影响。
水平 2：有意识的镇静	药物诱导的意识抑制状态，患者可对单纯言语命令或轻微触觉刺激做出有目的的反应。无辅助情况下可维持气道通畅。自主通气充足，心血管功能一般维持正常。
水平 3：深度镇静	药物诱导的意识抑制状态，患者不易被唤醒，但能对反复刺激或疼痛刺激做出有目的的反应。患者可能需要辅助设备维持气道通畅。自主通气功能不足，心血管功能维持正常。
水平 4：全身麻醉	即使疼痛刺激，患者也不能被唤醒。患者通常需要辅助设备维持气道通畅。由于呼吸抑制或神经肌肉阻滞，可能需要正压通气。心血管功能可能受损。
From Bryson HM, Fulton BR, Faulds D: Propofol: An update of its use in anesthesia and conscious sedation. Drugs 50:513–559, 1995.	

表 7-2　美国麻醉医师协会关于合并症的定义	
1 级	患者无器官、生理、生化或精神的异常。拟施手术予以处理的疾病是局限性的，无全身异常。
2 级	由拟手术治疗的疾病或其他病理生理过程引起全身轻中度功能障碍
3 级	无论何种原因所引起的严重全身异常或疾病，即使最终可能不能将其定为某种程度的病残
4 级	严重的全身异常，已经威胁生命，经常不能通过手术进行纠正
5 级	濒临死亡的患者，生存希望渺茫，但倾向于在绝望中选择手术治疗

选择方案。此过程应该作为患者知情同意的一部分。患者对镇静过程中可能经历的不适的预期应当是真实和尽可能准确的。

检查中的监测

在镇静前、中、后，应对行内镜检查患者进行连续监测[9]。只有在患者完全清醒后，才可以停止监测。文献和医学建议均提示，连续记录患者的意识水平、呼吸功能和血流动力学能减少与镇静相关的不良后果的危险[8]。早期发现镇静引发的不良反应（例如低氧血症和心血管损害）并进行干预可防止发生致命的并发症。每一项监测参数都要记录。

意识水平

意识水平的下降与保护气道并防止通气不足的正常反射的丧失有关。在镇静状态下患者对命令的反应提示他们的意识水平（表7-2）。上消化道内镜检查时不能做出言语反应，但可以发现其他反应（包括手的移动或点头）。对言语或触觉刺激缺乏反应提示镇静水平过深，应做出相应的处理。

肺通气

呼吸抑制可能是镇静的主要并发症，通过观察呼吸运动或直接肺部听诊来监测通气功能可以减少发生不良后果的危险。如果不能观察通气功能，可以应用二氧化碳图来测量经皮 CO_2 和呼气末 CO_2。必要时，二氧化碳图可间接通过电磁谱红外区光的吸收来测量 CO_2。如果患者通气不良，会发生 CO_2 潴留，这在二氧化碳图上是早期发生的事件，早于氧饱和不足的出现[10]。同样地，可以应用呼出气 CO_2 检测器持续监测呼吸活动[11]。这种方法能早期发现呼吸抑制。然而，没有研究证实二氧化碳图能否改善清醒镇静患者的结局。

脉搏血氧仪

脉搏血氧仪是通过组织传递的光信号测量氧饱和度的一种无创方法，并能对脉搏容量的改变进行评估。探头将经过动脉成分和静脉成分的光吸收区分开来，因此称为脉搏血氧测定法。脉搏血氧仪通过测量通过组织的两种不同波长的脉动信号来估计氧饱和度，能够区分还原血红蛋白和氧合血红蛋白。氧合血红蛋白吸收红外波段的光，而还原血红蛋白吸收红光波段的光。氧饱和度是指氧合血红蛋白与所有有功能的血红蛋白的比值。氧合血红蛋白解离曲线是S形的，这就限制了机体耐受氧不饱和的程度。氧饱和度在90%～100%时，动脉血氧分压维持在高水平，但当氧饱和度低于90%时，曲线更加陡峭，氧饱和度的微小降低可引起氧分压的大幅下降。目前有各种探头，而最常用的是可重复使用的用于手指或脚趾的探头。

应用脉搏血氧仪能加强对镇静患者呼吸状态的评估[12]。然而，在非镇静内镜检查中，常规应用脉搏血氧仪并不总是有意义的[13]。虽然血氧仪监测不能取代通气功能监测，但血氧监测作为临床评估的补充更有可能发现低氧血症。然而，有时脉搏血氧仪探头无法良好地监测外周血氧饱和度，导致氧饱和度读数假性降低或缺失。尽管与动脉血气分析相比，可接受的误差为3%[15]，但已经证实脉搏血氧仪的错误率可高达7%[14]。这种错误多见于以下患者：ASA分级3级及以上、高血压或低血压、低体温、皮肤色素性改变、老年人和肾衰患者。监测脉搏血氧饱和度时，脉搏强度要足够，以将动脉血与静脉血和组织的光吸收区分开来。因此，如果外周脉搏减弱或消失，读数可能不可信或缺失。这可能发生在血压计套袖充气、位置不正确、低体温、低血压和患有外周血管性疾病时。

虽然脉搏血氧仪的反应时间快，但肺泡氧张力与读数变化间仍存在明显的时间延搁[16]。

指甲油的某些颜色可能导致氧饱和度读数的显著下降。将探头环绕手指而不是夹在指甲和指背上，可以克服这一缺点。

连续监测时常常出现假报警，通常是由人为移动所致。信号质量差和传感器错位也很常见，可以通过改变探头的位置或温暖肢体改善循环来避免这一情况的发生。其他减少假报警的方法包括延长低氧饱和度监测与触发报警之间的时间，但出现真正报警时，这可能导致复苏延误。

血流动力学监测

镇静药和止痛药对血流动力学有轻度的直接影响，例如可致低血压，因此亦可影响心血管系统对应激因子的反应。常规测量脉搏和血压可以监测这种变化。而且，血压和脉搏的变化可能代表了对低氧血症、镇静过度或对检查所诱发疼痛的反应。虽无证据证实在内镜检查时监测血压会影响病死率和病残率，但在镇静过程中建议常规监测血压和脉搏[17]。然而，在临床应用中变化很大。高危患者（如心律失常或缺血性心脏病患者）应考虑进行连续心电监测。但是，心电监测的必要性尚未在临床试验中得到证实。

辅助供氧

已经证实，经鼻导管（用于上消化道内镜检查）或经面罩吸氧能减少镇静状态下内镜检查时的低氧[18, 19]。对所有接受镇静的患者都应该吸氧。然而，辅助供氧会使通气不足的镇静患者延迟出现低氧血症，因此，不能只依靠血氧监测，还要应用额外的技术（包括呼吸频率的评估）监测通气情况，这非常重要。

静脉通路

对于静脉给药镇静的患者，在检查过程中应始终维持静脉通路，直至患者脱离心肺抑制的危险。这为纠正过度镇静或心律失常急救给药提供了快捷的通路。对于非静脉途径给药的患者（如儿科内镜检查过程中），如果患者有可能出现心肺抑制，也应维持静脉通路开放。

镇静和知情同意

关于镇静和知情同意有两个问题。首先应全面告知患者适应证、风险和可供选择的镇静方法。其次是患者在镇静状态下是否可以撤回许可。例如，如果一位镇静状态下的患者在内镜检查中示意想要中止检查，假定完成检查是患者最好的选择，那么临床医师应该完成检查还是停止？在近来的研究中，88%的结肠镜检查医师表示，只有在镇静患者反复要求下才会停止检查；只有45%的医生认为，在镇静状态下的患者能做出理性的决定[20]。然而，在患者的调查中表明，同意中止检查与同意完成检查的人数基本相同。

工作人员的水平和培训

实施操作的临床医师不能充分观察和评价镇静状态下的患者。因此，应另有一人根据意识水平、通气功能和血流动力学参数监测患者的状态。另外，另一人的存在可能会增加患者的舒适感和满意度。管理镇静患者时需要有多方面的专业知识，包括用药和处理不良反应的知识。所有给予镇静药物的工作人员都应熟悉所有所用药物的药理学。工作人员尤其应该知道药物的起效时间、清除半衰期、相互作用、不良反应、禁忌证和相应拮抗剂的药理学。阿片类和苯二氮䓬类药物联用以及镇静药给药间隔时间太短可引起深度镇静，由此导致的呼吸抑制需特别予以关注。而且，监测镇静患者的人员应该能够识别镇静药物相关的并发症。考虑到镇静药最多见的相关并发症是心肺并发症，因此至少应该有一个人熟悉先进的气道和通气管理。如果没有此类人员，指南推荐了一套紧急事件下可立即使用的先进的复苏用品[8]。复苏装备必须可迅速投入使用，并应包括心脏除颤仪、先进的开通气道和正压通气装备，以及包括镇静拮抗剂在内的所有适宜药品（表 7-3）[8]。

表 7-3　使用可致心肺抑制的镇静药或止痛药时应用的适宜急救装备
静脉注射设备
手套
止血带
酒精棉
无菌纱布
静脉套管
静脉输液管
静脉用液
注射器及针
基本气道管理装置
供氧装置
吸引器
吸引器导管（Yankauer 导管）
面罩
自行充气的氧气袋
口或鼻通气道（Guerdel）
高级气道管理装置
喉镜手柄和刀片
气管内插管
导丝
镇静药物拮抗剂
氟马西尼
纳洛酮
急救药品
肾上腺素
麻黄碱
阿托品
利多卡因
葡萄糖（50%）
苯海拉明
氢化可的松和甲泼尼龙
地西泮或咪达唑仑
From Practice guidelines for sedation and analgesia by non-anesthesiologists: A report by the American Society of Anesthesiologists Task Force on sedation and analgesia by non-anesthesiologists. Anesthesiology 84:459–471, 1996.

检查结束后的监测

检查结束后，患者仍处于镇静相关并发症的危险中。实际上，内镜逆行胰胆管造影（endoscopic retrograde cholangiopancreatography，ERCP）时有意识的镇静患者在内镜拔出后即刻发生上呼吸道阻塞和低氧血症的危险最大。因此，监测应持续到患者达到可接受的意识水平，并且通气、氧合和血流动力学参数都正常时。撤消监测前，虽然患者的意识水平正常，但应认识到可能出现认知和判断力下降的较长的遗忘期。患者还可能有轻度的脱水，尤其在结肠镜检查后，应补充液体。因此，门诊内镜检查结束后，在出院 24 小时内，应给予患者如下建议：

- 不要开车
- 不要操作重型或危险的机器
- 不要签署任何有法律效力的约束性文件
- 安排有能力的陪同人员护送回家
- 写下有关操作不良反应症状和体征的指导，并留下医生的 24 小时联络号码

苯二氮草类拮抗剂氟马西尼已经被证实能促进镇静和遗忘的恢复，安慰剂对照研究中未发现再次镇静具有危险性[21]。虽然这明显增加了检查花费，但可能对患者有益。因为氟马西尼没有消除检查后监测的需要，常规使用的益处可能被忽视，并且其益处尚未得到证实。而且，对于未提及规律使用苯二氮草类药物的患者，常规使用氟马西尼能导致急性苯二氮草类药物撤药综合征。

药物

理想的镇静药物包括以下特点：

- 起效迅速
- 给药方便
- 半衰期短而恢复迅速
- 安全，有可预知的镇静反应（药效动力学）
- 有效、可镇静、无痛、使患者合作

最常用的药物是单独使用苯二氮草类或联合使用阿片类。临床医师熟悉特殊镇静药的选择是至关重要的（如哌替啶或芬太尼）。最近，丙泊酚已经被用于深度镇静。苯二氮草类的咪达唑仑和地西泮常用，并且效果相似[22, 23]。然而，由于咪达唑仑起效快速、半衰期短和致遗忘的特点，而更有吸引力。阿片类中芬太尼和哌替啶最常用。芬太尼作用迅速，不导致恶心，而更受欢迎。内镜检查时，常联合使用苯二氮草类和阿片类，尽管这样更可能导致镇静相关并发症的发生[24]。结肠镜检查时，阿片类常与苯二氮草类联用，但这种联用并未显示比单用苯二氮草类更有效。结肠镜和上

消化道内镜检查时，联合治疗与单一用药相比并未改善疼痛和耐受性[24~26]。文献通常建议，静脉给予镇静药或止痛药时，由小剂量逐渐增加直到达到理想镇静水平，而不是根据患者体重一次性给予总剂量，才是安全的。因此，每次给药后，应等待足够的时间，以保证药物疗效充分发挥，在下次给药之前，对药效进行评估。虽然没有临床证据，但建议先给予阿片类药物，再谨慎滴定苯二氮䓬类药，因为它们的镇静作用更强。

对于躁动患者，镇静时常使用氟哌利多。然而，它可引起低血压和恢复时间延长。而且，食品与药物管理局已经提出警告，氟哌利多可诱发心律失常。

在一些研究，包括结肠镜检查中，氧化亚氮已成为患者自控镇痛的一种形式[27,28]。潜在益处包括无镇静相关的危险且恢复迅速。关于患者耐受性方面的研究结果不一致，与传统镇静剂相比，没有益处或益处减少。

丙泊酚与深度镇静

在某些情况下，标准的清醒镇静是不够的，患者可能需要深度镇静。这些情况包括患者不能耐受清醒镇静下的内镜检查或者检查过程可能痛苦、持续时间长或复杂，例如ERCP和EUS。苯二氮䓬类与麻醉性镇痛药合用可以达到深度镇静。氟哌利多、苯海拉明和异丙嗪均可与苯二氮䓬类及麻醉性镇痛药联用以达到深度镇静的效果。由于起效快、恢复快并可以达到深度镇静的效果，丙泊酚在消化道内镜检查中使用得越来越广泛。丙泊酚是一种起效迅速、具有遗忘特性、清除半衰期短（2~8分钟）的麻醉剂，是在内镜检查中有吸引力的药物。而且，长期使用镇静剂和麻醉性镇痛药的患者通常对标准的苯二氮䓬类镇静不敏感，因此宜用丙泊酚镇静。然而，使用丙泊酚也有不利的方面。因其清除半衰期短，必须连续滴定丙泊酚才能维持镇静状态。而且，因清醒镇静、深度镇静和麻醉之间的治疗窗窄，故需密切监测。与咪达唑仑相比，丙泊酚的遗忘特性较差[29]。由于能扩张外周血管并降低心肌收缩力，丙泊酚可能导致严重的低血压。

标准内镜检查中丙泊酚的使用

一些试验比较了标准内镜检查中丙泊酚和咪达唑仑的作用[30,31]。虽然结果并不一致，但丙泊酚提高了患者的合作性并缩短了恢复时间。在患者的耐受性或安全性方面似无任何一致性差异。由于丙泊酚无止痛作用，一些研究观察了丙泊酚与芬太尼联用的情况，并与标准的苯二氮䓬类联用麻醉性镇痛药做了比较[32,33]。在镇静、止痛、恢复时间和副作用发生率方面，未获得一致结果，提示与标准镇静方案相比，丙泊酚并无额外益处。

复杂内镜检查中丙泊酚的使用

也有研究观察了在复杂的和持续时间长的内镜检查中丙泊酚的使用情况。在一项随机试验中，Wehrmann等[34]比较了在ERCP中使用丙泊酚和咪达唑仑的情况，发现丙泊酚组患者的合作性更好，恢复更快，而两组患者的耐受性是相同的。但是，丙泊酚组中有一位患者需要延长通气支持。ERCP联合EUS与ERCP联合Oddi括约肌测压的另外两项研究也显示丙泊酚优于咪达唑仑[35,36]。

非麻醉师给予丙泊酚

由于丙泊酚治疗窗窄并对心肺有潜在的副作用，许多内镜检查医师希望由专业麻醉医师给予丙泊酚并监测镇静情况。使用专业麻醉师增加花费抵消了丙泊酚镇静时间短和恢复快所带来的成本优势。然而，越来越多的证据支持由护士给予丙泊酚镇静（nurse-administered propofol sedation，NAPS）。在一项研究中，9000多名患者在内镜医师监视下由护士给予丙泊酚镇静，证明NAPS是安全有效的[37]。而且，那些护士不是麻醉护士，而是经过训练并经注册能够使用和监测丙泊酚镇静的护士。研究中有7例出现上消化道内镜检查相关的呼吸功能受损（3例呼吸暂停延长、3例喉痉挛、1例误吸），仅需面罩通气即可纠正。上消化道内镜检查时呼吸道不良反应发生率更高，可能与需要预防反射性呕吐的更深镇静水平有关。因此，适于NAPS的理想内镜操作是不良并发症特别少、较为简单的内镜操作。结肠穿孔率低于1：1000，患者更愿意选择NAPS而不是以往的苯二氮䓬类镇静[37]。而且，随机研究对在结肠镜检查时NAPS和护士给予咪达唑仑进行了比较，使用丙泊酚镇静起效更快，恢复更快，患者更加满意[33]。与由麻醉师给予丙泊酚相比，NAPS更具有成本效益。

丙泊酚患者自控镇痛

已有几项研究对患者使用丙泊酚自控镇痛和镇静（patient-controlled analgesia and sedation，PCS）进行了评价。一项研究比较了66位行结肠镜检查的患者随机使用丙泊酚和阿芬太尼PCS与单次推注地西泮和哌替啶的效果。PCS 的镇静更轻、止痛更少、恢复更快，患者满意度相似[38]。在最近的一项研究中，Kulling等[39]比较了丙泊酚和阿芬太尼 PCS、连续输注或 NAPS，发现PCS时患者满意度更高，且恢复更快。比较丙泊酚 PCS 和咪达唑仑效果的研究得出了相似的结果[40]。

丙泊酚和患者监测

虽然还没有证据支持，但是检查时使用丙泊酚的患者较清醒镇静患者可能需要进行更多监测。检查前的评价应包括镇静相关危险因素的全部病史和对气道的评价。危险因素包括年龄、心肺疾病、肝肾功能、麻醉性镇痛药和镇静剂的使用，以及潜在的插管困难气道（表7-4）。NAPS试验中仅选择了达到ASA状态1级或2级的患者使用丙泊酚（表7-2）[37]。而且，ASA工作组指出如果患者有一种或多种镇静相关的危险因素，再进行深度镇静（使用丙泊酚），镇静相关不良反应的发生率增高。在这种情况下，应当在检查前咨询麻醉师。Vargo 等[11]用二氧化碳图指导丙泊酚的滴定，从而能早期发现呼吸抑制，但这种做法对镇静的结局并无影响。

镇静中的咽部麻醉

除了镇静外，还常用局部麻醉药抑制呕吐反射，从而有助于进行上消化道内镜检查。最常用的局麻药是利多卡因，以气溶胶形式喷至咽喉部。其他不常用的局麻药包括丁卡因、西他卡因和苯佐卡因。所有这些药物产生的麻醉作用都长达 1 小时，并导致咽部协调功能一定程度的减弱[41]。因此，应告诉患者在恢复知觉前不应进食或饮水，以使气道误吸的潜在危险性减到最小。有关咽部麻醉联合镇静益处的数据结果不一致[42~44]。考虑到局麻药引起的副作用虽少见，但很严重，包括高铁血红蛋白血症[45, 46]，因此它们的使用应只限于最低水平的镇静或未镇静的患者。

过度镇静的处理

50% 以上内镜检查相关并发症是由镇静引起的，最常见的不良反应是过度镇静和呼吸抑制。在所有镇静下内镜检查过程中，预计低氧血症的期望均值约偏离基线 3%[47]。应用可逆转镇静的药物可减少镇静相关不良事件的发生。常用的苯二氮䓬类拮抗剂是氟马西尼，阿片类拮抗剂是纳洛酮。虽然丙泊酚清除半衰期短，能使镇静作用快速逆转，但是尚没有丙泊酚的拮抗剂。对于同时使用苯二氮䓬类和阿片类的患者，氟马西尼能逆转镇静作用，但对呼吸抑制无效。同样地，单用纳洛酮对阿片类和苯二氮䓬类联用所诱发的呼吸抑制也没有逆转作用。然而，指南建议，联合用药患者出现呼吸抑制时，除给予氟马西尼治疗外，还应给予纳洛酮[17]。

镇静逆转时及逆转前，应注意以下步骤：

- 基本呼吸道处理
  - 清洁气道，包括吸痰（如果需要）
  - 手法上提下颌
  - 必要时保护气道
- 辅助供氧或增加氧气
- 鼓励或刺激深呼吸
- 如果自主通气不足，给予正压通气支持

氟马西尼和纳洛酮以前被用于治疗镇静过度和呼吸抑制。然而，苯二氮䓬类所致恢复时间延长促使人们对常规使用氟马西尼的可行性进行研究，以在缩短恢复时间的同时节约花费[21, 48]。

非镇静下内镜检查

考虑到内镜检查时使用镇静剂的危险性和额外花

表 7-4　美国麻醉医师学会（ASA）工作组总结的困难气道插管相关情况
患者既往有麻醉或镇静方面的问题
患者有喘鸣、打鼾或睡眠呼吸暂停病史
患者有面部畸形，例如 Pierre-Robin 综合征或唐氏综合征
患者有口腔的异常，例如张口小（成人<3cm）、缺齿、切牙突出、牙齿松动或有牙套、腭高或呈弓形、巨舌症、扁桃体肥大或悬雍垂不可见
患者有颈部的异常，例如肥胖影响颈部和面部的结构、短颈、颈部伸展受限、舌骨 - 颏距离短（成人<3cm）、颈部包块、颈椎疾病或创伤、气管偏移或风湿性关节炎进展期
患者有颌部异常，例如小颌症、颌后缩、牙关紧闭或明显的咬合不正

费，考虑采用非镇静下内镜检查的人日益增多（见第10 章）。特别是超细内镜（5 ~ 6mm）的出现，使得非镇静下检查越来越受欢迎。一些研究证实，与标准内镜相比，超细内镜能提高耐受性[49]。经鼻途径与经口途径检查没有差异[50, 51]。非镇静下内镜检查的优点包括降低镇静剂引起的死亡率、减少患者的监测、恢复时间短、误工时间短、花费少。潜在的缺点包括患者满意度差、拒绝重复检查、由于患者不耐受导致检查不充分、内镜下治疗的可能性降低。而且，非镇静下上消化道内镜检查的拒绝率高[52]。非镇静下内镜检查前，患者的选择非常重要。一些研究显示，高龄、焦虑得分低、咽部麻醉的耐受性以及前次内镜检查的耐受性均与非镇静下上消化道内镜检查的耐受性有关[53, 54]。虽然更大规模的研究显示，非镇静下内镜检查时，咽部麻醉能改善患者的耐受性并容易操作，但有关其优点的数据不一致[55, 56]。一些研究证明，一组患者中有95%在无镇静情况下能成功完成结肠镜检查[57, 58]。然而，非镇静下结肠镜检查的拒绝率高达 83%[59]。

附录：常用药物的药理学

苯二氮䓬类

苯二氮䓬类是中枢神经系统抑制剂，有镇静、催眠、遗忘和麻醉作用。其作用机制为增强γ-氨基丁酸（GABA）介导的生理抑制作用。

咪达唑仑

药理学

咪达唑仑属于短效苯二氮䓬类，静脉给药作用峰值出现于2 ~ 5分钟，这取决于给药剂量和要达到的意识水平。如果与阿片类合用则起效更快（1.5 分钟），且镇静程度更深，因此推荐约减量 30%。在足以产生镇静作用的剂量下，咪达唑仑可降低一般患者由于CO_2升高产生的通气反应，特别是对有慢性呼吸道受限的患者。咪达唑仑的药代动力学曲线在 0.05 ~ 0.4mg/kg 范围内呈线形，因而可预测滴定剂量。清除半衰期为1 ~ 2.8 小时，分布容积大。药物在肝内快速代谢为1- 羟甲基咪达唑仑，与运载体结合后，由尿排泄。

给药方法

咪达唑仑应静滴给药，每隔 2 ~ 3 分钟给予 1 ~ 2mg，直至总量达 5mg。可能需要更高剂量，但应谨慎使用。

注意事项和不良反应

与阿片类联合使用时，镇静作用加强，因此需要自小剂量逐步增加药量。敏感性随年龄增加而增加。高龄、肝功能或肾功能受损和那些呼吸道不通畅的患者，使用咪达唑仑应谨慎。而且，由于血浆清除率下降，心力衰竭的患者对咪达唑仑清除更慢。低血压被认为与咪达唑仑有关，尤其是联用阿片类时。

患者，尤其是年轻的患者，使用苯二氮䓬类可能产生异常反应，如烦躁、激动和去抑制。早期识别这种现象很重要，因为通过增加苯二氮䓬类剂量来解决这一问题可导致的严重过度镇静和呼吸暂停。

禁忌证

重症肌无力、酒精中毒或窄角青光眼的患者不应使用咪达唑仑。

药物相互作用

咪达唑仑的镇静作用可被其他中枢神经系统抑制剂（包括安定药、酒精、镇静剂、抗抑郁药、镇痛药、抗癫痫药和抗焦虑药）所增强。咪达唑仑的作用能被产生细胞色素P450的药物（利福平、卡马西平和苯妥英）减弱，被其抑制剂（红霉素、地尔硫䓬、抗病毒药和氟康唑）增强。尤其是联合抗逆转录病毒治疗时，应谨慎使用咪达唑仑。

地西泮

药理学

地西泮在肝内代谢成活性代谢物羟基安定、去甲安定和奥沙西泮，均经肾排泄。地西泮及其活性代谢物的血浆浓度在不同患者间差异很大。静脉血浆浓度时间曲线呈双相，初始快速增加，半衰期3 小时，第二清除相半衰期 20 ~ 70 小时。老年患者和肝肾受损患者清除半衰期延长。

给药方法

地西泮静滴给药，剂量为 2 ~ 4mg，在一些情况下总量可达 10 ~ 20mg。

注意事项和不良反应

肝、肾和心肺可能受损的患者用药要谨慎。很少发生低血压。其他注意事项、禁忌证和药物相互作用与咪达唑仑相似。

阿片类镇痛药

芬太尼

药理学

芬太尼是一种合成的阿片类，其作用约为吗啡的80倍。与其他阿片类不同，芬太尼不诱导组胺释放。静脉注射给药后，镇痛作用在1~2分钟内达到峰值，作用可持续30~60分钟。血清浓度在5分钟内快速降至峰浓度的20%，之后30分钟内缓慢下降。该药物在肝内代谢成活性代谢物，均从尿中排泄。

给药方法

在苯二氮䓬类之前给予芬太尼50~100μg，以准确调整镇静剂量。

注意事项和不良反应

芬太尼在过度镇痛期可引起呼吸抑制。考虑到清除的问题，肝肾功能受损的患者应减少剂量。由于有呼吸抑制的可能，有肺病的患者应谨慎使用。

禁忌证

芬太尼可能引起严重的支气管痉挛，因此哮喘患者禁用。此外，芬太尼可引起严重的肌肉强直，因此重症肌无力患者禁用。

药物相互作用

芬太尼的镇静作用可被其他中枢神经系统抑制剂（如其他阿片类、苯二氮䓬类、酒精、安定药和镇静剂）所增强。特别是芬太尼与单胺氧化酶抑制剂和神经镇静药合用可引起低血压的不良反应。

盐酸哌替啶（度冷丁）

药理学

哌替啶（在欧洲和澳大利亚称为度冷丁）是一种兼有镇静和镇痛特性的阿片类药物，与其他麻醉性镇痛药一样，哌替啶可引起呼吸抑制。并抑制咳嗽反射。哌替啶的镇静和镇痛作用在静脉给药后2~4分钟内出现，镇痛作用能持续4小时。清除半衰期是3.2小时，主要在肝脏中结合代谢。因此，肝功能受损患者哌替啶清除延长。

注意事项和不良反应

哌替啶与其他神经抑制剂同时给药时应谨慎。最常见的不良反应是呼吸抑制。哌替啶也能引起难治性低血压。一种哌替啶活性代谢产物——去甲哌替啶，能引起惊厥，在肾功能受损和老年患者中清除时间延长。在这些患者中，高剂量哌替啶能导致惊厥、兴奋、易激惹和震颤。

给药方法

哌替啶应以25~50mg的剂量静脉给药。剂量越高，产生不良反应的可能性越大。

药物相互作用

神经抑制剂的所有镇静作用都能由哌替啶产生。此外，若同时给予吩噻嗪类，可能出现中枢神经系统毒性和低血压。与单胺氧化酶抑制剂的相互作用可能是致命的，可导致兴奋、出汗、强直、高血压或低血压和昏迷。

丙泊酚

药理学

丙泊酚分布迅速，可在30~60秒内产生镇静作用，半衰期只有2~8分钟。经肝脏结合代谢，无活性的代谢产物由肾脏排泄。丙泊酚主要是神经抑制作用，无任何止痛作用，可快速通过血脑屏障，增强GABA活性。

禁忌证

已知对丙泊酚过敏者。

注意事项和不良反应

使用丙泊酚时，最重要的是监测有无呼吸抑制和呼吸暂停，通常发生在深度镇静时。低血压也常见。ASA分级3级或3级以上的患者、老年人以及使用镇静剂或阿片类药物者发生这些心脏和呼吸并发症的危险性特别高。高达75%的患者可发生呼吸暂停和低血压。在使用丙泊酚进行内镜检查的试验中，高达10%的患者需要通气支持，但在需要患者合作的复杂内镜检查时，出现呼吸抑制而必须通气支持的发生率更高[34]。兴奋现象（如震颤、抽搐、张力过强和呃逆）的发生率高达14%。肺水肿、高血压、心律失常、支气管痉挛和喉痉挛少有发生。注射部位疼痛是最常见的局部并发症，见于5%~50%的患者[60]。

给药方法

内镜检查的研究中，重复快速注射或滴注丙泊酚。通常丙泊酚的初始给药剂量为 20 ~ 40mg，继而以 10 ~ 20mg 的维持剂量达到所需镇静水平。另外，也可在 1 ~ 5min 内静脉注射丙泊酚0.5 ~ 1.0mg/kg，以产生深度镇静，维持输注剂量为1.5 ~ 3.0mg/（kg · h）。

相互作用

其他镇静剂和镇痛药能增强丙泊酚的镇静作用，此时需要减量使用。

氟马西尼

药理学

氟马西尼是咪唑并苯二氮䓬类药物，通过竞争性抑制中枢受体而拮抗苯二氮䓬类。它起效快（30 ~ 60 秒），清除半衰期为 53 分钟。通过结合形成无活性的代谢产物，完全在肝内清除。

禁忌证

已知对氟马西尼过敏者。

注意事项和不良反应

对已知苯二氮䓬类依赖者，因可产生撤药反应，甚至惊厥，故应谨慎给药。使用氟马西尼后，应考虑到可能产生再次镇静和呼吸抑制。应根据药物剂量和苯二氮䓬类的作用时间，对这些患者进行适宜时期的监测。如前所述，无论是否使用逆转药物，检查后都应告知患者以上情况。由于可能引起惊厥，不推荐服用苯二氮䓬类药的癫痫患者使用氟马西尼。曾有报道，有癫痫和肝功能受损的患者使用氟马西尼出现癫痫发作。

相互作用

氟马西尼也拮抗作用于苯二氮䓬类受体的非苯二氮䓬类药物（如佐匹克隆）的作用。

给药方法

推荐初始剂量为15秒内静脉注射0.2mg，每60秒重复给予0.1mg，以达到逆转作用，直至总量达2mg。

纳洛酮

药理学

纳洛酮是阿片受体竞争性拮抗剂，能逆转阿片类药的镇静和呼吸抑制作用。静脉给药后 2 分钟起效，作用持续 4 小时。经肝结合代谢，代谢产物经肾排泄。清除半衰期是 60 ~ 90 分钟。

禁忌证

已知有超敏反应者。

注意事项和不良反应

由于纳洛酮能产生撤药综合征，因此对阿片类药依赖患者应谨慎给药。快速逆转阿片类药物能导致儿茶酚胺的释放，引起兴奋、室性心律失常、低血压、肺水肿、惊厥和死亡。因此，既往有心脏病的患者应谨慎使用。

给药方法

纳洛酮可静脉或肌内给药，初始剂量为 0.4 ~ 2mg。间隔 2 ~ 3 分钟可重复该剂量给药，直到总量达 10mg。

（张静译　李传凤　丁士刚校）

参考文献

1. Freeman ML: Sedation and monitoring for gastrointestinal endoscopy. Gastrointest Endosc 4:475–475, 1994.
2. Benjamin SB: Complications of conscious sedation. Gastrointest Endosc Clin N Am 6:277–286, 1996.
3. Wang TH, Lin JT: Sedation for upper GI endoscopy in Taiwan. Gastrointest Endosc 50:888–889, 1999.
4. Shaker R: A wake up call? Unsedated versus conventional esophagogastroduodenoscopy. Gastroenterology 117:1492–1495, 1999.
5. Saeian K, Townsend WF, Rochling FA: Unsedated transnasal EGD: An alternative approach to conventional esophagogastroduodenoscopy for documenting Helicobacter pylori eradication. Gastrointest Endosc 49:297–301, 1999.
6. Sorbi D, Gostout CJ, Henry J, Lindor KD: Unsedated small-caliber esophagogastroduodenoscopy (EGD) versus conventional EGD: A comparative study. Gastroenterology 17:1301–1307, 1999.
7. Arrowsmith JB, Gerstman BB, Flescher DE, Benjamin SB: Results from the American Society for Gastrointestinal Endoscopy/US Food and Drug Administration collaborative study on complication rates and drug use during gastrointestinal endoscopy. Gastrointest Endosc 37:421–427, 1991.
8. Practice guidelines for sedation and analgesia by nonanesthesiologists: A report by the American Society of Anesthesiologists Task Force on sedation and analgesia by non-anesthesiologists. Anesthesiology 84:459–471, 1996.
9. Simon IB, Lewis RJ, Satava RM: A safe method for sedating and monitoring patients for upper and lower gastrointestinal endoscopy. Am Surg 57:219–221, 1991.
10. Nelson DB, Freeman NL, Silvis SE, et al: A randomized controlled trial of transcutaneous carbon dioxide monitoring during ERCP. Gastrointest Endosc 51:288–295, 2000.
11. Vargo JJ, Zuccaro G, Dumot JA, et al: Gastroenterologist-administered propofol for therapeutic upper endoscopy with graphic assessment of respiratory activity: A case series. Gastrointest Endosc

52:250–255, 2000.

12. Council on Scientific Affairs, American Medical Association: The use of pulse oximetry during conscious sedation. JAMA 270:1463–1468, 1993.
13. Banks MR, Kumar PJ, Mulcahy HE: Pulse oximetry saturation levels during routine unsedated diagnostic upper gastrointestinal endoscopy. Scand J Gastroenterol 36:105–109, 2001.
14. Moller JT, Pederson T, Rasmussen LS, et al: Randomized evaluation of pulse oximetry in 20,802 patients: I. Design, demography, pulse oximetry failure rate, and overall complication rate. Anesthesiology 78:436–444, 1993.
15. Alexander CM, Teller LE, Gross JB: Principles of pulse oximetry. Theoretical and practical considerations. Anesth Analg 68:368–376, 1989.
16. Verhoeff F, Sykes MK: Delayed detection of hypoxic events by pulse oximeters. Computer simulations. Anesthesia 45:103–109, 1990.
17. Waring JP, Baron TH, Hirota WK, et al: Guidelines for conscious sedation and monitoring during gastrointestinal endoscopy. Gastrointest Endosc 58:317–322, 2003.
18. Griffin SM, Chung SC, Leung JW: Effect of intranasal oxygen on hypoxia and tachycardia during endoscopic cholangiopancreatography. BMJ 300:83–84, 1990.
19. Bell GD, Bown S, Morden A: Prevention of hypoxaemia during upper gastrointestinal endoscopy by means of oxygen via nasal cannulae. Lancet 1:1022–1024, 1987.
20. Ward B, Shah S, Kirwan P, Mayberry JF: Issues of consent in colonoscopy: If a patient says 'stop' should we continue ? J R Soc Med 92:132–133, 1999.
21. Chang AC, Solinger MA, Yang DT, Chen YK: Impact of flumazenil on recovery after outpatient endoscopy: Placebo-controlled trial. Gastrointest Endosc 49:573–579, 1999.
22. Brouillette DE, Leventhal R, Kumar S, et al: Midazolam versus diazepam for combined esophagogastroduodenoscopy and colonoscopy. Dig Dis Sci 34:1265–1271, 1989.
23. Bell GD, Morden A, Coady T, et al: A comparison of diazepam and midazolam as endoscopy premedication assessing changes in ventilation and oxygen saturation. Br J Clin Pharmacol 26:595–600, 1988.
24. Rembacken BJ, Axon AT: The role of meperidine in sedation for colonoscopy. Endoscopy 27:244–247, 1995.
25. Froehlich F, Thorens J, Schwizer W: Sedation and analgesia for colonoscopy: Patient tolerance, pain and cardiorespiratory parameters. Gastrointest Endosc 45:1–4, 1997.
26. Laluna L, Allen ML, Dimarino AJ Jr: The comparison of midazolam and topical lidocaine spray versus the combination of midazolam, meperidine, and topical lidocaine spray to sedate patients for upper endoscopy. Gastrointest Endosc 53:289–291, 2001.
27. Forbes GM, Collins BJ: Nitrous oxide for colonoscopy: A randomized controlled study. Gastrointest Endosc 51:271–277, 2000.
28. Saunders BP, Fukumoto M, Halligan S, et al: Patient-administered nitrous oxide/oxygen inhalation provides effective sedation and analgesia for colonoscopy. Gastrointest Endosc 40:418–421, 1994.
29. Smith I, Monk TG, White PF, Ding Y: Propofol infusion during regional anesthesia: Sedative, amnestic and anxiolytic properties. Anesth Analg 79:313–319, 1994.
30. Carlsson U, Grattidge P: Sedation for upper gastrointestinal endoscopy: A comparative study of propofol and midazolam. Endoscopy 27:240–243, 1995.
31. Patterson KW, Casey PB, Murray JP, et al: Propofol sedation for outpatient upper gastrointestinal endoscopy: Comparison with midazolam. Br J Anaesth 68:108–111, 1992.
32. Koshy G, Nair S, Norkus EP, et al: Propofol versus midazolam and meperidine for conscious sedation in GI endoscopy. Am J Gastroenterol 95:1476–1479, 2000.
33. Sipe BW, Rex DK, Latinovich D, et al: Propofol versus midazolam/meperidine for outpatient colonoscopy: Administration by nurses supervised by endoscopists. Gastrointest Endosc 55:815–825, 2002.
34. Wehrmann T, Kokabpick S, Lembcke B, et al: Efficacy and safety of intravenous propofol sedation during routine ERCP: A prospective controlled study. Gastrointest Endosc 49:677–683, 1999.
35. Vargo JJ, Zuccaro G, Dumot JA, et al: Gastroenterologist-administered propofol versus meperidine and midazolam for ERCP and EUS: A randomized, controlled trial with cost effectiveness analysis. Gastroenterology 123:8–16, 2002.
36. Seifert H, Schmitt TH, Gultekin T, et al: Sedation with propofol plus midazolam versus propofol alone for interventional endoscopic procedures: A prospective randomized study. Aliment Pharmacol Ther 14:1207–1214, 2000.
37. Walker JA, McIntyre RD, Schleinitz PF, et al: Nurse-administered propofol sedation without anesthesia specialists in 9152 endoscopic cases in an ambulatory surgery center. Am J Gastroenterol 98:1744–1750, 2003.
38. Roseveare C, Seavell C, Patel P, et al: Patient-controlled sedation and analgesia, using propofol and alfentanil, during colonoscopy: A prospective, randomized controlled trial. Endoscopy 30:768–773, 1998.
39. Kulling D, Fantin AC, Biro P, et al: Safer colonoscopy with patient-controlled analgesia and sedation with propofol and alfentanil. Gastrointest Endosc 54:1–7, 2001.
40. Ng JM, Kong CF, Nyam D: Patient-controlled sedation with propofol for colonoscopy. Gastrointest Endosc 54:8–13, 2001.
41. Sulica L, Hembree A, Blitzer A: Swallowing and sensation: Evaluation of deglutination in the anesthetized larynx. Ann Otol Rhinol Laryngol 111:291–294, 2002.
42. Cantor DS, Baldridge ET: Premedication with meperidine and diazepam for upper gastrointestinal endoscopy precludes the need for topical anesthesia. Gastrointest Endosc 32:339–341, 1986.
43. Froehlich F, Schwizer W, Thorens J, et al: Conscious sedation for gastroscopy: Patient tolerance and cardiorespiratory parameters. Gastroenterology 108:697–704, 1995.
44. Davis DE, Jones MP, Kubik CM: Topical pharyngeal anesthesia does not improve upper gastrointestinal endoscopy in conscious sedated patients. Am J Gastroenterol 94:1853–1856, 1999.
45. Gunaratnam NT, Vazquez-Sequeiros E, Gostout CJ, Alexander GL: Methemoglobinemia related to topical benzocaine use: Is it time to reconsider the empiric use of topical anesthesia before sedated EGD? Gastrointest Endosc 52:692–693, 2000.
46. Patel D, Chopra S, Berman MD: Serious systemic toxicity resulting from use of tetracaine for pharyngeal anesthesia in upper endoscopic procedures. Dig Dis Sci 34:882–884, 1989.
47. Berg JC, Miller R, Burkhalter E: Clinical value of pulse oximetry during routine diagnostic and therapeutic endoscopic procedures. Endoscopy 23:328–330, 1991.
48. Bartelsman JF, Sars PR, Tytgat GN: Flumazenil used for reversal of midazolam-induced sedation in endoscopy outpatients. Gastrointest Endosc 36:S9–S12, 1990.
49. Dean R, Dua K, Massey B: A comparative study of unsedated transnasal esophagogastroduodenoscopy and conventional EGD. Gastrointest Endosc 44:422–426, 1996.
50. Elfant AB, Schneider DM, Bourke MJ: Prospective controlled trial of transnasal endoscopy (T-EGD) vs per-oral endoscopy (P-EGD) [abstract]. Gastrointest Endosc 43:311–317, 1996.
51. Craig A, Hanlon J, Dent J, Schoeman M: A comparison of transnasal and transoral endoscopy with small-diameter endoscopes in unsedated patients. Gastrointest Endosc 49:292–296, 1999.
52. Zaman A, Hahn M, Hapke R: A randomized trial of peroral versus

transnasal unsedated endoscopy using a ultrathin videoendoscope. Gastrointest Endosc 49:279–284, 1999.

53. Mulcahy HE, Kelly P, Banks MR, et al: Factors associated with tolerance to, and discomfort with, unsedated diagnostic gastroscopy. Scand J Gastroenterol 36:1352–1357, 2001.

54. Campo R, Brullet E, Montserrat A, et al: Identification of factors that influence tolerance of upper gastrointestinal endoscopy. Eur J Gastroenterol Hepatol 11:201–204, 1999.

55. Campo R, Brullet E, Montserrat A, et al: Topical pharyngeal anesthesia improves tolerance of upper gastrointestinal endoscopy: A randomized double-blind study. Endoscopy 27:659–664, 1995.

56. Dhir V, Swaroop VS, Vazifdar KF, Wagle SD: Topical pharyngeal anesthesia without intravenous sedation during upper gastrointestinal endoscopy. Indian J Gastroenterol 16:10–11, 1997.

57. Rex DK, Imperiale TF, Portish V: Patients willing to try colonoscopy without sedation: Associated clinical factors and results of a randomized controlled trial. Gastrointest Endosc 49:554–559, 1999.

58. Cataldo PA: Colonoscopy without sedation. Dis Colon Rectum 39: 257–261, 1996.

59. Early DS, Saiffudin T, Johnson JC: Patient attitudes towards undergoing colonoscopy without sedation. Am J Gastroenterol 94: 1862–1865, 1999.

60. Valtaren M, Lisalo E, Kanto J, Rosenberg I: Propofol as an induction agent in children: Pain on injection and pharmacokinetics. Acta Anaesthesiol Scand 33:152–155, 1989.

61. Bryson HM, Fulton BR, Faulds D: Propofol: An update of its use in anesthesia and conscious sedation. Drugs 50:513–559, 1995.

患者的准备和药物治疗的考虑

8

Mark Schoeman, Nam Q. Nguyen, and Awni Taleb Abu-Sneineh

引言 101
知情同意 101
患者准备的一般情况 101
胃镜和肠镜检查的准备[1] 102
内镜逆行胰胆管造影的准备[1] 102
结肠镜检查的准备[1] 102
基于聚乙二醇的肠道准备 103
基于磷酸钠的肠道准备 103
可曲式乙状结肠镜检查的准备[1] 104
超声内镜检查的准备[1] 104
胶囊内镜或“pill cam”的准备 104
糖尿病患者内镜检查的准备[1] 104
特殊情况 104
异物或食团梗阻患者内镜检查的准备 104
上消化道出血患者胃镜检查的准备 105
下消化道出血患者结肠镜检查的准备 105
抗血小板和抗凝治疗 105
内镜检查前凝血功能异常的处理 106
von Willebrand 病 106
血友病 A 和 B 106
肝病 106
肾功能衰竭 106
血小板减少 106
抗生素预防 107
人造血管移植患者的抗生素预防 107
人工关节植入患者的抗生素预防 107
经皮内镜下胃造口术患者的抗生素预防 107
肝硬化和腹水或免疫功能低下患者的抗生素预防 107

引言

正确的患者准备对于安全和成功实施内镜检查至关重要，而且常可改善检查结果。在准备期间必须考虑到许多要求，这不是简单的如何禁食或是如何进行肠道准备。患者必须确信临床医师了解临床情况，并且由这些情况决定进行何种内镜检查。这些问题一旦确定，在准备内镜检查时，临床医师必须考虑到内镜检查时间及患者的特殊因素等问题。如果已将这类信息向患者做了解释，他或她更有可能安全地遵从指导进行准备。作为准备期间和解释内镜检查内容的一部分，向患者说明潜在的危险和并发症也是必要的。这是获得知情同意的过程，是准备过程的一个关键部分。

知情同意

各个国家知情同意的过程是不同的。在欧洲的许多地方，内镜检查前不要求正式的知情同意。如果患者要进行检查，这些系统即认定其同意。在世界的其他地方，如美国和澳大利亚，知情同意过程非常详细而复杂，需要内镜医师的参与（见第 9 章）。

患者准备的一般情况

患者准备内镜检查时必须考虑许多方面。这包括：

- 了解患者的特殊临床情况
- 知道患者的既往病史
- 了解患者最近（和以前）用药史
- 需要什么特殊检查过程的准备？
- 需要什么特殊的患者准备？
- 知情同意
- 检查后的观察和离院计划

内镜检查医师必须知道检查的适应证，因为这不仅决定操作过程，也决定检查时可能需要进行哪些干预或治疗。毫无疑问，应了解患者的既往史和所有最近的检查结果。检查前评估还必须包括患者的既往用药史和手术史、以前内镜的检查结果、目前的药物治疗（包括非处方药和间断用药）以及药物过敏史。特殊的既往史，如糖尿病、个体或家族的异常出血史、麻醉反应或以前对其他药物干预的不良反应（包括对放射检查使用的造影剂的反应），都应予以考虑。掌握这些信息后，内镜检查医师不仅能决定适宜的准备，还能针对患者个体进行特异性修改（见第 7 章）。

对准备过程、危险性和可能发生的潜在并发症进行讨论后，下一步要讨论的是出院指南。大部分内镜检查在白天进行，常需对患者进行镇静。许多机构都要求将镇静的患者转交给一名能负责的看护人后才能离院，这个人不仅能监督送患者回家，还能够处理任何延迟出现的并发症或疑难情况。检查后监察的水平应根据干预类型、患者的特殊因素（如能否活动和年龄，甚至地域上的差异）而定。这些问题必须在检查前引起患者的注意，才能制定适当的计划。内镜检查前应该解决出院安排的难题，不要在检查后再讨论。

准备的步骤虽然看似繁琐，但是对患者和内镜医师都有明显的益处。这些包括：

- 获得知情同意的能力
- 正确的患者准备
- 增加患者对准备的信心
- 减少内镜检查的失败
- 完善检查过程
- 提高诊断率
- 减轻患者的焦虑，潜在地改善患者对检查的耐受性
- 改善出院后的结局

胃镜和肠镜检查的准备[1]

患者在择期内镜检查前 6 小时不能进固体食物，至少检查前 4 小时不能饮水。这些是最低要求。如果已知或怀疑胃排空延迟，应该考虑延长禁食时间，甚至考虑一段时间只吃流食。如果禁食时间不够，可能有必要使用大口径洗胃管洗胃。在胃排空延迟或禁食时间不够的情况下检查有明显的误吸危险，应该考虑用气管插管进行气道保护。

通常内镜检查前患者饮一小口水服常用药是可以的。对于服用阿司匹林或抗凝药，或者服用降糖药治疗糖尿病的患者，要给予特别的考虑。

没有数据支持在诊断性内镜检查前进行常规血液检查，因此并不要求进行血液监测。如果已知或怀疑有出血倾向，则应做相应检查进行评价并直接进行针对性治疗。同样地，如果患者的临床情况不稳定或血液检查提示可能存在问题，进行适当的检查并纠正相关异常是必要的。

内镜逆行胰胆管造影的准备[1]

内镜逆行胰胆管造影术（endoscopic retrograde cholangiopancreatography，ERCP）的患者准备与内镜检查准备相似。通常，接受ERCP的患者几乎都需要镇静，并且检查过程较长。制定出院计划时，应予以考虑。

对于怀疑或已证实有胆管或胰管梗阻的患者，通常静脉预防性给予抗生素（后面章节进行讨论）。如果临床上怀疑胰胆管排出不畅，ERCP 检查过程中或检查后也要给予抗生素。

ERCP 前，确定患者是否有碘造影剂过敏史很重要。虽然在ERCP过程中对造影剂过敏的患者非常少见，但通常要经静脉预防性给予适量的类固醇，且常与静脉抗组胺药联合使用。在严重的病例，在出现反应时可得到麻醉师的帮助是一种谨慎的预防措施。必须准备适当的复苏药品和设备。

由于在检查时要对腹部成像，因此对于最近行钡餐检查和其他口服造影剂检查的患者，应确保造影剂已排空，视野清楚，以成功完成 ERCP。如果肠道内有造影剂残留，有必要进行有效的肠道准备。对育龄女性，必须询问是否怀孕。如果不清楚，必须把情况弄清楚后再行 ERCP 检查。如果怀孕妇女必须行 ERCP 检查，有必要对下腹部进行铅板遮挡以保护胎儿。

没有数据支持在诊断性ERCP前进行常规血液检查，因此并不要求进行血液监测。如果已知或怀疑有出血倾向，应做相应检验，评价并直接治疗。同样地，如果患者的临床情况不稳定或血液检查提示可能存在问题，进行适当的检查和纠正相关异常是必要的。例如，行ERCP的患者有胆道梗阻的征象或病史，有可能存在凝血功能异常，即应在检查前对其进行纠正。

结肠镜检查的准备[1]

在所有的内镜检查过程中，结肠镜检查前准备的质量对检查结果的影响最大。结肠镜准备通常被认为是最不舒服的部分，许多患者更关心这些方面而不是检查本身。口头告知患者细节并写下说明以安全地完成准备是至关重要的。如果准备不正确，检查常常需要延期进行。

良好的肠道准备是为肠镜检查提供清晰视野，并是减少检查时视野不清楚致结肠损伤危险的基本保障。为了正确地准备，临床医师应对患者进行仔细评估，以决定使用哪种肠道清洁剂，患者的饮食如何调整及需要哪些常规药物。

目前，有两种广泛用于结肠镜检查肠道准备的制

剂：聚乙二醇（polyethylene glycol，PEG）溶液和磷酸钠溶液。刺激性和高渗性缓泻剂，如蓖麻油、番泻叶、甘露醇、山梨醇和乳果糖，由于不是非常有效而且在电手术时有爆炸的危险，已经不再使用[2]。

基于聚乙二醇的肠道准备

1998年研制的Golytely是第一个电解质平衡的渗透性清洁溶液。此后，对这种溶液进行了许多改良以改善耐受性（表8-1）。在结肠镜检查前的晚上，以大约每小时1升的速度口服4升聚乙二醇，清肠效果良好，并且患者宜于耐受[3~5]。添加味道的制剂常常更受患者欢迎。然而，大约19%的患者由于泻剂量大且没有味道而不能完成肠道准备[6]。虽然在一项小规模随机试验中没有发现常规使用甲氧氯普胺有任何益处，但它对减少一些患者的恶心和呕吐可能有帮助[7]。口服PEG清肠（或任何形式的肠道准备）禁用于肠梗阻、明显的胃潴留、可疑或明确的机械性肠梗阻、严重结肠炎或神经功能受损可能出现吞咽误吸的患者[1]。对吞咽困难的患者，可用经鼻胃管给予导泻剂。

基于磷酸钠的肠道准备

用磷酸钠洗肠液进行肠道准备用量更少，并且对大部分健康人是安全的。结肠镜检查前，根据确切的检查时间，分时间段分剂量给药。通过高渗效应和间接刺激牵张感受器而增加肠蠕动[6]。不论有味道及无味道制剂，进行这种肠道准备耐受性均更好，且至少与PEG效果相同[6,9~12]。然而，由于其快速的渗透效应和可能产生明显的高磷血症，因此建议对血容量突然改变敏感的患者，如充血性心力衰竭和肾功能不全的患者，避免使用这类肠道准备泻剂。对钠和磷酸盐平衡紊乱的患者，如失代偿期肝硬化、小肠或大肠动力异常和既往存在电解质失衡者，应谨慎使用[1,9,10,12]。此外，对可疑或证实存在炎症性肠病的患者，不推荐这种肠道准备，因为可引起结肠炎症，甚至25%患者出现口疮性溃疡，而使用PEG准备者只有2%~3%出现这种情况[13]。建议进行这种准备的患者饮用能耐受的最大量清水，以减少脱水的危险且便于发挥药物的清肠效应。因此，有建议指出磷酸钠进行肠道准备不适于老年患者。但是Thomson等[14]认为这种肠道准备安全、有效，大多数平均年龄为72岁的老年患者耐受性良好。

作为准备的一部分，建议大多数患者检查前24小时仅进流食[1]。

结肠镜检查前不需要进行常规血液化验，但是大部分临床医师建议检查前应停用抗血小板药和抗凝药，以减小检查后出血的危险（见后面的指南）。此外，应暂停致便秘的药物，以利于清洁肠道，特别是口服铁剂，可使大便变黑并黏稠，结肠镜检查前应至少停用5天[1]。最后，对于口服降糖药和/或使用胰岛素的糖尿病患者应给予特别的建议，以避免检查过程中发生低血糖。

对于肠镜检查的大多数患者都采取静脉镇静。因此，患者必须禁食以减少误吸的可能。患者仅需在检查前24小时在肠道准备时进流食，因此禁食的时间相对短暂。一般认为禁食2~4小时就足够。

有一些肠道准备不足的独立预测因素，如结肠镜开始检查时间晚，没有按照说明进行准备，住院患者的体质，已有手术指征的便秘，使用三环类抗抑郁药，男性，有肝硬化、卒中、痴呆或糖尿病病史[15~17]。在这些患者，肠道准备时间需要更长。那些对标准泻剂依从性好的患者仍然准备欠佳时，检查前进2天流食可能有帮助。此外，建议禁食脂肪1周，自晨起即开始准备。对于那些有恶心、呕吐或过度胃胀气和不能耐受肠道准备的患者，应采取以下的一种措施：

1. 如果排出清洁的水样粪便，应尽早停止准备。
2. 暂时中止肠道准备1~2小时，然后重新开始。
3. 应用试验剂量甲氧氯普胺。
4. 冷却肠道准备溶液。

表8-1 基于PEG肠道准备的不同配方

组分	Na^+(meq/L)	K^+(meq/L)	Cl^-(meq/L)	HCO_3^-(meq/L)	SO_4^{2-}(meq/L)	PEG 3350(g/L)	渗克分子浓度
Golytely	125	10	35	20	40	60	280
Nulytely	65	5	53	17	0	105	288
Colytely	125	10	35	20	80	60	280
Glycoprep	115	5	18	8	80	180	280
Colonlytely	125	10	35	20	40	59	280

PEG，聚乙二醇。
Adapted from Keefe EB: Colonoscopy preps: What's best? Gastrointest Endosc 43:524–528, 1996.

5. 加入清洁、无糖调味剂或柠檬汁。
6. 减慢服用溶液的速度。

可曲式乙状结肠镜检查的准备[1]

可曲式乙状结肠镜检查前的准备一般只要求清洁左半结肠，在一些情况下只要清洁乙状结肠和直肠。在大多数病例，检查前1小时给予一种或两种灌肠剂可以达到目的。目前，有几种类型的灌肠剂可以使用：

1. 微泻灌肠剂
2. 快速灌肠剂（NaP）
3. 自来水灌肠剂
4. G&O 灌肠剂（3 份甘油、3 份橄榄油和 3 份水）

严重便秘或那些要进行治疗（如息肉电切术或氩气电凝治疗）的患者，需要更广泛的肠道准备。在这些病例，2 升 PEG 泻剂加 24 小时流食可能就足够了。相反，有活动性结肠炎或严重水泻的患者可能不需要肠道准备。一般可曲式乙状结肠镜检查的患者不需要静脉镇静。如果需要镇静，建议患者检查前禁食2～4小时。

超声内镜检查的准备[1]

这种检查患者的准备与上消化道内镜检查的准备相似。检查前，患者必须禁食 6～8 小时。需要行活检或治疗的患者，如果怀疑凝血功能异常，则有必要确定血小板计数和凝血功能正常。此外，检查前必须停用抗血小板药和抗凝治疗 5～7 天。

胶囊内镜或“pill cam”的准备

胶囊内镜检查的最佳条件一直是令人感兴趣的内容。大多数中心喜欢让其禁食时间略长于常规内镜检查。一般让患者在检查前一天午餐后进流食，并在检查前禁食 12 小时。吞服胶囊前 2 小时不再服药。在一些中心，患者在开始12小时禁食前服用2升PEG进行肠道准备。如果患者最近做过钡剂检查或曾口服其他形式的造影剂，额外的准备步骤特别重要。有些机构让患者在检查前服用少量消泡剂，也有些机构应用促动力剂（如甲氧氯普胺）。尚无数据表明何为最佳准备方法，因此，对患者的指导应该个体化。应谨慎回顾患者的用药史，考虑停用可能减慢胃肠道蠕动的任何药物。应在检查前至少停用补铁剂 3 天。

糖尿病患者内镜检查的准备[1]

没有对照研究指导糖尿病患者内镜检查的准备。这些患者的准备必须个体化，一些因素如平时血糖控制情况、患者对自己糖尿病的控制能力都是重要的考虑内容。对仅饮食控制的糖尿病患者，没有特殊的要求。服用口服降糖药的患者，准备期间通常不服药。在此期间，患者必须监测血糖，如果有进行性血糖升高，应该能够得到及时处理。低血糖容易处理，可饮含糖液体或吃糖果。用胰岛素的患者，准备期间应减少剂量。通常在检查前一天晚上给予常规剂量，检查当日早晨只给予半量。检查结束后，如果合适，就给予剩余剂量。糖尿病患者更愿意被安排在上午检查，理想情况是当日第一个检查。准备期间，患者必须监测血糖，并且告诉患者如何处理低血糖或高血糖。

特殊情况

异物或食团梗阻患者内镜检查的准备

吞服异物主要发生于儿童和精神异常的患者。食团梗阻在成年患者中相对常见[18,19]。对于环咽肌水平以下的食团，通过内镜检查和取出是主要的治疗方法。患者症状将决定检查的缓急。对于不能咽唾液、吞尖锐物体（鱼骨、别针、义齿和刮胡刀片）以及那些吞咽电池并阻塞的患者，应该进行急诊内镜[19,20]。如果从病史中不能明确梗阻物体的性质或梗阻的部位，建议在内镜检查前拍摄胸部和颈部 X 线平片。X 线片还能显示异位的气体，提示隐藏的穿孔。由于有误吸的危险并可能影响内镜的视野，一般应尽量避免经口放射造影检查[21,22]。考虑到食团梗阻的影响，可以在等待内镜检查时，给予患者高血糖素，但是这往往不成功，不应延迟进行内镜检查[23,24]。为避免内镜检查时发生气道梗阻的危险，应特别注意气道保护。持续的口腔吸引和喉镜准备也是重要的。如果需要气道保护，建议全身麻醉下气管插管，但有这种需要的患者不到25%[25]。以我们的经验，全身麻醉时肌肉松弛，常使难取异物或大异物更容易取出，尤其在异物已通过上食管括约肌时，对吞咽义齿的患者尤其如此（见第 21 章）。

上消化道出血患者胃镜检查的准备

急性出血患者内镜检查的准备要求格外地小心和谨慎。首先，是保证患者充分复苏，因为任何随后的内镜检查最好在患者血流动力学稳定时进行。如果有证据表明有活动性出血，即使情况不稳定，于气道保护下行急诊内镜检查可能是获得更好临床效果的最好方法。如果时间允许，最好能禁食6小时，因为这样能改善内镜的视野。遗憾的是，这往往不能实现，尤其是有活动性出血的证据时。因此，可能需要洗胃。洗胃必须小心进行，不要用胃管太强烈吸引，因为可能会发生明显的黏膜损伤，致使接下来的内镜检查所见难以解释。一些中心在内镜检查前对怀疑上消化道出血的患者使用止吐药，以此改善胃排空及内镜检查的视野。一项安慰剂对照的随机研究证实，内镜检查前2小时静脉给予红霉素能改善胃镜的视野[26]。

上消化道出血患者的内镜检查通常在静脉给予镇静剂后进行[27]。在许多中心，常用急诊麻醉辅助，并且常进行气管插管保护气道。在病情已不稳定的患者，发生明显的肺误吸可能导致极其严重的后果。

如果怀疑患者有消化性溃疡出血，应考虑在内镜检查前静脉给予质子泵抑制剂。研究显示，这能明显改善此类患者的预后[28~31]。同样地，对于可疑静脉曲张破裂出血的患者，静脉输注奥曲肽可能有益[32~34](见第14章)。

下消化道出血患者结肠镜检查的准备

对于下消化道出血患者，结肠镜检查能确定出血部位，且在某些情况下能进行治疗[35](见第15章)。

检查前，应对患者进行复苏并且一般情况稳定。消化道出血患者一般应化验血常规和凝血功能，并且纠正至正常。一般大多数下消化道出血患者的肠镜检查是半急诊检查，允许患者做某些肠道准备。虽然一些研究表明，急诊结肠镜检查不仅在技术上可行且安全，而且能有效地控制一些病例的出血，但是急诊结肠镜检查的视野往往是一个问题[36, 37]。血液本身有导泻作用，因此一些医师喜欢在没有肠道准备的情况进行检查[38]。然而，大多数医师更愿意进行肠道准备，常在检查前4小时使用4升PEG[36, 39~41]。可口服或经鼻胃管给予。择期检查时，可按标准方法进行结肠准备。考虑到这些患者更容易出现血容量不足，一般建议避免使用磷酸钠准备。促动力剂可能有助于肠道准备。

由于钡剂造影检查会干扰视野并可能掩盖扁平的黏膜损害（如血管发育异常），所以肠镜检查前一般不应进行钡剂造影检查。如果怀疑有梗阻病变，应使用水溶性透明造影剂，如泛影葡胺。

对于上消化道出血患者，内镜检查时重要的是保证患者适当的镇静并在检查时进行监测。对不稳定的患者，建议麻醉辅助下进行内镜检查。通常这些患者已经禁食，宜禁食2～4小时。对于稳定的患者，像常规结肠镜检查那样镇静也是可取的。

抗血小板和抗凝治疗

决定停止抗血小板或抗凝治疗取决于两个重要的因素：与内镜下干预治疗有关的出血风险以及与停用这些药物有关的血栓栓子形成的风险。这两种因素的危险分层见表8-2。如果抗凝治疗仅仅是暂时的，择期内镜检查应被延迟至抗凝治疗停止[42]。

抗凝治疗的患者进行低危检查时，不管处于何种情况，不必调整抗凝治疗。相反，进行高危检查的患者应在检查前3～5天停止抗凝治疗，一般检查后当晚可以重新开始抗凝治疗。检查前国际标准比率（international normalized ratio，INR）的调整应个体化。对血栓栓子形成高风险的患者，一旦INR下降至治疗水平以下时，建议将口服抗凝药改为静脉内肝素治疗。应在检查前4～6小时停用肝素，检查后2～6小时可重新使用。对于在这些患者，应重叠使用肝素和华法林，直到INR达到治疗目标范围[43]。

例外的情况是胆道括约肌切开术，如果在括约肌切开后3天内重新使用抗凝药，大出血的危险是10%～15%[44]。括约肌切开患者重新抗凝治疗的时间应该个体化，如果出现血栓栓塞的危险低，抗凝治疗可以延迟。

相反，服用标准剂量的阿司匹林或其他非类固醇类抗炎药（nonsteroidal anti-inflammatory drug，NSAID）的患者，如果没有凝血功能异常，可以进行所有的内镜检查[42]。这个建议基于有限的研究结果。这些研究显示标准剂量的阿司匹林和NSAID不增加胃镜或结肠镜检查活检、息肉电切，甚至胆道括约肌切开术后明显出血的危险性[44, 45]。尚无数据提供内镜检查时使用新型抗血小板药物，如噻氯匹定、氯吡格雷和双嘧达莫。然而，建议高危检查前5～7天停用这些药物，尤其是同时使用阿司匹林或NSAID治疗的患者[42]。

表 8-2　内镜检查出血和血栓栓子形成的危险分层

	低危	高危
根据出血的危险性对检查进行分类	内镜检查、乙状结肠镜和结肠镜检查 + 活检 无括约肌切开的 ERCP 无括约肌切开的胆管 / 胰管支架植入 无 FNA 的 EUS 肠镜检查	息肉切除术 胆管括约肌切开术 PEG 置入 EUS 合并 FNA 激光、氩气消融和凝因 静脉曲张的治疗
根据如果停止抗凝血栓栓子形成的危险性进行分类	DVT 非复杂性或阵发性非瓣膜性房颤 人造生物瓣膜 主动脉人工瓣膜	房颤并心脏瓣膜病 人工二尖瓣 机械瓣膜伴既往血栓栓塞史

DVT，深静脉血栓形成；ERCP，内镜逆行胰胆管造影术；EUS，内镜超声检查；FNA，细针抽吸；PEG，经皮内镜下胃造口术。

Reprinted from American Society for Gastrointestinal Endoscopy: Antibiotic prophylaxis for gastrointestinal endoscopy. Gastrointest Endosc 42:630–635, 1995, with permission from the American Society for Gastrointestinal Endoscopy.

内镜检查前凝血功能异常的处理

对凝血功能异常患者的处理应该个体化，在可能的情况下，应与有专门凝血检查实验室的专业中心有经验的血液科医师密切合作。内镜检查医师必须根据操作的危险性以及凝血异常的严重程度评估出血的危险性，并制定相应的内镜检查方案[46]。

von Willebrand 病

von Willebrand 病（von Willebrand's disease，vWD）是最常见的遗传性凝血功能障碍性疾病，内镜检查前的治疗依赖于vWD的类型。对于不太严重的 I 型，检查前1小时开始使用去氨加压素（DDAVP）治疗，此后每日一次，用 2 ~ 3 天就足以让患者承受诊断性内镜检查和黏膜活检。然而，对于治疗性内镜检查，检查前 1 小时输注Ⅷ因子，要求Ⅷ因子活性为 0.80 ~ 1.20 U/ml。检查结束后，Ⅷ因子活性必须至少维持在 0.30 ~ 0.50 U/ml 达 2 周，以使再出血的危险性减到最小[46]。对于较严重的Ⅱ型和Ⅲ型，诊断性（维持 2 ~ 3 天）和治疗性（长达 2 周）检查同样要求Ⅷ因子替代治疗[46]。

血友病 A 和 B

检查前测定Ⅷ或Ⅸ因子的活性对于决定血友病患者替代治疗的剂量是必要的。检查前，需要输注Ⅷ因子，使活性达到 0.80 ~ 1.20 U/ml。输注后应进行测定，以确定患者对治疗的反应。对于单纯诊断性检查，不需要继续输注。如果进行黏膜活检，应每24小时额外给予初始剂量的 75%，持续 2 ~ 3 天。如果是治疗性检查，要求每日输注Ⅷ因子两次，使活性保持在 0.30 ~ 0.50 U/ml 达 2 周。每日至少检测一次Ⅷ因子，以保证维持足够的Ⅷ因子活性。由于Ⅸ因子的半衰期更长，需要每隔24小时给予维持剂量[46]，Ⅸ因子替代治疗的指征与Ⅷ因子输注相同。

肝病

肝病患者凝血障碍可能是由于凝血功能紊乱和血小板减少。诊断性内镜检查通常不要求纠正这种异常，但是如果 INR 大于 2.5，大多数中心会建议予以纠正；如果是治疗性内镜检查，纠正异常是必要的。这些建议只基于有限的数据。如果进行高危检查，建议纠正 INR 至低于 1.4 ~ 1.7[46]。可以联合使用新鲜冰冻血浆和维生素K替代治疗以实现上述目标。后面将讨论明显血小板减少的纠正。

肾功能衰竭

肾功能衰竭患者主要的凝血障碍是继发于尿毒症的获得性血小板质量缺陷。幸运的是，这些患者很少在进行肾活检、腹部手术、肝和骨骼活检或拔牙时出现出血并发症[47]。此外，由于出血时间不能预测是否会出血，所以检查前测量出血时间没有用[47]。除非同时存在明显的血小板减少，否则不推荐常规输注血小板[46]。由于认为尿毒症是血小板功能异常的病因，因此建议在高危检查前行短期无肝素透析，使血清尿素氮低于 50 ~ 75mg/dl[46, 48]。

血小板减少

尚无前瞻性数据证明需要预防性输注血小板，下面的指南基于决策分析[46, 49, 50]。低危检查要求输注血小板以提高血小板计数至 20 × 10^9/L 以上，高危检查要求提高血小板计数至 50 × 10^9/L 以上。对于免疫性血小板减少患者，择期内镜检查应被推迟到标准治疗后血小板计数改善至 20 × 10^9 ~ 30 × 10^9/L。如果内镜检查不能推迟，并需要立即干预治疗，检查前就应该输注血小板[46]。如果检查后发生出血，应继续输注血小板。如果对输注血小板反应差，静脉内滴注甲泼尼龙和丙种球蛋白有效[46]。

抗生素预防

虽然在胃肠内镜检查时进行抗生素预防被广泛接受，但是其应用缺乏证据并且存在争论。胃肠内镜检查感染并发症的危险低，已发表的报道中只有很少将感染性心内膜炎直接归因于内镜检查[51]。

迄今尚无前瞻性对照试验显示内镜检查前抗生素预防能防止感染性心内膜炎。许多数据是来自外科和口腔科的研究。

在内镜检查前适当使用抗生素预防感染，必须考虑到一些检查因素和患者因素，列于表 8-3。

对于行高危检查的高危病变患者，应予抗生素预防细菌性心内膜炎。低危内镜检查时，不建议低中危心脏瓣膜病患者使用抗生素预防感染。由于无充分的数据支持常规使用抗生素，建议行低危检查的高危瓣膜病变患者应逐例考虑抗生素预防感染的问题[51]。

低中危瓣膜病患者施行菌血症高危内镜检查时，应予逐例评估。目前的证据不支持所有低危瓣膜病患者使用抗生素预防感染[51]。目前推荐用药方法是在检查前 30 分钟静脉注射 1 ~ 2g 氨苄西林和 1.5 ~ 2.0mg/kg庆大霉素，检查后6小时口服阿莫西林1.5g。对青霉素过敏的患者，可静脉注射万古霉素 1g 代替。

人造血管移植患者的抗生素预防

动物研究提示，假性内膜完全覆盖前，人工移植血管感染的危险性增加[52]。等待假性内膜完全形成时，检查前静脉应用单剂量抗生素能明显降低移植后感染的危险[53]。对于人类，主动脉移植后假性内膜完全覆盖需要 1 年。因此，对于前面提到过的高危组，在人工血管移植后最初12个月内，在检查前使用抗生素是合理的。前面已经提到过这些患者的标准抗生素使用方法[51]。

人工关节植入患者的抗生素预防

没有数据支持这些患者使用抗生素，因此不建议常规使用抗生素预防感染[51]。一些机构建议在植入人工关节后最初 3 个月使用抗生素。

经皮内镜下胃造口术患者的抗生素预防

常规推荐所有还未使用抗生素的患者在行经皮内镜下胃造口术前30分钟使用头孢唑啉1g（或等效的药物），因为这样可使伤口边缘感染的危险明显减小[54]。然而，对于已经使用适当抗生素的患者，无需额外预防感染[51]。

肝硬化和腹水或免疫功能低下患者的抗生素预防

只有少数资料坚决推荐这类患者使用抗生素。对于行低中危检查的患者，不建议常规使用抗生素预防感染。然而，对于行高危检查的患者，应逐例考虑预防问题，抗生素的用法应根据已知的特异危险而定[51]。

（张静译　李传凤　丁士刚校）

表 8-3　菌血症、内镜检查感染和心脏情况的危险分层

危险水平	内镜检查菌血症的危险	不同心脏情况下细菌性心内膜炎的危险
低危	胃镜、乙状结肠镜和结肠镜检查伴或不伴黏膜活检，息肉电切和 / 或非静脉曲张止血治疗	既往冠脉旁路，心脏起搏器和埋藏式除颤器，二尖瓣脱垂（MVP）或既往不伴瓣膜功能异常或反流的风湿热
中危		大多数先天性心脏病，风湿性或其他获得性瓣膜功能异常（甚至手术治疗后），肥厚型心肌病，MVP 伴瓣膜反流
高危	食管狭窄扩张、静脉曲张硬化，ERCP 伴已知或可疑胆管梗阻	人工心脏瓣膜，既往心内膜炎史，手术重建体 - 肺循环分流或通路

ERCP，内镜逆行胰胆管造影术。

Reprinted from American Society for Gastrointestinal Endoscopy: Antibiotic prophylaxis for gastrointestinal endoscopy. Gastrointest Endosc 42:630–635, 1995, with permission from the American Society for Gastrointestinal Endoscopy.

参考文献

1. American Society for Gastrointestinal Endoscopy: Preparation of patients for GI endoscopy. Gastrointest Endosc 57:446–450, 2003.
2. Bigard MA, Gaucher P, Lassalles C: Fatal colonic explosion during colonoscopic polypectomy. Gastroenterology 77:1307–1308, 1979.
3. Thomas G, Brozinsky S, Isenberg J: Patient acceptance and effectiveness of a balanced lavage solution (Golytely) vs. the standard preparation for colonoscopy. Gastroenterology 82:435–437, 1982.
4. Matter SE, Rice PS, Campbell DR: Colonic lavage solutions: Plain versus flavored. Am J Gastroenterol 88:49–53, 1993.
5. Diab FH, Marshall JB: The palatability of five colonic lavage solutions. Alimentary Pharmacol Ther 10:815–818, 1996.
6. Hsu CW, Imperiale TF: Meta-analysis and cost comparison of polyethylene glycol lavage versus sodium phosphate for colonoscopy preparation. Gastrointest Endosc 48:276–231, 1998.
7. Brady CE, DiPalma JA, Pierson WP: Golytely lavage—Is metoclopramide necessary? Am J Gastroenterol 80:180–183, 1985.
8. Keefe EB: Colonoscopy preps: What's best? Gastrointest Endosc 43:524–528, 1996.
9. Vanner SJ, MacDonald PH, Paterson WG, et al: A randomized prospective trial comparing oral sodium phosphate with standard polyethylene glycol-based solution (Golytely) in the preparation of patients for colonoscopy. Am J Gastroenterol 85:422–427, 1990.
10. Kolts BE, Lyles WE, Achem SR, et al: A comparison of the effectiveness and patient tolerance of oral sodium phosphate, castor oil and standard electrolyte lavage for colonoscopy or sigmoidoscopy preparation. Am J Gastroenterol 88:1218–1221, 1993.
11. Cohen SM, Wexner SD, Binderow SR, et al: Prospective, randomized, endoscopic-blinded trial comparing pre-colonoscopy bowel cleansing methods. Dis Colon Rectum 37:689–692, 1994.
12. Frommer D: Cleansing ability and tolerance of three bowel preparations for colonoscopy. Dis Colon Rectum 40:100–104, 1997.
13. Zwas FR, Cirillo NW, El-Serag HB, Eisen RN: Colonic mucosal abnormalities associated with oral sodium phosphate solution. Gastrointest Endosc 43:463–466, 1996.
14. Thomson A, Naidoo P, Crotty B: Bowel preparation for colonoscopy: A randomized prospective trial comparing sodium phosphate and polyethylene glycol in a predominantly elderly population. J Gastroenterol Hepatol 11:101–107, 1996.
15. Church JM: Effectiveness of polyethylene glycol antegrade gut lavage bowel preparation for colonoscopy—Timing is the key! Dis Colon Rectum 41:1223–1225, 1998.
16. Ness RM, Manam R, Hoen H, Chalasani N: Predictors of inadequate bowel preparation for colonoscopy. Am J Gastroenterol 96: 1797–1801, 2001.
17. Taylor C, Schubert ML: Decreased efficacy of polyethylene glycol lavage solution in the preparation of diabetic patients for outpatient colonoscopy: A prospective and blinded study. Am J Gastroenterol 96:710–715, 2001.
18. Vizcarrondo F, Brady PG, Nord HJ: Foreign bodies of the upper gastrointestinal tract. Gastrointest Endosc 29:208–210, 1983.
19. Mosca S, Manes G, Martino L, et al: Endoscopic management of foreign bodies in the upper gastrointestinal tract: Report on a series of 414 adult patients. Endoscopy 33:692–696, 2001.
20. Ginsberg GG: Management of ingested foreign objects and food bolus impactions. Gastrointest Endosc 41:33–38, 1995.
21. Cheng W, Tam PK: Foreign body ingestion in children: Experience with 1265 cases. J Pediatr Surg 34:1472–1476, 1999.
22. Eisen GM, Baron TH, Dominitz JA, et al: Guideline for the management of ingested foreign bodies. Gastrointest Endosc 55:802–806, 2002.
23. Ferrucci JT, Long JA: Radiological treatment of esophageal food impaction using intravenous glucagon. Radiology 125:25–28, 1977.
24. Trenkner SW, Maglinte DD, Lehman GA, et al: Esophageal food impaction: Treatment with glucagon. Radiology 149:401–403, 1983.
25. Webb WA: Management of foreign bodies of the upper gastrointestinal tract. Gastrointestinal Endoscopy 41:39–51, 1995.
26. Coffin B, Pocard M, Panis Y, et al: Erythromycin improves the quality of EGD in patients with acute upper GI bleeding: A randomized controlled study. Gastrointest Endosc 56:174–179, 2002.
27. Waye JD: Intubation and sedation in patients who have emergency upper GI endoscopy for GI bleeding. Gastrointest Endosc 51:768–771, 2000.
28. Javid G, Masoodi I, Zargar SA, et al: Omeprazole as adjuvant therapy to endoscopic combination injection sclerotherapy for treating bleeding peptic ulcer. Am J Gastroenterol 111:280–284, 2001.
29. Udd M, Miettinen P, Palmu A, et al: Regular-dose versus high-dose omeprazole in peptic ulcer bleeding: A prospective randomised double-blind study. Scand J Gastroenterol 36:1332–8, 2001.
30. Zed PJ, Loewen PS, Slavik RS, Marra CA: Meta-analysis of proton pump inhibitors in the treatment of bleeding peptic ulcers. Ann Pharmacother 35:1528–1534, 2001.
31. Higgins RM, Scates AC, Lantour JK: Intravenous proton pump inhibitors versus H2-antagonists for the treatment of GI bleeding. Ann Pharmacother 37:433–437, 2003.
32. Erstad BL: Octreotide for acute variceal bleeding. Ann Pharmacother 35:618–626, 2001.
33. Banares R, Albillos A, Rincon D, et al: Endoscopic treatment versus endoscopic plus pharmacologic treatment for acute variceal bleeding: A meta-analysis. Hepatology 35:609–615, 2002.
34. D'Amico G, Pietrosi G, Tarantino I, Pagliaro L: Emergency sclerotherapy versus vaso-active drugs for variceal bleeding in cirrhosis: A Cochrane meta-analysis. Gastroenterology 124:1277–1291, 2003.
35. Zuccarow G: Management of the adult patient with acute lower gastrointestinal bleeding. Am J Gastroenterol 93:1202–1208, 1998.
36. Jensen DM, Machicado GA, Jutabha R, Kovacs TO: Urgent colonoscopy for diagnosis and treatment of severe diverticular hemorrhage. N Engl J Med 342:78–82, 2000.
37. Jensen DM, Machicado GA: Diagnosis and treatment of severe hematochezia. The role of urgent colonoscopy after purge. Gastroenterology 95:1569–1567, 1988.
38. Rossini FP, Ferrari A, Spandre M, et al: Emergency colonoscopy. World J Surg 13:190–192, 1989.
39. Machicado GA, Jensen DM: Acute and chronic management of lower gastrointestinal bleeding: Cost-effective approaches. Gastroenterologist 3:189–201, 1997.
40. Faigel DA, Eisen GM, Baron TH, et al: Preparation of patients for GI endoscopy Gastrointest Endosc 57:446–450, 2003.
41. Thomas G, Brozinsky S, Isenberg JI: Patient acceptance and effectiveness of a balanced lavage solution (Golytely) versus the standard preparation for colonoscopy. Gastroenterology 82:435–437, 1982.
42. Eisen GM, Baron TH, Dominitz JA, et al: Guideline on the management of anticoagulation and antiplatelet therapy for endoscopic procedures. Gastrointest Endosc 55:775–779, 2002.
43. Geerts WH, Jay RM: Oral anticoagulants in the prevention and treatment of venous thromboembolism. In Poller I, Hirsch J (eds): Oral Anticoagulants. New York, Oxford University Press, 1996, pp 97–122.
44. Freeman M, Nelson D, Sherman S, et al: Complications of endoscopic biliary sphincterotomy. N Engl J Med 335:909–918, 1996.
45. Shiffman ML, Farrell MT, Yee YS: Risk of bleeding after endoscopic biopsy or polypectomy in patients taking aspirin or other

NSAIDs. Gastrointest Endosc 40:458–462, 1994.

46. Van Os EC, Kamath PS, Goustout CJ, Heit JA: Gastroenterological procedures among patients with disorders of hemostasis: Evaluation and management recommendations. Gastrointest Endosc 50: 536–543, 1999.
47. Diaz-Buxo JA, Donadio JV: Complications of percutaneous renal biopsy: An analysis of 1000 consecutive biopsies. Clin Nephrol 4: 223–227, 1975.
48. Zachee P, Vermylen J, Boogaerts MA: Hematologic aspects of end-stage renal failure. Ann Hematol 69:33–40, 1994.
49. Schiffer CA: Prophylactic platelet transfusion. Transfusion 32:295–298, 1992.
50. Shulkin DJ, Fox KR, Stadtmauer EA: Guidelines for prophylactic platelet transfusions: Need for a concurrent outcomes management system. Qual Rev Bull 18:477–479, 1992.
51. American Society For Gastrointestinal Endoscopy: Antibiotic prophylaxis for gastrointestinal endoscopy. Gastrointest Endosc 42: 630–635, 1995.
52. Malone J, Moore W, Campagna G, Bean B: Bacteremic infectability of vascular grafts: The influence of pseudointimal integrity and duration of graft function. Surgery 78:211–216, 1975.
53. Moore W, Rosson C, Hall A: Effect of prophylactic antibiotics in preventing bacteremic infection of vascular prostheses. Surgery 69: 825–828, 1971.
54. Jain NK, Larson DE, Schroeder KW, et al: Antibiotic prophylaxis for percutaneous endoscopic gastrostomy. Ann Intern Med 107: 824–828, 1987.

报告、文件和风险管理

Ian Norton and Kenneth W. Schroeder

9

引言 111
医疗实践和诉讼之间的关系 111
针对消化科医师的诉讼 111
医疗实践中的法律原则 112
民事侵权行为的法律原则 112
护理标准 113
定义责任 113
证明文件 115
电子媒介 115
过程记录文件 115
风险处理 115
医疗法律咨询 116

引言

内镜服务在过去30年间飞速发展，对大部分从业者来说，胃肠病学的实践是一门操作性很强的专业。操作性强这一点为患者带来了特殊的风险，并使消化科医师受到诉讼的风险超过其他科医生。尤其是对消化科医师而言，大部分操作是摸索而行，对事先未明确诊断患有重大疾病的患者，几乎不能预期不良结局的出现。(相反，其他学科操作的不良结局常是可以事先预期的，例如，心血管医生进行梗死后血管成形术)。尽管如此，最近美国一项关于医疗索赔的综述指出，消化科医师被索赔的数量在 28 种专科医师中排第 23 位[1]。

尤其是对于许多国家的消化科医师来说，不幸的是，在他们的职业生涯中，因医疗过失被诉讼是很有可能的（甚至可能性很大）。只有规范的医疗操作、详细的记录及合理的知情同意可以减少不良后果和不良事件发生时的诉讼，除此以外，没有什么能消除这种风险。这是恰当的医疗实践所需的全部要素；因而，本章所列出的规则是与医疗实践相关的，不管是在诉讼率高的国家（如美国和澳大利亚）还是在几乎不存在诉讼的国家（如新西兰和西欧部分地区）。这种地域差异的部分原因，与患者（消费者）的期望值以及当地法律补偿体系有关。

医疗实践和诉讼之间的关系

几项大型研究已经调查了医疗过失对患者医疗保健的影响[2~5]。有高达 36% 的住院患者在住院期间经历过一些不同形式的医疗差错，这些医疗差错经常很微小，并且没有造成临床影响。然而，一项有20 000例外科住院患者的研究显示，医源性残疾率达 4.6%。其中多数被认为是“可接受的风险”，但作者推断，这些损伤中的 17% 很有可能起诉成功。因此，将近 1% 的外科住院患者可以成功起诉外科医师。然而，在哈佛大学医疗实践研究中[4]，仅有不到2%的有医源性损伤的患者提起了诉讼。很显然，其他因素决定了是否提交诉讼。针对这一问题已做了几项研究，研究发现影响患者是否诉讼的主要决定因素是不满情绪以及医师的交流和人际技巧[6~9]。有明确的信息表明，与患者及其家属之间的交流是非常重要的，尤其当发生不幸时。发生明显并发症的患者常转向适当的专家，来纠正问题（如重症监护专家或外科医师）。对患者及其家属来说，这是可以采取的一个重要的风险处理策略，即使不再直接参与患者以后的治疗。这将产生移情作用，并防止患者由于感觉到被“抛弃”而愤怒。

针对消化科医师的诉讼

这部分的数据很难评估，因为并非所有的保险公司都愿意提供数据，美国一些大型机构自我上保险，不提供数据进行综述。但美国医师保险协会提供了其20个成员（保险公司）的信息，并定期公布他们的数据[1]。这些已被综述并在胃肠病文献中发表[10, 11]。诉讼主要与以下方面有关：

1. 医源性损伤：将近30%的诉讼与内镜操作不当引起损伤有关。其中95%是穿孔或消化道撕裂及其后遗症。其他损伤，如胰腺炎、出血、牙齿损伤和在镇静状态下从床上摔下，也会导致诉讼。

2. 诊断错误：25%的诉讼与诊断错误有关，其中2/3是漏诊恶性病变，尤其是在胃和右半结肠。结肠癌漏诊占结肠镜诉讼的50%以上，超过75%的诉讼与乙状结肠镜检查相关。另一种常见的引起诉讼的情况是由于不能成功进行内镜检查而导致恶性病变诊断延误。在调查消化科医师相关的诉讼时，发现另一种常见情况是对非胃肠道肿瘤诊断的延误，特别是妇科和呼吸道肿瘤。显然，消化科医师必须在观察消化道病变上做出努力，并保证所做的内镜检查是充分的（包括肠道准备及确认内镜到达盲肠，否则，需采取进一步的措施来完善检查）。而且，他们必须明确诊查病人的职责应进行到哪种程度才能结束。例如，一名有初发腹胀的60岁妇女去看消化科医师。仅仅检查肠道无异常并安慰患者是不够的。在这种情况下，医师必须更进一步检查或求助于有关医师，尽管胃肠道是正常的，也应考虑到其他疾病（如卵巢癌）的可能性。
3. 用药差错：这种相对少见，在胃肠病诉讼中不到10%。然而，有两个方面值得注意，即内镜医师监护下镇静以及皮质激素和免疫抑制剂的处方。

总之，大约2/3针对消化科医师的诉讼可认为是“认知性”的，1/3是“程序上的错误”。大约一半的案例与知情同意有关。

特殊的内镜程序

在Gerstenberger的一项包括610例内镜诉讼的研究中[10, 12]，尽管结肠镜检查和ERCP导致的并发症要远高于乙状结肠镜检查和胃镜检查，但不同内镜操作所产生的诉讼相对风险不同（相对于乙状结肠镜检查）：乙状结肠镜检查1.0、胃镜检查1.2、结肠镜检查1.7、内镜逆行胆胰管造影（endoscopic retrograde cholangiopancreatography，ERCP）1.6，这很有意思。这种看似矛盾的结果可能是因为与技术难度不大的操作相比，ERCP和结肠镜的知情同意过程提供的信息更深入全面。这也形象地阐释了作为风险处理措施的重要的知情同意原则（下文讨论）。

医疗实践中的法律原则

民事侵权行为的法律原则

医疗疏忽的诉讼归民事侵权法律原则。关于民事侵权法律原则的认知与医师对自身责任的理解密切相关。侵权行为是“民事错误（civil wrong）”，是一个独立的居民针对另一个居民（在此处是临床医师）提出的诉讼。它不涉及犯罪行为，并且常常通过向受害者进行经济赔偿解决（损害赔偿）。

与医疗疏忽相关的民事诉讼包括以下四步：

1. 义务：医师对患者的责任应该按照操作的专业标准来进行。
2. 失职：医师没有履行那些责任。
3. 因果关系：医师的失败是患者所受痛苦的直接原因。
4. 伤害：患者遭受了明确的损害（身体上的、经济上的或精神上的）。

责任

医师对患者的责任来自医患关系（即医患双方共同参与的合约，在这个合约中医师为患者提供达到适当标准的医疗服务）。重要的是需要记住，这并不一定意味着咨询。其中一个例子是建议患者进行开放手术准备时所出现的并发症。一种减少责任的方法是明确划清义务开始和结束的界线。例如，如果一名医师诊断结肠癌，需要谨慎地与继续治疗的专科医师制定明确治疗计划，确认患者了解了疾病的状态以及如何治疗，确认患者及其初级护理医师都知道这个计划以及如何进一步治疗。这将减少由于延误明确的治疗方法而导致的并发症，并减少相关的责任（如以后的其他健康医师的玩忽职守的责任水平）。

失职

医患关系一旦存在，如果医师无法提供合理、标准的服务时，就发生了失职。这种合理的标准很难定义，通常在专业证据的帮助下建立。这并不意味着达到业内名誉退休专家的水平，而是达到同级别医师普遍接受的水平，也就是可靠的医疗实践（已被公布的原则可能是有用的，但可笑的是它经常被用在原告的诉讼请求中）。许多组织公布了内镜操作的指导方案[如美国胃肠内镜学会（American Society for Gastrointestinal Endoscopy，ASGE）、英国胃肠病学会（British Society of Gastroenterology，BSG）和澳大利亚胃肠病学会（Gastroenterological Society of Australia，GESA）]。尤其是ASGE制定的指导方案极好，适用于全球。当然，医疗实践经常根据不同的要求而改变，如共存疾病、患者的意愿、医师的经验以及可利用的资源。如果完全偏离了常规医疗行为，则有必要在医疗记录中写明原因。

原因

原告必须证明是医师的失职造成了损伤。失职必须是引起损伤的最近原因或基本原因。例如一名有体重减轻、背痛的糖尿病患者进行了超声内镜检查，未诊断患有胰腺癌。2个月后，这个患者被诊断为肝转移。尽管内镜医师漏诊了病变，但发现病变不太可能改变疾病的最终转归。这个例子也说明没有任何检查是百分之百敏感的，内镜医师的报告和随后与相关医师的交流应反映这种情况，如果临床高度怀疑，则建议进行更进一步的检查。

损伤

患者必须能指出受伤害的形式。这通常是身体上的，包括纠正原发伤害所采取的必要措施（如结肠穿孔后进行手术）。在一些情况下，伤害可以是心理上的，尽管这种情况很难去证实和定量。由于伤害所导致的经济损失（如医疗费用、工资损失以及将来可能引起的收入损失）也是相关因素。在美国，无形的损伤，如疼痛、患病和情感上的痛苦，也是可以得到补偿的。

损害赔偿

如前所述，对于失职的成功诉讼的结果通常是对损害赔偿进行经济评估。总赔偿可能由三种类型的损害赔偿组成。

1. 一般损害赔偿：包括对疼痛和疾病的赔偿。
2. 特殊损害赔偿：对医疗费用、工资损失、将来的收入损失等进行补偿。
3. 惩罚性损害赔偿：这种赔偿是对总的失职的一种惩罚。这将常常意味着故意不关心、欺骗或故意伤害，在医疗失职赔偿中所占比例很少。惩罚性损害赔偿可能不包括在医疗事故保险范围内。

护理标准

这是一项试图决定内科医师在照顾患者时必须履行的责任的法律概念。未做到这项标准就构成失职。法庭通常通过听取专家证词和已经公布的资料（如最近综述的杂志文章和操作指南）来决定这项标准[13, 14]。因此，这项标准是在回顾该案例的基础上做出的，应反映造成损伤时的操作情况。所以，尽管社会团体制定的操作指南、出版物等可能会作为帮助制定标准的一部分重要证据，但在特定的案例中，它们并不能取代法庭或陪审团的决定。同样，一个案例的判定并不能决定未来的临床实践（尽管这种案例经常发生）。

护理标准已经被描述为“恰当地照顾患者”。它不是以最好的医疗实践作为定义的（如领域内带头人进行的诊疗），而是以在同样条件下最期待什么作为定义。

主要和次要标准

有许多方法来解决临床问题。一般情况下，采用主要标准即能较容易地成功辩护。不常见的方法或次要标准有时是有用的，但如果应用，理论上应附有：解释为何不应用常规临床途径的详尽记录，与患者讨论可选择策略及其相关风险和益处的清楚的记录。许多组织（如ASGE）为内镜操作公布了规范的指南。一般情况下，遵循诸如此类指南是一种良好的风险处理措施。相反，不按照标准进行操作的内科医师就要冒相应的风险。

定义责任

共同的责任和类似的错误

这个概念认为许多卫生保健工作者可能参与了导致不良后果的过程。因此，指责可能被许多医师、护士、公共机构等共同承担。例如，慢性穿孔本身不是一定会被忽略的，但如果发生于无充分知情同意的情况下，责任将由内镜医师、相关内科医师和获取知情同意的护士来共同承担。

雇主责任原则和代理责任

雇主责任原则是一个法律概念，是指雇主对其雇员所犯错误应该担负责任。代理责任是指公司应该对其雇员和代理人的行为负责。在这种情况下，顾问医师监督实施ERCP的同事，并应该对十二指肠穿孔造成的损伤负部分责任。所应承担责任的比例取决于不同因素，如患者是否同意由实习生进行操作，实习生的资历程度和实习生是否正确进行操作。同样，内科医师应对由于工作人员不能胜任而造成的不良后果担负责任，医院应对其雇佣的医师所犯的错误负担部分责任。

知情同意

这是一个基本法律原则，有行为能力的个体有权利决定将发生在其身体的情况。因此，医师在实施任何操作之前均必须获得患者（或他/她的法定监护人）的知情同意，但也有例外（下文讨论）。一般情况下，未经患者同意而接触患者即构成了殴打（一种刑事犯罪）。但近来，知情同意不充分的案例，倾向于被认定为“疏忽”，而非殴打。因此，不充分知情同意案例更可能属于民事案件，而非刑事案件。

知情同意是一个过程，而不是签署的一份文件，理解这一点是非常重要的。尽管多数机构采用签署知情同意的形式，但它经常是一种普通文件，因此并没有反映患者已经意识到知情同意上对特定患者的特定诊疗过程的所有必要元素。虽然如此，签署的知情同意书作为确实的证据在法庭上十分有用，它证明被告审查过知情同意的过程而且有提问的机会。

构成知情同意的要素有：

1. 风险：任何操作均有一定风险，理智正常的患者必须被告知所有风险，这可能在患者所做出的特殊决定中起一定作用。典型的包括最严重的并发症（如死亡、出血、残疾）和常见的副作用。
2. 益处：患者必须理解为何进行这项操作。
3. 可供选择的方法：患者必须了解可供选择方法的相对风险和益处。患者还应该了解不进行其他检查的原因。遗憾的是，法庭常常就所说的可供选择方法是否合理来做文章。当然，应当就患者相关的问题与其讨论可供选择的方法，而不是背诵病案[15]。
4. 提问的机会。

与这四项要素相关的，就是公开标准的难度。习惯上，采用“公开的专业标准”。这个标准可以被定义为“在同一情况下一个同级医师所能提供的信息”，这是在 1960 年一项 landmark 案例中被确定的[16]。它提出，内科医师的行为应该以患者的最大利益为目的。但 20 世纪 70 年代提出，这项标准有点使医患关系像家长式作风，限制了患者自我决定的权利。因此，“非专业的”或称为“以病人主导的”标准得以发展。1972年，这一观点首先被明确表述出来，一名法官做出如下陈述：

……一个理智的人（这种理智是指医师知道或应知道站在患者的角度来考虑问题），在决定是否进行下一步治疗时，应该把风险放在首要的位置上[17]。

换句话说，“非专业”标准是指医师必须向特殊患者提供他们可能会非常重视的任何信息（如咽部穿孔的发生率为1：10 000，它对一个歌剧演唱者的重要性和普通人群不同）。医师很难利用这项标准进行辩护，因为它要求对特定患者所想要了解的事项进行主观的判断。

对医师来说，重要的是避免任何形式的强迫。医师在解释不遵从医疗指导的结果或过程时，不应该是武断或情绪化的。而且，操作之前，在内镜操作间里很快获得知情同意可能给人一种强迫患者的感觉，而那些经过准备、请假、进行静脉输液的患者则不可能退出检查。而且，内镜操作的特殊环境也不能给患者提供充分的机会提问。这些问题在开放内镜操作中尤为重要。

显然，知情同意必须以适合患者理解的语言来获得。如果患者仅说外语，那知情同意应该通过卫生专家或翻译服务来获得。患者的朋友或亲戚不能作为翻译，因为这可能导致信心的丧失，患者也可能被朋友或亲戚自己希望患者干什么的意愿来误导。

在一项研究中，向患者展示所建议的操作的录像与不用录像带而直接同患者讨论同样有效。如果使用录像带，则必然增加患者由所看到的而提出问题的机会[18]。

知情同意的例外

1. 急诊：以下情况满足急诊的需要：患者必须没有能力签署知情同意，从其他渠道获得知情同意耽误的时间可能导致患者有永久性残疾或死亡的危险。在进行患者知情同意的诊疗过程中，进行额外的操作偶尔也是合适的，因为这些操作可能是无法预见的；而那些仅可使患者恢复以进行另外的诊疗过程的额外操作则是不合理的。例如，对消化性溃疡患者进行胃镜检查时，对可疑的早期食管病变进行活检是合理的。另一种情况是患者可能需要治疗来纠正发生在操作过程中的错误。
2. 弃权：在处理特殊情况时，患者可能将决定的权利交给医师。这必须仔细记录，原则上应该有患者签署的文件。
3. 治疗特权：这是一种少见的情况。在这种情况下，医师认为完全让患者知情对患者来说是一种伤害。这通常指情感伤害。很明显，这儿有一种危险，即精神病患者可能拒绝自我决定的基本权利。医师应该完整记录为何患者拒绝知情，并且应该尽可能给患者提供信息。
4. 法定委托：在一些情况下，法庭可能命令患者在没有获得患者知情同意的情况下来接受一项医疗操作。例如获得隐藏的走私品和法医病理标本。更为困难的情况是在违背双亲意愿的情况下进行的操作。

5. 无能力：如果患者没有能力做决定，提供知情同意的责任就转到了患者的法定监护人身上。

知情拒绝

知情同意的反义就是知情拒绝。如果患者拒绝了特殊的内科医疗治疗，医师有责任确保拒绝也是知情的。例如，允许患者在未被告知其危险性的情况下违背医嘱离开医院是失职的。

证明文件

可靠的记录是重要的风险处理工具和良好医疗实践的重要组成。任何关于患者的处理计划均不应仅存在于医师的脑子里。事情发生很多年后还可能发生诉讼。医师不太可能记住原告（医患之间的简短交流可能对其产生主要影响）咨询的所有细节。因此，原告看起来成为更可信的证人，除非医师有详细的记录。一般情况下，如果当时有详细记录的话，法庭将会相信某些事情被讨论或确实发生过。相反，如果当原告不承认，而医师仅是记得谈话或说明这是他（她）的常规讨论的问题，法庭或陪审团将会判定谈话没有发生。知情同意过程的录像带被认为是记录发生情况的确切方法[19]。

医疗记录保留法律各不相同，医师应该知晓成人和儿童的记录需要保留多久。医师拥有记录，但患者有权利来获得信息。患者有权利查看医疗记录并以适当费用复印这些记录。

医疗记录应该是简要、合理和清晰的。所有的记录都应注明日期，不应该对患者进行贬低或侮辱的评论。如果发生错误，应该在上面划一道杠（使原有记录仍可辨认），并进行纠正，签名并注明时间。不能改变符号。法医（forensic）技术可被用于确定数字等后来是否被改变过。如果改变可被清楚辨认并注明日期，则可以纠正符号或进行补充。

电子媒介

电话谈话的要点应该被记录在案。e-mail越来越多的用于与其他健康专家和患者进行交流。应用e-mail的医师应该考虑应用加密软件来保密。所有的交流都应打印出来，并应保留一份装订本。患者通过e-mail和医师交流必须理解，发送了e-mail并不代表医师收到或阅读了它（这将有自动应答系统警告患者可能耽误，敦促他们如果相关问题很紧急就要打电话或到最近的医院就诊）。他们也必须意识到在许多情况下，e-mail不能替代标准的咨询。应该确认保存在电脑或PDA上数据的安全性。这些装置受到特别关注，是因为它们可能很容易丢失，可能没有足够的密码保护以防止数据被盗；数据中可能包含患者的敏感信息。由于这个原因，一些机构禁止应用PDA作为住院医师保留任何记录的工具。

过程记录文件

可以通过口述或手写的记录，或通过数据库生成的记录单来记录操作过程。除了记录方法外，所有的记录报告均应包括以下信息：

- 时间
- 患者确认（至少包括姓名和医疗记录号）
- 操作者
- 助手情况
- 应用器械
- 镇静情况
- 监测记录
- 局部麻醉的应用
- 适应证
- 发现的情况
- 实行的干预治疗
- 研究的障碍（如准备情况）
- 并发症
- 建议
- 随访

包括操作后情况的记录是明智的，因为许多患者在离开内镜室之前讨论时，由于镇静的影响，常有持续的健忘情况存在（尽管看起来是警觉的）。这些记录应该包括关于驾车、做重要决定或镇静之后的危险行为忠告、随访安排、操作后应对紧急情况的计划。根据操作过程中的发现和内镜医师与患者之间的关系，包括在操作过程中发现的总结可能恰当，也可能不恰当。许多软件报告系统合并了报告的许多必要元素。这可能包括插入照片，它可用于记录病理和检查的充分性（如记录见到的回盲瓣图像）。

风险处理

风险处理是以确认不良后果潜在来源为目的的一种过程，并经过多个步骤来纠正这些问题。风险处理包括以下方面：

1. 详细说明使内镜医师置于风险境地的情况。

2. 确定这些情况的频率和重要性。
3. 将风险处理应用于个别案例。
4. 开发预防性措施。

许多文献已经讨论了组成风险处理的重要方面。

1. 合理的医疗实践：预防不良后果和可能的诉讼的最好方法是恰当的医疗实践。要做到恰当的实践这一点，很重要的是通过个人及组织的努力，与当前的医学文献保持一致，并按照政府及社会的指南进行操作。值得注意的是，当发生不良后果时，法庭不愿意把接受经济补偿作为使罪行减轻的因素（尽管这可能把某些责备从个人转向机构）。
2. 良好的记录。
3. 知情同意。
4. 同行评议：这是确认特定问题、认识和讨论问题，避免其再次发生的重要机制。必须以无利益冲突的形式来进行，以保证真实地反映复杂的情况。这应该是一个正式的过程，通常包括召开所有高年资专家参加的会议，并常规记录讨论过程。

   医师应该意识到由于他（她）自身原因引起的并发症的情况以及其相对于同行所处的位置。一些很有经验的操作者并发症发生率可能更高，因为他们都进行复杂的疑难操作，在这种情况下，应该有某些方式来说明其工作的复杂性。总的来说，患者有权利知道医师操作导致的并发症及不良结果的发生情况。
5. 足够的赔偿保险：一些大型机构会为其雇员上保险，但每个医师都有责任保证其有足够的赔偿保险，无论是现在发生索赔还是在多年以后发生（尽管许多州有医疗事故索赔限额的规定）。

医疗法律咨询

这方面的详细讨论已经超出了这本书的范围。一位医学专家，如果站在公正的立场上，将可以为社会提供重要的服务。美国内科医师学院制定了指南，帮助医师从事这项活动。这些指南指出合适的专业证人应该是有执照的，国家认可的，并且应该在过去5年内在此领域至少工作3年。应该提供合理的补偿，意外事故费则不合规范（如基于案例结果的费用组成）。一些州限制了医师从这类活动中所得在其收入中的比例。这种努力是为了在防止"雇托儿"，这些人将提供委托人想让他们说的话或证据。

意见必须是无偏见的，应该与专业无关，无论他/她在原告方还是被告方。意见必须是非情绪化的。在多数情况下，作为专业证人需要回顾医疗记录并总结患者关心的意见。因为多数案例在审判之前早已解决，上述工作即已足够。如果案例向审判发展，证人可能仅需要提供书面陈述，给出证词或者很少情况下需要出庭作证。当在法庭上时，证人应该有详细的记录，而不是依赖于他们对案例的记忆。回答应该简洁，并直接回答问题。只回答被提出的问题并尽量不要修改自己的答案，这是非常重要的。如果不知道问题的答案，应该说不知道。另外，证人不应该情绪化，应该认识到使回答失去权威性可能是某一方的目的，并且它可以决定一个人是否确实是专家。

（闫秀娥译　王琨 张静 丁士刚校）

参考文献

1. Physician Insurers Association of America: A risk management review of malpractice claims: Gastroenterology. Summary Report. Rockville, MD, Research Department, Physician Insurers Association of America, 2000.
2. Brennan TA, Leape L, Laird N, et al: Incidence of adverse events and negligence in hospitalized patients. N Engl J Med 324:370–376, 1991.
3. Leape L, Brennan TA, Laird N, et al: The nature of adverse events in hospitalized patients: Results of the Harvard Malpractice Study II. N Engl J Med 324:377–384 1991.
4. Localio RA, Lawthers AG, Brennan TA: Relationship between malpractice claims and adverse events due to negligence. N Engl J Med 325:245–251, 1991.
5. Brennan TA, Sox CM, Burstin HR: Relationship between negligent adverse events and the outcomes of medical malpractice. N Engl J Med 335:1963–1967, 1996.
6. Hickson GB, Clayton EW, Entman SS, et al: Obstetricians' prior malpractice experience and patients' satisfaction with care. JAMA 272:1583–1587, 1994.
7. Hickson GB, Federspiel CF, Pichert JW, et al: Patient complaints and malpractice risk. JAMA 287:2951–2957, 2002.
8. Levinson W, Roter DL, Mullooly JP, et al: Physician-patient communication: The relationship with malpractice claims among primary care physicians and surgeons. JAMA 277:553–559, 1997.
9. Hickson GB, Clayton EW, Githens PB, Sloan FA: Factors that prompted families to file medical malpractice claims following perinatal injuries. JAMA 267:1359–1363, 1992.
10. Gerstenberger PD, Plumeri PA: Malpractice claims in gastrointestinal endoscopy: Analysis of an insurance industry database. Gastrointest Endosc 39:132–138, 1993.
11. Medical Malpractice Claims and Risk Management in Gastroenterology and Gastrointestinal Endoscopy. American Society for Gastrointestinal Endoscopy Web site: Available at http://www.asge.org (Accessed October 31, 2003).
12. Gerstenberger PD: Malpractice in gastrointestinal endoscopy. Gastrointest Endosc Clin N Am 5:375–389, 1995.
13. Mello MM: Of swords and shields: The use of clinical practice guidelines in medical malpractice litigation. Univ Penn Law Rev

149:645–710, 2000.

14. Hyams AL, Shapiro DW, Brennan TA: Medical practice guidelines in malpractice litigation: An early retrospective. J Health Polit Policy Law 21:289–313, 1996.
15. Dunham v Wright, 423 F2d 940, 946 (3d Cir 1970).
16. Natanson v Klein, 186 Kan 393, 350 P2d 1093, reh'g denied, 187 Kan 186, 354 P2d 670 (1960).
17. 4 F2d 772 (1972) 45.
18. Agre P, Kurtz RC, Krause BJ: A randomized trial using videotape to present consent information for colonoscopy. Gastrointest Endosc 40:271–276, 1994.
19. Plumeri PA: Informed consent for gastrointestinal endoscopy in the '90s and beyond. Gastrointest Endosc 40:379, 1994.

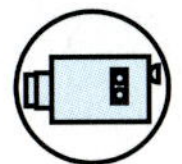

小口径内镜

Darius Sorbi and Christopher J. Gostout

10

引言 119
小口径内镜检查的插入技术 119
非镇静小口径上消化道内镜检查 121
非镇静小口径内镜检查的技术可行性 121
非镇静小口径内镜检查的耐受性 122
非镇静小口径内镜检查的安全性 123
恰当进行非镇静小口径内镜检查和活检 123
非镇静小口径内镜检查的效价比 124
结论 124

引言

直觉上，非镇静小口径内镜检查是具有吸引力的。镇静对内镜过程中的发病率和死亡率负相当大的责任。而且，使用镇静剂增加了操作前准备、操作过程和操作后恢复的时间。最后，患者及其陪同人员可能耽误一整天的工作，从而增加了社会的总负担。因此，进行非镇静的内镜检查具有优越性。

虽然有潜在的安全性和效价比，但在美国，非镇静内镜检查尚未被广泛接受。这可能与以下因素有关：有效证据不充分、患者难以接受、医师缺乏接受的动机、训练的机会有限、设备的费用以及医疗法律问题。本章旨在综述非镇静小口径内镜检查技术，特别是可行性、耐受性、充分性、安全性和效价比。对与之密切相关的非镇静食管镜操作也进行了综述。

已有人对英语文献进行了系统综述。从 Medline 上检索了从 1966 年 1 月到 2003 年 3 月的文献，所用的关键词如下：无镇静的、小口径、超薄的、非镇静的。有关食管、胃、十二指肠镜（esophagogastroduodenoscopy，EGD）或食管镜的出版物也列入综述。每篇稿子都对支持非镇静小口径 EGD（small-caliber EGD，sc-EGD）或食管镜的可行性、耐受性、充分性、安全性和效价比进行了评价。

小口径内镜检查的插入技术

非镇静小口径上消化道内镜检查可以经鼻或经口操作。内镜的外径≤6mm时可进行经鼻内镜检查。表 10-1 总结了回顾性研究中使用的小口径内镜的特点和其他商业上可用的内镜。视频EGD和食管镜目前均在使用。前者长度为1030～1330mm，后者仅为600mm。视频 EGD 的外径在 5.1～6mm 之间。食管镜的外径为 3.1mm 或 4mm。图 10-1A 显示了小口径儿童常规 EGD 的外径。一些 EGD 可进行上下左右转动，而另一些仅能进行上下的转动（图 10-1B）。

患者的选择和准备至关重要。不合作的和对操作过程焦虑水平高的年轻女性患者，不宜行非镇静内镜检查。对操作过程的耐受性与操作前焦虑水平相关，因此必须在插管前将操作过程解释清楚。内镜插入前常进行局部麻醉。麻醉剂可以是喷雾或凝胶。强烈建议在经鼻插管时将利多卡因凝胶用于通过视觉检查确定的耐受性较好的鼻孔。咽部麻醉被建议用于经鼻和经口内镜检查。局部血管收缩剂可能有效，特别是在直径 6mm 的内镜经鼻插入时。如果是 4mm 或更小口径的内镜，局部血管收缩剂协助插入的意义不大，但可以减少鼻出血。

常规内镜检查操作时可以采用标准的左侧卧位或直立位（图10-2）。直立位是否可以减少误吸的风险尚不清楚。操作中应尽量减少注入空气。应缓慢而柔和地插入内镜。粗暴地经鼻插入内镜可能引起鼻腔更加不适，经口插入使患者有更强的呕吐感。操作中持续和患者交谈并将视频监测上看到的问题告诉患者使其安心，可提高耐受性，减少不适。

内镜插入的技术由很多因素决定。因为没有确定经口途径是否比经鼻途径更安全和更易耐受，因此内镜插入途径应依据内镜操作者的经验、患者的意向、内镜直径来决定。经鼻内镜检查使用直径≤6mm的小口径内镜，可操作性更好。如果小口径内镜的附加通道达 2mm 直径即可进行活检。需要用儿童活检钳。直径为 4mm 或更小的食管镜仅被用于诊断性检查。因为在操作中未采用镇静，除非特殊说明，无需操作后恢复。

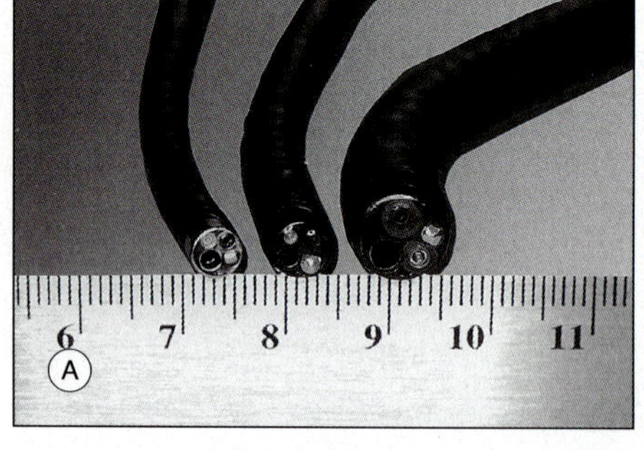
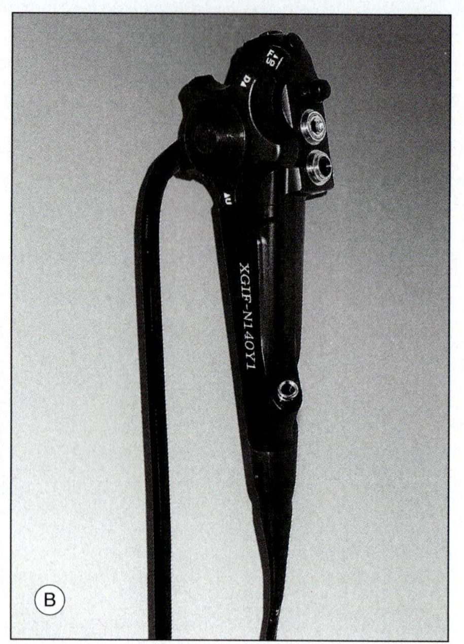

图10-1　小口径上消化道内镜。A. 显示了小口径儿童常规EGD的远端。B. 显示只有一个控制上下的齿轮的小口径内镜操作盘。

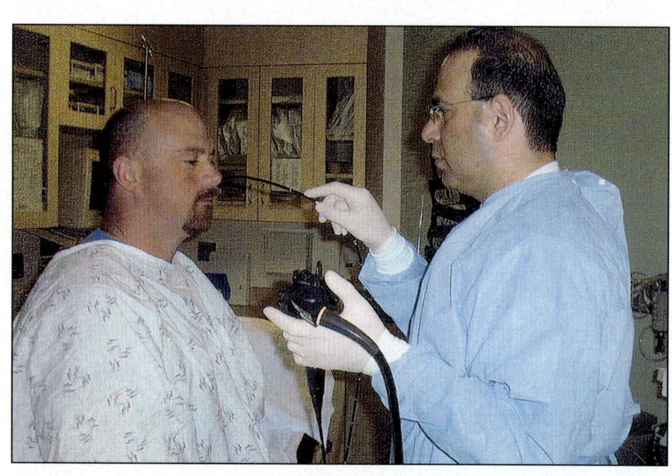

图 10-2　一名患者直立位接受经鼻小口径 EGD 检查。

表 10-1　非镇静上消化道内镜检查使用的光纤和视频小口径内镜

公司 / 型号	成像系统	外径 *（mm）	工作长度（mm）	操作通道（mm）	上 / 下 - 左 / 右角度
Pentax					
EG-1540	视频	5.1	1050	2.0	210/120 ~ 0/0
EG-1840	视频	6.0	1050	2.0	210/120 ~ 120/120
Olympus					
GIF-XP160	视频	5.9	1030	2.0	180/90 ~ 100/100
GIF-N230	视频	6.0	930	2.0	180/180 ~ 160/160
XGIF-N160Y1	视频	5.3	1330	2.0	180/180 ~ 0/0
GIF-N30	光纤	5.3	930	2.0	180/180 ~ 160/160
GIF-XP20	光纤	7.9	1030	2.0	210/90 ~ 100/100
XEF-DP +	光纤	3.1	600	–	90/90 ~ 0/0
LF-GP +	光纤	4	600	–	90/90 ~ 0/0
XEF 1401	视频	4	600	–	90/90 ~ 0/0
Fujinon					
EG-470N/EG-270N	视频	6.0	1100	2.0	210/90 ~ 100/100

工作长度为 600mm 的内镜仅用作食管镜。有些食管镜用电池作电源。
* 对应于插入管外径的数值。
+表示用电池作电源的食管镜。

非镇静小口径上消化道内镜检查

非镇静小口径内镜检查对每天EGD操作的影响是复杂的，仍然缺乏来自大规模随机对照试验的数据。尽管非镇静EGD的检查费用低、并发症少，但患者的耐受性差、观察不充分、无法完成检查过程，导致重复进行镇静的EGD，实际上增加了上消化道内镜检查的费用。

较少的几项随机对照研究分析为非镇静小口径上消化道内镜检查对选择性患者的可行性和耐受性提供了足够的证据。但多数证据显示，小口径内镜检查不太敏感。关于经鼻内镜是否比经口内镜优越，报告的观点不一致。同样，亦无足够的关于非镇静小口径内镜检查与镇静内镜检查相比较的安全性资料。最后，非镇静小口径内镜检查的效价比仍有待确定。综上所述，下面的综述总结了非镇静小口径内镜检查的各个方面。

非镇静小口径内镜检查的技术可行性

非镇静小口径内镜检查的可行性主要由内镜专家的主观评价来确定。它受许多因素影响，包括小口径内镜的直径、内镜的可操作性、图像质量、患者的耐受性和内镜术者的技术。非镇静内镜检查的可行性与耐受性密切相关，这将在下一节讨论。严格来讲，技术可行性代表成功完成预期的操作，即将EGD插入十二指肠或将食管镜插入胃内。一些学者已经报道了经口或经鼻非镇静EGD的可行性[1-13]。这些研究大部分不是前瞻性的随机对照研究，而且患者人数少，或不能代表一般美国人群。

下面关于EGD可行性的研究值得关注。Wilkins等[1]将72名患者随机分为非镇静sc-EGD组和传统镇静EGD（c-EGD）组。尽管在美国空军中再三选择和动员，33名患者中仅有29人（88%）进行了完整的非镇静sc-EGD。在另一项对照研究中，Mulcahy等[2]比较了322名患者进行非镇静sc-EGD和非镇静c-EGD的可行性。163人中有160人（98%）用6mm胃镜进行了非镇静EGD，159人中有145人（91%）用直径9.8mm胃镜进行了非镇静EGD。他们随之又报道了一项前瞻性研究，508名患者中有39人（8%）无法进行常规非镇静胃镜检查[3]。检查失败与内镜直径大（>9mm）、操作前高度焦虑和年龄偏小有关。Risti-kankare等[4]将180名行EGD患者随机分为静脉注射咪达唑仑、静脉注射盐水和无静脉注射三组。尽管感觉静脉注射咪达唑仑组比静脉盐水组操作难度小，但二者差异无统计学意义。这项研究未探讨三者之间不同的原因。并且，由于患者数较少以及缺乏有效评价难易程度的标准而限制了结果的应用。作为Mayo Clinic Rochester多期研究的一部分对高度自愿的患者和志愿者进行了非镇静sc-EGD可行性的研究[5]。在这项非随机前瞻性研究中，20例镇静和20例非镇静志愿者均到达了十二指肠第二段。在这些患者中，50例在镇静c-EGD后成功进行了镇静sc-EGD，40例进行了镇静c-EGD后有38例成功进行了非镇静sc-EGD。总之，在这项研究中，技术可行性未受镇静与否的显著影响。然而，因为未计算显著差异样本的大小，所以不能排除II型错误（当存在差异时，却未发现显著差异）。

学者们还研究了非镇静经鼻sc-EGD的可行性。Saeian等[6]对15例肝硬化患者使用5.3mm胃镜行非镇静经鼻食管镜，证明是可行的。这项研究未设计对照，并且样本量非常小。Zaman等[8]应用随机前瞻交叉研究比较了同样小口径EGD经口和经鼻的可行性。105名患者中，60人（57%）同意进行非镇静sc-EGD。经口非镇静EGD对35名患者中的34人（97%）可行，包括4例经鼻EGD失败后转入经口EGD组。另一方面，非镇静经鼻EGD仅对29名患者中的25人（86%）可行。未报告统计学结果，并且在研究开始前未计算基于研究假设的样本量。Campo等[9]将181名西班牙患者随机分为经鼻sc-EGD组或经口c-EGD组。6名患者（3.3%）插管失败，其中4名被随机分到经鼻组，2名被分到经口组。Craig等[12]在澳大利亚进行了一项前瞻性随机试验，比较了非镇静经鼻sc-EGD和非镇静经口sc-EGD的可行性。经鼻组84例中有74例（88%）可以完成整个检查，经口组86例中有85例（99%）可以完成整个检查，$P=0.004$。最近，Dumortier等[13]报道在法国3个医学中心进行的前瞻性研究，非镇静经鼻EGD在1100例患者中有1033例（94%）可行，失败主要是由于不能成功插入小口径内镜（62.7%）。其他原因包括患者拒绝和鼻腔疼痛。在发表于1999年的早先的研究中，他们指出，在研究人群中，有82%的人可行非镇静经鼻EGD，并且较少伴有恶心和窒息[14]。在这项两期的研究中，对100名患者初次评价了经鼻sc-EGD的可行性。150名患者随后被随机分组，经口使用直径9.8mm的视频内镜c-EGD、经口使用直径6mm的视频内镜sc-EGD或经鼻使用直径6mm的视频内镜sc-EGD检查。

总之，支持非镇静上消化道内镜检查比镇静内镜检查可行的证据有限。研究者应牢记，回顾性的随机研究在研究之初，不能预先提出假设及计算样本量，因而可能由于II型错误，无法检测出差异。这些研究也使用了不同口径的内镜，有一些证据提示使用小口径内镜的非镇静检查可行性更好。而且，这些研究中没有一项能充分证明非镇静内镜检查是否适合于所有指征。比较经鼻和经口方法的对照试验得到了不同的结果。但证据表明不是所有患者都适合行经鼻插入。未来技术的进步和内镜直径的减小是否可使经鼻内镜检查更加可行尚有待证实。最后，尽管在多数文献中并未指出拒绝内镜的理由，一些研究显示在美国有很高的拒绝率（约 40%），这将限制非镇静内镜在美国的使用。

非镇静小口径内镜检查的耐受性

非镇静小口径食管镜检查或 EGD 的耐受性非常重要。它直接影响患者或医师对操作的接受、检查的充分性和技术可行性。许多研究通过评估特殊的症状（如 Likert 量表中的呕吐、窒息、疼痛和不适程度分级）来测量非镇静上消化道内镜检查的耐受性。不同国家和患者人群对非镇静内镜检查的耐受性有很大不同。尽管在某些国家非镇静上消化道内镜检查很普遍，但这种观点对美国医师和患者来说并无吸引力。实际上，美国国内也存在显著的地区性差异。耐受性是一个复杂变量，可被患者、操作者的许多相关因素所影响。这些因素包括患者的受教育程度、先前内镜检查的经历、操作前的焦虑程度、患者年龄、患者性别、内镜术者的技术和内镜的技术性能。需要有大规模的不同患者人群来明确这些因素如何影响耐受性和非镇静内镜检查的接受程度。

Catanzaro 等[15]评价了患者对使用 4mm 直径的非镇静食管镜检查的耐受性。研究共纳入了 51 名患者，30名患者进行了非镇静内镜检查。这些患者中，18人采用经口途径，12人采用经鼻途径。将患者使用4mm食管镜的非镇静食管镜的耐受性和接受程度与以前使用3mm食管镜的一组患者的情况进行了比较。在一项早期研究中，Catanzaro等[16]评估了3.1mm直径、用电池作电源的食管镜在非镇静情况下的使用情况。共98例患者接受这种用电池作电源的食管镜检查，56例进行了非镇静内镜检查，43例选择经口途径。尽管内镜医师对患者不适程度的感知无明显差异，但使用电池作电源的3.1mm食管镜行非镇静小口径食管镜检查的患者，窒息、疼痛和总体不适明显更多。Faulx等[17]选择了 98 名患者在行 c-EGD 之前行非镇静 3.1mm 小口径食管镜检查。在52名参加这项研究的患者中，仅有46%的患者表示，与c-EDG相比，将来会更愿意接受非镇静 3.1mm 食管镜检查。16 名患者选择经口途径，36 名患者选择经鼻途径。与选择经鼻途径的患者相比，选择经口途径的患者更愿意接受3.1mm食管镜的非镇静小口径内镜检查（58% vs 23%）。

Saeian 等[6]对 15 名肝硬化患者在镇静 c-EGD 之后进行了非镇静 sc-EGD，发现他们的窒息、不适、咽部烧灼感无明显差别。相反，Wikins等[1]报道，与 39 名随机进行镇静 c-EGD 的患者相比，随机进行非镇静 sc-EGD 的 33 名患者的呕吐及窒息情况更明显，但多数患者能够耐受非镇静sc-EGD。美国的一项前瞻性研究发现，动员的 98 例患者中仅有 52 例（53%）同意在镇静 EGD 之前使用 3.1mm 食管镜进行非镇静检查[17]。尽管有人认为，由于需接受一前一后两次内镜检查可能会影响到非镇静内镜的接受率，但这是为数不多的设计良好的研究EGD检查中非镇静内镜影响力的试验之一。52 名行两种检查的患者中，仅有46% 愿意接受非镇静 EGD。行经鼻食管镜检查的患者比行经口食管镜检查的患者今后选择非镇静内镜检查的可能性更低（分别为 23% 和 58%）。Zaman等[18]也有类似报道，62名患者被要求在镇静下经口 c-EGD检查之前行非镇静6mm直径经口 EGD 检查，其中，19 名患者（31%）拒绝接受。同意行非镇静 sc-EGD 的患者中，30 名患者（70%）表示愿意在将来接受非镇静sc-EGD。但一项来自英国的常规进行非镇静内镜检查的随机前瞻对照研究指出，内镜医师认为非镇静内镜检查更容易，但患者认为镇静内镜检查更为舒适[19]。英国的另一项包括62名老年人的研究显示，行镇静或非镇静EGD的患者中认为操作过程轻微不适的人数相同[20]。在行非镇静EGD的患者中，73%的患者希望在将来的EGD中不进行镇静。Froehlich 等[21]随机将 200 名欧洲患者分为静脉注射咪达唑仑合并利多卡因喷雾、静脉注射安慰剂合并利多卡因喷雾、静脉注射咪达唑仑合并安慰剂喷雾或静脉注射安慰剂合并安慰剂喷雾组，并对耐受性进行了视觉模拟评分，结果显示接受静脉镇静的患者耐受性明显提高。

比较非镇静内镜检查和镇静内镜检查耐受性的主要困难是苯二氮䓬影响对操作过程的回忆。因此，询问患者症状的时间可能会影响对问题的回答。惟一一项比较两种非镇静操作过程的前瞻性对照试验发现，采用经口途径行 EGD 时，使用 6mm 直径内镜患者的不适程度比使用9.8mm直径内镜者低[2]。使用6mm直径内镜检查的患者中有14%要求在将来的检查中进行镇静，而使用9.8mm直径内镜者中则有31%要求将来进行镇静。

几项研究比较了非镇静经口和经鼻内镜检查的耐受性和接受程度。在美国的一项比较非镇静经口和经鼻sc-EGD的随机试验中，Zaman等[8]报道，施行经口EGD的患者有89%、施行经鼻EGD的患者有69%表示将来愿意行非镇静sc-EGD。另一方面，在美国的一项小型研究中，24名患者先行c-EGD后又进行了非镇静经鼻EGD。该研究指出，经鼻EGD更容易被接受[10]。但澳大利亚的一项纳入170名患者的随机研究发现，分别采用两种途径进行的非镇静sc-EGD的耐受性无显著差异[12]。最近，Dumortier等[13]报道，1033例成功行非镇静小口径经鼻EGD的法国患者中，95%表示愿意重复进行检查。而且，原先做过经口非镇静EGD的377名患者中有91%愿意接受经鼻检查。

总之，大多数文献认为非镇静内镜检查还不能像镇静内镜检查一样被耐受，而且支持使用小口径内镜能使非镇静内镜检查的耐受性提高的证据有限。支持经鼻操作提高耐受性的结论尚不确定，因为不同研究报道的结果相反。成功完成非镇静内镜检查的患者对其接受程度一般。原因尚不完全清楚，美国患者可能尤其不愿意行非镇静内镜检查。

非镇静小口径内镜检查的安全性

提倡进行非镇静内镜检查的一项论点是内镜操作的发病率和死亡率在很大程度上与镇静有关。尽管这可能是真实的，但证据有限。镇静内镜检查的操作非常安全，并发症并不常见。美国胃肠内镜协会和美国食品和药物监督管理局（American Society for Gastrointestinal Endoscopy/U.S. Food and Drug Administration，ASGE/FDA）的一项合作研究报道，21 011次操作过程中，严重心肺并发症的发生率为5.4/1000，死亡率为0.3/1 000[22]。德国一项大型回顾性研究发现，镇静EGD并发症的总发生率为0.009%[23]。在镇静EGD并发症发生率低的前提条件下，任何想证实非镇静EGD更安全的研究均需要足够多的患者人数。

几项小型研究强调了非镇静EGD的安全性。有限的研究报道，60例[5]和170例[12]行非镇静内镜检查的患者未发生严重并发症。鼻出血是经鼻EGD的惟一并发症，5例患者中就有一例发生[24]。即使插入柔软的小口径经鼻胃管，也可导致鼻出血，这不足为奇。在3个法国中心进行的一项最大的前瞻性研究显示，1100例行非镇静经鼻EGD患者中鼻出血者占2.3%，鼻痛者占1.6%，有血管迷走神经反应者占0.3%。

还需更多的关于非镇静EGD的大型研究确定检查过程中心肺系统并发症的真实发生率。遗憾的是，经费问题限制了关于镇静和非镇静EGD安全性的大型前瞻随机对照研究的开展。而且，尽管看起来经鼻非镇静EGD比经口EGD的轻微并发症（鼻出血）发生率有所增加，但仍需使用超细内镜的大型对照研究来证实。由于缺乏大型对照研究的数据，目前可得到的安全性数据来自小型前瞻性或回顾性研究。

恰当进行非镇静小口径内镜检查和活检

有关使用小口径内镜进行检查的充分性方面的数据更为有限。图像质量、吸引能力、组织活检的充分性、进行治疗操作的能力是“充分性”的主要决定因素。一些小口径上消化道内镜的特殊类型已列于表10-1。虽然一部分研究是采用光纤设备进行的，但市场上所见的小口径内镜，大多数采用视频电荷耦合技术（CCD）。这些内镜的外径在5～6mm，几乎是常规上消化道内镜直径的一半（图10-1A）。食管镜的长度是600mm，并可以插入胃内。一些是用电池作电源的，但均不能进行活检。比较细的插入管可能太柔软，限制了其通过幽门以及十二指肠第二段。一些厂家出售的小口径内镜仅有单向的上下转角的功能（图10-1B），而另一些与常规内镜相似，有上下、左右转角的功能。小口径EGD的附加通道直径通常为2mm，这限制了活检取样的大小和进行治疗的能力。通道的直径较小，也削弱了抽吸血液、分泌物、碎片以及清洗镜头的功能。图10-3显示了通过小口径内镜观察到的胃食管交界图像并简要展示了一次正常经鼻内镜检查视频剪切片段，已有一些关于小口径内镜检查的文献综述。

Wildi等[25]和Catanzaro等[15, 16]提出了小口径食管镜的准确性。Wildi等比较了从业护士使用4mm食管镜实施镇静食管镜检查与经验丰富的胃肠病专家实施镇静c-EGD所得出的诊断准确性。40例患者以双盲形式前后进行了两次检查。对于所有的食管病变，从业护士所做检查的敏感性和特异性分别为75%和98%。4个Schatski环均被漏诊[25]。Catanzaro等[15]报道，在他们的研究中，51例使用4mm食管镜行食管镜检查的患者检测所有食管病变的敏感性、准确性和特异性分别为91%、98%和99%。开始24例患者用以电池为电源的光纤食管镜，后来的27例用4mm视频食管镜做检查。在一项早期研究中，Catanzaro等[16]报道3.1mm内镜检查食管病变的准确性低于c-EGD。检测Barrett食管、食管肿瘤和食管静脉曲张的敏感性分别

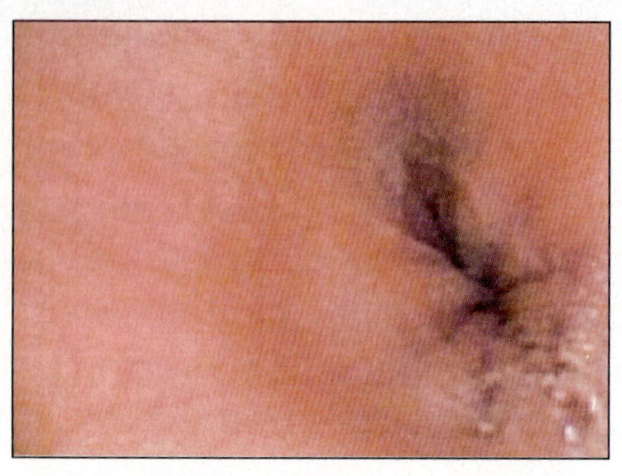

图10-3 食管胃十二指肠电子内镜检查显示的正常鳞柱状上皮交界处内镜图像。

为 54.5%、66.7% 和 80%。按 1 ~ 5 级分级，42% 的病例的光学质量低于 4 级。

在 Dumortier 等的研究中[13]，对 457 例行经鼻内镜检查的受试者进行了内镜活组织检查，并认为活检是充分的。4例食管癌和1例胃癌通过活检正确诊断。尽管这是关于非镇静经鼻 EGD 获取组织样本充分性的最大研究，但结果并不是研究的主要目的，甚至不是次要目的。而且，尚未制定确定充分活检标本的标准。Zaman等[18]报道有视频设备的非镇静经口sc-EGD漏诊了62例患者59个病变（经c-EGD确认的）中的5个，准确性为92%。检查食管、胃和十二指肠的图像视觉品质为优者分别为84%、65%和78%。在一项非镇静经鼻EGD的类似研究中，Dean等[10]发现，使用光纤内镜检查的敏感性为89%，特异性为97%。在检测镇静效果和内镜口径的惟一一项研究中，Sorbi 等[5]指出，50 例行镇静经口 sc-EGD 的主要内镜检查诊断的准确性是 96%，40 例行非镇静经口 sc-EGD 的准确性为97%。图像很有限，因为无法快速吸出分泌物和清除水泡。这些结果提示，内镜口径而不是镇静与否是决定非镇静小口径内镜检查准确性的主要因素。实际上，直径4mm是保证上消化道内镜获得适当图像质量的最低限度。

不管使用视频设备还是光纤设备，在小口径上消化道内镜和常规上消化道内镜的比较研究中，发现小口径内镜的准确性较低。小口径内镜漏诊的病变常是轻度食管狭窄或十二指肠第二段的病变。尽管小口径内镜检测常见病变看似准确，但研究没有指出小口径内镜检测一些细微、少见黏膜异常（如早期恶性肿瘤）的准确性。对于小口径内镜活检是否能充分检测 Barrett 食管异型增生的证据也尚不充分。

非镇静小口径内镜检查的效价比

实行非镇静内镜检查背后的主要动力可能是费用问题。取消镇静可以明显降低内镜检查的费用。然而，鉴于其对每日EGD的影响，必须研究非镇静内镜检查的整体费用。非镇静小口径内镜只有在普通人群接受并且非镇静检查是充分的，而无需再进行镇静内镜检查时，才可以节省费用。

仅有少量研究评估了非镇静内镜检查对 EGD 费用的影响。在一项病例对照研究中，Gorelick 等[26]评估了非镇静 sc-EGD 相关的潜在节省的费用。行非镇静经口 sc-EGD 的 16 名患者在年龄、性别、适应证、操作日期上与行镇静 c-EGD 的 16 名患者匹配。非镇静 sc-EGD 的平均操作时间为 16.3 分钟，镇静 c-EGD 为 34.9 分钟（$P < 0.005$）。前者的平均恢复时间为 9 分钟，后者为 41.3 分钟（$P < 0.000\,01$）。非镇静 sc-EGD的平均费用为462美元，远低于镇静c-EGD的平均费用，后者为587美元（$P < 0.0006$）。在一项对照研究中，Wikins等[1]将72例患者随机分组，分别行非镇静sc-EGD或镇静c-EGD。33例行非镇静sc-EGD的平均操作时间（mean ± SEM）为 21.5 ± 2.3 分钟，而39例行镇静c-EGD的平均操作时间为55.4 ± 2.3分钟。他们认为由初级护理医师进行 sc-EGD 可以在降低上消化道内镜检查费用的同时增加人数（未进行费用分析）。Bampton 等[27]比较了非镇静经鼻 EGD 和镇静经口 EGD。非镇静操作平均时间为 15 分钟，镇静 EGD 平均操作时间为 20 分钟，无明显差异。但前者的平均恢复时间为7分钟，后者为37分钟，未给予镇静药者的恢复时间明显缩短。根据前面研究的结果，值得注意的是，非镇静和镇静内镜检查的效价比分析与患者人群、患者接受程度、完成率有关，而诊断准确性还决定了这种方法在上消化道内镜日常检查中的可用性。

结论

消化道内镜检查的实践正在不断演进。非镇静小口径上消化道内镜直觉上是有吸引力的，而且随着高分辨率小口径视频内镜的出现，其应用更加广泛。目前已有充分的数据支持在选择的人群中行非镇静小口径内镜检查的可行性。而且，足够的数据显示小口径内镜的敏感性略低于c-EGD。但目前的文献还缺乏足够的证据来指导如何选择合适患者，或是否非镇静内镜检查能够节省费用而无明显不适。解答这些问题尚需进行大型随机对照研究和综合性效价比分析。

（闫秀娥译 王琨 张静 丁士刚校）

参考文献

1. Wilkins T, Brewster A, Lammers J: Comparison of thin versus standard esophagogastroduodenoscopy. J Fam Pract 51:625–629, 2002.
2. Mulcahy HE, Riches A, Kiely M, et al: A prospective controlled trial of an ultrathin versus a conventional endoscope in unsedated upper gastrointestinal endoscopy. Endoscopy 33:311–316, 2001.
3. Mulcahy HE, Kelly P, Banks MR, et al: Factors associated with tolerance to, and discomfort with, unsedated diagnostic gastroscopy. Scand J Gastroenterol 36:1352–1357, 2001.
4. Ristikankare M, Hartikainen J, Heikkinen M, et al: Is routinely given conscious sedation of benefit during colonoscopy? Gastrointest Endosc 49:566–572, 1999.
5. Sorbi D, Gostout CJ, Henry J, Lindor KD: Unsedated small-caliber esophagogastroduodenoscopy (EGD) versus conventional EGD: A comparative study. [Comment]. Gastroenterology 117:1301–1307, 1999.
6. Saeian K, Staff D, Knox J, et al: Unsedated transnasal endoscopy: A new technique for accurately detecting and grading esophageal varices in cirrhotic patients. Am J Gastroenterol 97:2246–2249, 2002.
7. Shaker R, Saeian K: Unsedated transnasal laryngo-esophagogastroduodenoscopy: An alternative to conventional endoscopy. Am J Med 111(Suppl 8A):153S–156S, 2001.
8. Zaman A, Hahn M, Hapke R, et al: A randomized trial of peroral versus transnasal unsedated endoscopy using an ultrathin videoendoscope. [Comment]. Gastrointest Endosc 49(3 Pt 1):279–284, 1999.
9. Campo R, Montserrat A, Brullet E: Transnasal gastroscopy compared to conventional gastroscopy: A randomized study of feasibility, safety, and tolerance. Endoscopy 30:448–452, 1998.
10. Dean R, Dua K, Massey B, et al: A comparative study of unsedated transnasal esophagogastroduodenoscopy and conventional EGD. Gastrointest Endosc 44:422–424, 1996.
11. Belafsky PC, Postma GN, Daniel E, Koufman JA: Transnasal esophagoscopy. Otolaryngol Head Neck Surg 125:588–589, 2001.
12. Craig A, Hanlon J, Dent J, Schoeman M: A comparison of transnasal and transoral endoscopy with small-diameter endoscopes in unsedated patients. Gastrointest Endosc 49:292–296, 1999.
13. Dumortier J, Napoleon B, Hedelius F, et al: Unsedated transnasal EGD in daily practice: Results with 1100 consecutive patients. Gastrointest Endosc 57:198–204, 2003.
14. Dumortier J, Ponchon T, Scoazec JY, et al: Prospective evaluation of transnasal esophagogastroduodenoscopy: Feasibility and study on performance and tolerance. [Comment]. Gastrointest Endosc 49 (3 Pt 1):285–291, 1999.
15. Catanzaro A, Faulx A, Isenberg GA, et al: Prospective evaluation of 4-mm diameter endoscopes for esophagoscopy in sedated and unsedated patients. Gastrointest Endosc 57:300–304, 2003.
16. Catanzaro A, Faulx A, Pfau PR, et al: Accuracy of a narrow-diameter battery-powered endoscope in sedated and unsedated patients. Gastrointest Endosc 55:484–487, 2002.
17. Faulx AL, Catanzaro A, Zyzanski S, et al: Patient tolerance and acceptance of unsedated ultrathin esophagoscopy. Gastrointest Endosc 55:620–623, 2002.
18. Zaman A, Hapke R, Sahagun G, Katon RM: Unsedated peroral endoscopy with a video ultrathin endoscope: Patient acceptance, tolerance, and diagnostic accuracy. Am J Gastroenterol 93:1260–1263, 1998.
19. Fisher NC, Bailey S, Gibson JA: A prospective, randomized controlled trial of sedation vs. no sedation in outpatient diagnostic upper gastrointestinal endoscopy. Endoscopy 30:21–24, 1998.
20. Solomon SA, Kajla VK, Banerjee AK: Can the elderly tolerate endoscopy without sedation? J R Coll Physicians Lond 28:407–410, 1994.
21. Froehlich F, Schwizer W, Thorens J, et al: Conscious sedation for gastroscopy: Patient tolerance and cardiorespiratory parameters. [Comment]. Gastroenterology 108:697–704, 1995.
22. Arrowsmith JB, Gerstman BB, Fleischer DE, Benjamin SB: Results from the American Society for Gastrointestinal Endoscopy/U.S. Food and Drug Administration collaborative study on complication rates and drug use during gastrointestinal endoscopy. Gastrointest Endosc 37:421–427, 1991.
23. Sieg A, Hachmoeller-Eisenbach U, Heisenbach T: [How safe is premedication in ambulatory endoscopy in Germany? A prospective study in gastroenterology specialty practices]. Deutsche Medizinische Wochenschrift 125:1288–1293, 2000.
24. Zuccaro G Jr: Sedation and sedationless endoscopy. Gastrointest Endosc Clin N Am 10:1–20, v, 2000.
25. Wildi SM, Wallace MB, Glenn TF, et al: Accuracy of esophagoscopy performed by a non-physician endoscopist with a 4-mm diameter battery-operated endoscope. Gastrointest Endosc 57:305–310, 2003.
26. Gorelick AB, Inadomi JM, Barnett JL: Unsedated small-caliber esophagogastroduodenoscopy (EGD): Less expensive and less time-consuming than conventional EGD. J Clin Gastroenterol 33:210–214, 2001.
27. Bampton PA, Reid DP, Johnson RD, et al: A comparison of transnasal and transoral oesophagogastroduodenoscopy. J Gastroenterol Hepatol 13:579–584, 1998.

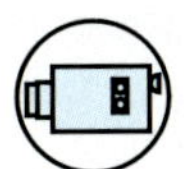

手术后的内镜解剖

Arnaldo Braga Feitoza

11

引言 127
抗反流手术 127
Nissen 胃底折叠术 127
部分胃底折叠术（Dor/Toupet） 129
Belsey Mark Ⅳ 129
Collis 胃成形术 129
不改变胰胆解剖结构的手术 129
Billroth Ⅰ 129
Billroth Ⅱ 129
Roux-en-Y 胃切除术 132
不伴胃切除的胃空肠吻合术 132
减肥手术 133
胰胆解剖改造手术 137
胰十二指肠切除术（Whipple 手术） 137
Roux-en-Y 肝空肠吻合术 137
胆总管十二指肠吻合术 139

引言

患者经过改变上消化道解剖结构的外科手术后，常需进行内镜复查[1]。如果要获得这些患者准确而有意义的诊断信息，内镜医师对外科手术后所致解剖变化的充分理解是至关重要的[2]。了解新解剖结构对于确定所使用的内镜类型及其配件以及是否需要在内镜操作过程中或之前进行其他检查非常必要[3,4]。另外，对内镜检查所见的准确解释可以帮助内镜医师认识未知的既往手术操作。

本章讨论与内镜医师相关的上消化道最常见的外科手术。本章对与内镜所见及其解剖异常相关的手术操作的技术细节和常见变异进行了阐述。还提供了手术术语，以帮助内镜医师理解手术报告，在内镜操作前应常规复习这些材料。

抗反流手术

Nissen 胃底折叠术

治疗胃食管反流病（gastroesophageal reflux disease，GERD）的胃底折叠术不需要切除肠管，保留了贲门功能（图11-1）。在邻近胃食管连接部的远段食管上方进行折叠术有效[5]。Nissen 提出了对最初胃底折叠术的改进方法，使手术后胀气综合征和吞咽困难的发生率有所降低；与此同时，腹腔镜手术也被证明是安全可靠的[6-10]。在腹腔镜下完成的所谓的松软Nissen法（floppy Nissen）使胃底折叠的长度从原来的5cm缩短至2cm，成为GERD的外科治疗金标准[11]。开腹或腹腔镜手术以相同的方式将远段食管、胃食管连接部、胃底和左右膈脚（crura）分离。需要仔细分离，以避免损伤胃右侧的 Latarjet 神经横断面。疝被缩小后，通过缝合使左右膈脚更为靠近，逐渐接近食管裂孔，后者可容纳一个预先插入的60Fr的扩张器（图11-1A）。可能需要分离胃短血管，以游离（mobilize）胃底[12,13]。将胃底从左到右通过食管后方，从而通过放置2～3个缝合器以建立 360°包裹，在包裹的前部为胃-食管-胃结构。前、后迷走神经通常被包进包裹中，紧贴于食管。在操作结束时，包裹必须在横膈以下并无张力（图 11-1B）[14,15]。

完整的Nissen胃底折叠术内镜下表现为狭窄、容易转换位置的远端食管，黏膜无炎症，充气后扩张性减低。翻转观察可见一个环形冗长的皱襞位于贲门上，并紧贴内镜。术后早期水肿使贲门更为突出，而胃底的容积比正常时缩小。后期对包裹的评估会注意到一些彼此平行的皱襞，并可作为内镜插入的标记。尽管应是360°包裹，但内镜下表现为270°，因为小弯边缘的连续性不明显[16]。膈脚闭合应保证在胃充分注气时贲门仍在横膈下方。偶尔可以观察到远段食管的缝合，提示缝合出现移位或手术中缝合线的穿透深度不当，可伴或不伴有症状[17]。

胃底折叠术失败的相关表现包括：食管炎，翻转观察未见到环形皱襞，内镜镜身与包绕的皱襞之间存在扩张的缝隙，包绕皱襞可穿过扩大的食管裂孔发生移位，近端胃的沙漏样表现提示其在横膈上下滑动，胃底穹隆形状不规则提示裂孔旁疝。鳞柱状上皮交界

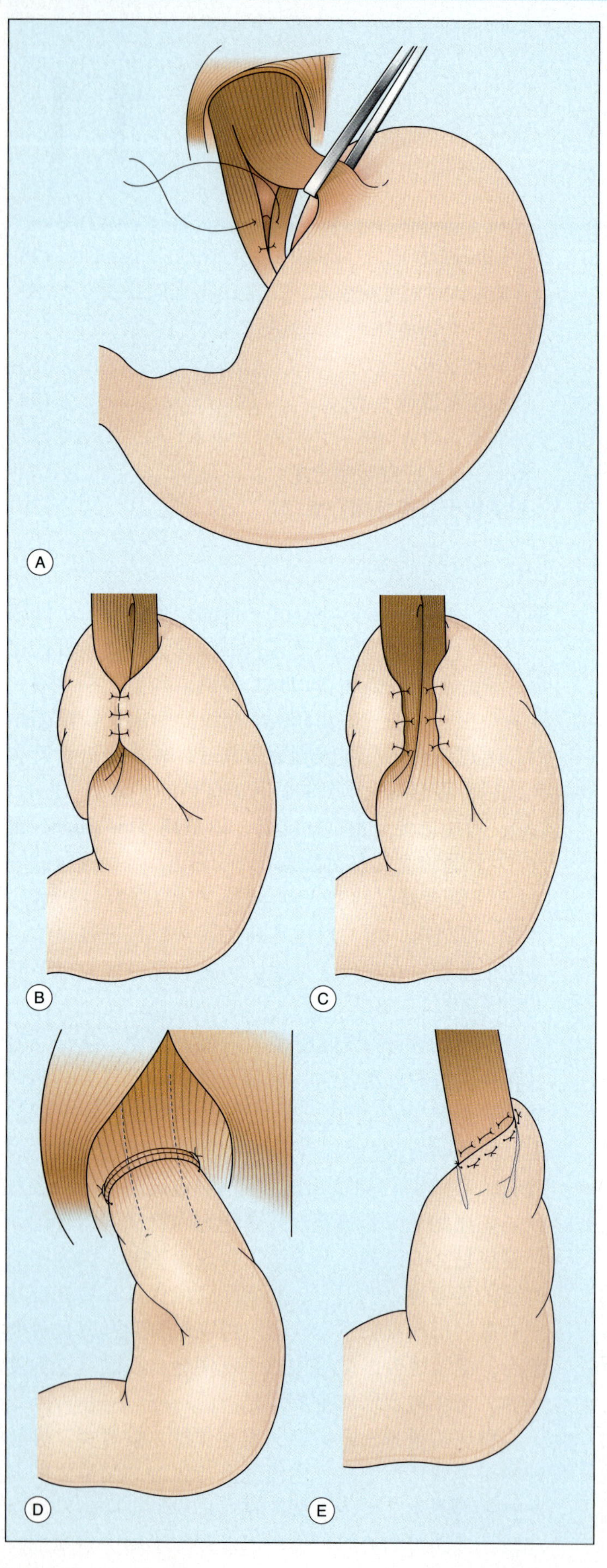

图11-1　本图显示抗反流手术。A. 在近膈脚处缝合使食管裂孔疝变窄。B. Nissen胃底折叠术：在食管远段周围建立短而松弛的 360° 包绕。C. Toupet 胃底折叠术：将胃边缘缝合至食管前壁，彼此之间留有空间，使后壁部分包绕。D. Dor手术：通常在 Heller 肌切开术后进行的部分前壁胃底折叠术。E. Belsey-Mark Ⅳ手术：通过开胸手术建立部分包绕，将食管内陷于胃内。

处距离包裹近侧缘1cm以上是内镜诊断胃底折叠手术术后问题的主要线索[18]。胃潴留可能与手术损伤迷走神经有关[19]。一些有持续吞咽困难的患者出现包绕过紧，阻碍进镜，使用内镜扩张术可能有效[20]。

部分胃底折叠术（Dor/Toupet）

部分胃底折叠术是用胃底对远段食管进行部分包绕。Dor胃底折叠术的进行在先，Toupet折叠术在后（图11-1C和D）。两种术式皆可用于治疗GERD；但最好是用于接受过Heller肌切开术（Dor）或伴有食管体部动力障碍（Toupet）的患者[21-23]。部分胃底折叠术在贲门上方也有一个突起的皱褶，内镜观察所见与360°包绕差不多[24]。

Belsey Mark Ⅳ

随着腹腔镜的出现，Belsey Mark Ⅳ胃底折叠术因为需要开胸手术当前只是偶尔进行。利用两层缝合将远段食管环形内陷于近段胃腔，并在第二层缝合时将其固定在膈肌。缝合膈脚以缩小食管裂孔。最终的结果是对远段食管在腹部行270°包绕并修补裂孔（图11-1E）。

Belsey Mark Ⅳ和Nissen胃底折叠术的内镜下表现相同，在贲门水平皱襞包绕着镜身。然而，Nissen修补术后见到的胃皱褶不明显，但可见到与附着于膈肌的食管相对应的前部外压性改变[16]。

Collis胃成形术

短食管通常是由GERD引起的慢性瘢痕所致，可通过Collis胃成形术行外科修补。Collis胃成形术是建立一个连接于食管的管状胃段，其长度足以被位于膈下的360°的折叠胃底所包绕。在腹部正压下，管状胃段周围的折叠胃底可以防止胃食管反流[25]。短食管发生率的减少可能与GERD患者的早期诊断和治疗有关[26]。内镜下，在短的管状胃段上方可见到鳞柱状上皮交界处，可能由于包绕而不扩张。翻转观察时，Collis胃成形术类似于Nissen胃底折叠术，胃底容积较小。

不改变胰胆解剖结构的手术

Billroth Ⅰ

Billroth Ⅰ(BⅠ)是胃部分切除术后的一种重建型术式，将胃与十二指肠吻合（图11-2A）[27]。胃的切除部分通常只限于胃窦部，常伴有迷走神经干切断术。内镜可观察到残胃体积较大，伴有胆汁反流。大弯侧可发现胃十二指肠吻合口。也常观察到沿小弯侧有一个明显的皱襞，这是残留胃腔的标志，皱襞终止于胃十二指肠吻合口。黏膜类型从胃皱襞转变为平坦的十二指肠表面的地方提示吻合口的位置。十二指肠解剖发生改变，因为球部被部分切除，降部的环形皱襞紧连于吻合口，因此，与解剖学完整的患者相比，主副乳头在十二指肠内更为接近。

Billroth Ⅱ

在胃部分切除术后的Billroth Ⅱ(BⅡ)重建术中，闭合十二指肠残端，建立胃空肠吻合（图11-2B）。此型重建手术最常用于胃肿瘤的治疗，此时需要进行广泛切除。残胃的长度不同，如果有足够的长度，在残胃内也可以进行内镜翻转。残胃中通常含有泡沫样胆汁和碱反流所致的黏膜红斑[28]。胃空肠吻合位于胃的远端，可以看到端-侧吻合后的两个开放的吻合口。不同的胃空肠吻合技术有不同的内镜表现。手术技术的选择取决于外科医师的喜好，关于最佳方法尚无一致意见。胃空肠吻合时吻合口的大小、空肠袢与胃吻合的走向、与横结肠吻合的位置均可有所变化。如果胃的断面的全部长度都与空肠吻合（oralis totalis或Polya），则在两个吻合口间可以看到几排空肠皱襞（图11-3A）。相反，如果被横断的胃只有部分长度与空肠吻合（oralis partialis或Hoffmeister），则皱襞很少或无。此时，通常在小弯侧，胃是部分关闭的，以减少吻合口的直径，并可见到吻合口朝向大弯侧。进行胃空肠部分吻合时，一些外科医师将空肠袢缝在关闭胃腔的缝线上，以防止裂开（图11-3B）[29]。此时，可能要通过一个锐角进入相应的空肠袢，也可见到沿小弯侧向吻合口走行的明显皱襞。此型重建手术中，吻合口直径小和锐利成角是内镜操作中的解剖学难点。用吻合器进行的胃空肠吻合术通常是胃空肠部分吻合。在一些病例，将远段胃完全闭合，用线样或环状吻合器以侧-侧方式在后壁、距胃远端2cm处进行胃空肠吻合[30]。然而，在内镜下，这种侧-侧吻合几乎很难与短的端-侧吻合进行区别。

空肠与胃进行吻合时，输入袢可以位于大弯侧（顺蠕动isoperistaltic）或小弯侧（逆蠕动antiperistaltic）。输入袢是指连于十二指肠的空肠段，而输出袢是指离开胃通向远段空肠的空肠段。因此，内镜下可以见到两个吻合开口，分别代表输入袢和输出袢，这取决于重建手术是如何进行的（图11-3C和D）。如果重建是顺蠕动的，连于大弯侧的开口与输入袢相对应。如果重建是逆蠕动的，连于大弯侧的开口与输出

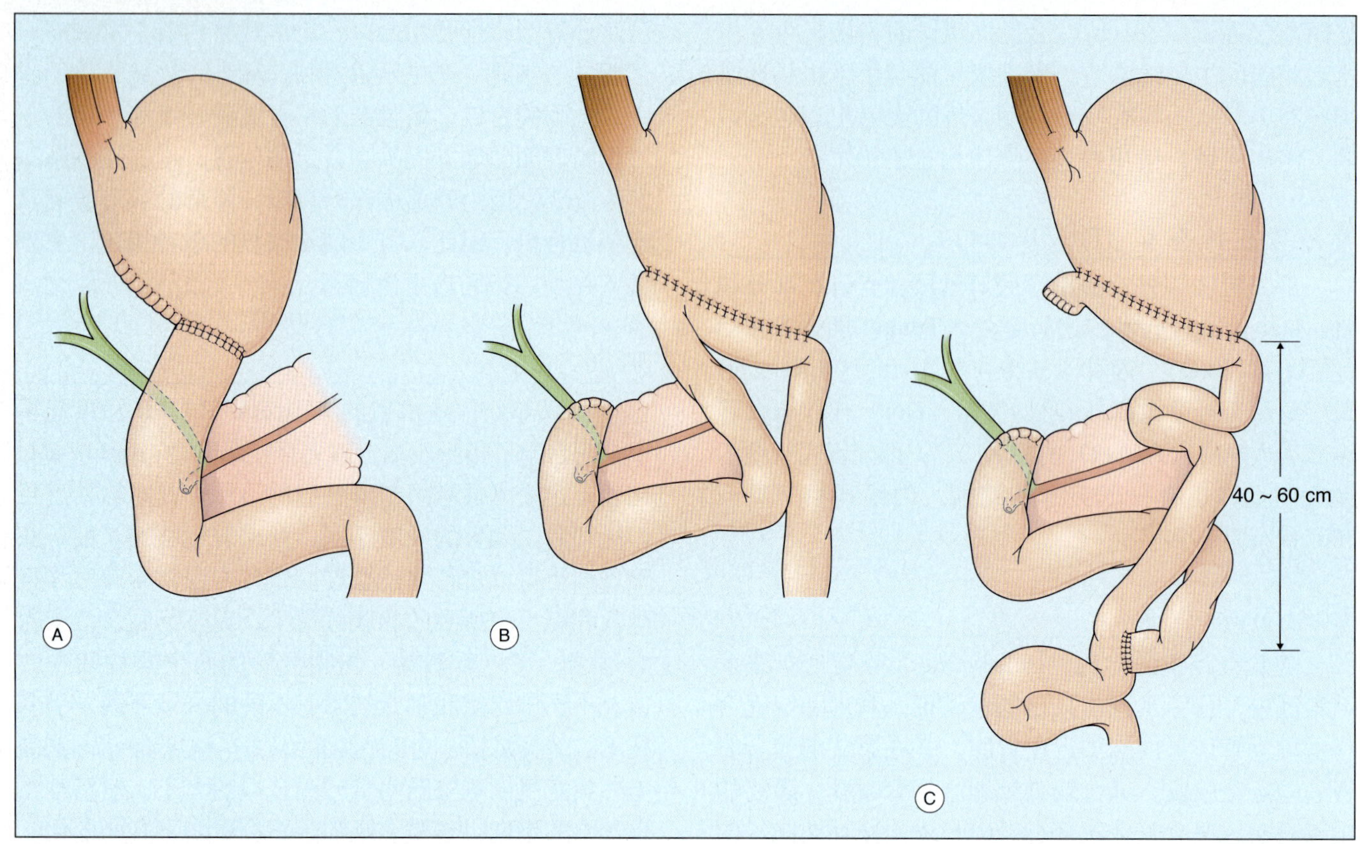

图11-2　本图显示部分胃切除术后三种类型的重建。A. Billroth Ⅰ：进行朝向大弯侧的胃十二指肠吻合术。B. Billroth Ⅱ：进行胃空肠吻合术重建营养通道。可观察到此型重建的一些变异。C. Roux-en-Y：与输出袢进行胃空肠吻合，预防胆胰液反流到胃。输出袢距空肠空肠吻合口和输入袢的长度为 40 ~ 60cm。

袢相对应。因为吻合口相对垂直[31]，通常内镜更难进入连于小弯侧的开口。胃切除手术时，对小弯侧的切除常多于大弯侧。另外，手术记录中关于重建类型的信息、蠕动的情况、胆汁流向都可以帮助内镜医师确定输入袢和输出袢。对吻合口仔细的观察可以发现胆汁主要来自输入袢。将内镜插入开口能够发现当内镜向球部方向前进时胆汁的量增加，尽管在输出袢也可以观察到胆汁。可见到远离内镜方向向前的蠕动波提示内镜在输出袢中。一旦到达十二指肠残端，可见到残留球部平坦的黏膜，伴有瘢痕样变形。仔细退镜将暴露主乳头，通常位于监视屏的右上象限。BⅡ式手术后的患者，内镜视野下乳头旋转 180°。这种上下颠倒的位置要求特殊的技术来完成内镜逆行胰胆管造影（endoscopic retrograde cholangiopancreatography，ERCP），包括括约肌切开、支架术后的针形刀切开术、乳头球囊扩张术等[32-36]（见第 42 章）。如果不能识别十二指肠残端，应该退镜，然后尽可能远地进入另一肠袢。X线引导下，当看到内镜已经深入盆腔时，就提示进入输出袢了。相反，内镜进入右上腹，朝向肝或以前的胆囊切除术夹，提示内镜进入了输入袢[37]。

输入袢的长度也是可以变化的，取决于手术技术。输入袢天然地固定在 Treitz 韧带上，手术将其固定在胃时应是无张力的，但也不能过长。在BⅡ式重建手术中，根据与横结肠的关系有两种定位输入袢的方法。如果进行结肠前吻合，则胃空肠吻合在横结肠前面（图11-3E）。结肠前吻合往往有长的输入袢，因为 Treitz 韧带与残胃之间的距离长，要跨过结肠系膜、网膜和横结肠。相反，结肠后位重建是穿过结肠系膜上的孔完成的，Treitz 韧带与残胃之间的距离缩短（图11-3F）[38, 39]。结肠前与结肠后吻合的内镜表现除了对肠袢长度的非特异观察外，其他均相似。对于既往接受过胃部分切除手术和结肠后重建的患者，在行经皮内镜下胃造口术（percutaneous endoscopic gastrostomy，PEG）时，必须十分小心。

伴有侧 - 侧空肠空肠吻合的BⅡ式重建术指的是 Braun 手术（图 11-4）[40]。这一手术在输入袢与输出袢之间建立吻合，使胆汁绕过残胃流入输出袢，同时

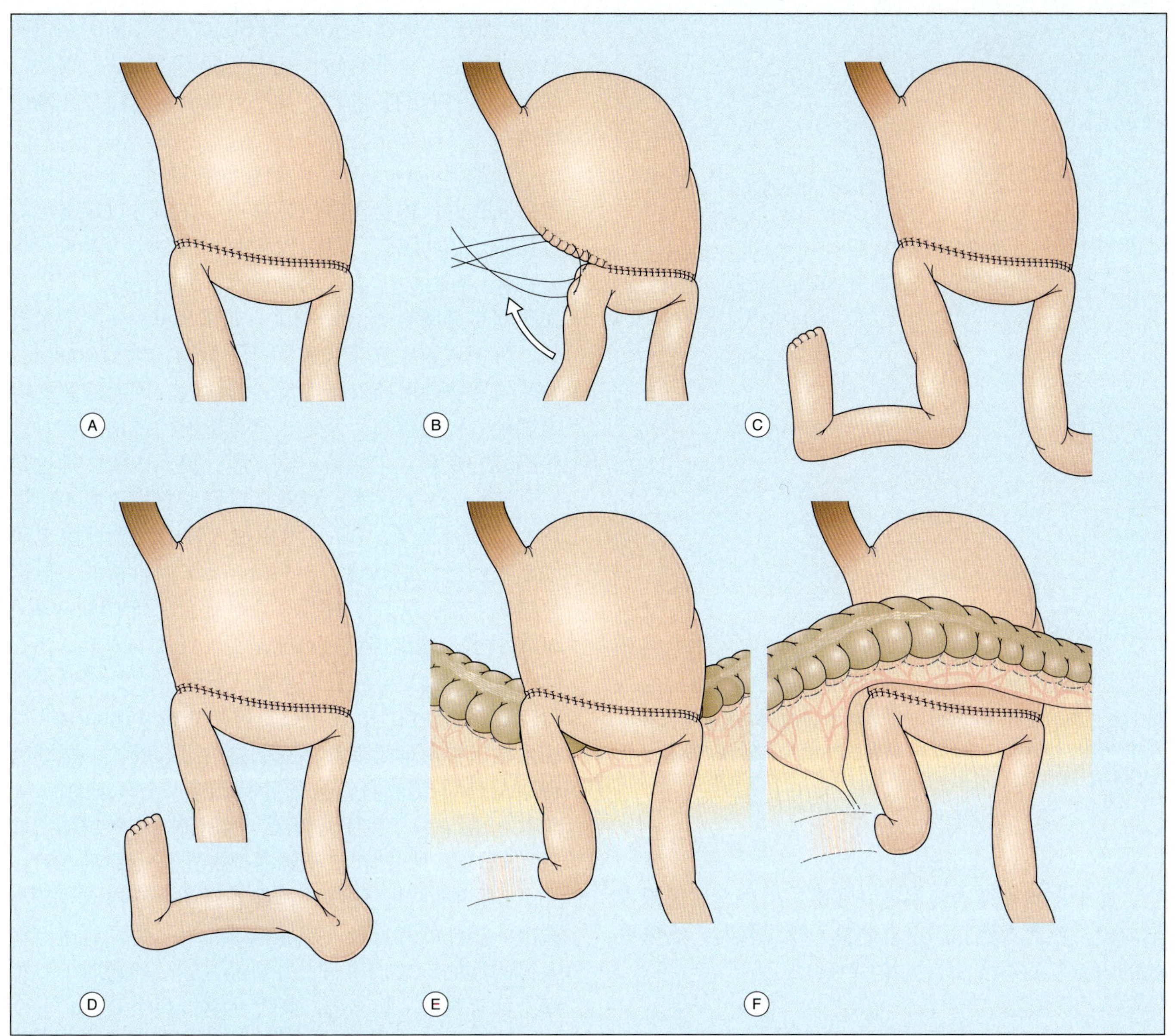

图 11-3 本图显示 Billroth Ⅱ重建手术的变异。A. 胃空肠完全吻合（Polya）：空肠与远段胃的整个边缘长度吻合。B. 胃空肠部分吻合（Hoffmeister）：空肠与远段胃的部分边缘吻合。在一些病例中，空肠支与小弯侧缝合，以防止胃缝线裂开。在这种情况下，内镜通过连接于小弯侧的吻合口时，必须通过一个成锐角的部位。C. 逆蠕动吻合术：输入袢与小弯侧吻合。D. 顺蠕动吻合术：输入袢与大弯侧吻合。E. 结肠前重建：吻合口位于横结肠前，导致输入袢较长。F. 结肠后重建：吻合口穿过结肠系膜建立更短的输入袢。

降低输入袢压力，推测可以防止十二指肠残端瘘[41]。在距胃空肠吻合口 10 ~ 15cm 处进行 Braun 吻合，需要足够长的输入袢，供空肠空肠吻合术用[42]。内镜下胃空肠吻合与标准 BII 式手术所见相似。在胃内可见泡沫样胆汁，因为 Braun 手术只是从胃空肠吻合口部分分流胆胰液。内镜从胃空肠吻合的任何一个开口进入后，在输入袢或输出袢都可发现侧 - 侧 Braun 吻合，并可以见到 3 个开口。一个通向远端空肠，另一个通向输入袢，第三个返回到胃。通过 Braun 吻合建立的肠袢，可进行完全的胃逆行插管。同样在其他B Ⅱ手术所描述的相同的解剖标志也有助于指导内镜通过肠袢。然而，通过反复试探方可最终到达十二指肠残端。据报道，与标准 ERCP 相比，需要穿过输入袢的 ERCP 的穿孔率更高[43, 44]，特别是使用硬式治疗性十二指肠镜时。Braun 手术也与 ERCP 过程中的穿孔相关。对这些患者使用前视型内镜可以减少空肠穿孔的危险[45]。使用十二指肠抬钳器可以提高操作的成功率，可曲式诊断性十二指肠镜比硬式治疗性内镜更安

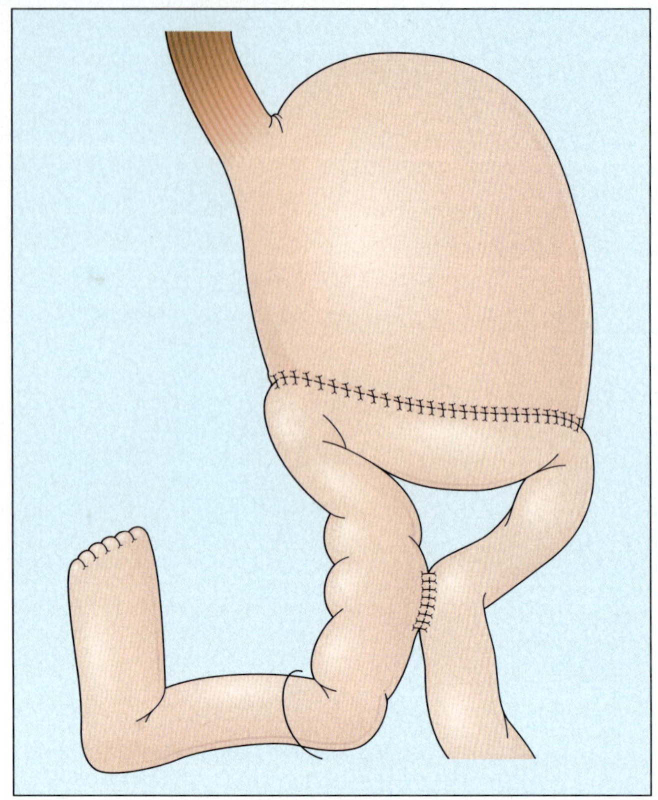

图 11-4　本图显示 Billroth Ⅱ胃切除术后的 Braun 手术：在输入袢和输出袢间建立吻合，以预防胆胰液反流到胃，或减轻输入袢的压力。

全。如果用侧视型内镜不能发现乳头，应当试用前视型内镜，反之亦然。当患者的输入袢过长时，需要更长的内镜以到达乳头（见第 42 章）。

Roux-en-Y 胃切除术

这一重建手术在接近 Treitz 韧带处横断空肠，建立两个分离的肠段。远端肠段与残胃缝合（胃空肠吻合），形成输出袢。在距胃空肠吻合口下面近40cm处，近端肠段与这个输出袢吻合（空肠空肠吻合）（图11-2C）。这个近端肠段被称为输入袢，它将十二指肠与输出袢连接在一起，而不是像BⅡ重建手术那样与胃相连。因此，Roux-en-Y 手术可以防止胃切除手术后患者的胆胰液反流入胃。这一手术可以在胃切除手术后就进行，也可作为因既往BⅡ重建引起的胃切除术后综合征的治疗手段[46-48]。常同时进行迷走神经干切断术，因为不再有碱性胆胰液的冲刷[49]，故可预防输出袢发生消化性溃疡。胃空肠吻合是端 - 侧吻合，可见到两个吻合开口。如BⅡ式手术中所描述的，这一手术可以是顺蠕动，也可以是逆蠕动；可以是结肠前位，也可以是结肠后位；可以是胃空肠全部吻合，也可以是胃空肠部分吻合。然而，与BⅡ式手术不同的是，两个肠袢中的一个非常短，几乎立即到达盲端。因此，如果进入有腔的长肠袢，几乎可以确定内镜是在输出袢内。

如果 Roux-en-Y 手术是在既往进行了BⅡ重建手术后完成的，内镜医师应该知道，在到达盲端前可能有几厘米长的肠腔，是因为从BⅡ式手术转为Roux-en-Y手术，有时为了避开既往手术所致的粘连，不得不在距胃空肠吻合更远处完成。如果Roux-en-Y手术有效，可使残胃中完全没有胆汁。然而，因为Roux-en-Y胃空肠吻合增加胃排空延迟的危险，因而残留的胃内容物（包括胃石）及输入袢可影响内镜前进或对这些肠段的观察。术后胃内缺少胆汁提示内镜医师这是一个Roux-en-Y 手术，可能存在残留食物，而不应误诊为输出袢梗阻。BⅡ手术中输入袢的完全梗阻也可以阻止胆汁反流到胃，与Roux-en-Y 手术相似，但这种情况非常少见[50]。相反，存在胆汁不能排除 Roux-en-Y手术。输出袢过短可能是胆汁反流的原因。为了防止反流，输出袢应在距离胃空肠吻合至少40cm处进行空肠空肠吻合[51]。也可在更远处吻合（达60cm）[52]。插入输出袢后即是带有多变肠袢的直的肠段。肠肠吻合通常是端-侧吻合，但也可以是有一个盲端的侧-侧吻合（图11-5）。在任何情况，内镜都需要穿过输出袢进入输入袢，到达十二指肠内的主乳头（图 11-5A）。

如果存在侧 - 侧吻合，将看到 3 个开口。一个与输出袢相连的开口通向空肠远端，另一个开口通向输入袢的远侧盲端，第三个开口经过输入袢通向十二指肠。如果是端 - 侧吻合，将存在吻合两个开口。一个连接于输出袢，通向空肠远端；另一个通向输入袢。进入输入袢时可以遇到不同程度的角度，取决于吻合口的形态。一旦进入输入袢，可以看到胆汁越来越多，直到到达十二指肠残端。采用前视型胃镜，即可在充分可视条件下实施常规食管、胃、十二指肠镜检查并完整观察Roux-en-Y胃空肠吻合术后的改变，包括空肠空肠吻合术。相反，当Roux-en-Y胃切除术患者需要进行ERCP时，常需要插入部更长的内镜（儿童或成人的结肠镜、推进式小肠镜）。除了到达乳头非常困难，这些内镜的工作管道的直径小和内镜附件的长度短都是对这些患者进行ERCP操作失败率高的原因[53]（见第 42 章）。

不伴胃切除的胃空肠吻合术

这一手术主要是对不能切除的恶性梗阻病例进行远段胃或十二指肠的旁路手术。多数十二指肠胰腺创

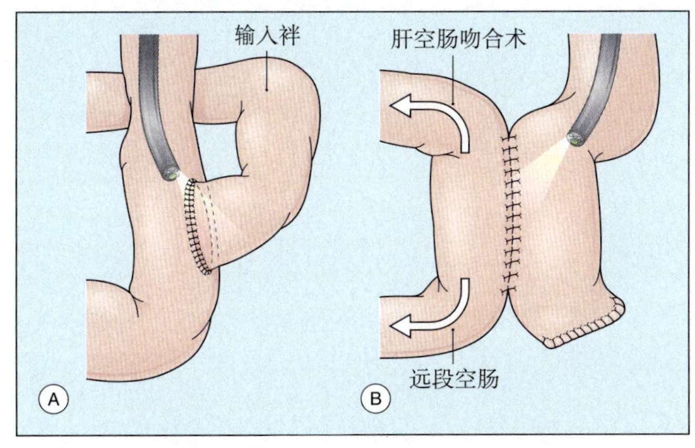

图11-5 本图显示Roux-en-Y重建中的空肠空肠吻合。A. Roux-en-Y胃切除术中的端-侧吻合。在这个水平可观察到两个开口；一个通向远段空肠，另一个经输入袢到达壶腹。B. 肝空肠吻合术中的侧-侧吻合：内镜通过胃、十二指肠和近段空肠，到达空肠空肠吻合口。可观察到3个开口，包括一个盲端。注意，与Roux-en-Y胃切除术（A）相反，内镜所在肠袢终止于盲端。

伤后患者瘘管形成的危险性高，可以进行胃空肠吻合术，同时暂时性关闭作为十二指肠液流出道的幽门[54]。偶尔在外科开腹探查时可发现胰头部不能切除的腺癌，为防止以后胃流出道梗阻，也可预防性进行胃空肠吻合术[55]。胃空肠吻合通常沿着胃体远段或胃窦近段的大弯侧进行（图11-6A）。吻合口是在前壁还是在后壁由手术医师决定。所有病例都用第一组空肠袢进行侧-侧吻合，这样在与胃吻合时没有张力。吻合可以是顺蠕动或逆蠕动，结肠前位或结肠后位，与BⅡ胃肠吻合术所描述的相同。不用对吻合口的长度定义（胃空肠全部吻合/胃空肠部分吻合），因为这是一个侧-侧吻合。然而，这一吻合在长度上与胃空肠部分吻合类似。内镜下胃空肠吻合是一个垂直吻合，有两个开口分别对应输入和输出。任一肠袢都可以在上位或下位，取决于手术技术。例如，如果建立一个顺蠕动胃空肠吻合，输入袢开口可能在上面。内镜医师应仔细寻找手术后上消化道梗阻患者的胃空肠吻合口。吻合口很容易被忽略，因为它一般不大，通常位于水肿的胃皱襞间，并且由于出口梗阻有许多胃内容物存留。溃疡形成也很常见，并且因为组织回缩而影响对空肠开口的插管[56]。当胃出口梗阻时，可将胃镜逆行经输入袢到达乳头。在进行胃空肠吻合术时可加做Braun手术，像前面BⅡ手术中所描述的一样（图 11-6B）。

减肥手术

1985 年，国立卫生研究院（National Institutes of Health，NIH）共识大会认识到，肥胖作为健康危险因素，对其治疗十分重要，并推荐用体重指数（body mass index，BMI）对患者进行分类[57, 58]。因为肥胖（包括儿童肥胖）日益流行，并且缺少有效的非手术治疗，减肥手术的适应证在不断增加。因此，有解剖学改变的患者数在增加，可以预见在内镜室可能会遇到新的疾病，因为减肥手术后患者的胃肠道主诉很多。事实上，无术后并发症的患者可能与发生严重并发症需要手术治疗的患者有相同的主诉[59-61]。另外，内镜所见代表的是正常术后表现还是并发症，取决于手术的情况[62]。例如，内镜下可以见到短的近段胃囊与正常大小残胃之间的相通。通常可以在垂直束带胃成形术（vertical banded gastroplasty，VBG）中见到，但如果出现在胃旁路手术（gastric bypass，GB），则表示手术失败（胃内瘘）。因此，减肥手术常识对于内镜辅助减肥患者和外科医师非常重要。

近50年来，外科手术治疗肥胖的进展很快。它们被简化为两种类型，限制性手术和吸收不良性手术[63]。对于手术类型的选择取决于患者的个体特征和医师的偏好[64, 65]。

空回肠旁路手术

空回肠旁路手术（jejunoileal bypass，JIB）是于1954年提出的，是旨在诱导吸收不良的第一个减肥手术[66]。这个手术技术简单、安全，因为只涉及小肠吻合，并且在腹中部进行外科操作，手术步骤容易。JIB中，横断近段空肠和远段回肠。在两个横断面之间的一长段空回肠被排除在小肠转运通道外，封闭其近端，将远端缝合在乙状结肠。在近段空肠和远段回肠间进行肠吻合，只留下一小段小肠用于吸收（图11-7）。这一手术不改变上消化道的内镜解剖。由于有严重的肝脏并发症，已不再进行JIB[67]。接受过JIB手术的患者应考虑进行复原手术。

胃旁路手术

胃旁路手术（GB）是在胃近段对胃进行分割，建立一个小容积囊袋（15～50ml）[68, 69]。远段胃被完全切断，近段胃囊在50～200cm范围内吻合到Roux-en-Y袢上，重建一个消化通道（图11-8A）[70]。对于内镜医师，GB手术可以与Roux-en-Y胃切除手术相比较。差别在于近段胃囊的大小、Roux袢的长度以及远段胃并未被切除。在GB中可以观察到关于囊袋的方向（水平或垂直）、胃的分割情况（是否横断）、在胃空肠吻合口使用 Silastic 环、Roux 袢的长度以及手术方式（腹

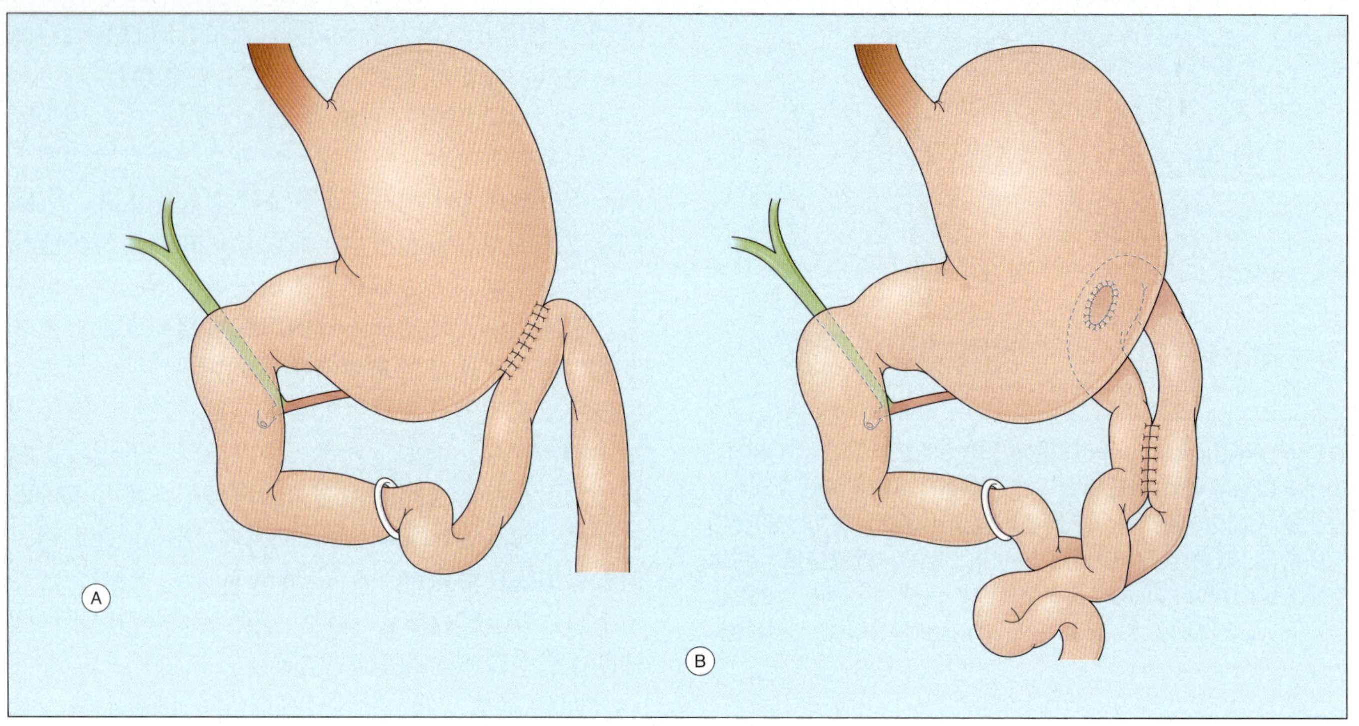

图 11-6　本图显示胃肠吻合术。A. 沿着大弯侧建立逆蠕动胃肠吻合。B. 在胃后壁建立顺蠕动胃肠吻合，同时进行 Braun 手术。

腔镜或开腹手术）等手术技术方面的变化[71-73]。Capella提出在上胃囊使用硅橡胶（Silastic）环预防后期的扩张，并且将 Roux 袢缝合到囊袋的主缝线上以预防后期的胃内瘘（图 11-8B）[74]。GB 是一个限制性与吸收不良性相结合的手术[75]。GB 患者的胃镜表现为通过食管胃连接部后立即见到一个小的近段囊袋，有一个通向小肠的狭窄吻合口，在到达空肠空肠吻合前有很长的肠袢，而能否达到空肠空肠吻合口取决于肠袢的长度。胃的分割形式可能只包括主缝线，胃不进行分割（非切断旁路手术）或完全横断胃（切断性旁路手术）（图 11-8C）。与切断性旁路手术相比，非切断性旁路手术在囊袋与远段胃间发生瘘的几率高。胃瘘可导致减肥失败，累及胃空肠吻合口以外的消化性溃疡发生率高。胃空肠吻合可在胃或空肠的侧面或断端。小胃囊使得无法鉴别是胃侧方吻合还是胃终端吻合。然而，空肠的侧方吻合和终端吻合是不同的。侧方空肠吻合有两个开口。一个吻合后是很短的盲端，另一个通向远段空肠（输出襻）。终端吻合时只有一个开口，内镜应该很容易进入。侧方吻合的盲端不能误以为是输出袢狭窄，特别是有瘢痕性改变时。异常的内镜发现包括食管炎、囊袋或食管扩张、吻合口狭窄、吻合口溃疡形成、吻合口糜烂以及主要分割线断裂。尽管也可以有其他因素参与[76,77]。吻合口溃疡形成与主缝线裂开，出现胃内瘘有关，对于接受GB手术的患者，通常不可能到达主乳头和被断开的胃[78-80]。在远端胃建立一个胃造口通道是用于使内镜到达上述部位的替代方法[81,82]。

胆胰转向手术

胆胰转向手术（biliopancreatic diversion，BPD）可引起吸收不良，延迟胆胰液参与消化[83]。Nicola Scopinaro等于1979年最早报道了BPD，亦称Scopinaro手术[84]。BPD手术中，小肠被断为两支。远支与胃吻合，近支与回肠吻合。完成后，小肠呈现全新的解剖结构，有三个不同的通道：共同通道、营养通道和胆胰通道（图11-9A）。BPD不需要切除小肠，并且不遗留无功能小肠肠段。手术的效果取决于通道的长度，由于患者个体特征和外科医师的偏好而不同。通常，共同通道长 50 ~ 100cm，营养通道长 150 ~ 200cm。余下的小肠构成胆胰通道。共同通道的长度是长期的体重维持和出现脂肪泻的决定因素，而总的共同营养通道长度决定是否出现短暂的轻度短肠综合征[81]。另外，可进行部分胃切除或 GB 手术，通过改变胃的结构预防消化性溃疡，并且限制食物摄入。内镜很容易进入BPD手术后的胃部，根据手术完成的情况可有不同的内镜表现。但不应观察到胆汁，并应仔细寻找胃肠吻合口和小肠的溃疡。如果选择了胃部分切除术，胃的表现类似于 Roux-en-Y 胃切除术，同时有一个短

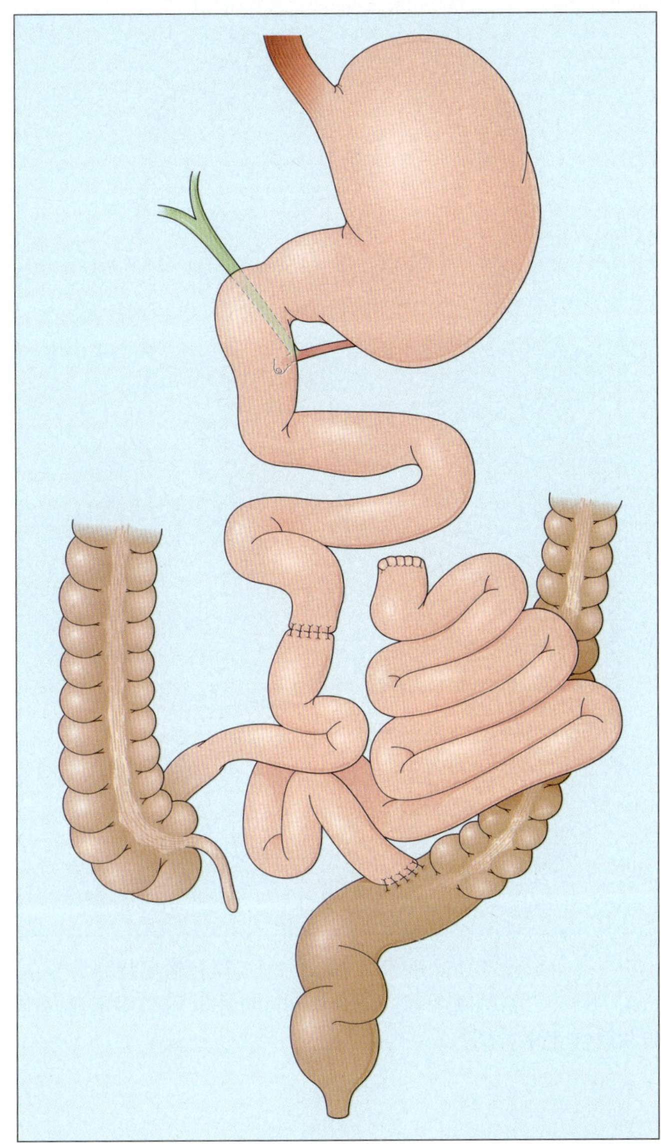

图11-7 本图显示空回肠旁路手术。此手术减少了小肠吸收表面，遗留了一长段无功能小肠段。行上消化道内镜检查和内镜逆行胰胆管造影术（ERCP）时，解剖学无改变。

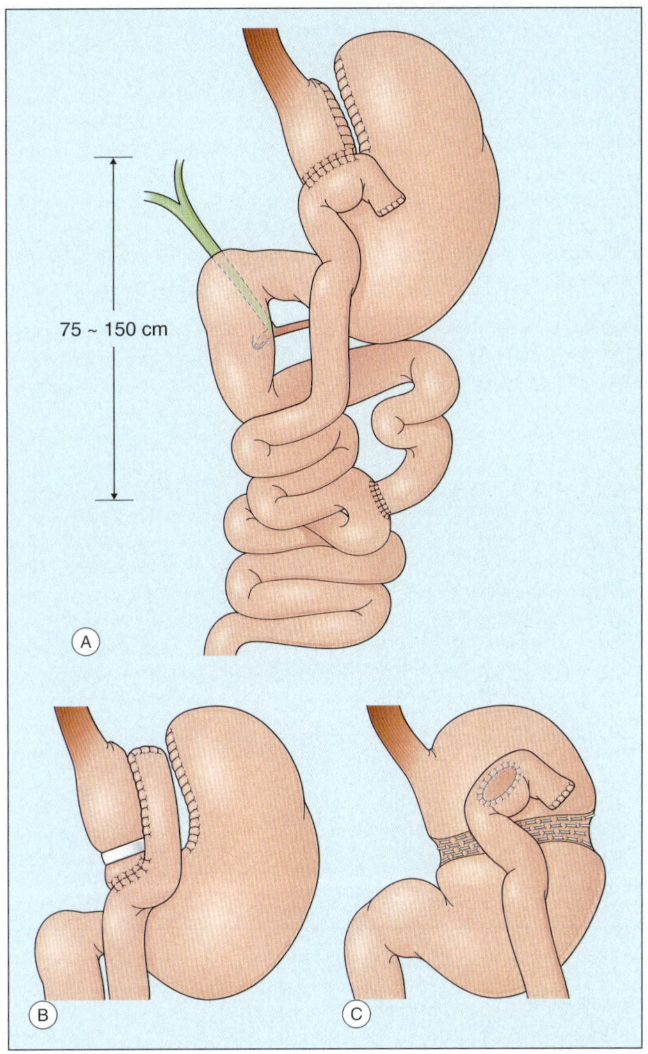

图 11-8 本图显示胃旁路手术。A. 在胃食管连接部远侧建立一个小容量囊袋（15 ~ 50ml），并以 Roux-en-Y 方式吻合至空肠袢。输出袢范围为75 ~ 150cm。远段胃没有被切除，可用于创建胃造口术，内镜可经过此口进行ERCP或胃十二指肠镜检查。B. 技术上的变异包括将空肠袢连接于胃分隔处，以预防胃内瘘，也在胃囊远部放置硅橡胶环，以防止扩张。C. 不切断的胃旁路手术：主要缝线并不横断胃，胃囊是水平的。此型胃旁路手术可能会因为囊袋扩张和缝线断开导致减肥失败。

的近段胃囊。GB 可表现为一个垂直的小胃囊或包含胃底的水平囊袋。在水平囊袋中，可观察到朝向大弯侧、与空肠连接的吻合口。GB不进行胃切除，而留有一个无功能的远段胃段，它可以是断开的，也可以是不断开的。对BPD患者进行经口ERCP几乎是不可能的，因为内镜需要通过除了共同通道部的全部小肠，才能到达主乳头。到达主乳头的替代方法是通过胃造口术（外科手术或放射学）或通过拆除缝合囊袋与胃的主缝线。这些替代方法只用于GB患者，因为胃切除患者不能用这两种方法。

十二指肠闸（switch）手术

十二指肠闸（duodenal switch，DS）手术是BPD手术的一个变型，包括一个保留幽门的袖套式胃切除术以及肠袢与幽门后十二指肠的端端吻合术（图 11-9B）[81]。已有报道，与 BPD 比较，DS 的副作用发生率低。在内镜评价时，BPD手术中的原则也适用于 DS，除了这是一个十二指肠空肠吻合而不是一个胃空肠吻合。

垂直束带胃成形术

根据减肥的观点，最初的胃成形术并不恰当，被 Mason 改良为垂直束带胃成形术（vertical banded gastroplasty，VBG）。VBG 是一个纯限制性手术，是

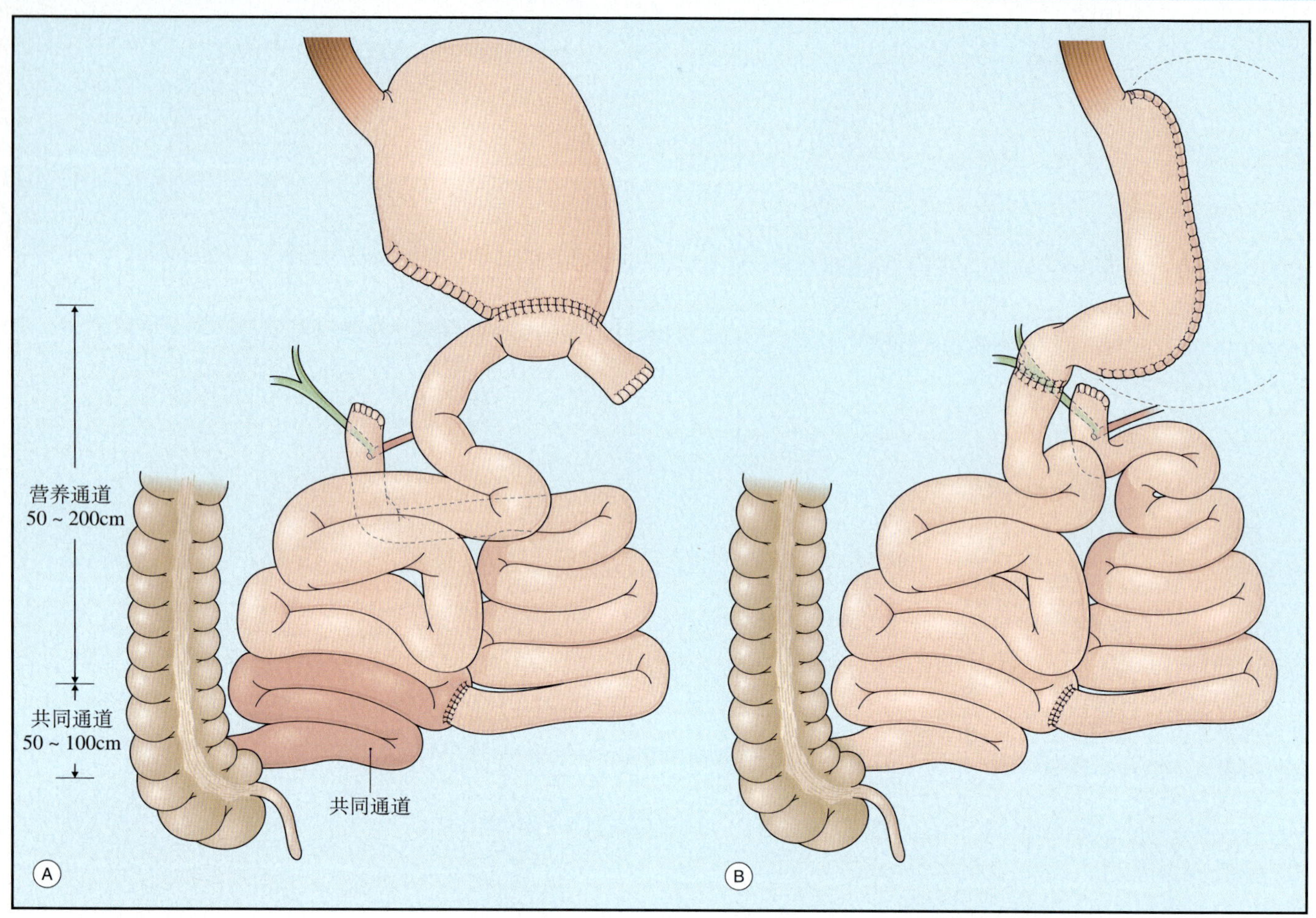

图11-9　本图显示吸收不良性减肥手术。A. 胆胰转向手术：Roux-en-Y方式的部分胃切除手术，有长的输入袢和输出袢（分别为胆胰通道和营养通道）。阴影区代表长度很短的共同通道（50～100cm）。B. 十二指肠闸手术：袖套样胃切除术，同时保留通向十二指肠空肠吻合的幽门，而不是进行胃空肠吻合。空肠袢的重建与胆胰转向手术类似。

在寻找比GB更简单的手术中产生的[85]。VBG包括在近段胃建立一个小囊袋和对流出通道的包绕，以防止扩张。在小弯侧建立囊袋，在His角处精确分割，留下15ml或更小的容积。囊袋的出口通道被周长5cm的束带或Silastic环包绕（图11-10A）。技术上的变化包括对主要分割的界定（图11-10B）。VBG患者胃镜表现为通过食管胃连接部后立刻进入小的管状囊袋，出口狭窄，一旦通过就进入残留的远段胃。内镜的异常发现包括食管炎、主缝线断裂、食物嵌塞、囊袋出口狭窄，和包绕出口通道的物质造成的胃壁糜烂[86, 87]。如果出口通道允许内镜通过的话，很容易到达残胃、十二指肠球部和胆胰管。出口通道的理想状态是宽11mm、长15mm，对于狭窄病例可经内镜进行扩张。

腹腔镜下可调节的胃束带术

腹腔镜下可调节的胃束带术（laparoscopic adjustable gastric banding，LAGB）是一个限制性手术，广泛用于欧洲国家[88]。LAGB在近段胃周围放置一个束带，在不需要切除或缝合胃的情况下，建立一个15ml囊袋（图11-11A）。LAGB目前使用的是硅树脂材料装置，可充注盐水而膨胀，从而调节胃囊流出道。束带装置的膨胀部分通过一个管道与一个植入并固定在腹腔筋膜的贮器相连，注射针可以插入贮器[89]。与过去的胃束带类型相比，可调节性硅树脂胃束带可降低胃壁侵蚀危险，减少不可控制的呕吐的发生。LAGB患者胃镜表现为贲门水平的小胃囊，有狭窄的出口通向远段正常的胃。食管扩张、食管炎、胃囊扩张、胃滑脱、出口狭窄、束带装置导致的胃壁糜烂是LAGB术后最常见的异常表现[90, 91]。偶尔，在远段胃内翻转观察，可见到围绕囊袋出口通道的明显的胃皱襞。这一皱襞与束带装置前方胃胃缝合相对应，用以防止胃疝形成（图11-11B）。与VBG相似，一旦胃镜通过胃囊出口通道，就可以像常规内镜检查一样，检查远端胃、十二指肠和胆胰管。

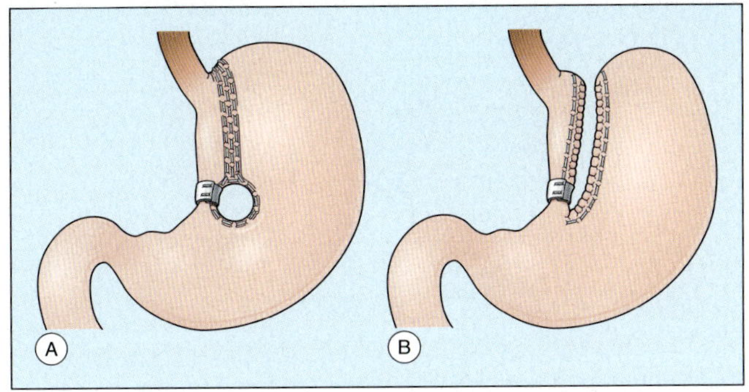

图11-10 本图显示垂直束带胃成形术。在His角建立一个15ml囊袋，出口通道被环周束带包绕。A. 进行一个环形和线形缝合，建立非切除的胃成形术。B. 缝合线将胃分割为两部分，以防止胃内瘘。

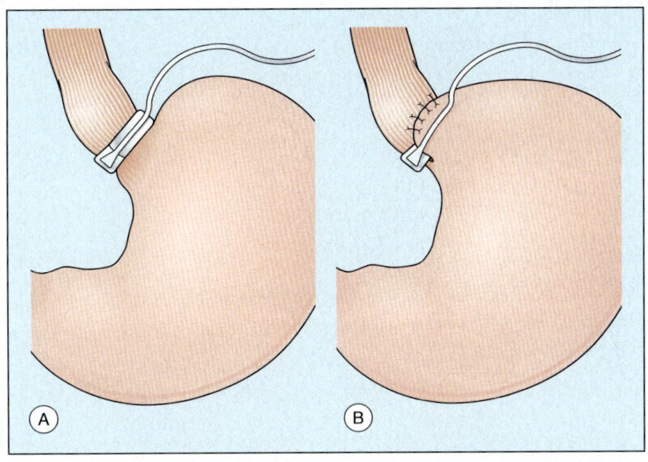

图11-11 本图显示腹腔镜下可调节的胃束带术。A. 用束带装置在胃近段建立 15ml 囊袋。这一装置可以通过经皮注射液体调节远段胃出口的狭窄程度。B. 在束带上方前壁侧进行胃胃缝合，以防止胃疝形成。

胰胆解剖改造手术

胰十二指肠切除术（Whipple 手术）

Whipple 手术是为了切除胰头部或十二指肠降部的恶性或良性病变[92]。根据切除范围将手术分为经典手术或保留幽门的手术。

经典 Whipple 手术

经典Whipple手术切除胃窦、十二指肠、胰头和远段胆管。在这一手术的发展过程中，这种广泛切除引出了至少 68 种技术方案重建消化道和胰胆道[93]。当前，一种广为接受的技术是用单支小肠建立全部必要的吻合（图 11-12A）[94, 95]。这种情况下，内镜检查时可以见到胃肠侧-侧吻合，通常是胃空肠部分吻合，伴胃窦的切除。事实上，所有BⅡ式胃肠吻合术中描述的关于方向、与横结肠的位置关系、吻合口大小的原则在这里都适用。输入袢长度从40 ~ 60cm不等，包括Braun手术的输入袢，进入输入袢后，可发现胆管和胰管的吻合口。到达输入袢最近部分的盲端前可能遇到因固定到邻近脏器而形成的锐角，在此处可见到胰空肠吻合。胰空肠吻合可以是端-端吻合或端-侧吻合。另一种情况，胰空肠吻合也可以是黏膜-黏膜吻合或“浸入（dunking）”吻合（图11-13A ~ C）[96]。黏膜 - 黏膜吻合通过将胰管与空肠黏膜缝合，建立一个小的开口。浸入吻合与黏膜-黏膜吻合不同，是将胰腺内陷于空肠。因此，胰管的开口可以为平坦的小吻合口（黏膜 - 黏膜吻合）、突起于腔内的朝向下方（侧方浸入）的吻合等不同变化，使得识别胰管并向胰管插管成为技术上的挑战。肝空肠吻合位于距胰空肠吻合近侧（内镜下）约10cm的地方。通常是端 - 侧吻合，位于肠袢系膜缘对侧，有时很小或隐藏在皱襞下。

保留幽门的 Whipple 手术

保留幽门的 Whipple 手术与经典的 Whipple 手术不同，不切除胃，并且保留近侧球部肠段与空肠进行吻合（图 11-12B）[97]。已证明，这种改良术在不违背肿瘤切除原则的情况下降低了胰十二指肠切除术的死亡率。因此，在保留幽门的 Whipple 手术患者中见到的是十二指肠空肠造口吻合而不是胃空肠吻合。通过正常的胃和幽门后，可以在球部短小的肠段内见到两个小直径的开放的吻合口。根据重建的方向，输入袢可以朝向右边（逆蠕动）或左边（顺蠕动）。也可以看到结肠前位或结肠后位吻合，建立了不同长度的空肠袢。通常识别输入袢需要进行反复试探，像经典 Whipple 手术中所描述的一样，也进行胰胆吻合。对于接受了 Whipple 手术的患者，通过侧视型或前视型内镜都可以到达胆管和胰腺的吻合口。

Roux-en-Y 肝空肠吻合术

Roux-en-Y 肝空肠吻合术不破坏胃十二指肠解剖，将肝管和空肠袢进行吻合，通常用于治疗胆系疾病或自身胆管不能用于建立管 - 管吻合的肝移植时[98]。肝空肠吻合一般是端-侧吻合，但也会遇到侧-侧吻合（图11-14A）。胃、十二指肠和胰腺的解剖结构不会被改变，内镜评价这些脏器时与未手术时相似。如果必须进入胆管，内镜需要先经过正常的胃和十二指肠，

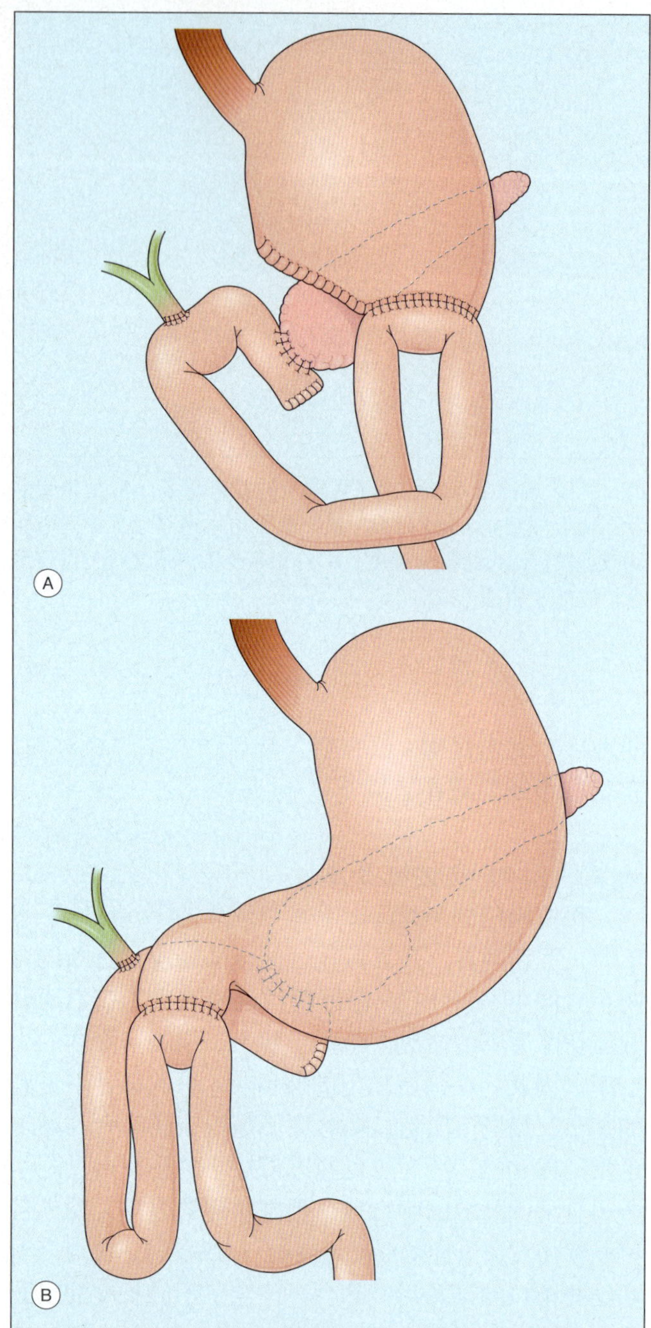

图 11-12　本图显示 Whipple 手术。A. 经典 Whipple 手术：切除远段胃、胰头、远段胆管和十二指肠。单一空肠袢被用于与胃、胆管和胰管吻合。图 A 是部分顺蠕动胃肠吻合术。B. 保留幽门的Whipple手术：此术式进行十二指肠空肠吻合，而不是胃空肠吻合。

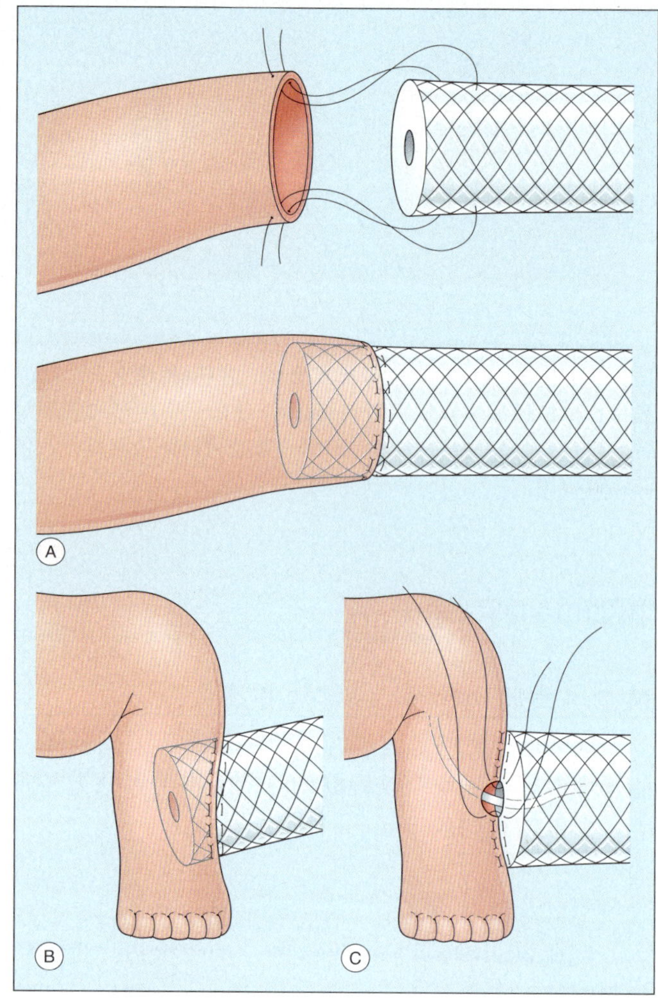

图 11-13　本图显示胰空肠吻合术。A. 端 - 侧“浸入”吻合，胰腺内陷于空肠。B. 端 - 侧浸入吻合。C. 黏膜 - 黏膜胰空肠吻合。

然后到达空肠空肠吻合口，再经吻合口进入有肝空肠吻合的Roux肠袢。因此，通常内镜须足够长，包括使用外套管（overtube）防止内镜在胃内打袢，内镜不能到达胆管也很常见[99, 100]。与Roux-en-Y胃切除手术后的情况相反，十二指肠空肠袢并入小肠，而不是并入一个小肠袢。在空肠空肠吻合水平，可观察到 3 个腔（侧-侧吻合）或两个腔（端-侧吻合），取决于重建方式（图11-5B）。一个腔通向远段空肠，另一个通向包含肝空肠吻合的肠袢。第三个腔（只见于侧-侧吻合）为沿着内镜最初占据的肠袢，通过吻合口后很快到达盲端。对前两个肠段的反复进镜可以发现其中一个含有肝空肠吻合口。肝空肠端 - 侧吻合与 Whipple 手术中描述的相似，只是位置更靠近肠袢的盲端。与端-侧吻合不同，只要远段共同胆管没有梗阻，肝空肠侧-侧吻合则保留经主乳头到达胆管的通道。在这种情况下，可以在充气球囊阻塞的帮助下进入肝空肠吻合口进行胆管造影，这样可以避免内镜需通过 Roux 袢进行插管。胆肠吻合后肝内胆管内存有气体很常见，这对于评价内镜能否到达患者的肝空肠吻合口非常有用（胆管气体造影）[4, 101]。

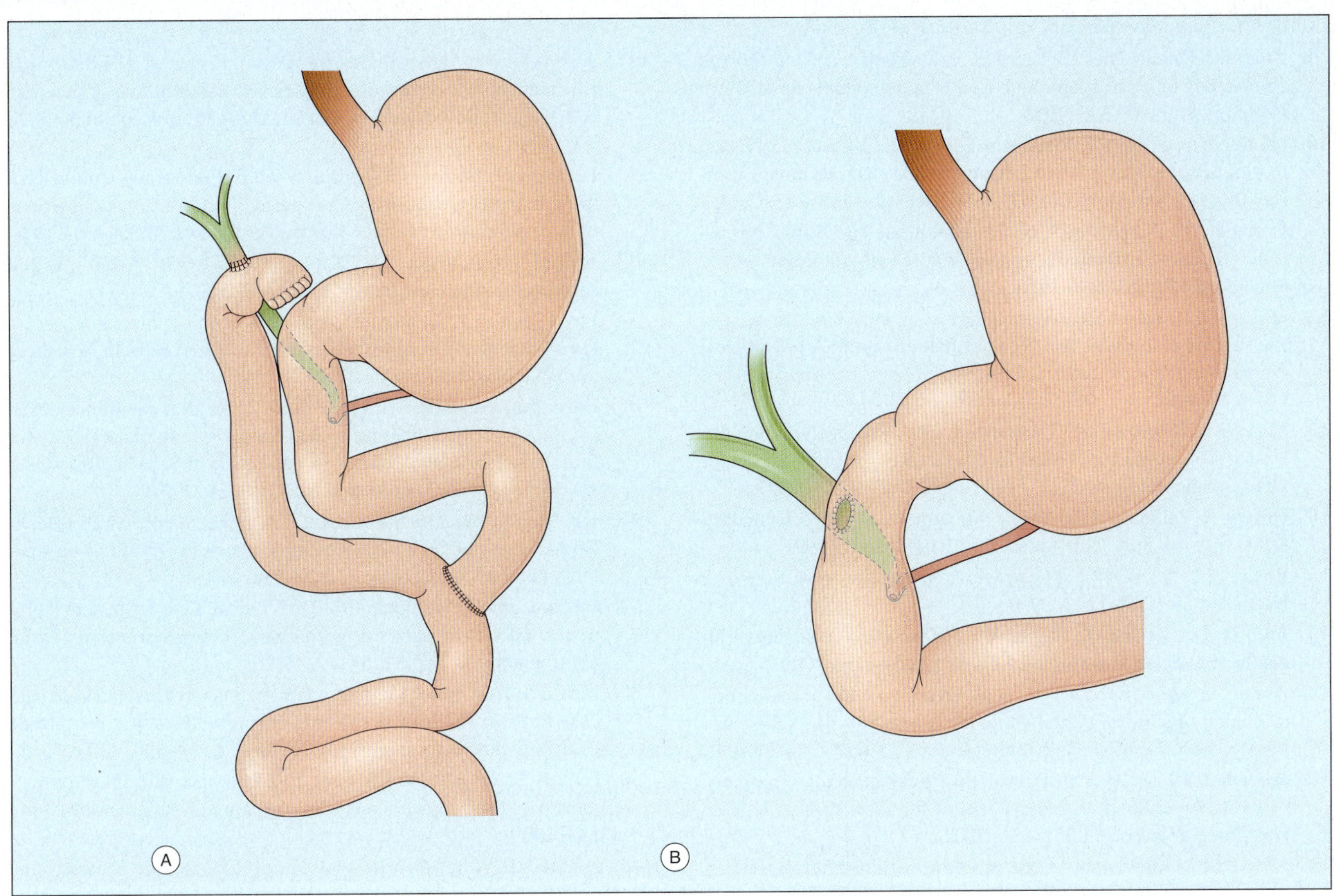

图11-14 本图显示胆肠吻合术。A. Roux-en-Y肝空肠吻合术：胆管与空肠袢进行侧或端吻合。如果侧-侧吻合不发生梗阻，可经过乳头进行肝内胆管插管。可以经过十二指肠降部到达胰管。B. 胆总管十二指肠吻合术：通常在十二指肠降部可见到侧-侧吻合。远段胆管可能被残留的肠内容物充满，引起污槽（sump）综合征。

胆总管十二指肠吻合术

胆总管十二指肠吻合术是胆总管与十二指肠降部的吻合，通常是侧-侧吻合（图11-14B）。内镜下，通过幽门后，可在十二指肠主乳头水平的对侧壁发现胆总管十二指肠吻合口。吻合口的宽度足以被发现，并可进行肝外胆管插管。侧 - 侧吻合存在两个腔。一个通向近侧胆道系统，另一个通向远段的胆总管。因为没有营养通道从吻合口的转流，远段胆总管食物嵌塞可引起潴留感染，类似于“污槽”，因此称为“污槽”综合征。这是对这些患者进行ERCP的指征[102]。因为可以通过主乳头，也可以通过胆总管十二指肠吻合口到达胆管，故可联合使用这些路径对胆管的不同部位进行操作，包括对乳头的顺向套管插管。对胰管的操作与标准的 ERCP 相同。

（张莉译　闫秀娥 张立卫 丁士刚校）

参考文献

1. Max MH, West B, Knutson CO: Evaluation of postoperative gastroduodenal symptoms: Endoscopy or upper gastrointestinal roentgenography? Surgery 86:578–582, 1979.
2. Donahue PE, Nyhus LM: Surgeon-endoscopists and the assessment of postoperative patients. South Med J 75:1570–1575, 1982.
3. Feitoza AB, Baron TH: Endoscopy and ERCP in the setting of previous upper GI tract surgery. Part I: Reconstruction without alteration of pancreaticobiliary anatomy. Gastrointest Endosc 54:743–749, 2001.
4. Feitoza AB, Baron TH: Endoscopy and ERCP in the setting of previous upper GI tract surgery. Part II: Postsurgical anatomy with alteration of the pancreaticobiliary tree. Gastrointest Endosc 55: 75–79, 2002.
5. Little AG: Mechanisms of action of antireflux surgery: Theory and fact. World J Surg 16:320–325, 1992.
6. Nissen R: Eine einfache Operation zur Beeinflussung der Refluxoesophagitis. Schweiz Med Wochenschr 86:590–592, 1956.
7. Nissen R, Rosseti M: Surgery of hiatal hernia and other diaphragmatic hernias. J Int Coll Surg 43:663–674, 1965.
8. DeMeester TR, Bonavina L, Albertucci M: Nissen fundoplication for gastroesophageal reflux disease. Evaluation of primary repair

in 100 consecutive patients. Ann Surg 204:9–20, 1986.

9. Peters JH, Heimbucher J, Kauer WK, et al: Clinical and physiologic comparison of laparoscopic and open Nissen fundoplication. J Am Coll Surg 180:385–393, 1995.
10. Hinder RA, Filipi CJ, Wetscher G, et al: Laparoscopic Nissen fundoplication is an effective treatment for gastroesophageal reflux disease. Ann Surg 220:472–481; discussion 481–483, 1994.
11. Donahue PE, Samelson S, Nyhus LM, et al: The floppy Nissen fundoplication. Effective long-term control of pathologic reflux. Arch Surg 120:663–668, 1985.
12. O'Boyle CJ, Watson DI, Jamieson GG, et al: Division of short gastric vessels at laparoscopic Nissen fundoplication: A prospective double-blind randomized trial with 5-year follow-up. Ann Surg 235: 165–170, 2002.
13. Chrysos E, Tzortzinis A, Tsiaoussis J, et al: Prospective randomized trial comparing Nissen to Nissen-Rossetti technique for laparoscopic fundoplication. Am J Surg 182:215–221, 2001.
14. Horgan S, Pellegrini CA: Surgical treatment of gastroesophageal reflux disease. Surg Clin North Am 77:1063–1082, 1997.
15. Bowrey DJ, Peters JH: Laparoscopic esophageal surgery. Surg Clin North Am 80:1213–1242, 2000.
16. Johnson DA, Younes Z, Hogan WJ: Endoscopic assessment of hiatal hernia repair. Gastrointest Endosc 52:650–659, 2000.
17. Arendt T, Stuber E, Monig H, et al: Dysphagia due to transmural migration of surgical material into the esophagus nine years after Nissen fundoplication. Gastrointest Endosc 51:607–610, 2000.
18. Jailwala J, Massey B, Staff D, et al: Post-fundoplication symptoms: The role for endoscopic assessment of fundoplication integrity. Gastrointest Endosc 54:351–356, 2001.
19. Low DE: Management of the problem patient after antireflux surgery. Gastroenterol Clin North Am 23:371–389, 1994.
20. Malhi-Chowla N, Gorecki P, Bammer T, et al: Dilation after fundoplication: Timing, frequency, indications, and outcome. Gastrointest Endosc 55:219–223, 2002.
21. Gadenstatter M, Klingler A, Prommegger R, et al: Laparoscopic partial posterior fundoplication provides excellent intermediate results in GERD patients with impaired esophageal peristalsis. Surgery 126:548–552, 1999.
22. Hunter JG, Richardson WS: Surgical management of achalasia. Surg Clin North Am 77:993–1015, 1997.
23. Vogt D, Curet M, Pitcher D, et al: Successful treatment of esophageal achalasia with laparoscopic Heller myotomy and Toupet fundoplication. Am J Surg 174:709–714, 1997.
24. Mellinger JD, Ponsky JL: Endoscopic evaluation of the postoperative stomach. Gastrointest Endosc Clin N Am 6:621–639, 1996.
25. Trastek VF, Deschamps C, Allen MS, et al: Uncut Collis-Nissen fundoplication: Learning curve and long-term results. Ann Thorac Surg 66:1739–1744, 1998.
26. Horvath KD, Swanstrom LL, Jobe BA: The short esophagus: Pathophysiology, incidence, presentation, and treatment in the era of laparoscopic antireflux surgery. Ann Surg 232:630–640, 2000.
27. Sawye JL, Herrington JL: Vagotomy-antrectomy. In Wastell C, Nyhus LM, Donahue PE (eds): Surgery of the Esophagus, Stomach and Small Intestine. New York, Little, Brown, 1994, pp 520–530.
28. Ritchie WP Jr: Alkaline reflux gastritis. Gastroenterol Clin North Am 23:281–294, 1994.
29. Thon HJ, Loffler A, Buess G, et al: Is ERCP a reasonable diagnostic method for excluding pancreatic and hepatobiliary disease in patients with a Billroth II resection? Endoscopy 15:93–95, 1983.
30. Jameson LC: Stapling in esophageal and gastric surgery. In Wastell C, Nyhus LM, Donahue PE (eds): Surgery of the Esophagus, Stomach and Small Intestine. New York, Little, Brown, 1994, pp 572–587.
31. Aabakken L, Holthe B, Sandstad O, et al: Endoscopic pancreaticobiliary procedures in patients with a Billroth II resection: A 10-year follow-up study. Ital J Gastroenterol Hepatol 30:301–305, 1998.
32. Bedogni G, Bertoni G, Contini S, et al: Endoscopic sphincterotomy in patients with Billroth II partial gastrectomy: Comparison of three different techniques. Gastrointest Endosc 30:300–304, 1984.
33. Siegel JH, Cohen SA, Kasmin FE, et al: Stent-guided sphincterotomy. Gastrointest Endosc 40:567–572, 1994.
34. Prat F, Fritsch J, Choury AD, et al: Endoscopic sphincteroplasty: A useful therapeutic tool for biliary endoscopy in Billroth II gastrectomy patients. Endoscopy 29:79–81, 1997.
35. Bergman JJ, van Berkel AM, Bruno MJ, et al: A randomized trial of endoscopic balloon dilation and endoscopic sphincterotomy for removal of bile duct stones in patients with a prior Billroth II gastrectomy. Gastrointest Endosc 53:19–26, 2001.
36. van Buuren HR, Boender J, Nix GA, et al: Needle-knife sphincterotomy guided by a biliary endoprosthesis in Billroth II gastrectomy patients. Endoscopy 27:229–232, 1995.
37. Costamagna G, Mutignani M, Perri V, et al: Diagnostic and therapeutic ERCP in patients with Billroth II gastrectomy. Acta Gastroenterol Belg 57:155–162, 1994.
38. Mosca S: How can we reduce complication rates and enhance success rates in Billroth II patients during endoscopic retrograde cholangiopancreatography? Endoscopy 32:589–590, 2000.
39. Lin LF, Siauw CP, Ho KS, et al: ERCP in post-Billroth II gastrectomy patients: Emphasis on technique. Am J Gastroenterol 94:144–148, 1999.
40. Hintze RE, Adler A, Veltzke W, et al: Endoscopic access to the papilla of Vater for endoscopic retrograde cholangiopancreatography in patients with Billroth II or Roux-en-Y gastrojejunostomy. Endoscopy 29:69–73, 1997.
41. Olbe L, Becker HD: Partial gastrectomy with Billroth II resection and alternative methods. In Becker HD, Herfarth CH, Lierse W, Schreiber HW (eds): Surgery of the Stomach. Berlin, Springer-Verlag, 1987, pp 50–70.
42. Safrany L, Neuhaus B, Portocarrero G, et al: Endoscopic sphincterotomy in patients with Billroth II gastrectomy. Endoscopy 12: 16–22, 1980.
43. Faylona JM, Qadir A, Chan AC, et al: Small-bowel perforations related to endoscopic retrograde cholangiopancreatography (ERCP) in patients with Billroth II gastrectomy. Endoscopy 31:546–549, 1999.
44. Costamagna G: ERCP and endoscopic sphincterotomy in Billroth II patients: A demanding technique for experts only? Ital J Gastroenterol Hepatol 30:306–309, 1998.
45. Kim MH, Lee SK, Lee MH, et al: Endoscopic retrograde cholangiopancreatography and needle-knife sphincterotomy in patients with Billroth II gastrectomy: A comparative study of the forward-viewing endoscope and the side-viewing duodenoscope. Endoscopy 29:82–85, 1997.
46. Delcore R, Cheung LY: Surgical options in postgastrectomy syndromes. Surg Clin North Am 71:57–75, 1991.
47. Haglund UH, Jansson RL, Lindhagen JG, et al: Primary Roux-Y gastrojejunostomy versus gastroduodenostomy after antrectomy and selective vagotomy. Am J Surg 159:546–549, 1990.
48. Donahue PE: Early postoperative and postgastrectomy syndromes. Diagnosis, management, and prevention. Gastroenterol Clin North Am 23:215–226, 1994.
49. Eagon JC, Miedema BW, Kelly KA: Postgastrectomy syndromes. Surg Clin North Am 72:445–465, 1992.
50. Burdick JS, Garza AA, Magee DJ, et al: Endoscopic management

of afferent loop syndrome of malignant etiology. Gastrointest Endosc 55:602–605, 2002.

51. Steffes C, Fromm D: Postgastrectomy syndromes. In Zuidema GD (ed): Shackelford's Surgery of the Alimentary Tract, 4th ed. Philadelphia, WB Saunders, 1996, pp 166–184.
52. Schirmer BD: Gastric atony and the Roux syndrome. Gastroenterol Clin North Am 23:327–343, 1994.
53. Lehman GA: What are the determinants of success in utilization of ERCP in the setting of pancreatic and biliary diseases? Gastrointest Endosc 56(6 Suppl 2):S291–293, 2002.
54. Ivatury RR, Nassoura ZE, Simon R, et al: Complex duodenal injuries. Surg Clin North Am 76:797–812, 1996.
55. Lillemoe KD, Barnes SA: Surgical palliation of unresectable pancreatic carcinoma. Surg Clin North Am 75:953–968, 1995.
56. Nyhus LM, Sheaff CM: Recurrent ulcer. In Wastell C, Nyhus LM, Donahue PE (eds): Surgery of the Esophagus, Stomach and Small Intestine. New York, Little, Brown, 1994, pp 531–541.
57. Health implications of obesity. National Institutes of Health Consensus Development Conference Statement. Ann Intern Med 103: 1073–1077, 1985.
58. Balsiger BM, Luque de Leon E, Sarr MG: Surgical treatment of obesity: Who is an appropriate candidate? Mayo Clin Proc 72:551–558, 1997.
59. Stellato TA, Crouse C, Hallowell PT: Bariatric surgery: Creating new challenges for the endoscopist. Gastrointest Endosc 57:86–94, 2003.
60. Byrne TK: Complications of surgery for obesity. Surg Clin North Am 81:1181–1193, 2001.
61. Knol JA: Management of the problem patient after bariatric surgery. Gastroenterol Clin North Am 23:345–369, 1994.
62. Papavramidis ST, Theocharidis AJ, Zaraboukas TG, et al: Upper gastrointestinal endoscopic and histologic findings before and after vertical banded gastroplasty. Surg Endosc 10:825–830, 1996.
63. Balsiger BM, Murr MM, Poggio JL, et al: Bariatric surgery. Surgery for weight control in patients with morbid obesity. Med Clin North Am 84:477–489, 2000.
64. Schirmer BD: Laparoscopic bariatric surgery. Surg Clin North Am 80:1253–1267, 2000.
65. Mason EE: Gastric surgery for morbid obesity. Surg Clin North Am 72:501–513, 1992.
66. Kremen AN, Linner JH, Nelson CH: Experimental evaluation of the nutritional importance of proximal and distal small intestine. Ann Surg 140:439–448, 1954.
67. Kaminski DL, Hermann VM, Martin S: Late effects of jejunoileal bypass operation on hepatic inflammation, fibrosis and lipid content. Hepatogastroenterology 32:159–162, 1985.
68. Fisher BL, Barber AE: Gastric bypass procedures. In Deitel M, Cowan GS Jr (eds): Update: Surgery for the Morbidly Obese Patient. Toronto, FD-Communications, 2000, pp 139–146.
69. Schauer PR, Ikramuddin S, Gourash W, et al: Outcomes after laparoscopic Roux-en-Y gastric bypass for morbid obesity. Ann Surg 232:515–529, 2000.
70. Murr MM, Balsiger BM, Kennedy FP, et al: Malabsorptive procedures for severe obesity: Comparison of pancreaticobiliary bypass and very long limb Roux-en-Y gastric bypass. J Gastrointest Surg 3:607–612, 1999.
71. Schauer PR, Ikramuddin S: Laparoscopic surgery for morbid obesity. Surg Clin North Am 81:1145–1179, 2001.
72. MacLean LD, Rhode BM, Nohr CW: Late outcome of isolated gastric bypass. Ann Surg 231:524–528, 2000.
73. Nguyen NT, Goldman C, Rosenquist CJ, et al: Laparoscopic versus open gastric bypass: A randomized study of outcomes, quality of life, and costs. Ann Surg 234:279–289; discussion 289–291, 2001.
74. Capella JF, Capella RF: An assessment of vertical banded gastroplasty-Roux-en-Y gastric bypass for the treatment of morbid obesity. Am J Surg 183:117–123, 2002.
75. Brolin RE: Gastric bypass. Surg Clin North Am 81:1077–1095, 2001.
76. Pope GD, Goodney PP, Burchard KW, et al: Peptic ulcer/stricture after gastric bypass: A comparison of technique and acid suppression variables. Obes Surg 12:30–33, 2002.
77. Schirmer B, Erenoglu C, Miller A: Flexible endoscopy in the management of patients undergoing Roux-en-Y gastric bypass. Obes Surg 12:634–638, 2002.
78. Peters M, Papasavas PK, Caushaj PF, et al: Laparoscopic transgastric endoscopic retrograde cholangiopancreatography for benign common bile duct stricture after Roux-en-Y gastric bypass. Surg Endosc 16:1106, 2002.
79. Silecchia G, Catalano C, Gentileschi P, et al: Virtual gastroduodenoscopy: A new look at the bypassed stomach and duodenum after laparoscopic Roux-en-Y gastric bypass for morbid obesity. Obes Surg 12:39–48, 2002.
80. Wright BE, Cass OW, Freeman ML: ERCP in patients with long-limb Roux-en-Y gastrojejunostomy and intact papilla. Gastrointest Endosc 56:225–232, 2002.
81. Baron TH. Vickers SM: Surgical gastrostomy placement as access for diagnostic and therapeutic ERCP. Gastrointest Endosc 48:640–641, 1998.
82. Sundbom M, Nyman R, Hedenstrom H, Gustavsson S: Investigation of the excluded stomach after Roux-en-Y gastric bypass. Obes Surg 11:25–27, 2001.
83. Marceau P, Hould FS, Lebel S, et al: Malabsorptive obesity surgery. Surg Clin North Am 81:1113–1127, 2001.
84. Scopinaro N, Gianetta E, Pandolfo N, et al: Bilio-pancreatic bypass. Proposal and preliminary experimental study of a new type of operation for the functional surgical treatment of obesity. Minerva Chir 31:560–566, 1976. (Italian)
85. Doherty C: Vertical banded gastroplasty. Surg Clin North Am 81: 1097–1112, 2001.
86. Verset D, Houben JJ, Gay F, et al: The place of upper gastrointestinal tract endoscopy before and after vertical banded gastroplasty for morbid obesity. Dig Dis Sci 42:2333–2337, 1997.
87. Nguyen DQ, Buchwald H, Bolman RM 3rd, et al: Endoscopic laser treatment of obstructing polypropylene mesh after vertical banded gastroplasty. Gastrointest Endosc 51:616–617, 2000.
88. Pontiroli AE, Pizzocri P, Librenti MC, et al: Laparoscopic adjustable gastric banding for the treatment of morbid (grade 3) obesity and its metabolic complications: A three-year study. J Clin Endocrinol Metab 87:3555–3561, 2002.
89. DeMaria EJ: Laparoscopic adjustable silicone gastric banding. Surg Clin North Am 81:1129–1144, 2001.
90. Baldinger R, Mluench R, Steffen R, et al: Conservative management of intragastric migration of Swedish adjustable gastric band by endoscopic retrieval. Gastrointest Endosc 53:98–101, 2001.
91. Weiner R: A prospective randomized trial of different laparoscopic gastric banding techniques for morbid obesity. Surg Endosc 15: 63–68, 2001.
92. Izbicki JR, Bloechle C, Knoefel WT, et al: Surgical treatment of chronic pancreatitis and quality of life after operation. Surg Clin North Am 79:913–944, 1999.
93. Trede M: Technique of Whipple pancreatoduodenectomy. In Trede M, Carter DC, Longmire WP (eds): Surgery of the Pancreas. New York, Churchill Livingstone, 1997, pp 487–498.
94. Farnell MB, Nagorney DM, Sarr MG: The Mayo Clinic approach to the surgical treatment of adenocarcinoma of the pancreas. Surg Clin North Am 81:611–623, 2001.

95. Pitt HA: Curative treatment for pancreatic neoplasms. Standard resection. Surg Clin N Am 75:891–904, 1995.
96. Toledo-Pereyra LH: The Pancreas—Principles of Medical and Surgical Practice. New York, Wiley, 1985.
97. Braasch JW, Gagner M: Pylorus-preserving pancreato-duodenectomy—technical aspects. Langenbecks Arch Chir 376:50–58, 1991.
98. Pfau PR, Kochman ML, Lewis JD, et al: Endoscopic management of post-operative biliary complications in orthotopic liver transplantation. Gastrointest Endosc 52:55–63, 2000.
99. Elton E, Hanson BL, Qaseem T, et al: Diagnostic and therapeutic ERCP using an enteroscope and a pediatric colonoscope in long-limb surgical bypass patients. Gastrointest Endosc 47:62–67, 1998.
100. Gostout CJ, Bender CE: Cholangiopancreatography, sphincterotomy, and common duct stone removal via Roux-en-Y limb enteroscopy. Gastroenterology 95:156–163, 1988.
101. Lim PL, Porter KG: Air as contrast for cholangiography in a patient with a history of allergy to radiopaque media. Endoscopy 31: S9, 1999.
102. Caroli-Bosc FX, Demarquay JF, Peten EP, et al: Endoscopic management of sump syndrome after choledochoduodenostomy: Retrospective analysis of 30 cases. Gastrointest Endosc 51:180–183, 2000.

内镜结局评估

12

Brooks D. Cash and David J. Bjorkman*

引言 143
结局研究的定义 143
结局研究的重要性 143
结局研究资料库的使用 144
决策分析和系统回顾 145
经济学分析 146
最小费用分析 146
成本效用分析 146
成本效益分析 146
内镜检查质量评估 147
结论 148

引言

可曲式内镜检查的开发和改进极大地改变了许多胃肠道疾病的诊断和治疗。当前，内镜的作用已经扩展到胃肠道腔以外的病变，包括胆道系统、肝和胰腺。可曲式内镜检查已成为胃肠病学临床实践中的一个组成部分。结肠镜检查在早期发现和预防结直肠癌中的重要作用已经将这一技术的重要性扩展到一般人群和其他内外科专业领域。

与任何诊断性或治疗性方法一样，临床医师对可曲式内镜检查的适应证、技术、益处和危险性的了解非常重要。结局研究可使人们领悟这些重要问题。

结局研究的定义

结局研究定义为对“用于预防、诊断、治疗和处理疾病或伤残的卫生保健服务和过程的结果”的研究[1]。广义上说，这一定义包括对卫生保健资源分配（delivery）的研究，确定这些卫生保健服务以患者为中心的多种临床转归，如生活质量、功能状态和生存率。比较不同的诊断性或治疗性技术或评价不同卫生保健资源分配策略的费用效益（cost effectiveness）时，结局研究也可以在以医疗实践为中心的水平上定义。结局研究的总体目的是鉴别最佳卫生保健分配策略，以使患者和社会从这些策略中获得最大化利益。

在过去 20 年中，在资源紧缩的情况下，社会对卫生保健分配的需求在不断增加。患者正在成为主动的卫生保健消费者，他们在衡量他们所接受或“购买”的保健的花费与收益。结局研究提供了一个评价医疗保健功效和收益的平台，可以根据费用和资源使用的情况对结果进行比较，以确定保健的质量。

“质量”这一术语在界定卫生保健分配的范围时非常含糊，可以有不同解释。医学研究院（Institute of Medicine）将质量定义为“为个人和人群所提供的健康服务在改善预期健康结局的程度方面与当前专业知识相一致”[2]。

结局研究的重要性

结局研究是评价当前医学实践价值的方法。在美国，消化性疾病占据了卫生保健支出的重要部分。这些支出可以按照直接的金钱花费、发病率、死亡率、对生活质量的影响和生产力的降低来计算。1985 年，有关胃肠道和消化性疾病的直接卫生保健花费估计超过 400 亿美元，超过美国卫生保健花费的 10%[3]。胃肠道疾病导致 2280 万次内镜操作，花费超过 50 亿美元。但内镜检查的应用范围和频率、恰当程度、质量和内镜操作的价值（结局）仍然很不明确。另外，一个国家的不同地区，胃肠道内镜检查的应用情况也有很大不同。有一项研究，评价了经常、中等及很少使用内镜的不同地区间，上消化道内镜检查应用的恰当程度，发现有 28% 的操作指征不明确或不恰当[4]。结局研究有助于理解产生内镜实践差异的原因，并且为确定最有效和恰当的内镜检查应用提供资料。

结局研究对于为新技术向临床实践转化提供桥梁也很重要。技术评价通常包括三个阶段。第一阶段，在新技术被开发后，确定诊断性或治疗性技术的有效

*这里的观点和主张只代表作者个人的意见，不代表官方的解释（美国海军部、国防部或退伍军人事务部的观点）。

性（efficacy）。也就是说，第一阶段是通过适当而严格的临床对照试验，确定新技术能否改变患病个体的医疗转归。此类研究通常是来自三级医疗中心的随机对照试验，可能不反映社区实际情况。技术评价的第二阶段是功效（effectiveness）评价期，确定新技术是否可以改变常规临床实践的医疗转归。通常，此类研究在多个中心进行，包括不同的患者群和不同层面的医师研究者。技术评价的第三阶段是评估技术的效率（efficiency）。通过评价新技术的医疗转归变化及其相关花费，来评价其经济影响。最终，可以从花费和收益的角度，对技术产生的整体结果进行价值估计。计算机断层摄影（computed tomography，CT）结肠成像术（虚拟结肠镜）是一项新技术。已经完成了多个关于这项技术鉴别结直肠癌敏感性和特异性的研究。然而，这些研究仅代表技术评价的有效性阶段，是在高度专业化的、使用最佳条件和设备的医疗中心对该方法鉴别病变的能力进行评定。迄今为止，在标准化人群筛查的各种临床实践中，尚无其广泛应用有效性的研究发表。因此，尚不能将现有的有效性研究结果推广到大规模人群，也不能推荐其广泛用于结直肠癌筛查[5]。

最后，结局研究可用于质量评估。这一作用可能与胃肠病医师个人关系最为密切。因为，内镜检查有其固有的危险性，内镜医师有责任追踪和评价他们所做内镜检查的结果和并发症。这是结局研究中非常有实用价值的一种形式。发现并发症增加或患者满意率降低有助于发现实际内镜检查中有待改进的方面。对于医师个人临床实践的结果、并发症发生率、政府机构提供的卫生保健资源使用的类型、第三方付款人和患者资料的需求可能会越来越大。最重要的是，应用结局研究的基本原则，可以使每一个内镜医师收集和理解有关他们自己临床实践的资料，从而改善对患者的保健。

结局研究资料库的使用

完成内镜检查结局研究和质量评估的最有前景的工具是大型资料库，包括行政的卫生保健资料库（administrative health care databases）[如医疗保险制（Medicare）或地方卫生保健所属的资料库（regional health care claims databases）]和内镜特定资料库（endoscopy-specific databases）[如临床结局研究探索（clinical outcomes research initiative，CORI）和上消化道出血和内镜检查登记（registry of upper gastrointestinal bleeding and endoscopy，RUGBE）资料库]。越综合的资料库越能提供重要的信息，如死亡率、住院率、住院时间、出院诊断、费用和资源使用。这些资料库可用于评价不同地区和不同行医背景间的差异。资料使用便捷、花费很少、不涉及复杂的保密问题（因为不能使用被保护的卫生信息）。资料库中的资料包括各种不同的患者，在一定程度上减少了在三级保健中心完成的随机对照试验中固有的选择性偏倚。另外，行政性或地方卫生保健所属的资料可用于详细说明不同疾病状态的流行病学类型。相反，胃肠病特定资料库被设计用来追踪和提供有关消化性疾病和内镜检查实践的转归结果。

综合资料库的局限性在于这些资料库经常缺少研究者所需要的详细的临床资料，资料录入也常有明显缺陷。因为这些被收集的资料最常用于政府和地方保健机构，资料录入可能不完全或易被误解。经常缺乏患者个人的详细信息，如合并症和人口统计学资料[6]。这样，尽管从社会角度看，使用这些资料库有吸引力，但常很难不带有一定偏倚地完成这些分析。因此，这些分析得出的结论可能存在固有的缺陷。

与综合资料库相比，疾病或专业特定性资料库能更好地进行内镜检查结果和质量评估。当前存在的两个这样的资料库是美国胃肠内镜协会（American society of gastrointestinal endoscopy，ASGE）赞助的CORI计划和加拿大的RUGBE资料库。除了这些国家资料库，已开发出多专利的内镜软件包，并已应用于内镜检查实践中。这些软件包如Olympus Endoworks或Provalent和Pentax EndoPRO，已用于每日的内镜检查报表生成。用预定格式的标准化术语可以进入多个领域。也有可以自由进入的典型的主题资料区。这几类资料库对于地区质量评估工作特别有用。例如，一个大型内镜检查中心最近发现内镜修理费用明显增加。对有关操作过程（包括内镜故障）的内镜资料库进行简单查询，就可以揭示实际操作中存在的问题，并引导采取措施，改正问题，从而降低内镜修理费用。更为重要的是，能够（也应该）定期评估一般结果，如并发症发生率、成功率、镇静方式、操作适应证以及恰当程度等。

很显然，当前最了不起的开创性内镜结局研究是CORI计划。CORI资料库是一个大型内镜资料库，由ASGE和它的企业合作伙伴发起。他们认识到很需要对不同背景下的内镜实践进行正规评价。CORI资料库的主要目的是建立基于计算机的包含多种医疗背景的医疗实践总体。这一资料库与专用资料库（proprietary databases）一样，可用于日常临床保健以及以患者为中心的结果和质量评估研究。CORI始于1995年，目前已在有500名以上执业医师的70多家临床单位运行。通过对资料库丰富信息的仔细分析，已发表了大量文章和摘要。这些文章和研究结果检验了一般胃肠病学临床实践的模式和具体疾病的临床转归。例如，Lieberman等[7]已经证明在有CORI的医疗单位，上消化道内镜检查的操作频率在消化不良、腹痛、吞咽困难、胃食管反流病和怀疑消化道出血患者群中依次递减。结肠镜最常用于肿瘤监测、寻找便血和便潜血实验阳性的原因。他们还证明学院派与非学院派医疗机构，内镜检查的适应证也有明显不同（图 12-1）。McCashland 等[8]使用CORI资料库显示右半结肠肿瘤与年龄增长相关，女性患孤立性右半结肠肿瘤的危险性高于男性。涉及这样一个设计良好的大型内镜资料库内在功能的实例仅有两个。得自这些资料库的资料可用于制定标准化内镜操作的指导原则和确定重要的流行病学因素，这将影响对每一个胃肠道疾病的筛查方法或推荐意见。

加入 CORI 资料库是免费的，参加者可以从其他中心进入资料库。在资料库内，临床医师或诊所可以将其实践模式与国家标准进行比较，分析他们自己的医疗实践，加入其他研究工作，或对资料库研究进行综述。另外，加入 CORI 资料库可对权威当局［如医疗机构认证联合委员会（Joint Commission for Accreditation of Healthcare Organizations，JCAHO）和国家质量评估委员会（National Committee for Quality Assurance，NCQA)］的疏忽主动进行持续性地弥补，以确保医疗实践质量。

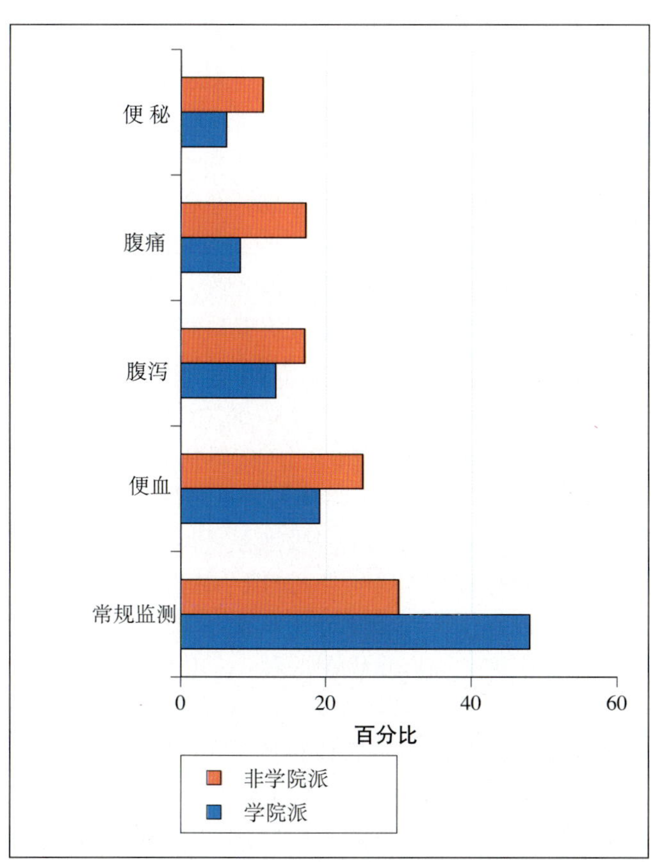

图12-1 美国学院派与非学院派内镜适应证的差别。(Data from Lieberman DA, De Garmo PL, Fleischer DE, et al: Patterns of endoscopy in the United States. Gastroenterology 118:619–624, 2000.)

决策分析和系统回顾

在理想状态下，医疗保健的分配将完全基于支持进行干预的明确的临床治疗证据。遗憾的是，有证据证明，只对 10% ~ 20% 患者有益的治疗被分配给了所有就医者[9]。近期，内镜检查和治疗才显示对上消化道出血或结肠直肠肿瘤患者有益[10, 11]。缺乏支持内镜操作益处的明确证据的原因之一是，与内镜操作相关的临床试验检测结果需要大量临床表现相近的患者，并且必须长期观察以获取足够的内镜检查资料。这些特点使进行前瞻性内镜检查结果评估试验存在固有的困难。

使用决策分析和系统回顾，不存在大多数内镜临床研究中的内在缺陷，为挖掘有用的结果资料提供了一些备选方法。决策分析利用数学模型模拟临床决策和方案。这一分析基于对不同来源的疾病患病率和转归的估计，包括对某一特殊领域的既往研究和专家共识。通常，决策分析包括敏感性分析，改变某些变量以对随后可能发生的结局变化进行定量。通过这种敏感性分析可确认临床决策流程的关键特征，并可用于集中对这些领域进行额外研究。过去，决策分析被用于协助建立临床指导原则[12]和进行结直肠癌筛查的成本效益分析[13]。

系统回顾是对多种观点或研究进行汇总分析，试图接受或拒绝一个特定假设。系统回顾可以是定性的，也可以是定量的。定量系统回顾是将多个研究的资料用数学方法结合起来，进行总结性效果评价，称为荟萃分析。在荟萃分析中，根据受试人群、临床问题、干预方法和结果对单个临床试验进行系统的相似性分析。如果这些特征是相同的，同时单个研究的质量较高，则可将单个临床试验汇总在一起，以增加分析效能。这使对干预效果进行的汇总性评价比对单个研究的评价效能高。

定性系统回顾不是对单个研究资料的汇总，这是因为每项研究采用了不同的人群、干预措施或结局评价方法。在这种情况下，研究者进行定性系统回顾可以独立地、严格地评价关于某一特殊治疗或干预方法的现有的研究，以建立与之有关的临床转归的共识意见。系统回顾和荟萃分析对于努力实践循证医学的临床医师越来越重要。在当前缺少足够效能、观察时间、设计良好的临床试验的情况下，为他们提供了认识某些仍存疑问的干预方法的最好机会。关于系统回顾和荟萃分析的设计和方法学的严格标准已在别处发表[14]。

经济学分析

内镜操作是相对复杂、昂贵的诊断和治疗方法。由于卫生保健费用和第三方付款人的疏忽在不断增加，内镜医师承受着证明他们所进行的这些操作要有良好临床效果和经济效益的压力。结局研究中的经济学分析需要一些说明。有三种不同类型的经济学分析：最小费用分析（cost-minimization analysis）、成本效用分析（cost-utility analysis）和成本效益分析（cost-benefit analysis）。

最小费用分析

最小费用分析是最简单的经济学分析类型。假设通过不同方法会达到相同的临床结果。最小费用分析的目的是确定取得某个结果或治疗某一特殊疾病花费最少的方法。最小费用分析可以确定发现和治疗某一特殊疾病的相关费用，用获得特定结果或服务所需要的总费用表示。

成本效用分析

成本效用分析不仅确定与某一特殊疾病或治疗相关的花费和结果，还给不同的临床转归设定了不同的生活质量值（效用），从而进一步延伸了这些概念。成本效用分析的结果是成本效用比——获得每一质量调整生命年的花费（cost per quality adjusted life-year gained）。这一比值的表达，类似于成本功效比（cost-effectiveness ratio），可与其他作为已被社会普遍接受合理的常规临床实践的干预方法进行比较。

成本效益分析

成本效益分析被用于指导政策决定。与最小费用分析和成本效用分析不同，成本效益分析是用相同的单位（units）把花费和收益定量化。成本效益分析中最常用的测量单位是干预措施或政策决定带来的健康状况改变的货币价值。需要将效益，如得到预防的肿瘤的病例数或被挽救的生命年，转变为实际的美元总额。通常根据消费者的意愿，并按照其他消费所需要的金钱支出计算金钱总额。成本效益分析的计算方法是：一项计划或干预方案的效益（用金钱单位表示）减去花费（用金钱单位表示），用净效益表示。如果净效益是正数，说明干预方法通过了成本效益检验。然而，通过成本效益检验并不足以支持一个计划或干预方法。分析社会接受程度的“底线”和收益相关花费的财政合理性也是非常重要的。预算管理办公室（Office of Management and Budget，OMB）提出了制定公共政策性干预措施的最佳操作标准，并用成本效益比报告结果。

成本功效分析（cost-effectiveness analysis）是成本效益分析的一个亚类。成本效益分析计算被分配的医疗保健费用，识别不同医疗保健分配得到的不同结果。通常用获得某一结果所需要的费用（如每一生命年所节约的费用或避免不良后果的花费）表示，并用比值形式表达。这一比值可以与其他干预措施的成本功效分析进行比较。成本功效分析是在给定结果的情况下，确定达到这一目的或结果花费最少的方法。

尚无可以接受的成本功效干预（cost-effective intervention）最小值的定义标准。成本功效干预的实例包括用乳腺造影法筛查乳腺癌（每一质量调整生命年节约21 400美元）[15]、超声筛查颈动脉硬化（每一质量调整生命年节约39 500美元）[16]、超声筛查男性腹主动脉瘤（每一质量调整生命年节约28 740美元）[17]。这些决策的制定不仅仅依靠对花费和效益的分析，也出于感觉、伦理和政策上的考虑。子宫颈癌筛查的成本功效分析显示，每一生命年节约近250 000美元[18]，尽管对这一检查价值的争论日益升级，但社会一直支持进行这一筛查。已开发出分级系统将不同干预措施的相对成本功效比转化为不同级的推荐[19]。A级推荐是指最有效且花费最少的干预措施。B级推荐是指每一质量调整生命年的花费少于20 000美元的干预措施。C级推荐是每一质量调整生命年的花费为20 000～100 000美元的干预措施，D级推荐是每一质量调整生命年的花费超过100 000美元的干预措施。

关于内镜操作经济学分析重要性的一个实例是食管肠上皮化生（intestinal metaplasia，IM）或Barrett食管与食管癌的关系。IM与食管腺癌危险增加的相关性已得到公认。临床实践指南推荐对IM患者定期进行食管镜监测，并进行系统的食管活检[20]。然而，食管腺癌的发生率相对较低，一项前瞻性随机试验需要5000名以上的患者并随访10年以上，才能证明通过内镜监测早期发现病变可使死亡率下降50%[21]。另外，上消化道内镜检查有潜在的并发症。对IM患者每年进行内镜筛查的费用估计超过 3.5 亿美元[22]。由于从前瞻性随机对照试验中获得的结果存在明显缺陷，Provenzale等[23]进行了成本效用分析，以评定对IM患者进行内镜监测的恰当性和最佳间隔。这些研究者对不同干预措施及其结果进行决策分析，确定如果只考虑预期寿命的话，对因高度异型增生而行食管切除的患者每年进行内镜筛查是最佳方法。当生活质量也包括在结果分析中时，每 2 ~ 3 年进行食管镜检查可获得最大的质量校正寿命。当将花费也作为分析的一部分加入期望寿命和生活质量时，每 5 年筛查一次与其他广泛接受的常规医疗措施增加的成本功效比相同。然而，必须认识到，这一结果只是这一分析所得出的结论中的一个方面，还必须考虑付款人支付这些费用的潜在能力和愿望、必须接受筛查的患者人数、与筛查相关的潜在益处和危害以及与传统措施相比社会对这项干预措施的接受程度。表12-1显示了一个设计良好的经济学分析所具备的特征，并为个体执业医师提供一个对此类分析的评价方法。

内镜检查质量评估

自从 20 世纪 50 年代后期推行以来，上胃肠道可曲式纤维内镜检查在对胃食管反流病（gastroesophageal reflux disease，GERD）、消化不良、吞咽困难和吞咽疼痛等的诊断中发挥了重要作用[24]。内镜检查是治疗消化道出血性病变、去除食管和胃异物、放置肠饲装置的重要方法，以上情况均已得到证明[25-28]。在过去 20 年中，创新技术，如 GERD 和 Barrett 食管的光动力治疗和内镜治疗，使得食管胃十二指肠镜检查（esophagogastroduodenoscopy，EGD）作为一种治疗方式其潜在作用不断得以扩展。

表 12-1 评价一个经济学分析的步骤
确定经济学分析设计的有效性
是否所有相关的患者群、干预方法和可能的结果都考虑到了？
结局是否与通过对文献进行系统回顾所确定的最可靠证据相关联？
费用估计是否准确？
是否考虑到了费用与结果的同步性？
结果评价
不同策略间费用和效果的差异是什么？
不同亚群间费用与效果是否不同？
是否进行敏感性分析（对不确定性进行纠正）？
结果的应用
在常规临床实践中是否会遇到疑问或类似情况？
这种费用和效益的假设能否用于常规临床实践？

同样，在过去 20 年间，内镜逆行胰胆管造影术（cholangiopancreatography，ERCP）和结肠镜检查在诊断和治疗中的可能作用已被广泛接受，作为当前胃肠病学临床实践中的一部分日益重要。遗憾的是，仅能完成操作并不能证明其性能。由于前面所提到的诸多因素，在同一时期，胃肠病学中的操作部分已受到越来越多的关注[29]。因此，对胃肠病内镜检查领域结局研究和结局评价的需求已变得十分突出。许多前面提到的基于EGD操作的有效性、ERCP在诊治多种胰胆系统疾病中的作用、结肠镜检查在结肠直肠癌筛查中的作用不再受到质疑。但是对于许多已被接受的内镜操作指征，其对患者生活质量、死亡率和费用效益的影响仍未得到证明。

胃肠道内镜检查领域为结局评价提供了许多机会。更为重要的是，结局评价可以提高内镜检查的临床实践。每一项内镜操作都有多种可予以评价的可能结果，其中包括操作技术的成功率、操作诊断的正确性和操作对患者整体健康和生活质量的影响。可以从各个方面评价这些结果，包括内镜医师个人、地方、地区，甚至国家级医疗机构的普通内镜操作（表 12-2）。ASGE 制定了多个内镜操作结局评价指南[30-32]。这些指南促进了结局评价的广泛使用，以监测和改善任何临床情况下的内镜操作。每个内镜操作单位和每名内镜医师都应该能够评价其内镜操作结果的质量。

随着内镜新技术的研发，结局评价应从内镜效能评估（我们能做什么）发展到内镜效益分析（我们真正能获得什么）。随着技术的成熟，相关结果应该更倾向

表 12-2 内镜结局研究的应用
地方临床实践水平
质量评价和改进
决断能力
资源使用
指南的依从性
疏忽的依从性
操作量、成功率、并发症和趋势
个体变异追踪
社会水平
指导原则的形成和遵守
公众健康的主动性和筛查建议
费用分析
实际变异分析
建立保健标准
宏观经济资源的使用
技术开发与评估

于临床，更关注死亡率、生活质量和护理花费。最终结果将是最有效地应用内镜检查以改善患者的生活。

结论

内镜结局评价仍艰涩难懂。由于许多内镜操作的特性，短期结局不能提供以患者为中心有关问题（如生活质量和随后的卫生保健资源利用等）的有意义的资料。设计良好的内镜结局研究对于当前胃肠病学临床实践的潜在影响巨大。这些研究在地方和整个社会都有应用价值。针对内镜检查健康效益和经济学效益的结局研究决定了将来对癌症的主动筛查和保健水平的标准化，这是当前美国所推行的。开展内镜结局研究常很困难，因为缺乏大型专用资料库，所以只能依赖非内镜的、可能不精确或不完整的资料组。希望不断使用和评价专利性和非专利性内镜检查登记资料，以证明内镜操作对个人和第三方付款人的价值。使用这些资料将促进内镜操作单位及个人进行自我检查，从而主动改进质量，在地方水平上影响临床实践，进一步提高医疗和内镜的利用。尽管这一研究领域仍处于婴儿期，对这些技术的不断利用和改进必将产生巨大影响，应在各个层面上予以鼓励。

（张莉译　闫秀娥 张立卫 丁士刚校）

参考文献

1. Agency for Health Care Policy and Research: Medical treatment effectiveness research [Agency for Health Care Policy and Research Program note]. Rockville, MD, Department of Health and Human Services, Public Health Service, March 1990.
2. Lohr KN, Donaldson MS, Harris-Wehling J: Medicare: A strategy for quality assurance. V. Quality of care in a changing health care environment. QRB Qual Rev Bull 18:120–126, 1992.
3. Everhart JE: Summary. In Everhart JE (ed): Digestive Diseases in the United States: Epidemiology and Impact. U.S. Department of Health and Human Services, Public Health Service, National Institutes of Health, National Institute of Diabetes and Digestive and Kidney Diseases. Washington, DC, US Government Printing Office, 1994, NIH Publication 94-1447, ix–xii.
4. Chassin MR, Kosecoff J, Park RE, et al: Does inappropriate use explain geographic variations in the use of health care services? A study of three procedures. JAMA 258:2533–2537, 1987.
5. Cash BD, Schoenfeld P, Rex D: An evidence-based medicine approach to studies of diagnostic tests: Assessing the validity of virtual colonoscopy. Clin Gastroenterol Hepatol 1:136–144, 2003.
6. Eisen GM: Endoscopic databases and outcomes research. Gastrointest Endosc Clin N Am 9:587–594, 1999.
7. Lieberman DA, De Garmo PL, Fleischer DE, et al: Patterns of endoscopy in the United States. Gastroenterology 118:619–624, 2000.
8. McCashland TM, Brand R, Lyden E, et al: Gender differences in colorectal polyps and tumors. Am J Gastroenterol 96:882–886, 2001.
9. Donaldson MS, Capron AM: Patient outcome research teams: Managing conflict of interest. Washington, DC, National Academy, 1991.
10. Cook DJ, Guyatt GH, Salena BJ, Laine LA: Endoscopic therapy for acute nonvariceal upper gastrointestinal hemorrhage: A meta-analysis. Gastroenterology 102:139–148, 1992.
11. Winawer SJ, Zauber AG, Ho MN, et al: Prevention of colorectal cancer by colonoscopic polypectomy. N Engl J Med 339:1977–1981, 1993.
12. Ransohoff DF, Gracie WA, Schmittner JP: Guidelines of the American College of Physicians for the treatment of gallstones. Ann Intern Med 119:620–622, 1993.
13. Sonnenberg A, Delco F, Inadomi JM: Cost-effectiveness of colonoscopy in screening for colorectal cancer. Ann Intern Med 133:573–584, 2000.
14. Oxman AD, Cook DJ, Guyatt GH: Users' guides to the medical literature. VI. How to use an overview. Evidence-Based Medicine Working Group. JAMA 272:1367–1371, 1994.
15. Salzmann P, Kerlikowske K, Phillips K: Cost-effectiveness of extending screening mammography guidelines to include women 40 to 49 years of age. Ann Intern Med 127:955–965, 1997.
16. Yin D, Carpenter JP: Cost-effectiveness of screening for asymptomatic carotid stenosis. J Vasc Surg 27:245–255, 1998.
17. Frame PS, Fryback DG, Patterson C: Screening for abdominal aortic aneurysm in men ages 60 to 80 years: A cost-effectiveness analysis. Ann Intern Med 119:411–416, 1993.
18. Eddy DM: Screening for cervical cancer. Ann Intern Med 113:214–226, 1990.
19. Laupacis A, Feeny D, Detsky AS, et al: How attractive does a new technology have to be to warrant adoption and utilization? Tentative guidelines for using clinical and economic evaluations. CMAJ 146:473–481, 1992.
20. Sampliner RE: Updated guidelines for the diagnosis, surveillance, and therapy of Barrett's esophagus. Am J Gastroenterol 97:1888–1895, 2002.
21. Gallup Organization: A Gallup Organization National Survey: Heartburn Across America. Princeton, NJ, Gallup Organization, 1988.
22. Provenzale D: Economic analysis of endoscopic procedures. Gastrointest Endosc Clin N Am 9:573–586, 1999.
23. Provenzale D, Kemp JA, Arora S, et al: A guide for surveillance of patients with Barrett's esophagus. Am J Gastroenterol 89:670–680, 1994.
24. Morrissey JF, Reichelderfer: Gastrointestinal endoscopy. N Engl J Med 325:1214–1222, 1991.
25. Hay JA, Lyubashevsky E, Elashoff J, et al: Upper gastrointestinal hemorrhage clinical guideline determining the optimal hospital length of stay. Am J Med 100:313–322, 1996.
26. Consensus conference: Therapeutic endoscopy and bleeding ulcers. JAMA 262:1369–1372, 1989.
27. Webb WA: Management of foreign bodies in the upper gastrointestinal tract. Gastroenterology 94:204–216, 1988.
28. Ponsky JL, Gauderer MW: Percutaneous endoscopic gastrostomy: A non-operative technique for feeding gastrostomy. Gastrointest Endosc 27:9–11, 1981.
29. Schmitt CM: Procedure-specific outcomes assessment for esophagogastroduodenoscopy. Gastrointest Endosc Clin N Am 9:609–624, 1999.
30. Johanson JF, Schmitt C, Deas TM, et al: Quality and outcomes assessment in gastrointestinal endoscopy. Gastrointest Endosc 52:827–830, 2000.
31. Johanson JF, Cooper G, Eisen GM, et al: Quality assessment of ERCP. Gastrointest Endosc 56:165–169, 2002.
32. Johanson JF, Cooper G, Eisen GM, et al: Quality assessment of endoscopic ultrasound. Gastrointest Endosc 55:798–801, 2002.

第二篇

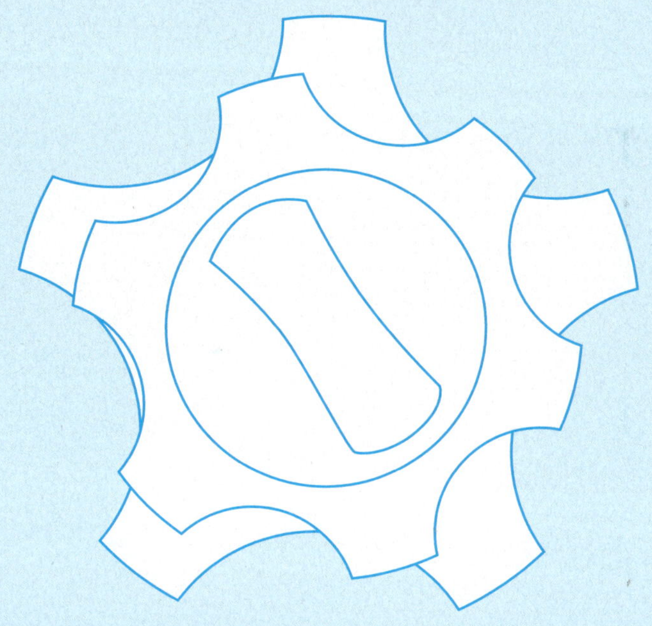

胃肠道疾病

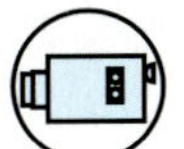

急性非静脉曲张破裂出血

13

Yakub I. Khan and Naresh T. Gunaratnam

临床表现 151
初步评价 151
易感因素 151
鼻胃管抽吸 152
实验室数据 152
风险分层 152
内镜诊断标准的评分系统 153
内镜发现的预后价值 154
内镜检查时机 154
内镜准备和放置 155
非静脉曲张破裂出血的原因 155
胃和十二指肠溃疡 155
Dieulafoy 病变 161

上消化道出血是常见的胃肠道急症，美国每年有300 000～350 000人因上消化道出血而住院。上消化道出血的发生率约是下消化道出血的5倍，男性的发病率是女性的2倍[1]。与上消化道出血相关的死亡率约为7%～10%。但因其他原因住院在住院期间出现消化道出血病人的死亡率高达33%[2]。上消化道出血的内镜评价和治疗在过去30年里已经从单纯的诊断技术转化为确定治疗方法的标准。

本章主要讨论非静脉曲张破裂上消化道出血的诊断方法、评价及治疗策略。

临床表现

消化道出血的临床表现与出血部位和出血量有关。呕血部位常位于Treitz韧带近端，呕鲜血代表最近或活动性出血，呕咖啡样物则代表陈旧出血，是血液在胃中经胃酸作用产生的。由于血液在肠道中降解，黑便呈黑色、柏油样有恶臭的黏稠便。上消化道大出血时有15%的病例可能表现为便血（经直肠排出鲜血），其预后更差[3]。

初步评价

急性消化道出血可疑患者最初必须评价血流动力学是否稳定，这样可以不延误时机来进行相应治疗。关注病史和体格检查可对消化道出血严重程度和可能影响内科处理和治疗方法的其他复杂内科疾病［冠状动脉疾病、慢性阻塞性肺病（chronic obstructive pulmonary disease，COPD）和恶性病变等］提供重要信息。最初评价应着重于生命体征和直立位血压的改变，因为直立性低血压代表明显的血液丢失（>15%），是结局差的预测因子（表13-1）[4]。

表 13-1　血流动力学、生命体征和失血量

血流动力学 *	失血量（%）†	出血严重程度
休克（低血压）	20～25	重度
直立性低血压	10～20	中度
正常	<10	轻度

* 生命体征

† 血容量丧失分数

From Feldman M, Friedman LS, Sleisenger MH: Sleisenger and Fordtran Gastrointestinal and Liver Disease. Philadelphia, WB Saunders, 2003, p 212.

如果急性出血患者血流动力学不稳定，必须用2个大口径（至少18号）套管针进行外周静脉穿刺或中心静脉穿刺补液。补液首选晶体液（生理盐水或乳酸林格液），需快速补充以恢复血容量。需进行持续监测，尤其是合并有心肺疾病的虚弱患者。应常规吸氧。

易感因素

还应考虑到合并因素，如年龄（>65岁）、伴随疾病、凝血系统疾病以及用药。应询问非甾体类抗炎药（nonsteroidal anti-inflammatory drug，NSAID）的应用情况。服用阿司匹林的患者急性消化道出血发生率高，而且有剂量相关性[5]。服用低剂量阿司匹林（75mg）的患者出血风险也增高[6]。NSAID可能是消化性溃疡出血的最重要原因，而消化性溃疡是上消化道出血的主要原因。进行抗凝治疗患者的消化道出血更为复杂[7]。在服用NSAID的同时服用类固醇和阿伦膦酸盐已发现会增加出血风险[8,9]。钙通道阻滞剂也可能与出血风险增加有关，但相关性还不清楚[10]。

鼻胃管抽吸

出血程度的诊断需借助详细病史和体格检查。根据明确的呕血病史可确定出血部位在 Treitz 韧带近端。鼻胃管在急性消化道出血中广泛应用。鼻胃管在出血定位中作用很大，出现血性的胃管抽吸物说明出血肯定来自上消化道。生理盐水和冰水灌洗止血作用不大，临床上已不再应用[11,12]。在美国胃肠内镜学会（American Society of Gastrointestinal Endoscopy，ASGE）的全国性调查中，16%鼻胃管清亮的患者在行内镜时发现了活动出血[13]。这些患者的出血原因还包括食管炎（10.7%）和静脉曲张（5.1%）。鼻胃管抽吸物的颜色与死亡率相关，在ASGE的调查中，胃管清亮者死亡率为6%，胃管鲜红色者死亡率则为18%，胃管鲜红色合并便血者死亡率高达 30%[14]。Cuellar 等[15]计算了鼻胃管抽吸物颜色在评价活动性消化道出血中的敏感性和特异性，敏感性仅为79%，特异性为55%。胆汁性抽吸物的敏感性为48%，特异性为74%。他们不建议对急性消化道出血的患者进行胃管抽吸，尤其是在未来几小时内计划行内镜检查的患者。

尽管胃管灌洗没有提供出血病因的信息，但由于其方便简单，可以床旁进行，在血流动力学不稳定的出血患者中有一定的定位意义。胃管清亮或呈胆汁性，并不能排除上消化道出血，胃管抽吸物潜血检测在急性消化道出血中无任何临床意义，应该摒弃。

实验室数据

初步的实验室检查包括血红蛋白、血细胞比容、血小板计数、凝血酶原时间和部分凝血活酶时间。初始的血红蛋白水平可能不能反映出血程度，因此最初的处理需根据临床情况。发生血液稀释会在长达72小时后[16]。消化道出血时，因为细菌将血红蛋白降解为尿素并被重吸收，所以尿素氮（blood urea nitrogen，Bun）会升高。BUN-肌酐比值升高（>36）提示出血来源于上消化道的敏感性为 90%，特异性为 27%[17]。该比值有助于诊断，但常因合并其他疾病（肾功能不全、充血性心力衰竭等）及多药治疗而使临床情况变得复杂。其他重要实验室数据包括肝功能检查、心肌酶和基线心电图。

风险分层

大多数消化道出血可以自行止血，不会复发。大约 20% 的出血可以持续出血或复发导致患者发病或死亡[18]。某些临床因素预示了再出血或预后不良。高龄（>65岁）、休克、合并其他疾病、低血红蛋白、黑便、多次输血（>4次）、便血、呕吐鲜血或胃管中为鲜血及需要急诊手术，这些临床因素预示再出血风险高（表 13-2）[19,20]。

表 13-2 有统计学意义的预示持续出血或再出血的因素

风险因子	风险增加的比数比
年龄	
>65 岁	1.3
>70 岁	2.30
休克（收缩压<100mm Hg）	1.2 ~ 3.65
合并其他疾病	1.6 ~ 7.63
需要输液	NA
初始血红蛋白<10g/dl	0.8 ~ 2.99
凝血病（PT 延长）	1.96（1.46 ~ 2.64）
黑便	1.6
胃管或胃中有血液	1.1 ~ 11.5
呕血	1.2 ~ 5.7
持续出血	3.14（2.4 ~ 4.12）

BP，血压；NA，未知；NG，鼻胃管，PT，凝血酶原时间。
改编自参考文献 19

基于这些独立的临床标准，建立了许多评分系统以区分高风险患者，并进行合适的干预治疗。评分标准可以分为两类，一类仅包括临床标准以区分患者，另一类包括了内镜标准来预测患者的预后。

Blatchford 等[21]基于 1748 例急性上消化道出血患者的logistic回归数据设计了一套评分系统。这套评分系统包括入院血红蛋白、血尿素氮、脉搏、伴晕厥和黑便时的收缩压、肝病和心衰的证据。他们判断应用这套评分系统能够识别高达20%需要进行止血治疗的低危患者，这些患者可以在门诊治疗。

Cameron 等[22]将 1349 例（3 年时间）出血患者根据初始临床标准（应用前面研究中的风险预测因素）分为高度、中度和低度风险，研究每组患者的不良结局（死亡、再出血、需干预治疗）。结果显示，高危、中危、低危组的2周死亡率分别为11.8%、3.0%和0%，再出血风险分别为 44.1%、2.3% 和 0%。然而，仅有6% 的患者为低危组。

表 13-3　急性消化道出血住院后再出血和死亡风险 Rockall 评分系统				
参数	分数			
	0	1	2	3
年龄（岁）	<60	60 ~ 79	>80	
休克	无休克（收缩压>100mmHg 脉搏<100 次 / 分）	心动过速（脉搏>100 次 / 分，血压>100mmHg）	低血压（收缩压<100mmHg，脉搏>100 次 / 分）	–
合并症	无	–	心力衰竭、缺血性心脏病、任何主要合并症	肾功能衰竭、肝功能衰竭、恶性疾病
诊断	Mallory-Weiss、无病变或 SRH	所有其他诊断	上消化道恶性疾病	–
主要 SRH	无或暗点	–	上消化道出血，粘附血栓，可见血管断端或喷血	–

BP，血压；SRH，新近出血病灶。
改编自参考文献 23。

临床评分系统的发展令人振奋，因为它可以帮助急诊医师、全科医师及低年资住院医师有效区分患者，但在推荐普遍应用前应在不同人群中进行大规模效果验证。

内镜诊断标准的评分系统

多个评分系统除了应用临床参数外还根据内镜下表现从低危人群中区分再出血高风险者。Rockall等[23]建立了一套包括临床和内镜标准的评分系统（表 13-3）。其主要目的是预测再出血和死亡的风险。评分系统首先基于年龄、合并疾病及内镜检查后循环休克情况计算分值，再由出血病变的分类和出血部位得出最后分值。总分低于3分则预后很好，高于8分则死亡率很高。总分低于 3 分者再出血发生率不到 5%，死亡率为 0%。

已进行许多研究来验证Rockall评分系统。Sanders等[24]3 年来对 325 例入住某一专科医院的出血患者进行前瞻性研究，入院时计算患者Rockall评分，所有患者在24小时内进行内镜检查。结果显示，对非静脉曲张破裂出血，Rockall评分越高，再出血风险越大（P= 0.001），但死亡风险与高评分无相关性（P>0.05）。如同时分析静脉曲张破裂出血，则Rockall评分与死亡率［P< 0.0005；CI 95%］和再出血率（P< 0.0005）均相关。Vreeburg 等[25]证实，评分预测死亡率的准确性较高，但预测再出血的准确性较低。还有一些其他研究也证实 Rockall 评分有效而且经济[26]。

Hay 等[27]基于文献报道采用血流动力学、出血时间、合并症和内镜下发现建立了评分系统。依据评分将患者分为低危、中危和高危。应用回顾性分析计算识别能力和资源应用情况。应用临床指南使低风险患者平均住院日从 4.6 天降至 2.9 天（P<0.001）。Saeed 等提出了基于内镜发现的其他评分系统[28]。

对全球患者进行内镜前临床评价和内镜评价有利于出血严重程度的分类以及再出血标准的应用（表 13-4）。

表 13-4　出血严重程度分级：临床标准	
出血的严重程度	标准
轻度	血红蛋白下降<1g/dl 轻度或无贫血 血流动力学稳定 间断黑便 咖啡样呕吐物
中度	血红蛋白下降 1 ~ 2 g/dl 贫血 10g/dl 血流动力学稳定或仅有心动过速 黑便 呕血
重度	血红蛋白下降 >2g/dl 明显贫血（<10g/dl） 血流动力学不稳定（直立性低血压、休克） 便血或大量（>350ml）反复黑便 反复呕血
再出血	血红蛋白下降>1.5g/dl 再发呕血 便血 / 黑便频率增加或复发

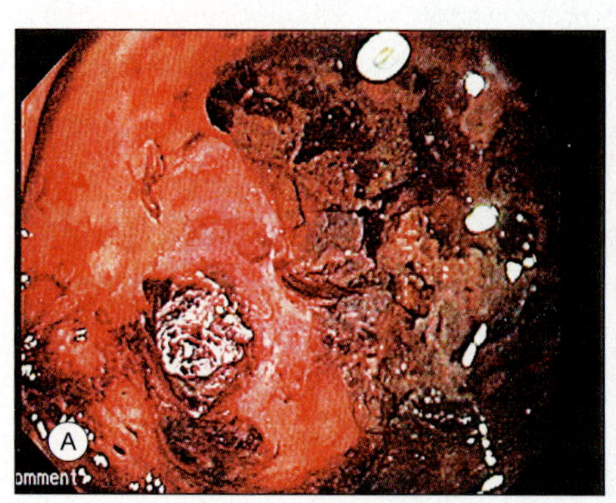

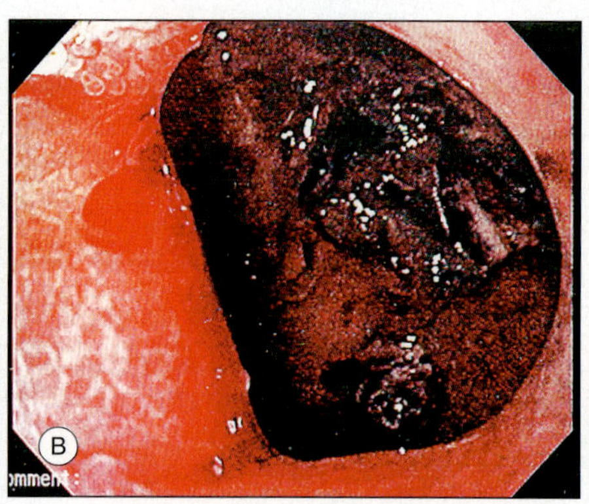

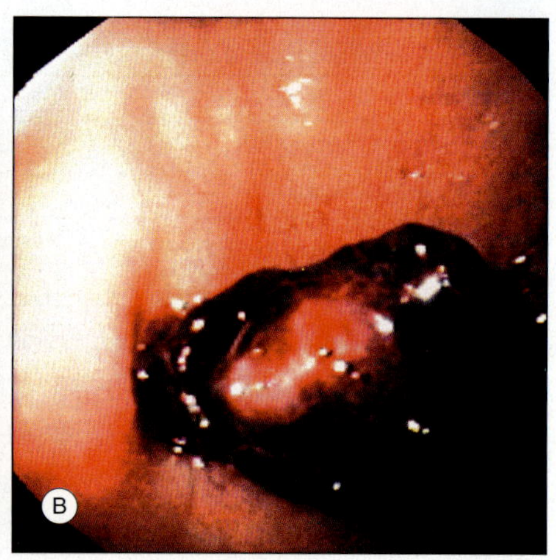

图 13-1　A. 在十二指肠球溃疡底部中心区域附近可见一个深色血管突起。B. 受累溃疡较深，大小至少为 2cm，溃疡深和面积大均令人担心，表明上图所见血管可能是来源于浆膜层的动脉，血管位于十二指肠球后壁提示为胃十二指肠动脉。C. 可见一有血栓黏附的胃窦溃疡，血栓与溃疡底部仅一点接触。

内镜发现的预后价值

以前的内镜指南和研究所描述的内镜发现是指新近出血病灶（图13-1A-C）。这些内镜发现提供了再出血风险和预后信息，并有助于区分需进行内镜治疗的患者。活动性出血和溃疡底部血管显露者再出血风险最高，溃疡底部平坦清洁则出血风险最小（表13-5）。Laine等[29]的一项为期6年的回顾性研究发现底部清洁的消化性溃疡或 Mallory-Weiss 撕裂再出血的风险低于 2%，这些患者是安全的，可以尽早出院。

1974年，Forrest等[30]首先将基于内镜发现的新近出血病灶进行分类（表13-6）。血管显露是用于描述溃疡底部抬起区域的术语，被认为是覆盖在溃疡底部动脉血管假性血管瘤上的血栓[31]。一项研究提示病变的颜色可能提示再出血，不着色病变（白色 - 苍白）风险（71%）高于着色病变（38%）[32]。发现血管显露的频率也取决于内镜时机和为暴露溃疡底部对黏附血栓进行冲洗的强度。Chung 等[33]报道了连续 3 天行内镜检查的 62 例患者其显露的血管消失。

表 13-5　再出血风险的内镜标准

内镜发现	再出血风险（%）	死亡率（%）
活动性出血	55	11
血管显露	43	11
血栓粘附	22	7
平坦出血点	10	3
清洁底部	5	2

Reproduced from Laine L, Peterson W: Bleeding peptic ulcer. N Engl J Med 331:717-727.

溃疡大小和深度影响出血率。溃疡越大（>2cm），再出血和死亡率越高。对直径>2cm的患者行内镜治疗失败率很高[34]。

胃小弯高位溃疡和十二指肠球后下壁的溃疡再出血率也较高，因为胃左动脉和胃十二指肠动脉接近这些区域[35]。

内镜检查时机

内镜检查的时机曾一度受到争论，特别是对那些临床表现稳定、无进一步出血证据的患者。大约 80% 的溃疡患者出血可自行停止，在这些患者中进行内镜检查是否会改变预后值得讨论。但这些患者中有一部分具有的临床危险因素或内镜特征可使其风险增加。内镜表现为有效区分高危、低危患者提供了重要信息。也有证据证明早期内镜检查提供了影响患者治疗选择的重要资料。Kodali 等[36]证实 21% 消化性溃疡出血患者溃疡底部清洁，再出血风险为3%。他们认为这部分患者在内镜检查后，出院进行门诊治疗是安全的。

Longstreth 等[37]基于回顾性资料建立了门诊治疗的实践指南。指南包括胃肠病医师的早期关注、早期

表 13-6　修订的 Forrest 标准

Forrest 分级	病变类型
IA	动脉喷血
IB	活动性渗血
II A	溃疡伴有不出血的显露血管
II B	溃疡表面附着血栓
II C	溃疡有红色或深蓝色平坦斑
III	溃疡底部清洁

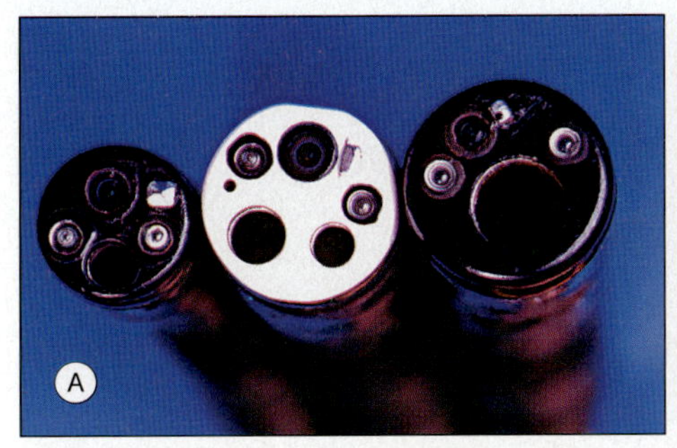

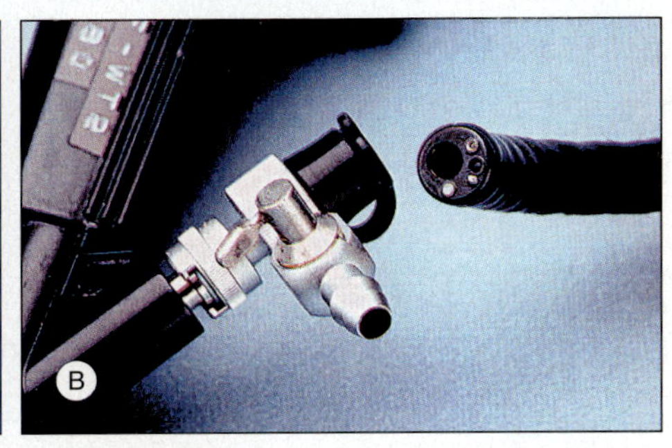

图 13-2 A. 以下各种内镜顶端的比较：诊断性（顶端直径接近 10mm，孔道直径 2.8mm）；双通道治疗（顶端直径接近 12mm，孔道直径 3.4mm 和 2.8mm）；大通道治疗（顶端直径接近 13mm，孔道直径 6.0mm）。B．大通道内镜应用活检通道作为单独的吸引通道。一个特殊的套索型钮能随心所欲控制吸引，并保持通道的使用。将活检通道作为另一个吸引通道是任何一款内镜解决血液和凝块快速喷出的方法。

内镜和门诊治疗的临床标准、实验室标准和内镜标准。在这项回顾性系列研究中933例患者有78例；在一项前瞻性系列研究中，141例患者中有34例接受了门诊治疗。在回顾性研究中无1例患者因再出血收住院，而前瞻性研究中有1例，两研究中均无死亡报道。Lai 等[38]进行了类似研究，对低风险患者进行门诊治疗，无发生再出血和血红蛋白明显下降的报道。

Lee等[39]认为早期内镜检查可以降低急性消化道出血患者的治疗费用。患者被随机分为两组，一组在急诊室接受内镜检查，对照组在 1 ~ 2 天时进行内镜检查。内镜表现低风险的患者从急诊室出院。内镜检查分组可使再出血风险低的患者早期出院且不增加并发症发生率和死亡率。所节省医疗费用的中位数为2068美元。

Cipolletta 等[40]应用内镜和临床标准来识别再出血风险低的患者。患者被随机分入门诊治疗组和住院治疗组，无1例患者接受手术治疗或死亡。两组再出血发生率相当（2.1%和2.2%）。门诊治疗和住院治疗费用的中位数分别为 340 美元和 3940 美元。他们认为，对再出血风险低的患者进行门诊治疗是经济和安全有效的。

多个研究证实了内镜治疗的有效性，美国卫生部[41]和 ASGE[42]推荐在有活动性出血或存在再出血高风险临床证据的患者中进行急诊内镜检查。急诊内镜的定义各家说法不一，从入院后2 ~ 24h不等。76% ~ 78% 的急性消化道出血患者在入院最初 24 小时内进行了内镜检查[43, 44]。

内镜准备和放置

最好在一个设备完善的环境下操作内镜，内镜室人员应当接受内镜及其相关设备的使用和维护方面的培训。内镜检查期间及检查后应备有心肺监测设备。病情稳定的轻中度出血住院患者可以在内镜室行内镜检查，重度出血且血流动力学不稳定的患者应在重症监护室或急诊室行床旁内镜。在某些情况下，急诊内镜应该在手术室进行以便确认大出血的部位。

有活动性出血或近期出血的患者胃内残留血液会影响检查质量。检查时视野不佳导致检查结果不满意[45]。已经有多种张方法来应对这种情况。最常用的是用粗胃管来清洗胃内积血。有人提出用 3% 的过氧化氢灌注[46]来溶解小血栓块。应用大通道内镜（直径达 6mm）可能对清除胃内血凝块及积血有效[47, 48]。

两项随机对照研究已经应用红霉素作为胃动力药来提高内镜检查的质量和效果[49, 50]。将急性消化道出血患者随机分为两组，一组给予红霉素（3mg/kg，静脉注射），另一组无任何治疗。结果表明，治疗组（红霉素 3mg/kg ，于内镜检查前 20 ~ 60 分钟或 120 分钟静脉注射）内镜检查质量明显提高，需进行二次内镜的例数减少。

尚无研究提示何种内镜能够同时用于诊断和治疗（图 13-2A 和 B）。曾有报道，大通道内镜更有助于吸出血和血凝块[48, 49]。使用有大通道或双通道的治疗性内镜具有理论上的优势。这些内镜的选择基于大凝结探针的使用和同时进行吸引的功能。大通道内镜直径在 3.4 ~ 4.2mm 之间。双通道内镜具有大的治疗性通道和小的诊断性通道（直径2.8mm）。这些内镜有粗吸引管（直径>11mm），但普遍后曲能力较差。标准的诊断性内镜在十二指肠内应具有与侧视十二指肠镜相同的优势。

非静脉曲张破裂出血的原因

胃和十二指肠溃疡

胃十二指肠溃疡病是急性消化道出血最常见的原

因（表13-7）。溃疡病占上消化道出血病因的50%[4,5]。过去20年来，溃疡病相关消化道出血的住院率无明显变化（每100 000名患者中40～60例）[14,52]。

表13-7 美国胃肠内镜学会出血调查：2225例上消化道出血的内镜诊断

诊断	发生率（%）
十二指肠溃疡	24.3
胃糜烂	23.4
胃溃疡	21.3
静脉曲张	10.3
Mallory-Weiss 撕裂	7.2
食管炎	6.3
糜烂性十二指肠球炎	5.8
肿瘤	2.9
吻合口溃疡	1.8
食管溃疡	1.7
其他	6.8

15年前，几乎所有消化性溃疡都被认为是特发性的，在20世纪80年代和90年代，大多数溃疡病缘于幽门螺杆菌（Helicobacter pylori，Hp）感染和NSAID。90%的十二指肠溃疡和70%的胃溃疡被发现有Hp感染[53]。随着对Hp认识的加深和积极治疗，西方Hp感染呈下降趋势。现在报道的消化性溃疡的流行病学显示Hp阴性溃疡占较高比例[54,55]。

溃疡病和有高危特征（活动性出血、非出血性血管显露、紧密粘附的血栓）的消化道出血患者经常有持续或反复性出血，高达35%的患者需急诊手术[18]。在过去15~20年中，已经证实内镜治疗对这部分患者有益。

内镜治疗与再出血率、输血率、住院时间、其他治疗介入、费用和死亡率下降有关[56,57]。

胃十二指肠溃疡内镜治疗的指征

与心肺复苏相同，内镜也是将患者分为低危和高危的初步治疗的一部分。内镜治疗适用于那些有主要溃疡出血特征的患者，可以改善结局。

1989年，国立卫生研究院不建议对低危内镜特征患者行任何内镜治疗。这些患者包括溃疡基底清洁或溃疡底部有非突出性暗色斑。内镜治疗适于最近有出血的溃疡。有活动出血、溃疡喷血或渗血、溃疡底部有非出血性血管显露和紧密粘附血栓的患者应该接受内镜治疗[19,58,59]。Bardou等人最近的荟萃分析显示[60,61]，内镜治疗与再出血率、手术率和死亡率的绝对下降相关，且有统计学意义。

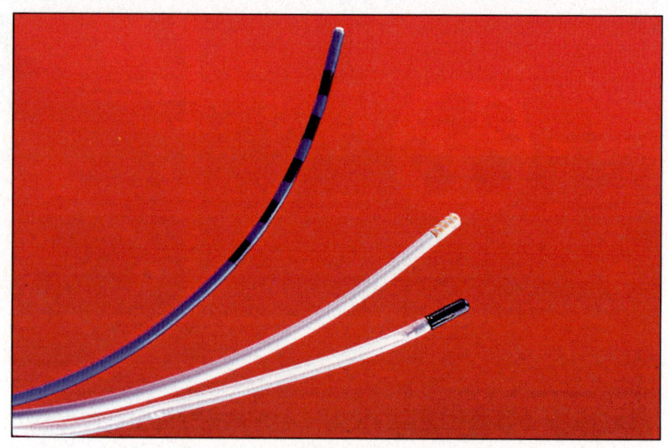

图13-3 凝固探针：（由上往下）氩离子凝结端扫式探针、金探针（Boston Scientific，Microvasive Endoscopy，Natick，MA）、加热探针（Olympus America，Melville，NY）。

非出血性粘附血栓

Bleau和Mayo临床消化道出血工作组首先报道了伴有紧密粘附血栓溃疡出血的治疗效果的随机对照研究。将伴有粘附血栓的患者随机分为两组，分别接受药物治疗或内镜治疗（录像13-1）。在治疗组中，用力清除覆盖的血栓之前（圈套器、吸引、用活检钳和内镜顶端手法去除），在溃疡周围四个象限注射1∶10 000的肾上腺素溶液。基本治疗是用热探针电凝止血。药物治疗的再出血率是34.3%，内镜治疗组为4.8%[62]。后来，Jensen等[63]进行了类似研究，随机将32名有重度出血和粘附血栓的患者分为内镜联合治疗组和药物治疗组。内镜联合治疗组在四个象限注射肾上腺素后，用冷刀将溃疡底部的血栓切去3～4mm，残余血栓用接合凝结（coaptive coagulation）止血。药物治疗组和内镜治疗组的再出血率分别为35.3%和0%[63]。

粘附血栓再出血的潜在机制主要与血栓潜在的特性有关，这是再出血的主要因素。因此，对溃疡底部的评价非常重要。注射1∶10 000肾上腺素可以降低出血风险，并可安全清除表面附着的血栓。

内镜治疗的形式

有近期出血征象的急性消化道出血患者要常规进行内镜治疗。广义上，内镜治疗分为四类：注射治疗、热凝结治疗、机械装置治疗及联合治疗（图13-3）。单一任何一种治疗方法都无明显优越性。注射治疗和热凝结治疗疗效相同。关于1813例患者的12项随机对照研究的荟萃分析显示，注射治疗和热凝结治疗在治疗持续出血、再出血或是否需要手术方面无明显差异[64]。联合治疗更受欢迎，因为很多数据支持在特殊人群中应用联合治疗更有效。

注射治疗

注射治疗已被广泛应用，是溃疡出血最常用的止血措施之一。注射治疗十分安全、廉价，操作简便，且几乎没有明显并发症。

肾上腺素是消化性溃疡注射治疗中最常用的注射剂。肾上腺素在生理盐水中稀释至1:10 000或1:20 000是最有效和安全的浓度[65, 66]。作用机制被认为是收缩血管、激活血小板和刺激凝血系统[67]。而且，溃疡底部一定量液体的填压作用也认为是有效的[68]。Laine和Estrada 的试验[69]比较了生理盐水注射（平均注射量30ml）和双电极电凝在高危溃疡出血中的作用，注射治疗组和电凝治疗组的再出血率分别为 29% 和 12%。死亡率无显著性差异，分别为 6% 和 2%。

方法：用针尖可缩回的注射针注射1:10 000肾上腺素盐水，在邻近出血部位的四个象限注射 0.5 ~ 1.0ml，总量可达 20 ~ 25ml，直到观察到周围黏膜变白和出血停止或喷血或病变至少由喷血转为渗血。也可在邻近出血灶的单一位置注射肾上腺素盐水，直至感觉到注射阻力和 / 或周围黏膜明显变白。在慢性、纤维化和穿透性溃疡中，可能已不存在通过注射液体而抬起的黏膜下层或黏膜肌层，首先应该向出血灶的远端注射，使出血部位抬起并朝向内镜视野。向出血灶近端注射，则出血灶周围组织的抬起使出血灶远离内镜视野而难以观察到出血点。Lin 等[70]比较了单纯注射大量（平均16.5ml）和少量（平均8ml）肾上腺素的治疗效果。大量和少量注射的再出血率分别为15.4% 和 30.8%。两组其他结局指标的评价结果无明显差异。他们认为超过13ml的大量肾上腺素注射可以降低再出血率，优于少量注射。酒精应少量注射（每点注射 0.5ml），总量不超过 2ml，因为酒精有干燥性并有引起全层组织坏死导致穿孔的风险。

热凝治疗

热凝治疗方法包括：钕 : 钇铝石榴石（neodymium: yttrium-aluminum-garnet，Nd:YAG）激光热探针和电凝。因为无法进行床旁操作、费用昂贵且存在穿孔的风险，激光治疗和传统的单电极电凝已经不再普遍应用。多电极电凝和热探针是目前应用最广泛的热凝治疗。这两种疗法的优点是有效、安全、便于携带，并且可以与冲洗、填塞和凝结联合应用。

在接合凝结（coaptive coagulation）止血中，探针机械性压迫并填塞出血血管，随后热能将血管壁封住。在动物模型中，用一根热探针进行接合凝结可凝结直径 2.5mm 的动脉[71]。

方法

双极探针：该技术还没有规范化，临床报道也不统一。在犬模型中，大探针（3.2mm）的止血效果优于小探针（2.3mm）[72, 73]。Laine[74]强烈推荐应用大（3.2mm）双极电凝探针（bipolar coagulation probe，BICAP），低能量水平上延长凝结时间（如14秒）或7 次的脉冲（每次 2 秒）。Jesen 等[75]也应用 BICAP II在低能量水平作用10秒。临床试验中，金探针也显示了在低能量水平上延长脉冲时间的有效性。

热探针（heater probe，HP）：目前用于出血性消化性溃疡的治疗手段包括应用较大的HP，直接对出血部位和暴露血管用力填塞，在移走探针前最少用 120焦耳（每次 30 焦耳的脉冲，共 4 次）的能量凝结[76]。

机械装置

消化道出血内镜治疗的机械装置包括血管夹、圈套器和结扎器。在消化性溃疡出血治疗中，尽管圈套器和结扎器的应用不多，但血管夹在急性非静脉曲张破裂出血止血中的应用很广泛（图13-4），作用机制是机械夹闭出血血管。随机试验已比较了单用血管夹和联合其他治疗的作用效果。

在对血管夹和其他内镜治疗进行比较的试验中，Cipolletta 等[77]随机将 112 例有明显出血特征的患者分为 HP 治疗和血管夹（hemoclip，HC）（Olympus，东京，日本）治疗两组。结果显示，两组再出血率分别为 21% 和 1.8%，HC 组需要手术治疗率明显低于 HP治疗组。他们认为HC治疗是安全的，优于HP。在Chou等[78]进行的随机试验中，对出血特征明显（活动性出血血管、非出血性暴露血管）的患者中，HC治疗优于

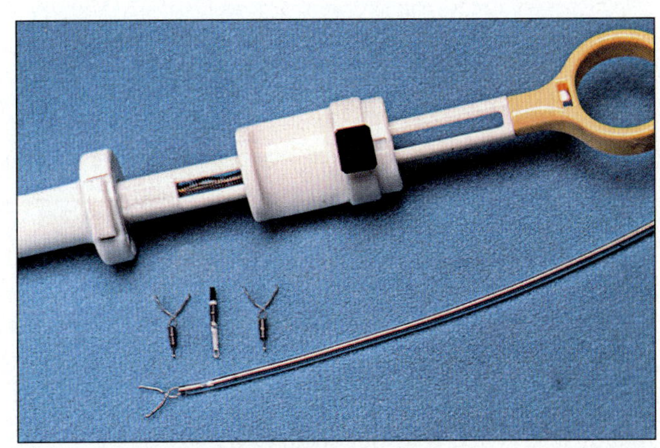

图13-4　手工装载的原始血管夹（(Olympus America, Melville, NY)）。

蒸馏水注射治疗。在比较 HC 和 HP 治疗效果研究中，Lin 等[79]报道 HC 组和 HP 组的初次止血率分别为 85% 和100%，两组的再出血率分别为8.8%和5%（表13-8）。

在联合治疗的比较试验中，Vilanueva 等[80]将250例消化性溃疡出血患者随机分为肾上腺素注射和 HC 联合肾上腺素注射组。结果显示，两组初次止血率相当，分别为 92% 和 94%。在有活动性出血的患者中，单纯肾上腺素注射的再出血率（33%）明显高于HC联合肾上腺素注射治疗组（10%）。Chung等[81]的前瞻性研究将 124 例患者分为 HC 组、高渗肾上腺素盐水注射（hypertonic saline-epinephrine，HSE）组和联合治疗组。结果显示，各组的初次止血率相当。HC组、HSE组和联合治疗组再出血率分别为2.4%，14.6%和9.5%（表13-9）。Gevers等[82]将101例具有高危出血特征（活动性出血、非出血性血管暴露）的患者随机分为肾上腺素注射、聚乙二醇单十二醚注射、HC 或联合治疗组。他们发现，HC组治疗失败率（34%）高于注射治疗组（6%）。HC治疗失败的原因主要是血管夹放置困难和血管夹闭不完全。在一项回顾性研究比较中，Buffoli 等[83]发现，HC 治疗联合肾上腺素注射治疗并无额外益处。但在联合治疗组手术率趋于下降（分别为 0% 和 7.4%）。

几项比较内镜血管夹治疗与联合其他内镜治疗措施的随机对照研究所报道的成功率各不相同。最重要的因素是能否将血管夹准确放置于出血部位。这对于某些部位的溃疡如小弯高侧和十二指肠球后溃疡较为困难[79]。内镜血管夹装置已有所改善。原始的Olympus HC装置已发展为带有旋转特性和大血管夹的单个预装载装置。另一装置（三齿夹，Wilson Cook Medical，Wiston-Salem，North Carolina）具有 3 个延伸的血管夹，可在放置的同时进行冲洗。另一种单齿血管夹（Boston Scientific Corporation，Natick，Massachusetts）具有开闭血管夹的功能，可以最大限度地增加放置的有效性，并将所需血管夹的数量降至最低。最后一种装置（Ethicon Endosurgery，Cincinnati，Ohio）能够应用大爪活检钳选择性放置血管夹，血管夹在大爪活检钳中，大爪活检钳在释放大爪活检钳内的血管夹之前，于出血部位上方可以根据需要开闭。这种装置可以放置多个血管夹。这些血管夹的顶端与其他血管夹不同，可以交错将血管夹锁入所钳夹的组织中。

联合治疗

应用附加装置的联合治疗在获得长期止血中有理论上的优势。注射治疗和热凝治疗是最常用的联合治疗方法（图13-5）。肾上腺素引起血管收缩、降低血流量及激活血小板，后者能加强热能引起的血液凝固。另一优势就是活动性溃疡出血初步注射治疗后使热凝治疗的靶区域更加明显。已证实，注射和热凝联合治疗优于单独药物治疗[62, 63, 84]。比较联合治疗和单独内镜治疗（注射、热凝）的随机试验较少。

表 13-8 钳夹与其他疗法的随机前瞻性研究

作者	治疗方法	患者例数	治疗的病灶	初次止血率（%）	再出血率（%）	外科手术率（%）	死亡率（%）
Cipoletta 等[77]	HP	57	AB,NBVV	12 (60)	12 (21)	4 (7)	2 (3.5)
	Clip	56		13 (68)	1 (1.8)	2 (3.6)	2 (3.6)
Chou 等[78]	Dw Inj	40	AB,NBVV	39 (97.5)	11 (28.2)	5 (12.5)	2 (5)
	HP	39		40 (100)	4 (10.3)	2 (5.1)	1 (2.6)
Lin 等[79]	HP	40	AB,NBVV	40 (100)	2 (5)	1 (2.5)	1 (2.5)
	Clip	40		34 (85)	3 (8.8)	2 (5)	2 (5)

AB，活动性出血；Clip，血管夹；Dw Inj，蒸馏水注射；HP，热凝探针；NBVV，非出血性血管显露。

表 13-9 钳夹与联合治疗的随机前瞻性研究

作者	治疗方法	患者例数	治疗的病灶	初步止血率（%）	再出血率（%）	外科手术率（%）	死亡率（%）
Chung 等[81]	Epi-HSE	41	AB,NBVV	39 (95.1)	6 (14.6)	6 (14.6)	1 (2.4)
	Clip	41		40 (97.6)	1 (2.4)	2 (4.9)	1 (2.4)
	Clip+HSE	42		41 (97.6)	4 (9.5)	1 (2.3)	1 (2.3)
Gevers 等[82]	Epi-polido	34	AB,NBVV	5 (85)	2 (15)		0 (0)
	Clip	35		13 (63)	12 (35)		0 (0)
	Clip+Epi-polido	32		8 (75)	8 (25)		3 (9)

AB，活动性出血；Clip，血管夹；Epi-HSE，肾上腺素高渗盐水注射；Epi-polido，肾上腺素聚乙二醇单十二醚盐水注射；NBVV，非出血性血管显露。

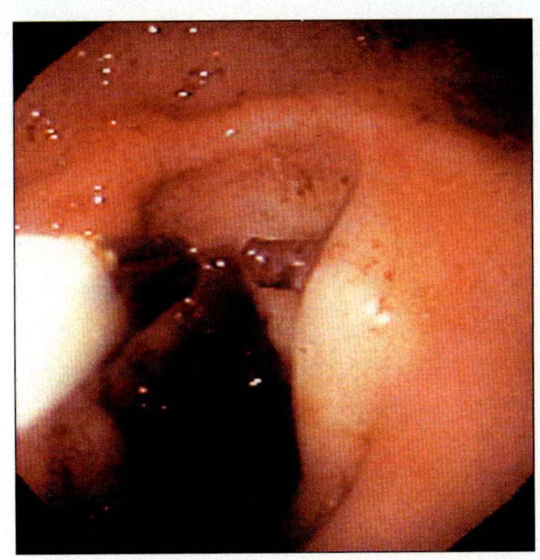

图 13-5 大的热探针和从胃窦部溃疡（无法看到）突出的暴露血管。注意之前的 1:10 000 肾上腺素注射使周围黏膜苍白。

Chung 等[85]对活动性溃疡出血患者的肾上腺素注射治疗和注射联合 HP 治疗进行随机对照研究。观察指标包括临床再出血、急诊手术率、输血率、住院时间长短和死亡率，两组之间无明显统计学差异。在亚组分析中，活动性动脉出血患者在联合治疗后手术的必要性（分别为29.6%和6.5%）和住院日（分别为6天和4天）有所下降。联合治疗并不能改善渗血患者的结局。

Lin等[86]比较了单独肾上腺素注射、双极电凝、注射和金探针联合治疗（Microvasive/Boston Scientific，Natick Massachusetts）的疗效。结果显示，联合治疗（注射和金探针联合）的再出血率为6.7%，电凝治疗为 30%（P=0.04），注射治疗为 35.5%（P=0.01），均有统计学差异。联合治疗还可以降低治疗失败率及输血需求。

其他选择

注射治疗中应用不同注射剂疗效也不相同。这些注射剂包括引起压塞的注射剂（高渗盐水、蒸馏水）、硬化剂（乙醇胺、氰基丙烯酸辛酯和聚乙二醇单十二醚）[87-89]、组织干燥剂（酒精）[90]和激发血栓形成的试剂（凝血酶和纤维蛋白胶）[91-94]。加用其他试剂（如血管硬化剂）并不能明显降低再出血率[87-90]。血管硬化剂尤其是某些干燥剂与注射部位组织坏死、穿孔和死亡有关。

促进出血血管血栓形成是内镜治疗的一个目的，激发血栓形成的注射试剂是最理想的。纤维蛋白和凝血酶就是激发血栓形成的试剂。Lin 等[92]对具有高危出血特征（活动性出血、非出血性暴露血管）的患者进行研究，对注射纤维蛋白胶和肾上腺素的疗效进行了比较。结果显示，纤维蛋白胶组和肾上腺素组的再出血率分别为15%和56%。Pescatore 等[93]对再出血高危患者进行研究，比较了肾上腺素注射与肾上腺素和纤维蛋白胶联合注射的疗效，结果显示，两组再出血率无明显统计学差异，分别为 24.3% 和 21.5%，两组手术率和死亡率也无明显统计学差异。Rutgeerts等[94]对850例有高危出血特征（活动性出血、非出血性血管暴露）的患者进行随机研究，比较了单次聚乙二醇单十二醚注射、单次纤维蛋白胶注射和每日进行纤维蛋白胶注射直至暴露血管消失的疗效。所有患者治疗前先进行肾上腺素注射。结果发现，单次聚乙二醇单十二醚注射组和纤维蛋白注射组的再出血率、输血率、外科手术率和死亡率均无统计学差异。

Kubba 等[91]的研究显示，与单纯肾上腺素注射治疗的再出血率（20%）相比，肾上腺素和凝血酶联合注射后患者的再出血率（4.3%）明显下降。而Balanzo等[95]的研究则并未发现二者之间有差异。Church等[96]的研究结果显示，对出血性消化性溃疡患者而言，凝血酶与 HP 联合治疗较 HP 和安慰剂治疗并无明显优势。纤维蛋白胶和凝血酶较为昂贵。纤维蛋白胶需要特殊准备及双通道注射，一条通道注射纤维蛋白，另一条通道注射凝血酶。不宜自主应用和急诊应用。尽管很有应用前景，但还需更多确凿的数据来证实这些注射剂相对目前的治疗选择的优越性。

氩等离子体凝固器的作用

氩等离子体凝固（argon plasma coagulation，APC）是一种非接合止血法，通过电离气体（氩等离子体）将单极能量向组织传输，达到非接触性电凝的目的。它已经取代了标准电凝，初步数据显示有一定的应用前景。Cipolletta等[97]的前瞻性研究中，比较了41例患者APC治疗与HP治疗的效果，结果发现，两组初次止血率、再出血率、急诊手术率和30天死亡率相当。Chau 等[98]对185例患者进行随机试验，比较了肾上腺素联合 HP 以及肾上腺素联合 APC 治疗的疗效，得到了类似结果。这些数据显示APC治疗溃疡出血是安全有效的，但APC治疗较其他更成熟的内镜治疗并无明显应用和推荐的优势。

内镜下不同出血特征的推荐治疗方法

动脉喷血：联合治疗、注射治疗后进行接合凝结治疗。

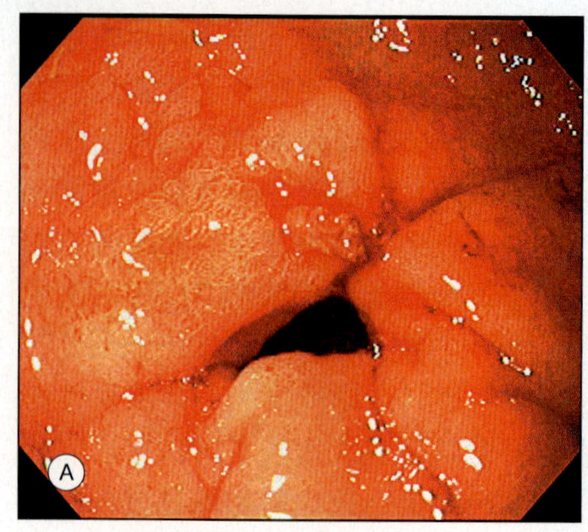
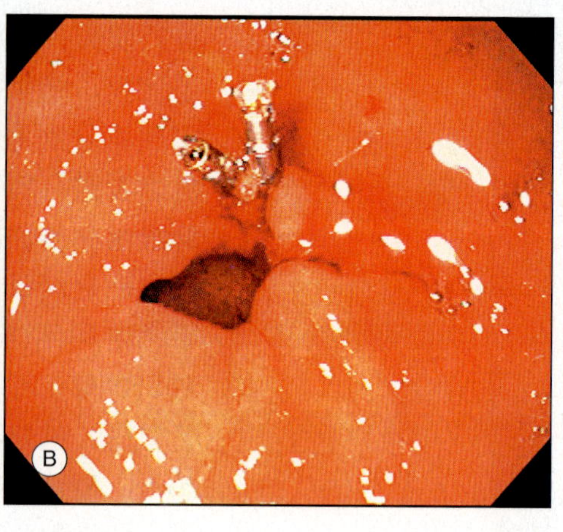

图13-6　A. 血小板减少症患者胃窦溃疡左下缘可见血管显露（染色突出的部位）。B. 血管夹初步治疗后溃疡已完全闭合。

非出血性血管显露：单一治疗或联合治疗。

溃疡底部局灶性活动性渗血：单一治疗、注射治疗或接合凝结治疗。

粘附血栓：联合治疗、注射治疗后移除血栓，后行接合凝结治疗。

平坦色素斑或溃疡基底清洁：无需治疗。

新近出血病灶以及凝血病患者：单一治疗或联合治疗之后进行血管夹夹闭或单独进行血管夹闭（图13-6）。

药物治疗的作用

除内镜治疗外，抑酸治疗对消化性溃疡出血患者有效[99,100]。抑制胃酸在止血和预防再出血方面的作用与稳定血凝块有关，血凝块稳定与胃内高pH相关[101,102]。血小板聚集需要pH大于6，当pH小于6时血凝块开始溶解。

静脉和口服H_2受体阻断剂已经应用几十年，但并无能明显降低再出血率的确切报道。已发现质子泵抑制剂（proton pump inhibitor，PPI）比H_2受体阻断剂在降低再出血率方面更为有效[103]。Gisbert等[104]进行的荟萃分析结果显示PPI在预防持续性出血和再出血方面优于H_2受体阻断剂。他们的研究提示PPI的益处主要针对未进行内镜治疗的患者。

Lau等[105]报道了一项大规模随机双盲试验，比较了溃疡出血患者在内镜治疗后接受奥美拉唑和安慰剂治疗的结果。在接受内镜治疗后（活动性出血、非出血性血管显露、血栓粘附），患者随机分为奥美拉唑静脉注射组（8mg/h，持续滴注）和安慰剂对照组，治疗72小时。研究的初级终点为30天时再出血率，奥美拉唑组和对照组分别为6.7%和22.5%（$P<0.001$），多数再出血发生在内镜治疗后72小时内。其他随机试验也报道了内镜治疗后静脉注射奥美拉唑较H_2受体阻断剂或安慰剂再出血率和手术率下降[106]。Sung等[107]对156例非出血性血管显露和血栓粘附的患者进行研究，结果发现，大剂量奥美拉唑注射和内镜联合止血措施较单纯大剂量奥美拉唑静脉注射止血更为有效。

尽管没有更直接的证据，目前的数据提示质子泵抑制剂是有效的，内镜治疗后予以奥美拉唑或泮托拉唑（仅在北美有静脉制剂）80mg入壶之后，继以8mg/h持续静脉点滴72小时，可降低再出血率（表13-10）。

二次内镜检查

在初次内镜检查后，常规在不同时间重复内镜检查，即二次内镜。在大多数情况下，24小时后考虑对

表13-10　奥美拉唑在消化性溃疡出血中的作用

研究	入选病例	是否内镜治疗	出血率		P值
			对照组	奥美拉唑组	
Khuroo等[100]	220	否	40/110（36%）	12/110（11%）	<0.001
Lau等[105]	240	是	24/120（23%）	5/120（7%）	<0.001
Sung等[107]	156	是	7/78（7%）	0/78（0%）	0.01
Hasselgren等[108]	322	是	26/163（17%）	12/159（8%）	N/S
Schaffalitzky de Muckadell等[109]	229	是	37/118（25%）	20/111（18%）	N/S
Lin等[110]	100	是	8/50（16%）	0/50（0%）	0.01

N/S，无特异性。

高危患者重复进行内镜治疗，这对某些患者是有益的。这方面的随机试验较少，而且得出的结果互相矛盾。Messmann 等[111]报道与再出血时检查内镜相比，定期内镜检查并不能改善预后。Villanueva 等[112]指出，在24小时内常规进行二次内镜检查有改善预后的趋势，但这一趋势并无统计学意义。Saeed等[113]对高危患者基于临床和内镜评分结果进行定期内镜重复治疗，结果显示明显预防了再出血。目前关于二次内镜的数据表明，常规进行二次内镜并重复治疗比预期治疗更能降低再出血风险（绝对风险下降6.2%，P<0.01，需要治疗的人数＝16）[114]。二次内镜对手术和死亡的风险并无明显影响。重复内镜的效价比已经通过一个假设模型[115]来证实了，但目前尚无前瞻性研究的数据。

并不推荐在所有患者中常规进行二次内镜检查。可选择在高危人群中进行。二次内镜在初次内镜观察不满意或因其他技术困难而未得到最佳结果的患者可能有用。

再出血的处理

随着内镜治疗的研究和发展，95% 活动性消化性溃疡出血或近期溃疡出血的患者可达到初步止血。这些患者中有10%～20%发生再出血，死亡率为4%～10%。再出血一般发生在48～72小时内。临床评价再出血时必须考虑患者之间的个体差异。无大量再出血的患者进行重复内镜和治疗已为人们所接受。当二次内镜治疗后仍发生再出血时，应选择其他治疗措施。当技术上难以达到病变部位或难以进行准确治疗时，也应考虑其他治疗措施。如果需要进行第三次内镜时也应考虑其他治疗措施（如血管夹、应用大的凝结探针）。重复进行凝结治疗增加了穿孔风险，尤其是十二指肠前壁的病变。血管造影和手术是另外两种选择。

在一项前瞻性随机研究中，Lau等[116]将内镜止血后再出血的 92 例患者随机分为两组，48 例接受重复内镜治疗，44 例患者行急诊溃疡手术。73%（35/48）的患者重复内镜治疗后出血被长期控制，27%的患者须行手术，内镜治疗失败的11例患者中有2例是由于热凝治疗继发穿孔所致。总的来讲，重复内镜组并发症更少（14.6%对36.4%）。这项研究提示重复内镜在控制再出血和降低手术率及其并发症方面是有效的。

内镜治疗失败

由于内镜止血措施的改进和有效的抑酸治疗，过去20年来消化性溃疡出血的手术率呈下降趋势。但当活动性非静脉曲张破裂消化道出血难以用内镜治疗来控制时，应视为严重出血，需进行急诊手术。因此，在所有消化道大出血患者都有必要进行外科会诊。准确预测内镜治疗可能失败的患者以安排早期半择期手术。Wong等[117]分析了与注射治疗和HP热凝联合治疗失败相关的危险因素。低血压、血红蛋白低于10g/dl、胃内有新鲜血液、溃疡有活动性出血、直径大于2cm的巨大溃疡是预测单独内镜治疗效果差的独立危险因素。Chung等[118]进行的一项前瞻性研究显示，喷血和溃疡大于2cm与内镜治疗失败明显相关。择期手术比急诊手术的死亡率低得多，理论上支持择期手术，但支持此类患者行择期手术的数据很少。最大限度的抑酸、密切监测再出血体征、手术小组随时待命是合理的治疗策略。

治疗性血管造影

治疗性血管造影是内镜治疗失败且不宜行手术治疗患者的另一种治疗选择。治疗措施包括选择性动脉内血管升压素输注或用微弹簧圈、明胶或聚乙烯醇颗粒进行栓塞治疗。已证实栓塞治疗可以阻止胃十二指肠溃疡大出血。内镜检查时仔细寻找出血部位可以为放射介入科医师更好地定位插管部位提供重要信息。该治疗成功率达50%～90%[119-121]。已知的栓塞并发症包括肠缺血、穿孔坏死、脓肿形成和肝梗死（尤其是在肝储备功能不良的患者中）。

再出血的预防

预防溃疡出患者溃疡复发和再出血非常重要。有确凿数据显示PPI治疗可以预防溃疡再出血[102-109]。一些胃溃疡患者需要进行内镜随访以排除恶性病变。令人注目的是，在持续幽门螺杆菌感染的复发性溃疡出血患者中，根除细菌是首选治疗措施[122-125]。在急性出血的情况下，大多数检测幽门螺杆菌活动性感染的方法假阴性率增高[126-129]。最佳诊断方法包括血清检测或内镜检查时进行胃窦活检检测Hp感染，在出血停止后应重复检查以确定阴性结果。一旦发现有Hp感染或随访时发现有 HP 感染，则应立即开始口服药物进行杀菌治疗。

消化性溃疡出血患者应停止服用NSAID。如果无法停用，米索前列醇（200μg，每日4次）或奥美拉唑对预防胃十二指肠溃疡和糜烂有效[130，131]。可以将 NSAID 换为环氧合酶 -2 抑制剂（cyclooxygenase-2，COX-2），但仍需同时进行预防治疗。

Dieulafoy 病变

Dieulafoy病变（Dieulafoy lesion，DL）是急性非

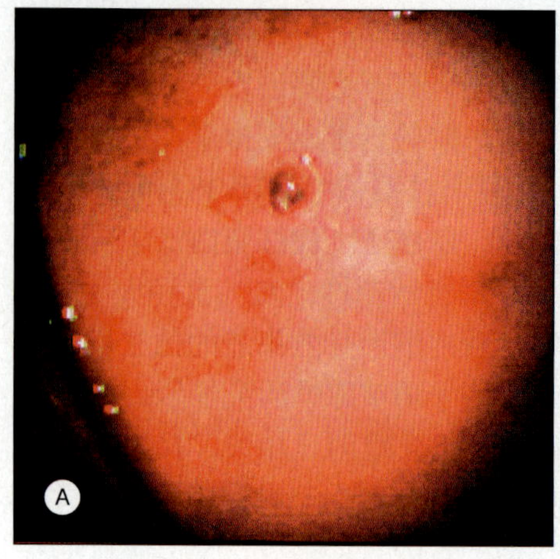
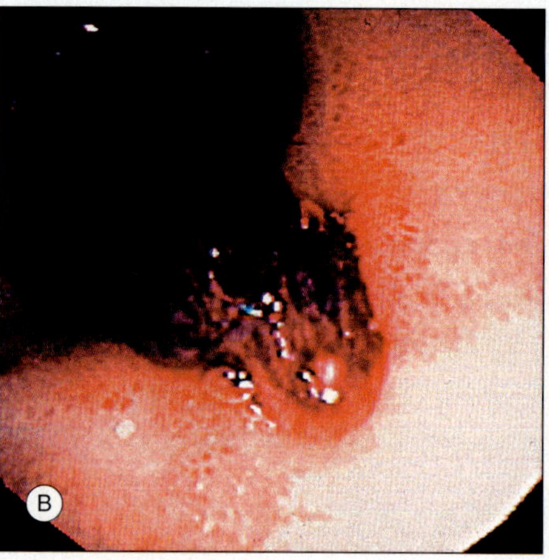
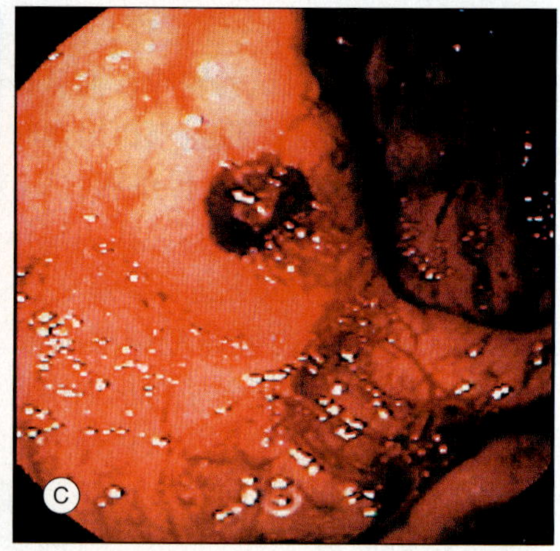

图 13-7 Dieulafoy 胃病变。A. 病变边缘窄，周围溃疡形成；B. 苍白、突出的动脉，周围有血迹；C. 苍白的中央突出的动脉，周围黏膜缺损。

静脉曲张破裂消化道出血的少见原因，但可引起严重的复发性出血。1884 年由 Gallard 首次报道，14 年后被法国外科医师Georges Dieulafoy描述为“浅表性溃疡”。DL由异常的黏膜下“恒径动脉”（直径1～3mm）形成，“恒径动脉”保持自浆膜层发出时的大管腔，典型者由黏膜小缺损突出，周围没有溃疡形成[132]。潜在机制尚不清楚，但认为缘于大动脉对其上黏膜的机械挤压导致血管通过小缺损向腔内破裂[133]。

DL占急性非静脉曲张破裂上消化道出血病例的1.2%～1.9%[134, 135]，但也有报道高达5.8%[136]。尽管在各年龄段均有报道，但主要发生有多种并发症的中老年男性患者[135, 137]。典型 DL 有 60%～64% 位于胃内距胃食管交界 6cm 范围内，14%～18% 位于十二指肠内[137, 138]。

诊断

DL 的内镜诊断标准：(1) 活动性动脉喷血或微细血流；(2) 可见有或无活动性出血的突出的血管；(3) 在微小黏膜缺损（小于3mm）或正常的周围黏膜，可见有小黏附点的紧密附着的新鲜血栓（图13-7A-C）[139]。因为无可辨认的病变（溃疡）能显示其来源，所以在内镜检查时做出诊断较为困难。初次内镜检查的诊断率为49%～63%，常需再次进行内镜检查。鉴于 DL 间断出血的特点，对急性消化道出血患者，尤其是在监测时反复出血的患者，早期行内镜检查可增加内镜诊断敏感性。

内镜治疗

在过去，外科手术是治疗DL出血的标准方法。随着内镜技术的进步，目前多数患者进行了内镜治疗。90% 以上的患者通过内镜治疗可达到止血的目的[137, 139]。内镜治疗方法包括注射或热探针单一治疗、机械装置治疗或联合治疗。由于病例少，无法进行随机试验，所以大多数数据来源于病例报道。

注射和热凝单一治疗

大多数注射剂，包括肾上腺素、硬化剂、酒精、高渗糖、氰基丙烯酸酯胶，已报道成功用于注射治疗。尽管初次止血率较高，但单一注射治疗后再出血率也较高。Baettig等[136]用肾上腺素或聚乙二醇单十二醚注射治疗了 19 例患者，再出血率为 21%，但 Kasapidis 等[140]的回顾性研究报道，肾上腺素、乙醇胺油酸酯（5%）或二者联合注射治疗 DL 后再出血率达 55%。

已证实热探针单一治疗是有效的，但在各小型研究中所报道的成功率不等。Lin 等[141]报道 6 例患者成功率100%，但Parra-Blanco等[142]报道6例用热探针治疗的患者有 2 例发生再出血。

联合治疗

注射治疗后进行热探针凝结的联合治疗似乎比单一治疗止血安全性更好（录像13-2）。在血栓剥离或热凝治疗之前进行肾上腺素注射治疗可以有效地减慢出血或止血。

Stark 等[143]提供了他们 10 年来治疗 DL 的数据。1124 例连续上消化道出血的患者中有 19 例诊断为 DL。19 例中有 18 例进行了肾上腺素注射和热治疗联合治疗（17 例行 HP，1 例行 BICAP），初次止血率达 100%，仅有1例患者在随访中再出血。Kasapidis等[140]的回顾性研究中，比较了注射治疗（肾上腺素、乙醇胺）和单一热治疗或二者联合治疗的疗效。18例患者

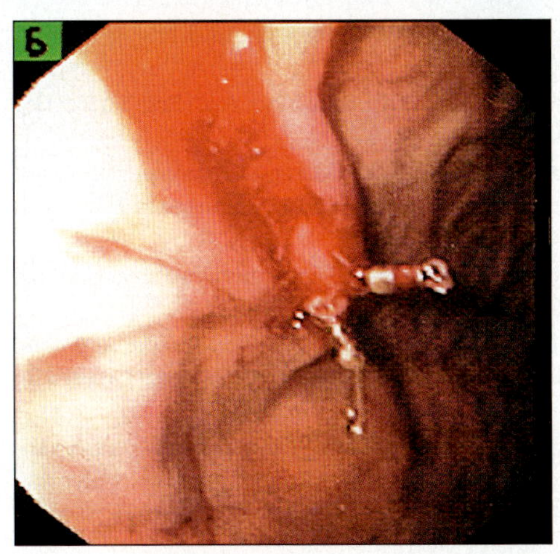

图 13-8 用血管夹治疗胃底 Dieulafoy 病变。

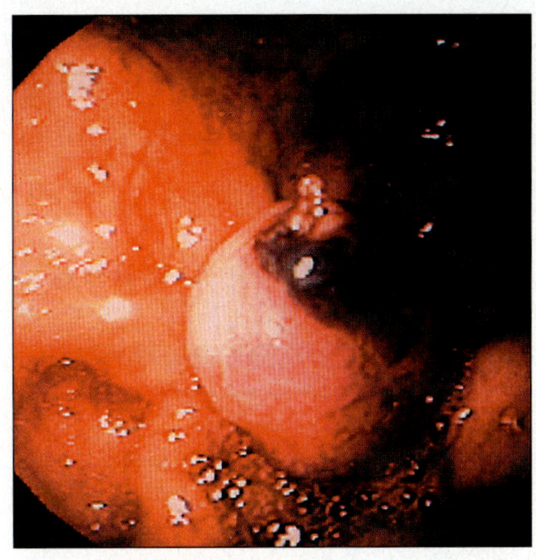

图 13-9 用结扎器治疗胃 Dieulafoy 病变（来自图 13-7C）。可见明显半透明突出的动脉。

全部达到初次止血。注射治疗组9例中有5例再出血，但热治疗或联合治疗组中（9 例中 8 例行联合治疗，1 例行 HP）无 1 例患者再出血。

机械装置

在机械治疗中，内镜血管夹和内镜橡胶结扎器已成功地用于治疗DL出血。应用机械止血的原理是对于周围组织正常的小病变可以沿恒径动脉进行压迫止血。

血管夹 像其他病变一样，血管夹也用于 DL 的治疗（图 13-8）。Yamaguchi 等[144]选用 HC 作为 DL 出血止血治疗的首选。初次止血率达 94.1%，每个患者平均需要 3.1 个血管夹（范围 1 ~ 6）。再出血率为 9.4%，但再次内镜治疗均成功，无 1 例患者需要手术。Parra-Blanco[145]的研究中，69%的DL出血患者应用HC来控制出血。初次止血成功率为97%（18例中有17例成功），平均每位患者用2.7个血管夹。由于血管夹有效夹闭了血管而导致急性黏膜缺血，这一疗法对预防再出血的远期疗效尚不明确。

在一项随机前瞻性研究中，Chung等[146]比较了机械治疗方法（HC 和结扎器）与注射治疗联合 HSE 的疗效。24例患者中，12例行机械治疗（9例HC，3例橡胶结扎器），12 例行注射治疗。结果显示，与注射治疗组相比，机械治疗组在初次止血率（91.7% *vs* 75%）、再出血率（8.3% *vs* 33.3%，$P<0.05$）和手术必要性（0% *vs* 17%）方面均更有优势。

结扎器 Matsui等[147]比较了内镜结扎器（endoscopic band ligation，EBL）和双极电凝治疗在没有慢性胃十二指肠疾病的急性消化道出血患者中的止血作用（图 13-9）。27 例 DL 患者接受了内镜治疗，EBL 和双极电凝治疗的成功率分别为 100%（13/13）和 85.7%（12/14）。在一项回顾性VA研究中，Mumtaz 等[148]提供了 23 例 DL 患者的数据，其中 14 例行 EBL 治疗，其余行注射治疗，合并或不合并热治疗。两组患者初次止血均成功，72 小时内两组中各有1例患者早期再出血。Nikolaidis[149]等回顾了 23 例行 EBL 治疗的 DL 患者，初次止血率达96%（22/23）。1例空肠DL患者，由于再出血行手术治疗。与血管夹不同，结扎器理论上在黏膜和黏膜下水平上阻断了血管，其预防再出血的长期疗效可能更好。

再出血

关于抑酸治疗在预防 DL 再出血必要性和有效性方面的证据很少。但经常作为急性消化道出血的经验治疗或同时用于治疗伴随的胃肠道疾病。短期内再出血常见，见于 9% ~ 22% 的患者。对再出血患者，因为在多数患者中可成功止血，所以建议再次进行内镜检查。一旦DL治愈，远期再出血率较低。一些研究显示，成功治疗后随访 3 年的患者未出现再出血[143, 146]。但也有患者治疗 6 年在同一部位再出血的报道[141]。

在一些怀疑近端胃存在 DL 反复出血的患者中，超声内镜证实了恒径动脉的存在并进行了治疗[150, 151]。

抢救性治疗

尽管内镜治疗的成功率很高，但仍有 3% ~ 16% 的患者需要手术作为抢救性治疗。内镜对于病变的准确定位至关重要。外科缝合血管后再出血的风险很高，对难治性出血患者，病变区域的楔形切除可能为更好的外科术式[143]。血管造影不仅可以定位，还可以选择性栓塞出血血管。已报道的治疗成功率各不相同，但可以作为内镜治疗失败并且不适合行手术治疗患者的可选治疗方法。

（闫秀娥译 薛艳 李传凤 周丽雅校）

参考文献

1. Yavorski RT, Wong RK, Maydonovitch C, et al: Analysis of 3,294 cases of upper gastrointestinal bleeding in military medical facilities. Am J Gastroenterol 90:568–573, 1995.
2. Rockall TA, Logan RF, Devlin HB, et al: Incidence of and mortality from acute upper gastrointestinal haemorrhage in the United Kingdom. BMJ 311:222–226, 1995.
3. Wilcox CM, Alexander LN, Cotsonis G: A prospective characterization of upper gastrointestinal hemorrhage presenting with hematochezia. Am J Gastroenterol 92:231–235, 1997.
4. Silverstein FE, Gilbert DA, Tedesco FJ, et al: The national ASGE survey on upper gastrointestinal bleeding II. Clinical prognostic factors. Gastrointest Endosc 27:80–93, 1981.
5. Slattery J, Warlow CP, Shorrock CJ, et al: Risks of gastrointestinal bleeding during secondary prevention of vascular events with aspirin—analysis of gastrointestinal bleeding during the UK-TIA trial. Gut 37:509–511, 1995.
6. Swedish Aspirin Low-Dose Trial (SALT) of 75 mg aspirin as secondary prophylaxis after cerebrovascular ischaemic events. The SALT Collaborative Group. Lancet 338:1345–1349, 1991.
7. Wilcox CM, Truss CD: Gastrointestinal bleeding in patients receiving long term anticoagulation therapy. Am J Med 84:683–690, 1988.
8. Piper JM, Ray WA, Daugherty JR, et al: Corticosteroid use and peptic ulcer disease: Role of nonsteroidal anti-inflammatory drugs. Ann Intern Med 102:A84, 1991.
9. Graham DY, Malaty HM: Alendronate and naproxen are synergistic for development of gastric ulcers. Arch Intern Med 161:107–110, 2001.
10. Garcia Rodriguez LA, Cattaruzzi C, Troncon MG, Agostinis L: Risk of hospitalization for upper gastrointestinal tract bleeding associated with ketorolac, other nonsteroidal anti-inflammatory drugs, calcium antagonists and other antihypertensive drugs. Arch Intern Med 158: 33–39, 1998.
11. Gilbert DA, Saunders DR: Iced saline lavage does not slow bleeding from experimental canine gastric ulcers. Dig Dis Sci 26:1065–1068, 1981.
12. Andrus C, Ponsky J: The effects of irrigant temperature in upper gastrointestinal hemorrhage: A requiem of iced saline lavage. Am J Gastroenterol 82:1062–1064, 1987.
13. Gilbert DA, Silverstein FE, Tedeaco FJ, et al: The national ASGE survey on upper gastrointestinal bleeding. III. Endoscopy in upper gastrointestinal bleeding. Gastrointest Endosc 27:94–102, 1981.
14. Silverstein FE, Gilbert DA, Tedeaco FJ, et al: The national ASGE survey on upper gastrointestinal bleeding. II. Clinical prognostic factors. Gastrointest Endosc 27:80–93, 1981.
15. Cuellar R, Gavaler J, Alexander J, et al: Gastrointestinal tract hemorrhage: The value of nasogastric aspirate. Arch Intern Med 150: 1381–1384, 1990.
16. Ebert RA, Stead EA, Gibson JG: Response of normal subjects to acute blood loss. Arch Intern Med 68:578, 1940.
17. Ernst AA, Haynes ML, Weiss SJ: Usefulness of blood urea nitrogen/creatinine ratio in gastrointestinal bleeding. Am J Emerg Med 17: 70–72, 1999.
18. Laine L, Peterson WL: Bleeding peptic ulcer. New Engl J Med 331: 717–727, 1994.
19. Barkun A, Bardou M, Marshall JK: Consensus recommendations for managing Patients with nonvariceal upper gastrointestinal Bleeding. Ann Intern Med 139:843–857, 2003.
20. Huang C, Lichtenstein D: Nonvariceal upper gastrointestinal bleeding. Gastrointest Clin N Am 32:1053–1078, 2003.
21. Blatchford O, Murray WR, Blatchford M: A risk score to predict need for treatment for upper gastrointestinal hemorrhage. Lancet 356: 1318–1321, 2000.
22. Cameron EA, Pratap JN, Inman S, et al: Three-year prospective validations of pre-endoscopic risk stratification in patients with acute upper-gastrointestinal haemorrhage. Eur J Gastroenterol Hepatol 14: 497–501, 2002.
23. Rockall TA, Logan RF, Devlin HB, et al: Steering committee of National Audit of Acute Upper Gastrointestinal Haemorrhage. Risk assessment after acute gastrointestinal haemorrhage. Gut 38:316–321, 1996.
24. Sanders DS, Carter MJ, Goodchap RJ, et al: Prospective validation of Rockall risk scoring system for upper GI hemorrhage in subgroups of patients with varices and peptic ulcers. Am J Gastroenterol 97: 630–635, 2002.
25. Vreeburg EM, Terwee CB, Snel P, et al: Validation of Rockall risk scoring system in upper gastrointestinal bleeding. Gut 44:331–335, 1999.
26. Dulai GS, Gralnek IM, Oei TT, et al: Utilization of health care resources for low-risk patients with acute, nonvariceal upper GI hemorrhage: An historical cohort study. Gastrointest Endosc 55:321–327, 2002.
27. Hay J, Lyubashevsky E, Elashoff J, et al: Upper gastrointestinal hemorrhage clinical guideline: Determining the optimal hospital length of stay. Am J Med 100:313–322, 1996.
28. Saeed Z, Ramirez F, Hepps K, et al: Prospective validation of the Baylor bleeding score for predicting the likelihood of rebleeding after endoscopic hemostasis of peptic ulcers. Gastrointest Endosc 41: 561–565, 1995.
29. Laine L, Cohen H, Brodhead J, et al: Prospective evaluation of immediate versus delayed refeeding and prognostic value of endoscopy in patients with upper gastrointestinal hemorrhage. Gastroenterology 102:314–316, 1992.
30. Forrest JA, Finlayson ND, Sherman DJ: Endoscopy in gastrointestinal bleeding. Lancet 2:394–397, 1974.
31. Swain CP, Storey DW, Bown SG, et al: Nature of the bleeding vessel in recurrently bleeding gastric ulcers. Gastroenterology 90:595–608, 1986.
32. Freeman, ML, Cass OW, Peine CJ, Onstad GR: The non-bleeding visible vessel versus the sentinel clot: Natural history and risk of rebleeding. Gastrointest Endosc 39:359–366, 1993.
33. Chung SC, Leung JU, Lo KK, et al: Natural history of the sentinel clot: An endoscopic study [abstract]. Gastroenterology 98:31, 1990.
34. Branicki FJ, Coleman SY, Fok PJ, et al: Bleeding peptic ulcer: A prospective evaluation of risk factors for rebleeding and mortality. World J Surg 14:262–269, 1990.
35. Swain CP, Salmon PR, Northfield PC: Does ulcer position influence presentation and prognosis of acute gastrointestinal bleeding? Gut 27:A632, 1986.
36. Kodali VP, Peterson BT, Balm R, et al: Clean based peptic ulcer: Implications of cost effective management of acute gastrointestinal bleeding (AUGIB) [abstract] Am J Gastroenterol 90:1584, 1995.
37. Longstreth GF, Feitelberg SP: Outpatient care of selected patients with acute non-variceal upper gastrointestinal haemorrhage. Lancet 345:108–111, 1995.

38. Lai KC, Hui WM, Wong B, et al: A retrospective and prospective study on the safety of discharging selected patients with duodenal ulcer bleeding on the same day as endoscopy. Gastrointest Endosc 45:26–30, 1997.
39. Lee JG, Turnipseed S, Romano PS, et al: Endoscopy based triage significantly reduces hospitalization rates and costs of treating upper GI bleeding: A randomized controlled trial. Gastrointest Endosc 50: 755–761, 1999.
40. Cipolletta L, Bianco MA, Rotondano G, et al: Outpatient management of low-risk nonvariceal upper GI bleeding. Gastrointest Endosc 55:1–5, 2002.
41. Consensus Development Panel: Therapeutic endoscopy and bleeding ulcers. JAMA 262:1369–1372, 1989.
42. A.S.G.E Standards of Practice Committee: The role of endoscopy in the management of non-variceal acute upper gastrointestinal bleeding. Guidelines for clinical application. Gastrointest Endosc 38:760–764, 1992.
43. Barkun AN, Chiba N, Enns R, et al: Use of national endoscopic database to determine the adoption of emerging pharmacological and endoscopic technologies in the everyday care of patients with upper GI bleeding: The RUGBE initiative [abstract]. Am J Gastroenterol 96:S261, 2001.
44. Vreeburg EM, Snel P, de Bruijne JW, et al: Acute upper gastrointestinal bleeding in the Amsterdam area: Incidence, diagnosis and clinical outcome. Am J Gastroenterol 92:236–243, 1997.
45. Stollman NH, Putcha RV, Neustater BR, et al: The ulcerated fundal pool in acute upper gastrointestinal bleeding: Implications and outcomes. Gastrointest Endosc 46:324–327, 1997.
46. Kalloo AN, Canto MI, Wadwa KS, et al: Clinical usefulness of 3% hydrogen peroxide in acute upper GI bleeding: A pilot study. Gastrointest Endosc 49:518–521, 1999.
47. Kodali VP, Petersen BT, Miller CA, Gostout CJ: A new jumbo-channel therapeutic gastroscope for acute upper gastrointestinal bleeding. Gastrointest Endosc 45:409–411, 1997.
48. Hintze RE, Binmoeller KF, Adler A, et al: Improved endoscopic management of severe upper gastrointestinal hemorrhage using a new wide-channel endoscope. Endoscopy 26:613–616, 1994.
49. Coffin B, Pocard M, Panis Y, et al: Erythromycin improves the quality of EGD in patients with acute upper GI bleeding: A randomized controlled study. Gastrointest Endosc 56:174–179, 2002.
50. Frossard JL, Spahr L, Queneau PE, et al: Erythromycin intravenous bolus infusion in acute upper gastrointestinal bleeding: A randomized, controlled, double-blind trial. Gastroenterology 123:17–23, 2002.
51. Skok P: The epidemiology of hemorrhage from the upper gastrointestinal tract in the mid-nineties—has anything changed? Hepatogastroenterology 45:2228–2233, 1998.
52. Czernichow P, Hochain P, Nousbaum JB, et al: Epidemiology and course of upper gastro-intestinal haemorrhage in four French geographical areas. Eur J Gastroenterol Hepatol 12:175–181, 2000.
53. Marshall BJ, McGechie DB, Rogers PA, et al: Pyloric Campylobacter infection and gastroduodenal disease. Med J Aust 142:439–444, 1985.
54. Ciociola AA, Mcsorely DJ, Turner K, et al: Helicobacter pylori rates in duodenal ulcer patients in the United States may be lower than previously estimated. Am J Gastroenterol 94:1834–1840, 1999.
55. Meucci G, Di Battista R, Abbiati C, et al: Prevalence and risk factors of Helicobacter pylori negative peptic ulcer. J Clin Gastroenterol 31: 42–47, 2000.
56. Cook DJ, Salena B, Guyatt GH, Laine L: Endoscopic therapy for acute non-variceal upper gastrointestinal hemorrhage—a meta-analysis. Gastroenterology 102:130–148, 1992.
57. Sacks HS, Chalmers TC, Blum AL, et al: Endoscopic hemostasis: An effective therapy for bleeding peptic ulcers. JAMA 264:494–499, 1990.
58. Consensus statement on therapeutic endoscopy and bleeding ulcers. Consensus development panel. Gastrointest Endosc 36:S62–65, 1990.
59. British Society of Gastrointestinal Endoscopy Committee: Non-variceal upper gastrointestinal haemorrhage: Guidelines. Gut 51(Suppl IV):iv1–iv6, 2002.
60. Bardou M, Youssef M, Toubouti Y, et al: Newer endoscopic therapies decrease both re-bleeding and mortality in high risk patients with acute peptic ulcer bleeding: A series of meta-analyses [abstract]. Gastroenterology 123:A239, 2003.
61. Bardou M, Toubouti Y, Benhaberou-Brun D, et al: High dose proton pump inhibition decrease both re-bleeding and mortality in high risk patients with acute peptic ulcer bleeding. A series of meta-analyses [abstract]. Gastroenterology 123:A239, 2003.
62. Bleau BL, Gostout CJ, Sherman KE, et al: Recurrent bleeding from peptic ulcer associated with adherent clot: A randomized study comparing endoscopic treatment with medical therapy. Gastrointest Endosc 56:1–6, 2002.
63. Jensen DM, Kovacs TO, Jutabha R, et al: Randomized trial of medial or endoscopic therapy to prevent recurrent ulcer hemorrhage in patients with adherent clots. Gastroenterology 123:407–413, 2002.
64. Naveau S, Borotto E, Giruad J: Meta-analysis of endoscopic injection therapy versus thermal methods in peptic ulcer haemorrhage [abstract]. Gastroenterology 110:A207, 1996.
65. Chung SC, Leung JW, Steele RJ, et al: Endoscopic injection of adrenaline for actively bleeding ulcers: A randomized trial. BMJ 296:1631–1633, 1988.
66. Randall GA, Jensen DM, Hirabayashi K, et al: Controlled study of different sclerosing agents for coagulation of canine gut arteries. Gastroenterology 96:1271–1281, 1989.
67. O'Brien JR: Some effects of adrenaline and anti-adrenaline compounds on platelets in vitro and in vivo. Nature 200:763–764, 1963.
68. Lai KH, Peng SN, Guo WS, et al: Endoscopic injection for the treatment of bleeding ulcers: Local tamponade or drug effect? Endoscopy 26:338–241, 1994.
69. Laine L, Estrada R: Randomized trial of normal saline solution injection versus bipolar electrocoagulation for treatment of patients with high-risk bleeding ulcers: Is local tamponade enough? Gastrointest Endosc 55:6–10, 2002.
70. Lin HG, Hsieh YH, Tseng GY, et al: A prospective, randomized trial of large- versus small-volume endoscopic injection of epinephrine for peptic ulcer bleeding. Gastrointest Endosc 55:615–619, 2002.
71. Johnson JH, Jensen DM, Auth D: experimental comparison of endoscopic yttrium-aluminum-garnet laser, electrosurgery, and heater probe for canine arterial coagulation: Importance of compression and avoidance of erosion. Gastroenterology 92:1101–1108, 1987.
72. Jensen D, Hirabayashi, and CURE Hemostasis Research Group: A study of coagulation depths with BICAP and heater probe to improve endoscopic hemostasis of bleeding peptic ulcers [abstract]. Gastrointest Endosc 35:181, 1989.
73. Morris DL, Brearley, S, Thompson H, et al: A comparison of the efficacy and depth of gastric wall injury with 3.2 and 2.3 mm bipolar probes in canine arterial hemorrhage. Gastrointest Endosc 31:361–363, 1985.
74. Laine L: Determination of optimal technique for bipolar electrocoagulation treatment: An experimental evaluation of the BICAP and Gold probes. Gastroenterology 100:107–112, 1991.
75. Jensen DM, Kovacs TOG, Freeman M, et al: A multicenter randomized prospective study of Gold probe for hemostasis of very severe ulcer or Mallory-Weiss bleeding [abstract]. Gastroenterology 100 (Suppl A):92, 1991.
76. Jensen DM: Heat probe for hemostasis of bleeding peptic ulcers: Techniques and results of randomized controlled trials. Gastrointest Endosc 36:S42–49, 1990.
77. Cipolletta L, Bianco MA, Marmo R, et al: Endoclips versus heater probe in preventing early recurrent bleeding from peptic ulcer: A

prospective and randomized trial. Gastrointest Endosc 53:147–151, 2001.

78. Chou Y, Hsu P, Lai K, Lo C, et al: A prospective, randomized trial off endoscopic hemoclip placement and distilled water injection for treatment of high-risk bleeding ulcers. Gastrointest Endosc 57:324–328, 2003.
79. Lin HJ, Hsieh YH, Tseng GY, et al: A prospective, randomized trial of endoscopic hemoclip versus heater probe thermocoagulation for peptic ulcer bleeding. Am J Gastroenterol 97:2250–2254, 2002.
80. Villanueva C, Balanzo J, Sabat M, et al: Injection therapy alone or with combination with endoscopic hemoclip for bleeding peptic ulcer. Preliminary results of a randomized trial [abstract]. Gastrointest Endosc 43:281, 1996.
81. Chung IK, Ham JS, Kim HS, et al: Comparison of hemostatic efficacy of the endoscopic hemoclip method with hypertonic saline-epinephrine injection and a combination of the two for the management of bleeding peptic ulcers. Gastrointest Endosc 49:13–18, 1999.
82. Gevers AM, De Geode E, Simeons M, et al: A randomized trial comparing injection therapy with hemoclip and with injection combined with hemoclip for bleeding ulcers. Gastrointest Endosc 55:466–469, 2002.
83. Buffoli F, Graffeo M, Nicosia F, et al: Peptic ulcer bleeding: Comparison of two hemostatic procedures. Am J Gastroenterol 96:89–94, 2001.
84. Tekant Y, Goh P, Alexander DJ, et al: Combination therapy using adrenaline and heater probe to reduce rebleeding in patients with peptic ulcer haemorrhage: A prospective randomized trial. Br J Surg 82:223–226, 1995.
85. Chung SC, Lau JY, Sung JJ: Randomized comparison between adrenaline injection alone and adrenaline injection plus heat probe treatment for actively bleeding peptic ulcers. BMJ 314:1307–1311, 1997.
86. Lin HJ, Tseng GY, Perng CL, et al: Comparison of adrenaline injection and bipolar electrocoagulation for the arrest of peptic ulcer bleeding. Gut 44:715–719, 1999.
87. Choudari CP, Palmer KR: Endoscopic injection therapy for bleeding peptic ulcer: A comparison of adrenaline alone with adrenaline plus ethanolamine oleate. Gut 35:608–610, 1994.
88. Lee KJ, Kim JH, Hahm KB, et al: Randomized trial of N-butyl-2-cyanoacrylate compared with injection of hypertonic saline-epinephrine in the endoscopic treatment of bleeding peptic ulcers. Endoscopy 32:505–511, 2000.
89. Villanueva C, Balanzo J, Espinos JC, et al: Endoscopic injection therapy for bleeding ulcer: A prospective and randomized comparison of adrenaline alone or with polidocanol. J Clin Gastroenterol 17:195–200, 1993.
90. Chung SC, Leung JW, Leong HT, et al: Adding a sclerosant to endoscopic epinephrine injection in actively bleeding ulcers: A randomized trial. Gastrointest Endosc 39:611–615, 1993.
91. Kubba AK, Murphy W, Palmer KR: Endoscopic injection of bleeding peptic ulcer: A comparison of adrenaline alone with adrenaline plus human thrombin. Gastroenterology 111:623–628, 1996.
92. Lin H, Hsieh Y, Tseng G, et al: Endoscopic injection with fibrin sealant versus epinephrine for arrest of peptic ulcer bleeding: A randomized, comparative trial. J Clin Gastroenterol 35:218–221, 2002.
93. Pescatore P, Jornod P, Borovicka J, et al: Epinephrine versus epinephrine plus fibrin glue injection in peptic ulcer bleeding: A prospective randomized trial. Gastrointest Endosc 55:348–353, 2002.
94. Rutgeerts P, Rauws E, Wara P, et al: Randomized trial of single and repeated fibrin glue compared with injection of polidocanol in treatment of bleeding peptic ulcer. Lancet 350:692–696, 1997.
95. Balanzo J, Villanueva C, Sainz S, et al: Injection therapy for bleeding peptic ulcer. A prospective, randomized trial using epinephrine and thrombin. Endoscopy 22:157–159, 1990.
96. Church NI, Dallal HJ, Masson J, et al: A randomized trial comparing heater probe plus thrombin with heater probe plus placebo for bleeding peptic ulcer. Gastroenterology 125:396–403, 2003.
97. Cipolletta L, Bianco MA, Rotondano G, et al: Prospective comparison of argon plasma coagulator and heater probe in the endoscopic treatment of major peptic ulcer bleeding. Gastrointest Endosc 48:191–195, 1998.
98. Chau CH, Sui WT, Law BK, et al: Randomized controlled trial comparing epinephrine injection plus heater probe coagulation versus epinephrine injection plus argon plasma coagulation for bleeding peptic ulcers. Gastrointest Endosc 57:455–461, 2003.
99. Collins R, Langman M: Treatment with histamine H2 antagonists in acute upper gastrointestinal hemorrhage. Implications of randomized trials. N Engl J Med 313:660–666, 1985.
100. Khuroo MS, Yattoo GN, Javid G, et al: A comparison of omeprazole and placebo for bleeding peptic ulcer. N Engl J Med 336:1054–1058, 1997.
101. Peterson WL, Cook DJ: Antisecretory therapy for bleeding peptic ulcer. JAMA 280:877–878, 1998.
102. Saltzman JR, Zawacki JK: Therapy for bleeding peptic ulcers. N Engl J Med 336:1091–1093, 1997.
103. Brunner G, Chang J: Intravenous therapy with high doses of ranitidine and omeprazole in critically ill patients with bleeding peptic ulcerations of the upper gastrointestinal tract: An open, randomized controlled trial. Digestion 45:217–225, 1990.
104. Gisbert JP, Gonzalez L, Calvet X, et al: Proton pump inhibitors versus H2-antagonists: A metanalysis of their efficacy in treating bleeding peptic ulcer. Aliment Pharmacol Ther 15:917–926, 2001.
105. Lau JY, Sung JJ, Lee KK, et al: Effect of intravenous omeprazole on recurrent bleeding after endoscopic treatment of bleeding peptic ulcers. N Engl J Med 343:310–316, 2000.
106. Lanas A, Artal A, Blas JM, et al: Effect of parenteral omeprazole and ranitidine on gastric pH and the outcome of bleeding peptic ulcer. J Clin Gastroenterol 21:103–106, 1995.
107. Sung JJ, Chan FK, Lau JY, et al: The effect of endoscopic therapy in patients receiving omeprazole for bleeding ulcers with nonbleeding visible vessels or adherent clots. A randomized comparison. Ann Intern Med 139:237–243, 2003.
108. Hasselgren G, Lind T, Lundell L, et al: Continuous intravenous infusion of omeprazole in elderly patients with peptic ulcer bleeding. Results of a placebo-controlled multicenter study. Scand J Gastroenterol 32:328–333, 1997.
109. Schaffalitzky de Muckadell OB, Havelund T, Harling H, et al: Effect of omeprazole on the outcome of endoscopically treated bleeding peptic ulcers. Randomized double-blind placebo-controlled multicentre study. Scand J Gastroenterol 32:320–327, 1997.
110. Lin HJ, Lo WC, Lee FY, et al: A prospective randomized comparative trial showing that omeprazole prevents rebleeding in patients with bleeding peptic ulcers after successful endoscopic therapy. Arch Intern Med 158:54–58, 1998.
111. Messman H, Schaller P, Andus T, et al: Effect of programmed endoscopic follow-up examinations on the rebleeding rates of gastric and duodenal peptic ulcers treated by injection therapy: A prospective randomized controlled trial. Endoscopy 30:583–589, 1998.
112. Villanueva C, Balanzo J, Torras X, et al: Value of second-look endoscopy after injection therapy for bleeding peptic ulcer: A prospective and randomized trial. Gastrointest Endosc 40:34–39, 1994.
113. Saeed ZA, Cole RA, Ramirez FC, et al: Endoscopic retreatment after successful initial hemostasis prevents ulcer rebleeding: A prospective randomized trial. Endoscopy 28:288–294, 1996.
114. Marmo R, Rotondano G, Bianco MA, et al: Outcome for endoscopic treatment for peptic ulcer bleeding: Is second look necessary? A meta-analysis. Gastrointest Endosc 62–67, 2003.

115. Spiegel B, Ofman JJ, Woods K, Vakil N: Minimizing recurrent peptic ulcer hemorrhage after endoscopic hemostasis: The cost-effectiveness of competing strategies. Am J Gastroenterol 98:86–97, 2003.
116. Lau JY, Sung JJ, Lam YH, et al: Endoscopic retreatment compared with surgery in patients with recurrent bleeding after initial endoscopic control of bleeding ulcers. N Engl J Med 340:751–756, 1999.
117. Wong SK, Yu LM, Lau JY, et al: Prediction of therapeutic failure after adrenaline injection plus heater probe treatment in patients with bleeding peptic ulcer. Gut 50:322–325, 2002.
118. Chung IK, Kim EG, Lee MS, et al: Endoscopic factors predisposing to rebleeding following endoscopic hemostasis in bleeding peptic ulcers. Endoscopy 33:969–975, 2001.
119. Defreyne L, Vanlangenhove P, De Vos M, et al: Embolization as a first approach with endoscopically unmanageable acute nonvariceal gastrointestinal hemorrhage. Radiology 218:739–748, 2001.
120. Lang EK: Transcatheter embolization in management of hemorrhage from duodenal ulcer: Long-term results and complications. Radiology 182:703–707, 1992.
121. Aina R, Olivia VL, Therasse E, et al: Arterial embolotherapy for upper gastrointestinal hemorrhage: Outcome assessment. J Vasc Interv Radiol 12:195–200, 2001.
122. Graham DY, Hepps KS, Ramirez FC, et al: Treatment of Helicobacter pylori reduces the rate of rebleeding in peptic ulcer disease. Scand J Gastroenterol 28:939–942, 1993.
123. Labenz J, Borsch G: Role of Helicobacter pylori eradication in the prevention of peptic ulcer bleeding relapse. Digestion 41:1–4, 1994.
124. Rokkas T, Karameris A, Mavrogeorgis A, et al: Eradication of Helicobacter pylori reduces the possibility of rebleeding in peptic ulcer disease. Gastrointest Endosc 41:1–4, 1995.
125. Jaspersen D, Koerner T, Schorr W, et al: Helicobacter pylori eradication reduces the rate of rebleeding in ulcer hemorrhage. Gastrointest Endosc 41:5–9, 1995.
126. Grino P, Pascaul S, Such J, et al: Comparison of diagnostic methods for Helicobacter pylori infection in patients with upper gastrointestinal bleeding. Scand J Gastroenterol 36:1254–1258, 2001.
127. Lee JM, Breslin NP, Fallon C, O'Morain CA: Rapid urease tests lack sensitivity in Helicobacter pylori diagnosis when peptic ulcer disease presents with bleeding. Am J Gastroenterol 95:1166–1170, 2000.
128. Colin R, Czernichow P, Baty V, et al: Low sensitivity of invasive tests for detection of Helicobacter pylori infection in patients with bleeding ulcer. Gastroenterol Clin Biol 24:31–3, 2000.
129. Houghton J, Ramamoorthy R, Pandya H, et al: Human plasma is directly bactericidal against Helicobacter pylori in vitro, potentially explaining the decreased detection of Helicobacter pylori during acute upper GI bleeding. Gastrointest Endosc 55:11–16, 2002.
130. Graham DY, White RH, Moreland LW, et al: Duodenal and gastric ulcer prevention with misoprostol in arthritis patients taking NSAIDs. Misoprostol study group. Ann Intern Med 119:257–262, 1993.
131. Hawkey CJ, Karrasch JA, Szczpanski L, et al: Omeprazole compared with misoprostol for ulcers associated with nonsteroidal antiinflammatory drugs. Omeprazole versus Misoprostol for NSAID-induced Ulcer Management (OMNIUM) Study Group. N Engl J Med 338:727–734, 1998.
132. Miko TL, Thomazy VA: The caliber persistent artery of the stomach: A unifying approach to gastric aneurysm, Dieulafoy's lesion, and submucosal arterial malformation. Hum Pathol 19:914–921, 1988.
133. Goldman R: Submucosal arterial malformation (aneurysm) of the stomach with fatal hemorrhage. Gastroenterology 46:589–594, 1964.
134. Norton ID, Peterson BT, Sorbi D, et al: Management and long-term prognosis of Dieulafoy lesion. Gastrointest Endosc 50:762–767, 1999.
135. Schmulewitz N, Baillie J: Dieulafoy lesions: A review of six years of experience at a tertiary referral center. Am J Gastroenterol 96:1688–1694, 2001.
136. Baettig B, Haecki W, Lammer F, Jost R: Dieulafoy's disease: Endoscopic treatment and follow up. Gut 34:1418–1421, 1993.
137. Reilly HF 3rd, al-Kawas FH: Dieulafoy's lesion. Diagnosis and management. Dig Dis Sci 36:1702–1707, 1991.
138. Veldhuyzen Van Zanten SJ, Bartelsman JF, Schipper ME, Tytgat GN. Recurrent massive haematemsis from Dieulafoy vascular malformations: A review of 101 cases. Gut 27:213–222, 1986.
139. Dy NM, Gostout CJ, Balm RK: Bleeding from endoscopically-identified Dieulafoy's lesion of the proximal small intestine and colon. Am J Gastroenterol 90:108–11, 1995.
140. Kasapidis P, Georgopoulos P, Delis V, et al: Endoscopic management and long-term follow-up of Dieulafoy's lesions in the upper GI tract. Gastrointest Endosc 55:527–531, 2002.
141. Lin HJ, Lee FY, Tsai YT, et al: Therapeutic endoscopy for Dieulafoy's disease. J Clin Gastroenterol 11:507–510, 1989.
142. Parra-Blanco A, Takahashi H, Mendez Jerez PV, et al: Endoscopic management of Dieulafoy lesions of the stomach: A case study of 26 patients. Endoscopy 29:834–839, 1997.
143. Stark M, Gostout CJ, Balm RK: Clinical features and endoscopic management of Dieulafoy's disease. Gastrointest Endosc 38:545–550, 1992.
144. Yamaguchi Y, Yamato T, Katsumi N, et al: Short-term and long-term benefits of endoscopic hemoclip application for Dieulafoy's lesion in the upper GI tract. Gastrointest Endosc 57:653–656, 2003.
145. Parra-Blanco A, Takahashi H, Mendez Jerez PV, et al: Endoscopic management of Dieulafoy lesions of the stomach: A case of 26 patients. Endoscopy 29:834–839, 1997.
146. Chung IK, Kim EJ, Lee MS, et al: Bleeding Dieulafoy's lesion and the choice of endoscopic method: Comparing the hemostatic efficacy of mechanical and injection methods. Gastrointest Endosc 52: 721–724, 2000.
147. Matsui S, Kamisako T, Kudo M, Inou R: Endoscopic band ligation for control of nonvariceal upper GI Hemorrhage: Comparison with bipolar electrocoagulation. Gastrointest Endosc 55:214–218, 2002.
148. Mumtaz R, Shaukat M, Ramirez F: Outcomes of endoscopic treatment of gastroduodenal Dieulafoy's lesion with rubber band ligation and thermal/injection therapy. J Clin Gastroenterol 36:310–314, 2003.
149. Nikolaidis N, Zezos P, Giouleme O, et al: Endoscopic band ligation of Dieulafoy-like lesions in the upper gastrointestinal tract. Endoscopy 33:754–760, 2001.
150. Fockens P, Meenan J, Van Dullemen HM, et al: Dieulafoy's disease: Endosonographic detection and endosonography-guided treatment. Gastrointest Endosc 44:437–442, 1996.
151. Ribero A, Vazquez-Sequeiros E, Wiersema M: Doppler EUS-guided treatment of gastric Dieulafoy's lesion. Gastrointest Endosc 53:807–809, 2001.

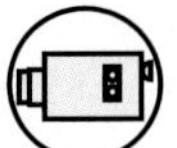

门静脉高压性出血　14

Shiv Kumar Sarin and Barjest Chander Sharma

食管静脉曲张 169
分级 169
静脉曲张破裂出血的病理生理学 170
曲张静脉初发出血的预测因素 170
细菌感染 171
食管静脉曲张的自然史 171
胃静脉曲张 171
门静脉高压的其他表现 171
门静脉高压性出血的治疗 172
食管静脉曲张破裂出血的治疗 173
胃静脉曲张破裂出血的治疗 180
门静脉高压性出血的非静脉曲张来源 182
其他胃肠道和胆管静脉曲张的治疗 184
小结 185

门静脉高压定义为门静脉压力升高，高于5mmHg。门静脉高压通常是肝硬化的并发症（表14-1），可导致静脉曲张破裂出血和腹水。

静脉曲张是天然门体静脉系统之间的侧支或交通支，由门静脉高压引起，可以发生于胃肠道任何部位，甚至可以发生在其他部位。侧支常常发生于门静脉和体静脉系统并列的部位，典型位置是胃食管（gastroesophageal，GE）连接部、肛门直肠部位，有时在脐周、卵巢和肝脏裸区。

食管静脉曲张

分级

仅有50%的肝硬化患者发展为静脉曲张，接近20%的患者静脉曲张较粗大[1]。根据Child分级[1]和病因学，静脉曲张的发生和曲张静脉大小的增加以每年5%～15%的速度递增。静脉曲张用胃镜很容易诊断，根据部位分为食管静脉曲张和胃静脉曲张。静脉曲张在远端食管常见，并可超过Z线到达贲门。在评价曲张静脉大小时必须向远端食管内充分充气。基于临床和研究目的，可系用几种分类法对食管静脉曲张进行分级[2-5]。依据Conn分类[2]，静脉曲张的数量可以分级为：1＋，孤立1条静脉曲张；2＋，2条或3条静脉曲张；3＋，4～6条静脉曲张；4＋，超过6条静脉曲张。曲张静脉的大小可以分级为：1＋，仅在做Valsalva动作时可看到小的静脉曲张；2＋，不做Valsalva动作也可看到小的静脉曲张（直径约1～3mm）；3＋，曲张静脉中等大小（直径3～6mm）；4＋，大静脉曲张（超过6mm）（图14-1）。依据累及食管的程度可以分级为：1＋，食管末端3cm；2＋，食管末端

表14-1　门静脉高压的常见原因

肝前性	肝性	肝后性
门静脉血栓形成	窦前性 • NCPF • IPH • 结节病 • 血吸虫病 • 结节性再生性增生 • 骨髓增生性疾病	下腔静脉阻塞
脾静脉血栓形成	窦性 • 肝硬化	心力衰竭
肝门静脉动静脉瘘	窦后性 • Budd-Chiari 综合征 • 静脉闭塞性疾病	缩窄性心包炎
脾大		

IPH，特发性门静脉高压；NCPF，非硬化性门静脉纤维化。

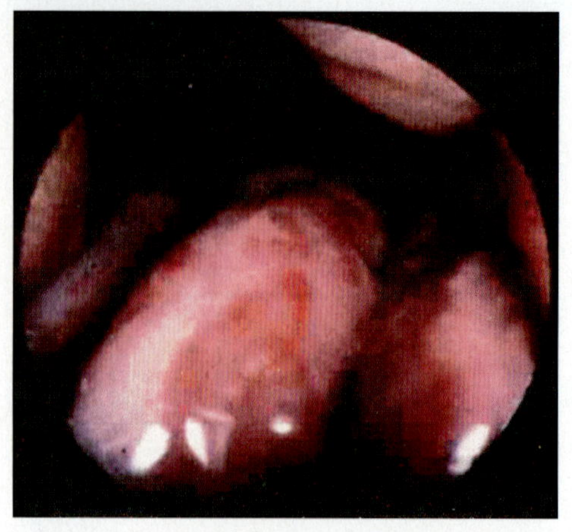

图 14-1　内镜图片显示粗大的食管静脉曲张伴有红色征。

6cm；3＋，食管末端 9cm；4＋，累及食管末端超过 9cm。

日本门静脉高压标准研究学会[4]评估了一系列内镜征象，包括（1）静脉曲张的基本颜色：分为白色（Cw）和蓝色（Cb）；（2）红色征：曲张静脉表面扩张的小血管或小毛细血管，分为樱桃红斑、红色条状隆起和血囊肿样斑。根据数量和分布范围，这三种红色征每种分为三级：阴性（－）、1＋、2＋；（3）静脉曲张的形态：小的直行静脉曲张（F1）；较大的弯曲的曲张静脉占据食管腔不足1/3（F2）；最大的螺旋状曲张静脉占据食管腔的1/3以上（F3）；（4）部位：按静脉曲张的纵向范围分类；位于食管下1/3，称为下段食管静脉曲张（Li）；静脉曲张延伸至气管分叉，称为波及中段食管的静脉曲张（Lm）；静脉曲张延伸超过气管分叉，称为波及上段食管的静脉曲张（Ls）。

尽管静脉曲张破裂出血最常见的部位是食管，但 10%～30% 的患者出血来自其他部位，特别是在食管静脉曲张经内镜治疗消失后。

哪种类型的静脉曲张更容易出现，取决于门静脉高压的原因。胃静脉曲张常与门静脉或脾静脉血栓形成和肝细胞癌有关，十二指肠和胆道静脉曲张更常见于肝外原因引起的门静脉高压[6]。

静脉曲张破裂出血的病理生理学

曲张静脉的血流与跨壁压力梯度之间的关系可用以下公式来表示：P1 － P2 = Q × R，P1 和 P2 分别代表曲张静脉内和静脉外的压力，Q是每单位时间的血流，R 是曲张静脉内的血流阻力。Poiseulle 公式指出血流阻力可用下列公式来表示：$R=8nl/\pi r^4$，其中 n 是血液黏稠度，l和r分别是血管的长度和半径。根据 Laplace法则，跨壁压、曲张静脉半径和曲张静脉壁的厚度（W）决定了曲张静脉壁的张力：

$$管壁张力 = Q \times (8nl/\pi r^4) \times r / W$$

曲张静脉是否出血与其管壁张力直接相关。理论上，大而长且管壁薄、血流速度快的曲张静脉更容易出血。降低血流（通过降低门静脉压力或降低侧支阻力）或增加血管壁厚度可能会降低曲张静脉破裂的风险。由于门静脉出口血流阻力相对固定，因此经常通过调节门静脉血流来改变门静脉压力[1]。

曲张静脉初发出血的预测因素

Graham 和 Smith[7]认为当曲张静脉首次出血后，1/3 的患者在初次住院期间死亡，另外 1/3 的患者在 6 周内会再次出血，仅有 1/3 可以存活 1 年或更长。

意大利北方内镜俱乐部（North Italian Endoscopic Club，NIEC）将严重肝病、粗大的曲张静脉、内镜下红色征的存在作为曲张静脉初发出血的预测因素。Child C级肝硬化、粗大曲张静脉以及存在红色征的患者 1 年内出血的风险大于 76%；而 Child A 级肝硬化、细小曲张静脉以及无红色征者出血风险则小于 10%[8]。但仅有 1/3 的静脉曲张破裂出血患者具有上述危险因素，因此静脉曲张破裂出血的预测因素需要进行更佳定义。我们观测了126例门静脉高压患者的 12 个临床、内镜和血流动力学变量，其中 72 例为出血者，54例为未出血者。结果显示，曲张静脉的大小和曲张静脉内的压力是出血的最重要的预测因素[9]。在另一项研究中，当曲张静脉压力为≤ 13mmHg、>13mmHg 但≤ 14mmHg、>14mmHg 但≤ 15mmHg、>15mmHg 但≤ 16mmHg 和>16mmHg 时，出血的风险分别为 0%、9%、17%、50% 和 72%[10]。

肝硬化的门静脉压力和曲张静脉内压力差可以反映肝静脉压力梯度（hepatic venous pressure gradient，HVPG）。Garcia-Tsao 等[11]的研究发现，在 49 例食管静脉曲张破裂出血的患者中 HVPG 明显高于 44 例肝硬化但无出血的患者（20.4 ± 5.1 *vs* 16.0 ± 5.2）。同时发现，出血患者无 1 例 HVPG 低于 12mmHg。

在一项研究中，门腔静脉压力梯度（portocaval pressure gradient，PPG）在经颈静脉肝内门体分流术（transjugular intrahepatic portosystemic shunt，TIPS）后明显下降（从 19.7 ± 4.6mmHg 降至 8.6 ± 2.7 mmHg），但在再次出血的所有患者中，PPG 再次升至 12mmHg 以上（18.4 ± 7.46mmHg）[12]。Moitinho 等[13]报道，对于静脉曲张破裂出血的住院患者，48小时内检测 HVPG高于20mmHg者，以下风险增加5倍：（1）急诊

治疗难以控制出血；（2）容易早期再出血。HVPG的动态监测对评估治疗或戒酒的影响更有价值[14]。

内镜下活动性出血在统计学上是预测静脉曲张破裂出血治疗失败的独立危险因素[15]。

细菌感染

静脉曲张破裂出血的患者常发生细菌感染，其发生率为35%～66%。存在细菌感染但并未应用抗生素治疗的患者不能控制出血或再出血的风险增加[16]。

有人推测，当细菌感染时内毒素释放导致门静脉压力升高，其机制可能是通过诱导内皮素（一种强烈收缩星状细胞的物质）、血管收缩性环氧合酶的产生和肝星状细胞的收缩。而且，内毒素诱导的一氧化氮和内皮素诱导产生的前列环素能够抑制血小板聚集，使破裂的曲张静脉不容易止血。

有人认为，与安慰剂组相比，抗生素联合口服非选择性β受体阻断剂能够预防静脉曲张破裂出血，但这一假说还需进一步证实。

食管静脉曲张的自然史

肝硬化患者曲张静脉的出现和生长速度常与肝病的严重性相关。Child B级和C级肝硬化患者在诊断肝硬化时就应进行监测，Child A级患者只在有门静脉高压的证据时行内镜检查。在内镜检查时无静脉曲张的肝硬化患者，如果肝功能稳定，需每2年重复进行内镜筛查，如果有肝功能不全的证据，则需每年进行监测。与初次内镜检查无静脉曲张的患者相比，初次内镜检查发现细小静脉曲张的患者进展为粗大静脉曲张的速度更快，因此有小静脉曲张患者需每年进行内镜监测。

目前尚不清楚哪种病因所致的肝硬化更容易导致曲张静脉的发生和发展。

大约1/3静脉曲张患者会发生出血[1]。中重度静脉曲张的肝硬化患者2年出血风险为25%～30%。静脉曲张患者一生中发生出血的危险接近50%[17]。门静脉阻塞患者的出血率比肝硬化患者高。患者的终生出血危险为80%，其中50%的出血发生在5岁以前。[17]。

静脉曲张出血后仅有50%的患者可以自行止血。Child C级肝硬化患者和曲张静脉活动性喷血患者如果不积极治疗更容易持续出血。当活动性出血停止后，6周内再出血的风险较高。最初48小时内早期再出血的风险最高，约有一半的早期再出血发生于此时间段内。早期再出血的危险因素包括粗大的静脉曲张、年龄>60岁、初发出血的严重程度、肾功能衰竭、腹水、内镜下活动性出血和红色征。强力补充血容量可能加重门静脉高压，导致早期再出血。

出血后的长期病程可以被反复曲张静脉出血及其伴随危险（包括严重失血、肝性脑病和肝功能衰竭）所加重。再出血风险与肝功能衰竭的严重程度、持续酗酒、曲张静脉大小、肾功能衰竭以及肝脏肿瘤的存在有关。近70%未经治疗的患者初发出血后1年内再出血或死亡[7]。

胃静脉曲张

门静脉高压患者有1/5存在胃静脉曲张，约5%～10%的胃静脉曲张患者可能不会发生食管静脉曲张。

内镜下难以发现胃静脉曲张，尤其是曲张静脉较小或孤立时。胃底小的曲张静脉常由于黏膜折叠而遗漏。确认是否为曲张静脉主要根据它们的形状（葡萄样）及其淡蓝色的颜色。超声内镜下表现为胃壁内圆形或线形无回声管道。采用彩色多普勒超声可以确认曲张静脉内的血流，并帮助确认内镜治疗后曲张静脉的消失。

胃静脉曲张的简单分类主要依据它们在胃内的解剖位置，这一分类也可帮助理解其自然病程和治疗方法[18]。胃食管静脉曲张（gastroesophageal varice，GOV）位于食管并延伸至胃小弯侧（GOV1）或大弯侧（GOV2）（图14-2、14-3和14-4）。孤立性胃静脉曲张（isolated gastric varices，IGV）常位于胃底（IGV1）（图14-5）、胃大弯或胃内其他部位或十二指肠第一部分（IGV2）。

据报道，急性静脉曲张破裂出血中胃静脉曲张破裂出血占3%～30%。胃静脉曲张破裂出血的风险取决于其位置。尽管GOV1占胃静脉曲张的70%以上，但仅有11%的GOV1患者曾经出血。相反，尽管IGV1占胃静脉曲张不到8%，但80%的IGV1会出血[19]。IGV1常由自发生成的大交通支血管维持营养，因此容易发生肝性脑病。这些自发生成的脾肾交通支部分降低了门静脉压力，与食管静脉曲张相比，IGV1与低门静脉压力更相关。IGV2少见（占所有胃静脉曲张的4.7%），常见于胃窦部（53%）、十二指肠（32%）或两个部位同时存在（11%），胃体和胃底罕见（4%）。总之，胃静脉曲张破裂出血（图14-6）较食管静脉曲张破裂出血少见，但更为严重[20]。

门静脉高压的其他表现

门静脉高压的常见表现有食管和胃静脉曲张。静脉曲张也可以在胃肠道其他部位发生，包括直肠肛门

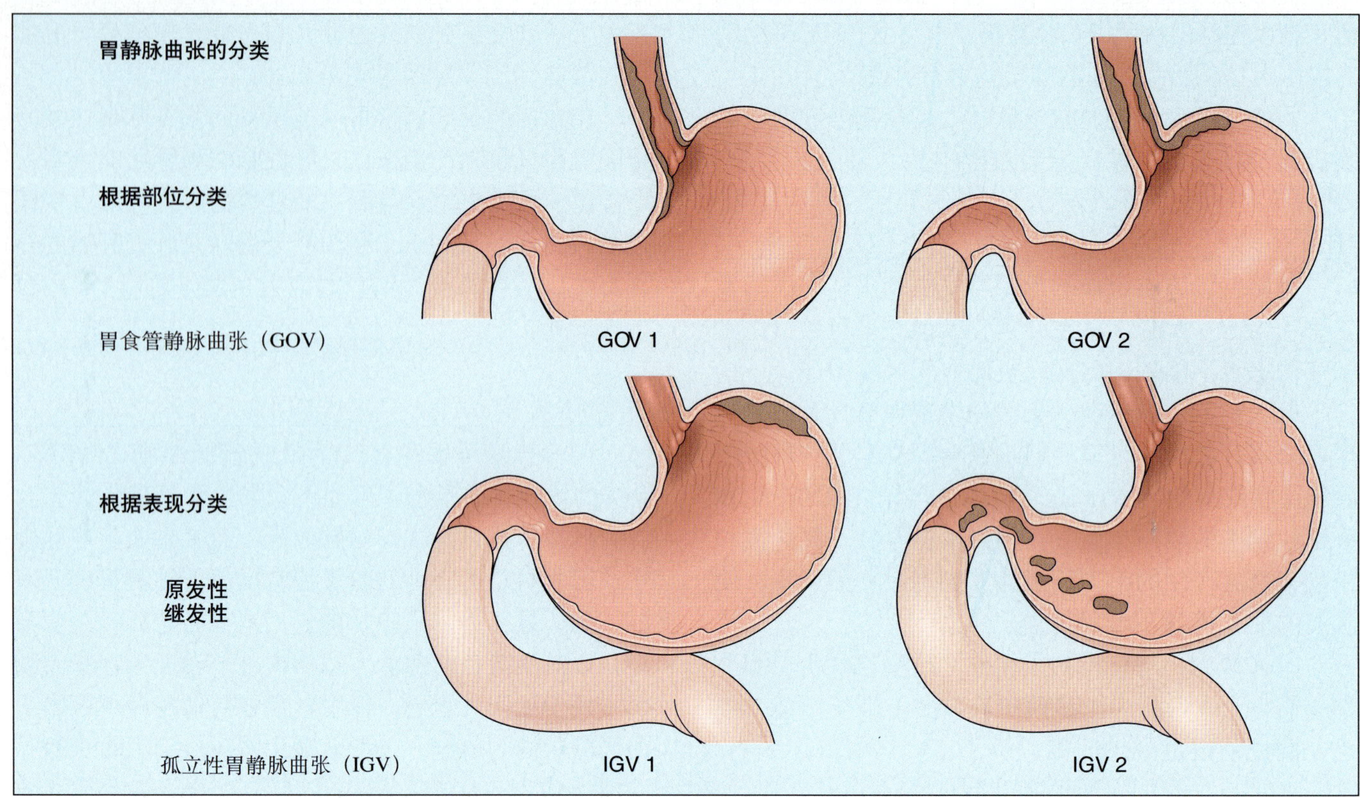

图 14-2　胃静脉曲张基于位置的 Sarin 分类法。（Reproduced from Sarin SK, Kumar A: Gastric varices: Profile, classification, and management. Am J Gastroenterol 84:1244–1249, 1989, with permission from Blackwell Publishing Ltd.）

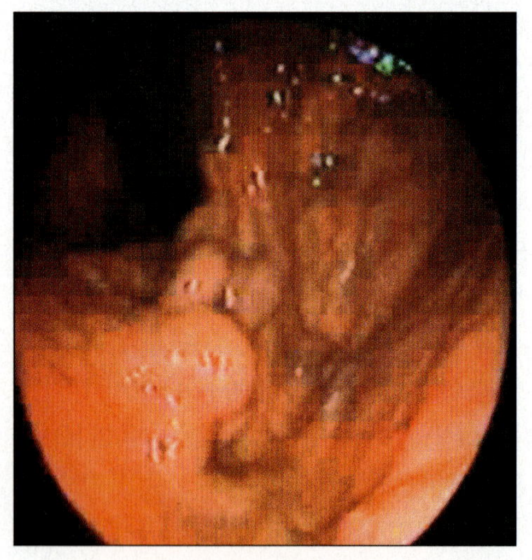

图 14-3　GOV1 型胃静脉曲张的内镜图片。

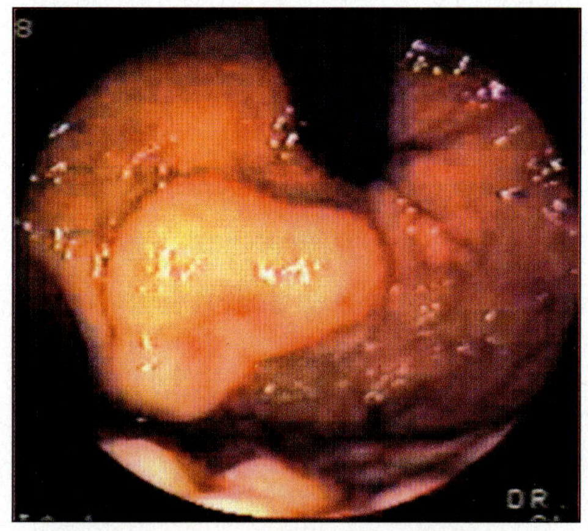

图 14-4　GOV2 型胃静脉曲张的内镜图片。

区域、结肠和小肠。其他表现有门静脉高压性胃病（portal hypertensive gastropathy，PHG）、结肠病和肠病。门静脉高压的其他表现还包括腹水、肝肺综合征、门肺综合征、肝肾综合征、肝性脑病和肝硬化性心肌病。

门静脉高压性出血的治疗

门静脉高压所致消化道出血的主要治疗进展是内镜、外科手术、放射学和药物治疗。应该在血流动力学稳定后进行胃镜检查，在90%的病例可获得准确诊断和特效治疗。

静脉曲张破裂出血并不是肝硬化患者上消化道出血的惟一原因。出血可能来自胃或十二指肠静脉曲张、PHG或消化性溃疡。当首次出血后，尽管采取了两次充分的内镜治疗，但仍发生两次有临床意义的静脉曲张出血，这种情况通常就定义为内镜治疗失败。

尽管内镜治疗对导致静脉曲张破裂出血的病理生

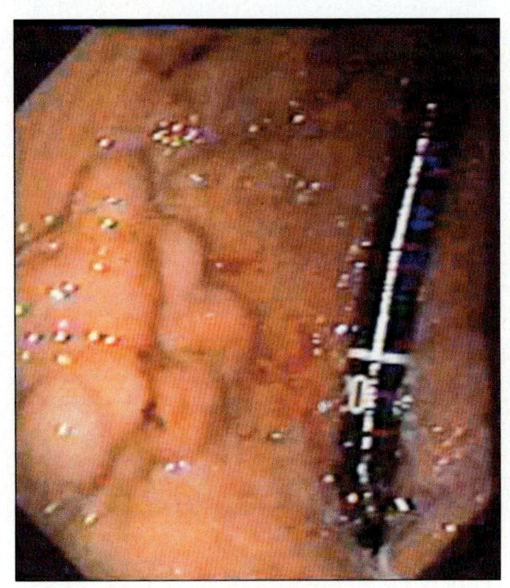
图 14-5 IGV1 型胃静脉曲张的内镜图片。

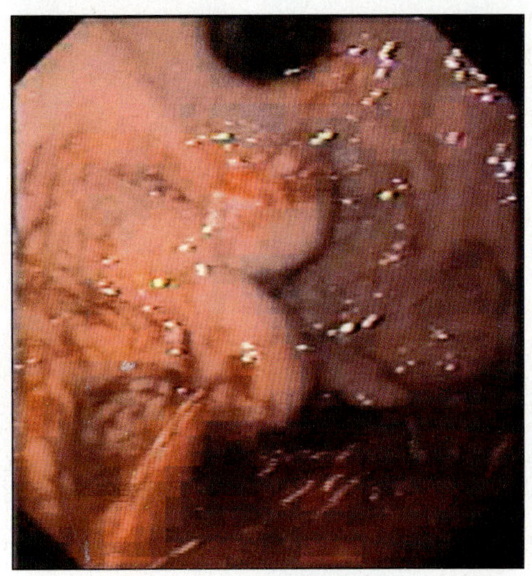
图 14-6 胃静脉曲张活动性出血的内镜图片。

理机制无影响，但它对控制急性出血、预防再出血（二级预防）和一定程度上预防食管静脉曲张的首次出血（一级预防）是有效的。

食管静脉曲张破裂出血的治疗

Baveno II 共识工作组将内镜下渗血或喷血定义为活动性出血。临床显著出血定义为24小时内需要2个或更多单位的输血，同时收缩压低于 100mmHg 或体位改变后血压变化大于 20mmHg 和 / 或在午夜零点时脉率大于 100 次 / 分[21]。

控制急性静脉曲张破裂出血以及二级预防的内镜硬化治疗

用于治疗食管静脉曲张破裂出血和消除曲张静脉的内镜硬化治疗，临床应用已经近 60 年了，方法为将硬化剂注入曲张静脉腔内（静脉内）（图 14-7）或注入紧邻血管部位以填塞或压迫血管阻止血流流动（曲张静脉旁）[22]。

注入的硬化剂通过引起曲张静脉凝固性坏死及曲张静脉内血栓形成立即发生止血效应，随后引起周围组织的炎症及瘢痕形成，导致曲张静脉消失。最常用的硬化剂是乙醇胺油酸酯、聚乙二醇单十二醚、无水乙醇、十四烷基硫酸钠和鱼肝油酸钠，其疗效相当[1,22-24]。无水乙醇与5%的乙醇胺油酸酯以及3%的十四烷基硫酸钠相比，是一种强效水溶性硬化剂[22,24]，价格低廉，容易获取。内镜硬化治疗要由经验丰富的能手来完成。通过内镜的操作孔插入可缩回的注射针，然后向曲张静脉内注入硬化剂。在急性出血时，直接向出血部位注射。如果未发现任何近期或先前出血的征象，应对所有的曲张静脉从胃食管连接部稍上方开始，直至食管下段距贲门 5cm 以内，以螺旋方式选择性注射硬化剂。

通常每个部位注射 1 ~ 3ml 硬化剂。注射针周围 1cm 内区域发白提示注入了足够的硬化剂。在首次注射时，一般 5 ~ 8ml 的硬化剂就已足够。重复硬化治疗时需要的硬化剂较少，可间隔 1 ~ 3 周进行注射直至所有曲张静脉消失。一般平均需要 4 ~ 6 次硬化治疗。与每 3 周进行 1 次内镜硬化治疗相比，每周进行 1次治疗时，曲张静脉“死亡时间”，即曲张静脉的消除时间缩短，但生存率并没有提高，可能与硬化治疗后溃疡形成造成出血的风险增加有关[25]。在5% ~ 20%的患者曲张静脉消除前即发生了再出血，另外 5% ~ 20%的患者再出血发生于曲张静脉消除后，出血原因是胃静脉曲张或胃病。曲张静脉消除后，50% ~ 70%的患者可再次出现静脉曲张[1,26,27]。这部分患者出血风险高，应该定期内镜监测[1,26,27]。

内镜硬化治疗可以引起局部或全身并发症（表 14-2）。在内镜硬化治疗时，菌血症常见，对于活动性出血患者及那些有发生细菌性心内膜炎或自发性细菌性腹膜炎危险的患者，应预防性应用抗生素。90%的患者会在内镜硬化治疗后 1 天，70% 的患者会在 1 周内，出现组织坏死引起的浅表性溃疡[28]。浅表性溃疡是硬化治疗必然的伴随表现。另一方面，深溃疡常常导致再出血和狭窄形成。

据报道 1% ~ 20% 的患者出现严重并发症，总体死亡率为 2% ~ 5%[29]（表 14-2）。常见的轻微并发症包括疼痛、发热和短暂吞咽困难等。

尽管静脉内硬化治疗后常发生食管动力异常，但

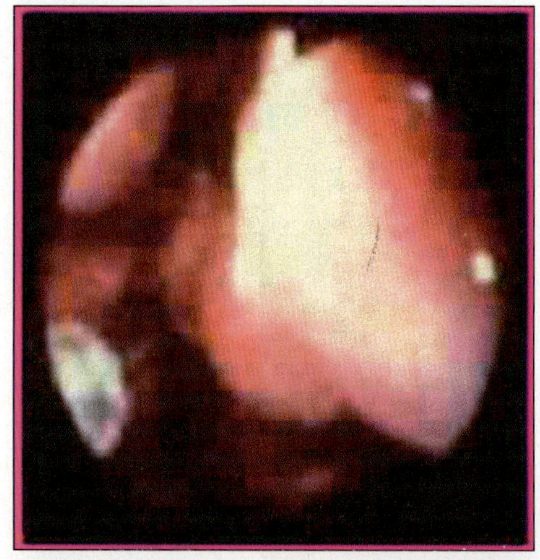

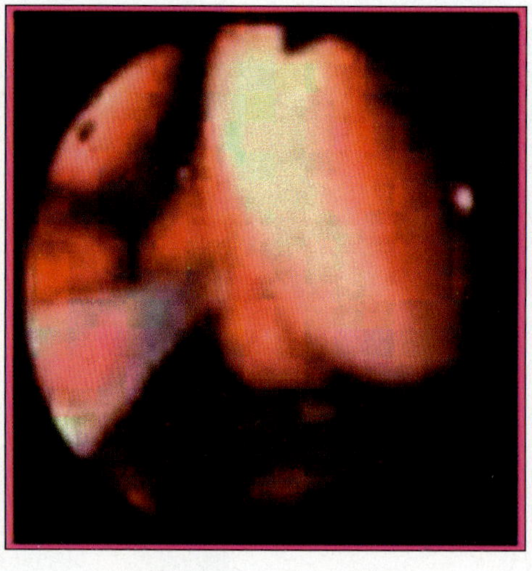

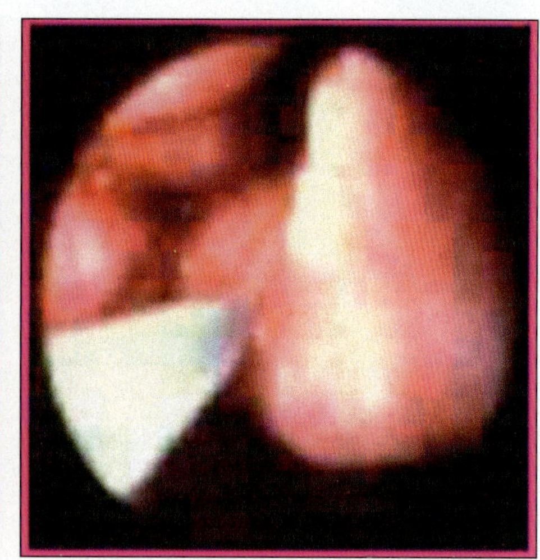

图 14-7　食管静脉曲张的内镜硬化治疗。

并未导致胃食管反流的增加[30]。

表 14-2　内镜硬化治疗的并发症

食管	局部	全身
溃疡	纵隔炎	脓毒症
出血	胸腔积液	低氧血症
撕裂		吸入性肺炎
狭窄		自发性细菌性腹膜炎
动力异常		门静脉血栓形成
穿孔		

内镜硬化治疗的有效性

急性出血　内镜硬化治疗能有效控制95%食管静脉曲张患者的活动性出血。与球囊压迫、血管升压素及其类似物、生长抑素、奥曲肽以及手术治疗相比，硬化治疗的疗效相当，甚至更好[1]。在硬化治疗中添加组织黏合剂（N-丁酰-2-氰基丙烯酸酯）并无益处。

许多随机临床试验数据已经显示：硬化治疗与药物治疗联合较单一硬化或药物治疗的止血效果好，但死亡率并未下降。

二级预防　针对1100多例患者的8项临床试验证实，内镜硬化治疗与未治疗相比降低了再出血率（40%～50% *vs* 70%）和死亡率（30%～60% *vs* 50%～75%）[1]。肝硬化患者曲张静脉的完全消除较不完全消除更有助于预防再出血和提高生存率[31, 32]。而且，内镜硬化治疗对合并肝细胞癌的食管静脉曲张肝硬化患者也有效。硬化治疗对非肝硬化性门静脉高压患者同样有效[33, 34]。

在12项随机对照研究中[35, 36]，硬化治疗联合β受体阻断剂降低门静脉压力与二者单一治疗相比，再出血的发生率降低。

内镜硬化治疗的一级预防

静脉曲张破裂出血的一级预防或预防静脉曲张初次出血是降低静脉曲张破裂出血发病率和死亡率的最合理方法。由于仅有10%～20%的患者出血，因此选择具有静脉曲张破裂出血高危因素的患者非常重要。这些高危因素包括粗大曲张静脉（>5mm）、红色征和中重度肝病。

一级前预防（preprimary prophylaxis）一词是指在

内镜能观察到静脉曲张之前即给予治疗，以预防曲张静脉的形成。早期一级预防是指那些用于预防小曲张静脉口径增加的治疗措施。

在 1756 例患者参与的 20 项随机试验中，比较了内镜硬化治疗和未给予硬化治疗的效果，其中多数患者是中等或大的曲张静脉。在硬化治疗组，5 项试验表明出血有明显减少，2项试验显示出血增加，3项试验显示无变化[37]。由于各项试验在出血和死亡率方面的结果一致性很差[38, 39]，因此不建议将预防性硬化治疗作为一级预防。

Teran 等[40]观察了在静脉曲张破裂出血的一级预防中各种治疗措施的费用。发现β受体阻断剂对肝硬化患者的治疗费用要比硬化治疗或分流手术低，分别节省 440 美元和 1460 美元。其他治疗没有节省费用。Spiegel等[41]发现将经验性β受体阻断剂治疗作为静脉曲张破裂出血的一级预防是节省费用的有效方法，因为应用内镜监测来指导治疗明显增加费用，但有效性增加却不明显。

内镜静脉曲张结扎控制食管静脉曲张急性出血和二级预防

内镜静脉曲张结扎（endoscopic variceal ligation，EVL）是在内镜下用橡皮圈勒紧曲张的静脉，使曲张静脉内血栓形成和坏死，之后黏膜脱落形成瘢痕。将预先装有弹性橡皮圈的圆柱形结扎器（图14-8）套入内镜顶端，曲张静脉被吸入圆柱，一种扳机装置使得橡皮圈弹出套住曲张静脉（图14-9）。应用不同的装置可以释放一个或多个橡皮圈。一般每次沿管壁环行结扎 5 ~ 8 个橡皮圈。

内镜结扎治疗的并发症比硬化治疗少。与硬化剂的化学刺激相比，结扎治疗主要在局部发生作用，全身并发症少见。表面黏膜溃疡形成常见，但狭窄形成罕见。

内套圈（endoloop）也已被用于替代橡皮圈，可在内镜检查同时放置而无需将内镜取出（图 14-10 和 14-11）。尽管内套圈比橡皮圈可对组织施加更大的压力，但如果系得过紧，可引起撕裂。内套圈也需要反复放置。

内镜静脉曲张结扎的效果

急性出血 技术上EVL控制急性出血的有效性受到质疑，因为难以显示和结扎出血的曲张静脉。在这种情况下，可以通过在胃食管连接部和近端食管 3 ~ 4cm 处的每个象限各放置一个橡皮圈来克服。Steigmann等[42]将食管静脉曲张破裂出血患者随机分为硬化治疗组和结扎治疗组。结果显示二者控制急性出血的效果相当，硬化治疗组为 77%，结扎组为 86%。硬化组的死亡率（45%）高于结扎组（28%）。

Avgerinos等[43]将合并活动性静脉曲张破裂出血的肝硬化患者随机分为结扎组和硬化治疗组。两组的出血控制率分别为 97% 和 76%。

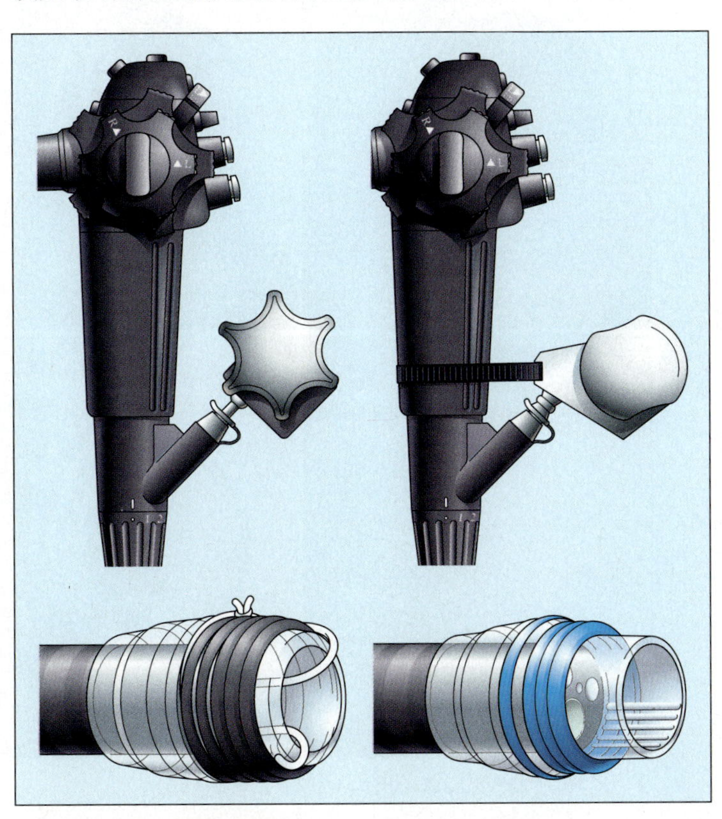

图 14-8　置于内镜上的橡皮圈结扎器用于结扎静脉曲张。

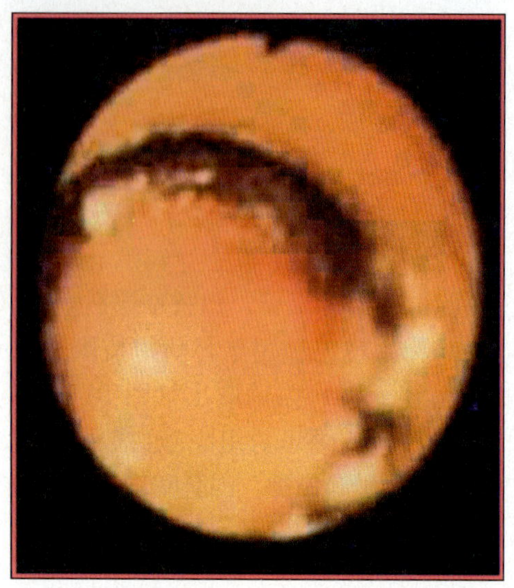

图 14-9　内镜图片显示用橡皮圈结扎的食管曲张静脉。

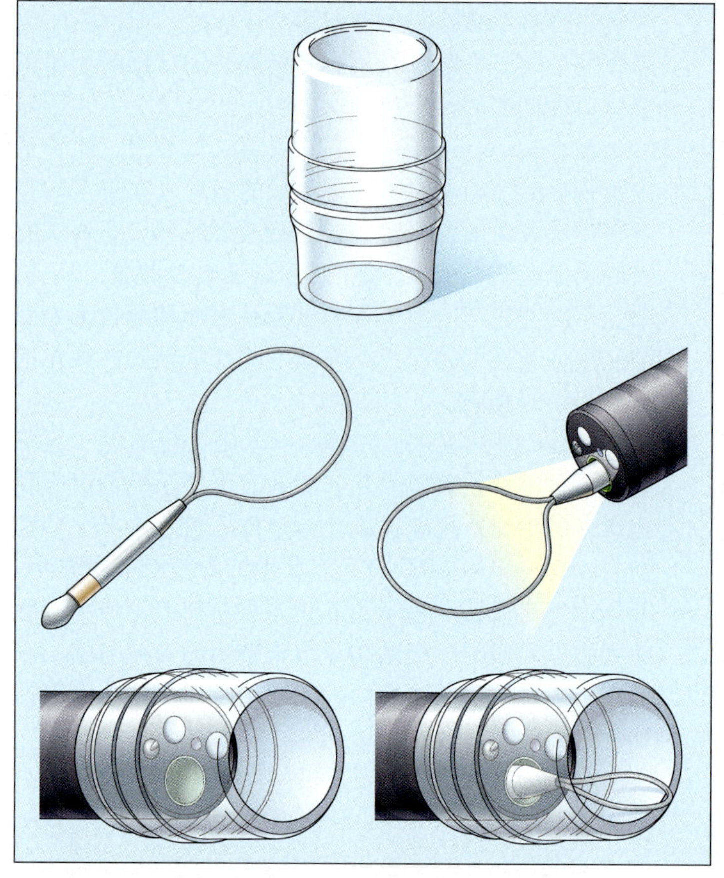

图 14-10　内套圈部分和安装在内镜上的内套圈装置。

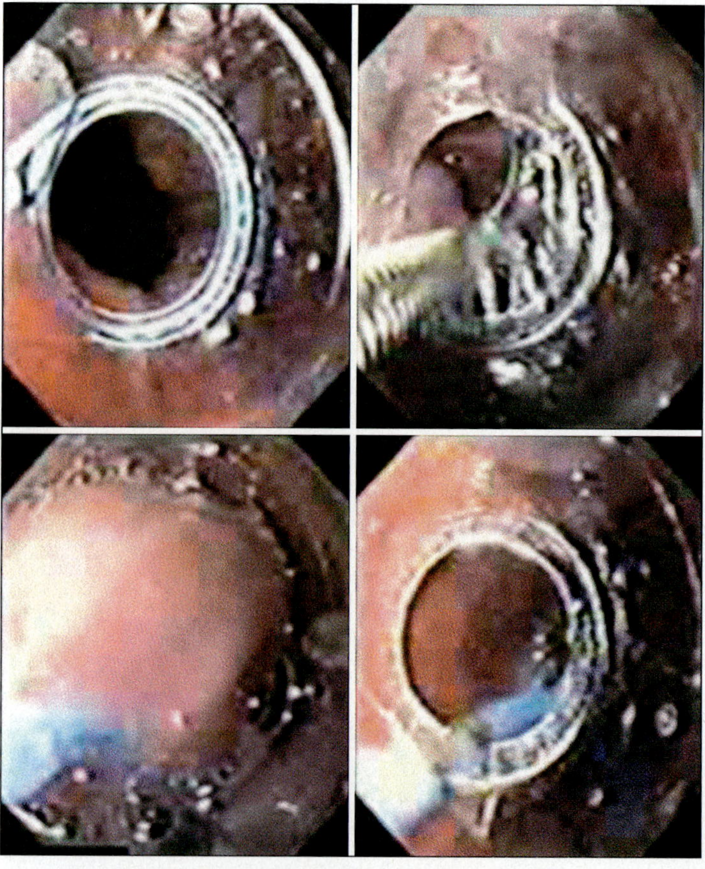

图 14-11　内镜图片显示用内套圈结扎食管静脉曲张。

二级预防　在18项研究（共1509名患者）中比较了EVL和硬化治疗对再出血的预防作用。荟萃分析显示，结扎组治疗次数、曲张静脉消除时间和再出血率明显低于硬化治疗组（表14-3）。EVL后静脉曲张的复发率较高可能因为EVL不能像注射硬化剂一样使曲张血管穿透支（perforator）闭塞。

许多学者评价了EVL和硬化联合治疗（同步联合）对消除食管静脉曲张的作用。Laine等[44]和Saeed等[45]的研究发现单独进行结扎治疗同样有效，而且并发症较少（表14-4））。另一方面，为了降低结扎治疗后静脉曲张的高复发率，EVL后选择适宜时间追加硬化治疗的理念得到人们支持[46]。

人们使用诸如氩等离子体凝结[47，48]、低能量二极管激光治疗[47，49]和微波[50，51]来加速食管壁纤维化，以提高EVL后食管静脉曲张长期清除率，但这些方法仍在试验中。

我们也观察到，与硬化治疗相比，结扎治疗消除曲张静脉更快，需要治疗的次数较少，但在随访的8.5 ± 4.4个月中复发率较高[52]。硬化治疗后PHG的发生率较结扎治疗后更高（20.5% *vs* 2.3%）。结扎治疗后PHG的发生率较低可能与以下因素有关，结扎并未将食管曲张静脉完全闭塞，血流可以通过食管旁交通支引流，导致胃微循环淤血较少，但食管静脉曲张的复发率较高。EVL在肝外门静脉阻塞中也发现有效[53]。

总之，目前EVL已取代硬化治疗用于静脉曲张破裂出血和食管静脉曲张再出血的预防，而且证实比硬化治疗更为经济有效。

表 14-3 内镜硬化治疗和内镜曲张静脉结扎预防食管静脉曲张再出血的比较

参考文献	治疗	患者数	根除率（%）	再出血率（%）	静脉曲张再发生率（%）	随访
Hou 等	EST	67	79	42	30	9.7 ± 6.4 个月
(1995)[110]	EVL	67	86	19	48	10.5 ± 6.3 个月
Baroncini 等	EST	54	92.5	19	13	53.4 ± 42 天
(1997)[111]	EVL	57	93	16	30	496 ± 40 天
Sarin 等	EST	48	93.8	21	7	8.3 ± 4.2 个月
(1997)[52]	EVL	47	93.6	6	29	8.6 ± 4.6 个月
De la Pena 等	EST	46	71	50	28	16 个月
(1999)[26]	EVL	42	79	31	45	18 个月

EST，内镜下硬化治疗；EVL，内镜下曲张静脉结扎。

表 14-4 EVL 和 EVL 与硬化联合治疗食管静脉曲张的比较

参考文献	治疗	患者数	根除率（%）	再出血率（%）	静脉曲张再发生率（%）	死亡率（%）
Laine 等	EVL	20	60	30	–	15
(1996)[44]	EVL + EST	21	71	29	–	14
Saeed 等	EVL	25	64	25	16	16
(1997)[45]	EVL + EST	22	54.5	36	23	32
Lo 等	EVL	35	–	31	43	29
(1998)[46]	EVL + EST	37	–	8	14	19
Al Traif 等	EVL	31	81	23	6	23
(1999)[115]	EVL + EST	29	86	17	21	10
Djurdjevic 等	EVL	51	92	10	26	12
(1999)[116]	EVL + EST	52	88	14	24	14
Umehara 等	EVL	26	80.8	–	72	15
(1999)[117]	EVL + EST	25	84.0	–	22	12

EST，内镜下硬化治疗；EVL，内镜下曲张静脉结扎。

内镜下静脉曲张结扎用于一级预防

由于EVL较安全，并且与硬化治疗同样有效，有人评估了 EVL 在预防食管静脉曲张首次出血中的作用。Sarin 等[54]对 68 例患者进行研究，比较了 EVL 和未治疗组在预防静脉曲张首次出血中的作用（表 14-5）。Lay 等[55]随后也证实了他们的结果，Lay 等发现 EVL 与未治疗组相比，首次出血的发生率（19% *vs* 60%）和死亡率（28% *vs* 58%）明显下降。

得到令人鼓舞的初步结果后，随之想到的就是EVL是否与目前的一级预防措施 β 受体阻断剂治疗效果相当?我们[56]将 89 例高危静脉曲张患者随机分为 EVL 治疗组和普萘洛尔治疗组。在随访的18个月中，EVL 组出血发生率（15.8%）明显低于普萘洛尔组（43%）。然而，EVL组的生存率无明显改善。Lui等[57]将172例患者分为内镜结扎组（$n = 44$）、普萘洛尔组（$n = 66$）或单硝酸异山梨酯组（$n = 62$）（表 14-6）。在一项意向性分析中，EVL组的静脉曲张破裂出血率为 7%，普萘洛尔组 14%，单硝酸异山梨酯组 23%，EVL 组和单硝酸异山梨酯组之间有明显统计学差异。药物治疗组中许多患者出现副作用（普萘洛尔组 45%；单硝酸异山梨酯组 42%；结扎组 2%），导致普萘洛尔组30%的患者，单硝酸异山梨酯组21%的患者终止治疗。三组之间的死亡率无明显差异。

表 14-5　EVL 与未治疗对食管静脉曲张首次出血的预防作用的比较

参考文献	治疗	患者数	根除率（%）	再出血率（%）	静脉曲张再发生率（%）	死亡率（%）
Sarin 等	对照	33	–	39.4	–	24.2
(1996)[54]	EVL	35	96	8.6	29	11.4
Lay 等	对照	64	–	60	–	58
(1997)[55]	EVL	62	60	19	42	28
Lo 等	对照	63	–	21.8	–	36.5
(1999)[112]	EVL	64	86	34.9	22	25
Omar 等	对照	38	–	10.5	–	–
(2000)[113]	EVL	36	–	2.8	–	–

EVL，内镜下曲张静脉结扎。

表 14-6　EVL 与普萘洛尔或单硝酸异山梨酯对预防食管静脉曲张首次出血的比较

参考文献	治疗	患者数	曲张静脉出血	死亡率（%）
Sarin 等	普萘洛尔	44	43	11
(1999)[56]	EVL	45	15	11.1
Lui 等	普萘洛尔	66	9	21
(1999)[57]	ISMN	62	19	19
	EVL	44	6.8	25
Song 等	普萘洛尔	30	20	16.7
(2000)[114]	EVL	31	9.7	9.7

EVL，内镜下曲张静脉结扎；ISMN，单硝酸异山梨酯。

EVL 与 β 受体阻断剂相比，有以下优势：

1. 无禁忌证（除非有内镜禁忌证）。

2. 治疗持续时间较短，仅 3 ~ 4 周，因此治疗顺应性较好。

3. 无需监测血流动力学参数，以评估药物治疗后 HVPG 下降 25%。而在 EVL，治疗终点是曲张静脉消失在内镜下清楚可见。

4. 无需进行不确定治疗。长期服用普萘洛尔治疗者不能随便停药。一旦停药，再出血率和用药之前同样高，而且死亡率更高。

已经报道的两项独立的荟萃分析[58, 59]分析了 EVL 作为静脉曲张破裂出血一级预防的疗效，第 1 项荟萃分析共有 283 例患者，包含了 4 项比较 EVL 和 β 受体阻断剂的研究。结果显示，β 受体阻断剂可使患者首次出血的风险下降16%，EVL下降8%（相对风险下降 52%）。但出血相关的死亡率和总死亡率无明显差异。第 2 项荟萃分析共有 601 例患者，包括了 5 项研究，对EVL和未治疗的对照组进行比较。结果显示，与未治疗组相比，EVL 可以使患者首次出血的风险从 18% 降至 4%，总死亡率的相对风险下降 45%。

目前，静脉曲张高危患者应该进行HVPG监测并给予非选择性β受体阻断剂。如果4 ~ 6周后，HVPG 下降25%或更多或治疗后降至12mmHg以下，应继续应用药物治疗。对β 受体阻断剂无反应或有禁忌证或对 β 受体阻断剂不能耐受的患者应该采用结扎治疗。

急性静脉曲张破裂出血内镜治疗的补充或替代治疗措施

应用三腔 Sengstaken-Blakemore 管或四腔 Minnesota 管球囊压迫与硬化治疗一样可有效控制急性静脉曲张破裂出血。Zimmon 管可以使内镜通过邻近胃食管连接部的膨胀的球囊边缘进行检查，压迫出血的曲张静脉。在内镜治疗前常规进行球囊压迫可能会导致更多的并发症[17, 36, 60, 61]。

药物治疗

一些血管活性药物因其可以在出血后尽快地控制活动性出血，避免更多的血液丢失、肝缺血和肝功能不全而受到广泛关注。血管加压素或其类似物特利加压素、生长抑素或其类似物奥曲肽、兰瑞肽和伐普肽的作用，已进行了研究。

在急性静脉曲张破裂出血中单独应用血管活性药物并不比内镜治疗更有效。一项研究报道EVL加用奥曲肽对急性静脉曲张破裂出血患者有益[62]，但其他研究报道并无益处[63]。也有证据表明特利加压素联合注射硬化剂治疗可降低硬化治疗后再出血的风险，但生存率无明显改善[62]。一项研究比较了硬化治疗前后均应用5天生长抑素和单一硬化治疗的疗效，结果显示，生长抑素可明显降低治疗失败率、输血率，但死亡率无明显下降[62]。其他人也报道了类似的研究结果[64]。

降低门静脉压力和肝静脉压力梯度是预防静脉曲张破裂出血的合理方法。11项[39]包括971例患者的研究比较了硬化治疗和药物治疗（其中10项用普萘洛尔，1项用纳多洛尔加单硝酸异山梨酯）在预防反复出血（任何原因，如静脉曲张、门静脉高压出血或硬化治疗后溃疡）中的作用。各项研究评价再出血的结果明显各不相同。5项研究中，随机分到药物治疗组的患者再出血率较低，6项研究中随机分到硬化治疗组的患者再出血率较低，汇总分析显示这两种治疗方法间无明显统计学差异。对两种治疗方法生存率的评估无显著差质。硬化治疗组中更多患者生存下来，但无统计学意义。而且，无不良反应的患者在药物治疗组明显多于硬化治疗组。

药物治疗（β受体阻断剂加硝酸盐）在预防静脉曲张破裂再出血中的作用与结扎治疗同样有效（表14-7）。

一项研究对内镜结扎治疗（51例患者）和普萘洛尔或普萘洛尔加单硝酸异山梨酯联合治疗（51例患者）进行了比较[65]。结果显示，药物治疗组有19例患者出现再出血（中位时间为24天），结扎组有27例患者再出血（中位时间为24天）。1年时药物治疗组和结扎组的再出血率分别为43.7%和53.8%，死亡率为32%和22.5%，无统计学意义。在预防静脉曲张破裂再出血方面，β受体阻断剂联合或不联合硝酸盐与内镜结扎治疗同样有效。

内镜结扎治疗也与结扎、β受体阻断剂加硫糖铝联合治疗进行了比较[66]。62例患者单纯接受结扎治疗，60例患者接受联合治疗。随访时间的中位数为21个月，结果表明，EVL组再出血率和静脉曲张的再发生率分别为30%和50%，联合治疗组分别为11.6%和26%（$P<0.05$）。

抑酸治疗

许多非对照研究显示了抑酸治疗作为硬化治疗的辅助治疗的有效性。在3项对照研究中，硫糖铝在硬化治疗诱发的溃疡愈合或预防溃疡出血中的作用仍有争议。在一项对照研究中，雷尼替丁对溃疡愈合有明显疗效，但另一项研究中奥美拉唑无明显疗效[67]。

抗生素

急性消化道出血患者容易发生全身感染。在急性出血后早期口服不可吸收的和全身作用的抗生素可减少感染的发生。抗生素治疗也使患者死亡率下降[68,69]。

外科选择

一些研究对硬化治疗和分流手术进行了比较，结果显示手术组再出血率下降，但死亡率无明显下降[36,68]。一项包含4项试验的[36]荟萃分析中对内镜硬化治疗与食管横断进行比较，其中1例在内科治疗无效后进行门腔分流手术，结果显示，在控制出血或降低死亡率方面，两组无明显统计学差异，但内镜硬化治疗的再出血率明显升高。Orozco等[70]比较了静脉曲张破裂出血的可选择治疗，包括β受体阻断剂（普萘洛尔）、内镜硬化治疗和保留门静脉血流的外科手术（选择性分流和Sugiura-Futagawa手术）。他们发现手术治疗组较其他两组再出血率明显下降。三组患者中低危患者（Child A）的生存率较好，但三组间无统计学差异。尽管内镜治疗、肝移植和TIPS的应用进展已影响了静

表14-7　药物联合内镜治疗在预防静脉曲张破裂再出血中的随机对照研究

参考文献	治疗	患者数	再出血率（%）	死亡率（%）	随访时间（月）
Villanueva等	纳多洛尔+ISMN	43	26	9	18
(1996)[118]	硬化治疗	43	53	21	18
Villanueva等	纳多洛尔+ISMN	72	33	32	20
(2001)[119]	结扎治疗	72	49	42	22
Lo等	纳多洛尔+ISMN	61	57	13	24
(2002)[120]	结扎治疗	60	38	25	25
Patch等	普萘洛尔+ISMN	44	37	33	8
(2002)[65]	结扎治疗	47	53	33	12

ISMN，单硝酸异山梨酯。

脉曲张破裂出血患者的治疗选择和预后，但门体分流和胃食管周围血管离断术对所选择的患者仍是重要而有效的治疗[71]。

经颈静脉肝内门体分流

两项分别包含811例和750例患者的荟萃分析，对TIPS和硬化治疗进行了比较[72,73]。

不同研究的中位随访时间为10～32个月，两项荟萃分析均得出结论：TIPS在预防静脉曲张破裂再出血方面优于内镜硬化治疗（19% vs 47%）。但由于治疗后肝性脑病风险的增加，而且生存率也无明显改善，因此不推荐TIPS作为预防静脉曲张破裂再出血的一线治疗。支架堵塞的发生率很高，常需再次疏通，这是TIPS的另一局限性。目前国际消化病咨询协会推荐在内镜无法控制的急性静脉曲张破裂出血或对包括硬化治疗和药物治疗在内的传统疗法无效或不能耐受的难治性反复静脉曲张破裂出血患者行TIPS治疗。

胃静脉曲张破裂出血的治疗

胃静脉曲张破裂出血的治疗取决于不同类型胃静脉曲张的自然史。尽管60%的GOV1随着食管静脉曲张的消失而消失，但GOV2和IGV1仍需特殊治疗[74]。IGV1出血的危险性与曲张静脉的大小（> 10mm）、Child分级和红色征的出现有关[1]。另一方面，IGV2不常见，很少出血，治疗同IGV1。目前，孤立性胃静脉曲张内镜治疗的指征是存在活动性出血（喷血或渗血）、存在血栓或其他近期出血征象。下述几个与胃静脉曲张相关的问题尚未进行深入研究：当发生食管静脉曲张破裂出血后胃静脉曲张破裂出血的危险性、食管静脉曲张的消除是否增加了胃静脉曲张破裂出血的危险、伴随出血性食管静脉曲张的非出血性胃静脉曲张是否需要预防性治疗。目前的经验是，决定是否进行胃静脉曲张预防性治疗应根据胃静脉曲张的位置和大小、红色征的存在、Child分级和突然出血时患者能否得到氰基丙烯酸酯治疗来决定。

66%～75%的胃静脉曲张活动性出血患者可以用硬化治疗来控制（表14-8和14-9）。在孤立性胃静脉曲张，硬化治疗后溃疡再出血较常见。有报道显示，曲张静脉旁和静脉内联合硬化治疗，平均治疗4次后40%的胃静脉曲张消失，但注射治疗伴随出血的风险很高。

内镜硬化治疗并不能导致全部曲张静脉内血栓形成，硬化治疗引起的坏死可能导致尚未形成血栓的高血流量胃曲张静脉的大出血，导致高死亡率[39]。

也有人应用内镜结扎[75]和可分离的圈套器[76]控制急性胃静脉曲张破裂出血，减少再出血风险（表14-10）。但可用的有效资料有限。

表 14-8　内镜下硬化治疗对胃静脉曲张再出血的预防作用

参考文献	硬化剂	患者数	消除率（%）	再出血率（%）	复发率（%）	随访时间（月）
Sarin 等（1998）[121]	AA（95%）	32	38	16	–	–
Gimson 等（1991）[122]	EO/ 胶	31	32.3	16	–	–
Chang 等（1996）[123]	STD（1.5%）	25	32	70	25	52 ± 37
Chang 等（1996）[123]	GW（50%）	26	81	30	4.8	57 ± 32
Sarin 等（1997）[124]	AA（95%）	60	72	23	0	24 ± 23

AA，无水乙醇；EO，乙醇胺油酸酯；GW，葡萄糖液；STD，十四烷基硫酸钠。

表 14-9　活动性胃静脉曲张破裂出血的胃曲张静脉内镜硬化治疗

参考文献	硬化剂	患者数	成功率（%）	再出血率（%）	并发症
Trudeau 等（1986）[125]	STD	9	100	90	溃疡 89%
Gimson 等（1991）[122]	EO/ 胶	41	40	16	溃疡 29% 穿孔
Oho 等（1995）[80]	EO（5%）	24	67	25	–
Chang 等（1996）[123]	STD（1.5%）	25	80	70	溃疡 30%
Chang 等（1996）[123]	GW（50%）	26	92	30	溃疡 30%
Chiu 等（1997）[126]	STD（1.5%）	27	66.7	–	–
Sarin 等（1997）[124]	AA（95%）	18	67	34	溃疡 100%
Ogawa 等（1999）[78]	EO（5%）	21	81	100	–
Sarin 等（2002）[77]	AA（95%）	8	62	25	–

AA，无水乙醇；EO，乙醇胺油酸酯；GW，葡萄糖液；STD，十四烷基硫酸钠。

表 14-10　胃曲张静脉结扎在胃静脉曲张破裂出血治疗中的作用						
参考文献	治疗	患者数	活动性出血（%）	成功率（%）	再出血率（%）	消除率（%）
Yoshida 等（1994）[127]	GVL-S	10	10	100	10	100
Harada 等（1997）[128]	GVL-S	5	100	100	20	–
Cipolletta 等（1998）[129]	GVL-S	7	100	100	0	–
Yoshida 等（1999）[76]	GVL-S 和 EIS	35	23	100	3	97
Shihaand EI-Sayed（1999）[75]	GVL	27	7	89	18.5	100

EIS，内镜注射硬化治疗；GVL，胃曲张静脉结扎；GVL-S，胃曲张静脉圈套结扎。

组织粘合剂

已有报道认为，组织粘合剂治疗胃静脉曲张破裂出血有效。天然氰基丙烯酸酯（氰丙烯酸丁酯［N-丁酰 -2- 氰基丙烯酸酯］）是一种液体，浓度类似于水，用于静脉内注射。一旦接触生理介质如血液，就迅速聚合，形成坚固物质而阻塞出血的曲张静脉，因此是一种有用的治疗方法。但快速聚合可能阻塞针头或损坏内镜。因此，氰丙烯酸丁酯必须用碘化油稀释（0.5：0.8ml）来延迟聚合反应，使得完成注射后可以拔出针头（图 14-12 和 14-13）。胃底静脉曲张每次注射氰基丙烯酸酯的单一剂量应控制在2ml以内。回缩注射针的针头，用注射针头外套管轻触曲张静脉来观察曲张静脉管腔是否闭合。如果仍柔软，则需再向曲张静脉内注射部分氰基丙烯酸酯。注射后 3 ~ 4 天，曲张静脉壁发生坏死，注射氰基丙烯酸酯后形成的圆柱体逐渐被挤出（图14-14）。这个挤出过程可能持续数周甚至数月。

注射氰基丙烯酸酯，控制胃静脉曲张活动性出血的成功率为93% ~ 100%，再出血率通常小于30%[77-86]。Huang 等[84]报道对90例胃底静脉曲张活动出血或近期出血的止血率为94%。肿瘤性胃静脉曲张再出血率高于弯曲性和结节型（34.4% vs 17.2%）。

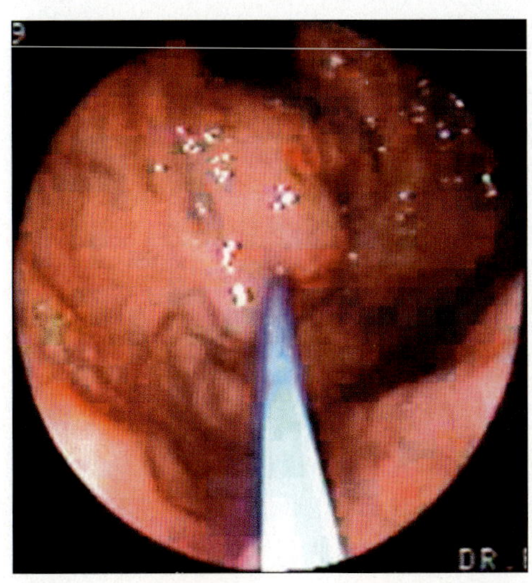

图 14-12　内镜图片显示正在向胃曲张静脉内注射组织胶。

Kind 等[83]报道了 12 年来对 174 例胃静脉曲张破裂出血患者用氰丙烯酸丁酯治疗的经验，止血率为97.1%，早期再出血率为15.5%，住院死亡率为19.5%（表14-11）。并发症包括胸痛、2.9% 的患者出现治疗相关、溃疡诱发的出血。然而，在肝前阻塞合并 IGV1 型静脉曲张患者再出血率很高。

在我们的经验中[77]，氰丙烯酸丁酯在控制急性出血（89% vs 62%）、消除胃静脉曲张（100% vs 44%）方面优于无水乙醇（表14-12）。氰基丙烯酸酯也优于乙醇胺[78]。一种硬化剂（乙醇胺油酸酯）与氰丙烯酸丁酯联合注射并无额外益处[79, 87]。对胃静脉曲张而言，组织胶注射优于结扎治疗[82]。胃曲张静脉反复组

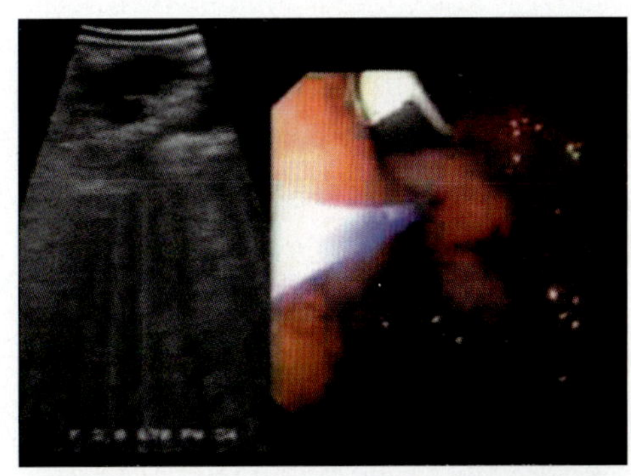

图 14-13　内镜超声监测下胃曲张静脉的内镜注射。

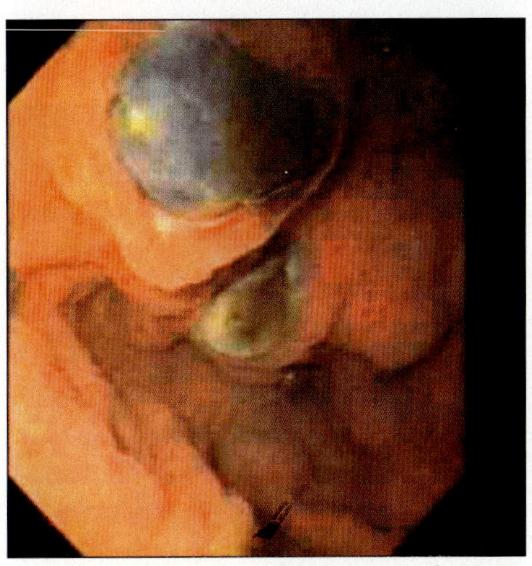

图 14-14　内镜图片显示胃曲张静脉上组织胶的圆柱状凸起。

表 14-11 氰丙烯酸丁酯注射治疗胃静脉曲张

参考文献	患者数	止血率（%）	再出血率（%）	死亡率（%）	随访（月）
Lee 等（2000）[85]	47	95.7	12.8*/44.7†	17	24
Kind 等（2000）[83]	174	97.1	15.5	19.5	36
Battaglia 等（2000）[130]	32	96.8	34.4	18.7	45.4
Huang 等（2000）[84]	90	93.3	23.3	2.2	13
Sarin 等（2002）[77]	11	100	27	9	–

* ≤ 48 小时；†>48 小时。

表 14-12 活动性胃曲张静脉破裂出血的硬化治疗和组织胶注射治疗的比较

参考文献	注射剂	患者数	止血率（%）	再出血率（%）	溃疡（%）	死亡率（%）
Oho 等	EO	24	67	12.5	25	67
(1995)[80]	HC	29	93	10	30	38
Sarin 等	AA	8	62	25	82	25
(1995)[131]	HC	9	89	22	65	25
Ogawa 等	EO	21	81	35	–	23.8
(1999)[78]	HC	17	100	0	–	0
Sarin 等	AA	9	44	33	–	33
(2002)[77]	HC	11	100	27	–	9

AA，无水乙醇；EO，乙醇胺油酸酯；HC，氰丙烯酸丁酯。

织胶注射以彻底消除静脉曲张比需要时（再出血时）才注射效果更好[85]。

氰基丙烯酸酯注射治疗的副作用

尽管不常见，但粘合剂在肺、脾、门静脉、肾静脉、下腔静脉或脑中的栓塞成为一个严重问题（图14-15）。尽管发生率从2%～5%不等，但小栓塞更为常见。由于害怕栓塞，一些学者乐于注射非稀释的氰基丙烯酸酯。但使用未稀释粘合剂的缺点是内镜通道阻塞或注射针粘附在曲张静脉上[87, 88]。也有注射治疗后发生内脏瘘的病例[89]。超声内镜合并或不合并多普勒探头可用于指导向胃曲张静脉内注射组织胶（图14-13）并评估曲张静脉管腔是否完全闭合[90]。在食管静脉曲张硬化治疗或结扎中[91]，超声内镜检查也有助于评价食管旁交通支和穿透支的管腔闭合。

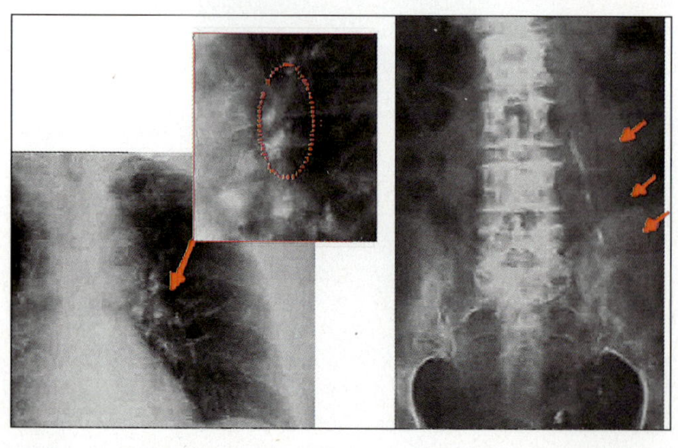

图 14-15 组织胶注射后胸部和腹部X线显示微栓塞（箭头）。

组织胶注射治疗的止血效果好，而非内镜治疗的死亡率高，因此强烈建议在GOV2和IGV1活动性出血患者中首选组织胶注射。食管静脉曲张消除后持续存在的GOV1的治疗应另外计划。注射技术的改进和新氰基丙烯酸酯复合物如丙烯酸胶（2-辛基-氰基丙烯酸酯）可能降低或消除栓塞的风险。

其他注射剂

单用凝血酶[92]或联合纤维蛋白原，“纤维蛋白胶”，可以有效阻止表面大量出血。从海藻中分离的多-N-乙酰基葡萄糖胺（P-GLc Nac）是一种多聚糖聚合体，显示可以迅速阻止狗的静脉曲张破裂出血。目前正在进一步评价中[93]。

门静脉高压性出血的非静脉曲张来源

尽管在门静脉高压时从食管到直肠均可见黏膜的改变，但胃黏膜改变最明显。胃黏膜改变有两种类型：PHG和胃窦血管扩张（gastric antral vascular ectasia，GAVE）。PHG，之前称为充血性胃病，与PHT患者的内镜下胃黏膜改变相关。轻度PHG表现为马赛克样图形，同时伴有或不伴有不连续红斑，一般不会引起严重出血。在重度PHG，黏膜红斑融合成深红色区域，易于发生出血（图14-16和14-17）。但PHG也可见于非门静脉高压性患者和健康人[94]。

PHG是一种动态变化的疾病，可从轻度进展到重度，反之，亦可从重度减至轻度或完全消失。

PHG 的临床意义尚不清楚，因为 PHG 出血的征兆还没有明确定义。人们普遍认为，PHG 病变严重、之前进行过硬化治疗或结扎治疗、弥漫性分布、静脉曲张消除之前就存在 PHG、晚期肝病 PHG 出血的几率较高。

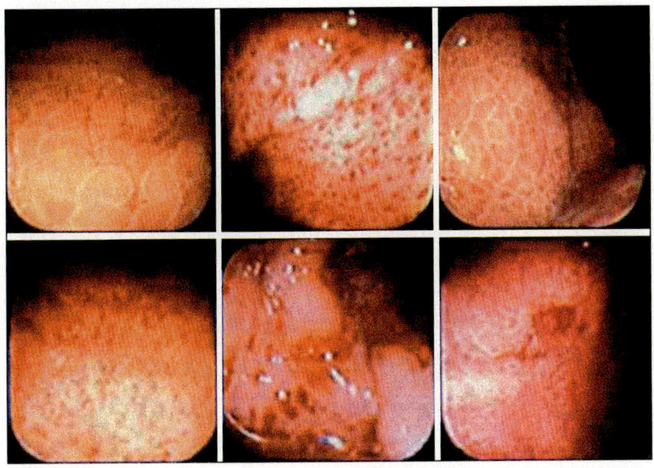

图14-16 意大利北方内镜俱乐部对门静脉高压性胃病的分类。

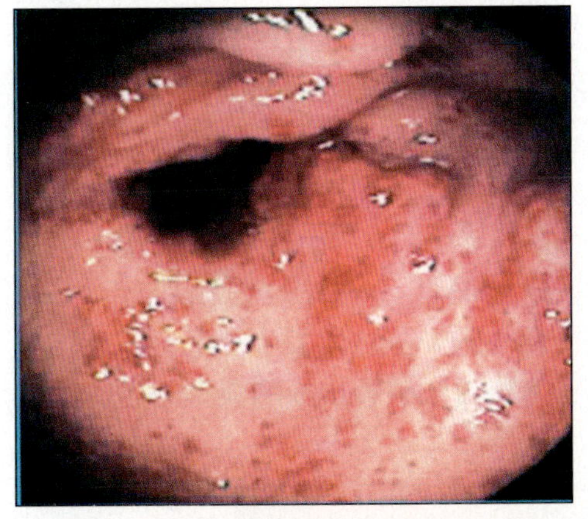

图 14-17 胃窦重度 PHG 的内镜图片。

PHG 急性出血相对少见，PHG 的出血比 GOV 的出血程度轻。PHG 首次出血后，再出血就非常多见，据报道达 62%～75%。

PHG的有效治疗需要降低门静脉压力，可以通过药物治疗如 β 受体阻断剂合并或不合并硝酸盐、TIPS、外科分流或肝移植来达到降低门静脉压力的目的。有人选择 9 例患者进行内镜下氩等离子体凝固，每2～3周进行一次，有2例有效，但还没有成为正规治疗[95]。

胃窦血管扩张（gastric antral vascular ectasia，GAVE）

GAVE的两个内镜表现目前得以认识：（1）西瓜胃；（2）弥漫性胃窦血管扩张。

内镜下西瓜胃的描述是诊断性的，包括存在纵行皱襞，经过整个胃窦，并向幽门聚集，每条皱襞上可见一条一条清晰可见的螺旋状血管，聚集形成类似西瓜的条纹。一些学者描述了GAVE的更多内镜表现（图14-18）[96, 97]，有时难以与 PHG 鉴别。但 PHG 在组织学上与西瓜胃相似。PHG常常累及近端胃，且黏膜呈马赛克样改变，可能对两者鉴别有所帮助。

GAVE患者常有隐性或显性出血。重度贫血是其最常见的表现，据估计每天自这些病变丢失约25ml血液[97, 98]。

GAVE 的病因尚不清楚。更常见于慢性肝病患者，但在无肝病的患者中也并不少见。当伴有肝硬化时，向门静脉高压的转化并不是必要条件。门静脉压力降低也不能改善GAVE的内镜表现和出血倾向。但肝移植可以导致病变的迅速消退。这些特征提示门静脉高压本身不是 GAVE 惟一的发病机制。

目前，对GAVE的治疗不令人满意，因为 β 受体

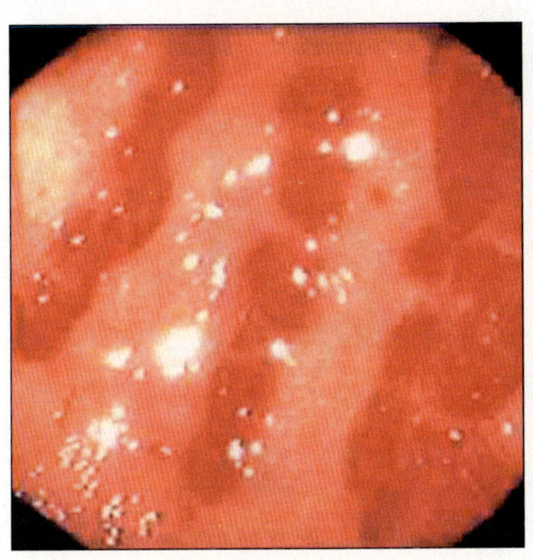

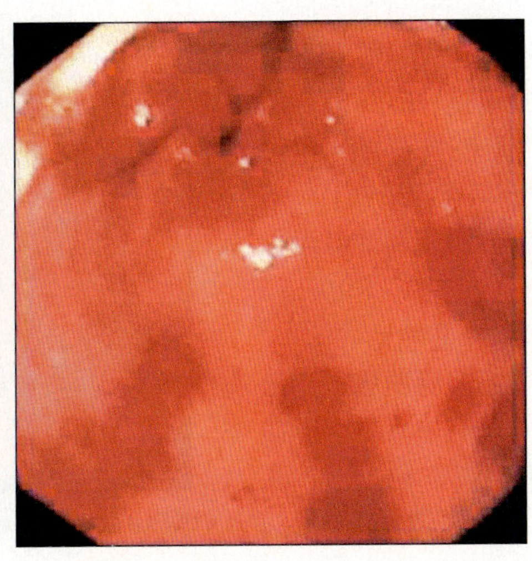

图 14-18 胃窦血管扩张的内镜图片。

阻断剂降低门静脉压力有限。药物如氨甲环酸、糖皮质激素、雌孕激素联合治疗可减少输血量，但其确切疗效仍需进一步确定。

Gostout 等[98]报道了内镜下 Nd:YAG 激光凝结治疗，平均治疗 6 个月。13 例患者中 12 例有效，不需再输血。其他人[99]也报道了类似结果且无并发症，但弥漫性GAVE的成功率较低。尽管外科胃窦切除可以治愈 GAVE，但肝移植是最好的选择。

门静脉高压性肠病（portal hypertensive enteropathy，PHE）

门静脉高压相关黏膜异常累及小肠少见[100]，出血倾向低。腹泻和蛋白丢失性肠病可能是PHE的其他表现，在 TIPS 术后症状改善。

门静脉高压性结肠病（portal hypertensive colopathy，PHC）

Kozarek 等[101]的报道中 20 例肝硬化患者中有 14 例（70%）存在多发性血管样外观的病变（10例樱桃红样斑点，6例蜘蛛痣样毛细血管扩张），其中4例同时有提示轻度慢性结肠炎的内镜特征，多数累及右半结肠。我们在 52% 的门静脉高压患者[102]发现有结肠病，在出血者（52%）中较非出血者（12.5%）更常见。

PHC 是显性门静脉高压性出血的少见原因。

结肠病通常由结肠镜诊断，而非组织学。PHC的内镜表现有结肠血管扩张或血管瘤、黏膜异常如红斑、质脆和水肿[103, 104]。

其他胃肠道和胆管静脉曲张的治疗

直肠肛门静脉曲张

在下消化道，直肠上静脉（门静脉）和直肠中下静脉（下腔静脉）之间的侧支导致肛门和直肠静脉曲张。痔疮必须与肛门静脉曲张进行鉴别，前者呈紫色，在肛管下4cm内黏膜血管清晰可见。肛门静脉曲张则表现为不连续的静脉或囊状蓝色或石板灰色肿胀。直肠静脉曲张从齿状线上开始，容易诊断。

肛门直肠静脉曲张在肝外门静脉阻塞和非肝硬化性门静脉纤维化患者中较肝硬化更常见（89% *vs* 56%），在出血患者中较非出血患者中更常见[105]。

与食管静脉曲张不同，肛门直肠静脉曲张很少出血，但一旦出血即为大出血。三项研究中直肠静脉曲张破裂出血的发生率分别为 1.4%、6.7% 和 18%，在非肝硬化性门静脉高压中更常见[102, 105, 106]。对于肛门直肠静脉曲张破裂出血，已经尝试了内镜硬化注射治疗、结扎治疗、栓塞、低温外科手术和曲张静脉缝合，但成功率有限。最终，常用门体静脉分流或TIPS来降低门脉压力和预防直肠静脉曲张破裂出血[6, 22]。

十二指肠静脉曲张

原发性十二指肠静脉曲张少见，只在行内镜检查时偶然发现，更常见于肝外门静脉阻塞（extrahepatic portal vein obstruction，EHPVO）或有门静脉血栓形成的肝硬化（图14-19）。十二指肠曲张静脉的输入血管常起源于门静脉主干或肠系膜上静脉的胰十二指肠上或下静脉。输出血管引流入下腔静脉。在169例异位静脉曲张破裂出血的回顾性分析中，17%发生于十二指肠，17%发生于空肠或回肠，14%在结肠，8%在直肠，9% 在腹膜[107]。

十二指肠静脉曲张多为继发性，常发生于食管静脉曲张消除后。当门静脉高压患者出现黑便而无呕血时，应该考虑十二指肠静脉曲张破裂出血的可能。有时表现为活动性上消化道出血。目前已有丙烯酸辛酯注射、硬化剂注射或凝血酶和硬化剂联合治疗成功控制出血的报道[6, 107]。关于十二指肠静脉曲张或其他部位异位曲张静脉结扎治疗的报道有限。即使肝功能正常的患者，手术治疗十二指肠静脉曲张活动性出血的死亡率从30%～40%不等。放射治疗方法，如选择性栓塞和 TIPS，可能有效，但没有广泛研究。

空肠和回肠静脉曲张

静脉曲张累及小肠少见。常发生于汇合或连接部位。空肠或回肠静脉曲张破裂出血的典型患者有门静

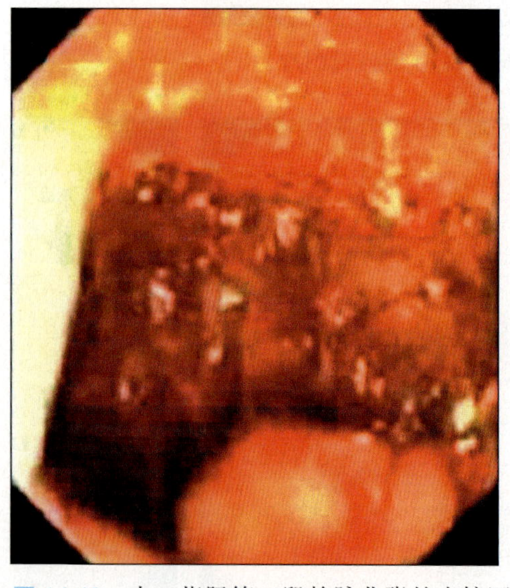

图 14-19 十二指肠第二段静脉曲张的内镜图片。

脉高压病史、先前腹部手术史、便血但无呕吐史。小肠静脉曲张破裂出血可以发生在无肝硬化的患者，此时可能有肠系膜或脾静脉血栓形成，甚至伴有非出血性食管静脉曲张。常见部位是回肠（47%）和空肠（39%）。推进式小肠镜和静脉相血管造影可能显示出血部位。

小肠静脉曲张也可以通过胶囊内镜和逆向回肠镜检出。已有通过硬化治疗和组织胶注射成功治疗空肠静脉曲张破裂出血的报道[108]。

吻合口静脉曲张

在溃疡性结肠炎行结肠切除的患者、硬化性胆管炎发展为PHT的患者以及肝硬化行回肠造口术的患者，在吻合口内或吻合口周围可形成静脉曲张。出血常为复发性而且较难处理，每次发作死亡的危险在3%～4%。这些静脉曲张自形成到出血的时间范围仍不清楚，大约从1.5～348个月不等，结肠造口术平均为28个月，回肠造口术平均为48个月。

用蘸有稀释肾上腺素液的纱布局部压迫、硬化治疗和外科静脉曲张结扎对暂时控制出血均有效。经导管栓塞、吻合口分离或门体分流、或TIPS进行治疗的成功率各家报道不一。

胆管静脉曲张

在胆囊和胆管中也有静脉曲张的报道，常见于门静脉血栓形成的患者。常常是在行超声、多普勒、CT扫描或内镜逆行胰胆管造影（endoscopic retrograde cholangiopancreatography, ERCP）时偶尔发现了胆道系统的静脉曲张。在ERCP时，胆管静脉曲张可以引起胆管狭窄、不规则和结节性充盈缺损，称为门静脉高压性胆管病[109]。胆管静脉曲张很少发生自发性出血。降低门静脉压力的措施应可以减轻静脉扩张以及伴随发生的梗阻性黄疸（如果存在的话）。

小结

食管和胃静脉曲张的治疗还面临很大挑战，需要团队合作，并建立重症监护室。内镜结扎联合血管活性药物或β受体阻断剂来降低门静脉压力，对控制活动性出血和预防再出血有效。在对这些治疗无反应的患者中，需要施行TIPS或挽救性外科手术。尽管预防感染和肝性脑病可以帮助提高生存率，但HVPG决定了这些患者的结局。预防静脉曲张高危患者的首次出血可以通过单用β受体阻断剂或与硝酸盐联用降低HVPG来实现。在无法将HVPG降低20%以上或对β受体阻断剂有禁忌证或副作用的患者，EVL同样安全有效。还需建立有效方法来预防静脉曲张的发生或延迟小静脉曲张的发展。降低门静脉压力对PHG和异位静脉曲张破裂出血也有效，但对GAVE出血无效。肝移植可以治愈肝硬化和门静脉高压综合征，故可以获得长期治愈。

（闫秀娥译　薛艳　郭长吉　周丽雅校）

参考文献

1. Luketic VA, Sanyal AJ: Esophageal varices. I. Clinical presentation, medical therapy, and endoscopic therapy. Gastroenterol Clin North Am 29:337–385, 2000.
2. Conn HO: Ammonia tolerance in the diagnosis of esophageal varices. A comparison of the endoscopic, radiologic and biochemical techniques. J Lab Clin Med 70:442–451, 1967.
3. Westaby D, Macdougall BR, Malia WM, et al: A prospective randomized study of two sclerotherapy techniques for esophageal varices. Hepatology 3:681–684, 1983.
4. Japanese Research Society for Portal Hypertension: The general rules for recording endoscopic findings on esophageal varices. Jpn J Surg 10:84–87, 1980.
5. Paquet KJ: Prophylactic endoscopic sclerosing treatment of the esophageal wall in varices: A prospective controlled randomized trial. Endoscopy 14:4–5, 1982.
6. Kotfila R, Trudeau W: Extraesophageal varices. Dig Dis 16:232–241, 1998.
7. Graham DY, Smith JL: The course of patients after variceal hemorrhage. Gastroenterology 80:800–809, 1981.
8. The North Italian Endoscopy Club for the Study and Treatment of Esophageal Varices: Predictors of the first variceal hemorrhage in patients with cirrhosis of the liver and esophageal varices. A prospective multicenter study. N Engl J Med 319:983–989, 1988.
9. Sarin SK, Sundaram KR, Ahuja RK: Predictors of variceal bleeding: An analysis of clinical, endoscopic and hemodynamic variables, with special reference to intravariceal pressure. Gut 30:1757–1764, 1989.
10. Nevens F, Bustami R, Scheys I, et al: Variceal pressure is a factor predicting the risk of a first variceal bleeding. A prospective cohort study in cirrhotic subjects. Hepatology 27:15–19, 1998.
11. Garcia-Tsao G, Groszmann R, Fisher RL, et al: Portal pressure, presence of gastroesophageal varices and variceal bleeding. Hepatology 5:419–24, 1985.
12. Casado M, Bosch J, Garcia-Pagan JC, et al: Clinical events after transjugular intrahepatic portosystemic shunt: Correlation with hemodynamic findings. Gastroenterology 114:1296–1303, 1998.
13. Moitinho E, Escorsell A, Bandi JC, et al: Prognostic value of early measurements of portal pressure in acute variceal bleeding. Hepatology 117:626–631, 1999.
14. Varobioff J, Groszmann RJ, Picabea E, et al: Prognostic value of hepatic venous pressure gradient measurements in alcoholic cirrhosis. A 10 year prospective study. Gastroenterology 111:701–709, 1996.
15. Ben-Ari Z, Cardin F, McCormick PA, et al: A predictive model for failure to control bleeding during acute variceal haemorrhage. J Hepatol 31:443–450, 1999.
16. Goulis J, Patch D, Burroughs AK: Bacterial infection in the pathogenesis of variceal bleeding. Lancet 353:139–142, 1999.
17. McKiernan PJ: Treatment of variceal bleeding. Gastrointest Endosc

Clin N Am 11:789–812, 2001.

18. Sarin SK, Kumar A: Gastric varices: Profile, classification and management. Am J Gastroenterol 84:1244–1249, 1989.
19. Sarin SK, Lahoti D, Saxena SP, et al: Prevalence, classification and natural history of gastric varices: Long term follow up study in 568 portal hypertension patients. Hepatology 16:1343–1349, 1992.
20. Sarin SK, Lahoti D: Management of gastric varices. Bailliere Clin Gastroenterol 6:527–548, 1992.
21. de Franchis R (ed): Portal hypertension 11. Proceedings of the Second Baveno International Consensus Workshop on Definitions, Methodology and Therapeutic Strategies. Oxford, England, Blackwell Science Ltd, 1996, pp 10–17.
22. Russo MW, Brown RS Jr: Endoscopic treatment of patients with portal hypertension. Gastrointest Endosc Clin N Am 11:1–14, 2001.
23. Sarin SK, Kumar A: Sclerosants for variceal sclerotherapy. A critical appraisal. Am J Gastroenterol 85:641–649, 1990.
24. Kochhar R, Goenka MK, Mehta S, Mehta SK: A comparative evaluation of sclerosants for esophageal varices. A prospective randomized controlled study. Gastrointest Endosc 36:127–130, 1990.
25. Sarin SK, Sachdev G, Nanda R, et al: Comparison of the two time schedules for endoscopic sclerotherapy: A prospective randomized controlled study. Gut 27:710–713, 1986.
26. de la Pena J, Rivero M, Sanchez E, et al: Variceal ligation compared with endoscopic sclerotherapy for variceal hemorrhage: Prospective randomized trial. Gastrointest Endosc 49:417–423, 1999.
27. Waked I, Korula J: Analysis of long term endoscopic surveillance during follow up after variceal sclerotherapy from a 13 years experience. Am J Med 102:192–199, 1997.
28. Sarin SK: Endoscopic sclerotherapy for esophago-gastric varices: A critical reappraisal. Aust NZ J Med 19:162–171, 1989.
29. deFranchis R: Prediction of first variceal hemorrhage in patients with cirrhosis of the liver and esophageal varices. N Engl J Med 319:983–989, 1988.
30. Sarin SK, Nanda R, Sachedev G, et al: Intravariceal versus paravariceal sclerotherapy: A prospective controlled randomized trial. Gut 28:657–662, 1987.
31. Seewald S, Seitz U, Yang AM, et al: Variceal bleeding and portal hypertension: Still a therapeutic challenge? Endoscopy 33:126–139, 2001.
32. Matsumoto H, Suzuki F, Souda K, et al: Improved long term survival following complete eradication of esophageal varices by sclerotherapy. Hepatogastroenterology 46:172–176, 1999.
33. Sarin S: Non-cirrhotic portal fibrosis. J Gastroenterol Hepatol 17 (Suppl 3):S214–S223, 2002.
34. Sarin SK, Agarwal SR: Extrahepatic portal vein obstruction. Semin Liver Dis 22:43–58, 2002.
35. Kleber G, Steudel N, Fleig WE: Endoscopic treatment of portal hypertension. Digestion 59(Suppl 2):50–53, 1998.
36. D'Amico G, Pagliaro L, Bosch J: The treatment of portal hypertension. A metaanalytic review. Hepatology 22:332–353, 1995.
37. Pagliaro L, D'Amico G, Sorensen TI, et al: Prevention of first bleeding in cirrhosis: A meta-analysis of randomized trials of nonsurgical treatment. Ann Intern Med 117:59–70, 1992.
38. The Veteran Affairs Cooperative Variceal Sclerotherapy Group: Prophylactic sclerotherapy for esophageal varices in men with alcoholic liver disease. A randomized single blind, multicenter clinical trial. New Engl J Med 324:1779–1784, 1991.
39. Dagher L, Burroughs A: Variceal bleeding and portal hypertensive gastropathy. Eur J Gastroenterol Hepatol 13:81–88, 2001.
40. Teran JC, Imperiale TF, Mullen KD, et al: Primary prophylaxis of variceal bleeding in cirrhosis: A cost-effectiveness analysis. Gastroenterology 112:473–482, 1997.
41. Spiegel BM, Targownik L, Dulai GS, et al: Endoscopic screening for esophageal varices in cirrhosis: Is it ever cost effective? Hepatology 37:366–377, 2003.
42. Stiegmann GV, Goff JS, Michaletz-Onody PA, et al: Endoscopic sclerotherapy as compared with endoscopic ligation for bleeding esophageal varices. N Engl J Med 326:1527–1532, 1992.
43. Avgerinos A, Armonis A, Manolakopoulos S, et al: Endoscopic sclerotherapy versus variceal ligation in the long term management of patients with cirrhosis after variceal bleeding. A prospective randomized study. J Hepatol 26:1034–1041, 1997.
44. Laine L, Stein C, Sharma V: Randomized comparison of ligation versus ligation plus sclerotherapy in patients with bleeding esophageal varices. Gastroenterology 110:529–533, 1996.
45. Saeed ZA, Steigmann GV, Ramirez FC, et al: Endoscopic variceal ligation is superior to combined ligation and sclerotherapy for esophageal varices: A multicenter prospective randomized trial. Hepatology 25:71–74, 1997.
46. Lo GH, Lai KH, Cheng JS, et al: The additive effect of sclerotherapy to patients receiving repeated endoscopic variceal ligation: A prospective randomized trial. Hepatology 28:391–395, 1998.
47. Seewald S, Mendoza G, Seitz U, et al: Variceal bleeding and portal hypertension: Has there been any progress in the last 12 months. Endoscopy 35:136–144, 2003.
48. Nakamura S, Mitsunaga A, Murata Y, et al: Endoscopic induction of mucosal fibrosis by argon plasma coagulation (APC) for esophageal varices: A prospective randomized trial of ligation plus APC vs. ligation alone. Endoscopy 33:210–215, 2001.
49. Hino S, Kakutani H, Ikeda K, et al: Low power diode laser treatment using indocyanine green for eradication of esophageal varices. Endoscopy 33:873–875, 2001.
50. Hokari K, Kato M, Katagiri M, et al: A new combined therapeutic method for esophageal varices: Endoscopic variceal ligation followed by mucosal fibrosing with microwave. Dig Dis Week Abstract Book A458, 1998.
51. Kuga T, Higuchi K, Arakawa T, et al: Endoscopic treatment for esophageal varices with microwaves. Dig Dis Week Abstract Book A872, 1998.
52. Sarin SK, Govil A, Jain AK, et al: Prospective randomized trial of endoscopic sclerotherapy versus variceal band ligation for esophageal varices; influence on gastropathy, gastric varices and variceal recurrence. J Hepatol 26:826–832, 1997.
53. Zargar SA, Javid G, Khan BA, et al: Endoscopic ligation compared with sclerotherapy for bleeding esophageal varices in children with extrahepatic portal venous obstruction. Hepatology 36:666–672, 2002.
54. Sarin SK, Guptan RK, Jain AK, et al: A randomized controlled trial of endoscopic variceal band ligation for primary prophylaxis of variceal bleeding. Eur J Gastroenterol Hepatol 8:337–342, 1996.
55. Lay CS, Tsai YT, Teg CY, et al: Endoscopic variceal ligation in prophylaxis of first variceal bleeding in cirrhotic patients with high risk esophageal varices. Hepatology 25:1347–1350, 1997.
56. Sarin SK, Lamba GS, Kumar M, et al: Comparison of endoscopic ligation and propranolol for the primary prevention of variceal bleeding. N Engl J Med 340:988–993, 1999.
57. Lui HF, Stanley AJ, Forrest EH, et al: Primary prophylaxis of variceal haemorrhage: A randomized controlled trial comparing band ligation, propranolol and isosorbide mononitrate. Hepatology 30: 318A, 1999.
58. D'Amico G, Pagiliaro L, Bosch J: Pharmacological treatment of portal hypertension: An evidence-based approach. Semin Liv Dis 19:475–505, 1999.
59. Imperiale TF, Chalasani N: A meta-analysis of endoscopic variceal ligation for primary prophylaxis of esophageal variceal bleeding. Hepatology 33:802–807, 2001.

60. Vargas HE, Gerber D, Abu-Elmagd K: Management of portal hypertension-related bleeding. Surg Clin North Am 79:1–22, 1999.
61. Jalan R, Hayes PC: UK guidelines on the management of variceal hemorrhage in cirrhotic patients. British Society of Gastroenterology. Gut 46(Suppl 3–4):1111–1115, 2000.
62. Vlavianos P, Westaby D: Management of acute variceal hemorrhage. Eur J Gastroenterol Hepatol 13:335–342, 2001.
63. Jenkins SA, Shields R, Davies M, et al: A multicentric randomized trial comparing octreotide and injection sclerotherapy in the management and outcome of acute variceal hemorrhage. Gut 41:526–533, 1997.
64. Villanueva C, Ortiz J, Sabat M, et al: Somatostatin alone or combined with emergency sclerotherapy in the treatment of acute esophageal variceal bleeding: A prospective randomized trial. Hepatology 30:384–389, 1999.
65. Patch D, Sabin CA, Goulis J, et al: A randomized, controlled trial of medical therapy versus endoscopic ligation for the prevention of variceal rebleeding in patients with cirrhosis. Gastroenterology 123: 1013–1019, 2002.
66. Lo GH, Lai KH, Cheng JS, et al: Endoscopic variceal ligation plus nadolol and sucralfate compared with ligation alone for the prevention of variceal rebleeding: A prospective randomized trial. Hepatology 32:461–465, 2000.
67. McCormack G, McCormick PA: A practical guide to the management of esophageal varices. Drugs 57:327–335, 1999.
68. Garcia-Tsao G: Current management of the complications of cirrhosis and portal hypertension: Variceal hemorrhage, ascites, and spontaneous bacterial peritonitis. Gastroenterology 120:726–748, 2001.
69. Bernard B, Grange JD, Khac EN, et al: Antibiotic prophylaxis for the prevention of bacterial infections in cirrhotic patients with gastrointestinal bleeding: A meta-analysis. Hepatology 29:1655–1661, 1999.
70. Orozco H, Mercado MA, Chan C, et al: A comparative study of the elective treatment of variceal hemorrhage with beta-blockers, transendoscopic sclerotherapy, and surgery: A prospective, controlled, and randomized trial during 10 years. Ann Surg 232: 216–219, 2000.
71. Rikkers LF: The changing spectrum of treatment for variceal bleeding. Ann Surg 228:536–546, 1998.
72. Papatheodoridis GV, Goulis J, Leandro G, et al: Transjugular intrahepatic portosystemic shunt compared with endoscopic treatment for prevention of variceal rebleeding; A meta-analysis. Hepatology 30:612–622, 1999.
73. Luca A, D'Amico G, La Galla R, et al: TIPS for prevention of recurrent bleeding in patients, with cirrhosis: Meta-analysis of randomized clinical trials. Radiology 212:411–421, 1999.
74. Sarin SK, Jain AK, Lamba GS, et al: Isolated gastric varices: Prevalence, clinical relevance and natural history. Dig Surg 20:42–47, 2003.
75. Shiha G, El-Sayed S: Gastric variceal ligation: A new technique. Gastrointest Endosc 49:437–441, 1999.
76. Yoshida T, Harada T, Shigemitsu T, et al: Endoscopic management of gastric varices using a detachable snare and simultaneous endoscopic sclerotherapy and O-ring ligation. J Gastroenterol Hepatol 14:730–735, 1999.
77. Sarin SK, Jain AK, Jain M, et al: A randomized controlled trial of cyanoacrylate versus alcohol injection in patients with isolated fundic varices. Am J Gastroenterol 97:1010–1015, 2002.
78. Ogawa K, Ishikawa S, Naritaka Y, et al: Clinical evaluation of endoscopic injection sclerotherapy using N-butyul-2-cyanoacrylate for gastric variceal bleeding. J Gastroenterol Hepatol 14:245–250, 1999.
79. Miyazaki S, Yoshida T, Barada T, et al: Injection sclerotherapy for gastric varices using N-butyl–2 cyanoacrylate and ethanolamine oleate. Hepatogastroenterology 45:1155–1158, 1998.
80. Oho K, Iwao T, Sumiao M, et al: Ethanolamine oleate versus butyl cyanoacrylate for bleeding gastric varices: A non randomized study. Endoscopy 27:349–354, 1995.
81. Akerman P, Raifman J, Siemens M, et al: Preliminary results of a prospective randomized trial of Histoacryl versus endoscopic band ligation (EBL) for acute esophagogastric variceal hemorrhage. Gastrointest Endosc 40:A247, 1994.
82. Lo GH, Lai KH, Cheng JS, et al: A prospective randomized trial of butyl cyanoacrylate injection versus band ligation in the management of bleeding gastric varices. Hepatology 33:1060–1064, 2001.
83. Kind R, Guglielmi A, Rodella L, et al: Bucrylate treatment of bleeding gastric varices: 12 years' experience. Endoscopy 32:512–519, 2000.
84. Huang YH, Yeh HZ, Chen GH, et al: Endoscopic treatment of bleeding gastric varices by N-butyl-2-cyanoacrylate (Histoacryl) injection: Long-term efficacy and safety. Gastrointest Endosc 52: 298–301, 2000.
85. Lee YT, Chan FK, Ng EK, et al: EUS-guided injection of cyanoacrylate for bleeding gastric varices. Gastrointest Endosc 52:168–174, 2000.
86. Battaglia G, Morbin T, Paternello E, et al: Diagnostic et traitoment endoscopique des varices gastriques. Acta Endosc 29:116–117, 1999.
87. Binmoeller KF: Glue for gastric varix: Some sticky issues. Gastrointest Endosc 52:298–301, 2000.
88. Bhasin DK, Sharma BC, Prasad H, Singh K: Endoscopic removal of sclerotherapy needle from gastric varix after N-butyl-2-cyanoacryalte injection Gastrointest Endosc 51:497–498, 2000.
89. Gostout CJ: What we need is a reliable plug. Am J Gastroenterol 97:1281–1283, 2002.
90. Obara K, Irisawa A, Saito A, et al: EUS monitoring of EIS. Endoscopy 30:A51, 1998.
91. Lo GH, Lai KH, Cheng JS, et al: Prevalence of paraesophageal varices and gastric varices in patients achieving variceal obliteration by banding ligation and injection sclerotherapy. Gastrointest Endosc 49:428–436, 1999.
92. Yang WL, Tripathi D, Therapondos G, et al: Endoscopic use of human thrombin in bleeding gastric varices. Am J Gastroenterol 97:1381–1385, 2002.
93. Kulling D, Vournakis JN, Woo S, et al: Endoscopic injection of bleeding esophageal varices with a poly-N-acetyl glucosamine gel formulation in the canine portal hypertension model. Gastrointest Endosc 49:764–777, 1999.
94. Sarin SK, Misra SP, Singal A, et al: Evaluation of incidence and significance of the mosaic pattern in patients with cirrhosis, noncirrhotic portal fibrosis and extrahepatic obstruction. Am J Gastroenterol 83:1235–1239, 1988.
95. Viggiano TR, Gostout CJ: Portal hypertensive intestinal vasculopathy. A review of the clinical, endoscopic and histopathologic features. Am J Gastroenterol 87:944–954, 1992.
96. Rider JA, Klotz AP, Kirsner JB: Gastritis with veno-capillary ectasia as a source of massive gastric hemorrhage. Gastroenterology 24:118–123, 1953.
97. Cales P, Payen JL, Berg P, et al: Antral vascular ectasia: New endoscopic and clinical spectrum. Gastroenterology 100:A38, 1991.
98. Gostout CJ, Ahlquist DA, Radford CM, et al: Endoscopic laser therapy for watermelon stomach. Gastroenterology 96:1462–1465, 1989.
99. Bourke MJ, Hope RL, Boyd P, et al: Endoscopic laser therapy for watermelon stomach. J Gastroenterol Hepatol 11:832–834, 1996.
100. Nagral AS, Joshi AS, Bhatia SJ, et al: Congestive jejunopathy in portal hypertension Gut 34:694–697, 1993.

101. Kozarek RA, Botoman VA, Bredfeldt JE, et al: Portal colopathy: Prospective study of colonoscopy in patients with portal hypertension. Gastroenterology 101:1192–1197, 1991.
102. Ganguly S, Sarin SK, Bhatia V, Lahoti D: The prevalence and spectrum of colonic lesions in patients with cirrhosis and noncirrhotic portal hypertension. Hepatology 21:1226–1231, 1995.
103. Tam TN, Ng WW, Lee SD: Colonic mucosal changes in patients with liver cirrhosis. Gastrointest Endosc 42:408–412, 1995.
104. Chen LS, Lin HC, Lee FY, et al: Portal hypertensive colopathy in patients with cirrhosis. Scand J Gastroenterol 31:490–494, 1996.
105. Chawla Y, Dilawari JB: Anorectal varices: Their frequency in cirrhosis and non-cirrhotic portal hypertension. Gut 32:309–311, 1991.
106. Goenka MK, Kochhar R, Nagi B, Mehta SK: Rectosigmoid varices and other mucosal changes in patients with portal hypertension. Am J Gastroenterol 86:1185–1189, 1991.
107. Norton ID, Andrews JC, Kamath PS: Management of ectopic varices. Hepatology 28:1154–1158, 1998.
108. Getzlaff S, Benz CA, Schilling D, et al: Enteroscopic cyanoacrylate sclerotherapy of jejunal and gallbladder varices in a patient with portal hypertension. Endoscopy 33:462–464, 2001.
109. Chandra R, Kapoor D, Tharakan A, et al: Portal biliopathy. J Gastroenterol Hepatol 16:1144–1148, 2001.
110. Hou MC, Lin HC, Kuo BI, et al: Comparison of endoscopic variceal injection sclerotherapy and ligation for the treatment of esophageal variceal hemorrhage: A prospective randomized trial. Hepatology 21:1517–1522, 1995.
111. Baroncini D, Milandri GI, Boroni D, et al: A prospective randomized trial of sclerotherapy versus ligation in the elective treatment of bleeding esophageal varices. Endoscopy 29:235–240, 1997.
112. Lo GH, Lai KH, Cheng JS, et al: Prophylactic banding ligation of high risk esophageal varices in patients with cirrhosis: A prospective randomized trial. J Hepatol 31:451–456, 1999.
113. Omar MM, Attia M, Mostafa I: Prophylactic band ligation of large esophageal varices. J Hepatol 32(Suppl 2):73, 2000.
114. Song IH, Shin JW, Kim IH, et al: A prospective randomized trial between prophylactic endoscopic variceal ligation and propranolol administration for prevention of first bleeding in cirrhotic patients with high–risk esophageal varices. J Hepatol 32(Suppl 2):41, 2000.
115. Al Traif I, Fachartz FS, AI Jumah A, et al: Randomized trial of ligation versus combined ligation and sclerotherapy for bleeding esophageal varices. Gastrointest Endosc 50:1–6, 1999.
116. Djurdjevic D, Janosevic S, Dapcevic B, et al: Combined ligation and sclerotherapy versus ligation alone for eradication of bleeding esophageal varices: A randomized and prospective trial. Endoscopy 31:286–290, 1999.
117. Umehara M, Onda M, Tajiri T, et al: Sclerotherapy plus ligation versus ligation for the treatment of esophageal varices: A prospective randomized study. Gastrointest. Endosc 50:7–12, 1999.
118. Villanueva C, Balanzo J, Novella MT, et al: Nadolol plus isosorbide mononitrate compared with a sclerotherapy for the prevention of variceal rebleeding. N Engl J Med 334:1624–1629, 1996.
119. Villanueva C, Minana J, Ortiz J, et al: Endoscopic ligation compared with combined treatment with nadolol and isosorbide mononitrate to prevent recurrent variceal bleeding. N Engl J Med 345:647–655, 2001.
120. Lo GH, Chen WC, Chen MH, et al: Banding ligation versus nadolol and isosorbide mononitrate for the prevention of esophageal variceal rebleeding. Gastroenterology 123:728–734, 2002.
121. Sarin SK, Sachdev G, Nanda R, et al: Endoscopic sclerotherapy in the treatment of gastric varices. Br J Surg 75:747–750, 1988.
122. Gimson AE, Westaby D, Williams R: Endoscopic sclerotherapy in the management of gastric variceal haemorrhage. J Hepatol 13:274–278, 1991.
123. Chang KY, Wu CS, Chen PC: Prospective randomized trial of hypertonic glucose water and sodium tetradecyl sulfate for gastric variceal bleeding in patients with advanced liver cirrhosis. Endoscopy 28:481–486, 1996.
124. Sarin SK: Long term follow up of gastric variceal sclerotherapy: An eleven year experience. Gastrointest Endosc 46:8–14, 1997.
125. Trudeau W, Prindiville T: Endoscopic injection sclerosis in bleeding gastric varices. Gastrointest Endosc 32:264–268, 1986.
126. Chiu KW, Changchien CS, Chuah SK, et al: Endoscopic injection sclerotherapy with 1.5% Sotradecol for bleeding cardiac varices. J Clin Gastroenterol 24:161–164, 1997.
127. Yoshida T, Hayashi N, Suzumi S, et al: Endoscopic ligation of gastric varices using a detachable snare. Endoscopy 26:502–505, 1994.
128. Harada T, Yoshida T, Shigemitsu T, et al: Therapeutic results of endoscopic variceal ligation for acute bleeding of esophageal and gastric varices. J Gastroenterol Hepatol 12:331–335, 1997.
129. Cipolletta L, Bianco MA, Rotondano G, et al: Emergency endoscopic ligation of actively bleeding gastric varices with a detachable snare. Gastrointest Endosc 47:400–403, 1998.
130. Battaglia G, Morbin T, Paterello E, et al: Visceral fistulae as a complication of sclerotherapy for esophageal and gastric varices using isobutyl-2-cyanoacrylate. Gastrointest Endosc 52:267–270, 2000.
131. Sarin SK, Jain A, Guptan RC: A randomized trial of the efficacy of cyanoacrylate vs. alcohol in gastric variceal sclerotherapy; preliminary results [abstract]. Indian J Gastroenterol 14:A89, 1995.

下消化道出血

Thomas J. Savides

15

引言 189
流行病学 189
严重便血患者的初步处理 189
急性下消化道出血严重程度的早期预测指标 190
严重下消化道出血住院患者的死亡率 190
诊断方法选择 190
肛镜检查 190
可曲式乙状结肠镜检查 190
钡灌肠检查 191
核医学闪烁显像法 191
血管造影术 191
计算机断层结肠成像 191
结肠镜检查 191
手术 191
严重下消化道出血的病因学和发病机制 191
憩室出血 192
结肠癌 193
结肠炎 193
血管发育异常 194
息肉切除术后出血 194
放射性直肠炎 195
痔疮 196
直肠静脉曲张 196
直肠 Dieulafoy 病变 196
小结 196

引言

严重急性下消化道出血较常见，结肠镜检查有助于诊断和可能的治疗。下消化出血常轻微且有自限性。本篇仅讨论中重度便血，即导致血细胞比容下降超过8%、需住院治疗且可能需要输血的便血。此外，本章仅围绕结肠病因所致的下消化道出血进行讨论，这是严重便血最常见的部位。

流行病学

一项基于美国圣地亚哥Kaiser Permanente卫生保健系统成员中中产阶级的回顾性研究显示，严重急性下消化道出血占成人每年住院率的22/100 000[1]。假设一般全职消化科临床医师每年负责50 000名成人的医疗，那么每位医师将会看到 10 余例下消化道出血患者。多数为老年人，憩室病、血管疾病和结肠恶性疾病的发病率和危险性增加[1]。下消化道出血的危险性也与使用阿司匹林和非甾体类抗炎药（nonsteroidal anti-inflammatory drug，NSAID）有关[2, 3]。

严重便血患者的初步处理

患者的最初评价包括病史、直立性血压等生命体征、体格检查以及直肠指检。应询问患者是否看到鲜红或暗红色血、症状持续时间、腹痛、既往下消化道出血史、既往盆腔放射治疗史、憩室病史和既往结肠影像学检查情况。还应询问与消化道出血有关的药物使用情况（阿司匹林、NSAID、抗凝剂和白果）。体重下降和 / 或排便习惯的改变提示结肠癌的可能，腹痛提示恶性病变或炎症病变。

体格检查最重要的部分是生命体征和大便化验。直肠指检发现鲜红色血强烈提示结肠出血的可能性。除非合并低血压，经直肠排出的鲜血常是结肠来源的。低血压可出现于严重上消化道出血或小肠出血血液传送加快时[4]。对于无低血压的便血，没有必要为明确诊断而留置胃管，因为无低血压则不太可能是严重上消化道出血。如果便血合并低血压，则可能是严重上消化道出血，应当置胃管。胃管灌洗液清亮不总是表示下消化道来源的出血，因为有16%的十二指肠溃疡出血患者胃管灌洗液清亮[5]。如果胃管灌洗液中看到胆汁，则不可能是上消化道出血。

体格检查还应注意腹部的压痛、手术瘢痕和肝病体征。除非高度怀疑上消化道出血，否则大多数严重便血患者不必留置胃管用于诊断性灌洗。

静脉内至少留置一根大口径（14 或 16 号）输液管，活动性出血时应留置两根。应抽血检查血细胞比容、血小板、凝血酶原时间、部分凝血活酶时间、生

表 15-1　持续和/或再发下消化道出血严重程度的早期预测指标
心率＞ 100 次/分
收缩压＜ 115mmHg
晕厥
腹部检查无触痛
入院最初 4 小时内可见直肠出血
服用阿司匹林
两个以上合并症
Strate LL, Orav EJ, Syngal S: Early predictors of severity in acute lower intestinal tract bleeding. Arch Intern Med 163: 838-843, 2003, and Strate LL, Canale S, Ookubo R, et al: Risk stratification in acute lower intestinal bleeding: Prospective validation of a clinical prediction rule [abstract]. Gastroenterology 124: A-508, 2003.

化检查、血型和红细胞交叉配血。心肺复苏应在评估的同时进行。应尽快输注生理盐水以维持收缩压大于100mmHg，脉搏低于 100 次/分。必要时给患者输注浓缩红细胞、血小板和新鲜冰冻血浆以维持血细胞比容大于24%、血小板计数大于50 000/mm^3、凝血酶原时间低于15秒。消化科内镜医师应尽快注意患者情况以加快对患者的诊断和可能的治疗，特别是在决定肠道准备和检查中尤其重要。

大多数下消化道出血患者收住到内科或消化科，而不是普外科，因为这些患者很少需要急诊外科手术，而且鉴于年龄较大，通常需要治疗内科合并症。患者应该被送入重症监护病房（ICU）或中等监护病房。如果患者病情不稳定，应该每5分钟自动监测血压，如果稳定，则每小时监测血压。每位患者均应进行心电监护以便发现心律失常，并监测心率，作为持续出血或再出血的一个指标。应该每 4 ~ 6 小时检查血细胞比容（不是“指血”血细胞比容，结果不太可靠）直到患者的血细胞比容稳定。活动性出血患者应留置导尿管以观察液体的出入量。除非患者有充血性心力衰竭或不稳定心脏病病史，一般不需要置 Swan-Ganz 导管进行监测。年龄大于 60 岁或有冠心病危险因素的患者，应该做系列心电图和心肌酶检查以判断是否存在心肌缺血。

任何类型的内镜检查只有在内镜检查安全并且显示出可能有助于患者恢复时，才应该进行。内镜检查前应给患者输液和输血进行复苏。理想情况下，患者的血流动力学应该处于稳定，即心率低于100次/分，收缩压高于 100mmHg。血细胞比容应该大于 28%，尤其是老年患者。严重血小板减少（血小板计数低于75 000/mm^3）的患者在急诊内镜检查前应该输注血小板，凝血酶原时间延长（＞15秒）的患者应输注新鲜冰冻血浆加以纠正。

如果不具备训练有素的内镜护士、适宜的内镜装备和外科的支持，应该避免在深夜进行内镜检查。

急性下消化道出血严重程度的早期预测指标

早期（4小时内）预测入院后24小时持续和/或再发下消化道出血严重程度的指标包括心率>100 次/分、收缩压<115 mmHg、晕厥、腹部体征无触痛、入院最初4小时内可见直肠出血、服用阿司匹林和两个以上合并症（表15-1）[6]。这一预测模型已经被前瞻性研究证实有效，低危组再出血率 0%，中危组再出血率45%，高危组再出血率77%[7]。运用这些指标对患者的监护级别进行分类可能有帮助，如ICU、病房或门诊，有助于选择急诊内镜检查或择期内镜检查。

严重下消化道出血住院患者的死亡率

在严重下消化道出血的住院患者中，因其他原因住院患者的死亡率比因下消化道出血住院患者的死亡率高。在 Kaiser San Diego 的一项大型回顾性研究中显示，开始在门诊治疗后来住院的下消化道出血患者院内死亡率是2.4%，而住院期间发生下消化道出血的患者的死亡率是23%（P <0.001）[1]。另一项研究显示ICU内严重下消化道出血患者的死亡率是58%，大多数出血缘于缺血性结肠炎[8]。

诊断方法选择

大多数患者进行肠道准备后将接受结肠镜检查，但也有选择性病例进行无需肠道准备或灌肠准备的可曲式乙状结肠镜检查。其他诊断方法选择性用于一些患者或在结肠镜检查不成功时选用。

肛镜检查

如果可疑痔疮活动性出血，肛镜检查有用。然而，几乎每例患者都需要用结肠镜或乙状结肠镜检查了解近端结肠的情况。

可曲式乙状结肠镜检查

通常可曲式乙状结肠镜用来快速评价左半结肠任何部位的出血情况，而不是等待肠道准备后进行全结肠镜检查，这可对大约9%的病例明确诊断[9]。特别适用于高度怀疑憩室出血或缺血性结肠炎的患者。

钡灌肠检查

在严重下消化道出血患者，急诊钡灌肠检查无效。由于钡灌肠不能发现血管病变，如果仅仅有憩室存在可能会产生误导，因此很少用来诊断。钡灌肠检查也不能发现50%的大于10mm的息肉[10]。钡灌肠发现的任何可疑病变接下来都需要进行结肠镜检查，钡灌肠也不能进行任何治疗。

核医学闪烁显像法

核医学闪烁显像法是将放射性标记的物质注入患者血液，然后进行一系列显像，从而发现放射性标记物局部浓集的部位。有报道，此法可检测低至0.1ml/min的出血[11]。总体阳性诊断率约为45%，真正出血部位的定位准确率为78%[12]。最常见的假阳性发生于肠腔血液流速快时，此时在结肠可检测到标志物，而实际上是源于上消化道的出血。

血管造影术

当动脉出血速度至少为0.5ml/min时，血管造影检查呈阳性[13]。诊断取决于患者的选择、检查时间以及操作者的技术，在12%~69%的患者能得到诊断。血管造影的优点在于能栓塞控制一些出血病变。然而，主要并发症的发生率为3%，如血肿形成、股动脉血栓形成、造影剂反应、肾衰竭和短暂性缺血发作[14]。

计算机断层结肠成像

CT（computed tomography，CT）下结肠成像已越来越多地用于发现结肠息肉和肿块，对下消化道出血可能有一些帮助。更快速的扫描能进行CT血管造影、结肠成像并评估小肠病变，能对肿块性病变和血管病变作出诊断，与其他放射性成像技术相比有一定优势。一项来自法国的研究报道，CT准确地诊断出17/19的下消化道出血部位，包括憩室、肿瘤、血管瘤和静脉曲张[15]。

结肠镜检查

使用快速硫酸盐清洁肠道后行急诊肠镜检查已发现是安全的，而且可以提供重要的诊断信息，有时还可进行干预治疗[16]。通常患者口服或通过胃管注入4~6升聚乙二醇（即GoLYTELY），历时3~5小时，直到直肠排出清洁的大便、血和凝块。清洁肠道前静脉给予甲氧氯普胺10mg，每3~4小时重复给予，可加快胃排空并减少恶心。对可疑下消化道出血的患者最好避免磷酸钠肠道准备，虽然尚未进行研究证实，但是磷酸钠肠道准备有高磷酸盐和增加钠负荷的潜在危险。

下消化道出血时最紧急肠镜检查是指在患者入院后6~36小时在任何地点进行的肠镜检查。由于大多数出血能自发停止，因此，大多数患者在入院第1天行肠道准备和输血，在入院第2天行结肠镜检查。

对13项研究的综述显示，下消化道出血时结肠镜检查能诊断出可疑或病因明确者48%~90%，平均为68%[12]。问题在于通常不能确诊出血原因，除非是活动性出血、血管显露、血凝块粘附、黏膜脆性、溃疡形成或结肠特殊部位存在新鲜血液。大多数情况下做出推断性诊断，尤其是憩室病，憩室是潜在出血部位，但是看不到血液。

急诊肠道准备和肠镜检查的最佳时间尚不确定。理论上讲，越早进行内镜检查，发现病变的可能性越大，并可能进行内镜下止血，如憩室或息肉出血。然而，Mayo Clinic的回顾性研究显示内镜检查时间（0~12小时、12~24小时、>24小时）与发现憩室活动性出血或出血灶从而进行内镜下及时止血之间无明显相关性[17]。早期结肠镜检查与住院时间缩短相关[18]。

活动性出血或有再出血危险的病变可给予结肠镜下止血治疗。这最常用于息肉切除术后出血和憩室出血，将在下文讨论。

手术

下消化道出血很少需要外科手术治疗，因为多数出血呈自限性或者容易用药物或内镜下止血治疗。手术的主要适应证是恶性病变和憩室再发出血。因此，大多数病情稳定的患者是由内科医师和消化科医师而不是外科医师在谨慎处理。

严重下消化道出血的病因学和发病机制

结肠镜检查时并不总是会发现活动性出血。内镜检查的时间对此有影响，早期结肠镜检查将提高活动性出血病变的检出率。如果看到活动性出血或有明显出血灶如血凝块或血管显露，通常能对出血病变作出明确诊断。如果是可疑病变并且无其他可能的出血来源，一般作出推断性诊断。表15-2列出了各种推断的和/或出血部位明确的急性结肠出血的发生率。潜在的结肠病变应予内镜下止血治疗，包括憩室、息肉切除部位、血管瘤、痔疮、Dieulafoy病变、肿瘤、溃疡和放射性直肠炎。

表 15-2 严重下消化道出血的病因 *

病因	病例所占百分比
憩室病	33
癌症 / 息肉	19
结肠炎	18
病因不明	16
血管发育异常	8
其他	8
息肉切除术后	6
肛门直肠	4

* 汇总了 7 项已发表研究中的 1333 名患者

From Zuckerman GR, Prakash C: Acute lower intestinal bleeding. Part II: Etiology, therapy, and outcomes. Gastrointest Endosc 49:228-38, 1999.

憩室出血

结肠憩室是肠黏膜和黏膜下层通过肠肌层疝出而形成。结肠憩室实际上是病理性假憩室，因为真正的憩室包括肠壁的全层，结肠组织在肠内压的推动下而形成结肠憩室。憩室发生于供应结肠的小动脉入口处，直小血管贯穿结肠壁的环肌层。直小动脉的入口处是相对薄弱的区域，当肠腔内压增加时黏膜层和黏膜下层由此疝出，直径从几毫米到几厘米不等。最常见的部位是左半结肠。大多数结肠憩室无症状，并不引起注意。

出血可能发生于憩室颈部或底部的血管[19]（图 15-1）。

憩室在西方国家常见，老年人中发生率为50%[20]。相反，亚非大陆人群憩室的发生率低于1%[21]。从而得出假说，即不同地区憩室发生率不同可能是由于西方人饮食中膳食纤维含量低。可能是低纤维膳食导致大便容量少，粪便通过时间延长，增加了结肠肌肉收缩力，最终肠腔内压力增加，从而推动憩室的形成。此外，憩室的发生随年龄增长而增加，可能是由于结肠肠壁和肌肉张力薄弱的结果。据估计约有 3% ~ 5% 的憩室患者发生憩室出血[22]。虽然大多数憩室在左半结肠，但一些研究表明憩室出血更常出现在右半结肠[19, 22-24]。

憩室出血的典型患者是老年人，表现为无痛性便血。这些患者通常服用过阿司匹林或NSAID[2]。至少75%的憩室出血可自发停止[23]。那些停止出血的患者通常所需输血量不到 4 个单位。在一项外科研究中，60%的患者需要手术切除，其中多数患者尽管已经输血 4 个单位，但仍持续出血[23]。成功切除出血憩室的患者其再出血率为4%[23]。出血自发停止的患者中，在接下来的 4 年中因为结肠憩室炎而再出血的发生率为 25% ~ 38%[1, 23]。

快速肠道准备后行急诊结肠镜检查通常显示出血已经停止，仅发现不出血的憩室。这些患者通常诊断为“可疑憩室出血”，因为没有确定病灶，憩室只是出血的可能来源。

急诊结肠镜偶尔能发现新近出血灶，如活动性出血、血管显露、血凝块或局限于一段结肠的血液（图 15-2）。在下消化道出血时似乎越早进行结肠镜检查就能越多发现憩室近期出血的征象，但 Mayo Clinic 的小规模病例研究发现入院后 0 ~ 12 小时、12 ~ 24 小时或大于 24 小时进行结肠镜检查无区别[17]。人们试图用内镜下消化性溃疡出血的高危特点（活动性出血、血管显露和血凝块）对憩室再出血的危险性进行分层，尽管并不清楚这些病变未经治疗时的自然演变。组织病理学上所见的一些憩室边缘的“着色的突起”通常是破裂血管边缘的血凝块[25]。UCLA/

环形肌
憩室
黏膜
系膜小肠对向部带
动脉
系膜小肠游离部
肠系膜

图 15-1 结肠憩室的血管解剖。

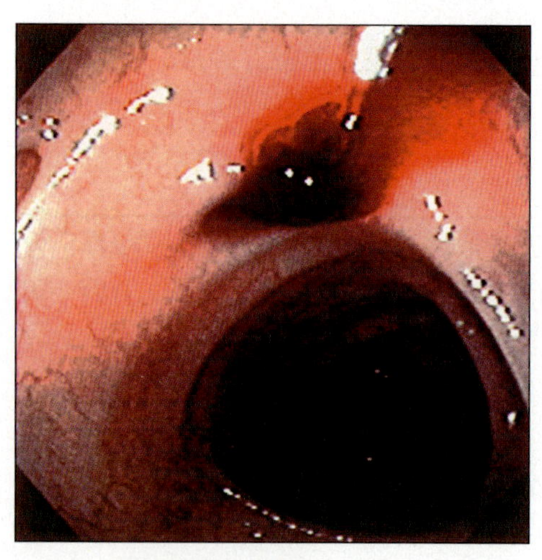

图 15-2 憩室活动性出血。

CURE 组发现 17 例有近期憩室出血特征（6 例活动性出血、4例血管显露、7例有粘附的血凝块）的患者再出血率高，达 53%，急诊手术率达 35%[26]。

据报道，肠镜下憩室活动性出血的止血方法有双极探针凝结、肾上腺素注射、金属夹和纤维蛋白胶[25-32]。如果结肠局部节段见到新鲜血液，则应仔细检查这段结肠以发现确切的出血部位。如果出血来自憩室的边缘或边缘有着色的隆起，应围绕出血部位分为四个象限，用硬化治疗针分别注射 1：10 000 肾上腺素 1ml。然后，用低功率（10～15瓦）双极探针和脉冲持续时间为1秒的光压灼烧憩室边缘以止血或使显露的血管变平坦。如果存在无活动出血的粘附血凝块，则在血凝块边缘分为四个象限分别注射 1：10 000 肾上腺素 1ml，并用息肉圈套器逐渐移除血凝块，直到其边缘位于憩室上3mm，然后如前所述用双极探针凝结处理基底面。

憩室活动性出血内镜下止血治疗后，应在邻近的黏膜做一个永久的黏膜下标记（墨汁或SPOT），以便在重复内镜检查或再出血需手术时确认部位。内镜下止血后的长期治疗，应告知患者避免服用阿司匹林和NSAID，每日补充纤维。

2000年，Jensen和UCLA/CURE组发表了关于急诊结肠镜下诊断和处理严重憩室出血的研究结果[26]。他们发现，20%的严重便血患者内镜下有明确的憩室出血病灶。与以往有高危病灶但未进行结肠镜下止血的对照组比较，内镜下止血治疗组与未治疗组的再出血率分别为0% 和 53%，需行急诊结肠部分切除术的比例分别为 0% 和 35%。随访 3 年，内镜下止血治疗的患者无再出血发生。

与 UCLA 的研究相反，在 Duke 大学医学中心内镜数据库的一项小型回顾性研究中，13例活动性出血或有病灶的患者，均接受了内镜下肾上腺素注射和/或双极电凝治疗[33]。30 天内再出血率为38%，其中4例进行了外科手术治疗。平均随访3年，长期再出血率为 23%。

一些憩室出血患者可以选择血管栓塞治疗，但有肠梗死、造影剂过敏和肾衰竭的危险。在手术切除前行血管造影有所帮助。

复发的憩室出血通常进行手术切除。最好能在结肠镜检查、血管造影或核素检查引导下显示可能的出血部位。由于憩室出血常常较轻微，并且老年患者手术并发症的危险性增加，因此通常依据出血部位和合并症情况来考虑手术治疗的必要性。

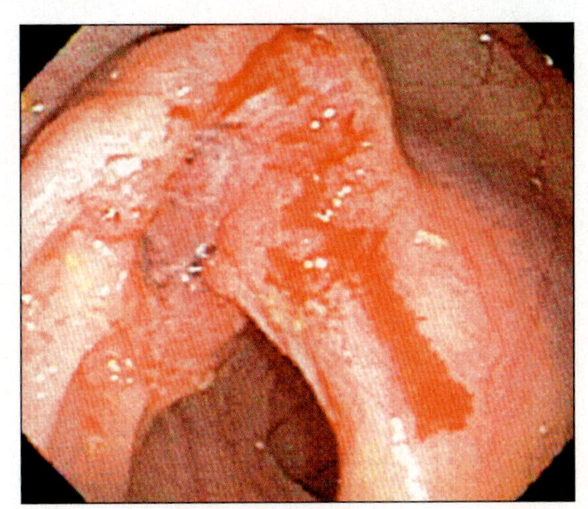

图 15-3 导致严重便血的结肠癌。

结肠癌

大多数结肠癌患者表现为隐性胃肠道失血而非便血。对于便血的成年患者，必须明确有无结肠癌，因为早期诊断能改善生存。由于恶性肿瘤必须形成溃疡才能发生显性出血，因此多数出血的恶性肿瘤是晚期肿瘤（图15-3）。结肠癌可发生于结肠或直肠的任何部位，但老年患者右半结肠肿瘤的发生率逐渐增加。

结肠炎

结肠炎指任何形式的结肠炎症。就引起严重下消化道出血而言，通常包括缺血性结肠炎、炎症性肠病或可能存在的感染性结肠炎。

缺血性结肠炎一般表现为便血伴轻度左侧腹部不适，是由黏膜缺氧所致，认为与肠壁内血管低灌注有关，而不是由于大血管闭塞。大多数病例找不到明确病因，但与之相关的因素包括近期主动脉或心脏手术、血管炎和药物[34-35]。由于侧支循环的建立，缺血通常是节段性的，并且主要影响结肠黏膜层。虽然结肠任何部位都可发生缺血，但结肠分界区域最常受累，如脾曲或直肠乙状结肠交界处，因为这些部位侧支循环减少。通常结肠镜检查可作出诊断，X线平片显示“指压痕”或CT扫描显示肠壁增厚可作出疑似诊断。结肠镜下表现包括红斑、质脆和渗出（图15-4）。建议在缺血改变处进行活检，这对于排除感染性病变或 Crohn 病更重要。缺血性结肠炎一般几天内缓解，不需要肠镜下止血治疗。Kaiser 的一项大规模回顾性研究表明，缺血性结肠炎患者 4 年内未发生再出血[1]。

累及结肠的炎症性肠病很少引起严重的急性下消化道出血。Mayo Clinic 的研究显示，大多数患者有 Crohn 病[36]。大多数患者通过药物能成功治疗。31 例

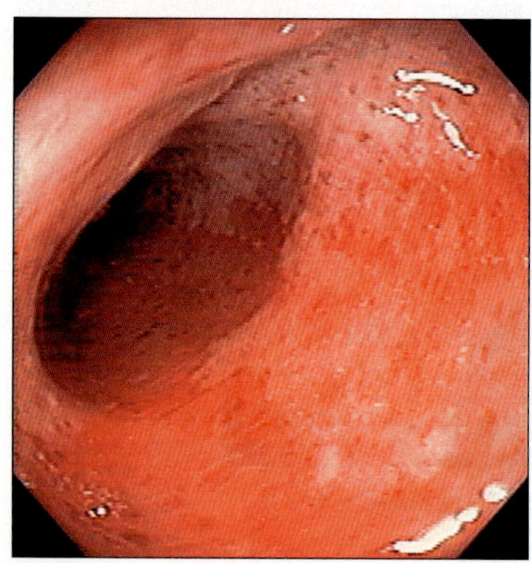

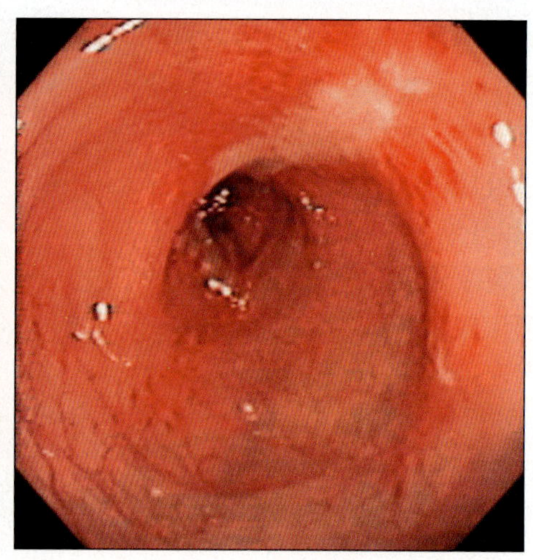

图 15-4　缺血性结肠炎。

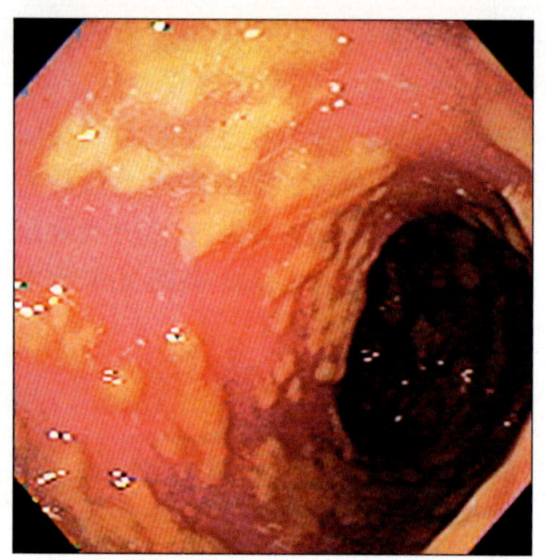

图 15-5　难辨梭状芽孢杆菌结肠炎。

中有3例Crohn病患者因为存在粘附血凝块或渗出性溃疡而接受了内镜下单独肾上腺素注射治疗或联合双极电凝治疗。这些患者无再出血发生。23%的Crohn病患者在最初出血后3天（中位数）发生再出血（范围：1～75天）。39%严重出血的Crohn病患者需要外科手术治疗。

任何严重下消化道出血和结肠炎患者都应该除外感染性结肠炎。空肠弯曲菌、沙门菌、志贺菌、侵袭性大肠杆菌、大肠杆菌O_{157}或难辨梭状芽孢杆菌感染可引起下消化道出血（图15-5）。很少有明显的失血。通过便培养和可曲式乙状结肠镜检查可作出诊断。

血管发育异常

结肠血管瘤亦称血管发育异常、动静脉畸形或血管扩张，通常并不常见。结肠镜筛查时发现不足1%的无症状患者存在血管发育不良[37]。病变随年龄增长而增加，表现为盲肠和近端升结肠原先正常血管的退行性变。组织病理学显示粗大、扩张的黏膜下静脉和扩张的黏膜静脉伴小动静脉交通（见于晚期病例）。血管瘤形成的原因可能是结肠肌层的黏膜下静脉部分阻塞，最终黏膜下和黏膜静脉扩张，局部黏膜缺血。

慢性肾功能衰竭以及遗传性出血性毛细血管扩张（Osler-Weber-Rendu综合征）与血管瘤有关。有报道显示，主动脉狭窄与下消化道出血有关，原因可能为结肠血管瘤[38]。对此的生物学解释可能是主动脉狭窄引起von Willebrand因子缺陷，由此引起患者血小板粘附力下降，出血倾向增加，尤其是既往有消化道黏膜病变（如血管瘤）的患者[39,40]。然而，临床研究不支持主动脉狭窄与血管瘤之间的相关性[41,42]。

血管发育异常引起的出血通常无腹痛，常发生于右半结肠或盲肠。在过去十年内，血管瘤引起下消化道出血的报道已经减少[16,26]。这可能是由于改进的内镜技术能更好地识别血管瘤，并且憩室出血引起的便血在增多。内镜下使用热技术（双极探针、热探针、激光）和注射治疗成功止血也有报道[43]。激素有助于减少血管发育异常的出血也有报道，但近期随机对照研究发现此疗法无益处[44]。

息肉切除术后出血

息肉切除术后出血的发生率为1%～6%，通常发生在术后7天内[45]。常为轻度且具有自限性。据报道，息肉切除术后出血的危险因素包括大息肉（>2cm）、粗蒂息肉、无蒂息肉和右半结肠息肉[45]。内镜下的处理方法包括蒂部圈套（不烧灼）、肾上腺素注射、热

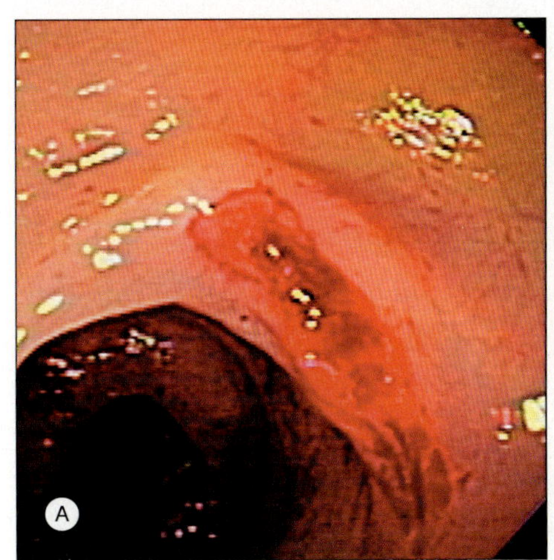

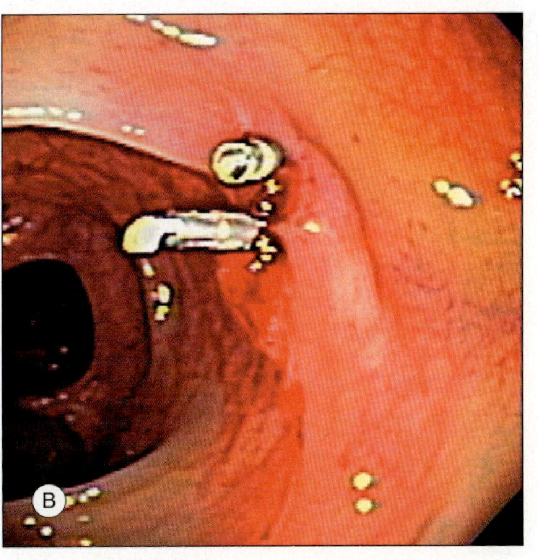

图 15-6　A. 息肉切除术后出血。B. 放置血管夹后的息肉切除部位。

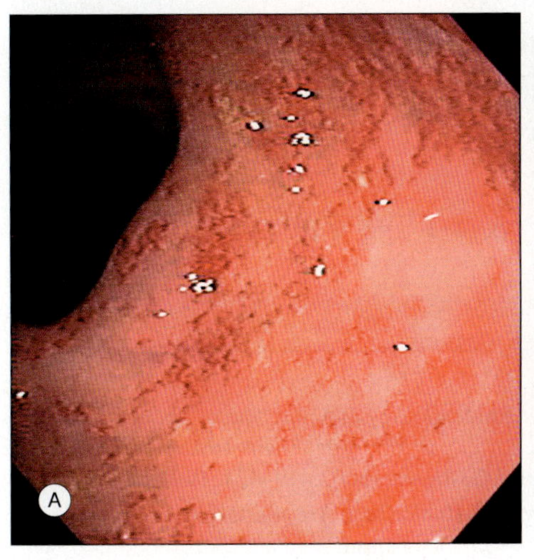

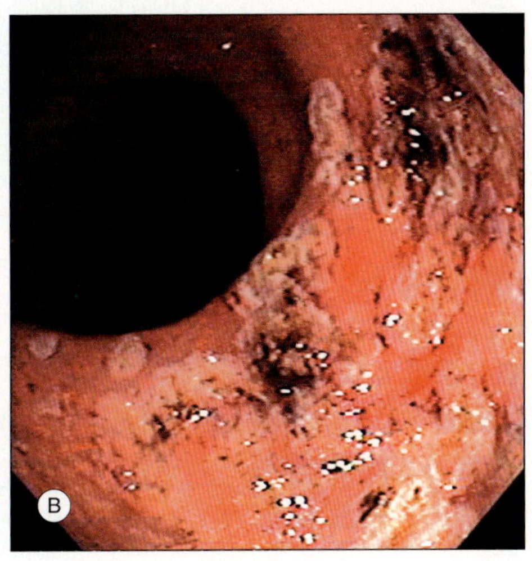

图 15-7　A. 放射性直肠炎。B. 氩等离子体凝固治疗放射性直肠炎。

凝、血管夹和内套圈（图 15-6）[45-48]。

Mayo Clinic研究报道息肉切除术后出血的中位时间是 5 天（范围：0 ~ 17 天）[47]。65% 的患者息肉切除术后接受阿司匹林、NSAID、华法林、肝素或激素治疗；76%的患者需要输血；96%的患者进行内镜下凝血和 / 或肾上腺素注射治疗。

结肠息肉切除术后或内镜下黏膜切除术后常规放置血管夹不能减少术后出血率[49]。然而，对某些息肉切除术后患者或出血危险性增加的患者，可以考虑预防性放置血管夹或其他内镜下止血措施。

放射性直肠炎

放射性直肠炎通常引起轻度慢性便血，但偶尔也会引起严重的急性下消化道出血。妇科、前列腺、膀胱或直肠肿瘤放射治疗后，电离辐射能引起结肠和直肠的急性和慢性损伤。大约 75% 的患者接受 4000rad 放射量后出现急性自限性腹泻、里急后重、腹部绞痛，最初几周很少发生出血。完成治疗后 6 ~ 18 个月出现慢性辐射效应。慢性辐射导致肠道损伤，这与血管损伤和继发的黏膜缺血、肠壁增厚及溃疡形成有关。许多损伤是由于慢性缺氧缺血和氧化应激所致。

可曲式乙状结肠镜显示直肠毛细血管扩张、质脆和溃疡形成。应指导患者避免使用阿司匹林和所有 NSAID，食用高纤维素饮食。可局部应用或口服 5- 氨基水杨酸、硫糖铝或试用激素，但常常无效[50]。热疗疗效佳，包括激光或氩等离子体凝固（图 15-7）[51-53]。局部直肠黏膜直接使用甲醛能减少出血[54]。对于难治性病例，高压氧也是一种有效的治疗方法[55,56]。一些先导性研究显示，抗氧化维生素（如维生素 A、C 和 E）也能减少慢性放射性直肠炎的出血[57]。

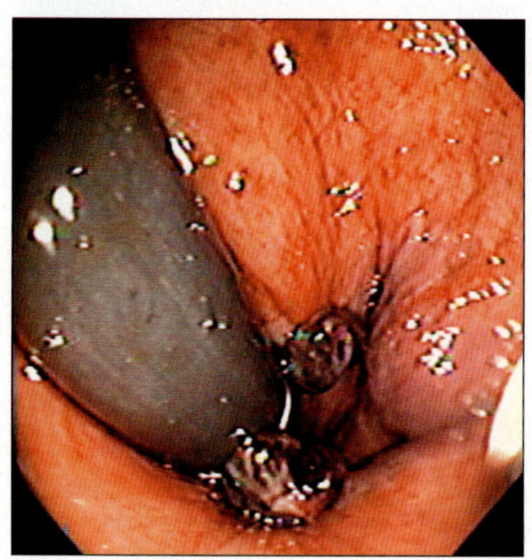

图 15-8 痔疮环扎。

痔疮

痔疮是指直肠鳞柱状上皮接合处以上的静脉丛。内痔位于齿状线以上，外痔位于齿状线以下。有症状的痔疮常见于成人，大多数与慢性便秘、妊娠、肥胖和低纤维素饮食时排便用力延长有关。出血的特点是鲜红色血，覆于大便表面，便后滴血，手纸可有鲜血。通常是轻度出血，但偶有痔疮严重出血。

治疗痔疮通常先用内科治疗，包括补充纤维素软化大便、直肠润滑栓剂（含或不含类固醇）和温水坐浴。肛镜下治疗包括注射硬化剂、橡皮环结扎、冷冻手术、红外线光凝固和双极直流电电凝治疗。近来，也有使用可曲式内镜和食管结扎装置的报道（图 15-8）[58]。手术治疗用于其他措施无法控制的难治性出血病例。大多数患者内科治疗有效。

直肠静脉曲张

门脉高压患者的直肠黏膜也可有静脉曲张，位于直肠上静脉（门脉循环）和直肠中下静脉（体循环）之间。在肛镜或乙状结肠镜检查时，可看到曲张的直肠静脉位于齿状线上几厘米。直肠静脉曲张的发生率随门脉高压的加重而增加。大约60%的有食管静脉曲张出血病史的患者有直肠静脉曲张。直肠静脉曲张的治疗与食管静脉曲张相似，有硬化治疗、橡皮环结扎或门体分流[59, 60]。

直肠 Dieulafoy 病变

Dieulafoy病变是指可引起消化道任何部位大出血的大的黏膜下动脉，且黏膜表面无溃疡形成，但出血大多来源于胃。直肠Dieulafoy病变出血有内镜下止血治疗成功的报道[61, 62]。

小结

通常通过急诊结肠镜检查可以诊断出严重下消化道出血的来源。下消化道出血的鉴别诊断包括憩室病、癌、结肠炎、血管瘤、息肉切除部位出血、放射性直肠炎、内痔和直肠静脉曲张。患者内科治疗稳定和输血治疗后再进行急诊结肠镜检查。紧急清肠可使结肠镜检查更早进行，并且增加结肠镜下止血治疗的可能性。憩室出血和息肉切除术后出血可使用肾上腺素注射、双极凝固和 / 或血管夹治疗。放射性直肠炎和血管瘤可采用热凝固治疗。大多数结肠镜下成功止血的患者不会再次出血。内镜下止血后，内科治疗有助于减少再出血的几率。所有可疑下消化道出血的严重便血患者都应进行急诊结肠镜检查。

（张静译　闫秀娥 陆京京 周丽雅校）

参考文献

1. Longstreth GF: Epidemiology and outcome of patients hospitalized with acute lower gastrointestinal hemorrhage: A population-based study. Am J Gastroenterol 92:419–424, 1997.
2. Foutch PG: Diverticular bleeding: Are nonsteroidal anti-inflammatory drugs risk factors for hemorrhage and can colonoscopy predict outcome for patients? Am J Gastroenterol 90:1779–1784, 1995.
3. Laine L, Connors LG, Reicin A, et al: Serious lower gastrointestinal clinical events with nonselective NSAID or coxib use. Gastroenterology 124:288–292, 2003.
4. Zuckerman GR, Trellis DR, Sherman TM, Clouse RE: An objective measure of stool color for differentiating upper from lower gastrointestinal bleeding. Dig Dis Sci 40:1614–1621, 1995.
5. Gilbert DA, Silverstein FE, Tedesco FJ, et al: The national ASGE survey on upper gastrointestinal bleeding. III. Endoscopy in upper gastrointestinal bleeding. Gastrointest Endosc 27:94–102, 1981.
6. Strate LL, Orav EJ, Syngal S: Early predictors of severity in acute lower intestinal tract bleeding. Arch Intern Med 163:838–843, 2003.
7. Strate LL, Canale S, Ookubo R, et al: Risk stratification in acute lower intestinal bleeding: Prospective validation of a clinical prediction rule [abstract]. Gastroenterology 124:A-508, 2003.
8. Probst A, Hunstiger M, Barnert J, et al: Characteristics of lower GI bleeding in critically ill patients—bleeding source and prognosis. Gastrointest Endosc 57:AB215, 2003.
9. Richter JM, Christensen MR, Kaplan LM, Nishioka NS: Effectiveness of current technology in the diagnosis and management of lower gastrointestinal hemorrhage. Gastrointest Endosc 41:93–98, 1995.
10. Winawer SJ, Stewart ET, Zauber AG, et al: A comparison of colonoscopy and double-contrast barium enema for surveillance after polypectomy. National Polyp Study Work Group. N Engl J Med 342:1766–1772, 2000.
11. Nicholson ML, Neoptolemos JP, Sharp JF, et al: Localization of lower gastrointestinal bleeding using in vivo technetium-99m-la-

belled red blood cell scintigraphy. Br J Surg 76:358–361, 1989.
12. Zuckerman GR, Prakash C: Acute lower intestinal bleeding: Part I: Clinical presentation and diagnosis. Gastrointest Endosc 48:606–617, 1998.
13. Baum S: Angiography and the gastrointestinal bleeder. Radiology 143:569–572, 1982.
14. Egglin TK, O'Moore PV, Feinstein AR, Waltman AC: Complications of peripheral arteriography: A new system to identify patients at increased risk. J Vasc Surg 22:787–794, 1995.
15. Ernst O, Bulois P, Saint-Drenant S, et al: Helical CT in acute lower gastrointestinal bleeding. Eur Radiol 13:114–117, 2003.
16. Jensen DM, Machicado GA: Diagnosis and treatment of severe hematochezia. The role of urgent colonoscopy after purge. Gastroenterology 95:1569–1574, 1988.
17. Smoot R, Gostout CJ, Rajan E, et al: Is early colonoscopy for acute diverticular bleeding needed? Gastrointest Endosc 55:AB123, 2002.
18. Strate LL, Syngal S: Timing of colonoscopy: Impact on length of hospital stay in patients with acute lower intestinal bleeding. Am J Gastroenterol 98:317–322, 2003.
19. Meyers MA, Alonso DR, Gray GF, Baer JW: Pathogenesis of bleeding colonic diverticulosis. Gastroenterology 71:577–583, 1976.
20. Stollman NH, Raskin JB: Diagnosis and management of diverticular disease of the colon in adults. Ad Hoc Practice Parameters Committee of the American College of Gastroenterology. Am J Gastroenterol 94:3110–3121, 1999.
21. Painter NS, Burkitt DP: Diverticular disease of the colon: A deficiency disease of Western civilization. Br Med J 2:450–454, 1971.
22. McGuire HH Jr, Haynes BW Jr: Massive hemorrhage for diverticulosis of the colon: Guidelines for therapy based on bleeding patterns observed in fifty cases. Ann Surg 175:847–855. 1972.
23. McGuire HH Jr: Bleeding colonic diverticula. A reappraisal of natural history and management. Ann Surg 220:653–656, 1994.
24. Wong SK, Ho YH, Leong AP, Seow-Choen F: Clinical behavior of complicated right-sided and left-sided diverticulosis. Dis Colon Rectum 40:344–348, 1997.
25. Foutch PG, Zimmerman K: Diverticular bleeding and the pigmented protuberance (sentinel clot): Clinical implications, histopathological correlation, and results of endoscopic intervention. Am J Gastroenterol 91:2589–2593, 1996.
26. Jensen DM, Machicado GA, Jutabha R, Kovacs TO: Urgent colonoscopy for the diagnosis and treatment of severe diverticular hemorrhage. N Engl J Med 342:78–82, 2000.
27. Yoshikane H, Sakakibara A, Ayakawa T, et al: Hemostasis by capping bleeding diverticulum of the colon with clips. Endoscopy 29: S33–S34, 1997.
28. Ramirez FC, Johnson DA, Zierer ST, et al: Successful endoscopic hemostasis of bleeding colonic diverticula with epinephrine injection. Gastrointest Endosc 43(2 Pt 1):167–170, 1996.
29. Savides TJ, Jensen DM: Colonoscopic hemostasis for recurrent diverticular hemorrhage associated with a visible vessel: A report of three cases. Gastrointest Endosc 40:70–73, 1994.
30. Lara LF, Bloomfeld RS: Endoscopic therapy for acute diverticular hemorrhage. Gastrointest Endosc 53:492, 2001.
31. Kim YI, Marcon NE: Injection therapy for colonic diverticular bleeding. A case study. J Clin Gastroenterol 17:46–48, 1993.
32. Andress HJ, Mewes A, Lange V: Endoscopic hemostasis of a bleeding diverticulum of the sigma with fibrin sealant. Endoscopy 25: 193, 1993.
33. Bloomfeld RS, Rockey DC, Shetzline MA: Endoscopic therapy of acute diverticular hemorrhage. Am J Gastroenterol 96:2367–2372, 2001.
34. Brandt LJ, Boley SJ: AGA technical review on intestinal ischemia. American Gastrointestinal Association. Gastroenterology 118:954–968, 2000.
35. Brandt LJ, Boley SJ: Intestinal ischemia. In Feldman M, Friedman LS, Sleisenger MH (eds): Gastrointestinal and Liver Disease. Philadelphia, WB Saunders, 2002, pp 2321–2340.
36. Pardi DS, Loftus EV Jr, Tremaine WJ, et al: Acute major gastrointestinal hemorrhage in inflammatory bowel disease. Gastrointest Endosc 49:153–157, 1999.
37. Foutch PG, Rex DK, Lieberman DA: Prevalence and natural history of colonic angiodysplasia among healthy asymptomatic people. Am J Gastroenterol 90:564–567, 1995.
38. Heyde EC: Gastrointestinal bleeding in aortic stenosis. N Engl J Med 259:196, 1958.
39. Vincentelli A, Susen S, Le Tourneau T, et al: Acquired von Willebrand syndrome in aortic stenosis. N Engl J Med 349:343–349, 2003.
40. Sadler JE: Aortic stenosis, von Willebrand factor, and bleeding. N Engl J Med 349:323–325, 2003.
41. Imperiale TF, Ransohoff DF: Aortic stenosis, idiopathic gastrointestinal bleeding, and angiodysplasia: Is there an association? A methodologic critique of the literature. Gastroenterology 95:1670–1676, 1988.
42. Bhutani MS, Gupta SC, Markert RJ, et al: A prospective controlled evaluation of endoscopic detection of angiodysplasia and its association with aortic valve disease. Gastrointest Endosc 42:398–402, 1995.
43. Foutch PG: Angiodysplasia of the gastrointestinal tract. Am J Gastroenterol 88:807–818, 1993.
44. Junquera F, Feu F, Papo M, et al: A multicenter, randomized, clinical trial of hormonal therapy in the prevention of rebleeding from gastrointestinal angiodysplasia. Gastroenterology 121:1073–1079, 2001.
45. Waye JD, Kahn O, Auerbach ME: Complications of colonoscopy and flexible sigmoidoscopy. Gastrointest Endosc Clin N Am 6:343–377, 1996.
46. Uno Y, Satoh K, Tuji K, et al: Endoscopic ligation by means of clip and detachable snare for management of colonic postpolypectomy hemorrhage. Gastrointest Endosc 49:113–115, 1999.
47. Sorbi D, Norton I, Conio M, et al: Postpolypectomy lower GI bleeding: Descriptive analysis. Gastrointest Endosc 51:690–696, 2000.
48. Parra-Blanco A, Kaminaga N, Kojima T, et al: Hemoclipping for postpolypectomy and postbiopsy colonic bleeding. Gastrointest Endosc 51:37–41, 2000.
49. Shioji K, Suzuki Y, Kobayashi M, et al: Prophylactic clip application does not decrease delayed bleeding after colonoscopic polypectomy. Gastrointest Endosc 57:691–694, 2003.
50. Baum CA, Biddle WL, Miner PB Jr: Failure of 5-aminosalicylic acid enemas to improve chronic radiation proctitis. Dig Dis Sci 34: 758–760, 1989.
51. Swaroop VS, Gostout CJ: Endoscopic treatment of chronic radiation proctopathy. J Clin Gastroenterol 27:36–40, 1998.
52. Taieb S, Rolachon A, Cenni JC, et al: Effective use of argon plasma coagulation in the treatment of severe radiation proctitis. Dis Colon Rectum 44:1766–1771, 2001.
53. Villavicencio RT, Rex DK, Rahmani E: Efficacy and complications of argon plasma coagulation for hematochezia related to radiation proctopathy. Gastrointest Endosc 55:70–74, 2002.
54. Parikh S, Hughes C, Salvati EP, et al: Treatment of hemorrhagic radiation proctitis with 4 percent formalin. Dis Colon Rectum 46: 596–600, 2003.
55. Woo TC, Joseph D, Oxer H: Hyperbaric oxygen treatment for radiation proctitis. Int J Radiat Oncol Biol Phys 38:619–622, 1997.
56. Mayer R, Klemen H, Quehenberger F, et al: Hyperbaric oxygen—

an effective tool to treat radiation morbidity in prostate cancer. Radiother Oncol 61:151–156, 2001.

57. Kennedy M, Bruninga K, Mutlu EA, et al: Successful and sustained treatment of chronic radiation proctitis with antioxidant vitamins E and C. Am J Gastroenterol 96:1080–1084, 2001.
58. Berkelhammer C, Moosvi SB: Retroflexed endoscopic band ligation of bleeding internal hemorrhoids. Gastrointest Endosc 55:532–537, 2002.
59. Hosking SW, Smart HL, Johnson AG, Triger DR: Anorectal varices, haemorrhoids, and portal hypertension. Lancet 1:349–352, 1989.
60. Firoozi B, Gamagaris Z, Weinshel EH, Bini EJ: Endoscopic band ligation of bleeding rectal varices. Dig Dis Sci 47:1502–1505, 2002.
61. Abdulian JD, Santoro MJ, Chen YK, Collen MJ: Dieulafoy-like lesion of the rectum presenting with exsanguinating hemorrhage: Successful endoscopic sclerotherapy. Am J Gastroenterol 88:1939–1941, 1993.
62. Meister TE, Varilek GW, Marsano LS, et al: Endoscopic management of rectal Dieulafoy-like lesions: A case series and review of literature. Gastrointest Endosc 48:302–305, 1998.
63. Zuckerman GR, Prakash C: Acute lower intestinal bleeding. Part II: Etiology, therapy, and outcomes. Gastrointest Endosc 49:228–238, 1999.

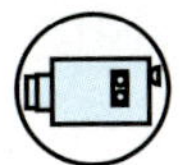

16 不明原因消化道出血

Blair S. Lewis

引言 199
病因学 200
小肠血管病变 200
小肠肿瘤 203
小肠溃疡 204
小肠憩室 205
小肠血管畸形 205
诊断 205
放射学 205
放射性同位素扫描 206
血管造影 206
小肠镜 207
胶囊内镜 208
手术 209
术中肠镜检查 209
诊断和治疗方法 210
小结 212

引言

不明原因消化道出血只占出血患者的一小部分，但其处理上独特并具有挑战性。这些患者表现的出血，可以是黑便或褐色大便或隐性缺铁性贫血，行结肠镜检查和胃镜检查未发现出血部位。将近 1/3 的单一缺铁性贫血患者有再出血，一半有明显出血的患者发生再出血。这些患者需要多次输血，并且反复结肠镜、胃镜、钡灌肠、上消化道造影检查和核素血池扫描检查均阴性。这组患者很少能早期诊断出血部位[1]。除了十二指肠球是炎症病变的常见部位以外，小肠虽不是常见的消化道出血部位，却是不明原因消化道出血患者最常见的病变部位[2]。估计只有 3%～5% 出血患者的出血部位在十二指肠第二段和回盲瓣之间[3]。小肠出血，除非病变巨大，通常难以明确诊断。许多因素导致不能发现小肠出血的来源。小肠除了是出血的少见部位，医师常规不考虑外，与胃和结肠相比，小肠出血相对较难诊断。小肠的长度以及它在腹腔的位置不固定、小肠的收缩性和重叠使常规诊断技术面临困境。除了这些技术问题，出血率低或间断出血使得血管造影或核素扫描检查不能确定诊断。口服小肠造影很少能诊断出小肠肿瘤，小肠钡剂灌肠造影不能诊断血管扩张，这些疾病都是最常见的小肠出血原因。尽管有多种内镜，但内镜插管仍难以到达远端小肠。由于不能对小肠出血部位进行定位，这些患者可能有长时间隐性失血或者反复黑便、褐色大便而未得到明确诊断。

应该指出，虽然大多数医师认为不明原因出血是源自小肠，但仍可能忽视其他出血部位，包括鼻出血、胆道出血、甚至痔疮出血。前面章节中讨论的血管病变也可出现在胃或结肠，由于检查不全面、患者准备不充分或患者在贫血或低血压状态下进行检查而可能漏诊。

不明原因出血的定义是隐性失血时间迁延或者反复黑便、褐色大便而没有确定诊断。接诊这些患者的医师要注意由于不能确诊其病因，应当正确认识到可能的潜在恶性病变。1/10不明原因出血患者是小肠肿瘤[4]。遗憾的是，组织学证实小肠癌预后差。这部分归咎于过去检查方法的诊断能力差，如口服小肠造影。这些患者病程晚期典型表现为梗阻或转移的症状。有研究显示，如果早期诊断，小肠癌的预后能得到改善[5]。

治疗不明原因出血患者的目标之一是减少输血。对于肠道血管扩张引起的出血，输血是更加有效的治疗。血管扩张病变也可以通过内镜或者手术去除，如何选择治疗方法是分析决策的难点。必须掌握一定的知识、明确疾病的严重程度。改善患者治疗和预后的关键是提高诊断能力，诊断后才能进行恰当有针对性的治疗。

除了这些因素，还要考虑不明原因出血患者的医疗费用问题。目前的医学文献缺少有关不明原因出血诊断费用的信息。1985～1995年间最综合的经济学文献综述关于费用价值的信息有限，而且并未限定于不明原因出血[6]。

此类患者的医疗费用问题较复杂，影响因素很多。诊断不明原因消化道出血需要花费大量时间。诊断的时间中位数约为2年，范围介于1个月到8年。除了诊断花费很多时间，在明确出血来源前，患者要接受大量的诊断性检查和评价。Foutch等[7]报道39例接受推进式小肠镜检查的不明原因出血患者在纳入研究前共接受了277项诊断性检查。每例患者平均做了7.3项检查。49%的患者在推进式小肠镜检查后仍然不能确定出血原因。目前可用的诊断工具很难确定出血部位，往往需要重复检查，这样就增加了经济负担。此外，这些患者可能需要反复输血和住院治疗。Flickinger等[8]报道14例不明原因出血患者平均住院5次，在施行术中内镜检查前平均输血46个单位。

为了计算其花费，Goldfarb等[9]报道了21例不明原因消化道出血患者的花费（表16-1）。从初次发现出血到入组研究平均2.7年。1例出血12年的患者被排除在外。由于没有实际负担费用的数据，支付者赔偿情况的费用基于平均医疗计划的费用。商业赔偿费用明显更高。正如表16-1所示，与诊断不明原因出血和治疗贫血有关的费用很高，每位患者未作出诊断前平均费用是33 630美元。而且与其他医疗花费有关因素，例如医师探视、急诊留观和处方的费用，并未包括在研究中。因此，所列数据明显低估了不明原因消化道出血患者诊断和治疗的费用。

最后，应该考虑不明原因消化道出血患者的非医疗问题。包括这些患者被迫接受重复检查、面对频繁的住院和/或输血带来的生活方式的改变以及治疗过程中个人的医疗费用。不明原因出血患者通常寻求多方医疗意见，在“医师商店”搜索解决问题的方法。他们可能认为由于有出血危险而不能旅行。这也带来巨大的心理社会后果。需要重申的是，快速而正确的诊断以及最终的治疗将缩小这些问题。

病因学

小肠血管病变

小肠出血的原因多种多样，每种病因都有其各自的出血方式（表16-2）。血管病变是小肠出血最常见的原因，占70%～80%[10]。肠道血管病变不完全一样。虽然大多数血管病变的内镜下表现相似，可能是出血的原因，但病理特征各有不同（表16-3）[11]。血管扩张症也叫发育不良性血管扩张，是一种血管的扩张，

表16-1 20例不明原因出血患者的费用

检查	次数	每次估计费用（美元）	总费用（美元）	每例患者费用（美元）
结肠镜	73	660	48 180	2409
胃镜	83	590	48 970	2449
小肠镜	22	590	12 980	649
放射诊断	38	220	8360	418
输血（RBC单位数）	588	500	294 000	14 700
住院患者	61	4264	260 104	13 005
总费用			672 594	33 630

RBC，红细胞。

From Goldfarb N, Phillips A, Conn M, et al: Economic and health outcomes of capsule endoscopy. Dis Manage 5:123–135, 2002.

表16-2 根据出血方式列出的小肠出血原因

显性出血：黑便，便血	隐性出血
血管扩张	血管扩张
平滑肌瘤	腺癌
平滑肌肉瘤	淋巴瘤
空肠憩室	类癌
Crohn病	Crohn病
主动脉肠瘘	Zollinger-Ellison综合征
Meckel憩室	血管炎
重叠囊肿	药物
血管瘤	感染

表16-3 血管畸形的分类

- 血管扩张症
  - 散发性
  - 与肾功能衰竭有关
  - 与Von Willebrand病有关
  - 充血性胃病（见图16-5）
  - 西瓜胃（见图16-6）
- 静脉扩张
- 毛细血管扩张
- 血管瘤
- 动静脉畸形
- 恒径动脉（Dieulafoy病变）

包括毛细血管，但不包含发育异常的组织（图16-1至16-4）[12]。这些病变在整个肠道都能发现，随年龄增加而复发和发展，是最常见的血管病变。因此，血管扩张症一词可以有代表性地用于所有小血管病变。Lewis等[13]报道了经内镜检查确定的并经手术切除小肠血管病变的病理检查标准。所有病变的内镜下表现相似。

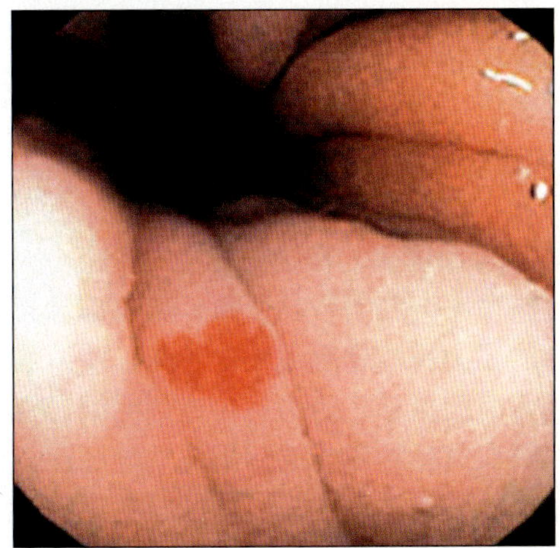

图 16-1 胃血管扩张。

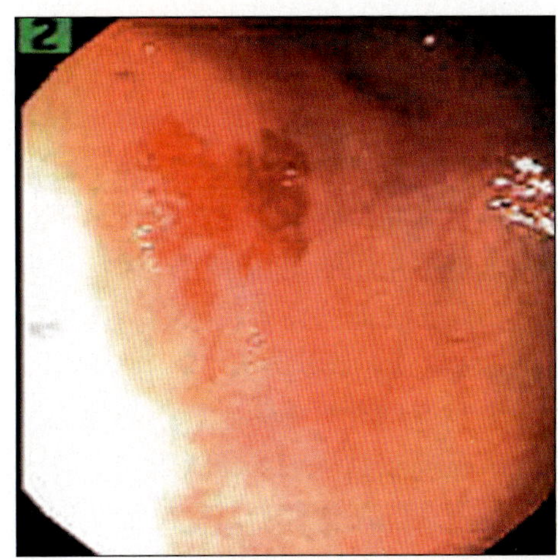

图 16-2 结肠血管扩张。

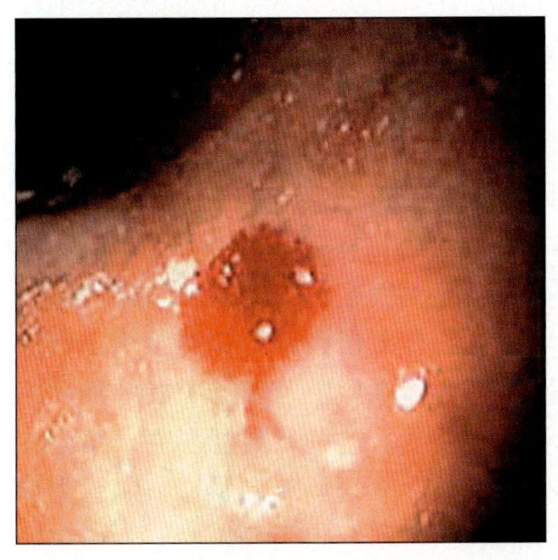

图 16-3 直肠血管扩张。

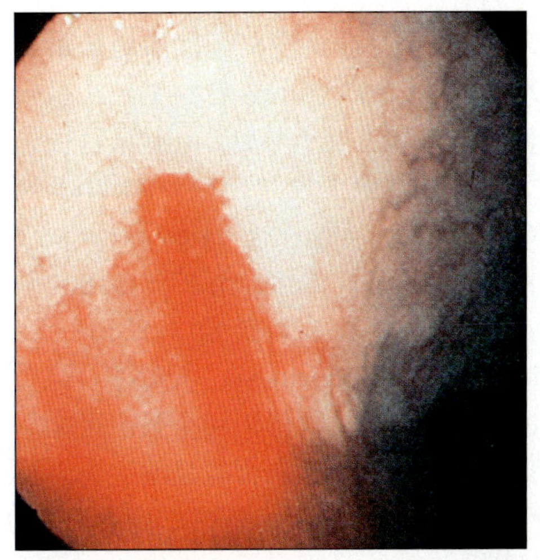

图 16-4 胃底 Dieulafoy 病变。

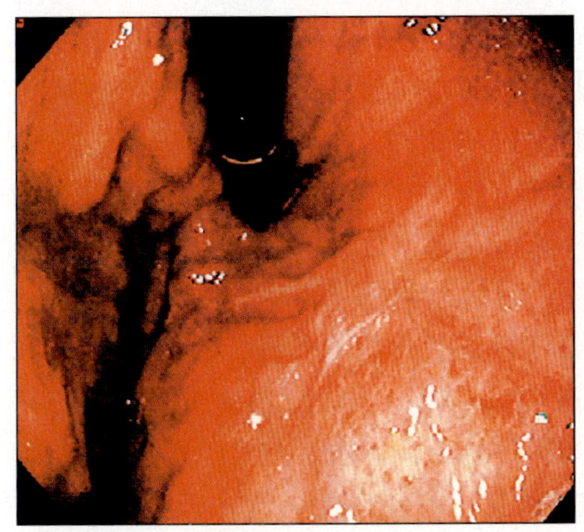

图16-5 胃底翻转显示严重的门脉高压性胃病。注意红斑和黏膜“蛇皮样”表现。

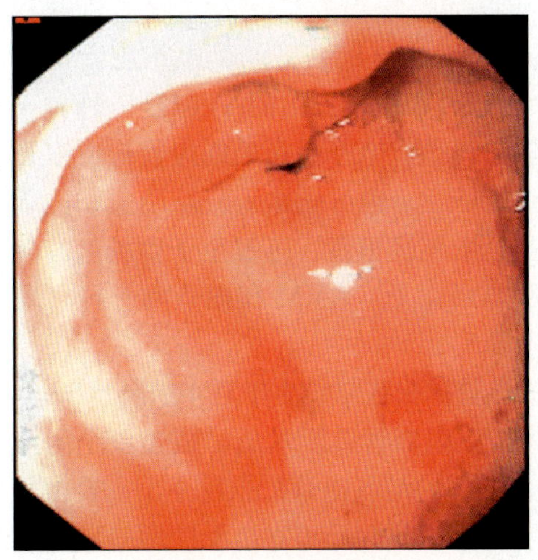

图 16-6 西瓜胃（胃窦血管扩张）。

57%的病变进行了常规病理检查。14例患者的病理学检查发现了8例血管病变，包括5例血管扩张，1例毛细血管瘤，1例静脉瘤和1例动静脉畸形（arteriovenous malformation，AVM）。真正的血管扩张症只占病变的63%。静脉血管扩张在病理上和临床上不同于血管扩张症和静脉曲张。静脉血管扩张通常包括黏膜下静脉扩张伴黏膜表面变薄。这些静脉的扩张部分有正常内皮结构，并非新生物，与肝脏病变无关。内镜下可见多发蓝红色结节，在直肠和食管最常见。也可见于小肠[14]。在临床上，这是不常见的出血原因，通常无症状。毛细血管扩张不同于普通的血管扩张症，病变弥散，有复发倾向，与皮肤或黏膜病变有关。在病理上，这种遗传病变在整个肠道均有扩张的血管，不像普通的血管扩张症只位于黏膜和黏膜下。动脉肌层变薄也是这些病变的特异性表现。遗传性出血性毛细血管扩张（hereditary hemorrhagic telangiectasia，HHT）综合征（Rendu-Osler-Weber syndrome）是肠道毛细血管扩张的最常见原因。遗传方式为常染色体显性遗传。患者在20～30岁出现皮肤黏膜病变，鼻出血是最常见的症状。消化道出血（大约15%的患者发生）在后半生出现。病变多位于胃和近段小肠。Turner综合征也与毛细血管扩张有关，但很少发生出血。Haddad和Wilkins[15]报道56例患者中有4例出血，Engel和Forbes[16]报道48例患者中无1例出血。毛细血管扩张也出现于钙化-雷诺征-硬皮指-毛细血管扩张（calcinosis-Raynaud's-sclerodactyly-telangiectasia，CRST）综合征。病变常位于手、面部和口，但胃和小肠也可能形成毛细血管扩张并引起出血[17]。血管瘤是增生血管形成的肿瘤，恶性病变很少，为单发或多发，治疗后很少再出血。在病理上，分为毛细血管、海绵状或混合型血管瘤。血管瘤与皮肤病变有关，例如蓝色橡皮疱样痣综合征或皮肤血管瘤中的皮肤海绵状血管瘤和Klippel-Trenaunay-Weber综合征的软组织肥大[18]。AVM曾被称为血管扩张症。真正的AVM是一种先天性疾病，以动脉和静脉壁增厚而无毛细血管形成真正的动静脉瘘管为特征[19]。也可见血管肌层肥大和内膜偏心性增厚。多见于年轻患者，可发生于胃肠道的各个部位，胃和小肠最常见。AVM和血管瘤一样，是单独的病变，不复发。

典型的毛细血管扩张症常发生于右半结肠。Baum等[20]及Boley等[21]应用血管造影术最早描述了结肠血管扩张症。Boley描述的结肠血管扩张较小，主要位于盲肠和升结肠。患者年龄大于60岁，无性别差异。所有病变都经血管造影诊断，其中12例在结肠脉管系统内注射硅橡胶复合物后进一步用立体显微镜进行研究。血管造影和注射研究的相关性良好，显示出从早期到晚期病变的演变。注射研究中显示早期病变黏膜下静脉的扩张扭曲，血管造影显示晚期病变中静脉排空。血管造影中被称为毛细血管丛的病变在注射研究中显示由扩张的小动脉丛组成。晚期病变由动静脉瘘管形成，以血管造影中存在静脉早显为特征。基于这些发现，Boley指出血管扩张症是盲肠和右半结肠正常、间断扩张引起穿过固有肌层处的静脉反复血流阻塞的结果。根据Laplace定律，盲肠病变是由于相对大的肠腔内径引起肠壁压力相对较高所致。随着静脉流出道阻塞，增加的压力将传递至毛细血管床，使毛细血管床扩张。随着时间推移，压力将传递到毛细血管括约肌，导致毛细血管括约肌无力，形成动静脉瘘。因此，Boley提出血管扩张症是一种常见的随年龄而出现的退行性病变。Boley对15例60岁以上无出血或梗阻但因为癌症已行右半结肠切除术的患者进行的研究也支持这一理论。在15例患者中，8例有黏膜下血管扩张，4例有黏膜病变。近来研究显示2%年龄超过60岁的无出血患者在结肠镜检查时发现血管扩张[22, 23]。虽然这些假说已被普遍接受，但也只是推测。临床上没有显示盲肠和右半结肠产生的压力足以引起静脉血流阻塞。近来的研究表明，与正常结肠相比，有血管扩张的结肠黏膜血管中IV型胶原更少[24]。胶原缺乏可能导致结肠有出现血管病变的危险。其他研究方法也显示，血管扩张症患者结肠中成纤维细胞和内皮生长因子更显著[25]。这些新数据表明，结肠血管扩张症不是由血管退行性变形成，而是由血管生成形成。对HHT发病机制的研究也表明，血管生成是病因[26]。HHT是遗传性全身性疾病，与各个器官的毛细血管扩张出血有关。最近发现这种疾病存在9号染色体的突变。推测这种突变改变endoglin，一种转化生长因子β（transforming growth factor β，TGF-β）结合蛋白[27]。endoglin是毛细血管、小动脉和小静脉内皮细胞的一种完整膜糖蛋白。endoglin与转化生长因子结合并顺序引起组织生长、分化、运动和重塑。目前认为，造成伴有endoglin改变的患者形成毛细血管扩张症的最初事件是组织损伤引起的异常组织修复。目前研究显示HHT患者群具有异质性[28]。目前，HHT分两种，即HHT1和HHT2。HHT1由9号染色体的突变引起，已经证实存在至少20种不同的突变。最简单的突变是q3区的突变，与肺血管病变无关，而q34区的突变与肺病有关。HHT2由12号染色体q13区的突变引起。该区域编码苯丙酸诺龙受体样激酶基因。至少已发现这种病的14种不同突变。基于这些知识，目前正在探索针对抗血管生成的药物治疗。

目前尚无小肠血管扩张症的注射研究来解释其病理生理改变。早期文献证实了胃和小肠的血管扩张症，虽然远远少于结肠血管扩张症。Quintero[29]首次报道了胃和十二指肠的血管扩张症，表现与结肠病变相似。Meyer等[30]回顾了218例尸解发现的血管扩张症：十二指肠占2.3%，空肠占10.5%，回肠占8.5%。小肠血管扩张症通常经小肠镜或术中内镜诊断。血管造影很少诊断小肠血管病变。这是由于小肠由多重动脉弓供应血液，确定延迟排空和静脉早显，甚或血管丛，都较困难。结肠血管扩张症的病理生理学表现在理论上不能解释小肠血管发育异常。理解小肠血管扩张症的另一个难点在于前文所述病变的临床表现和内镜所见相似，但病理学机制不同。

小肠血管病变可表现为显性或隐性出血。患者可能只有大便潜血阳性或黑便。经直肠排出的红色或红褐色血便不常见。Lewis 等[31]报道了 102 例小肠血管扩张症出血患者，其中64%表现为黑便，36%大便中有潜血。血管扩张症出血的原因还不清楚。有两种理论可以解释出血，一种是在较高压力下毛细血管薄壁破裂，另一种解释是食物对黏膜的摩擦导致出血。病理学上已经注意到，在某些病例中出血病变与黏膜变薄和溃疡形成有关。瘘管可能导致黏膜局部缺血，引起黏膜变薄和溃疡形成，最终导致出血[10]。这一理论与内镜下所见的与血管扩张症有关的“贫血晕”相关。内镜下可见环绕一些扩张血管的环状苍白黏膜，与皮肤科医师描述的皮肤毛细血管扩张的贫血晕相似。这些苍白环可能是继发于血液分流而产生[32]。这些内镜下表现证实其病变的本质是血管。

血管扩张症与其他一些临床疾病有关，包括主动脉瓣狭窄、慢性肾功能不全和 von Willebrand 病(vWD)。主动脉瓣狭窄长久以来被认为是右半结肠血管扩张症出血的原因[33]。虽然心脏病变不是形成血管扩张的原因，但脉压的变化可能引起出血[8]。尽管一些研究报道主动脉瓣置换术后出血停止，但长期随访并未证实这一论断[34, 35]。Imperiale和Ransohoff[36]对文献进行综述，发现只有4篇关于特发性消化道出血与主动脉瓣狭窄关系的对照研究。无一直接证实血管扩张的存在。Imperiale 和 Ransohoff 还发现这些研究中存在重大方法学缺陷，包括非盲法收集数据、组间诊断检查无可比性、非盲法确定暴露和易感 的人口统计学资料无可比性。Mehta 等[37]对29例结肠血管扩张症患者进行超声心动图检查，尽管76%的患者有与血流有关的收缩期杂音，但无1例有真正的主动脉瓣狭窄。因此，几乎没有证据显示主动脉瓣狭窄是血管扩张症发生或出血的独立危险因素。

血管扩张症的自然病史还不清楚。估计不到10%的结肠血管扩张症患者会出血。Foutch 等[38]随访了 8 例偶然发现结肠血管扩张症的患者，平均随访时间为 3 年，无 1 例发生出血。Richter 等[39]报道了 15 例结肠镜诊断为血管扩张症的患者，平均随访23个月，无1例发生出血。一旦病变已经出血，再出血的几率尚不清楚。尽管内科医师希望治疗这些病变，但可能多达 50% 的患者将不会再出血。Hutcheon 等[40]报道了 6 例因结肠血管病变出血仅以输血进行治疗的患者。在随访期间，输血减少了 91%。Richter[39]报道了 36 例因结肠血管扩张症出血进行保守治疗的患者：26%的患者在1年时再出血，46%的患者在3年时再出血。Lewis 等[41]在一项关于血管扩张症出血药物治疗的队列研究中，平均随访13.1个月，发现小肠血管扩张症出血的患者有44%出血自发停止。在所有研究中，再出血的倾向不取决于患者出血的类型。

小肠肿瘤

肿瘤是小肠出血的第二位常见原因[42, 43]。小肠肿瘤只占所有消化道肿瘤的 5%，占所有小肠出血病例的 5% ~ 10%[44, 45]。多数是良性肿瘤。患者通常较小肠血管扩张症患者年轻，两者平均年龄分别为51岁和 69岁。25% ~ 53%的小肠肿瘤患者发生出血。显性出血最常见的是经直肠排出黑便或红褐色血便。Lewis 等[31]报道 13 例小肠肿瘤患者中有 62% 有这种表现，而38% 表现为大便潜血。根据Lewis 等的观点，出血类型，无论是显性出血还是隐性出血，都不能作为鉴别血管扩张症出血和小肠肿瘤出血的有效方法。由于出血通常是惟一的症状，因此常常延误诊断，使恶性肿瘤患者的预后差。1995 年，报道了 4600 例新发小肠癌病例，死亡病例1120例[43]。肿瘤常被大多数放射检查所误诊，因此，在小肠镜检查出现前，小肠肿瘤通常预后差。1980年，Herbsman等[46]报道6个月以上生存期的小肠腺癌少见。即使有了小肠镜检查，小肠肿块的内镜表现也容易被误诊。内镜医师可能只说明肿瘤存在，而不能确定病理类型。许多小肠肿瘤位于黏膜下，也增加了肉眼诊断的困难，甚至通过内镜活检诊断也很困难。黏膜下肿瘤包括胃肠道间质瘤(gastrointestinal stromal tumor，GIST)、类癌、脂肪瘤和转移性肿瘤。小肠肠腔窄而肿瘤大，可能会遗漏黏膜下生长的典型改变。通常内镜医师通过观察围绕肿瘤的黏膜和血管来证实肿瘤是否为黏膜下生长。桥形皱襞可能也有帮助。在小肠，黏膜可能紧贴肿块而变得透明，掩盖了典型改变。GIST的大小各异，内镜下的表现不能判断黏膜外部分的大小。偶尔可见中心溃疡或凹陷。淋巴瘤有几种不同表现，可分为结节型、浸润型和溃疡型[47]。Halphen等[48]回顾了120例原发性小肠淋巴瘤患者，发现浸润型，即黏膜僵硬、固定，是对淋巴瘤最好的提示。其他表现也可被误认为腹腔疾病和放射性小肠炎。腺癌环周生长，常常向外浸润，与结肠癌的内镜下表现相似。其色素的特征表现可提示为转移性黑色素瘤。当发现多发性黏膜下结节或肿块时要考虑类癌。还要注意，某些疾病增加了发生小肠恶性疾病的危险性。腹腔疾病增加了腺癌和淋巴瘤发生的危险。Crohn 病、家族性息肉病和 Peutz-Jeghers综合征增加了发生腺癌的危险。人类免疫缺陷病毒（human immunodeficiency virus, HIV）感染增加了小肠淋巴瘤和 Kaposi 肉瘤的危险。

GIST 是间质肿瘤，以前被分类为平滑肌肿瘤。25% 的 GIST 见于小肠，可生长在任何部位[49]。预后与部位无关，而是取决于确定诊断时肿瘤的生长状态。组织学上，GIST 表现各异，从梭形细胞瘤到上皮样和多形性病变。病理学上，恶性是指每50个高倍视野核分裂像大于5或肿瘤大小超过5cm。GIST是最常见的引起出血的小肠肿瘤。当肿瘤中心坏死和继发黏膜溃疡形成时，出血可以很严重。由于肿瘤的血管分布，在GIST^{99m}Tc扫描可能阳性，血管造影显示86%的病变肿瘤染色[43]。GIST无性别差异，最常见于41 ~ 70岁。慢性渐进性出血通常与其他小肠肿瘤有关，包括类癌、腺癌和淋巴瘤。GIST更多生长于浆膜面而不是腔内，呈哑铃状伴有小的黏膜隆起，使得放射线和内镜诊断都很困难。

腺瘤样息肉和腺癌最常见于近端小肠，90% 的病变位于十二指肠和空肠前 20cm（亦见于第 36 章）。而淋巴瘤好发于远端空肠或回肠。类癌可见于整个小肠，但中段小肠的多中心性病变最常见。转移性肿瘤也可能出现于小肠，黑色素瘤和乳腺癌最常见，结肠癌也能转移到小肠。胰腺癌可直接侵犯十二指肠引起出血。

小肠溃疡

小肠溃疡病是另一组能引起小肠出血的疾病，其中 Crohn 病最常见。Crohn 病发生于 4% ~ 10% 的回肠炎患者，不常出现大出血[50]。Crohn 病的病理学特征是全壁炎，可侵蚀黏膜下大血管引起大出血，通常呈自限性，不复发。出血不是这些患者的惟一症状，还有更常见的症状，如腹泻和腹痛。

Meckel憩室是残余的卵黄管，通常位于距回盲瓣大约100cm处。见于2%的人群，男性比女性更多见。Meckel 憩室在 30 岁以下男性小肠出血的病因中占 2/3[51]。出血通常较显著，由于憩室内溃疡或憩室壁异位，胃黏膜所分泌的酸性产物损伤了相邻回肠黏膜而引起出血。术前诊断少见，应用^{99m}Tc放射性核素扫描可以标记胃黏膜的壁细胞。肠道重复囊肿也可有胃黏膜异位，导致溃疡形成和出血。与 Meckel 憩室不同，这些先天性的囊肿可能位于肠道的各个部位。

Zollinger-Ellison综合征、某些感染、药物和各种血管病变均能引起小肠溃疡。发生于胃泌素瘤的球后溃疡不仅见于十二指肠第二段，也见于第三段、第四段以及空肠。据报道，14%的Zollinger-Ellison综合征患者发生十二指肠球后溃疡，11%的Zollinger-Ellison综合征患者发生空肠溃疡[52]。小肠结核、梅毒、伤寒和组织胞浆菌病也能引起出血。药物，如钾、非甾体类抗炎药（nonsteroidal anti-inflammatory drug, NSAID）和 6- 巯基嘌呤，也能引起小肠溃疡和出血。钾的损伤机制似乎继发于其对肠系膜血液循环的影响。大剂量钾减少肠系膜血流，已经发现小肠的狭窄溃疡有缺血损伤的病理特征[53]。NSAID也常常影响小肠。尸解研究报道 8.4% 长期服用 NSAID 的患者有小肠溃疡形成[54]。患者的典型表现是缺铁性贫血，急性出血少见。

血管炎通过不同途径影响肠道[55]。临床表现取决于受累血管的大小。大动脉炎，如主动脉炎，能导致动脉闭塞并继发肠道坏疽和穿孔；静脉炎和静脉回流阻塞可导致黏膜水肿和吸收不良。中小动脉血管炎一般引起消化道出血。中等动脉可发生动脉瘤，如结节性多动脉炎中所见，可破裂并大量出血。在类风湿性关节炎（虽然常影响结肠）和系统性红斑狼疮中，可见到其他的肠道坏死性血管炎。小动脉炎、直小血管炎或壁内的微动脉血管炎表现为疼痛、发热和隐性出血。感染和炎症常常影响这些血管，例如结核、淀粉样变、结节病和多发性骨髓瘤[56]。超敏性血管炎是由于对特异性抗原发生反应，使更小血管受累的血管炎，见于过敏性紫癜。肠道的放射性损伤也能引起血管炎和继发性出血。放射性损伤早期直接影响肠黏膜，引起溃疡和出血。晚期损伤通常发生于放射治疗后 6 ~ 24 个月，可导致进展性闭塞性血管炎[57]。放射总剂量少于 4000rad 时，放射损伤很少发生，既往存在肠系膜血流异常如充血性心力衰竭时以及应用较大剂量放射时，均可增加后期肠炎的危险性。

小肠憩室

空肠憩室能引起小肠出血。这是发生于穿透血管部位的小肠系膜缘的获得性假憩室。尸解中空肠憩室的检出率为1%～2%，通常无症状。估计不到5%的空肠憩室患者有出血[58]。因此，当行小肠检查发现小肠憩室时，应认为其为偶然发现，因为必须经血管造影或核素扫描发现活动性出血的证据才能证实憩室是出血部位。当出血确实来源于空肠憩室，通常出血量大，死亡率高达20%。

小肠血管畸形

小肠内其他几种血管畸形也可能引起出血。小肠静脉曲张是大量出血的原因之一。病变通常位于十二指肠和近端空肠[59]。位于浆膜面的静脉曲张很少引起出血。小肠静脉曲张最常见于门脉高压的肝前性病因，如恶性病变。

主动脉肠瘘引起的出血量大且致命。瘘管多继发于腹主动脉瘤术后，也有原发性的主动脉肠瘘[60]。典型的瘘管在涤纶移植片的吻合处形成，或是移植物近端部分的人工瓣。十二指肠是肠道受累的常见部位，但回肠和肠道其他部位的瘘管也有报道。行复杂移植手术的患者更容易形成瘘管，包括那些手术后移植物感染或需要再次手术的患者。典型瘘管形成于手术后早期。典型的病史是发生大量出血后突然停止。内镜检查、血管造影甚至CT检查不能完全除外此诊断，通常需要手术探查以确定十二指肠与主动脉之间有无瘘管形成。

恒径动脉，指那些穿透黏膜下时不能变窄、不能缩小的动脉，整个胃肠道可能都存在[61, 62]。最常见的部位是距食管胃连接处6cm内的胃底，称为Dieulafoy病变[63]（见图16-4）。也被称为曲张动脉瘤，但病理上恒径动脉与动脉瘤无关，无病变相关的黏膜溃疡。一位外科医师将其命名为动脉病变，常见于30～50岁的男性。胃是最常见的病变部位，十二指肠和空肠Dieulafoy病变也有报道[64, 65]。出血呈无痛性、量大，诊断困难。患者表现为出血，但内镜下可能未见到病变。由于这些病变是先天性的，因此一经治疗，出血将不会复发。目前尚无出血多于一次的报道。

诊 断

放射学

一直以来，人们认为口服小肠造影是小肠的主要诊断方法[66]。然而，数据表明其对隐性出血或缺铁性贫血患者诊断的阳性率较低。虽然大多数Crohn病和小肠大的溃疡可通过此方法进行诊断[67]，但估计只有大约5%的口服小肠造影能显示小肠出血部位。Rabe等[68]报道对不明原因出血进行215次小肠系列检查，5.6%作出诊断。Fried等[69]在28次检查中未能作出诊断。Gordon等[70]对46例缺铁性贫血患者进行口服小肠造影检查，有3例（6.5%）作出诊断，1例空肠溃疡，2例末端回肠异常。Rockey和Cello[71]对29例胃镜和结肠镜检查均为阴性的缺铁性贫血患者进行评价，26例患者行结肠灌肠造影检查，3例患者行口服小肠造影检查，均未发现病变。

已经证实，小肠灌肠造影较口服小肠造影的敏感性高。Gurian等[72]回顾性比较了88例连续小肠灌肠造影检查和52例口服小肠造影的情况。小肠造影对96%的患者作出正确的诊断，而口服小肠造影检查只对18例中的72%作出诊断。灌肠造影假阴性率是7.6%，而口服小肠造影的假阴性率是41.6%。口服小肠造影对Crohn病、小肠梗阻和小肠恶性病变容易漏诊。其他研究也证实灌肠造影较口服小肠造影的诊断率高[73-75]。口服小肠造影失败的原因可能在于技术问题或读片错误。Maglinte等[76]报道了42例经灌肠造影获得诊断而口服小肠造影漏诊的小肠病变患者。其中30例病变（71%）在回顾时也没有发现，12例（29%）在回顾时发现，这12例患者最初的漏诊是由于读片错误。尽管灌肠造影有优势，但Ott等[77]报道指出灌肠造影所需时间长，副作用更大（打嗝和干呕），而且接触的放射线更多。他们认为口服小肠造影是更适宜的筛查方法。长期随访研究证实灌肠造影正常可除外小肠疾病。Barloon等[78]随访了75例灌肠造影检查正常的患者，最少随访3年。69例患者未患疾病，灌肠造影的特异性为92%。

灌肠造影似乎是评价小肠出血患者的有效工具。Rex等[79]对125例不明原因消化道出血的患者进行灌肠造影检查，10%得到诊断。诊断包括Meckel憩室、Crohn病、腺癌、转移性黑色素瘤、平滑肌瘤和平滑肌肉瘤。Antes等[80]对124例不明原因消化道出血患者进行回顾性研究，得到了类似的结果，11%的患者得到诊断。Moch等[81]报道，灌肠造影可以使25%的不明原因消化道出血患者得到诊断，128例患者中有32例明确了诊断，包括10例癌症、3例血管扩张症、2例肠壁血肿、放射性肠炎、口炎性腹泻、Meckel憩室和1例溃疡。14例患者的灌肠造影阳性，2例假阴性（最终发现患者有器质性病变），1例假阳性。尚不清楚这篇报道中的血管扩张是如何通过灌肠造影诊断的，因为钡剂造影不能诊断这些黏膜病变。

一些研究者将推进式小肠镜与灌肠造影相结合进行诊断[82, 83]。推进式小肠镜评价近端小肠，并方便了灌肠造影时导管的置入。内镜检查时对患者应用镇静剂，也可以改善患者对灌肠造影的耐受性[84]。Willis 等[85]报道，对出血患者行推进式小肠镜检查后再行灌肠造影检查，8% 的患者得到诊断。他们发现 24 例不明原因出血患者中有 2 例癌症。

将磁共振（magnetic resonance imaging，MRI）技术用于灌肠造影的技术也得到发展[86]。口服磁粒子使腔内阴性或黑色，形成对照，这不仅改善了肠腔的显影，也改善了肠壁的显影。同样，灌肠造影结合CT扫描可能改善小肠内的显影[87]。CT 小肠造影仅用于 Crohn 病，尚未应用于不明原因出血的患者[88]。

放射性同位素扫描

放射性同位素扫描常用于可疑下消化道出血[89]。优点是易获得、花费低和无并发症，已被普遍采用。是急诊血管造影检查的前提。应用放射性核素在体内或体外标记红细胞，采集时间为 1 ~ 2 小时，腔内只要有 5ml 血液就可有阳性发现。当标记的血液在随后图像中沿匐行路线经过肠道时，可确定为小肠出血。小肠出血不像结肠出血有更特异的运动方式。扫描的有效性在某种程度上依赖于放射性物质锝和红细胞的亲和性。体外标记时标记物与红细胞的结合更紧密，而多次输血能影响标记物与红细胞的结合机制，从而影响到扫描的效果[90]。遗憾的是，虽然这种方法能够确定为小肠的出血，但不能确定肠道出血的部位。对扫描阳性的病例，还需要用其他方法来真正确定或特异定位、标记出血部位。一种优势红细胞扫描在血管内的半衰期是24小时，可使扫描时间更长，连续扫描增加了确定出血部位的可能性。然而，注射后12 ~ 24小时获取的延迟扫描图像可能出现误导信息，只是确定了血池的区域而不是活动性出血部位。Emslie等[91]报道了 21 例 ^{99m}Tc 扫描阳性的结果。14 例患者通过血管造影或手术确定了出血部位。所有的假阳性结果都是超过15小时测得的。作者认为当持续扫描图像显示阳性时，^{99m}Tc 扫描对出血定位有效。

其他文献未能证实放射性同位素扫描的有效性。证实放射性同位素扫描检查效果的文献是回顾性文献，回顾性文献一般不能很好确定研究组。大多数研究的受试者为活动性下消化道出血患者或那些进行了扫描的患者。Suzman等[92]回顾性报道了224例活动性下消化道出血患者。115 例患者（51%）扫描结果阳性，其中 96 例患者的出血部位得到确定，96 例中有 88 例（92%）出血部位在结肠。224 例患者中，50 例因为出血行手术，37例在术前行定位扫描，36例患者扫描结果正确。扫描阳性的患者需要手术的可能性增加了 5 倍。扫描阳性患者手术风险增加了，这种相关关系是证实了扫描的有效性还是患者出血的严重性，还不明确。Rantis 等[93]报道了 72 例患者进行 80 次扫描的结果，这是对急性消化道出血患者的回顾性报道。结果显示，47.5% 扫描阳性，38 例扫描阳性患者中有 22 例证实了出血部位。扫描的敏感性是 84.6%，特异性是 70.4%。定位的准确性是 72.7%，与其他研究报道的数据相似[94]。Voeller 等[95]报道，对 103 例出血患者进行扫描，85%的患者不能确定出血部位。作者认为扫描作为血管造影筛查是不够的，不能用于指导手术。

应用可以与壁细胞结合的 ^{99m}Tc 进行 Meckel 扫描，是检查小肠出血的另一种核素扫描。据报道该检查的敏感性是 75% ~ 100%，假阳性率是 15%，假阴性率是25%[96]。五肽胃泌素和西咪替丁可以增加壁细胞摄取锝，应用这两种药物的任意一种可提高Meckel扫描的敏感性，即所谓的增强 Meckel 扫描[97]。

血管造影

血管造影能检测到速度为 0.5ml/min 的出血。该项技术能对 50% ~ 72% 大量出血患者进行出血定位，但当活动性出血速度减慢或出血停止时诊断率减少到 25% ~ 50%[98]。除了证实活动性出血，血管造影还可诊断非出血病变，如血管扩张症和小肠肿瘤。小肠血管扩张症不容易诊断，因为这种微小病变可能由于出血引起血压降低和血管内血容量减少而导致血管收缩。起初认为血管造影是诊断结肠血管扩张症的惟一方法。Boley等[99]描述了这些病变的不同特征。他们报道了 25 例出血患者的 45 次血管造影图像，经病理证实右半结肠血管扩张18例[94]。这些患者可出现三种独立的征象，要考虑诊断。92%患者最常见的征象是静脉充盈缓慢。静脉密集、扩张，位于壁内，在其他系膜静脉排空后仍充盈。存在这一征象要考虑其产生的病理生理学机制，即静脉流出道梗阻。其次常见的征象是68%的患者出现血管丛。这些扩张的蜂窝状血管丛常常在回结肠分支动脉的动脉相明显。第三种征象是在56%的患者中出现静脉早期充盈。回结肠静脉或其他位置的静脉在其他系膜静脉显影前的动脉相就能看到。此征象表明有动静脉瘘。患者可有一种或多种征象。44%的患者三种征象全部出现。虽然这些征象具有特征性，但临床实践中常常不能发现。小肠血管扩张症的血管造影检出率尤其低，这是由于小肠系膜小动脉弓的血管造影显像较为困难。对60例出血患者进行血管造影检查，其中14例慢性隐性出血患者中，只有2例真阳性，2例假阴性[100]。28例再发急性出血的患者中，2例真阳性，4例假阴性。16例急性出血患者，发现3例真阳性，1例假阴性。已知结肠和/或小肠血管扩张症的14例患者中，7例真阳性，7例假阴性。这些结果不包括2例血管外显影患者。

一些医疗中心提倡负荷血管造影。对不明原因出血的患者使用血管扩张剂、抗凝剂和/或溶栓剂。之后，行血管造影以判定出血部位。所有作者都建议将患者安排在监护病房，进行交叉配血，出血量大时需有外科医师在场。Mernagh等[101]报道了18例慢性消化道出血患者的血管造影情况。起初的血管造影对6例患者作出了诊断，其中包括3例小肠血管扩张症、1例结肠血管扩张症和2例小肠肿瘤。随后，12例患者行肝素化24小时，并重复血管造影。又有6例患者获得诊断，其中包括3例小肠血管扩张症和2例结肠血管扩张症。使用肝素后，血管造影的检出率加倍。Bloomfeld等[102]回顾性报道了7例不明原因出血患者使用尿激酶加肝素、妥拉唑林后行血管造影的情况，其中2例患者（29%）血管外显影，这2例患者均为结肠憩室出血。

其他放射学领域的新进展有螺旋CT血管造影。Ettorre等[103]报道了18例不明原因出血患者使用螺旋CT的情况。这一技术过程包括动脉内注射造影剂，CT扫描前行肠系膜动脉造影或腹主动脉造影。Ettorre等发现了18例患者中13例的出血位置，检出率72%。最终确定为小肠出血的9例患者中，CT诊断出7例，包括2例小肠血管扩张和2例小肠肿瘤。

小肠镜

内镜检查远端十二指肠和大部分空肠和回肠称为小肠镜检查[104]。目前有两种非手术诊断方法：推进式小肠镜和胶囊内镜。Sonde和Rope的小肠镜技术，虽然曾经在诊断不明原因出血方面有重要意义，但目前大部分已被摒弃[105]。术中小肠镜被认为是评价小肠的最终内镜检查方法。

推进式小肠镜是一种可以越过Treitz韧带进入近端空肠的内镜[106]。尽管推进式小肠镜是专为这种检查设计的，但其主要经验来自使用经口成人或儿科结肠镜[107]。应用这些常规设备，可以插入超过Treitz韧带大约40～60cm的空肠。目前已经设计有更长的内镜，同时限制内镜体形成环的套管也在更新发展，使更深地插入空肠成为可能[108, 109]。推进式小肠镜长约200～250cm，该设备应用一根套管，最初套于经口内镜外。一旦内镜头端进入空肠，套管沿食管向前推进，直到远端进入胃窦幽门前区甚至空肠。这根硬管限制了推进式小肠镜在胃内和十二指肠球内形成环，从而防止其妨碍深部的小肠插管。推进式小肠镜进入小肠更深，可以对整个空肠及近端回肠进行有效的内镜诊断和介入治疗。研究显示套管确实增加了内镜插入深度，尽管插入深度也受限于内镜的工作长度[110]。

寻找小肠出血原因时，应用推进式小肠镜检查很有帮助。据报道检出率为13%～38%。Messer等[111]应用儿科结肠镜发现了52例不明原因出血患者中20例（38%）的出血部位，其中包括9例血管扩张症，11例小肠肿瘤。Foutch等[7]应用经口成人结肠镜，检出了39例患者中的38%的病变，其中血管扩张症是最常见诊断，占全部诊断的80%。Chong等[112a]应用2米长的推进式小肠镜结合套管发现了55例患者中的64%的可能出血原因。值得关注的是，25%～65%的经推进式小肠镜发现的病变位于标准胃镜可及之处（Vater壶腹近端）[112b, 112c, 112d]。

推进式小肠镜既可用于诊断，又可用于治疗。Foutch等[7]用双极烧灼器治疗了12例患者中11例血管扩张症，8例出血得到控制。Askin和Lewis[113]随访了55例空肠血管扩张烧灼治疗后的患者，平均随访30个月。结果发现，这些患者所需总输血量显著减少，与烧灼前以及未进行烧灼治疗的肠道血管扩张症患者相比，患者输血明显减少。Landi等[114a]长期随访经推进式小肠镜诊断的不明原因出血患者。他们对105例患者平均随访2年。总的来讲，31%的患者继续出血。根据推进式小肠镜的诊断对再出血的危险进行分析。如果检查为阴性，再出血的危险为27%；如果血管扩张经治疗，则出血危险为56%；如果是其他诊断，再出血危险为24%。如果患者在推进式小肠镜检查前有多次出血史，而且需要输血，则继续出血的危险性也增加。

新近发明了用套管和小肠镜组成的小肠镜牵引系统，在套管和小肠镜远端各有一个气囊[114b, 114c]。通过扩张气囊从而牵引小肠，小肠能随套管打褶。这项技术可以顺行或经结肠镜和末端回肠镜逆行检查。初步数据显示大多数患者行全小肠镜是可能的，进行介入治疗也是可能的，但还需进一步的数据来评价这项新技术。

胶囊内镜

胶囊内镜（Given Imaging Limited, Yoqneam, Israel）可以获取整个小肠的图像。胶囊11mm × 26 mm，包括 6 个发光二极管（light-emitting diode，LED），1 个透镜，1 个彩色照相机芯片，2 块氧化银电池，1 个无线电频率转换器和1副天线。照相机是一个互补金属氧化物半导体（complementary metal oxide semiconductor，CMOS）芯片。这种芯片比目前视频内镜和数码照相机中的电荷耦合装置（charged-coupled device，CCD）芯片所需能量更少，在低照明时也能工作。胶囊每秒拍摄两张图像，经无线电频率将数据传送到佩戴于患者腰间的记录装置中。记录装置是一台有 50 亿字节存储功能的微型计算机，能储存在常规8小时的检查中获得的57 600张图像。一旦检查完成，可以将记录下载到计算机工作站中，计算机工作站的安装软件可以在显示器屏幕上显示这些图像。胶囊丢弃，无需回收，胶囊可自然降解。目前，胶囊内镜检查有3个禁忌证，包括患者吞咽障碍（虽然胶囊能经内镜放置）、患者植入起搏器和除颤器以及小肠梗阻。

胶囊内镜要求患者禁食 12 小时后在早晨进行检查。检查前3天停止口服铁剂。记录装置要用患者个人数据初始化以避免同时使用多个记录，产生混淆。感应器贴于患者的腹部以捕获胶囊信号，并将它们传入记录装置。将记录器置于环绕患者腰部的腰带上，同时有电池组可以给记录装置供能。随后，患者饮一杯水吞下激活的胶囊。一般令患者饮水 250 ~ 500ml。然后可以让患者离开，但4小时内不能进食。白天患者可以充分活动。8 小时后患者返回，取下感应器和记录装置。患者离院，将记录装置中的图像下载到计算机工作站中。

除了能够获得视频图像，系统也能够大体确定胶囊在小肠中的位置。工作站软件中有一套规则系统能根据个人感受器接收的信号强度确定胶囊的二维定位。通过比较17例志愿者胶囊检查图像的计算机定位来检测计算机的规则系统[115]。胶囊定位距脐的距离用92例不同的测量进行比较。计算机估计的定位和荧光屏定位之间的平均距离是3.8cm，标准差2.2cm。胶囊通过小肠的草图给出了8小时内得到的大约57 600张图像的每一张定位。这个位置仅仅作为估计，因为不仅胶囊在小肠内运动，而且小肠也在腹腔内运动。因此，近端空肠可能定位于右下腹或左上腹。此外，小肠的位置也与患者体位有关。比如，当患者站立时，小肠能下降到盆腔。应当结合胶囊在小肠的时间长度来作图，如胶囊从幽门到达已知病变的时间、到达病变处所历经的肠管的长度、从病变处到回盲瓣的时间，这样就可以得到病变大概的位置。

除了定位软件，还包括图像识别系统来确定数据的红色像素。这可以确定可能的出血部位或可能存在的血管病变。Liangpunsakul 等[116]在 24 例患者中运用了这项技术，敏感性为 72%，阳性预测值为 81%。

胶囊技术最初用来报告机体的体温、血压和 pH 水平。这项技术产生于 1954 年。目前的胶囊内镜由 Dr.Gavriel Idan 于 1981 年开发[117]。最早出版的使用胶囊的详细报道是在 10 例健康志愿者中获得的胶囊图像[118]。随后又对 9 例犬进行研究[119]。将大小为 3 ~ 6mm 的彩色念珠缝在犬的小肠。每只犬总共带有 9 ~ 13枚念珠。结果显示，与推进式小肠镜相比，胶囊内镜能够发现更多的念珠。这项研究之后，发表了一篇斟酌情况使用胶囊内镜检查的短篇报道。报道了4例不明原因消化道出血患者经胶囊内镜检查确定了出血部位[120]。在第一次临床试验中，比较了 21 例不明原因消化道出血患者应用推进式小肠镜和胶囊内镜的情况[121]。结果显示，胶囊内镜诊断不明原因出血优于推进式小肠镜。胶囊内镜对20例中的11例（55%）作出了诊断，其中包括血管扩张症、新鲜出血、1 例肿瘤和1例回肠溃疡。推进式小肠镜对20例中的6例（30%）作出了诊断，结果均为血管扩张症。推进式小肠镜未能作出其他诊断，胶囊内镜发现的远端小肠病变是推进式小肠镜不能探及的。德国也有一项报道[122]，对 32 例不明原因消化道出血患者，应用胶囊内镜进行诊断效果更好。这些结果均有统计学意义。在这项研究中，胶囊内镜的检出率是66%，而推进式小肠镜是 28%。法国的 Saurin 等[123]报道，对 60 例不明原因消化道出血患者，胶囊内镜的检出率为67%。与其他文献报道的小肠镜（无论是推进式还是探头式）和放射学检查对不明原因消化道出血患者的检出率相比，检出率明显更高。

胶囊内镜也与小肠 X 线检查进行了比较。Costamagna 等[124]报道，对 20 例患者进行研究，显示胶囊内镜检查优于口服小肠造影检查。Eliakim 等[125]比较了20例Crohn病可疑患者胶囊内镜检查与口服小肠造影检查和 CT 扫描的情况。胶囊内镜检出了所有口服小肠造影检查和CT扫描所观察到的病变，47%的病例中检出了额外病变。胶囊内镜较口服小肠造影检查显示有统计学意义的优势。文献继续证实了胶囊内镜比其他小肠影像学检查的优势[126]。虽然只有很少一些文章发表，但有许多摘要证实了胶囊内镜的有效性。明显出血患者与缺铁性贫血患者相比，应用这项技术的检出率没有差别。

尽管胶囊内镜对检查小肠有优势，对这项新技术还有一些问题值得关注。其一是胶囊滞留的可能性。经验显示大约1%的检查者发生。Barkin和Friedman[127]报道了937例应用胶囊内镜的经验。总计发生7例胶囊滞留，占0.75%。7例均因小肠溃疡梗阻导致滞留。尽管胶囊滞留于狭窄近端，但无一例患者出现梗阻症状。7例中有6例在检查前做过口服小肠造影检查，6例均显示正常。因此，很明显口服小肠造影检查正常也不能使胶囊免于在患者肠腔内滞留。胶囊滞留表明存在病变部位，需要进一步探查。典型的病变是NSAID所致狭窄、Crohn病或肿瘤所致不全肠梗阻。

医师关注的第二个问题是读取胶囊图像的强度。一次典型检查可获得8小时的图像。因为每秒获得两张图像，8小时内共收集57 600张图像。计算机工作站可以单张观看图像，也可以连续观看。虽然每秒得到两张图像，但可以每秒40张的速度回放。由于异常可能只存在于一张图像上，大多数熟悉系统的医师认为较快的观看速度容易漏诊病变。当每秒观看40张图像时，单独一张图像的观看时间不到0.02秒。在2003年召开的一次会议上，一致同意每秒观看15张是可接受的最快速度。以此速度在64分钟内可观看57 600张图像。这仅是浏览图像，不包括停下来观察个别图像的时间。Lewis和Swain[121]报道了用Given系统观察20例的时间。仅观察小肠的图像，平均观察时间为56分钟，范围为34～94分钟。Ell等[122]也报道观察32例患者的小肠图像平均时间为50分钟，范围为30～120分钟。Costamagna[124]报道花费2小时观察每例患者。这项研究还没计算观察胃和结肠所花费的时间。小肠通过时间平均为4小时，这样，不包括观察胃和结肠，医师至少要观察28 800张图像。胶囊内镜检查中所需要的观察时间极其重要，这是胃肠病学专家接受胶囊内镜检查的一个限制因素。在一篇述评中，Fleischer[128]指出“图像读取时间（60～90分钟）没有经济学意义或实践意义。”为了缩短观察时间，已经开发了软件可以使读取者能同时观察两张图像[129]。双图像读取时放置两张图像，一秒内获取的两张图像同时在显示屏上显示，一张接一张。这样理论上可以缩短读取时间达50%。除了关注观察所花费的时间，医师还关注读取的正确性，以防漏诊病变。提示可疑出血的软件也能帮助读取。Fleischer也谈到“对医师而言，如果注意力不集中，将会漏诊病变。”

手术

不明原因消化道出血复发患者可考虑手术探查。但如果不同时进行其他检查如术中内镜，单纯探查的成功率低。虽然手术是最直接的方式，当切除小肠时，需要确定出血部位。与结肠不同，不能大范围切除小肠，因为患者有发生慢性腹泻造成营养不良的危险。血管病变是小肠出血最常见的原因，由于这种病变不能触及或看到，在术前或术中必须确定并标记出血部位，以确定小肠切除的范围。手术过程中，许多确定小肠切除范围的方法均取得了一定限度的成功[130]。单纯触诊和小肠透射照明偶尔能确定大的血管异常和黏膜下肿瘤，但是不能确定更多的出血部位。小肠血凝块能被触及，并可能被误诊为息肉。在活动性出血患者，出现血液向邻近部位反流可以排除肠腔内血柱最近端就是出血部位这一假设。透射照明可能确定肠腔内血池的位置，但是也可能遗漏缓慢或间断出血的部位，而且常常不能显示血管异常。对不明原因出血患者，单纯探查不常用，检出率的报道来自于20世纪60年代。Retzlaff等[131]报道了100例不明原因消化道出血患者行单纯探查的结果。这一数据是在术前内镜检查得以应用之前得到的。因此，所报道的31%的检出率要酌减，因为有些诊断在今天可以通过术前内镜检查获得。如果排除现今可以通过内镜轻易获得的诊断，例如消化性溃疡病、结肠癌和食管静脉曲张，Retzlaff等报道的探查检出率降为10%。

术中肠镜检查

术中小肠镜检查是全小肠内镜检查中最常见的方式[132]。这项检查是经口将结肠镜插入近端空肠或剖腹手术前使用推进式小肠镜或在中段小肠切除术术中插入内镜。外科医师握着内镜的头部，使一小段肠管变得平直便于插入内镜。顶部的光线较暗时视野最佳，可使外科医师看到透光的肠管。一旦完成内部和外部的检查，这段小肠由内镜褶起，接着检查下一段肠管。通常只在插管时进行检查，因为人为褶起肠管时产生的黏膜创伤，可能与血管扩张的表现混淆[133]。在浆膜面用缝线标记确定的病变。在检查结束时，取出内镜，通过缝线确定切除的部位。Lewis等[134]报道了23例患者经口插入结肠镜进行术中内镜检查的情况。60%的病例内镜可到达回盲瓣，15%的病例到达距瓣膜2英尺内的远端回肠。小肠打褶具有创伤性。50%的病例发生黏膜撕裂，5%发生穿孔。Lewis等未发现肠管创伤加重梗阻的情况，但报道术中肠镜后肠道功能丧失可持续到术后11天[135]。术中肠镜对活动性出血患者无效，因为肠腔内血液使视野模糊[136]。既往剖腹手术造成的腹腔内粘连也使术中内镜操作困难。

世界上几个医疗中心正在探索腹腔镜辅助的内镜检查。目前只有关于动物实验和个案的报道[137]。该项技术包括经口插入内镜前放置腹腔镜套管针和检查中内镜的逐渐推进。目前，大多数成功的报道是用腹腔镜将中段小肠袢从腹腔内取出，并从这个部位插入内镜[138]。

据报道术中内镜确定出血部位的检出率是70%～100%[139-144]。血管扩张症是最常见的不可触知的出血原因，但放射性肠炎、溃疡形成甚至是狭窄可能也需要内镜确定。虽然术中内镜能通过术中激光或凝固探头进行内镜下烧灼，但手术切除仍是确定性的治疗方法。Kendrick 等[145]报道了70例不明原因消化道出血患者进行术中内镜检查的情况。术中内镜对74%的患者作出了诊断，其中血管扩张占54%，溃疡占31%，肿瘤占11%，憩室占4%。遗憾的是，32个月的随访显示只有52%的病例未发生再出血。Douard 等[146]报道了20例患者的应用情况，其中16例作出了诊断，在19个月的随访中有6例再出血。

一些其他术中确定小肠出血部位的方法成功率比术中内镜低。多重肠切除术常常不能准确确定出血来源，增加了患者术后肠漏或感染的危险。一些外科医师行肠切除术，然后置入硬式乙状结肠镜观察肠管。广泛小肠切除可能导致患者慢性腹泻或吸收不良，甚至更为糟糕的是出血相关部位未被切除。肠造口术可能有助于定位出血来源在近端或远端，但无法获得更特异的定位，需要重复剖腹手术。

术中血管造影是另一种成功确定小肠出血部位的方法[147]。患者必须先进行诊断性血管造影。当导管能够置入供应病变区域的次级动脉时，能获得更大成功。在剖腹手术中，沿小肠系膜边缘用金属夹标记。重复术中血管造影，依靠邻近的各种金属夹确定相关节段的肠管。由于需要复杂的放射造影设备，一些外科医师选择放射人员陪同下进行剖腹手术。为了简化，也可术前进行血管造影标记出血部位。需要用超选择性导管尽可能接近出血点。在出血部位留置导管或用金属圈栓塞血管，以便外科医师能触及出血位置。注射活性染料例如靛胭脂使肠管染色5天，这是另一种使切除长度最小化的方法。也有报道注射亚甲蓝成功定位[148]。由于这些技术偶尔会有标记遗漏，一些作者提倡动脉内注射钡剂，关腹前用X线照射，证实切除了病变。

术中可行多普勒超声透照法确定可疑的血管扩张[149]。手持探头探查通过血管分流而增加的血流。一些作者也提倡测量静脉压和氧饱和度[104]。肠系膜静脉血液丧失去饱和作用或“逐级下降”，提示动静脉瘘。

术前核素扫描阳性的活动性出血患者，术中闪烁显像能成功确定特定肠袢的出血部位[104]。剖腹手术时，同时应用γ照相机。每隔30cm钳夹肠管，以防止血液流出。然后，每段进行扫描，切除病变段。使用γ照相机而不使用未经校准的手持Geiger计数器，能更准确和直接地在较短时间内获取小肠更多部分的图像。使用无创伤钳夹使腔内血液的逆流最小化，提高了定位的准确性，有助于减少切除肠管的长度。

诊断和治疗方法

在最早研究使用胶囊内镜前，美国胃肠病协会（American Gastroenterological Association，AGA）医学分会于2000年1月发表了关于诊断和处理不明原因消化道出血的建议[150]。建议对活动性出血患者进行核素血池扫描和血管造影，对无活动性出血的患者重复胃镜、小肠镜、灌肠造影或口服小肠造影检查。当继续出血时，建议术中小肠镜检查。

诊断不明原因消化道出血的程度取决于两个主要因素：出血程度和患者年龄。大便潜血阳性而不伴贫血的患者可能不需要结肠镜以外的其他检查，除非存在上消化道症状。可以确定，在这组患者中无需进行结肠镜和胃镜以外的其他检查。需要输血的患者需进行全面评估。这组患者通常年龄超过60岁，最常见出血原因是血管扩张症，占80%。50岁以下年龄的患者最常见出血原因是小肠肿瘤。年轻患者与老年患者的处理不同。由于血管扩张症的自然病史不清楚，老年患者的处理通常相当困难。估计血管扩张症患者不到10%发生出血。一旦发生出血，再出血的倾向尚不清楚。虽然医师希望能够治疗这些病变，但50%的患者将不会再出血。

大便潜血阳性并伴有贫血或明显黑便或经直肠排出红褐色血便的不明原因出血患者，应进行结肠镜和胃镜检查。也可进行钡剂造影，但不能代替内镜检查。对于继续出血而最初结肠镜检查和胃镜检查阴性的患者，应重复内镜检查。不提倡重复钡剂造影检查。如果所有检查均为阴性，出血可能来自小肠病变。

胶囊内镜检查可以完成长久以来医师所渴望的全小肠内镜检查。迄今只有三项小规模试验评估了胶囊内镜检查，还需要进行结局研究。而早期的全球经验表明胶囊内镜检查可能是小肠检查的优选方法，其优势在于小肠检查的长度、检查质量和无创性。未来使用胶囊内镜检查消化道出血可能不同于目前。如果患者胃镜和结肠镜检查阴性，胶囊内镜可能成为诊断消化道出血的第三种方法。对活动性出血患者，胶囊内镜能证实小肠出血部位。即使在活动性出血的患者，小肠检查阴性，胶囊内镜可能提示出血实际上来自于结肠，甚至是胃。在活动性小肠出血患者，胶囊内镜可指导进一步的诊断和治疗。小肠肿瘤患者可直接进行腹腔镜手术。如果确定出血部位在近端小肠并没有肿块，可使用推进式小肠镜，再次确定部位并进行烧灼治疗。如果确定为远端小肠的病变，需要结合术中小肠镜检查进行手术治疗。由于胶囊内镜已经探查了整个小肠，手术有目的性，腹腔镜辅助术中小肠镜检查只用于可疑病变区域。这可以使手术简化。对于单纯缺铁性贫血或隐性出血或间断出血的患者，胶囊内镜同样用于确定小肠出血病变，指导进一步的检查或治疗。应用胶囊内镜检查，可以早期诊断小肠肿瘤，对检查阴性的患者，应再次确认无阳性病变。虽然还需要研究结果来证明，但可以认为早期应用胶囊内镜检查能够使诊断更快，改善患者治疗，同时使医疗费用更少。避免了重复结肠镜和胃镜检查，也防止反复住院和输血。随着胶囊内镜的应用日益增加，临床操作指南会随之改变。

大便潜血阳性的患者应进行结肠镜和胃镜检查。也可考虑钡剂造影检查，但造影不能代替内镜检查。对于继续出血和最初结肠镜和胃镜检查阴性的患者应当重复内镜检查。不提倡重复钡剂造影检查。如果所有的检查均为阴性，出血可能来自小肠。由于推进式小肠镜相对容易操作并能够给予治疗，故应先考虑此项检查。通常不宜行进一步的检查，除非患者需要输血。但在年轻患者，这一规则不适用。因为年轻患者能很好耐受贫血，即使持续出血也可避免输血。对于这些患者，尽管检出率低，还是推荐口服小肠造影，特别是小肠灌钡造影，以保证无明显出血部位存在。腹腔镜探查对诊断和处理小肠肿瘤年轻患者有效。

对于小肠大量出血，核素血池扫描和/或血管造影能快速确定出血部位。手术探查通常是成功的。如果在术中未发现明显出血原因，紧邻肠管最末端的部位存在血液不能认为就是出血部位。在这种情况下，术中闪烁显像或内镜检查有助于确定病变部位，从而避免了切除大量肠管。有时通过内镜不能确定实际的出血原因，但是有最新鲜血液的位置可考虑为出血部位。如果术前血管造影阳性，用染料标记或用金属线圈栓塞，术中可以发现这些标记，根据这些标记进行手术。

出血速度较慢的患者通常诊断困难。如果所有的检查均为阴性，出血来源可能是小肠。对需要不断输血的患者要进一步检查。尽管检出率低，推荐口服小肠造影或灌肠造影以保证无明显出血部位存在，如大的肿瘤或Crohn病。寻找出血原因时，在重复任何既往的检查，如胃镜或结肠镜之前，应考虑推进式小肠镜检查。发现肿瘤要进行手术，发现血管扩张应进行烧灼。除非患者有活动性出血，应避免核素血池扫描和血管造影。虽然急性出血扫描可能阳性，但对直接治疗无帮助，而仅仅证明出血在小肠。血池扫描延迟显像，不提倡。虽然实际检出率尚不明确，一些作者也提倡应激血管造影或药物性血管造影。肝素化并不增加出血，而仅以相同速度出血。血管扩张剂和抗血栓剂危险，不提倡使用。应当选择性进行手术探查结合术中内镜检查。小肠镜检查发现小肠弥漫性血管扩张时，不提倡手术治疗。已经有用药物成功治疗血管扩张出血的报道。

药物治疗血管病变与目前的临床实践相矛盾。目前认为内镜或手术治疗最好，因为这些方法简便、长期疗效相对较好，而药物治疗无明显疗效、耐受性差。对于血管病变位于相对不容易探及部位、内镜或手术治疗后继续出血者或不能进行内镜或手术治疗的患者，药物治疗可用于各种弥漫性血管病变。幸运的是这种患者相当少见。弥漫性病变一般不包括肠道单节段的多发病变。胃窦血管扩张（gastric antral vascular ectasia，GAVE）综合征，包括大量的胃窦血管病变，要经内镜治疗。同样，盲肠多发血管病变而无其他血管病变的患者应经内镜或手术治疗。通常所指的弥漫性病变是指肠道一个以上部位的病变（例如胃和小肠），这种病变并不常见。Berner等[4]报道了450例不明原因消化道出血患者的小肠镜检查结果，只有4例患者在胃、十二指肠、空肠和回肠有血管病变。肠道弥漫性病变可能提示存在全身性疾病，例如HHT或肝硬化。这种全身性疾病是药物治疗的一个指征。病变位于肠道不易探及的部位时，通常是指病变位于远端空肠和回肠，也适宜药物治疗。目前这种情况需要手术，如果患者不能耐受手术，也可试用药物治疗。最后一组可以用药物治疗的患者是内镜或手术治疗后继续出血的患者。这是最失败的一组患者——尽管已经进行适宜治疗，但仍继续出血。Lewis 等[134]报道了20例因小肠血管病变出血而行剖腹探查手术和术中小肠镜检查的患者的情况，结果显示，9 例患者术后再出血，包括2例弥漫性小肠血管病变。这些再出血患者最好术后行药物治疗。

药物治疗应遵循以下原则：

1. 支持治疗。药物治疗最常见的形式是单纯支持治疗。包括补铁、避免使用阿司匹林和其他抗凝剂。有时需要输血，偶尔作为常规治疗。
2. 雌激素。药物治疗的第二种方式是雌激素治疗。从20 世纪 50 年代起，已经开始应用激素治疗血管畸形出血。最初的报道是1例有鼻出血的HHT妇女，鼻出血随其月经周期而变化[151]。从此以后，开始应用雌激素-孕酮治疗无法控制的HHT患者的鼻出血。然而，一项对照研究并未显示出这种治疗的任何益处[152]。一些病例报告中应用雌激素治疗消化道出血，包括2项非对照研究[153, 154]和4 项对照研究[155, 156]。Junquera 等[157]报道了 68 例血管扩张出血患者激素治疗的多中心随机试验结果。患者随机接受安慰剂或炔雌醇每日0.01mg加炔诺酮每日2mg，至少一年。结果显示，两组患者在输血次数或出血发作次数上无差异。治疗组39%的患者继续出血，安慰剂组46%的患者继续出血。而且，许多患者不能耐受激素治疗。Lewis 等[41]报道，57% 的患者出现激素治疗的副作用，包括阴道出血、体液潴留、充血性心力衰竭和男性乳腺发育。40%的患者停止治疗。无明显副作用。因此，尚无证据表明激素治疗对终止或减少血管扩张出血有效。
3. 其他治疗。还有一些其他药物治疗方法来控制肠道血管病变出血。一些报道中应用生长抑素获得成功，但是非对照研究[158, 160]。应用奥曲肽0.1mg每日2次，皮下注射，减少了出血。推测是由于药物治疗减少了内脏的血流并增强了血小板聚集。此外，还有报道在 2 例 HHT 和消化道出血的患者中应用氨基己酸（amicar）的情况[161]。患者应用1g和1.5g每日2次进行治疗，出血减少。推测是由于氨基己酸作为纤溶系统抑制剂，使纤维蛋白聚集于出血部位而止血。也有不明原因出血患者应用沙利度胺治疗的报道[162]。其作用机理为抗血管生成。很明显还需要对这些药物治疗进行进一步研究。

小结

在开始进行肠道血管病变治疗之前，有一些基本建议。首先，仅治疗出血的血管病变，不出血的病变无需药物或手术干预。长期研究显示，随访这些病变，出血率低。因此，建议对偶然发现的血管扩张不进行预防性治疗。其次，对于反复出血的患者，应考虑出凝血异常，应检测出血时间、凝血酶原时间和部分凝血活酶时间。消化道血管扩张与 vWD 有关[163, 164]。Fressinaud 和 Meyer[165]报道了国际上 297 个中心治疗 vWD 患者的情况。获得性 vWD 患者血管扩张的发生率是11.7%。这些患者的年龄中位数为69岁。先天性Ⅱ型 vWD 患者血管扩张的发生率是 2%，Ⅲ型 vWD 患者的发生率是 4.5%。这些患者的年龄中位数为 55 岁。作者认为，血管扩张与vWD的关系并不是巧合，血管扩张的形成与缺乏高分子量的 von Willebrand 因子多聚体有关，这仅在Ⅱ型和Ⅲ型疾病以及获得性vWD中见到。第三，医师必须确定治疗目标。在大量出血或出血时间较长的患者，不能期望完全治愈。因此，现实的治疗目标是限制输血和补铁治疗贫血，补铁可口服补铁或经胃肠外补铁。同时，在开始治疗后，医师还应将此疗法与其他疗法相比较。治疗结局并不是由患者出血类型所决定的。活动性出血不是内镜治疗的先决条件，隐性出血或缺铁也不是药物治疗的先决条件。第四，对可以治疗的病变要进行治疗。小肠弥漫性血管病变的患者通常用单纯烧灼治疗，大部分近端病变出血能控制。完全消除所有的血管病变对于避免输血常常是不必要的。第五，没有统一的治疗方案。治疗应个体化，取决于疾病类型。经验性右半结肠切除术或者是未经证实的推测的小肠血管病变，任何经验性治疗都是无益的。每种治疗都应个体化。第六，如果考虑手术，术前或术中必须对整个肠管进行检查，因为在肠道其他部位同时发生病变的可能性较高。

（张静译 闫秀娥 王爱英 周丽雅校）

参考文献

1. Peterson W: Obscure gastrointestinal bleeding. Med Clin North Am 72:1169–1176, 1988.
2. Lewis B, Waye J: Bleeding from the small intestine. In Sugawa C, Schuman B, Lucas C (eds): Gastrointestinal Bleeding. New York, Igaku-Shoin, 1992, pp 178–188.
3. Netterville R, Hardy J, Martin R: Small bowel hemorrhage. Ann

Surg 167:949–957, 1968.
4. Berner J, Mauer K, Lewis B: Push and sonde enteroscopy for obscure GI bleeding. Am J Gastroenterol 89:2139–2142, 1994.
5. Szold A, Katz L, Lewis B: Surgical approach to occult GI bleeding. Am J Surg 163:90–92, 1992.
6. Sahai AV, Pineault R: An assessment of the use of costs and quality of life as outcomes in endoscopic research. Gastrointest Endosc 46:113–118, 1997.
7. Foutch PG, Sawyer R, Sanowski R: Push-enteroscopy for diagnosis of patients with gastrointestinal bleeding of obscure origin. Gastrointest Endosc 36:337–341, 1990.
8. Flickinger EG, Stanforth AC, Sinar DR: Intraoperative video panendoscopy for diagnosing sites of chronic intestinal bleeding. Am J Surg 157:137–142, 1989.
9. Goldfarb N, Phillips A, Conn M, et al: Economic and health outcomes of capsule endoscopy. Dis Manage 5:123–135, 2002.
10. Lewis B: Vascular diseases of the small intestine. In DiMarino A, Benjamin S (eds): Gastrointestinal Disease: An Endoscopic Approach. Malden, MA, Blackwell Science, 1997, pp 541–550.
11. Lewis B: Vascular anomalies. In Schlesinger M, Fordtran J, Petersen W, Fleischer D (eds): Advances in Gastrointestinal Diseases. Philadelphia, WB Saunders, 1992, pp 3:105–112.
12. Harford W: Gastrointestinal angiodysplasia: Clinical features. Endoscopy 20:144–148, 1988.
13. Lewis B, Mauer K, Harpaz N, et al: the correlation of endoscopically identified vascular lesions to their pathologic diagnosis [abstract]. Gastrointest Endosc 39:344, 1993.
14. Peoples J, Kartha R, Sharif S: Multiple phlebectasia of the small intestine. Am Surg 47:373–376, 1981.
15. Haddad H, Wilkins L: Congenital anomalies associated with gonadal aplasia, review of 53 cases. Pediatrics 23:885–902, 1959.
16. Engel E, Forbes A: Cytogenetic and clinical findings in 48 patients with congenitally defective or absent ovaries. Medicine 44:135–164, 1965.
17. Rosenkrans P, de Rooy D, Bosman F, et al: Gastrointestinal telangiectasia as a cause of severe blood loss in systemic sclerosis. Endoscopy 12:200–204, 1980.
18. Golitz L: Heritable cutaneous disorders that affect the gastrointestinal tract. Med Clin North Am 64:829–846, 1980.
19. Ottinger L, Vickery A: A 30 year history of recurrent gastrointestinal bleeding. N Engl J Med 305:211–218, 1981.
20. Baum S, Athanasoulis C, Waltman A, et al: Angiodysplasia of the right colon: A cause of gastrointestinal bleeding. AJR Am J Roentgenol 129:789–794, 1977.
21. Boley S, Sammartano R, Adams A, et al: On the nature and etiology of vascular ectasias of the colon. Gastroenterology 72:650–660, 1977.
22. Hochter W, Weingart W, Kuhner E, et al: Angiodysplasia in the colon and rectum—endoscopic morphology, localization, and frequency. Endoscopy 17:182–185, 1985.
23. Heer M, Sulser H, Hany A: Angiodysplasia of the colon: An expression of occlusive vascular disease. Hepatogastroenterology 34: 127–131, 1987.
24. Roskell D, Biddolph S, Warren B: Apparent deficiency of mucosal vascular collagen type IV associated with angiodysplasia of the colon. J Clin Pathol 51:18–20, 1998.
25. Junquera F, Saperas E, de-Torres I, et al: Increased expression of angiogenic factors in human colonic angiodysplasia. Am J Gastroenterol 94:1070–1076, 1999.
26. Sabba C, Cirulli A, Rizzi R, et al: Angiogenesis and hereditary telangiectasia. Rendu-Osler-Weber disease. Acta Haematol 106:214-219, 2001.
27. McAllister KA, Grogg KM, Johnson DW, et al: Endoglin, a TGF-b binding protein of endothelial cells, is the gene for hereditary haemorrhagic teleangiectasia type 1. Nat Genet 8:345–351, 1994.
28. Marchuk D, Guttmacher A, Penner J, Ganguly P: Report on the workshop on hereditary hemorrhagic telangiectasia, July 10-11, 1997. Am J Med Genet 76:269–273, 1998.
29. Quintero E: Upper gastrointestinal bleeding caused by gastroduodenal vascular malformations. Dig Dis Sci 31:897–905, 1986.
30. Meyer C, Troncale F, Galloway S, Sheahan D: Arteriovenous malformations of the bowel: An analysis of 22 cases and a review of the literature. Medicine 60:36–48, 1981.
31. Lewis B, Kornbluth A, Waye J: Small bowel tumors: The yield of enteroscopy. Gut 32:763–765, 1991.
32. Brandt L: Anemic halos around telangiectasias. Gastroenterology 92:1282, 1987.
33. Weaver G, Alpern H, Davis J, et al: Gastrointestinal angiodysplasia associated with aortic valve disease: Part of a spectrum of angiodysplasia of the gut. Gastroenterology 77:1–11, 1979.
34. Scheffer S, Leatherman L: Resolution of Heyde's syndrome of aortic stenosis and gastrointestinal bleeding after aortic valve replacement. Ann Thorac Surg 42:477–480, 1986.
35. Cappell M, Lebwohl O: Cessation of recurrent bleeding from gastrointestinal angiodysplasias after aortic valve replacement. Ann Intern Med 105:54–57, 1986.
36. Imperiale T, Ransohoff D: Aortic stenosis, idiopathic gastrointestinal bleeding and angiodysplasia: Is there an association. Gastroenterology 95:1670–1676, 1988.
37. Mehta P, Heinsimer J, Bryg R, et al: Reassessment of the association between gastrointestinal arteriovenous malformations and aortic stenosis. Am J Med 86:275–277, 1989.
38. Foutch P, Rex D, Lieberman D: Prevalence and natural history of colonic angiodysplasia among healthy asymptomatic people. Am J Gastroenterol 90:564–567, 1995.
39. Richter J, Christensen M, Colditz G: Angiodysplasia: Natural history and efficacy of therapeutic interventions. Dig Dis Sci 34:1542–1546, 1989.
40. Hutcheon D, Kabelin J, Bulkley G, Smith G: Effect of therapy on bleeding rates in gastrointestinal angiodysplasia. Am Surg 53:6–9, 1987.
41. Lewis B, Salomon P, Rivera-MacMurray S, et al: Does hormonal therapy have any benefit for bleeding angiodysplasia? J Clin Gastroenterol 15:99–103, 1992.
42. Rossini F, Risio M, Pennazio M: Small bowel tumors and polyposis syndromes. Gastrointest Endosc Clin N Am 9:93–114, 1999.
43. Conn M. Tumors of the small intestine. In DiMarino A, Benjamin S (eds): Gastrointestinal Disease: An Endoscopic Approach. Malden, MA, Blackwell Science, 1997, pp 551–566.
44. Martin L, Max M, Richardson J, Peterson G: Small bowel tumors: Continuing challenge. South Med J 73:981–985, 1980.
45. Ashley S, Wells S: Tumors of the small intestine. Semin Oncol 15: 116–28, 1988.
46. Herbsman H, Wetstein L, Rosen Y, et al: Tumors of the small intestine. Curr Probl Surg 17:121–182, 1980.
47. Barakat M: Endoscopic features of primary small bowel lymphoma: A proposed endoscopic classification. Gut 23:36–41, 1982.
48. Halphen M, Najjar T, Jaafoura H, et al: Diagnostic value of upper intestinal fiber endoscopy in primary small intestinal lymphoma. Cancer 58:2140–2145, 1986.
49. Miettinen M, Lasota J: Gastrointestinal stromal tumors (GISTs): Definition, occurrence, pathology, differential diagnosis and molecular genetics. Pol J Pathol 54:3–24, 2003.
50. Farmer R, Hawk W, Turnbull R: Clinical patterns in Crohn's disease: A statistical study of 615 cases. Gastroenterology 68:627–635, 1975.
51. Brown C, Olshaker J: Meckel's diverticulum. Am J Emerg Med 6:

157–164, 1988.

52. Ellison E, Wilson S: The Zollinger-Ellison syndrome: Reappraisal and evaluation of 260 registered cases. Ann Surg 160:512–515, 1964.
53. Allen A, Boley S, Schultz L, et al: Potassium-induced lesions of the small bowel. JAMA 193:997–1006, 1965.
54. Morris A: Nonsteroidal anti-inflammatory drug enteropathy. Gastrointest Endosc Clin N Am 9:125–133, 1999.
55. Harris M, Lewis B: Systemic diseases affecting the mesenteric circulation. Surg Clin North Am 72:245–259, 1992.
56. Sorbi D, Conio M, Gostout C: Vascular disorders of the small bowel. Gastrointest Endosc Clin N Am 9:71–92, 1999.
57. Sher M, Bauer J: Radiation-induced enteropathy. Am J Gastroenterol 85:121–128, 1990.
58. Akhrass R, Yaffe M, Fischer C, et al: Small-bowel diverticulosis: Perceptions and reality. J Am Coll Surg 184:383–388, 1997.
59. Lewis B, Waye J: Duodenal varices. IM Intern Med Specialist 10: 19, 1989.
60. Grande J, Ackermann D, Edwards W: Aortoenteric fistulas. A study of 28 autopsied cases spanning 25 years. Arch Pathol Lab Med 113:1271–1275, 1989.
61. Case 24-1991, case records of the Massachusetts General Hospital. N Engl J Med 324:1726–1732, 1991.
62. Fockens P, Tytgat G: Dieulafoy's disease. Gastrointest Endosc Clin N Am 6:739–752, 1996.
63. Eidus L, Rasuli P, Manion D, Heringer R: Caliber-persistent artery of the stomach (Dieulafoy's vascular malformation). Gastroenterology 99:1507–1510, 1990.
64. Deutsch G, Hanly M, Yeh K: Jejunal cirsoid aneurysm: A rare cause of massive lower gastrointestinal hemorrhage. Am Surg 64:1179–1182, 1998.
65. Blecker D, Bansal M, Zimmerman R, et al: Dieulafoy's lesions of the small bowel causing massive gastrointestinal bleeding: Two case reports and literature review. Am J Gastroenterol 96:902–905, 2001.
66. Lewis B: Radiology versus endoscopy of the small bowel. Gastrointest Clin N Am 9:13–27, 1999.
67. Bowden T: Endoscopy of the small intestine. Surg Clin North Am 69:1237–1247, 1989.
68. Rabe F, Becker G, Begozzi M, et al: Efficacy study of the small-bowel examination. Radiology 140:47–50, 1981.
69. Fried A, Poulos A, Hatfield D: The effectiveness of the incidental small-bowel series. Radiology 140:45–46, 1981.
70. Gordon SR, Smith RE, Power GC: The role of endoscopy in the evaluation of iron deficiency anemia in patients over the age of 50. Am J Gastroenterol 89:1963–1967, 1994.
71. Rockey DC, Cello, JP: Evaluation of the gastrointestinal tract in patients with iron-deficiency anemia. N Engl J Med 329:1691–1695, 1993.
72. Gurian L, Jendrzejewski J, Katon R, et al: Small-bowel enema: An underutilized method of small-bowel examination. Dig Dis Sci 27: 1101–1108, 1982.
73. Bessette J, Maglinte D, Kelvin F, Chernish S: Primary malignant tumors in the small bowel: A comparison of the small-bowel enema and conventional follow-through examination. AJR Am J Roentgenol 153:741–744, 1989.
74. Vallance R: An evaluation of the small bowel enema based on an analysis of 350 consecutive examinations. Clin Radiol 31:227–232, 1980.
75. Dixon P, Roulston M, Nolan D: The small bowel enema: A ten year review. Clin Radiol 47:46–48, 1993.
76. Maglinte D, Burney B, Miller R: Lesions missed on small-bowel follow-through: Analysis and recommendations. Radiology 144: 737–739, 1982.
77. Ott D, Chen Y, Gelfand D, et al: Detailed per-oral small bowel examination vs. enteroclysis. Radiology 155:29–34, 1985.
78. Barloon T, Lu C, Honda H, Berbaum K: Does a normal small-bowel enteroclysis exclude small-bowel disease? Abdom Imaging 19:113–115, 1994.
79. Rex D, Lappas J, Maglinte D: Enteroclysis in the evaluation of suspected small intestinal bleeding. Gastroenterology 97:58–60, 1989.
80. Antes G, Neher M, Hiemeyer V, Burger A: Gastrointestinal bleeding of obscure origin: Role of enteroclysis. Eur Radiol 6:851–854, 1996.
81. Moch A, Herlinger H, Kochman M, et al: Enteroclysis in the evaluation of obscure gastrointestinal bleeding. AJR Am J Roentgenol 163:1381–1384, 1994.
82. McGovern R, Barkin J: Enteroscopy and enteroclysis: An improved method for combined procedure. Gastrointest Radiol 15:327–328, 1990.
83. Cohen M, Barkin J: Enteroscopy and enteroclysis: The combined procedure. Am J Gastroenterol 84:1413–1415, 1989.
84. Aliperti G, Zuckerman G, Willis J, Brink J: Enteroscopy with enteroclysis. Gastrointest Endosc Clin N Am 6:803–810, 1996.
85. Willis J, Chokshi H, Zuckerman G, Aliperti G: Enteroscopy-enteroclysis: Experience with a combined endoscopic-radiographic technique. Gastrointest Endosc 45:163–167, 1997.
86. Faber S, Stehling M, Holzknecht N, et al: Pathologic conditions in the small bowel: Findings at fat-suppressed gadolinium-enhanced MR imaging with an optimized suspension of oral magnetic particles. Radiology 205:278–282, 1997.
87. Raptopoulos V, Schwartz R, McNicholas M, et al: Multiplanar helical CT enterography in patient's with Crohn's disease. Am J Roentgenol 169:1545–1550, 1997.
88. Doerfler O, Ruppert-Kohlmayr A, Reittner P, et al: Helical CT of the small bowel with an alternative oral contrast material in patients with Crohn disease. Abdom Imaging 28:313–318, 2003.
89. Markisz J, Front D, Royal H: An evaluation of 99M-Tc labeled red blood cell scintigraphy for the detection and localization of gastrointestinal bleeding sites. Gastroenterology 83:394–398, 1982.
90. Bunker S, Brown J, McAuley R: Detection of gastrointestinal bleeding sites: Use of in vitro Tc 99m-labelled RBC's. JAMA 247:789–792, 1982.
91. Emslie J, Zarnegar K, Siegel M, Beart R: Technetium-99m-labeled red blood cell scans in the investigation of gastrointestinal bleeding. Dis Colon Rectum 39:750–754, 1996.
92. Suzman M, Talmor M, Jennis R, et al: Accurate localization and surgical management of active lower gastrointestinal hemorrhage with technetium-labeled erythrocyte scintigraphy. Ann Surg 224: 29–36, 1996.
93. Rantis P, Harford F, Wagner R, Henkin R: Technetium-labeled red blood cell scintigraphy: Is it useful in acute lower gastrointestinal bleeding? Int J Colorect Dis 10:210–215, 1995.
94. Garofalo T, Abdu R: Accuracy and efficacy of nuclear scintigraphy for the detection of gastrointestinal bleeding. Arch Surg 132:196–199, 1997.
95. Voeller G, Bunch G, Britt L: Use of technetium-labeled red blood cell scintigraphy in the detection and management of gastrointestinal hemorrhage. Surgery 110:799–804, 1991.
96. Brown C, Olshaker J: Meckel's diverticulum. Am J Emerg Med 6: 157–164, 1988.
97. Yeker D, Buyukunal C, Benli M, et al: Radionuclide imaging of Meckel's diverticulum: Cimetidine versus pentagastrin plus glucagon. Eur J Nucl Med 9:316–319, 1984.
98. Browder W, Cerise E, Litwin M: Impact of emergency angiogra-

phy in massive lower gastrointestinal bleeding. Ann Surg 204:530–536, 1986.

99. Boley S, Sprayregen S, Sammartano R, et al: The pathophysiologic basis for the angiographic signs of vascular ectasias of the colon. Radiology 125:615–621, 1977.

100. Fiorito J, Brandt L, Kozicky O, et al: The diagnostic yield of superior mesenteric angiography: Correlation with the pattern of gastrointestinal bleeding. Am J Gastroenterol 84:878–881, 1989.

101. Mernagh J, O'Donovan N, Somers S, et al: Use of heparin in the investigation of obscure gastrointestinal bleeding. Can Assoc Radiol J 52:232–235, 2001.

102. Bloomfeld R, Smith T, Schneider A, Rockey D: Provocative angiography in patients with gastrointestinal hemorrhage of obscure origin. Am J Gastroenterol 95:2807–2812, 2000.

103. Ettorre G, Francioso G, Garribba A, et al: Helical CT angiography in gastrointestinal bleeding of obscure origin. AJR Am J Roentgenol 168:727–730, 1997.

104. Gilbert D, Buelow R, Chung R, et al: Status evaluation: Enteroscopy. Gastrointest Endosc 37:673–677, 1991.

105. Lewis B: Enteroscopy. Gastrointest Endosc Clin N Am 10:101–116, 2000.

106. MacKenzie J: Push enteroscopy. Gastrointest Endosc Clin N Am 9:29–36, 1999.

107. Lewis B, Waye J: Small bowel enteroscopy: A comparison of findings with push and sonde enteroscopy in 81 patients with GI bleeding of obscure origin. Gastrointest Endosc 34:207, 1988.

108. Barkin J, Lewis B, Reiner D, et al: Diagnostic and therapeutic jejunoscopy with a new, longer enteroscope. Gastrointest Endosc 38:55–58, 1992.

109. Shimizu S, Tada M, Kawai K: Development of a new insertion technique in push-type enteroscopy. Am J Gastroenterol 82:844–847, 1987.

110. Waye J: Small-bowel endoscopy. Endoscopy 35:15–21, 2003.

111. Messer J, Romeu J, Waye J, Dave P: The value of proximal jejunoscopy in unexplained gastrointestinal bleeding. Gastrointest Endosc 30:151, 1984.

112a. Chong J, Tagle M, Barkin J, Reiner D: Small bowel push-type fiberoptic enteroscopy for patients with occult gastrointestinal bleeding or suspected small bowel pathology. Am J Gastroenterol 89: 2143–2146, 1994.

112b. Descamps C, Schmit A, Van Gossum A: "Missed" upper gastrointestinal tract lesions may explain "occult" bleeding. Endoscopy 31:452–455, 1999.

112c. Pennazio M, Rossini FP: Main issues in push enteroscopy. Ital J Gastroenterol Hepatol 30:96–101, 1998.

112d. Zaman A, Katon RM: Push enteroscopy for obscure gastrointestinal bleeding yields a high incidence of proximal lesions within reach of a standard endoscope. Gastrointest Endosc 47:372–376, 1998.

113. Askin M, Lewis B: Push enteroscopic cauterization: Long-term follow-up of 83 patients with bleeding small intestinal angiodysplasia. Gastrointest Endosc 43:580–583, 1996.

114a. Landi B, Cellier C, Gaudric M, et al: Long-term outcome of patients with gastrointestinal bleeding of obscure origin explored by push enteroscopy. Endoscopy 34:355–559, 2002.

114b. Yamamoto H, Sugano K: A new method of enteroscopy—the double-balloon method. Can J Gastroenterol 17:273–274, 2003.

114c. Yamamoto H, Sekine Y, Sato Y, et al: Total enteroscopy with a nonsurgical steerable double-balloon method. Gastrointest Endosc 53:216–220, 2001.

115. Fischer D, Shreiber R, Meron G, et al: Localization of a wireless capsule endoscope in the GI tract. Gastrointest Endosc 53:AB126, 2001.

116. Liangpunsakul S, Mays L, Rex D: Performance of Given Suspected Blood Indicator. Gastrointest Endosc 57:AB164, 2003.

117. Meron G: The development of the swallowable video capsule (M2A). Gastrointest Endosc 6:817–819, 2000.

118. Iddan G, Meron G, Glukhovsky A, Swain P: Wireless capsule endoscopy. Nature 405:417, 2000.

119. Appleyard M, Fireman Z, Glukhovsky A, et al: A randomized trial comparing wireless capsule endoscopy with push enteroscopy for the detection of small-bowel lesions. Gastroenterology 119:1431–1438, 2000.

120. Appleyard M, Glukhovsky A, Swain P: Wireless-capsule diagnostic endoscopy for recurrent small-bowel bleeding. N Engl J Med 344:232–233, 2001.

121. Lewis B, Swain P: Capsule endoscopy in the evaluation of patients with suspected small intestinal bleeding: Results of a pilot study. Gastrointest Endosc 56:39–53, 2002.

122. Ell C, Remke S, May A, et al: The first prospective controlled trial comparing wireless capsule endoscopy with push enteroscopy in chronic gastrointestinal bleeding. Endoscopy 34:685–689, 2002.

123. Saurin J, Delvaux M, Gaudin H, et al: Diagnostic value of endoscopic capsule in patients with obscure digestive bleeding: Blinded comparison with video push-enteroscopy. Endoscopy 35:576–584, 2003.

124. Costamagna G, Shah S, Riccioni M, et al: A prospective trial comparing small bowel radiographs and video capsule endoscopy for suspected small bowel disease. Gastroenterology 123:999–1005, 2002.

125. Eliakim R, Fischer D, Suissa A, et al: Wireless capsule video endoscopy is a superior diagnostic tool in comparison to barium follow-through and computerized tomography in patients with suspected Crohn's disease. Eur J Gastroenterol Hepatol 15:363–367, 2003.

126. Scapa E, Jacob H, Lewkowicz S, et al: Initial experience of wireless-capsule endoscopy for evaluating occult gastrointestinal bleeding and suspected small bowel pathology. Am J Gastroenterol 97: 2776–2779, 2002.

127. Barkin J, Friedman S: Wireless capsule endoscopy requiring surgical intervention: The world's experience. Am J Gastroenterol 97: S–298, 2002.

128. Fleischer D: Capsule endoscopy: The voyage is fantastic—will it change what we do. Gastrointest Endosc 56:452–456, 2002.

129. Davidson T, Shreiber R, Jacob H: Multi-viewing of video streams: A new concept for efficient review of capsule endoscopy studies. Gastrointest Endosc 57:AB164, 2003.

130. Biener A, Palestro C, Lewis B, Katz L: Intraoperative scintigraphy for active small intestinal bleeding. Surg Gynecol Obstet 171:388–392, 1990.

131. Retzlaff J, Hagedorn A, Bartholomen L: Abdominal exploration for gastrointestinal bleeding of obscure origin. JAMA 177:104–107, 1961.

132. Delmotte J, Gay G, Houcke P, et al: Intraoperative endoscopy. Gastrointest Endosc Clin N Am 1:61–69, 1999.

133. Frank M, Brandt L, Boley S: Iatric submucosal hemorrhage: A pitfall of intraoperative endoscopy. Am J Gastroenterol 75:209–210, 1981.

134. Lewis B, Wenger J, Waye J: Intraoperative enteroscopy versus small bowel enteroscopy in patients with obscure GI bleeding. Am J Gastroenterol 86:171–174, 1991.

135. Whelan R, Buls J, Goldberg S, et al: Intraoperative endoscopy: University of Minnesota experience. Am Surg 55:281–286, 1989.

136. Bowden T, Hooks V, Mansberger A: Intraoperative gastrointestinal endoscopy. Ann Surg 191:680–687, 1980.

137. Chung R: Laparoscopy-assisted jejunal resection for bleeding leiomyoma. Surg Endosc 12:162–163, 1998.

138. Matsushita M, Hajiro K, Takakuwa H, Fujikawa T: Laparoscopically

assisted panenteroscopy for gastrointestinal bleeding of obscure origin. Gastrointest Endosc 46:474–475, 1997.

139. Bowden T, Hooks V, Teeslink C, et al: Occult gastrointestinal bleeding, locating the cause. Am Surgeon 46:80–87, 1980.

140. Strodel W, Eckhauser F, Knol J, et al: Intraoperative fiberoptic endoscopy. Am Surg 50:340–344, 1984.

141. Mathus-Vliegen E, Tytgat G: Intraoperative endoscopy: Technique, indications and results. Gastrointest Endosc 32:381–384, 1986.

142. Apelgren K, Vargish T, Al-Kawas F: Principles for use of intraoperative enteroscopy for hemorrhage from the small bowel. Am Surg 54:85–87, 1988.

143. Desa L, Ohri S, Hutton K, et al: Role of intraoperative enteroscopy in obscure gastrointestinal bleeding of small bowel origin. Br J Surg 78:192–195, 1991.

144. Lau W, Wong S, Yuen W, et al: Intraoperative enteroscopy for bleeding angiodysplasias of the small intestine. Surg Gynecol Obstet 168:341-344, 1989.

145. Kendrick M, Buttar N, Anderson M, et al: Contribution of intraoperative enteroscopy in the management of obscure gastrointestinal bleeding. J Gastrointest Surg 5:162–167, 2001.

146. Douard R, Wind P, Panis Y, et al: Intraoperative enteroscopy for diagnosis and management of unexplained gastrointestinal bleeding. Am J Surg 180:181–184, 2000.

147. Fazio V, Zelas P, Weakley F: Intraoperative angiography and localization of bleeding from the small intestine. Surg Gynecol Obstet 151:637–640, 1980.

148. Anthanasoulis C, Moncure A, Greenfield A, et al: Intraoperative localization of small bowel bleeding sites with combined angiographic methods and methylene blue injection. Surgery 87: 77–84, 1980.

149. Cooperman M, Martin E, Evans W, Carey L: Use of Doppler ultrasound in intraoperative localization of intestinal arteriovenous malformations. Ann Surg 190:24–26, 1979.

150. American Gastroenterological Association Medical Position Statement: Evaluation and management of occult and obscure gastrointestinal bleeding. Gastroenterology 118:197–200, 2000.

151. Koch H, Escher G, Lewis J: Hormonal management of hereditary hemorrhagic telangiectasia. JAMA 149:1376–1380, 1952.

152. Vase P: Estrogen treatment of hereditary hemorrhagic telangiectasia. Acta Med Scand 209:393–396, 1981.

153. Bronner M, Pate M, Cunningham J, et al: Estrogen-progesterone therapy for bleeding gastrointestinal telangiectasias in chronic renal failure. Ann Intern Med 105:371–374, 1986.

154. Junquera F, Santos J, Saperas E, et al: Estrogen and progesterone treatment in digestive hemorrhage caused by vascular malformations. Gastroenterol Hepatol 18:61–65, 1995.

155. van Cutsem E, Rutgeerts P, Vantrappen G: Treatment of bleeding gastrointestinal vascular malformations with oestrogen-progesterone. Lancet 335:953–955, 1990.

156. Van Cutsem E: Georges Brohee Prize. Oestrogen-progesterone, a new therapy of bleeding gastrointestinal vascular malformations. Acta Gastroenterol Belg 56:2–10, 1993.

157. Junquera F, Feu F, Papo M, et al: A multicenter, randomized clinical trial of hormonal therapy in the prevention of rebleeding from gastrointestinal angiodysplasia. Gastroenterology 121:1073–1079, 2001.

158. Rossini F, Arrigoni A, Pennazio M: Octreotide in the treatment of bleeding due to angiodysplasia of the small intestine. Am J Gastroenterol 88:1424–1427, 1993.

159. Nordquist L, Wallach P: Octreotide for gastrointestinal bleeding of obscure origin in an anticoagulated patient. Dig Dis Sci 47:1514–1515, 2002.

160. Nardone G, Rocco A, Balzano T, Budillon G: The efficacy of octreotide therapy in chronic bleeding due to vascular abnormalities of the gastrointestinal tract. Aliment Pharmacol Ther 13:1429–1436, 1999.

161. Saba H, Morelli G, Logrono L: Brief report: Treatment of bleeding in hereditary hemorrhagic telangiectasia with aminocaproic acid. N Engl J Med 330:1789–1790, 1994.

162. Shurafa M, Kamboj G: Thalidomide for the treatment of bleeding angiodysplasias. Am J Gastroenterol 98:221–222, 2003.

163. Duray P, Marcal J, Livolsi V, Fisher R, et al: Gastrointestinal angiodysplasia: A possible component of von Willebrand's disease. Hum Pathol 15:539–544, 1984.

164. Ahr D, Rickles F, Hoyer L, et al: von Willebrand's disease and hemorrhagic telangiectasia. Am J Med 62:452–458, 1977.

165. Fressinaud E, Meyer D: International survey of patients with von Willebrand disease and angiodysplasia. Thromb Haemost 70:546, 1993.

慢性消化道出血

Miguel Muñoz-Navas, Maite Betés Ibáñez and Ignacio Fernández-Urién Sáinz

17

引言 217
消化道血管发育不良 218
发病机制 218
流行病学和自然病史 219
临床表现 219
发病率增高的情况 219
诊断 220
治疗 222
遗传性出血性毛细血管扩张症 224
临床表现 224
治疗 224
肝硬化患者的胃血管病变 224
门静脉高压性胃病（PHG） 224
胃窦血管扩张（GAVE） 227
门脉性结肠病 229
治疗 230
血管瘤 230
临床表现 230
治疗 230
直肠海绵状血管瘤 231
蓝色橡皮疱痣综合征（BRBNS） 231
临床表现 231
诊断 232
治疗 232
Klipple-Trénaunay-Weber 综合征（KTWS） 232
临床表现 232
诊断 232
治疗 233
消化道的放射性损伤 233
放射性直肠炎 233
放射性胃炎 234
放射性小肠损伤 235
Cameron 溃疡及糜烂 235

引言

慢性消化道出血分为显性出血和隐性出血。如果存在显性出血，但出血程度较轻，未引起循环代偿，则定义为慢性出血。可表现为黑便或经直肠排出的鲜血。隐性出血时，临床上常表现为贫血，大便潜血阳性。某些患者慢性出血可与急性事件交错存在[1]。急性消化道出血在其他章节详细讨论。

慢性消化道出血包括许多常见的临床疾病，然而，对不同术语的含义和诊断标准尚未进行详细描述[2]。肠道的慢性出血通常是非常有意义的，尤其是必须警惕肠道恶性肿瘤的存在，这些肿瘤有的可以治愈。

对于能导致慢性出血的消化道疾病还没有统一的命名，表17-1列出了简单的分类。在这一章节，我们着重讨论常见的慢性消化道出血的病因。

血管疾病是导致慢性消化道出血的一个重要病因，可以单发、多发，也可以弥漫分布，可以作为独立疾病存在，也可是某个综合征或全身性疾病的一部分。消化道血管疾病的分类还未达成共识，故常引起混乱[3,4]。其分类可基于组织学特征、大体所见或相关的全身性疾病，分为三大类：

- 血管肿瘤，可为良性肿瘤（如血管瘤），也可为恶性肿瘤（如 Kaposi 肉瘤或血管肉瘤）。
- 与先天性或全身性疾病相关的血管疾病，如蓝色橡皮疱痣综合征（blue rubber bleb nevus syndrome，BRBNS）、Klippel-Trénaunay-Weber综合征、Ehlers-Danlos综合征、弹性假黄瘤、硬皮病CREST型（钙质沉着症、Raynaud现象、食管动力障碍、硬皮病和毛细血管扩张）和遗传性出血性毛细血管扩张症（hereditary hemorrhagic telangiectasia，HHT）。
- 获得性或散发性疾病，如血管发育不良（angiodysplasia）、胃窦血管扩张（vascular ectasia，VE）、辐射诱发的VE和Dieulafoy病变。

表 17-1　慢性消化道出血的病因

	消化道疾病	
	胃镜可探及	胃镜常不能探及
	食管炎	口炎性腹泻
	Cameron 糜烂	Crohn 病
	消化性溃疡	小肠淋巴瘤
	胃炎 / 糜烂	小肠血管发育不良
	十二指肠炎 / 糜烂	小肠肿瘤
	血管发育不良	小肠溃疡和糜烂，包括 NSAID/其他药物引起的病变
	门静脉高压性胃病	小肠憩室病
	胃 / 食管癌	小肠静脉曲张
	胃 / 十二指肠息肉	淋巴管瘤
	胃 / 十二指肠淋巴瘤	放射性肠炎
	胃部分切除术	蓝色橡皮疱痣综合征
	GAVE	Osler-Weber-Rendu 综合征
	Dieulafoy 病变	小肠息肉病综合征
		Gardner 综合征
		淀粉样变
		Meckel 憩室
		胰腺及胆道出血
		Klipple-Trénaunay-Weber 综合征
	结肠疾病	
	结肠息肉	结肠炎 /IBD
	结肠癌	寄生虫感染
	血管发育不良	痔疮
	结肠溃疡	憩室出血

GAVE，胃窦血管扩张；IBD，炎症性肠病；NSAID，非甾体类抗炎药。

消化道血管发育不良

消化道 VE，也称血管发育不良或不太确切地提法——动静脉畸形（arteriovenous malformation，AVM），是一种有独特临床和病理特征的疾病[5-7]。血管发育不良是消化道最常见的血管疾病，可能是60岁以上老年人下消化道出血最常见的病因。虽然“血管发育不良”和“动静脉畸形”这两个词的意义相近，但是血管发育不良（angiodysplasia）（希腊语angeion指血管，dys指不良或困难，plasia指塑型）是指血管形成异常，而畸形更多有先天性异常的含义。血管发育不良还要与毛细血管扩张相鉴别，二者虽然在解剖结构上相似，但后者常见于全身性疾病和遗传性疾病。

由于大多数血管异常是通过内镜检查发现的，有人提议按照内镜表现将其分类[8]。这一分类系统按照血管发育不良的部位、大小和数目进行分类。

发病机制

血管发育不良包括血管扩张、膨胀及血管壁变薄，仅被上皮细胞或少许平滑肌覆盖。通过向血管内注入硅酮的实验已经证实了其解剖结构[9]。这些研究表明血管发育不良的最主要特征是黏膜下静脉的扩张、扭曲。由于毛细血管前括约肌关闭不全，故而存在小的动静脉交通支。在较大的血管发育不良，也存在动脉的扩张，可能与动静脉瘘的存在有关，这可以解释为什么有些患者发生出血。

组织学检查可以发现黏膜或黏膜下扩张的血管，这些血管有时仅被单层表面上皮所覆盖。结肠和胃血管发育不良都存在这些特征[10]。

血管发育不良的发病机制还不明确。研究者提出了以下四种理论：

1. 血管发育不良可能是由于结肠黏膜下静脉在穿透肌层处局部发生慢性、间断性、程度较轻的不全梗阻发展而来[9]。基于这一理论，根据Laplace定律，右半结肠与结肠其他部位相比，对盲肠壁造成的张力更大，因此 VE 好发于右半结肠。盲肠经过许多年反复的收缩和扩张可使黏膜下静脉扩张和扭曲，继而小静脉和毛细血管的血液进入扩张的黏膜下静脉。最终，毛细血管环扩张，毛细血管前括约肌功能不全，形成小动静脉瘘。

2．血管发育不良可能是慢性黏膜缺血的并发症，慢性黏膜缺血可能由肠梗阻或用力排便所致。

3．血管发育不良可能是与心脏、血管或肺部疾病相关的局部缺血的并发症[12]。

4．血管发育不良可以是先天性的，好发于年轻患者，有些患者的血管发育不良是与先天性疾病相关的。

对人类结肠血管发育不良的研究发现，此类患者存在血管生成因子的表达增加[13]。

流行病学和自然病史

由于许多无症状患者未接受内镜检查，所以消化道血管发育不良在整个人群中的发病率尚不清楚。在“无出血”的患者中，血管扩张占0.2%～2.9%[14,15]，在大便潜血阳性、贫血或出血的患者中，血管扩张占2.6%～6.2%[14-16]。

血管发育不良最常见于结肠，是下消化道出血，尤其是60岁以上老年人下消化道出血的重要原因之一[17-19]，但也可发生于30多岁的患者[20]。其发病率无性别差异。

临床表现

血管发育不良可无症状，也可导致出血。血管发育不良出血患者典型表现为大便潜血，比其他消化道出血患者更可能有既往因消化道出血的住院史[21]。

血管病变所导致的消化道出血常反复发作，出血量常较少，但也有15%的患者表现为大量出血。出血的性质和程度在同一患者的不同发作时间常常不同，在不同发作中，患者可以分别排出鲜红色血便、红褐色便和黑便。在20%～25%的发作中，表现为仅排出柏油样便，10%～15%的患者仅表现为缺铁性贫血，便潜血间断阳性[22]。出血临床表现的不同是由于毛细血管扩张出血和小静脉所致出血的出血速度不同。90%以上的出血可自行终止。在过去，有多达30%的血管病变患者因怀疑憩室或自发性出血而行盲探手术。目前，随着内镜的应用，大多数病变都可在首次出血时得到诊断和治疗，需要手术的患者越来越少了[23]。

胃和十二指肠

胃血管发育不良所导致的消化道出血占所有消化道出血的4%～7%[17-24]。然而，50%胃和十二指肠的血管发育不良患者是偶然发现的[25]。

偶然发现的胃或十二指肠血管发育不良最终是否会导致出血的危险尚不明确。另一方面，曾因胃或十二指肠血管发育不良而发生出血的患者其再出血的风险增加。这一观点已在一项系列研究中得到证实，在入选的30例胃或十二指肠血管发育不良患者中，有77%在确诊前至少有1次显性消化道出血的表现[17]。

小肠

整个小肠都可能发生血管发育不良。在大多数评估小肠血管发育不良的研究中，都包括了那些经胃镜和结肠镜检查仍不能明确病因的消化道出血患者。在一项应用推进式小肠镜的研究中，胃镜和结肠镜检查未见异常的83例缺铁性贫血患者中，有33例为小肠血管发育不良所致出血[26]。

结肠

结肠是消化道血管发育不良最好发的部位，结肠病变多发于盲肠和升结肠。

结肠血管发育不良约占急性下消化道出血病因的20%～30%，与结肠憩室出血相当[27]。

只有发现了活动性出血，才可以很肯定地认为血管发育不良是消化道出血的病因。对于无出血的结肠血管扩张患者，病变随后发生出血的风险尚不确定。病变的数量、是否合并凝血或血小板功能障碍是决定是否出血的重要因素。曾因结肠血管发育不良发生过消化道出血的患者，再出血的风险增加[9]。

发病率增高的情况

终末期肾病

血管发育不良是导致终末期肾病患者消化道出血的第二位常见病因[28]。这一病变约占终末期肾病患者上消化道出血病因的20%、下消化道出血病因的30%、反复发作的上消化道出血病因的50%[29]。在对上消化道出血的一项历时50个月的前瞻性研究中，肾功能不全的上消化道出血患者，13%是由血管扩张所致，这一病因在肾功能不全出血患者较肾功能正常出血患者中更为常见[30]。作为上消化道出血的病因之一，血管扩张的发生率与肾衰竭持续的时间以及需要血液透析相关。这一病变可发生于整个消化道，而且常为多发性的[29]。

终末期肾病患者血管发育不良发病率增加的原因不明。一个可能的原因是由于尿毒症导致血小板功能障碍，引起出血风险增加，因此此类患者出血几率增加。

Von Willebrand 病

血管发育不良与先天性或获得性Von Willebrand病之间的关系已有报道[31,32]。由于潜在凝血功能异常，血管发育不良在这一疾病的发生率有增加的趋势。

主动脉瓣狭窄

血管扩张所致出血中，大约50%的患者存在心脏疾病，据报道25%的患者合并有主动脉瓣狭窄。主动脉瓣狭窄的患者因血管发育不良所致的出血（Heyde综合征）已有许多报道，但是关于这个问题还存在争议[33]。支持二者之间联系的证据有患者经动脉瓣置换后出血可得到改善[34,36]。对这一结果有两种可能的解释，主动脉瓣狭窄的患者可能有获得性Von Willebrand病，该疾病经动脉瓣置换后可被逆转[37-39]。其机制可能为在主动脉瓣狭窄患者，血液流经狭窄的瓣膜时对Von Willebrand多聚体有机械破坏作用[40]。因此，主动脉瓣狭窄患者更易因既有的血管发育不良而发生出血。动脉瓣置换后，尽管血管发育不良还存在，但出血停止，支持这一假设[10,41]。

另一种解释是，缺血性坏死可使低心排量患者导致现有的血管发育不良发生出血[11]。但其他心脏疾病所致的心排出量降低与血管发育不良所致出血无关，而且心排出量降低是主动脉瓣狭窄的一个晚期并发症，这与上述说法不一致。

一些回顾性非对照研究[42,43]和一项前瞻性对照研究[44]不支持主动脉瓣疾病和结肠VE之间的关系。行主动脉瓣置换术来控制这些血管病变所致出血尚未被广泛认可[23]。对这些患者合理的治疗是先通过内镜治疗结肠病变，而不论患者心脏的情况是否需要手术治疗。如果换瓣手术非常必要且内镜治疗不成功，则不必进行进一步的内镜或手术治疗结肠血管发育不良，应实施心脏手术。如果心脏手术后发生再出血，则可以考虑进一步尝试内镜或手术治疗[45]。

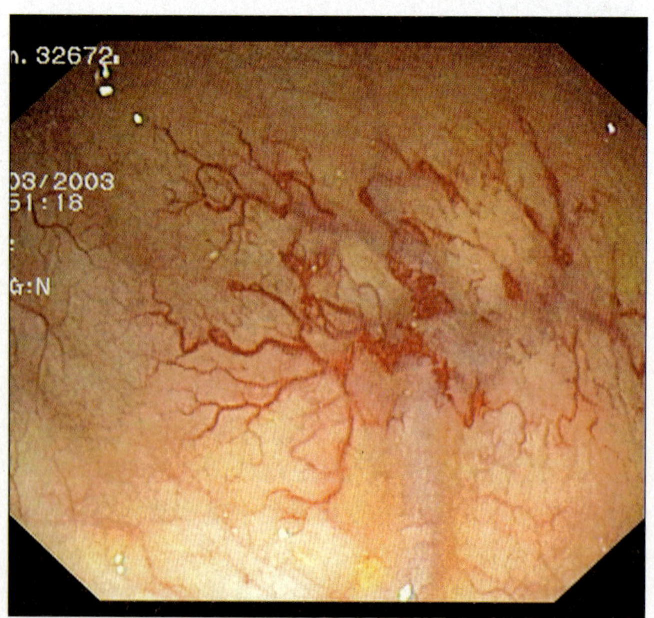

图17-1　右半结肠典型的血管发育不良。血管发育不良病变表现为轻度扩张扭曲的血管。

进行性系统性硬化病

血管病变是进行性系统性硬化病（尤其是CREST型）的一项重要特征[46]。血管发育不良应与毛细血管扩张鉴别，二者虽然在解剖学上相似，但是毛细血管扩张常与全身性或遗传性疾病相关。在进行性系统性硬化病患者，毛细血管扩张多发于手、唇、舌、面部，但也有胃、小肠、结肠发生毛细血管扩张的报道。这些微小病变可以导致隐性出血或显性出血，最佳治疗方法是内镜下电凝或光凝固法。

诊断

血管发育不良通常通过内镜诊断。其特征性表现为从一个中心血管放射出的5～10mm樱桃红色、羊齿样分支状扩张的血管（图17-1）。血管发育不良常与其他红斑状黏膜病变及正常黏膜血管相混淆，因此需仔细观察（表17-2）[23,48]。

由于创伤或内镜下吸引所导致的黏膜病变假象与血管病变类似，所有病变均应在插入内镜时迅速做出

表17-2　内镜下易与血管扩张相混淆的病变

血管性	动静脉畸形
	血管瘤
	静脉扩张
	蜘蛛痣
	毛细血管扩张
	血管曲张
	静脉星
非血管性	创伤
	息肉
	腺瘤的
	增生性
	淋巴样的
结肠炎	缺血性
	感染性
	放射性
	炎症性肠病

判断，而不是在退镜时诊断。肠道血管病变周围常有“贫血环”环绕。这虽然不能鉴别各种血管病变，但有助于对真正的血管病变和其他人为所致的改变相鉴别[45]。内镜检查过程中对血管病变取活检通常为非特异性；因此，承担对这些病变取活检的风险是不合理的。

血管造影可能是诊断血管发育不良的金标准，结肠镜检查对于诊断该病的敏感性还不明确，估计可能会超过80%[18]。对于未充分清洁肠道的患者，结肠镜下难以看见血管发育不良。因为血管病变的表现受血压、血容量和灌注状态的影响，所以在严重血容量不足或休克的患者这些病变不易被观察到，直到红细胞和血容量不足得到纠正。在结肠镜检查过程中，为了除去黏膜表面的粪便而用冷水冲洗肠道可能掩盖潜在的血管发育不良[49]。哌替啶可使黏膜血流一过性降低，常掩盖一些血管病变，其应用应当最小化，应用纳洛酮逆转其对血管的作用，可更准确地观察结肠血管病变。应用纳洛酮，约有10%的患者可以更清楚地显示正常结肠的血管，显示血管扩张病变（2.7%）或显示增大的病变范围（5.4%）[50]。然而，在标准结肠镜检查过程中应用纳洛酮对于明确未出血的血管发育不良是否为消化道出血的病因是否有帮助，目前还不清楚，更不用说使用纳洛酮可能增加好处了。而且，麻醉性镇痛药的逆转可能导致患者对随后的检查感到不适，尤其当进行治疗时。

由于血管发育不良常为多发，而且可以分布在整个消化道，因此，为了发现所有潜在的出血病灶，有必要对整个肠道进行探查。由于小肠的长度较长，有些部位不易探及，故而进行内镜检查时常常受限。无线胶囊内镜是一项新技术，可观察到小肠的病变，这为常规内镜不易探及的消化道疾病的诊断提供了很大帮助[51,52]。该技术在2001年底被批准用于临床。胶囊内镜的组成包括：一个微型摄像机、光源、电池及固定于患者身上的捕获图像的接收器。通过信号的强度可以计算胶囊在体内的位置。食管、胃及结肠的图像通常简单而不完全，或者受解剖学及肠道准备的影响。通常应用胶囊内镜进行检查的指征是：上消化道内镜、推进式小肠镜、结肠镜和小肠造影检查均为阴性的不明原因消化道出血[53]。一般而言，胶囊内镜可以成功显像小肠的病变（图17-2）。虽然胶囊内镜不能取活检也不能进行治疗，但对于胃镜和结肠镜检查结果均为阴性的患者，它可能是有价值的。一项研究应用犬模型评价了无线胶囊内镜与推进式小肠镜在发现手术放置于犬的小肠的彩色串珠的情况[54]。结果显示，胶囊内镜诊断的敏感性和特异性分别为64%和92%，推进式小肠镜诊断的敏感性和特异性分别为37%和97%。关于胶囊内镜应用于临床的第一篇报道是用于20名不明原因消化道出血的患者[55]。迄今为止，已有许多以摘要形式发表的关于应用胶囊内镜评价不明原因消化道出血的文章。胶囊内镜可以发现21%～31%患者的出血部位。最常见的发现为血管发育不良、血管曲张、溃疡和肿瘤。第一个将无线胶囊内镜与推进式小肠镜进行比较的前瞻性对照试验已于近期发表[56]。在这项研究中，胶囊内镜在诊断慢性消化道出血方面优于推进式小肠镜。作者认为，对于这些患者，胶囊内镜可以减少诊断性操作的数量。胶囊内镜提示的小肠出血部位与手术发现的出血部位是否一致，尚未得到验证。未来对胶囊的设计会包含一些扩展功能，包括获取液体标本、黏膜活检、定向标记和控制运动。未来的技术创新和研究将会使胶囊内镜的应用指征进一步扩大，胶囊内镜技术将会更加令人关注。

血管造影可用于判断正在出血的病变的出血部位和性质。对于正在出血的患者，可以实施治疗，甚至

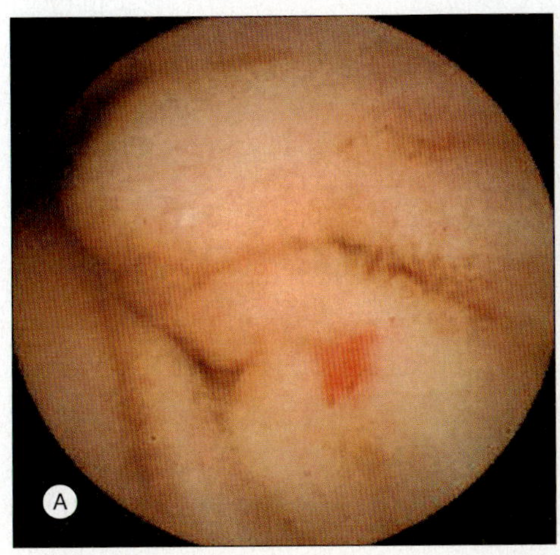

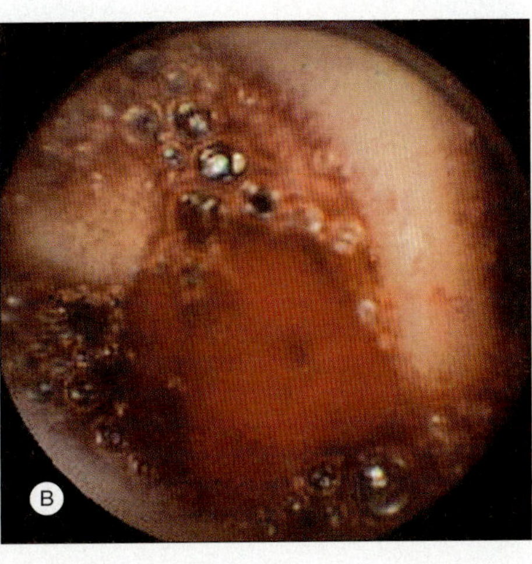

图 17-2 不明原因消化道出血的患者通过无线胶囊内镜诊断为小肠血管发育不良。A. 未出血的血管发育不良。B. 活动性出血的血管发育不良。

对一些出血已经停止的患者可以帮助判断血管病变的情况。血管发育不良在血管造影中的三个主要体征包括：密度高、不透光、排空缓慢、扩张扭曲的静脉；静脉丛；早期充盈的静脉[57]。第四个表现，造影物渗出，在出血量至少为0.5ml/min时可用于判断出血部位，但无助于血管扩张的诊断。

核素扫描是另一个诊断方法，可以选择性用于一些患者[58,59]。

螺旋CT血管造影提供了另一种诊断血管发育不良的方法。虽然该技术在消化道出血患者治疗中的作用还需进一步研究证实，但其诊断的准确性很高[60]。

治疗

血管发育不良所致出血的治疗包括三个步骤[23]：(1) 诊断；(2) 控制急性出血，逆转紧急情况；(3) 通过结肠镜切除、血管造影或手术切除等方法对病变进行治疗。

在无症状的健康人群中，结肠血管发育不良的自然病史是良性的，引起出血的可能性很小[61]。据估计，只有50%的病变会发生出血。而且，在内镜治疗的过程中有出血和穿孔的危险。对于偶然发现的病变，不建议给予内镜治疗[62]。

药物治疗

药物治疗的目的是控制出血和防止再出血。

铁剂

在隐性出血患者，血管不良所致出血常发生于那些持续隐性出血、病变多发及具有出血素质的患者。因此，宜对这些患者循序渐进地进行治疗，如需要，治疗可从补充铁剂开始。如果临床需要，可以进一步实施有创的治疗方法[62,63]。

对于显性出血患者，应当治疗活动性出血的血管发育不良。

激素治疗

激素治疗（通常应用结合雌激素）曾用于治疗消化道血管扩张患者来减少或终止出血[64]。这类药物的作用机制尚不明确，通常认为是由于药物的促凝血作用和血管内皮损伤。一些关于激素治疗的前瞻性对照试验的研究结果也是有分歧的[65-67]。在一项长期观察性研究中，联合激素治疗可以使不明原因（可能是由于小肠血管发育不良）隐性消化道出血患者的出血得到控制[67]。

最近，有综述报道了激素治疗对消化道黏膜血管异常所致出血的作用[68]。尽管非对照研究提示雌激素-黄体酮联合应用可以预防血管发育不良所导致的出血，但最近的一项安慰剂对照研究提示该疗法无效[69]。这些作者认为激素对于此类患者的治疗效果还需要大规模、随机、安慰剂对照研究进行长期随访来证实[70]。

药物治疗也是有并发症的。主要的副作用包括液体潴留、血尿、血浆甘油三酯水平升高、胰腺炎、高凝状态、乳房触痛或增大、头痛及胆囊疾病的发病率增加等。激素治疗的禁忌证包括：血栓栓塞性疾病、阻塞性黄疸、子宫内膜增生、确诊或可疑乳腺癌或雌激素依赖性肿瘤形成、女性阴道出血以及男性乳房发育。在临床实践中，雌激素 - 黄体酮疗法应用于有症状的反复消化道出血且其他治疗方法无效的患者。

奥曲肽

奥曲肽治疗血管发育不良的疗效评价仅限于病例报道和小规模的系列研究，在这些研究中报道了一些患者对治疗的反应[71-73]。应用奥曲肽时应选择能控制出血的最小药物剂量，对于大多数患者，6个月为一个疗程。据报道，该药物有轻度的消化道副作用，还应注意注射部位的炎症反应。由于该药物抑制胰腺的外分泌及内分泌功能，患者可表现为轻度的脂肪泻和高血糖。奥曲肽可以改变胆囊的收缩功能，导致胆汁淤积，少数患者可以发生急性胆囊炎。另外，该药物的费用效益尚未证实。

内镜治疗

内镜治疗的目的是使出血的血管形成血栓。目前尚无直接比较不同治疗方法疗效的研究。需要根据病变部位、内镜医师的经验及治疗设备来选择不同治疗方法。

- **双极或热探针凝固治疗**　据报道该方法对于消化道血管发育不良有效[74, 75]，已经替代了单极凝固治疗[12]，后者疗效相对较差，风险也相对较高[76]。
- **注射组织硬化剂**　如氨基乙醇，用于闭塞血管[77]。然而，在其安全性和有效性得到进一步验证前[45]，应尽可能避免使用组织硬化剂。
- **弹性带结扎法**　已得到应用，似对治疗胃血管发育不良较安全[78,79]。然而，小肠和大肠壁较薄（尤其是右半结肠），应用该方法时，高的吸水压可导致肠壁全层包埋在弹性带内而引起并发症，主要是延迟发生的穿孔[80]。
- **激光**　包括氩及Nd-YAG激光已经得到应用[81-83]。

这些技术需要昂贵的设备及专门培训，且曾有发生严重并发症的报道。

- **氩等离子体凝固**（argon plasma coagulation，APC）是通过电离气体使高频能量传递到组织。这项技术曾用于各种出血性病变，包括血管发育不良[84,85]。与激光及光动力学疗法相比，它的主要优势是组织损伤表浅且费用低廉。这一特性是由于氩气通常选择性作用于组织的导电区域，因此可以避开血液凝固带，这是由于血液凝固带脱水从而丧失了导电性。这一特点使APC作用范围约为3mm。但是，已经有盲肠穿孔的报道[84]。一项对照试验比较APC与双极电凝治疗血管发育不良出血得出的初步结果显示这两项技术都是安全的，但APC速度较慢，使用起来不方便[86]。
- **冷冻疗法**　是治疗胃肠道广泛黏膜病变的安全有效的方法[87]。

由于缺乏前瞻性对照研究，血管发育不良内镜治疗的有效性很难评价。盲肠血管扩张所致反复出血经过激光治疗或热探针或双极凝固治疗后，出血可以减少，但患者常需分期进行内镜止血[88]。每种内镜治疗方法都是有效且相对较安全的。然而，内镜治疗，尤其是电凝固或激光治疗，有引起消化道穿孔的风险。结肠血管扩张热治疗的主要风险有：5%的患者可发生严重出血，1.7%的患者可发生凝血后综合征[75]。有凝血功能障碍的患者应用内镜治疗血管病变时，内镜操作诱发出血的风险增加。有经验的内镜医师建议[45]，对于较大的病变，治疗时先烧蚀病变的周围形成一个水肿环，从理论上讲，可以减少病变处的血供，从而减少即刻及延迟出血的可能性。对于盲肠病变，治疗时必须注意避免其完全扩张，否则肠壁变薄，增加穿孔危险。

虽然急性出血似可得到成功治疗，但常常发生再出血，且出血常来自其他病灶。对于结肠血管扩张患者，大约20%可发生反复出血，凝血功能障碍、肾衰竭、门静脉高压或合并上消化道血管病变的患者再出血的可能性更大[45]。

综上所述，对于内镜可探及的病变宜给予内镜治疗，可以获得短期的成功。对于多处病变及潜在出血素质的患者，内镜治疗效果较差且发生并发症的风险增加。对于这些患者，努力改善其出血倾向可能有益。

在准备用内镜治疗血管病变前，应停用阿司匹林、NSAID、抗凝药物及抗血小板药物至少7～10天。治疗时应注意避免盲肠完全扩张，否则肠壁变薄，穿孔的风险增加[23]。内镜治疗后2周内，患者应避免应用全量抗凝药物及抗血小板药物。治疗部位的组织损伤并脱落在10天左右最严重，出血常延迟到此时发生。

血管造影

血管造影有助于明确活动性出血的部位，可以进行栓塞或注入血管加压素，从而使出血停止。由于血管造影偶尔会发生严重的并发症，如动脉血栓形成、造影剂过敏及急性肾功能衰竭，因此在已经确定行手术治疗时其应用曾受到质疑[89]。血管造影应用于那些致命出血且不适宜手术治疗的患者或用于术前明确出血的部位。

通过造影管从静脉或动脉给予血管加压素可以控制80%以上的血管扩张出血，这些患者中有药物外渗[15]。如果出血部位在左半结肠，那么静脉给予血管加压素和动脉给予血管加压素同样有效。但如果出血部位在右半结肠或小肠，则经动脉注入血管加压素更有效。如果血管加压素像注入肠系膜上动脉那样，以相同的速度注入肠系膜下动脉，则会发生乙状结肠梗死、严重动脉痉挛及下肢缺血。要意识到肠系膜下动脉血流较慢，那么注射速度小于每分钟0.4个单位（注入肠系膜上动脉的剂量）时，可以避免发生上述并发症。

手术

对于已经明确为出血灶的病变，可以进行手术切除治疗。然而，手术后消化道其他部位的病变可以发生反复出血。术前或术中肠镜检查或无线胶囊内镜检查有助于明确病变部位。

对于结肠镜或血管造影确诊的右半结肠血管扩张所致的出血病变，下述情况可以考虑行右半结肠切除术：（1）持续出血；（2）不能进行内镜下切除；（3）内镜切除失败或因技术原因不能行内镜切除[23]。后两种情况下，如果活动性出血得到控制，可择期行右半结肠切除术。重要的是，整个右半结肠要全部切除以确保无残留的血管扩张。由于50%～80%的憩室出血都位于右半结肠，如果保留了有憩室的左半结肠，则可能会残留出血灶，但相对于结肠广泛次全切术使病死率和病残率增加而言，利大于弊。经过上述治疗后，预计20%的患者会发生再出血。结肠次全切术应作为最后的选择[23]。

Richter等[15]对101例血管发育不良患者进行了研究，观察其自然病程，比较药物治疗、内镜电凝治疗及手术治疗（右半结肠切除术）的疗效。经过平均22

个月的随访观察，结果显示，药物治疗和内镜治疗的再出血率相似。手术治疗的再出血率比其他两组低一半多。

遗传性出血性毛细血管扩张症

遗传性出血性毛细血管扩张症（hereditary hemorrhagic telangiectasia，HHT）或Osler-Weber-Rendu病，是一种罕见的常染色体显性遗传病，其特点为毛细血管扩张及AVM，可累及多个器官，包括皮肤、唇、口、鼻咽部黏膜、舌（图 17-3A）、肺、消化道、肝和脑[90,91]。该疾病可以导致出血。

临床表现

HHT 的临床表现并不是出生时就有，而是随着年龄的增长逐渐表现出来。鼻衄常是该疾病的最早表现，常发生于儿童期。肺AVM从青春期开始显现，而皮肤黏膜和消化道毛细血管扩张常在更晚的年龄发病[92]。

大约 80%HHT 患者有家族史[93]，在 50 岁以后发病的患者家族史少见[45]。

消化道出血常在41～60岁时才发病[94]，HHT 患者有25%～33%发生消化道出血，其治疗是具有挑战性的，死亡率高。该疾病可导致严重贫血，使输血需要极高[95,96]。

内镜检查可以发现胃（图17-3B）、十二指肠、小肠或结肠毛细血管扩张。镜下表现为点状、界限清楚的红 - 蓝色斑点，边缘呈羊齿样，通常平坦，也可有 1～3mm 的结节，大小和外观类似鼻和口腔黏膜毛细血管扩张的表现[94]。这些病变在胃、十二指肠或空肠较结肠更常见[92]。胶囊内镜检查有助于小肠毛细血管扩张的诊断[91,97]。

为了对出血部位进行准确定位，必须行选择性肠系膜动脉造影[1]。

治疗

从各种药物治疗到内镜或手术治疗，有多种方法可用于消化道出血的治疗。

药物治疗包括乙炔雌二醇和炔诺酮[65,98]、达那唑[99]和氨基己酸[100]。

内镜治疗对于活动性出血病变的止血最为有效。但由于病变常为多发，内镜治疗后常发生再出血[93]。关于内镜治疗的报道很多，包括鱼肝油酸钠硬化治疗[101]、乙醇或聚乙二醇单十二醚硬化治疗[102]；单极和双极凝固治疗和热探针治疗[103,104]；APC[102]；钇铝石榴石激光治疗[105]；以及钳夹治疗[106]。

由于病变复发，手术治疗的成功率有限[92]，但是对于药物及内镜治疗无效的孤立病变的出血灶，手术治疗可以控制急性出血[93]。

肝硬化患者的胃血管病变

除了静脉曲张所致出血外，出血性胃炎是肝硬化门静脉高压患者上消化道出血的最常见病因[107]。“出血性胃炎”这一术语包括多种非静脉曲张性病变，如多发溃疡、门静脉高压性胃病（portal hypertensive gastropathy，PHG）和胃窦血管扩张（gastric antral vascular ectasia，GAVE）[107-109]。

PHG和GAVE可导致急、慢性上消化道出血。病变常可以通过胃镜检查诊断，但并非所有病变都可通过胃镜做出诊断。虽然这些病变较常见，但只有15%～20% 的患者出现有症状的消化道出血。

门静脉高压性胃病（PHG）

PHG这一术语用来描述胃黏膜的内镜表现，其特点是在肝硬化或非肝硬化所致门静脉高压的患者，胃黏膜表现为特征性马赛克征，可伴有或不伴有红色点

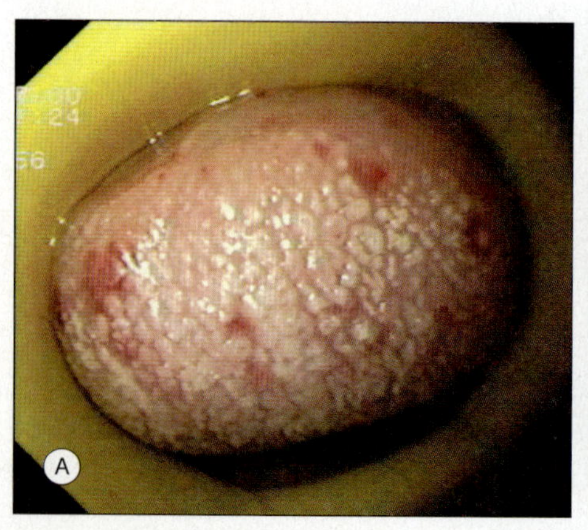

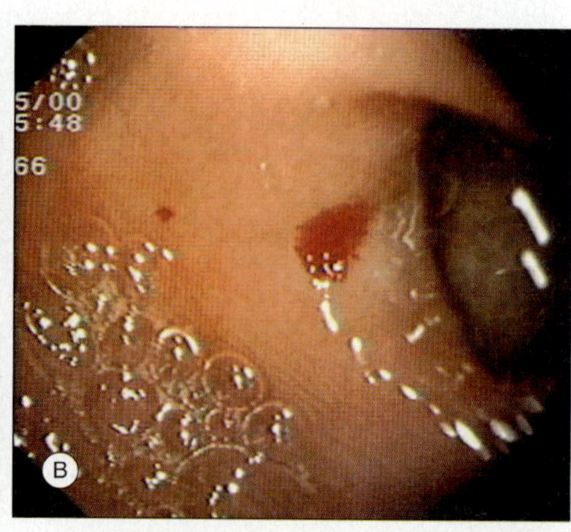

图17-3 遗传性出血性毛细血管扩张症或称Osler-Weber-Rendu综合征。患者有多处毛细血管扩张，包括（A）舌及（B）胃。

状病变。马赛克征是指胃黏膜表现为白色网状分隔区，分隔隆起的红色或粉红色黏膜，类似蛇皮。PHG主要见于胃体及胃底部，罕见于胃窦部（图17-4）。不仅仅是胃黏膜发生这些变化，偶尔门静脉高压患者的小肠和结肠黏膜也有这样的表现，尤其是出现肝外门静脉高压时。在重度PHG病变，可以表现为散在的樱桃红样红色斑点、粉红色斑点或猩红热样斑疹样改变，统称为红色病变[110]。PHG的组织学特征为黏膜及黏膜下扩张的毛细血管和小静脉，无糜烂、炎症或纤维素血栓形成[111]。

分类

对于PHG的内镜下分类尚无统一的标准。最常用的分类方法是 McCormack 等[111]提出的分类方法，该方法将PHG分为轻度和重度（表17-3）。轻度PHG定义为仅有马赛克征，而重度PHG的诊断依据有红色点状病变、樱桃红样点状病变或黑 - 棕色点状病变。其常用部分与其简单有关，而且也与其能够预测出血风险有关，重度病变胃出血风险增加（38% ~ 62%），而轻度病变为 3.5% ~ 31%[108,109]。然而，大多数情况下内镜表现既非严重病变，也非轻度病变，而是中度病变。Tanoue等[112]及新意大利内镜学会制定了更详细的评分标准[110,112,113]。Tanoue 等将PHG分为4级（0级 = 无，1 级 = 轻度，2 级 = 中度，3 级 = 重度）。这一分类标准对内镜下表现进行了更为详细的描述。

McCormack等制定了较为简便的分类系统，在观察者内和观察者间均有很好的一致性和可重复性[114]。目前的分类系统还需进一步改良。

发病率

前瞻性研究报道PHG发生于50%以上的肝硬化患者[115,116]。由于选择的患者不同、缺乏统一的诊断标准及分类标准，更重要的是，观察者间和观察者内存在的差异，导致各家报道的PHG的发病率不同[117]。

虽然PHG常与食管或胃底静脉曲张相关联，但门静脉压力与 PHG 的存在或严重性并无直接的线性关系[118]。引起门静脉高压的原因不可能是一个重要因素[119,121]。最近的研究表明，PHG的发病率与肝脏疾病的严重程度不呈线性相关，重度 PHG 在 Child C 级患者中的发病率最低[113]，提示或许有其他目前未知的因素在PHG的发病中发挥一定作用。然而，目前较为一致的观点是在曲张静脉闭塞后 PHG 的发病率增加[120]。

发病机制

门静脉高压，而不是肝脏疾病，似乎是 PHG 发生的关键因素，因为 PHG 在有或无肝脏疾病的门静脉高压患者中都常见[122,123]。并且，许多患者在经颈静脉肝内门体分流术后（transjugular intrahepatic portosystemic shunt，TIPS）或外科分流术后，PHG明显改善或消失，这一现象表明PHG与门静脉高压关系密切。然而，PHG的存在和严重程度与门静脉高压的严重程度不呈线性关系[118]。门静脉压力慢性升高及脾循环血流增加使胃黏膜血流增加，可能是PHG发生的一种解释。应用多普勒测量胃血流时得到的值不同，提示PHG的发生可能还存在其他机制[124,125]。一些研究发现，在晚期肝病，PHG的严重程度增加，但是这一研究结果还未达成共识[113,118,119]。对于 PHG 的发病机制还有许多其他的解释。现有实验证据表明，门静脉高压的存在使胃黏膜保护屏障受损[126,128]。

对曲张静脉行硬化或套扎治疗后，PHG加重，其原因可能为曲张的食管静脉闭塞后，局部血流动力学发生了改变[129,130]。胃左静脉出肝血流速度增加与曲张的食管静脉扩张程度直接相关。在肝硬化患者，主要通过曲张的食管静脉形成肝外侧支循环，患者胃黏膜血流量增加。因此，食管侧支循环网闭塞后，使胃血管床血流速度增快。据推测，在硬化治疗时，组织硬

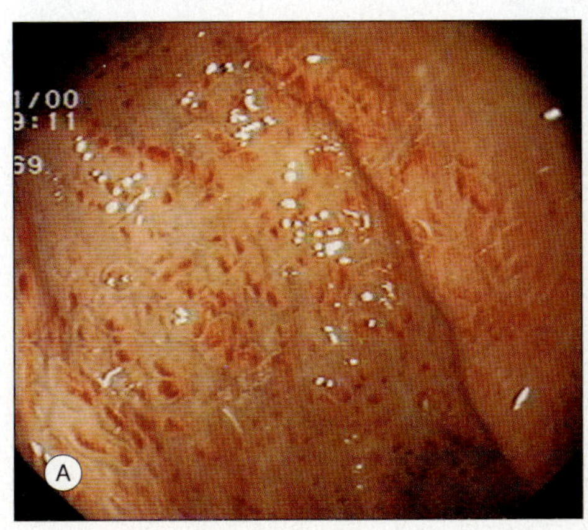

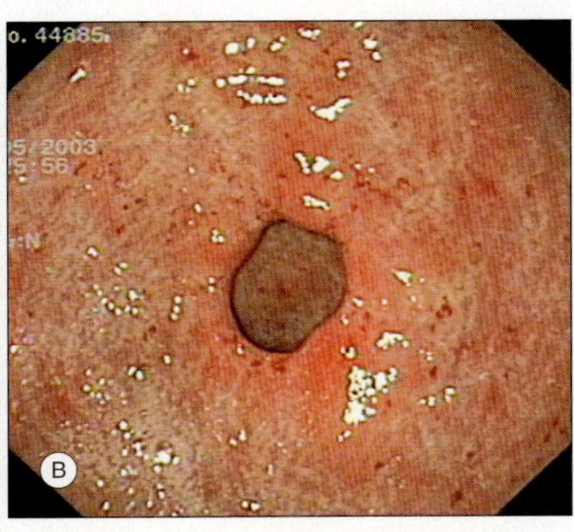

图 17-4　1 例肝硬化患者的门静脉高压性胃病。A. 胃体部的马赛克征及樱桃红样点状病变；B. 胃窦部病变。

化剂外渗到纵隔可以导致化学性迷走神经切断术，可导致食管运动功能障碍，胃排空延迟，导致PHG的发生[131]。尚无直接的证据表明胃排空延迟可导致PHG的发生。

自然病史及合并症

PHG发生急性出血的总发生率很低，多见于严重的PHG。PHG出血常为轻度，若需输血治疗，也仅需输注1～2个单位。由于不能确定诊断，慢性出血的发生率很难估计。PHG所致出血的主要决定因素是患者罹患PHG的时间及病变的严重程度。PHG出血的死亡率很低，因为与静脉曲张所致出血相比，PHG所致大多数出血通常不严重。PHG一般不会引起死亡，PHG不是影响患者生存的独立危险因素。

PHG的存在和严重程度随时间而改变。虽然一些人认为PHG是一种进展性病变[116,132]，但也有人认为在相当一部分患者病变可以消退[133]。这些病变结果的不同与患者个体差异、病变出现的时间及内镜对静脉曲张的治疗效果有关。已知对PHG进展有重要影响的因素是内镜下硬化治疗[119]。在一项研究中，对患者进行了2年的随访，结果发现，25%的患者病变严重程度随时间改变，23%病变得到改善，29%病变稳定，23%病变恶化[113]。内镜下硬化和套扎治疗似可使PHG加重，增加出血的危险[111,112,129,130]。在一项研究中，44%的患者在硬化治疗静脉曲张消除后发展为PHG，而在硬化治疗前仅有9%的患者发生PHG[120]。这一前瞻性研究表明，如果胃病持续超过3个月，则可能会持续较长的时间。在少数患者，PHG病变在6个月内仍可能消退，但如果病变持续超过6个月，则不可能消退。如果对曲张静脉行内镜治疗前PHG就存在，那么曲张的食管静脉闭塞后PHG将持续存在或加重。这种情况下PHG引起出血的风险很高。基于这一原因，建议对这些患者进行内镜追踪并评估应用β受体阻断剂预防PHG出血的益处[120]。然而，内镜追踪对于监测PHG进展的有效性还有待证明[134]。

治疗

临床上大出血仅见于严重PHG。有效的治疗应能够降低门静脉压力。

药物治疗

药物治疗的目的：（1）控制PHG患者活动性出血；（2）对于已知PHG的患者预防再出血。

- 非选择性β受体阻断剂，如普萘洛尔和纳多洛尔，可以降低门静脉压力，减少胃黏膜血流。一些小规模研究发现，普萘洛尔可以减少PHG相关的出血[135,136]。在一项对56例PHG患者进行的随机对照研究中，多因素分析发现未服用普萘洛尔治疗是导致再出血的惟一的独立危险因素[115]。总之，应用普萘洛尔治疗PHG可以使内镜下表现得到改善、使急性出血停止、降低严重PHG再出血的发生率。药物治疗时间通常较长，因为有证据表明停药后可以导致再出血。其他药物，如泼尼松、雌激素及黄体酮，对PHG相关的出血无效。
- 鉴于血管活性物质，如生长抑素、奥曲肽、特利加压素在控制静脉曲张所致出血中的有效性已经证实，故对这些药物治疗PHG所致出血的作用也进行了评价。生长抑素通过减少内脏血流量降低胃黏膜的血流[137]。加压素和特利加压素也有类似作用。在急性出血患者，一项非对照研究显示了生长抑素和奥曲肽的疗效[138]。然而，新近的一项研究表明，这些药物降低门静脉压力的作用是暂时性的，对于PHG所致的慢性出血，生长抑素和奥曲肽可能无效[139]。这些药物应仅限于治疗急性出血患者。

表17-3　门静脉高压性胃病的分类

McCormack 等[111]	Tanoue 等[112]	NIEC[113]
轻度	Ⅰ级	**马赛克征**
猩红热样疹	轻度发红	轻度：弥漫性粉色病变
表面发红	黏膜充血	中度：平坦红色斑点
马赛克征		重度：弥漫性红色病变
重度	Ⅱ级	**红色病变**
散在红色斑点	严重发红，网格状分隔水肿的黏膜	散在的病变
弥漫性出血性病变		融合的（弥漫性）病变
	Ⅲ级	**黑-棕色点状病变**
	点状出血＋Ⅱ级病变	

NIEC，新意大利内镜学会。

对于PHG所致的活动性出血，目前尚无直接比较普萘洛尔和奥曲肽疗效的临床研究。一些研究者认为在急性出血的患者应先用奥曲肽，因为患者对该药的耐受性较普萘洛尔要好[140]。

内镜治疗

内镜治疗在PHG所致出血时无显著作用，因为PHG所致出血通常较轻且病变多为弥漫性。如果内镜下发现活动性出血，可注射硬化剂或应用热探针或双极探针烧灼治疗。虽然激光治疗在减少GAVE所致出血方面是安全有效的，但对于主要病变在胃窦部的严重PHG，激光治疗的安全性和有效性还不明确[141]。

非侵入性及侵入性手术

在无对照研究中，TIPS和分流术治疗PHG出血均有效。Orloff等[142]的研究显示，门-腔静脉分流术可以成功控制出血，在12例反复出血且普萘洛尔治疗无效的患者，内镜随访可见其胃黏膜恢复正常。应用TIPS治疗后，10例PHG患者中有9例得到改善[143]。另外，在这些患者中，有1例患者反复出血且药物治疗无效，在TIPS术后反复出血停止。因此，对于药物治疗无效且不宜行外科分流手术的出血患者（如Child C级肝硬化），TIPS提供了另一种可供选择的治疗方法[144]。

尽管这些无对照研究的结果令人振奋，但大多数学者[140]认为TIPS或分流术应作为最后的治疗方法，因为这些方法的风险会大于其益处。目前，推荐用于预防出血的惟一方法是非选择性β受体阻断剂，如普萘洛尔和纳多洛尔。药物治疗多为长时间治疗，因为停药后可以导致PHG再出血[144]。疗效可以通过临床随访或内镜检查进行评价，内镜可以观察黏膜病变及门静脉高压的改善情况。

胃窦血管扩张（GAVE）

1984年，Jabbari等首次报道了GAVE[145]。这些学者提出了“西瓜胃”这一术语，因其表现类似西瓜皮样。GAVE这一缩写描述了胃窦的一种血管病变，为自幽门部放射的扭曲、扩张的血管，看上去像车轮的辐条，也像西瓜表面的深色斑纹（图17-5A）。GAVE典型的组织学表现包括胃黏膜及黏膜下显著的毛细血管扩张和小静脉聚集，伴内膜增厚，典型特征为纤维肌层增生、纤维素透明样变及血栓形成[108,109,145,146]。

关于GAVE的报道越来越多，但是，这些报道包括了一些内镜下胃窦部弥漫分布的点状红斑并且有融合的病变（弥漫性胃窦血管扩张或蜂房胃）[3,24]。目前认为，弥漫性胃窦血管扩张与西瓜胃本质相同，均指GAVE（图17-5B）[25]。

肝硬化患者中弥漫性病变是其主要病变形式。非肝硬化患者GAVE通常在中老年女性中发病，且与胃酸缺乏、萎缩性胃炎、CREST综合征及骨髓移植术后相关[25,46,147]。

发病机制

目前GAVE的发病机制尚不明确，也无一致认可的假说。可能的机制包括体液因素及机械因素[108,109,148,149]。

Spahr等[150]发现GAVE不能通过TIPS术后门静脉成功减压（1例患者）或内镜激光治疗（1例患者）得到改善，但在肝移植术后胃窦黏膜病变可以完全消失。这提示GAVE可能与肝病患者某种未知的血管活性物质分泌增加有关。例如，在肝硬化患者，高血糖素和一氧化氮分泌增加。局部血管紧张度的紊乱是血管扩张主要发生于胃窦部的原因之一。

机械因素理论的支持者认为，与胃窦和幽门部肌肉强有力收缩相关的静脉慢性间断性梗阻或与胃窦黏膜系带松弛和胃窦黏膜脱垂越过幽门相关的反复损伤，可引起GAVE[145,146,151]。GAVE组织学表现为纤维

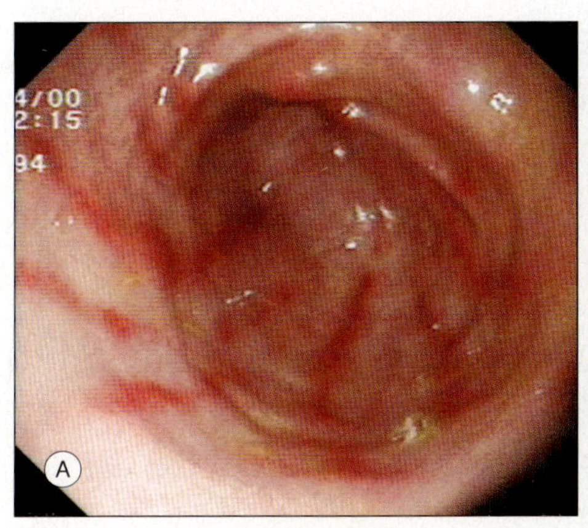

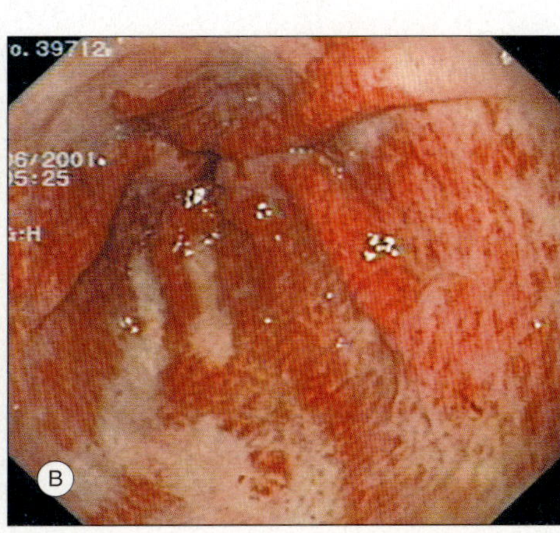

图17-5 胃窦血管扩张的两种不同形式。A. 西瓜胃；B. 弥漫性胃窦血管扩张。

肌层增生，这一点支持胃蠕动引起的反复机械压力导致 GAVE 的假说。

门静脉高压性胃病与胃窦血管扩张之间的关系

一些研究者认为 GAVE 和 PHG 为同一病理过程的不同表现，也有人认为它们为不同的病变[109]。这些病变可以通过内镜表现和病理改变相鉴别。PHG常与门静脉高压相关，多分布于胃体和胃底部；胃镜下表现为黏膜红色点状病变和所谓的马赛克征，组织学仅表现为黏膜血管扩张，无炎症表现。相反，GAVE既可以发生于肝硬化，也可以发生于非肝硬化患者。病变总是位于胃窦部，红色点状病变可以聚集为条状病变（如西瓜胃中的表现）或弥漫分布。组织学方面，血管扩张存在于黏膜层，并且伴有炎症、纤维素血栓、纤维素透明样变及梭形细胞增生。

在严重PHG，红色病变可表现为条状，与GAVE的病变很类似。在门静脉高压患者，GAVE样表现并不少见。GAVE样表现在门静脉高压患者较非门静脉高压患者中更常见[114]。这些病变应该称为GAVE，还是应该称为严重的PHG，目前尚处于两难之中。GAVE的组织学表现与 PHG 不同，但黏膜活检通常深度不够，所以常不能做出明确诊断，并且反复活检对于门静脉高压和严重PHG患者是不安全的。与PHG不同，GAVE 所致出血对非选择性β受体阻断剂的反应尚不可知[109,152]。但是仅凭对药物的反应还不能鉴别PHG和GAVE，因为 PHG 患者对 β 受体阻断剂的反应不一。最近 Kamath 等[153]的一项研究发现，GAVE 患者（无马赛克征的背景表现）对TIPS治疗无反应，这与PHG不同。

由于病变在胃的解剖位置不同，门静脉高压所致的本质相同的胃血管病变大体表现和组织学表现也不同[116]。胃窦部与胃体或胃底部静脉引流的血流动力学不同。在GAVE中出现的典型组织学改变——纤维素和血栓形成是否也见于长期和严重的PHG，这一点尚有争议。对β受体阻断剂和TIPS治疗的不同反应可能是晚期组织学改变的反映[109]。一些学者认为GAVE这一术语应该用于那些胃窦部出现典型的红色条状损害，而其他部位胃黏膜无马赛克征时的病变。他们认为如果胃体及胃底部有马赛克征或有严重 PHG 的表现，则应该归于 PHG[114]。

治疗

尽管门静脉高压时胃黏膜病变所致的出血较为缓慢、隐袭，很少大出血而危及生命，但是门静脉高压胃黏膜病变所致的出血是一种严重并发症，在随访期间可能需要多次输血治疗。

尽管内镜治疗通常有效，应首选，但药物治疗可作为辅助治疗或用于那些内镜治疗无效的持续出血患者。

药物治疗

- 虽然一些病例报道或小规模研究发现，联合激素治疗对于控制GAVE出血有效[154-157]，但是该方法不能改善病变的内镜下表现。与其他药物治疗一样，在广泛血管异常存在时，激素治疗可以作为内镜治疗的替代方法。另外，激素治疗可以免除内镜治疗时出现的环型瘢痕和狭窄的风险。
- 止血环酸用于GAVE仅见于1篇报道[158]。因为抗纤维蛋白溶解药对于治疗消化道出血的经验有限，所以这类药物仅用于其他药物治疗无效的顽固性出血[140]。
- 奥曲肽应用于一项研究中并获得成功[71]。然而，至少有一篇报道 GAVE 所致出血对奥曲肽无反应[159]。
- 曾有报道在肝硬化胃黏膜病变所致的出血中，应用 β 受体阻断剂治疗获得成功。但在这些报道中，患者是因 PHG 还是因 GAVE 所致出血还不明确[115,136]。值得注意的是，Spahr等[150]的研究发现，应用非选择性 β 受体阻断剂纳多洛尔对GAVE所致慢性出血无效。另外，这一研究提示通过 TIPS 或分流手术降低门静脉压力对于控制GAVE 相关慢性出血无效[150]。

内镜治疗

目前对于GAVE的一线治疗是内镜切除。内镜治疗的目的是大幅度减少出血患者需要输血的次数或使患者免于输血。

- 在Bourke 等[160]的研究中，对11例GAVE患者行Nd:YAG激光凝固治疗。2/3的患者经过治疗后不需输血治疗，其余患者输血量也减少。在这项研究中，平均每例患者需要激光治疗3次，激光治疗后需用硫糖铝来防止医源性溃疡。内镜治疗每隔 2 ~ 4 周应进行一次，直到大多数病变消失，血红蛋白保持稳定。一项研究比较了Nd:YAG激光治疗与 APC 治疗消除血管病变所需的治疗次数，结果显示，Nd:YAG激光治疗所需的治疗次数较少（分别为 2.33 ± 0.27、5.75 ± 0.89）[161]。
- **APC** 与Nd:YAG激光治疗一样，累及大面积胃黏膜的病变可在一次内镜治疗中得到充分治疗。几项病例报道已描述了APC成功用于GAVE[162,163]。与Nd:YAG激光治疗相比，APC更易于使用，无需采用几乎垂直的路径进入靶目标，使其更具吸引力。APC所需的设备较激光治疗的设备成本要低。另外，APC治疗所用的纤维相对廉价，准备设备所需时间相对较短，在内镜室的应用更加有效率。

- **热探针治疗** 热探针治疗应用热装置使组织凝固。Petrini等[164]报道了成功应用热探针治疗GAVE。平均治疗4次后，在10例患者中有8例经过热探针治疗后无需输血，内镜下表现得到改善。

GAVE的主要问题是持续失血导致需要反复输血。Ikeda等[165]最近对GAVE患者进行了10年内镜随访研究，患者从初期散在的病变到内镜下全部GAVE病变都有。他们报道，病变愈合早期会发生迟发性出血，因此，在此阶段GAVE的血管病变应及早根治。

尽管Nd:YAG激光治疗与APC治疗由于可以对大面积病变进行治疗，通常在GAVE治疗中比热探针治疗首选，但是究竟选择哪种内镜治疗方法还是由内镜医师的个人经验和医疗条件决定[140]。

手术

在Spahr等[150]的研究中，1例患者行外科分流术后，尽管门静脉压力恢复正常，慢性出血却并未得到控制。还有一篇类似报道显示，在结节再生性增生引起门静脉高压的GAVE患者，行门-腔静脉分流术对于控制慢性出血无效[166]。

胃窦切除术因其再出血率和贫血的复发率低，是GAVE的最确定有效的疗法[167-169]。然而，手术治疗在有门静脉高压的肝硬化患者，死亡的风险增加。行TIPS治疗可以避免术中门静脉高压所继发的侧支循环血管出血，使胃窦切除术更容易、更迅速。然而，TIPS应仅限于肝功能正常的肝硬化患者，因为TIPS有诱发进展性肝衰竭的风险[150]。由于GAVE患者多有合并症，且大多数患者年龄大，手术治疗应仅在内镜或药物治疗无效时作为最后的一种治疗手段[140]。

门脉性结肠病

在过去20年中，人们已逐渐认识到门静脉高压与肠道血液循环改变之间的关系。基本的病理改变是血管病变。门静脉高压性血管病变最常见累及胃(PHG)，并是导致出血的一个原因。小肠受累（小肠病变）的意义还不明确。累及结肠的结肠病变与出血相关。几项研究报道了与肝硬化和门静脉高压相关的结肠病变[170,179]。与门静脉高压及肝硬化相关的结直肠病变包括痔、静脉曲张（门静脉高压所致的门体侧支循环，图17-6A)、灶性及弥漫性毛细血管扩张和蜘蛛痣。“门脉性结肠病”这一术语用来描述门静脉高压患者中与门脉性胃病类似的结肠病变以及弥漫性结肠炎（图17-6B)[170,171]。对于这些情况的诊断标准和临床表现常令人混淆。这可能是由于该术语不准确、缺乏统一的内镜描述、观察者间的变异性及缺乏特征性的病理组织学特征有关[180]。因此，在过去发表的研究中，肝硬化患者结肠病变的发病率有很大差异（表17-4)，门脉性结肠病的真正发病率尚不清楚。因为在一些研究中所有患者的诊断都是在有临床表现后通过结肠镜检查确定的[181]，所以这些研究实际上都可能高估了门脉性肠病的发病率。

已发表的关于门脉性肠病与肝硬化患者Child-Pugh分类之间的关系的报道得到了一些互相矛盾的数据[82,170,172,179,181]。在最近的一项研究[181]中，门脉性胃病、2+或更严重的食管静脉曲张、肝硬化Child-Pugh C级及应用β受体阻断剂是门脉性结肠病发生的独立预测因素；β受体阻断剂的应用是保护性因素。门静

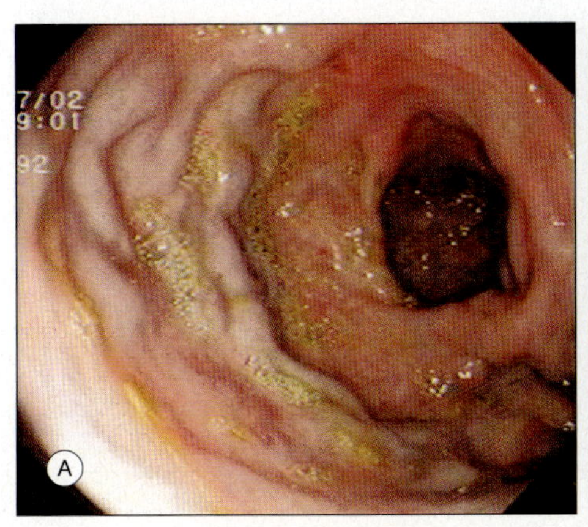

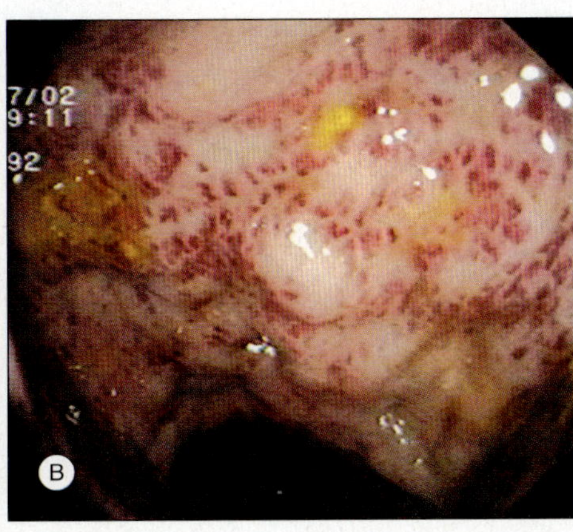

图17-6 门脉性结肠病。A.门静脉高压所致直肠侧支循环形成。B.结肠炎伴颗粒样病变、红斑、脆性增加及樱桃红点状病变。

脉高压性结肠病与门静脉高压性胃病可能不是独立性疾病，而是门静脉高压在不同部位的表现。而且，它们的发病机制可能相似。

门静脉高压性结肠病的组织学表现为结肠炎样病变，是非特异性的轻度炎症。一些研究表明，内镜下结肠黏膜水肿和红斑表现与炎症浸润程度无关，而与黏膜血管改变相关[171,181,183]。基于这些发现，一些研究者建议将“结肠病变”这一术语用于肝硬化患者结肠黏膜的异常[181]。这一提法避免了将炎症细胞卷入该病发病机制中，该病尚缺乏确定性的病因学机制。

几个内镜分类系统将门脉性胃病按严重程度进行分类[111,113]。迄今为止，尚无分类系统对肝硬化患者门脉性结肠病变的黏膜异常严重程度进行分级，所以在不同研究之间很难进行比较。Bini等[181]在研究的基础上，提出可将门脉性结肠病分为3级：1级，结肠黏膜红斑；2级，结肠黏膜红斑伴马赛克征；3级，结肠血管病变，包括樱桃红点状病变、毛细血管扩张或血管发育不良样病变。

这些研究者[181]首次观察到，在这些接受过食管静脉曲张套扎和硬化治疗的肝硬化患者中，门脉高压性肠病患病率增加。他们认为，同PHG相似，可能门脉高压性肠病与门脉压力有关，食管静脉曲张消失可能导致胃和结肠的血流以相似的方式重新分配。需要有前瞻性研究来证实这些观察。

治疗

β受体阻断剂是治疗门静脉高压性结肠病的一线药物。虽然目前尚无关于门静脉高压性结肠病治疗的对照研究发表，但可以认为该病与GAVE和PHG一样，对热疗法有效[20,70]。

对于门静脉高压所致结肠血管发育不良样病变引起反复出血的患者，如果不能耐受β受体阻断剂或对治疗无反应，那么作为二线治疗方法，TIPS可能有效。

血管瘤

临床表现

血管瘤是结肠第二位常见的血管病变。有些学者认为是真性肿瘤，但通常认为是错构瘤，因为这些肿瘤出生时即存在。血管瘤可以是局限于消化道某一节段的孤立性或多发性病变，也可以是消化道多部位或多系统的散发性血管瘤的一部分。单个血管瘤可分为海绵状、毛细血管型或混合型。大多数病变较小（图17-7），从数毫米到2cm，但也确实有大血管瘤存在，尤其在直肠（见直肠海绵状血管瘤）。消化道出血时，皮肤血管瘤提示可能有相关肠道病变存在[45]。

血管瘤所导致的上消化道出血最常发生于小肠上段。这些良性血管瘤几乎均为海绵状，为单发或多发的红色、紫色或蓝色结节状病变。这些病变通常不应在内镜下治疗。血管造影治疗可以使出血停止，但是最有效的治疗方法是手术。

结肠血管瘤出血通常量少，可以导致便潜血阳性伴贫血或黑便。除非是直肠大的海绵状血管瘤所致出血（这时出血量常较大），否则不常发生便血。最佳诊断方法是内镜检查（包括小肠镜），因为尽管钙化可以提示血管瘤内静脉石的存在，但X线检查，包括血管造影，通常无异常发现。

治疗

对于较小的孤立性或数目较少的血管瘤，可以通

表17-4 已发表的关于肝硬化患者结肠病变发病率的总结

研究	患者例数	结肠炎样病变（%）	血管病变（%）	直肠静脉曲张（%）	痔（%）
Kozarek 等[170]	20	20	70	25	NS
Naveau 等[171]	64	NS	25	20	NS
Chen 等[172]	35	NS	49	46	NS
Tam 等[173]	75	11	84	13	NS
Rabinovitz 等[174]	412	32	NS	4	25
Scandalis 等[175]	38	58	0	8	39
Goenka 等[176]	75	NS	12	89	41
Ganguly 等[177]	50	6	52	44	NS
Misra 等[178]	70	27	49	40	36
Bresci 等[179]	50	10	16	34	70
Binid 等[181]	437	38	13	9	46

NS，未提及。

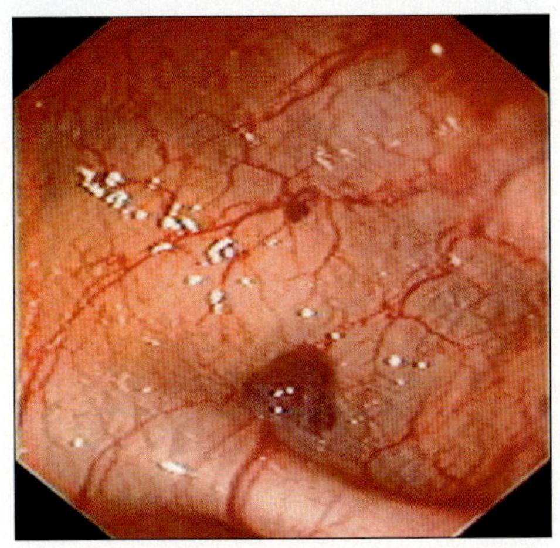

图 17-7　结肠孤立性血管瘤。

过结肠镜激光凝固或其他热疗法治疗。结肠镜下切除小的血管瘤病变已有报道[185]，其中包括多发性血管瘤患者切除小病变用于诊断[186]。Amano等[187]报道在1例28岁男性患者用电切法切除乙状结肠的大的带蒂的息肉状海绵状血管瘤，该血管瘤病变已经肛门脱出。尽管结肠镜切除血管瘤的并发症似很罕见，但由于报道数量较少，因此结肠镜治疗的安全性还很难评价。这取决于病变的大小和大体形态（如无蒂或有蒂）以及内镜治疗技术的可行性。大的或多发性病变常需要手术切除血管瘤或切除受累的肠管。

直肠海绵状血管瘤

结肠血管瘤的特殊形式是直肠海绵状血管瘤[45]。直肠海绵状血管瘤通常与其他消化道血管瘤无关，病变广泛，累及整个直肠或部分直肠乙状结肠。直肠血管瘤所致大出血常需直肠切除术治疗（经腹 - 会阴或下前方切除），也有将主要供血血管结扎或栓塞治疗成功的报道。局部治疗在有些情况下有效，但疗效大多数仅是暂时性的。

蓝色橡皮疱痣综合征（BRBNS）

临床表现

蓝色橡皮疱痣综合征（blue rubber bleb nevus syndrome，BRBNS），也称为Bean综合征，是一种罕见的、可能遗传的疾病，以皮肤血管瘤和消化道血管瘤为特征，也可累及其他器官，如脑、肾、肺、眼、耳鼻咽喉、腮腺、肝脏、脾、心脏、胸膜、腹膜、心包、骨骼肌、膀胱、阴茎及女性会阴部[188-190]。

病变通常在儿时出现，并且随着年龄的增长，病变的大小和数目也增长。病变常为蓝色隆起，轻轻按压容易压扁。用力按压后血管内的血液可以消退，留下蓝色带皱褶的囊，停止按压数秒或数分钟后，血管缓慢再度充盈[23]。

皮肤病变可以分布于整个躯体，尤其好发于上肢（图 17-8A）及躯干部[191]。

胃肠道病变通常多发，可以累及胃肠道任何部位，但是最常见于小肠及末端结肠[23]。胃肠道病变的特征是：孤立的黏膜结节，上覆中央蓝红色的帽，类似乳头，也可以是扁平的蓝红色斑点或隆起的息肉状结节伴中心血管帽（图 17-8B 和 C）[189,192]。

大多数患者无症状。主要症状是消化道出血，通常导致慢性贫血[192,193]。消化道出血可以发生在从儿童时代到中年的任何时间[1]。

病变可以导致肠套叠[194]及很多肠外病变，如骨骼受累所致的畸形[188]、中枢神经系统受累导致的神经功能缺损[195]、脊髓受压[196]、血管闭塞、血胸和心包积血所致的肺动脉高压[197]、眼部受累所致突眼和失明[190]或弥漫性血管内凝血及血小板减少症[198]。

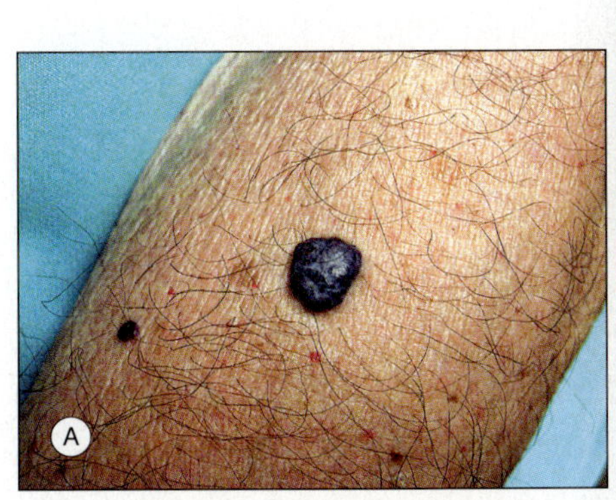

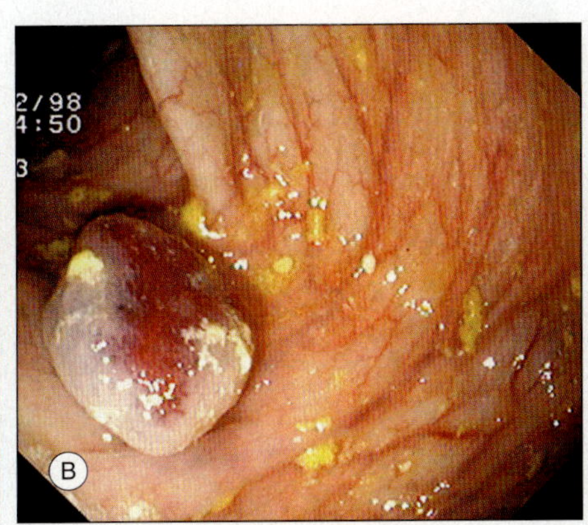

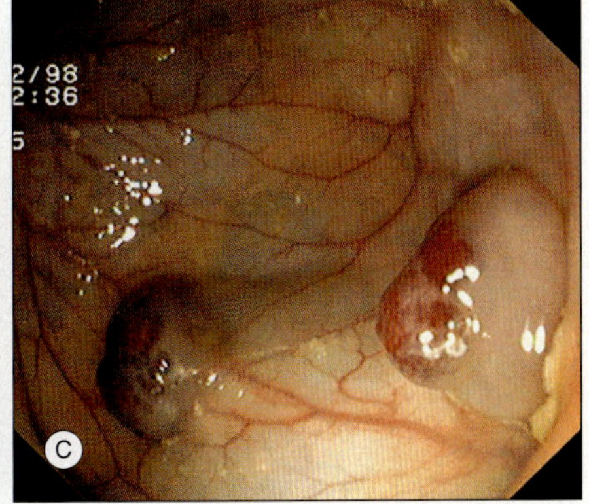

图 17-8　多发性血管瘤或蓝色橡皮疱痣综合征。A. 皮肤典型的深蓝色结节。B 和 C. 累及结肠的病变。

诊断

如果怀疑BRBNS，要根据临床表现及其他方法做出诊断，包括胃镜、结肠镜、小肠镜[189]、胶囊内镜、超声内镜[190]、钡剂灌肠、超声检查、CT[193]、MRI[191,195]、放射性核素标记红细胞扫描[197]及血管造影[200]。

治疗

大多数患者对支持治疗有效，如必要时给予铁剂及输血治疗[192]。对于反复的出血，可以应用药物、内镜及手术治疗。

药物治疗包括皮质激素[198-201]、抗纤维蛋白降解药物[202]、丙种球蛋白[198]、干扰素[201]及奥曲肽[202]。

虽然病变可以是透壁性的，理论上会增加肠道穿孔的可能性，但内镜治疗通常是安全有效的。有几项关于内镜治疗的报道，包括用无水乙醇[203]、鱼肝油酸钠[204]、肾上腺素和聚乙二醇单十二醚[205]硬化治疗、套扎治疗[193, 205]、息肉切除术[191, 193, 206]、双极电凝[207]及激光治疗[207, 208]。

血管造影栓塞术对治疗急性出血及预防再出血有效[209]。

成功切除出血性病变或将受累肠道节段性切除也有报道[210]，可于术中在内镜协助下实施手术[211]。

Klipple-Trénaunay-Weber 综合征（KTWS）

临床表现

Klipple-Trénaunay-Weber 综合征（Klipple-Trénaunay-Weber syndrome，KTWS）亦称血管痣增生，是一种罕见的非遗传性先天性血管畸形，继发于中胚层普遍发育异常[212]。1900 年由 Klippel 和 Trénaunay首次报道，其特征是骨骼或软组织肥大，常累及一侧肢体（图17-9A）；血管瘤和/或淋巴管瘤；静脉曲张或静脉畸形，常在出生时或儿时发病。

内脏血管瘤也有报道，如累及消化道（图17-9B）、肝、脾、膀胱、肾、肺及心脏[213]。

消化道出血是继发于累及胃肠道的弥漫性血管畸形的一种潜在的严重并发症。首次消化道出血常发生在10岁以内，并且可以复发，出血程度可轻可重[213]。出血严重程度可以因消耗性凝血病而加重，消耗性凝血病是由于血管瘤静脉窦的血管内血液凝固所致[45]。最常见的消化道出血的原因是远端结肠及直肠的弥漫性海绵状血管瘤[214]，发生于1%～12.5%的病例[213, 215]。次常见的消化道出血的原因是髂内系统梗阻所致的直肠或直肠会阴的静脉曲张出血，或由于门静脉发育不良或海绵样变导致肝前性门静脉高压继发的食管静脉曲张出血[216]，以及空肠血管瘤[217]。

腹膜后大血管瘤或淋巴管瘤包块可导致结肠梗阻或腹水[218]。

诊断

放射线检查对于评价结直肠受累发挥重要作用，偶然可发现特异性出血部位。年轻患者腹部平片发现静脉石提示多发性血管瘤的存在[213]。钡灌肠可以证实肠道可扩张的狭窄性病变，由于静脉曲张或黏膜下血管瘤的存在，伴有圆齿状黏膜轮廓[45,219]。腹部及盆腔CT及核磁检查提供了简单、无创性方法评价内脏血管瘤，可以确定盆腔及腹部的内脏血管瘤包块，并且可发现向上扩散[219]。术前要行腹部血管造影以确定肠道病变的受累范围和程度，指导手术[217]。

结肠镜检查可见直肠及下段结肠黏膜血管或可压缩的结节以及广泛的黏膜下蓝色血管瘤病变。由于病变的活检可导致严重的出血，故应尽量避免活检[213]。

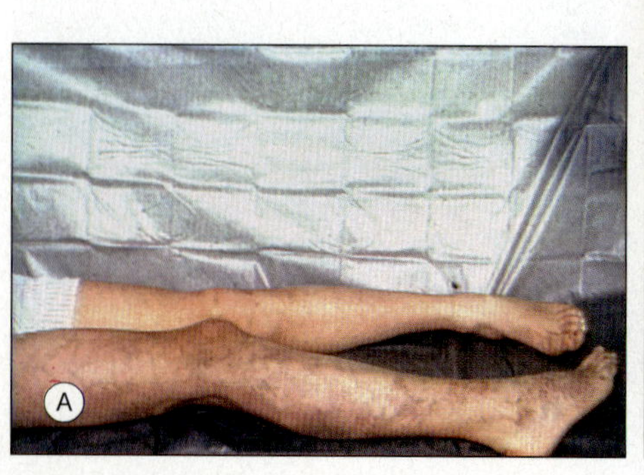

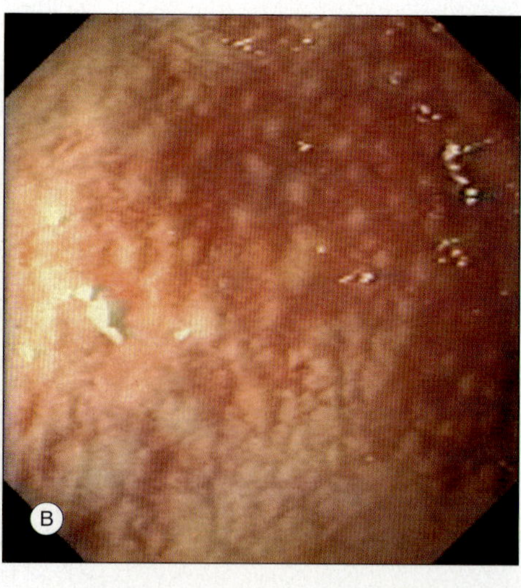

图 17-9　Klipple-Trénaunay-Weber 综合征累及消化道。A. 静脉高压及淤滞所致下肢肥大。B. 同一患者的直肠血管瘤。

肠壁深层的病变可以通过超声内镜来评价[220]。

治疗

治疗方法从保守治疗到手术治疗，多种多样，主要取决于临床症状和发生并发症的风险。对于依赖输血、危及生命的出血和生活质量差的患者，应予输血治疗[213]。如果整个直肠严重受累，有时需要手术治疗，手术方法包括经腹受累直肠及结肠切除合并永久结肠造口术[215]或结肠肛门吻合术[221]。

对于特异性活动性出血，血管造影栓塞可能有用[213]或作为术前准备[221]。

由于肠道血管瘤多为弥漫性病变，内镜治疗效果有限[222]。对于局限性性病变或术后残留的病变可予内镜下切除。已有报道，氩[223]、钕[222]激光治疗或甲醛和无水乙醇硬化治疗[224]获得成功。APC 及光动力治疗[213]可能有效，但对于该病的治疗尚未见报道。

消化道的放射性损伤

放射性直肠炎

临床表现

放射治疗是许多盆腔恶性肿瘤的常用治疗方法。虽然放射治疗的方法不断改进，但是邻近器官也常有慢性放射性损伤，其发生率为 2% ~ 25%[225]。

直肠是盆腔的固定器官，其上皮细胞为腺型上皮，细胞周期较短。因此，直肠易受离子放射的损伤，出现放射诱发的并发症。放射性损伤的发生与放射（体外放疗或近程放疗）的剂量、程度、范围及放射治疗的方法有关[225]。研究显示，腔内放射治疗增加了慢性放射性直肠炎的发生率[226]。

放射损伤的危险因素包括腹部手术史、动脉硬化、肥胖、糖尿病及合并化疗等[225-227]。

肠道的放射损伤分为急性损伤和慢性损伤。急性放射损伤发生于放射治疗中或放射治疗后不久，缘于细胞直接受损。这种损伤抑制肠道隐窝干细胞的分化，固有层被炎症细胞浸润，导致细胞功能丧失和黏膜炎症。急性放射性直肠炎的临床症状——腹泻和里急后重，常可自行缓解，仅需对症治疗，治疗较容易[228]。

慢性放射性直肠炎组织学特征是黏膜下胶原增生、小动脉动脉内膜炎和静脉血栓，引起黏膜下纤维化、慢性黏膜缺血及进行性上皮萎缩[229]。

慢性放射损伤的临床症状常发生于首次放射治疗后的数月或数年，平均发病时间为放疗后 8 ~ 16 个月[229,230]，但也有发生于放射治疗后 30 年的报道[231]。

慢性放射性直肠炎症状包括直肠出血、腹泻、直肠疼痛、便急、里急后重、粪便梗阻（发生于出现狭窄的患者），较少见的症状有大便失禁及瘘管形成。许多患者有多种症状，对日常生活有明显负面影响[228]。直肠出血量可以很大，需要频繁住院及输血治疗，在实施进一步治疗前 55% 的患者需要输血支持治疗[232]。

诊断

可曲式乙状结肠镜或结肠镜检查和活检有助于评价放射性损伤的病变范围和严重性。内镜检查可以发现明显的毛细血管扩张、红斑及脆性增加（图17-10）；自发出血或接触性出血；少数情况下可发生溃疡、狭窄及瘘管形成。在正常组织及异常组织之间常有明确的界限，与放射治疗的范围有关[232]。

钡灌肠对疑有肛瘘或直肠狭窄的患者有诊断意义。虽然钡灌肠可能会低估放射损伤的严重性，但通过钡灌肠可以发现结肠和直肠的扭曲和狭窄[223]。

肛门直肠生理压力测定研究表明直肠顺应性、容积、肛门静息压和肛门内括约肌长度下降[234,235]。

治疗

药物治疗

治疗慢性放射性直肠炎的传统方法是应用抗炎药物（如对氨基水杨酸衍生物和糖皮质激素）减轻直肠局部组织的炎症[228]。患者对这些药物的反应不好不足为奇。其他方法，例如促进损伤组织愈合的方法（包括短链脂肪酸灌肠[236]、口服硫糖铝和硫糖铝灌肠[230, 237]）、抗

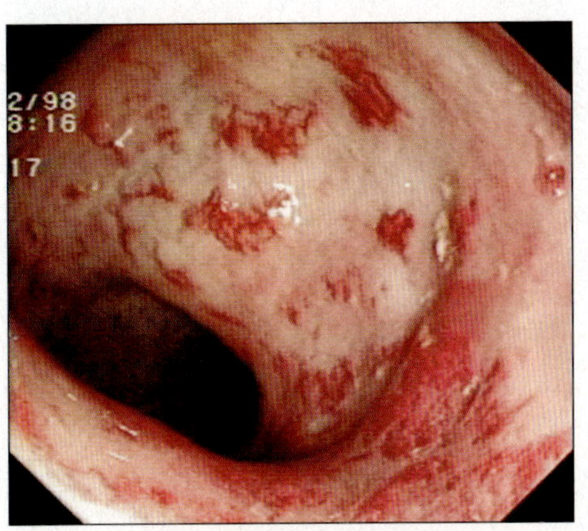

图 17-10　放射性直肠炎：黏膜苍白、水肿及新生血管形成。

氧化维生素[228]或雌激素联合黄体酮治疗[238]，均可获得部分成功。

最近有报道证实应用高压氧治疗放射性结肠炎中等有效。但遗憾的是该方法较昂贵、不方便，且需要20～40个疗程[239,240]。

内镜治疗

对于这种情况下的直肠出血有不同的内镜治疗方法。

- **局部福尔马林治疗**　该方法最先报道用于治疗放射性膀胱炎[241]。其作用机制是对直肠黏膜的炎症或脆性毛细血管扩张行局部化学烧灼治疗[232]。这一方法廉价且容易实施，可以用4%福尔马林浸透的纱布直接敷于患处[242]，也可用福尔马林直接滴注于患处[243]。直视下应用比盲目滴注的效果要好，可以避免不必要的并发症或福尔马林接触正常黏膜。持续应用这一方法，直到黏膜变白，通常在2～3分钟内[244]。应谨慎操作，尽量保护肛周组织，避免其受福尔马林损伤[232]。应用这一技术短期疗效不错，59%～100%的出血完全停止[232]。如果症状复发，再次应用该方法也可获得成功。其并发症包括肛裂疼痛、肛周溃疡[245]，大便失禁及直肠溃疡和狭窄[243]。
- **双极电凝治疗**和**热探针治疗**　在改善生活质量方面优于药物治疗[246]。
- 据报道[247]，氩、Nd:YAG[248]及KTP激光治疗对于该病短期治疗有效，接受治疗的患者中有87%出血可以明显减少[232]。由于症状复发，常需反复治疗[247]。激光治疗的优点是技术准确，不损伤正常组织，且耐受性良好，可提高患者的生活质量。缺点为花费较高，需要采取防护措施，有导致直肠溃疡，肠道穿孔及直肠阴道瘘的风险[232]。
- **APC**　一些作者认为APC应作为治疗放射性直肠炎的一线治疗方法。如为环周病变，每半周需分别进行电凝治疗，至少2个疗程。如果病变持续存在，则1个月后需再次内镜电凝治疗[225]。控制出血的中位治疗次数为3～3.7次[232,250]。对于严重出血，APC通常无效，因为表面的血液可以吸收电流。应用氩气治疗过程中应避免使肠道过度扩张。由于其穿透的深度有限，其并发症通常较轻，包括胀气、里急后重、一过性腹痛或肛门疼痛及腹泻，约有20%的患者出现腹泻[251]。严重并发症罕见，包括直肠阴道瘘[252]、慢性直肠溃疡、肛门或直肠狭窄[252]和穿孔[253]。
- 最近有报道，一小部分放射性直肠炎患者应用氧化亚氮内镜冷冻治疗后，所有患者的出血均得到控制[87]。对于多发AVM及西瓜胃患者，该方法疗效好，分别使86%～71%的患者得到缓解，但对放射性胃炎及十二指肠炎的患者效果欠佳，仅可使40%的患者缓解。冷冻治疗每2～3天进行一次，直到所有病变完全治愈为止。使出血停止的平均治疗次数为3.6次。冷冻治疗可以使表面组织坏死，通常可在最后一次治疗结束后3个月内完全恢复。冷冻治疗通常较为安全，不良反应为良性且可以自愈。

手术

手术治疗应作为最后的选择，仅用于症状顽固且对内科治疗无效或有肛瘘的患者，因为手术治疗的并发症及死亡率均较高[254]。直肠切除术及Hartmann方法、经腹会阴直肠切除术以及结直肠吻合术都是可选择的手术方法。切除受累直肠时需分离受辐射的区域，潜在并发症包括出血、吻合口瘘及脓肿。

放射性胃炎

放射治疗所致的胃部并发症并不常见，但对于邻近胃的胃外肿瘤进行放射治疗时的确会出现放射性胃损伤[255]。放射治疗总剂量高，通常超过5000rad，以及每日剂量高似是主要危险因素[256]。

急性血管病可进展为持续很长时间的进行性闭塞性动脉内膜炎、血管炎和内皮增生，导致黏膜缺血、溃疡、黏膜毛细血管扩张及纤维变性[257]。

与放射性直肠炎不同，慢性放射性胃炎所致消化道出血罕见，几乎没有病例报道[257,258]。如果确实发生，显示为弥漫性多发出血灶，出血量大，需要多次输血治疗，住院时间长，需要重复内镜检查。内镜下胃黏膜表现为黏膜脆性增加和伴有多发毛细血管扩张的颗粒样变（图17-11）。

其他可能的严重并发症包括穿孔及胃出口梗阻[229]。

对于放射性胃部病变的治疗很少有报道[229]。持续出血必须给予铁剂、补充叶酸及输血治疗。据报道，已有1例患者应用氨基己酸治疗控制出血获得成功[257]。

出血可以通过多种内镜方法得到控制，例如APC[258]及冷冻治疗[87]。

如果其他治疗方法失败，可以给予手术治疗[256, 259]，但手术治疗的并发症较高[257]。

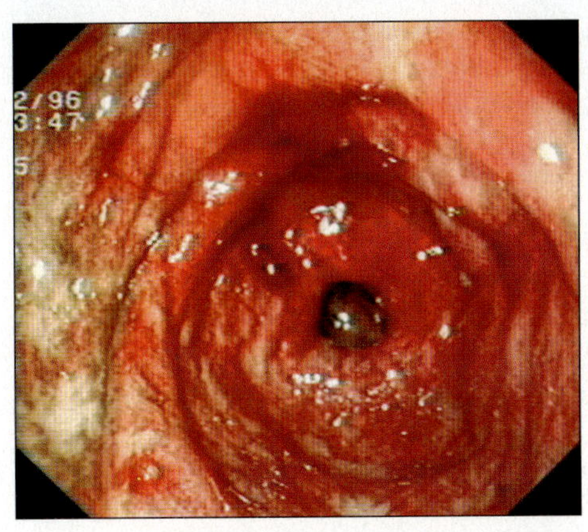

图 17-11 放射所致胃炎，表现为黏膜红斑、脆性增加和溃疡形成。

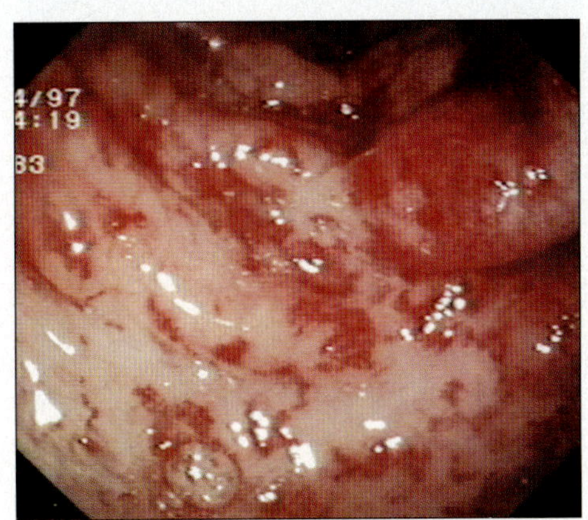

图 17-12 放射所致十二指肠炎，表现为黏膜水肿、脆性增加和弥漫性毛细血管扩张。

放射性小肠损伤

小肠易于受到放射损伤（图 17-12）[255]。

对直肠、泌尿系统、妇科及腹膜后恶性肿瘤行放射治疗时，常导致小肠放射性损伤。损伤的程度与分布到放射区域内的小肠段的放射剂量相关。腹腔内位置相对固定的十二指肠及末端回肠尤其易受放射损伤。放射损伤的诱发因素包括过度照射、既往固定肠环位置的腹部手术史、心血管疾病和体质虚弱[260]。

损伤的机制是血管损伤导致进行性局部缺血。引起毛细血管扩张病变及黏膜溃疡、纤维变性伴狭窄，少数情况下可致瘘管形成甚或穿孔。

慢性放射性损伤的临床表现通常发生于放射治疗后 1 ~ 2 年，可表现为吸收不良、出血、肠梗阻、瘘管形成和继发于穿孔的脓肿形成[261]。

可以通过内镜治疗放射性小肠炎出血，与放射性直肠炎出血的内镜治疗技术相同。

放射性小肠炎治疗困难，有时需要手术治疗[260]。对受累小肠节段行切除术宜采用旁路治疗[89]。

Cameron 溃疡及糜烂

滑动型食管裂孔疝的患者，尤其是较大的疝，常可发生Cameron溃疡及糜烂。这些黏膜病变常位于膈肌裂孔水平胃小弯黏膜皱褶处[262]。

5% 食管裂孔疝的患者存在 Cameron 糜烂[263]。

Cameron 糜烂的病因目前还不明确，机械损伤和缺血以及胃酸所致黏膜损伤可能在其发病中起重要作用。

Cameron糜烂的临床表现有慢性消化道出血及缺铁性贫血。有高达 1/3 的患者还可以导致急性上消化道出血[263]。

治疗包括抗分泌治疗及补充铁剂。约在 1/3 的病例，即使应用抗分泌剂，Cameron糜烂也持续存在或复发，在这种情况下常需手术治疗对食管裂孔疝进行修补[263]。

（薛艳译　张静 孟灵梅 周丽雅校）

参考文献

1. Spencer J, Camillieri M: Chronic gastrointestinal haemorrhage. In Bouchier IAD, Allan RN, Hodgson HJF, Keighley MRB (eds): Gastroenterology: Clinical Science and Practice. London, WB Saunders, 1993, pp 988–1003.
2. Zuckerman GR, Prakash C, Askin MP, et al: AGA technical review on the evaluation and management of occult and obscure gastrointestinal bleeding. Gastroenterology 118:201–221, 2000.
3. Moore JD, Thompson NW, Appleman HD, et al: Arteriovenous malformation of the gastrointestinal tract. Arch Surg 111:381–389, 1976.
4. Duray PH, Marcal JM Jr, Livolsi VA, et al: Small intestinal angiodysplasia in the elderly. J Clin Gastroenterol 6:311–319, 1984.
5. Boley SJ, Sammartano RJ, Adams A, et al: On the nature and etiology of vascular ectasias of the colon: Degenerative lesions of aging. Gastroenterology 72:650–660, 1977.
6. Naveau S, Leger-Ravet MB, Houdayer C, et al: Nonhereditary colonic angiodysplasias: Histomorphometric approach to their pathogenesis. Dig Dis Sci 40:839–842, 1995.
7. Foutch PG: Angiodysplasia of the gastrointestinal tract. Am J Gastroenterol 88:807–818, 1993.
8. Schmit A, Van Gossum A: A proposal for an endoscopic classification of digestive angiodysplasias for therapeutic trials. Gastrointest Endosc 48:659, 1998.
9. Boley SJ, DiBiase A, Brandt LJ, et al: Lower intestinal bleeding in the elderly. Am J Surg 137:57–64, 1979.
10. Weaver GA, Alpern HD, Davis JS, et al: Gastrointestinal angiodysplasia associated with aortic valve disease: Part of a spectrum of angiodysplasia of the gut. Gastroenterology 77:1–11, 1979.
11. Baum S, Athanasoulis CA, Waltman AC, et al: Angiodysplasia of the right colon: A cause of gastrointestinal bleeding. Am J Roentgenol 129:789–794, 1977.
12. Rogers BH: Endoscopic diagnosis and therapy of mucosal vascular abnormalities of the gastrointestinal tract occurring in elderly

patients and associated with cardiac, vascular and pulmonary disease. Gastrointest Endosc 16:134–138, 1980.
13. Junquera F, Saperas E, De Torres I, et al: Increased expression of angiogenic factors in human colonic angiodysplasia. Am J Gastroenterol 94:1070–1076, 1999.
14. Danesh BJ, Spiliadis C, Williams CB, et al: Angiodysplasia, an uncommon cause of colonic bleeding: Colonic evaluation of 1,050 patients with rectal bleeding and anemia. Int J Colon Dis 2:218–222, 1987.
15. Richter JM, Christensen MR, Colditz GA, et al: Angiodysplasia: Natural history and efficacy of therapeutic interventions. Dig Dis Sci 34:1542–1546, 1989.
16. Rockey DC: Gastrointestinal tract evaluation in patients with iron deficiency anemia. Semin Gastrointest Dis 10:53–64, 1999.
17. Clouse RE, Costigan DJ, Mills BA, et al: Angiodysplasia as a cause of upper gastrointestinal bleeding. Arch Intern Med 145:458–461, 1985.
18. Richter JM, Hedberg SE, Athanasoulis CA, et al: Angiodysplasia: Clinical presentation and colonoscopic diagnosis. Dig Dis Sci 29: 481–485, 1984.
19. Boley SJ, Sammartano R, Brandt LJ, et al: Vascular ectasias of the colon. Surg Gynecol Obstet 149:353–559, 1979.
20. Jesudason SR, Devasia A, Mathen VI, et al: The pattern of angiodysplasia of the gastrointestinal tract in a tropical country. Surg Gynecol Obstet 161:525–531, 1985.
21. Cappell MS, Gupta A: Changing epidemiology of gastrointestinal angiodysplasia with increasing recognition of clinically milder cases: Angiodysplasia tend to produce mild chronic gastrointestinal bleeding in a study of 47 consecutive patients admitted from 1980 to 1989. J Gastroenterol 87:201–206, 1992.
22. Boley SJ, Brandt LJ: Vascular ectasia of the colon. Dig Dis Sci 31: 26S–42S, 1986.
23. Greenwald DA, Brandt LJ: Vascular lesions of the gastrointestinal tract. In Feldman M, Friedman LS, Sleisenger MH (eds): Gastrointestinal and Liver Disease. Pathophysiology, Diagnosis, Management. Philadelphia, WB Saunders, 2002, pp 2341–2351.
24. Moreto M, Figa M, Ojembarrena E, et al: Vascular malformations of the stomach and duodenum: An endoscopic classification. Endoscopy 18:227–229, 1986.
25. Marwick T, Kerlin P: Angiodysplasia of the upper gastrointestinal tract. Clinical spectrum in 41 cases. J Clin Gastroenterol 8:404–407, 1986.
26. Schmit A, Gay F, Adler M, et al: Diagnostic efficacy of push-enteroscopy and long term follow-up of patients with small bowel angiodysplasias. Dig Dis Sci 41:2348–2352, 1996.
27. Browder W, Cerise EJ, Litwin MS: Impact of emergency angiography in massive lower gastrointestinal bleeding. Ann Surg 204: 530–536, 1986.
28. Porush JG, Faubert PF: Chronic renal failure. In Porush JG, Faubert PF (eds): Renal Disease in the Aged. Boston, Little, Brown, 1991, p 285.
29. Zuckerman GR, Cornette GL, Clouse RE, et al: Upper gastrointestinal bleeding in patients with chronic renal failure. Ann Intern Med 102:588–592, 1985.
30. Chalasani N, Cotsonis G, Wilcox CM: Upper gastrointestinal bleeding in patients with chronic renal failure: Role of vascular ectasia. Am J Gastroenterol 91:2329–2332, 1996.
31. Duray PH, Marcal JM Jr, LiVolsi VA, et al: Gastrointestinal angiodysplasia: A possible component of von Willebrand's disease. Hum Pathol 15:539–544, 1984.
32. Alhumood SA, Devine DV, Lawson L, et al: Idiopathic immune-mediated acquired von Willebrand's disease in a patient with angiodysplasia: Demonstration of an unusual inhibitor causing a functional defect and rapid clearance of von Willebrand factor. Am J Hematol 60:151–157, 1999.
33. Imperiale TF, Ransohoff DF: Aortic stenosis, idiopathic gastrointestinal bleeding, and angiodysplasia: Is there an association? A methodologic critique of the literature. Gastroenterology 95:1670–1676, 1988.
34. King RM, Pluth JR, Giuliani ER: The association of unexplained gastrointestinal bleeding with calcific aortic stenosis. Ann Thorac Surg 44:514–516, 1987.
35. Cappell MS, Lebwohl O: Cessation of recurrent bleeding from gastrointestinal angiodysplasias after aortic valve replacement. Ann Intern Med 105:54–57, 1986.
36. Scheffer SM, Leatherman LL: Resolution of Heyde's syndrome of aortic stenosis and gastrointestinal bleeding after aortic valve replacement. Ann Thorac Surg 42:477–480, 1986.
37. Warkentin TE, Moore JC, Morgan DG: Aortic stenosis and bleeding gastrointestinal angiodysplasia: Is acquired von Willebrand's disease the link? Lancet 340:35–37, 1992.
38. Veyradier A, Balian A, Wolf M, et al: Abnormal von Willebrand factor in bleeding angiodysplasias of the digestive tract. Gastroenterology 120:346–353, 2001.
39. Warkentin TF, Moore JC, Morgan DG: Gastrointestinal angiodysplasia and aortic stenosis. N Engl J Med 347:858–859, 2002.
40. O'Brien JR, Etherington MD, Brant J, Watkins J: Decreased platelet function in aortic valve stenosis: High shear platelet activation then inactivation. Br Heart J 74:641–644, 1995.
41. Bourdette D, Greenberg B: Twelve-year history of gastrointestinal bleeding in a patient with calcific aortic stenosis and hemorrhagic telangiectasia. Dig Dis Sci 24:77–79, 1979.
42. Mehta PM, Heinsimer JA, Bryg RJ, et al: Reassessment of the association between gastrointestinal arteriovenous malformations and aortic stenosis. Am J Med 86:275–277, 1989.
43. Oneglia C, Sabatini T, Rusconi C, et al: Prevalence of aortic valve stenosis in patients affected by gastrointestinal angiodysplasia. Eur J Med 2:75–78, 1993.
44. Bhutani MS, Gupta SC, Markert RJ, et al: A prospective controlled evaluation of endoscopic detection of angiodysplasia and its association with aortic valve disease. Gastrointest Endosc 42:398–402, 1995.
45. Brandt LJ, Boley SJ: Vascular disorders of the colon. In Sivak MV Jr (ed): Gastroenterologic Endoscopy, 2nd ed. Philadelphia, WB Saunders, 2000, pp 1324–1350.
46. Sjogren R: Gastrointestinal features of scleroderma. Curr Opin Rheumatol 8:569–575, 1996.
47. Duchini A, Sessoms SL: Gastrointestinal hemorrhage in patients with systemic sclerosis and CREST syndrome. Am J Gastroenterol 93:1453–1456, 1998.
48. Stamm B, Heer M, Buhler H, et al: Mucosal biopsy of vascular ectasia (angiodysplasia) of the large bowel detected during routine colonoscopic examination. Histopathology 9:639–646, 1985.
49. Brandt LJ, Mukhopadhyay D: Masking of colon vascular ectasias by cold water lavage. Gastrointest Endosc 49:141–142, 1999.
50. Brandt LJ, Spinnell MK: Ability of naloxone to enhance the colonoscopic appearance of normal colon vasculature and colon vascular ectasias. Gastrointest Endosc 49:79–83, 1999.
51. Iddan G, Meron G, Glukhovsky A, et al: Wireless capsule endoscopy. Nature 405:725–729, 2000.
52. Gong F, Swain P, Mills T: Wireless endoscopy. Gastrointest Endosc 51:725–729, 2000.
53. Ginsberg GG, Barkun AN, Bosco JJ, et al: Wireless capsule endoscopy. Gastrointest Endosc 56:621–624, 2002.
54. Appleyard M, Fireman Z, Glukhovsky A, et al: A randomized trial

comparing wireless capsule endoscopy with push enteroscopy for the detection of small-bowel lesions. Gastroenterology 119:1431–1438, 2000.

55. Lewis B, Swain P: Capsule endoscopy in the evaluation of patients with suspected small intestinal bleeding: The results of the first clinical trial [abstract]. Gastrointest Endosc 53:AB70, 2001.

56. Ell C, Remke S, May A, et al: The first prospective controlled trial comparing wireless capsule endoscopy with push enteroscopy in chronic gastrointestinal bleeding. Endoscopy 34:685–689, 2002.

57. Boley SJ, Sprayregen S, Sammartano RJ, et al: The pathophysiologic basis for the angiographic signs of vascular ectasias of the colon. Radiology 125:615–621, 1977.

58. Dusold R, Burke K, Carpentier W, et al: The accuracy of technetium-99m-labeled red cell scintigraphy in localizing gastrointestinal bleeding. Am J Gastroenterol 89:345–348, 1994.

59. Levy R, Barto W, Gani J: Retrospective study of the utility of nuclear scintigraphic-labelled red cell scanning for lower gastrointestinal bleeding. ANZ J Surg 73:205–209, 2003.

60. Junquera F, Quiroga S, Saperas E, et al: Accuracy of helical computed tomographic angiography for the diagnosis of colonic angiodysplasia. Gastroenterology 119:293–299, 2000.

61. Foutch PG, Rex DK, Lieberman DA: Prevalence and natural history of colonic angiodysplasia among healthy asymptomatic people. Am J Gastroenterol 90:564–567, 1995.

62. Brandt LJ: A cecal angiodysplastic lesion is discovered during diagnostic colonoscopy performed for iron-deficiency anemia associated with stool positive for occult blood. What therapy would you recommend? Am J Gastroenterol 83:710–711, 1988.

63. Wilcox CM, Alexander LN, Clark WS: Prospective evaluation of the gastrointestinal tract in patients with iron deficiency anemia and no systemic or gastrointestinal signs or symptoms. Am J Med 103:405–409, 1997.

64. Granieri R, Mazzulla JP, Yarborough GW: Estrogen-progesterone therapy for recurrent gastrointestinal bleeding secondary to gastrointestinal angiodysplasia. Am J Gastroenterol 83:556–558, 1988.

65. Van Cutsem E, Rutgeerts P, Vantrappen G: Treatment of bleeding gastrointestinal vascular malformations with oestrogen-progesterone. Lancet 335:953–955, 1990.

66. Lewis B, Salomon P, Rivera-MacMurray S, et al: Does hormonal therapy have any benefit for bleeding angiodysplasia? J Clin Gastroenterol 15:99–103, 1992.

67. Barkin JS, Ross BS: Medical therapy for chronic gastrointestinal bleeding of obscure origin. Am J Gastroenterol 93:1250–1254, 1998.

68. Marshall JK, Hunt RH: Hormonal therapy for bleeding gastrointestinal mucosal vascular abnormalities: A promising alternative. Eur J Gastroenterol Hepatol 9:521–525, 1997.

69. Junquera F, Feu F, Papo M, et al: A multicenter, randomized, clinical trial of hormonal therapy in the prevention of rebleeding from gastrointestinal angiodysplasia. Gastroenterology 121:1073–1079, 2001.

70. Junquera F, Saperas E, Piqué JM: Hormonal therapy in angiodysplasia: Should we completely abandon its use?(reply). Gastroenterology 123:2156–2157, 2002.

71. Nardone G, Rocco A, Balzano T, et al: The efficacy of octreotide therapy in chronic bleeding due to vascular abnormalities of the gastrointestinal tract. Aliment Pharmacol Ther 13:1429–1436, 1999.

72. Orsi P, Guatti-Zuliani C, Okolicsanyi L: Long-acting octreotide is effective in controlling rebleeding angiodysplasia of the gastrointestinal tract. Dig Liver Dis 33:330–334, 2001.

73. Bowers M, McNulty O, Mayne E: Octreotide in the treatment of gastrointestinal bleeding caused by angiodysplasia in two patients with von Willebrand's disease. Br J Hematol 108:524–527, 2000.

74. Askin MP, Lewis BS: Push-enteroscopic cauterization: Long-term follow-up of 83 patients with bleeding small intestinal angiodysplasia. Gastrointest Endosc 43:580–583, 1996.

75. Jensen DM, Machicado GA: Colonoscopy for diagnosis and treatment of severe lower gastrointestinal bleeding: Routine outcomes and cost analysis. Gastrointest Endosc Clin N Am 7:477–498, 1997.

76. Trudel JL, Fazio VW, Sivak MV: Colonoscopic diagnosis and treatment of arteriovenous malformations in chronic lower gastrointestinal bleeding: Clinical accuracy and efficacy. Dis Colon Rectum 31:107–110, 1988.

77. Bemvenuti GA, Julich MM: Ethanolamine injection for sclerotherapy of angiodysplasia of the colon. Endoscopy 30:564–569, 1998.

78. Weilert F, Smith AC: Endoscopic band ligation of gastric angiodysplasia. N Z Med J 111:320, 1998.

79. Campo R, Brullet E: Endoscopic treatment of gastric angiodysplasia with elastic band ligation. Gastrointest Endosc 43:502–504, 1996.

80. Campo R, Brullet E, Montané JM, et al: Elastic band ligation in the bowel: Is it really safe? Gastrointest Endosc 47:105–106, 1998.

81. Gostout CJ, Bowyer BA, Ahlquist DA, et al: Mucosal vascular malformations of the gastrointestinal tract: Clinical observations and results of endoscopic Neodymium: Yttrium-Aluminum-Garnet laser therapy. Mayo Clin Proc 63:993–1003, 1988.

82. Naveau S, Aubert A, Poynard AT, et al: Long-term results of treatment of vascular malformations of the gastrointestinal tract by Neodymium YAG laser photocoagulation. Dig Dis Sci 35:821–826, 1990.

83. Cello JP, Grendell JH: Endoscopic laser treatment for gastrointestinal vascular ectasias. Ann Intern Med 104:352–354, 1986.

84. Wahab PJ, Mulder CJ, den Hartog G, et al: Argon plasma coagulation in flexible gastrointestinal endoscopy: Pilot experiences. Endoscopy 29:176–181, 1997.

85. Johanns W, Luis W, Janssen J, et al: Argon plasma coagulation (APC) in gastroenterology: Experimental and clinical experiences. Eur J Gastroenterol Hepatol 9:581–587, 1997.

86. Jensen SM, Jutabha R, Kovaks TO: A randomized prospective study of endoscopic hemostasis with argon plasma coagulator (APC) compared to gold probe (GP) for bleeding angiomas [abstract]. Gastrointest Endosc 49:A442, 1999.

87. Kantsevoy SV, Cruz-Correa MR, Vaughn CA, et al: Endoscopic cryotherapy for the treatment of bleeding mucosal vascular lesions of the GI tract: A pilot study. Gastrointest Endosc 57:403–406, 2003.

88. Hutcheon DF, Kabelin J, Bulkley GB, et al: Effect of therapy on bleeding rates in gastrointestinal angiodysplasia. Am Surg 53:6–9, 1987.

89. Cohn SM, Moller BA, Zieg PM, et al: Angiography for preoperative evaluation in patients with lower gastrointestinal bleeding: Are the benefits worth the risks? Arch Surg 133:50–55, 1998.

90. Garcia-Tsao G, Korzenik JR, Young L, et al: Liver disease in patients with hereditary hemorrhagic telangiectasia. N Engl J Med 343:931–936, 2000.

91. Longacre AV, Gross CP, Gallitelli M, et al: Diagnosis and management of gastrointestinal bleeding in patients with hereditary hemorrhagic telangiectasia. Am J Gastroenterol 98:59–65, 2003.

92. Begbie ME, Wallace GM, Shovlin CL: Hereditary hemorrhagic telangiectasia (Osler-Weber-Rendu syndrome): A view from the 21st century. Postgrad Med 79:18–24, 2003.

93. Rockey DC: Gastrointestinal bleeding. In Feldman M, Friedman LS, Sleisenger MH (eds): Gastrointestinal and Liver Disease. Philadelphia, WB Saunders, 2002, pp 211–248.

94. Guttmacher AE, Marchuk DA, White RI: Hereditary hemorrhagic telangiectasia. N Engl J Med 333:918–924, 1995.

95. Kjeldsen AD, Kjeldsen J: Gastrointestinal bleeding in patients with hereditary hemorrhagic telangiectasia. Am J Gastroenterol 95:415–

418, 2000.

96. Sharma VK, Howden CW: Gastrointestinal and hepatic manifestations of hereditary hemorrhagic telangiectasia. Dig Dis 16:169–174, 1998.

97. Yousfi M, Sharma V, Leighton J, et al: Video capsule endoscopy for obscure gastrointestinal bleeding and iron deficiency anemia [abstract]. Gastroenterology 122:A18, 2002.

98. Hisada T, Kuwabara H, Tsunoda T, et al: Hereditary hemorrhagic telangiectasia showing severe anemia which was successfully treated with estrogen. Intern Med 34:589–592, 1995.

99. Haq AU, Glass J, Netchvolodoff CV, et al: Hereditary hemorrhagic telangiectasia and danazol. Ann Intern Med 109:171, 1988.

100. Annichino-Bizzacchi JM, Facchini RM, Torresan MZ, et al: Hereditary hemorrhagic telangiectasia response to aminocaproic acid treatment. Thromb Res 96:73–76, 1999.

101. Young W, Gilbert V, Feinsat T, et al: The recurrent upper gastrointestinal bleeding in hereditary hemorrhagic telangiectasia (Osler's disease) successfully treated by endoscopic sclerotherapy. Gastrointest Endosc 28:148–152, 1982.

102. Kitamura T, Tanabe S, Koizumi W, et al: Rendu-Osler-Weber disease successfully treated by argon plasma coagulation. Gastrointest Endosc 54:525–527, 2001.

103. Machicado GA, Jensen DM: Upper gastrointestinal angiomata: Diagnosis and treatment. Gastrointest Endosc Clin N Am 1:241–262, 1991.

104. Takazawa J, Motoya M, Okamura S, et al: A case of Rendu-Osler-Weber disease treated with electrocautery. Prog Dig Endosc 19: 148–150, 1981.

105. Harada K, Mizushima K, Ono M, et al: A case of Osler's disease treated with laser coagulation. Gastroenterological Endosc 22:400–407, 1980.

106. Iwanuma Y, Haba T, Maekawa T: A case of Rendu-Osler-Weber disease with bleeding from mucosal telangiectasia of the stomach treated by endoscopic hemostasis using clip. Prog Dig Endosc 45: 180–181, 1994.

107. Rector WG, Reynolds TB: Risk factors for hemorrhage from esophageal varices and acute gastric erosions. Clin Gastroenterol 14:139–153, 1985.

108. Quintero E, Pique JM, Bombi JA, et al: Gastric antral vascular ectasias causing bleeding in cirrhosis. A distinct entity associated with hypergastrinemia and low serum levels of pepsinogen I. Gastroenterology 93:1054–1061, 1987.

109. Payen JL, Cales P, Voigt JJ: Severe portal hypertensive gastropathy and antral vascular ectasia are distinct entities in patients with cirrhosis. Gastroenterology 108:138–144, 1995.

110. Spina GP, Arcidiacono R, Bosch J, et al: Gastric endoscopic features in portal hypertension: Final report of a consensus conference, Milan, Italy, September 19, 1992. J Hepatol 21:461–467, 1994.

111. McCormack TT, Sims J, Eyre-Brook I, et al: Gastric lesions in portal hypertension: Inflammatory gastritis or congestive gastropathy? Gut 26:1226–1232, 1985.

112. Tanoue K, Hashizume M, Wada H, et al: Effects of endoscopic injection sclerotherapy on portal hypertensive gastropathy: A prospective study. Gastrointest Endosc 38:582–585, 992.

113. Primignani M, Carpinelli L, Preatoni P, et al: Natural history of portal hypertensive gastropathy in patients with liver cirrhosis. The New Italian Endoscopic Club for the study and treatment of esophageal varices (NIEC). Gastroenterology 119:181–187, 2000.

114. Thuluvath PJ. Portal hypertensive gastropathy. Am J Gastroenterol 97:2973–2978, 2002.

115. Pérez-Ayuso RM, Piqué JM, Bosch J, et al: Propranolol in prevention of recurrent bleeding from severe portal hypertensive gastropathy in cirrhosis. Lancet 337:1431–1434, 1991.

116. Pique JM: Portal hypertensive gastropathy. Baillieres Clin Gastroenterol 11:257–270, 1997.

117. Calès P, Zabotto B, Meskens C, et al: Gastroesophageal endoscopic features in cirrhosis. Observer variability, interassociations, and relationship to hepatic dysfunction. Gastroenterology 98:156–162, 1990.

118. Iwao T, Toyonaga A, Oho K, et al: Portal-hypertensive gastropathy develops less in patients with cirrhosis and fundal varices. J Hepatol 26:1235–1241, 1997.

119. Sarin SK, Sreenivas DV, Lahoti D, et al: Factors influencing development of portal hypertensive gastropathy in patients with portal hypertension. Gastroenterology 102:994–999, 1992.

120. Sarin SK, Shahi HM, Jain M, et al: The natural history of portal hypertensive gastropathy: Influence of variceal eradication. Am J Gastroenterol 95:2888–2893, 2000.

121. Gupta R, Saraswat VA, Kumar M, et al: Frequency and factors influencing portal hypertensive gastropathy and duodenopathy in cirrhotic portal hypertension. J Gastroenterol Hepatol 11:728–733, 1996.

122. Bayraktar Y, Balkanci F, Uzunalimoglu B, et al: Is portal hypertension due to liver cirrhosis a major factor in the development of portal hypertensive gastropathy? Am J Gastroenterol 91:554–558, 1996.

123. Masuko E, Homma H, Ohta H, et al: Rheologic analysis of gastric mucosal hemodynamics in patients with cirrhosis. Gastrointest Endosc 49:371–379, 1999.

124. Panes J, Bordas JM, Pique JM, et al: Increased gastric mucosal perfusion in cirrhotic patients with portal hypertensive gastropathy. Gastroenterology 103:1875–1882, 1992.

125. Ohta M, Hashizume M, Higashi H, et al: Portal and gastric mucosal hemodynamics in cirrhotic patients with portal-hypertensive gastropathy. Hepatology 20:1432–1436, 1994.

126. Nishizaki Y, Kaunitz JD, Oda M, et al: Impairment of gastric mucosal defenses measured in vivo in cirrhotic rats. Hepatology 20: 445–452, 1994.

127. Ohta M, Yamaguchi S, Gotoh N, et al: Pathogenesis of portal hypertensive gastropathy: A clinical and experimental review. Surgery 131:S165–S170, 2002.

128. Kawanaka H, Tomikawa M, Jones MK, et al: Defective mitogen-activated protein kinase (ERK2) signaling in gastric mucosa of portal hypertensive rats: Potential therapeutic implications. Hepatology 34:990–999, 2001.

129. Sarin SK, Misra SP, Singal A, et al: Evaluation of the incidence and significance of the "mosaic pattern" in patients with cirrhosis, noncirrhotic portal fibrosis, and extrahepatic obstruction. Am J Gastroenterol 83:1235–1239, 1988.

130. Lo GH, Lai KH, Cheng JS, et al: The effects of endoscopic variceal ligation and propranolol on portal hypertensive gastropathy: A prospective, controlled trial. Gastrointest Endosc 53:579–584, 2001.

131. Balan KK, Grime JS, Sutton R, et al: Do alterations in the rate of gastric emptying after injection sclerotherapy for oesophageal varices play any role in the development of portal hypertensive gastropathy? HPB Surg 11:141–150, 1999.

132. D'Amico G, Montalbano L, Traina M, et al: Natural history of congestive gastropathy in cirrhosis. The Liver Study Group of V. Cervello Hospital. Gastroenterology 99:1558–1564, 1990.

133. Hou MC, Lin HC, Chen CH, et al: Change of portal hypertensive gastropathy following EVL or sclerotherapy. Hepatology 20:104A, 1994.

134. Gostout CJ: Portal hypertensive gastropathy: Much ado about nothing? Am J Gastroenterol 95:2682–2684, 2000.

135. Lebrec D, Poynard T, Hillon P, et al: Propranolol for prevention of recurrent gastrointestinal bleeding in patients with cirrhosis: A con-

trolled study. N Engl J Med 305:1371–1374, 1981.

136.Hosking SW, Kennedy HJ, Seddon I, et al: The role of propranolol in congestive gastropathy of portal hypertension. Hepatology 7: 437–441, 1987.

137.Li MK, Sung JJ, Woo KS, et al: Somatostatin reduces gastric mucosal blood flow in patients with portal hypertensive gastropathy: A randomized, double-blind crossover study. Dig Dis Sci 41:2440–2446, 1996.

138.Kouroumalis EA, Koutroubakis IE, Manousos ON: Somatostatin for acute severe bleeding from portal hypertensive gastropathy. Eur J Gastroenterol Hepatol 10:509–512, 1998.

139.Escorsell A, Bandi JC, Andreu V, et al: Desensitization to the effects of intravenous octreotide in cirrhotic patients with portal hypertension. Gastroenterology 120:161–169, 2001.

140.Garcia N, Sanyal AJ: Portal hypertensive gastropathy and gastric antral vascular ectasia. Curr Treat Options Gastroenterol 4:163–171, 2001.

141.Gostout CJ, Ahlquist DA, Radford CM, et al: Endoscopic laser therapy for watermelon stomach. Gastroenterology 96:1462–1465, 1989.

142.Orloff MJ, Orloff MS, Orloff SL, et al: Treatment of bleeding from portal hypertensive gastropathy by portacaval shunt. Hepatology 21:1011–1017, 1995.

143.Urata J, Yamashita Y, Tsuchigame T, et al: The effects of transjugular intrahepatic portosystemic shunt on portal hypertensive gastropathy. J Gastroenterol Hepatol 13:1061–1067, 1998.

144.Panes J, Pique JM. Therapeutic options for bleeding portal hypertensive gastropathy [editorial]. J Gastroenterol Hepatol 13:977–979, 1998.

145.Jabbari M, Cherry R, Lough JO, et al: Gastric antral vascular ectasia: The watermelon stomach. Gastroenterology 87:1165–1170, 1984.

146.Lee FI, Costello F, Flanagan N, et al: Diffuse antral vascular ectasia. Gastrointest Endosc 30:87–90, 1984.

147.Toyota M, Hinoda Y, Nakagawa N, et al: Gastric antral vascular ectasia causing severe anemia. J Gastroenterol 31:710–713, 1996.

148.Pérez-Ayuso RM, Piqué JM, Saperas E et al: Gastric vascular ectasias in cirrhosis: association with hypoacidity not related to gastric atrophy. Scand J Gastroenterol 24:1073–1078, 1989.

149.Lowes R, Rode J: Neuroendocrine cell proliferation in gastric antral vascular ectasia. Gastroenterology 97:207–212, 1989.

150.Spahr L, Villeneuve JP, Dufresne MP, et al: Gastric antral vascular ectasia in cirrhotic patients: Absence of relation with portal hypertension. Gut 44:739–742, 1999.

151.Suit PF, Petras RE, Bauer TW, et al: Gastric antral vascular ectasia: A histologic and morphometric study of the "watermelon stomach". Am J Surg Pathol 11:750–757, 1987.

152.Gilliam JH, Geisinger KR, Wu WC, et al: Endoscopic biopsy is diagnostic in gastric antral vascular ectasia. The "watermelon stomach." Dig Dis Sci 34:885–888, 1989.

153.Kamath PS, Lacerda M, Ahlquist DA, et al: Gastric mucosal responses to intrahepatic portosystemic shunting in patients with cirrhosis. Gastroenterology 118:905–911, 2000.

154.Tran A, Villeneuve JP, Bilodeau M, et al: Treatment of chronic bleeding from gastric antral vascular ectasia (GAVE) with estrogen-progesterone in cirrhotic patients: An open pilot study. Am J Gastroenterol 94:2909–2911, 1999.

155.Moss SF, Ghosh P, Thomas DM, et al: Gastric antral vascular ectasia: Maintenance treatment with oestrogen-progesterone. Gut 33:715–717, 1992.

156.Schoonbroodt D, Horsmans Y, Hoang P, et al: Vascular gastric lesions, Crest syndrome, and primary biliary cirrhosis: Efficacy of estrogen-progesterone treatment. Gastroenterol Clin Biol 18:649–651, 1994.

157.Mannning R: Estrogen/progesterone treatment of diffuse antral vascular ectasia. Am J Gastroenterol 90:154–156, 1995.

158.McCormick PA, Ooi H, Crosbie O: Tranexamic acid for severe bleeding gastric antral vascular ectasia in cirrhosis. Gut 42:750–752, 1998.

159.Barbara G, De Giorgio R, Salvioli B, et al: Unsuccessful octreotide treatment of the watermelon stomach. J Clin Gastroenterol 26:345–346, 1998.

160.Bourke MJ, Hope RL, Boyd P, et al: Endoscopic laser therapy for watermelon stomach. J Gastroenterol Hepatol 11:832–834, 1996.

161.Bjorkman DJ, Buchi KN: Endoscopic laser therapy of the watermelon stomach. Lasers Surg Med 12:478–481, 1992.

162.Eloubeidi MA, Branch MS: Clinical images. Watermelon stomach. Dig Dis 17:123, 1999.

163.Focke G, Seidl C, Grouls V: Treatment of watermelon stomach (GAVE syndrome) with endoscopic argon plasma coagulation (APC). A new therapy approach. Leber Magen Darm 26:254–259, 1996.

164.Petrini JJ, Johnston J: Heat probe treatment for antral vascular ectasia. Gastrointestinal Endosc 35:324–328, 1989.

165.Ikeda M, Ishida H, Nakamura E, et al: An endoscopic follow-up study of the development of diffuse antral vascular ectasia. Endoscopy 28:390–393, 1996.

166.Cales P, Voigt JJ, Payen JL, et al: Diffuse vascular ectasia of the antrum, duodenum and jejunum in a patient with nodular regenerative hyperplasia. Lack of response to portosystemic shunt or gastrectomy. Gut 34:558–561, 1993.

167.Borsch G: Diffuse gastric antral vascular ectasia: The "watermelon stomach" revisited [letter]. Am J Gastroenterol 82:1333–1334, 1987.

168.Gostout CJ, Viggiano TR, Ahlquist DA, et al: The clinical and endoscopic spectrum of the watermelon stomach. J Clin Gastroenterol 15:256–263, 1992.

169.Kurger R, Ryan M, Dickson K, et al: Diffuse vascular ectasia in the gastric antrum. Am J Gastroenterol 82:421–426, 1987.

170.Kozarek RA, Botoman VA, Bredfeldt JE, et al: Portal colopathy: Prospective study of colonoscopy in patients with portal hypertension. Gastroenterology 101:1192–1197, 1991.

171.Naveau S, Bedossa P, Poynard T, et al: Portal hypertensive colopathy: A new entity. Dig Dis Sci 36:1774–1781, 1991.

172.Chen LS, Lin HC, Lee FY, et al: Portal hypertensive colopathy in patients with cirrhosis. Scand J Gastroenterol 31:490–494, 1996.

173.Tam TN, Ng WW, Lee SD: Colonic mucosal changes in patients with liver cirrhosis. Gastrointest Endosc 42:408–412, 1995.

174.Rabinovitz M, Schade RR, Dindzans VJ, et al: Colonic disease in cirrhosis: An endoscopic evaluation in 412 patients. Gastroenterology 99:195–199, 1990.

175.Scandalis N, Archimandritis A, Kastanas K, et al: Colonic findings in cirrhotics with portal hypertension: A prospective colonoscopic and histological study. J Clin Gastroenterol 18:325–329, 1994.

176.Goenka MK, Kochhar R, Nagi B, et al: Rectosigmoid varices and other mucosal changes in patients with portal hypertension. Am J Gastroenterol 86:1185–1189, 1991.

177.Ganguly S, Sarin SK, Bhatia V, et al: The prevalence and spectrum of colonic lesions in patients with cirrhotic and noncirrhotic portal hypertension. Hepatology 21:1226–1231, 1995.

178.Misra SP, Dwiverdi M, Misra V: Prevalence and factors influencing hemorrhoids, anorectal varices, and colopathy in patients with portal hypertension. Endoscopy 28:340–345, 1996.

179.Bresci G, Gambardella L, Parisi G, et al: Colonic disease in cirrhotic patients with portal hypertension: An endoscopic and clinical evaluation. J Clin Gastroenterol 26:222–227, 1998.

180.Viggiano TR, Gostout CJ: Portal hypertensive intestinal vasculopathy: A review of the clinical, endoscopic, and histopathologic features. Am J Gastroenterol 87:944–954, 1992.

181.Bini EJ, Lascarides CE, Micale PL, et al: Mucosal abnormalities of the colon in patients with portal hypertension: An endoscopic study. Gastrointest Endosc 52:511–516, 2000.

182.Lamps LW, Hunt CM, Green A, et al: Alterations in colonic mucosal vessels in patients with cirrhosis and noncirrhotic portal hypertension. Hum Pathol 28:527–535, 1998.

183.Munakata A, Nakajima H, Sasaki Y, et al: Does portal hypertension modify colonic mucosal vasculature? Quantification of alteration by image processing and topology. Am J Gastroenterol 90: 1997–2001, 1995.

184.Balzer C, Lotterer E, Kleber G, et al: Transjugular intrahepatic portosystemic shunt for bleeding angiodysplasia-like lesions in portal-hypertensive colopathy. Gastroenterology 115:167–172, 1998.

185.Fraiberg EN, Ahmed S: Colonoscopic excision of a polypoidal cavernous hemangioma of the cecum. Gastrointest Endosc 31:109, 1985.

186.Pontecorvo C, Lombardi S, Mottola L, et al: Hemangiomas of the large bowel. Report of a case. Dis Colon Rectum 26:818–820, 1983.

187.Amano K, Seko A, Nagura K, et al: A case of polypoid cavernous hemangioma of the sigmoid colon excised by colonoscopic polypectomy. Gastroenterol Jpn 28:712–718, 1993.

188.Beck PL, Aspinall AI, Kilvert VM, et al: Blue rubber bleb nevus syndrome. Gastrointest Endosc 56:598–600, 2002.

189.Oksuzoglu BC, Oksuzoglu G, Cakir U, et al: Blue rubber bleb nevus syndrome. Am J Gastroenterol 91:780–782, 1996.

190.Rodrigues D, Bourroul ML, Ferrer AP, et al: Blue rubber bleb nevus syndrome. Rev Hosp Clin Fac Med Sao Paulo 55:29–34, 2000.

191.Ertem D, Acar Y, Kotiloglu E, et al: Blue rubber bleb nevus syndrome. Pediatrics 107:418–421, 2001.

192.Muñoz-Navas M, Fernández-Urién I, Espinet E, et al: Blue rubber bleb nevus syndrome, three cases. Rev Esp Enf Digest 96:344–345, 2004.

193.Bak YT, Oh CH, Kim JH, et al: Blue rubber bleb nevus syndrome: Endoscopic removal of the gastrointestinal hemangiomas. Gastrointest Endosc 45:90–92, 1997.

194.Tyrrel RT, Baumgartner BR, Montemayor KA: Blue rubber bleb nevus syndrome: CT diagnosis of intussusception. Am J Roentgenol 154:105–106, 1990.

195.Kim SJ: Blue rubber bleb nevus syndrome with central nervous system involvement. Pediatr Neurol 22:410–412, 2000.

196.Garen PD, Sahn EE: Spinal cord compression in blue rubber bleb nevus syndrome. Arch Dermatol 130:934–935, 1994.

197.Fernandes C, Silva A, Coelho A, et al: Blue rubber bleb naevus: Case report and literature review. Eur J Gastroenterol Hepatol 11: 455–457, 1999.

198.Aihara M, Konuma Y, Okawa K, et al: Blue rubber bleb nevus syndrome with disseminated intravascular coagulation and thrombocytopenia: Successful treatment with high-dose intravenous gammaglobulin. Tohoku J Exp Med 163:111–117, 1991.

199.Romao Z, Pontes J, Lopes H, et al: Endosonography in the diagnosis of "blue rubber bleb nevus syndrome": An uncommon cause of gastrointestinal tract bleeding. J Clin Gastroenterol 28:262–265, 1999.

200.Jennings M, Ward P, Maddocks JL: Blue rubber bleb naevus disease: An uncommon cause of gastrointestinal tract bleeding. Gut 29:1408–1412, 1988.

201.Boente MD, Cordisco MR, Frontini MD, et al: Blue rubber bleb nevus (Bean syndrome): Evolution of four cases and clinical response to pharmacologic agents. Pediatr Dermatol 16:222–227, 1999.

202.Gonzalez D, Elizondo BJ, Haslag S, et al: Chronic subcutaneous octreotide decreases gastrointestinal blood loss in blue rubber-bleb nevus syndrome. J Pediatr Gastroenterol Nutr 33:183–188, 2001.

203.Dwivedi M, Misra SP: Blue rubber bleb nevus syndrome causing upper GI hemorrhage: A novel management approach and review. Gastrointest Endosc 55:943–946, 2002.

204.Arguedas MR, Wilcos CM: Blue rubber bleb nevus syndrome. Gastrointest Endosc 50:544, 1999.

205.Sala T, Urquijo JJ, Lopez-Viedma B, et al: Blue nevus syndrome: Endoscopic treatment by sclerosis and banding ligation. Gastroenterol Hepatol 22:136–138, 1999.

206.Shimada S, Namikawa K, Maeda K, et al: Endoscopic polypectomy under laparotomy throughout the alimentary tract for a patient with blue rubber bleb nevus syndrome. Gastrointest Endosc 45:423–427, 1997.

207.Maunoury V, Turck D, Brunetaud JM, et al: Blue rubber bleb nevus syndrome: 3 cases treated with a Nd:YAG laser and bipolar electrocoagulation. Gastroenterol Clin Biol 14:593–595, 1990.

208.Dieckmann K, Maurage C, Faure N, et al: Combined laser-steroid therapy in blue rubber bleb nevus syndrome: Case report and review of the literature. Eur J Pediatr Surg 4:372–374, 1994.

209.Yacoub M, Gnaoui A, Abroug S, et al: The "blue rubber bleb nevus" (Bean's syndrome): Uncommon cause of gastrointestinal bleeding. Ann Pediatr 40:157–161, 1993.

210.Wong SH, Lau WY: Blue rubber-bleb nevus syndrome. Dis Colon Rectum 25:371–374, 1982.

211.Watanabe Y, Sato M, Tokui K, et al: Multiendoscope-assisted treatment for blue rubber bleb nevus syndrome. Surg Endosc 14:595, 2000.

212.Baskerville PA, Ackroyd JS, Browse NL: The etiology of Klippel-Trénaunay syndrome. Ann Surg 202:624–627, 1985.

213.Wilson CL, Wong LM, Chua H, et al: Bleeding from cavernous angiomatosis of the rectum in Klippel-Trénaunay syndrome. Report of three cases and literature review. Am J Gastroenterol 96: 2783–2788, 2001.

214.Duque JM, Muñoz-Navas M, Betes MT, et al: Colonic involvement in the Klippel-Trénaunay-Weber syndrome. Rev Esp Enferm Dig 92:44–45, 2000.

215.Gandolfi L, Rossi A, Stasi G, et al: The Klippel-Trénaunay syndrome with colonic hemangioma. Gastrointest Endosc 33:442–445, 1987.

216.Bataller R, Sans M, Escorsell A, et al: Esophageal variceal bleeding caused by hypoplasia of the portal vein in a patient with the Klippel-Trénaunay syndrome. Am J Gastroenterol 93:275–276, 1998.

217.Brown R, Ohri SK, Ghosh P, et al: Case report. Jejunal vascular malformation in Klippel-Trénaunay syndrome. Clin Radiol 44:134–136, 1991.

218.Telander RL, Kaufman BH, Gloviczki P, et al: Prognosis and management of lesions of the trunk in children with Klippel-Trénaunay syndrome. J Pediatr Surg 19:417–422, 1984.

219.Yeoman LJ, Shaw D: Computerized tomography appearances of pelvic haemangioma involving the large bowel in childhood. Pediatr Radiol 19:414–416, 1989.

220.Vazquez-Sequeiros E, Sorbi D, Kamath PS, et al: Klippel-Trénaunay syndrome: Role of EUS. Gastrointest Endosc 54:660–661, 2001.

221.Lehmann TG, Dux M, von Herbay A, et al: Klippel-Trénaunay syndrome with involvement of the rectum. Surgical therapy after interventional radiologic preparation. Chirurg 71:228–233, 2000.

222.Myers BM: Treatment of colonic bleeding in Klippel-Trénaunay syndrome with combined partial colectomy and endoscopic laser. Dig Dis Sci 38:1351–1353, 1993.

223.Azizkhan RG: Life-threatening hematochezia from a rectosigmoid vascular malformation in Klippel-Trénaunay syndrome: Long-term

palliation using an argon laser. J Pediatr Surg 26:1125–1128, 1991.
224.Garteiz D, Robledo F, de la Fuente M, et al: Klippel-Trénaunay syndrome. Rev Gastroenterol Mex 64:181–185, 1999.
225.Taïeb S, Rolachon A, Cenni JC, et al: Effective use of argon plasma coagulation in the treatment of severe radiation proctitis. Dis Colon Rectum 44:1766–1771, 2001.
226.Deitel M, Vasic V: Major intestinal complications of radiotherapy. Am J Gastroenterol 72:65–70, 1979.
227.Cho KH, Lee CK, Levitt SH: Proctitis after conventional external radiation therapy for prostate cancer: Importance of minimizing posterior rectal dose. Radiology 195:699–703, 1995.
228.Kennedy M, Bruninga K, Mutlu EA, et al: Successful and sustained treatment of chronic radiation proctitis with antioxidant vitamins E and C. Am J Gastroenterol 96:1080–1084, 2001.
229.Coia LR, Myerson RJ, Tepper JE: Late effects of radiation therapy on the gastrointestinal tract. Int J Radiation Oncology Biol Phys 31:1213–1226, 1995.
230.Gul YA, Prasannan S, Jabar FM, et al: Pharmacotherapy for chronic hemorrhagic radiation proctitis. World J Surg 26:1499–1502, 2002.
231.Lucarotti ME, Mountford RA, Bartolo DC: Surgical management of intestinal radiation injury. Dis Colon Rectum 34:865–869, 1991.
232.Tagkalidis PP, Tjandra JJ: Chronic radiation proctitis. ANZ J Surg 71:230–237, 2001.
233.Johnson RJ, Carrington BM: Pelvic radiation disease. Clin Radiol 45:4–12, 1993.
234.Varma JS, Smith AN, Busuttil A: Correlation of clinical and manometric abnormalities of rectal function following chronic radiation injury. Br J Surg 72:875–878, 1985.
235.Varma JS, Smith AN, Busuttil A: Function of the anal sphincters after chronic radiation injury. Gut 27:528–533, 1986.
236.Talley NA, Chen F, King D, et al: Short-chain fatty acids in the treatment of radiation proctitis: A randomized, double-blind, placebo-controlled, cross-over pilot trail. Dis Colon Rectum 40:1046–1050, 1997.
237.Sasai T, Hiraishi H, Suzuki Y, et al: Treatment of chronic post-radiation proctitis with oral administration of sucralfate. Am J Gastroenterol 93:1593–1595, 1998.
238.Wurzer H, Schafhalter-Zoppoth I, Brandstätter G, et al: Hormonal therapy in chronic radiation colitis. Am J Gastroenterol 93:2536–2538, 1998.
239.Warren DC, Feehan P, Slade JB, et al: Chronic radiation proctitis treated with hyperbaric oxygen. Undersea Hyperb Med 24:181–184, 1997.
240.Woo TC, Joseph D, Oxer H: Hyperbaric oxygen treatment for radiation proctitis. Int J Radiat Oncol Biol Phys 38:619–622, 1997.
241.Brown RB: A method of management of inoperable carcinoma of the bladder. Med J Aust 1:23–24, 1969.
242.Roche B, Chautems R, Marti MC: Application of formaldehyde for treatment of hemorrhagic radiation-induced proctitis. World J Surg 20:1092–1095, 1996.
243.Counter SF, Froese DP, Hart MJ: Prospective evaluation of formalin therapy for radiation proctitis. Am J Surg 177:396–398, 1999.
244.Seow-Choen F, Goh HS, Eu KW, et al: A simple and effective treatment for hemorrhagic radiation proctitis using formalin. Dis Colon Rectum 36:135–138, 1993.
245.Saclarides TJ, King DG, Franklin JL, et al: Formalin installation for refractory radiation-induced hemorrhagic proctitis. Dis Colon Rectum 39:196–199, 1996.
246.Jensen DM, Machicado GA, Cheng S, et al: A randomized prospective study of endoscopic bipolar electrocoagulation and heater probe treatment of chronic rectal bleeding from radiation telangiectasia. Gastrointest Endosc 45:20–25, 1997.
247.Taylor JG, DiSario JA, Buchi KN: Argon laser therapy for hemorrhagic radiation proctitis: Long-term results. Gastrointest Endosc 39:641–644, 1993.
248.Carbatzas C, Spencer GM, Thorpe SM, et al: Nd:YAG laser treatment for bleeding from radiation proctitis. Endoscopy 28:497–500, 1996.
249.Taylor JG, DiSario JA, Bjorkman DJ: KTP laser therapy for bleeding from chronic radiation proctopathy. Gastrointest Endosc 52: 353–357, 2000.
250.Kaassis M, Oberti F, Burtin P, et al: Argon plasma coagulation for the treatment of hemorrhagic radiation proctitis. Endoscopy 32:673–676, 2000.
251.Villavicencio RT, Rex DK, Rahmani E: Efficacy and complications of argon plasma coagulation for hematochezia related to radiation proctopathy. Gastrointest Endosc 55:70–74, 2002.
252.Silva RA, Correia AJ, Dias LM, et al: Argon plasma coagulation therapy for hemorrhagic radiation proctosigmoiditis. Gastrointest Endosc 50:221–224, 1999.
253.Sousan EM, Mathieu N, Roque I, et al: Bowel explosion with colonic perforation during argon plasma coagulation for hemorrhagic radiation-induced proctitis. Gastrointest Endosc 57:412–413, 2003.
254.Swaroop VS, Goustout GJ: Endoscopic treatment of chronic radiation proctopathy. J Clin Gastroenterol 27:36–40, 1998.
255.Cohn SM, Bickston S: Radiation injury in the gastrointestinal tract. In Yamada T (ed): Textbook of Gastroenterology. Philadelphia, Lippincott Williams & Wilkins, 2003, pp 2760–2771.
256.Flobert C, Cellier C, Landi B, et al: Gastrite hémorragique sévère d'origine radique. Gastroenterol Clin Biol 22:232–234, 1998.
257.Grover N, Johnson A: Aminocaproic acid used to control upper gastrointestinal bleeding in radiation gastritis. Dig Dis Sci 42:982–984, 1997.
258.Morrow JB, Dumot JA, Vargo JJ: Radiation-induced hemorrhagic carditis treated with argon plasma coagulator. Gastrointest Endosc 51:498–499, 2000.
259.Yeung YP, Ho CM, Wong KH, et al: Surgical treatment of recalcitrant radiation-induced gastric erosions. Head Neck 22:303–306, 2000.
260.Sher ME, Bauer J: Radiation-induced enteropathy. Am J Gastroenterol 85:121–128, 1990.
261.Nguyen N, Antoine JE, Dutta S, et al: Current concepts in radiation enteritis and implications for future clinical trials. Cancer 95:1151–1163, 2002.
262.Cameron AJ, Higgins JA: Linear gastric erosion. A lesion associated with large diaphragmatic hernia and chronic blood loss anemia. Gastroenterology 91:338–342, 1986.
263.Weston AP: Hiatal hernia with Cameron ulcers and erosions. Gastrointest Endosc Clin N Am 6:671–679, 1996.

胃食管反流

Richard I. Rothstein

18

引言 243
内镜技术 244
内镜下缝合和皱褶形成术 244
射频热疗 252
注射和植入治疗 255
胃食管反流病内镜治疗的适应证和禁忌证 258
术前病史和需要考虑的事宜 259
其他少见情况 259
术后护理 260
并发症 260
与腹腔镜手术的比较 260
未来趋势 261
小结 261

引言

胃食管反流病（gastroesophageal reflux disease，GERD）是消化道常见疾病，在美国GERD所消耗的医疗费用是消化道疾病中最高的[1]。尽管大多数人仅是偶尔出现GERD症状，但约有14%的美国人每周至少出现一次GERD症状，高达7%的GERD患者每天有烧心或反酸症状出现[2]。此外，GERD食管外症状，包括咽部炎症、慢性咳嗽和哮喘的发生率也在增加。GERD患者自评症状对生活质量的影响，其评分高于心绞痛或轻度心衰对生活质量的影响[3]。GERD对生活质量的影响与症状的严重程度平行，与糜烂性食管炎和非糜烂性反流病（nonerosive reflux disease，NERD）对生活质量的影响相同[4]。慢性GERD的后果有一定意义，可发展为食管狭窄、肠上皮化生和腺癌[5]。

一定程度的胃食管反流和远端食管酸暴露是正常生理性的，可以无症状。有症状和有合并症的GERD是由于食管的保护机制失调，导致过多的反流物反流入食管远端所致。食管胃连接部（esophagogastric junction，EGJ）的屏障功能是主要的保护因素。另外，食管的酸清除能力、上皮和组织的抵抗力以及反流物的腐蚀性都是GERD发生的重要病理生理学因素[6]。在导致发病的病理生理学因素中，下食管括约肌压力（lower esophageal sphincter pressure，LESP）下降与严重的反流病和糜烂性食管炎相关。食管裂孔疝患者反流的严重程度与疝囊的大小呈正相关[7,8]。

目前，已逐渐认识到一过性下食管括约肌松弛（transient lower esophageal sphincter relaxation，tLESR）可导致食管对酸和胃蛋白酶的暴露增加。与正常对照者相比，GERD患者与反流相关的一过性LESR（tLESR）比例明显增加，食管酸暴露时间也明显延长[9]。对非糜烂性或轻度糜烂性GERD患者来说，tLESR是重要的致病因素，而对于严重食管炎则常有其他因素（食管裂孔疝、食管下端括约肌压力下降）导致酸暴露时间延长[10]。

成功治疗GERD患者应使其症状得到完全缓解，治愈反流性食管炎，使GERD症状得到长期缓解，并防止与GERD相关的并发症发生。此外，理想的治疗应能够降低发病率和死亡率，节省患者和医疗系统的费用。GERD的治疗应强调使食管上皮酸暴露程度最小化以及强化EGJ的抗反流屏障作用。药物治疗主要是抑酸治疗，目前常用的是质子泵抑制剂（proton pump inhibitor，PPI）。手术治疗主要针对EGJ行胃底折叠术。药物治疗和手术治疗的成功率不同，但在临床研究中得到的数据大体一致，而且两种疗法通常都是安全的[11,12]。

药物治疗对于缓解症状、治愈食管炎、维持症状缓解状态以及防止食管狭窄的发生是安全有效的[13,14]。然而，药物治疗通常需要每日给药，这对有些患者可能不容易依从，而且治疗一段时间后可能需要增加药物剂量。此外，尽管抑酸剂对85%～90%的患者可以缓解胃灼热感，但对于许多患者的GERD常见症状反酸，药物治疗效果常较差，从而使药物治疗GERD的整体满意度下降[15]。

对于药物治疗效果不满意或不愿意长期药物治疗的患者，手术治疗是可选择的治疗方法。1956年，Rudolf Nissen首次发表了开腹胃底折叠术的治疗经验，称之为“胃折叠术”。开腹胃底折叠术是最主要的标准手术方式，这种状况一直持续到1991年腹腔镜抗反流术的发明[16]。腹腔镜胃底折叠术具有微创的优点，取代了原来开胸和经腹的手术路径[17]。有经验的外科医师实施的腹腔镜胃底折叠术可使90%的反流症状得到控制，但有多达半数的患者术后10年需要药物治疗来控制复发的症状[11, 12, 18]。

与药物治疗相似，腹腔镜胃底折叠术可以使症状得到缓解，促进食管糜烂愈合，维持症状缓解状态。这项微创手术技术可降低术后并发症的发生率，患者术后恢复快。然而，由于缺乏随机对照研究，很难评价腹腔镜胃底折叠术与其他治疗方法相比的有效性。虽然如此，腹腔镜胃底折叠术对患者生活质量的初期改善还是很显著的，患者通常仅需住院一天和3周的术后恢复。术后恢复包括饮食调节和限制某些活动。腹腔镜胃底折叠术通常是安全的，但5%～8%的患者有新的术后症状出现，如吞咽困难、胃胀气、排气增多、腹泻、打嗝或呕吐[18-20]。极罕见的情况下，可导致死亡，通常与全麻或围手术期间的其他因素有关。另外，腹腔镜手术费用较高，相当于多年药物治疗的费用。在已发表的关于GERD手术治疗与药物治疗成本效益的比较研究中，并未将术后并发症和反复手术所消耗的费用计算在内，有可能低估了手术治疗的真实成本[21-24]。在社区医院进行的GERD手术治疗常难以取得与在有丰富经验的著名研究中心所做手术一样的满意疗效，医生在做出个体化治疗建议时应该考虑到这一点[25]。

除了药物治疗与手术治疗，现在又出现了改良的内镜下治疗，成为治疗GERD的新选择。内镜治疗主要针对门诊患者，该方法比腹腔镜胃底折叠术的创伤性小，治疗时仅需对患者进行清醒镇静，而且患者恢复快。GERD患者应用该方法治疗可长期获益。内镜治疗也可以视为“桥梁治疗”，因为接受了内镜治疗的患者如果仍有症状或症状复发，还可以接受药物治疗或手术治疗。目前，这些内镜下抗反流治疗仍在改良中，大多数初步研究报道了轻度GERD患者治疗后短期随访症状缓解的情况。目前在这些内镜治疗的新技术方面已发表的研究文章仅有几篇，其中包含一篇假性对照的试验研究。虽然有些研究数据已经以摘要的形式发表出来，但含有足够大样本数量的研究、意向治疗人群的分析研究以及能够有效阐明治疗效果的研究还很少。

内镜治疗技术可分为3类（表18-1）：

1. 对贲门及食管胃连接处进行缝合和形成皱褶。
2. 对LES进行射频（radiofrequency，RF）治疗。
3. 对食管胃连接部进行注射及植入生物多聚体。

表18-1　胃食管反流病的内镜治疗
缝合和皱褶形成
黏膜下层
Bard EndoCinch
Wilson-Cook 内镜缝合设备
全层
NDO 折叠器
Syntheon 抗反流设备
射频热疗
Curon Stretta
注射及植入治疗
树脂玻璃（PMMA）微球
Boston Scientific 可膨胀性多聚物 Enteryx
Medtronic 水凝胶 Gatekeeper

这些内镜治疗方法有的是可逆的，大多数可以重复进行。这些方法还在进一步研究发展中，它们可以使轻度GERD患者的症状在短期内明显缓解。针对这些设备和技术的长期疗效研究和假性对照研究目前尚在进行当中，将会进一步提供有效的研究依据以便这些技术和设备的广泛应用。

内镜技术

内镜下缝合和皱褶形成术

内镜下缝合和皱褶形成术是通过可曲式胃镜在贲门部放置缝合线或缝合钉。这项技术可以控制GERD症状，针对GERD发病的病理生理学机制，通过改变His角、加长LES或增强其功能或者改变食管胃连接部的“阀门”功能，从而使GERD症状缓解[6]。缝合和皱褶形成术可以重复进行，而且可逆。

Bard EndoCinch

设备

15年前，首个内镜缝合和皱褶形成装置被设计出来，在随后的几年中该设备的应用技术得到了进一步的发展[26-31]。这项早期的设备逐渐发展成为目前已获得美国食品与药品管理局（food and drug administration，FDA）批准的Bard EndoCinch系统（Bard Endoscopic Technologies，Billerica，MA）。目前该装置已在全世界5000多例患者中得到应用。除了治疗GERD之外，内镜缝合装置和技术也被批准用于治疗穿孔、缝合出血部位、固定器械于腔道表面以及在减肥手术时用于改变解剖结构。

Bard EndoCinch 装置包括多个部分（图 18-1），可以通过外套管置入患者体内。缝合仓被固定于胃镜的远端，其内为空腔，可以吸入表面组织。在胃镜操作部分的活检口处安装有一个手柄，可以通过其推动穿刺针经过活检通道完成一次缝合操作。手柄控制着中空穿刺针的前进，3-0单丝缝线的一端系有一个T形金属线垂，线垂和缝线均从中空穿刺针的头端装入中空腔内。通过手柄推动质硬的导丝，将中空穿刺针和线垂穿过被缝合的组织，线垂被缝合仓前端所捕获。由于用于缝合的胃镜远端固定有缝合仓，因此在完成两次缝合之后需要第二台胃镜来收紧缝合线的底部。

最初的装置和操作技术需要使用线结推进器和切线刀导管来进行体外打结和体内切断缝线，这在初期的主要研究中常被研究者所采用。改进后的装置包括一个环和栓，在固定缝线的同时切断缝线。这项技术的进步避免了手工打结，明显减少了每个皱褶形成（需要将两次缝合固定在一起）所需要的时间。

技术[32, 33]

操作与常规胃镜相似，但需要较长时间和较大剂量的镇静剂。咽部喷洒局麻药，并进行清醒镇静。在使用两台胃镜进行胃部折叠术之前，先使用其中的一台进行常规的上胃肠内镜检查。一台胃镜远端固定有缝合仓，另一台胃镜用于开始的观察、穿过导丝、抓紧和切断缝合线。观察完解剖标志后，将导丝通过胃镜置于远端胃，然后撤出胃镜，而导丝保持原位。

将外套管置于直径 15 毫米的 Savary 型食管扩张器上，并循导丝放置于合适的位置。随后，将扩张器和导丝从患者体内撤出，而套管留置原位不动，以作为随后治疗设备工具进出和交换的通道。外套管置于食管上 1/3 处。固定有缝合仓的胃镜通过外套管进入食管，到达食管鳞状上皮和柱状上皮的交界处。

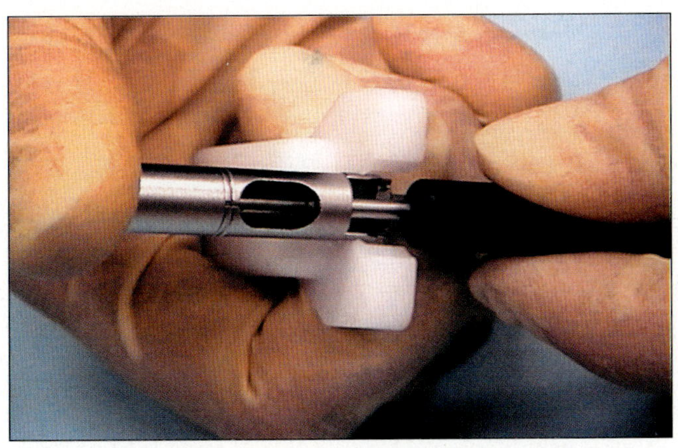

图 18-1　Bard EndoCinch 缝合仓被固定于胃镜的远端。

为了形成皱褶，缝线有不同的排到方式：线形、环形或螺旋形（垂直交叉排列）。通常在一次治疗中预期形成 2 个或 3 个皱褶。环形方式的皱褶形成部位通常在 Z 字形线以下 1 厘米处，分别在 3 点钟、6 点钟和 9 点钟的位置；线形方式的皱褶形成部位通常在 Z 字形线以下 3 厘米、2 厘米和 1 厘米处；螺旋形方式常用于小的食管裂孔疝的治疗，需要形成 4 ~ 6 个皱襏，在食管胃连接处下方 3 厘米至 Z 字形线之间按照上行交叉的顺序排列。

对于上述所有缝合治疗，一旦确定了治疗部位，即将缝合仓固定于黏膜表面，通过附属导管将邻近组织吸入缝合仓的空腔内。10秒钟后下压手柄，使T形线垂和中空穿刺针通过被吸附的组织，然后撤回手柄，T 型线垂就固定于缝合仓的前端。释放吸附的组织，继而释放缝合材料，将内镜从外套管中撤出。将同一个T形线垂再次装入中空穿刺针内，在距离首次缝合部位1 ~ 1.5厘米处再次进行缝合操作，缝合方法同第一次，然后撤出胃镜。缝合线的两端位于体外，可以轻轻进行调整以解除多余的线袢。

现在需要另一台胃镜来完成皱褶形成术。初期的操作技术需要手工完成一半的打结操作，而且需要借助线结推进器将线结推进到黏膜表面。每次完成另一半的打结（共需要 5 次或 6 次）操作都需要反复通过外套管进出胃镜。最后一步是通过胃镜的活检通道撤出线结推进器导管，并插入切线刀导管。循缝线将切线刀导管推向胃黏膜表面，然后快速回拉导管，在黏膜表面附近线结的末端将会被切断。使用初期方法形成一个皱褶的时间约15分钟，而这种拉紧同时切断缝线的新技术使得时间减少到约 5 分钟。目前反复的手工打结，继而不断使用线结推进器和切线刀导管的方法已被一次性同时固定和切断缝线的新技术所代替（图18-2）。其他操作细节将在下文中阐明，包括缝合部位黏膜的烧灼，它可以促进黏膜的附着，有利于延长皱褶的持续时间，减低缝线穿透组织的风险。

临床前数据

一项研究对狗进行了胃缝合和皱褶形成术，证明了早期皱褶形成设备的作用。治疗前和治疗后压力测定显示该方法可以明显增加 LES 压力（治疗后为 13.2mmHg，治疗前为 4.6mmHg）及胃内压（治疗后为 19mmHg，治疗前为 10mmHg）[29]。后来对猪模型进行的研究也得出类似结果，LES压力由治疗前的

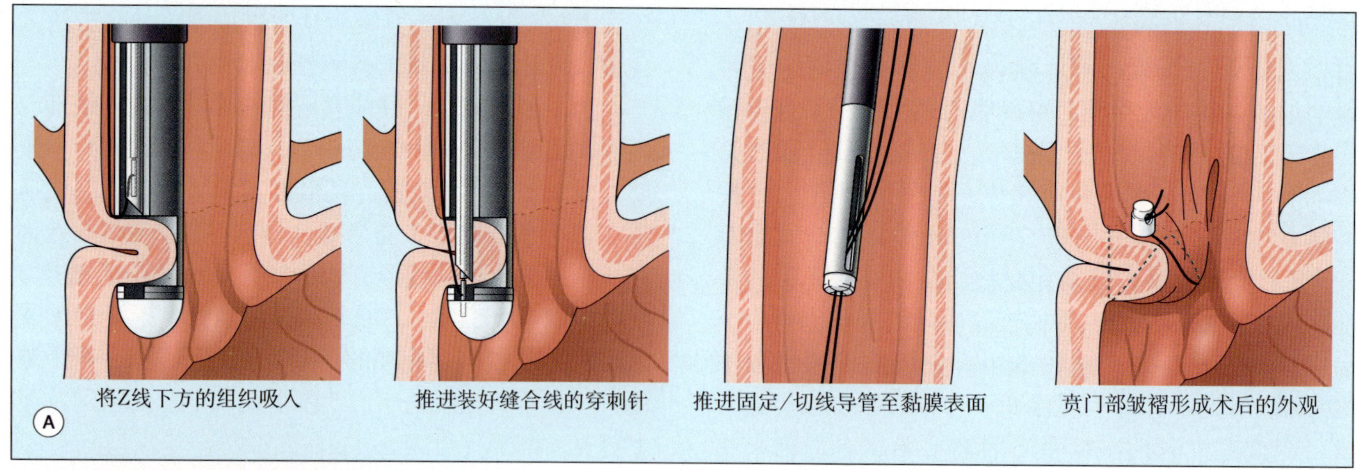

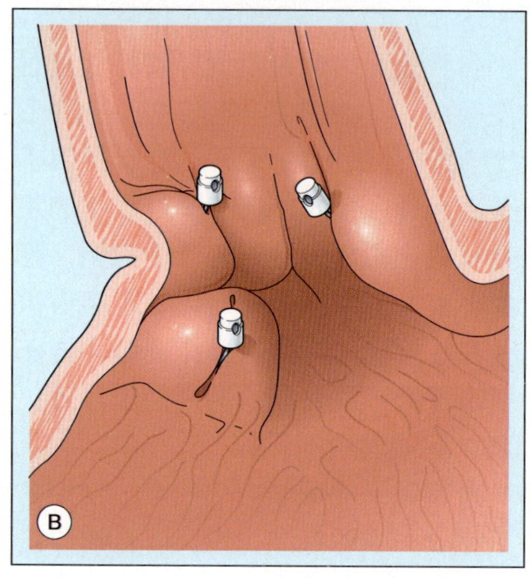

图18-2 A．应用EndoCinch技术进行缝合和皱褶形成术。B．完成了3个EndoCinch皱褶。

3mmHg增至治疗后的6mmHg，括约肌长度从3厘米增至3.75厘米[34]，pH小于4的时间百分比中位数从9.3%降至0.2%。动物实验表明，大多数内镜下缝合的平均深度为2.8毫米（即在黏膜下），短时间吸引和长时间吸引（10秒钟和30秒钟）在缝合深度上无统计学差异[35]。缝合的深度和胃壁的总厚度相关，少数情况下可有透壁缝合。

在新西兰兔动物模型上进行的一项有趣的研究发现，无论缝合深度如何，形成的黏膜皱褶均不会发生皱褶融合[36]。但当浆膜层被缝合在一起时，的确容易发生皱襞融合。这项试验的意义在于它评估了全层透壁缝合对于折叠术的持久性和GERD患者临床结局。

临床经验

早期的一项美国多中心临床试验中包含有提交给FDA批准的8个中心的64例患者[37]。研究结果表明内镜下缝合和皱褶形成术对GERD门诊患者是安全的，随访6个月发现2/3患者的疗效良好。本研究入选标准包括：停用抑酸药物后每周有3次或3次以上烧心症状发作（伴或不伴糜烂性食管炎）；抑酸药物治疗对控制症状有效且需依赖药物治疗；pH监测提示有酸反流存在。排除标准包括：吞咽困难；正在进行药物治疗的非轻度糜烂性食管炎；体重指数大于40kg/m^2；抑酸治疗对控制GERD症状无效；食管裂孔疝长度大于2厘米。治疗成功的标准为：烧心严重程度的积分降低50%以上；应用抑酸药物治疗的次数减少（每月少于4次）。内镜治疗前后患者接受内镜、食管压力测定、动态pH监测、症状严重程度评分和生活质量的评估。患者随机接受线形或环形皱褶形成治疗。治疗前烧心症状积分平均为62.7分，治疗后3个月和6个月分别为16.7分和17分。短期随访发现反流症状积分也明显下降。在LES长度和静息压方面无显著性改善。25%的患者在治疗前有2级食管炎，治疗后6个月，19%的患者仍然存在食管炎。pH≤4的时间、反流总次数以及立位pH≤4的时间在治疗后6个月也明显改善。但是，患者症状的改善与食管炎和pH监测改善的程度不平行。治疗后6个月患者的生活质量也明显改善。线形和环形缝合治疗的疗效无明显差异。最重要的是，治疗6个月后62%的患者应用抑酸剂的次数每月小于4次，可认为内镜治疗是成功的。

不良反应事件包括咽喉炎（31%）、呕吐（14%）、腹痛和/或胸痛（14%～16%）。另外，由于使用大的外套管导致2例患者轻微黏膜撕裂，还有1例患者缝合时出现了轻度的穿孔，给予了短暂的住院保守治疗。

最近有两篇综述[32, 33]对一些公开发表的主要研究和许多小规模研究数据进行了总结（这些研究多以摘要的形式发表）。在这些研究结果中，短期随访的疗效均相似。

在英国和瑞典的一项系列研究中，102例患者接受了线形皱褶形成术，中位随访时间为12周，结果发现烧心症状和pH<4的时间百分比均明显改善。与美国的研究相比，该研究中LES长度和静息张力均得到明显改善[38]。美国一项小规模多中心研究报道了88例来自三级和社区医疗机构的GERD患者接受内镜下环形皱褶形成术的结果。在短期随访中（随访时间未明确），85%的患者烧心症状完全消失，6%发作次数<3次/周，9%无改善，反流症状90%得到改善，74%的患者完全停用了控制反流症状的药物，17%的患者偶尔需要药物治疗[39]。在Mayo中心的报道中治疗效果略差。总计23例患者，平均随访时间为6.7个月，24% 的患者接受了再次皱褶形成术治疗，说明初次治疗失败。虽然约2/3患者反流症状部分或全部缓解，但只有20%的患者完全停止了抗反流药物治疗[40]。

位于南澳大利亚Adelaide的研究小组进行了进一步的研究[41]，他们对15例症状性GERD患者进行了治疗，在鳞柱状上皮交界处下方1厘米处进行了2次环形皱褶形成术。内镜缝合治疗6个月后，患者24小时食管酸暴露时间从9.6%降至7.4%，在1年后的随访中仍保持这一疗效。7例患者（47%）在治疗后6个月和12个月完全停止了药物治疗。这项研究还表明，37%的患者一过性下食管括约肌松弛明显改善，LES压力从4.2mmHg升至6.2mmHg。

其他一些研究者报道的短期随访也得到了相似的临床结果[42-44]。

2年随访结果

关于这项技术的效价比需要分析其长期的疗效。美国一项多中心初步研究对33例患者随访2年，发现患者烧心症状的严重程度和频率均明显改善[45]，但是反流症状无明显的改善。25%的患者完全停用了抑酸药物治疗，28% 需要小剂量的抑酸药物控制反流症状。其余患者（41%）还需要初始剂量的抑酸治疗或者接受了胃折叠术（2例）。在另一项类似的报道中，23例患者接受了2年随访，仅有22%的患者停止应用抗酸药物治疗[46]。30%的患者需要药物治疗的剂量低于原剂量的50%。其余11例患者一半以上时间需要抑酸药物治疗或接受了抗反流手术治疗。需要强调的是，在这些来自队列研究的结果中，患者接受内镜治疗时研究者尚处在学习和熟悉本项操作技术的初期阶段，因此更多的经验（包括皱褶形成的最佳位置和数量）可能会进一步改善内镜下皱褶形成术的长期治疗效果。美国一项多中心队列研究对85例接受了1～3次皱褶形成术治疗的患者随访了2年[47]，51%的患者无或偶尔有GERD症状；41%的患者停用了PPI治疗，15%应用PPI治疗的次数小于1次/周。68例患者（80%受试者）的酸暴露时间从治疗前的9.4%降至治疗3～6个月后的5.8%，39%的患者pH值正常。

技术改进

为了延长EndoCinch内镜缝合治疗疗效持续时间和改善临床效果，Indianapolis的研究者随机对接受该手术的患者在手术前对胃黏膜进行了烧灼处理[48]。有一半患者在接受标准手术前于小弯侧2厘米的范围给予25瓦的双极电烧灼治疗，另一半的患者接受标准内镜手术治疗。研究结果表明，烧灼组的临床效果和皱褶持续时间要优于标准治疗。但是这一技术还需要进一步的研究。

螺旋缝合是最初线形缝合及环形缝合方法的改进，该方法可以在胃的上部覆盖更大面积，对于中等大小的食管裂孔疝疗效更好。缝合位置起于鳞柱状上皮交界的远端，围绕近端胃呈螺旋状上升缝合。虽然一些报道认为螺旋状缝合比其他传统的缝合形式更有优势[49]，但是最近一项前瞻性研究并未发现任何一种缝合形式优于其他缝合形式[50]。

假性对照试验

最近完成了关于EndoCinch的假性对照、随机、盲法单中心试验[51]，其入选标准为：年龄超过18岁、每周至少3天有GERD症状、需要每日依靠PPI或H_2受体拮抗剂控制症状。停用PPI或H_2受体拮抗剂后行24小时pH监测，pH ≤ 4的时间超过4%的酸反流性疾病入选。排除标准：食管压力测定时发现食管蠕动异常、严重食管炎（超过LA分级B级）、食管裂孔疝的长度超过3厘米、食管狭窄、吞咽困难、既往胃食管或胸腔手术史、同时存在美国麻醉师学会（American Society of Anesthesiologists，ASA）分级标准≥3级的疾病。妊娠期或准备怀孕的妇女也排除在外。

假性治疗患者的准备和步骤与真正治疗几乎一样，给予静脉清醒镇静，放置口食管套管，应用类似EndoCinch的设备，“治疗”过程中的对话都与真正治疗一样。试验采用盲法，只有操作者及助手知情，患者和操作前后协助对患者进行干预的研究人员均不知情。

随访3个月后发现，EndoCinch治疗组烧心频率缓解情况明显好于假性对照治疗组（69% *vs* 31%，*P*=0.03）。烧心症状的严重程度、反酸或不适的积分在两组中无显著性差异（81% *vs* 50%，53% *vs* 56%，75% *vs* 50%）。胃缝合术后的患者有75%停用了每日的抑酸治疗，而假性治疗组只有25%（*P*＝0.01）。但在停用所有抑酸药物方面，二组无显著性差异（56% *vs* 25%）。EndoCinch治疗组酸暴露时间较假性治疗组明显改善（pH差异：- 4.0 *vs* +1.0，*P*=0.03），但是治疗组中只有2例（12.5%）酸暴露时间恢复正常。治疗组和假性治疗组在LESP和生活质量的改善方面均无显著性差异。

本研究强调了假性治疗反应率的重要意义，而且还需要足够大样本量的随机对照试验来阐明这项新颖的内镜治疗GERD措施的疗效。

Wilson-Cook缝合系统

设备

另一个黏膜下缝合设备——Wilson-Cook内镜缝合设备（Wilson-Cook Medical，Winston-Salem，NC）最近被FDA批准。可弯曲缝合（Sew-Right）和打结器（Ti Knot）设备（图18-3）通过附属通道固定在可曲式视频内镜上，不需要口食管外套管。Sew-right设备直径为5.2毫米，应用双针系统形成连续的缝合线袢。通过控制手柄上的切换键来选择左右针。组织被吸入设备的末端后，使用其中一个缝合针进行缝合。组织吸附通过工具手柄的真空口来完成。松开吸附的组织，旋转设备可以使相邻的组织被吸入，再使用另一个缝合针进行缝合。两个缝合针分别牵住固定于聚酯编织缝线末端的金属环，随着缝合装置从附属通道中退出，将缝线末端也带出附属通道。与EndoCinch技术相似，Ti Knot设备也可以使用收紧器来同时固定和切断缝线。应用EndoCinch技术，每次缝合需要10～15分钟。目前尚缺乏可以说明Wilson-Cook装置能够成功缝合和形成皱褶的临床前以及临床经验。

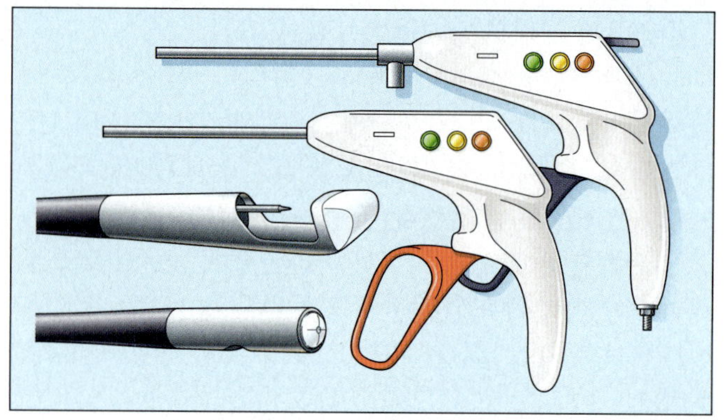

图18-3　Wilson-Cook内镜缝合设备：Sew-Right和Ti-Knot设备。

操作过程和技术

这一过程与Bard EndoCinch相似。对患者进行清醒镇静，然后进行常规内镜检查，观察胃的解剖结构。外置附属通道固定于内镜柄上，随胃镜一起送入胃内。通过附属通道将可弯曲的Sew-Right设备送至贲门，其上附有可以选择右侧针的切换键。在直视下，以胃食管交界处为中心，将组织吸入该设备的末端进行缝合。组织被吸入后，通过手柄将右侧针刺穿组织，针头将会抓住固定于设备末端的系有缝线的金属环，随着缝合针退回到静息位置，金属环和缝线也被带到静息位置。吸附的组织被释放后，旋转切换键，开始应用左侧针进行第二次缝合。在距离初始缝合位置1.5厘米处，将第二个部位的组织吸入Sew-Right设备的末端，操纵手柄使用左侧针将组织缝合。

两次缝合部位的末端都进入Sew-Right设备后，将缝合装置通过附属导管小心撤出，这样就在胃的近端缝合了两个部位，切断并固定缝线的末端后就形成了皱褶。撤出的缝合线固定于Ti-Knot设备。与EndoCinch过程相似，Ti-Knot设备从外置附属导管进入胃内，固定和切断缝线于胃黏膜表面。操纵Ti-Knot设备的手柄，圆柱状收紧器固定并切断缝线末端，释放该设备，撤出导管（图18-4）。通过Sew-Right和Ti-Knot设备可以重复进行线形和环形缝合。每次缝合需要15分钟左右。为了获得最佳疗效所需的缝合次数和皱褶的位置尚未达成共识。

临床前数据

在早期的动物实验中，该设备可用来缝合胃的黏膜下层。在猪模型中，于基线期行胃镜和超声胃镜检查，在贲门近端进行缝合后3周再次行胃镜和超声胃

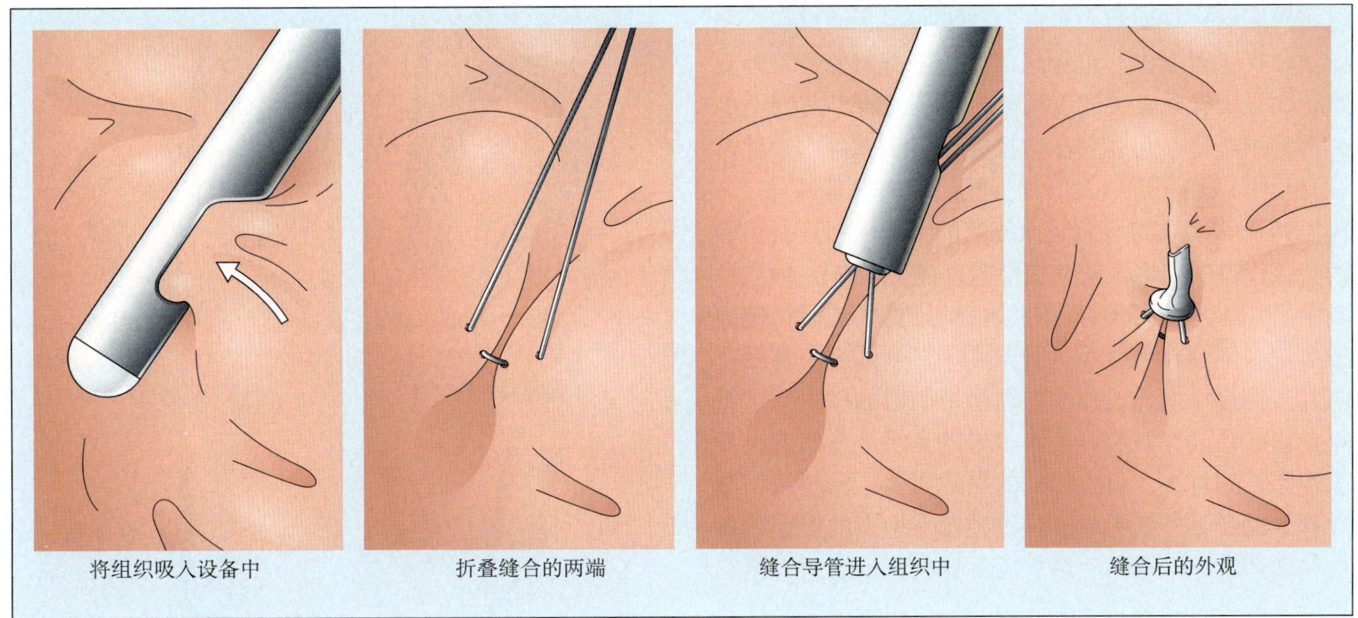

图 18-4 Wilson-Cook 内镜缝合设备对胃进行缝合的技术。

镜检查[52]。研究者发现，紧邻缝合部位的食管胃连接处局部的黏膜固有层增厚。体内实验可以发现环形平滑肌肥大，这一发现已通过体外组织学检查得到证实。

临床数据

虽然已有一小部分患者通过 Wilson-Cook 设备进行了治疗，但尚无公开发表的关于该设备治疗GERD患者疗效的文献。

NDO 折叠器

设备

NDO 折叠器（NDO Surgical，Mansfield，MA）是将贲门近端进行浆膜 - 浆膜全层缝合的一种设备（图 18-5）。最近在美国已经通过多中心临床试验[53]，FDA已批准其用于抗反流治疗。在一项决定性开放标记试验中，最早NDO设备是通过食管外套管进行放置的，直径5.9毫米的可视胃镜通过该设备的中心插入，以直视贲门部，进行折叠治疗。近年来，该设备不再需要外套管，但仍需要儿科可视胃镜来观察术野。NDO设备经再处理后可以重复使用，配备了一次性使用的缝合用的植入工具。

在 NDO 设备的手柄上装有控制器，可以操纵设备杆远端操作臂的打开和关闭，还可以展开预置的植入物。该设备的中心有一个不锈钢螺旋形组织牵引器，组织可以进入其中进行折叠治疗。植入片上系有

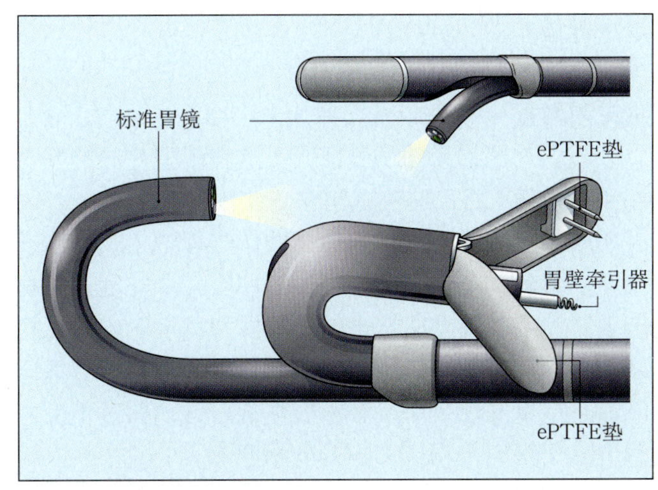

图 18-5 NDO 折叠设备。

2-0聚丙烯和聚四氟乙烯垫，固定于该设备的臂部。近期的操作系统将植入片置入一次性的贮存器中。该设备的置入管为 45Fr。

操作和技术

患者的准备同常规胃镜检查，给予清醒镇静，取左侧卧位。首先进行常规食管胃十二指肠的小口径内镜检查，观察其边界及食管裂孔疝的大小。对于大多数GERD的内镜治疗，目前推荐该方法仅用于食管裂孔疝小于2厘米的患者。通过胃镜将一根导丝送入胃内，放置在胃的远端，撤出胃镜。在这项决定性研究中，应用了外套管，将Savary型扩张器送入胃内，通

过该扩张器将导丝送入胃内。在NDO设备通过前，将导丝和扩张器撤出。近年来，操作不再需要食管外套管，而是将导丝直接放置到胃内。通过NDO缝合器中心部的中空管，可以将小口径的胃镜送到胃内，翻转镜身后可以观察近端贲门处折叠治疗的目标区域。

NDO设备逐渐下行进入充气的胃内，用控制手柄翻转该设备的末端，使其在胃镜直视下（图18-6）。在确定了位于近端胃前部折叠治疗的目标区域后，螺旋形组织牵引器在食管胃连接部约1厘米处进入到固有肌层。在这一操作过程中，组织牵引器的作用非常重要。它抓住固有肌层，使整个胃的全层进入到该设备末端张开的臂中。目标组织的黏膜扭曲，深层组织被导管末端及其外壳抓住。通过控制手柄上的操作装置控制两个臂的开与关，被螺旋导管抓住的近端胃组织也进入两个臂之间。两个臂关闭后，用一根事先打好结的细线将组织进行折叠，位置恰好在食管胃连接处下方。组织牵引器松开，退回到导管。随后，两个臂放开被折叠的组织。有时需要变换内镜的位置以更好地进行操作。

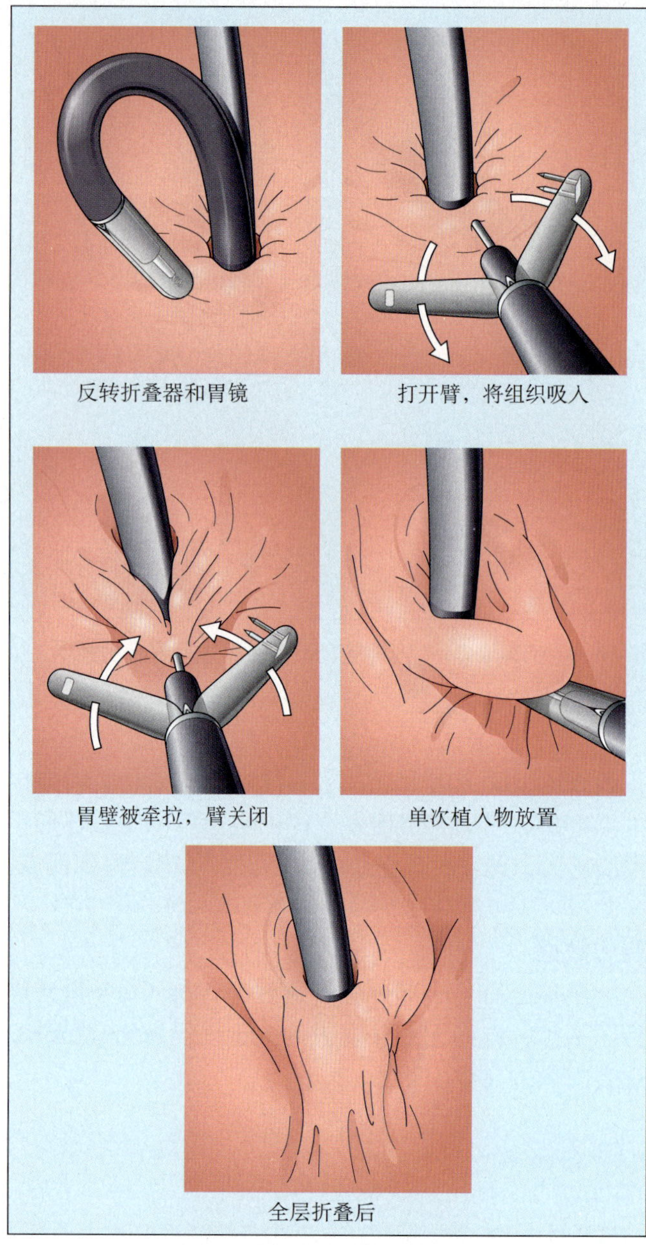

图 18-6　NDO 折叠技术。

临床前数据

已有一些临床前试验证明了这种新型疗法的安全性和有效性[54,55]。这些试验在一些小猪身上进行，为了观察其全层缝合的特点，在操作过程中用腹腔镜进行同步观察。对这些动物随访了12周，未发现并发症出现。为了观察全层缝合的有效性和测定胃内植入物最适当的放置位置，应用了体外猪胃模型来监测胃内压力，结果发现全层折叠术后食管的直径保持不变，但可以使胃内平均压力增高 8 倍左右。

临床数据

印度对6例GERD患者进行了该方法治疗的先导性研究[56]。这些患者有反流症状，对抑酸治疗反应良好，远端食管酸暴露异常。平均操作时间为21分钟。治疗后 6 个月，6 例患者中的 5 例不再需要抑酸药物控制 GERD 症状。治疗后 12 个月，患者 GERD 症状评分及生活质量明显改善。

后来进行了一项开放标记的决定性研究，共有 7 个医疗中心的 64 例 GERD 患者参加[53]。这些患者有慢性烧心症状，需要依靠抑酸药物治疗，并且抑酸治疗后症状可以得到控制。排除标准为：食管裂孔疝直径超过 2 厘米；严重的食管炎（Savary-Miller>3 级）；食管存在肠上皮化生（Barrett食管）。所有患者都进行了一次折叠（平均操作时间 17.2 分钟）。随访 6 个月发现，67%的患者症状评分明显改善，74%的患者不再需要 PPI 治疗。短期随访发现仅有 30% 的患者 pH 恢复正常，与其他内镜疗法的结果相似。治疗后未发现食管压力的改变。随访12个月，70%的患者仍不需要应用PPI治疗。该治疗的副作用包括：咽炎（41%）、腹痛（20%）、胸痛（17%）、胃肠道不适（17%）、嗳气（14%）、吞咽困难（11%）和恶心（6%）。严重的副作用为2例患者在治疗过程中出现呼吸困难。为了避免食管套管对气管的压迫，1 例患者需要气管插管。1例患者发生了气胸，通过保守治疗后好转。2例患者发生了气腹，其中1例行腹腔镜探查，未发现穿孔，另1例患者有明显的胃撕裂，内镜下用内镜夹进行了修补，术后给予抗生素治疗。第1例患者可能是因为充气后胃内压升高，气体通过折叠时的针孔进入腹腔内，第2例患者可能是因为第一代仪器的两个臂对胃的创伤所致。现在，仪器的两臂已用柔软的膜包裹，未再发生两臂对胃造成损伤的事件。

目前尚未进行假性对照试验。在NDO先导性试验中，仅进行一次折叠治疗，后来的研究将着重于将一次折叠与多次折叠进行对比。NDO折叠治疗中，一次折叠治疗的时间（平均为17分钟）短于传统的Bard EndoCinch或Wilson-Cook内镜缝合过程（假设每个疗程至少进行两次折叠）。初期NDO设备存在一些重要的安全问题，应在最新版本中通过设计改进予以消除。

Syntheon缝合设备

设备

Syntheon抗反流设备（anti-reflux device, ARD）（Syntheon/ID, Miami, FL）是另一种全层缝合折叠器，目前正在进行多中心开放标记临床试验。该设备通过导丝进入胃内，标准胃镜从缝合设备旁边进入胃，而不是像NDO那样从设备中央进入。折叠器将金属钛植入物放入浆膜层附近（图18-7）。

技术

应用常规胃镜确定边界，将一根导丝放入胃的远端后，撤出胃镜。将半弯曲的设备固定在导丝上，并注意保持方向的正确（长臂对着舌部），折叠设备的远端放入胃内。将胃镜重新放入胃内，翻转镜身可以看到折叠设备，将折叠设备撤至贲门部，打开两臂，从胃镜活检孔进入的组织牵引器将胃组织拉入两臂之间。该设备的手柄很容易操作，独立于胃镜。首先要确定治疗的目标部位在胃底和胃小弯之间贲门前壁的位置。组织牵引器独特的弯曲吊钩可以很容易抓取目标治疗部位。ARD设备的两臂关闭，使用金属纽扣，再打开两臂，释放金属纽扣。关闭两臂，将缝合设备撤出（如果将圈套器放于关闭的装置两臂之间，保持向上靠着胃镜远端将会使操作更加容易）（图18-8）。

临床数据

实施该治疗的时间与NDO折叠术类似，同样，在决定性试验中仅实施一次折叠。初始试验已快完成，正等待其研究结果，以评价其安全性。一项假性对照试验也正在设计中，将随访初步的安全性和疗效评价。

其他缝合和折叠设备

一些研究者报道了采用经皮内镜胃造口术的两个孔所进行的腔内经胃瓣膜成形术，该方法是对胃贲门部进行的微创手术[57,58]。在最初的动物实验中，经口应用常规胃镜，观察治疗的边界，帮助确定胃造瘘口的部位。将胃镜撤出后，在腹腔镜指引下将60Fr的腔内套入器通过造瘘口。这一设备在鳞柱状上皮交界处将组织拉入腔内，做成胃内环周的乳头状活瓣（图18-9）。

这一全层瓣膜通过8个可生物降解钉进行固定，每1/4周放置2个。在对狒狒的试验中，经过6个月的随访，未发现吞咽困难、体重减轻或其他明显的副作用。治疗6个月后，对12只狒狒的内镜随访发现，尽管不足一半的钉子完好无损，但在所有动物中可观察到多数钉子植入组织中，具有乳头形活瓣。术后总LES长度和腹内段LES长度有所增加，但是不改变LES的静息压力。作者认为经腔瓣膜成形术可以改善LES的功能，在动物模型中耐受性良好。完全经口的技术革新（无需胃造瘘）正在研究中。这将使该技术的创伤性更小，更易被GERD患者所接受。

GERD的其他一些内镜治疗设备也在研究中。一些方法已用于动物模型中，如Olympus Eagle Claw缝

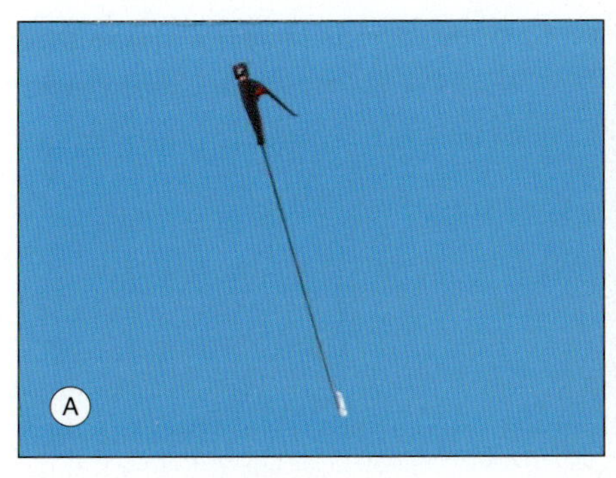

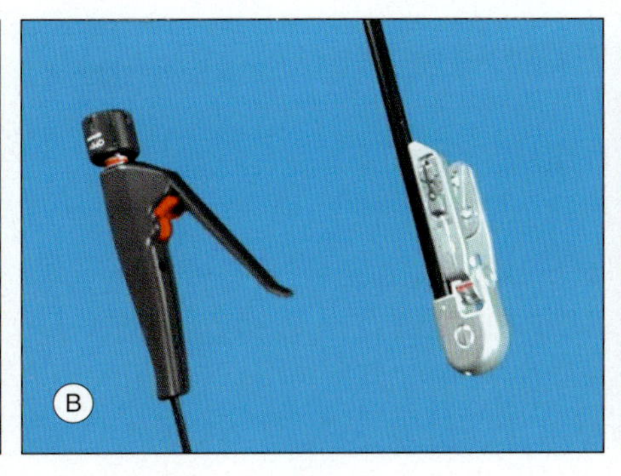

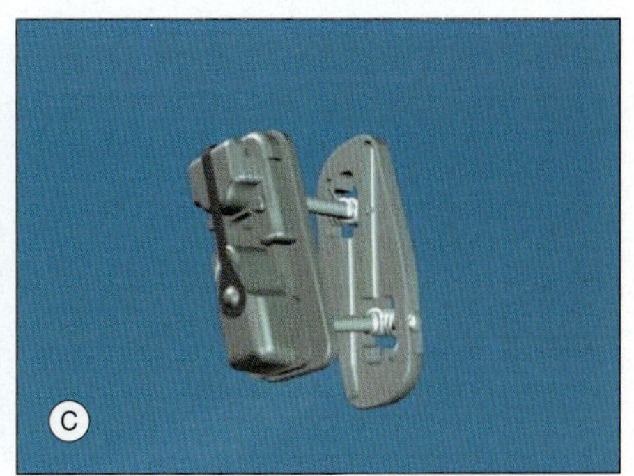

图18-7 A. Syntheon抗反流设备。B. 设备的近端和远端。C. 钛制植入物。

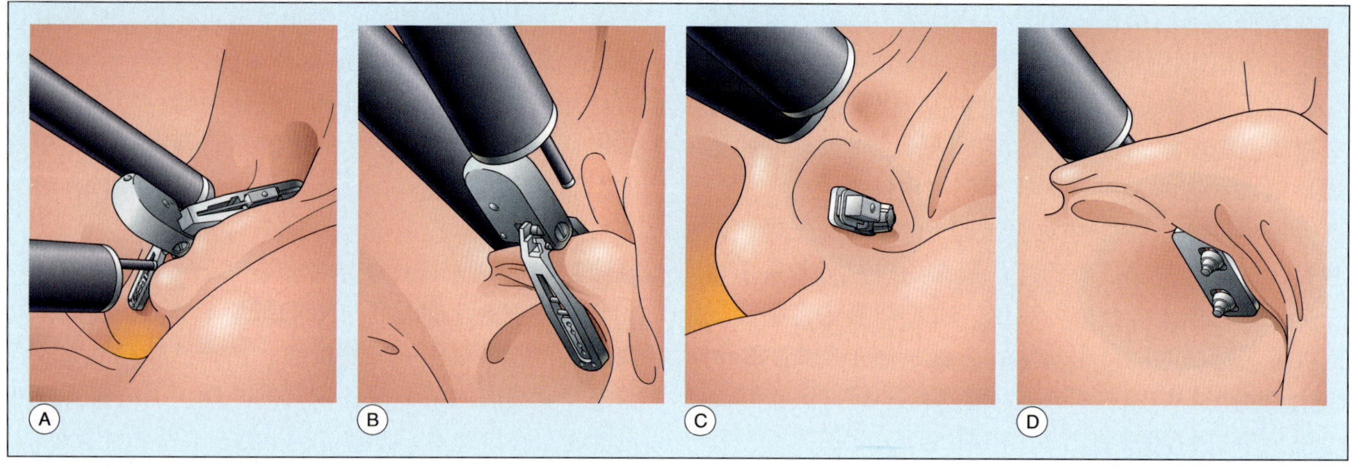

图18-8　A．装置的两臂打开，组织牵引器将组织拉入两臂之间。B．两臂关闭形成全层皱褶。C．植入物的凹入部分。D．植入物的凸出部分。

合系统和一种新型的线形钉合装置[59,60]。还有一些设备正在早期设计阶段。

射频热疗

Curon Stretta

设备

Stretta 系统（Curon Medical, Inc, Sunnyvale, CA）是通过胃镜将低能量的温控射频能量传递到食管胃连接部的固有肌层，从而治疗GERD的一种方法[61]。FDA于2000年批准其应用，目前已有5000多例患者接受了该方法的治疗。Stretta系统采用了一根特别的、一次性使用的直径为 20Fr 的球囊 - 篮导管，其上装有 4 根呈放射状排列的25号弧形镍-钛合金针，长5.5毫米（图18-10）。每个针都有双热电偶温度传感器，以保证向LES肌层释放的能量一致。术中可通过导管上的侧孔注入冷水，用于冷却组织和减轻组织表面的损伤。探条样导管通过导丝送入食管，导丝先进入气囊远端，继而从气囊近端穿出。导管的手柄上有一个“拇指”控制键，用来对针进行控制。手柄与组织吸引器、冷水灌注管以及射频能量发生器相连。

射频单极发生器是计算机控制的模块单元，可以控制射频能量向针电极释放（图18-11），向4个独立的可控通道释放 465kHz，2 ~ 5 瓦的正弦波。这一系统有温度反馈控制系统，如果组织的温度超过100℃，黏膜表面温度超过50℃或者电阻超过1000欧姆，就会停止释放能量。组织加热治疗的目标温度是85℃。

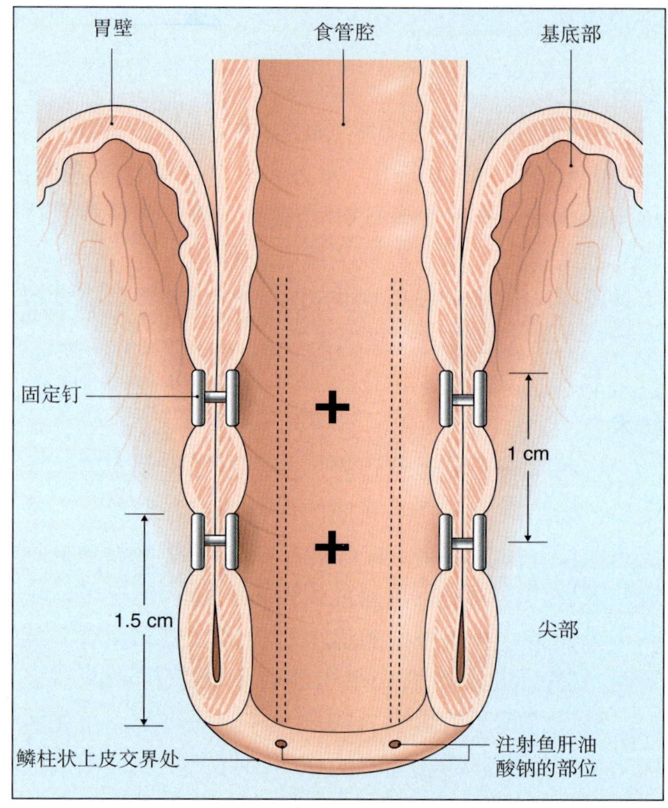

图18-9　腔内活瓣成形术显示套入的胃食管连接部。(Reprinted from Mason RJ, Filipi CJ, DeMeester TR, et al: A new intraluminal antigastroesophageal reflux procedure in baboons. Gastrointest Endosc 45:283–290, 1997, with permission from the American Society for Gastrointestinal Endoscopy.)

操作和技术

Stretta 技术通常用于门诊患者，术前对患者进行清醒镇静。将导管连接到控制模块上，在患者背部放置一个分散电极后，即开始进行常规胃镜检查，以观

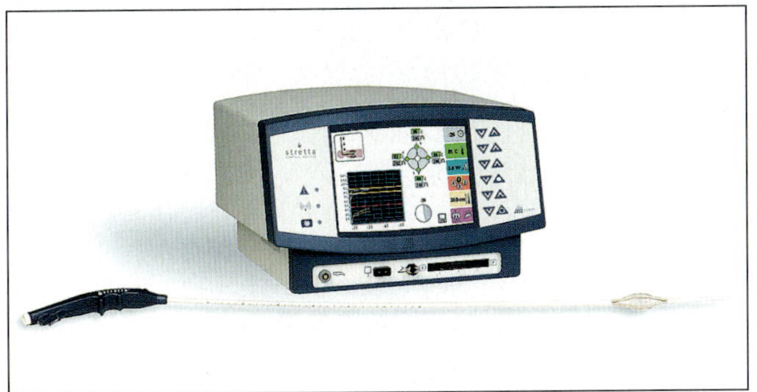
图 18-10 Curon Stretta 导管和射频能量发生器的调控模块。

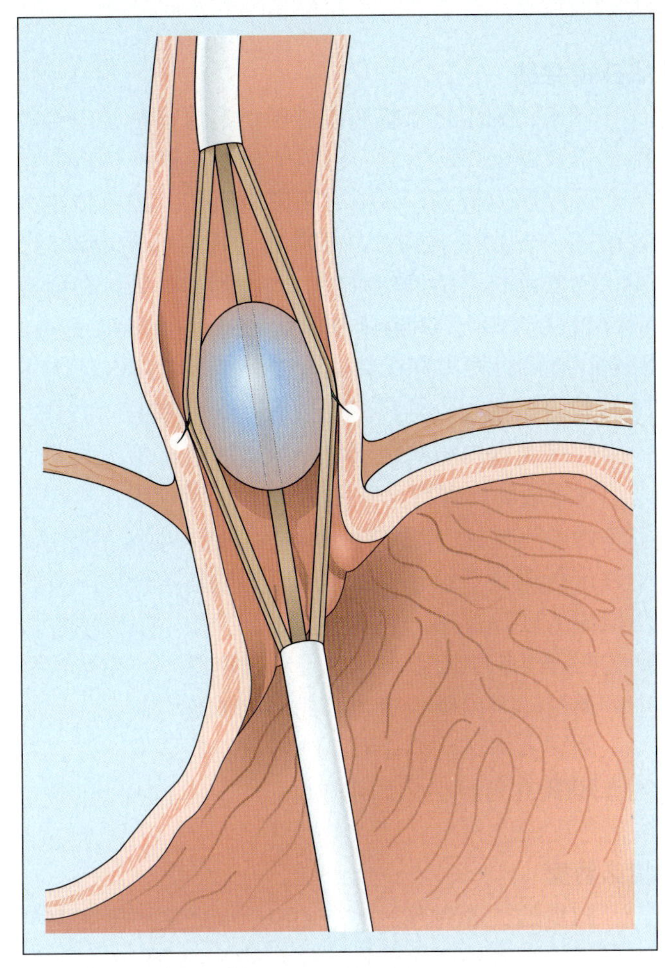
图 18-11 Stretta 技术——放置导管。

察治疗的边界和患者是否有超过3厘米的食管裂孔疝或 Barrett 食管存在（如果存在则不能进行该治疗）。测定从门齿至鳞柱状上皮交界处的距离后，将外径为 0.035 ~ 0.039 英寸的软头导丝通过胃镜送到胃的远端，保留导丝不动，撤出胃镜。然后，治疗导管在导丝引导下置入胃内。撤出导丝，导管的手柄固定于吸引器。射频热疗的第一个部位选在鳞柱状上皮交界处上方1厘米处。气囊充气至压力为2.5psi，将镍针插入食管远端的深部组织。一旦镍针从空气中进入固体肌肉组织，电阻会突然下降。现在，将射频能量传递到每个电极上保持60秒。在黏膜快速加热过程中，减小球囊体积或增加水的流量，以保持组织的温度。传送完能量后，将针回撤，准备下一步治疗。Stretta 全过程为：自鳞柱状上皮交界处上方1厘米至其下方0.5厘米的范围内进行4处肌层内射频凝固治疗，自上而下顺行每隔0.5厘米为一处；贲门部位有两处治疗部位，自下而上逆行进行治疗（图18-12）。顺行治疗时，每处需要镍针射频热疗2次，每个部位相隔45°角。贲门部2次逆行治疗时，每处需要镍针射频热疗3次，气囊一次充气25毫升，另一次充气22毫升。在逆行治疗时需要将导管轻轻牵引。如果导管远端向近端移动超过Z字形线上2厘米，球囊的充气和定位就需要重复进行，以避免近端食管受到热损伤。在第一次或第二次顺行治疗完成后，沿导管旁边再次进镜观察很有帮助，以便核对射频治疗的位置和水平。对剩余的环进行向上或向下的位置调整，以便目标区域能够被恰当地覆盖。在气囊充气时，倾向于将导管向远端移动，不断地进镜观察可以为操作的准确进行提供帮助，有利于调整能量传递的模式以适合于覆盖目标区域。能量传递开始前应将胃镜退出。整个治疗过程需45分钟左右，Stretta 操作的性质是不可逆的。

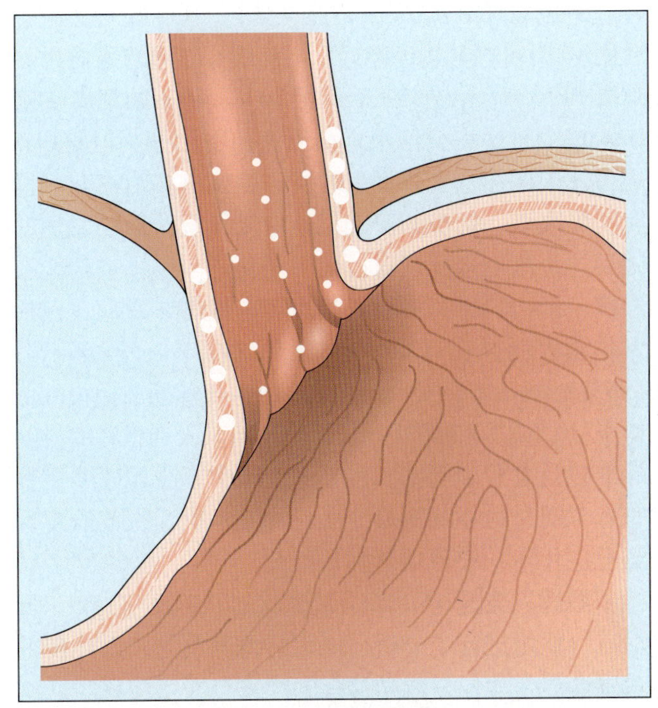
图 18-12 Stretta 技术——病变处的热疗。

临床前数据

应用猪模型进行临床前试验，治疗前给予肉毒杆菌毒素以降低LES压力，射频能量传递到食管胃连接处后可以明显提高LES压力和胃内压[62]。20只猪纳入该研究，于LES区域注射100单位肉毒杆菌毒素后1周，将其随机分为非治疗组（对照组，7只）和射频治疗组（13只）。对照组9周后LES压力下降27%；Stretta治疗组在肉毒杆菌毒素注射后1周LES压力下降与对照组相似，治疗8周后LES压力平均升高21%。两组均接受胃内压测定（胃内压增加是指测压共同通道出现反应和出现胃食管反流事件），治疗组在治疗后75%胃内压增加。3只Yucatan小型猪在射频治疗后6个月进行测定，结果显示LES压力增加了68%，胃内压增加了114%。在一项狗模型的研究中，射频治疗后通过病理组织学检查发现肌层明显增厚[63]。在猪模型中，通过超声内镜检查也有相同的发现[64]。

两项人体试验也证明了动物试验的结果，并且发现tLESR在射频治疗后明显降低[63, 65, 66]。

临床数据

初步的、非对照、多中心Stretta试验的研究对象为有症状且对抗反流药物治疗有效的GERD患者。经过射频治疗后，6个月到1年随访研究发现，所有与GERD相关的参数均明显改善，烧心症状中位数积分从4分降至1分，GERD相关生活质量评分也明显改善（中位数评分从27分降至9分），远端酸暴露中位时间从10.6%降至6.4%[67,68]。在更长时间的随访中，需要PPI治疗者从88.1%降至30%，40%的患者在随访的12个月中完全停用了抗反流药物治疗。但是LES压力并未增加，食管炎患者所占的比例在治疗前后没有明显改变。初步的研究报道中未发现严重并发症，随后的研究也未发现对迷走神经功能和胃排空功能有影响。最初的研究中8.6%的患者有轻度并发症，包括胃黏膜表面损伤（2.5%）、发热（1.7%）、胸部不适（1.7%）、一过性吞咽困难（0.8%）、与镇静剂相关的低血压（0.8%）和麻醉剂过敏（0.8%）。入选患者的排除标准包括食管裂孔疝长度超过3厘米、活动性严重食管炎、明显的吞咽困难、食管胃手术史、长节段食管肠上皮化生、胶原血管病和妊娠。

最近，美国对Stretta开放试验的“有反应”和“无反应”亚组进行了分析，以更好地理解与食管体部的敏感性改变相比，成功治疗的疗效与酸反流减少之间的相关性[69]。有反应组食管酸暴露明显改善，无反应组则无改善。GERD相关生活质量和烧心严重程度评分的改善与酸暴露程度无明显相关性。Stretta治疗效果就在于降低了食管的酸暴露程度，优化这种效果将会取得更好的临床效果。

Stretta设备在2000年上市，美国已有超过5000人接受了该设备治疗。虽然未对这些病例的临床资料进行系统收集，但是对33个医疗机构的558例患者平均8个月的随访发现，患者GERD症状得到明显控制，51%的患者不再需要抑酸药物治疗，患者的满意度高[70]。

其他研究者已发现该方法在无并发症GERD患者治疗成功较高，GERD症状得到明显改善且安全性好[71, 72-74]。有人提议对巨大食管裂孔疝的患者和腹腔镜下Nissen胃底缝合的患者应用改良的Stretta技术进行治疗[75]。

遗憾的是，应用Stretta治疗后有一些穿孔和死亡（3例）的病例报道，但这些病例都发生于该治疗设备上市后不久，尚无其他严重不良反应报道。无论是本项技术，还是其他新治疗手段，在学习和熟练阶段如果能够进行足够的训练会有助于避免今后出现设备相关问题。与其他内镜抗反流治疗相似，总的来讲，Stretta主要用于食管裂孔疝小于2厘米伴有轻度GERD的患者。

假性对照试验

最近，一项假性对照试验对64例GERD患者进行了研究，结果发现治疗6个月后，Stretta治疗组（35例）在控制烧心症状和改善生活质量方面明显优于假性治疗组（29例）[76]。进行假性治疗的患者术前准备与接受射频治疗的患者完全一样，给予镇静剂后，患者行常规内镜检查，将与真导管类似的假导管置于胃内。假导管无镍针，但是治疗时的对话与真治疗一样，以尽可能地模仿真治疗。假性治疗6个月后，如果患者仍有症状则给予真治疗。

有趣的是，在治疗6个月后，虽然患者对Stretta治疗比假性治疗的反应要好（分别为61%和30%；有反应是指GERD相关的生活质量改善超过50%），且烧心症状的改善在治疗组也更好（分别为61%和33%），但在每日用药量的减少和治疗6个月后两组间食管酸暴露程度方面均无显著性差异。这一结果提示GERD内镜治疗可能应主要用于非糜烂性反流病患者（多伴有GERD），这项微创治疗技术治愈糜烂性食管炎的有效性尚无定论。

注射和植入治疗

历史

动物实验

20世纪80年代早期，人们开始设想植入无活性的生物相容性物质用于GERD的治疗。早期的动物实验发现在狗模型中于食管远端注射牛皮胶原和聚四氟乙烯树脂胶有效[77]。大多数狗在注射和植入治疗后一些反流指标得到改善。也在狗模型上进行了hylan胶注射研究，但是发现植入有二甲亚砜（DMSO）的hylan胶与肺的异常发现相关，从而限制了进一步的研究[78]。

临床研究

1988年对10例抗反流药物（包括H_2受体阻断剂、促动力药物和抗酸药物）治疗无效的GERD患者首次进行了牛皮胶注射试验[79]。这些患者内镜下诊断为食管炎或pH监测发现食管远端酸暴露异常。在鳞柱状上皮交界处4个象限及其上下方分别注射牛皮胶，平均注射85毫升。治疗后反流症状和药物用量减少50%～75%，食管酸暴露程度也明显改善。短期治疗效果很好，但是疗效不能维持。在治疗后12个月，大多数反流指标回到治疗前的基础水平，而且大多数患者恢复了药物治疗。内镜下发现有植入物的再吸收。早期治疗有效，但疗效不持久，研究者据此提出了理想植入物标准，即Lehman标准（表18-2）。

随后的研究力图寻找治疗效果持久的植入物。希腊的一项小规模研究发现，聚甲基丙烯酸甲酯（PMMA，Plexiglas）有短期疗效[80, 81]。另一项小规模研究发现聚四氟乙烯（Polytef）也有类似的短期疗效[82]。最近，正在研究乙烯-乙烯醇（Enteryx, Boston Scientific Corp, Natick，MA）和水凝胶生物多聚体（Gatekeeper）治疗GERD的有效性和安全性。Enteryx是一种生物相容性多聚体，植入LES的肌层。Gatekeeper是一种组织相容性水凝胶，植入食管胃连接部上方的黏膜下层。

表18-2　理想植入物的Lehman标准

黏度低（可用5Fr导管、25号针注射）
在植入部位应无生物活性，如有：
无致癌性
无过敏原性
无致免疫性
副作用小
非生物降解
在植入部位保持时间长
廉价
能抵抗机械张力
无菌
弹性及可塑性好
对邻近的肌层无不良反应
不需要冰箱保存

From Lehman GA: The history and future of implantation therapy for gastroesophageal reflux disease. Gastrointest Endosc Clin N Am 13: 157 65, 2003.

树脂玻璃

一项先导性临床试验报道了在黏膜下层注射溶于3.5%牛明胶溶液的PMMA微球[80, 81]。该研究纳入10例GERD患者，纳入标准为患者需要PPI控制反流症状，而且食管酸暴露时间异常。治疗时间为10～30分钟，平均注射容积为32毫升。治疗后患者的随访时间为6个月和14.5个月。结果显示，尽管无1例患者酸暴露时间恢复正常，但是患者GERD症状积分及食管远端酸暴露时间明显改善。短期随访中10例患者中有7例完全停用了抗反流药物治疗。2例患者治疗时发生了一过性胸痛，治疗后无严重并发症发生。治疗6个月后通过超声内镜发现PMMA微球簇环周分散于黏膜下层，少数分布于肌层。这项先导性研究之后没 有关于此药物的进一步临床研究的报道。

Enteryx

设备

生物相容性膨胀型多聚物由8%乙烯-乙烯醇、硫酸钡钽粉以及DMSO溶剂构成。将液体注入组织后，通过与周围组织中的液体进行反应，变成无活性的海绵状物。植入物和DMSO兼容注射针及注射器一起购买。在液体吸入注射器准备注射前，需要不断摇动Enteryx至少10分钟，这样可以使钽粉剂与乙烯-乙烯醇/DMSO溶液充分混合。助手还要继续摇动注射器内剩余的Enteryx，以保证随后注入的注射液也是经过充分混合的悬浮液。注射针需要预先用DMSO冲洗处理。将Enteryx溶液注入准备好的注射器中，通过注射针将导管内几乎装满Enteryx溶液，可弯曲的注射针通过活检孔进入胃内到达注射部位。

操作和技术[83, 84]

患者接受常规胃镜检查，包括监测、准备以及患者知情同意。一些患者可能需要给予预防性抗生素治疗。Enteryx需要应用X线透视检查。给予患者镇静剂，然后进行常规内镜检查，仔细观察解剖学标志，尤其是鳞柱状上皮交界的位置。DMSO注射针直径4毫米，23号，通过内镜到达鳞柱状上皮交界处的黏膜表面。注射针以锐角注入鳞柱状上皮交界处或交界上方，助手将Enteryx溶液以每分钟1毫升的速度缓慢注入。在注射聚合物的过程中可产生热量，所以注射速度必须缓慢。

当注射物注入周围组织后，X线透视检查可以观察到注射的情况。操作者既要通过X线透视检查观察注射的情况，又要观察胃腔内的影像（黏膜下注射或外渗的情况）。如果观察到注射部位太表浅（黏膜下）或者注射物流入腔内，则停止注射。如果在注射了最初十分之几毫升后就可观察到局部出现不透X线区域，则应在同一注射部位继续注射1～2毫升。注射时可能会在胃食管连接部形成弧形，在这种情况下，如果注射部位已形成了弧形，还可以再注射几毫升（图18-13、图18-14）。总的来说，大部分治疗需要环绕胃食管连接部进行多次注射治疗，每次1毫升或更多，目标是总共肌内注射Enteryx 6～8毫升。每次注射完后，需将针停留于注射处至少20秒，以待Enteryx固化，防止退针过程中液体外渗。

该治疗通常在门诊进行。患者可有治疗后胸痛。胸痛可以通过口服镇痛药缓解，且多为一过性。DMSO溶液使患者在治疗后数小时内可呼出大蒜样气味。患者亦可有一过性吞咽困难。治疗后数天给予患者软食，治疗后1～2周可以停用抑酸药物。如果症状缓解不明显，在初次治疗后可再次治疗，方法与初次治疗相同。在初次Enteryx治疗后，25%的患者需要再次治疗[85]。与一些GERD内镜治疗方法不同，Enteryx注射治疗是不可逆的。

临床前数据

在猪模型进行Enteryx注射后，发现胃内压力升高[86]。有趣的是，这一升高发生在注射治疗至少6周后，说明需要慢性重塑和纤维化才能形成这一效应。这项研究中未发现注射Enteryx后LES长度或张力发生改变。研究者提出可能是括约肌顺应性的改变使食管胃连接部抗反流屏障能力提高。

同样在这项动物实验中，为了研究Enteryx的安全性，将组织多聚物注入纵隔和腹腔内，注入后并无明显后遗症出现。通过全身照射钽的分布，并未发现注射物的迁移。

为了评价注射的精确性，纳入一组志愿者。这些志愿者是一组将进行食管切除术的患者，在术前3～4次注射1～2毫升Enteryx。结果显示，88%的患者采用标准方法可以准确注射到食管壁内，有4例注射到浆膜下层或食管外。

临床结果

一项先导性研究（纳入15例GERD患者）显示，患者在注射治疗后LES压力明显增高，烧心症状评分明显改善，抗反流药物使用明显减少[88]。在治疗后6个月放射检查发现，15例患者中9例患者还有超过50%的Enteryx保留在原处。LES压力从12.2mmHg升至16.7mmHg。

最近发表的关于Enteryx的国际多中心试验显示，在治疗后6个月74%的患者停用了PPI，治疗后12个月70%的患者停用PPI[85, 89]。pH监测的积分也明显改善，在治疗后12个月38.8%的患者pH监测恢复正常，LES长度增加了1厘米（治疗前为2厘米，治疗后为3厘米）。食管炎的发生率和严重程度在治疗后无明显改变。Enteryx治疗后GERD症状相关的生活质量评分与应用抗酸治疗者相似。平均治疗时间为34分钟。治疗后2年的随访发现，64%的患者仍停用PPI治疗[90]。虽然治疗后患者有明显的胸痛，但无严重不良反应事件的报道。在早期的治疗中，一些患者有轻度的吞咽困难。在该技术上市后，有1例患者的死亡与应用Enteryx相关。目前正在进行Enteryx上市后的多中心、随机、假性对照的长期评估性试验。

Gatekeeper

设备

Gatekeeper反流修复系统（Medtronic，Minneapolis，MN）包括一个经口导丝引导的外套管、直径1毫米的内镜注射针和直径1毫米的套管针导管，用于黏膜下注射和注入聚丙烯腈水凝胶（HYPAN）假体。

技术

Gatekeeper设备用一根直径16毫米的外套管，标准可视胃镜或儿科可视胃镜通过外套管进入胃内来监测治疗部位以及在套管内进行吸引。吸引器将黏膜和黏膜下层吸入Gatekeeper套管远端的多个浅孔中，这样在向黏膜下层注射水凝胶假体时可以使其保持固定。对患者使用镇静剂，完成常规胃镜检查，确定治疗的部位和鳞柱状上皮交界处。放置一根导丝至胃远端后，撤出胃镜。Gatekeeper套管沿导丝进入，跨过

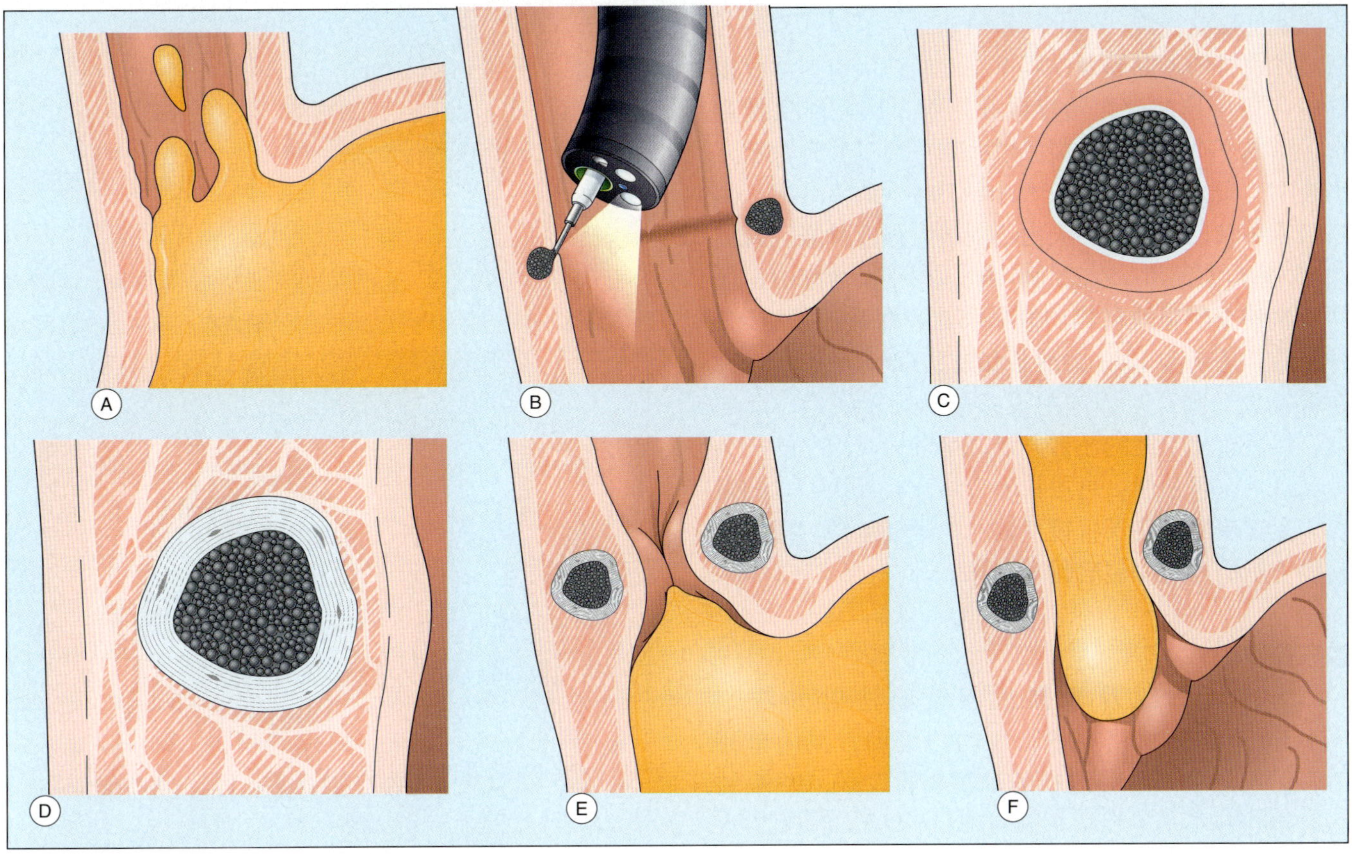

图 18-13 Boston Scientific Enteryx ——注射技术。

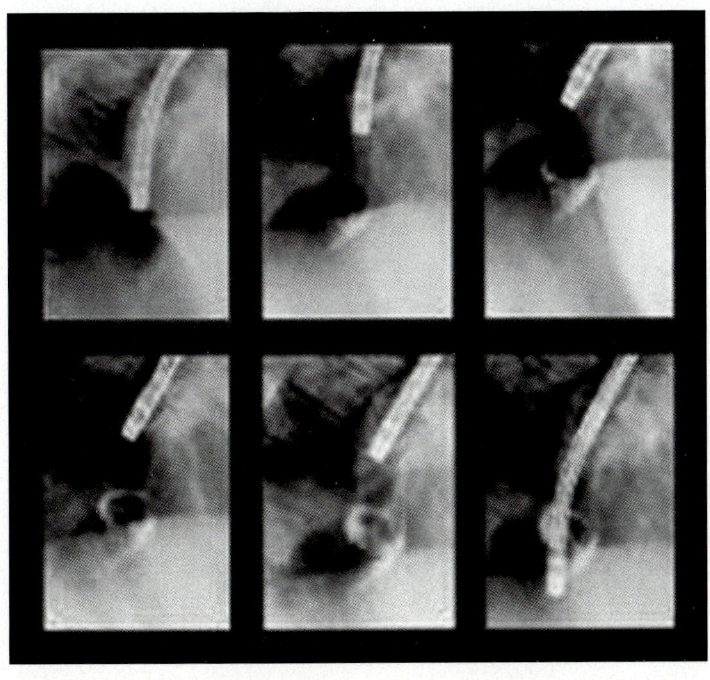

图 18-14 Enteryx ——弧形注射的 X 线透视影像。

鳞柱状上皮交界处。可曲式胃镜通过套管进入胃内，通过胃镜将邻近黏膜及黏膜下层的组织吸引到治疗设备中，用可弯曲硬化治疗针在黏膜下层注射生理盐水，形成一个水袋，水凝胶植入物将通过套管针植入水袋中。聚丙烯腈水凝胶大小约20毫米×2毫米，类似铅笔头状，注射后一天内达到最大程度肿胀，直径约15毫米（图18-15、图18-16）。在一次治疗中，通常于黏膜下层呈放射状注射4～6次，每次注射需5分钟左右，还需要10分钟准备和放置Gatekeeper设备。在胃镜放开吸引后，注射设备可以旋转到另一个部位，然后重复上述的注射方法。这种植入治疗的一个优点是具有可逆性。可用针形刀切开植入物上方的黏膜，通过使用安装于胃镜前端的曲张静脉帽，将其从黏膜下层的水袋中轻轻地吸出来。

临床前数据

为让医师正确掌握水凝胶的注射方法，Gatekeeper技术需要进行专门的培训，但简单易学。对农场猪和小猪进行的动物实验发现，98%的注射治疗获得成功[91]。在随访6个月后，88%的水凝胶植入物仍存在。在3年的长期随访中，19个假体中的18个仍存在。而且植入物可以很容易的在5分钟内被取出。

临床数据

在荷兰阿姆斯特丹大学医学中心进行的先导性研究中，纳入了10例接受Gatekeeper治疗的GERD患者，结果发现植入物中97%均放置于正确的位置[92]。这项操作在22分钟或更短的时间内完成，在治疗后1个月和6个月发现，反流症状中位数评分明显改善。在短期随访中，9例患者中有4例完全停止应用抑酸药物，3例患者应用PPI的剂量减少了50%以上。在随后的欧洲多中心研究中，又有30例患者接受了Gatekeeper治疗。94%的植入物成功植入黏膜下层，平均治疗时间为23分钟。在治疗后1个月，128个假体中的110个都保持在原来的位置；在治疗后6个月，62个假体中的47个保持在原来的位置。在这项试验中，有2例严重不良反应发生，其中1例患者咽部穿孔，经过保守治疗后好转，其原因可能与应用老式的套管有关；另1例患者发生了严重的进食后恶心，内镜下取出假体后好转。

即将进行的一项国际多中心、随机、假性对照试验，将对该技术的有效性和安全性进行评价。

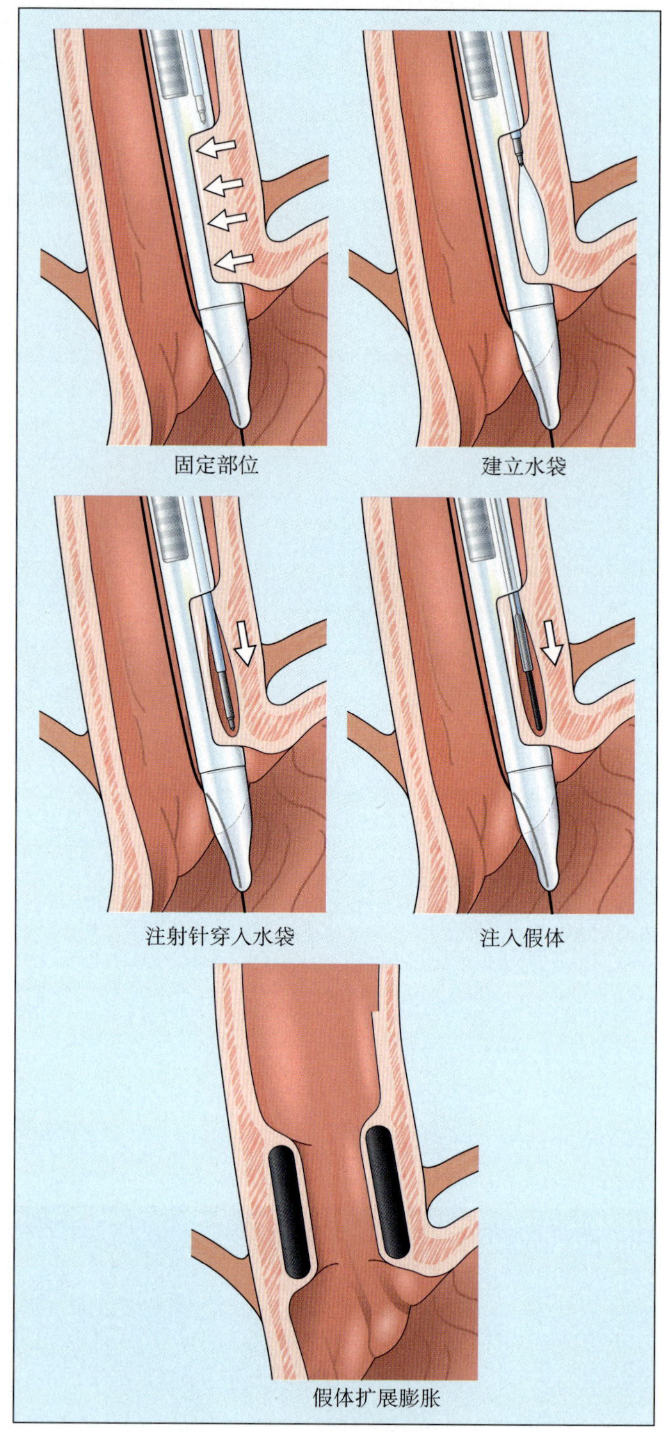

图18-15　Medtronic Gatekeeper技术——注射步骤。

胃食管反流病内镜治疗的适应证和禁忌证

表18-3列出了胃食管反流病内镜治疗的适应证和禁忌证。由于先导性研究发现，这些治疗方法没有哪一种可以有效治愈食管炎，而且仅有1/3的患者食管

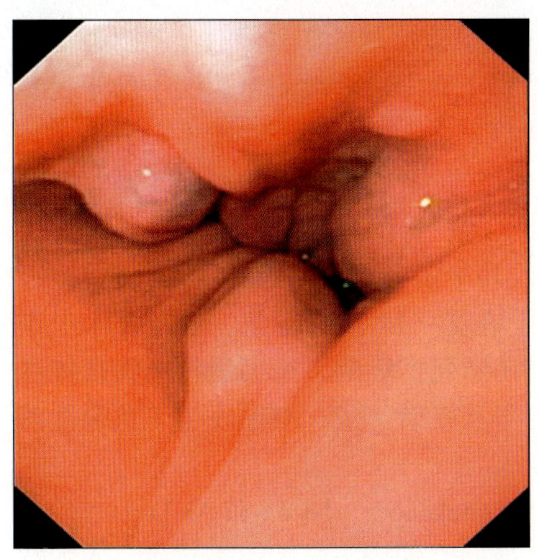

图 18-16 Gatekeeper——远端食管黏膜下注射后的图像。

远端酸暴露时间恢复正常，所以这些治疗方法不宜单独用于糜烂性GERD患者的治疗。GERD内镜治疗可作为药物控制症状或治愈食管炎的辅助治疗方法，尽管目前尚无证据支持这一观点。目前对Barrett食管患者通过药物恢复其食管酸暴露的正常化是否具有价值和意义尚无定论，而且鉴于内镜治疗使食管 pH 值恢复至正常的几率很低，因此目前尚不清楚内镜治疗是否可以用于Barrett食管患者控制其症状[93]。这些治疗方法在其他GERD患者（如有食管外症状、长节段Barrett食管、妊娠、腹腔镜Nissen术失败、肥胖手术前或术后）中的应用也需要进一步研究。

表 18-3 主要研究中常用的胃食管反流病内镜治疗的适应证和排除标准

适应证
慢性烧心和反酸症状
GERD 症状对抑酸治疗有反应
动态 pH 监测异常伴食管远端酸暴露时间延长
食管压力正常
对操作过程有知情同意能力
排除标准
食管裂孔疝超过 2 厘米（部分研究中为 3 厘米）
严重的糜烂性食管炎
食管狭窄或静脉曲张
肠上皮化生或 Barrett 食管（一些研究中纳入了短节段肠上皮化生可以）
食管和胃手术史
妊娠
肥胖，体重指数>35
麻醉危险性大（ASA ≥ 3 级）

术前病史和需要考虑的事宜

在决定是否对GERD患者行内镜治疗时，需要进行充分考虑，要着重考虑这些治疗方法能否达到患者的期望值。术前应询问患者的手术史和慢性疾病史。术前标准的评价方法包括食管胃十二指肠镜检查、食管压力测定和食管动态 pH 监测。食管胃十二指肠镜检查可以评价解剖学情况以及有无内镜治疗的禁忌证（如巨大食管裂孔疝、长节段 Barrett 食管、严重的糜烂性食管炎、食管狭窄及伴发的上消化道疾病）。食管压力测定可以明确有无严重的食管运动功能障碍，如贲门失迟缓症。对于轻度食管运动异常患者，可给予内镜治疗。LES压力很低（小于6mmHg）的患者对内镜治疗的效果可能较LES压力正常的患者差，因为大多数研究表明内镜治疗对改善LES压力和长度无明显作用，但由于在大多数初步研究中未包括此类患者，故对这一观点尚缺乏系统的研究。

显然，对接受抗凝治疗的患者实施内镜治疗时应该小心。门静脉高压患者有胃或食管静脉曲张时为内镜治疗的禁忌证。

其他少见情况

一项初步研究报道 EndoCinch 设备可能对超过 2 厘米的食管裂孔疝有效，但在最初的决定性研究中只纳入了直径小于 2 厘米的食管裂孔疝患者[49]。大食管裂孔疝患者比小食管裂孔疝患者需要更多的皱褶形成。对大食管裂孔疝患者而言，螺旋或交错的皱褶排列方法可能比环形或线形方法要好[50,94]。有报道，改良的Stretta技术可以应用于大食管裂孔疝患者，但这种方法仍需进一步的研究[7]。在同一报道中，作者对改良的Stretta技术用于Nissen胃底折叠术后的患者进行了研究。

关于GERD患者的食管外症状很少有内镜治疗的报道。一项初步研究报道，32 例有肺部症状（喘息47%，咳嗽81%）、每日烧心（75%）和/或每日反酸（50%）的GERD患者应用内镜治疗，平均随访6个月，患者临床症状明显改善。在这些患者中，喘息的比例降至6.3%，咳嗽的比例降至19%，烧心症状评分和反酸也明显改善[95]。另外一项研究中也得到类似的结果，这将有助于对此类GERD患者的内镜治疗进行进一步的研究[96]。

术后护理

GERD内镜治疗后常规的术后处理为应用止吐药物防止呕吐，因为呕吐可能对缝合相关治疗有影响。

关于内镜治疗后患者的饮食限制、药物应用、活动情况以及何时开始随访已经有了一些讨论。要观察患者治疗后有无副作用，必要时给予止痛药物。大多数患者在治疗后要观察2小时。

内镜治疗后1个月患者需要复诊。治疗后的几天内，患者需要从流食逐渐过渡到软食。如果无明显的吞咽困难，鼓励患者在96小时恢复正常饮食。治疗当天要对患者的活动进行限制，但是大多数患者在治疗后第二天就可以进行正常活动。一些医师建议患者在治疗后一周内避免负重超过15磅。

对全层缝合治疗后的患者，一些医师要求患者服用抗生素1周，也有医师建议术前常规给予预防性抗生素治疗。

并发症

在Bard EndoCinch决定性研究中[37]的并发症包括咽炎（31%）、呕吐（14%）、腹痛（14%）、胸痛（16%）、黏膜撕裂（3%）、低氧血症（6%）、胃出血（3%）和缝合处穿孔（2%）。在该技术上市后，还有一些患者因胃出血需要输血治疗。目前尚无与该技术相关的死亡病例报道。

在Curon Streeta决定性研究中，118例患者中有8.6%（10例）发生了并发症[68]，其中包括低热（1.7%）、浅表黏膜损伤（2.5%）、胸痛（1.7%）、一过性吞咽困难（0.8%）、镇静相关的低血压（0.8%）和麻醉药物应用所致的颏下肿胀（0.8%）。在该技术上市后，有穿孔和2例死亡病例报道，均发生于上市初期。今后应更注重提高医师技术，改进设备，包括采用导丝引导导管进入，以减少整体不良反应事件的发生率。在与腹腔镜Nissen折叠术的比较性研究中，内镜治疗并发症（轻度一过性胃轻瘫）的发生率为1.7%，手术治疗并发症（肠切开术、气胸、Nissen折叠滑脱和食管旁疝和切口疝）的发生率为11%[71]。

在NDO决定性研究中，64例GERD患者接受了全层折叠治疗[53]，一过性、轻度并发症包括咽炎（41%）、腹痛（20%）、胸痛（17%）、胃肠道不适（17%）、嗳气（14%）、吞咽困难（11%）和恶心（6%）。严重不良反应事件包括2例患者套管置入后导致的缺氧；1例患者发生气胸，住院接受保守治疗；1例患者发生气腹，但是腹腔镜检查无阳性发现；1例患者发生了胃穿孔，内镜下夹闭治疗后闭合，给予保守观察和术后抗生素治疗。

Enteryx技术的初期决定性试验中，85例GERD患者接受了LES乙烯-乙烯醇注射治疗[89]，并发症包括胸痛（92%），其中83%的患者在14天内缓解；吞咽困难（20%），在2～12周内缓解。在该技术上市后初期，发生了1例死亡病例，原因是将药物直接注入了主动脉壁，导致瘘管形成，继而发生了致命性消化道出血。

在Enteryx、Gatekeeper、NOD和ARD治疗后，经常发生胸痛以及向左锁骨上区域的牵涉痛，通常经过口服止痛药物可以缓解。

与腹腔镜手术的比较

在一项初步研究中对EndoCinch技术与腹腔镜下折叠术的疗效进行了比较。18例患者接受了内镜治疗，16例年龄相匹配的患者接受了腹腔镜Nissen折叠术[97]。结果显示内镜治疗组平均操作所需时间和住院时间都低于腹腔镜治疗组，前者分别为52分钟和0.05天，后者分别为116分钟和3.3天。两组患者治疗后的症状积分、需要PPI治疗的情况和生活质量都得到明显的改善。然而，腹腔镜Nissen折叠术对食管酸暴露情况的改善更好。一项队列研究纳入27例患者，比较EndoCinch技术与腹腔镜Nissen折叠术的疗效[98]。结果发现短期症状的缓解情况在两组中相似，但是长期随访发现腹腔镜Nissen折叠术的满意程度（96%）要高于EndoCinch内镜治疗（78%）。最近，对47例“顽固性GERD”患者接受EndoCinch内镜治疗的早期疗效（平均为治疗后8个月）与40例GERD患者接受腹腔镜Nissen折叠术的早期疗效进行了比较[99]，结果显示在内镜治疗组有66%的患者对治疗结果表示满意，而腹腔镜治疗组有93%的患者对治疗结果满意。术后PPI和促动力药物的应用在内镜治疗组为32%，而在腹腔镜组为13%（P=0.03）。

最近发表的一篇文章对在同一治疗中心接受射频Stretta治疗的65例患者与接受腹腔镜Nissen折叠术治疗的75例患者的早期疗效进行了比较[71]。Barrett食管、超过2厘米的食管裂孔疝和LES压力低于8mmHg的患者都从内镜治疗组排除，令其接受腹腔镜治疗。结果显示治疗后6个月两组患者生活质量评分的改善情况相似。Stretta治疗组58%的患者停用了PPI，31%的患者PPI用量明显减少，而手术组中97%

的患者停用了PPI。两组患者均对自己选择的治疗方法表示满意。

未来趋势

我们已经了解了内镜治疗对 GERD 患者的临床结果和安全性的最初数据。如前所述，这些结果来源于最初的研究者，并且入选患者的症状也经过仔细筛选。尽管对大多数患者而言，症状控制情况良好，明显减少或者完全停用了抑酸药物，但是这些结果都是短期的。长期随访发现疗效随时间的延长而递减。

为了提高治疗效果，需对目前应用的设备进行进一步改良。要获得最佳技术就要对不同的皱褶形成次数及部位进行研究，对注射或移植物的数量、体积和部位进行研究，对射频热疗的次数和部位进行研究。另一方面，目前 GERD 内镜治疗的设备还有其局限性。这些装置和设备的使用有时会受到限制，并不是胃上部的所有区域都可以通过这些设备。为了改善对腔内组织的处理，还需要更好的新技术和装备。

人工智能技术已经广泛用于手术领域，该技术将来可能对内镜治疗技术带来革命性的影响[100]。机器人作为内镜治疗的助手类似手术机器人。这些“助手”可以在内镜医师的操作下辅助内镜进行治疗。

遥控装置可以使内镜操作者观察到类似腹腔镜的视野。应用操纵杆或控制台上的其他手工控制，将小的可交换的操作工具通过口腔送入胃内。内镜操作者就可以对腔内病变进行诊断和治疗。这样在患者体内“既有医师的眼睛，又有医师的手臂”，可弯曲装置的全部装备可以为新装置和技术的开展提供工具包。GERD的内镜治疗将具有操作更精确、视野更开阔、手臂震颤更少、视野更清晰和定位更方便等明显的好处。

计算机辅助的内镜操作技术在endoVia（Norwood，MA）中得到发展，使用该设备进行的早期工作为该设备用于复杂的操作步骤奠定了基础[101]。这一系统包括三个方面：内镜医师界面、控制系统和驱动单元。内镜医师界面为一对控制柄（类似操纵杆），使操作者可以直接控制操作工具的部位和方向，并使其快速地开放、闭合或完成其他功能。在操作过程中操作者可以保持舒适的坐位来控制手柄，并且可通过显示屏观察术野（图18-17）。控制系统包括发动机、位置传感器、运动控制电极以及将界面的操作柄的运动转化为精确的工具运动的计算机系统。驱动单元由固定于滑动平面的发动机组成，该发动机接受来自控制系统的信号，对控制设备的运动进行驱动。可交换的设备安装在可曲式胃镜的外部，通过套管置入胃内。控制设备具有 6° 的活动度，并且具有电烧灼功能。组织钳抓器、剪刀、导针器及“热”针形刀正在制作和研究中。应用这些新型设备治疗 GERD 已指日可待。

小结

很大一部分人群患有GERD。GERD临床表现可以很典型，如烧心和反酸，也可以表现为少见的食管外症状，如胸痛、咽部和 / 或肺部症状。GERD 患者的生活质量受到很大影响，一直在寻找有效的治疗方法。药物治疗是有效的，而且长期应用安全。迄今为止，惟一可替代药物治疗的是手术疗法，主要是腹腔镜Nissen折叠术。前瞻性研究发现，在药物剂量不固定时，手术治疗和药物治疗的效果相似。但大多数患者不满足于每天应用抑酸药物，而且在停用药物后GERD症状立即复发。也有许多人对手术治疗表示担心，即便是腹腔镜手术，虽然其不良反应短暂，但是也可能持续存在，影响生活质量。

内镜治疗是上述两种治疗的替代方法。虽然这些方法并不是对所有患者均有效，但是内镜治疗早期的成功率较高，治疗后随访1年，有65% ~ 85% 的患者症状得到控制，得以停用抑酸药物。在大多数内镜技术中，半数以上的患者在内镜治疗后的第二年GERD症状复发，不得不再次使用抑酸药物。

这些数据主要来源于初步试验研究和早期的经验，多数研究数据来自于研究者的学习和熟悉阶段。可以期待，随着将来这些设备应用经验的丰富，技术更趋完善，内镜治疗的疗效将会更持久。

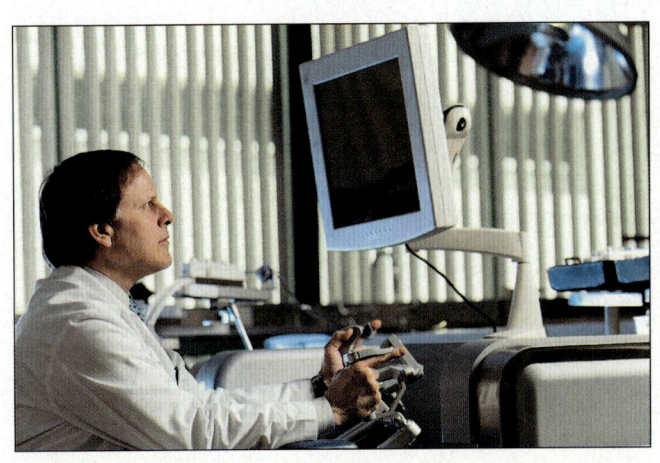

图 18-17　计算机辅助的机器人内镜手术。

表 18-4 GERD 内镜治疗研究和疗效评价的方法顺序
理论研究的证据
初步的人体试验
前瞻性多中心开放试验
前瞻性、随机、假性对照试验，证明该方法优于安慰剂治疗
前瞻性、随机、对照试验，比较 GERD 内镜治疗方法和已建立的方法
Reprinted from Edmundowicz SA: Injection therapy of the lower esophageal sphincter for the treatment of GERD. Gastrointest Endosc 59: 545–552, 2004, with permission from the American Society for Gastrointestinal Endoscopy.

新疗法的疗效及安全性仍需要进一步的监测。GERD在大多数情况下是良性病变，因此如果治疗本身存在明显相关的病死率和病残率（即使很罕见），该治疗也不宜用于GERD治疗。因此，应注重对这些新技术的培训和认证，就像许多目前已经普遍开展的内镜诊断和治疗技术在引入初期一样。

研究还需要应用其他学科的知识，包括设计良好的前瞻性随机试验、假性对照试验和多中心试验，来提供数据以有效地评价这些设备的疗效。还需要进行一些比较性研究来对比内镜治疗、手术治疗和 / 或药物治疗的疗效。

哪些患者是内镜治疗的理想对象还有待确定。内镜治疗后糜烂性食管炎持续存在及远端食管酸暴露改善不明显，提示内镜治疗应该用于NERD患者。内镜治疗可以作为对药物治疗有部分反应患者的药物治疗的辅助治疗，这一观点还有待进一步评价。对在初步研究中被排除的患者应用内镜治疗，可以为扩大内镜治疗的适应证提供必要的信息。对设备和技术的优化和改进将会进一步提高临床疗效。这些令人激动的新治疗方法的不断进步令人鼓舞（表 18-4）。

还有许多尚未阐明的问题。这些技术可以大规模应用，还是需要在著名研究中心进行进一步研究？是早期接受该技术，还是等待进一步的经验？5 年后这些设备中的哪些将应用于临床，哪些将不再应用？对这些问题和许多其他问题的回答将来自更多的临床实践和学者们的不断探索。虽然如此，在初步研究中内镜治疗 GERD 的疗效令人难忘，它可以很好地控制GERD症状，提高患者的生活质量，减少药物的使用。将来更多更新的设备和技术将会不断涌现，而且GERD内镜治疗的经验将对其他腔内和经腔道内镜手术治疗方法的开展具有积极的借鉴意义。

（薛艳译　张静　宋志强　周丽雅校）

参考文献

1. Sandler RS, Everhart JE, Donowitz M, et al: The burden of selected digestive diseases in the United States. Gastroenterology 122: 1500–1511, 2002.
2. Locke GR, Talley NJ, Fett SL, et al: Prevalence and clinical spectrum of gastroesophageal reflux: A population based study in Olmstead County, Minnesota. Gastroenterology 112:1448–1456, 1997.
3. Dimenas E, Glise H, Hallerback B, et al: Quality of life in patients with upper gastrointestinal symptoms. An improved evaluation of treatment regimens? Scand J Gastroenterol 28:681–687, 1993.
4. Revicki DA, Wood M, Maton PN, Sorensen S: The impact of gastroesophageal reflux disease on health-related quality of life. Am J Med 104:252–258, 1998.
5. Lagergren J, Bergstrom R, Lindgren A, Nyren O: Symptomatic gastroesophageal reflux as a risk factor for esophageal adenocarcinoma. N Engl J Med 340:825–831, 1999.
6. Kahrilas PJ, Pandolfino JE: The target of therapies: Pathophysiology of gastroesophageal reflux disease. Gastrointest Endosc Clin N Am 13:1–17, 2003.
7. Kahrilas PJ: GERD pathogenesis, pathophysiology, and clinical manifestations. Cleve Clin J Med 70(Suppl 5):S4–19, 2003.
8. Jones MP, Sloan SS, Rabine JC, et al: Hiatal hernia size is the dominant determinant of esophagitis presence and severity in gastroesophageal reflux disease. Am J Gastroenterol 96:1711–1717, 2001.
9. Mittal RK, McCallum RW: Characteristics and frequency of transient relaxations of the lower esophageal sphincter in patients with reflux esophagitis. Gastroenterology 95:593–599, 1988.
10. van Herwaarden MA, Samsom M, Smout AJ: Excess gastroesophageal reflux in patients with hiatus hernia is caused by mechanisms other than transient LES relaxations. Gastroenterology 119:1439–1446, 2000.
11. Lundell L, Miettinen P, Myrvold HE, et al: Continued (5-year) follow-up of a randomized clinical study comparing antireflux surgery and omeprazole in gastroesophageal reflux disease. J Am Coll Surg 192:172–179, 2001.
12. Spechler SJ, Lee E, Ahnen D, et al: Long-term outcome of medical and surgical therapies for gastro-esophageal reflux disease: Follow-up of a randomized controlled trial. JAMA 285:2331–2338, 2001.
13. Klinkenberg-Knol EC, Nelis F, Dent J, et al: Long-term omeprazole treatment in resistant gastro-esophageal reflux disease: Efficacy, safety and influence on gastric mucosa. Gastroenterology 118:661–669, 2000.
14. Chiba N, DeGara CJ, Wilkinson JM, et al: Speed of healing and symptom relief in grade II-IV gastro-esophageal reflux disease: A meta-analysis. Gastroenterology 112:1798–1810, 1997
15. Crawley JA, Schmitt CM: How satisfied are chronic heartburn sufferers with their prescription medications? Results of the patient unmet needs survey. JCOM 7:29–34, 2000.
16. Modlin IM, Kidd M, Lye KD: Historical perspectives on the treatment of gastroesophageal reflux disease. Gastrointest Endosc Clin N Am 13:19–55, 2003.
17. Rattner D, Brooks D: Patient satisfaction following laparoscopic and open antireflux surgery. Arch Surg 130:289–294, 1995.
18. Liu JY, Woloshin S, Laycock WS, Schwartz LM: Late outcomes after laparoscopic surgery for gastroesophageal reflux. Arch Surg 137:397–401, 2001.
19. Eubanks T, Omelanczuk P, Richards DC, et al: Outcomes of laparoscopic anti-reflux procedures. Am J Surg 179:391–395, 2000.

20. Anvari M, Allen C: Five-year comprehensive outcomes evaluation in 181 patients after laparoscopic Nissen fundoplication. J Am Coll Surg 196:51–59, 2003.
21. van den Boom G, Go P, Hameeteman W, et al: Cost-effectiveness of medical versus surgical treatment in patients with severe or refractory gastroesophageal reflux disease in the Netherlands. Scand J Gastroenterol 31:1–9, 1996.
22. Huedebert G, Marks L, Wilcox C, et al: Choice of long-term strategy for the management of patients with severe esophagitis. A cost-utility analysis. Gastroenterology 112:1078–1086, 1997.
23. Viljakka M, Nevalainen J, Isolauri J: Lifetime costs of surgical versus medical treatment of severe gastroesophageal reflux disease in Finland. Scand J Gastroenterol 32:766–772, 1997.
24. Lafullarde T, Watson D, Jamieson G, et al: Laparoscopic Nissen fundoplication. Five-year results and beyond. Arch Surg 136:180–184, 2001.
25. Vakil N, Shaw M, Kirby R: Clinical effectiveness of laparoscopic fundoplication in a U.S. community. Am J Med 114:1–5, 2003.
26. Swain CP, Mills TN: An endoscopic sewing machine. Gastrointest Endosc 32:36–37, 1986.
27. Swain CP: Endoscopic sewing and stapling machines. Endoscopy 29:205–210, 1997.
28. Swain CP, Brown G, Mills TN: An endoscopic stapling device: Development of a new flexible endoscopically controlled device for placing multiple transmural staples in gastrointestinal tissue. Gastrointest Endosc 35:338–339, 1989.
29. Gong F, Swain CP, Kadirkamanathan SS, et al: Cutting thread at flexible endoscopy. Gastrointest Endosc 44:667–674, 1996.
30. Kadirkamanathan SS, Evans DF, Gong F, et al: Antireflux operations at flexible endoscopy using endoluminal stitching techniques: An experimental study. Gastrointest Endosc 44:133–143, 1996.
31. Swain P, Park P, Mills T: Bard EndoCinch: The device, the technique, and pre-clinical studies. Gastrointest Endosc Clin N Am 13:75–88, 2003.
32. Rothstein RI: Endoscopic therapy for gastroesophageal reflux disease: Sewing/plication techniques. Up-to-Date Version 12.2. February 19, 2004 [Online textbook].
33. Rothstein RI, Filipi CJ: Endoscopic suturing for gastroesophageal reflux disease: Clinical outcomes with the Bard EndoCinch. Gastrointest Endosc Clin N Am 13:89–101, 2003.
34. Kadirkamanathan SS, Yazaki E, Evans DF, et al: An ambulant porcine model of acid reflux used to evaluate endoscopic gastroplasty. Gut 44:782–788, 1999.
35. Rothstein RI, Moodie K: Depth of endoscopically placed sutures [abstract]. Gastrointest Endosc 51:AB144, 2000.
36. Feitoza AB, Gostout CJ, Rajan E, et al: Endoluminal gastroplications: A histopathologic analysis of intraluminal suture plications. Gastrointest Endosc 57:868–876, 2003.
37. Filipi C, Lehman G, Rothstein RI, et al: Transoral endoscopic suturing for gastroesophageal reflux disease: A multicenter trial. Gastrointest Endosc 53:416–422, 2001.
38. Swain CP, Park PO, Kjellin T, et al: Endoscopic gastroplasty for the treatment of gastro-esophageal reflux disease [abstract]. Gastrointest Endosc 51:144, 2001.
39. Raijman I, Ben-Menachem T, Reddy G, et al: Symptomatic response to endoluminal gastroplication (ELGP) in patients with gastroesophageal reflux disease (GERD): A multi-center experience [abstract]. Gastrointest Endosc 53:AB74, 2001.
40. Maple JT, Alexander JA, Gostout CJ, et al: Endoscopic gastroplasty for GERD: Not as good as billed? A single-center, 6-month report [abstract]. Am J Gastroenterol 96:S22, 2001.
41. Tam WC, Holloway RH, Dent J, et al: Impact of endoscopic suturing of the gastroesophageal junction on lower esophageal sphincter function and gastroesophageal reflux in patients with reflux disease. Am J Gastroenterol 99:195–202, 2004.
42. Mahmood Z, McMahon B, Khosa F, et al: EndoCinch therapy for gastro-esophageal reflux disease: A one year prospective follow up. Gut 52:34–39, 2003.
43. Liu JJ, Knapp R, Carr-Lock DL: Treatment of medication refractory gastroesophageal reflux disease with endoluminal plication [abstract]. Gastrointest Endosc 55:AB257, 2002.
44. Arts J, Slootmaekers S, Sifrim D, et al: Endoluminal gastroplication (EndoCinch) in GERD patients refractory to PPI therapy [abstract]. Gastroenterology 122:AB39117, 2002.
45. Rothstein RI, Pohl H, Grove M, et al: Endoscopic gastric plication for the treatment of GERD: Two year follow-up results [abstract]. Am J Gastroenterol 96S:107, 2001.
46. Haber GB, Marcon NE, Kortan P, et al: A 2-year follow-up of 25 patients undergoing endoluminal gastric plication (ELGP) for gastroesophageal reflux disease (GERD) [abstract]. Gastrointest Endosc 53:116, 2000.
47. Chen YK, Raijman I, Ben-Menachem T, et al: Long-term experience with endoluminal gastroplication (ELGP): Clinical and economic outcomes of the US multicenter trial [abstract]. Gastrointest Endosc 57:AB100, 2003.
48. Lehman GA, Dunne DP, Hieston K, et al: Suturing plication of the cardia with EndoCinch device: Effect of supplemental cautery. A human prospective randomized trial [abstract]. Gastrointest Endosc 55:AB260, 2002.
49. Raijman I, Ben-Menachem T, Starpoli AA, et al: Endoluminal gastroplication (ELGP) improves GERD symptoms in patients with large hiatal hernias [abstract]. Gastrointest Endosc 55:AB255, 2002.
50. Filipi CJ, Gerhardt JD: Comparison of endoluminal gastroplication configuration techniques [abstract]. Am J Gastroenterol 97: AB89, 2002.
51. Rothstein RI, Hynes M, Grove M, Pohl H: Endoscopic gastric plication (EndoCinch) for GERD: A randomized, sham-controlled, blinded, single-center study [abstract]. Gastrointest Endosc 59: AB111, 2004.
52. Liu JJ. Glickman JN, Saltzman J: Effect of mucosal sutures on the muscularis propria layer at the gastroesophageal junction [abstract]. Gastrointest Endosc 59:AB240, 2004.
53. Pleskow D, Rothstein RI, Kozarek R, et al: Endoscopic full-thickness plication for GERD: A multicenter study. Gastrointest Endosc 59:163–171, 2004.
54. Chuttani R, Kozarek R, Critchlow J, et al: A novel endoscopic full-thickness plicator for treatment of GERD: An animal model study. Gastrointest Endosc 56:116–122, 2002.
55. Chuttani R: Endoscopic full-thickness plication: The device, technique, pre-clinical and early clinical experience. Gastrointest Endosc Clin N Am 13:109–116, 2003.
56. Chuttani R, Sud R, Sachdev G, et al: A novel endoscopic full-thickness plicator for the treatment of GERD: A pilot study. Gastrointest Endosc 58:770–776, 2003.
57. Mason RJ, Filipi CJ, DeMeester TR, et al: A new intraluminal antigastroesophageal reflux procedure in baboons. Gastrointest Endosc 45:283–290, 1997.
58. DeMeester TR: Microvasive gastric stapler: The device, technique, and preclinical results. Gastrointest Endosc Clin N Am 13:117–133, 2003.
59. Hu B, Sun L, Lau YW, et al: Endoscopic suturing without extracorporeal knots: The Eagle Claw V [abstract]. Gastrointest Endosc 59:AB114, 2004.
60. Edmundowicz SA, Perrone JM, Siegel LC, et al: Randomized controlled evaluation of a novel endoscopic stapling system in an animal model for GERD [abstract]. Gastrointest Endosc 59:AB148,

2004.

61. Utley DS: The Stretta procedure: Device, technique, and pre-clinical study data. Gastrointest Endosc Clin N Am 13:135–145, 2003.
62. Utley DS, Kim MS, Vierra MA, Triadafilopoulos G: Augmentation of lower esophageal sphincter pressure and gastric yield pressure after radiofrequency energy delivery to the gastroesophageal junction: A porcine model. Gastrointest Endosc 52:81–86, 2000.
63. Kim MS, Holloway R, Dent J, Utley DS: Radiofrequency energy (RFe) delivery to the gastric cardia inhibits triggering of transient lower esophageal sphincter relaxations in dogs. Gastrointest Endosc 57:17–22, 2003.
64. Chang KJ, Utley DS: Endoscopic ultrasound (EUS) in-vivo assessment of radiofrequency (RF) energy delivery to the gastroesophageal (GE) junction in a porcine model [abstract]. Gastrointest Endosc 53:AB165, 2001.
65. DiBaise JK, Brand RE, Quigley EM: Endoluminal delivery of radiofrequency energy to the gastroesophageal junction uncomplicated GERD: Efficacy and potential mechanism of action. Am J Gastroenterol 97:833–842, 2002.
66. Tam WC, Schoeman MN, Zhang Q, et al: Delivery of radiofrequency energy (RFe) to the lower esophageal sphincter (LES) and gastric cardia inhibits transient LES relaxations and gastroesophageal reflux in patients with reflux disease. Gut 52:479–485, 2003.
67. Triadafilopoulos G, DiBiase JK, Nostrant TT, et al: Radiofrequency energy delivery to the gastro-esophageal junction for the treatment of GERD. Gastrointest Endosc 53:407–415, 2001.
68. Triadafilopoulos G, DiBaise JK, Nostrant TT, et al: The Stretta procedure for the treatment of GERD: 6 and 12 month follow-up of the U.S. open label trial. Gastrointest Endosc 55:149–156, 2002.
69. Triadafilopouos G: Changes in GERD symptom scores correlate with improvement in esophageal acid exposure after the Stretta procedure. Surg Endosc 18:1038–1044, 2004.
70. Wolfsen HC, Richards WO: The Stretta procedure for the treatment of GERD: A registry of 558 patients. J Laparoendosc Adv Surg Tech 12:395–402, 2002.
71. Richards WO, Houston HL, Torquati A, et al: Paradigm shift in the management of gastroesophageal reflux disease. Ann Surg 237:638–649, 2003.
72. Houston H, Khaitan L, Holzman M, Richards WO: First year experience of patients undergoing the Stretta procedure. Surg Endosc 17:401–404, 2003.
73. Reymunde A, Santiago N: The Stretta procedure is an effective alternative to long-term PPI therapy for patients with GERD: Clinical experience after 82 consecutive procedures [abstract]. Am J Gastroenterol 96:S34, 2001.
74. Mansell DE: Extended follow-up in patients treated with the Stretta procedure: A report on 29 patients [abstract]. Gastrointest Endosc 55:AB194, 2002.
75. Noar MD, Igari Y, Mulock D, et al: The large hiatal hernia and failed Nissen fundoplication: Initial report of successful treatment using modified radiofrequency ablation (Stretta) technique [abstract]. Am J Gastroenterol 96:S27, 2001.
76. Corley DA, Katz P, Wo J, et al: Radiofrequency energy to the gastroesophageal junction for treatment of GERD (the Stretta procedure): A randomized, sham-controlled, multicenter clinical trial. Gastroenterology 125:668–676, 2003.
77. O'Connor KW, Madison ST, Smith DJ, et al: An experimental endoscopic technique for reversing gastroesophageal reflux in dogs by injecting inert material in the distal esophagus. Gastrointest Endosc 30:275–280, 1984.
78. Lehman GA: The history and future of implantation therapy for gastroesophageal reflux disease. Gastrointest Endosc Clin N Am 13:157–165, 2003.
79. O'Connor MD, Lehman GA: Endoscopic placement of collagen at the lower esophageal sphincter to inhibit gastroesophageal reflux—a pilot study of 10 medically intractable patients. Gastrointest Endosc 34:106–112, 1988.
80. Feretis C, Benakis P, Dimopoulos C, et al: Endoscopic implantation of Plexiglas (PMMA) microspheres for the treatment of GERD. Gastrointest Endosc 53:423–426, 2001.
81. Feretis C, Benakis P, Dimopoulos C, et al: Plexiglas (polymethylmethacrylate) implantation: Technique, pre-clinical and clinical experience. Gastrointest Endosc Clin N Am 13:167–178, 2003.
82. Shafik A: Intraesophageal Polytef injection for the treatment of reflux esophagitis. Surg Endosc 10:329–331, 1996.
83. Loius H, Deviere J: Endoscopic implantation of Enteryx for the treatment of gastroesophageal reflux disease: Technique, pre-clinical and clinical experience. Gastrointest Endosc Clin N Am 13: 191–200, 2003.
84. Edmundowicz SA: Injection therapy of the lower esophageal sphincter for the treatment of GERD. Gastrointest Endosc 59:545–552, 2004.
85. Johnson DA, Ganz R, Aisenberg J, et al: Endoscopic, deep mural implantation of Enteryx for the treatment of GERD: 6-month follow-up of a multicenter trial. Am J Gastroenterol 98:250–258, 2003.
86. Mason R, Hughes M, Lehman G, et al: Endoscopic augmentation of the cardia with a biocompatible injectable polymer (Enteryx) in a porcine model. Surg Endosc 16:386–391, 2002.
87. Peters JH, Silverman DE, Stein A: Lower esophageal sphincter injection of a biocompatible polymer. Accuracy of implantation assessed by esophagectomy. Surg Endosc 17:547–550, 2003.
88. Deviere J, Pastorelli A, Hubert L, et al: Endoscopic implantation of a biopolymer in the lower esophageal sphincter for gastroesophageal reflux: A pilot study. Gastrointest Endosc 55:335–341, 2002.
89. Johnson DA, Ganz R, Aisenberg J, et al: Endoscopic implantation of Enteryx for the treatment of GERD: 12-month results of a prospective multicenter trial. Am J Gastroenterol 98:1921–1930, 2003.
90. Cohen L, Johnson DA, Ganz R, et al: Enteryx solution, a minimally invasive injectable treatment for GERD: Analysis of extended follow-up through 24 months [abstract]. Am J Gastroenterol 98: A71, 2003.
91. Easter DW, Yurek M, Johnson G: Long-term retention of endoscopically placed hydrogel prostheses at the lower esophageal sphincter in pigs. Surg Endosc 18:448–451, 2004.
92. Fockens P: Gatekeeper reflux repair system: Technique, pre-clinical and clinical experience. Gastrointest Endosc Clin N Am 13: 179–189, 2003.
93. Triadafilopoulos G: Proton pump inhibitors for Barrett's esophagus. Gut 46:144–146, 2000.
94. Raijman I, Walters R, Garza C, et al: Helical endoluminal gastroplication (ELGP) compared with standard ELGP in patients with gastroesophageal reflux disease (GERD) [abstract]. Gastrointest Endosc 55:AB260, 2002.
95. Shahrier M, Raijman I, Starpoli A, et al: Endoluminal gastroplication (ELGP) improves acid-related symptoms in GERD patients [abstract]. Gastroenterol 122:263, 2002.
96. Liu JJ, Knapp R, Carr-Lock DL: Treatment of medication refractory gastroesophageal reflux disease with endoluminal gastroplication [abstract]. Gastrointest Endosc 55:AB257, 2002.
97. Mahmood Z, Byrne PJ, McCullough J, et al: A comparison of Bard EndoCinch transoesophageal endoscopic placation (BETEP) with laparoscopic fundoplication (LNF) for the treatment of gastroesophageal reflux disease (GORD) [abstract]. Gastrointest Endosc 55: AB90, 2002.
98. Velanovitch V, Ben-Menachem T, Goel S: Case-control compari-

son of endoscopic fundoplication with laparoscopic fundoplication in the treatment of gastroesophageal reflux disease [abstract]. Gastroenterol 120:A115, 2001.

99. Chadalavada R, Lin E, Swafford V, et al: Comparative results of endoluminal gastroplasty and laparoscopic antireflux surgery for the treatment of GERD. Surg Endosc 18:261–265, 2004.

100. Rothstein RI, Rosen J, Young JS: Improving efficiency in endoscopy with robotic technology. Gastrointest Endosc Clin N Am 14: 679–696, 2004.

101. Rothstein RI, Ailinger RA, Peine W: Computer-assisted endoscopic robot system for advanced therapeutic procedures [abstract]. Gastrointest Endosc 59:AB112, 2004.

良性狭窄

Grace H. Elta

19

食管狭窄 267
食管狭窄的扩张治疗 267
食管扩张技术 269
食管扩张的并发症 269
狭窄复发 269
顽固性食管狭窄 269
食管环和食管蹼 270
食管环 270
食管蹼与波状食管 270
胃、幽门和小肠狭窄 271
非食管性上消化道狭窄的原因 271
禁忌证和并发症 271
良性结肠和回结肠狭窄 272
良性下消化道狭窄的原因 272
良性结肠狭窄扩张术的禁忌证和并发症 273

全胃肠道都可能出现良性狭窄，最常见的狭窄部位位于食管。本章重点介绍这些狭窄的内镜诊断和治疗，包括对现有长期转归资料的综述。

食管狭窄

最常见的症状是固体食物吞咽困难。对于吞咽困难的患者，最好首先进行食管钡剂造影检查还是上消化道内镜检查，一直存有争议[1]，许多胃肠病医师更喜欢进行内镜检查，因为钡剂X线检查对诸如贲门失弛缓症和Zenker憩室的诊断益处不大，而内镜检查可同时对大多数患者进行诊断和治疗。吞咽困难可以是并不存在狭窄的胃食管反流病（gastrointestinal reflux disease，GERD）的症状之一[2]。直径等于或小于13mm（39French）的食管狭窄会出现典型的吞咽困难。内镜检查可能会漏诊轻度食管狭窄；因此，在内镜检查正常和质子泵抑制剂试验性治疗后仍有持续吞咽困难的患者，应进行食管钡剂造影检查。

食管良性狭窄的最常见原因是GERD（图19-1）。由于广泛使用质子泵抑制剂，消化性溃疡导致的狭窄已变得少见，而且复发率低[3, 4]。通常初期症状最重[5]。食管狭窄的另一个原因是腐蚀性狭窄，是由摄入碱性或强酸性物质所致。与消化性狭窄相比，腐蚀性狭窄需要扩张的次数更多，并且复发的机会更高[6]。其他食管狭窄的少见原因包括放射性、感染性[7]、药物性[8]以及硬化治疗[9]诱发的食管狭窄（表19-1）。食管外源性压迫也可以引起食管狭窄。食管外源性压迫的最常见原因是纵隔肿瘤如乳腺癌、肺癌和淋巴瘤等；结核和组织胞浆菌病所致的淋巴结压迫以及诸如右锁骨下动脉变异（arteria lusoria）所致的血管结构压迫也可见[10, 11]。最近有报道[12, 13]发现，嗜酸细胞性食管炎的患者也可出现食管狭窄。该综合征可与“波状环食管”[14]重叠，可用于描述出现扩张并发症的危险较高患者。

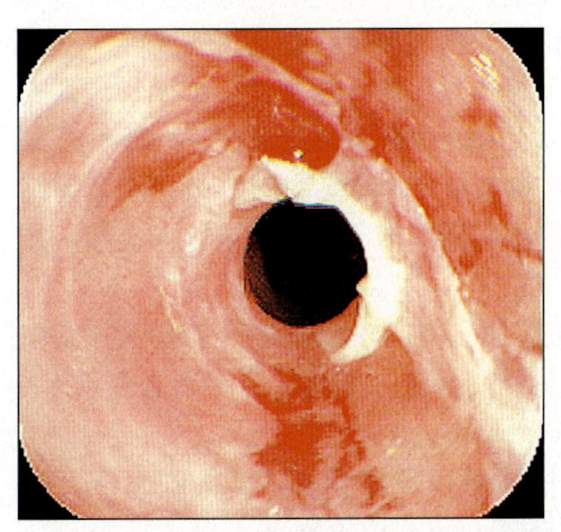

图19-1　一名对质子泵抑制剂过敏的患者出现的复发性消化性食管狭窄，患者曾有两次胃底折叠术失败史。

食管狭窄的扩张治疗

大多数关于食管良性狭窄治疗的研究对象主要或全部由消化性狭窄患者组成。因此，已发表的狭窄治疗的指导原则主要基于对消化性病变患者的研究结果[1, 15]。有三种扩张器可供选择（表19-2）。第一个，也是历史上应用最广泛的扩张器：汞或钨填充橡皮探条，有钝头（hurst）或锥形头（maloney）两种形式。

表 19-1 引起吞咽困难的良性病变

黏膜疾病	胃食管反流病（GERD）（消化性狭窄） 腐蚀性损伤（腐蚀物摄入、硬化治疗） 放射性损伤 药物引起的食管炎 环和蹼 感染性食管炎
动力异常性疾病	贲门失弛缓症 硬皮病或 CREST 综合征 甲状腺机能减退 其他动力异常性疾病
纵隔压迫性疾病	纵隔感染（结核、组织胞浆菌病） 右锁骨下动脉变异（arteria lusoria）

除了患者使用的家用扩张探条，在许多胃镜室，较重的探条已被导丝引导的锥形聚乙烯探条或球囊扩张所代替。导丝引导性探条的主要优势是探条头部在引导下通过狭窄部位而非顶向侧壁，提高了安全性。当在荧光透视检查下用导丝引导性探条进行扩张时，其安全性更大，除非存在极度狭窄或扭曲时，一般不必如此。导丝引导性探条有几种产品。Celestin扩张器为直径阶梯式递增的扩张器，而不是平滑地逐渐变细。在美国，Savary（Wilson-Cock）和American Endoscopy（Bard）探条最为流行。它们的区别在于锥形的长度和所采用的不透射线的方法。探条的直径范围介于 5 ~ 20mm（15 ~ 60French）。

荧光透视引导可以改善食管扩张的安全性，尽管已发表的支持这一论点的资料并不令人信服[16]。一项用 Maloney 扩张器治疗了 145 名患者的研究中，发现有24%的患者采用荧光透视引导来改变食管扩张技术[17]，这对于确保扩张器通过有大食管裂孔疝的患者尤为有用。对于导丝引导性探条是否可以减少对荧光透视检查引导术的需求也有争论。只有在导丝不能自由地通过过紧、过长或扭曲的狭窄处时，才需要采用荧光透视引导。在超过 300 人使用导丝引导性探条进行治疗的研究中，只有 8% 的患者需要采用荧光透视引导[18]。

球囊扩张器亦可于 X 线透视下通过一根导丝完成。在一些医院，这一操作由放射介入科完成。然而，最常用的是经内镜球囊（TTS）。它们可通过内镜的活检孔道，并可在直视下将柔软的尖端推过狭窄部位。如果使用液体（与对照组相比），而不是气体，可以提高球囊的扩张效果，因为液体在狭窄部位不容易被压扁。TTS 球囊的长度在 3 ~ 8cm 间，食管扩张经常使用较长者（5 ~ 8cm）。直径扩张范围从6 ~ 20mm（18

表 19-2 食管扩张器

汞或钨填充探条	Maloney（锥形） Hurst（钝头）
导丝引导聚乙烯探条	Savary American Endoscopy Celestin（直径阶梯式增加）
球囊扩张器	可通过内镜（TTS） 通过内镜的可控的径向膨胀扩张器（CRE） 荧光透视下引导的导丝扩张器

~ 54French）不等。最近开发的球囊扩张器是可控的放射状膨胀（controlled radial expansion，CRE）球囊。它们有三个不同的膨胀阶段以获得逐级扩张。体外研究显示，CRE球囊传递一种连续的可重复的逐渐递增的扩张力[19]。所有 CRE 球囊的三个扩张阶梯相差 1 ~ 1.5mm。例如，6mm或18French的球囊在第一膨胀阶段可达到 4mm（12French），第二阶段可达 5mm（15French），最终扩张阶段达到 6mm（18French）。18mm 球囊的三个阶段分别为 16mm、17mm 和 18mm（48 French、51 French 和 54French）。TTS 球囊的优势在于内镜检查时可以即刻进行扩张，在球囊扩张后内镜就能通过狭窄处。这有助于内镜活检和细胞学检查的完成。球囊扩张的主要不利方面是它们更加昂贵，且有些球囊相当脆弱。

探条扩张时，扩张是利用轴向的放射状矢力完成的。相反，球囊扩张传导的是完全的放射状扩张力，同时覆盖狭窄的全部长度，而不是从近段到远段进行性地扩张。球囊很少有纵向的剪切应力[20]。球囊的径向矢力由球囊的周径施加，这种力量的大小与球囊长度及扩张开始时球囊腰部的曲率有关。因此，狭窄越紧、越长，则需要的扩张力越大[21]。

比较不同扩张方法有效性和安全性的随机试验的病例数相对较少（表 19-3）[22-29]。6 个随机对照研究比较了导丝引导性探条扩张和球囊扩张，其中 4 个研究结果认为在减轻吞咽困难方面导丝引导性探条扩张略优于球囊扩张；1个研究结果发现在预防复发方面球囊扩张略优于探条扩张，需要的扩张次数更少，操作过程中的不适感更少；1个研究结果认为在缓解吞咽困难或需要重复扩张方面这两种方法无差别。这些不同的研究结果均未能显示一种方法明显优于另一种方法。一个研究比较了 Maloney 术、导丝引导性探条扩张和球囊扩张三种方法引发穿孔的危险性大小，结果发现Maloney导致穿孔的危险比其他两种更高[24]。大多数内镜室备有球囊和导丝引导性探条两种扩张装置。

表 19-3 球囊扩张与导丝引导的探条扩张的比较

研究者	参考文献	患者人数	扩张器比较	结论
Scolapio 等（1999）	23	251	Savary *vs* 2 种球囊	两方法对吞咽困难即刻缓解和一年时的缓解情况无差异
Cox 等（1988）	25	65	Savary *vs* 球囊	探条对缓解吞咽困难更好
Shemesh 和 Czerniak（1990）	27	60	Savary *vs* 球囊	Savary 效果略好
Saeed 等（1995）	22	34	Savary *vs* 球囊	球囊对于防止复发略好，可减少操作不适性，需要的治疗次数更少
Tytgat（1989）	26	60	Savary *vs* 球囊	探条对缓解吞咽困难略优于球囊
Tulman（1981）	29	93	球囊 *vs* Celestin 和 Eder-Puestow	探条在缓解吞咽困难和保持疗效方面略好

食管扩张技术

患者的术前准备应该包括停用华法林及纠正凝血功能异常。扩张引起的一过性菌血症很常见，因此高危患者应接受抗生素治疗[30]。

目前尚无关于消化性狭窄扩张最佳大小的一致意见。当食管窄于13mm（39French）时，可出现吞咽困难。大多数系列研究报道直径扩张达40～60French可以很好地缓解症状，且并发症的发生率较低[31, 32]。尽管没有研究证明扩张器直径更大时发生穿孔的危险较高，但一般认为，扩张超过 50～54French 时得到的益处很少，却使危险性增加。

用探条扩张时，所选择的初始探条的大小应近似等于所估计的狭窄直径。建议阶梯式增加探条尺寸，不应超过感到阻力明显增加的 3 个尺寸以上，即“三尺寸原则”。尚无研究验证遵循这一原则是否可以增加操作的安全性。已报道的对接受球囊扩张治疗患者的研究显示，所使用球囊的直径通常大于三尺寸原则。在一项超过 400 人的研究中，一次扩张时使用多个扩张器或使用单个大直径扩张器（45French），仅观察到一例穿孔[33]。然而，既然有出血和穿孔的危险，谨慎之举是最好在一次治疗中不进行太多扩张。患者可在 1～2 周内重复扩张，以获得理想效果。

食管扩张的并发症

食管扩张的主要并发症是穿孔和出血。尽管各研究结果的差别很大，但严重并发症的总体发生率为0.5%，穿孔和出血的发生率相似[34, 35]。以往的研究结果提示，“盲法” Maloney扩张的穿孔率要高于导丝引导探条扩张术[24]。如果导丝引导技术用于过紧、过长或更为困难的狭窄时，并发症可能更多。穿孔症状通常很明显，患者表现痛苦和疼痛。但皮下气肿不会很快出现。对怀疑穿孔的患者应进行胸片或用水溶性造影剂进行X线造影检查。尽管许多局限性穿孔患者可以采用禁食及静脉用抗生素保守治疗，但必须请外科会诊。需要输血的严重出血常需要重复内镜检查以确定是否需要内镜治疗，但大多数出血可以自行停止。

一过性菌血症常并发于食管扩张后。围手术期血培养研究结果显示 20%～45% 的病例出现菌血症[36, 37]。尽管菌血症的发生率很高，感染并发症的报道却很少[38, 39]。当前推荐对高危如人工瓣膜、有心内膜炎史、肺体分流或人造血管移植（小于 1 岁）等患者进行食管狭窄扩张时，用抗生素进行预防性治疗[38, 39]。尚无充足资料明确建议中度危险患者如二尖瓣脱垂伴关闭不全、风湿性瓣膜功能不全、肥厚型心肌病或先天性心脏畸形，或如肝硬化或腹水等这样低危险性的患者使用抗生素[40]。然而，许多临床医师都会对各种危险程度的接受扩张治疗的患者预防性使用抗生素。

狭窄复发

在质子泵抑制剂应用之前，有近60%的患者因为复发性吞咽困难而需要再次进行扩张[41, 42]。随着质子泵抑制剂的应用，仅 30% 的消化性狭窄患者在 1 年内需要再次扩张[43]。初次治疗时狭窄的严重程度或扩张器的尺寸对狭窄的复发似无影响[44]。

对于那些使用了很强的药物治疗但仍需要频繁进行食管扩张者和有手术禁忌证或不接受手术的患者，可教会他们使用自我探条扩张技术。已发表的关于自我探条扩张术的研究非常有限，但这一技术似乎安全有效[45]。只要质子泵抑制剂有效，自我探条扩张术将可能成为历史。

顽固性食管狭窄

顽固性狭窄常是由腐蚀性损伤或外科吻合所致，而非消化性因素引起[46-48]。对顽固性良性食管狭窄建议进行类固醇注射治疗[49, 50]。扩张前先用23号硬化治疗针将0.25ml曲安奈德（triamcinolone ace-tonide）（10mg/ml）分4～6份注射到狭窄的近侧缘及狭窄段。一项针对14名腐蚀性狭窄患者的自身对照研究结果表明，该方法可明显减少扩张的次数[51]。一项包括31名患者的研究结果也显示了同样良好的效果，这些患者的狭窄为多种原因所致，包括12例消化性狭窄、8例手术后吻合口狭窄，以及放疗所致狭窄、药物所致狭窄和硬化治疗后狭窄。病变部位内注射类固醇可以明显减少所有患者的扩张次数[50]。尽管尚无随机对照研究，但是只要类固醇注射是安全的，都可以对那些接受标准扩张治疗和药物治疗无效的少数患者试用这一方法。

最近报道的另一个内镜治疗良性吻合口食管狭窄的方法是使用电烙术[52]。可用括约肌切开针形刀做6处放射状切口，每处2～3mm长。这些患者既往均未接受过探条或球囊扩张治疗。

手术是治疗顽固性狭窄的另一种选择。主要有两种方法：（1）抗反流手术伴术中狭窄扩张；（2）食管重建术，如将胃上拉或结肠插入。对于伴有食管短缩的消化性狭窄，在抗反流手术时需要进行加长手术，如Collis胃成形术。在治疗消化性狭窄时，抗反流手术伴术中狭窄扩张与非手术治疗相比，成功率相似[53, 54]。外科手术的主要优势是可以减少对药物治疗的长期需求。然而，长期随访显示，多数患者需要重新接受定期的抗反流药物治疗[55]。另一类顽固性食管狭窄患者是伴有食管动力障碍（如硬皮病）的患者。食管动力异常和由胃底折叠术引起的机械性梗阻可以导致明显的术后吞咽困难，尽管有报道说硬皮病患者的手术效果极好[56]。对这些常常不是由消化性狭窄所致的严重狭窄，可能需要手术切除和重建，但发病率和死亡率均很高。

使用自膨式金属支架（self-expanding metallic stents，SEMS）治疗顽固性良性食管狭窄也有报道[57]。据报道，尽管有后期并发症，但该技术早期成功率高，且狭窄部位主要在支架上方[58, 59]。一般说来，SEMS是不能用来治疗良性食管狭窄的，因为处理后期并发症非常困难。新近开发的硅树脂覆盖的塑料膨胀性内修复体有希望用于治疗某些狭窄。

食管环和食管蹼

不伴体重减轻的发作性或非进行性吞咽困难是食管蹼或远端食管环（Schatzki环）的特征。第一次发作常出现于进餐过急或饮酒时。患者感觉到食物黏在远端食管，常可以通过饮大量液体冲下去。引起发病的食物经常是一片面包或牛排，因此被描述为“Steakhouse综合征”[60]。

食管环

远端食管包括两个环，A环和B环（Schatzki环）。A环或肌肉环是食管下括约肌的近侧缘。它被鳞状上皮覆盖，只能在极少情况下在食管造影时发现。如果出现症状，可通过50French探条或注射肉毒毒素治疗[61]。

相反，B环是一种黏膜环或称为Schatzki环，非常常见，可在6%～14%接受消化道钡餐造影检查的患者中发现[62]。它是一层很薄的膜，鳞状上皮在其上表面，柱状上皮在其下表面；这样，可界定鳞柱状上皮交界。B环由黏膜层和黏膜下层组成，没有固有肌层。多数Schatzki环是先天的，但是也有人认为与GERD有关[63]。酸反流引起的瘢痕组织占多大比例尚不清楚。多数上消化道内镜或钡剂造影发现的食管环是无症状的。当食管腔狭窄小于或等于13mm时，食管环可以引起固体食物吞咽困难或食物嵌塞。食管环引起的吞咽困难可以用单次大探条（50或54French）或直径逐渐增大的扩张器治疗。尽管单个大直径扩张器是更常用的治疗方法，但尚无研究证明这一技术优于通常使用的治疗消化性狭窄的逐级扩张术。多数Schatzki环患者需要重复扩张，因为90%患者在3年内有吞咽困难症状复发。这再次指出该病与酸反流相关并且可能获益于质子泵抑制剂的治疗[64]。一个替代治疗是四象限活检以破坏食管环。一项随机对照研究比较了这种方法与用52French Maloney探条扩张器单次治疗的疗效，经过12个月的随访，两者在有效性和作用持久性方面没有差异[65]。Schatzki环的电烙切开术也有报道[66, 67]。对11名既往接受过大口径探条扩张治疗仍有复发性吞咽困难患者的研究发现，与重复进行探条扩张相比，扩张同时进行内镜切开可以有更长的症状缓解期[68]。

食管蹼与波状食管

食管蹼是位于食管上段或中段的一个或多个薄的鳞状上皮组成的水平膜。与食管环不同，它们很少环腔，但可从前壁突出，向两侧延展，但不到后壁。蹼可以是无症状的，也可以引起固体食物吞咽困难，可出现于任何年龄。它们的膜通常很脆弱，对最初内镜破坏后再进行探条扩张治疗反应良好（图19-2）[69]。食管颈部蹼与成人缺铁性贫血（特别是女性）之间的

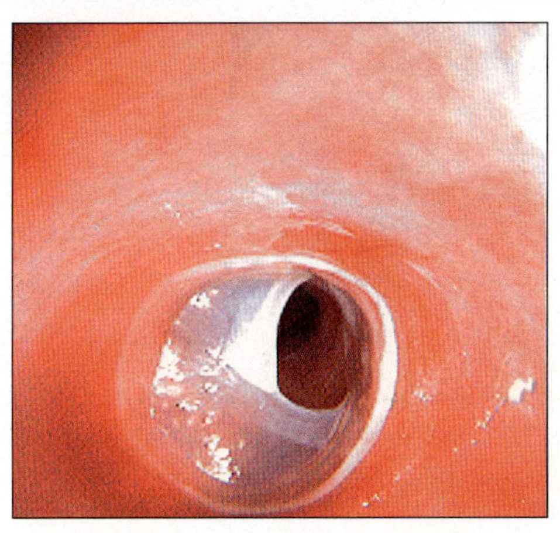

图 19-2　缺铁性贫血患者的上食管蹼。

关系被描述为 Plummer-Vinson 或 Paterson-Kelly 综合征。蹼的发生也与口炎性腹泻相关。此综合征的发病机制尚不清楚。

多蹼综合征又称作“波状环食管”，存在于从儿童时期就出现长期吞咽困难症状的男性中。尽管这些患者容易出现明显的黏膜撕裂，但扩张可以缓解吞咽困难，因此，建议谨慎扩张。一些专家认为这是先天性食管狭窄中的一类[70]。这一病变可能与儿童或成人的嗜酸细胞性食管炎相关。有报道表明，一些环状食管患者有潜在的胃食管反流，并可获益于质子泵抑制剂的治疗[71]。

胃、幽门和小肠狭窄

对于非食管狭窄患者，主要问题是选择球囊扩张治疗还是手术治疗。这取决于狭窄产生的原因以及扩张手术的长期效果。如果选择扩张治疗，对于非食管狭窄最好选用球囊扩张。可以通过内镜或X线照相术下放置导丝引导，或通过内镜放置球囊。通过内镜放置球囊（TTS 或 CRE）可在完成扩张后进行内镜检查，因此最为常用。与食管球囊相同，CRE球囊可以用单个球囊进行三阶段扩张，尽管每一阶段仅相差 1mm，但 CRE 球囊比单一大小的 TTS 球囊的花费要贵很多。幽门（和结肠）球囊比食管球囊短，长度一般为 3 ~ 4cm。一些专家推荐同时使用荧光透视检查和造影剂浓度为 10% ~ 25% 的内镜球囊，以更好地评价扩张时的十二指肠球顶端和C袢[72]。技术变量包括球囊充气的时间、扩张的频率和充分程度、所使用球囊的大小等，尚无统一标准。使用 Savary Gilliard 扩张器治疗远端胃和十二指肠球部梗阻的成功病例也时有报告[73]。

表 19-4　胃和幽门良性狭窄的病因
消化性溃疡病[非甾体类抗炎药（NSAID）>幽门螺杆菌]
手术后
吞入腐蚀物
Crohn 病
放射治疗

非食管性上消化道狭窄的原因

非食管性上消化道（upper gastrointestinal，UGI）狭窄的最常见部位是幽门，但胃、手术吻合口和十二指肠狭窄也会发生。消化性溃疡是胃出口梗阻的最常见原因，虽然由幽门螺杆菌感染引起的狭窄少见[74]，但非甾体类抗炎药（nonsteroidal anti-inflammatory drug，NSAID）治疗史较常见。在大多数系列病例研究中，没有报道幽门扩张的初期技术失败率或“意向性治疗”的分析结果。一项报道显示，46 名良性胃出口梗阻患者最初的技术失败率为 11%（5 人）[75]。第二项研究报道的技术失败率为 9.3%（5/54）[72]。有报道显示，接受扩张治疗的患者获得持续缓解的比率低至 16% ~ 50%[72, 76]，尽管在大多数系列研究中有70%的患者有较好的长期结局[77, 78]。尚无前瞻性和病例对照研究的资料。

手术后狭窄可以出现在任何部位，包括Billroth II 式手术的输入袢和输出袢的吻合口以及减肥手术的胃旁路部位。最近报道的28例减肥手术后胃出口梗阻的患者，经荧光透视球囊扩张后 50% 症状缓解[79]。已有报道联合使用电外科切开术和球囊扩张术成功治疗了 5 例手术后难治性幽门狭窄的患者[80]。

其他引起胃和幽门狭窄的原因包括吞入腐蚀性物质、既往接受放射治疗和 Crohn 病（表 19-4）。3 名既往吞入腐蚀性物质导致胃出口狭窄患者经病变部位内类固醇激素注射联合TTS球囊扩张术得到成功治疗[81]。也有几项关于胃十二指肠 Crohn 病狭窄经球囊扩张治疗的报道[82-84]（录像 19-1）。尽管报道有高复发率，但初始症状可以得到缓解。如果患者非常不愿意施行手术，可能需要重复扩张。Crohn 病引起的长纤维性狭窄对内镜治疗的反应差。

禁忌证和并发症

球囊扩张的禁忌证包括狭窄部位的深在溃疡和未纠正的凝血功能障碍。尽管所报道的研究资料太少，不足以真正评价狭窄处活动性溃疡的危险性，但据推测溃疡可增加穿孔的危险。一系列小型病例研究报道的穿孔率为 4% ~ 7.4%[72, 77]。一项包含 54 名患者的研究中，4例穿孔患者中有2例有活动性溃疡，所有4例患者都使用了大直径球囊（16mm 和 20mm）[72]。

球囊扩张的常见不良结局是溃疡和狭窄复发。一项回顾性研究包括了 19 名接受球囊扩张治疗的非恶性幽门梗阻患者，平均随访45个月，发现所有患者症状都可即刻获得缓解，但只有16%的患者症状获得持续缓解[76]。84%的患者有胃出口梗阻症状的复发，平均中位复发时间为 9 个月。在这一复发患者的研究中不包括服用 NSAID 的患者，复发更多出现于女性患者。另一项针对 41 名成功接受 TTS 扩张治疗患者的研究中，在 3 年随访中只有 14 名（30%）患者保持症状持续缓解[75]。21名患者随后需要进行手术治疗，18 名出现梗阻复发，2 名出现间歇性穿孔，1 名出现出血症状。这一结果使得一些专家建议对有手术条件的患者可先进行外科治疗。相反，有报道显示，有高达 2/3的患者治疗后症状可长期缓解，特别是那些接受持续抑酸治疗的患者[77]。因此，与患者讨论这些治疗方法的结局和潜在并发症，并在做出术前先进行内镜扩张术的决定前，考虑患者的意见是合情合理的。

胃或十二指肠狭窄内镜扩张的另一个不良结局是可能会误诊恶性梗阻而延误治疗[72]。

良性结肠和回结肠狭窄

与胃十二指肠狭窄相同，对于结肠和回结肠狭窄初始治疗的最重要决定是确定患者应该先进行球囊扩张还是直接手术治疗。这一决定取决于狭窄产生的原因和患者的意愿。必须记住的是，只有症状性狭窄需要治疗。做结肠镜检查时发现多处结肠狭窄，但并未引起梗阻症状，最好是保持现状。TTS球囊扩张器可在结肠镜中使用。它们的长度与幽门扩张球囊相同（3 ~ 4cm），实际上在市场上经常能够见到与结肠镜相匹配的足够长的双部位的球囊。CRE和TTS球囊都有 18 ~ 54French 标准化尺寸，但也有更大的“吻合口”球囊，如20mm（60French）和25mm（75French）。一些资料认为当临床上使用超过51French的更大号球囊进行结肠扩张时，其成功率更高[85]。也有报道认为X线照相术引导的球囊扩张术与导丝引导的聚乙烯扩张器在治疗下消化道狭窄时的成功率相同[86, 87]。使用 SEMS 治疗良性结肠狭窄也有个案报道[88]，但不常规推荐，因为在消化道放置永久性金属支架可能存在许多潜在的长期问题[89]。

良性下消化道狭窄的原因

下消化道狭窄的最常见部位是手术吻合口。良性

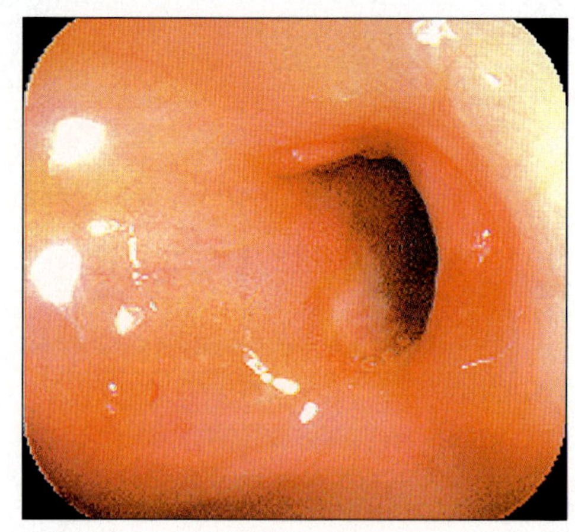

图 19-3　一例临床上处于静止期的Crohn病患者回结肠吻合口处的狭窄病变。狭窄处可见两个浅溃疡。

表 19-5　良性下消化道狭窄的原因
手术吻合口
Crohn 病（最常发生于吻合口）
憩室病
缺血病变
非甾体类抗炎药（NSAID）相关性结肠病
放射性病变

下消化道狭窄的原因包括手术吻合口、Crohn 病（最常出现于既往手术吻合口部位）、憩室病、缺血病变、NSAID 相关性结肠病和放射性病变等（表 19-5）。

采用内镜球囊扩张治疗后Crohn下消化道狭窄患者已报道了 150 多例，这些病例都以个案研究的形式来报道。没有对照研究的报道。多数狭窄出现在既往手术吻合口部位，但原发Crohn 病狭窄也可出现（图 19-3）。在一项包括 55 名患者、78 次扩张治疗的前瞻性研究中，70次（90%）获得技术上的成功[91]。扩张超过原来的 73% 后，直径 13.6mm 的结肠镜即成功地通过了狭窄处。另一项大型的回顾性研究显示每一患者的平均中位扩张次数为 1 次，尽管有许多患者接受 2次或3次的扩张[92]。有两个关于联合局部类固醇注射和球囊扩张进行治疗的报道，共选择 27 名患者[95, 96]。联合治疗的有效率与单用球囊扩张治疗 Crohn 病的结果相似；因此，确定联合局部类固醇注射是否可以改善临床结局很困难。大样本研究结果表明长期临床获益者占 41% ~ 62%[91, 92]，在一些小型研究中可达 72% ~ 80%[93, 94]。尽管一些治疗中使用全身麻醉，但多数患者仅采用有知觉的镇静措施。球囊扩张治疗 Crohn 病狭窄引发的并发症似较少见。穿孔是主要的并发症，所报道的发生率为 1.6% ~ 8%。结肠穿孔通常需要手术修补；然而，这并不可怕，因为对清洁肠道进

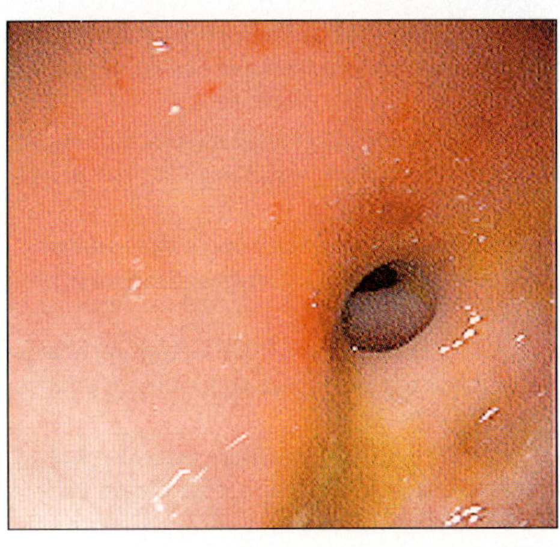

图 19-4　既往使用非甾体类抗炎药引起的升结肠狭窄。

行手术是扩张失败的替代治疗。然而，可能有潜在穿孔危险时和手术修补术都特别强调一般不进行内镜扩张，除非下消化道狭窄出现症状。

已报道的用球囊扩张治疗结直肠手术后吻合口狭窄的病例数已超过120例[85, 97-99]。没有一项是前瞻性或对照性研究，仅为病例报道。成功率似乎略优于对Crohn病狭窄的扩张治疗，但有可能存在偏倚。出现穿孔和出血并发症的患者高达7.8%[85]。球囊扩张联合内镜下针形刀电烙切开术（6例）或球囊扩张联合内镜激光治疗（10例）已用于顽固性狭窄的治疗[100, 101]。在小型研究中这两种方法的成功率均为80%～90%。

NSAID结肠病也可以导致结肠狭窄，常伴“隔膜样”表现[102-104]。这些狭窄常在右半结肠，通常不会狭窄到引起梗阻症状。然而，已有多个球囊扩张成功治疗NSAID狭窄的个案报道，认为其可作为手术切除的替代选择（图19-4）。停用NSAID是治疗过程中重要的一部分。

放射治疗引起的结直肠狭窄是对狭窄治疗的最严峻考验。除非采用结肠切除或回肠切除的简单旁路手术，否则外科手术将导致高的死亡率。因此，可试用Savary-Gilliard扩张器[105]、球囊扩张器[106]和放置永久性金属支架[107]等内镜扩张方法。对放射性狭窄治疗方法的选择应在请外科会诊并仔细听取患者意愿后决定。

良性结肠狭窄扩张术的禁忌证和并发症

下消化道扩张治疗的禁忌证有凝血功能障碍、深部溃疡性狭窄和长的狭窄。主要并发症是出血和穿孔。对初发或多次复发患者，另一不良结果是扩张治疗失败。

（张莉译　张静　周丽雅校）

参考文献

1. Spechler SJ: AGA technical review on treatment of patients with dysphagia caused by benign disorders of the distal esophagus. Gastroenterology 117:223–254, 1999.
2. Dakkak M, Hoare RC, Maslin SC, et al: Oesophagitis is as important as oesophageal stricture diameter in determining dysphagia. Gut 34:152–155, 1993.
3. Marks RD, Richter JE, Rizzo H, et al: Omeprazole versus H2-receptor antagonists in treating patients with peptic stricture and esophagitis. Gastroenterology 106:907–915, 1994.
4. Barbezat GO, Schlup M, Lubcke R: Omeprazole therapy decreases the need for dilatation of peptic oesophageal strictures. Aliment Pharmacol Ther 13:1041–1045, 1999.
5. Agnew SR, Pandya SP, Reynolds RP, et al: Predictors for frequent esophageal dilations of benign peptic strictures. Dig Dis Sci 41: 931–936, 1996.
6. Broor SL, Kumar A, Chari ST, et al: Corrosive esophageal strictures following acid ingestion: Clinical profile and results of endoscopic dilatation. J Gastroenterol Hepatol 4:56–61, 1989.
7. Wilcox CM: Esophageal strictures complicating ulcerative esophagitis in patients with AIDS. Am J Gastroenterol 94:339–343, 1999.
8. Colina RE, Smith M, Kikendall JW, et al: A new probable increasing cause of esophageal ulceration: Alendronate. Am J Gastroenterol 92:704–706, 1997.
9. Maddern JG, Horowitz M, Jamieson GG, et al: Abnormalities of esophageal and gastric emptying in progressive systemic sclerosis. Gastroenterology 97:922–926, 1984.
10. Stork T, Gareis R, Krumholz K, et al: Aberrant right subclavian artery (arteria lusoria) as a rare cause of dysphagia and dyspnea in a 79 year-old woman with right mediastinal and retrotracheal mass, and co-existing coronary artery disease. Vasa 30:225–228, 2001.
11. Woods RK, Sharp RJ, Holcomb GW 3rd, et al: Vascular anomalies and tracheoesophageal compression: A single institution's 25-year experience. Ann Thorac Surg 72:434–438, 2001.
12. Teitelbaum JE, Fox VL, Twarog FJ, et al: Eosinophilic esophagitis in children: Immunopathological analysis and response to fluticasone propionate. Gastroenterology 122:1216–1225, 2002.
13. Vasilopoulos S, Murphy P, Auerbach A, et al: The small-caliber esophagus: An unappreciated cause of dysphagia for solids in patients with eosinophilic esophagitis. Gastrointest Endosc 55:99–106, 2002.
14. Morrow JB, Vargo JJ, Goldblum JR, et al: The ringed esophagus: Histologic features of GERD. Am J Gastroenterol 96:984–989, 2001.
15. The ASGE Standards of Practice Committee: Balloon dilation of gastrointestinal tract strictures. Gastrointest Endosc 48:702–704, 1998.
16. McClave SA, Brady PG, Wright RA, et al: Does fluoroscopic guidance for Maloney esophageal dilation impact on the clinical endpoint of therapy: Relief of dysphagia and achievement of luminal patency. Gastrointest Endosc 43:93–97, 1996.
17. Tucker LE: The importance of fluoroscopic guidance for Maloney dilation. Am J Gastroenterol 87:1709–1711, 1992.
18. Kozarek RA, Patterson DJ, Ball TJ, et al: Esophageal dilation can be done safely using selective fluoroscopy and single dilation sessions. J Clin Gastroenterol 20:184–188, 1995.
19. Goldstein JA, Barkin JS: Comparison of the diameter consistency and dilating force of the controlled radial expansion balloon catheter to the conventional balloon dilators. Am J Gastroenterol 95:3423–3427, 2000.
20. McLean GK, LeVeen RF: Shear stress in the performance of

esophageal dilation: Comparison of balloon dilation and bougienage. Radiology 172:983–986, 1989.
21. Abele JE: The physics of esophageal dilatation. Hepatogastroenterology 39:486–489, 1992.
22. Saeed ZA, Winchester CB, Ferro PS, et al: Prospective randomized comparison of polyvinyl bougies and through-the-scope balloons for dilation of peptic strictures of the esophagus. Gastrointest Endosc 41:189–195, 1995.
23. Scolapio JS, Pasha TM, Gostout CJ, et al: A randomized prospective study comparing rigid to balloon dilators for benign esophageal strictures and rings. Gastrointest Endosc 50:13–17, 1999.
24. Hernandez LJ, Jacobson JW, Harris MS: Comparison among the perforation rates of Maloney, balloon, and Savary dilation of esophageal strictures. Gastrointest Endosc 51:460–462, 2000.
25. Cox JG, Winter RK, Maslin SC, et al: Balloon or bougie for dilatation of benign oesophageal stricture? An interim report of a randomised controlled trial. Gut 29:1741–1747, 1988.
26. Tytgat GN: Dilation therapy of benign esophageal stenoses. World J Surg 13:142–148, 1989.
27. Shemesh E, Czerniak A: Comparison between Savary-Gilliard and balloon dilatation of benign esophageal strictures. World J Surg 14:518–521, 1990.
28. Yamamoto H, Hughes RW Jr, Schroeder KW, et al: Treatment of benign esophageal stricture by Eder-Puestow or balloon dilators: A comparison between randomized and prospective nonrandomized trials. Mayo Clin Proc 67:228–236, 1992.
29. Tulman AB, Boyce HW Jr: Complications of esophageal dilation and guidelines for their prevention. Gastrointest Endosc 27:229–234, 1981.
30. Bautista-Casanovas A, Varela-Cives R, Estevez Martinez E, et al: What is the infection risk of oesophageal dilatations? Eur J Pediatr 157:901–903, 1998.
31. Pereira-Lima JC, Ramires RP, Zamin I Jr, et al: Endoscopic dilation of benign esophageal strictures: Report on 1043 procedures. Am J Gastroenterol 94:1497–1501, 1999.
32. Dumon JF, Meric B, Sivak MV Jr, et al: A new method of esophageal dilation using Savary-Gilliard bougies. Gastrointest Endosc 31:379–382, 1985.
33. Kozarek RA, Patterson DJ, Ball TJ, et al: Esophageal dilation can be done safely using selective fluoroscopy and single dilating sessions. J Clin Gastroenterol 20:184–188, 1995.
34. Silvis SE, Nebel O, Rogers G, et al: Endoscopic complications. Results of the 1974 American Society for Gastrointestinal Endoscopy surgery. JAMA 235:928–930, 1976.
35. Kozarek RA: Hydrostatic balloon dilation of gastrointestinal stenoses: A national survey. Gastrointest Endosc 32:15–19, 1986.
36. Botoman VA, Surawicz CM: Bacteremia with gastrointestinal endoscopic procedures. Gastrointest Endosc 32:342–346, 1986.
37. Nelson DB, Sanderson SJ, Azar MM: Bacteremia with esophageal dilation. Gastrointest Endosc 48:563–567, 1948.
38. Yin TP, Dellipiani AW: Bacterial endocarditis after Hurst bougienage in a patient with a benign oesophageal stricture. Endoscopy 15:27–28, 1983.
39. Schlitt M, Mitchem L, Zorn G, et al: Brain abscess after esophageal dilation for caustic stricture: Report of three cases. Neurosurgery 17:947–951, 1985.
40. ASGE Standard of Practice Committee: Antibiotic prophylaxis for gastrointestinal endoscopy. Gastrointest Endosc 42:630–635, 1995.
41. Ogilvie AL, Ferguson R, Atkinson M: Outlook with conservative treatment of peptic oesophageal stricture. Gut 21:23–25, 1980.
42. Hands LJ, Papavramidis S, Bishop H, et al: The natural history of peptic oesophageal stricture treated by dilation and anti-reflux therapy alone. Ann R Coll Surg Engl 71:306–309, 1989.
43. Smith PM, Kerr GD, Cockel R, et al: A comparison of omeprazole and ranitidine in the prevention of recurrence of benign esophageal stricture. Gastroenterology 107:1312–1318, 1994.
44. Agnew SR, Pandya SP, Reynolds RP, et al: Predictors for frequent esophageal dilations of benign peptic strictures. Dig Dis Sci 41: 931–936, 1996.
45. Grobe JL, Kozarek RA, Sanowski RA: Self-bougienage in the treatment of benign esophageal strictures. J Clin Gastroenterol 6:109–112, 1984.
46. Duseja A, Chawla YK, Singh RP, et al: Dilatation of benign esophageal strictures: 10 year's experience with Celestin dilators. J Gastroenterol Hepatol 15:26–29, 2000.
47. Lahoti D, Broor SL, Basu PP, et al: Corrosive esophageal strictures: Predictors of response to endoscopic dilation. Gastrointest Endosc 41:196–200, 1995.
48. Ikeya T, Ohwada S, Ogawa T, et al: Endoscopic balloon dilation for benign esophageal anastomotic stricture: Factors influencing its effectiveness. Hepato Gastroenterol 46:959–966, 1999.
49. Zein NN, Greseth JM, Perrault J: Endoscopic intralesional steroid injections in the management of refractory esophageal strictures. Gastrointest Endosc 41:596–598, 1995.
50. Lee M, Kubik CM, Polhamus CD, et al: Preliminary experience with endoscopic intralesional steroid injection therapy for refractory upper gastrointestinal strictures. Gastrointest Endosc 41:598–601, 1995.
51. Kochhar R, Ray JD, Sriram PV, et al: Intralesional steroids augment the effects of endoscopic dilation in corrosive esophageal strictures. Gastrointest Endosc 49:509–513, 1999.
52. Brandimarte G, Tursi A: Endoscopic treatment of benign anastomotic esophageal stenosis with electrocautery. Endoscopy 34:399–401, 2002.
53. Little AG, Naunheim KS, Ferguson MK, et al: Surgical management of esophageal strictures. Ann Thorac Surg 45:144–147, 1988.
54. Spechler SL: Comparison of medical and surgical therapy for complicated gastroesophageal reflux disease in veterans. N Engl J Med 326:786–792, 1992.
55. Spechler SJ, Lee E, Ahnen D, et al: Long-term outcome of medical and surgical therapies for gastroesophageal reflux disease: Follow-up of a randomized controlled trial. JAMA 285:2331–2338, 2001.
56. Poirier NC, Taillerfer R, Topart R, et al: Antireflux operations in patients with scleroderma. Ann Thorac Surg 58:66–72, 1994.
57. Fiorini A, Fleischer D, Valero J, et al: Self-expanding metal coil stents in the treatment of benign esophageal strictures refractory to conventional therapy: A case series. Gastrointest Endosc 52:259–262, 2000.
58. Ackroyd R, Watson DI, Devitt PG, et al: Expandable metallic stents should not be used in the treatment of benign esophageal strictures. J Gastroenterol Hepatol 16:484–487, 2001.
59. Lee JG, Hsu R, Leung JW: Are self-expanding metal mesh stents useful in the treatment of benign esophageal stenoses and fistulas? An experience of four cases. Am J Gastroenterol 95:1857–1859, 2000.
60. DeVault KR: Lower esophageal (Schatzki's) ring: Pathogenesis, diagnosis, and therapy. Dig Dis 14:323–329, 1996.
61. Hirano I, Gilliam J, Goyal RK: Clinical and manometric features of the lower esophageal muscular ring. Am J Gastroenterol 95:43–49, 2000.
62. Johnson AC, Lester DD, Johnson S, et al: Esophagogastric ring: Why and when we see it, and what it implies: A radiologic-pathologic correlation. South Med J 85:946–952, 1992.
63. Marshall JB, Kretschmar JM, Diaz-Arias AA: Gastroesophageal reflux as a pathogenic factor in the development of symptomatic lower esophageal rings. Arch Intern Med 150:1669–1672, 1990.
64. Jamieson H, Hinder RA, DeMeester TR, et al: Analysis of thirty-two patients with Schatzki's ring. Am J Surg 158:563–566, 1989.

65. Chotiprasidhi P, Minocha A: Effectiveness of single dilation with Maloney dilator versus endoscopic rupture of Schatzki ring using biopsy forceps. Dig Dis Sci 45:281–284, 2000.
66. Guelrud M, Villasmil L, Mendez R: Late results in patients with Schatzki ring treated by endoscopic electrosurgical incision of the ring. Gastrointest Endosc 33:96–98, 1987.
67. Burdick JS, Venu RP, Hogan WJ: Cutting the defiant lower esophageal ring. Gastrointest Endosc 39:616–619, 1993.
68. DiSario JA, Pedersen PJ, Bichis-Canoutas C, et al: Incision of recurrent distal esophageal (Schatzki) ring after dilation. Gastrointest Endosc 56:244–248, 2002.
69. Sreenivas DV, Kumar A, Mannar KV, et al: Results of Savary-Gilliard dilatation in the management of cervical web of esophagus. Hepatogastroenterology 49:188–190, 2002.
70. Oh CH, Levine MS, Katzka DA, et al: Congenital esophageal stenosis in adults: Clinical and radiographic findings in seven patients. Am J Roentgenol 176:1179–1182, 2001.
71. Morrow JB, Vargo JJ, Goldblum JR, et al: The ringed esophagus: Histological features of GERD. Am J Gastroenterol 96:984–989, 2001.
72. Lau JY, Chung SC, Sung JJ, et al: Through-the-scope balloon dilation for pyloric stenosis: Long-term results. Gastrointest Endosc 43:98–101, 1996.
73. Pai CG: Use of Savary-Gilliard dilators for strictures of the distal stomach and duodenal bulb. Gastrointest Endosc 50:866–867, 1999.
74. Gibson JB, Behrman SW, Fabian TC, et al: Gastric outlet obstruction resulting from peptic ulcer disease requiring surgical intervention is infrequently associated with Helicobacter pylori infection. J Am Coll Surg 191:32–37, 2000.
75. Hewitt PM, Krige JE, Funnell IC, et al: Endoscopic balloon dilatation of peptic pyloroduodenal strictures. J Clin Gastroenterol 28:33–35, 1999.
76. Kuwada SK, Alexander GL: Long-term outcome of endoscopic dilation of nonmalignant pyloric stenosis. Gastrointest Endosc 41: 15–17, 1995.
77. Kozarek RA, Botoman VA, Patterson DJ: Long-term follow-up in patients who have undergone balloon dilation for gastric outlet obstruction. Gastrointest Endosc 36:558–561, 1990.
78. Boylan JJ, Gradzka MI: Long-term results of endoscopic balloon dilatation for gastric outlet obstruction. Dig Dis Sci 44:1883–1886, 1999.
79. Vance PL, deLange EE, Shaffer HA Jr, et al: Gastric outlet obstruction following surgery for morbid obesity: Efficacy of fluoroscopically guided balloon dilation. Radiology 222:70–72, 2002.
80. Hagiwara A, Sonoyama Y, Togawa T, et al: Combined use of electrosurgical incisions and balloon dilatation for the treatment of refractory postoperative pyloric stenosis. Gastrointest Endosc 54: 504–508, 2001.
81. Kochhar R, Sriram PV, Ray JD, et al: Intralesional steroid injections for corrosive induced pyloric stenosis. Endoscopy 30:734–736, 1998.
82. Kelly SM, Hunter JO: Endoscopic balloon dilatation of duodenal strictures in Crohn's disease. Postgrad Med J 71:623–624, 1995.
83. Matsui T, Hatakeyama S, Ikeda K, et al: Long-term outcome of endoscopic balloon dilation in obstructive gastroduodenal Crohn's disease. Endoscopy 29:640–645, 1997.
84. Kimura H, Sugita A, Nishiyama K, et al: Treatment of duodenal Crohn's disease with stenosis: Case report of 6 cases. Jpn J Gastroenterol 97:697–702, 2000.
85. Kozarek RA: Hydrostatic balloon dilation of gastrointestinal stenoses: A national survey. Gastrointest Endosc 32:15–19, 1986.
86. McNicholas MM, Gibney RG, MacErlaine DP: Radiologically guided balloon dilatation of obstructing gastrointestinal strictures. Abdom Imaging 19:102–107, 1994.
87. Morini S, Hassan C, Cerro P, et al: Management of an ileocolonic anastomotic stricture using polyvinyl over-the-guidewire dilators in Crohn's disease. Gastrointest Endosc 53:384–387, 2001.
88. Cascales-Sanchez P, Garcia-Olmo D, Julia-Molla E: Long-term expandable stent as a definitive treatment for benign rectal stenosis. Br J Surg 84:840–841, 1997.
89. Kozarek RA, Ball TJ, Patterson DJ: Metallic self-expanding stent application in the upper gastroesophageal tract: Caveats and concerns. Gastrointest Endosc 38:1–6, 1992.
90. Breysem Y, Coremans G, Hendrickx G: Endoscopic balloon dilation of colonic and ileo-colonic Crohn's strictures: Long-term results. Gastrointest Endosc 38:142–147, 1992.
91. Couckuyt H, Gevers AM, Coremans G, et al: Efficacy and safety of hydrostatic balloon dilatation of ileocolonic Crohn's strictures: A prospective longterm analysis. Gut 36:577–580, 1995.
92. Thomas-Gibson S, Brooker JC, Hayward CM, et al: Colonoscopic balloon dilation of Crohn's strictures: A review of long-term outcomes. Eur J Gastroenterol Hepatol 15:485–488, 2003.
93. Dear KL, Hunter JO: Colonoscopic hydrostatic balloon dilatation of Crohn's strictures. J Clin Gastroenterol 33:315–318, 2001.
94. Williams AJ, Palmer KR: Endoscopic balloon dilatation as a therapeutic option in the management of intestinal stricture resulting from Crohn's disease. Br J Surg 78:453–454, 1991.
95. Brooker JC, Beckett CG, Saunders BP, et al: Long-acting steroid injection after endoscopic dilation of anastomotic Crohn's strictures may improve the outcome: A retrospective case series. Endoscopy 35:333–337, 2003.
96. Ramboer C, Verhamme M, Dhondt E, et al: Endoscopic treatment of stenosis in recurrent Crohn's disease with balloon dilation combined with local corticosteroid injection. Gastrointest Endosc 42: 252–255, 1995.
97. Venkatesh KS, Ramanujam PS, McGee S: Hydrostatic balloon dilatation of benign colonic anastomotic strictures. Dis Colon Rectum 35:789–791, 1992.
98. Skreden K, Wiig JN, Myrvold HE: Balloon dilation of rectal strictures. Acta Chir Scand 153:615–617, 1987.
99. Aston NO, Owen WJ, Irving JD: Endoscopic balloon dilatation of colonic anastomotic strictures. Br J Surg 76:780–782, 1989.
100. Hagiwara A, Togawa T, Yamasaki J, et al: Endoscopic incision and balloon dilatation for cicatricial anastomotic strictures. Hepatogastroenterology 46:997–999, 1999.
101. Luck A, Chapius P, Sinclair G, et al: Endoscopic laser stricturotomy and balloon dilatation for benign colorectal strictures. ANZ J Surg 71:594–597, 2001.
102. Gopal DV, Katon RM: Endoscopic balloon dilation of multiple NSAID-induced colonic strictures: Case report and review of the literature on NSAID-related colopathy. Gastrointest Endosc 50:120–123, 1999.
103. Weinstock LB, Hammoud Z, Brandwin L: Nonsteroidal anti-inflammatory drug-induced colonic stricture and ulceration treated with balloon dilatation and prednisone. Gastrointest Endosc 50:564–566, 1999.
104. Smith JA, Pineau BC: Endoscopic therapy of NSAID-induced colonic diaphragm disease: Two cases and a review of published reports. Gastrointest Endosc 52:120–125, 2000.
105. Triadafilopoulos G, Sarkisian M: Dilatation of radiation-induced sigmoid stricture using sequential Savary-Gilliard dilators. A combined radiologic-endoscopic approach. Dis Colon Rectum 33:1065–1067, 1990.
106. Johansson C: Endoscopic dilation of rectal strictures: A prospective study of 18 cases. Dis Colon Rectum 39:423–428, 1996.
107. Yates MR, Baron TH: Treatment of a radiation–induced sigmoid stricture with an expandable metal stent. Gastrointest Endosc 50: 422–426, 1999.

赍门失弛缓症

20

David A, Katzka, David C. Metz

引言 277
病因学 277
诊断 278
症状 278
X线检查 279
食管压力测定 279
内镜检查 282
治疗 282
肉毒杆菌毒素注射 284
充气扩张术 285
外科肌切开手术 287
其他治疗 288
治疗小结 288
贲门失弛缓症与癌 289
继发性贲门失弛缓症 289
继发性恶性肿瘤 289

引言

贲门失弛缓症是一个相对少见的疾病，男女及各人种皆可发生。几世纪前就有对该病的描述，可能因为相对少见，对其致病原因知之甚少。同样，关于其病因、诊断和治疗也仍有许多问题，包括一些基本问题，如（1）什么是贲门失弛缓症诊断的金标准；（2）本病的最佳治疗方案是什么；（3）确定患者治疗成功的随访标准是什么？本章试图从深层次综述贲门失弛缓症，并从实践角度解答这些问题，或者至少确定为何这些问题在当前仍无答案。

病因学

贲门失弛缓症的病因尚不清楚，但如下一个好的理论构架可以解释本病的发生过程。一个遗传易感者受到了外源性损伤（感染或其他损伤），该损伤触发了自身免疫反应，然后引起食管壁内和下食管括约肌（low esophageal sphincter，LES）神经元（可能包括中枢迷走神经联系通路）的慢性损伤。这种慢性神经损伤可导致所有神经成分的耗竭，但LES抑制性神经控制功能的损失相对更大，因此，特别是在一氧化氮合酶的作用下，对LES神经元功能的净效应是使刺激效应增加。这种总的刺激作用导致LES松弛不全和括约肌高张力（即痉挛）。神经功能不全也常可引起相对的、常为完全性的食管体部肌肉张力过低，这是神经损害引起的原发改变，还是继发于慢性LES功能性梗阻尚不清楚。随着损伤的继续，继发的炎症反应导致神经破坏和纤维替代，加重了LES功能不全和食管低张力（即蠕动丧失）。最终的结果是食管出现进行性扩张，加重动力异常和食管功能衰竭。图20-1显示了贲门失弛缓症发生的可能过程。

大量实验资料支持这一假说。首先，可在贲门失弛缓症患者贲门肌切开术标本中经原位杂交检测到嗜神经组织病毒，即水痘带状疱疹病毒（而非I型单纯疱疹病毒或巨细胞病毒）[1]。另外，Chagas 病，一种由克氏锥虫（引起中美洲和南美洲地方病的一种原虫）引起的食管病变，在压力测定和放射线造影时很难与贲门失弛缓症区分，是肠肌神经丛去神经作用的结果[2]。第二，一些研究者已经证实了患贲门失弛缓症的白人与II型人白细胞抗原（HLA）DQ1之间的关系[3]。事实上，这一遗传关系的特征具体表现为与等位基因 DQB1*0602 和 DRB1*15HLA 之间的相关性[4]。第三，在贲门失弛缓症患者中可检测到抗肠肌[5]和抗毒蕈碱胆碱能受体自身抗体[6]。第四，对贲门失弛缓症患者外科手术标本的研究结果显示，慢性炎症浸润可以导致神经节的破坏和纤维化[7-11]。第五，已在贲门失弛缓症的天然和动物实现模型中证实有迷走神经功能障碍[12, 13]。第六，在贲门失弛缓症患者和动物模型中都证明有一氧化氮合酶（主要的抑制性 LES 神经递质）的选择性缺陷[14, 15]。第七，较早期的贲门失弛缓症患者（从临床和食管造影角度）比较晚期的患者 LES 神经节的炎症更重而纤维化较轻[10, 16]，这提示随着疾病的进展，LES的基础张力和残留张力增加、食管体部功能恶化[17]。由于这一疾病少见，所以所参考的资料来自较少数患者。很显然，需要更多的资料来证

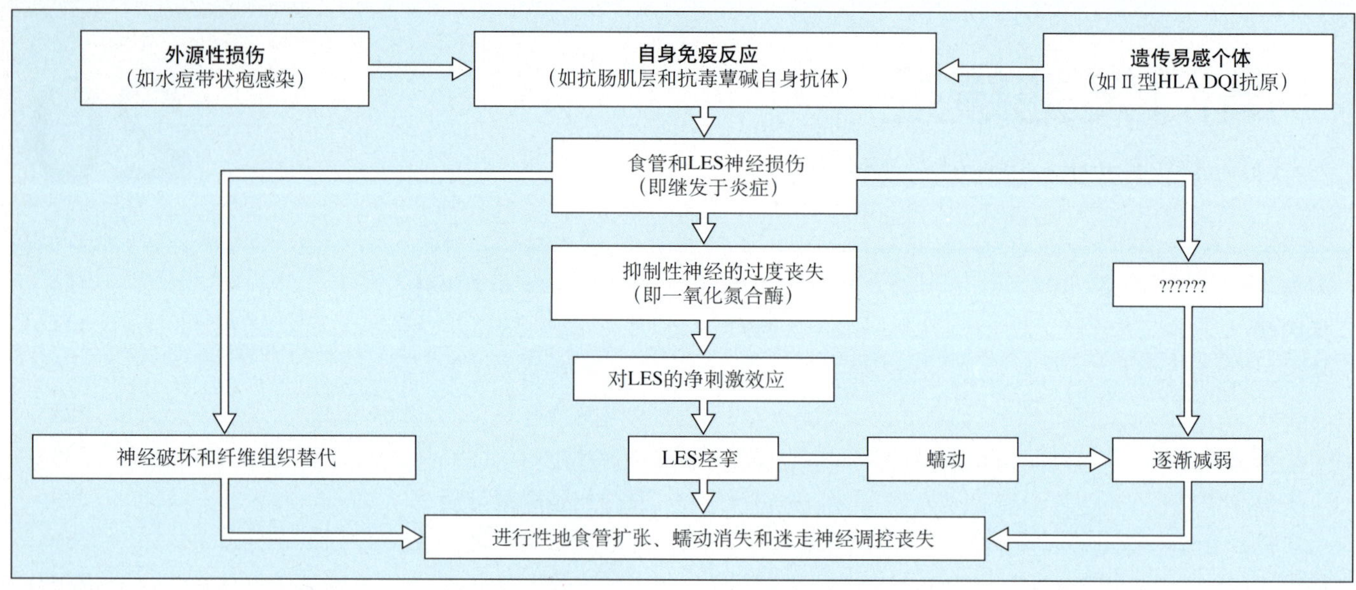

图 20-1　贲门失弛缓症的病因假说。

明这一假说。而且，所描述的异常表现很少在所有贲门失弛缓症患者中发现。例如，9名患者中只有3人在肠肌神经丛检测到水痘带状疱疹病毒[1]，18人中有7人检测到抗肠肌神经抗体[4]。这些初步发现仍是令人鼓舞的，因为这里提到的一般性理论可应用于除贲门失弛缓症以外的其他胃肠道疾病中（例如慢性特发性假性肠梗阻）。

诊断

因病理学诊断尚在研究中，贲门失弛缓症的诊断主要是基于临床、放射线检查和食管压力测定三个标准检查结果。另外，只有已经诊断了贲门失弛缓症的患者进行贲门切开术时，才能常规获取到病理学标本。偶尔，仅根据单纯放射线表现（通常用钡餐造影，但偶尔靠CT扫描或常规胸部X线检查）或食管压力测定就可以诊断贲门失弛缓症（在存在相关临床表现的患者中）。然而，大多数患者基于正在使用的这三个标准诊断方法的检查结果。

症状

贲门失弛缓症的标志性症状是吞咽困难、胸痛以及反流（表20-1）。实际上，不同研究报道显示，大约82% ~ 100%的贲门失弛缓症患者有吞咽困难，17% ~ 95%有胸痛，59% ~ 81% 有反流[18-23]。典型症状是对固体和液体食物都存在吞咽困难，但经常是固体食物吞咽困难先于液体食物吞咽困难。一些早期患者描述需要“用水冲下食物”，这可能是通过提高上部的压力来克服下部LES痉挛来使症状缓解。另一些情况，可重复出现固体食物吞咽困难的急性发作，患者存在食物嵌塞症状，有时可自行缓解，有时严重到需用内镜去除。进餐时经常有胸痛出现，这表明有食物嵌塞。然而，与胃食管反流病（即烧心）或心脏疼痛（即心绞痛）类似的痉挛样胸痛也可以自发出现。胸痛的起因通常不清楚，在一定程度上可能与吞咽困难和反流的

表 20-1　贲门失弛缓症的症状

主要症状	发生率（%）*
吞咽困难	82 ~ 100
胸痛	17 ~ 95
反流	59 ~ 81
体重减轻	32
次要症状	
进食缓慢	
进食时的直立动作	
口臭	
烧心	
夜间口腔食物残渣积存	
睡眠时将枕头弄脏	
夜间咳嗽或窒息	
急性气道梗阻	
不能打嗝	
餐后晕厥	
龋齿	
哮喘	
肺炎	

* 参见正文。

发生机制不同。资料证明，对贲门失弛缓症的其他两个主要症状进行有效治疗后，胸痛仍可持续存在[23]。反流可于进餐后数分钟到数小时出现。事实上，患者甚至可以反流出几天前吃的食物。病变严重的患者甚至连喝一杯水都会反流。反流的性质可用于鉴别贲门失弛缓症和胃食管反流病。贲门失弛缓时，典型的反流既非酸味，也非苦味，患者可能描述为“味道就像它们刚被吃下去的时候一样”。由于进食困难，体重减轻是贲门失弛缓症的常见表现；在一项近期研究中，32%的患者有此表现[24]。以我们的经验，询问病史和仔细分析患者吞咽困难、胸痛、反流和体重减轻症状，可以相当特异地诊断贲门失弛缓症，尽管我们一直对这一少见疾病有许多变异类型而感到惊讶。

如许多慢性疾病一样，本病很少威胁到生命，进展持续数月至数年，部分患者可对贲门失弛缓症自我适应。行为上的适应可使患者出现准确的代偿症状，并否认或不再强调过去的典型症状（见表 20-1）。例如，一个近期研究揭示了一系列代偿症状，包括缓慢进食和其他帮助吞咽的多种方法，如走路、站立、笔直坐位或吞咽时颈部后弓等[24]。也会遇到一些患者有其他症状，如口臭、烧心、口腔中食物残渣积存，或睡觉时将枕头弄脏、夜间咳嗽或窒息、急性气道梗阻[25,26]、因上食管括约肌功能障碍而不能打嗝，甚至餐后晕厥[27-29]。特别要强调的是烧心——胃食管反流病的主要症状，因为它的存在经常导致贲门失弛缓症的误诊。尽管没有得到证实，但这些感觉是残存食物经细菌发酵后降低了食管腔内 pH 所致。其他重要症状常被误认为是胃食管反流病所致，包括发生龋齿（夜间食物对牙齿的腐蚀）、哮喘和肺炎史（推测可能有微吸入）。事实上，单靠病史准确鉴别胃食管反流病与贲门失弛缓症可能非常困难，因为这两种疾病代表着完全相反的两种病理生理特点。

X 线检查

如果存在气液平面和 / 或扩张的食管，根据常规X线平片（特别是侧位片）就可以怀疑贲门失弛缓症。然而，钡餐检查是确诊的最可靠的放射线检查方法（图20-2）。特异性表现包括胃食管连接部平滑地逐渐变窄（所谓的鸟嘴样表现），伴有近段食管扩张，其内充满液体或食物残渣。也可能存在念珠菌感染的表现，这是食物在食管长期潴留的结果。然而，在这一基础上，可有明显不同的表现。食管扩张的程度不一，可很小，也可很大，终末期患者可以出现食管扭曲。同样，胃食管连接部的直径范围可从1mm以下到大于8mm。放射线检查也可以发现单个或多发的大小不一的远段食管憩室，或伴有多个同步使腔闭塞收缩的螺丝锥样表现或痉挛表现（有时称为强力型贲门失弛缓症）。为了评价和描述这些食管放射线检查结果的特性，设计了不同的评分系统[18,24]。然而，尽管这些评分系统有助于对放射影像学表现进行标准化解释，这从研究的角度看是有用的，但必须注意放射线评分与症状严重程度的相关性通常很差[24]。放射线评分的局限性将在治疗部分进一步讨论。

最后，在食管病学中有一个传统观点认为贲门失弛缓症患者很少出现食管裂孔疝[30]。但更多的新近研究已经对这一论点提出质疑，回顾71名贲门失弛缓症患者的影像学检查，发现有10人（14.5%）存在食管裂孔疝，35 名年龄超过 51 岁的患者中有 9 人（25.7%）存在食管裂孔疝，与正常人群的发生率相同[31]。直觉上这是有意义的，因为贲门失弛缓症可以出现在任何年龄，有时出现在伴有食管裂孔疝的长期胃食管反流病患者中，所以食管裂孔疝可能在贲门失弛缓症发生之前就已经存在。过去的研究可能漏诊了食管裂孔疝或过多选择了年轻患者。

食管压力测定

由于缺乏真正的金标准，食管压力测定是诊断贲门失弛缓症的最佳单一检查方法（图20-3）。然而，食管压力测定诊断贲门失弛缓症在近些年也经历了很大修订。经典的诊断标准需要存在LES高压，伴有松弛不全（即残余压力增加）和食管体部停止蠕动，现在已经明确，并不是所有患者都出现这些典型标准症状。重新修订的部分原因是发现在其他方面符合静态压力测定标准的患者在接受长时间的不卧床 pH 测定和压力测定时，可记录到蠕动收缩、完全 LES 松弛，甚至出现间歇性酸反流[32]。因此，看来贲门失弛缓症患者在静态压力测定时可以表现正常，这取决于进行检查的时间。根据这一情况，Hirano及其同事[33]最近在对 58 名贲门失弛缓症患者的研究中提出贲门失弛缓症患者压力测定的变异表现，包括基础LES压力正常、残存压力正常、高幅收缩波、不同的蠕动停止时间，甚至存在一过性LES松弛（胃食管反流病的典型表现）。当然，在对这一重要研究的解释中，人们更关心的是，对这些不典型患者，诊断贲门失弛缓症的金标准是什么？这一研究再次证明对具体患者的确诊，联合相关临床表现、放射线表现和压力测定结果而不是依靠常规经典标准的重要性。同样，Vantrappen 及其同事[34]在一篇有里程碑意义的论文中提出了弥漫性

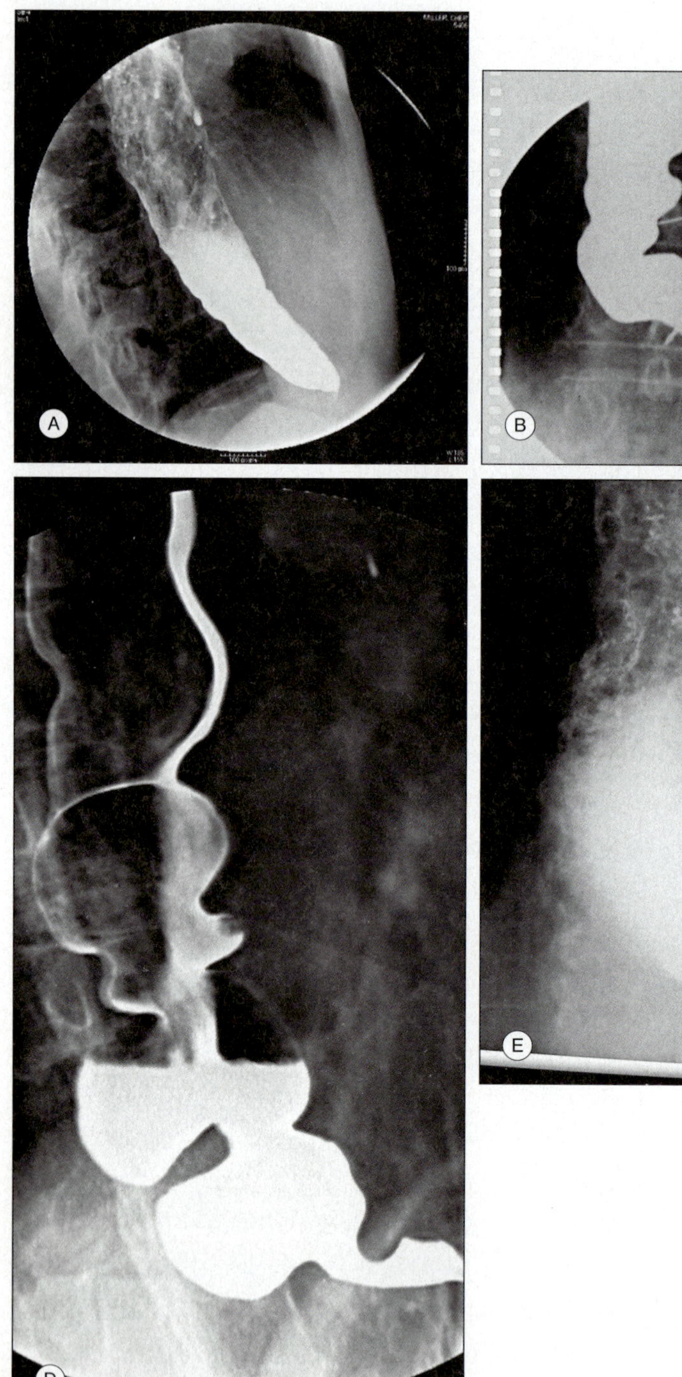

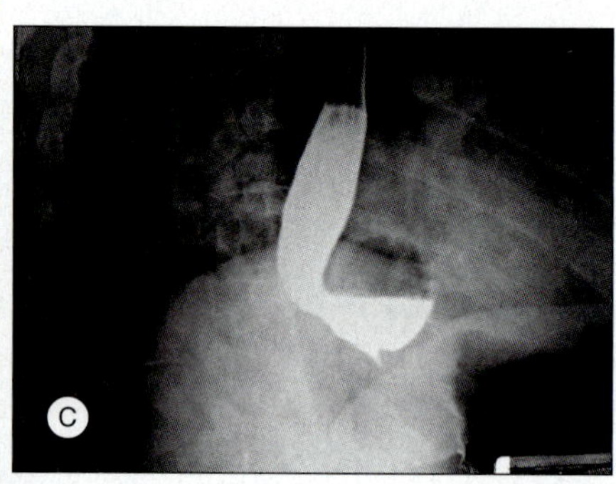

图 20-2 贲门失弛缓症的钡餐造影检查。A. 典型表现。B. 强力型贲门失弛缓症。C. 膈上憩室。D. 多发性憩室。E. 食物潴留及食管扭曲。

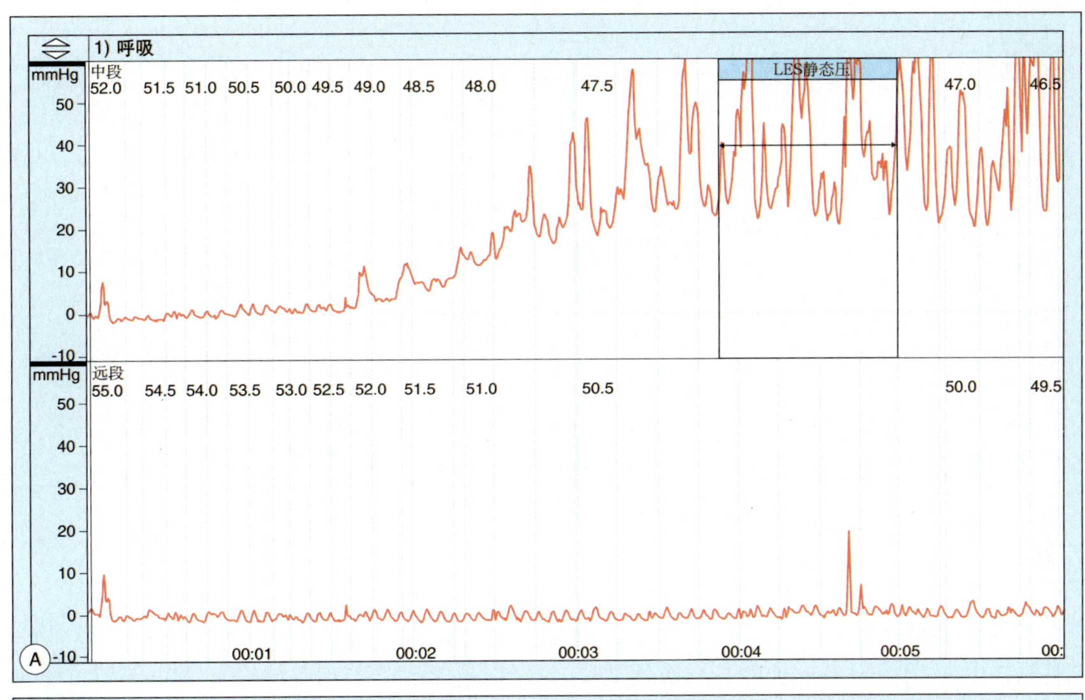

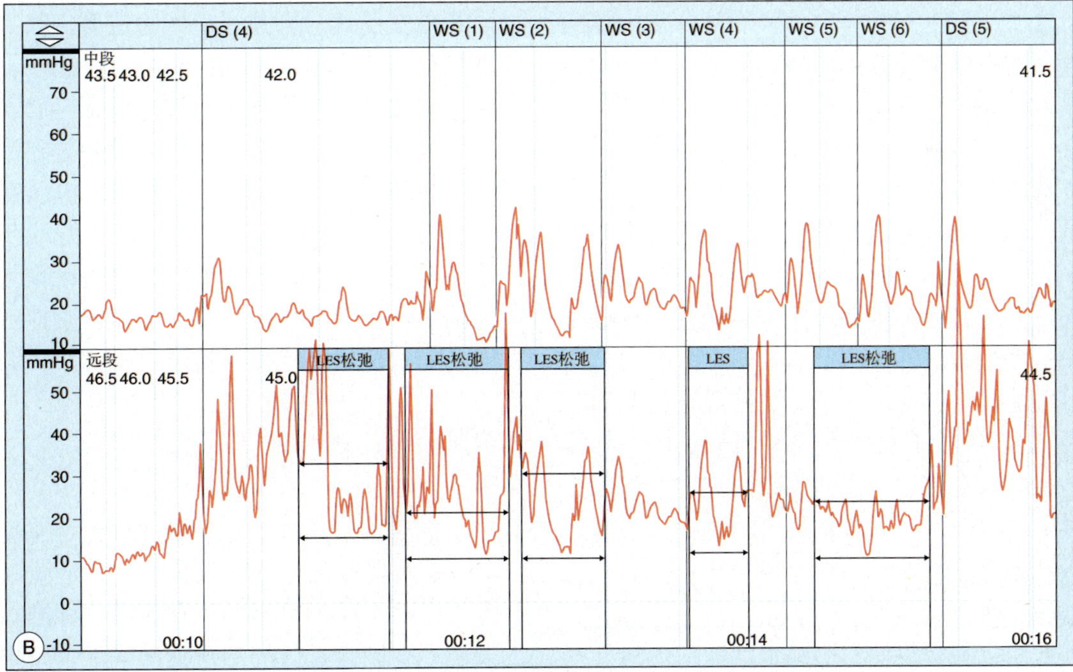

图 20-3 贲门失弛缓症的压力测定结果。A. 下食管括约肌高压。B. 下食管括约肌松弛不全。

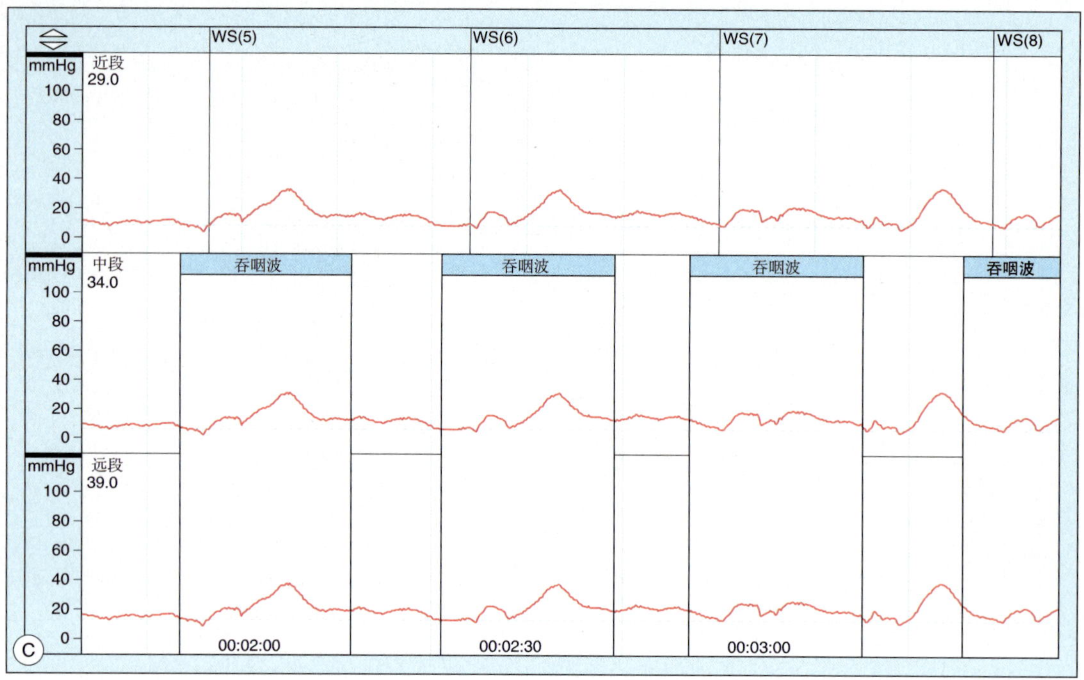

图 20-3（续）　贲门失弛缓症的压力测定结果。C. 蠕动丧失和镜面图像。

食管痉挛是贲门失弛缓症疾病谱本身的一个终点的观点。这一研究后，几项病例报道已证明，食管压力测定（可能和放射线检查）的痉挛型表现可以作为诊断贲门失弛缓症的组成部分或动力障碍的早期表现，后者可在将来某一时期发展为贲门失弛缓症[35, 36]。当前，许多食管病专家认为弥漫性食管痉挛是贲门失弛缓症的一个真正变异。而且，强力型贲门失弛缓症也受到关注，后者与典型贲门失弛缓症的区别在于存在高振幅非蠕动性食管体部收缩。强力型贲门失弛缓症也可代表发展至食管完全蠕动停止前的病变早期的压力测定表现。尽管病理学研究已经证明在从强力型向经典型贲门失弛缓症转变过程中肠肌神经丛内的组织学损伤进展[9]，但在比较强力型与经典型贲门失弛缓症的影像学表现与对治疗反应的临床研究中，并不支持这些差异[37]。

内镜检查

明显的贲门失弛缓症偶尔可经上消化道内镜检查诊断。与钡餐检查相同，内镜可发现食管内的食物残留（更为常见的是唾液湖）、明显的食管扩张和LES或胃食管连接部过紧，特征性表现是当施以轻中度压力时狭窄处突然开放。然而，对于一些轻微病例，内镜检查可以完全正常，因此内镜在诊断贲门失弛缓症中的作用有限。而且由于内镜越来越多地用作治疗贲门失弛缓症的手段，因此，最好在内镜治疗前确定诊断（即最好在内镜检查前预先决定是进行肉毒杆菌毒素注射还是充气扩张术治疗）。然而，上消化道内镜检查对诊断继发性贲门失弛缓症尤为重要，因为胃食管连接部肿瘤患者与原发性贲门失弛缓症临床表现完全一样。继发性贲门失弛缓症在本章最后详细讨论。

几项研究也调查了超声内镜检查在诊断贲门失弛缓症中的作用[38, 39]。尽管一些研究提示贲门失弛缓症患者有LES和食管体部壁增厚，但并非所有患者都有这些表现。当前，应考虑将超声内镜作为原发性贲门失弛缓症患者研究的工具。它对继发性贲门失弛缓症患者的价值将在后面讨论。

治疗

在对贲门失弛缓症患者发表治疗意见前，必须牢记一些重要的治疗原则（表20-2）。首先是治疗阈值的定义需要个体化，因为不存在统一标准。目前，研究者还不能制定具体的治疗标准或治疗效果评价标准。主要是因为一些资料证明在治疗前后患者的症状与X线检查结果的相关性很差。例如一项近期研究[24]比较了贲门失弛缓症症状的发作次数和严重程度与X线检查结果积分（根据既往对X线检查结果的定义，如食管扩张的程度、LES的直径和是否存在食管扭曲或食物残渣存留）的关系，发现症状的变化与X线检查结果在治疗前后均无相关性。其他研究也有相同的结

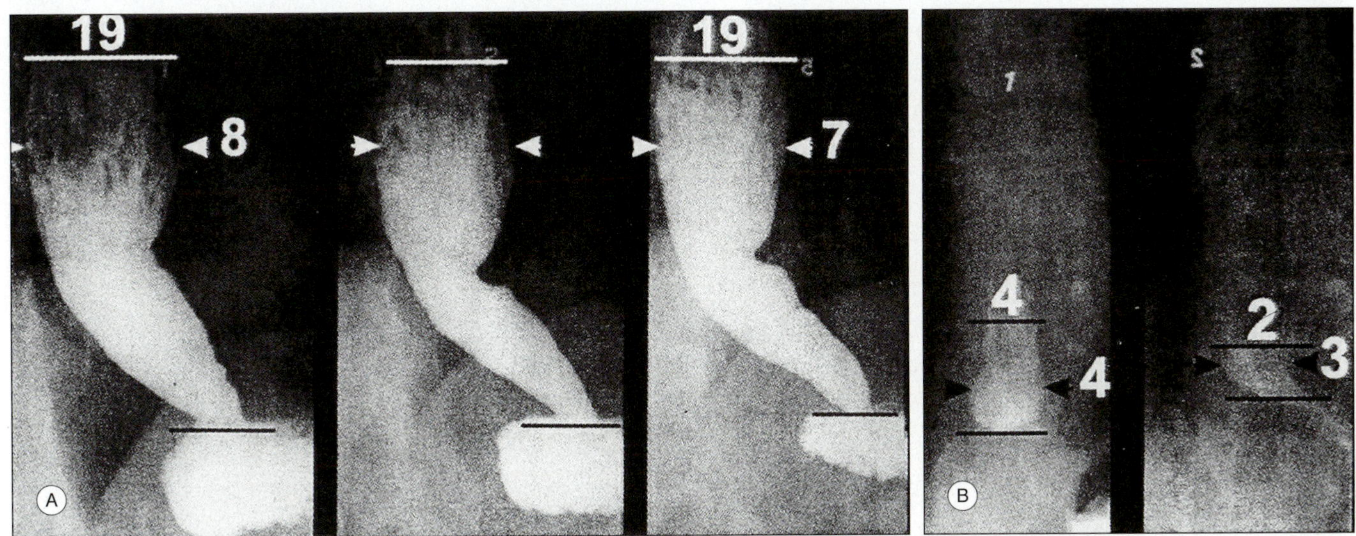

图 20-4　吞入 250ml 钡剂后的食管造影。横线及其数值代表钡柱的高度。箭头及其数字代表钡柱的宽度。A. 括约肌切开术前第 1 分钟、2 分钟和 5 分钟时的钡柱。B. 括约肌切开术后第 1 分钟、2 分钟和 5 分钟时的钡柱。（From Kostic SV, Rice TW, Baker ME, et al: Timed barium esophagogram: A simple physiologic assessment for achalasia. J Thorac Cardiovasc Surg 120:935–946, 2000.）

表 20-2　贲门失弛缓症的治疗原则

1. 缺乏预先定义的标准，治疗阈值的定义应个体化
   a. 治疗前与治疗后症状与放射线表现的相关性均极差
   b. 老年患者对肉毒杆菌毒素注射或球囊扩张的反应好于年轻人
   c. 早期治疗是否可以改变贲门失弛缓症的自然史尚不清楚
2. 使用标准化症状或放射线评价方法确定治疗尚有争议
   a. 已发现症状评分方法在临床中并不十分有用
   b. 在贲门失弛缓症研究中，吞钡的时间应标准化，但在一般临床实践中的应用受限
3. 危险性和受益（包括疗效持续时间）是做治疗决策时必须要考虑的。
4. 各治疗研究间存在明显差异，因此单个研究不能代表人群研究。
5. 各研究之间报告治疗结果所用的方法学也各有不同。

果[40, 41]。因此，必须确定是根据患者症状还是 X 线检查结果来决定是否接受治疗。对于特别需要对症治疗的患者，其治疗指征与 X 线检查结果无关。然而，一名体重稳定、症状很轻的30岁男性患者但有明显食管扭曲和食物残渣存留是否需要治疗呢？同样，对于一名无体重减轻、食管造影显示食管轻度扩张、每周只有 3 次反流症状的患者，是否需要做贲门肌切开术？一些可能的临床治疗决定只是依靠良好的临床判断，而几乎没有资料作为指导。另外，当评价症状和治疗反应时要时刻考虑到患者的年龄。研究已经证明，年龄较大的贲门失弛缓症患者（年龄超过45 ~ 60岁）疗效趋于更好。肉毒杆菌毒素注射[42]和充气扩张术[43]都显示这样的结果。这是一种主观还是客观的改善尚不清楚，因为老年人对刺激的敏感性减弱[44]。因此，根据这一人群的研究得出客观治疗效果改善的结论缺乏可靠性。而且，尚无用于确定早期治疗是否可以改善临床转归的结局试验。

第二个问题是是否应将用于症状评价或X线检查评估的指标标准化。每名医师采集贲门失弛缓症患者病史的方式有很大不同。已提出特异性症状评分方法来解决这一问题，以便标准化地评价治疗反应，但这在临床中并不十分有用[24, 45, 46]。同样，不同放射科钡餐检查的方法差异也很大。这些差异包括所用的口服造影剂的量和浓度、采用的是录像技术还是静态拍片、是气钡双重对比造影还是单纯造影、吞咽的次数和速率。因此，一些研究人员对定时吞钡造影的标准化进行了研究[40, 47, 48]。建议在 30 ~ 45 秒内吞服低浓度硫酸钡悬液（测定了最大耐受量），在第 1 分钟、2 分钟和 5 分钟时摄片。在每一时间点测量钡柱的高度和宽度，并记录 1 ~ 5 分钟时食管排空的速率（图 20-4）[46]。其中一项研究使用了这种技术[47]，32 名患者治疗后症状接近完全缓解。最初，患者症状与钡柱高度的增加显著相关，但长期随访发现食管钡剂排空不能作为反映症状的预测因子。尽管有此缺陷，但随访中发现，症状与排空相关性良好的患者其症状复发的危险似乎要小得多。这些症状（即主观）或X线检查（客观）的标准化方法是否有助于改善患者的转归

尚不清楚。另外，对于治疗后定时吞钡检查发现异常而残留症状很少的患者，我们始终留有疑问：是根据X线治疗，还是根据患者症状进行治疗。然而，我们强烈认为症状和X线检查结果的标准化对于任何类型的贲门失弛缓症研究都是必须的。

第三个治疗原则是必须针对每一个患者权衡其操作风险及其疗效持续时间。当在三个标准治疗方法（肉毒杆菌毒素注射、充气扩张术和外科肌切开术）中进行选择时，操作风险似乎与疗效相关。在选择初始治疗方案时，对于一个健康患者与一个老年或手术风险高的患者所考虑的角度会有很大不同。前者选用充气扩张或外科肌切开术更好，可达到预期的疗效维持时间；而后者选用反复间断注射肉毒杆菌毒素更好。

第四，当评价治疗性研究的结果时，必须考虑到多数研究对象是不同种族的，且患者病情严重程度不同。而且，患者间的特异性症状明显不同，从临床研究得出的症状反应率总是很难推及到患者个体[24]。更进一步讲，由于该病罕见，故多数贲门失弛缓症研究将不同严重程度的患者放在一起分析。因此，这些包括治疗反应的资料来自这样一群患者：从食管轻度扩张、LES有时会松弛的患者到食管明显扭曲、蠕动完全停止和严重食管痉挛患者。尽管在一些研究中终末期患者的比例可能相同，但这些患者在其他研究中常被排除在外。在一项对贲门失弛缓症患者Heller肌切开术效果进行评价的研究中，症状缓解情况与术前疾病分期明显相关[49]。贲门失弛缓症研究中的患者数通常相对较少，这在研究设计中容易犯Ⅱ型错误。最后，不同术者之间操作（肉毒杆菌毒素注射、充气扩张和外科肌切开术）的精确性和具体细节也有很大差别。

第五，许多外科研究采用4点评分法来评定症状缓解率，包括：很好、好、一般和差4组。然而，当评价总体转归时，这些亚组患者被分为两类：满意或成功（很好+好）和不满意或不成功（一般+差）。这样，一项研究可能因为贲门失弛缓症治疗成功的患者比例相同，就认为两种治疗方法是等效的。但事实上，两组间“很好”和“好”的患者数可能完全不同，只是因为两类结果合并在一起反映治疗成功患者数相等。

肉毒杆菌毒素注射

自从Pashricha及其同事[50]的开创性工作以来，对LES进行肉毒杆菌毒素注射已成为治疗贲门失弛缓症的基石。胃肠病专家偏好用这一方法治疗贲门失弛缓症有三个原因：操作简单、安全和有效。因为这一方法风险收益率极佳，因此我们常将肉毒杆菌毒素注射作为一种姑息方法，适用于有严重疾病的患者或进行有创治疗危险性高的患者。这一操作不需要特别精确的注射技术。在Pashricha最初的工作中，“在鳞柱状上皮交界处看到典型的括约肌花瓣样形状是内镜下肉眼确定下食管括约肌的位置。用5mm硬化治疗针将肉毒杆菌毒素注射到下食管括约肌区域”。Kolbasnik及其同事[51]的新近报道中，把肉毒杆菌毒素注射在Z线上方约5mm处。Annese及其同事[52]的研究中，毒素是注射在内镜确定的LES区域。所有这些研究显示肉毒杆菌毒素注射有相同的效果，说明注射的精确部位不是治疗成功的关键。值得注意的是，与正常对照组或胃食管反流病患者相比，贲门失弛缓症患者的LES通常更长（约5cm）。尚不清楚肉毒杆菌毒素注射在LES的近段、中段、远段部位是否会产生不同的临床效果。另外，没有明确资料支持使用超声内镜引导或从胃贲门翻转处注射有优势。关于用肉毒杆菌毒素治疗贲门失弛缓症的技术应强调以下几点：对LES的准确定位是非常必要的。注射前需要在胃和远段食管间反复进退内镜以确定注射部位，因为增加的LES张力可以“抓住”内镜，使得LES的近侧缘似乎变得更高。内镜应在鳞柱状上皮交界上方5mm处，然后指向预期的注射部位，获得面对注射部位的角度。然后，将硬化治疗注射导管伸出内镜，抵住LES区的食管壁，并保持与食管壁的垂直关系（避免成角注射）。随后，导管尖端紧贴黏膜，出针进行黏膜下注射。一般使用20单位的毒素，分别注射每一象限，最后翻转内镜在下方注射（即总量为100单位）。肉毒杆菌毒素注射的其他重要方面包括：在临用前制备注射溶液（因为它非常昂贵）、使用无防腐剂的无菌盐水（防腐剂可能破坏毒素）、将毒素与盐水混合时应缓慢地将盐水注入玻璃瓶，然后轻轻地前后旋转小瓶（防止毒素变性）、在注射前确定硬化治疗导管全部充满注射液（防止黏膜下注射入空气）。图20-5显示正在使用这一技术进行注射治疗。

自第一项公布的试验以来，肉毒杆菌毒素注射治疗贲门失弛缓症的良好效果已非常肯定[53]。随后的大量试验证明了这一事实[54-56]。一次注射后的症状缓解率为64%～100%[52-56]。在这些研究中食管压力测定和X线检查结果都有显著改善。基础LES压力下降33%～49%，食管潴留减少35%～47%。疗效维持7.1～11个月。已证明一些患者可获得更长时间（>2年）的症状缓解。另外，初始治疗效果良好的患者对第二次治疗也反应良好。然而，对第一次注射无反应者，第二次

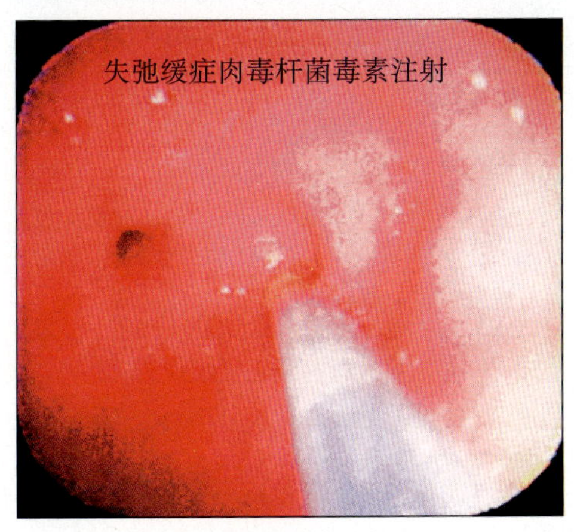

图 20-5 注射肉毒杆菌毒素的照片。

注射后的反应差别很大（从0%～33%）。我们认为，第一次治疗失败的患者接受第二次治疗是值得的，特别是对老年人和手术风险大的患者。关于第三、第四次注射治疗疗效的资料非常少，但零散资料和已发表的资料提示它仍然有效。如前所述，年龄可能是肉毒杆菌毒素注射治疗疗效的重要预示因子。例如，在Pashricha的初步研究中[53]，年龄大于50岁的患者症状反应率为82%，而低于50岁者的症状反应率为43%。其他试验（但不是全部研究）也显示了同样趋势[54]。另一个治疗成功的预示因子是存在强力型贲门失弛缓症，尽管可用于分析的患者数目很少[53]。这并不出人意料，因为强力型贲门失弛缓症代表的是疾病的早期状态，此时食管蠕动很少受到影响。初始和长期症状反应的最重要的单一预测因子是LES压力的降低（这适用于所有治疗方法的疗效预测）。例如，有研究[54]证明，基础LES压力下降到20mmHg以下时，预示着症状100%缓解。有意思的是，只有一个研究提示治疗前基础LES低也是良好转归的预示因子（见Pachrisha图）[55]。肉毒杆菌毒素注射的不良反应少见，包括一过性胸痛、烧心样症状和皮疹。在一项病例报道[57]，一个10岁的女孩6次注射内毒杆菌毒素后在食管和胃底间出现窦道。

充气扩张术

关于充气扩张术治疗贲门失弛缓症的评估性研究之所以首要对操作方法和患者的年龄进行评价有两个原因：第一，正如前面所讨论的，所应用的技术细节存在很大差异。例如，扩张技术可从每平方英寸（pounds per square inch, PSI）12～15磅持续3-5秒[58]，到保持平均扩张压力为7PSI至少30秒，到保持6～12PSI压力达2分钟不等。这种技术上的差异是否会影响转归尚未进行充分研究。有研究专门评价了扩张器大小或充气持续时间和频率对疗效是否有影响，结果显示无明显差异[59, 60]，但一项早期研究显示使用更大号扩张器（35mm *vs* 30mm）[60]可以增加疗效，另一研究证明扩张压力大于7PSI时疗效好[58]。第二，认识到随着时间的推移扩张器类型也在不断进步也很重要。早期研究使用的是体积大、操作麻烦的Brown-McCarty或Mosher Bags扩张器，在过去10年间已被Rigiflex扩张器所代替。尽管人们认为Rigiflex扩张器易于操作，但只有少数资料提示它更为优越[61]。

必须强调的是，球囊扩张术没有统一的方法，许多方法学上的变化主要基于零散资料或个人经验。关于球囊扩张治疗贲门失弛缓症，我们强调以下几点。开始时，我们通常使用30mm Rigiflex球囊扩张器。尽管资料证明使用更大号球囊可能增加疗效[59]，但我们更倾向于开始时使用较小号的30mm球囊，以减少穿孔危险。如果首次扩张不成功，我们将在随后的重复操作中使用35mm的球囊，但是我们非常不赞成使用40mm球囊，因为它的穿孔率高，而且当前替代治疗（特别是腹腔镜下肌切开术）的成功率高。一般在荧光透视引导下进行球囊扩张。在真正操作前，必须检测球囊是否漏气，可将球囊注满盐水或水来检测，这很重要。检查球囊表面的不透辐射标记点的位置也非常重要，这也可以作为随后操作过程的参考，因为它们常常不在球囊中央。在真正操作前，一般先进行上消化道内镜检查，以确保食管腔内的内容物已清除、排除明显的癌、精确测定食管扭曲程度、确定是否存在食管裂孔疝，以便在荧光透视下更好地确定LES的位置。然后，在荧光透视指引下，通过前端柔软可弯的硬导丝将球囊送入食管。在打开球囊前，确定导丝已穿过膈肌非常重要。球囊穿过LES区时方可操作，可通过荧光透视确定球囊位置。我们先将球囊充气达2～3PSI，通过观察球囊中心的腰部确定合适位置，通常低于而不是正好在横膈处。然后，将导管紧紧抓靠在牙垫上，固定在合适位置。如果留有太长的导管，在扩张时可被高张力的LES挤向下方。缓慢给球囊充气，达到10PSI界点。在这一过程中，我们首先要确定球囊腰部，然后观察腰部的消失，以确认球囊完全充满，达到最大直径。根据一些资料提示，如球囊压力超过10PSI这一界点会增加穿孔危险[63]。任何时候，我们都更倾向于球囊充气达到腰部消失即可，而非达到最大直径。然后，撤出扩张器和导丝，检查是否出血，以证明LES区是否已被撕开。内镜检查时，我们一般不再给食管插管，但我们会在扩张治

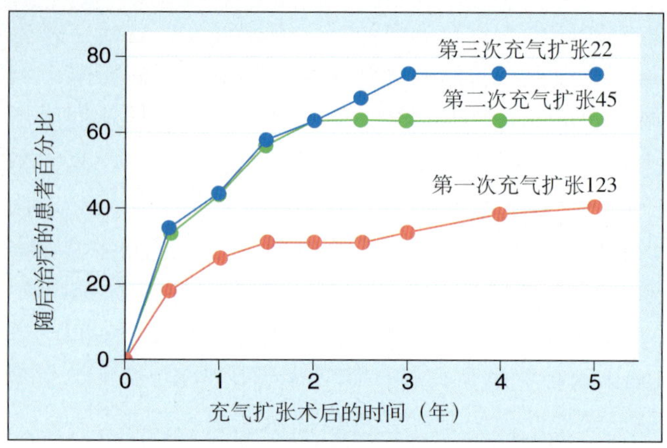

图 20-6 贲门失弛缓症患者重复球囊扩张的有效性。(From Parkman HP, Reynolds JC, Ouyang A, et al: Pneumatic dilatation or esophagomyotomy treatment for idiopathic achalasia: Clinical outcomes and cost analysis. Dig Dis Sci 38:75–85, 1993.)

疗后让清醒了的患者立即吞服泛影葡胺。主要是为了除外穿孔，而不是试图证明治疗有效，但必须强调的是扩张术后的痉挛可能掩盖了穿孔，而痉挛解除后可表现出穿孔。

大多数作者一致认为，老年患者一次成功实施球囊扩张后疗效可长达数年。5年的随访资料明确显示，单次治疗后 30% ~ 50% 的患者可以保持疗效[60, 62-64]。通常患者在 5 年内需要 2 ~ 3 次扩张以维持症状缓解。Parkmen的经典研究[65]5年随访后发现3次重复扩张可使90%的患者维持症状缓解（图20-6）。在这一期间，只有15%的患者需要行括约肌切开手术（尽管2例是因为操作导致穿孔而采取手术）。也有随访时间更长的研究报道[66]。其中一项研究[66]平均随访了 6.5 年，72 人中有61 人经充气扩张治疗有效，只有4人需要二次扩张。一名患者单次扩张后疗效维持了25年。另一些研究[60]的随访时间超过 15 年，在 15 年中，疗效很好的占12%，好的占28%，一般的占20%，差的占40%，平均扩张4次。然而，在评价这些长期研究时，必须记住两点。第一，失访的患者人数很高，这影响了报告的质量[67]。第二，绝大多数报告介绍的都是全世界最有经验的食管病专家的个人经验[68]，尚不能预测缺少经验的医师是否也可以取得同样结果。

与肉毒杆菌毒素注射一样，已经明确充气扩张术可以有效治疗贲门失弛缓症。与肉毒杆菌毒素注射不同，大多数患者的症状缓解可以维持一段时间。根据LES压力降低的程度、食管直径的缩小、闪烁扫描术[59]显示的食管排空改善等客观资料，证明这一技术是有效的。另一方面，患者通常需要重复扩张，而且对有些患者疗效很差。例如，一项有54 名患者的研究中，12人（23%）在扩张4周后很少或无症状改善。因此，这一技术的疗效可以有很大差别，从根本无效到长期维持症状缓解。

表 20-3 球囊扩张术疗效的预测指标

第一次治疗后疗效持续时间
无早期复发（2 个月内）
老年患者效果更好
非晚期病变
LES 压力
?球囊完全膨胀

LES，下食管括约肌。

已报道一些因素可以预测球囊扩张的疗效（表20-3）。第一（并且是直觉上），诱导缓解所需扩张次数越多，维持长期疗效的可能就越小。一个需要行多次扩张来控制症状的 5 年研究证明了这一点[60]。第二，早期复发（即 2 个月内）提示长期转归差[58, 60]。第三，年龄也是治疗成功的重要预测因子。在不同研究中，高龄可以被定义为超过 40 岁[58, 60]、超过 45 岁或超过 60 岁[64]。其中一项研究[58, 60]，5 名小于 18 岁的患者中有 4 人在 2 个月内症状复发。而且，在另一项对132名患者的研究中[64]，与年龄超过60岁的患者（只有1例）相比，低于60岁的患者需要接受肌切开手术的人数更多（14 例患者）。第四，晚期患者对扩张治疗反应差。许多球囊扩张疗效评价研究中，特别排除了有食管扭曲的患者，因为这类患者已发展到终末期，除了食管切除术外，对其他任何治疗都不会有反应。从客观角度看，X线检查以及扩张后食管排空程度都不能作为临床长期转归的预测因子[62]。但 LES 绝对压似乎与长期临床疗效相关（图20-7），而且，在有些情况下，对患者进行术后LES压力再评价可能有用[62]。如前所述，新型球囊和大直径球囊尚未明确显示可以影响结局，但一项研究提示球囊的扩张压力越高和X线检查下见到球囊完全膨胀预示治疗成功的可能性越大[62]。

充气球囊扩张治疗贲门失弛缓症并非没有危险。最常见的并发症是食管穿孔。多数研究报道的穿孔率在 0% ~ 6% 之间[59, 64, 69-72]。这一点特别重要，因为即使采取了迅速而谨慎的处理，食管穿孔的预后也很差。创伤性食管穿孔的死亡率为10%[73, 74]。球囊扩张后，食管穿孔危险增加的相关因素包括：(1) 初次扩张，(2) 食管高幅收缩，(3) 营养不良[58, 75, 76]。与以往的报道相比，使用Rigiflex扩张器[75]发生穿孔更少，可能与充气压力更低和充气时间更短有关。但在扩张

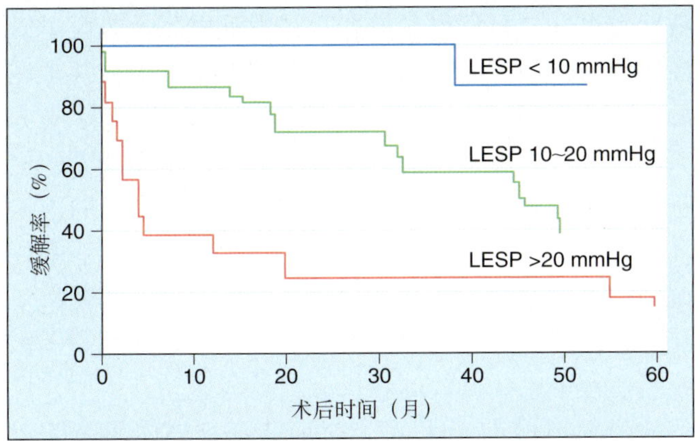

图20-7 扩张后下食管括约肌压力（LESP）与临床转归的相关性。(From Eckardt VF, Aignherr C, Bernhard G: Predictors of outcome in patients with achalasia treated by pneumatic dilation. Gastroenterology 103:1732–1738, 1992.)

前仍需对患者进行仔细评估。特别需要告知患者治疗创伤性食管穿孔通常需要开胸或开腹手术，而对于多数患者来说，Heller 肌切开手术在腹腔镜下就可以轻松完成。

其他令人担心的球囊扩张并发症包括血肿（很少引起食管梗阻[61]）和胸痛。正如所料，胸痛相当常见，有时严重到需要住院观察，即使造影检查并未发现穿孔。有意思的是，最初存在胸痛的贲门失弛缓症患者在球囊扩张后更容易出现严重的胸痛[58]。

扩张术后也可以出现长期并发症。通过不定期的pH监测[77]发现胃食管反流较常见，但通常不严重，质子泵抑制剂治疗有效。尽管如此，严重的反流并发症，如食管狭窄形成，甚至形成Barrett食管，也有报道。球囊扩张后远端食管出现憩室也有报道[58]，但尚不清楚这是代表憩室的真正形成，还是代表肌切开术的有效扩张而使食管呈球样[78]。

外科肌切开手术

外科贲门肌切开术（Heller 手术）是治疗贲门失弛缓症的重要而有效的方法。它经过了时间的考验（许多长期研究结果已经发表），相当安全，并且已成为最小的有创腹腔镜操作（见参考文献 79-105）。术后5 ~ 10年，患者的满意度仍然很高，认为好或很好的患者达 85% ~ 90%。腹腔镜肌切开术是一项新技术，所需随访期更短，与传统开放手术相比，有同样疗效。与充气扩张术相比，肌切开术（无论是开放性手术还是腹腔镜下手术）的效果更佳[69, 79-82]。然而，有两个重要的限制性因素使得充气扩张术仍是治疗的备选方案。第一，虽然手术很小，但永远存在围手术期并发症危险；第二，学会可靠实施腹腔镜肌切开术是一个艰苦的过程（至少 20 例，可能需要更多病例）。许多研究（即使不是全部）指出，最初的 20 ~ 30 例患者中多数也会出现严重并发症[94, 106]。像许多上消化道手术一样，如果由有经验的手术专家完成手术，腹腔镜肌切开术的效果极佳。

Heller 肌切开术的死亡率很低，专家进行的手术很少超过 1%。常见的主要早期并发症包括黏膜不慎穿透（达25%）、气胸、不慎脾切除（＜4%）和迷走神经切断。多数并发症容易治疗，无明显的长期后遗症。然而，必须认识到充气扩张术并发症的发生率和死亡率更低。更长期的并发症包括肌切开不完全，使治疗失败（约5% ~ 10%的病例），或相反，出现胃食管反流病（可导致少数患者出现 Barrett 食管和 / 或狭窄形成）。关于 Heller 肌切开术的一个有趣的现象是，大家一直在争论如何精确地实施手术。例如，一直在争论开胸手术与开腹手术哪一个更好，争论是否要同时进行抗反流手术，如果进行抗反流手术的话，选择哪一型手术更好？那些反对抗反流手术的人认为在胸腔镜或腹腔镜下仔细操作的肌切开术可以很好地观察胃食管连接部，可以很好地保护贲门处迷走神经和斜肌悬纤维，对通过膈脚括约肌的食管下段的损伤非常小。因此，就像一些研究所指出的，不容易发生反流[106]，这些研究表明反流症状出现与否与是否进行抗反流手术无关[87]。另一方面，一些研究发现，手术后反流症状、不定期的 pH 监测评分异常、消化性狭窄和 Barrett 食管的发生率高（见参考文献 101）。而且，当前对切开范围没有很好定义，切开太低导致反流，不完全切开导致治疗失败或重新手术。因此，我们认为，大多数患者（如果不是全部），应同时接受抗反流治疗，特别是进行腹腔镜肌切开手术时。如果使用胸腔镜操作，我们不认为必须进行抗反流手术。然而，胸腔镜手术的吸引力差，因为腹腔镜操作简单、手术后并发症少、住院时间短和术后疼痛少。关于抗反流手术的最后争议是如何选择精确的抗反流手术类型。外科医师始终在争论是进行松弛而完全的胃底折叠术（即Nissen手术），还是进行部分胃底折叠术（如Dorr 或 Toupet 手术）。目前尚无明确的推荐意见。

偶尔，晚期贲门失弛缓症患者需要进行食管切除术。一些研究显示手术效果与术前疾病分期密切相关[49]。有明显食管扭曲和扩张的患者对只针对括约肌的治疗没有反应，这根本不足为奇。关于这些终末期患者的极少的资料提示，任何接受食管全切的患者在食管切除术后（胃上拉法或结肠或空肠插入法）都会出现一定程度的体重上升和进食改善[107, 108]。

最后，用机器人辅助的腹腔镜Heller肌切开术治疗贲门失弛缓症已有成功的报道[109]。这一技术比标准腹腔镜手术有更大优势，可以对胃食管连接部提供三维的观察，恢复了医师对操作深度的感知；同时，通过将手术医师的动作成比例缩小而提高了精确性，将机器人悬臂的大的操作动作转化为对患者的更精细的动作。机器人手术也消除了医师手术时手的颤动。

其他治疗

贲门失弛缓症的药物治疗早已开展，当前正在进行更深入的研究。已报道，舌下含服硝苯地平可以改善症状、减轻食管潴留和降低LES压力[110, 111]。这一治疗对少数个别病例有效，但由于有副作用以及缺少长期疗效研究，限制了它的应用。同样，昔多芬通过放大一氧化氮作用，降低贲门失弛缓症患者的LES压力，可以改善压力测定中的一些指标[112]。但症状改善不明显，因此目前无应用指征。最后，对6例手术风险大的贲门失弛缓症患者安置了自膨式金属支架[113]。遗憾的是，不能获得持续的症状缓解，而且1月时的死亡率相当高，提示当前这一方法无效。

治疗小结

试图获得关于贲门失弛缓症的最佳初始治疗策略的共识意见，是食管病学争论的主要问题之一。甚至决策模型（decision model）也未能达成一致。新近一项研究倾向于充气扩张术[114]，而另一项支持腹腔镜下肌切开术[115]。而且，最近发表的文章甚至指出肉毒杆菌毒素注射优于球囊扩张术。三种主要治疗方法各有其优缺点（表20-4）。肉毒杆菌毒素注射容易操作，通常疗效良好，只有很少的严重并发症发生，并且可以多次使用。最近的一项安慰剂对照试验证明，甚至在症状控制、客观的LES压力变化和食管潴留等方面，肉毒杆菌毒素注射的疗效与充气扩张相同[52]，但研究的患者数目较少（总共16人），并且更倾向于充气扩张术。另一方面，与球囊扩张和肌切开手术相比，肉毒杆菌毒素注射疗效维持时间很短，需要重复注射，最终需要选用效果更明确的方法，如球囊扩张或肌切开手术。比较球囊扩张与外科肌切开手术，目前的资料更倾向于手术治疗，特别是当使用腹腔镜手术以及未来有许多机器人辅助技术可以获得某种优势时更是如此。与其他任意选定的手术相比，尽管一些资料[115]已提示在腹腔镜下修补扩张所致食管穿孔产生的损伤小，但一般来说这是不能被接受的。因此，与外科手术相比，球囊扩张的不利之处包括疗效更差，并可能错过接受最小创伤手术的机会。事实上，一些拥有全部治疗手段的医疗中心更喜欢采用腹腔镜下肌切开术，而不用充气扩张术。我们尚未完全接受这一观点，但当前我们进行的扩张次数已明显减少。

我们治疗贲门失弛缓症患者的常规程序如下。对于老年人、手术风险大、贲门失弛缓症诊断不明或不完全型的贲门失弛缓症患者，我们更赞成选择先进行肉毒杆菌毒素注射治疗（即如Katzki及其同事进行的诊断性试验[117]）。对于病变在远端、在接受最终治疗前需要先稳定病情的患者，或在能够证明用其他方法降低LES压力的益处前不愿意接受最终治疗的患者，我们也会选择肉毒杆菌毒素注射。对于年轻健康的患者（暂定为小于25岁），腹腔镜下肌切开手术可作为首选方法。我们喜欢同时进行贲门肌切开术和松弛的

表 20-4　贲门失弛缓症不同初始治疗的优缺点

治疗	优点	缺点	注释
肉毒杆菌毒素注射	容易操作 通常有效 安全 可重复性 ？诊断性应用	疗效维持时间短	可用于手术危险大的营养不良老年患者的急性处理
球囊扩张术	不用麻醉 通常有效 门诊操作 在老年人中更有效	？手术更好 穿孔危险 穿孔后需要开放性手术	需要专家操作，同时有外科作后盾 用于手术风险大或患者不愿意手术时
肌切开手术	有效 安全 可联合应用抗反流手术	需要住院 不是100%有效 麻醉风险	年轻患者的最佳治疗方法

胃底折叠术。对于健康状况良好的老年患者（暂定为超过60岁），可首选充气扩张术。我们认为，对于年龄在25～60岁之间的健康患者，如何选择首选治疗方法尚无定论（多数患者要结合临床实践）。我们认为尽可能不带偏见地提供所有可供选择的方案是非常重要的，这需要咨询胃肠病医师和腹腔镜医师，但我们也认为尽管肉毒杆菌毒素注射作用迅速、操作简单，但注意其疗效持续时间短也很重要。对初始治疗反应差的患者或在接受低危手术后症状很快复发的患者，应尽早进行下一步治疗，而不是重复以前的无效操作。最后，我们也认为终末期患者在进行食管切除术前先试用针对括约肌的治疗是值得的，因为放射学表现与疗效的相关性差。这种情况下，我们更赞成用肉毒杆菌毒素注射作为安全的初步诊断方法，以确定将来针对括约肌治疗的疗效。

贲门失弛缓症与癌

贲门失弛缓症与癌的关系值得特别提出（表 20-5）。贲门失弛缓症与癌之间的相关性表现在两个重要的方面。第一，恶性肿瘤出现贲门失弛缓症样综合征（即继发性贲门失弛缓症）；第二，长期贲门失弛缓症患者发生恶性肿瘤（即继发性恶性肿瘤）。

继发性贲门失弛缓症

继发性贲门失弛缓症患者约占全部贲门失弛缓症的2.4%～4%。恶性病变通过两个不相关的机制引起贲门失弛缓症样综合征[118,119]。第一，通过直接的解剖学上的压迫或对所有患者仔细进行上消化道内镜检查和翻转观察时造成对LES的浸润[120]。第二，通过抗体介导的副肿瘤效应影响食管功能。近期一项针对13例肿瘤导致贲门失弛缓症患者的研究中[121]，11例是由于肿瘤穿透固有肌层而直接影响LES功能，3例被证明肿瘤广泛浸润LES的肠肌神经丛。有趣的是，神经节细胞似乎正常，提示这些作用纯粹是由于食管流出道梗阻所致。一些恶性肿瘤仅通过外压就可以引起贲门失弛缓，从良性病变如纵隔纤维化、外科手术或大的胰腺假性囊肿也能引起贲门失弛缓症样综合征的病例报道中可得到支持[122,123]。在上述研究中，患者体内可检测到抗Hu抗体（抗神经元核抗体I型）。对该患者LES的组织学分析显示有明显的淋巴细胞性肠肌神经丛炎和明显的神经节细胞缺失，与原发的贲门失弛缓症患者相同。有几种类型的恶性肿瘤能引起继发性贲门失弛缓症，后者的分布部分取决于受累机制。直接侵犯远端食管的恶性肿瘤，以贲门或胃食管连接处腺癌（伴或不伴Barrett食管）为主[119]；但许多其他类型的癌也有报道，包括乳腺、肝、前列腺、肺、胸膜、胰腺、子宫颈和子宫等[121,124-128]的肿瘤。对于副肿瘤效应引起的贲门失弛缓症，以小细胞肺癌为主，但其他类型的癌（包括淋巴瘤）也有报道[121,129]。

诊断继发性贲门失弛缓症时需要有高度怀疑的态度。尽管这些继发性贲门失弛缓症患者年龄可以更大，症状持续时间更短，常伴有体重减轻，但研究显示即使有“报警”指示，统计学上仍以原发性贲门失弛缓症更多见[130]。而且，对于副肿瘤效应引起的贲门失弛缓症患者，贲门失弛缓症的症状可以先于肿瘤几个月甚至几年出现[131]。一个线索是贲门失弛缓症症状可能与其他神经症状或与更多的全胃肠道动力异常综合征（如结肠假性肠梗阻）症状并存。另外，副肿瘤效应引起的贲门失弛缓症可通过放射线检查和内镜检查发现原发灶。与原发性贲门失弛缓症相比，由肿瘤直接侵犯引起的继发性贲门失弛缓症其远端食管狭窄的范围更长，而食管扩张程度更轻[132]。与原发性贲门失弛缓症的“突破感”相反，内镜通过继发性患者的LES时始终感到中重度阻力。尽管缺乏坚实的资料支持，我们仍赞成对老年、体重明显减轻、新近发病、症状进展快的患者进行超声内镜和CT扫描，并对其LES区域的解剖结构进行仔细评价。另一个选择是在内镜检查时做超声内镜检查，我们愿意这样做。另外，应该考虑对长期吸烟或有相关肺部症状的患者进行CT扫描。

继发性贲门失弛缓症的治疗通常是直接治疗肿瘤。一个例外是对于副肿瘤效应所致，特别是仅有抗体证实而未发现明显原发灶的病例，肉毒杆菌毒素注射可能有效（见参考文献131和无对照的个人观察资料）。

表 20-5　贲门失弛缓症与恶性肿瘤
继发性贲门失弛缓症
胃食管连接部肿瘤
副肿瘤性（paraneoplastic）贲门失弛缓症
继发性恶性肿瘤

继发性恶性肿瘤

贲门失弛缓症与恶性肿瘤的第二种关系是长期贲门失弛缓症患者发生鳞状细胞癌和食管腺癌的危险性增加。发生食管鳞状细胞癌的相对危险性是正常人群的8～140倍[133-135]。最近一项针对249名贲门失弛缓症患者的长期随访（平均12年）研究中，6人（2.4%）出现食管癌。食管癌一般发生于年轻的贲门失弛缓症患者。贲门失弛缓症的症状通常先于食管鳞状细胞癌发生 17 ~ 20 年[133-135]。因此，对贲门失弛缓症患者是否应该进行内镜监测一直有争论，迄今仍未得到解决。最近一项研究认为，对食管活检标本进行流式细胞学分析作为监测手段可能有一定作用，但该建议只是基于单个病例报道[137]。而且，尚无资料证明有效治疗贲门失弛缓症可以减少食管癌的发生。

（张莉译　张静 周丽雅校）

参考文献

1. Robertson CS, Martin BA, Atkinson M: Varicella-zoster virus DNA in the esophageal myenteric plexus in achalasia. Gut 34:299–302, 1993.
2. Wong RK, Maydonovitch CL, Metz SJ, et al: Significant DQw association with achalasia. Dig Dis Sci 34:349–352, 1989.
3. Verne GN, Hahn AB, Pineau BC, et al: Association of LSA-DR and -DQ alleles with idiopathic achalasia. Gastroenterology 117: 26–31, 1999.
4. Ruiz-de-Leon A, Mendoza J, Sevilla-Mantilla C, et al: Myenteric antiplexus antibodies and class II HLA in achalasia. Dig Dis Sci 47:15–19, 2002.
5. Verne GN, Sallusto JE, Baker EY: Anti-myenteric neuronal antibodies in patients with achalasia. A prospective study. Dig Dis Sci 42: 307–313, 1997.
6. Goin JC, Sterin-Borda L, Bilder CR, et al: Functional implications of circulating muscarinic cholinergic receptor autoantibodies in chagasic patients with achalasia. Gastroenterology 117:798–805, 1999.
7. Cassella RR, Brown AL, Sayre GP, Ellis FH Jr: Achalasia of the esophagus: Pathologic and etiologic considerations. Ann Surg 160: 474–479, 1964.
8. Goldblum JR, Whyte RI, Orringer MB, Appelman HD: Achalasia. A morphologic study of 42 resected specimens. Am J Surg Pathol 18:327–337, 1994.
9. Goldblum JR, Rice TW, Richter JE: Histopathologic features in esophagomyotomy specimens from patients with achalasia. Gastroenterology 111:648–654, 1996.
10. Clark SB, Rice TW, Tubbs RR, et al: The nature of the myenteric infiltrate in achalasia. An immunohistochemical analysis. Am J Surg Pathol 24:1153–1158, 2000.
11. Tottrup A, Fredens K, Funch-Jensen P, et al: Eosinophil infiltration in primary esophageal achalasia. A possible pathogenic role. Dig Dis Sci 34:297–303.
12. Higgs B, Kerr FW, Ellis FH Jr: The experimental production of esophageal achalasia by electrolytic lesions in the medulla. J Thorac Cardiovasc Surg 50:613–625, 1965.
13. Holland CT, Satchell PM, Farrow BR: Selective vagal afferent dysfunction in dogs with congenital idiopathic megaesophagus. Auton Neurosci 99:18–23, 2002.
14. Mearin F, Mourelle M, Guarner F, et al: Patients with achalasia lack nitric oxide synthase in the gastro-esophageal junction. Eur J Clin Invest 23:724–728, 1993.
15. Sivarao DV, Mashimo HL, Thatte HS, Goyal RK: Lower esophageal sphincter is achalasic in nNOS(–/–) and hypotensive in W/W (v) mutant mice. Gastroenterology 121:34–42, 2001.
16. Whyte RI, Orringer MB, Appelman HD: Achalasia. A morphologic study of 42 resected specimens. Am J Surg Pathol 18:327–337, 1994.
17. Mearin F, Vasconez C, Zarate N, Malagelada JR: Esophageal tone in patients with total aperistalsis: Gastroesophageal reflux disease versus achalasia. Am J Physiol 279:G374–379, 2000.
18. Vantrappen G, Hellemans J, Deloof W, et al: Treatment of achalasia with pneumatic dilatations. Gut 12:268–275, 1971.
19. Okike N, Payne WS, Neufeld DM, et al: Esophagomyotomy versus forceful dilatation for achalasia of the esophagus: Results in 899 patients. Ann Thorac Surg 28:119–123, 1979.
20. Wong RK, Johnson LF: Achalasia. In Castell DO, Johnson LF (eds): Esophageal Function in Health and Disease. New York, Elsevier Biomedical, 1983, pp 99–123.
21. Howard PJ, Maher L, Pryde A, et al: Five year prospective study of the incidence, clinical features, and diagnosis of achalasia in Edinburgh. Gut 33:1011–1015, 1992.
22. Eckardt VF, Kohne U, Westermeier T: Risk factors for diagnostic delay in achalasia. Dig Dis Sci 42:580–585, 1997.
23. Eckardt VF, Stauf B, Bernhard G: Chest pain in achalasia: Patient characteristics and clinical course. Gastroenterology 116:1300–1304, 1999.
24. Blam ME, Delfyett W, Levine MS, et al: Achalasia: A disease of varied and subtle symptoms that do not correlate with radiographic findings. Am J Gastroenterol 97:1916–1923, 2002.
25. Becker DJ, Castell DO: Acute airway obstruction in achalasia. Possible role of defective belch reflex. Gastroenterology 97:1323–1326, 1989.
26. Arcos E, Medine C, Mearin F, et al: Achalasia presenting as acute airway obstruction. Dig Dis Sci 45:2079–2083, 2000.
27. Dudnick RS, Castell JA, Castell DO: Abnormal upper esophageal sphincter function in achalasia. Am J Gastroenterol 87:1712–1715, 1992.
28. Massey B, Hogan WJ, Dodds WJ, Dantas RO: Alteration of the upper esophageal sphincter belch reflex in patients with achalasia. Gastroenterology 103:1574–1579, 1992.
29. Schima W, Sterz F, Pokieser P: Syncope after eating. N Engl J Med 328:1572, 1993.
30. Binder HJ, Clemett AR, Thayer WR, et al: Rarity of hiatus hernia in achalasia. N Eng J Med 272:680–682, 1965.
31. Goldenberg SP, Vos C, Burrell M, Traube M: Achalasia and hiatal hernia. Dig Dis Sci 37:528–531, 1992.
32. Van Herwaarden MA, Sansom M, Smout AJ: Prolonged manometric recordings of esophagus and lower esophageal sphincter in achalasia patients. Gut 49:813–821, 2001.
33. Hirano I, Tatum RP, Shi G, et al: Manometric heterogeneity in patients with idiopathic achalasia. Gastroenterology 120:789–798, 2001.
34. Vantrappen G, Janssens J, Hellemans J, et al: Achalasia, diffuse esophageal spasm, and related motility disorders. Gastroenterology 76:450–457, 1979.
35. Anggiansah A, Bright NF, McCullagh M, Owen WJ: Transition from nutcracker esophagus to achalasia. Dig Dis Sci 35:1162–1166, 1990.
36. Golioto M, McGrath K, Smith J, Brazer S: Achalasia with high-amplitude esophageal body contractions. Dig Dis Sci 46:1960–1962, 2001.
37. Goldenberg SP, Burrell M, Fette GG, et al: Classic and vigorous achalasia: A comparison of manometric, radiographic, and clinical findings. Gastroenterology 101:743–748, 1991.
38. Miller LS, Liu JB, Barbarevich CA, et al: High-resolution endoluminal sonography in achalasia. Gastrointest Endosc 42:545–

549, 1995.

39. Van Dam J, Falk GW, Sivak MV, et al: Endosonographic evaluation of the patient with achalasia: Appearance of the esophagus using the echoendoscope. Endoscopy 27:185–190, 1995.
40. Kostic SV, Rice TW, Baker ME, et al: Timed barium esophagogram: A simple physiologic assessment for achalasia. J Thorac Cardiovasc Surg 120:935–946, 2000.
41. Eckardt VF, Aignherr C, Bernhard G: Predictors of outcome in patients with achalasia treated by pneumatic dilation. Gastroenterology 103: 1732–1738, 1992.
42. Neubrand M, Scheurlen C, Schepki M, Sauerbruch T: Long-term results and prognostic factors in the treatment of achalasia with botulinum toxin. Endoscopy 34:519–523, 2002.
43. Robertson CS, Fellows IW, Mayberry JF, Atkinson M: Choice of therapy for achalasia in relation to age. Digestion 40:244–250, 1988.
44. Lasch H. Castell DO. Castell JA: Evidence for diminished visceral pain with aging: Studies using graded intraesophageal balloon distension. Am J Physiol 272(1 Pt 1):G1–3, 1997.
45. Ellis FH, Olsen AM: Achalasia of the esophagus. In Ellis FH, Olsen AM (eds): Major Problems in Clinical Surgery, vol 9. Philadelphia, WB Saunders, 1969, p 205.
46. Vantrappen G, Hellemans J: Treatment of achalasia and related motor disorders. Gastroenterology 79:144–154, 1980.
47. Vaezi MF, Baker ME, Achkar E, Richter JE: Timed barium esophagram: Better predictor of long term success after pneumatic dilation in achalasia than symptom assessment. Gut 50:765–770, 2002.
48. De Oliveira JM, Birgisson S, Doinoff C, et al: Timed barium swallow: A simple technique for evaluating esophageal emptying in patients with achalasia. AJR Am J Roentgenol 169:473–479, 1997.
49. Pechlivanides G, Chrysos E, Athanasakis E, et al: Laparoscopic Heller cardiomyotomy and Dor fundoplication for esophageal achalasia. Arch Surg 16:1240–1243, 2001.
50. Pashricha PJ, Rai R, Ravich WJ, et al: Botulinum toxin for achalasia: Long-term outcome and predictors of response. Gastroenterology 110:1410–1415, 1996.
51. Kolbasnik J, Waterfall WE, Fachnie B, et al: Long-term efficacy of Botulinum toxin in classical achalasia: A prospective study. Am J Gastroenterol 94:3434–3439, 1999.
52. Annese V, Basciani M, Perri F, et al: Controlled trial of botulinum toxin injection versus placebo and pneumatic dilation in achalasia. Gastroenterology 111:1418–1424, 1996.
53. Pasricha PJ, Ravich WJ, Hendrix TR, et al: Intrasphincteric botulinum toxin for the treatment of achalasia. N Engl J Med 332:774–778, 1995.
54. Cuilliere C, Ducrotte P, Zerbib R, et al: Achalasia: Outcome of patients treated with intrasphincteric injection of botulinum toxin. Gut 41:87–92, 1997.
55. Neubrand M, Scheurlen C, Schepki M, Sauerbruch T: Long-term results and prognostic factors in the treatment of achalasia with botulinum toxin. Endoscopy 34:519–523, 2002.
56. Kolbasnik J, Waterfall WE, Fachnie B, et al: Long-term efficacy of Botulinum toxin in classical achalasia: A prospective study. Am J Gastroenterol 94:3434–3439, 1999.
57. Sukerek H, Tolia V: Clinical quiz. J Pediatr Gastroenterol Nutr 35: 38–39, 2002.
58. Csendes A, Velasco N, Braghetto I, Henriquez A: A prospective randomized study comparing forceful dilatation and esophagomyotomy in patients with achalasia of the esophagus. Gastroenterology 80:789–795, 1981.
59. Gelfand MD, Kozarek RA: An experience with polyethylene balloons for pneumatic dilation in achalasia. Am J Gastroenterol 84:924–927, 1989.
60. Eckardt VF, Kanzler G, Westermeier T: Complications and their impact after pneumatic dilation for achalasia: Prospective long-term follow-up study. Gastrointest Endosc 45:349–353, 1997.
61. Kim CH, Cameron AJ, Hsu JJ, et al: Achalasia: Prospective evaluation of relationship between lower esophageal sphincter pressure, esophageal transit, and esophageal diameter and symptoms in response to pneumatic dilation. Mayo Clin Proc 68:1067–1073, 1993.
62. Eckardt VF, Aignherr C, Bernhard G: Predictors of outcome in patients with achalasia treated by pneumatic dilation. Gastroenterology 103: 1732–1738, 1992.
63. West RL, Hirsch DP, Bartelsman JF, et al: Long term results of pneumatic dilation in achalasia followed for more than 5 years. Am J Gastroenterol 97:1346–1351, 2002.
64. Nair LA, Reynolds JC, Parkman HP, et al: Complications during pneumatic dilation for achalasia or diffuse esophageal spasm. Analysis of risk factors, early clinical characteristics, and outcome. Dig Dis Sci 38:1893–1904, 1993.
65. Parkman HP, Reynolds JC, Ouyang A, et al: Pneumatic dilatation or esophagomyotomy treatment for idiopathic achalasia: Clinical outcomes and cost analysis. Dig Dis Sci 38:75–85, 1993.
66. Robertson CS, Fellows IW, Mayberry JF, Atkinson M: Choice of therapy for achalasia in relation to age. Digestion 40:244–250, 1988.
67. Penagini R, Cantu P, Mangano M, et al: Long-term effects of pneumatic dilatation on symptoms and lower esophageal sphincter pressure in achalasia. Scand J Gastroenterol 37:380–384, 2002.
68. Katz PO, Gilbert J, Castell DO: Pneumatic dilatation is effective long-term treatment for achalasia. Dig Dis Sci 43:1973–1977, 1998.
69. Arvanitakis C: Achalasia of the esophagus. A reappraisal of esophagomyotomy vs. forceful pneumatic dilation. Dig Dis Sci 20: 841–846, 1975.
70. Sanderseon DR, Ellis FH, Olsen AM: Achalasia of the esophagus: Results of therapy by dilation. Chest 48:116–121, 1970.
71. Vantrappen G, Hellemans J, Deloof W, et al: Treatment of achalasia with pneumatic dialtions. Gut 12:268–275, 1971.
72. Fellows IW, Oglivie AL, Atkinson M: Pneumatic dilatation in achalasia. Gut 12:268–275, 1983.
73. Bladergroen MR, Lowe JE, Postlethwait RW: Diagnosis and recommended management of esophageal perforation and rupture. Ann Thorac Surg 42:235–239, 1986.
74. Wesdorp IC, Bartelsman JF, Huibregtse K, et al: Treatment of instrumental esophageal perforation. Gut 25:398–404, 1984.
75. Borotto E, Gaudric M, Danel B, et al: Risk factors of esophageal perforation during pneumatic dilatation for achalasia. Gut 39:9–12, 1996.
76. Fennerty B: Esophageal perforation during pneumatic dilatation for achalasia: A possible association with malnutrition. Dysphagia 5:227–228, 1990.
77. Shoenut JP, Duerksen D, Yaffe CS: A prospective assessment of gastroesophageal reflux before and after treatment of achalasia patients: Pneumatic dilation versus transthoracic limited myotomy Am J Gastroenterol 92:1109–1112, 1997.
78. Rubesin SE, Kennedy M, Levine MS, et al: Distal esophageal ballooning following Heller myotomy. Radiology 167:345–347, 1988.
79. Okike N, Payne WS, Meufeld DM, et al: Esophagomyotomy versus forceful dilation for achalasia of the esophagus: Results in 899 patients. Ann Thorac Surg 28:119–125, 1979.
80. Csendes A, Braghetto I, Henriquez A, Cortes C: Late results of a prospective randomised study comparing forceful dilatation and esophagomyotomy in patients with achalasia. Gut 30:299–304, 1989.
81. Suarez J, Mearin F, Boque R, et al: Laparoscopic myotomy vs.

endoscopic dilation in the treatment of achalasia. Surg Endosc 16: 75–77, 2002.

82. Yon J, Christensen J: An uncontrolled comparison of treatments for achalasia. Ann Surg 182:672–676, 1975.

83. Paricio PP, Martinez de Haro L, Ortiz A, Aguayo JL: Achalasia of the cardia: Long-term results of esophagomyotomy and posterior partial fundoplication. Br J Surg 77:1371–1374, 1990.

84. Sariyannis C, Mullard KS: Esophagomyotomy for achalasia of the cardia. Thorax 30:539–542, 1975.

85. Hirashima T, Sato H, Hara T, et al: Results of esophagocardioplasty with gastric patch treatment of esophageal achalasia. Ann Surg 188: 38–42, 1978.

86. Ellis FH, Crozier RE, Watkins E: Operation for esophageal achalasia. Results of esophagomyotomy without an antireflux operation. J Thorac Cardiovasc Surg 88:344–351, 1984.

87. Jordan PH Jr: Longterm results of esophageal myotomy for achalasia. J Am Coll Surg 193:137–145, 2001.

88. Pai G, Ellison R, Rubin JW, Moore HV: Two decades of experience with modified Heller's myotomy for achalasia. Ann Thorac Surg 38:201–206, 1984; objective evaluation of the results of esophagomyotomy in 100 patients with achalasia of the esophagus. Surgery 104:469–475, 1988.

89. Black J, Vorbach AN, Leigh Collis J: Results of Heller's operation for achalasia of the esophagus. The importance of hiatal hernia repair. Br J Surg 63:949–953, 1976.

90. Wingfield HV, Karwowski A: The treatment of achalasia by cardiomyotomy. Br J Surg 59:281–284, 1972.

91. Ben-Meir A, Urbach DR, Khajanchee YS, et al: Quality of life before and after laparoscopic Heller myotomy for achalasia. Am J Surg 181:471–474, 2001.

92. Patti MG, Molena D, Fisichella PM, et al: Laparoscopic Heller myotomy and Dor fundoplication for achalasia: Analysis of successes and failures. Arch Surg 136:870–877, 2001.

93. Reference deleted in page proofs.

94. Finley RJ, Clifton JC, Stewart KC, et al: Laparoscopic Heller myotomy improves esophageal emptying and the symptoms of achalasia. Arch Surg 136:892–896, 2001.

95. Maher JW, Conklin J, Heitshusen DS: Thoracoscopic esophagomyotomy for achalasia. Surgery 130:570–577, 2001.

96. Yamamura MS, Gilstger JC, Myers BS, et al: Laparoscopic Heller myotomy and anterior fundoplication for achalasia results in a high degree of patient satisfaction. Arch Surg 135:902–906, 2000.

97. Luketich JD, Fernando HC, Christie NA, et al: Outcomes after minimally invasive esophagomyotomy. Ann Thorac Surg 72:1909–1913, 2001.

98. Ackroyd R, Watson EI, Devitt PG, Jamieson GG: Laparoscopic cardiomyotomy and anterior partial fundoplication for achalasia. Surg Endosc 15:683–686, 2001.

99. Diener U, Patti MG, Molena D, et al: Laparoscopic Heller myotomy relieves dysphagia in patients with achalasia and low LES pressure following pneumatic dilatation. Surg Endosc 15:687–690, 2001.

100. Finley RJ, Clifton JC, Stewart KC, et al: Laparoscopic Heller myotomy improves esophageal emptying and the symptoms of achalasia. Arch Surg 136:892–896, 2001.

101. DiSimone MP, Felice V, D'Errico A, et al: Onset timing of delayed complications and criteria of follow-up after operation for esophageal achalasia. Ann Thorac Surg 61:1106–1111, 1996.

102. Holzman MD, Sharp KW, Lapido JK et al: Laparoscopic surgical treatment of achalasia. Am J Surg 173:308–311, 1997.

103. Ancona E, Anselmino M, Zanitto G, et al: Esophageal achalasia: Laparoscopic versus conventional open Heller-Dor operation. Am J Surg 170:265–270, 1995.

104. Raiser F, Perdikis G, Hinder RA, et al: Heller myotomy via minimal-access surgery. An evaluation of antireflux procedures. Arch Surg 131:593–598, 1996.

105. Watson EI, Devitt PG, Jamieson GG: Laparoscopic cardiomyotomy and anterior partial fundoplication for achalasia. Surg Endosc 15: 683–686, 2001.

106. Robertson GS, Lloyd DM, Wicks ACB, et al: Laparoscopic Heller's cardiomyotomy without an antireflux procedure. Br J Surg 82:957–959, 1995.

107. Peters JH, Kauer WK, Crookes PF, et al: Esophageal resection with colon interposition for end-stage achalasia. Arch Surg 130:632–637, 1995.

108. Gupta NM, Goenka MK, Behera A, Bhasin DK: Transhiatal esophagectomy for benign obstructive conditions of the esophagus. Br J Surg 84:262–264, 1997.

109. Shah J, Rockall R, Carzi A: Robot-assisted laparoscopic Heller's cardiomyotomy. Surg Laparosc Endosc Percutan Tech 12:30–32, 2002.

110. Berger K, McCallum RW: Nifedipine in the treatment of achalasia. Ann Intern Med 96:61–62, 1982.

111. Coccia G, Bortolotti M, Michetti P, Dodero M: Return of esophageal peristalsis after nifedipine therapy in patients with idiopathic achalasia. Am J Gastroenterol 87:1705–1708, 1992.

112. Bortolotti M, Mari C, Lopilato C, et al: Effects of sildenafil on esophageal motility of patients with idiopathic achalasia. Gastroenterology 118:253–257, 2000.

113. Mukherjee S, Kaplan DS, Parasher G, Sipple MS: Expandable metal stents in achalasia—is there a role? Am J Gastroenterol 95:2185–2188, 2000.

114. O'Connor JB, Singer ME, Imperiale TF, et al: The cost-effectiveness of treatment strategies for achalasia. Dig Dis Sci 47:1516–1525, 2002.

115. Urbach DR, Hansen PD, Khajanchee YS, Swanstrom LL: A decision analysis of the optimal initial approach to achalasia: Laparoscopic Heller myotomy with partial fundoplication, thoracoscopic Heller myotomy, pneumatic dilation, or botulinum toxin injection. J Gastrointest Surg 5:192–205, 2001.

116. Bell N: Laparoscopic repair of perforation from pneumatic dilatation.

117. Katzka DA, Castell DO: Use of botulinum toxin as a diagnostic/therapeutic trial to help clarify an indication for definitive therapy in patients with achalasia. Am J Gastroenterol 94:637–642

118. Sandler RS, Bozymksi EM, Orlando RC: Failure of clinical criteria to distinguish between primary achalasia and achalasia secondary to tumor. Dig Dis Sci 27:209–213, 1982.

119. Moonka R, Patti MG, Feo CV, et al: Clinical presentation and evaluation of malignant pseudoachalasia. J Gastrointest Surg 3:456–461, 1999.

120. Raymond L, Lach B, Shamji FM: Inflammatory etiology of primary esophageal achalasia: An immunohistochemical and ultrastructural study of Auerbach's plexus. Histopathology 35:445–453, 1999.

121. Liu W, Fackler W, Rice TW, et al: The pathogenesis of pseudoachalasia. A clinicopathologic study of 13 cases of a rare entity. Am J Surg Pathol 26:784–788, 2002.

122. Awad ZT. Selima MA. Filipi CJ: Pseudoachalasia as a late complication of gastric wrap performed for morbid obesity: Report of a case. Surg Today 32:906–909, 2002.

123. Colarian JH, Sekkarie M, Rao R: Pancreatic pseudocyst mimicking idiopathic achalasia. Am J Gastroenterol 93:103–105, 1998

124. Tanigawa H, Kida Y, Kuwao S, et al: Hepatoid adenocarcinoma in Barrett's esophagus associated with achalasia: First case report. Pathol Int 52:141–146, 2002.

125. Bholat OS, Haluck RS: Pseudoachalasia as a result of metastatic

cervical cancer. J Soc Laparoendosc Surg 5:57–62, 2001.

126. Song CW, Chun HJ, Kim CD, et al: Association of pseudoachalasia with advancing cancer of the gastric cardia. Gastrointest Endosc 50:486–491, 1999.

127. Lopez-Liuchi JV, Kraytem A, Uldry PY: Oesophageal achalasia secondary to pleural mesothelioma. J R Soc Med 92:24–25, 1999.

128. Moonka R, Patti MG, Feo CV, et al: Clinical presentation and evaluation of malignant pseudoachalasia. J Gastrointest Surg 3:456–461, 1999.

129. Lucchinetti CF, Kimmel DW, Lennon VA: Paraneoplastic and oncologic profiles of patients seropositive for type 1 antineuronal nuclear autoantibodies. Neurology 50:652–657, 1998.

130. Sandler RS, Bozymksi EM, Orlando RC: Failure of clinical criteria to distinguish between primary achalasia and achalasia secondary to tumor. Dig Dis Sci 27:209–213, 1982.

131. Valera RA, Brazer SR: Botulinum toxin for suspected pseudoachalasia. Am J Gastroenterol 90:1319–1321, 1995.

132. Woodfield CA, Levine MS, Rubesin SE, et al: I. Diagnosis of primary versus secondary achalasia: Reassessment of clinical and radiographic criteria. AJR Am J Roentgenol 175:727–731, 2000.

133. Brossard E, Ollyo JB, Fontolliet C, et al: Achalasia and squamous cell carcinoma of the esophagus: Is an endoscopic surveillance justified? [abstract]. Gastroenterology 102:A4, 1992.

134. Meijssen MA, Tilanus HW, van Blankenstein M, et al: Achalasia complicated by esophageal squamous cell carcinoma: A prospective study of 195 patients. Gut 33:155–158, 1992.

135. Just-Viera JO, Haight C: Achalasia and carcinoma of the esophagus. Surg Gynecol Obstet 128:1081–1095, 1969.

136. Brucher BL, Stein HJ, Bartels H, et al: Achalasia and esophageal cancer: Incidence, prevalence, and prognosis. World J Surg 25:745–749, 2001.

137. Porschen R, Molsberger G, Kuhn A, et al: Achalasia-associated squamous cell carcinoma of the esophagus: Flow-cytometric and histologic evaluation. Gastroenterology 108:545–549, 1995.

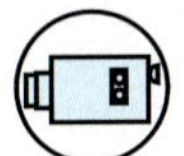

21 吞咽异物和食物团块嵌塞

Patrick Pfau

引言 295
流行病学 295
病理生理学和发病机制 296
临床特征 297
病史和体格检查 297
诊断 297
治疗 299
尖锐物体 301
硬币和钮扣电池 301
长异物 302
麻醉品小包 302
食物团块嵌塞 303
术后治疗 303
并发症 304
未来趋势 304

引言

消化道吞咽异物和食物团块嵌塞经常发生，是仅次于消化道出血的内镜急症之一。吞咽异物和食物团块嵌塞的实际发病率是未知的，吞咽异物治疗方面的病例对照研究很少。

尽管多数消化道异物不会导致严重的临床后遗症和死亡[1]，但据估计在美国每年由于吞咽异物和食物团块嵌塞而致死亡的病例约有 1500 例[2-4]。由于该病的发病率高及潜在的阴性后果，对胃肠病医师及内镜医师来说，了解患者吞咽异物的危险性，用最佳方法快速诊断，并用最佳方式避免并发症的发生至关重要。针对吞咽异物的前瞻性研究很少，我们的认知主要是基于大样本病例系列研究、综述以及描述特殊新治疗技术的报道等。

流行病学

吞咽异物大多发生于儿童。80%的吞咽异物发生于儿童，而其中大多数发生于6个月到3岁的儿童[5]。儿童吞咽异物是由于儿童天性的好奇心而用口去尝试，多数是偶然发生的[6]。儿童最常吞食的异物是硬币，还包括小玩具、蜡笔、钮扣、别针、宝石和唱片电池等[7-9]。

成人中偶然吞咽异物见于多种群体的患者。义齿和义齿托是最常见的偶然吞咽的异物，这是由于吞咽时触觉发生异常所致[10, 11]。特殊职业如屋顶工作者、裁缝和缝纫女工由于职业原因偶然会把针和钉子含在口中，增加了吞咽异物的机会。其他很多偶然吞食异物者是那些缺乏判断或感觉能力者，比如老年人、痴呆者或酗酒者。误吞硬币在年轻大学生中最多见，继发于一种日渐流行的酒店游戏（“Quarter”），在这个游戏中会偶然吞咽一枚硬币[12]。

在精神病患者或囚犯中经常出现故意吞咽异物（图 21-1）[13, 14]。这些患者为了达到某一目的而吞咽异物，而且经常吞咽多种异物，往往有吞咽异物的既往史。一个常被提及的患者在他的吞咽史中据报道共吞咽了 2533 个异物[15]。

食管食物嵌塞同真正的吞咽异物相比是更常见的问题，据估计每年的发病率为13 /100 000[16]。多数食

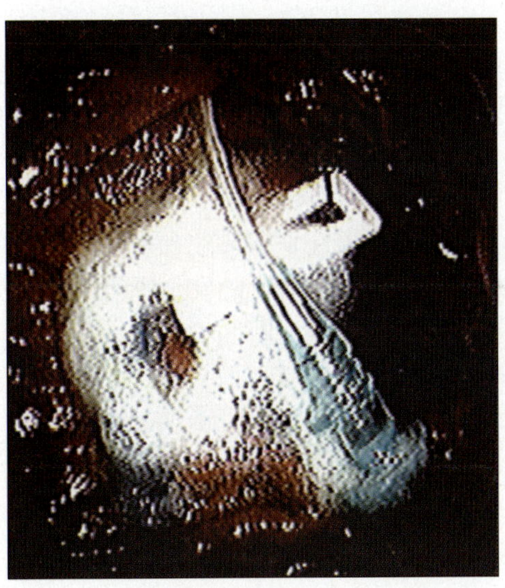

图21-1　一名有精神病病史的囚犯在医院中吞食套管针的内镜图像。

物嵌塞（75%～100%）的患者存在某种食管病理学特征[16-19]。食物嵌塞最常见的异常是 Schatzki 环和消化道狭窄。少见的病因是食管蹼、外源性压迫和手术吻合口、胃底折叠蹼和肥胖症、胃成形术等[20]。食管癌很少发生急性食物嵌塞[21]。动力异常如贲门失弛缓、弥漫性食管痉挛和胡桃夹样食管是引起食物嵌塞的少见原因[22]。食物嵌塞很少发生于儿童，而在31～50岁人群中更常见。

食物嵌塞的种类与当地的烹调和饮食习惯有关。在美国最常见的嵌塞食物是肉，尤其是牛肉、鸡肉或热狗。在亚洲和沿海国家，导致食管或口咽部食物嵌塞和黏膜损伤最常见的食物是鱼和鱼骨[23, 24]。

病理生理学和发病机制

大多数（80%～90%）吞咽异物和食物嵌塞的病例可自行愈合而无临床后遗症[1]。但有 10%～20% 的病例需要非手术治疗，通常是内镜下治疗，有 1% 最终需要手术治疗[19, 21, 25]。因此，了解吞咽的异物是如何导致严重疾病发生及明确消化道的哪一部分更易受损伤很重要（图21-2）。这样才能保证内镜和手术治疗的合理应用。

吞咽异物最常见的并发症是梗阻和穿孔。包括尖锐异物在内的大多数异物一旦通过食管，就可以通过肠道而无任何并发症[1, 26]。但在出现异物相关症状的患者中，穿孔的总体发生率为 5%，而在尖锐或有尖端的异物，穿孔的发生率高达35%[21, 27]。食管穿孔是最常见的导致并发症与死亡的原因，它可以导致纵隔炎、肺脓肿、气胸、腹膜炎及心脏压塞[28]。当异物或食物团块在食管中潴留超过 24h，则食管穿孔发生的几率显著增加。报道的其他并发症包括那些曾报道导致死亡的并发症，如消化道出血、主动脉消化道瘘、误吸、脓肿形成，和一些少见情况，如心脏穿孔和铅锌中毒等[29-35]。

确切地说，食物团块仅在食管导致梗阻和可能的并发症。真正的吞咽异物的嵌塞可能发生于消化道的任何部位，但最常见于括约肌、解剖学上成锐角、生理狭窄或先天畸形的部位（图 21-2）[26]。

异物，尤其是小而尖锐的物体，如鸡骨或鱼骨，在消化道首先嵌塞的部位是下咽后壁[36, 37]。在食管内有四个食物团块或异物可能嵌塞的生理性狭窄部位。它们包括上食管括约肌处、主动脉弓水平部、主支气管交叉处、下食管括约肌和食管胃连接部。所有这些部位是真正的狭窄部位，管腔直径为23mm左右，在

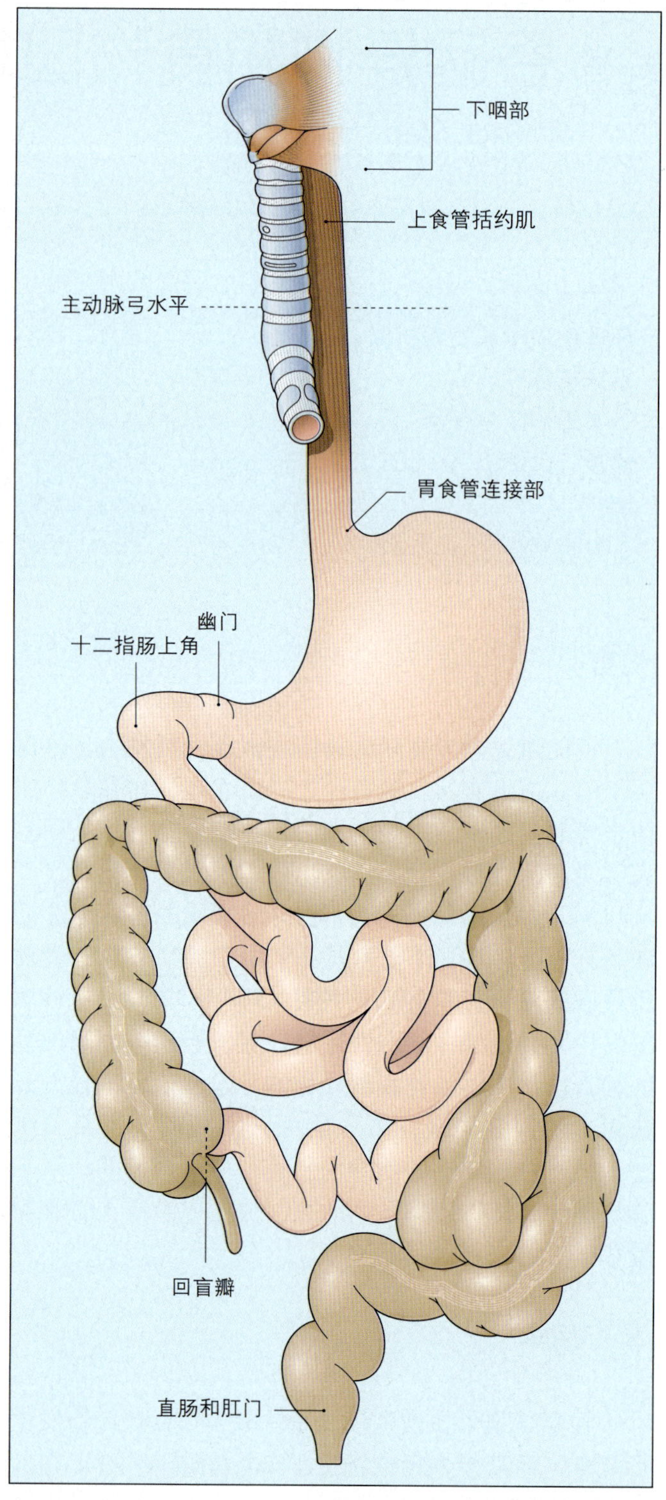

图 21-2 消化道狭窄或成角易导致异物嵌塞及梗阻的部位。(Adapted with permission from Feldman M, Friedman LS, Sleisenger MH (eds): Sleisenger & Fordtrans Gastrointestinal and Liver Disease, Vol 1, 7th ed. London, Saunders, 2002, p387.)

成人更小[38]。除了生理性狭窄外，与食物团块嵌塞有关的食管病理性狭窄包括食管环、食管蹼、憩室和消化性狭窄[2]。最后，尽管在多数情况下尚有争议，食管动力障碍，如贲门失弛缓症、弥漫性食管痉挛和蠕动的节段性变异可导致食物或异物嵌塞[39-42]。

异物一旦进入胃内，大多数会在 1 ~ 2 周内通过消化道，而不出现任何并发症。例外的是，某些物体无法通过幽门，如直径大于2cm和长度超过5cm的物体，难以通过幽门、十二指肠球和上角[26, 36, 43]。

在小肠内有 3 处可能导致梗阻的狭窄，异物可能在此停留而发生梗阻。这包括十二指肠C袢，在此处长的物体可能被悬挂起来而导致穿孔。Treitz 韧带的狭窄和成角可导致异物梗阻，甚至更小的异物能通过幽门和 Treitz 韧带而嵌顿在回盲瓣导致远端小肠的梗阻。有小肠疾病、肠粘连史或小肠不全梗阻的患者，异物通过小肠时较困难。

多数异物，一旦通过小肠和结肠，就不会导致损伤。肠道能自我保护而避免异物损害。异物会激发小肠的蠕动波和轴向流动，这样会使异物的钝端在前而尖端在后前进[44]。当异物进入大肠之后，在肠腔中被粪便包裹并发症更少[2]。

直肠异物往往由肛门插入直肠。但是吞咽的异物可能偶尔通过整个消化道而到达直肠，排出之前在直肠内外括约肌的作用下被破坏。

临床特征

病史和体格检查

吞咽异物史包括吞咽的时间、异物的类型和起始的症状。在可正常沟通的成人中，病史通常是可靠的。由于患者通常有症状并能详细描述症状发生的确切情况，因而食物嵌塞的病史特别可靠。小的尖锐异物或鱼骨常常引起咽后壁或颈段食管异物感和吞咽痛。由于黏膜损伤小，这些表现甚至在异物进入胃之后才发生。食管部分或完全梗阻时通常有症状。食管梗阻可能会导致胸骨后疼痛、吞咽困难、恶心、呕吐或误吸感等[45]。更完全的梗阻会导致流口水和无法控制的口腔分泌。

症状的类型有助于确定食管异物是否存在，并能确定它在食管的部位。如果患者有吞咽困难、发声困难或吞咽疼痛，则异物或食物嵌塞存在的可能性为 80%。如果仅有胸骨后痛或吞咽不适的症状，则在患者体内发现异物的可能性不足 50%[46]。在咽后壁或环咽肌水平的物体能够被患者成功定位。但当物体位于远端食管或胃内时，患者定位就很不准确，在食管中定位的准确性为 30% ~ 40%，在胃内的准确性为 0%[47, 48]。一旦物体到达胃、小肠或结肠内，则患者主诉的惟一症状是由于异物导致的并发症，如梗阻、穿孔或出血。

实体异物吞咽史和症状与食物嵌塞相比，其可靠性小，因为异物往往是被儿童、有精神障碍的成人或为达到某一目的成人吞咽。即使是食管异物，也有 20% ~ 38% 的儿童是无症状的[47, 49]。而且，在儿童或无法沟通的成人中，有将近 40% 的病例从患者本人或看护者处得不到异物吞咽病史[50]，病史的准确性值得高度怀疑。出现的症状更细微，包括流口水、进食减少、唾液含血或发育不良等[50, 51]。呼吸困难可能与误吸伴随，定位在近端食管的异物可能压迫气管导致喘鸣[50, 52]。

既往史（包括以前的食物嵌塞或吞咽异物史）非常重要。以前发生食物嵌塞或需要食管扩张使反复发作异物吞咽的可能性增大。以前真正吞咽异物的患者经常是多次吞咽者，并很可能吞咽多个物体或多种物体。

体检对确定异物的存在与位置帮助甚少，但对发现潜在的吞咽异物相关并发症很重要。在任何内镜检查或非内镜操作前确定患者气道是否通畅和意识状态水平至关重要。应行肺部检查发现是否存在喘鸣或误吸。食管或口咽部穿孔会导致肿胀、红斑、颈部或胸部的捻发音。腹部检查有助于确定有无梗阻或穿孔体征。

诊断

诊断时应首先拍X线平片。怀疑吞咽异物的患者应行前后位及侧位的胸腹平片，以便来确定异物是否存在、异物类型和位置（图 21-3）[27]。当怀疑异物在正对气管的食管中或异物可能被脊柱掩盖时，应行前后位或侧位的颈部或胸片（图 21-4）[50, 53]。X 线平片还能帮助发现并发症，如误吸、腹部游离气体或皮下气肿[45, 54]。

对儿童来说，X线检查更有争议。因为从儿童获得的病史通常很少，对怀疑吞咽异物者提倡从口腔到肛门的放射线筛查[27]。有些人建议使用更直接的方法或非放射线检查方法来确定儿童异物是否存在及部位[55]。

X 线平片对发现一些真正的异物及偶尔因大骨头引起的食物嵌塞是令人满意的。但许多物体包括塑料、木头和玻璃是可以透过放射线的。小的鱼骨、鸡骨和金属薄片也不易被发现[9]。在检查异物时，X线平

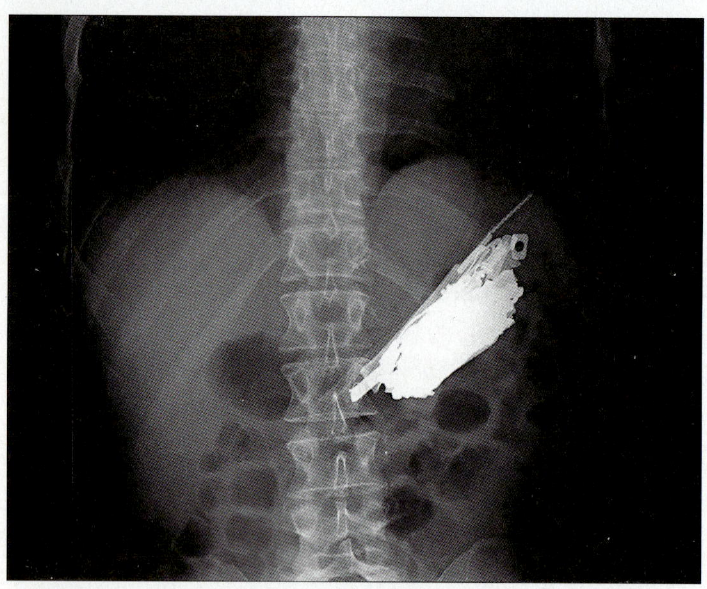

图 21-3 X 线检查显示患者吞食了一个标准打字机所有的字母键。由于吞咽异物的大小和复杂性，所以必须采用剖腹手术才能将其成功取出。

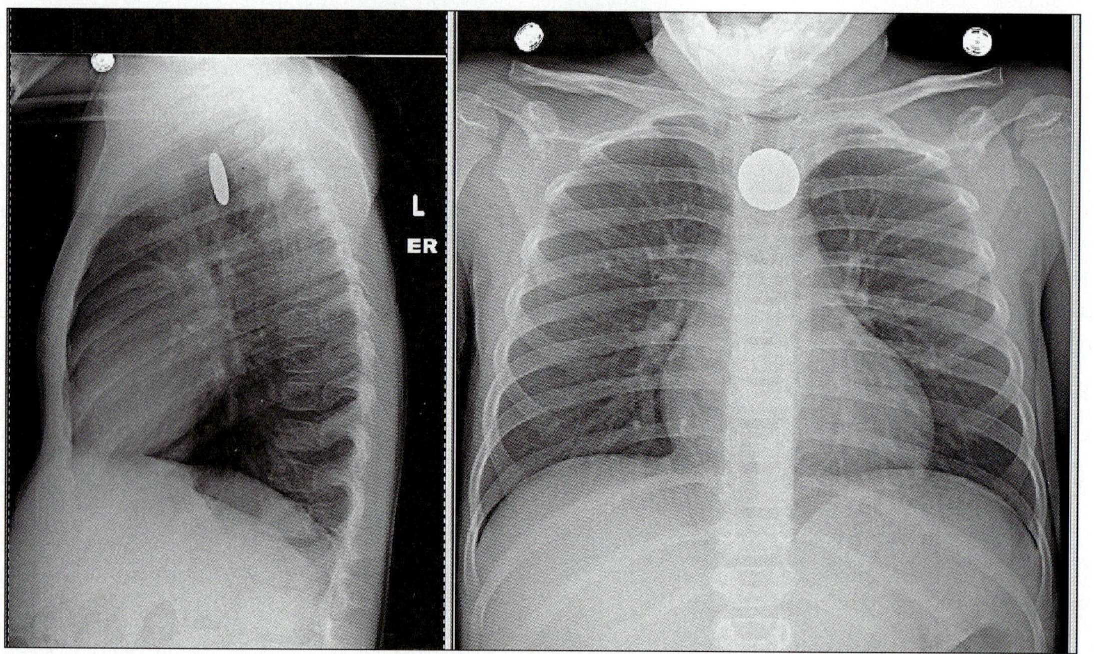

图 21-4 对怀疑吞咽硬币的儿童行前后位及侧位X线片清晰显示硬币位于近端食管。(Image courtesy of Dr. Ken L. Schreibman, Department of Radiology, University of Wisconsin Medical School.)

片的假阴性率高达47%，假阳性率接近20%[46, 56]。而且，35%有异物存在的片子被非放射科医师读片时遗漏了[57]。

一般而言，在评估消化道异物时不应行钡剂造影检查。当发生误吸时，使用低张造影剂会导致急性肺水肿的发生[58]。钡剂造影检查会干扰内镜视野，并使取出异物的过程复杂化，以致延误必需的内镜治疗[59]。

先进的显像技术偶然可用于难于诊断的病例，有助于发现软组织炎症或脓肿形成。三维CT已被用于其他显像技术未发现的异物诊断，而MRI在证实食管周围的软组织病变时可能有用[50, 60]。

鉴于射线对儿童的影响，抓握式金属探测器作为一种确定金属异物的存在及部位的非侵入式检查方法，尤其是硬币，在儿童中的使用日益普遍。很多研究显示无论是由有经验还是无经验的人操作，抓握式金属探测器探测食管金属异物的敏感性和特异性均超过 90%[55, 61, 62]。因此，对于病史不明且症状轻微的儿童来说，抓握式金属探测器可作为治疗前的筛查工具。

对怀疑有吞咽异物或食物嵌塞的患者，内镜诊断可提供更精确的诊断。对任何症状持续或一直怀疑有上消化道异物的患者，即使X线检查阴性或未显示，亦应行上消化道内镜检查[63]。这种方法能保证正确诊断食物嵌塞、发现放射线不能透过的物体或被骨性结构遮挡的能透过放射线的物体[26]。

内镜检查是发现潜在疾病如食管狭窄（该狭窄使食物或异物不能通过消化道而导致食物或异物嵌塞）的最好方法。内镜还能细致观察胃肠道黏膜，可以发现有无破损或损伤，这些破损或损伤可能是异物自然通过后症状持续的原因。而且诊断性内镜检查能直接决定何时行内镜治疗——处理或取出已知或可能的异物。

在圆钝形小物体已经进入胃内而患者无症状时，不宜行内镜检查。这些物体能通过幽门并穿过消化道的其他部位而不产生任何并发症。如果异物已经通过Treitz韧带，则诊断和治疗内镜的益处不大。少见的例外是尖锐的物体，可在内镜下将其安全取出。最后，体检或放射线检查发现消化道任何部位有肠穿孔，或异物导致的小肠梗阻超过Treitz韧带时，禁忌进行诊断性内镜检查。

治疗

在治疗各种消化道异物时，必须知道有75%~90%的异物能自行通过消化道而无任何并发症[19, 64]。有两项研究强调应保守治疗，认为有86%～97%的异物可自行通过消化道而仅有很少的并发症[65, 66]。重要的是，食管异物不在这些研究之列。尽管保守治疗在大多数非食管异物中是成功的，但是如果没有行即刻内镜治疗，更合适的治疗方案是观察，然后根据异物的形态、大小和吞咽部位来择期进行内镜治疗[67]。

许多关于食管异物及食物嵌塞的药物治疗已经作为初始治疗或与内镜联合治疗而被研究。最常使用的药物是胰高血糖素，它是一种平滑肌松弛剂，0.25mg的较低剂量即可显著地降低下食管括约肌的压力[68]。据报道，胰高血糖素在治疗食管异物嵌塞的成功率为12%～58%[69, 70]。但是随机研究显示在治疗儿童食管内硬币嵌塞时，胰高血糖素并不优于安慰剂[71]。胰高血糖素一般是安全的，但也会导致恶心、腹胀和少见的呕吐。当存在固定的梗阻如食管异物或食物嵌塞时，胰高血糖素不起作用。而且，胰高血糖素并不能向可曲式内镜那样，对并发的食管疾病提供确切的检查和治疗。最后，胰高血糖素可以降低下食管括约肌的压力，这有助于内镜操作，协助内镜将嵌塞的食物送入胃内[72]。

硝酸甘油和硝苯地平也是平滑肌松弛剂，已有报道认为也能促进食管内嵌塞的食物进入胃内[27]。已报道了一些药物疗法，但应避免使用产气药物、吐根碱和木瓜消化酶肉类软化剂来进行治疗。产气药物与平滑肌松弛剂联用可以将约70%的食管异物成功清除至胃内[73]。但在使用这些药物时，可能会发生食管破裂和穿孔。特别是当固定性梗阻或异物存在超过6小时以上时[74, 75]。木瓜消化酶，一种用于治疗食物嵌塞的肉类软化剂，不应和吐根碱联合使用，因为有导致食管坏死、穿孔和误吸的危险[2, 76, 77]。

在放射线引导下去除食管异物的方法在放射线文献中已有多个描述。报道的方法包括用Foley球囊导管、吸引导管、金属网篮和可以取出磁性异物的金属导管来去除异物[54, 78]。经验最多的是使用Foley导管，导管通过鼻腔或口腔进入食管内并通过异物，再将气囊充气并撤出，这样可将异物带至口腔内取回。尽管报道的成功率很高，但主要缺点是无法控制异物，特别是在上食管括约肌或咽喉部时。报道的并发症包括鼻出血、将异物误带入鼻腔、咽痉挛、呕吐以及最受关注的误吸导致气道梗阻甚至死亡[79, 80]。由于放射线方法的有效性和安全性比内镜差，因此建议使用放射线的很少。放射线方法取异物或食物嵌塞应限于内镜无效或12～24h内无法进行内镜检查时才采用。

显然，可曲式内镜已成为诊断和治疗儿童或成人真正的胃肠道异物和食物嵌顿的方法。基于几项大规模系列研究的结果显示，内镜治疗消化道异物的成功率超过95%，病死率和病残率在大多数研究中为0%，一般不到5%[7, 16, 17, 19, 59, 81-83]。尽管治疗失败很少，但预示内镜失败或并发症的因素包括故意吞咽、吞咽多个复杂异物和患者不配合等[27]。

由于大多数异物能安全地通过消化道，因此选择内镜操作的指征和时机很重要。通常如果患者有症状，则必须进行内镜检查。对食管异物来说，症状包括吞咽痛、吞咽困难、呕吐及无法控制唾液腺分泌、流涎、胸痛或异物感。一旦异物通过食管，出现梗阻或穿孔的症状时需要外科手术而不是内镜治疗。

如果患者无明显症状或无法提供与他们症状有关的确切病史，则必须根据异物的位置和特点来决定是否行内镜治疗。

通常所有的食管异物和食物嵌塞都需要急诊治疗。异物在食管内存留的时间不应超过24h。异物在食管内存留的时间与并发症的发生率增加直接相关[84, 85]。

对大多数到达胃的物体来说，可进行观察。因为一旦异物离开食管，则并发症显著减少。但首先尖锐异物例外，因其穿孔几率高达15%～35%[86]，在内镜能达到的范围内应将其从胃或十二指肠中取出。长度超过5cm或大于2cm的物体可能无法通过十二指肠上角或幽门，因此应将其取出。

胃内小而钝的物体建议先观察，因为它们一般能通过而不会导致并发症的发生。甚至内镜不能取出的尖锐或复杂的物体也可以先观察，因为这些物体中仅很少数能引起严重的并发症[65, 66]。内镜不能取出的复杂物体，应定时行放射线检查来显示其在消化道内的下行（图21-5）。密切关注发热、腹胀、呕吐或腹痛等提示有梗阻或穿孔的症状。对内镜不能取出的物体，观察和放射线检查的次数和时间应个体化，因为对于不同患者和不同类型的异物通过时间的变化很大[87]。

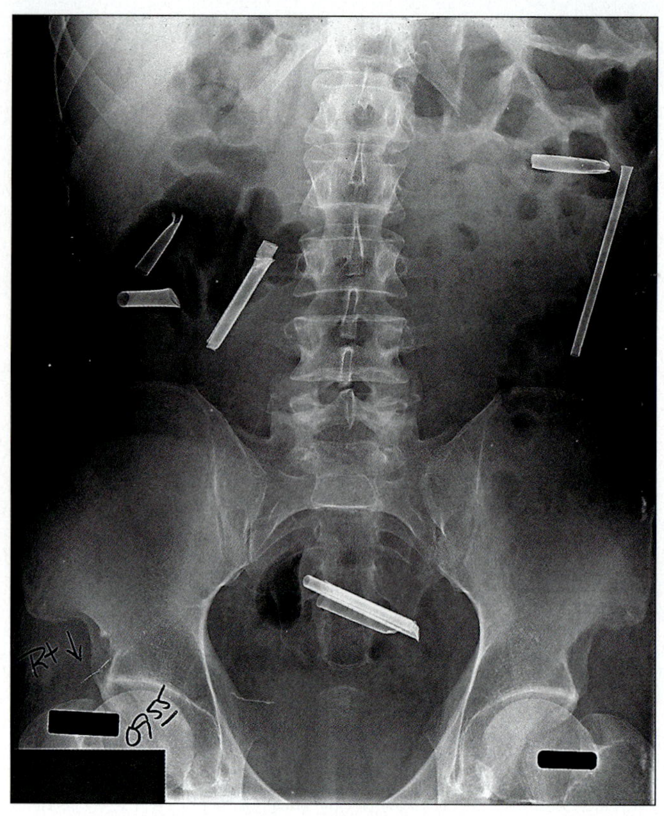

图21-5　放射线证实断裂的电视机天线通过小肠。患者最终将所有天线碎片排出而未出现并发症。

在开始行内镜治疗取出异物和食物团块前，正确操作、设备及患者准备可提高成功率，降低并发症的发生。内镜医师应了解在特定的患者中可能碰到的异物类型和最安全去除这些异物的方法。在内镜检查开始之前，最好在体外进行一次同样物体的“排练”[19]。通过它可以选择正确的取出装置，并保证取出时更加安全和容易。

表21-1中列出了内镜类型、内镜取出装置及对取出异物和嵌塞的食物有帮助的辅助装置。在开始取出复杂异物之前，应至少配备一套包括鼠齿钳、息肉切除圈套器、Dormia 网篮和回收网的设备[1, 88]。

应该使用可以跨过上食管括约肌的标准大小的套管，以及长度为45～60cm可以跨过下食管括约肌的套管。套管可以保护气道，允许内镜反复通过并保护黏膜以防形成表浅或深的损伤[89]。长套管可以帮助取出尖锐的异物和那些不能从下食管括约肌取出的物体。还可以在内镜的顶端很简单地套一个橡胶保护罩，避免在取出尖锐物体时因套管不能使用或异物不能很容易地通过套管时引起的黏膜损伤[90, 91]。

由于可曲式内镜成功率高、并发症低、实用性及可承受性等特点，所以它是治疗消化道异物和食物嵌塞的可取方法[26]。硬式内镜在治疗食管异物时与软式内镜同样有效，但它经常需要全麻，很少有医师使用过硬式内镜。可曲式鼻内镜曾被建议作为标准可曲式内镜的替代方法，但其并无其他优势，并且在取环咽肌以下的异物时经常失败[92]。咽喉镜在Kelly式或GcGill式活检钳帮助下可以使用，对从下咽部取出小而尖锐的物体有帮助。

表 21-1　治疗和取出胃肠道异物和食物团块的设备

内镜	套管	辅助设备
可曲式内镜	标准食管套管	回收网
硬式内镜	45～60cm 异物套管	抓取式活检钳
咽喉镜		Dormia 网篮
		息肉切除圈套器
		磁性取物器
		Steigmann-Goff 曲张静脉套扎帽
		橡胶保护罩

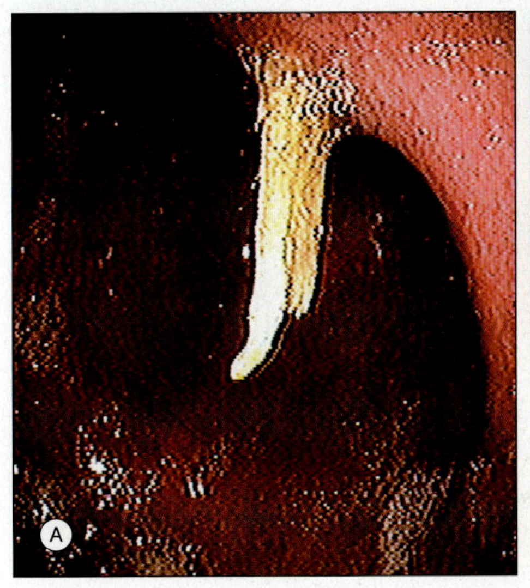
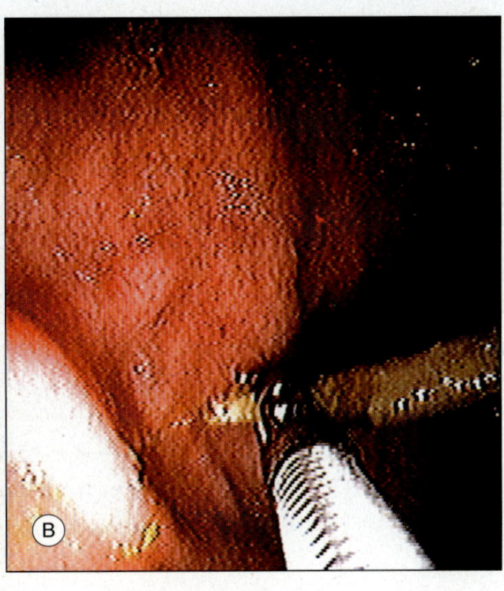

图 21-6 吞咽牙签 3 天后出现腹痛患者的内镜图像（A）。牙签已经深深插入胃壁中，但使用鼠齿钳通过套管可以毫不费力地将其取出（B）（见所附录像）。

在取异物和食物嵌塞时，大多数成人采用静脉清醒镇静即可。对一些患者建议采用气管插管全麻，因为它能完全控制气道和患者。大多数儿童应使用全麻，对不配合及吞咽多种或复杂异物的患者，由于取出所需时间长，应考虑使用全麻。

最后，体外实验研究结果显示，能否成功取出异物及取出快慢与内镜医师的经验直接相关[89]。对于复杂异物，应由院内最有经验的内镜医师来完成。如果担心经验不足或缺少内镜设备和辅助设施，应将患者转至能成功实施异物取出的三级医疗中心。

尖锐物体

在消化道异物引起的所有穿孔中，由尖锐及尖角物体引起的占 1/3，如果未经处理则有 15%～35% 的尖锐/尖角异物会导致消化道并发症的发生[93]。骨头、牙签和假牙架是最常见的误吞的尖锐异物（图21-6和录像 21-1）。在精神病患者和监禁的囚犯中可见许多复杂异物和不同尖角异物。在该人群中，常见的吞咽异物包括剃须刀、大头针、针头、钉子、书写工具和金属丝。

食管内的尖锐物体至少应在 24h 内急诊将其取出。由于有穿孔风险，对内镜能够达到的尖锐异物都应尝试取出。当取出尖锐异物时，应牢记 Chevalier Jackson 原则：“尖端向前会刺伤黏膜，尖端拖后则不会”[94]。当去除尖锐异物时，应抓取异物使其尖锐的一头拖在内镜的远端，这样能降低因取出异物而导致的与操作有关的严重穿孔或黏膜损伤。

息肉切除圈套器和取异物钳，如鼠齿钳和鳄口钳，是最常用的取出尖锐异物的工具。如果异物的大小和形态使其不易被取出，应使用标准大小的套管以及异物套管（长度为 45～60cm）[91]。套管可以保护食管、气道和口咽部。另一种方法是使用软的橡胶保护罩来保护黏膜。将橡胶保护罩简单放置于内镜头端，或有时用丝线拴在内镜头端，当需要进行内镜下观察时可将其翻摺过来。抓住异物后和通过下食管括约肌或上食管括约肌时，橡胶保护罩在内镜顶端翻过来将抓牢的异物包住，起到保护作用（图21-7）。现有橡胶保护罩或改造的橡胶手套销售，它们取出尖锐异物的原理相同[95]。

内镜无法到达或不能被安全取出的尖锐异物发生并发症的可能性相对较小，仍允许临床观察。尖锐异物应更严密地随诊，如果异物在连续放射线检查中不前进，或有任何腹痛、发热或明显的梗阻、穿孔或出血的征象时应考虑手术。

硬币和钮扣电池

硬币和钮扣电池是引起儿童发生异物吞咽的最常见和最危险的物品。食管内的硬币如不及时取出会引起食管壁发生压力性坏死，并可能导致穿孔或瘘管形成。用内镜从儿童体内取异物之前，应行全麻及气管内插管保护气道。17mm 的 1 角硬币和 18mm 的分币能通过成人的食管，但大一些的可能会发生嵌顿。如果能取出硬币，则对成人可使用套管来保护气道。应避免使用针式活检钳，而应使用更容易控制的鼠齿钳或网篮。取出硬币应选择的手段是回收网法，它能很容易地套住硬币并使硬币在通过咽部时保护气道[89]。用回收网取出法能直接在食管内套住硬币，并将内镜、网和硬币一并撤出。或者在没有阻力时，可将硬币轻轻推至胃

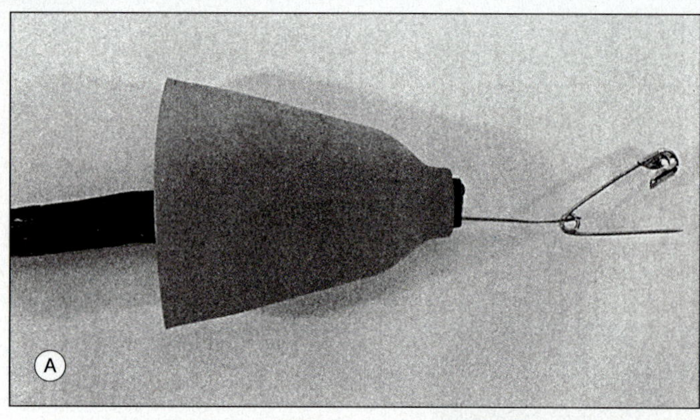

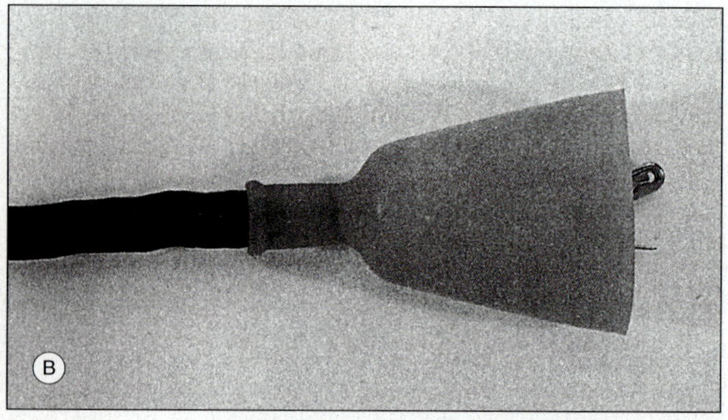

图21-7 当橡胶保护罩翻摺过来时能保证内镜医师充分观察并使其能很容易地抓住异物（A）。当保护性橡胶保护罩通过下食管括约肌时被翻过来，避免尖锐异物损伤胃肠道黏膜（B）。(With permission from Feldman M, Friedman LS, Sleisenger MH (eds): Sleisenger & Fordtrans Gastrointestinal and Liver Disease, Vol 1, 7th ed. London, Saunders, 2002, p 393.)

内，然后用网更容易套住并经口拉出。

2.5cm或更小的异物能通过幽门。这包括除50美分（30mm）或银元（38mm）之外的所有硬币。因此，对大多数患者来说，一旦硬币进入胃内，保守治疗并观察就足够了[96, 97]。患者可以保持正常饮食，但如果硬币大约4周后还没有通过，则应内镜取出[93]。

钮扣电池应予以特殊关注，因为它们可能含有碱性溶液，会迅速导致食管组织的液化坏死，并引起穿孔或瘘管形成。吞咽钮扣电池的患者中10%有症状，5岁以下的儿童最容易受累[97]。损伤机制可以是直接腐蚀作用、低电压烧灼和压力性坏死等[19]。因此，任何临床怀疑或放射线证实的食管内钮扣电池，均应及时行急诊内镜。

在取出钮扣电池时，最关键的是对儿童采用气管插管或对成人或较大儿童采用套管来保护气道。使用传统方法行内镜下取出钮扣电池的失败率高达60%，这是由于它的形态和轮廓使之难以被抓住[98]。使用Roth回收网可以解决这个问题，在几乎所有病例中均能成功取出钮扣电池。钮扣电池可以直接从食管内取出或被推送至胃内取出。取石网篮也有很高的成功率，但控制性稍差于回收网。

一旦进入胃内或更往下，钮扣电池很少导致疾病，通常仅需要观察[99]。它一旦到达十二指肠上角，则有85%的病例在72h内会通过消化道[100]。如果患者产生症状或反复行放射线检查发现电池在胃内停留超过48h，电池在食管以上时需要内镜检查[77]。

长异物

异物长度超过约5~10cm时，通过十二指肠上角很困难，会导致穿孔或梗阻。相关物体有牙刷、调羹和叉子、钢笔和铅笔等。这些物体可以很容易被圈套器或网篮抓住。必须抓住这些物体的一端，使它能逆行通过下食管括约肌、食管和上食管括约肌。如果抓住这些物体的中间部位则使这些物体保持水平状态，使长物体不能通过下食管括约肌或食管。使用能通过胃食管连接部的长套管有一定益处，因为物体能被拉入套管中，异物、套管和内镜可以作为整体一起被取出。

麻醉品小包

吞咽麻醉品小包见于两种患者，如“身体填塞者”和“身体包装者”。身体填塞者是指使用者或贩毒者，为避免被抓捕，常常吞食不同剂量的麻醉品，而在抓捕之前，很少能将其包装起来。而身体包装者是指走私毒品的，他们通常将毒品精心地包装在橡胶或塑料里，这些包装能够经受胃肠道的转运[101, 102]。

经常由于患者被抓捕或坦白后获得诊断。更值得关注的是患者会产生肠梗阻或出现吞咽药物的毒性症状。高达26%的吞咽毒品者有与吞咽毒品相关的症状，有严重症状或死亡者可达5%[103]。毒理学检查能发现毒品、发现毒品泄漏和找到拮抗药。对吞咽麻醉品小包的患者行腹部放射线检查和CT扫描显示多发的圆形或腊肠样不透放射线物体，但是很多研究发现显像可能呈假阴性[102-104]。

内镜取麻醉品小包是禁忌的，因为可能导致小包内的毒素泄漏而致急性中毒。推荐清淡饮食观察，洗胃及导泻可能导致小包破裂，最好避免[1]。当小包不再前进、发生肠梗阻以及偶尔发生急性破裂时，应行外科手术[26]。

食物团块嵌塞

食管食物团块嵌塞是成人最常见的“异物”，它可以引起症状并需要内镜治疗。在美国，最常见的嵌塞食物是肉类制品，包括牛肉、鸡肉、猪肉和热狗[20,21]。食物嵌塞可以与饮酒有关，因为在饮酒时吞咽食物不那么小心了，导致“牛排店综合征”和“后院烧烤综合征”。在亚洲和沿海地区，最常见的嵌塞食物是鱼刺，鱼刺虽然很少导致食物嵌塞，但由于鱼刺尖锐和有尖角，可引起症状。

食物团块可能自行通过，因此是否行内镜治疗必须依据症状。如果有证据显示接近或完全梗阻，患者无法控制自己的唾液分泌、流涎及流口水，则应紧急行内镜治疗。如果患者同时或在内镜之前使用胰高血糖素后有食物团块通过的感觉，能轻微进流食，之后可进固体食物，则可以不必行内镜检查。但是，如果有任何食物团块残留的可能，则应行内镜治疗，因为所有食管异物嵌塞均应在12～24h内去除。而且，由于食物嵌塞导致食管疾病的发病率很高，故应提倡内镜检查。

食管食物嵌塞的内镜治疗最先被接受的方法是“推送方法”。这种技术指用内镜将食管食物团块轻轻送至胃中。在将食物推送至胃内之前，应先将内镜送至嵌塞的周围并进入胃内。这样能够评估食物团块下任何导致食管阻塞疾病的性质和程度。一般来讲，如果内镜能前进至食物团块的周围并通过任何梗阻，则推送技术能够成功。当内镜送至食物团块的周围之后，应将内镜拉回食物嵌塞的近端，嵌塞的食物即能被推送向前。如果可能的话，可以使用镇静剂诱导食管肌肉松弛，使用内镜充气及静脉用胰高血糖素使食管扩张[27]。

开始时，即便不能在嵌塞部位周围操作内镜，也可以尝试将食物安全地轻轻推送。但是，使劲向前推送内镜或盲目地前向扩张或通过食物团块回拉等手段并不提倡，因为这样损伤食管的几率很高[1,27]。对于大的食物嵌塞，特别是肉类，如可以被分割的鸡肉或牛肉，可以在进行推送前先用活检钳或圈套器将它分割成碎片。研究发现，推送技术在处理食物嵌塞的成功率在95%，而并发症接近0%。

一些病例中嵌塞的食物不能被安全地送入胃内，必须用内镜从口中取出。使用一个套管可以保护气道并使内镜能多次通过（图21-8）。这在肉类嵌塞时特别有用，因为在能彻底取出之前，这些食物被分割成许多碎片。直视下标准内镜抓取钳、圈套器和网篮可以单用或联合使用。由于食物团块能被完全包裹在网中而避免使用套管和减少误吸的发生，Roth回收网在处理食物嵌塞上特别有用[105]。对于嵌塞很紧的食物，使用Steigmann-Goff内镜下套扎能将大的食物片吸引起来，并由套管经口中取出[106,107]。

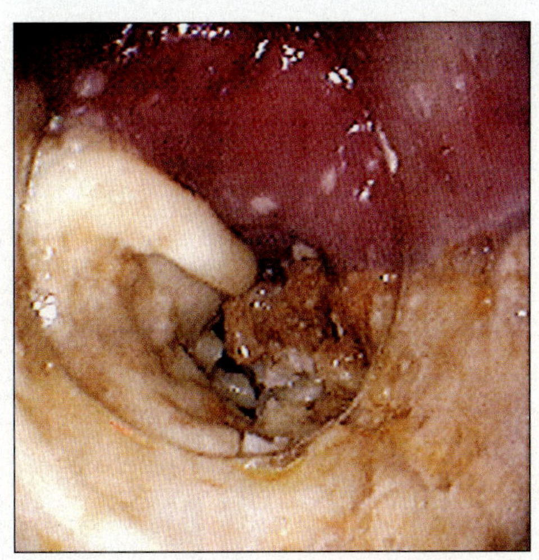

图21-8 食管癌患者在进食鸡肉面条汤后产生吞咽困难。使用套管可使内镜能多次进出将食物成功取出。

大约75%～100%的食物嵌塞患者在追溯病史时或随后的内镜检查中可发现有食管病变[16,17,19]。而且有半数以上的食物团块嵌塞患者其24h pH监测表现异常，而近半数的患者食管动力检测结果异常[18]。在清除食物团块之后，如果发现良性狭窄或Schatzki环，可在内镜下同时将良性狭窄安全有效地扩张（图21-9）。偶尔，食物团块或内镜会引起食管黏膜产生红斑、水肿和磨损，影响内镜下进行准确诊断和扩张治疗。对这些患者应予以抑酸治疗，在约4～6周后择期行内镜检查，并可以行扩张术。

术后治疗

异物或食物团块嵌塞的简单取出术与常规内镜检查相比，两者术后治疗方法无差别。不论手术操作是在清醒镇静条件下还是全身麻醉条件下进行，每一个中心都应遵循其常规的术后恢复流程。因此，大多数吞咽异物或食物嵌塞患者可按门诊患者处理。如果患者恢复而无后遗症，在接下来的24h，患者家庭或父母应观察患者有无任何并发症体征。应对食物团块嵌塞患者进行如何减少进一步嵌塞的方法宣教，包括更慢地进食、更细致地咀嚼食物和避免容易引起嵌塞的食物[27]。

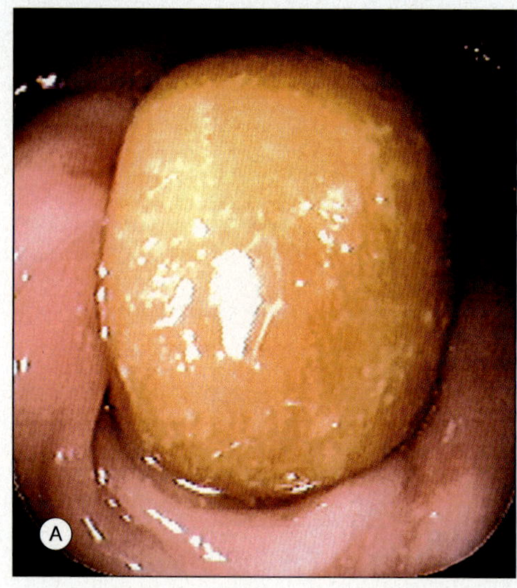
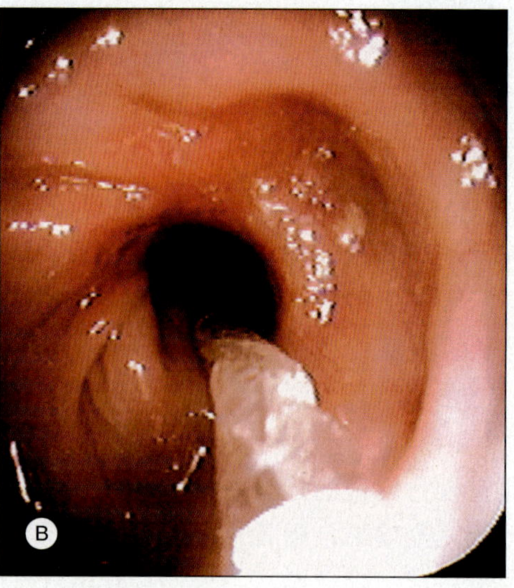

图21-9 软糖豆导致的远端食管发生急性嵌塞内镜图像（A）。使用推送技术进行治疗的同时，在内镜下用球囊成功扩张消化道狭窄（B）。

对住院的特定患者应考虑在术后观察 24h，包括小儿、吞咽多种复杂异物的患者和那些取出或治疗异物存在技术困难的患者。

如果取出异物存在困难，或有任何内镜下证据显示异物或内镜操作导致术后并发症，需对患者观察和进一步检查。最值得关注的是食管穿孔，如能早期发现，则预后较好且生存率最高[19]。术后如有任何证据显示发热、心动过速、气短、胸痛或腹痛或有捻发音时，应及时拍 X 线平片，继而行对比显像检查和请外科会诊。

并发症

多数研究结果显示，内镜治疗消化道异物或食物嵌塞时并发症的发生率约为 0%～1.8%[7, 16, 17, 19, 21, 59, 108]。内镜取异物最常见的并发症为食管穿孔。尽管尚无前瞻性资料，但该并发症增加的风险因素包括患者不配合、吞食多种异物、故意吞食（如囚犯和精神病患者）以及取出尖锐异物。其他内镜取消化道异物的并发症包括消化道出血、误吸和继发于镇静的心肺并发症等。这些并发症发生率与标准上消化道内镜无显著差别。

未来趋势

随着可曲式内镜的发展和应用，内镜已经成为治疗吞咽异物或食物团块嵌塞的可选择的诊断性技术和标准治疗方法。目前在治疗吞咽异物方面尚无可与之匹敌的技术和方法，将来很可能也没有一项技术或方法在有效性及安全性上能与之相比。

但是，尽管经常使用上消化道内镜取异物，我们仍缺乏异物吞咽实际发生率的信息，我们的治疗建议仍主要以收集的回顾性资料为基础。未来的主要挑战是如何全面收集吞咽异物或食物团块嵌塞的前瞻性资料，以及这些患者如何在社区和三级内镜中心得到消化内镜最佳治疗的资料。有了这些资料，每一名内镜医师都将能对那些经常出现吞咽异物或食物嵌塞的患者提供最佳治疗。

（李渊译 孟灵梅 闫秀娥 周丽雅校）

参考文献

1. Eisen GM, Baron TH, Dominitz JA, et al: Guideline for the management of ingested foreign bodies. Gastrointest Endosc 55:802–806, 2002.
2. Lyons MF, Tsuchida AM: Foreign bodies of the gastrointestinal tract. Med Clin North Am 77:1101–1114, 1993
3. Clerf LH: Historical aspects of foreign bodies in the food and air passages. South Med J 68:1449–1454, 1975.
4. Devanesan J, Pisani A, Sharman P, et al: Metallic foreign bodies in the stomach. Arch Surg 112:664–665, 1977.
5. Webb WA: Management of foreign bodies in the upper gastrointestinal tract. Gastroenterology 94:204–216, 1988.
6. O'Brien GC, Winter DC, Kirwan WO, et al: Ingested foreign bodies in the paediatric patient. Ir J Med Sci 170:100–102, 2001.
7. Kim JK, Kim SS, Kim JI, et al: Management of foreign bodies in

the gastrointestinal tract: An analysis of 104 cases in children. Endoscopy 31:301–304, 1999.

8. Arana A, Hauser B, Hachimi-Idrissi S, et al: Management of ingested foreign bodies in childhood and review of the literature. Eur J Pediatr 160:468–472, 2001.
9. Cheng W, Tam PK: Foreign-body ingestion in children: Experience with 1265 cases. J Pediatr Surg 34:1472–1476, 1999.
10. Gunn A: Intestinal perforation due to swallowed fish or meat bone. Lancet 1:125–128, 1966.
11. Bunker PG: The role of dentistry in problems of foreign body in the air and food passage. J Am Dent Assoc 64:782–787, 1962.
12. Gluck M: Coin ingestion complicating a tavern game. West J Med 150:343–344, 1989.
13. O'Sullivan ST, Reardon CM, McGreal GT, et al: Deliberate ingestion of foreign bodies by institutionalized psychiatric hospital patients and prison inmates. Ir J Med Sci 165:294–296, 1997.
14. Losanoff JE, Kjossev KT: Gastrointestinal crosses: An indication for surgery. J Clin Gastroenterol 33:310–314, 2001.
15. Chalk SG, Faucer H: Foreign bodies in the stomach. Arch Surg 16: 494–500, 1928.
16. Longstreth GF, Longstreth KJ, Yao JF: Esophageal food impaction: Epidemiology and therapy. A retrospective, observational study. Gastrointest Endosc 53:193–198, 2001.
17. Vicari JJ, Johanson JF, Frakes JT: Outcomes of acute esophageal food impaction: Success of the push technique. Gastrointest Endosc 53:178–181, 2001.
18. Lacy PD, Donnelly MJ, McGrath JP, et al: Acute food bolus impaction: Aetiology and management. J Laryngol Otol 111:1158–1161, 1997.
19. Webb WA: Management of foreign bodies of the upper gastrointestinal tract: Update. Gastrointest Endosc 41:39–51, 1995.
20. Weinstock LB, Shatz BA, Thyssen EP: Esophageal food bolus obstruction: Evaluation of extraction and modified push technique in 75 cases. Endoscopy 31:421–425, 1999.
21. Vizcarrondo FJ, Brady PG, Nord HJ: Foreign bodies of the upper gastrointestinal tract. Gastrointest Endosc 29:208–210, 1983.
22. Breumelhof R, Van Wijk HJ, Van Es CD, et al: Food impaction in nutcracker esophagus. Dig Dis Sci 35:1167–1171, 1990.
23. Lim CT, Quah RF, Loh LE: A prospective study of ingested foreign bodies in Singapore. Arch Otolaryngol Head Neck Surg 120: 96–101, 1994.
24. Ngan JH, Fok PJ, Lai EC, et al: A prospective study on fish bone ingestion: Experience of 358 patients. Ann Surg 211:459–462, 1990.
25. Nandi P, Ong GB: Foreign body of the esophagus: Review of 2394 cases. Br J Surg 65:5–9, 1978.
26. Ginsberg GG: Management of ingested foreign objects and food bolus impactions. Gastrointest Endosc 41:33–38, 1995.
27. Pfau PR, Ginsberg GG: Foreign bodies and bezoars. In Fordtran JS, Schleiseinger MH (eds): Gastrointestinal and Liver Disease. Pathophysiology/Diagnosis/Management. Philadelphia, WB Saunders, 2002, pp 386–398.
28. Brady P: Esophageal foreign bodies. Gastroenterol Clin North Am 20:691–701, 1991.
29. Jiraki K: Aortoesophageal conduit due to a foreign body. Am J Forensic Med Pathol 17:347–348, 1996.
30. Simic MA, Budakov BM: Fatal upper esophageal hemorrhage caused by a previously ingested chicken bone: Case report. Am J Forensic Med Pathol 19:166–168, 1998.
31. Spitz L, Kimber C, Nguyen K, et al: Perforation of the heart by a swallowed open safety-pin in an infant. J R Coll Surg Edinb 43: 114–116, 1998.
32. Drnovsek V, Fontanez-Garcia D, Wakabayashi MN, et al: Gastrointestinal case of the day. Pyogenic liver abscess caused by perforation by a swallowed wooden toothpick. Radiographics 19:820–822, 1999.
33. Sevastos N, Rafailidis P, Kolokotronis K, et al: Primary aortojejunal fistula due to a foreign body: A rare cause of gastrointestinal bleeding. Eur J Gastroenterol Hepatol 14:797–800, 2002.
34. McNutt TK, Chambers-Emerson J, Dethlefsen M, et al: Bite the bullet: Lead poisoning after ingestion of 206 lead bullets. Vet Hun Toxicol 43:288–289, 2001.
35. Bennett DR, Baird CJ, Chan KM, et al: Zinc toxicity following massive coin ingestion. Am J Forensic Med Pathol 18:148–153, 1997.
36. Stack LB, Munter DW: Foreign bodies in the gastrointestinal tract. Emerg Med Clin North Am 14:493–521, 1996.
37. O'Flynn P, Simp R: Fish bones and other foreign bodies. Clin Otolaryngol 18:231–233, 1993.
38. Bloom RR, Nakano PH, Gray SW, et al: Foreign bodies of the gastrointestinal tract. Am Surg 10:618–621, 1986.
39. Rohl L, Aksglaede K, Funch-Jensen P, Thommesen P: Esophageal rings and strictures: Manometric characteristics in patients with food impaction. Acta Radiol 41:275–279, 2000.
40. McCord GS, Staiano A, Clouse RE: Achalasia, diffuse spasm, and non-specific motor disorders. Baillerres Clin Gastroenterol 5:307–335, 1991.
41. Tibbling L, Bjorkhoel A, Jansson E, et al: Effect of spasmolytic drugs on esophageal foreign bodies. Dysphagia 10:126–127, 1995.
42. Stein HJ, Schwizer W, DeMeester TR, et al: Foreign body entrapment in the esophagus of healthy subjects—a manometric and scintigraphic study. Dysphagia 7:220–225, 1992.
43. Koch H: Operative endoscopy. Gastrointest Endosc 24:65–68, 1977.
44. Davidhoff E, Towne JB: Ingested foreign bodies. N Y State Med J 75:1003–1007, 1975.
45. Taylor RB: Esophageal foreign bodies. Emerg Clin North Am 5: 301–311, 1987.
46. Herranz-Gonzalez J, Martinez-Vidal J, Garcia-Sarandeses A, et al: Esophageal foreign bodies in adults. Otolaryngol Head Neck Surg 105:649–654, 1991.
47. Connolly AA, Birchall M, Walsh-Waring GP, et al: Ingested foreign bodies: Patient guided localization is a useful clinical tool. Clin Otolaryngol 17:520–524, 1992.
48. Lee J: Bezoars and foreign bodies of the stomach. Gastrointest Endosc Clin North Am 6:605–619, 1996.
49. Binder L, Anderson WA: Pediatric gastrointestinal foreign body ingestions. Ann Emerg Med 13:112–117, 1984
50. Muniz AE, Joffe MD: Foreign bodies, ingested and inhaled. JAAPA 12:22–24, 1999.
51. Choudhurg CR, Bricknell MC, MacIver D: Oesophageal foreign body, an unusual cause of respiratory symptoms in a three week old baby. J Laryngol Otol 106:556–557, 1992.
52. Yoshida C, Peura D: Foreign bodies in the esophagus. In Castell D (ed): The Esophagus. Boston, Little, Brown, 1995, pp 379–394.
53. Webb WA, Taylor MB: Foreign bodies of the upper gastrointestinal tract. In Taylor MB (ed): Gastrointestinal Emergencies, 2nd ed. Philadelphia, Lippincott Williams & Wilkins, 1996, pp 204–216.
54. Shaffer HA, de Lange EE: Gastrointestinal foreign bodies and strictures: Radiologic interventions. Curr Prob Diagn Radiol 23: 205–249, 1994.
55. Bassett KE, Schunk JE, Logan L: Localizing ingested coins with a metal detector. Am J Emerg Med 17:338–341, 1999.
56. Hodge D, Tecklenburg F, Fleischer G: Coin ingestion: Does every child need a radiograph? Ann Emerg Med 14:443–446, 1985.
57. Jones NS, Lannigan FJ, Salama NY: Foreign bodies in the throat:

A prospective study of 388 cases. J Laryngol Otol 105:104–108, 1991.

58. Mosca S: Management and endoscopic techniques in cases of ingestion of foreign bodies. Endoscopy 32:232–233, 2000.

59. Mosca S, Manes G, Martino L, et al: Endoscopic management of foreign bodies in the upper gastrointestinal tract: Report on a series of 414 adult patients. Endoscopy 33:692–696, 2001.

60. Takada M, Kashiwagi R, Sakane M, et al: 3D-CT Diagnosis for ingested foreign bodies. Am J Emerg Med 18:192–193, 2000.

61. Seikel K, Primm PA, Elizondo BJ, et al: Handheld metal detector localization of ingested metallic foreign bodies, Arch Pediatr Adolesc Med 153:853–857, 1999.

62. Gooden EA, Forte V, Papsin B: Use of a commercially available metal detector for the localization of metallic foreign body ingestion in children. J Otolaryngol 29:218–220, 2000.

63. Ciriza C, Garcia L, Suarez P, et al: What predictive parameters best indicate the need for emergent gastrointestinal endoscopy after foreign body ingestion? J Clin Gastroenterol 31:23–28, 2000.

64. Velitchkov NG, Grigorov GI, Losanoff JE, et al: Ingested foreign bodies of the gastrointestinal tract. Retrospective analysis of 542 cases. World J Surg 20:1001–1005, 1996.

65. Kurkciyan I, Frossard M, Kettenbach J, et al: Conservative management of foreign bodies in the gastrointestinal tract. Z Gastroenterol 34:173–177, 1996.

66. Weiland ST, Schurr MJ: Conservative management of ingested foreign bodies. J Gastrointest Surg 6:496–500, 2002.

67. O'Sullivan ST, McGreal GT, Reardon CM, et al: Selective endoscopy in management of ingested foreign bodies of the upper gastrointestinal tract: Is it safe? Int J Clin Pract 51:289–292, 1997.

68. Colon V, Grade A, Pullman G, et al: Effect of doses of glucagon used to treat food impaction on esophageal motor function of normal subjects. Dysphagia 14:27–30, 1999.

69. Ferrucci JT, Long LA: Radiologic treatment of esophageal food impaction using intravenous glucagon. Radiology 125:25–28, 1977.

70. Trenker SW, Maglinte DT, Lehman G, et al: Esophageal food impaction: Treatment with glucagon. Radiology 149:401–403, 1983.

71. Mehta D, Attia M, Quintana E, et al: Glucagon use for esophageal coin dislodgment in children: A prospective double-blind, placebo-controlled trial. Acad Emerg Med 8:200–203, 2001.

72. Alaradi O, Bartholomew M, Barkin JS: Upper endoscopy and glucagon: A new technique in the management of acute esophageal food impaction. Am J Gastroenterol 96:912–913, 2001.

73. Robbins MI, Shortsleeve MJ: Treatment of acute esophageal food impaction with glucagon, an effervescent agent, and water. AJR Am J Roentgenol 162:325–328, 1994.

74. Kaszar-Seibert DJ, Korn WT, Bindman DJ, et al: Treatment of acute esophageal food impaction with a combination of glucagon, effervescent agent, and water. AJR Am J Roentgenol 154:533–534, 1990.

75. Smith JC, Janower ML, Geiger AH: Use of glucagon and gas-forming agents in acute esophageal food impaction. Radiology 159:567–568, 1986.

76. Maini S, Rudralingam M, Zeitoun H, et al: Aspiration pneumonitis following papain enzyme treatment for oesophageal meat impaction. J Laryngol Otol 115:585–586, 2001.

77. Litovitz T, Scmitz BF: Ingestion of cylindrical and button batteries: An analysis of 2382 cases. Pediatrics 89:747–757, 1992.

78. Paulson EK, Jaffe RB: Metallic foreign bodies in the stomach: Fluoroscopic removal with a magnetic orogastric tube. Radiology 174: 191–194, 1990.

79. Hawkins DB: Removal of blunt foreign bodies from the esophagus. Ann Otol Rhinol Laryngol 99:935–940, 1990.

80. Schunk JE, Harrison AM, Corneli HM, et al: Fluoroscopic Foley catheter removal of esophageal foreign bodies in children: Experience with 415 cases. Pediatrics 94:709–714, 1994.

81. Blair SR, Graeber GM, Cruzzavala JL, et al: Current management of esophageal impactions. Chest 104:1205–1209, 1993.

82. Thapa BR, Singh K, Dilawari JB: Endoscopic removal of foreign bodies from the gastrointestinal tract. Indian Pediatr 30:1105–1110, 1993.

83. Khurana AK, Saraya A, Jain N, et al: Management of foreign bodies of the upper gastrointestinal tract. Trop Gastroenterol 19:32–33, 1998.

84. Bonadio WA, Emslander H, Milner D, et al: Esophageal mucosal changes in children with an acutely ingested coin lodged in the esophagus. Pediatr Emer Care 10:333–334, 1994.

85. Chaikhouni A, Kratz JM, Crawford MA: Foreign bodies of the esophagus. Am Surg 51:173–179, 1985.

86. Henderson CT, Engel J, Schlesinger P: Foreign body ingestion: Review and suggested guidelines for management. Endoscopy 19: 68–71, 1987.

87. Macgregor D, Ferguson J: Foreign body ingestion in children: An audit of transit time. J Accid Emerg Med 15:371–373, 1998.

88. Nelson DB, Bosco JJ, Curtis WD, et al: ASGE technology status evaluation report. Endoscopic retrieval devices. February 1999. American Society for Gastrointestinal Endoscopy. Gastrointest Endosc 50:932–934, 1999.

89. Faigel DO, Stotland BR, Kochman ML, et al: Device choice and experience level in endoscopic foreign object retrieval: An in vivo study. Gastrointest Endosc 45:490–492, 1997.

90. Bertoni G, Pacchione Sassatelli R, et al: A new protector device for safe endoscopic removal of sharp gastroesophageal foreign bodies in infants. J Pediatr Gastroenterol Nutr 16:393–396, 1993.

91. Bertoni G, Sassatelli R, Conigliaro R, et al: A simple latex protector hood for safe endoscopic removal of sharp-pointed gastroesophageal foreign bodies. Gastrointest Endosc 44:458–461, 1996.

92. Chu KM, Choi HK, Tuen HH, et al: A prospective randomized trial comparing the use of the flexible gastroscope versus the bronchoscope in the management of foreign body ingestion Gastrointest Endosc 47:23–27, 1998.

93. Byrne WJ: Foreign bodies, bezoars, and caustic ingestion. Gastrointest Endosc Clin N Am 4:99–119, 1994.

94. Jackson C, Jackson CL: Diseases of the Air and Food Passages of Foreign Body Origin. Philadelphia, WB Saunders, 1937.

95. Kao LS, Nguyen T, Dominitz J, et al: Modification of a latex glove for the safe endoscopic removal of a sharp gastric foreign body. Gastrointest Endosc 52:127–129, 2000.

96. Stringer MD, Capps SN: Rationalizing the management of swallowed coins in children. BMJ 302:1321–1322, 1991.

97. Temple AR, Veltri JC: One year's experience in a regional poison control center. The Intermountain Regional Poison Control Center. Clin Toxicol 12:27–89, 1978

98. Litovitz TL: Button battery ingestions. JAMA 249:2495–2500, 1983.

99. Chan YL, Chang SS, Kao KL, et al: Button battery ingestion: An analysis of 25 cases. Chan Gung Med J 25:169–174, 2002.

100. Litovitz TL: Battery ingestions: Product accessibility and clinical course. Pediatrics 75:469–476, 1985.

101. McCarron NM, Wood JD: The cocaine "body packer" syndrome: Diagnosis and treatment. JAMA 250:1417–1420, 1983.

102. Caruna DS, Weinbach B, Goerg D, et al: Cocaine packer ingestion. Ann Intern Med 100:73–74, 1984.

103. June R, Aks SE, Keys N, et al: Medical outcome of cocaine bodystuffers. J Emerg Med 18:221–224, 2000.

104. Eng JG, Aks SE, Marcus C, et al: False-negative abdominal CT scan in a cocaine body stuffer. Am J Emerg Med 18:192–193, 2000.

105. Neustater B, Barkin JS: Extraction of an esophageal food impac-

tion with a Roth retrieval net. Gastrointest Endosc 43:66–67, 1996.
106. Mamel JJ, Weiss D, Pouagare M, et al: Endoscopic suction removal of food boluses from the upper gastrointestinal tract using Steigmann-Goff friction fit adapter. An improved method for removal of food impactions. Gastrointest Endosc 41:593–596, 1995.
107. Pezzi JS, Shiau YF: A method for removing meat impactions from the esophagus. Gastrointest Endosc 40:634–636, 1994.
108. Classen M, Farthmann EF, Seifert E, et al: Operative and therapeutic techniques in endoscopy. Clin Gastroenterol 7:741–763, 1978.

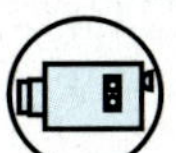

Zenker 憩室

Zenker's Diverticula

22

引言 309
流行病学 309
发病机制 309
临床表现 309
病理学 309
鉴别诊断 309
治疗 311
Zenker 憩室的内镜治疗[17] 312
未来趋势 313

引言

Zenker憩室（Zenker's diverticulum，ZD）是发生于食管内的最重要的憩室。由Zenker憩室引起的症状通常需外科手术进行治疗，也可以通过内镜治疗。由于症状严重的患者多数是老年人，所以更需要采用内镜治疗。

流行病学

ZD 是一种假性憩室，由 Ludlow 在 1769 年首先描述[1]。X 线检查结果显示它在上消化道钡餐造影检查中的发生率约为 0.1%[2] 。80% 的患者年龄超过 60 岁[3]，男性更为常见[4]。它在儿童中很少见，也无人种和地区的差异。

发病机制

ZD发生在下咽部后壁的薄弱部位，此处咽缩肌和环咽肌的运动缺乏协调性[5]。最近提出环咽肌的纤维化和食管上段横纹肌是产生该种不协调性的原因[6, 7]。咽缩肌的收缩和环咽肌松弛的缺乏导致食物团块通过困难，进而引起压力显著增加，使黏膜和黏膜下层从下咽缩肌的下行纤维和环咽肌的横行纤维的固有薄弱部位膨出。而这一部位实际上包括了下咽缩肌的最远端部分（图22-1）。一些研究者推测，这可能是由上括约肌的不完全开放导致吞咽困难，而不是由该种不协调性运动所致[6]。膨出的黏膜囊也能通过环咽肌或正好在环咽肌下方。

临床表现

临床症状和解剖学变化之间的关系很明确[8]。当ZD很小时，患者咽喉部有一种异物感。一种常见症状是伴有过多黏液的咽喉刺激感。当 ZD 增大时，患者进餐或躺下后，会产生食物或黏液反流的症状。当憩室囊变得很大并且开口呈横向时，食物常容易先进入憩室（图22-2）。在食物咽下的早期出现吞咽困难，患者的体重会显著下降。当临床症状加重时，并发误吸很常见。

病理学

ZD 发生在下咽部，其囊壁仅由黏膜和黏膜下层构成，因此它并非真正的憩室。通常憩室是指形成一个囊袋并沿颈部左侧下垂。但它也可以发生在任何一侧。疾病进展时黏膜可以出现炎症。癌症的发生率增加与伴发 ZD 有关。发现 ZD 时通常伴有其他食管疾病，如食管裂孔疝、胃食管反流病、食管蹼（在50%的病例）、失弛缓症和息肉等[9, 10]。

鉴别诊断

在食物咽下早期采用对比方法研究吞咽困难非常有用，尤其是在采用药物治疗（例如药丸）和评估可疑的较大 ZD 时。如果憩室不太小，使用前后位照相很容易诊断（图22-3）。憩室位于中央并向左侧延伸。但是对于小憩室，侧位X线片很重要。当怀疑误吸时，应行无钡剂的X线检查，在这种情况下，应使用碘剂

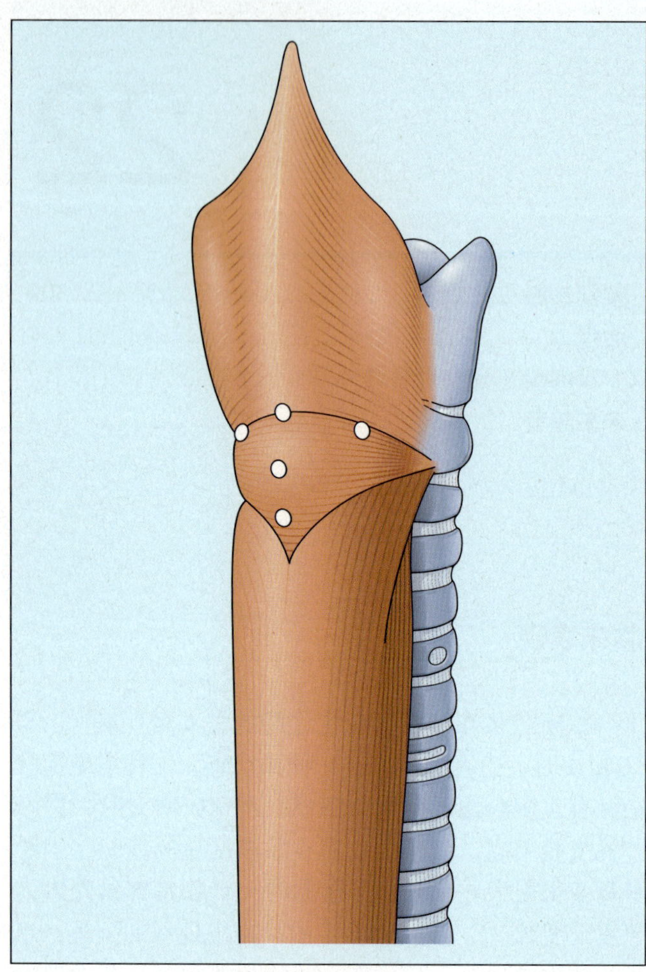

图22-1 下咽部的示意图。白点表示可能产生Zenker憩室的薄弱部位。

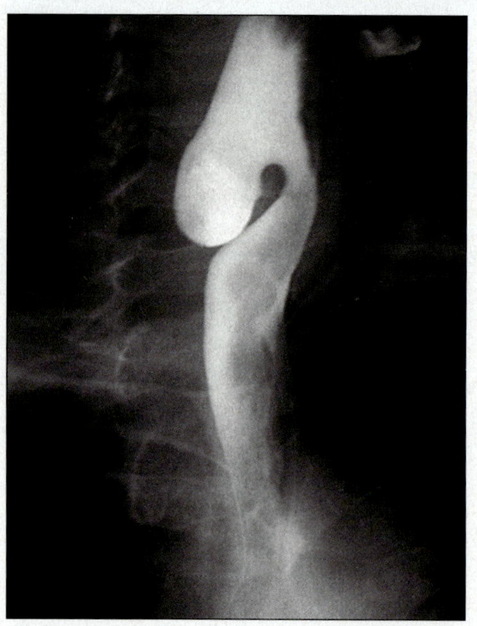

图 22-2 食管侧位 X 线造影显示 Zenker 憩室。

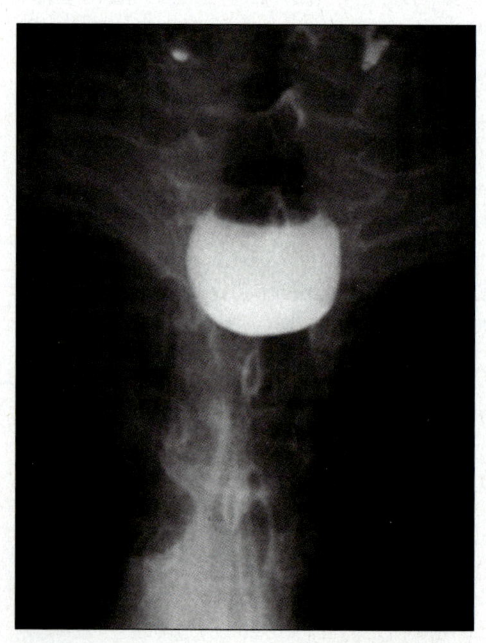

图 22-3 前向食管的上消化道钡餐造影显示 Zenker 憩室（ZD）。对比显影的造影剂易流入 ZD。

对比造影来避免钡剂流入肺内导致误吸等并发症。有时有必要清除憩室内残留的食物，以避免产生类似于黏膜病变引起的充盈缺损。内镜也可作为基本诊断手段。多年来，该方法一直不被提倡。当ZD尚不能被早期发现时，如果发现内镜插入食管中存在困难，是怀疑有ZD的最常见依据。当患者的症状出现在食物咽下早期时，只要存在吞咽困难则应考虑ZD存在的可能。当ZD的诊断确立后，应行内镜检查来评估憩室。黏膜异常时应行活检（图22-4）。ZD黏膜发生癌变的危险性高于正常食管黏膜。对于有经验的操作者来说，内镜并不危险，通常使用一个可屈伸的附件引导内镜顺利插入食管腔（图22-5）。当憩室逐渐增大，从小突起变成一个囊袋时，它通常可下降到颈部的左侧，但这种变化也可发生在任何一侧。在行内镜检查之前，医师总是建议患者长周期禁食。在内镜检查过程中，一旦有浅表损伤或需要做活检，则应给患者口服抗生素。如果怀疑有穿孔，应避免行上消化道钡餐造影。由于环咽肌的变化和功能障碍，造影剂会流向穿孔的开口附近（图22-6）。细致进行内镜检查对此有所帮助，但它会增加发生纵隔气肿（图 22-7）的危险。

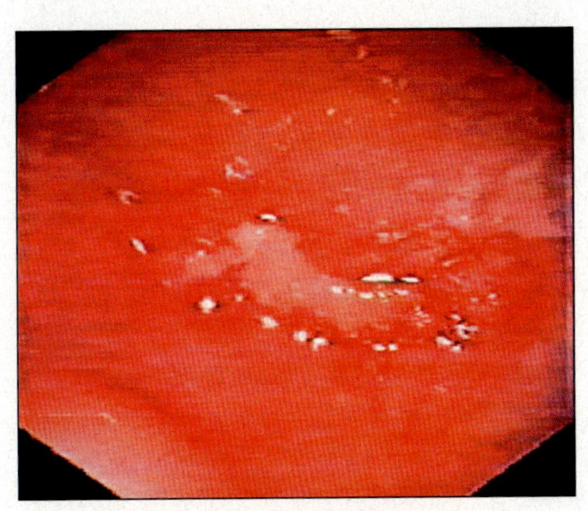

图 22-4　Zenker 憩室内的溃疡损害。

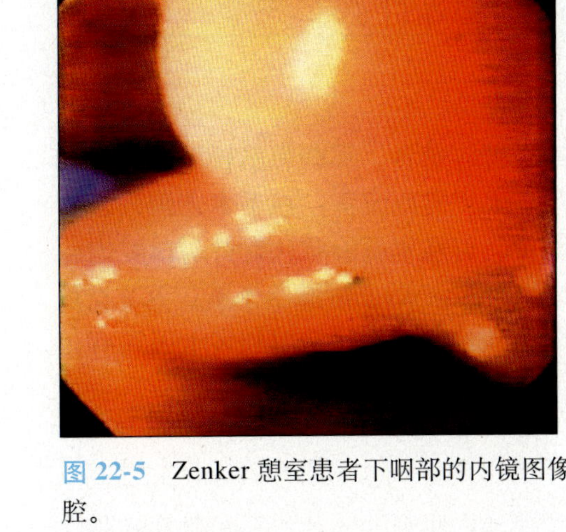

图 22-5　Zenker 憩室患者下咽部的内镜图像。导丝插入食管腔。

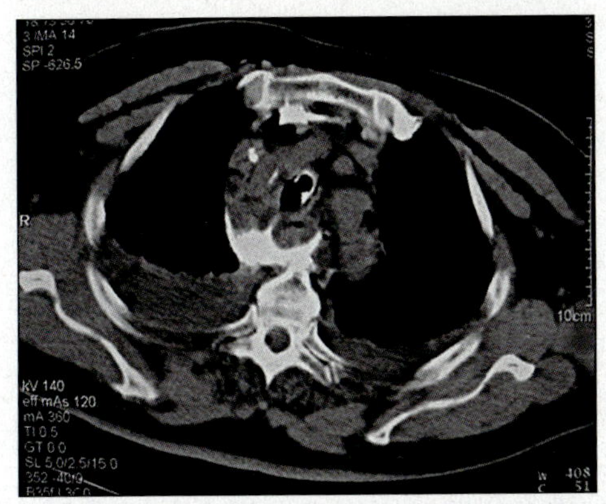

图 22-6　在上消化道钡餐造影之后的下咽部穿孔 CT 影像。

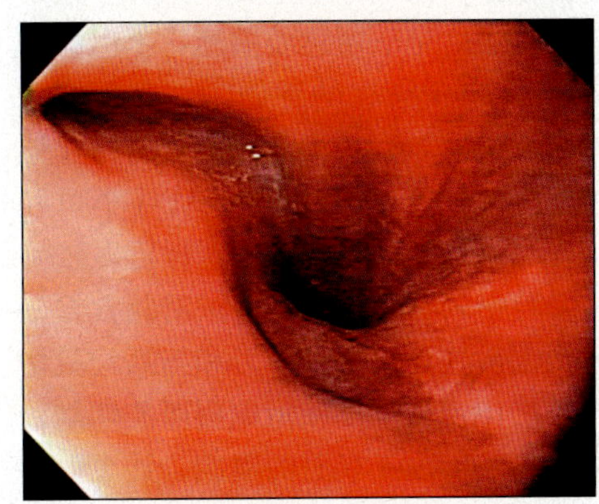

图 22-7　一个小 Zenker 憩室患者在行上消化道内镜检查时怀疑有穿孔的内镜图像。穿孔位于左侧下咽部。

治疗

当患者初期症状是吞咽困难，且仅仅从X线检查怀疑有 ZD 时，使用大口径的可曲式管子进行扩张能改善临床症状。对一些晚期患者，标准治疗方案是包括 ZD 切除术和环咽肌切开术的外科开放式手术。一些外科医师采用囊袋反转手术。环咽肌切开术是外科手术的关键。不进行环咽肌切开术而仅切除憩室可能是手术失败的原因[11, 12]。多年来为了避免纵隔炎和肺部并发症的发生，外科手术分两期来完成。多数外科医师目前能进行一期手术——食管插管或将内镜放在憩室内来确定憩室的位置，并防止过度切除组织造成继发狭窄。对于小ZD，一些医师建议仅行环咽肌切开术。外科手术最常见的并发症是术后早期阶段形成咽部皮下瘘管。当切口没有自然愈合时，内镜下行食管扩张并在内口周围注射纤维蛋白（用或不用钳夹）进行治疗已经取得了成功。近期由 Bowdler 和 Stell 进行的一项随机研究[13]比较了翻转加切除术与环咽肌切开术之间的差异，发现翻转加切除术的疗效更好，且瘘管的发生率更低。传统方法的并发症有纵隔炎、喉麻痹、狭窄和复发等。

内镜治疗由来已久。1917年，Mosher[14]描述了内镜下经口憩室切除术。但由于并发症的原因，该种方法很快被放弃。1960 年，Dohlman 和 Mattson[15]提出用内镜下电凝技术分开食管与憩室隔膜的方法。另一项经口技术在1993年由Collard等提出[16]，他们用Endo GIA30 2.5cm 的吻合器切开肌性间隔。在该方法中，切缘用金属夹钉起来，这样可以避免纵隔被污染，并保证伤口边缘的止血。该过程需要全身麻醉，术后恢复过程不舒服。而且，这种技术不能保证肌肉能被完全切开，因此会残余小囊袋。近期，人们提出一种简单、低成本的内镜技术，它无需全身麻醉，多数患者可以采用，效果好，而且死亡率很低。

Zenker 憩室的内镜治疗[17]

方法

准备

接受治疗的患者应禁食。那些憩室较深的患者在行内镜检查的前一天仅能吃流食；在手术之前，必须用抗菌漱口液漱口。可在术前静脉注射针对口腔内菌群的抗生素（2g的头孢菌素）。静脉给予苯二氮䓬类和派替啶，在监测镇静状态下，并使用利多卡因局麻，进行憩室切除术。

憩室切除术

医师使用前视型内镜来区分开憩室和食管的肌性间隔。如果患者近期未行上消化道造影，第一步是用内镜检查是否有憩室，这是一项重要措施，不但能定出治疗方案，而且能发现潜在的肿瘤[18]。必须排除食管、胃和十二指肠的病变。用0.035英寸的导丝插入食管内作为向导，将12Fr的半可曲式管或小口径（6～7mm）的 Savary 型扩张器导入。这样可以较好地暴露 ZD 和食管腔中间的隔膜，并保护对侧食管壁免受热灼伤。分离隔膜通常使用针形刀和与括约肌切开术相似的混合单极电流刀，多使用电凝而非切割，能将出血可能降至最小。由于视野的限制，甚至很小量的出血也会影响切割视野。从隔膜顶端开始（图22-8），沿着中线向底部切割（图 22-9）。但当憩室很浅时，切割应从憩室底部开始，向上延伸至隔膜边缘。不论是哪种情况，最好在准备切割的最远端做个凝固的标志。因为假如出现水肿或在切割终点出现其他局部病变，则很难确切知道 ZD 的底部在何处。在分开的隔膜底部可以清晰地看到环咽肌的横行纤维通过（图 22-9）。在出院时应开止痛药。手术可以在门诊做。患者在手术8h后允许恢复进流食，如能耐受，可以进食常规饮食。有些患者在术后这段较长时间内不能完全禁食，因此需要住院治疗。一些医生建议在实施隔膜切开之前，先行扩张术。近期，Sakai等[19]将一个透明小帽套在前视型内镜的远端，在切除过程中可以扩大隔膜的观察视野。

效果

内镜憩室切除术（endoscopic diverticulotomy，ED）是环咽肌肌性隔膜完全切除术的一部分。即便隔膜完整切除，在手术之后，吞咽困难症状也会很快消失。其他症状包括反流、口臭、夜间咳嗽和呼吸窘迫等在术后也会消失。在我们的第一组研究中，47例患者中有 17 例（36%）在我们的手术中心进行了一次ED，有30例（64%）患者需要不止一次的手术（均值为2.2）。有45例患者（96%）在第一次手术后症状明显改善，所有患者术后都没有出现吞咽困难症状，咳嗽和口臭症状也消失。有17例患者在第一阶段手术中隔膜没被完全分隔，但吞咽困难症状显著改善。在手术过程中常常会出血，但一般都自愈了。在术后的临床观察期，很少出血，内镜下就能控制。颈部气肿不常见，当隔膜被完全切除时可用手触到，在切除之后立即咳嗽会增加其发生率。在我们的早期系列研究中，83% 的患者在 ED 术后第一天即开始进食液体和冰淇淋，在接下来的几天开始进食固体食物。有 2 例患者在内镜治疗 1 月后出现食管入口狭窄的症状，需再次行憩室切除术来缓解吞咽困难。假如隔膜复发，

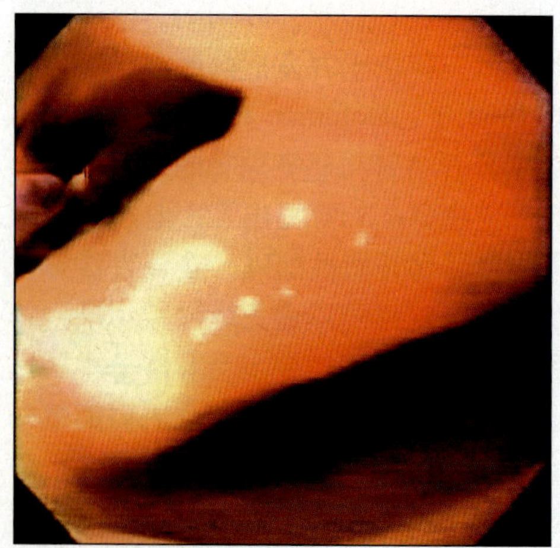

图22-8 内镜下显示分隔憩室（右侧）和食管腔（左侧）的典型肌性隔膜，内镜下憩室切除术从隔膜中线顶部开始。

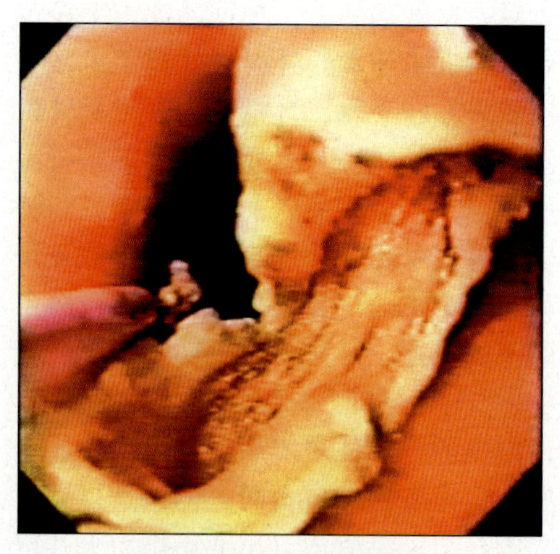

图 22-9 切除隔膜后的最终表现。

首选的方法是从隔膜中线的侧方行二次切除（图 22-10），但是重要的是切除时应靠近中线以避免损伤喉部。严重并发症如纵隔炎和瘘管形成可以出现，但很少见。在我们的最早期系列研究中，随诊期限从 1 天至 1 年。许多病例尽管是完全切除，但内镜随诊发现在 ZD 的底部仍有小囊袋残留（图 22-11），大多数都能看见残余隔膜（图 22-12）。

同样，甚至在无症状患者，X线检查显示患者的憩室并未消失。长期随访提示对比造影不是理想的评估憩室切除术的方法，因为在多数病例，特别是那些没有症状的患者，会发现残余憩室。这就是一些作者之所以将临床复发率与放射线造影复发率区分开来的原因。在一些成功病例中，测压法显示上食管括约肌的压力下降[11]。

未来趋势

对有经验的内镜医师来说，ED 是一线治疗方法。在这种情况下，外科传统手术作为内镜失败的二线方法。

缝合切口边缘的目的是避免出血，这是 Collard 等[16]、Scher和Richsmeier[20]等人使用内镜下吻合器辅助食管憩室切除术的经验。由于缝合技术在内镜中广泛使用，这种技术的改良在 ZD 内镜治疗中很有价值。是否放置金属夹是可以选择的。但是若夹子的大小不太合适，可能会引起患者产生机械性不适。

（李渊译　孟灵梅 崔荣丽 周丽雅校）

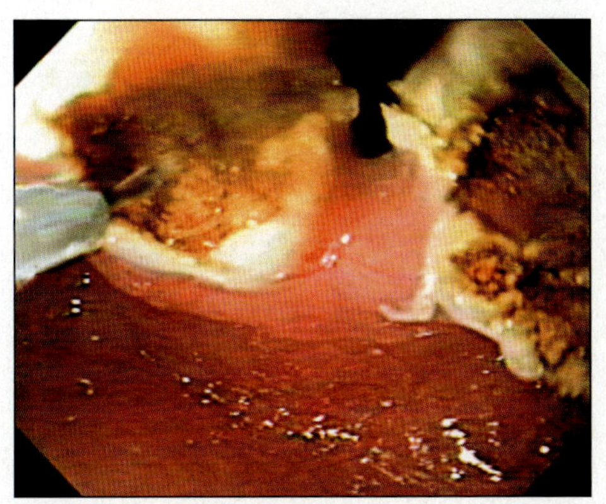

图 22-10　内镜下憩室切除术后有症状的患者。在中线侧方做两个切口，来减少残余隔膜引起的症状。

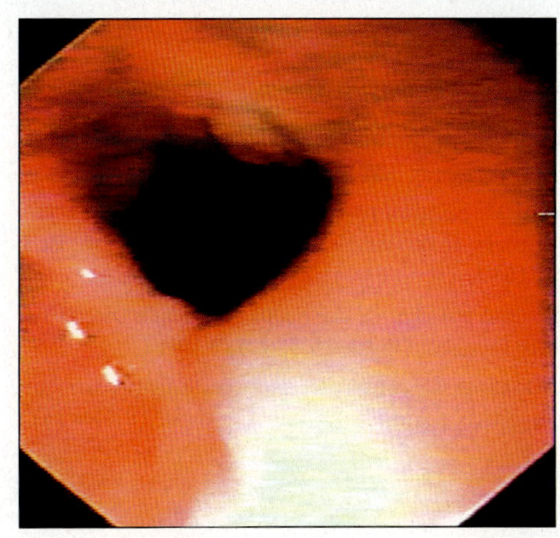

图 22-11　憩室完全切除后因残余隔膜的限制形成的残余小囊袋（左下）。

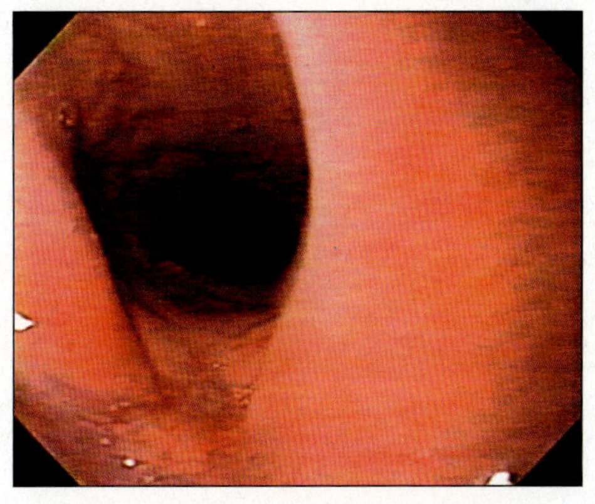

图 22-12　随诊内镜检查结果。隔膜被从中部完全切除。

参考文献

1. Ludlow A: A case of obstructed deglutition from a preternatural dilatation of a bag formed in pharynx. Med Observations Inquiries 3:85–101, 1767.
2. Bertelsen S, Aasted A: Results of operative treatment of hypopharingeal diverticulum. Thorax 31:544–547, 1976.
3. Holinger PH, Schild JA: The Zenker's (hypopharyngeal) diverticulum. Ann Otol 78:679–688, 1969.
4. Meadows JA Jr: Esophageal diverticula in infants and children. South Med J 63:691–694, 1970.
5. Bell C: Surgical Observations. London, Longmans, Greene, 1816.
6. Cook IJ, Jamieson GG, Blumberg P, et al: Pathogenesis and treatment of Zenker's diverticulum. Chirurgia 116:673–678, 1990.
7. Lerut T, van Raemdonck D, Guelinckx P, et al: Zenker's diverticulum: Is a myotomy of the cricopharyngeus useful? How long should it be? Hepatogastroenterology 39:127–131, 1992.
8. Lahey FH, Warren KW: Esophageal diverticula. Surg Gynecol Obstet 98:1–4, 1954.
9. Gage-White L: Incidence of Zenker's diverticulum with hiatus hernia. Laryngoscope 98:527–530, 1988.
10. Gullane PJ, Willet JM, Heeneman H, et al: Zenker's diverticulum. J Otolaryngol 12:53–57, 1983.

11. Broll R, Kramer T, Kalb K, et al: Manometric follow-up after resection of Zenker's diverticulum. Z Gastroenterol 30:142–146, 1992.
12. Wheeler D: Diverticula of the Foregut. Radiology 49:476–482, 1947.
13. Bowdler DA, Stell PM: Surgical management of posterior pharyngeal pulsion diverticula: Inversion versus one-stage excision. Br J Surg 74:988–990, 1987.
14. Mosher HP: Webs and pouches of the esophagus, their diagnosis and treatment. Surg Gynecol Obstet 25:175–187, 1917.
15. Dohlman G, Mattson D: The endoscopic operation for hypopharyngeal diverticula. Ann Otol Rhinol Laryngol 71:744–752, 1960.
16. Collard JM, Otte J, Kestens PJ: Endoscopic stapling technique of esophagodiverticulostomy for Zenker's diverticulum. Ann Thorac Surg 56:573–576, 1993.
17. Hashiba K, Paula AL, Silva JGN, et al: Endoscopic treatment of Zenker's diverticulum. Gastrointest Endosc 49:93–97, 1999.
18. Pierce WS, Johnson J: Squamous cell carcinoma arising in a pharyngoesophageal diverticulum. Cancer 24:1068–1070, 1969.
19. Sakai P, Ishioka S, Maluf-Filho F, et al: Endoscopic treatment of Zenker's diverticulum with an oblique-end hood attached to the endoscope. Gastrointest Endosc 54:760–763, 2001.
20. Scher RL, Richtsmeier WJ: Endoscopic staple-assisted esophagodiverticulostomy for Zenker's diverticulum. Laryngoscope 106:951–956, 1996.

炎症性肠病

23

Karen L. Krok and Gary R. Lichtenstein

引言 315
肠道正常表现 315
炎症性肠病的早期损害 315
　Crohn 病 315
　溃疡性结肠炎 316
评估病变范围的重要性 316
评估病情的严重程度 316
　Crohn 病 316
　溃疡性结肠炎 318
欲行消化道内镜的患者的准备 319
　下消化道可曲式内镜（结肠镜和可曲式乙状结肠镜） 319
　上消化道内镜 320
炎症性肠病行消化道内镜的指征 320
　下消化道可曲式内镜 320
　上消化道内镜 320
Crohn 病 320
　下消化道内镜 320
　上消化道内镜 321
溃疡性结肠炎 322
　下消化道内镜 322
　上消化道内镜 324
狭窄和肿块病变 324
　鉴别恶性与良性狭窄 324
　球囊扩张在狭窄治疗中的作用 324
鉴别诊断 325
　Crohn 病和溃疡性结肠炎的鉴别诊断 325
　Crohn 病和溃疡性结肠炎与感染性结肠炎的鉴别诊断 326
　结肠的其他炎症性疾病 328
炎症性肠病中的癌 330
囊袋炎 331
术中内镜 331
内镜和回肠造口术 332
胶囊内镜 332
内镜逆行胰胆管造影 332
结论 333

引言

炎症性肠病（inflammatory bowel disease，IBD）是一种特发性的慢性肠道疾病，以反复发作和缓解为特征。Crohn 病或溃疡性结肠炎的诊断依赖于患者的临床表现和影像学检查结果。

内镜检查是评价黏膜病变最敏感的方法，是提供组织学信息的惟一方法。适用于评估不能解释的腹泻和帮助鉴别诊断IBD。内镜常用于观察放射线造影下的异常，例如肿块和狭窄。对IBD患者来说，确定疾病的范围、疾病的活动性和所用不同治疗措施的有效性是至关重要的，这样才能正确选择合适的药物治疗特定的临床情况。内镜还能显示和监测异型增生和肿瘤。结肠镜、可曲式乙状结肠镜和食管胃十二指肠镜（esophagogastroduodenoscopy，EGD）检查还可以提供治疗，包括扩张狭窄、支架植入和控制出血。内镜逆行胰胆管造影（endoscopic retrograde cholangiopancreatography，ERCP）常用来评估原发性硬化性胆管炎，最近胶囊内镜开始用于已知或怀疑 IBD 患者的诊断。

肠道正常表现

内镜下，正常的结肠是有光泽和橙红色的。整个结肠可见分支状的血管形成网状结构。健康的结肠黏膜表面光滑，没有结节和不规则的息肉。结肠袋呈典型的三角形和半环形。正常的健康结肠中见不到接触出血或黏膜变脆。

直肠的血管更多，远端血管的内径增加，使脉管系统更为明显。

炎症性肠病的早期损害

Crohn 病

Crohn 病最早期的内镜下表现是：在周围正常的

黏膜中有、钳夹样小溃疡。这些病变逐渐增大聚集，形成黏膜表面的大溃疡。到病变晚期时，溃疡周围黏膜依旧正常。扫描电镜可以发现仅有100～200μm的表面糜烂，周围有M细胞包绕，这可能是Crohn病病原体侵入的部位[1]。

溃疡性结肠炎

溃疡性结肠炎引起黏膜表面血流增加，这会导致如弥漫性红斑和血管性充血等内镜下最早期的病变。黏膜外观像“湿砂纸”，水肿，形成细颗粒样表现，而黏膜血管网模糊。充血的黏膜在内镜接触时或炎症进展时易出血，当形成微小表面溃疡时会自发出血。

评估病变范围的重要性

明确肠道炎症累及的范围对鉴别Crohn病和溃疡性结肠炎至关重要。这些还对指导药物治疗、确定患者患结直肠癌的风险大小及决定何时行外科手术有帮助。结肠镜检查并行多处活检是确定病变范围并排除其他类型炎症的标准方法。活检较肉眼观察来评估炎症程度更敏感，而且能显著增加内镜诊断的阳性率；对肉眼观察正常的黏膜的活检可能会显示显微镜下炎症病变。跳跃性病变提示Crohn病，而溃疡性结肠炎更倾向于有环周病变和邻近部位病变。

通常在末端回肠进行活检，这对鉴别Crohn病和溃疡性结肠炎至关重要。累及回肠时高度提示Crohn病。近端结肠的活检有利于评价顽固性直肠炎而钡剂造影表现正常的患者。这些患者中有高达50%的患者在活检时发现近端结肠炎症。除此之外，近端结肠活检无炎性表现能确定那些主要累及直肠或左半结肠的患者；通常栓剂或灌肠剂对这些患者有效，并有证据表明增加局部治疗对这些患者有很大益处[2]。

评估病情的严重程度

在过去的30余年中，已经制订完成许多疾病的活动性指数评分。这些指数主要用于临床试验，在不同研究间和不同研究中心间必须有可重复的评价病情严重性和治疗反应的方法。它们也允许纳入同一群体的患者。一个理想的活动性指数应是便于应用，并且包含疾病的不同表现，而且容易重复。到目前为止，尚无活动指数能替代好的临床病史和临床评估且被消化科医师在临床工作中广为采纳。

Crohn 病

Crohn 病活动指数（Crohn’s disease activity index，CDAI）是由Best及其同事[3]在1976年创立的，是 Crohn 病全国协作研究的一部分。它是任何 Crohn 病临床试验的金标准。进行多变量回归分析后确定 8 个风险变量作为疾病活动性的预测因子。这些变量包括排便次数、腹痛、一般状况、肠道外并发症、前 7 天抗腹泻药物使用的情况、触诊时发现的腹部包块、血细胞比容和体重（表 23-1）等。CDAI 积分的范围是从 0～600。积分小于 150 表示疾病相对静止（缓解）。150～219 为轻度活动，220～450 为中度活动，积分大于 450 提示病情严重。分值降低 100 多分提示疾病的临床活动性改善显著（定义为临床反应）。更早的文献建议临床治疗反应的定义应为 CDAI 下降超过 70 分。应用 CDAI 的局限性包括需要医师进行复杂计算、在主观主诉中（如一般状况和腹痛）所占权重以及需要患者记 7 天日记等。

Harvey-Bradshaw 指数[4]或 Simple 指数比CDAI简单，在一次评估中仅使用5个变量（表23-2），不必记日记并无需实验室评分。这 5 个变量包括一般状况、腹痛、腹部包块、排稀便的次数和系统并发症等。每个变量的权重相当。研究显示 Harvey-Bradshaw 指数与 CDAI 的相关性良好[5]。

Crohn 病的内镜严重程度指数（Crohn’s Disease Endoscopic Index of Severity，CDEIS）是第三个指数，亦是第一个用内镜数据来评估疾病严重程度的指数。该预测性指数是由法国的一个工作组（Grouped’Etudes Therapeutique des Affections Inflammatoires du Tube Digestif，GETAID）在1989年创立的，并在一项大型多中心试验中得到验证[6]，现在已取代临床活动性指数，作为评估内镜下疾病活动性的金标准。肠道被分为 5 个部分（直肠、乙状结肠和左半结肠、横结肠、右半结肠、回肠），参照以下内镜下客观标准确定评分：深或浅溃疡存在与否以及病变累及表面黏膜的范围（表23-3）。分值从0～44，分数越高提示病变越严重。CDEIS 指数可重复，但对医师来说，计算分值时很消耗时间，这妨碍了它在临床试验外的使用。而且它与患者的症状或其他评价临床活动性的指标无关[7]。Crohn 病治疗的主要目的是获得疾病症状的缓解，而不是内镜下缓解。以前的研究结果并未显示其与预后相关，也不能预测患者对治疗的临床反应[8]。但是最近的关于英夫利昔单抗（infliximab）治疗的研究结果显示，获得内镜缓解的患者能保持更长时间的缓解，复发很少[9,10]。这可能会改变内镜在评估Crohn病临床

表 23-1　Crohn 病活动性指数

变量	描述	得分	乘以
排稀便次数	7 天的总数		× 2
腹痛	7 天的比率的总和	0 ＝无 1 ＝轻度 2 ＝中度 3 ＝严重	× 5
一般状况	7 天的比率的总和	0 ＝一般状况良好 1 ＝轻度低于平均水平 2 ＝差 3 ＝很差 4 ＝ 极差	× 7
肠道外并发症	罗列的并发症数目	关节炎 / 关节痛、虹膜炎 / 葡萄膜炎、结节性红斑、坏疽性脓皮病、阿弗他样口腔炎、肛裂 / 瘘管 / 脓肿，发热＞ 37.8℃	× 20
抗腹泻药物	前 7 天的使用情况	0 ＝否 1 ＝是	× 30
腹部包块		0 ＝否 2 ＝可疑 5 ＝确定	× 10
血细胞比容	预期 - 实测 Hct	男性：47－实测 女性：42－实测	× 6
体重	理想 / 实测比率	[1－理想 / 实测] × 100	× 1（不小于 -10）

From Best WR, Bechtel JM, singleton JW, et al: Development of a Crohn's disease activity index. National cooperative Crohn's Disease Study. Gastroenterology 70：439-444, 1976.

表 23-2　Harvey Bradshaw 指数（Simple 指数）

变量	得分	总分
一般状况	0 ＝一般状况好 1 ＝轻度低于平均水平 2 ＝差 3 ＝很差 4 ＝非常差	
腹痛	0 ＝无 1 ＝轻度 2 ＝中度 3 ＝严重	
每天稀便的次数	—	
腹部包块	0 ＝无 1 ＝可疑 2 ＝确定 3 ＝确定并有压痛	
肠外表现	关节炎 / 关节痛、虹膜炎 / 葡萄膜炎、结节性红斑、坏疽性脓皮病、阿弗他样口腔炎、肛裂 / 瘘管 / 脓肿	

From Harvey RF, Bradshaw JM: A simple index of Crohn's disease activity. Lancet 1：514, 1980.

进程中所起的作用。

第二个依据内镜表现来评估的严重程度指数，即Crohn病简单内镜积分（Simple Endoscopic Score for Crohn's Disease，SES-CD），在2002年提出[11]。由于内镜下缓解已经成为临床试验中监测疗效的目标之一，因此需要有一种较CDEIS更简单的内镜下活动性评估指数。与CDEIS指数相同，SES-CD也将肠道分成同样的5部分。依据内镜下表现分为0～3分——存在溃疡、溃疡表面的受累程度、受累表面的严重程度、存在狭窄和受累肠段的数目（表23-4）等。这比CDEIS简单快捷。SES-CD的重复性与CDEIS（一月的金标准）相同，其可靠性与CDEIS相关。但是，与CDEIS相同，SES-CD结果与临床疾病的活动性相关性不强。在临床工作中，内镜评估疾病严重程度的作用尚需进一步发展。

溃疡性结肠炎

1955年由Truelove和Witts[12]创立了溃疡性结肠炎的第一个量化分级系统。这个分级系统依据五个标准——体温、心率、血红蛋白、血沉和腹泻症状（表23-5），将患者分成轻度、中度或重度。最初该分级系统仅描述了轻度和重度患者的定义。该分级系统简单快捷，应用方便，能快速识别出最严重的溃疡性结肠炎患者。

Power-Tuck[13]及其同事制订了一个评分系统，并将临床资料和内镜标准结合起来，应用在临床试验中。该积分系统包括了较Truelove和Witts评分系统更广泛的症状，包括腹部压痛的检查和乙状结肠镜评分系统。评估乙状结肠镜下的肉眼表现是主观的，研究发现，乙状结肠镜下表现与Power-Tuck活动性评分的相关性并不强[14]。这提示溃疡性结肠炎一旦诊断后，乙状结肠镜并非评估病变活动性的最精确方法。

简化的结肠炎活动性指数[15]是为了帮助门诊大夫初次评估溃疡性结肠炎的严重程度而创立的。与已经建立的Power-Tuck活动性评分相比，作者发现两者有很好的相关性（$P<0.0001$）。该简化的指数包括6个临床标准：排便次数（白天）、排便次数（夜间）、排便紧迫感、便血、一般健康状况和结肠外表现（表23-6）。由于该指数不使用内镜或实验室数据，因此它可以用在门诊进行初次评估，同时可能指导患者自己修改治疗以及寻求进一步治疗的建议。

表23-3　Crohn病的内镜严重程度积分系统

得分	直肠	乙状结肠和左半结肠	横结肠	右半结肠	回肠	总计
深溃疡（如存在得12分）						总计1
表浅溃疡（如存在得12分）						总计2
受累表面（cm）						总计3
溃疡表面（cm）						总计4
总计1+总计2+总计3+总计4＝						总计A
全部或部分探查节段数目＝						*n*
总计A/n ＝						总计B
如果任何部位存在溃疡性狭窄加3分=						C
如果任何部位存在非溃疡性狭窄加3分=						D
总计B+C+D ＝						CDEIS

From Mary JY, Modigliani R: Development and validation of an endoscopic index of the severity for Crohn's disease: A prospective multicentre study. Groupe d'Studes Therapeutiques des Affections Inflammatoires du Tube Digestif (GETAID). Gut 30:983-989,1989.

表23-4　Crohn病变量的简单内镜积分的定义

变量	0	1	2	3
存在溃疡	无	阿弗他溃疡（0.1～0.5cm）	大溃疡（0.5～2.0cm）	非常大的溃疡（>2.0cm）
溃疡表面	无	＜10%	10%~30%	>30%
受累表面	无受累节段	＜50%	50%~75%	>75%
存在狭窄	无	单个，但能通过	多发，但能通过	不能通过
受累节段数	所有变量＝0	至少1个变量≥1	–	–

确定Crohn病的简单内镜积分（SES-CD）= 所有变量的总和 − 1.4 ×（受累节段数）。

To determine the simple endoscopic score for Crohn's disease (SES-CD), the equation is SES-CD=sum of all variables-1.4 × (number of affected segments).

Daperno M, Van Assche G, Bulois P, et al: Development of Crohn's disease endoscopic score (CDES): A simple index to assess endoscopic severity of Crohn's disease [abstract]. Gastroenterology 122:A216, 2002.

表 23-5 溃疡性结肠炎的 Truelove 和 Witts 的严重程度分级	
轻度	腹泻：每日少于 4 次，只有少量的血 无发热 无心动过速 血沉（ESR）＜ 30mm/h
中度	活动性位于轻度与重度之间
重度	腹泻≥每日 6 次，有血 发热：傍晚平均体温＞ 37.5℃或在 4 天内至少 2 天每天任何时间体温＞ 37.5℃ 心动过速：平均＞ 90 次 / 分钟 贫血：相对于正常血红蛋白＜ 7.5g/dl，近期需要输血 血沉（ESR)>30mm/h

From Truelove SC, witts LJ: Cortisone in ulcerative colitis. Final report on a therapeutic trial. Br Med J 2:1041-1048, 1955.

表 23-6 简化的结肠炎活动性指数

症状	得分
排便次数（白天）	
1～3	0
4～6	1
7～9	2
＞9	3
排便次数（夜间）	
1～3	1
4～6	2
排便紧迫感	
匆忙	1
立即	2
便失禁	3
便中的血液	
痕量	1
偶然便血	2
经常便血	3
一般健康状况	
很好	0
轻度低于平均水平	1
差	2
很差	3
糟糕	4
结肠外表现	每个表现 1 分

From Walmsley RS, Ayres RC, Pounder RE, et al:A simple clinical colitis activity index. Gut 43:29-32, 1998.

溃疡性结肠炎疾病活动性指数（Ulcerative Colitis Disease Activity Index， UCDAI）是由Lloyd Sutherland医师及其同事[16]在1987年设计的，建立该指数的目的是为评估药物的有效性提供客观根据。检测 4 个变量，每一变量得到一个从0（正常）到3（最严重）的量化值；总分12代表最严重的病情。这些变量包括排便次数、大便中的血量、内镜下结肠黏膜的表现和医师评估的疾病严重程度等。该指数潜在的优势是它结合了内镜下的各种表现。对治疗的临床反应定义为UCDAI 分值下降 2 分或更多。该指数与 Mayo 诊所的研究者创立的另一广为接受的所谓 Mayo 评分非常相似[17]。

应强调的是，上述描述溃疡性结肠炎患者的任何一个指数都没有得到验证。它们仅仅是因为合适而被接受，但未经正式的验证。

欲行消化道内镜的患者的准备

下消化道可曲式内镜（结肠镜和可曲式乙状结肠镜）

结肠镜和可曲式乙状结肠镜检查的质量依赖有效的肠道准备。肠道清洁应是肠道内无粪便物质残留，而仅有少量液体。肠道准备不充分时会有很多问题：影响观察和结肠镜诊断；可能需要重新安排检查；会延长插入时间，不仅增加患者的不适[18]，也会增加检查的花费[19]。

Ell 及其同事[20]在一项研究中比较了聚乙二酸 GoLytely、NoLytely 和 Fleet PhosphoSoda，证实在行结肠镜前使用GoLytely较其他两种药物能更有效地清洁肠道，且差异有显著性。在患者满意度方面，三种药物没有差异。在该项研究中，患者在检查的前一天进食常规早餐，之后进食清洁流食，在结肠镜当日不吃任何食物。肠道清洁剂分两个阶段服用，分别在检查前一天和检查当日早晨服用。肠道准备和结肠镜检查间有短暂的间隔，能达到更好的清洁效果[21]。过去，GoLytely 被认为是结肠镜检查前肠道准备的金标准。应指出的是，这些研究都没有在 IBD 患者中进行验证，已有研究显示Fleet PhosphoSoda灌肠剂可能会导致急性结肠炎。

对可曲式乙状结肠镜检查进行的患者研究中并未发现有明显优势的肠道清洁方法。在药物中加用枸橼酸镁比单用灌肠剂能提高研究的质量[22,23]。与包括使用灌肠剂的方法相比，患者可能会更容易接受使用完全口服剂型[24]，但最好的准备方法可能是包括口服枸橼酸镁并使用一支或两支灌肠剂[25]。这已经在IBD患者的盲法对照试验中得到充分证实。

上消化道内镜

对行上消化道内镜检查的患者无需准备。患者在检查前至少6小时不再进食固体食物，至少4小时不饮水。如果患者有胃排空障碍，禁食的时间应更长。

炎症性肠病行消化道内镜的指征

下消化道可曲式内镜

内镜对Crohn病的诊断和治疗均起关键作用。尽管其他放射检查常对Crohn病的诊断和治疗起辅助作用，但内镜是能取到活检的惟一方法。表23-7罗列出IBD进行结肠镜检查的各种指征。结肠镜通常在最初评估溃疡性结肠炎和Crohn病时进行，以证实诊断、评价疾病的严重程度以及确定病变范围。它还在评价疾病对治疗的反应以及内镜监测异型增生和/或癌时起重要作用。

当已知或怀疑患者出现腹膜炎、肠穿孔或结肠坏死时，结肠镜和可曲式乙状结肠镜检查是禁忌证[26]。严重的凝血异常、血小板减少或中性粒细胞减少也是检查的禁忌证。除此之外，中毒性巨结肠和暴发性结肠炎通常属相对禁忌证，因为检查可能增加结肠穿孔的危险。

上消化道内镜

上消化道内镜是用来评估IBD患者的上消化道症状。对于未确定的结肠炎患者，正常胃黏膜的活检可帮助诊断Crohn病性结肠炎。对已知患Crohn病的患者，它能帮助诊断食管、胃和十二指肠的Crohn病。还能治疗狭窄或上消化道出血。

表23-7　炎症性肠病下消化道内镜检查的指征
癌的筛查
确定疾病的活动性
确定疾病的范围
早期诊断
评价不能解释的腹泻
监测治疗
手术前评估
治疗狭窄

Crohn病

下消化道内镜

在Crohn病的最初诊断中需要确定诊断和评估病变范围时，应行结肠镜检查。对所有患者应尝试插管至末段回肠；结肠镜插入远端回肠的成功率为80%～97%[27,28]。应从末段回肠取活检，因为Crohn病性回肠炎的大体表现可正常。内镜发现累及回肠的病变通常与Crohn病相关，但全结肠受累的溃疡性结肠炎患者可发生倒灌性回肠炎，表现为一小片没有溃疡的炎症延伸至末端回肠内数厘米。需靠活检来鉴别这两种疾病。

当近期进行过结肠镜检查或已知炎症局限于左半结肠时，行可曲式乙状结肠镜检查是适宜的[29]。对炎症活动性较严重，行结肠镜可能使炎症程度加重，因此应禁忌。但可曲式乙状结肠镜可用于证实患者的症状与Crohn病相关，而不是与感染性或其他类型的结肠炎有关。在排除其他炎症性或肿瘤性疾病后，可曲式乙状结肠镜还可以诊断肠易激综合征（irritable bowel syndrome，IBS）。在IBS中，结肠解剖学正常，但可有一些非特异性的表现，如结肠黏液增加、肠壁痉挛、乙状结肠镜检查时对疼痛刺激的敏感性增加等[30]。

结肠穿孔是行诊断性结肠镜检查最常见的主要并发症，发生危险约为0.25%[31,32]。对患有严重结肠炎、怀疑有脓肿形成、中毒性巨结肠或肠梗阻的体征或症状时，穿孔的几率会大大增加，一般不提倡行结肠镜检查。极细内镜（外径6mm）可用来检查直肠和乙状结肠，这种技术能有效减少结肠穿孔的危险。疾病近端范围可以通过计算机断层CT扫描来检查。Crohn病患者放弃行结肠镜检查的最常见原因是出现严重炎症伴有大而深的溃疡，这时穿孔的几率增加。

内镜下IBD的表现通常是非特异性的，对溃疡性结肠炎和Crohn病不能确诊；结肠镜下鉴别两种形式的炎症性结肠炎的准确性为85%～90%[33]。有一些特征可更为支持这两种诊断中的一种（表23-8）。内镜下，Crohn病的表现随病程和严重程度而变化。直肠通常不受累，而受累最严重的部位是盲肠和右半结肠；疾病分布最常见的类型是回肠结肠炎（40%～50%）、回肠炎（30%～40%）和结肠炎（15%～25%）。疾病的典型表现是不连续的跳跃性分布；病变部位被正常黏膜分隔。

表 23-8 Crohn 病和溃疡性结肠炎的内镜下表现

内镜表现	Crohn 病	溃疡性结肠炎
直肠	常不受累	受累
血管特征	正常	早期血管网缺失
黏膜受累	跳跃性病变	连续
溃疡	在炎症黏膜中	在正常黏膜内
黏膜颗粒	存在	存在（“湿砂纸样”）
黏膜脆性	存在	存在
铺路石样表现	存在	不存在
结肠袋增厚	存在	存在
假息肉	存在	存在
肠腔狭窄	存在	存在
狭窄	存在	存在
瘘管形成	存在	不存在
回肠末端溃疡	存在	不存在
黏膜桥	存在	存在

在Crohn病的早期，典型表现是正常黏膜背景下可见到凹陷的小阿弗他溃疡（图23-1A和B）。阿弗他溃疡是黏膜下淋巴滤泡扩展和穿透黏膜的结果。随着疾病的进展，这些表浅的溃疡扩大并融合变成长线状溃疡，或表现为星状（“星状溃疡”）（图23-2）。之后，这些溃疡会变深，穿透肠壁，导致脓肿和瘘管形成。随着病程慢性化，黏膜下的水肿和损伤导致出现铺路石样表现，这是诊断Crohn病的特征性表现；铺路石样表现由均一的结节组成，这些结节不高，广基。病情严重的患者能形成大的线状溃疡（“熊爪样”溃疡）和深的匐行溃疡（图 23-3 和 23-4）。在透壁环形炎症处会形成狭窄。中重度患者在内镜下可能不易与溃疡性结肠炎或许多其他疾病鉴别（图 23-5）。

组织学上存在以淋巴细胞浸润为主的全壁炎症。肉芽肿是 Crohn 病的特征性表现，但仅在 10% ~ 25% 的活检标本中出现。它们在疾病的早期更常见[34]。肉芽肿可见于整个消化道及肉眼所见正常的部位。因此，提倡在溃疡性结肠炎和Crohn病诊断不清时行上消化道内镜检查并进行活检。

上消化道内镜

Crohn 病的一个特征是能影响从口腔到肛门的整个消化道。早先认为累及上消化道是少见的，其发病

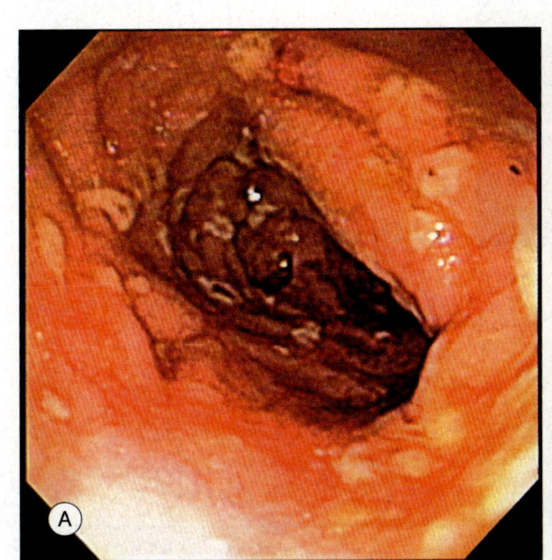

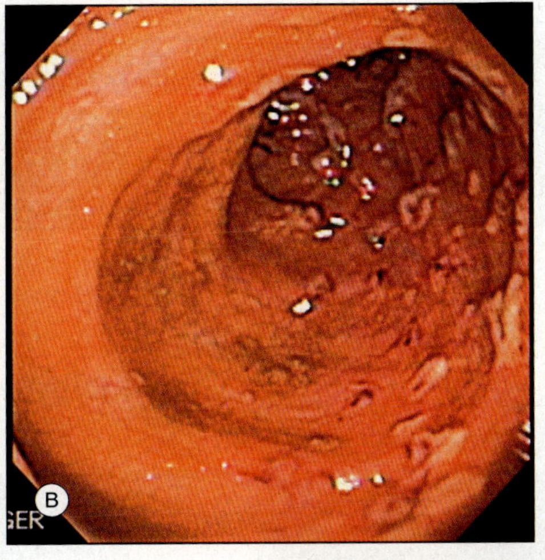

图 23-1 A 和 B. 切除术后 3 个月，复发性 Crohn 病在回结肠吻合口近末段回肠处可见多发性阿弗他溃疡。

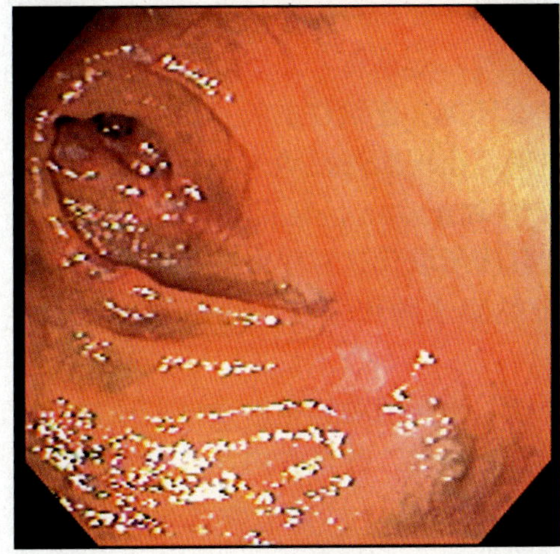

图 23-2 Crohn 病患者形成星状结肠溃疡。

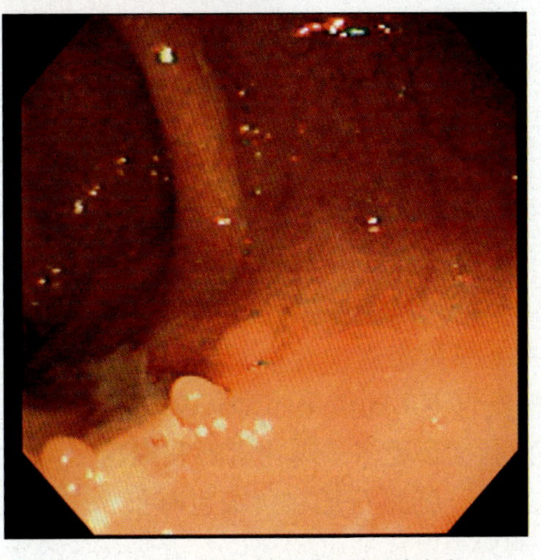

图 23-3 Crohn 病患者形成不规则溃疡。

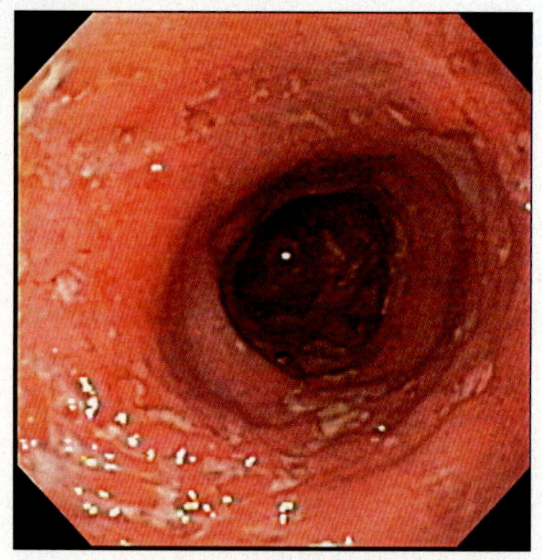

图 23-4 Crohn 病患者直肠的多发性溃疡。

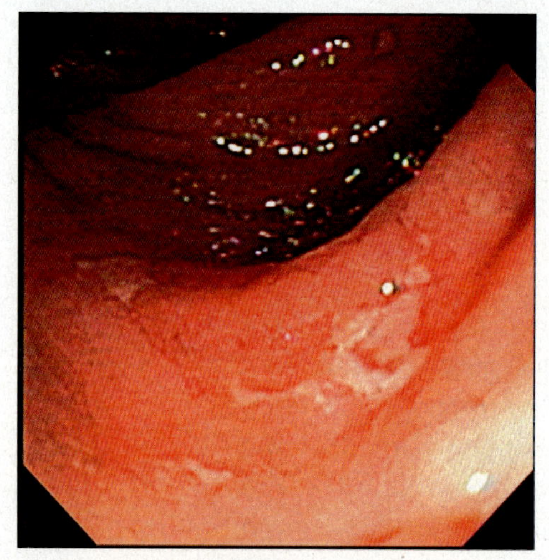

图23-5 内镜下白塞病患者的结肠溃疡不能与Crohn病患者的溃疡相鉴别。

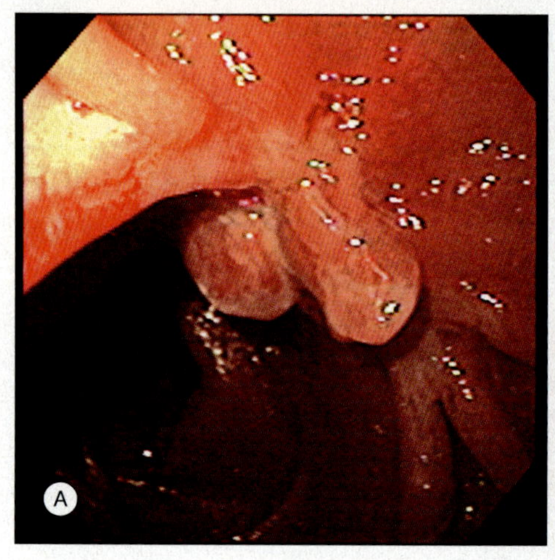

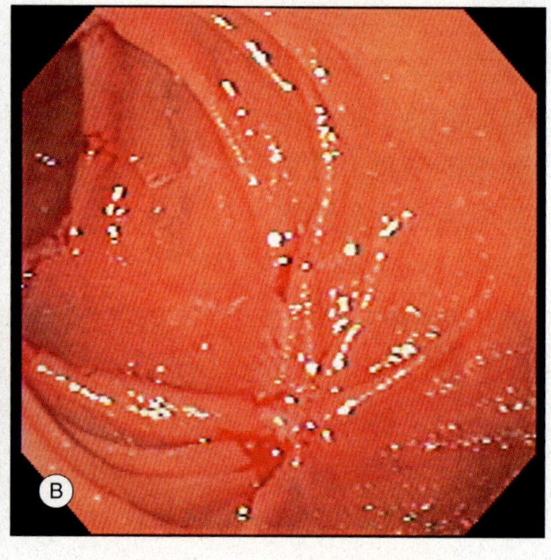

图 23-6 A. Crohn 病患者十二指肠的活动性溃疡。B. 同一 Crohn 病患者十二指肠活动性溃疡出血。

率小于 4%[35, 36]。目前常规内镜检查发现发病率接近 50%～60%[37]。吞咽困难、吞咽痛、上腹痛和口腔炎是最常见的症状，而多数患者无症状[38-40]。

内镜下Crohn病的食管表现是非特异性的，包括阿弗他溃疡、铺路石征、狭窄形成、质地变脆和颗粒化。Huchzermeyer及其同事[41]将食管病变描述为两个阶段。第一阶段疾病较轻微和早期。表现为红斑和水肿，随后进展为侵及正常黏膜的阿弗他溃疡，类似于铺路石样。第二阶段食管出现狭窄。食管活检组织学检查很少见到肉芽肿，活检显示75%有慢性活动性炎症，30% 显示有溃疡形成[38]。

上消化道最常累及的部位是胃窦和十二指肠（图 23-6A和B）。胃和十二指肠发生连续病变的患者约占 60%[42]，而仅有40%的患者单独累及十二指肠[42]。与表现为圆形或椭圆形溃疡的消化性溃疡病不同，Crohn 病的胃和十二指肠溃疡更多表现为匐行和纵行[35]。黏膜充血，结节不平，铺路石征和狭窄也有报告[36,42]。十二指肠降部常为受累最严重的部位。大约40%的十二指肠活检中可见病理性肉芽肿[42]。

溃疡性结肠炎

下消化道内镜

在溃疡性结肠炎中，炎症反应仅累及结肠，且限于黏膜层及黏膜下层。95%的病例起病于直肠，因此当炎症不累及直肠时，应重新考虑溃疡性结肠炎的诊断。炎症通常呈现环周、连续性的特点。

在疾病的早期，出现血管网消失和充血。因正常光反射被破坏，导致正常结肠黏膜的光滑外观和光泽为颗粒不平的黏膜所取代。黏膜血管网正常的精细分支模糊，由于黏膜水肿和弥漫性红斑导致结肠袋消失。

在疾病的晚期，水肿的黏膜呈砂纸样表现并且变得很脆，导致黏膜易出血，甚至在内镜或棉签轻轻磨擦时也会出血。严重病变可见黏液脓性黄白色渗出物。结肠黏膜破坏进展，小的浅溃疡能发展为深大溃疡。这些大溃疡融合后会形成黏膜完全被破坏的区域，黏膜剥脱的区域中残余的充血黏膜会形成假息肉和黏膜桥（图 23-7A 和 B，图 23-8A 和 B）[43]。通常假息肉的临床意义不大，但当溃疡性结肠炎患者病程长时，它们会与腺瘤性或恶性息肉相似，因此需取活检加以鉴别（图 23-9）。

中毒性巨结肠是结肠最严重的并发症之一，虽然在溃疡性结肠炎患者中多见，但也见于 Crohn 病。严重的炎症损伤神经丛和固有肌层、导致神经肌肉功能异常。这会导致结肠进行性扩张，发生中毒性巨结肠。

在慢性溃疡性结肠炎中，结肠镜下结肠变得光滑、短缩和顺应性下降（僵硬）。黏膜肌层增厚和黏膜下层纤维化会导致结肠袋消失。结肠呈现特征性的铅管样表现。

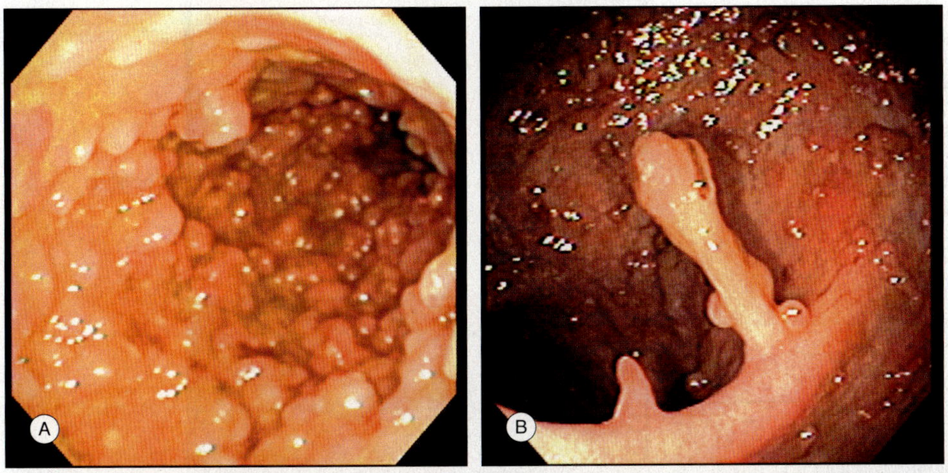

图 23-7　A 和 B. 溃疡性结肠炎患者的假息肉。

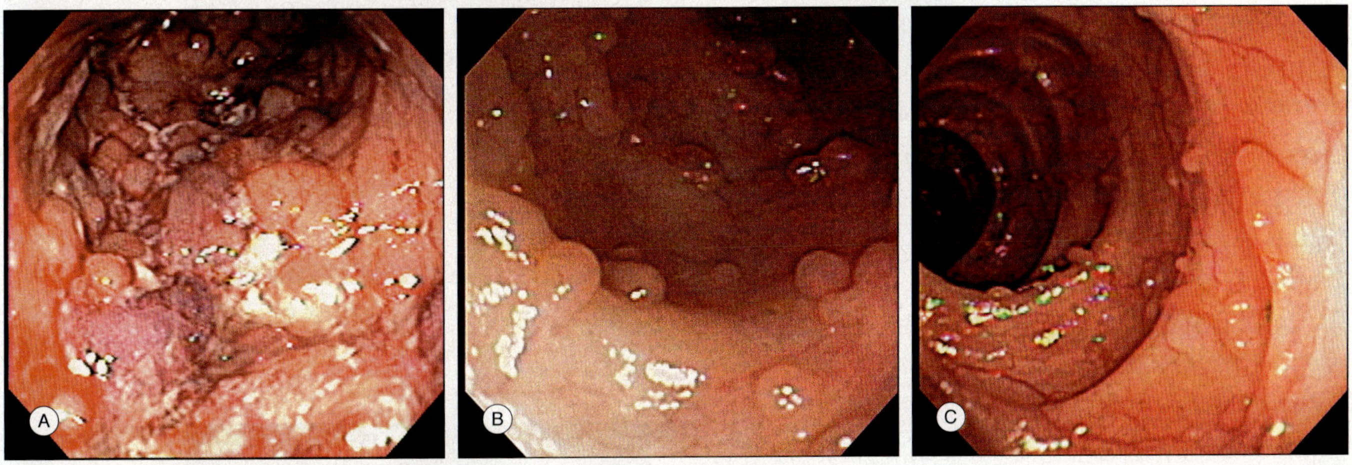

图 23-8　A. 严重溃疡性结肠炎患者的假息肉。B 和 C. 同一患者治疗后的假息肉。

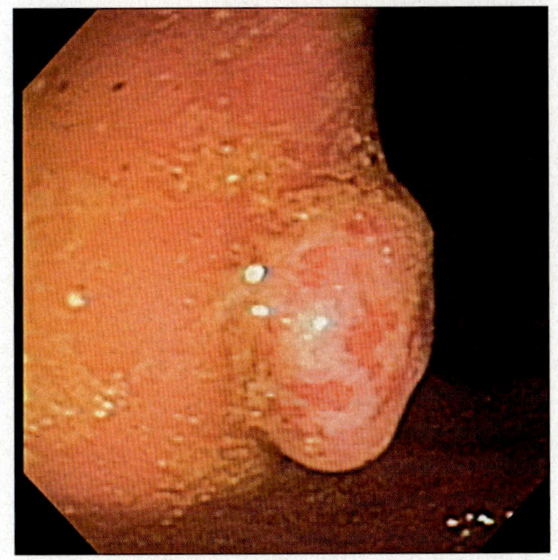

图 23-9　病程长的溃疡性结肠炎患者直肠内大的假息肉。

10%～20%全结肠炎型溃疡性结肠炎患者会累及末端回肠。倒灌性回肠炎会在末端回肠5cm内出现充血、血管网异常和浅表的糜烂。几乎总能见到回盲瓣扩张和功能丧失。尽管回肠炎不会导致任何临床症状，但回顾性资料显示倒灌性回肠炎与结直肠癌（colorectal cancer,CRC）的发生率增加相关[44]。

上消化道内镜

从定义上讲，溃疡性结肠炎不影响上消化道，因此无需常规进行上消化道内镜检查。行上消化道内镜检查的少数原因之一是诊断溃疡性结肠炎尚存疑问；该检查可以在消化道的其他部位寻找炎症性肠病的证据来确诊 Crohn 病。

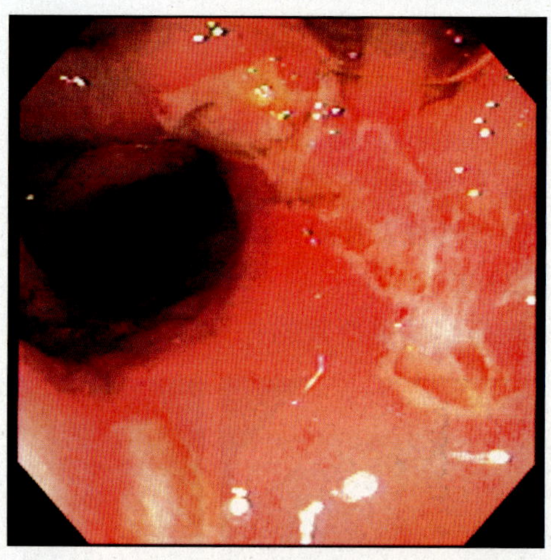

图 23-10 Crohn 病纤维狭窄患者的多发性活动性溃疡。

狭窄和肿块病变

鉴别恶性与良性狭窄

IBD 中发现的慢性炎症的愈合反应导致肠道狭窄。人们认为，在愈合过程中，纤维母细胞和其他结构成分的不断补充促进了纤维化和肠腔的狭窄（图 23-10）[45]。肠道内的细胞绝对数量大，而且不同细胞类型繁多，因此很难确定导致纤维化的单一细胞。由于Crohn病的本质是全壁炎症，所以狭窄形成在Crohn病患者中较溃疡性结肠炎更为常见（图 23-11 和 23-12）。Crohn 病结肠狭窄的发生率在外科资料中为 4%～5%[46]，在内镜下为 8%～9%[47]。

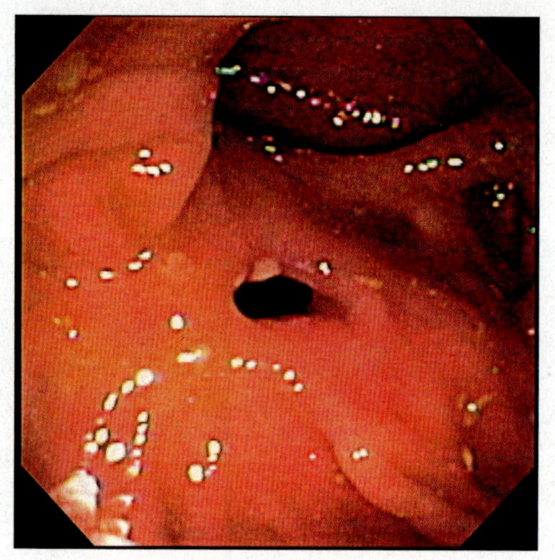

图 23-11 Crohn 病在吻合口的狭窄。

对所有狭窄来说，对任何恶性迹象进行评估是必要的。尽管狭窄形成在Crohn病患者中更常见，但与溃疡性结肠炎相关的恶性狭窄发生率更高。患有狭窄的 Crohn 病患者的恶性率是 7%～11%[48]，而患有狭窄的溃疡性结肠炎患者的恶性率约为25%[49]。行结肠镜检查时应努力排除恶性病变（图23-13）。这包括观察狭窄的全长及周围，必要时使用更细的儿科结肠镜、推进式肠镜或胃镜。应从狭窄的边缘和中心取活检标本。内镜下恶性狭窄的特征为边缘僵硬、狭窄不规则、狭窄中结节不平和陡峭的贝壳样边缘等。由于IBD并发的癌肿可以沿黏膜下蔓延，因此即使活检并非为恶性，对高度怀疑的病变也应按照恶性病变治疗。对于所有活检证实为恶性狭窄或肉眼内镜评估高度怀疑恶性，以及无法用结肠镜来观察其余结肠的患者时，均应考虑手术。

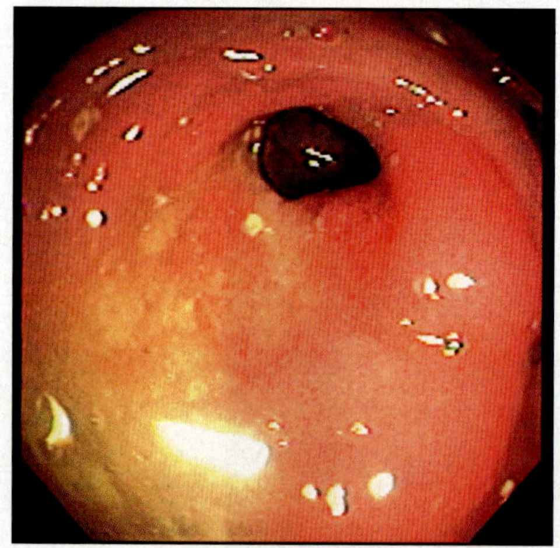

图 23-12 在回肠结肠吻合口的狭窄。

球囊扩张在狭窄治疗中的作用

人们认为良性狭窄可能不需外科手术切除，而使

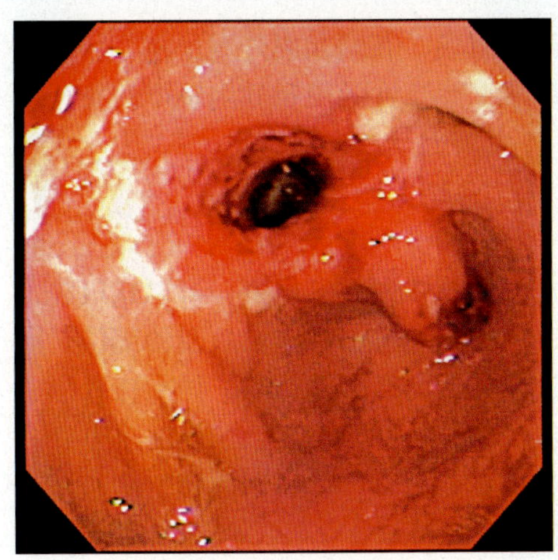

图 23-13　活动性 Crohn 病患者在降结肠形成的溃疡和非恶性狭窄。

用经内镜钳道（through-the-scope, TTS）的球囊扩张。最适合采用内镜治疗的狭窄为短的（典型者应短于 8cm）、孤立的和位于仅有轻度炎症区域的狭窄。TTS 球囊扩张术的总体成功率为 50% ~ 85%[50-56]。当症状复发时，可重复扩张；Couckuyt 及其同事[56]和 Sabate 及其同事[57]发现TTS球囊扩张术的成功率为40%，但他们也发现在随诊5年之后，有40%的患者需手术治疗。TTS 球囊扩张并发症的发生率为 2.9% ~ 8%，结肠穿孔是最常见的并发症[50,54,57]。尚无前瞻性的随机对照研究来直接对比内镜治疗狭窄和外科狭窄成形术。

在扩张时注射类固醇激素可以改善球囊扩张的效果。Ramboer及其同事[52]治疗了13例有狭窄症状的患者，前提是狭窄处能通过13mm的结肠镜。尽管没有对照组，但该研究结果很有前景，13例患者病情立即缓解，而且在随访的 47 个月内没有 1 例需手术治疗。联合治疗的成功可能与类固醇激素的局部抗炎作用和 / 或减少扩张后的纤维化趋势有关。尚需进行前瞻性随机研究对球囊扩张时使用类固醇激素进行进一步的评估。

鉴别诊断

Crohn 病和溃疡性结肠炎的鉴别诊断

结肠镜鉴别 Crohn 病和溃疡性结肠炎的准确性约为 85% ~ 90%[33]。由于这两种结肠炎的治疗措施、手术选择和预后经常有显著差别，因此确定准确的诊断很重要。对于“未分型结肠炎”患者，再次评价最初诊断并继续对患者进行评价也很重要，因为疾病经常随时间而进展。有两项研究观察到这种现象。Moum 及其同事[58]研究了527例溃疡性结肠炎患者，其中88%的患者在随访 2 年时证实了诊断；而 228 例 Crohn 病患者中有91%得到证实。在最初诊断为未分型结肠炎的 36 例患者中，在第 2 年分别有 33% 的患者再次诊断为溃疡性结肠炎， 17% 的患者诊断为 Crohn 病。Langevin 及其同事[59]研究了 96 例溃疡性直肠炎患者，在29个月期间，14% 的患者表现的特征更支持Crohn 病。

核周型抗中性粒细胞胞浆抗体（perinuclear antineutrophil cytoplasmic antibodies，pANCA）的表达见于多数溃疡性结肠炎患者，但有 10% ~ 30% 的 Crohn 病患者也表达这种抗体；似乎是 Crohn 病的一个亚型，患者具有许多溃疡性结肠炎样特征——左半结肠炎、直肠出血和黏膜缺失[60]。抗酿酒酵母抗体（anti-Saccharomyces cerevisiae antibody，ASCA）对诊断 IBD 也有帮助。50% ~ 70% 的 Crohn 病患者中有该抗体表达，而溃疡性结肠炎患者中仅有 7% ~ 14%[61]。尚不能确定这些血清学检查在未分型结肠炎的诊断中起重要作用。在 ASCA IgG 和 IgA 均为阳性（称为 ASCA 双阳性）的少数病例中，它与 Crohn 病存在极佳的相关性。

在两种IBD中均可发生炎性息肉（假息肉）和黏膜桥病变。当两个相邻的溃疡在炎症性黏膜下贯通，该部位愈合后，溃疡和下面的黏膜上皮再生，形成黏膜覆盖的管道连接两端，即形成黏膜桥。在这两种类型结肠炎的愈合过程中，均可出现结肠袋消失和线状瘢痕。内镜下出现炎症性息肉、黏膜桥、结肠袋的消失和线状瘢痕不能作为鉴别 Crohn 病和溃疡性结肠炎的依据。

当病情严重和存在活动性病变时，鉴别 Crohn 病和溃疡性结肠炎最困难。在这两种疾病的后期，两种结肠炎内镜下表现非常类似，以致于要经过更长的时间或患者复查时才能确诊。鉴别 Crohn 病最有用的特征是阿弗他样溃疡、铺路石征以及局部及非对称性分布的结肠炎等。对溃疡性结肠炎，内镜下更重要的鉴别特征是弥漫性炎症性黏膜中的小溃疡、黏膜颗粒性和变脆[33]。

确定诊断需做多块活检。由于炎症的类型对确诊非常重要，因此每一块活检都应标注其在结肠中的位置。局部炎症更支持 Crohn 病，而远段结肠进行性加重的炎症更支持溃疡性结肠炎。

进镜至末段回肠，并取小肠活检对确立诊断至关重要。尽管溃疡性结肠炎全结肠受累的患者可能出现倒灌性回肠炎，但该病不会导致实际的溃疡形成，而且更常见的是溃疡性结肠炎患者回肠没有病变，但约有2/3的Crohn病患者回肠受累。溃疡性结肠炎患者的回盲瓣常很明显，而Crohn病的回盲瓣是收缩的，很难插入。

Crohn病和溃疡性结肠炎与感染性结肠炎的鉴别诊断

初次诊断IBD通常非常困难，因为许多疾病的临床表现与其相同（表23-9）。腹泻患者的病程超过2周时，应重点考虑IBD和感染性结肠炎的可能。常需要细致地询问病史，包括旅行信息、饮食和抗生素使用情况，常需大便检查和内镜检查及活检才能确诊。最初很难鉴别特发性IBD与感染性结肠炎，原因是二者有许多临床症状相同。炎症性与感染性结肠炎黏膜的内镜下表现和组织学改变也常常相似。确诊依赖于有经验的内镜医师、可靠的病理医师和对患者后续随访对疾病进展情况的观察。

表23-9　炎症性肠病的鉴别诊断
白塞病
转移性结肠炎
憩室炎
移植物抗宿主病
感染性结肠炎
缺血性结肠炎
恶性疾病
显微镜下结肠炎
伪膜性和药物诱发性结肠炎
放射性结肠病

通常可曲式乙状结肠镜和直肠活检足以鉴别炎症性与感染性结肠炎，一般不需全结肠镜检查[62]。但是如果单纯依据可曲式乙状结肠镜检查不能做出诊断，那么在右半结肠的近端和远端取活检是有用的。当患者发生不明原因的腹泻至少4～6周，而且症状严重、夜间或频繁排水样便、体重下降、血沉加快或为免疫受损者，进行结肠镜检查加活检是合理的[63]。大约30%的黏液血便患者和疑诊IBD的患者其腹泻实际上与感染性病因有关[64]。除此之外，许多表现为IBD的患者是双重感染者。在一项研究中显示，36%难治性溃疡性结肠炎患者在直肠活检时发现巨细胞病毒(cytomegalovirus, CMV）感染[66]。

感染性结肠炎更常见的内镜下特征表现包括：流动的脓液、黏膜表面明显发红、黏膜表面部分或完全由黄色渗出物覆盖。感染性结肠炎内镜下更具特征性的表现之一是在同一结肠节段中炎症呈斑片状，由多发小范围炎症部位组成，其间黏膜外观正常[64]。下面简单描述一些最常见感染性肠炎及其内镜下的特征性表现。

放射菌病

放射菌病是一种革兰阳性厌氧菌，可以在口腔、肺和消化道中发现。消化道中最常被累及的部位是回盲部，它能导致化脓性肉芽肿性感染，伴有瘘管形成和释放“脓性颗粒”的特性[67]。症状包括体重下降、盗汗、瘘管形成和腹部包块[68]。诊断依赖于细菌培养和组织病理学检查。

阿米巴病

阿米巴性结肠炎（溶组织阿米巴）是一种原虫感染，主要累及大肠[69]。它多见于最近从发展中国家移民和近期去发展中国家旅游的患者。症状可以从无任何症状到暴发性腹泻、里急后重、发热和腹部绞痛等。急性期时，结肠镜下表现类似溃疡性结肠炎，慢性期表现更像Crohn病。最常受累的部位是盲肠和右半结肠，直肠和乙状结肠较少受累[70]。严重的阿米巴病会产生中毒性巨结肠。结肠镜下表现为黏膜颗粒不平、质脆、红斑及散在的被黄色、黏液脓性渗出物覆盖的大溃疡[71]。溃疡周边活检发现滋养体的阳性率为60%～90%，从而可以确定诊断[72]。

结肠小袋纤毛虫

结肠小袋纤毛虫是由猪传播的原虫，很少累及结肠。这种感染可导致直肠乙状结肠产生不同程度的炎症，最初类似Crohn病或阿米巴病。溃疡从散在的浅溃疡到多发的深溃疡不一。从直肠溃疡组织的散在涂片或组织样本中发现特征性原虫即可诊断。

空肠弯曲菌

空肠弯曲菌是细菌性病原体，是导致自限性感染性腹泻的经典病因。在美国，它是最常鉴定出的导致腹泻的细菌性病原体[73]。既可类似于溃疡性结肠炎，又可类似Crohn病[74,75]。典型表现是早期病原体可导致黏膜红斑和脆性增加，黏膜弥漫性渗出，使得与溃疡性结肠炎难于鉴别。直肠常受累，而右半结肠很少被累及；有50%的患者可能出现类似溃疡性结肠炎的直肠出血和里急后重等症状。较少见的是结肠镜下表现类似Crohn病——充血、脆性增加、水肿和散在的小溃疡。可能出现肠外表现，如结节性红斑和周围关节炎[76]。空肠弯曲菌感染后可以出现肝脾大[77]。20%

的患者病情可能复发或病程迁延不愈，类似IBD。新鲜大便行暗视野或相差显微镜检查可能诊断[76]。

沙眼衣原体

沙眼衣原体是性腺淋巴肉芽肿的病原体，是一种可以引起直肠炎和直肠狭窄的性传播疾病。在直肠经常可以见到散在的溃疡和黏膜脆性增加，并可延伸至降结肠。狭窄和瘘管形成的表现可能与Crohn病难于鉴别。确诊需细菌培养和/或血清学检查。

难辨梭状芽孢杆菌或伪膜性肠炎

难辨梭状芽孢杆菌是在使用抗生素治疗一段时间后出现水泻和腹部绞痛的一种典型的细菌感染[78]。结肠镜下的特征性表现是伪膜的形成。这种伪膜是由直径在 2～8mm、凸起的黄白色黏附斑块构成，这些伪膜散布在中度炎症的黏膜表面[79]。这些斑块最常见于直肠，但偶然可以发生在近段结肠[80]。诊断依靠粪便检测难辨梭状芽孢杆菌毒素 A 和 B[81]。

巨细胞病毒

巨细胞病毒（CMV）是累及免疫受损患者的机会性感染病毒，主要见于 CD_4 计数少于 100 的获得性免疫缺陷综合征（AIDS）患者。患者可无症状或出现腹痛和血性腹泻。这种疾病的标志是出现散在的突出的浅溃疡（图23-14A和B）。由于溃疡周边黏膜外观可能正常，因此很难与Crohn病鉴别。与Crohn病不同的是，CMV 溃疡通常是单一的，大小从 2～6mm 不等。右半结肠的孤立病变并不少见。从溃疡边缘取活检，HE染色发现 CMV 包涵体可确诊[82]。由于感染细胞的密度低，需要多块活检[83]。

大肠杆菌 0157:H7

大肠杆菌 0157:H7 感染可以导致出血性结肠炎、还可引发溶血性尿毒症综合征和血栓性血小板减少性紫癜。它与被污染的不熟牛肉制品有关。内镜下黏膜水肿、充血和脆性增加，与 Crohn 病类似[84]。

单纯疱疹病毒

单纯疱疹病毒性直肠炎是另一种性传播感染，出现肛门疼痛、里急后重、直肠分泌物和便秘等症状。它很少累及直肠以外的更近端的结肠任何部位。肛门外的肛周疱疹和直肠黏膜的病变（包括在远端直肠10cm以内出现的黏膜红斑、脆性增加和溃疡形成）同时出现时，高度怀疑单纯疱疹病毒感染。这些肛周的囊泡能进展为深溃疡。患者还会出现淋巴腺病、阳痿、尿潴留和腰骶的感觉异常等[85]。诊断该种感染需要做直肠刮片或活检行病毒培养[86]。

组织胞浆菌

组织胞浆菌病是真菌感染，很少累及结肠。感染时通常在回盲部出现黏膜充血、脆性增加、溃疡形成、淋巴结肿大和假息肉形成等[87]。它主要在右半结肠分布和不连续性的特征与Crohn病类似[88]。诊断时应考虑免疫受损的宿主和从流行地区返回的旅行者。通过血清学培养或 DNA 探针确定病原体。

结核分枝杆菌

结核分枝杆菌能侵犯大肠的任何部分和末段回肠[89]。直肠通常不被累及。通常出现回盲瓣变形和回盲部肠腔狭窄。在结肠镜下经常很难鉴别结肠的结核病和Crohn病。两者都可以产生边缘被水肿包绕的

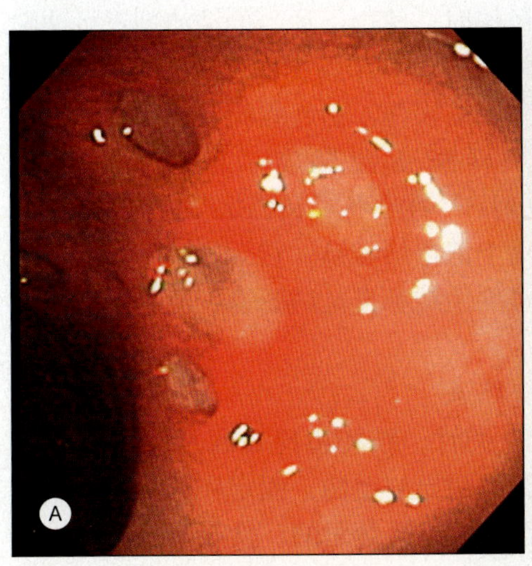

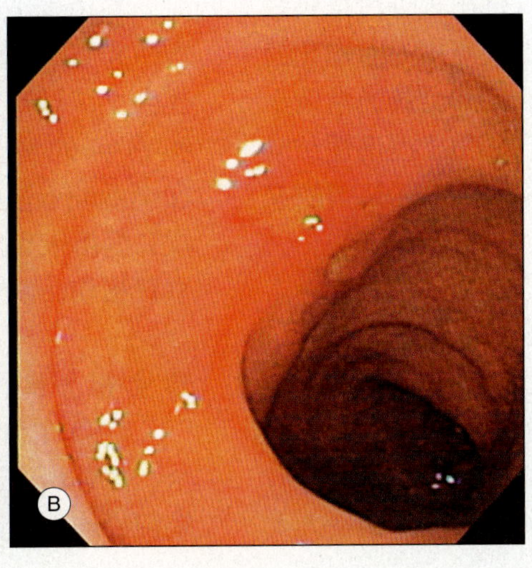

图23-14　A和B. 肾移植后在免疫力低下宿主体内发生的巨细胞病毒(CMV) 溃疡。

溃疡和红斑，溃疡经常位于黏膜表现相对正常的区域。黏膜下层受累结果会导致产生铺路石样表现、肠壁增厚和炎性假息肉形成。Crohn病和结核病的两个内镜下区别是：在Crohn病晚期，溃疡的边缘通常卷起而缺乏锐利的边界；结核病的正常结肠黏膜较前者短。可形成肿块性病变或结核瘤，在肠襻之间会形成瘘管，活检中发现干酪性肉芽肿即可诊断结核病[90]。

淋病双球菌

淋病与其他性传播疾病如单纯疱疹病毒（HSV）和LGV等一样，会产生直肠炎。通常出现直肠分泌乳酪样物或直肠出血、直肠脆性增加或红斑[91]。肛交是发生这种直肠炎最大的危险因素。应行细菌培养，以与溃疡性结肠炎相鉴别[92]。

沙门菌

沙门菌病是细菌引起的腹泻性疾病，通常持续时间不超过2个月。它主要累及小肠，不累及直肠，偶尔仅累及结肠。在疾病的早期，黏膜出现水肿、充血、颗粒不平，然后进展为瘀斑样出血和黏膜变脆。致热性肠毒素侵入黏膜导致伤寒热，一种沙门菌引起的急性系统性发热性疾病，引起水和电解质分泌进入肠腔[93, 94]。当毒素侵入时，产生局部炎症以及菌血症，导致发热、头痛、谵妄、斑丘疹（“玫瑰疹”）、白细胞减少和脾大[95]。在内镜下可见病变周边有红斑包绕的火山口样溃疡[96]。

血吸虫病

血吸虫是一种寄生虫，主要见于热带气候，但由于常规的集卵和寄生虫检查不能发现，因此很难诊断；包在囊中的血吸虫可在切除的息肉或活检中发现[97]。血吸虫病产生严重的结肠炎症反应，出现近段结肠多发的息肉，表面出现白色渗出。这些息肉是对退化的卵产生的炎症反应形成的。直肠和乙状结肠通常完全正常，但当它们受累时，该病表现类似于溃疡性结肠炎；在这些病例中可能出现浅溃疡，并有黏膜的充血、脆性增加和水肿。

痢疾志贺菌

痢疾志贺菌是一种导致细菌性痢疾或志贺菌病的革兰阴性细菌。疾病可以分成两个阶段[98]。第一阶段，也就是发病的第一、二天，出现水泻和腹部绞痛，该阶段是由肠毒素介导的。第二阶段是病原体侵入大肠所致，产生发热、腹部绞痛、血便和里急后重。尽管内镜下表现呈片状分布，但由于形成多发溃疡伴有大量渗出物，常与溃疡性结肠炎类似。黏膜明显充血而呈红紫色。本病的诊断依赖于便培养的结果，仅有50% 的病例呈阳性。

类圆线虫

类圆线虫病是寄生虫感染，体内产生的感染性幼虫可导致循环自体感染。它主要发生在热带。其症状主要是恶心、腹泻、消化道出血和体重下降。内镜下出现斑片状分布的棕色色素沉着。诊断依赖于在粪便中发现杆状幼虫或组织活检发现病原体。

梅毒螺旋体

梅毒螺旋体会导致梅毒，是另一种能导致直肠炎的性传播疾病。在肛门或肛门直肠区域常存在类似Crohn 病或溃疡性结肠炎的病变。

耶尔森菌

耶尔森菌是一种肠道侵袭性细菌，导致腹痛、发热和腹泻；症状可持续数月。它引起整个结肠弥漫性红斑、脆性增加和水肿，与溃疡性结肠炎表现相似[99]。少数情况下，回肠受累，邻近正常黏膜处形成阿弗他样溃疡，与Crohn 病类似[99]。肠道外表现，如关节炎、结节性红斑和阿弗他口炎，也会发生。由于实验室培养时细菌必须接种在合适的培养基上才能生长，而且证实有病原体生长经常需要几周的时间，所以诊断很困难。

结肠的其他炎症性疾病

消毒剂性结肠炎

在消毒结肠镜时，使用不适当的清洁剂进行冲洗会引起结肠黏膜损伤[100]。结肠镜注入含过氧化氢的液体会立即导致黏膜的损伤，引起黏膜变白和冒泡。这些白色的斑块样病变会形成“假性脂肪过多(pseudolipomatosis)”性结肠炎和产生“雪白”征[101]。戊二醛溶液也用于消毒结肠镜，它会导致隐窝上皮的直接损伤。消毒剂性结肠炎是结肠镜少见的并发症。

憩室相关性结肠炎

在急性憩室炎时，结肠镜检查通常难以保证安全，并且由于结肠明显的迂曲、固定和冗长，导致进镜阻力增加，因此常常是禁忌的。检查时会发现单个憩室口周围脓液渗出和炎症。病变肠段经常出现严重痉挛，而没有出现诸如局部红斑、颗粒不平或脆性增加等多数炎症性结肠炎都有的表现。

在憩室病中，在几个相邻肥大皱襞顶端的黏膜可能呈片状、斑点状和发红。发红的部位实际上是许多小瘀斑，是结肠狭窄而肥大，结肠肌肉活动产生压力，引起毛细血管破裂所致。与IBD不同，黏膜脆性并不增加，在结肠镜的顶端触及时不易出血。当累及的肠段较大时，黏膜脆性增加并导致自发出血。

当活检时，病理学检查结果缺乏炎症细胞反应，而是出现特征性出血性浸润，是诊断憩室性结肠炎的指标。

缺血性结肠炎

急性缺血性结肠炎表现为严重的腹痛、直肠出血和腹胀。动脉粥样硬化是最常见的危险因素，但房颤、充血性心肌病和近期的主动脉手术以及高凝状态也与之有关[102]。缺血性结肠炎最常见的部位是降结肠远端到脾曲、乙状结肠和直肠[103]。缺血的程度不一，可以出现完全的全层增厚性坏死、局部血栓溶解引起的短暂的黏膜坏死和残余瘢痕和狭窄形成，或缺血完全缓解仅导致短暂的黏膜坏死。

在内镜下，轻度缺血仅产生黏膜的轻度水肿。严重缺血导致黏膜出血、脆性增加和溃疡形成，呈特征性的李子红到蓝黑色。这些溃疡类似于阿弗他样溃疡，但根据临床病史和急性的特征经常能排除Crohn病。活检能鉴别缺血和炎症性结肠炎。血影细胞是缺血的病理学特征，但很少能见到[104]。通常可见非特异的黏膜下出血、血管充血和肠道水肿。

非甾体类抗炎药相关性结肠病

非甾体类抗炎药（nonsteroidal anti-inflammatory drug，NSAID）与静止的溃疡性结肠炎和Crohn病的重新激活有关[105]。除此之外，NSAID本身会导致非特异性结肠炎复发。产生该病的机制尚不清楚，但据认为，与抑制前列腺素的合成和增加肠道的通透性相关。症状包括便血、腹泻、溃疡形成、穿孔、腹痛和缺铁性贫血[106]。诊断依据病史结合黏膜下纤维化和局部炎症性病变内镜证据。

肠道准备相关性结肠炎

毒性或腐蚀性物质通过灌肠或栓剂导入直肠会引起结肠炎。磷酸苏打灌肠会导致远端结肠正常血管网消失、颗粒不平和脆性增加[107]。口服磷酸钠也会导致黏膜异常[108]。形成内镜下类似Crohn病的小阿弗他样溃疡，但从病理上易于鉴别。

放射性结肠炎

对骨盆或腹部的放射线照射可以损伤结肠黏膜。最常发生在治疗宫颈癌和前列腺癌的过程中。乙状结肠远端和直肠近端更常受累。急性患者经常发生自限性疾病，包括腹泻、里急后重和偶尔出现的直肠出血。慢性放射性肠炎可以在初次照射20年后发生直肠出血。在结肠镜下，直肠和乙状结肠黏膜颗粒不平、变脆，并有自发出血和毛细血管扩张（图23-15）。放射性结肠炎可以出现类似于溃疡性结肠炎和特发性直肠炎的表现。

直肠孤立性溃疡综合征

直肠孤立性溃疡综合征（solitary rectal ulcer syndrome，SRUS）是一种少见的病因不明的疾病，主要特征是直肠壁的一部分形成孤立性红斑或溃疡。常见直肠出血、黏液分泌、便秘和直肠不适以及排便压迫感的症状。约26%的SRUS患者最初被误诊[109]。溃疡性SRUS会被误诊为IBD，一些患者会接受大剂量的类固醇激素治疗。息肉样病变（深在性囊性结肠炎与SRUS相关）通常可在直肠前壁发现，会被误认为是肿瘤。SURS在组织学上的表现是独特的，如固有层的纤维减少、黏膜肌层的方向变化和平滑肌纤维延伸进入固有层。

男性与女性发病相同，发病年龄平均为49岁[110]。据报道，在诊断前出现症状的时间平均为3～5年[110-112]。乙状结肠镜检查可确诊。溃疡并非广泛存在，可出现息肉样、非溃疡性病变和红斑；在一项研究中，溃疡的发生率为57%，息肉样病变的发生率为25%，黏

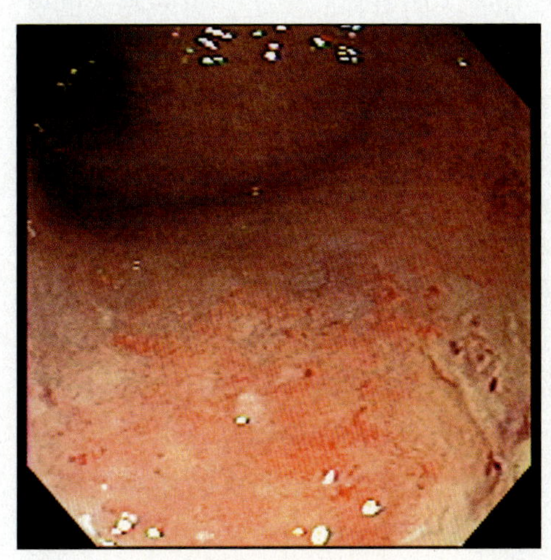

图 23-15　中度放射性直肠炎。

膜片状红斑的发生率为18%[111]。

SRUS并无特异性治疗方法，使用类固醇激素和美沙拉嗪局部灌肠无效[111,113]。现已使用蔗糖酸钠灌肠，它可以改善症状和肉眼表现，但组织学改变持续存在。采用生物反馈技术，如矫正盆底缺陷行为、调整排便习惯、鼓励患者停止使用泻药、栓剂和灌肠剂，已被证明是有效的[115,116]。该方法现已作为SRUS患者的一线治疗。外科手术对SRUS的治疗作用很小，只有那些症状顽固的患者或出现直肠脱垂的患者才考虑；有56%患者的症状得到改善，但33%患者的症状未缓解或恶化[117]。

炎症性肠病中的癌

溃疡性结肠炎和Crohn病均与结直肠癌（CRC）和上皮癌前病变异型增生的风险增加相关。在一般人群中，CRC占美国男性与女性死因中的第三位，是所有癌致死病因中的第二位。它是最可能被预防的癌类型之一，因为常规结肠镜检查能发现和切除癌前性息肉。尽管很明显——IBD发生恶变是IBD诊断里最令人恐惧的一点，但是人们对IBD患者发生CRC的认识并不多。医师应对患者进行宣教，强调随诊的重要性。

现在对溃疡性结肠炎导致CRC发生的危险性增高已无争议。最近由Eaden及其同事[118]对116项研究进行的荟萃分析显示，溃疡性结肠炎患者中CRC的发生率约为3.7%。CRC的发生率随病程的增加而增加，10年后的发病率为2%，20年后的发病率为9%，30年后的发病率为19%。1/3溃疡性结肠炎患者死亡的原因与癌的发生有关。

相反，现在同时存在支持和反对Crohn病与结直肠癌发病风险增加有关的资料。但是，越来越多的资料证实Crohn病与溃疡性结肠炎发生CRC的风险是相似的。Gillen及其同事[119]研究了结肠广泛受累的Crohn病和同等程度的溃疡性结肠炎患者，发现两组20年时CRC的相对和绝对累计发病率实际上是一样的。早期研究并没有对缺乏结肠病变、结肠切除术史、疾病的病程或范围等进行校正[120-122]，这可能导致Crohn病的CRC发生率明显降低。Ekbom及其同事[123]发现Crohn病患者不考虑病变部位时，发生CRC的相对危险度约为2.5，而Crohn病性结肠炎发生CRC的相对危险度为5.6，与溃疡性结肠炎的相对危险度相同。

有几个因素与IBD患者发生CRC的风险增高有关（表23-10）。多数研究观察了溃疡性结肠炎患者的CRC危险因素，通常也可向外推广成为Crohn病的危险因素。病程长是一个危险因素，当溃疡性结肠炎病程少于8年时，很少诊断CRC[124, 125]；因此，应在全结肠病变8年之后开始标准的结肠镜监测。已证实发病年龄与CRC的发生相关。CRC的家族史也是危险因素，IBD患者的一级亲属患有CRC时，发生CRC的相对危险度为2.5～3.7。当一级亲属在50岁之前诊断CRC时，相对危险度为9.2[126]。

表23-10 溃疡性结肠炎患者结直肠癌的风险因素
发病年龄
病变的解剖范围
疾病的活动性
病程
结直肠癌的家族史
原发性硬化性胆管炎

在多数研究中认为疾病的累及范围是发生CRC的又一个危险因素。报道显示，直肠炎患者发生CRC的风险率为1.7；病变超过直肠而不超过肝曲时，CRC的风险率为2.8；对超过肝曲的患者，CRC的风险率为14.8[125]。

溃疡性结肠炎患者合并原发性胆汁性肝硬化（primary sclerosing cholangitis，PSC）——一种进行性、纤维化性、肝内胆管胆汁淤积性炎症性疾病时，CRC的发病风险增加。Soetikno及其同事[127]采用荟萃分析对11项研究作了进一步研究。他们发现溃疡性结肠炎患者合并PSC时，CRC的发病风险较仅有溃疡性结肠炎的患者高4倍。对这种关系的解释尚不清楚。

在结肠镜检查中发现结肠炎相关CRC很困难，原因是异型增生可能出现在肉眼观察正常的黏膜中；研究显示只有20%～50%的上皮内肿瘤能在常规结肠镜检查时发现[128]。溃疡性结肠炎发生的癌肿以弥漫浸润的方式生长，也妨碍了肉眼诊断异型增生[129]。

异型增生依据其内镜下表现一般分为扁平型或隆起型。扁平型异型增生多数通常发生在肉眼观察正常的黏膜中，占所发现异型增生的95%[130]。当内镜下肉眼可见时，表现为黏膜增厚，轻度褪色，像天鹅绒，并有结节不平的证据。当活检发现扁平型异型增生时，患者应行结肠切除术。隆起型异型增生，或异型增生相关的病变或肿块（dysplasia-associated lesion or mass，DALM）可见于不足5%的患者。它还可以进一步分为腺瘤样和非腺瘤样异型增生。后者包括斑块、肿块或狭窄病变，容易进展为结肠癌[131]；这些患者同扁平型异型增生的患者一样，应行全结肠切除术。腺瘤样 DALM 表现为不连续的无蒂或有蒂的息肉，如果在结肠镜下发现，患者应行息肉切除术和活检；如果活检没发现腺瘤，则患者无需行结肠切除术，而仅仅加强监测即可。目前还需进一步的长期随访研究来确定这些病变的自然病史。

对IBD患者来说，监测计划主要是结肠镜检查并活检，是发现异型增生和早期癌的主要方法。目前尚无随机对照、前瞻性队列研究或病例对照研究来确切证实结肠镜监测的意义，但个案和间接证据似乎提示这一点。而且随机对照实验可能永远没法进行，因为多数医师会认为对IBD患者不行结肠镜监测是不符合伦理的。

由于肉眼下观察异型增生存在与否很困难，因此标准的检查方法是从直肠到回肠每隔 10cm 在四个象限内进行大活检钳活检，每个溃疡性结肠炎患者每次检查总共取 40 ~ 50 个随机的标本。估计如果异型增生确实存在，那么要达到发现异型增生 90% 的可信度，需要取 33 块活检[132]。

色素内镜（chromoendoscopy，CE）已被证实能更有效地进行结肠活检。在 CE 中，人们将不同的染色剂喷洒在结肠黏膜上，来更细致地观察黏膜表面。近期的研究显示，CE不仅能依据染色的形态来更好地鉴别结肠肿瘤和非肿瘤性病变[133]，而且能提高腺瘤和 CRC 的早期诊断能力[134]。Kiesslich 及其同事[135]进行了一项随机对照研究，结果显示使用亚甲蓝染色的CE检查对诊断溃疡性结肠炎炎症活动的范围和严重程度较传统结肠镜检查更准确。而且 CE 检查组活检更有目的性，发现上皮内肿瘤的数量明显高于常规内镜组（32 vs 10），具有统计学意义。这种技术诊断 IBD 患者早期CRC的意义极大。该方法需要花费很长的时间来完成，但是随着经验的增加和活检敏感性的提高，与标准结肠镜相比，它仍是更优越的监测方法。

囊袋炎

囊袋炎是结肠切除术、自制回肠切除术恢复后囊袋或残留袋引起的急性炎症。术后10年发生囊袋炎的患者约占 30% ~ 46%[136, 137]。囊袋炎的症状包括腹泻、排便急迫、腹痛、里急后重、出血和大便失禁等。如果患者早先有溃疡性结肠炎的肠道外表现，在囊袋炎发作时这些表现可能再次出现。

囊袋炎的病因不明，认为与残余回肠中肠内容物滞留和细菌增殖有关。使用甲硝唑和环丙沙星治疗可以减少患者的症状，而且停用抗生素后症状复发的资料支持该假说[138]。短链脂肪酸利用能力降低[139]和在回肠黏膜出现结肠上皮化生的复发结肠炎也可能是囊袋炎发生的病因[140]。女性发生囊袋炎较男性更多见，分别为 74% 和 47%[141]。虽然吸烟实际上可以预防囊袋炎，但原因尚不明确[142]。

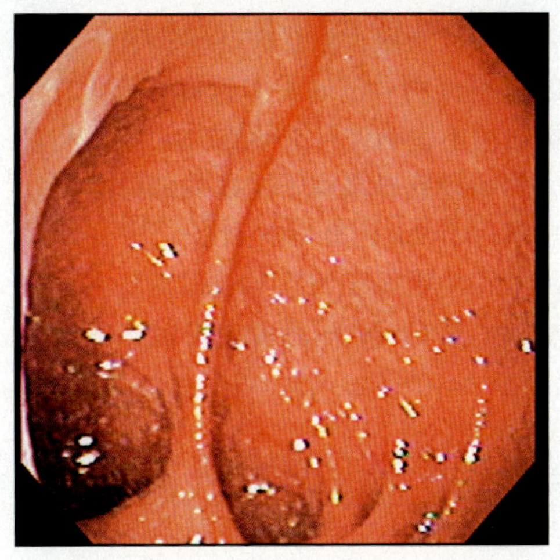

图 23-16　溃疡性结肠炎患者的轻度囊袋炎。

囊袋炎可以通过内镜和病理学检查证实（图23-16）。内镜下黏膜表现为红斑、脆性增加和结节不平。正常的血管网消失，并有接触性出血。在囊袋内可能会发现阿弗他溃疡；正因为如此，必须排除 Crohn 病。囊袋炎患者的鉴别诊断是具有 Crohn 病特征的囊袋炎或实际为Crohn病但术前被误诊为溃疡性结肠炎，后者的发生率可达 10%[143]。内镜医师每次都应将内镜插入囊袋的近端，进入囊袋以上的回肠，并在该处取活检。囊袋炎不会蔓延到囊袋以上的回肠，如果在囊袋以上的回肠发现炎症，应认真考虑 Crohn 病的诊断。

邻近回肠直肠吻合口的直肠黏膜可能发生异型增生，因为具有回肠囊袋的患者会残余少量直肠。正因为如此，患者应定期监测十二指肠镜及直肠黏膜活检来评价异型增生，现已提出的发生异型增生的危险因素包括原发性硬化性胆管炎或囊袋炎[144]。

术中内镜

术中内镜用于那些在术前放射线检查无法清楚定位炎症的患者，用于确定小肠炎症部位。它可以通过逆行方式将内镜由小肠远端开口向上插至 Treitz 韧带来完成。这种检查的优势是值得怀疑的，因为尽管与术前放射线检查相比，术中内镜能发现更多病变，但这些发现与术后 Crohn 病的复发无关[145]。一项研究表明，术中内镜发现的病变有超过一半在术前的放射线检查中没被发现，但是在20例患者中，用内镜检查获得的资料仅对2例的手术进行了修正[146]。

内镜下发现通常不影响外科医师的决定[147]。吻合可以在相对发炎的肠段或显微镜下受累的部位进行，因为这似乎不是术后Crohn病复发的因素[148-150]。使用激进的手术切除术和使用保守切除术的患者复发率一致，因此保守切除术是Crohn病患者更可取的手术方法[151]。

内镜和回肠造口术

当IBD患者切除全结肠后，可以行标准的Brooke回肠造口术、回直肠吻合造袋术或自制回肠造口术。常使用上消化道内镜检查吻合口，因为内镜最前面的头是可以动的，直径小且活动半径短。内镜通常可以观察回肠造口术吻合口远端10～20cm（图23-17）。

对于已行结肠切除术并计划行回直肠吻合术的未分型结肠炎患者，回肠镜检查有利于评估。如果有Crohn病证据，就应质疑回直肠吻合术的实施。

当患者处于屈曲体位时，检查即能顺利进行，并且常常无需镇静。

胶囊内镜

对消化病医师来说，观察小肠是有困难的，迄今为止，观察小肠的方法仍不令人满意。CT扫描腹部仅能显示全壁增厚和黏膜外的并发症，包括肠间隙腹脂中断和肠系膜淋巴结病变，但对观察黏膜炎症不敏感。现在推进式内镜更常使用，但它使人非常痛苦，需要进行15～45min，且需要镇静和麻醉，并有穿孔的危险[152]。传统的内镜技术受限于小肠的长度，内镜通常仅能检查Treitz韧带以上10～20cm。另一种检查全小肠的方法是术中内镜。这显然是一种侵入性更大的方法，并需承担全身麻醉和手术并发症的风险[153]。

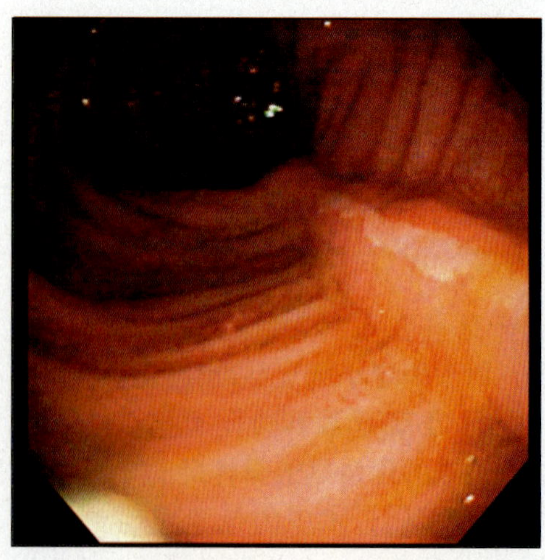

图 23-17 伴有回直肠吻合后囊袋的患者沿缝合线的颗粒和溃疡。

无绳式胶囊内镜的发展为观察小肠提供了一种新的方法。胶囊内镜包含一个微型摄像机、光源、电池和一个无线信号发射机。图像信号通过无线电波传送到附着在患者身上的感应器。能获得整个消化道的图像（时间可达8小时），并收集、存储在一个便携式记录器上。

对于疑诊小肠疾病，胶囊内镜优于标准的小肠钡剂造影[154]。对不明原因的消化道出血，钡剂造影的确诊率明显低于胶囊内镜（分别为5%、31%）[154]。在20例疑诊小肠疾病的患者中，20%的患者通过钡剂造影诊断，而45%的患者通过胶囊内镜诊断，而疑诊和未诊断的患者分别为40%和15%[154]。

对Crohn病来说，胶囊内镜与钡剂造影和CT相比是更优越的诊断方法。Eliakim及其同事[155]发现70%的患者能通过胶囊内镜确诊、证实已有的诊断、扩大已发现的病变范围和排除可疑的Crohn病，而钡剂造影仅能做到37%。除此之外，胶囊内镜可以发现钡剂造影和CT发现的所有病变，并能在47%的病例发现其他病变。同样，它可以排除由其他方法发现的病变，占16%。故认为胶囊内镜与钡剂造影和CT相比更敏感和特异。Fireman及其同事[156]用无绳式胶囊内镜对疑有小肠Crohn病但以往钡剂造影和CT未能发现的患者进行了评估，发现诊断率为71%。胶囊内镜能发现黏膜糜烂、溃疡、狭窄和严重程度，从轻度到重度不一。

胶囊内镜可以被患者很好的接受。其局限性之一是需要医师花费较长时间阅读所有图像；显而易见，需要由有观察和识别内镜图像经验的医师来阅读图像，现已证实它是评价非梗阻性小肠Crohn病的有很大潜力的新理想技术。也应注意到目前尚无有效的内镜评分系统用于Crohn病。目前研究工作正致力于此。

内镜逆行胰胆管造影

PSC是IBD患者最有威胁的并发症之一，在溃疡性结肠炎中发病率为5%，而在Crohn病中较少见。PSC是一种胆汁淤积性疾病，累及胆系的非化脓性慢性炎症会导致进行性狭窄。ERCP是诊断PSC的金标准。ERCP中的表现包括肝内和肝外胆管的弥漫性多灶性环形狭窄，以及胆管造影特征性的“串珠样”表现。

ERCP能在狭窄处活检和刷检，来排除胆管癌的诊断[157]。它在非手术治疗狭窄形成相关的胆管炎方面起关键作用，在显著狭窄处扩张并安放支架[158]。

PSC可以在无任何结肠炎证据前出现。高达80%的PSC病例与IBD相关，大多数是溃疡性结肠炎，因此提倡对PSC患者行结肠镜及组织样本活检来进行监测，以评估亚临床性结肠炎的存在。

结论

尽管其他放射影像技术也是诊断IBD的辅助检查方法，但内镜在IBD诊断和治疗中起关键作用。结肠镜加活检是发现、诊断Crohn病和溃疡性结肠炎，并与其他所有类型结肠炎鉴别的最佳方法。内镜是治疗IBD的许多并发症，包括狭窄形成和出血的方法之一。随着病情的进展，溃疡性结肠炎和Crohn病患者均需常规行结肠镜检查来评价有异型增生发生的证据。

消化科医师均须经过严格训练以识别IBD的内镜下表现。这些表现和真正的临床病史是诊断和治疗IBD患者的关键。

（李渊译　孟灵梅　李军　周丽雅校）

参考文献

1. Fujimura Y, Kamoi R, Iida M: Pathogenesis of aphthoid ulcers in Crohn's disease: Correlative findings by magnifying colonoscopy, electron microscopy, and immunohistochemistry. Gut 38:724–732, 1996.
2. Hinojosa J, Abad A, Panes J, et al: Multicenter, randomized trial comparing oral, topical and oral plus topical mesalamine in the prevention of relapse in distal ulcerative colitis (DUC). Gastroenterology 120:58, 2001.
3. Best WR, Becktel JM, Singleton JW, et al: Development of a Crohn's disease activity index. National Cooperative Crohn's Disease Study. Gastroenterology 70:439–444, 1976.
4. Harvey RF, Bradshaw JM: A simple index of Crohn's-disease activity. Lancet 1:514, 1980.
5. de Dombal FT, Softley A: IOIBD report no 1: Observer variation in calculating indices of severity and activity in Crohn's disease. International Organisation for the Study of Inflammatory Bowel Disease. Gut 93:727–733, 1987.
6. Mary JY, Modigliani R: Development and validation of an endoscopic index of the severity for Crohn's disease: A prospective multicentre study. Groupe d'Studes Therapeutiques des Affections Inflammatoires du Tube Digestif (GETAID). Gut 30:983–989, 1989.
7. Cellier C, Sahmoud T, Froguel E, et al: Correlations between clinical activity, endoscopic severity, and biological parameters in colonic or ileocolonic Crohn's disease. A prospective multicentre study of 121 cases. Groupe d'Etudes Therapeutiques des Affections Inflammatoires du Tube Digestif (GETAID). Gut 35:231–235, 1994.
8. Landi B, Anh TN, Cortot A, et al: Endoscopic monitoring of Crohn's disease treatment: A prospective, randomized clinical trial. The Groupe d'Etudes Therapeutiques des Affections Inflammatoires Digestives. Gastroenterology 102:1647–1653, 1992.
9. Colombel JF, Rutgeerts P, Yan S, et al: Infliximab maintenance treatment results in lower hospitalization rate in Crohn's disease patients [abstract]. Gastroenterology 122:A613, 2002.
10. D'Haens G, Norman M, Baert F, et al: Endoscopic healing after infliximab treatment for Crohn's disease provides a longer time to relapse [abstract]. Gastroenterology 122:A100, 2002.
11. Daperno M, Van Assche G, Bulois P, et al: Development of Crohn's disease endoscopic score (CDES): A simple index to assess endoscopic severity of Crohn's disease [abstract]. Gastroenterology 122: A216, 2002.
12. Truelove SC, Witts LJ: Cortisone in ulcerative colitis. Final report on a therapeutic trial. Br Med J 2:1041–1048, 1955.
13. Powell-Tuck, J, Brown RL, Lennard-Jones JE: A comparison of oral prednisolone given as a single or multiple daily doses for active proctocolitis. Scand J Gastroenterol 13:833–837, 1978.
14. Gomes P, du Boulay C, Smith CL, et al: Relationship between disease activity indices and colonoscopic findings in patients with colonic inflammatory bowel disease. Gut 27:92–95, 1986.
15. Walmsley RS, Ayres RC, Pounder RE, et al: A simple clinical colitis activity index. Gut 43:29–32, 1998.
16. Sutherland LR, Martin F, Greer S, et al: 5-aminosalicylic acid enema in the treatment of distal ulcerative colitis, proctosigmoiditis, and proctitis. Gastroenterology 92:1894–1898, 1987.
17. Schroeder KW, Tremaine WJ, Ilstrup DM: Coated oral 5-aminosalicylic acid therapy for mildly to moderately active ulcerative colitis. A randomized study. N Engl J Med 317:1625–1629, 1987.
18. Kim WH, Cho YJ, Park JY, et al: Factors affecting insertion time and patient discomfort during colonoscopy. Gastrointest Endosc 52:600–605, 2000.
19. Rex DK, Imperiale TF, Latinovich DR, et al: Impact of bowel preparation on efficiency and cost of colonoscopy. Am J Gastroenterol 97:1696–1700, 2002.
20. Ell C, Fischbach W, Keller R, et al: A randomized, blinded, prospective trial to compare the safety and efficacy of three bowel-cleansing solutions for colonoscopy. Endoscopy 35:300–304, 2003.
21. Church JM: Effectiveness of polyethylene glycol antegrade gut lavage bowel preparation for colonoscopy: Timing is the key. Dis Colon Rectum 41:1223–1225, 1998.
22. Sharma VK, Chockalingham S, Clark V, et al: Randomized, controlled comparison of two forms of preparation for screening flexible sigmoidoscopy. Am J Gastroenterol 92:198–200, 1997.
23. Osgard EM, Jackson JL, Strong JS: A randomized trial comparing three methods of bowel preparation for flexible sigmoidoscopy. Am J Gastroenterol 93:1126–1130, 1998.
24. Fincher RK, Osgard EM, Jackson JL, et al: A comparison of bowel preparations for flexible sigmoidoscopy: Oral magnesium citrate combined with oral bisacodyl, one hypertonic phosphate enema, or two hypertonic phosphate enemas. Am J Gastroenterol 94:2122–2127, 1999.
25. Herman M, Shaw M, Loewen B: Comparison of three forms of bowel preparations for screening flexible sigmoidoscopy. Gastroenterol Nurs 24:178–181, 2001.
26. Cappell MS: Gastrointestinal endoscopy in the high risk patient. Dig Dis 14:228–244, 1996.
27. Gaisford W: Fiberendoscopy of the cecum and terminal ileum. Gastrointest Endosc 21:13–18, 1974.
28. Nagasako K, Yazawa C, Takemoto T: Biopsy of the terminal ileum. Gastroinest Endosc 19:7–10, 1972.
29. Bitton A: Medical management of ulcerative proctitis,

proctosigmoiditis, and left-sided colitis. Semin Gastrointest Dis 12: 263–274, 2001.
30. Cullingford GL, Coffey JF, Carr-Locke DL: Irritable bowel syndrome: Can the patient's response to colonoscopy help with diagnosis? Digestion 52:209–213, 1992.
31. Baillie J: Complications of endoscopy. Endoscopy 26:185–203, 1994.
32. Anderson ML, Pasha TM, Leighton JA: Endoscopic perforation of the colon: Lessons from a 10-year study. Am J Gastroenterol 95: 3418–3422, 2000.
33. Pera A, Bellando P, Caldera V, et al: Colonoscopy in inflammatory bowel disease. Diagnostic accuracy and proposal of an endoscopic score. Gastroenterology 92:181–5, 1987.
34. Potzi R, Walgram M, Lochs H, et al: Diagnostic significance of endoscopic biopsy in Crohn's disease. Endoscopy 21:60–62, 1989.
35. Rutgeerts P, Onette E, Vantrapen G, et al: Crohn's disease of the stomach and duodenum: A clinical study with emphasis on the value of endoscopy and endoscopic biopsies. Endoscopy 12:288–294, 1980.
36. Danzi JT, Farmer RG, Sullivan BH Jr, et al: Endoscopic features of gastroduodenal Crohn's disease. Gastroenterology 70:9–13, 1976.
37. Alcantara M, Rodriguez R, Potenciano JL, et al: Endoscopic and bioptic findings in the upper gastrointestinal tract in patients with Crohn's disease. Endoscopy 25:282–286, 1993.
38. Decker GA, Loftus EV, Pasha TM, et al: Crohn's disease of the esophagus: Clinical features and outcomes. Inflamm Bowel Dis 7: 113–119, 2001.
39. D'Haens G, Rutgeerts P, Geboes K, et al: The natural history of esophageal Crohn's disease: Three patterns of evolution. Gastroinest Endosc 40:296–300, 1994.
40. Weinstein T, Valderrama E, Pettei M, et al: Esophageal Crohn's disease: Medical management and correlation between clinical, endoscopic and histologic features. Inflamm Bowel Dis 3:79–83, 1997.
41. Huchzermeyer H, Paul F, Seifert K, et al: Endoscopic results in five patients with Crohn's disease of the esophagus. Endoscopy 8: 75–81, 1976.
42. Nugent F, Roy M: Duodenal Crohn's disease: An analysis of 89 cases. Am J Gastroenterol 84:249–254, 1989.
43. Scotiniotis I, Rubesin SE, Ginsberg GG: Imaging modalities in inflammatory bowel disease. Gastroenterol Clin North Am 78:1331–1352, 1994.
44. Heuschen UA, Hinz U, Allemeyer EH, et al: Backwash ileitis is strongly associated with colorectal carcinoma in ulcerative colitis. Gastroenterology 120:841–847, 2001.
45. Lawrance IC, Maxwell L, Doe W: The response of intestinal mucosal fibroblasts to profibrogenic cytokines in inflammatory bowel disease. Inflamm Bowel Dis 7:226–36, 2001.
46. Farmer RG, Hawk WA, Turnball RB Jr: Indications for surgery in Crohn's disease: Analysis of 500 cases. Gastroenterology 71:245–250, 1976.
47. Waye JD: Endoscopy in inflammatory bowel disease. Clin Gastroenterol 279–296, 1980.
48. Yamazaki Y, Ribeiro M, Sachar DB, et al: Malignant colorectal strictures in Crohn's disease. Am J Gastroenterol 86:882–885, 1991.
49. Gumaste V, Sachar DB, Greenstein AJ: Benign and malignant colorectal strictures in ulcerative colitis. Gut 33:938–941, 1992.
50. Couckuyt H, Gevers AM, Coremans G, et al: Efficacy and safety of hydrostatic balloon dilatation of ileocolonic Crohn's strictures: A prospective long term analysis. Gut 36:577–580, 1995.
51. Linares L, Moreira LF, Andrews H, et al: Natural history and treatment of anorectal strictures complicating Crohn's disease. Br J Surg 75:653–655, 1998.
52. Ramboer C, Verhamme M, Dhondt E, et al: Endoscopic treatment of stenosis in recurrent Crohn's disease with balloon dilation combined with local corticosteroid injection. Gastrointest Endosc 42: 252–255, 1995.
53. Thomas-Gibson S, Brooker JC, Ayward CM, et al: Colonoscopic balloon dilation of Crohn's strictures: A review of long-term outcomes. Eur J Gastroenterol Hepatol 15:465–468, 2003.
54. Blomberg B, Rolny P, Jarnerot G: Endoscopic treatment of anastomotic strictures in Crohn's disease. Endoscopy 23:195–198, 1991.
55. Breysem Y, Janssens JF, Coremans G, et al: Endoscopic balloon dilation of colonic and ileocolonic Crohn's strictures: Long-term results. Gastrointest Endosc 38:142–147, 1992.
56. Dear KL, Hunter JO: Colonoscopic hydrostatic balloon dilatation of Crohn's strictures. J Clin Gastroenterol 33:315–318, 2001.
57. Sabate JM, Villarejo J, Bouhnik Y, et al: Hydrostatic balloon dilatation of Crohn's strictures. Aliment Pharmacol Ther 18:409–413, 2003.
58. Moum B, Ekbom A, Vatn M, et al: Inflammatory bowel disease: Re-evaluation of the diagnosis in a prospective population based study in southeastern Norway. Gut 40:328–332, 1997.
59. Langevin S, Menard DB, Haddad H, et al: Idiopathic ulcerative proctitis may be the initial manifestation of Crohn's disease. J Clin Gastroenterol 15:199–204, 1992.
60. Vasiliauskas E, Plevy S, Landers C, et al: Perinuclear antineutrophil cytoplasmic antibodies in patients with Crohn's disease define a clinical subgroup. Gastroenterology 110:1810–1819, 1996.
61. Abreu M, Vasiliauskas EA, Kam LY, et al: Use of serologic tests in Crohn's disease. Clin Perspect Gastroenterol 4:155–164, 2001.
62. Dundas SA, Dutton J, Skipworth P: Reliability of rectal biopsy in distinguishing between chronic inflammatory bowel disease and acute self-limiting colitis. Histopathology 31:60–66, 1997.
63. Marshall J, Singh R, Diaz-Arias A: Chronic unexplained diarrhea: Are biopsies necessary if colonoscopy is normal? Am J Gastroenterol 90:372–376, 1995.
64. Tedesco F, Hardin R, Hardin R, Harper R, et al: Infectious colitis endoscopically simulating inflammatory bowel disease: A prospective evaluation. Gastrointest Endosc 29:195–197, 1983.
65. Bayerdorffer E, Hochter W, Schwarzkopf-Steinhauser G, et al: Bioptic microbiology in the differential diagnosis of enterocolitis. Endoscopy 18:177–181, 1986.
66. Cottone M, Pietrosi G, Martorana G, et al: Prevalence of cytomegalovirus infection in severe refractory ulcerative and Crohn's colitis. Am J Gastroenterol 96:773–775, 2001.
67. Ratliff DA, Carr N, Cochrane JP: Rectal stricture due to actinomycosis. Br J Surg 73:589–590, 1986.
68. Thompson JR, Watts R Jr, Thompson WC: Actinomycetoma masquerading as an abdominal neoplasm. Dis Colon rectum 25:368–370, 1982.
69. Crowson T, Hines C: Amebiasis diagnosed by colonoscopy. Gastrointest Endosc 24:254–255, 1978.
70. Nevin RW: The surgical aspects of intestinal amoebiasis. Ann R Coll Surg Engl 29:69–84, 1947.
71. Radhakrishnan S, Al Nakib B, Shaikn H, et al: The value of colonoscopy in schistosomal, tuberculous, and amebic colitis: Two-year experience. Dis Colon Rectum 29:891–895, 1986.
72. Li E, Stanley SL Jr: Protozoa: Amebiasis. Gastroenterol Clin North Am 25:471–492, 1996.
73. Preliminary FoodNet data on the incidence of foodborne illnesses—selected sites, United States, 2000. Morb Mortal Wkly Rep 50:241–246, 2001.
74. Blaser M, Parson R, Lou-Wang W: Acute colitis caused by *Campylobacter fetus* ss jejuni. Gastroenterology 78:448–453, 1980.
75. Loss R, Mangla J, Pereira M: Campylobacter colitis presenting as

inflammatory bowel disease with segmental colonic ulcerations. Gastroenterology 79:138–140, 1980.
76. Blaser MJ, Reller LB: Campylobacter enteritis. N Engl J Med 305: 1444–1452, 1981.
77. Guerrant RL, Lahita RG, Winn WC, et al: Campylobacteriosis in man: Pathogenic mechanisms and review of 91 bloodstream infections. Am J Med 65:584–592, 1978.
78. Kelly CP, Pothoulakis C, LaMont JT: *Clostridium difficile colitis.* N Engl J Med 330:257–262, 1993.
79. Jacobs NF Jr: Antibiotic-induced diarrhea and pseudomembranous colitis. Postgrad Med 95:111–120, 1994.
80. Tedesco FJ, Corless JK, Brownstein RE: Rectal sparing in antibiotic-associated pseudomembranous colitis: A prospective study. Gastroenterology 83:1259–1260, 1982.
81. Fekety R, Shah AB: Diagnosis and treatment of *Clostridium difficile colitis.* JAMA 269:71–75, 1993.
82. Patra S, Samal SC, Chacko A, et al: Cytomegalovirus infection of the human gastrointestinal tract. J Gastroenterol Hepatol 14:973–976, 1999.
83. Wilcox CM, Straub RF, Schwartz DA: Prospective evaluation of biopsy number for the diagnosis of viral esophagitis in patients with HIV infection and esophageal ulcer. Gastrointest Endosc 44:587–593, 1996.
84. Ilnyckyj A, Greenberg H, Bernstein C: *Escherichia coli* 0157:H7 infection mimicking Crohn's disease. Gastroenterology 112:995–999, 1992.
85. Anderson MD, Cerda JJ: AIDS-related infections of the GI tract and hepatobiliary tract. Pract Gastroenterol 13:37–46, 1989.
86. Nahass GT, Goldstein BA, Zhu LY, et al: Comparison of Tzanck smear, viral culture, and DNA diagnostic methods in detection of *Herpes simplex* and varicella-zoster infection. JAMA 268:2541–2544, 1992.
87. Haws C, Long R, Caplan G: Histoplasma capsulatum as a cause of ileocolitis. Am J Roentgenol 128:692–694, 1977.
88. Clarkston W, Bonacini M, Peterson I: Colitis due to *Histoplasma capsulatum* in the acquired immune deficiency syndrome. Am J Gastroenterol 86:913–916, 1991.
89. Bhargava DK, Tandon HD, Chawla TC, et al: Diagnosis of ileocecal and colonic tuberculosis by colonoscopy. Gastrointest Endosc 31:68–70, 1985.
90. Havath KD, Whelan RL: Intestinal tuberculosis: Return of an old disease. Am J Gastroenterol 93:692–696, 1998.
91. McMillan A, Lee FD: Sigmoidoscopic and microscopic appearance of rectal mucosa in homosexual men. Gut 22:1035–1041, 1981.
92. Kilpatrick ZM: Gonorrheal proctitis. N Engl J Med 287:967–969, 1972.
93. D'Aoust JY: Pathogenicity of food borne Salmonella. Int J Food Microbiol 12:17–40, 1991.
94. Hornick RB, Greisman S: On the pathogenesis of typhoid fever. Ann Intern Med 138:357–359, 1978.
95. Montefusco PP, Geiss AC, Randall S: Typhoid fever and massive intestinal hemorrhage. Contemp Surg 24:61–65, 1984.
96. Hepps K, Sutton F, Goodgame R: Multiple left-sided colon ulcers due to typhoid fever. Gastrointest Endosc 37:479–480, 1991.
97. Mohamed A, Al Karawi M, Yasawy M: Schistosomal colonic disease. Gut 31:439–442, 1990.
98. Khuroo MS, Mahajan R, Zargar SA, et al: The colon in shigellosis: Serial colonoscopic appearances in *Shigella dysenteriae* I. Endoscopy 22:35–38, 1990.
99. Matsumoto T, Iida M, Matsui T, et al: Endoscopic findings in *Yersinia enterocolitica* enterocolitis. Gastrointest Endosc 36:583–587, 1990.
100. Ryan C, Potter G: Disinfectant colitis. Rinse as well as you wash [editorial]. J Clin Gastroenterol 21:6–9, 1995.
101. Bilotta JJ, Wayne JD: Hydrogen peroxide enteritis: The "snow white" sign. Gastrointest Endosc 35:428–430, 1989.
102. Reinus JF, Brandt LJ, Boley SJ: Ischemic disease of the bowel. Gastroenterol Clin North Am 19:319–343, 1990.
103. Scowcroft C, Sanowski R, Kozarek R: Colonoscopy in ischemic colitis. Gastrointest Endosc 27:156–161, 1981.
104. Dignan CR, Greenson JK: Can ischemic colitis be differentiated from C. *difficile* colitis in biopsy specimens? Am J Surg Pathol 21: 706–710, 1997.
105. Walt R, Hawkey C, Langman M: Colitis associated with nonsteroidal anti-inflammatory drugs [letter]. BMJ 288:238, 1984.
106. Davies N: Toxicity of nonsteroidal anti-inflammatory drugs in the large intestine. Dis Colon Rectum 38:1311–1321, 1995.
107. Meisel J, Bergman D, Graney D, et al: Human rectal mucosa: Proctoscopic and morphological changes caused by laxatives. Gastroenterology 72:1274–1279, 1977.
108. Zwas F, Cirillo N, El-Serag H: Colonic mucosal abnormalities associated with oral sodium phosphate solution. Gastrointest Endosc 43:463–466, 1996.
109. Kuipers HC, Schreve RH, Hoedmakers H: Diagnosis of functional disorders of defecation causing the solitary rectal ulcer syndrome. Dis Colon Rectum 29:126–129, 1986.
110. Tjandra JJ, Fazio VW, Church JM, et al: Clinical conundrum of solitary rectal ulcer. Dis Colon Rectum 35:227–234, 1992.
111. Martin CJ, Parks TG, Biggart JD: Solitary rectal ulcer syndrome in Northern Ireland. 1971-1980. Br J Surg 68:744–747, 1981.
112. Ford MJ, Anderson JR, Gilmour HM, et al: Clinical spectrum of "solitary ulcer" of the rectum. Gastroenterology 84:1533–1540, 1983.
113. White CM, Findlay JM, Price JJ: The occult rectal prolapse syndrome. Br J Surg 67:528–530, 1980.
114. Zagar SA, Khuroo MS, Mahajan R: Sucralfate retention enemas in solitary rectal ulcer. Dis Colon Rectum 34:455–457, 1991.
115. Vaizey CJ, Roy AJ, Kamm MA: Prospective evaluation of the treatment of solitary rectal ulcer syndrome with biofeedback. Gut 41: 817–820, 1997.
116. Binnie NR, Papachrysostomou M, Clare N, et al: Solitary rectal ulcer: The place of biofeedback and surgery in the treatment of the syndrome. World J Surg 16:836–840, 1992.
117. Sitzler PA, Kamm MA, Nicholls RJ, et al: Long-term clinical outcome of surgery for solitary rectal ulcer syndrome. Br J Surg 85: 1246–1250, 1998.
118. Eaden JA, Abrams KR, Mayberry JF: The true risk of colorectal cancer in ulcerative colitis: A meta-analysis. Gastroenterology 48: 526–535, 2001.
119. Gillen CD, Walmsley RS, Prior P, et al: Ulcerative colitis and Crohn's disease: A comparison of the colorectal cancer risk in extensive colitis. Gut 35:1590–1592, 1994.
120. Gyde SN, Prior P, Macartney JC, et al: Malignancy in Crohn's disease. Gut 21:1024–1029, 1980.
121. Persson PG, Karlen P, Bernell O, et al: Crohn's disease and cancer: A population-based cohort study. Gastroenterology 107:1675–1679, 1994.
122. Weedon DD, Shorter RG, Ilstrup DM, et al: Crohn's disease and cancer. N Engl J Med 289:1099–1103, 1973.
123. Ekbom A, Helmick C, Zack M, et al: Increased risk of large-bowel cancer in Crohn's disease with colonic involvement. Lancet 336: 357–359, 1990.
124. Karlen P, Lofberg R, Brostrom O, et al: Increased risk of cancer in ulcerative colitis: A population-based cohort study. Am J Gastroenterol 94:1047–1052, 1999.
125. Ekbom A, Helmick C, Zack M, et al: Ulcerative colitis and colorectal

cancer: A population-based study. N Engl J Med 323:1228–1233, 1990.

126. Askling J, Dickman PW, Karlen P, et al: Family history as a risk factor for colorectal cancer in inflammatory bowel disease. Gastroenterology 120:1356–1362, 2001.

127. Soetikno RM, Lin OS, Heidenreich PA, et al: Increased risk of colorectal neoplasia in patients with primary sclerosing cholangitis and ulcerative colitis: A meta-analysis. Gastrointest Endosc 56:48–54, 2002.

128. Ransohoff DF, Ridell RH, Levin B: Ulcerative colitis and colonic cancer problems in assessing diagnostic usefulness of mucosal dysplasias. Dis Colon Rectum 28:383–388, 1985.

129. Vieth M, Stolte M, Mueller E, et al: Bioptical differential diagnosis of adenomas, dysplasias and carcinomas in patients with ulcerative colitis. Leber Magen Darm 3:125–132, 2000.

130. Tytgat GNJ, Dhir V, Gopinath N: Endoscopic appearance of dysplasia and cancer in inflammatory bowel disease. Eur J Cancer 31:1174–1177, 1995.

131. Odze RD: Adenomas and adenoma-like DALMs in chronic ulcerative colitis: A clinical, pathological and molecular review. Am J Gastroenterol 94:1746–1750, 1999.

132. Levine D, Reid B: Endoscopic biopsy technique for acquiring larger mucosal samples. Gastrointest Endosc 37:332–337, 1991.

133. Kudo S, Tamura S, Nakajima T, et al: Diagnosis of colorectal tumorous lesions by magnifying endoscopy. Gastrointest Endosc 44:8–14, 1996.

134. Rembacken BJ, Fujii T, Cairns A, et al: Flat and depressed colonic neoplasms: A prospective study of 1000 colonoscopies in the UK. Lancet 355:1211–1214, 2000.

135. Kiesslich R, Fritsch J, Holtmann M, et al: Methylene blue-aided chromoendoscopy for the detection of intraepithelial neoplasia and colon cancer in ulcerative colitis. Gastroenterology 124:880–888, 2003.

136. Lohmuller JL, Emberton JH, Dozois RR, et al: Pouchitis and extraintestinal manifestations of inflammatory bowel disease after ileal-pouch-anal anastomosis. Ann Surg 211:622–627, 1990.

137. Penna C, Dozois R, Tremaine W, et al: Pouchitis after ileal pouchanal anastomosis for ulcerative colitis occurs with increased frequency in patients with associated primary sclerosing cholangitis. Gut 38: 234–239, 1996.

138. Gionchetti P, Rizzello F, Venturi A, et al: Oral bacteriotherapy as maintenance treatment in patients with chronic pouchitis: A double-blind, placebo-controlled trial. Gastroenterology 119:305–309, 2000.

139. Sagar P, Taylor B, Goodwin P, et al: Acute pouchitis and deficiencies of fuel. Dis Colon Rectum 38:488–493, 1995.

140. deSilva H, Millard P, Kettlewell M, et al: Mucosal characteristics of pelvic ileal pouches. Gut 32:61–65, 1991.

141. Simchuk EJ, Thirlby RC: Risk factors and true incidence of pouchitis in patients after ileal pouch-anal anastomoses. World J Surg 24: 851–856, 2000.

142. Merrett MN, Mortensen N, Kettlewell M, et al: Smoking may prevent pouchitis in patients with restorative proctocolectomy for ulcerative colitis. Gut 38:362–364, 1996.

143. Keighley M: Review article: The management of pouchitis. Aliment Pharmacol Ther 10:449–457, 1996.

144. Gullberg K, Stahlberg D, Liljeqvist L, et al: Neoplastic transformation of the pelvic pouch mucosa in patients with ulcerative colitis. Gastroenterology 112:1487–1492, 1997.

145. Esaki M, Matsumoto T, Hizawa K, et al: Intraoperative enteroscopy detects more lesions but is not predictive of postoperative recurrence in Crohn's disease. Surg Endosc 15:455–459, 2001.

146. Lescut D, Vanco D, Bonniere P, et al: Perioperative endoscopy of the whole small bowel in Crohn's disease. Gut 34:647–649, 1993.

147. Klein O, Colombel J, Lescut D, et al: Remaining small bowel endoscopic lesions at surgery have no influence on early anastomotic recurrences in Crohn's disease. Am J Gastroenterol 90:1949–1952, 1995.

148. Whelan G, Farmer R, Fazio V, et al: Recurrence after surgery in Crohn's disease. Gastroenterology 88:1826–1833, 1985.

149. Hamilton SR, Reese J, Pennington L, et al: The role of resection margin frozen section in the surgical management of Crohn's disease. Surg Gynecol Obstet 160:57–62, 1985.

150. Chardavoyne R, Flint GW, Pollack S, et al: Factors affecting recurrence following resection for Crohn's disease. Dis Colon Rectum 29:495–502, 1985.

151. Pennington L, Hamilton SR, Bayless TM, et al: Surgical management of Crohn's disease: Influence of disease at margin of resection. Ann Surg 163:94–98, 1992.

152. Swain CP: The role of endoscopy in clinical practice. Gastrointest Endosc Clin N Am 9:135–144, 1999.

153. Ress AM, Benaccin JC, Sarr MG: Efficacy of intraoperative enteroscopy in diagnosis and prevention of recurrent, occult gastrointestinal bleeding. Am J Gastroenterol 89:2143–2146, 1994.

154. Costamagna G, Shah SK, Riccioni ME, et al: A prospective trial comparing small bowel radiographs and video capsule endoscopy for suspected small bowel disease. Gastroenterology 123:999–1005, 2002.

155. Eliakim R, Fischer D, Suissa A, et al: Wireless capsule video endoscopy is a superior diagnostic tool in comparison to barium follow-through and computerized tomography in patients with suspected Crohn's disease. Eur J Gastroenterol Hepatol 15:363–367, 2003.

156. Fireman Z, Mahajna E, Broide E, et al: Diagnosing small bowel Crohn's disease with wireless capsule endoscopy. Gut 52:390–392, 2003.

157. Ponsioen CY, Vrouenraets SM, van Milligen de Wit AW, et al: Value of brush cytology for dominant strictures in primary sclerosing cholangitis. Endoscopy 31:305–309, 1999.

158. Lee JG, Schutz SM, England RE, et al: Endoscopic therapy of sclerosing cholangitis. Hepatology 21:661–667, 1995.

159. van Milligen de Wit AW, van Bracht J, Rauws EA, et al: Endoscopic stent therapy for dominant extrahepatic bile duct strictures in primary sclerosing cholangitis. Gastrointest Endosc 44:293–299, 1996.

消化道感染

C. Mel Wilcox

24

引言 337
流行病学 337
发病机制 338
临床和内镜特征 339
　食管 339
　胃 341
　小肠 342
　结肠 344
病理学 345
鉴别诊断 346
治疗 346
　适应证和禁忌证 347
　内镜检查前病史和需要考虑的事项 347
　技术描述 348
　变异和少见情况 348
　内镜检查后处理 348
　并发症 348
未来趋势 348

引言

自从胃肠病专业创立以来，胃肠道（gastrointestinal，GI）感染的处理一直是胃肠道疾病的一个基本组成部分。然而，过去30多年中，对怀疑感染的患者可以进行急诊内镜检查同时黏膜活检，这是一种安全而准确的诊断方法，在治疗中对胃肠专家有重要帮助。内镜医师的重要性在于充分评估器官移植后和获得性免疫缺陷综合征（acquired immunodeficiency syndrome，AIDS）患者可能出现的胃肠道并发症。在这些背景下，感染是最常发生的并发症，胃肠道并发症的鉴别诊断和诊断方法与正常宿主是不同的。由于临床表现通常可以反映消化道受累的部位，因此可以提供诊断线索。所以本章以器官系统为基础，从内镜医师的角度对胃肠道感染进行全面评述。

适用于所有胃肠道感染的几种常见特征如下：

1. 临床表现由所感染的病原体决定。
2. 免疫缺陷患者感染的严重程度和慢性迁延性由免疫缺陷的原因、持续时间及类型决定。
3. 任何胃肠道感染的内镜特征表现多样并重叠，必须通过活检明确诊断。

流行病学

很多因素会影响胃肠道感染的患病率、发病率以及病因（表24-1）。正常人接触病原体后通常是偶然出现胃肠道感染，并且是自限性的。接触病原体的方式有许多，如职业（日托中心）、饮食、环境（污染的水），甚至药物。共存的宿主因素可以影响感染的临床表现，减轻或者恶化病情。对免疫抑制患者而言，感染的发病率和严重程度与免疫缺陷状态的病因和程度有关。例如接受实体器官移植患者在移植后早期由于使用大剂量免疫抑制药物，发生感染的风险最高。这段时期潜伏感染常见，感染的易感性最大。随着时间的推移，药物诱导的免疫抑制逐渐减弱，感染的发病率也随之下降。在人类免疫缺陷病毒（human immunodeficiency virus，HIV）感染患者中，当免疫功能恶化时，胃肠道感染的发病率明显上升，可以通过绝对CD4淋巴细胞计数对感染的危险进行精确分层[1, 2]。对免疫抑制者和正常人发生感染起作用的另外两个因素包括药物的使用（如抗生素或皮质激素）以及住院；这些因素易于发生感染。

胃肠道感染谱很宽且与每个患者独特的流行病学

表 24-1　与胃肠道感染的患病率和类型有关的因素
暴露
存在 / 引起免疫缺陷
移植和类型
AIDS
癌症
地理位置
医院环境
药物的使用

AIDS，获得性免疫缺陷综合征；GI，胃肠道。

因素有关。因为很多病原体通常只在免疫缺陷状态才感染，所以它们被称作机会性病原体。特定的免疫缺陷状态、病理生理学及严重程度决定了感染的病原谱。此外，在一个特殊的危险群体中（如实体器官移植），由于免疫抑制程度不同，所以感染的原因和频率也不同。例如由于要求使用更强效和更持久的药物诱导免疫抑制以防止心脏排斥，故而心脏移植后比肝移植后更常发生感染。在正常人中机会感染是很罕见的，且与免疫缺陷患者相反，这些感染通常是自限性的[3,4]。通常，发生机会感染所需免疫缺陷状态越严重，在正常人中见到这种病原体的可能性就越小。例如尽管单纯疱疹病毒（herpes simplex virus，HSV）在不同的健康人中是一种常见的病原体[3]，但HSV食管炎还是最常见于有易感因素的患者。相反，在移植术出现之前，巨细胞病毒（cytomegalovirus，CMV）仍然是一种罕见的病原体，在任何患者中发现巨细胞病毒都提示有某种免疫功能障碍[4,5]。目前CMV被看作是最常见的机会感染之一。感染频率与既往CMV的高患病率有关，发达国家CMV的血清阳性率超过90%[6]和完全免疫抑制期间出现CMV潜伏感染复发也反映了这一点。

免疫抑制患者胃肠道感染的发病率一直在变化（主要是下降）。大量研究已经详细说明了免疫缺陷时并发感染的病程和疾病谱[7]。根据这些观察资料，在最容易接触感染期间，针对性使用抗生素来预防感染已成为常规治疗。与免疫受损程度相关的感染风险及病原体决定了不同时期使用不同级别的抗生素。然而，预防性使用抗生素与其他感染风险的增加及耐药性的产生有关。例如，目前AIDS患者可以存活更长时间[8]，在这些患者中预防性治疗卡氏肺孢子虫肺炎可以增加其他机会感染的患病率（如病毒性疾病）。一些接受器官移植的患者选择性预防治疗念珠菌感染和AIDS患者普遍口服抗真菌治疗都可以减少真菌感染的发病率，但这与念珠菌耐药性有关[9]。在HIV感染患者中使用高效抗逆转录病毒治疗明显减少了包括感染和肿瘤在内的胃肠道并发症[10-12]。选择性更高的免疫抑制治疗，如环孢霉素，有利于减少移植后感染的发病率[13]。除了使用抗生素外，其他预防性治疗也有助于减少机会感染。在高危移植患者中，CMV血清抗体阴性受体使用CMV血清阴性的器官和血制品，骨髓移植后患者使用除去淋巴细胞的血小板以及其他预防性抗病毒治疗，这些措施都降低了CMV的发病率[14-16]。

随着以商业和娱乐为目的而进行的国际旅游的增加，地理因素在一些胃肠道感染的患病率中起到了越来越重要的作用。世界上某些地方和一些国家某些特殊地区的病原体是地方性的。在美国，中西部各州和密西西比流域组织胞浆菌病是地方病，在美国西南部球孢子菌病是地方病。在第三世界国家，结核（TB）是地方病，胃肠道受累常见。最近，*Penicillium marneffei*（青霉菌）被认为是一种病原体，而且其发病的地理位置仅局限于东南亚[17]。旅游者腹泻通常由肠道致病性大肠杆菌所致，特征性地出现于到墨西哥和其他发展中国家旅游的人群中[18]。

总之，胃肠道感染的频率、病原谱、感染的严重程度以及累及的器官是由接触有感染性的病原体、个人嗜好（宿主因素）以及病原体的器官特异的趋向性所共同决定的。详细的病史应包括潜在的接触、病因、免疫缺陷状态（如果存在的话）以及同临床表现关系密切的特殊流行病学因素等。详细询问病史将发现感染的潜在病因。

发病机制

胃肠道感染的发病机制为：（1）接触病原体；(2) 既往感染的再激活复发；(3) 共生生物体过度生长；(4) 局部蔓延或播散。除了局部蔓延外，任何感染过程中累及的特殊器官都是由感染病原体器官特异的趋向性所决定的。例如念珠菌和HSV几乎只感染鳞状上皮，而空肠弯曲菌和志贺杆菌是结肠的病原体。

讨论任何发病机制，宿主相关因素是固有的讨论重点。大量非特异性及免疫为基础的防御机制不仅预防胃肠道感染，而且减轻了胃肠道感染[19]。疾病、药物或者衰老改变了这些屏障。唾液是一个有效的生理屏障，唾液的物理性质、唾液和肠道分泌物中含有的其他免疫球蛋白形成了一道重要的早期防线。胃酸是肠道病原体的一道屏障，研究已经显示胃酸过少是霍乱和其他胃肠道感染的一个危险因素[20]。胃肠道的运动使咽下的病原体通过肠道，防止肠郁积，肠郁积可能使细菌过度生长。Paneth细胞分泌的天然抗菌蛋白，称为防御素，似乎在宿主对肠道细菌感染的反应中起主要作用[21]。

黏膜免疫系统是由炎症细胞组成的，最重要的是T细胞[19]。接触外来抗原后，这些细胞分化为辅助细胞或细胞毒细胞，这取决于细胞是表达CD4还是CD8受体。这些细胞释放的细胞因子在感染局限中起到主要作用，但是也导致组织损伤。黏膜免疫系统在预防和控制感染中发挥关键作用，这可通过AIDS中胃肠道感染的模式和严重程度来证实，AIDS时来自体循环和黏膜免疫系统的CD4淋巴细胞进行性减少[22, 23]。这些细胞的减少使小肠易于发生机会感染，如隐孢子虫病和微孢子虫病。同样地，由于药物诱导或免疫缺陷产生的淋巴细胞功能障碍者，容易发生有症状的原发感染或感染复发（如CMV）。

这里的大部分胃肠道病毒性感染被认为是感染复发，而不是最近接触病原体所致（原发感染）。正常情况下，儿童时期暴露于这些感染后，系统和黏膜免疫系统可以控制这些感染。然而，免疫缺陷时感染就难以控制了。

念珠菌是口咽和食管的共生菌。通常念珠菌数量很少，但是即使在正常宿主内，在某些情况下如使用抗生素、吸入或口服皮质激素、抗酸治疗或胃酸过少、糖尿病、酒精中毒、营养不良、年老、头颈和胸部放疗以及食管动力障碍也能发病。细胞免疫的改变导致念珠菌定植和浅表的感染，而体液免疫（粒细胞）防止疾病扩散和传播。细菌性食管炎由多种微生物的感染所致，包括口腔菌丛，尤其是革兰阳性菌，包括草绿色链球菌、葡萄球菌以及其他细菌。在绝对粒细胞减少或粒细胞功能严重受损时，出现这些食管炎少见的病因，在这种情况下，共生细菌侵入被反流性疾病、放疗或化疗损伤的黏膜，导致活动性局部感染和隐匿性传播[24]。

胃肠道感染可能继发于邻近器官的活动性疾病。食管疾病可能是由于邻近的纵隔淋巴结感染或肺实质感染所致[25]，或者通过一个引流瘘管或梗阻淋巴管的传播感染所致，导致气管食管瘘[26]。机会感染导致淋巴造血系统广泛播散，可引起胃肠道任何部位的弥漫性或限局性疾病，这一过程通常仅限于免疫缺陷最严重的患者[27, 28]。

大部分肠道感染可引起组织炎症，但炎症程度不同。对病原体的局部免疫反应中，局部细胞因子的上调起主要作用，但是也可能引起组织损伤。例如CMV食管炎与黏膜内促炎细胞因子——肿瘤坏死因子-α的高浓度有关[29]。在许多胃肠道感染（尤其是细菌感染）引起的临床表现和组织损伤中，毒素的产生和毒力因子起重要作用[30]。

总之，消化道感染出现于特定的流行病学条件和适宜的宿主中。组织免疫系统对预防机会感染起关键作用，另外，当免疫系统缺乏时，这些病原体引起的感染可能是慢性的，有可能致命。暴露于这些病原体是发病的重要因素；然而，以前阐述的并存的易患因素，如抗生素和/或化疗，在正常和免疫抑制的宿主中都起致病作用。

临床和内镜特征

许多因素影响对胃肠道感染可疑患者的诊断方法。根据可能的致病原范围，慢性症状和症状的特征、累及的器官系统以及体格检查决定诊断策略。众所周知，对免疫抑制患者而言，免疫缺陷综合征的病因和严重程度在诊断方法中起重要作用。

食管

临床特征

在正常宿主和免疫抑制患者中，食管感染最常见的病因是疱疹病毒，其次为念珠菌[5, 31-34]。CMV更常见于AIDS患者，而HSV更常见于正常宿主和非HIV感染的免疫抑制患者。吞咽痛是食管感染的特有症状，引起食管溃疡的感染几乎全有吞咽痛[5, 35]。虽然较少见，但在食管感染（尤其是念珠菌性食管炎）也可伴有吞咽困难，吞咽困难也可由于感染或感染后遗症所致的食管梗阻或功能障碍所致。通常有溃疡时才能引起出血，常是轻度出血，但如果合并凝血功能障碍，也可能发生大出血[36]。当有气管支气管瘘形成或同时有肺部受累时，肺部症状可能为主要症状。AIDS患者常同时存在多种食管疾病，这使得治疗更加复杂[5, 37]。

体格检查，尤其是口咽部的检查，在食管感染的诊断中是有用的。近2/3的AIDS和食管念珠菌病患者有口腔念珠菌病（鹅口疮）[38]。在其他免疫缺陷患者中，口咽念珠菌病通常也与食管念珠菌病有关[5]。然而，应该意识到，如果正在进行抗真菌治疗（如正在口服制霉菌素），则可无鹅口疮。此外，存在口咽念珠菌病不能证实念珠菌是惟一引起症状的病因，无口咽念珠菌病也不能排除念珠菌性食管炎。慢性皮肤黏膜念珠菌病患者可能有真菌感染黏膜、头发、指甲以及皮肤，这种患者通常有肾上腺或甲状旁腺功能障碍的病史。HSV患者同时有口咽部溃疡是常见的，但是CMV食管炎或其他系统感染中口咽部溃疡不常见[39, 40]。

除了念珠菌属外，疱疹病毒是最常见的引起食管炎的感染原。移植术后，作为食管炎的病因，HSV和CMV发病率相同[5]，然而，AIDS患者中，HSV食管炎相对不常见，比CMV少见得多。在一项研究中，包括100名患有食管溃疡的HIV感染患者，仅有9例发现HSV（有4例HSV和CMV是共同致病原）[34]。HSV引起的食管感染通常表现为突发性的严重吞咽

表 24-2　以器官系统和病原体为基础的内镜下表现的鉴别诊断

表现	食管	胃	小肠	结肠
斑块	念珠菌 HSV	隐球菌 MAC	MAC 隐球菌	难辨梭状芽孢杆菌 CMV
炎症 *	HSV CMV	CMV 隐球菌 隐孢子虫	隐孢子虫	细菌 CMV
糜烂 / 溃疡	任何感染	CMV TB 梅毒	CMV 隐孢子虫和隐球菌	细菌 CMV Histo 阿米巴 类圆线虫
狭窄	CMV TB Histo Blasto	隐孢子虫 TB	CMV TB	CMV TB
包块	CMV TB	CMV	CMV	CMV Histo

* 水肿，上皮下出血。
Blasto，芽生菌；CMV，巨细胞病毒；Histo，组织胞浆菌；HSV，单纯疱疹病毒；MAC，鸟分枝杆菌复合体；TB，结核分枝杆菌。

痛、烧心或胸痛[39]。尸体解剖研究显示患者可无食管症状。在食管感染时，可能同时存在口唇疱疹（即唇疱疹）和口咽溃疡，口唇疱疹和口咽溃疡也可能先于或后发于食管感染，皮肤感染少见[5]。许多全身表现包括低热或上呼吸道症状，可能先于食管症状出现。在未治疗的免疫功能正常者中，HSV食管感染在症状出现2周内可自发缓解。出血作为首发表现很少见，可能见于缺乏食管症状的患者。

在 CMV 食管炎中几乎全都有吞咽痛，而且很严重。据报道可能有胸痛、体重减轻以及发热。这些症状比急性 HSV 的表现相对缓慢一些（也可称亚急性）。在其他器官（如视网膜炎或结肠炎）中，既往或同时合并 CMV 感染并不少见。虽然移植患者中视网膜炎很少见，但是近 15% 的 AIDS 患者在诊断胃肠道疾病时可能有视网膜炎[40]。

其他累及食管的病原体很少见。重度中性粒细胞减少症患者可以出现细菌性食管炎，通常这些患者有血液系统肿瘤，但是偶尔在骨髓移植后[33]、糖尿病酮症酸中毒[41]或激素治疗患者中可见。其表现与其他感染相似。据报道累及食管的细菌有布鲁菌[42]、放线菌[43]、诺卡菌[44]和B.henselae[45]。食管结核的症状取决于食管受累的程度和类型[26, 46, 47]。发热和体重减轻常见。由于气管、支气管或胸膜腔瘘管形成，所以肺部症状常为主要症状。由于纤维化形成长段狭窄或牵拉所致的食管憩室可引起明显的吞咽困难。食管溃疡或结核性动脉食管瘘引起的上消化道出血可能为主要表现。已经报道患有食管鸟分枝杆菌复合体（MAC）的AIDS患者可由于严重的黏膜病变导致出血[48, 49]。累及食管的真菌和寄生虫病除了念珠菌以外已经很少有报道[50-55]。

钡餐在诊断食管感染中作用很小。任何患者，如果出现严重吞咽痛限制了吞钡能力就可能妨碍充分检查。尽管某些疾病的食管X线片的特殊表现更典型[56]，考虑到可能有重叠表现，因此这些表现多是非特异性的，通常需要内镜下活检。此外，由于病因的广泛性并需要特殊抗生素治疗，因此必须明确诊断，而不是经验性抗生素治疗。然而，肺门部位到支气管树或纵隔的窦道或瘘管形成高度提示结核，但也可能是恶性肿瘤所致。食管肿瘤可能与溃疡型结核肉芽肿包块或CMV溃疡相似[57-59]。胸片或计算机断层扫描（CT）有助于结核的诊断。

内镜特征

食管病变的特征提供了非常重要的诊断线索。因为食管病变的特征形成了鉴别诊断的基础，所以应该记录所有内镜下异常的部位、大小以及外观，随访时前后病变之间的比较也有价值。重要的是，病变的鉴别诊断决定了病变如何取样及对活检和 / 或细胞学标本进行何种诊断性试验（后面讨论）。血清学试验在诊断急性感染性食管炎中作用不大。

食管的内镜检查对诊断食管念珠菌病（表 24-2）

是最敏感及特异的检查方法。念珠菌性食管炎内镜下表现具有特征性（图24-1），可以根据公认的标准进行分级[60]。边缘锐利的大溃疡应该不是念珠菌感染所致。HSV食管炎内镜下的特征反映了其病理特征：可见不连续的边缘锐利的浅溃疡，通常很小（不超过1cm）；弥漫性糜烂性食管炎；或很少见的小囊泡（图24-2）[5, 61]。表面覆盖渗出物的散在小病变应考虑食管念珠菌病。CMV 感染所致的深溃疡很少见。

CMV的特征性改变是单个或多发的溃疡，这种病变在 AIDS 患者很明显。然而，与其他感染一样，已有外观变异的报道，从多发性浅溃疡到单发巨大溃疡，还可表现为弥漫性浅表性食管炎[62]（图24-3）。由于既往感染过 CMV 的比例很高，所以血清试验对其诊断没有帮助，但是血液中CMV DNA阴性或血液中抗原阴性提示可能为另一诊断。食管结核表现为内镜下很容易发现的一个通到气管支气管树的瘘管，类似肿瘤的溃疡或肿块少见。在南美克氏锥虫地方病流行区的正常宿主体内，克氏锥虫可以累及食管肌层神经丛，引起Chagas病，其临床、X线、测压及内镜下的表现与特发性失弛缓很难鉴别[63]。可以通过抗体检查来明确诊断。有人以病例报告的形式描述了其他少见感染的内镜表现，与其他感染类似。

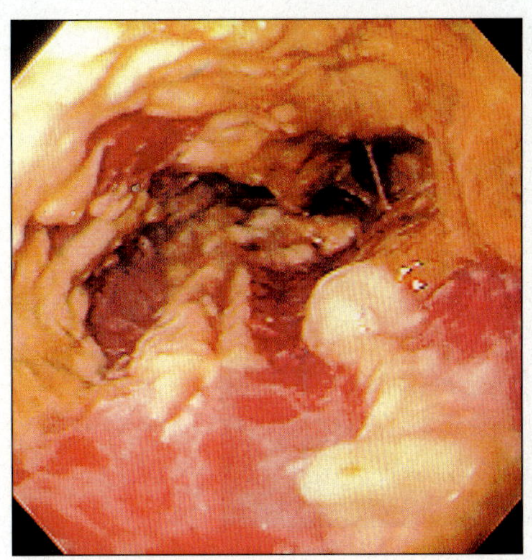

图24-1　念珠菌性食管炎——食管腔覆有多发性黄色斑块。去掉一些斑块后，可以见到下面正常的黏膜。

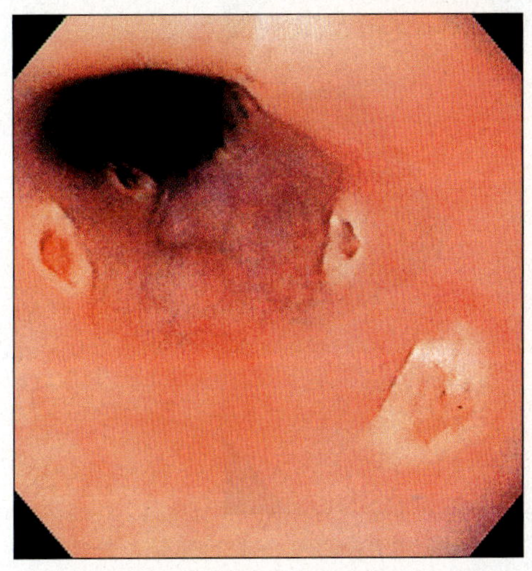

图 24-2　单纯疱疹病毒性食管炎——多发性小溃疡，一些呈“火山”样表现，这是单纯疱疹的典型表现。注意溃疡之间的黏膜是正常的。

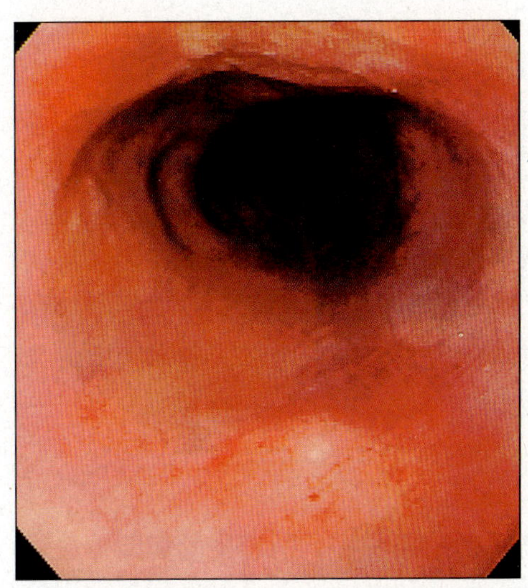

图24-3　巨细胞病毒性食管炎——食管中段两个溃疡，溃疡周围黏膜正常。

胃

临床特征

胃部感染与食管感染相比，其有症状的发病率要少见得多。胃内主要的病原体是幽门螺杆菌（*H. pylori*）和CMV；寄生虫和分枝杆菌也有报道，但不常见。由于胃部感染相对不常见，因此我们通过病例报道或小系列研究了解大部分感染的主诉和内镜表现。除了幽门螺杆菌外，胃部大多数感染出现于免疫缺陷时。胃部感染典型症状为上腹痛，通常是有规律性的，可放射到背部。常见的伴随症状包括恶心伴或不伴呕吐；当严重黏膜感染时呕吐症状较明显。仅有呕吐而无上腹痛很少见，但也可发生。不一定有发热和体重减轻。如果感染性病原体侵犯小肠，则主要表现为腹泻。出血（包括潜血和显性出血）通常是黏膜溃疡的标志。然而，因为大多数胃部感染为浅表性，因此除非存在凝血功能障碍，否则很少出现大出血。与食管感染相同，所感染的病原体决定了主要症状。例如 CMV 胃部感染主要引起溃疡；因此，最常见表现为腹痛伴或不伴出血。不合并溃疡的胃炎的黏膜感

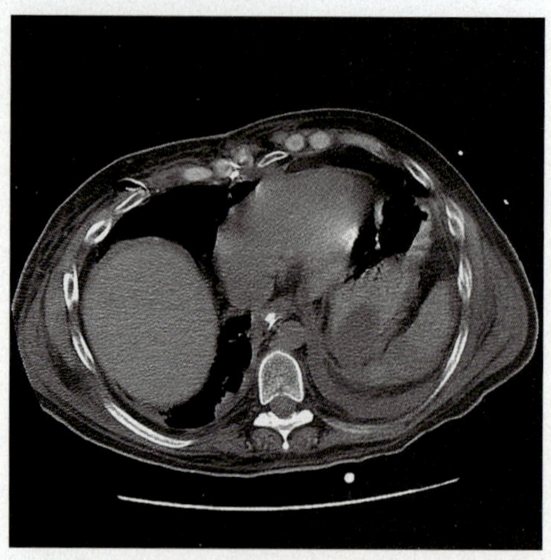

图24-4　胃毛霉病。计算机断层扫描（CT）可见胃壁大范围的低密度区域。

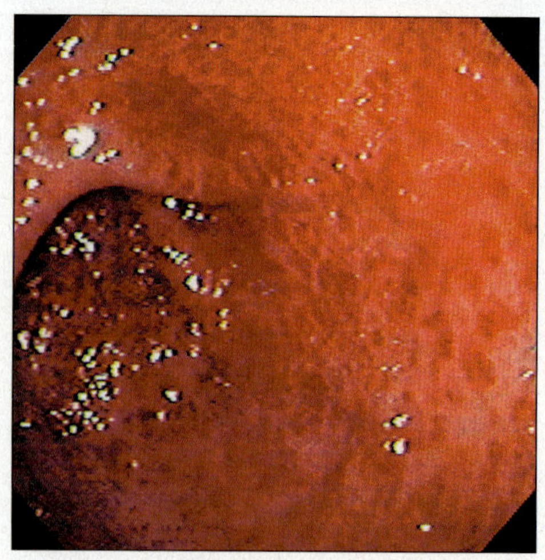

图24-5　巨细胞病毒性胃炎——弥漫上皮下出血，其中一些在胃窦部融合。该患者也有几个小糜烂。

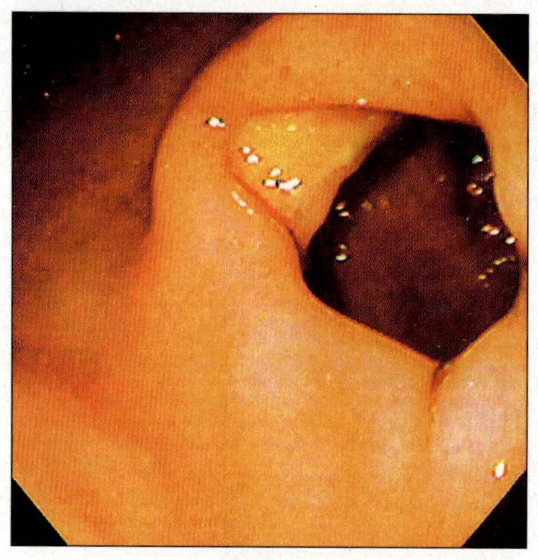

图24-6　巨细胞病毒引起幽门管溃疡——幽门管有一个半环型溃疡，基底清洁。这一病变类似消化性溃疡。

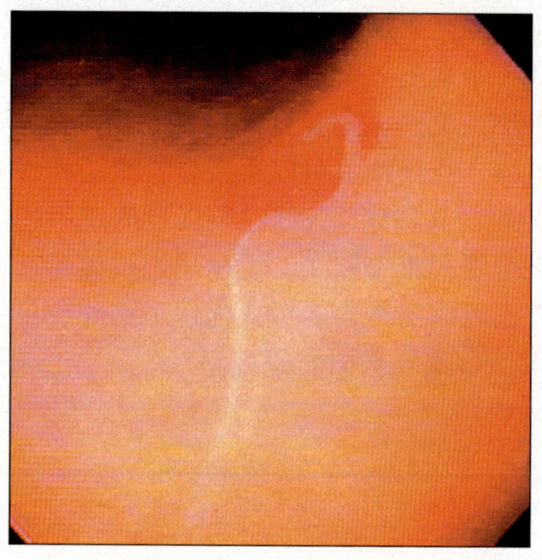

图24-7　异尖线虫病——境界清楚的黏膜下出血，一个小蠕虫出现于出血的中心。用活检钳将这一蠕虫取出。

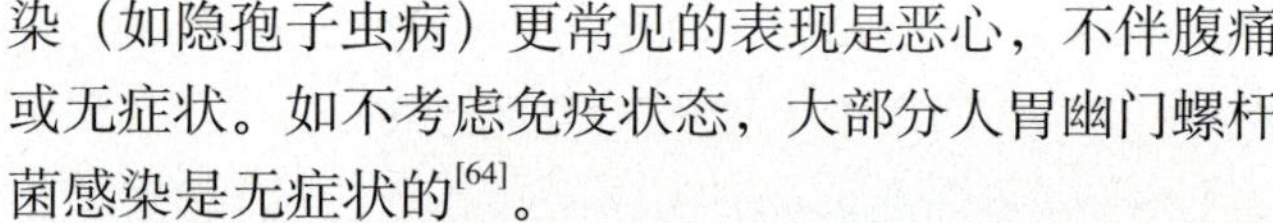

染（如隐孢子虫病）更常见的表现是恶心，不伴腹痛或无症状。如不考虑免疫状态，大部分人胃幽门螺杆菌感染是无症状的[64]。

体格检查通常无提示作用。可有上腹轻压痛。便潜血阳性不具有特异性。

放射学研究能提示存在胃部感染。尽管放射学检查常有异常发现，但是表现不特异，常要求进一步行内镜检查。胃部感染的钡餐表现包括皱襞增厚或溃疡，此外CT最常见表现为胃壁增厚，通常呈弥漫性及肿块样局限性病变（图24-4）。

内镜特征

如同所有胃肠道感染一样，所感染的病原体决定了内镜下的表现，临床和内镜下表现的疾病严重程度取决于免疫缺陷是否存在及严重程度。CMV，胃部最常见的机会性致病原，特征性表现通常为伴有出血的弥漫性胃炎（图24-5）[65]。黏膜破损的典型表现为局灶性或弥漫性糜烂或平坦型溃疡（图24-6），这些溃疡巨大，通常边缘锐利，看上去类似恶性肿瘤[57]。真菌感染和二期梅毒也可出现巨大溃疡[66, 67]。内镜下胃隐孢子虫和分枝杆菌感染的特征表现为炎症、息肉、甚或窦部狭窄[68-72]。在正常宿主，患胃异尖线虫病与摄入生鱼有关，在内镜检查时可以见到异尖线虫蚴虫并且可以取出（图24-7）[73, 74]。

小肠

临床特征

小肠感染主要的病原是寄生虫。正常宿主中主要是贾第鞭毛虫感染。除了CMV外，移植患者小肠机

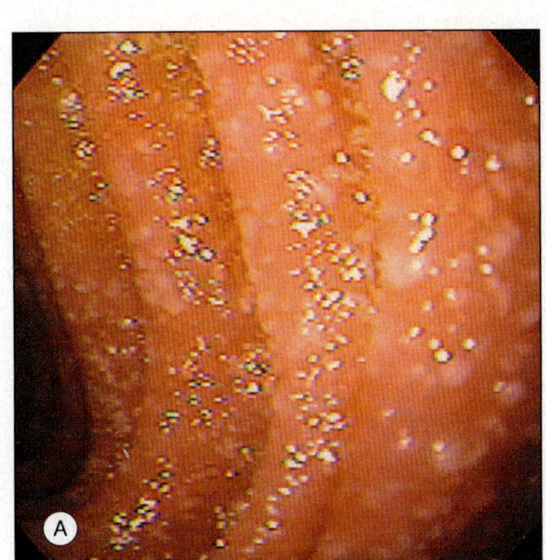

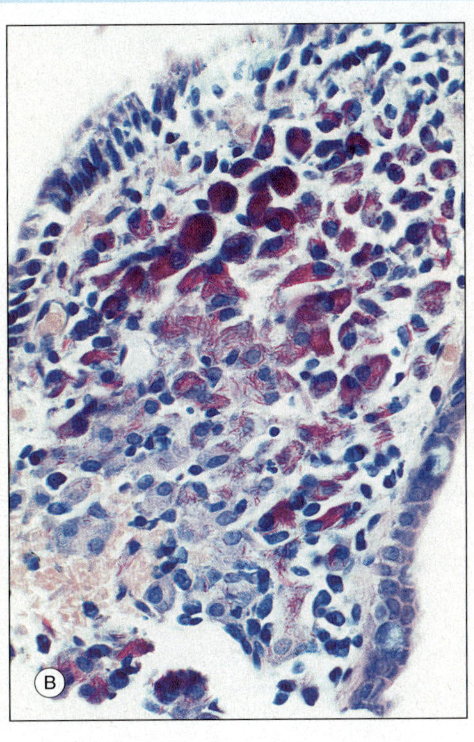

图 24-8　十二指肠鸟分枝杆菌复合体（MAC）。A. 肠MAC典型病变为多发的、边缘锐利的、丘疹性病变。B. 黏膜活检抗酸染色显示固有层有大量分枝杆菌。

会性感染不常见，但隐孢子虫和微孢子作为常见病原体是 AIDS 的标志。尽管隐孢子虫是存在免疫缺陷综合征的典型病原体，但是在单一病原暴发感染期间，正常宿主也可见到该病原体自限性感染，可能是急性腹泻更常见的原因[75]。MAC，主要限于AIDS患者的病原体，是一种常见的小肠病原体，在诊断时已经出现广泛播散（图24-8）。CMV引起近端小肠局部感染，已经有报道CMV、细菌、分枝杆菌、真菌以及寄生虫引起末端回肠炎[76-85]。

腹泻是小肠感染的特征，病因和宿主决定了腹泻的严重程度和病程。肠隐孢子虫病的特征表现为严重水泻，可以导致脱水，而其他大部分病原体表现为轻微病变。尽管任何腹泻都可以出现痉挛痛，对CMV肠炎和MAC[48]而言，最典型的症状是更为持久的腹部不适。尽管脂肪泻提示为胰腺疾病而不是小肠疾病，但是当小肠感染弥漫而严重时，吸收不良症状可能很突出。当腹泻量更大时，可能出现肠鸣。因为 CMV 通常引起局限性黏膜溃疡，溃疡间黏膜正常，所以在无腹泻患者可出现腹痛和明显出血。在一些感染中可以有很明显的体重减轻。众所周知，据报道，CMV、细菌、TB、MAC 以及寄生虫（包括孢子球虫）等所致的末端回肠炎可能导致右下腹痛综合征。肠穿孔所致的急腹症最常由 CMV 感染所致[84]。

体格检查从正常到恶液质和脱水，不同病人表现不同。脱水和电解质紊乱提示病情更严重（如隐孢子虫病）。腹部有压痛提示为CMV感染或者MAC感染。便潜血不具有特异性。有肠外的体征和症状提示可能为耶尔森菌感染[85]。

在怀疑小肠感染时，放射学检查的诊断价值有限。如果必须做小肠造影，则该检查可能掩盖粪便检查结果。如果出现小肠壁节段性增厚，可以有很多鉴别诊断[81, 83, 86]，但 CT 检查对诊断是有帮助的。

内镜特征

小肠感染的内镜特征从正常到广泛出血和溃疡，表现不一。CMV病毒感染典型表现为局灶性糜烂和溃疡，此外，如果感染寄生虫，常可见微小黏膜改变。有报道弓形体感染可以引起溃疡[80]。小肠黏膜萎缩与感染有关，内镜下表现非常像口炎性腹泻[87, 88]。MAC感染有一个特征性表现，可为小结节，也可以为融合性病变，常呈黄色，类似Whipple病（图24-8）。播散性真菌感染也可表现为小结节样病变[89]。在少数情况下，如果出现梗阻，则主要出现梗阻症状。TB典型表现为回肠狭窄和溃疡，这在 CMV 是很少见的（图 24-9）；这一特征最好通过放射线检查而不是内镜检查来发现[86, 90, 96]。包括耶尔森菌属和沙门菌属在内的一些细菌感染也可见回肠炎[81, 82, 92]。应该知道的是，严重回肠炎的内镜和放射线特征可能与 Crohn 病相似。大部分小肠感染是弥漫性的，这一特征使结肠镜检查回肠并进行黏膜活检变得很重要。

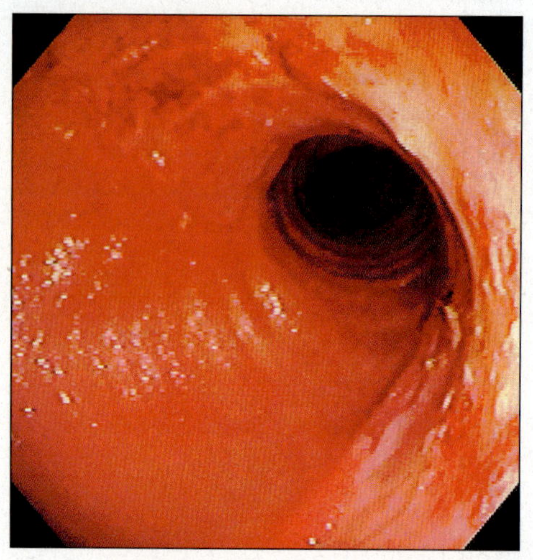

图24-9 巨细胞病毒性回肠炎——心脏移植和右半结肠切除术后患者，回肠结肠吻合口边缘锐利的半环形溃疡。

结肠

临床特征

同上胃肠道相反，细菌是结肠最常见的病原体。在大部分急性感染性腹泻和结肠炎中，最常分离出来的是弯曲杆菌[30]。根据临床经验，CMV是最常见的机会性病原体，此外不考虑免疫状态的情况下，最重要的致病原仍然是难辨梭状芽孢杆菌。

结肠感染的主要表现是腹泻和腹痛。不考虑免疫状态的情况下，细菌性结肠炎患者的典型表现为急性腹泻伴排便急迫、里急后重和少量出血。尽管典型结肠感染是急性的，尤其在正常宿主，但免疫缺陷患者表现为慢性或复发性腹泻。如果首先侵犯近端结肠，那么主要表现为右侧腹痛。大肠杆菌O157H7肠炎均有便血，无便血时不考虑这种细菌感染[93]。寄生虫能侵犯结肠，表现为急性腹泻（阿米巴病）或慢性水样腹泻（隐孢子虫病）；隐孢子虫病可以伴发小肠疾病。微孢子不侵犯结肠[87]。CMV结肠感染特征性表现为慢性的水样腹泻；主要特征是腹痛，可以出现便潜血和显性出血。细菌感染时常出现发热，CMV感染时较少发热，大部分寄生虫病无发热。MAC能侵犯结肠，尽管TB在发达国家很少见，但它可以侵犯结肠是公认的[90]。细菌或病毒引起的严重感染可以并发中毒性巨结肠及穿孔[94]。

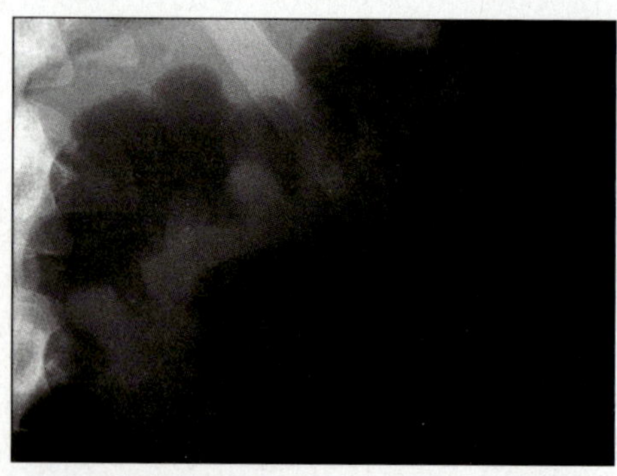

图24-10 结肠的指压痕。细菌性结肠炎患者腹平片上的特征性指压痕。

感染的致病原决定了体格检查结果。急性细菌性结肠炎时，患者可能出现中毒症状，明显的腹部压痛提示急腹症，腹痛可能是腹泻之外的主要表现。发热和腹痛也是严重难辨梭状芽孢杆菌结肠炎的主要特征。而实验室检查证实白细胞增多伴核左移是非特异性的。

最常用于诊断结肠感染的放射线检查是CT扫描。常因明显腹痛而进行这些检查。结肠壁增厚（可能很明显）是结肠炎的典型表现，在常规腹平片检查中也可以发现（图24-10）。CT上另外的表现可能有小肠增厚或淋巴结病变[94-96]。放射线异常可为局灶性或弥漫性，由感染的病因决定。怀疑结肠感染的患者如果需要进行钡灌肠检查，则应在所有粪便检查收集结束后进行。

内镜特征

结肠感染的内镜下表现不一，从正常到暴发性溃疡性结肠炎典型的全结肠重度水肿及溃疡形成，均可出现。弯曲杆菌、志贺杆菌及沙门菌感染在内镜下的表现相似，可有黏膜水肿、上皮下出血、糜烂及大小不一的溃疡（图24-11）。弯曲杆菌和沙门菌是引起远端结肠感染的典型病原体。此外，沙门菌和耶尔森菌感染首先累及右侧结肠和回肠[97-100]。伤寒沙门菌引起淋巴结增生，导致在Peyer小结上形成溃疡；这可以解释病变在肠内的位置[101]。然而，细菌性结肠炎时，结肠炎可为斑片状、节段性或弥漫性。难辨梭状芽孢杆菌的一个明显特征就是病变斑片状融合，通常位于远段结直肠（图24-12）。当病变很严重时，黏膜水肿很明显。CMV的特征性表现是上皮下出血，溃疡的位置不固定（图24-13）。炎症性肠病（溃疡性结肠炎或者Crohn病）的表现，也见于细菌和CMV感染时[102, 103]。HSV很少侵犯结肠，通常只侵犯远段直肠和肛门，这可能是由于HSV对鳞状上皮具有趋化性。阿米巴结肠炎可能类似暴发性结肠炎，更常见的是引起多发性溃疡，有可能被误诊为特发性炎症性肠病（图24-14）[104, 105]。隐孢子虫病的结肠镜下表现可为轻度水肿，也可为外观正常的结肠。TB表现为肿

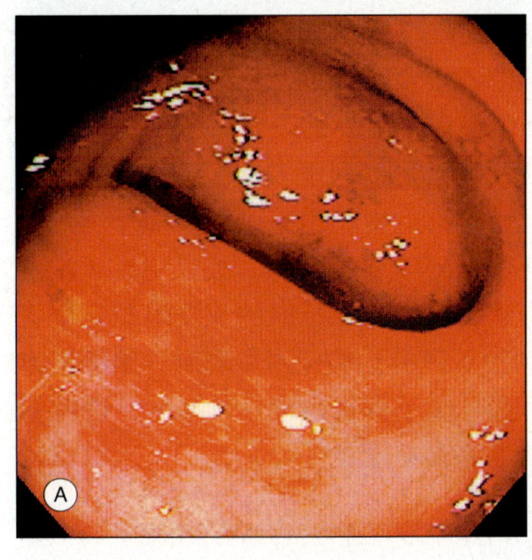

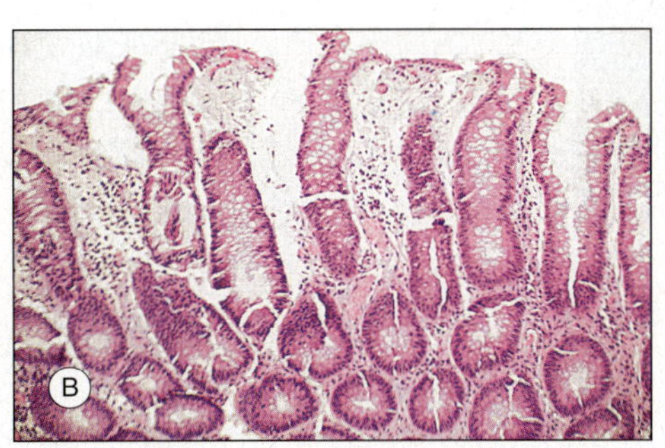

图24-11　弯曲杆菌结肠炎。A. 盲肠的局灶性上皮下出血和糜烂。B. 结肠活检HE染色显示结构完整、黏膜水肿、上皮下出血及急性炎症细胞。这是细菌感染所致的典型急性自限性结肠炎的表现。

块样病变或者匐行溃疡及结节[90]。真菌侵犯结肠的报道很少见，组织胞浆菌病可以引起明显溃疡或类似肿瘤的肿块样病变[106]。有关于蠕虫和其他结肠病原体的报道[107, 108]。如前所述，在评价并发症（如中毒性巨结肠）时，腹部 CT 可能有帮助[109-111]。

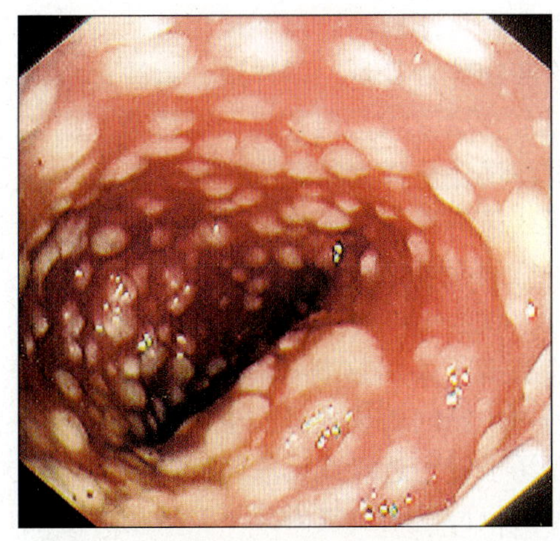

图 24-12　难辨梭状芽孢杆菌结肠炎。位于远段结肠的典型黄色斑块。

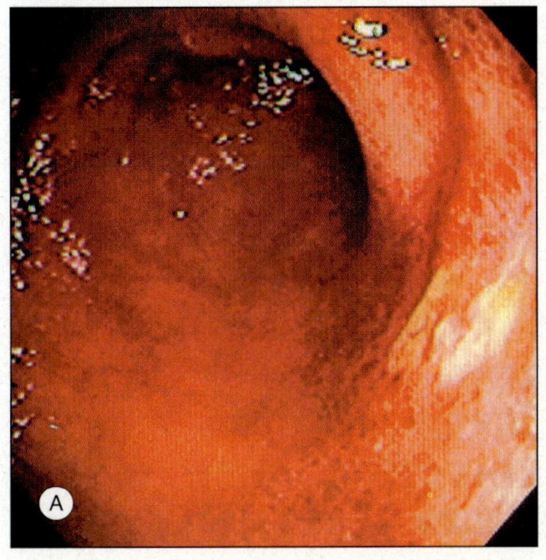

病理学

胃肠道感染的病理特征取决于感染的病原体，病原体的组织趋化性决定了侵犯的器官。食管念珠菌病的肉眼表现可以为黏膜表面的白色或黄色斑块，也可以为密集的厚斑块覆盖于黏膜，侵犯食管腔。尽管斑块可能被误认为“溃疡”，但斑块是由脱落的鳞状上皮细胞组成，混有真菌、炎症细胞及细菌[60]。单一念珠菌很少引起真正的溃疡（肉芽组织），已经证实真正的溃疡最常见于粒细胞减少患者或当念珠菌和溃疡其他病因同时存在时[37]。一些真菌可能出现深部的黏膜下感染，播散型真菌感染可以引起溃疡。

不管感染部位位于何处，病毒感染的特征性病变是黏膜糜烂及溃疡。HSV 感染通常局限于鳞状上皮，在这里最早出现的是囊泡。当囊泡增大和溃烂，它们融合形成更大的浅表性病变，典型病变是局灶性的，病变之间的黏膜正常。显微镜下显示溃疡边缘的鳞状上皮细胞呈多核、毛玻璃核，嗜酸性 Cowdry A 型包涵体可能占细胞核的一半。随着病情进展，这些包涵体可以有晕轮环绕，可能变得更加嗜碱性，填充细胞核，使细胞核增大、变形。CMV食管炎的组织学特征是黏膜溃疡。尽管 AIDS 的组织学特征是可变的，但其特征性病变是深溃疡。此外，在其他免疫抑制患者

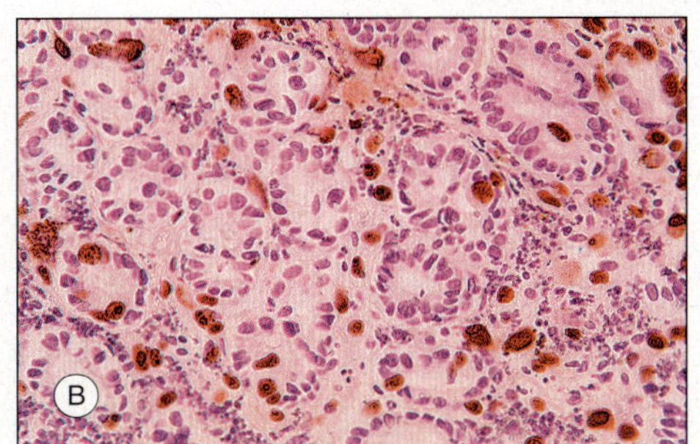

图24-13　巨细胞病毒（CMV）结肠炎。A. CMV感染时典型的上皮下弥漫性出血。B. CMV抗原免疫组织化学染色显示大量受感染的细胞。

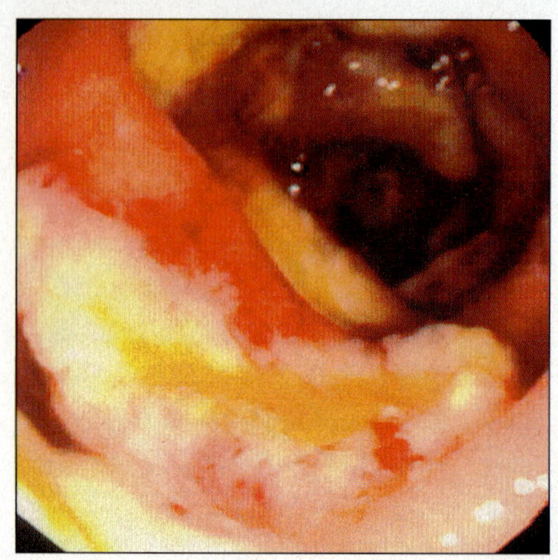

图 24-14　阿米巴结肠炎——斑块状的糜烂和溃疡提示炎症性肠病。(Courtesy of John L. Meisel， MD.)

中，病变趋向于更浅表。不管病变的深度如何，穿孔很少见。与 HSV 相反，CMV 病毒所致的细胞病变累及溃疡肉芽组织内的内皮和间质细胞，而不是鳞状上皮。包涵体巨大（巨细胞），常呈嗜酸性，可能位于细胞核内或者细胞质内[112]。在AIDS患者中，包涵体出现非典型改变[113]；一些患者的免疫组织化学染色对确认CMV很有价值，它们比常规HE染色显示更多受感染细胞（图 24-13B）[114]。如前所述，AIDS 患者 CMV 可与 HSV 或念珠菌或其他病原体共存。

细菌性食管炎的肉眼病变取决于致病的病原体，可为弥漫性、浅表性溃疡，也可为溃疡伴红斑、斑块、伪膜、结节或出血。显微镜检查显示伪膜和细菌的侵犯范围可为浅表性的，局限于鳞状上皮或有侵袭性，也可能穿透浸润到血管（即食管蜂窝织炎）。食管放线菌病的特征性病变是溃疡和窦道形成，这是由脓肿空洞所致，活检组织中可见到硫磺颗粒和丝状的革兰阳性分枝杆菌[43]。报道的一个病例中，B.henselae食管炎引起多发结节，这是由于有大量内皮细胞的毛细血管呈小叶状增殖所致[45]。胃部的细菌感染通常只有幽门螺杆菌感染，它可引起特征性的慢性活动性胃炎，常伴有淋巴滤泡聚集[115]。胃蜂窝织炎（发病机制尚未明确）可能有革兰阳性和革兰阴性杆菌共同参与[116]。在病理上，有分叶核白细胞增高的隐窝脓肿而且黏膜结构维持完好，则证实有急性细菌性结肠炎存在。这些特征有助于与特发性炎症性肠病进行鉴别[117]。

隆凸水平的中段食管周围感染了 TB 的淋巴结通常引起继发性TB。在消化道其他部位，可能出现原发的TB黏膜感染。食管疾病也可以表现为气管食管瘘。组织学上，溃疡组织中有肉芽肿，分枝杆菌染色可以发现分枝杆菌。同TB相反，MAC不能引起结构完整的肉芽肿。MAC染色常发现大量细菌（图24-8B），此外，即使 AIDS 患者结核杆菌的数量也很少。

尽管 HE 染色是一种良好的染色方法，但该方法不能发现所有病原体。可以利用多种病原体特异性染色来帮助发现几乎全部的胃肠道感染（非疱疹病毒除外）。这些染色显示出感染的病原体，使其更易于被发现。在检查疱疹病毒时，病毒抗原的免疫组织化学染色很有帮助[118]。由于所有活检标本中均有一组染色方法不常规进行，因此为了保证病理学诊断的正确性，与病理医师进行联系是必要的[119]。

鉴别诊断

考虑诊断是由临床表现、危险人群及免疫缺陷的严重程度以及特殊的内镜表现决定的。尽管不同胃肠道感染的镜下表现可以相互重叠，但有些特殊病原体可有典型内镜下异常表现，具有器官特异性（表24-2）。

在食管，CMV食管炎和AIDS特发性食管溃疡两者很难鉴别[120, 121]。通常有两种情况可导致单发或多发的巨大溃疡。因为食管活检的病理表现相似，所以必须根据病史排除药物性食管炎。同样地，食管远端溃疡提示可能为胃食管反流病，但其病理学特征不能区分是特发性食管溃疡还是胃食管反流病。但二者的病史不同，且内镜表现有助于诊断胃食管反流。在HIV感染急性期可以见到食管小溃疡，这与病毒性或药物性食管炎相似[122]。机会感染可以导致食管狭窄[123]。病史结合黏膜活检有助于鉴别感染与胃食管反流病。

在许多感染中小肠的表现类似，也可能正常。尽管一些感染可能易于侵犯近段或远段部位，但除难辨梭状芽孢杆菌外，只通过病史或内镜下表现很少能鉴别细菌性结肠炎的病因。在这种情况下，粪便培养和血培养具有诊断意义。在合并慢性腹泻的免疫抑制患者中，单发或多发性结肠溃疡伴上皮下出血高度提示CMV 感染，但这一表现也可以由其他疾病所致。

治疗

幸运的是，对大多数胃肠道感染都可以进行有效的抗生素治疗（表 24-3）。决定治疗方案的是病原体，而非受累器官。对患有严重疾病和免疫缺陷的患者应该进行系统治疗。在正常宿主，许多感染是急性、自限性的，因此无须特殊治疗。实际上，在一些感染中（如大肠杆菌 O157H7）使用抗生素是禁忌的，并且存在潜在的危害性，对该病原体进行抗生素

表 24-3 推荐的胃肠道感染治疗方案

病原体	药物	剂量	给药途径	疗程	有效性（%）
念珠菌	酮康唑	200～400mg/d	PO	7～14 天	< 80
	氟康唑	100mg/d	PO/IV	7～14 天	～80
	伊曲康唑	200mg/d	PO	7～14 天	～80
	两性霉素 B	0.5mg/(kg·d)	PO/IV	7 天	> 95
组织胞浆菌	两性霉素 B	–	IV	–	> 90
	酮康唑	–	–	–	–
其他真菌	两性霉素 B	–	–	–	–
CMV	更昔洛韦	5mg/kg，bid	IV	2～4 周	～75
	膦甲酸	90mg/kg，bid	IV	2～4 周	～75
	缬更昔洛韦	900mg，bid	PO	14 天	> 90
HSV	阿昔洛韦	400mg，每日 5 次	PO/IV	14 天	> 90
	伐昔洛韦	1g，tid	PO	14 天	> 90
	泛昔洛韦	500mg，tid	PO	14 天	> 90
	膦甲酸	90mg/kg，bid	IV	14 天	> 95
	更昔洛韦	5mg/kg，bid	IV	14 天	> 95
分枝杆菌	与肺部疾病相同				
细菌	根据感染种类				
特发性溃疡	泼尼松	40mg/d，逐渐减量	PO	4 周	> 90
	沙利度胺	200～300mg/d	PO	4 周	> 90

Bid，每日 2 次；CMV，巨细胞病毒；GI，胃肠道；IV，静脉；HSV，单纯疱疹病毒；PO，口服；tid，每日 3 次。

治疗可能引起儿童溶血尿毒综合征[124]。对 HIV 感染患者，有免疫缺陷时使用高效抗逆转录病毒药物治疗很有效，是这种情况下任何机会感染的最基本治疗。确实，抗逆转录病毒治疗可以控制一些机会感染和AIDS相关肿瘤，这也强调了恢复免疫功能的重要性[125, 126]。同样地，在移植患者中，应尽可能减少免疫抑制药物的剂量，这在任何机会感染的处理中都发挥重要的辅助作用。

适应证和禁忌证

通常情况下，临床上怀疑胃肠道感染时，通过无创检查即能明确诊断。例如以腹泻为表现的小肠和结肠感染，通过粪便常规检查能够诊断。发热患者的血培养有助于诊断，在怀疑播散感染的病例中，骨髓检查也可能有助于诊断。在这种情况下，不首选内镜检查；对怀疑的病原体直接进行经验性治疗是最佳的初始治疗方案。对有食管念珠菌病危险的 HIV 感染患者而言，如果发现口咽部念珠菌病，则应该首先进行氟康唑经验性治疗，对于治疗无效的患者再行内镜检查（后面讨论）。对于病情不很严重的慢性腹泻患者，粪便检查可能发现病原体，但严重急性感染时，早期内镜检查对明确病因和指导治疗有帮助，活检有助于确诊。

内镜检查的禁忌证对任何患者都是相似的。如果要进行黏膜活检，则必须了解患者是否有严重的凝血功能障碍，并给予适当治疗。然而，如前所述，在一些病例中内镜下表现有助于诊断，没必要进行常规活检。

内镜检查前病史和需要考虑的事项

病史和流行病学特征决定了肠道感染的病因。在进行内镜检查前必须先了解患者有无肺部TB，以进行适当防护，预防呼吸道疾病。在一些病例中，内镜活检标本可能需要特殊培养基。当考虑为结核时，应准备分枝杆菌培养基。如前所述，内镜检查前必须了解有无凝血功能障碍。

AIDS 和鹅口疮患者存在吞咽困难和 / 或吞咽痛通常提示念珠菌性食管炎。因此，有鹅口疮的患者应该进行经验性抗真菌治疗，治疗失败者再进行内镜检查。由于抗真菌治疗起效快，因此大部分患者几天内临床症状就得以改善，所以对症状持续不缓解的患者应该在 1 周内进行进一步检查[127, 128]。由于在大部分患者中还发现念珠菌感染以外的其他疾病，因此如果患者接受经验性抗真菌治疗无效，则应进行内镜检查[129]。有关移植情况下的经验性治疗尚未进行严格的研究，但临床经验提示经验性治疗有效。对其他免疫抑制患者，急性腹泻的经验性治疗很实用，但是几乎未进行过相关研究。

技术描述

胃肠道感染的内镜检查不需要特殊技术。根据临床怀疑的病因、内镜及病理，还可能要求特殊染色，因此与病理医师密切协作以准确诊断这些感染是必要的。因为大部分感染仅通过组织活检就能够诊断，所以为了提高诊断的敏感性，应该在内镜下对异常病变多处进行活检。即使黏膜看起来是正常的，怀疑感染时亦应多处取活检。内镜检查时黏膜病变可以刷检，再进行细胞学检查或者活检，进行组织学诊断[130]。对于某些疾病（如念珠菌和HSV所致的疾病），食管刷检进行细胞学检查可能对诊断有帮助，但对CMV感染无帮助。虽然活检标本的病毒培养可以出现假阳性和假阴性，并且敏感性低于多处活检，但是该方法增加了诊断的敏感性[131]。使用硬质小管将CMV培养的周转时间降至48小时。在系列研究中发现，结肠活检标本的细菌培养增加了诊断的敏感性。当怀疑HSV时，因为最容易发现病毒引起的细胞病变是在上皮细胞内而非在溃疡底部的肉芽组织内，所以应从溃疡边缘进行细胞刷检[132]及内镜下黏膜活检。相反，怀疑CMV病毒感染时，必须在溃疡底部取活检（图24-15）。对于AIDS患者，为了明确诊断，需要在溃疡底部多处活检（多达10处）[133]。对结肠镜检查时获得的整块粪便进行培养和黏膜活检进行细菌培养可以提高诊断的敏感性[134, 135]。

如前所述，很多组织学染色可以发现病原体。当很难发现病毒引起的细胞病变时，活检标本使用病毒的特异性单克隆抗体（如HSV和CMV进行免疫组织化学染色）有助于明确诊断。我们通常依靠病理确诊病毒性胃肠道感染，选择性使用刷检和病毒培养。首先介绍一下胃活检的方法，该方法是将活检钳斜插入病变，将组织抽出，这对食管病变的取样尤其有用（图24-16）。最后，如前所述，与病理医师的沟通至关重要，可由此注意到特殊病原体并进行特殊染色。

变异和少见情况

尽管有些病原体的内镜下表现易于识别，但是既往已报道了很多特殊的内镜下表现。一般而言，如果怀疑感染，如前所述，应该进行系统内镜检查。

内镜检查后处理

任何患者内镜检查后的处理均相似。紧密联系病理医师，可以在24小时内建立初步诊断。

并发症

免疫抑制患者内镜检查的并发症与正常宿主相似。已有少数中性粒细胞减少患者内镜检查后发生菌血症的报道。在这种情况下，宜在内镜检查前进行抗生素治疗。出血通常是自限性的，但可出现于抗凝治疗患者。虽然认为多处活检可能不安全，但是任何溃疡都应该取活检，穿孔的危险很小。食管溃疡活检是安全的，尚无活检引起穿孔的病例报道[123]。

未来趋势

内镜检查能够直接观察胃肠道并进行黏膜活检，因此胃肠内镜医师在胃肠道感染的处理中将继续发挥重要作用。用于确认感染的分子技术将来最可能取得突破性进展。这些技术包括血液中特殊标志物，可能性更大的是测定黏膜组织的微生物DNA指纹。这些技术能加速诊断速度，提高敏感性和特异性。进一步改进免疫抑制方案，结合适当的抗生素预防性治疗将会进一步减少移植后感染的发病率。就像10年前HIV的发现一样，将来还会出现不可预见的感染，包括胃肠道内镜医师在内的多学科必须联合起来共同努力。

（孟灵梅译　李渊 张静 薛艳 周丽雅校）

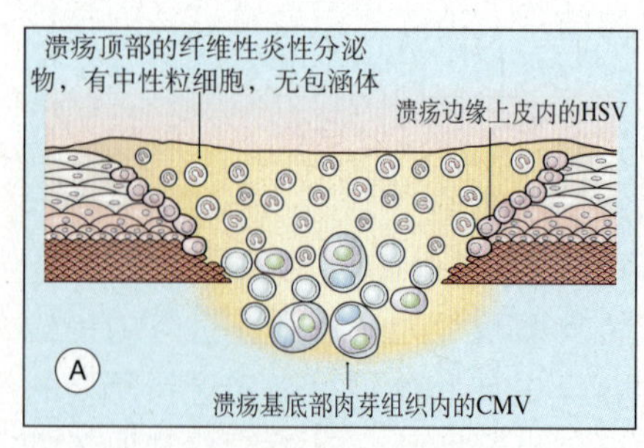

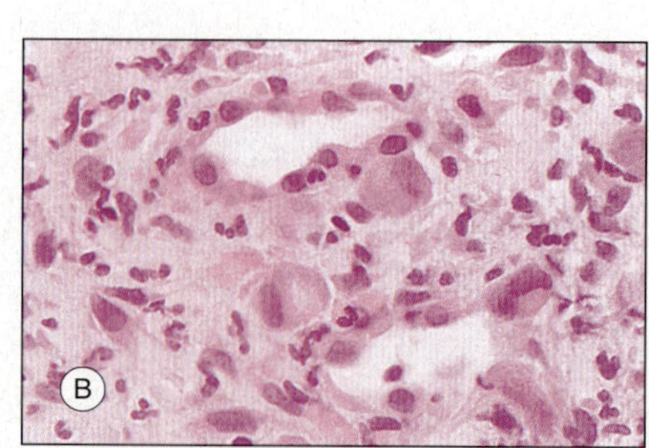

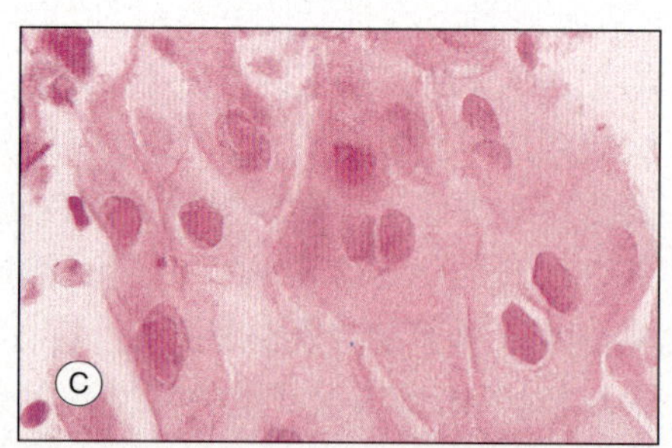

图24-15　A. 黏膜溃疡内病毒引起的细胞病变。在溃疡边缘发现单纯疱疹病毒，此外巨细胞病毒（CMV）位于溃疡底部深处的肉芽组织内。B. CMV的典型巨大细胞，核内有包涵体。C. HSV鳞状上皮组织内典型的多核细胞。（From Lazenby AJ: Gastroenterologist/pathologist partnership. Tech Gastrointest Endosc 4:95–100, 2002.）

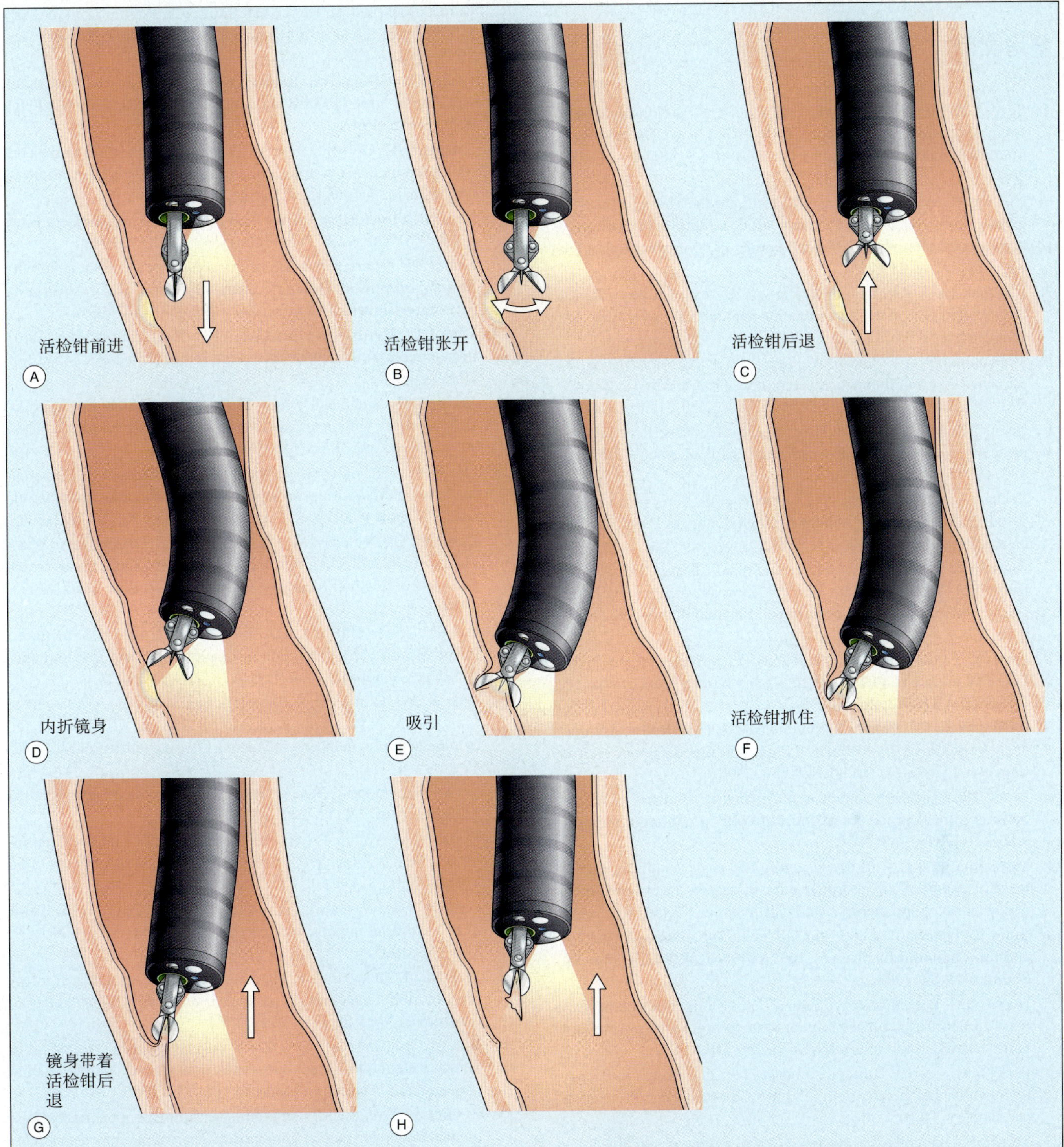

图 24-16　食管溃疡活检技术。镜身进入病变对溃疡取样。用这种方式取得较大的黏膜活检标本。(Redrawn from Wilcox CM: Approach to esophageal disease in AIDS: A primer for the endoscopist. Tech Gastrointest Endosc 4:59–65, 2002.)

参考文献

1. Seage GR 3rd, Losina E, Goldie SJ, et al: The relationship of preventable opportunistic infections, HIV-1 RNA, and CD4 cell counts to chronic mortality. J Acquir Immune Defic Syndr 30:421–428, 2002.
2. Bacellar H, Munoz A, Hoover DR, et al., for the Multicenter AIDS Cohort Study: Incidence of clinical AIDS conditions in a cohort of homosexual men with CD4+ cell counts <100/mm3. J Infect Dis 170:1284–1287, 1994.
3. Ramanathan J, Rammouni M, Baran J Jr, et al: Herpes simplex virus esophagitis in the immunocompetent host: An overview. Am J Gastroenterol 95:2171–2176, 2000.
4. Venkataramani A, Schlueter AJ, Spech TJ, et al: Cytomegalovirus esophagitis in an immunocompetent host. Gastrointest Endosc 40: 392–393, 1994.
5. Baehr PH, McDonald GB: Esophageal infections: Risk factors, presentation, diagnosis, and treatment. Gastroenterology 106:509–532, 1994.
6. Kothari A, Ramachandran VG, Gupta P, et al: Seroprevalence of cytomegalovirus among voluntary blood donors in Delhi, India. J Health Popul Nutr 20:348–351, 2002.
7. Rubin RR: Infections in the liver and renal transplant patient. In Rubin RH, Young LS (eds): Clinical Approach to Infection in the Compromised Host, 2nd ed. New York, Plenum Publishing, 1988, p 561.
8. Porter K, Fairley CK, Wall PG, et al: AIDS defining diseases in the UK: The impact of PCP prophylaxis and twelve years of change. Int J STD AIDS 7:252–257, 1996.
9. Fichtenbaum CJ, Koletar S, Yiannoutsos C, et al: Refractory mucosal candidiasis in advanced human immunodeficiency virus infection. Clin Infect Dis 30:749–756, 2000.
10. Brodt HR, Kamps BS, Gute P, et al: Changing incidence of AIDS-defining illness in the era of antiretroviral combination therapy. AIDS 11:1731–1738, 1997.
11. Monkemuller KE, Call SA, Lazenby AJ, et al: Declining prevalence of opportunistic gastrointestinal disease in the era of combination antiretroviral therapy. Am J Gastroenterol 95:457–462, 2000.
12. Jones JL, Hanson DL, Dworkin MS, et al: Surveillance for AIDS-defining opportunistic illnesses, 1992-1997. MMWR CDC Surveill Summ 48:1–22, 1999.
13. Hofflin JM, Potasman I, Baldwin JC, et al: Infectious complications in heart transplant recipients receiving cyclosporine and corticosteroids. Ann Intern Med 106:209–216, 1987.
14. Boeckh M: Current antiviral strategies for controlling cytomegalovirus in hematopoietic stem cell transplant recipients: Prevention and therapy. Transpl Infect Dis 1:165–178, 1999.
15. Turgeon N, Fishman JA, Basgoz N, et al: Effect of oral acyclovir or ganciclovir therapy after preemptive intravenous ganciclovir therapy to prevent cytomegalovirus disease in cytomegalovirus seropositive renal and liver transplant recipients receiving antilymphocyte antibody therapy. Transplantation 66:1780–1786, 1998.
16. Kanda Y, Mineishi S, Saito T, et al: Response-oriented preemptive therapy against cytomegalovirus disease with low-dose ganciclovir: A prospective evaluation. Transplantation 73:568–572, 2002.
17. Ranjana KH, Priyokumar K, Singh TJ, et al: Disseminated Penicillium marneffei infection among HIV-infected patients in Manipur state, Indian J Infect 45:268–271, 2002.
18. De Las Casas C, Adachi J, Dupont H: Review article: Travellers' diarrhoea. Aliment Pharmacol Ther 13:1373–1378, 1999.
19. James SP: Cellular immune mechanisms of defense in the gastrointestinal tract. In Blaser MJ, Smith PD, Ravdin JI, et al (eds): Infections of the Gastrointestinal Tract. New York, Raven Press, 1995, pp 213–236.
20. Evans CA, Gilman RH, Rabbani GH, et al: Gastric acid secretion and enteric infection in Bangladesh. Trans R Soc Trop Med Hyg 91:681–685, 1997.
21. Salzman NH, Ghosh D, Huttners KM, et al: Protection against enteric salmonellosis in transgenic mice expressing a human intestinal defensin. Nature 422:522–526, 2003.
22. Zeitz M, Ullrich R, Schneider T, et al: Mucosal immunodeficiency in HIV/SIV infection. Pathobiology 66:151–157, 1998.
23. Kotler DP: Characterization of intestinal disease associated with human immunodeficiency virus infection and response to antiretroviral therapy. J Infect Dis 179:S454–456, 1999.
24. Walsh TJ, Belitsos NJ, Hamilton SR: Bacterial esophagitis in immunocompromised patients. Arch Intern Med 146:1345–1348, 1986.
25. Marshall JB, Singh R, Demmy TL, et al: Mediastinal histoplasmosis presenting with esophageal involvement and dysphagia: Case study. Dysphagia 10:53–58, 1995.
26. Devarbhavi HC, Alvares JF, Radhikidevi M: Esophageal tuberculosis associated with esophagotracheal or esophagomediastinal fistula: Report of 10 cases. Gastrointest Endosc 57:588–592, 2003.
27. Forsmark CE, Wilcox CM, Darragh TM, et al: Disseminated histoplasmosis in AIDS: An unusual case of esophageal involvement and gastrointestinal bleeding. Gastrointest Endosc 36:604–605, 1990.
28. Grimes MM, LaPook JD, Bar MH, et al: Disseminated Pneumocystis carinii infection in a patient with acquired immunodeficiency syndrome. Hum Pathol 18:307–308, 1987.
29. Wilcox CM, Harris PR, Redman TK, et al: High mucosal levels of tumor necrosis factor alpha messenger RNA in AIDS-associated cytomegalovirus-induced esophagitis. Gastroenterology 114:77–82, 1998.
30. Ina K, Kusugami K, Ohta M: Bacterial hemorrhagic enterocolitis. J Gastroenterol 38:111–120, 2003.
31. Bonacini M, Young T, Laine L: The causes of esophageal symptoms in human immunodeficiency virus infection. Arch Intern Med 151:1567–1572, 1991.
32. Graham SM, Flowers JL, Schweitzer E, et al: Opportunistic upper gastrointestinal infection in transplant recipients Surg Endosc 9: 146–150, 1995.
33. McDonald GB, Sharma P, Hackman RC, et al: Esophageal infections in immunosuppressed patients after marrow transplantation. Gastroenterology 88:1111–1117, 1985.
34. Wilcox CM, Schwartz DA, Clark WS: Esophageal ulceration in human immunodeficiency virus infection: Causes, diagnosis, and management. Ann Intern Med 123:143–149, 1995.
35. Bashir RM, Wilcox CM: Symptom-specific use of upper gastrointestinal endoscopy in human immunodeficiency virus-infected patients yields high dividends. J Clin Gastroenterol 23:292–298, 1996.
36. Vanegas F, Montalvo RD, Alvarex OA, et al: Massive upper gastrointestinal hemorrhage due to cytomegalovirus infection in two patients with acquired immunodeficiency syndrome. South Med J 93:235–238, 2000.
37. Wilcox CM: Evaluation of a technique to evaluate the underlying mucosa in patients with AIDS and severe Candida esophagitis. Gastrointest Endosc 42:360–363, 1995.
38. Wilcox CM, Straub RF, Clark WS: Prospective evaluation of oropharyngeal findings in human immunodeficiency virus-infected patients with esophageal ulceration. Am J Gastroenterol 90:1938–1941, 1995.
39. Genereau T, Lortholary O, Bouchaud O, et al: Herpes simplex

esophagitis in patients with AIDS: report of 34 cases. Clin Infect Dis 22:926–931, 1996.

40. Wilcox CM, Straub RF, Schwartz DA: Cytomegalovirus esophagitis in AIDS: A prospective study of clinical response to ganciclovir therapy, relapse rate, and long-term outcome. Am J Med 98:169–176, 1995.
41. Ezzell JH Jr, Bremer J, Adamec TA: Bacterial esophagitis: An often forgotten cause of odynophagia. Am J Gastroenterol 85:296–298, 1990.
42. Laso FJ, Cordero M, Giarcia-Sanchez: Esophageal brucellosis: A new location of Brucella infection. Clin Invest 72:393–395, 1994.
43. Arora AK, Nord JK, Olofinlade JO, et al: Esophageal actinomycosis: A case report and review of the literature. Dysphagia 18:27–31, 2003.
44. Kim J, Minamoto GY, Grieco MH: Nocardial infection as a complication of AIDS: Report of six cases and review. Rev Infect Dis 13:624–629, 1991.
45. Chang AD, Drachenberg CI, James SP: Bacillary angiomatosis associated with extensive esophageal polyposis: A new mucocutaneous manifestation of acquired immunodeficiency disease (AIDS). Am J Gastroenterol 91:2220–2223, 1996.
46. Seivewright N, Feehally J, Wicks AC: Primary tuberculosis of the esophagus. Am J Gastroenterol 79:842–843, 1984.
47. Griga T, Duchna HW, Orth M, et al: Tuberculous involvement of the esophagus with oesophagobronchial fistula. Dig Liv Dis 34: 528–531, 2002.
48. Gray JR, Rabeneck L: Atypical mycobacterial infection of the gastrointestinal tract in AIDS patients. Am J Gastroenterol 89:1521–1524, 1989.
49. Cappell MS, Gupta A: Gastrointestinal hemorrhage due to gastrointestinal Mycobacterium avium intracellulare of esophageal candidiasis in patients with the acquired immunodeficiency syndrome. Am J Gastroenterol 87:224–229, 1992.
50. Margolis PS, Epstein A: Mucormycosis esophagitis in a patient with the acquired immunodeficiency syndrome. Am J Gastroenterol 89: 1900–1902, 1994.
51. Choi JH, Yoo JH, Chung IJ, et al: Esophageal aspergillosis after bone marrow transplant. Bone Marrow Transplant 19:293–294, 1997.
52. Ng FH, Wong SY, Chang CM, et al: Esophageal actinomycosis: A case report. Endoscopy 29:133, 1997.
53. Khandekar A, Moser D, Fidler WJ: Blastomycosis of the esophagus. Ann Thorac Surg 30:76–79, 1980.
54. Kazlow PG, Shah K, Benkov KJ, et al: Esophageal cryptosporidiosis in a child with acquired immune deficiency syndrome. Gastroenterology 91:1301–1303, 1986.
55. Laguna F, Garcia-Samaniegh J, Soriano V, et al: Gastrointestinal leishmaniasis in human immunodeficiency virus-infected patients: Report of five cases and review. Clin Infect Dis 19:48–53, 1994.
56. Levine MS: Radiology of esophagitis: A pattern approach. Radiology 179:1–7, 1991.
57. Laguna F, Garcia-Samaniego J, Alonso MJ, et al: Pseudotumoral appearance of cytomegalovirus esophagitis and gastritis in AIDS patients. Am J Gastroenterol 88:1108–1111, 1993.
58. Rich JD, Crawford JM, Kazanjian SN, et al: Discrete gastrointestinal mass lesions caused by cytomegalovirus in patients with AIDS: Report of three cases and review Clin Infect Dis 15:609–614, 1992.
59. Laajam MA: Primary tuberculosis of the esophagus: Pseudotumoral presentation. Am J Gastroenterol 79:839–841, 1984.
60. Wilcox CM, Schwartz DA: Endoscopic-pathologic correlates of Candida esophagitis in acquired immunodeficiency syndrome. Dig Dis Sci 41:1337–1345, 1996.
61. McBane RD, Gross JR Jr: Herpes esophagitis: Clinical syndrome, endoscopic appearance, and diagnosis in 23 patients. Gastrointest Endosc 37:600–603, 1991.
62. Wilcox CM, Straub RA, Schwartz DA: Prospective endoscopic characterization of cytomegalovirus esophagitis in patients with AIDS. Gastrointest Endosc 40:481–484, 1994.
63. Lages-Silva E, Crema E, Ramirez LE, et al: Relationship between trypanosome cruzi and human chagasic megaesophagus: Blood and tissue parasitism. Am J Trop Med Hyg 65:435–441, 2001.
64. McQuaid KR: Eradication of H. pylori in nonulcer dyspepsia. How much analysis do we need? J Clin Gastroenterol 36:291–296, 2003.
65. Ruiz AR Jr, Borum ML: Cytomegalovirus hemorrhagic gastritis. AIDS Patient Care STDS 15:1–5, 2001.
66. Sheu BS, Lee PC, Yang HB: A giant gastric ulcer causes by mucormycosis infection in a patient with renal transplantation. Endoscopy 30:S60–61, 1998.
67. Greenstein DB, Wilcox CM, Schwartz DA: Gastric syphilis. Report of seven cases and review of the literature. J Clin Gastroenterol 18:4–9, 1994.
68. Coppola F, Recchia S, Ferrari A, et al: Visceral leishmaniasis in AIDS with gastric involvement. Gastrointest Endosc 38:76–78, 1992.
69. Rossi P, Rivasi F, Codeluppi M, et al: Gastric involvement in AIDS associated cryptosporidiosis. Gut 43:476–477, 1998.
70. Tromba JL, Inglese R, Rieders B, et al: Primary gastric tuberculosis presenting as pyloric outlet obstruction. Am J Gastroenterol 86: 1820–1822, 1991.
71. Cersosimo E, Wilkowske CJ, Rosenblatt JE, et al: Isolated antral narrowing associated with gastrointestinal cryptosporidiosis in acquired immunodeficiency syndrome. Mayo Clin Proc 67:553–556, 1992.
72. Chalasani N, Lazenby AJ, Wilcox CM: Unusual endoscopic features of gastric and duodenal cryptosporidiosis in AIDS. Gastrointest Endosc 45:525–527, 1997.
73. Ikeda K, Kumashiro R, Kifune T: Nine cases of acute gastric anisakiasis. Gastrointest Endosc 35:304–308, 1989.
74. Lopez-Serrano MC, Gomez AA, Daschner A, et al: Gastroallergic anisakiasis: Findings in 22 patients. J Gastroenterol Hepatol 15: 503–506, 2000.
75. Leav BA, Mackay M, Ward HD: Cryptosporidium species: New insights and old challenges. Clin Infect Dis 36:903–908, 2003.
76. Kotler DP, Baer JW, Scholes JV: Isolated ileitis due to cytomegalovirus in a patient with AIDS. Gastrointest Endosc 37:571–574, 1991.
77. Schneebaum CW, Nivick DM, Chabon AB, et al: Terminal ileitis associated with Mycobacterium avium-intracellulare infection in a homosexual man with acquired immune deficiency syndrome. Gastroenterology 92:1127–1132, 1987.
78. Gumbs MA, Girishkumar H, Yousuf A, et al: Histoplasmosis of the small bowel in patients with AIDS. Postgrad Med J 76:367–369, 2000.
79. Gompels MM, Todd J, Peters BS, et al: Disseminated strongyloidiasis in AIDS: Uncommon but important. AIDS 5:329–332, 1991.
80. Bertoli F, Espino M, Arosemena JR 5th, et al: A spectrum in the pathology of toxoplasmosis in patients with acquired immunodeficiency syndrome. Arch Pathol Lab Med 119:214–224, 1995.
81. Balthazar EJ, Charles HW, Megibow AJ: Salmonella- and Shigella-induced ileitis: CT findings in four patients. J Comput Assist Tomogr 20:375–378, 1996.
82. Puylaert JB, Van der Zant FM, Mutsaers JA: Infectious ileocecitis caused by Yersinia, Campylobacter and Salmonella: Clinical, radiological and US findings. Eur Radiol 7:3–9, 1997.
83. Gorschluter M, Marklein G, Hofling K, et al: Abdominal infections in patients with acute leukaemia: A prospective study apply-

ing ultrasonography and microbiology. Br J Haematol 117:351–358, 2002.

84. Meza AD, Bin-Sagheer S, Zuckerman MJ, et al: Ileal perforation due to cytomegalovirus infection. J Natl Med Assoc 86:145–148, 1994.

85. Saebo A, Lessen J: Acute and chronic gastrointestinal manifestations associated with yersinia enterocolitica infection. A Norwegian 10-year follow-up study on 458 hospitalized patients. Ann Surg 215:250–255, 1992.

86. Wisser J, Zingerman B, Wasik M, et al: Cytomegalovirus pseudotumor presenting as bowel obstruction in a patient with acquired immunodeficiency syndrome. Am J Gastroenterol 87:771–774, 1992.

87. Kotler DP, Orenstein JM: Clinical syndromes associated with microsporidiosis. Adv Parasitol 40:321–349, 1998.

88. Shah VH, Rotterdam H, Kotler DP, et al: All that scallops is not celiac disease. Gastrointest Endosc 51:717–720, 2000.

89. Chalasani N, Lazenby AJ, Wilcox CM: Unusual endoscopic features of gastric and duodenal cryptosporidiosis in AIDS. Gastrointest Endosc 45:525–527, 1997.

90. Muneef MA, Memish Z, Mahmoud SA, et al: Tuberculosis in the belly: A review of forty-six cases involving the gastrointestinal tract and peritoneum. Scand J Gastroenterol 36:528–532, 2001.

91. Knollmann FD, Grumewald T, Adler A, et al: Intestinal disease in acquired immunodeficiency syndrome: Evaluation by CT. Eur Radiol 7:1419–1429, 1997.

92. Stolk-Engelaar VM, Hoogkamp-Korstanje JA: Clinical presentation and diagnosis of gastrointestinal infections by Yersinia enterocolitica in 261 Dutch patients. Scand J Infect Dis 28:571–575, 1996.

93. Griffin PM, Ostroff SM, Tauxe RV, et al: Illnesses associated with Escherichia coli O157:H7 infections. A broad clinical spectrum. Ann Intern Med 109:705–712, 1988.

94. Kirkpatrick ID, Greenberg HM: Gastrointestinal complications in the neutropenic patient: Characterization and differentiation with abdominal CT. Radiology 226:668–674, 2003.

95. Macari M, Balthazar EJ, Megibow AJ. The accordion sign at CT: A nonspecific finding in patients with colonic edema. Radiology 221:743–746, 1999.

96. Suri S, Gupta S, Suri R: Computed tomography in abdominal tuberculosis. Br J Radiol 72:92–98, 1999.

97. Shigeno T, Akamatsu T, Fujimori K, et al: The clinical significance of colonoscopy in hemorrhagic colitis due to enterohemorrhagic Escherichia coli O157:H7 infection. Endoscopy 34:311–314, 2002.

98. Rutggerts P, Geboes K, Ponette E, et al: Acute infective colitis causes by endemic pathogens in western Europe: Endoscopic features. Endoscopy 14:212–219, 1982.

99. Khuroo MS, Mahajan R, Zargar SA, et al: The colon in shigellosis: Serial colonoscopic appearance in Shigella dysenteriae I. Endoscopy 22:35–38, 1990.

100. Wong SY, Ng FH, Kwok KH, et al: Skip colonic ulceration in typhoid ileo-colitis. J Gastroenterol 34:700–701, 1999.

101. Hepps K, Sutton FM, Goodgame RW: Multiple left-sided colon ulcers due to typhoid fever. Gastrointest Endosc 37:479–480, 1991.

102. Tedesco FJ, Hardin RD, Harper RN, et al: Infectious colitis endoscopically simulating inflammatory bowel disease: A prospective evaluation. Gastrointest Endosc 29:195–197, 1983.

103. Wilcox CM, Chalasani N, Lazenby A, et al: Cytomegalovirus colitis in acquired immunodeficiency syndrome: A clinical and endoscopic study. Gastrointest Endosc 48:39–43, 1998.

104. Takahashi T, Gamboa-Dominguez A, Gomez-Mendez TJ, et al: Fulminant amebic colitis: Analysis of 55 cases. Dis Colon Rectum 40:1362–1367, 1997.

105. Ebecken R: Amebic colitis simulating ulcerative colitis. Gastrointest Endosc 51:641–642, 2000.

106. Garcia RA, Jagirdar J: Colonic histoplasmosis in acquired immunodeficiency syndrome mimicking carcinoma. Ann Diagn Pathol 7:14–19, 2003.

107. Linder JD, Monkemuller KE, Lazenby AJ, et al: Streptococcus bovis bacteremia associated with strongyloides stercoralis colitis. Gastrointest Endosc 52:796–798, 2000.

108. Bellomo AR, Perlman DC, Kaminsky DL, et al: Pneumocystis colitis in a patient with the acquired immunodeficiency syndrome. Am J Gastroenterol 87:759–761, 1992.

109. Beaugerie L, Ngo Y, Goujard F, et al: Etiology and management of toxic megacolon in patients with human immunodeficiency virus infection. Gastroenterology 107:858–863, 1994.

110. Chaudhuri A, Bekdash BA: Toxic megacolon due to Salmonella: A case report and review of the literature. Int J Colorectal Dis 17:275–279, 2002.

111. Dallal RM, Harbrecht BG, Boujoukas AJ, et al: Fulminant Clostridium difficile: An underappreciated and increasing cause of death and complications. Ann Surg 235:363–372, 2002.

112. Beaugerie L, Cywiner-Golenzer C, Monfort L, et al: Definition and diagnosis of cytomegalovirus colitis in patients infected by human immunodeficiency virus. J Acquir Immune Defic Syndr Hum Retrovirol 14:423–429, 1997.

113. Schwartz DA, Wilcox CM: Atypical cytomegalovirus inclusions in gastrointestinal biopsy specimens from patients with the acquired immunodeficiency syndrome: Diagnostic role of in situ nucleic acid hybridization. Hum Pathol 23:1019–1026, 1992.

114. Orenstein JM, Dieterich DT: The histopathology of 103 consecutive colonoscopy biopsies from 82 symptomatic patients with acquired immunodeficiency syndrome. Arch Pathol Lab Med 125:1042–1046, 2001.

115. El-Zimaity HM, Segura AM, Genta RM, et al: Histologic assessment of Helicobacter pylori status after therapy: Comparison of Giemsa, Diff-Quik, and Genta stains. Mod Pathol 11:288–291, 1998.

116. Schultz MJ, van der Hulst RW, Tytgat GN: Acute phlegmonous gastritis. Gastrointest Endosc 44:80–83, 1996.

117. Anand BS, Malhotra V, Bhattacharya SK, et al: Rectal histology in acute bacillary dysentery. Gastroenterology 90:654–660, 1986.

118. Monkemuller KE, Bussian AH, Lazenby AJ, et al: Special histologic stains are rarely beneficial for the evaluation of HIV-related gastrointestinal infections. Am J Clin Pathol 114:387–394, 2000.

119. Lazenby AJ: Gastroenterologist/pathologist partnership. Tech Gastrointest Endosc 4:95–100, 2002.

120. Wilcox CM, Schwartz DA: Endoscopic characterization of idiopathic esophageal ulceration associated with human immunodeficiency virus infection. J Clin Gastroenterol 16:251–256, 1993.

121. Frager D, Kotler DP, Baer J: Idiopathic esophageal ulceration in the acquired immunodeficiency syndrome: Radiologic reappraisal in 10 patients. Abdom Imaging 19:2–5, 1994.

122. Schacker T, Collier AC, Hughes J, et al: Clinical and epidemiologic features of primary HIV infection. Ann Intern Med 125:257–264, 1996.

123. Wilcox CM: Esophageal strictures complicating ulcerative esophagitis in patients with AIDS. Am J Gastroenterol 94:339–343, 1999.

124. Safdar N, Said A, Gangnon RE, et al: Risk of hemolytic uremic syndrome after antibiotic treatment of Escherichia coli O157:H7 enteritis: A meta-analysis. JAMA 288:996–1001, 2002.

125. Carr A, Marriott D, Field A, et al: Treatment of HIV-1 associated microsporidiosis and cryptosporidiosis with combination antiretroviral therapy. Lancet 351:256–261, 1998.

126. Murdaca G, Campelli A, Setti M, et al: Complete remission of AIDS/Kaposi's sarcoma after treatment with a combination of two nucleo-

side reverse transcriptase inhibitors and one non-nucleoside reverse transcriptase inhibitor. AIDS 16:304–305, 2002.

127. Wilcox CM, Alexander LN, Clark WS, et al: Fluconazole compared with endoscopy for human immunodeficiency virus-infected patients with esophageal symptoms. Gastroenterology 110:1803–1809, 1996.

128. Lai YP, Wu MS, Chen MY, et al: Timing and necessity of endoscopy in AIDS patients with dysphagia or odynophagia. Hepato gastroenterology 45:186–189, 1998.

129. Wilcox CM, Straub RF, Alexander LN, et al: Etiology of esophageal disease in human immunodeficiency virus-infected patients who fail antifungal therapy. Am J Med 101:599–604, 1996.

130. Geisinger KR: Endoscopic biopsies and cytologic brushings of the esophagus are diagnostically complementary. Am J Clin Pathol 103: 295–299, 1995.

131. Goodgame RW, Genta RM, Estrada R, et al: Frequency of positive tests for cytomegalovirus in AIDS patients: Endoscopic lesions compared with normal mucosa. Am J Gastroenterol 88:338–343, 1993.

132. Wilcox CM: Approach to esophageal disease in AIDS: A primer for the endoscopist. Tech Gastrointest Endosc 4:59–65, 2002.

133. Wilcox CM, Straub RF, Schwartz DA: A prospective evaluation of biopsy number for the diagnosis of viral esophagitis in patients with HIV infection and esophageal ulcer. Gastrointest Endosc 44:587–593, 1996.

134. Matsumoto T, Iida M, Kimura Y, et al: Culture of colonoscopically obtained biopsy specimens in acute infectious colitis. Gastrointest Endosc 40:184—187, 1994.

135. Barbut F, Beaugerie L, Delas N, et al: Comparative value of colonic biopsy and intraluminal fluid culture for diagnosis of bacterial acute colitis in immunocompetent patients. Infectious Colitis Study Group. Clin Infect Dis 29:356–360, 1999.

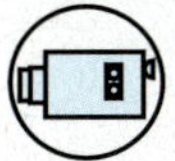

25 肠内通路技术

Stephen A. McClave and Wei-Kuo Chang

引言 355
如何建立肠内通路所需的内镜支持服务体系 356
内镜下鼻肠管 356
导丝引导技术 356
牵拉技术 357
经鼻技术 358
其他选择 359
通过鼻套管保护导管 359
经皮内镜下胃造口术 360
Ponsky 牵拉和 Sachs-vine 推入技术 361
RUSSEL 导入技术 361
经皮内镜下胃空肠吻合术 363
圈套器技术 363
导丝引导技术 364
经 PEG 的胃镜技术 364
经皮内镜下胃空肠吻合术的保障技术 364
直接经皮内镜下空肠造口术 365
术后护理 367
内镜下鼻肠置管并发症 367
经皮内镜下胃造口术的并发症 368
经皮内镜下胃空肠吻合术和直接经皮内镜下空肠吻合术的并发症 370
结论 370

引言

通过肠内途径提供胃肠道营养支持对危重患者的预后起关键作用。一旦肠内营养途径建立失败，随之发生肠道失利用，胃肠道成了一个促炎症器官，增加了氧化应激反应和并发症的危险[1]。相反，早期建立肠内通路和使用肠道能促进或维持胃肠道相关淋巴组织及远隔部位如肝、肺、肾、黏膜相关淋巴组织的数量。这一过程有助于促进免疫功能有序进行，减少了长期并发症的发生。患者越虚弱，越需要维持肠道的完整性。肠内营养支持是一个能够减少院内感染和多器官衰竭并缩短住院时间从而改变最终预后的治疗手段或药物制剂[3,4]。新近文献证实同标准治疗（患者根据自己的耐受力增加口服进食量）或完全肠外营养（total parenteral nutrition，TPN）相比，肠内置管喂养减少了并发症的发生率[5,6]。

然而，危重患者早期建立肠内通路可能有困难。这种情况下患者的高代谢反应过程达到高峰，常常需要大剂量麻醉性镇痛和镇静，因此易于出现肠梗阻、胃轻瘫和胃潴留。由于这类患者病情不稳定，因此将他们转送到放射科放置喂饲管有困难。转运过程可使肠内置管延迟，并显示有增加并发症的危险（如呼吸、血流动力学不稳定和新发心律失常）[7,8]。床旁放置营养管基本上是盲探进行，这带来了额外的风险。尽管对重症监护室的大多数患者进行床旁置管就足够了，但是当疾病严重时，床旁置管的成功率降低，同时需要将喂饲管放置到更深的部位。

在卒中及神经损伤恢复期患者的长期应急护理和慢长处理过程中，经皮内镜技术提供了一个更可靠的半永久性肠内通路，给各种患者提供了更多选择。有证据显示将喂饲管置入胃以下进入小肠能减少反流和误吸的发生率[9,10]。最近的一项荟萃分析显示，与胃内营养相比，小肠营养明显降低了吸入性肺炎的发病率[11]。在重度胃瘫患者中，经皮内镜技术可以提供一个胃造口管进行减压和一个直接的空肠造口管进行持续肠内营养。在慢性胰腺炎复发的患者中，内镜下放置空肠造口管可以提供一个治疗选择，维持营养状态，降低对麻醉止痛的依赖，并减少了每年的住院次数。对神经损伤引起的吞咽困难患者来说，当其功能恢复并恢复充分的主动经口进食时，这些经皮内镜置入的喂饲管很容易撤除。

在这些情况下内镜医师的作用很关键。内镜医师具有将喂饲管放置到胃肠道适当位置的技能，而且这些技术大部分能在重症监护室（intensive care unit，ICU）的床旁进行，无需将患者转运到放射科。内镜医师具备胃肠道生理学的专业知识，能充分监测肠道营养。内镜医师能够用一些简单的技术来处理并发症。如果缺乏建立肠道通路的专业技能，TPN的使用就会明显增加，这种治疗策略的变化可以对患者的结局造成负面影响。

如何建立肠内通路所需的内镜支持服务体系

建立一个有效的内镜下肠道置管治疗需要采取一些重要步骤。关于危重症肠内营养可以受益这一观点，营养学文献的支持力度很强，所以营养支持小组面临早期进行肠内置管迅速开始肠内营养的巨大压力。内镜医师应该与营养支持团队建立密切的联系，并对建立肠内通路的要求作出及时反应。这也是容易做到的，因为在内镜检查的安排上具有潜在的时间空档，可以保证为临时的患者腾出时间。为了给予病人最好的护理，对提请的通路建立申请，应当处理。一般而言，应以评估胃肠道出血的反应速度，来处理ICU患者肠内通路建立的申请，这样可使患者受益。

配备一套内镜下肠道置管设施所必需的两种最重要内镜是儿科结肠镜和插入部外径小于6mm的小管径胃镜。由于长度和相对坚硬的优势，儿科结肠镜是内镜下鼻肠管（endoscopic nasoenteric tube，ENET）、经皮内镜下胃空肠吻合术（percutaneous endoscopic gastrojejunostomy，PEGJ）和直接经皮内镜下空肠吻合术（direct percutaneous endoscopic jejunostomy，DPEJ）的极好选择。尽管推进式小肠镜可以代替儿科结肠镜，但是小肠镜插入部柔软性较大，使之容易在胃内成袢。小管径胃镜的优点在于它无需镇静，在床旁经鼻插入，使之成为放置ENET的一个理想选择。当28Fr经皮内镜下胃造口术（PEG）完成时，如果欲转换为PEGJ，可直接将该内镜经PEG插入来进行操作。

应该鼓励内镜医师首先学好这四项操作中（ENET、PEG、PEGJ和DPEJ）的一项，之后再学习其他技术，以发现个人长项。X线透视检查在学习早期颇有价值，但是所有这些技术都要求易于在无X线透视的床旁或内镜室进行操作。内镜可以进入ICU，可以在不用X线透视的情况下进行置管，无需将患者转出ICU，增加了时间要排的灵活性，避免了X线透视的额外费用和辐射暴露。适合于结肠镜长度的附属设备，比如导丝、活检钳、圈套器和其他附件比如钳夹装置（确保管子远端贴附肠黏膜）或绷带夹（确保管子近端贴附皮肤）能提高效率和操作成功率。使用喂饲管时，最大限度地增加润滑度很重要，这可以通过向管内注水的方式激活喂饲管内表面亲水的滑润剂，同时在外表面使用植物喷雾剂或手术润滑剂来实现。

内镜下鼻肠管

在危急重症时，最常要求放置ENET。危重疾病的严重程度、败血症和多器官衰竭并发症和治疗措施比如进行机械通气都提示需要早期建立肠内通路。建立肠内通路并开始肠内营养被认为是这些患者基础复苏的一部分。放置ENET尤其适宜不耐受初期鼻胃管营养的危重患者（由于胃排空差、肠梗阻、反流或者吸入），也适于因急性胰腺炎需要空肠营养的患者。已介绍过几项ENET放置技术。

导丝引导技术

由于需要进行口鼻转换和导丝交换（从导丝上移走内镜，并将喂饲管经导丝导入），所以导丝引导技术比其他ENET操作在技术上更有难度。然而，这是一项最能可靠地将喂饲管放置在Treitz韧带或者更远端的ENET操作技术。在进行内镜检查以前，通过一侧鼻孔放置口鼻转换管，从口中带出，然后使用止血钳夹住管子的两端。小儿结肠镜经口向下通过食管和胃进入小肠。当经过十二指肠时，内镜医师要重点注意如下标志：十二指肠球部、C形肠袢、然后是系于Treizt韧带的十二指肠远端。注意这些标志有助于保证内镜医师在胃肠道内确定内镜前端的位置。内镜通过Treitz韧带下一个或两个肠袢有助于在随后的导丝交换期间最终固定住导丝头（图25-1A）。一旦内镜到达尽可能深的位置后，将导丝从内镜前端伸出，直到遇到轻微的阻力。

第一次导丝交换包括沿着导丝将内镜撤出，而不移动导丝头。这一操作的关键是内镜医师将内镜从口中撤出时，用一支手握住内镜，当导丝进入内镜的操作钳道时用另一支握住导丝（图25-1B）。助手扶着内镜，在导丝交换期间避免内镜中部弯曲。当导丝从患者口中伸出时，结肠镜已经沿着导丝退出。如果导丝口鼻转移的操作不正确，将会导致导丝在口中结袢和/或者导丝头从小肠折回到胃内。将导丝末端插入口鼻转移管内，并沿口鼻转移管末端将导丝从鼻子引出（图25-1C）。当将从口中突出的终末袢撤出或去除之前，食指伸入口中，紧贴口咽后壁弄直导丝（图25-1D）。当将导丝紧贴在口咽后壁时，牵引从鼻伸出导丝的末端，完全除去从口中突出的袢（图25-1D）。当导丝从鼻中伸出后，进行最后的导丝交换，小心地沿

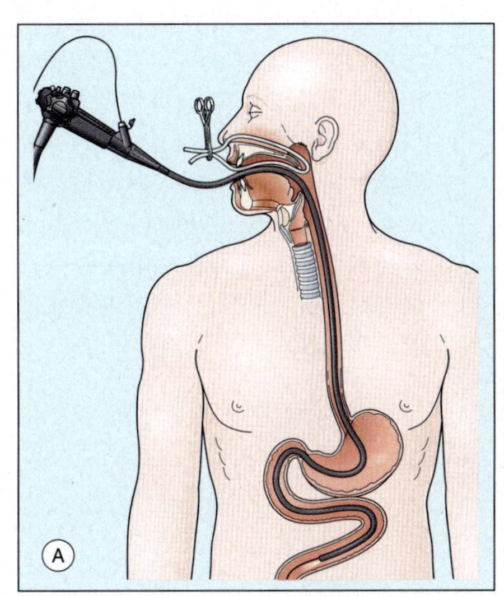
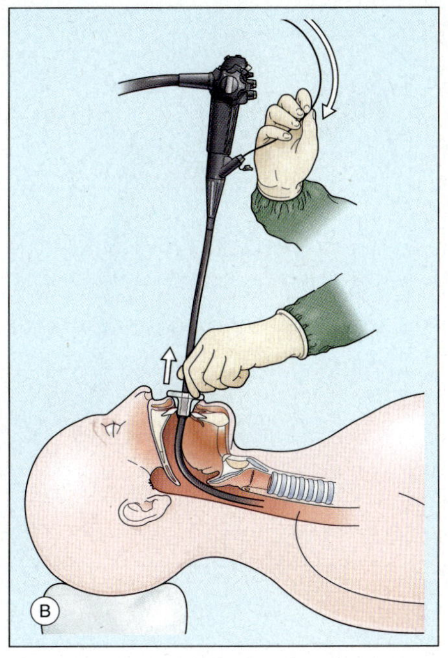
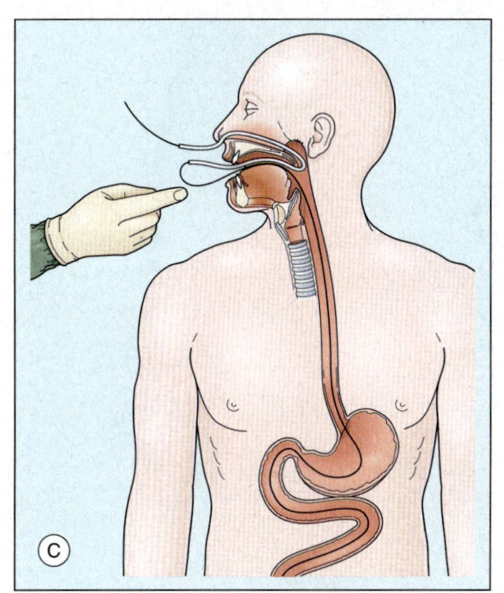
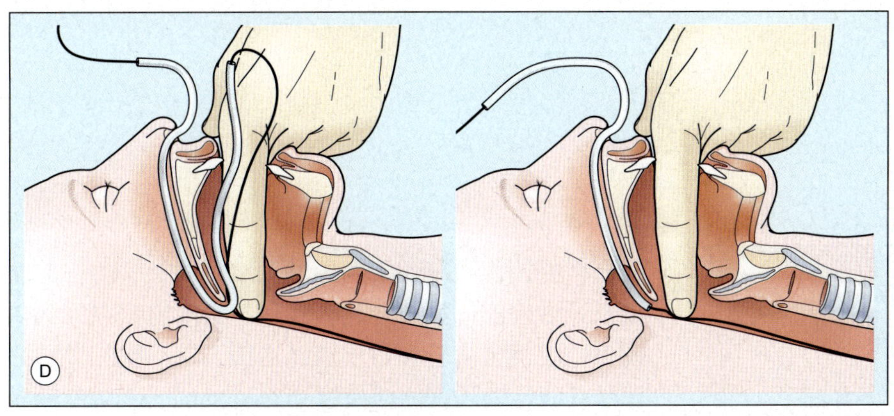
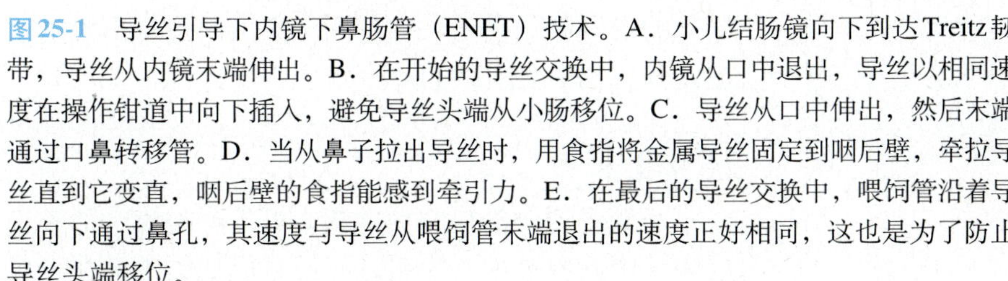
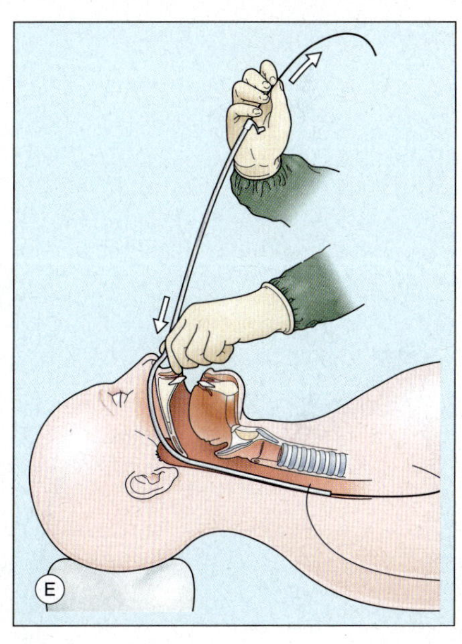

图 25-1 导丝引导下内镜下鼻肠管（ENET）技术。A．小儿结肠镜向下到达Treitz韧带，导丝从内镜末端伸出。B．在开始的导丝交换中，内镜从口中退出，导丝以相同速度在操作钳道中向下插入，避免导丝头端从小肠移位。C．导丝从口中伸出，然后末端通过口鼻转移管。D．当从鼻子拉出导丝时，用食指将金属导丝固定到咽后壁，牵拉导丝直到它变直，咽后壁的食指能感到牵引力。E．在最后的导丝交换中，喂饲管沿着导丝向下通过鼻孔，其速度与导丝从喂饲管末端退出的速度正好相同，这也是为了防止导丝头端移位。

着导丝置入喂饲管（图25-1E）。此外，内镜医师应小心地将一支手放在鼻部进行插入，将另一支手放在喂饲管的另一端，并牵引导丝退出。管子向下插入鼻腔的速度应该正好与导丝从另一端退出的速度相同，以免导丝头端偏移（图 25-1E）。

牵拉技术

在放置鼻肠管之前，在鼻肠管内额外放 1 根或者 2 根导丝（总数为 2 根或 3 根）可以使牵拉技术变得容易。应该将导丝柔软的头端伸出管子的远端 2 ~ 3cm，然后经过鼻子向下进入胃内，内镜跟随着从口中向下进入胃内。一旦进入胃内，使用长活检钳抓住伸出喂饲管的导丝的柔软尖端。然后，内镜控制着导丝进入小肠，如果顺利的话，可以到达或者超过Treitz韧带（图 25-2A）。

从插入最深处开始，内镜慢慢向胃部撤退，而活检钳控制着导丝前进，保持导丝头端在小肠适当的位置。一旦胃镜退回到胃内，保持活检钳对导丝的控

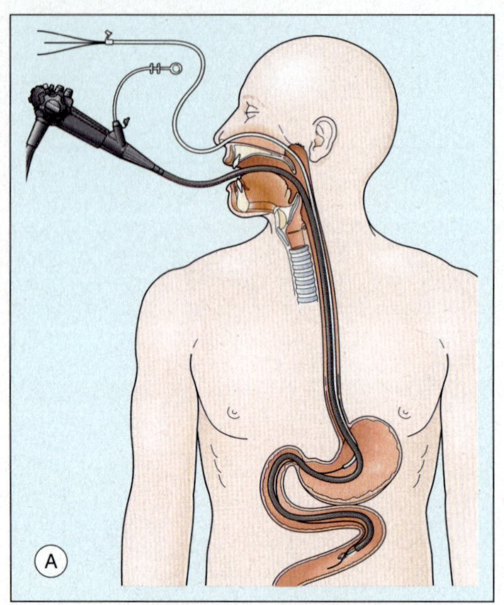

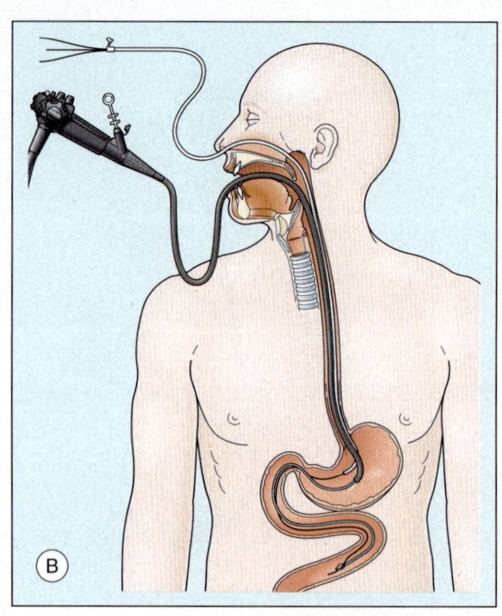

图25-2　内镜下鼻肠管（ENET）牵拉技术。A.有3根导丝的喂饲管变的很僵硬，然后进入胃内，在胃里3根导丝中之一伸出喂饲管的头端。用活检钳抓住这根导丝，小儿结肠镜拖着导丝向下到Treitz韧带以下。B.当内镜退回胃内时，活检钳推进，使导丝保持在Treitz韧带以下适当的位置。内镜仍然在胃内时，喂饲管沿着导丝前进，直到在远端接触到活检钳。然后，在所有导丝全部撤出之前，将内镜从口中退出。

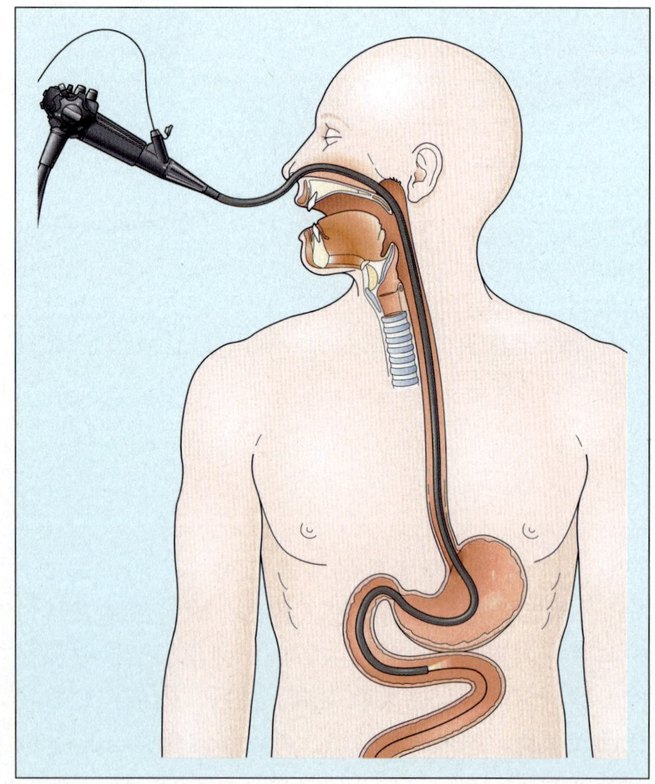

图25-3　经鼻内镜下鼻肠管（ENET）技术。首先将活检钳向下放置到操作钳道内，使内镜变硬，小管径（直径<6mm）胃镜通过鼻腔向下进入胃内，通过幽门。导丝通过操作腔道伸出内镜先端，随后退出内镜。最后喂饲管沿导丝通过。

制，将喂饲管沿导丝下到导丝头端（图25-2B）。此时再张开活检钳，释放导丝。然后，将活检钳撤回到内镜中，缓慢自食管和口中退出内镜。这一操作关键之处是具有足够长度的活检钳（≥240cm），及带有额外导丝的喂饲管的硬度（这有利于撤出内镜时不使管子退回到胃内）（图 25-2B）。

经鼻技术

小管径胃镜的应用使放置ENET对内镜医师来说成为一个简单技术。使用这一设备成功的关键在于放置一根活检钳或者一根导丝向下通过内镜钳道以增加硬度，使用这一方法，内镜插入部可以很容易地通过小肠。患者可以很好地耐受内镜经鼻插入，不需要镇静。当内镜插进食管和胃之后，应尽可能向远处插入，通常到达十二指肠的第三或者第四段。此时，将活检孔道内增加硬度的附件撤出，放置一根导丝，向下进入内镜钳道，要尽可能往远处放置，直到遇到轻微阻力（图25-3）。使用导丝引导技术中描述的导丝交换系统，留置导丝并将胃镜退出。很显然，由于没有导丝的口咽转换，喂饲管可以立刻通过，直接沿导丝移动。这一操作中，导丝交换更精细和更困难，因为导丝通常没有像导丝引导技术所描述的那样足够深地

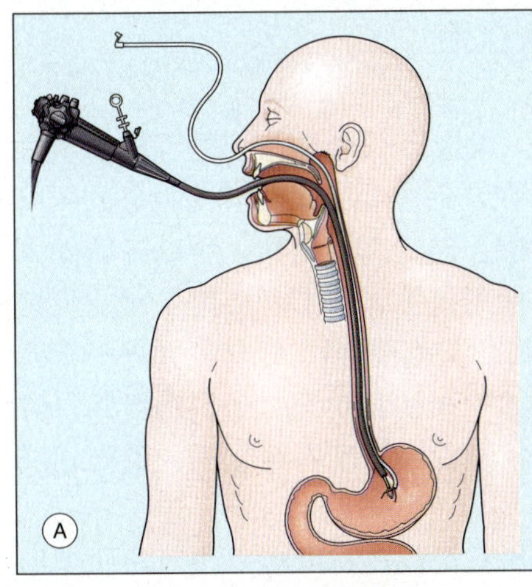

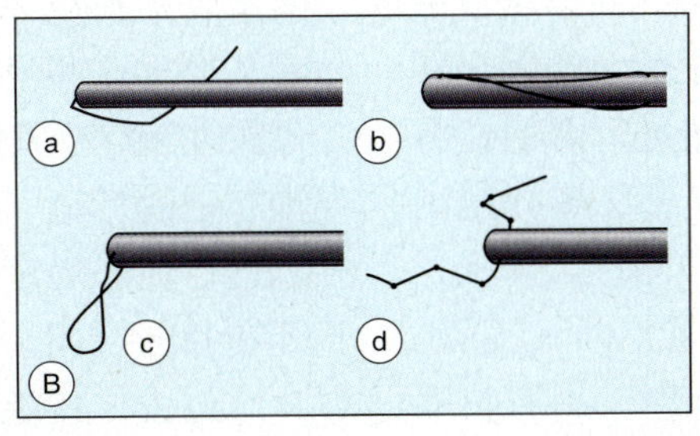

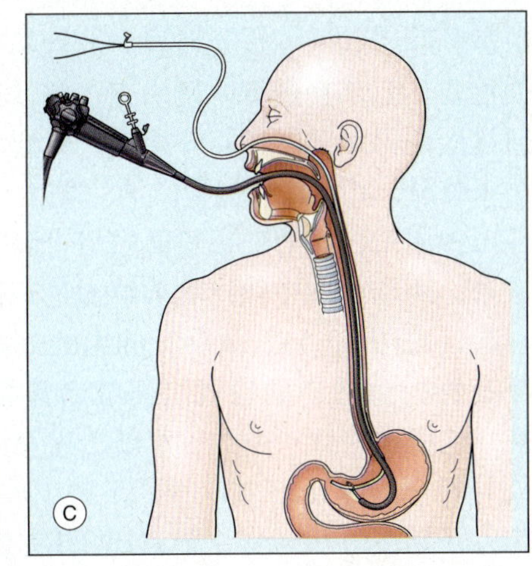

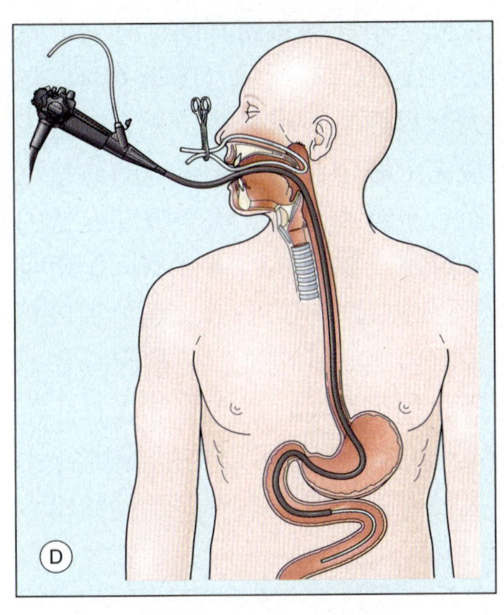

图 25-4 内镜下鼻肠管（ENET）的其他选择。A. 一种选择是打两个结的缝合线，固定于喂饲管远端，然后喂饲管通过鼻孔向下进入胃内。活检钳通过胃镜抓住有结缝合线，拖着喂饲管向下通过幽门，到达十二指肠远段。B. 本图显示了多结缝合线为何优于单根或两根缝合线（可能由于胃液或黏液粘到喂饲管上）和环形缝合线（可能缠结和扭曲）。C. 第二种选择包括 2 根或 3 根导丝通过喂饲管，随后喂饲管通过鼻孔向下进入胃内。内镜经口向下进入胃内，在胃内使用活检钳将僵硬的喂饲管推进，通过幽门。然后，从外侧进一步将喂饲管向下推进到十二指肠远段。D. 另外一个选择是 8Fr 喂饲管通过治疗性胃镜的操作腔道，治疗性内镜要达到十二指肠远段或者近端空肠。喂饲管通过内镜远端后，内镜经口撤出，营养管通过一个较大口鼻转换管经鼻转换。

进入到小肠，头端可能容易移位而退回到胃内。

其他选择

还有比之前介绍的牵拉技术更简单的一个技术，将打多个结的缝合线固定于喂饲管远端，喂饲管通过鼻孔进入胃内。内镜医师只需将内镜从口中通过向下进入到胃内，用活检钳抓住多结缝线（图24-4A）。拖着喂饲管的头端通过幽门向下进入十二指肠可能是很困难并不易成功的操作。这一笨拙的操作可以通过使用多结缝线代替喂饲管头端的环或单股线来增加成功率（图25-4B），通过增加第二根导丝以增加肠内营养管的硬度以防止其在内镜退出时出现移位，另外，保持活检钳伸出内镜前端 1 ~ 2cm，可使视野更好（图 25-4A）。

另外一个可供选择的技术，是给营养管增加 1 根或 2 根额外导丝（总共 2 根或 3 根）以增加其硬度，然后经鼻孔向下进入食管和胃内，内镜经口进入胃内，张开活检钳，把坚硬的管子头端推过幽门进入十二指肠球部（图25-4C）。在胃内持续观察，内镜医师将坚硬的喂饲管从十二指肠近端努力推进，使喂饲管通过C形袢远端，然后进入十二指肠的第三部分和第四部分（图 25-4C）。

一种可靠的方法是使用 8Fr 鼻肠管，在内镜已经通过食管和胃进入小肠后，鼻肠管进入内镜的活检钳道。使用大腔道治疗性内镜和可以拆下近端注射帽的小口径（8Fr）鼻肠管可以提高操作的成功率。因为内镜通过口腔，所以使用在导丝引导技术中所描述的技术，放置口鼻转换管，随后管子从口中出来转换到鼻腔（图 25-4D）。

通过鼻套管保护导管

对于任何经内镜放置鼻肠管需要一定时间和花费的病例，应该考虑一下通过一根鼻套管来保护导管。尽管这一技术对患者来说似乎是粗野的，甚至有点过度惩罚性的，但是选择合适的鼻套管引起的不适与单用鼻肠管引起的不适无差异。放置鼻套管时机的选择很重要，应该在进行内镜检查之前（在患者由于内镜通过而变得躁动之前）开始做。对套管而言，理想的是2根5Fr新生儿喂饲管。第一根管通过鼻孔另一端从口中出来，而第二根管通过另一侧鼻孔同样从口中出来。两个从口中伸出的末端通过一根缝合线固定在一起（见图25-5）。从鼻孔伸出的一端进行牵引，将鼻套管拉到适当的位置（将缝合连接点从鼻孔拉出来，这样这些管子中的一根就沿着鼻中隔进入鼻孔，从另外一侧鼻孔出来）（图25-5）。放置口鼻转换管，此后开始下一步操作。放置ENET完成时，用胶将喂饲管简单地固定到管下1cm鼻套管开始处。

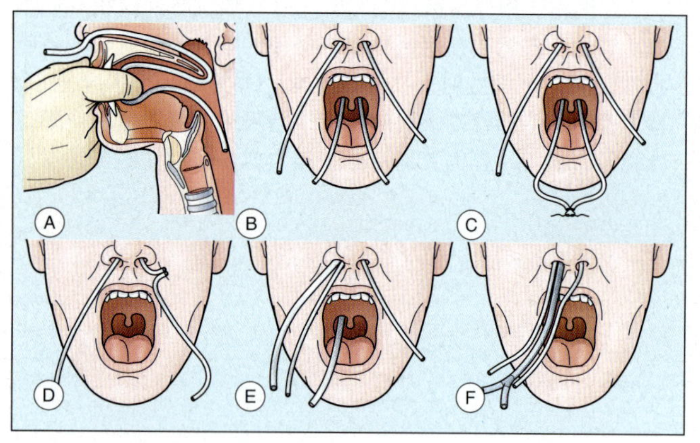

图 25-5　内镜下鼻肠管（ENET）的鼻套管固定技术。

经皮内镜下胃造口术

同ENET相比，放置PEG管是一个更可靠和半永久性的肠内通路，在任何需要人工营养支持超过4周的患者中都应该考虑。因为需要切开，所以开始操作时，要求这些没有使用抗生素的患者使用一次抗生素预防性治疗（宜用三代头孢菌素）。操作期间用一个无法忘记的标记（比如中线和左肋缘）来识别目标，可以进行很好的定位，避免因靠左肋缘太近放置而划破肝左叶的可能。

过去，传统的PEG定位在左上腹中线与左肋缘形成的涡内（图25-6A）。常规PEG重新定位的放置点降低至紧靠脐部甚至到达中线的右侧有两个好处。首先，根据计算机断层扫描（CT）所示（图25-6B），胃和前腹壁之间的最大交界面是距离最短、最直接进入胃内的通路。沿传统左上腹定位点进入胃内的路径更长，斜度更大。然而，更重要的是，这个腹部较低的位置应将PEG管置入胃窦，如果以后患者不再能耐受PEG喂养，这有利于将PEG转换到PEGJ。在放置PEG前，通过鼻胃管注入胃内500ml空气，并拍腹平片，都有利于位置的选择。拍腹平片时，在脐部放置一枚硬币作为明显的标志，这一位置可以与肋缘进行比较。气泡与硬币以及肋缘的位置关系有助于特殊PEG位置的选择（图25-6C）。

对选择PEG的合适位置而言，触诊胃以及观察通过腹壁的透光是必要的。如果有困难（尤其在肥胖病例中），可以应用一个安全管道技术，以确保胃和前腹壁之间没有肠袢存在（图25-7）。使用一根21～23

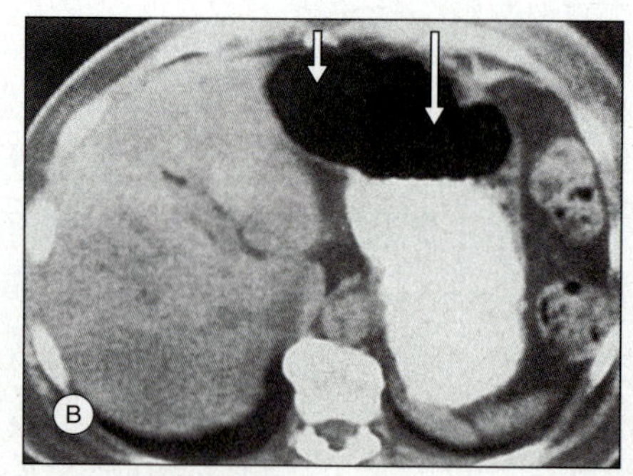

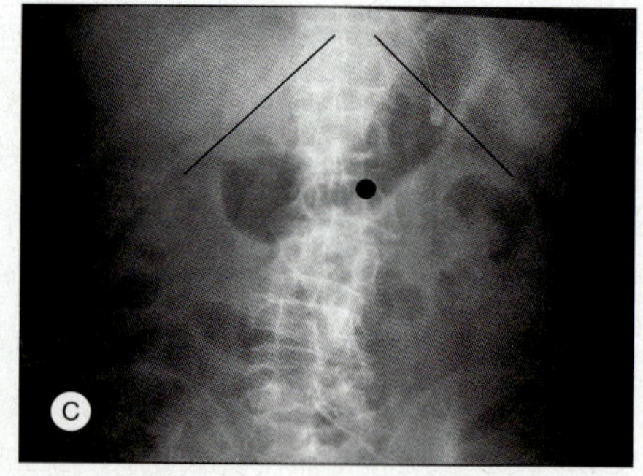

图25-6　经皮内镜下胃造口术（PEG）、经皮内镜下胃空肠吻合术（PEGJ）和直接经皮内镜下空肠吻合术（DPEJ）位置的定位步骤。A.传统PEG的位置位于左上腹，通过“×”来标记。更好的放置位置在脐上，紧靠中线，或者在患者中线稍右侧。PEG放置在胃窦部，如果以后要求患者转换为PEGJ，这一位置是理想的。带圆圈的×显示DPEJ放置位置的巨大变异，可以位于从左肋缘向下到左髂嵴之间的任何地方。B.计算机断层扫描（CT）显示PEG位点位于脐上一点或在脐右侧，符合进入胃窦部的管道是最直接、最垂直、并且最短的。左上腹传统的位置经过更长、更斜的路径进入胃体，甚至更低的胃底。C.在放置PEG之前，在脐部放置一枚硬币，经鼻胃管注射500ml空气到胃内有利于发现胃窦，使PEG位置的选择变得容易。

号脊椎穿刺针和一个装有 1～2ml 盐水的注射器，穿刺针在拟定的PEG位置穿过腹壁。如果刚好在针穿过腹壁进入胃腔时（内镜检查可以看见）盐水中出现气泡，可以确定管道是适宜的。如果在针进入胃腔之前出现气泡，可能有肠袢介入其间（图25-7）。应该选择患者不耐受时容易转换为PEGJ的PEG管，可以选择至少直径为 20～24Fr 的管子以减少堵塞。切开皮肤的长度应该刚好能够容纳喂饲管。

Ponsky 牵拉和 Sachs-Vine 推入技术

Ponsky 牵拉和 Sachs-Vine 推入技术实质上没有区别，没有一方的优点真正能超过另一方，可以根据术者的个人喜好来选择。一旦选择好 PEG 位点，麻醉皮肤，做一个小切口，套管针进入胃内。在Sachs-vine 推入技术中，单股导丝通过套管针进入胃内，被通过内镜的一个圈套器固定。采用 Ponsky 牵拉技术，蓝色双股环状导丝环通过套管针，被圈套器抓住（图 25-8A）。

任何一项技术中，插入的导丝均从口中拉出。在Sachs-Vine 推入技术中，将一个1.5～2英尺长的塑料引导管连接到喂饲管的近端，有利于沿着导丝通过，沿导丝向下被推入，通过食管，从胃和腹壁出来（图 25-8B）。相反，Ponsky 牵拉技术中，喂饲管末端的环，固定于从口中伸出来的蓝色双股导丝的环上。记住，“蓝色穿过”这个术语可使两个导丝环的连接更容易理解，即将蓝色双股环状导丝先穿过喂饲管末端的环（图 25-8B）。一旦将导丝环之间的结固定，即可牵拉喂饲管向下经过食管进入胃，通过腹壁出来，到达最后的位置（25-8C）。

安装外部缓冲垫时，作为操作的常规，应形成约1cm活动范围的一个稍微宽松的状态，这样引起的并发症要少于紧密固定状态，后者可能导致受压性坏死和缓冲垫嵌入综合征。一个快而简单的操作有利于缓和缓冲垫之间的压力，即将喂饲管蘑菇头的一侧圈套到内镜上，内镜沿着PEG管向下通过食管（图25-9A）。如图 25-9A 上部所示，一旦内镜向下进入胃内，圈套住 1/3 的喂饲管蘑菇头可以使释放的操作变得很容易。当管子向下被推入或者拉入食管和胃内时，内镜很容易被带着向下到达胃内的位置。一旦圈套器释放管子，在内镜直视下可以用蘑菇头来调整外侧垫子（图 25-9B）。制图并在管子确切的数字上做标记以明确外侧垫子的位置对护理很有用，并以图示记录以备任何时间参考之用（图 25-9B）。

RUSSEL 导入技术

在一些巨大的外生性口咽癌或者食管癌患者中，为了防止肿瘤在PEG位置种植，应该考虑RUSSEL导入技术。这项技术通常是放射医师使用，但内镜医师操作起来也很容易。PEG位置定位、内镜的位置及套管针的初始通路与前两项技术相同。套管针到位后，

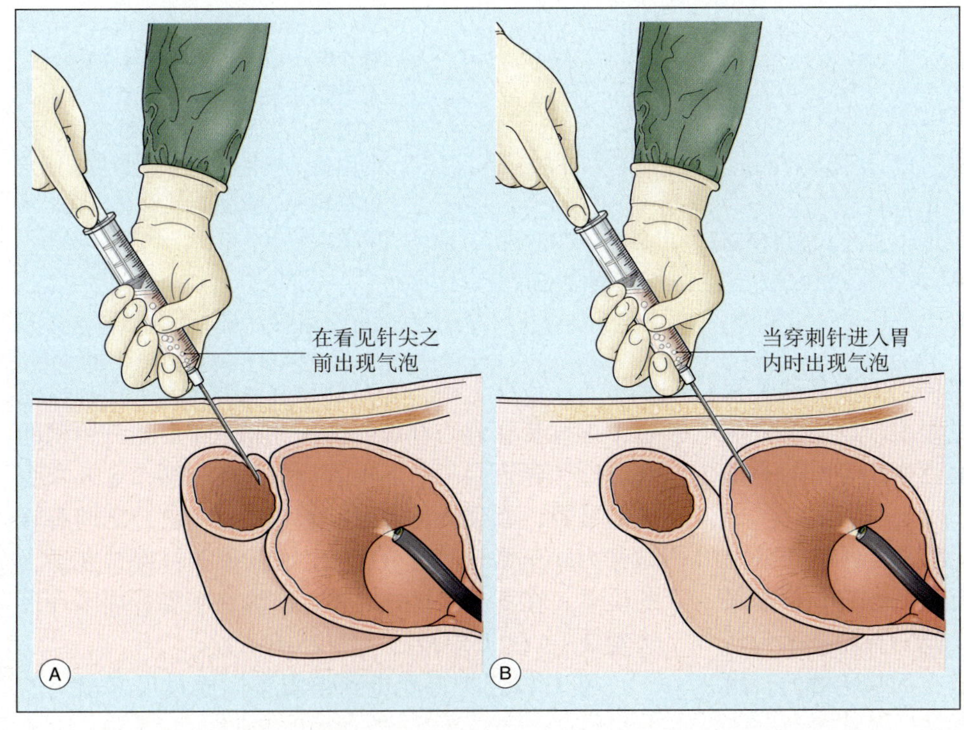

图25-7 经皮内镜下胃造口术（PEG）放置的安全技术避免了在进入胃之前无意中穿过周围的肠袢。

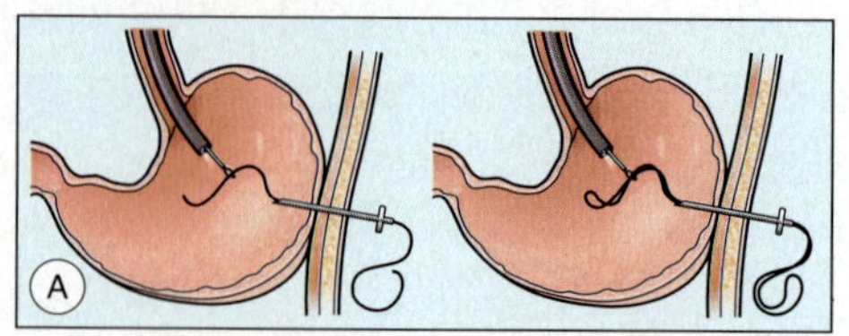
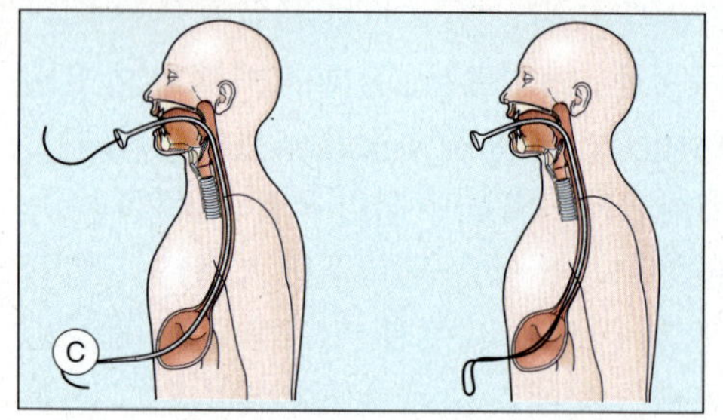
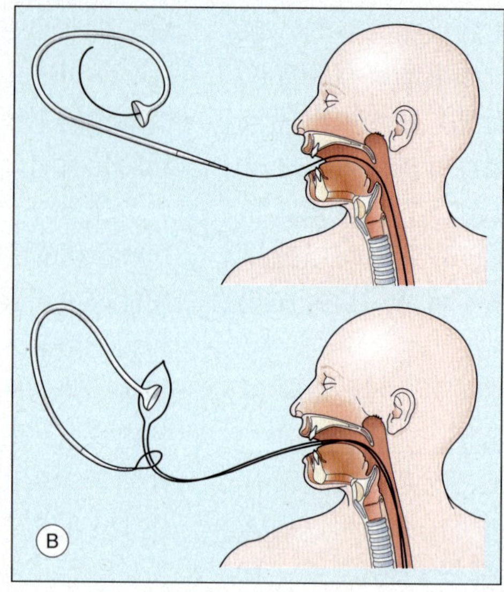

图25-8　经皮内镜下胃造口术(PEG)放置胃管时Sachs-vine推入与Ponsky牵拉技术的比较。A.在Sachs-Vine推入技术中，单根导丝通过套管针，被圈套器抓住，而在Ponsky牵拉技术中环状导丝通过套管针。B.在Sachs-Vine推入技术中，1根2英尺长的塑料引导管直接固定于喂饲管，整套管路都沿着导丝顺序通过或者推入，而在Ponsky牵拉技术中蓝色环状导丝固定于喂饲管末端的金属丝环上，允许将管牵拉到适当位置。C.在Sachs-Vine推入技术中将固定于塑料引导管的管子推入通过食管，通过胃壁出来，而在Ponsky牵拉技术中，环状导丝拉着喂饲管向下通过食管，从胃壁出来。

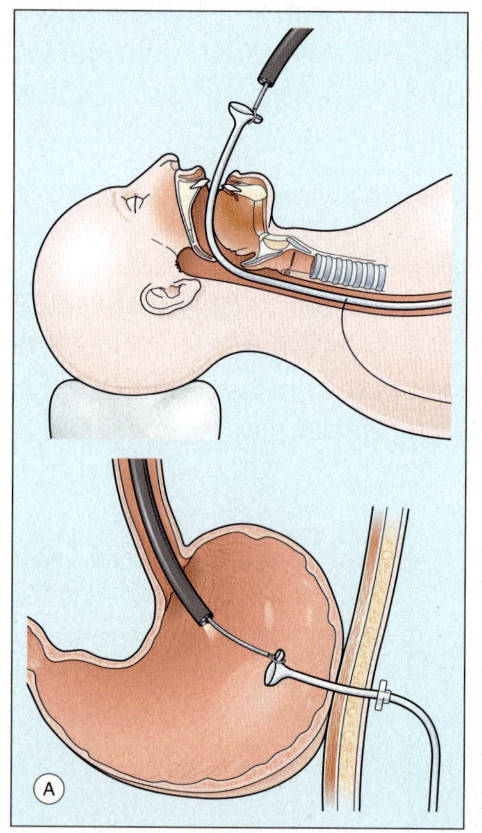
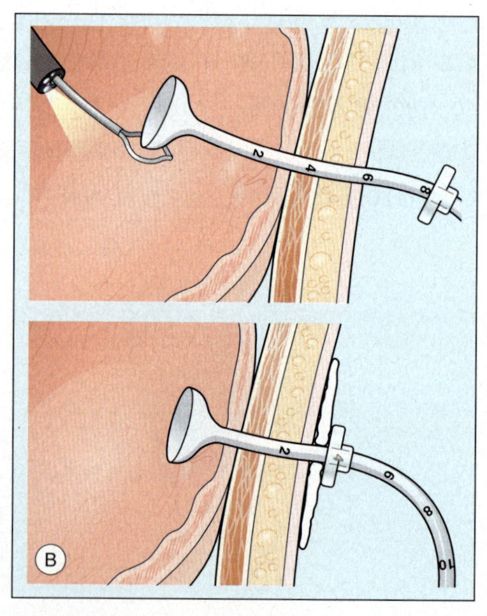

图25-9　沿着经皮内镜下胃造口(PEG)管向下到达适当的位置，安置外侧垫子的位置以保证适当的压力。A.刚好在喂饲管被向下推入或者拖入通过食管和胃之前，将通过内镜的圈套器圈套住喂饲管蘑菇头的一侧，将内镜连接到管子上。然后，当PEG向下到达适当的位置时，内镜向下被拖入通过口咽和食管。B.一旦到达胃内，释放圈套器，将蘑菇头轻轻安置在胃壁上。在外侧蘑菇头下面放置一层纱布。最后的图显示喂饲管上与外侧垫子固定位置相应的数字，记录在患者记录单上。

导丝通过套管针进入胃内，从内镜伸出的圈套器紧紧抓住导丝（图25-10A）。在整个过程中，始终保持从腹壁外轻轻牵拉导丝，与胃内圈套器牵拉导丝的力量相对抗。

首先必须用T形扣钉将胃紧紧固定到前腹壁上(图25-10A)。尽管有各种各样商品化的扣钉，但其采用的设计相似。如图25-10A所示，这一独特技术包括一个窄轨引导套管针，T形扣钉放在远端狭槽内。用手术刀在皮肤上做一小口后，穿入腹壁。T形扣钉通过中央导管在胃内释放。撤出为植入T形扣钉所用的套管针和导管后，向下收紧一个棉球和两个金属扣组成的装置，直到外侧腹壁和胃内侧的T扣钉之间有轻微张力。压紧这两个金属扣，使T形扣钉保持在适当的位置。在下一步操作之前，应该在套管针周围环形放置2～4枚T形扣钉（图25-10A）。

用T扣钉将胃固定到前腹壁，通过尺寸渐增的

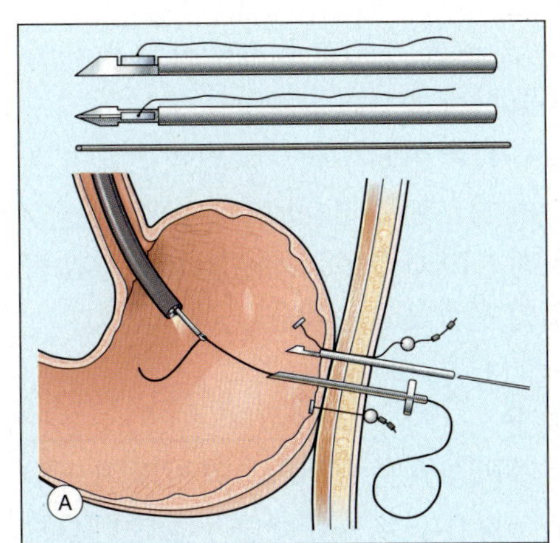

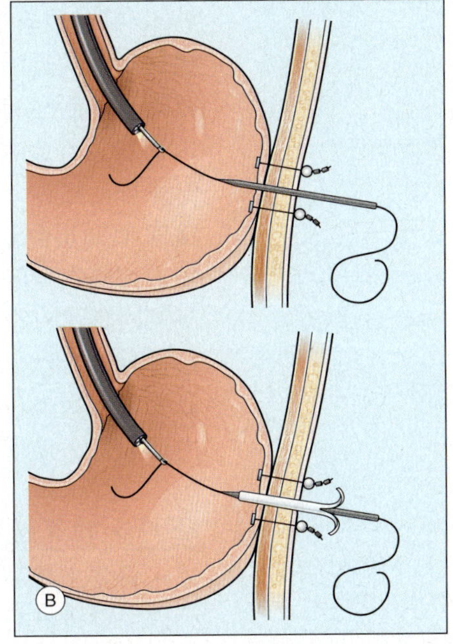

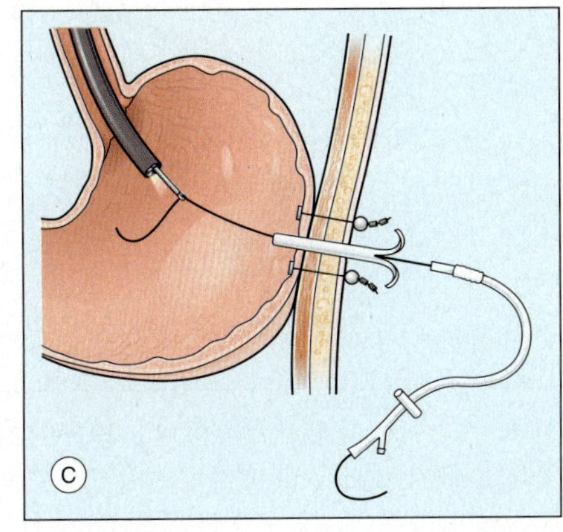

图25-10 Russell导入器经皮内镜下胃造口术（PEG）术。A．开始放置套管针并通过一根单股导丝后，一个圈套器通过胃内的内镜用力抓住导丝对抗外侧的牵拉。然后通过T扣钉将胃壁固定到前腹壁。本图的上方显示了附有缝合线的T形扣钉是如何被套管装置释放的。B．一旦胃被固定到腹壁上，3 个用来扩张的 Seldinger 扩张器沿着导丝对通道进行扩张。最后扩张之后，在最后的扩张器之上的剥脱鞘到达适当的位置之后，取出扩张器。C．首次在营养管上预装载一个外侧缓冲垫之后，喂饲管沿着金属导丝通过剥脱鞘进入胃内，在胃内内侧垫子充气膨胀，取出剥脱鞘，外侧垫向下紧贴皮肤固定。

Seldinger型扩张器对穿过导丝的通道进行扩张。保持外侧牵引，并用圈套器抓紧胃内导丝，沿导丝插入2～3个扩张器（图25-10B）。一旦管道充分扩张之后，一个由剥脱鞘包裹的较大的钻孔套管沿着导丝进入胃内（图 25-10B，下图）。

Russel 导入器的大部分配套元件不配有外侧垫，它们被设计或期望能缝合到皮肤上。可以利用任何小salem蓄贮槽、Foley导管或其他较大型号喂饲管的一小段来自制简单的外侧垫，在插入到胃之前事先沿着喂饲管放置（图 25-10C）。一旦放置好外侧垫，喂饲管可以沿着导丝通过剥脱鞘放置到胃内。然后，内侧球囊膨胀，取出剥脱鞘，再将外侧垫放到适当的位置固定（图 25-10C）。

经皮内镜下胃空肠吻合术

对那些不耐受胃内营养，出现恶心、呕吐、大量胃潴留或者胃轻瘫的患者，经皮内镜下胃空肠吻合术（PEGJ）提供了一个虽然可靠性稍差但却更容易到达小肠的路径。这一操作的成功受很多因素影响。PEG定位于胃窦部是最重要的。为使进入小肠的空肠喂饲管达最大长度，PEG 长度应该削减到 10cm 左右。如果开始放置 PEG 时就进行 PEGJ，应该预防性使用抗生素。脐上偏右侧一点是放置到胃窦的最佳位点。要尝试到达 Treitz 韧带下方一个或者两个肠袢，使用小儿结肠镜很重要。活检钳的长度至少240cm，超过结肠镜末端足够的工作长度很重要。在这一操作中内镜医师不应使用圈套器放置导丝，因为一旦进入小肠，圈套器从导丝末端释放很困难。

这一操作成功最重要因素之一是空气驻留阀的作用（图25-11）。尽管多种商品化的产品可以应用（图25-11顶部），但可以利用喂饲管的帽制作自制空气阀（用剪刀剪出一个孔）（图25-11底部）。空气阀在不漏气的情况下可以允许导丝或圈套器通过PEG管进入胃内。空气阀的使用或制作失败可明显延长操作时间，且使内镜从胃进入小肠时显像困难。

圈套器技术

这一技术是将 PEGJ 管成功放置到 Treitz 韧带或其以下位置的近段空肠的最可靠方法之一。将PEG削减到10cm，安装一个空气驻留阀，圈套器穿过PEG阀上的孔，进入胃内。张开圈套器，使小儿结肠镜向下通过食管和胃，再通过圈套器，进入小肠。一旦内镜进入小肠，圈套器合上一次，以确认内镜已穿过圈套器。空气塞可以在这时从PEG管撤出，以进行胃内减压，防止内镜卷曲。内镜尽可能进入 Treitz 韧带以下

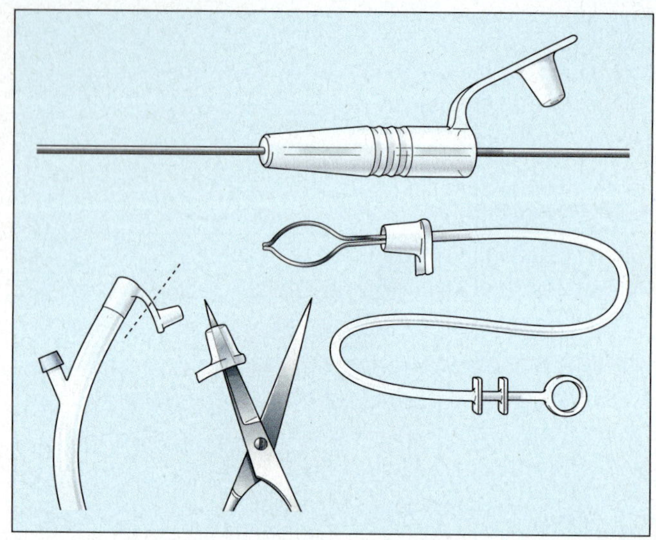

图 25-11 商品化和自制空气阀。顶部的图片显示商品化的空气阀沿着导丝通过，它在经皮内镜下胃空肠吻合术（PEGJ）转换时使用得最多。通过剪断喂饲管上的管塞可自制一个空气阀，然后通过阀穿过一个圈套器或者金属丝。

1～2个肠袢。在内镜到达最深处后，外撤导丝，进入空肠，直到遇到轻微的阻力。这一技术成功的关键在于选择一根足够长的480cm标准导丝。PEG和PEGJ配件中常用的导丝通常要比这短（图25-12A）。使用适当的导丝交换技术，内镜回撤达圈套器之上的近端胃，保持导丝的头端在小肠原位（图25-12B）。一旦内镜撤回到大约45cm时（距门齿），将空气阀安放到PEG上，使胃充气，确定内镜的位置在圈套器之上（图25-12B）。然后将导丝上的圈套器合上，将一个导丝环经PEG管拉出体外（图25-12C）。内镜医师用手指分离该环，助手继续从内镜钳腔道内拉出近端导丝。保持环沿着一侧移动，以确定导丝的末端来源于内镜侧（图25-12C）。然后将导丝末端拉出PEG管，并使导丝变直经过PEG管，直达小肠（图25-12D）。空肠管再沿着导丝（应用良好的导丝交换技术）插入小肠。

导丝引导技术

尽管这一技术似乎比圈套器技术更简化，但是应用该技术对于将空肠管置入小肠适当位置会更为困难。在这一技术中，在导丝上放置一个空气驻留阀之后，导丝经PEG管进入胃内。内镜通过食管进入胃内后，使用活检钳抓住导丝，逐步向下拉到小肠。这一操作成功的关键是使用至少240cm长的活检钳，活检钳的工作长度要超过结肠镜的末端。结肠镜可以到达Treitz韧带或者Treitz韧带以下（图25-13A）。当内镜撤回到胃的近端时，活检钳始终夹着导丝，缓慢向前移动。然后沿着导丝放置空肠管，向下直到碰到小肠内仍然夹着金属导丝尖端的活检钳（图25-13B）。这时张开活检钳，释放导丝，将活检钳撤回到内镜。内镜医师知道到这点很重要，如果使用的活检钳比较短，可能在空肠管碰到夹着导丝尖端的活检钳时，空肠管时仍然有很长一段在PEG外面。虽然这时张开活检钳释放导丝是正确的，但是当在PEG中向下推送空肠管进入适当位置时，PEG外多余的空肠管常常在胃内形成袢，使得不得不重复这一操作。

经PEG的胃镜技术

只要患者原来的PEG直径为28Fr，就可以用一个小口径胃镜进行这一操作。该操作是在小管径PEG管内进行，需要时也可以用支气管镜或者输尿管镜来代替进行操作。使用小管径内镜成功的关键是通过操作钳道放置一根活检钳或者一根坚硬的导丝，使器械变硬，否则将导致在胃内形成过多的袢，从而不能通过幽门。在这项简单技术中，内镜通过PEG，向下通过幽门，再通过十二指肠的第三部分和第四部分。仅靠内镜是很难通过Treitz韧带的，但是在内镜到达十二指肠远端时，可以将导丝伸出内镜前端，这样导丝便可以到达Treitz韧带以下的近段空肠。然后撤出内镜，沿着导丝放置空肠喂饲管（图25-14）。

经皮内镜下胃空肠吻合术的保障技术

PEGJ操作最令人沮丧的一点是空肠管常常折回胃内。有两项技术可能有助于预防这一情况。一项是使用可旋转的血管夹（Olympus America，Melville，NY）装置夹住一根缝合线，将喂饲管远端固定到肠黏膜上。虽然这很容易进行，但是血管夹仅能使缝合保持7～10天。图25-15显示了第二项技术，用其他管子约1cm的节段做成一个锚。一个Salem蓄贮槽、Foley管或者其他一些喂饲管均可使用，做成一个1cm的锚。将一根20cm长的缝合线固定到喂饲管远端，然后紧紧固定在锚上。当空肠管沿着导丝进入小肠时，在PEGJ最后一步时将锚放在空肠喂饲管前的导丝上即可（图25-15）。

PEGJ操作完成时，操作者在内镜下确定PEGJ位置正确很重要。如果空肠管形成一个向上朝着胃食管连接部的袢，需要重复操作，以到达小肠更深的位置（图25-16）。这一袢使管子向上，朝着胃底移位，从小肠滑出来。正确的位置应该是空肠管从PEG出来，直

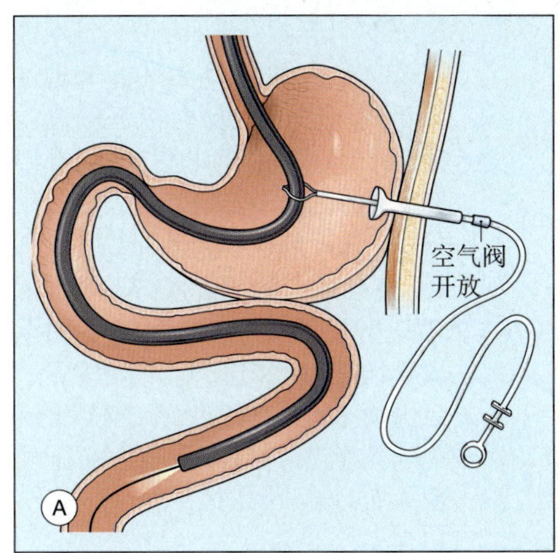

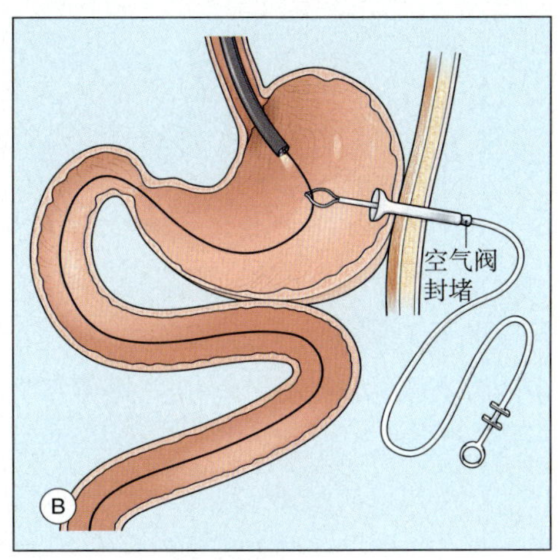

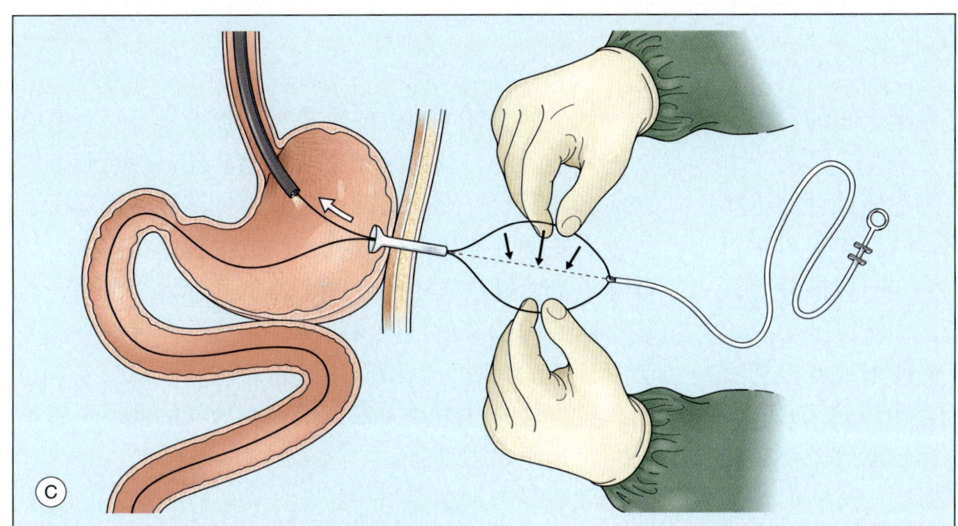

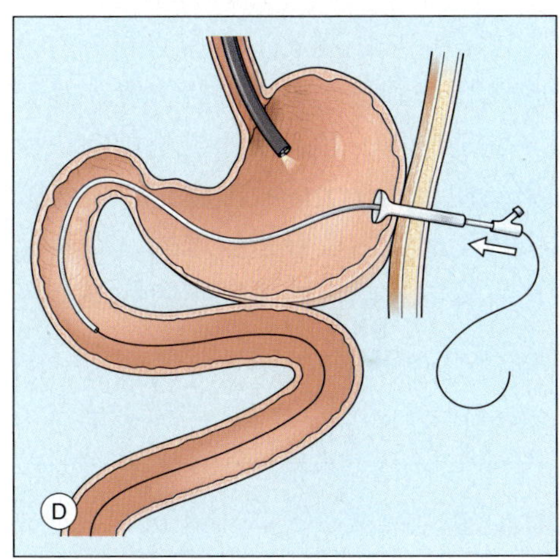

图25-12　通过圈套器的经皮内镜下胃空肠吻合术（PEGJ）。A. 开始放置经皮内镜下胃造口（PEG）管后，将PEG管削短到约10cm，然后通过一个自制的或者商品化的空气阀放置一个圈套器进入胃内。小儿结肠镜进入胃内，通过圈套器，然后向下到达Treitz韧带以下的小肠内（此处导丝伸出内镜末端）。B. 小心采用导丝交换技术，将内镜撤回到胃的近端，保持导丝的头端在Treitz韧带以下的位置。可以安放一个空气塞，这样能看见胃内的圈套器。然后，关闭导丝上的圈套器，将圈套器拉出PEG 管。C. 当助手将导丝环拉出PEG 时，操作者继续牵拉从内镜钳道伸出导丝，确认环的哪一边是导丝的近端。然后，通过PEG 拖出这一端。D. 最后的空肠管沿着单股导丝通过，导丝应该仍然在treitz 韧带以下的位置。

接朝着幽门，向下进入小肠（图 25-16）。

直接经皮内镜下空肠造口术

虽然直接经皮内镜下空肠造口术（DPEJ）可能是建立肠内通路技术中要求最高的操作，但是它可能为那些胃轻瘫、恶心、呕吐及不能再耐受胃内营养的患者提供最可靠的半永久途径。同放置PEG相似，DPEJ也要求抗生素预防性治疗。尽管DPEJ与PEG的Ponsky拖出或者Sachs-Vine推入技术非常相似，但是也有很多重要的区别。首先，需要准备两侧肋缘向下到两侧髂嵴之间的绝大部分腹部区域，因为可能在腹部上任何地方透照。如果患者以前做过胃部分切除术和胃肠

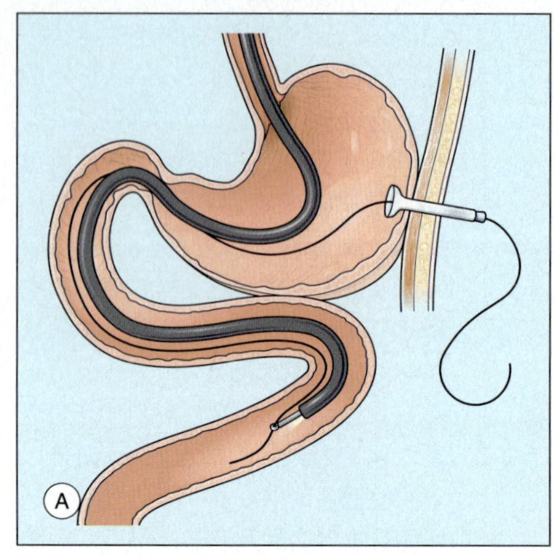
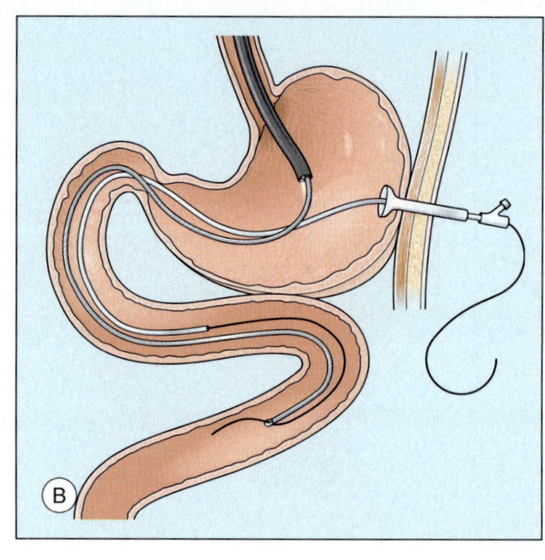

图25-13 导丝引导的经皮内镜下胃空肠吻合术（PEGJ）技术。A. 通过一个阀（位于经皮内镜下胃造口处，的单股导丝被活检钳（经小儿结肠镜）抓住。内镜抓住导丝（通过活检钳）向下到达Treitz韧带以下的小肠。B.然后，当将活检钳从内镜的末端退出时，内镜撤回到胃内，保持金属导丝在Treitz韧带以下的位置。一旦内镜撤回到胃的近端，空肠管沿着导丝通过，直到远端碰到位于导丝末端的活检钳。

道改道手术，显然应将 DEPJ 放置在腹中线的右侧。DPEJ是一项双人操作，要求有人在皮肤侧，还有一个熟练的内镜医师操作内镜。内镜医师应该预计到透照要花费更多时间（从 5 ~ 30 分钟不等），还要用手指触摸位点。最合适的是使用一个21 ~ 23G脊椎穿刺针作为探测针，并尝试将其插进小肠。内镜医师还应该预计到，同 PEG 技术相比，DEPJ 要使用细脊椎穿刺针行更多次的穿刺。Ponsky拖出技术更适合于DPEJ。Sachs-Vine 推入技术中的塑料引导管长度可能不够到达小肠。最重要的是，应该选择带有一枚小内垫的管。大的球囊垫可能会导致小肠部分梗阻。15Fr带有扁平垫的小儿PEG管在市场上有售。内镜通过胃进入小肠时，注意标志很重要，以使内镜医师知道内镜头何时通过十二指肠。在Billroth-Ⅱ术后患者，对DPEJ而言，明确输出袢很重要。在解剖结构完整或者“未开腹”的患者应选用小儿结肠镜。胃部分切除和Billroth-Ⅱ式吻合术的患者可以使用胃镜。在胃解剖结构完整的患者中，可能需将结肠镜全部进入小肠，然后撤至近段十二指肠，这样重复好几次才能通过透照和手指触摸确定穿刺点。

在操作开始时，在腹壁皮肤侧的医师应用一只手持麻醉针和注射器，另一只手持探测针。当发现透壁光亮时，快速局麻之后，用探测针快速穿刺。应该小心防止探测针穿入内镜轴的近端。内镜医师应该插入一个圈套器，通过内镜进入肠腔，以期探测针穿入小肠腔（25-17A）。一旦穿入小肠，内镜医师用圈套器紧紧抓住探测针，并保持这一位置不变。然后皮侧医师使用套管针沿着与探测针相同的轴穿入小肠（图 25-17B）。此时，静脉注射胰高血糖素以维持肠道低张状态。最近的一个商品化 DPEJ 装置将探测针和套管针合成为一件，使 DPEJ 技术变为一步操作。一旦套管针进入小肠腔，从探测针上释放圈套器，然后圈套器转而套到套管针上。撤回并且移走探测针。固定于套管针上的圈套器仍然可以使小肠的位置保持固定，导丝通过套管针进入小肠，圈套器从套管针上滑脱，抓住小肠腔内的导丝（图 25-17C）。然后，将导丝送入套管针内的同时，内镜医师经患者的胃、食管及口拉出导丝。这时（图25-17D）即可在导丝的部位再进行局麻，用手术刀切开。

随着导丝从患者口中拉出，使用Ponsky拖出或者Sachs-Vine 推入技术放置 DPEJ 管。同 PEG 相比（是否插入内镜再次定位是可自由选择的），有必要将内镜跟随内侧垫向下进入胃并到达小肠的最后位置。垫子易从小肠的一段突然滑向下一段。仅通过测量皮肤和内侧垫之间的距离（使用管子上的校准标记）或经腹触摸管子来证实 DPEJ 最后的位置是困难的。用圈套器（如PEG中所述）将内镜的末端紧固到内侧垫上将有利于这一操作。

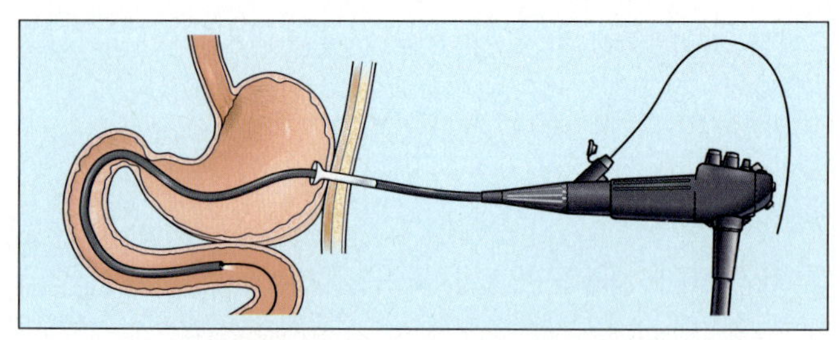

图 25-14 经 PEG 管的胃镜下 PEGJ 技术。首先，使用活检钳将小管径 5.5mm 胃镜变硬后，内镜向下通过 PEG 管到达十二指肠远段和近段空肠。撤走活检钳后，单股导丝从内镜末端伸出，可以越过 Treitz 韧带。撤回内镜后，空肠外延管沿着导丝通过。

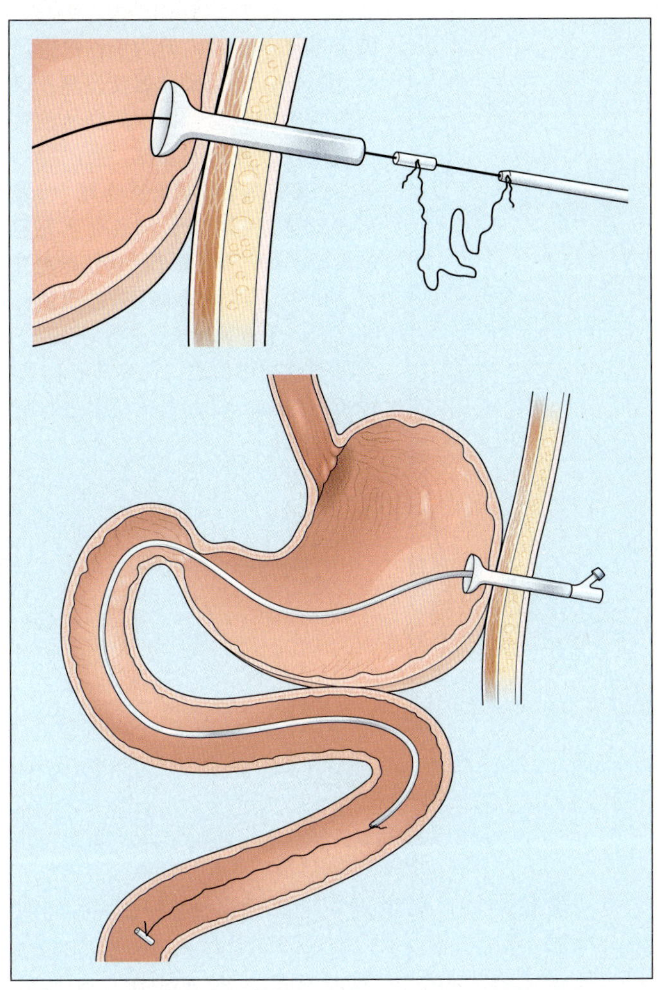

图25-15 经皮内镜下胃空肠吻合术（PEGJ）锚的制作。可以用任何管子的1cm节段做成，它与喂饲管的直径大致相同，然后通过一根20cm丝线固定到喂饲管远段。锚预载到喂饲管前面的导丝上，然后向下进入十二指肠远段和近段空肠。移走导丝后，锚有希望到达远端，有利于固定空肠管远端于适当位置。

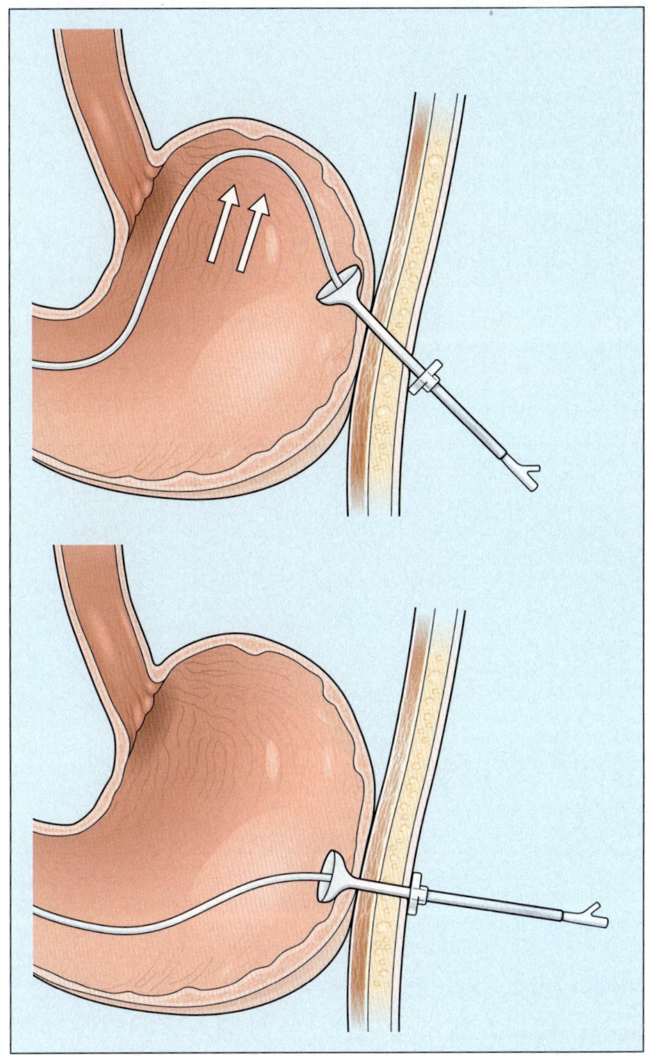

图25-16 经皮内镜下胃空肠吻合术（PEGJ）转换后空肠管正确的位置。上图显示放置的位置较差，空肠管在形成袢之前通过胃食管连接部，然后向下通过幽门。如果放置后管子保持在这一位置，这一袢将使空肠管的尖端返回到胃内。下图显示了空肠外延管的正确位置，此处管子从经皮内镜下胃造口外通过后直接朝向幽门，向下进入小肠。

术后护理

对于所有经皮操作来说，肠道通路置管后患者的处置和护理都是相同的。通常在置管后必须禁食 3 ~ 4小时，然后开始喂食。开始的速度稍低，为25ml/h，当耐受后可将速度每隔6 ~ 12个小时增加1次，这样可以在 24 ~ 48 小时内达到目标速度。在开始的 7 ~ 10天内，应该使用过氧化氢每日清洁一次入径部位，此后用肥皂和水清洁应该足够了（连续用过氧化氢清洗可能是有腐蚀性的）。在开始时，应该每日一次更换绷带敷料。在皮肤和外侧垫子之间应该有1/2 ~ 1cm活动范围。过了7 ~ 10天之后，更换敷料的频率可以减少。

内镜下鼻肠置管并发症

ENET 操作最常见的并发症是喂饲管插入后移位。在3.7% ~ 7%病例中，打算放置在小肠内的管子可能移位到胃内[12]。有 21% ~ 41% 患者无意中将鼻肠置管完全拔出[13, 14]。令人吃惊的是，无意将鼻肠管拔出并不总是发生于那些有典型精神状况改变的患者。无意中拔出的大部分病例是精神状况正常的患者，当不能通过合适的方法固定管子时，进行的常规

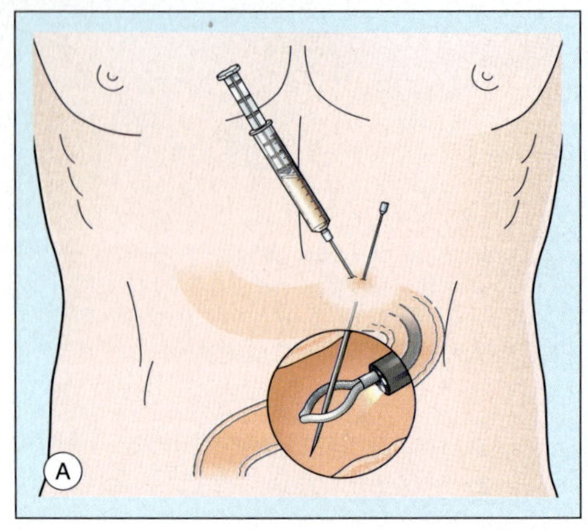

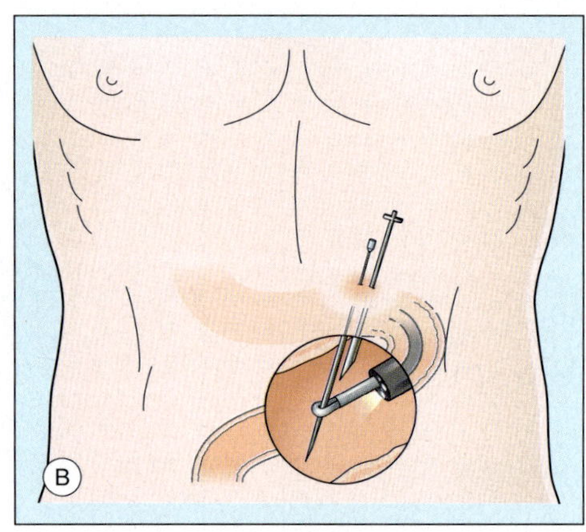

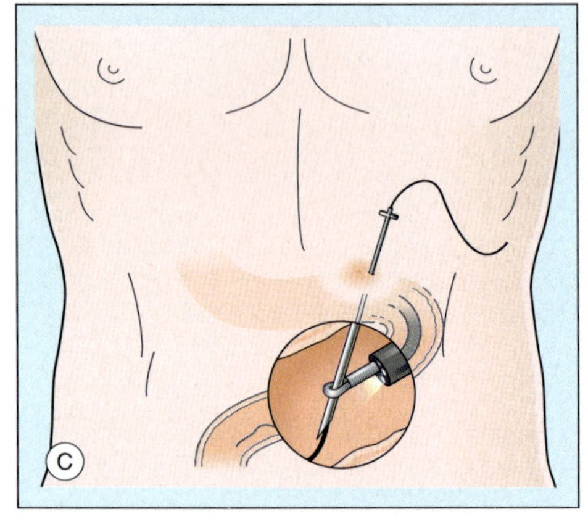

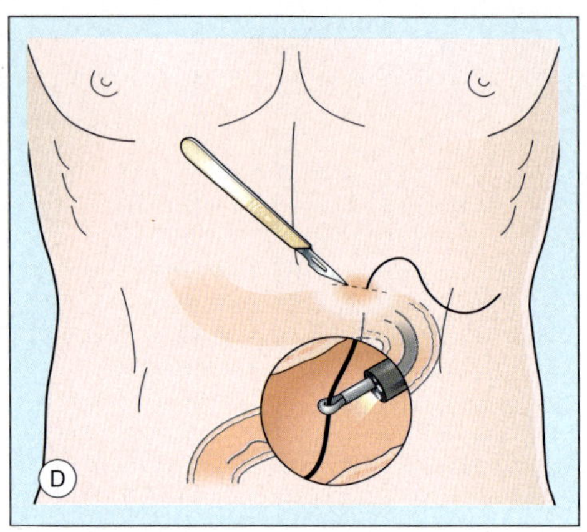

图25-17　直接经皮内镜下空肠吻合（DPEJ）技术。A. 首先快速麻醉皮肤后，一枚23号探测针通过小肠，圈套器经小肠内内镜的操作钳道抓住探测针。B. 用圈套器使探测针保持位置固定，套管针以同样的角度进入小肠。张开圈套器，撤回探测针，将圈套器转换到套管针上。C. 然后导丝通过套管针，圈套器张开足够大后，退回到导丝上，再移走套管针。D. 只有在导丝被圈套器紧紧抓住之后，才能沿着导丝进行切开。一旦导丝从口中拉出，使用Ponsky拖出或者Sachs-Vine推入技术进行最后的放置。

护理（起床、转出病室、物理治疗）即可导致这种结果[13]。使用血管夹（将管子头端缝合紧固到肠黏膜上）紧紧固定鼻肠喂饲管头端不能防止患者用手将管子移动位置。需用一个鼻套管或者绷带夹闭装置（将近端紧固到皮肤上）来稳定鼻肠管远端。0.3%～15%（平均3%～4%）的病例在首次放置鼻肠管时就出现移位，但这与进行测抽吸物pH和听诊等床旁操作技术的关系更大[12, 14, 15]。在这些病例中，可能出现气胸、支气管胸膜瘘，甚至脓胸（由于食糜被灌注入肺所致）[12]。而这些并发症通常不是因为内镜下的置管操作所致。

另外较少的一些并发症包括鼻衄、持续恶心、管子打结、折断及弯曲，或者营养配方凝结引起的管子堵塞。喂饲管堵塞最好的解决方法是将胰酶碾碎放于含碳酸氢盐的温水中，以10ml注射器抽取此液，冲洗喂饲管在正式测试中已经显示该方法优于多种软饮料和木瓜蛋白酶（或者嫩肉剂）[16]。如果仅用冲洗液不能清除凝结块，那么应该将内镜逆行胰胆管造影（ERCP）导管通过管子向下放置到凝结块的位置，直接用冲洗液冲洗。如果管子持续阻塞，可以通过机械输通装置比如内镜刷或者螺旋形的机械输通器进一步努力清除凝结块，后者确实能够旋转或螺旋形转动而通过梗阻。

鼻窦炎是长期放置鼻肠管的一个并发症，在放置这些管子的患者中出现不明原因发热时应该考虑到该并发症。根据鼻窦的X线造影或者CT扫描，鼻窦炎的发病率趋向报告得过高，约为25%，而鼻窦的细针穿刺和流出物培养更准确发病率大约为11.4%[17]。在理论上食管狭窄是长期鼻肠管的一个并发症，但是发病率不清楚，可能被低估。长期使用鼻套管，超过1～2个月，可能腐蚀鼻中隔。

经皮内镜下胃造口术的并发症

所有有关PEG置管相关并发症的文献报道均显示，这一微创操作的并发症发病率低，死亡率微乎其微[18, 19]。10～15年前已发表的两项大型研究显示轻微并发症发生率在4.9%～13%，严重并发症的发生率介于1.3%～3%[18, 19]。这两项大型系列研究中死亡率仅0.2%～1%[18, 19]。在过去3年发表的两项研究重复了这些结果，显示轻微并发症的发生率在10.3%～10.7%，严重并发症的发生率在1%～2.4%[20, 21]。在更近的这些研究中没有死亡的病例。这些报告中报道的轻微并发症包括伤口周围感染、管子断裂、阻塞、渗漏、持续肠梗阻、晚期的无意中拔管、肋下神经痛、肝左叶裂伤、拔管后延迟闭合。严重并发症包括误吸、腹膜炎、早期提前拔管、PEG位点的肿瘤种植、缓冲垫嵌入综合征、胃结肠皮肤瘘、坏死性筋膜炎及出血[18-21]。

常规放置PEG后有高达的40%病例出现气腹[22]。这些气腹缺乏腹膜体征（如反跳痛），属无害表现，不妨碍置管后4小时内对患者进行喂养。气腹可以伴有或不伴有一个扩张、充满空气的膨大胃，可以通过打开PEG管帽来减压[23]。在一项大型研究中报道了1%的患者放置PEG后出现持续肠梗阻[21]。

因为定义（目击的误吸事件与胸片上新出现的浸润影，或用放射性同位素标记或者荧光比色微滴标记的胃内容物吸入）不同，所以放置PEG后误吸的发生率是很难确定。已有的报道中，与PEG放置相关的即刻误吸发生率低于1%[18, 24]，认为这与镇静过度、胃过度膨胀及操作时的仰卧位有关。误吸是放置PEG的一个长期并发症，据报道发生率高达18%[25]。在一项小型前瞻性研究中，同随机给予鼻胃管喂养的患者相比，随机放置PEG的患者其胃食管反流（24小时pH监测检查）发生率低[26]。长期误吸的风险与患者年龄(70岁以上)、意识水平下降、神经肌肉疾病病史、胃排空延迟、气管插管、腹部或骨盆损伤、食团与持续喂养及护理有关[27, 28]。当患者从ICU（患者与护士的比率低）转入内科或者外科后（患者与护士的比率高)，误吸的风险增加4倍[27]。这些PEG放置后的误吸相关报道通常不区别是污染的口咽分泌物误吸还是污染的胃内容物反流并误吸。至少3项研究提示污染的口咽分泌物误吸在气管和上呼吸道定植的发生率，即使不比污染的胃内容物反流所致误吸的发生率高，也至少与后者相近[29-31]。管饲患者口腔卫生差被确定为误吸的一个附加危险因素。

缓冲垫嵌入是一个被低估的综合征，其范围从内侧垫下方的溃疡形成到胃和腹壁伸出的PEG管完全腐蚀。它最常发生于外侧垫和内侧垫之间压力过大时，但是其他易患因素包括内侧垫（聚硅酮垫同聚氨酯垫相比）较小、较僵硬、营养不良或伤口愈合差、或者喂养后体重明显增加[24]。缓冲垫嵌入综合征可以仅表现为PEG周围渗漏增加、PEG位点感染、导管紧固、灌入受阻或者灌入营养液时出现腹痛[23, 24, 33, 34]。文献中报道了多种处理这种并发症的技术。通常必须将PEG管拖回胃内再从口中取出，或者通过腹壁取出。在这些已经几周或者几月没有使用PEG管的患者中，内侧垫可能完全嵌入胃壁或者腹壁。此时，可能要使用针刀热凝固管割断垫子以利于取出[33]。

胃结肠皮肤瘘可能由于置管时无意中刺穿重叠肠袢而早期发生，也可能由于管子的移位或腐蚀累及结肠，表现为迟发并发症[24, 35]。透壁的光亮不充分、在开始置管时胃注气不足或者既往腹部手术史可能出现肠袢被瘢痕组织粘住都可以增加这一并发症的发生[23, 24]。胃结肠皮肤瘘可能与急性腹膜炎、感染、筋膜炎、或者营养液灌入梗阻同时出现。更常见的是缓慢出现的胃结肠皮肤瘘，几个月之后PEG管周围出现粪便或者隐袭性腹泻，这时粪便与PEG管灌入的营养液外观相同，常常直到管子被拔出时才发现这一并发症，表现为窦道口发现粪便。这一并发症的首要处理是通过放射线来证实它的存在。令人惊讶的是，处理这一并发症很容易，只需拔出PEG管即可，在缺损之上绷带包扎，就可以使其愈合。只有在瘘不能闭合时才需要手术[23, 24]。

PEG窦道感染是放置PEG最常见的一种并发症。产生PEG窦道感染的危险因素包括患者因素（如糖尿病、肥胖、营养不良或者长期使用激素)、技术因素（牵拉或推型PEG vs导入器PEG、小切口及缺乏抗生素预防性治疗)、还有护理因素（垫子过度牵拉)。PEG窦道伤口感染的发生率在5.4%～17%之间[25, 36, 37]，但大部分（大于70%）是轻度感染[38]。在开始置管时预防性使用抗生素对减少这一并发症发生很重要。在以前的一个研究中，开始置管时单次剂量的预防性抗生素治疗，使PEG位点感染的发生率从32%降至7%（$P < 0.05$）[39]。在最近的研究中，同无抗生素预防性治疗的对照相比，在开始置管时一次剂量一种或者两种抗生素，将使PEG位点感染发病率从13.2%明显降至0.5%（$P < 0.01$）[38]。对已经同期使用抗生素的患者，在放置PEG时不再需要预防性治疗[40]。如果PEG位点周围发生感染，静脉使用抗生素和伤口局部护理就足够了。很少要求外科切除和引流。实际上腹膜炎少见，仅出现在0.4%～1.5%的病例中，与单纯PEG窦道感染不同，前者出现腹膜体征和反跳痛。还有，及时静脉使用广谱抗生素就足够了。然而，有腹膜炎时，应该进行造影检查以排除漏。如果渗漏到腹腔，则需要外科手术[24]。

出血是很少见的并发症，发生在不超过2.5%的病例[24, 35]。很多致病因素可导致这一并发症，包括开始置管时直接刺伤血管或食管或胃的撕裂伤、伴有消化性溃疡病、内侧垫下方发生溃疡或者PEG管内侧垫相对的后侧胃壁糜烂[24, 35]。处理包括急诊内镜证实出血部位，采取适当的措施来止血。

据报道，仅有1%～2%的病例发生PEG窦道渗漏[21, 41]，但可能低估了这一并发症的发病率。致病因素包括腐蚀性药物（营养液中注入了维生素C、停用抑酸药后引起胃内酸度增加、还有开始置管后位点持续的过氧化氢冲洗）、位点周围的皮肤真菌感染、肉芽组织形成、管子侧向扭转，导致通道一侧壁形成溃疡、缺少外侧垫（允许PEG管通过消化道来回运动）、缓冲垫嵌入综合征和PEG位点感染。处理也取决于所确定的加剧因素，这通常通过仔细检查PEG位点来确定。开始的体检应该排除PEG位点感染，确定管子未固定（提示缓冲垫嵌入综合征），还要确定无提示侧向扭转的通道溃疡。应该回顾患者的用药史，如果没有用药应该加用质子泵抑制剂，停用维生素C，应该考虑在置管位点使用抗真菌乳膏或者氧化锌。侧向扭转产生通道溃疡要求使用垂直夹子来固定PEG管（可以防止侧-侧移位）。用硝酸银棒来治疗PEG位点的肉芽组织。外侧垫的选择很容易更改，通过用含外侧垫的PEG替换装置来代替PEG管或以Foley管漏斗端来自制外侧垫。根据以前报道的方法，存在缓冲垫嵌入综合征时，应治疗PEG窦道感染。在一些病例中，当通道损伤到一定程度时，可以将灌注的营养液向下转移到小肠（将PEG转换为PEGJ）或者将PEG管完全拔出。在更严重病例中，可能需要放置一个鼻肠吸引/喂饲管使窦道愈合。

在1.6%～4.4%的病例中可以出现任何位置的PEG管意外拔管，其中一半出现在PEG窦道完全成熟之前[20, 25, 35, 37, 42]。正常情况下，PEG窦道应该在7～10天之内成熟，胃壁和前腹壁结合在一起。在长期使用激素、营养不良或者有腹水存在时，PEG窦道成熟可能延迟到3～4周。只要不存在腹膜炎，处理是非常简单的[35]。放置一个鼻胃管（NG）进行减压，开始使用广谱抗生素，在7～10天之内可以代替PEG。只有在存在腹膜炎时，才需要外科治疗[35]。一旦PEG窦道成熟，用PEG管在床旁简单替换就足够了，如果窦道闭合可行内镜下置换。

PEG置管更少见的并发症包括PEG位点肿瘤种植、气管食管瘘、内侧球囊缓冲垫移位导致幽门梗阻、可逆性呼吸暂停、肋下神经痛和胃回肠皮肤瘘[20, 43-47]。

经皮内镜下胃空肠吻合术和直接经皮内镜下空肠吻合术的并发症

很明显，要求放置PEGJ的患者有发生上述常规放置PEG管所有并发症的风险。另外，PEGJ管遇到的最常见问题是空肠管意外从小肠折回到胃内，27%～42%的病例可出现这种情况[48-50]。很多因素可以造成这一并发症，包括一个膨胀的缺乏张力的胃、没有将PEG管剪切到一个较短的长度、空肠管过短、开始放置PEG管在胃内的位置高、外科PEG植入术（在这种情况下，穿入PEG管时朝着胃食管连接部）、还有反复的恶心和呕吐。在开始置管时采取措施可以减少这种并发症，包括PEG管于脐上或者脐右侧进入胃窦，将PEG管削短到约10cm长，选择一个最长的空肠管，确定当空肠管从PEG进入幽门时胃内没有形成袢。根据本章以前介绍的放置PEGJ的技术，用止血夹将远端紧紧固定于肠黏膜或者放置一个锚可能有助于使空肠管短期内保持在适当的位置。

放置DPEJ产生的并发症与常规放置PEG相比有很大不同。需要注意可能出现空肠结肠皮肤瘘。操作时选择一个较大的球囊缓冲垫可能出现间断发生的小肠梗阻。已有DPEG出现肠扭转导致肠坏死的报道。

结论

全国的营养支持小组都迫切需要早期建立肠内通路，因为文献充分显示早期使用胃肠道及维持胃肠道的完整性可以明显改善患者预后。营养支持小组需要一名熟练的内镜医师来建立肠内通路，监测肠内喂饲管的喂养，在不耐受时协助解决这些问题。当需要短期的鼻肠喂饲管，或需要长期的经皮通路时，有各种技术可适用于几乎任何患者的情况。在各种类型的入径技术中，内镜医师应该掌握一门主要技术，然后充分了解所有的技术，从而知道哪一项技术最适合自己。通过内镜操作建立肠内通路时，选择合适的装置、合适的附件以及适合不同患者的技术能够使成功机会最大化，并发症风险最小化。

（孟灵梅译　李渊　王琨　薛艳　周丽雅校）

参考文献

1. McClave SA, Mallampalli A: Nutrition in the ICU, Part I: Enteral feeding—When and why? J Crit Illness 16:197–204, 2001.
2. Kudsk KA: Importance of enteral feeding in maintaining gut integrity. JPEN J Parenter Enteral Nutr 25:S2–S8, 2001.
3. Kudsk KA, Croce MA, Fabian TC: Enteral versus parenteral feeding. Effects on septic morbidity after blunt and penetrating abdominal trauma. Ann Surg 215:503–513, 1992.
4. McClave SA, Snider HL: The gut in nutritional management of acute pancreatitis. Clin Perspect Gastroenterol 2:86–92, 1999.
5. Braunschweig CL, Levy P, Sheean PM, Wang X: Enteral compared with parenteral nutrition: A meta-analysis. Am J Clin Nutr 74:534–542, 2001.
6. Lewis SJ, Egger M, Sylvester PA, Thomas S: Early enteral feeding versus "nil by mouth" after gastrointestinal surgery: Systematic review and meta-analysis of controlled studies. BMJ 323:1–5, 2001.
7. Smith I, Fleming S, Cernaianu A: Mishaps during transport from the intensive care unit. Crit Care Med 18:278–281, 1990.
8. Evans A, Winslow EH: Oxygen saturation and hemodynamic response in critically ill, mechanically ventilated adults during intrahospital transport. Am J Crit Care 4:106–111, 1995.
9. Heyland DK, Drover JW, Macdonald S, et al: Effect of postpyloric feeding on gastroesophageal regurgitation and pulmonary microaspiration: Results of a randomized controlled trial. Crit Care Med 29:1495–1501, 2001.
10. Lien HC, Chang CS, Chen GH: Can percutaneous endoscopic jejunostomy prevent gastroesophageal reflux in patients with preexisting esophagitis? Am J Gastroenterol 95:3439–3443, 2000.
11. Heyland DK, Drover JW, Dhaliwal R, Greenwood J: Optimizing the benefits and minimizing the risks of enteral nutrition in the critically ill: Role of small bowel feeding. JPEN J Parenter Enteral Nutr 26(6 Suppl):S51–55; discussion S56–57, 2002.
12. Levy H: Nasogastric and nasoenteric feeding tubes. Gastroenterol Endosc Clin North Am 8:529–550, 1998.
13. McClave SA, Sexton LK, Spain DA, et al: Enteral tube feeding in the intensive care unit: Factors impeding adequate delivery. Crit Care Med 27:1252–1256, 1999.
14. Metheny N, Dettenmeier P, Hampton K, et al: Detection of inadvertent respiratory placement of small-bore feeding tubes: A report of 10 cases. Heart Lung 19:631–638, 1990.
15. Roubenoff R, Ravich WJ: Pneumothorax due to nasogastric tubes. Report of four cases, review of the literature, and recommendations for prevention. Arch Intern Med 149:184–188, 1989.
16. Marcuard SP, Stegall KL, Trogdon S: Clearing obstructed feeding tubes. JPEN J Parenter Enteral Nutr 13:81–83, 1989.
17. George DL, Falk PS, Umberto Meduri G, et al: Nosocomial sinusitis in patients in the medical intensive care unit: A prospective epidemiological study. Clin Infect Dis 27:463–470, 1998.
18. Larson DE, Burton DD, Schroeder KW, et al: Percutaneous endoscopic gastrostomy: Indications, success, complications, and mortality in 314 consecutive patients. Gastroenterology 93:48–52, 1987.
19. Grant JP: Percutaneous endoscopic gastrostomy. Ann Surg 217: 168–174, 1993.
20. Rimon E: The safety and feasibility of percutaneous endoscopic gastrostomy placement by a single physician. Endoscopy 33:241–244, 2001.
21. Lin HS, Ibrahim HZ, Kheng JW, et al: Percutaneous endoscopic gastrostomy: Strategies for prevention and management of complications. Laryngoscope 111:1847–1852, 2001.
22. Gottfried EB, Plumser AB, Clair MR: Pneumoperitoneum following percutaneous endoscopic gastrostomy. Gastroenterol Endosc 32:397–399, 1986.
23. Baskin WN: Enteral access techniques. Gastroenterologist 4:S40–S56, 1996.
24. Safidi BY, Marks JM, Ponsky JL: Percutaneous endoscopy gastrostomy. Gastroenterol Endosc Clin North Am 8:551–558, 1998.
25. James A, Kapur K, Hawthorne AB: Long-term outcome of percutaneous endoscopic gastrostomy feeding in patients with dysphagic stroke. Age Ageing 27:671–676, 1998.
26. Johnson DA, Hacker JF, Benjamin SB, et al: Percutaneous endoscopic gastrostomy effects on gastroesophageal reflux and the lower esophageal sphincter. Am J Gastroenterol 82:622–624, 1987.
27. Mullan H, Roubenoff RA, Roubenoff R: Risk of pulmonary aspiration among patients receiving enteral nutrition support. JPEN J Parenter Enteral Nutr 16:160–164, 1992.
28. McClave SA, DeMeo MT, DeLegge MH, et al: North American Summit on Aspiration in the Critically Ill Patient: Consensus statement. JPEN J Parenter Enteral Nutr 26(6 Suppl):S80–85, 2002.
29. Pingleton SK, Hinthorn DR, Liu C: Enteral nutrition in patients receiving mechanical ventilation. Multiple sources of tracheal colonization include the stomach. Am J Med 80:827–832, 1986.
30. Torres A, el-Ebiary M, Gonzalez J, et al: Gastric and pharyngeal flora in nosocomial pneumonia acquired during mechanical ventilation. Am Rev Respir Dis 148:352–357, 1993.
31. Bonten MJ, Gaillard CA, van Tiel FH, et al: The stomach is not a source for colonization of the upper respiratory tract and pneumonia in ICU patients. Chest 105:878–884, 1994.
32. DeRiso AJ 2nd, Ladowski JS, Dillon TA, et al: Chlorhexidine gluconate 0.12% oral rinse reduces the incidence of total nosocomial respiratory infection and nonprophylactic systemic antibiotic use in patients undergoing heart surgery. Chest 109:1556–1561, 1996.
33. Ma MM, Semlacher EA, Fedorak RN, et al: The buried gastrostomy bumper syndrome: Prevention and endoscopic approaches to removal. Gastroenterol Endosc 4:505–508, 1995.
34. Boyd JW, DeLegge MH, Schamburek RD, et al: The buried bumper syndrome: A new technique for safe, endoscopic PEG removal. Gastroenterol Endosc 41:508–511, 1995.
35. Schapiro GD, Edmundowicz SA: Complications of percutaneous endoscopic gastrostomy. Gastroenterol Endosc Clin North Am 6: 409–422, 1996.
36. Lockett MA, Templeton ML, Byrne TK, Norcross ED: Percutaneous endoscopic gastrostomy complications in a tertiary-care center. Am Surg 68:117–120, 2002.
37. Dwyer KM, Watts DD, Thurber JS, et al: Percutaneous endoscopic gastrostomy: The preferred method of elective feeding tube placement in trauma patients. J Trauma 52:26–32, 2002.
38. Gossner L, Keymling J, Hahn EG, Ell C: Antibiotic prophylaxis in percutaneous endoscopic gastrostomy (PEG): A prospective randomized clinical trial. Endoscopy 31:119–124, 1999.
39. Jain NK, Larson DE, Schroeder KW, et al: Antibiotic prophylaxis for percutaneous endoscopic gastrostomy. Ann Intern Med 107: 824–828, 1987.
40. Sturgis TM, Yancy W, Cole JC, et al: Antibiotic prophylaxis in percutaneous endoscopic gastrostomy. Am J Gastroenterol 91:2301–2304, 1996.
41. Abuksis G, Mor M, Segal N, et al: Percutaneous endoscopic gastrostomy: High mortality rates in hospitalized patients. Am J Gastroenterol 95:128–132, 2000.
42. Galat SA, Gerig KD, Porter JA, et al: Management of premature removal of the percutaneous endoscopic gastrostomy. Am Surg 56: 733–736, 1990.
43. De Vogelaere K, De Backer A, Vandenplas Y, Deconinck P: Gastroileocutaneous fistula: An unusual complication of percuta-

neous endoscopic gastrostomy. Endoscopy 32:S3–4, 2000.

44. Clancy MJ, Hunter DC: Tube migration causing gastric outlet obstruction: An unusual complication of percutaneous endoscopic gastrostomy. Endoscopy 32:S58, 2000.

45. Bilijam C, Hulsbergen M, Bosman D, Taminiau J: Bronchoesophageal fistula as a complication of percutaneous endoscopic gastrostomy. Endoscopy 32:S26–27, 2000.

46. Segal D, Michaud L, Guimber D, et al: Late-onset complications of percutaneous endoscopic gastrostomy in children. J Pediatr Gastroenterol Nutr 33:495–500, 2001.

47. Schiano TD, Pfister D, Harrison L, et al: Neoplastic seeding as a complication of percutaneous endoscopic gastrostomy. Am J Gastroenterol 89:131–133, 1994.

48. Fan AC, Baron TH, Rumalla A, Harewood GC: Comparison of direct percutaneous endoscopic jejunostomy and PEG with jejunal extension. Gastrointest Endosc 56:890–894, 2002.

49. Doede T, Faiss S, Schier F: Jejunal feeding tubes via gastrostomy in children. Endoscopy 34:539–542, 2002.

50. DiSario JA, Foutch PG, Sanowski RA: Poor results with percutaneous endoscopic jejunostomy. Gastroenterol Endosc 36:257–260, 1990.

51. Rumalla A, Baron TH: Results of direct percutaneous endoscopic jejunostomy, an alternative method for providing jejunal feeding. Mayo Clin Proc 75:807–810, 2000.

急性结肠假性梗阻

Robert J. Ponec and Michael B.Kimmey

26

引言 373
流行病学 373
发病机制 374
临床特征 375
鉴别诊断 375
治疗 375
保守治疗 375
药物治疗 376
结肠镜检查 378
手术治疗 378
未来趋势 379

引言

急性结肠假性梗阻（acute colonic pseudoobstrution，ACPO）是指在无机械性梗阻的情况下，出现以结肠严重扩张为特征的一种疾病。这种严重的动力性障碍也称Ogilvie综合征[1]，通常发生于住院患者，与多种内外科疾病有关。严重扩张引起结肠壁压力增高可导致缺血性坏死和穿孔，尤其在盲肠。据报道，自发穿孔率在3%～15%，伴随的死亡率介于40%～50%[2-5]。

虽然有穿孔的风险，但应用多种保守治疗措施后，大约75%的ACPO患者平均3～5天内可以恢复[3,4]。然而，有的患者可能延迟恢复，ACPO造成患者明显不适和肠道蠕动停止，延误肠内营养的建立。

穿孔风险和恢复时间长促使人们寻找有效且安全的治疗方法，既可防止穿孔，还可加速恢复。很少有对照试验来评估ACPO的标准治疗。尽管如此，保守治疗（如鼻胃管抽吸和纠正加重因素的措施）仍为主要治疗方法。

少数ACPO患者（约25%）保守治疗失败，那些结肠严重扩张时间很长的患者有穿孔的风险，对于这些患者均需积极治疗。过去，对这些严重的或难以控制的病例，主要选择盲肠造口术或结肠部分切除术。后来报道，结肠镜检查和各种放射线下操作有助于结肠减压[5-10]。最近，药物治疗，如新斯的明，效果明显[11]。保守治疗和更积极治疗的时机和联合治疗需要根据ACPO的严重程度和患者的并存疾病而进行个体化处理。

流行病学

ACPO相对少见。多种内外科疾病可能诱发ACPO。典型症状是在诱发疾病发作的几天内很快出现腹胀[2]。

由于ACPO不常见，必须着眼于调查几年来病例报道的综述，才能够得出流行病学的结论。很多病例报道和综述描述了特殊的诱发因素。然而，仅在很少的一部分病例中发现每一个提出的基础疾病似乎与ACPO的发生有关。据报道ACPO可发生于多种外科手术后，包括矫形外科、泌尿外科、妇产科、神经外科和器官移植[3,4,12-21]。在产科阴道分娩和剖宫产后可见ACPO[3,22,23]。创伤和烧伤患者有时出现ACPO[3,4,12,24]。已知很多内科疾病可引起ACPO，包括败血症、呼吸衰竭、机械通气、肾功能衰竭、心肌梗死、心血管急症和癌症[3,4,12,25-35]。很多药物可加重ACPO，尤其是麻醉性镇痛药和减少胃肠蠕动的药物，如三环类抗抑郁药和抗胆碱药[5,7,36-38]。表26-1列出了这些相关的因素。尽管这些诱因引起ACPO的机制可能是通过干扰肠道自主神经系统，但其他因素，如患者年龄、合并疾病以及不活动、药物、电解质紊乱都会引起发作[2]。

一篇综述回顾了从1948～1980年间的531例ACPO患者，88%继发于手术、外伤或急性内科疾病[3]。剩余12%归为特发性。这篇综述中报道的穿孔率为15%，其中结肠穿孔的病死率为45%。高病死率可能与患者同时存在严重的内科或外科问题有关。

另一篇综述回顾了从1970～1985年间的400例患者，95%的患者有明确的内科、外科或产科疾病[4]。其余5%归为特发性。ACPO通常在基础疾病发作的

表 26-1 与结肠假性梗阻有关的疾病

外科	产科	外伤	内科疾病	药物
矫形外科	正常分娩	骨折	败血症	麻醉性镇痛药
泌尿科	剖宫产	烧伤	神经系统疾病	三环类抗抑郁药
妇产科			癌症	麻醉剂
腹部疾病			化疗	抗帕金森药
移植			放疗	抗胆碱能药物
			甲状腺功能减退	
			心肌梗死	
			脑卒中	
			呼吸衰竭、机械通气	
			肾功能衰竭	
			电解质紊乱（钾、镁、钙、磷）	
			病毒感染（疱疹、水痘带状疱疹）	

5 天之内发生。患者年龄中位数约 60 岁，男女比例 1.5∶1。穿孔率20%，穿孔病死率40%，总死亡率15%。病死率与年龄、盲肠直径、扩张结肠的长度、肠壁缺血和患者的合并疾病有关。这篇综述中指出的重要一点是，盲肠直径在 8 ~ 25 厘米的患者结肠往往是存活的，无明显缺血。但是，盲肠的直径不是穿孔的惟一危险因素，其他因素如疾病发作急剧和肠管扩张持续时间也是潜在的重要因素。

发病机制

1948 年，Ogilvie[1]首次报道了 2 例结肠严重扩张的患者，腹胀发作数周，而无更为急性的表现，目前称之为Ogilvie综合征。最终发现2名患者有弥漫腹腔内恶性肿瘤并累及腹膜后神经丛，这使Ogilvie推测结肠自主神经功能障碍是这一疾病发生的病因[1]。

虽然有很多因素可以诱发ACPO，但是其临床表现非常一致。一般而言，ACPO 患者会在内科或外科疾病发作的 5 天内出现严重的腹胀。通常肠扩张最明显的是结肠，尤其是近端结肠到脾曲。X 线表现与左上腹结肠梗阻的患者非常相似，所以称为“假性梗阻”。上述情况导致这一假说，即ACPO发生的最后共同通路是支配左半结肠的自主神经功能障碍导致结肠运动的突然中止。一种假说是结肠交感神经过度刺激抑制结肠收缩。严重的身体应激反应可以导致 ACPO 支持这一假说。另外，报道了硬脑膜外麻醉可以减少交感兴奋的传出，对ACPO治疗有利[39]。但是，用胍乙啶阻断交感神经，似乎对ACPO患者的结肠功能无作用[40]。

目前，关于 ACPO 发病机制的理论中，副交感神经对结肠刺激的减少比交感神经过度的传出更重要[41]。既往一项研究中，先给患者胍乙啶，之后给新斯的明阻断乙酰胆碱酯酶。使用新斯的明后，患者结肠收缩很快恢复。证明了副交感神经紧张性丧失在 ACPO 的发生中是重要的。有人推测，由于骶神经丛支配障碍使副交感功能低下在左半结肠最明显。这可以解释为什么ACPO患者的左半结肠有收缩但蠕动却停止了。在这些开拓性研究之后，在ACPO的治疗中内科治疗获得了最一致的成功，就是使用新斯的明突然增加副交感神经突触内乙酰胆碱的浓度，从而使结肠蠕动增加。

ACPO 的其他明确发病因素是慢性潜在性肠道动力疾病、便秘、患者制动、电解质紊乱、药物（如麻醉性镇痛药）、机械通气。这些因素可能导致自主神经功能紊乱，直接抑制结肠的肌肉运动或只增加进入消化道的气体量。

ACPO 最严重的并发症是结肠穿孔。穿孔多发生于右半结肠，尤其是盲肠。这与盲肠的肠壁压力过高有关，导致其缺血坏死，然后出现肠壁穿孔。与左半结肠相比，右半结肠肠壁更薄，直径更大，当出现结肠扩张时，肠壁压力最高。这可以由Laplace定律来解释，$T = P \times R/2d$，T 是肠壁压力，P 是结肠腔内压力，R是结肠半径，d代表结肠壁的厚度。这个方程式可以解释在薄壁的盲肠严重扩张时，结肠半径微小的变化会引起肠壁压力的巨大变化，因此增加了穿孔的危险。一般来说，盲肠的直径小于 12cm 时，患者穿孔的危险不大。自相矛盾的是，研究显示盲肠直径大于 25cm 的 ACPO 患者如无意外可以恢复。因此，其他因素也能决定结肠是否存活，如肠壁肌肉的弹性、血液供应、扩张持续时间。研究表明，ACPO的持续时间与穿孔的风险有关，那些肠管持续扩张超过5天的患者发生穿孔的几率更高[42]。

临床特征

ACPO主要见于因急诊、外科、产科疾病或创伤事件而住院的病人。病情进展速度不同，通常在2～7天，常见症状是进行性加重的腹胀。据报道其他症状的发生率差别很大。腹痛（10%～80%）、恶心（10%～60%）、呕吐（10%～60%）、腹泻（30%～40%）、便秘（40%～50%），已有腹胀引起呼吸功能受损的报道[3-5, 7]。缺血及穿孔的患者多有腹痛和发热。

体格检查多有明显的腹部膨隆，叩诊鼓音。肠鸣音多存在。虽然有报道显示近60%的患者存在明显压痛，但严重的压痛和腹肌紧张应该怀疑穿孔。

实验室检查异常可能包括近25%的无穿孔患者血WBC升高，穿孔者则几乎100%升高[4]。电解质紊乱，如钾、钙、镁、磷以及甲状腺功能异常，不一定是ACPO所致，但是认为与结肠功能紊乱有关。因此，需要做这些检查，如有异常则需要纠正。

腹部X线片表现为结肠扩张，通常在盲肠、升结肠及横结肠最明显。与顽固性便秘不同，扩张的结肠中主要为气体而非粪便。在结肠脾曲附近常存在一个明显的“分界”，并伴有左半结肠萎陷。“分界”的位置不一。在一篇综述中，“分界”出现在脾曲占56%，肝曲占18%，升结肠或乙状结肠占27%。虽然认为ACPO中小肠多不受影响，但在一个研究中显示接近80%的患者存在一定程度的小肠扩张。据报道，约40%的患者出现气液平。当然，X线证实肠壁内气体或腹腔游离气体提示穿孔。常需要水溶性造影剂灌肠以除外机械性梗阻。在本章治疗部分，有报道认为使用水溶性造影剂在一些患者中有治疗作用[43]。

鉴别诊断

ACPO的两个主要鉴别诊断是机械性肠梗阻和中毒性巨结肠，后者多由于肠道感染或炎症性肠病（inflammatory bowel disease，IBD）所致。此外，有时患者因为其他原因住院诊断为慢性结肠假性梗阻时，需要首先明确这一疾病实际上是急性而非慢性。

在考虑ACPO特殊治疗之前，必须明确排除引起机械性结肠梗阻的原因，如结肠癌、乙状结肠扭转和憩室炎。常有这样一个事实，就是ACPO患者持续水样大便，这点提示可能不是完全性梗阻。在一些病例中，直肠存在气体或全结肠存在气体也有助于排除梗阻。尽管如此，所有这些指标都不是完全可靠的。因此，可能需要水溶性造影剂灌肠或结肠镜检查以除外机械性梗阻。

对于那些长期使用抗生素或在医院或护理院长期治疗的患者，可能获得感染，应该考虑到难辨梭状芽孢杆菌感染所致中毒性巨结肠。通常，这些患者在出现腹胀之前多有严重腹泻。有报道其他结肠感染引起中毒性巨结肠，尤其是在免疫抑制患者。在一些病例中，患者有时会出现与典型ACPO难以区别的表现。但是，由感染所致的结肠扩张，患者通常有WBC升高；腹部X线肠壁增厚；另外肠镜下多表现为严重的结肠红斑、水肿、溃疡形成或可曲式乙状结肠镜检查可见伪膜。在这一情况下，粪便检查肠内病原体或者难辨梭状芽孢杆菌毒素也很重要[44]。

同样，IBD引起的中毒性巨结肠常通过病史、实验室检查、腹部X线片及乙状结肠镜下表现与ACPO进行鉴别[45]。IBD患者在发生结肠扩张之前应有腹泻（常是血样便）和腹部绞痛的病史。血液检查通常有白细胞增多，腹部X线片常有肠壁水肿。乙状结肠镜应该出现IBD相应表现。

最后，常通过仔细回顾患者病史、病历及既往腹部X线检查来排除慢性假性梗阻的存在。

治疗

由于ACPO相对少见，所以目前公认的ACPO标准治疗很少有对照试验。大多数资料来自于回顾性、观察性研究及病例报告。治疗通常分为保守治疗和积极的介入治疗。由于至少75%的ACPO患者可通过保守治疗而缓解，所以对于大多数患者，首先应尝试至少24～48小时的保守治疗，之后再考虑积极的介入治疗[46]。据报道这些治疗的成功率在33%～100%[24-26]。

下面将介绍ACPO的保守治疗、药物治疗、结肠镜检查以及手术治疗。这些治疗常联合进行。例如，当积极介入治疗时，保守治疗也可继续。这些治疗方案的顺序和联合要根据每个患者的临床表现及病程个体化。图26-1概括了得到公认的大部分ACPO患者的治疗流程，摘自美国消化内镜学会（American Society for Gastrointestinal Endoscopy，ASGE）疾病治疗指南[46]。

保守治疗

ACPO的保守治疗，主要包括以下内容，需根据

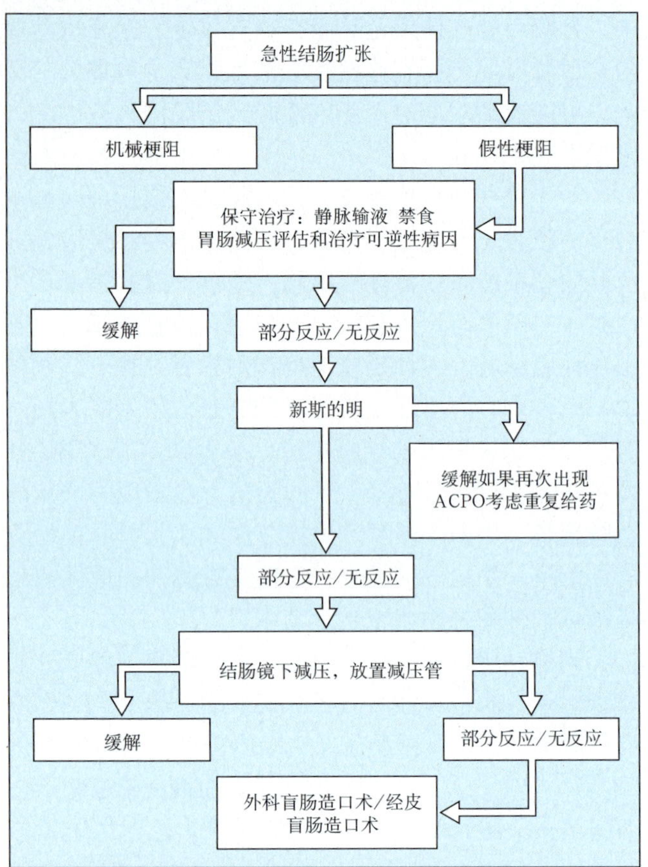

图26-1 急性结肠假性梗阻（ACPO）的治疗流程。这一流程摘自美国消化内镜学会发表的治疗指南。（From Eisen GM, Baron TH, Dominitz JA, et al: Acute colonic pseudo-obstruction. Gastrointest Endosc 56:789–792, 2002.）

个体情况而定[36]。禁食（nil per os，NPO）和胃肠减压以防止更多气体进入胃肠（gastrointestinal，GI）道。患者应尽可能多活动。如果患者卧床，应经常翻身，如可能要采取俯卧位和膝-胸位。寻找可能引起ACPO的因素并加以纠正。例如，应停止应用影响结肠蠕动的药物，如麻醉性镇痛药、抗胆碱药及钙通道阻断剂，纠正电解质紊乱（尤其是钾、钙、镁、磷）。每6小时一次的经常性直肠检查有助于气体从结肠排出。作为一种备选方法，可放置肛管以达到此目的。温水灌肠尚有争议，但有人提倡用它作为一种软化残留粪便的方法。水溶性造影剂灌肠也能软化粪便，同时有助于排除机械性梗阻。有学者报道刺激性灌肠剂可以刺激肠道蠕动，加速恢复[43]。但是在这种情况下使用任何灌肠剂起到的作用很小，可能有穿孔风险。预防性应用抗生素的作用尚无研究。如果患者有发热和/或白细胞计数升高，那么要考虑应用广谱抗生素，同时要仔细检查目前有无结肠缺血、穿孔或者其他感染的体征。

通常，持续进行24～48小时的保守治疗之后要求更积极的治疗。这一结论并非来自对照资料，而是临床观察的结果，严重的结肠扩张（超过12cm）持续4～5天，发生缺血、穿孔的风险更高[4]。

保守治疗通常可获得成功，有反应者平均5天结肠功能恢复。在此期间，患者需要战胜ACPO造成的后果，包括腹胀、腹痛、延误肠内营养的建立、呼吸功能受损，还有延迟活动可引起其他合并疾病，如血栓栓塞、肺不张及肺炎。此外，在此期间，患者也有结肠穿孔的危险。这些促使我们寻找更加安全和有效的治疗方法，不仅用于那些保守治疗无效的患者，也要在疾病早期使病情快速缓解。

对ACPO有效的积极治疗方案已有很多报道。包括药物治疗（如新斯的明）[11]、结肠镜检查放置或者不放置减压管[47-53]、泛影葡胺灌肠、造影方法（如X线下放置一个经肛减压管）[10]、盲肠造口术及部分结肠手术切除术。

药物治疗

过去，对保守治疗无效或将要穿孔的患者，需要进行外科治疗，如盲肠造口术。当证实结肠镜减压治疗有效后，结肠镜减压就成为这类患者的主要治疗方法。最近，刺激结肠蠕动的药物成为热点。

目前治疗ACPO最有前景的药物是新斯的明（一种乙酰胆碱酯酶抑制剂）。新斯的明可引起乙酰胆碱浓度短暂而明显地升高，导致包括结肠在内的全身胆碱能神经元刺激明显增加。ACPO发病机制的主要观点是自主神经功能紊乱，结肠的交感神经刺激增强而副交感神经刺激减弱，这些变化对结肠蠕动产生负作用。这一理论使人们研究可以通过增强副交感神经刺激或者减低交感神经刺激来恢复结肠功能的一种药物。20世纪60年代，Neely和Catchpole[54]研究胍乙啶（交感神经拮抗剂）和新斯的明（溴新斯的明）（一胆碱能药物）对小肠蠕动的作用，发现这些药物能够恢复小肠蠕动。1992年，Hutchinson和Griffiths[40]先用胍乙啶然后用新斯的明治疗11名ACPO患者，结果发现11名患者中只有8名在注射新斯的明后迅速恢复肠蠕动。1995年，Stephenson等[16]发表了研究结果，12位ACPO患者接受了2.5mg新斯的明静脉注射治疗，其中11位症状迅速缓解。后来的研究证实了这一结果。1997年，Turefano-Fuentes等[55]发表的研究结果显示，75%的ACPO患者应用新斯的明后临床症状迅速缓解。2000年，Trevisani等[56]用新斯的明治疗的28位ACPO患者中有26位临床症状迅速缓解。最近，关于新斯的明的生理学研究提示它间接作用于肠壁的毒蕈碱受体，可能是通过提高局部的乙酰胆碱浓度，从而提高结肠的张力及增加结肠协调推动[57]。

由于ACPO常通过保守治疗而缓解，所以关于新斯的明和其他治疗的对照试验很重要。迄今为止，所发表的惟一对照试验是 1999 年发表的华盛顿大学的研究[11]。21位ACPO患者（24小时保守治疗无效，盲肠直径大于10厘米）随机接受2.0mg新斯的明或盐水 3 分钟静脉注射，操作医师不知道治疗分组的情况。记录的反应包括：立即出现排气和排便；腹围减小；3 小时后拍腹平片观察盲肠、升结肠和横结肠的直径变化（图 26-2）。在 11 位随机接受新斯的明治疗的患者中，达到上面所有治疗测量终点时10位有反应者症状立即缓解。3小时后，1例无反应者接受一次公开标签的新斯的明治疗后，随后也有反应。排气的时间中位数为4分钟（3 ~ 30分钟）。虽然所有患者持续保守治疗，但是接受安慰剂的患者无一例有反应。7 位来自安慰剂组的患者在接受公开标记的新斯的明治疗 3 个小时后，所有患者迅速出现反应。在这之后，几项无对照的研究报告了相似的结果，通常约80% ~ 90%患者对药物迅速出现反应[58-61]。有研究表明对于药物部分反应和复发的患者，重复使用该药也有效[16]。

新斯的明的不良反应包括腹痛、恶心、呕吐、出汗、唾液分泌过多、支气管痉挛、有症状的心动过缓。有心动过缓风险的患者（如那些已有缓慢性心律失常者或者那些使用 β 受体阻滞剂者）使用新斯的明发生并发症的潜在风险较高，那些有严重支气管痉挛的患者也一样。因此，需要谨慎选择病人。尽管如此，在适当的监测和预防措施下，新斯的明可用于大多数ACPO患者。接受新斯的明的患者在第一个30分钟应仰卧于垫子或者床板上，并且应该持续心电监测和频繁、间断地测量血压。可能出现短暂的心动过缓，因为新斯的明的半衰期短，所以通常无须治疗而很快缓解。应当备有阿托品，但只有在心动过缓严重、长时间或有明显的低血压及症状持续时才使用。虽然新斯的明部分被血浆胆碱酯酶清除，但约一半在肾清除；因此，肾衰患者新斯的明的半衰期延长。尿毒症患者新斯的明的清除半衰期为180 分钟，肾功能正常者只需 80 分钟[62]。

同其他积极治疗（如结肠镜检查或者手术）相比较，新斯的明在大部分ACPO患者中疗效快且副作用相对较小，所以在治疗流程中，建议早期使用新斯的明[46,63,64]。大多数研究表明，只要持续保守治疗，使用新斯的明后ACPO的复发率很低[11]。尽管如此，在复发病例中，可以在侵入性治疗之前尝试重复使用新斯的明。因为清除半衰期为80分钟，所以重复使用新斯的明的时间间隔不应少于 3 小时。

其他药物治疗也有报道，包括促动力药（如甲氧氯普胺）[65]、红霉素[66, 67]和西沙必利[68]。关于这些药物的报道只有 1 例或 2 例个案。据报道使用甲氧氯普胺的结果令人失望。有人质疑使用促动力药（如甲氧氯普胺）是否明智，因为甲氧氯普胺的主要作用是刺激上消化道排空，理论上这可能使更多的气体进入结肠，而对结肠本身无刺激作用，结果反而加重腹胀。

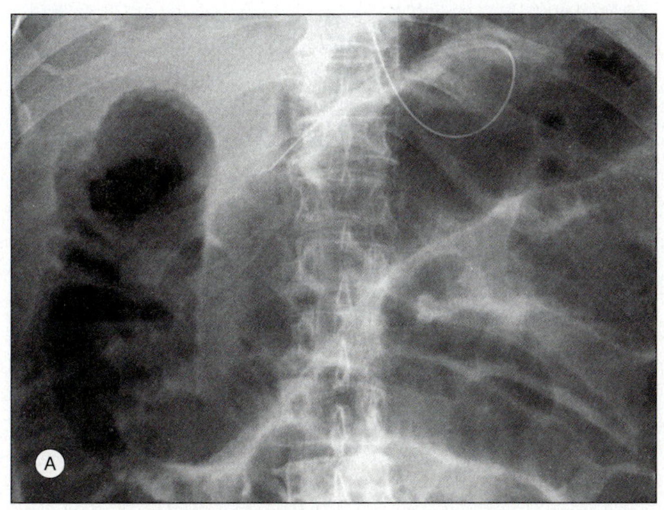

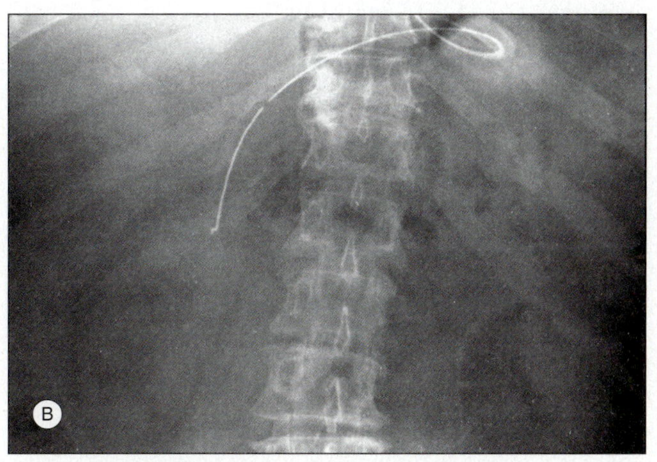

图 26-2　A. 显示了一名急性结肠假性梗阻患者扩张的横结肠和肝曲。注意鼻胃管在胃内。B. 注射新斯的明 3 小时后，结肠内气体消失。鼻胃管仍然在原来的位置。（Reproduced from Ponec RJ, Saunders MD, Kimmey MB: Neostigmine for the treatment of acute colonic pseudo-obstruction. N Engl J Med 341:137–141, 1999. Copyright © 1999 Massachusets Medical Society. All rights reserved.）

结肠镜检查

结肠镜可通过多种方法治疗ACPO。首先，可以吸出过多的气体直接使结肠减压。结肠镜也可用于除外机械性梗阻，并观察结肠黏膜有无缺血和坏死的表现。最后，可以用来放置导丝进入近端结肠，沿着导丝放置减压管。据报道，近70%ACPO患者插管接近结肠肝曲[5]。

虽然目前尚无对照试验证明结肠减压的有效性，但是结肠镜减压仍是保守治疗失败的ACPO患者的主要治疗方法。1977年，Kukora和Dent首次报道了成功使用结肠镜进行减压[6]。之后，许多非对照研究报道结肠镜治疗的成功率约为70%[7, 8, 17, 25]。尽管如此，其复发率高达40%，可能导致重复进行结肠镜检查[5, 47, 69]。据报道，如果将减压管放置在适当的位置，尤其是插管接近结肠肝曲时，复发率较低[48-50]。一家医疗机构比较了放置减压管的结肠镜检查与过去只行结肠镜检查的复发率，发现复发率分别为0%，45%[51]。有人批评无对照的结肠镜减压研究，因为未将只进行保守治疗的患者作为对照组（可能是因为时间差异），而且有治疗安排偏倚，只研究了那些做结肠镜减压治疗的患者[5, 52]。

以下是ACPO的结肠镜治疗方面专家共识的总结[53]。对ACPO患者进行结肠镜检查（在病情严重无肠道准备的患者中进行检查）在技术上是有难度的，并使穿孔风险从1%增至3%[7, 52]。应由有经验的医师进行检查。不需要灌肠准备，因为残留在结肠的粪便已经液化。此外，灌肠增加ACPO患者穿孔的危险。尽量少注气。当结肠镜进入一段新扩张的肠道，在保证视野的前提下尽可能减压。需要盲肠插管。结肠镜应当尽量尝试通过结肠肝曲。

传统认为，如果发现黏膜缺血，应当退出结肠镜并进行急诊手术切除，黏膜缺血通常发生于右半结肠。最近，报道了内镜下发现缺血的患者通过保守治疗和置管减压得到成功治疗[70]。

应该在开始进行结肠镜检查时插管减压。已经描述过多种技术。目前最受欢迎也是最有效的是当结肠镜头端在盲肠或者至少在近肝曲时通过结肠镜放置导丝。然后退出结肠镜，将减压管沿导丝放置到适当的位置。最好在透视协助下进行，这样可以避免一些常见的问题，如放置时减压管盘绕或远端反折回到左半结肠。市场上有成套的减压设备，使用0.035英寸的金属丝和直径7～14Fr的导管。其他学者建议使用更硬的金属丝和更粗的导管，如改良的18号的Levin或者鼻胃管。然后，将导管紧固于臀部。至少每隔6小时用水冲洗1次以防止阻塞。

结肠镜检查并且放置减压管后，应当每天进行一次腹部平片检查。应追踪盲肠、升结肠及横结肠的直径，并警惕腹腔内有无游离气体的征象。尽管有时减压后扩张结肠的直径会急剧下降，但多数情况下结肠扩张是逐渐缓解的（图26-3）。研究表明，结肠镜减压后4小时和1天，盲肠直径的平均变化仅2cm[71]。

一个报道描述了另外一种方法，就是在透视引导下使用一个易操纵的三元共轴的导管，经肛门将减压管放置到通端结肠[10]。连续有4位患者成功放置到近肝曲进行减压。

手术治疗

目前，手术治疗用于那些药物治疗和结肠镜治疗失败或结肠穿孔的患者。回顾性研究表明，同其他治疗相比，手术治疗的并发症和死亡率更高。上述情况反映了这样一个事实，即选择手术治疗的患者ACPO更严重，基础疾病也更严重，毫无疑问这明显影响这些患者全身麻醉和腹部手术的并发症的发生。

对于无腹膜炎体征的患者，建议盲肠造口置管术。对于有腹膜炎体征的患者，推荐根据术中所见做范围较大的腹部探查以指导治疗[2]。例如，对于盲肠存活的患者，仍然可以行盲肠造口置管术。然而，如果出现明显的缺血或穿孔，则建议行结肠切除术，是一期切除吻合还是回肠造口和肠液引流造口则取决于患者的状况及腹腔污染程度。在右半结肠减压下，盲肠造口术成功率高。

除了传统的开腹手术和在盲肠放置Foley尿管或者类似的引流，还有其他技术上的变化。首先在腹腔镜下判断盲肠是否存活，然后使用腹腔镜放置盲肠造口管。用T纽扣将盲肠壁固定在腹壁上[72]。有些人认为，由于新斯的明和结肠镜检查的实用性和有效性，目前手术治疗应该只限于那些出现穿孔或腹膜炎的患者。难治性病例中手术减压很少见[73]。

其他放置盲肠减压管的方法已有报道。通过结肠镜的引导在盲肠放置一个经皮的套管针和导丝[74]（经皮内镜下盲肠造口术）。然后通过金属丝放置一个橡胶的蘑菇形导管，该导管常用于经皮内镜下胃造口术。放射学方法可以通过透视或CT引导下在盲肠放置T纽扣和引流管[9, 75, 76]。

当然，所有这些方法都要在盲肠造口，可能有伤口感染、渗漏及腹膜炎的风险。对全身状况很差的患者而言，局部手术并发症及麻醉和开腹手术的并发症

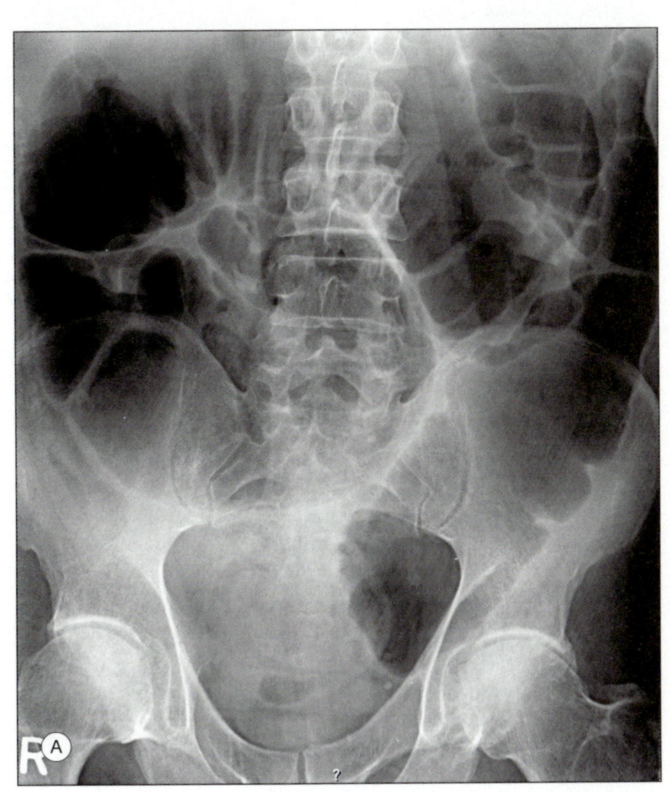

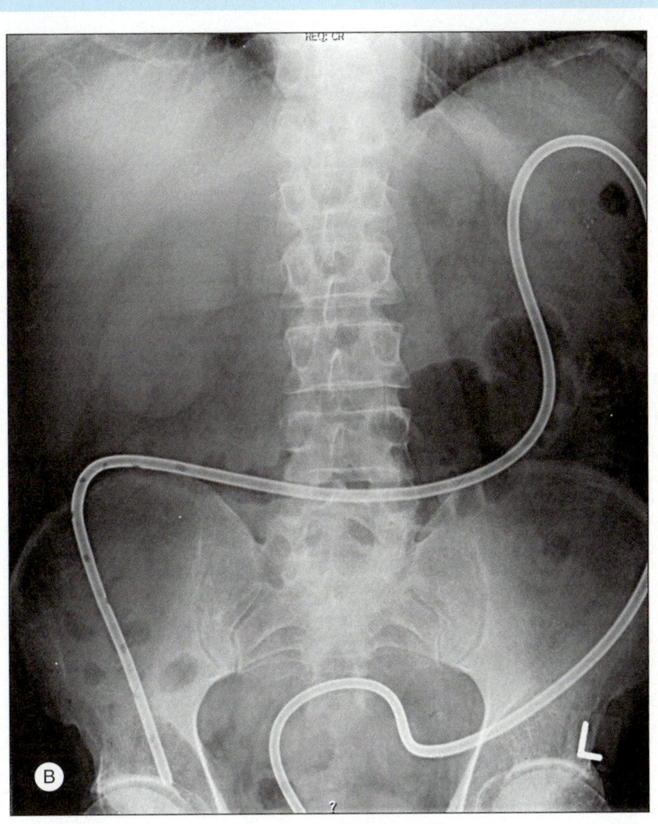

图 26-3　A. 显示了一例急性结肠假性梗阻患者的腹部平片。B. 在结肠镜检查并放置了一根 14Fr 结肠减压管之后的腹部平片显示结肠内气体明显减少。(Reprinted from Nietsch H, Kimmey MB: Acute colonic pseudo-obstruction. In Waye J, Rex DK, Williams CB [eds]: Colonoscopy: Principles and Practice. London, Blackwell Science, 2004, pp 596–602.)

使手术治疗成为ACPO的最后治疗手段。因为保守治疗、药物治疗及结肠镜检查可以使大多数患者治愈，所以这一说法是正确的。

未来趋势

研究ACPO治疗的难点在于ACPO是少见病且多发生于病情严重的住院患者。穿孔的发生率在 3% 左右。所以，把终点设为穿孔或死亡的前瞻性对照研究来证实差异是难以开展的。然而，追踪中间性的终点如结肠直径和腹胀缓解的对照性试验是可行的。

大多数ACPO患者可以通过保守治疗缓解，但缓解需要几天的时间，使其自发缓解是不可行的。另外，这些病重患者很难耐受侵入性治疗。所以，治疗重点在于寻找可以加速缓解并尽量不依赖于侵入性治疗的方法。今后ACPO的研究分为三类：预防、药物治疗及介入治疗。

因为ACPO可以继发于几乎任何严重的内科或者外科疾病，所以很难了解如何完全预防。尽管如此，有几种情况常可引起ACPO，如严重创伤、矫形外科大手术及骨盆手术。虽然尚无系统研究，但是可以合理推测，就是早期预防性应用前面保守治疗章节提到过的措施，实际上可以防止一些病例的发生。

药物治疗是今后 ACPO 研究的主要方向。例如，可以更早期更大量地使用一些较安全的促动力药物。很多人推测，如果同时使用其他药物来阻断有害的全身性胆碱能不良反应，并不影响新斯的明的治疗效果，那么新斯的明就可以更早期更安全地使用。格隆溴铵（glycopyrrolate)，一种胆碱能受体拮抗剂，可以满足这一要求。一些生理测量指标表明预先给予格隆溴铵治疗的患者，再给予新斯的明后仍可引起明显的结肠蠕动[77]。这种联合是否只是新斯的明显效所致还有待进一步证实。将来另一个有潜力的研究方向是预防ACPO复发的静脉或者口服药物。一种假说认为，选择性肠道促动力药物[如替加色罗（tegaserod)]可用于减少那些减压治疗成功患者的高复发率。如果成功，这类药物也可用于高危患者（如创伤患者）的预防性治疗。

最后，虽然结肠镜治疗的成功率已经高达 70%，但是用于放置减压管的微创内镜及放射学技术的改进仍然会进一步使患者受益。

（孟灵梅译　李渊　张静　薛艳　周丽雅校）

参考文献

1. Ogilvie H: Large-intestine colic due to sympathetic deprivation: A new clinical syndrome. BMJ 2:671–673, 1948.
2. Dorudi S, Berry AR, Kettlewell MG: Acute colonic pseudo-obstruction. Br J Surg 79:99–103, 1992.
3. Nanni G, Garbini A, Luchetti P, et al: Ogilvie's syndrome (acute colonic pseudo-obstruction): Review of literature (October 1948 to March 1980) and report of four additional cases. Dis Colon Rectum 25:157–166, 1982.
4. Vanek VW, Al-Salti M: Acute colonic pseudo-obstruction (Ogilvie's syndrome) an analysis of 400 cases. Dis Colon Rectum 29:203–210, 1986.
5. Jetmore AB, Timmcke AE, Gathright B, et al: Ogilvie's syndrome: Colonoscopic decompression and analysis of predisposing factors. Dis Colon Rectum 35:1135–1142, 1992.
6. Kukor JS, Dent TL: Colonoscopic decompression of massive nonobstructive cecal dilation. Arch Surg 112:512–517, 1997.
7. Geller A, Petersen BT, Gostout CJ: Endoscopic decompression for acute colonic pseudo-obstruction. Gastrointest Endosc 44:144–150, 1996.
8. Bode WE, Beart RW, Spencer RJ, et al: Colonoscopic decompression for acute pseudoobstruction of the colon (Ogilvie's syndrome): Report of 22 cases and review of the literature. Am J Surg 147: 243–245, 1984.
9. Crass JR, Simmons RL, Frick MP, et al: Percutaneous decompression of the colon using CT guidance in Ogilvie syndrome. AJR 144:475–476, 1985.
10. Bender GN, Do-Dai DD, Briggs LM: Colonic pseudo-obstruction: Decompression with a tricomponent coaxial system under fluoroscopic guidance. Radiology 188:395–398, 1993.
11. Ponec RJ, Saunders MD, Kimmey MB: Neostigmine for the treatment of acute colonic pseudo-obstruction. N Engl J Med 341:137–141, 1999.
12. Spira IA, Rodrigues R, Wolff WI: Pseudo-obstruction of the colon. Am J Gastroenterol 65:397–408, 1976.
13. Elmaraghy AW, Schemitsch EH, Burnstein MJ, et al: Ogilvie's syndrome after lower extremity arthroplasty. Can J Surg 42:133–137, 1999.
14. Clarke HD, Berry DJ, Larson DR, et al: Acute pseudo-obstruction of the colon as a postoperative complication of hip arthroplasty. J Bone Joint Surg Am 79A:1642–1647, 1997.
15. Terhune D, Petrochko N, Jordan G, et al: Ogilvie's syndrome developing after ethanol ablation of renal cell carcinoma. J Urol 133: 838–839, 1985.
16. Stephenson BM, Morgan AR, Salaman JR, et al: Ogilvie's syndrome: A new approach to an old problem. Dis Colon Rectum 38:424–427, 1995.
17. Love R, Starling JR, Sollinger HW, et al: Colonoscopic decompression for acute colonic pseudo-obstruction (Ogilvie's syndrome) in transplant recipients. Gastrointest Endosc 34:426–429, 1988.
18. O'Malley KJ, Flechner SM, Kapoor A, et al: Acute colonic pseudo-obstruction (Ogilvie's syndrome) after renal transplantation. Am J Surg 177:492–496, 1999.
19. Koneru B, Selby R, O'Hair DP, et al: Nonobstructing colonic dilation and colonic perforations following renal transplantation. Arch Surg 125:610–613, 1990.
20. Cakir E, Baykal S, Haydar U, et al: Ogilvie's syndrome after cervical discectomy. Clin Neurol Neurosurg 103:232–233, 2001.
21. Caner H, Bavbek M, Albayrak A, et al: Ogilvie's syndrome as a rare complication of lumbar disc surgery Can J Neurol Sci 27:77–78, 2000.
22. Imai A, Mikamo H, Kawabata I, et al: Acute colonic pseudo-obstruction of the colon (Ogilvie's syndrome) during pregnancy. J Med 21:331–336, 1990.
23. Shaxted EJ, Jukes R: Pseudo-obstruction of the bowel in pregnancy. Br J Obstet Gynaecol 86:411–413, 1979.
24. Estela CM, Burd DA: Conservative management of acute pseudo-obstruction in a major burn. Burns 25:523–525, 1999.
25. Fausel CS, Goff JS: Nonoperative management of acute idiopathic colonic pseudo-obstruction (Ogilvie's syndrome). West J Med 143: 50–54, 1985.
26. Sloyer AF, Panella VS, Demas BE, et al: Ogilvie's syndrome: Successful management without colonoscopy. Dig Dis Sci 33:1391–1396, 1988.
27. Breccia M, Girmenia C, Mecarocci S, et al: Ogilvie's syndrome in acute myeloid leukemia: Pharmacological approach with neostigmine. Ann Hematol 80:614–616, 2001.
28. Schuffler MD, Baird HW, Fleming R, et al: Intestinal pseudo-obstruction as the presenting manifestation of small-cell carcinoma of the lung. Ann Intern Med 98:129–134, 1983.
29. Ikehara O: Vincristine-induced paralytic ileus: Role of fiberoptic colonoscopy and prostaglandin F2alpha. Am J Gastroenterol 87: 207–210, 1992.
30. Lopez MJ, Memula N, Doss LL, et al: Pseudo-obstruction of the colon during pelvic radiotherapy. Dis Colon Rectum 24:201–204, 1981.
31. Roman RJ, Loeb PM: Massive colonic dilation as initial presentation of mesenteric vein thrombosis. Dig Dis Sci 32:323–326, 1987.
32. Golden GT, Chandler JG: Colonic ileus and cecal perforation in patients requiring mechanical ventilatory support. Chest 68:661–664, 1975.
33. Caccese WJ, Bronzo RL, Wadler G, et al: Ogilvie's syndrome associated with herpes zoster infection. J Clin Gastroenterol 7:309–313, 1985.
34. Shrestha BM, Darby C, Fergusson C, et al: Cytomegalovirus causing acute colonic pseudo-obstruction in a renal transplant recipient. Postgrad Med J 72:429–430, 1996.
35. Nomdedeu JF, Nomdedeu J, Martino R, et al: Ogilvie's syndrome from disseminated varicella-zoster infection and infracted celiac ganglia. J Clin Gastroenterol 20:157–159, 1995.
36. Rex D: Acute colonic pseudo-obstruction (Ogilvie's syndrome). Gastroenterologist 2:233–238, 1994.
37. Fahy BG: Pseudoobstruction of the colon: Early recognition and therapy. J Neurosurg Anesthesiol 8:133–136, 1996.
38. Ohri SK, Patel T, Desa L, et al: Drug-induced colonic pseudo-obstruction. Dis Colon Rectum 34:346–350, 1991.
39. Lee JT, Taylor BM, Singleton BC: Epidural anesthesia for acute pseudo-obstruction of the colon (Ogilvie's syndrome). Dis Colon Rectum 31:686–691, 1988.
40. Hutchinson R, Griffiths C: Acute colonic pseudo-obstruction: A pharmacologic approach. Ann R Coll Surg Engl 74:364–367, 1992.
41. Stephenson BM, Morgan AR, Drake N, et al: Parasympathomimetic decompression of acute colonic pseudo-obstruction. Lancet 342:1181–1182, 1993.
42. Johnson CD, Rice RP, Kelvin FM, et al: The radiologic evaluation of gross cecal distension: Emphasis on cecal ileus. AJR 145:1211–1217, 1985.
43. Schermer CR, Hanosh JJ, Davis M, et al: Ogilvie's syndrome in the surgery patient: A new therapeutic modality. J Gastrointest Surg 3:173–177, 1999.
44. Kyne L, Farrell R, Kelly C: Clostridium difficile. Gastroenterol Clin North Am 30:753–777, 2001.
45. Banerjee S, Peppercorn M: Inflammatory bowel disease: Medical

therapy of specific clinical presentations. Gastroenterol Clin North Am 31:185–202, 2002.

46. Eisen GM, Baron TH, Dominitz JA, et al: Acute colonic pseudo-obstruction. Gastrointest Endosc 56:789–792, 2002.
47. Martin FM, Robinson AM, Thompson WR: Therapeutic colonoscopy in the treatment of colonic pseudo-obstruction. Am Surg 54:519–522, 1988.
48. Messmer JM, Wolper JC, Loewe CJ: Endoscopic-assisted tube placement for decompression of acute colonic pseudo-obstruction. Endoscopy 16:135–136, 1984.
49. Burke G, Shellito PC: Treatment of recurrent colonic pseudo-obstruction by placement of a fenestrated overtube. Dis Colon Rectum 30:615–619, 1987.
50. Stephenson KR, Rodriguez-Bigas MA: Decompression of the large intestine in Ogilvie's syndrome by a colonoscopically placed long intestinal tube. Surg Endosc 8:116–117, 1994.
51. Harig JM, Fumo DE, Loo FD, et al: Treatment of acute nontoxic megacolon during colonoscopy: Tube placement versus simple decompression. Gastrointest Endosc 34:23–27, 1988.
52. Vantrappen G: Acute colonic pseudo-obstruction. Lancet 341:152–153, 1993.
53. Rex DK: Colonoscopy and acute colonic pseudo-obstruction. Gastrointest Endosc Clin N Am 7:499–508, 1997.
54. Neely J, Catchpole B: Ileus: The restoration of alimentary-tract motility by pharmacological means. Br J Surgery 58:21–28, 1971.
55. Turegano-Fuentes F, Munoz-Jimenez F, Dell Valle-Hernandez E, et al: Early resolution of Ogilvie's syndrome with intravenous neostigmine: A simple, effective treatment. Dis Colon Rectum 40: 1353–1357, 1997.
56. Trevisani GT, Hyman NH, Church JM: Neostigmine: Safe and effective treatment for acute colonic pseudo-obstruction. Dis Colon Rectum 43:599–603, 2000.
57. Law N, Bharucha AE, Undale AS, et al: Cholinergic stimulation enhances colonic motor activity, transit, and sensation in humans. Am J Physiol Gastrointest Liver Physiol 281:G1228–G1237, 2001.
58. Althausen PL, Gupta MC, Benson DR, et al: The use of neostigmine to treat postoperative ileus in orthopedic spinal patients. J Spinal Disord 14:541–545, 2001.
59. Paran H, Silverberg D, Mayo A, et al: Treatment of acute colonic pseudo-obstruction with neostigmine. J Am Coll Surg 190:315–318, 2000.
60. Abeyta BJ, Albrecht RM, Schermer CR: Retrospective study of neostigmine for the treatment of acute colonic pseudo-obstruction. Am Surgeon 67:265–269, 2001.
61. Loftus CG, Harewood MD, Baron TH: Assessment of predictors of response to neostigmine for acute colonic pseudo-obstruction. Am J Gastroenterol 97:3118–3122, 2002.
62. Cronnelly R, Stanski DR, Miller RD, et al: Renal function and the pharmacokinetics of neostigmine in anesthetized man. Anesthesiology 51:222–226, 1979.
63. Laine L: Management of acute colonic pseudo-obstruction. N Engl J Med 341:192–193, 1999.
64. Amaro R: Neostigmine infusion: A new standard of care for acute colonic pseudo-obstruction? Am J Gastroenterol 95:304–305, 2000.
65. Tollesson PO, Cassuto J, Faxen A, et al: Lack of effect of metoclopramide on colonic motility after cholecystectomy. Eur J Surg 157:355–358, 1991.
66. Bonacini M, Smith OJ, Pritchard T: Erythromycin as therapy for acute colonic pseudo-obstruction (Ogilvie's syndrome). J Clin Gastroenterol 13:475–487, 1991.
67. Armstrong DN, Ballantyne GH, Modlin IM: Erythromycin reflex ileus in Ogilvie's syndrome. Lancet 337:378, 1991.
68. MacColl C, MacCannell KL, Baylis B, et al: Treatment of acute colonic pseudo-obstruction (Ogilvie's syndrome) with cisapride. Gastroenterology 98:773–776, 1990.
69. Wegener M, Borsch G: Acute colonic pseudo-obstruction (Ogilvie's syndrome). Surg Endosc 1:169–174, 1987.
70. Fiorito JJ, Schoen RE, Brandt LJ: Pseudo-obstruction associated with colonic ischemia: Successful management with colonoscopic decompression. Am J Gastroenterol 86:1472–1476, 1991.
71. Pham TN, Cosman BC, Chu P, et al: Radiographic changes after colonoscopic decompression for acute pseudo-obstruction. Dis Colon Rectum 42:1586–1591, 1999.
72. Duh Q, Way LW: Diagnostic laparoscopy and laparoscopic cecostomy for colonic pseudo-obstruction. Dis Colon Rectum 36:65–70, 1993.
73. Hutchinson R: Pharmacologic treatment of colonic pseudo-obstruction. Dis Colon Rectum 36:781–782, 1993.
74. Ponsky JL, Aszodi A, Perse D: Percutaneous endoscopic cecostomy: A new approach to nonobstructive colonic dilation. Gastrointest Endosc 32:108–111, 1986.
75. Chevallier P, Marcy P, Francois E, et al: Controlled transperitoneal percutaneous cecostomy as a therapeutic alternative to the endoscopic decompression for Ogilvie's syndrome. Am J Gastroenterol 97:471–474, 2002.
76. VanSonnenberg E, Varney RR, Casola G, et al: Percutaneous cecostomy for Ogilvie's syndrome: Laboratory observations and clinical experience. Radiology 175:679–682, 1990.
77. Child CS: Prevention of neostigmine-induced colonic activity: A comparison of atropine and glycopyrronium. Anesthesia 39:1083–1085, 1984.
78. Nietsch H, Kimmey MB: Acute colonic pseudo-obstruction. In Waye J, Rex DK, Williams CB (eds): Colonoscopy: Principles and Practice. London, Blackwell Science, 2004, pp 596–602.

食管癌的诊断与分期 27

Ian D. Penman and Nicholas I. Church

引言 383
流行病学 383
鳞状细胞癌 383
腺癌 384
发病机制 385
临床表现 385
症状 385
体征 386
疾病进展 386
诊断 386
气钡双重造影 386
内镜 386
食管癌的分期 389
分期的重要性 389
分期系统 390
远处转移的评价 391
区域淋巴结分期 393
肿瘤分期 394
超声内镜技术 396
其他分期方法 398
当前 EUS 用于食管癌分期的有关问题 398
超声内镜的检查结果与预后相关吗？ 398
淋巴结分期的准确性能提高吗？ 398
超声内镜是否能影响临床转归？ 398
超声内镜检查对于新辅助疗法之后的再分期有用吗？ 399
未来趋势 399

引言

食管癌在许多国家的发病率越来越高，并且由于大多数患者发现时已为晚期，故而死亡率很高。食管癌分型中以鳞状细胞癌（squamous cell carcinoma，SCC）和腺癌（adenocarcinoma，AC）最多见，疣状癌（鳞癌的一种变异型）与小细胞癌较为少见。第31章将讨论非上皮细胞性的食管肿瘤。本章将讨论食管癌的临床特征，并着重于诊断与分期，尤其是内镜下的诊断与分期。

流行病学

1990 年的数据表明全球范围内食管癌的发病率在癌症中列第八位，在胃肠道恶性肿瘤中占7%[1]，西方国家大多数患者在 65 岁以后发病。美国每年约有13 900人患病，校正年龄后总体发病率为4.5/100 000，女性发病率为 2.1/100 000，男性为 7.7/100 000[2,3]。近年来食管癌的 5 年总生存率已经有所提高，但仅为14%，仍然非常低，令人无法接受。由于食管癌的两个主要亚型之间存在显著的流行病学差异，因此我们将分别讨论。

鳞状细胞癌

在全球范围内，鳞癌仍然比腺癌更加多见。男性鳞癌总发病率为（2.5 ~ 5.0）/100 000，女性为（1.5 ~ 2.5）/100 000[4]。尽管如此，鳞癌的发病率存在显著的地理差异。高发区包括南非的 Transkei 地区以及被称为“亚洲食管癌易发地带”的土耳其东部、印度、伊朗北部及中国北方，这些地区的发病率均超过100/100 000[5]。目前所报道发病率最高的地区是中国北方的林县，在 20 世纪 80 年代，当地居民的发病率超过 700/100 000，而同期全国的发病率仅为 32/100 000（参见第 32 章）[5,6]。在美国各种族中，非洲裔美国人发病率最高（16.8/100 000）。总体上，男性发病率较女性高 2 ~ 3 倍[7]，但在各高发区男女发病率相近。该病在社会经济发展较落后的地区比较流行。

发病率的差异受许多因素影响，包括环境暴露、饮食习惯、感染、射线暴露以及相关的高危情况。研究发现，中国北方高发区居民的食物及饮用水中亚硝胺及其他致癌N-亚硝基化合物含量较高[8]。高发区土壤中钼含量极低也与鳞癌的发生相关[9]。饮食中缺少新鲜水果和蔬菜以及食用较多淀粉、腌肉和腌或熏鱼均是已知的高危因素[5]。其他可能的饮食危险因素包括咀嚼槟榔和饮用热茶[10]。

在西方国家，鳞癌最重要的危险因素是烟草及饮酒[11, 12]，既吸烟又饮酒的人危险性最高。在烟草烟雾和酒精中存在多种致癌物质，包括亚硝胺、多环烃，酗酒者的危险则包括同时存在的营养不良和免疫缺陷[5]。饮用烈性酒的风险比葡萄酒和啤酒更高[13]。

感染源如真菌与人乳头状瘤病毒（human papillomavirus，HPV）一样已发现与鳞癌的发生有关。一项来自中国包含700例食管癌患者的研究中，17%的患者检测到HPV颗粒[14]，但其在鳞癌发病机制中的主要作用至今尚未证实。射线暴露也是鳞癌的少见病因之一；虽然有乳腺癌放射治疗后发生食管癌的报道，但因为潜伏期较长，二者间是否有关很难证实。

已经有很多高危状态被报道。贲门失弛缓症因食物及残渣在扩张的食管中慢性潴留而易发生鳞癌，15 ~ 20年后的发病率可高达9%[5]。碱液可致使食管狭窄患者的鳞癌发生率较对照组高1 000倍，患者通常在摄入碱液40 ~ 50年后发病。有高达16%的Plummer-Vinson综合征（见于老年女性，以缺铁性贫血、吞咽困难及环状软骨后蹼为主要表现）患者可能发生咽癌或食管癌[16]。长期腹部病变很少与食管及咽部鳞癌有关，肠病相关T细胞淋巴瘤及腺癌也是如此[17]。胼胝增生症是一种罕见的常染色体显性遗传病，以掌跖过度角化与皮肤增厚和龟裂为主要表现，有高达95%的该病患者会在65岁以前发生食管鳞癌[18]。据报道，头颈部鳞癌患者中并发食管癌的病例高达8%[19]；吸烟及饮酒对二者而言均是常见的危险因素。因此，应该建议咽喉部肿瘤患者进行内镜检查以除外合并的无症状食管癌。

鳞癌可以见于食管的任何部位，并且各部位间发生率无明显差异（图27-1）。

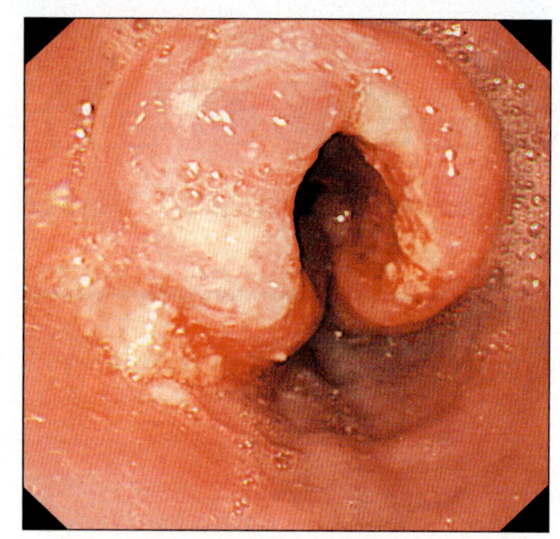

图27-1 该患者存在进行性吞咽困难，内镜检查证实食管中段鳞状细胞癌造成了新月形狭窄。

腺癌

食管腺癌好发于远端食管及食管胃连接部（图27-2）。以前认为位于食管胃连接部与胃贲门的肿瘤是原发性胃癌累及远端食管所致。近年来，这些肿瘤被重新分类：1型起源于远端食管，2型起源于贲门，3型起源于贲门下方（图27-3）[20]。这种分类方法可以更加准确地划分食管胃连接部肿瘤是原发于食管还是原发于胃，但在解释和比较相关研究结果时，要注意分类及术语上随时间的变化。

目前的证据表明，1型（可能还有2型）连接部癌与远段食管癌的临床过程相似，应参照食管癌进行分期[21]。食管腺癌与3型连接部腺癌在流行病学方面的差异提示二者是不同的疾病[22]，3型通常参照胃癌的标准进行分期。

美国、欧洲以及澳大利亚的研究结果都表明，与鳞癌相比，自20世纪70年代以来，发达国家许多地区的食管腺癌发病率正在不断增长[23-25]。据报道，美国发病率增长最快，年增长率达到10%[26]，尤其是白种人，并且腺癌的发病率已经超过了鳞癌[23]。发达国家目前的发病率大约在4/100 000。各地区间也存在

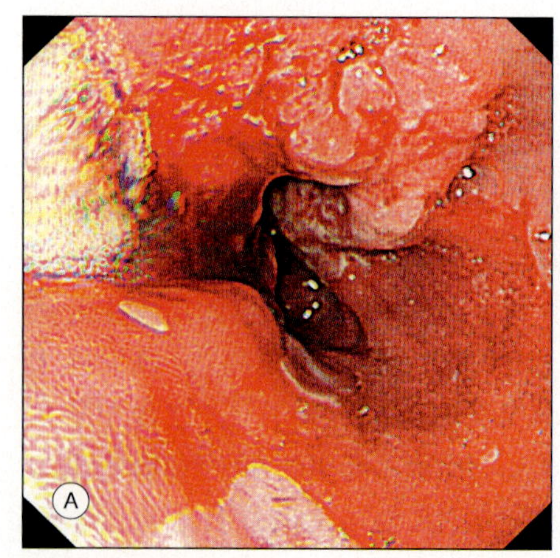

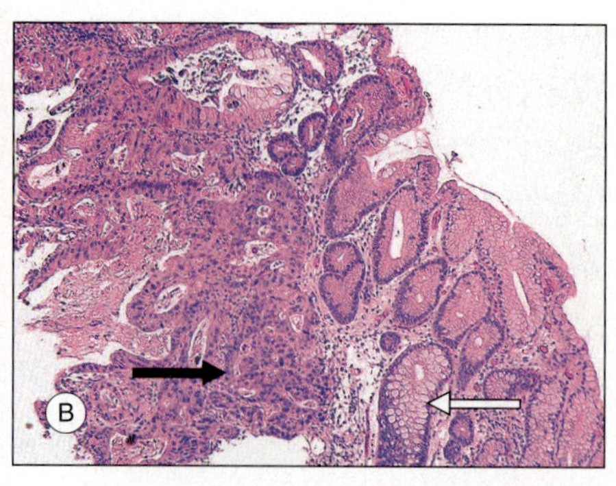

图27-2 A. 内镜下可见食管远端起源于Barrett食管背景的一巨块型息肉样癌。B. 活检可见含有杯状细胞的肠上皮化生（空心箭头所示）以及腺癌特征（实心箭头所示）。

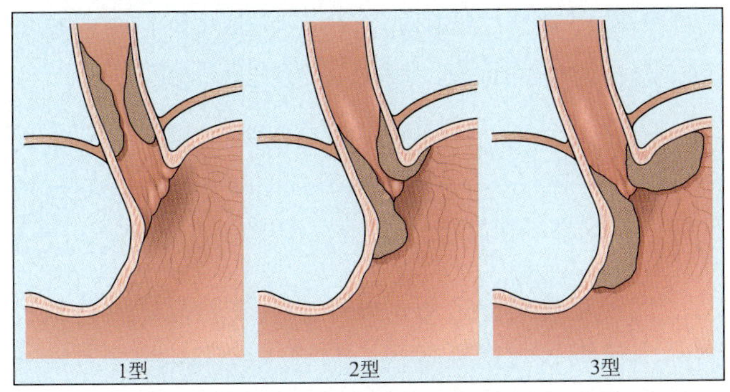

图 27-3 起源于食管胃连接部癌的分型示意图。1 型、2 型起源于食管（尽管对2型仍有争议）。3型原发于胃。（From Siewert JR, Stein HJ: Carcinoma of the cardia: Carcinoma of the gastroesophageal junction–classification, pathology and extent of resection. Dis Esoph 9:173–182, 1996）

差异，东欧的发病率在1/100 000以下，而英国的发病率则在 5.0 ~ 8.7/100 000 之间[3, 4]。

食管腺癌的主要危险因素是胃食管反流和 Barrett 食管（Barrett's esophagus，BE）。与鳞癌不同，社会经济条件落后以及烟酒嗜好并不会导致腺癌发病率增高[27]。BE 是指远端食管的正常鳞状上皮被柱状上皮所取代，伴不完全肠上皮化生（参见第 28 章）。慢性胃食管反流（gastroesophageal reflux，GERD）会诱发 BE[28]，并且瑞典进行的一项大样本研究[29]表明，GERD是导致腺癌的一个独立危险因素。在这部分人群中，腺癌的发生与GERD的持续时间、频率及严重程度有关。肥胖也被认为与腺癌的发生有关，这可能是通过对GERD的影响而间接作用的。一项研究报道，超重人群发生腺癌的比数比达 7.6[30]。目前所报道的由BE发展为腺癌的相对危险性数据结果变异很大，但据估计大约为每年0.4% ~ 0.5%（例如每年在200 ~ 250 名患者中出现 1 例）[28-31]。BE 节段的长度与发生恶变的可能性之间微弱相关[32]。

发病机制

鳞癌通常发生在基底细胞过度增生及异型增生进展等一系列变化的基础之上。在某些情况下，这可能是呼吸消化道鳞状上皮黏膜全层的变化。尽管其分子遗传学机制尚未充分阐明，但研究已经发现了大量异常改变，包括编码生长因子和 / 或其受体〔如表皮生长因子（epidermal growth factor，EGF）、表皮生长因子受体（EGFR）和转化生长因子 α（transforming growth factor α，TGF-α〕的原癌基因、肿瘤抑制基因（p53杂合性丧失）和细胞周期调控基因（如细胞周期蛋白 D1）的扩增和过度表达。

大多数腺癌发生于Barrett上皮之内，并有证据支持该过程中肠化生 - 异型增生 - 癌变的发生顺序。BE 代表了食管上皮对慢性胃食管反流的一种适应性不良性化生反应。尽管胃酸被认为是破坏食管上皮的主要有害因素，但是其他反流物，如蛋白酶、胰酶、尤其是胆汁酸，也具有一定作用。胆汁酸诱导黏膜损伤，刺激细胞增生，并能诱发食管上皮突变，这些作用可能是通过诱导环氧合酶2（cyclooxygenase 2，COX-2）及蛋白激酶 C 途径而发生的[33, 34]。

BE 以含有小片不完全肠上皮化生的柱状上皮组成的细胞嵌合体为特征，存在杯状细胞是不完全肠上皮化生的标志。BE进展至癌的进程中常见过度增生，也常见细胞凋亡及细胞周期调节缺陷的报道[35]。目前已经发现了许多分子水平的异常，但其中一些异常与癌变的相关性尚待证实。高达1/3的BE患者过度表达核细胞周期蛋白 D1，该蛋白在细胞周期由 G1 期向 S 期转化过程中起关键调节作用。P53突变和/或杂合性缺失在发生异型增生前的肠上皮化生中很常见，似乎是早期事件。受体酪氨酸激酶的Erb家族成员（EGF、EGFR 及 TGF-α）的过度表达与 TGF-βSMAD 信号传导途径异常一样常见。有报道在 Barrett 腺癌中存在肿瘤抑制基因 p16 及 p15 的失活，还有 E- 钙黏蛋白与 β- 钙黏蛋白的异常；β- 连环蛋白的核聚集也比较常见。这些可以通过激活转录因子 T 细胞因子（T cell factor TCF）/LEF-1家族导致生长相关基因的转录[34, 35]。近年来，随着包括基因谱鉴定及集群分析在内的DNA微阵列技术的发展，发现了 Barrett 腺癌发展过程中可能发挥重要作用的许多新基因[36]，进一步的研究将有望揭开癌变发生机制中恶性事件的复杂发生顺序。

临床表现

症状

由于食管没有浆膜覆盖，早期肿瘤生长会引起平滑肌的无症状性扩张。大多数患者在管腔狭窄达到 50% ~ 75% 时才会出现吞咽困难。此时通常已经发生肿瘤的局部扩散或淋巴结转移，常无法治愈。早期癌可以表现为吞咽困难，但并不多见。患者就诊之前吞咽困难常已持续数月，而患者主观感觉的阻塞部位很少与病灶实际部位一致[37]。食管癌症状通常逐步进展，出现进行性吞咽困难，首先是固体食物吞咽困难，进而发展至液体食物。极少情况下，黏膜下浸润的食管胃连接部肿瘤会影响食管蠕动并导致与失弛缓症症状相似的假性失弛缓症，这时内镜下往往见不到明显的黏膜异常。

吞咽困难出现之前常会出现纳呆与消瘦，溃疡型肿瘤可发生吞咽疼痛。与吞咽无关的持续性胸骨后疼痛及后背痛常提示纵隔受累[37]。吞咽加重咳嗽及反复发作肺炎常提示食管气管瘘，见于5%～10%的患者，往往提示结局较差，中位生存期仅 1.5～4 个月[38]。呕血不常见[39]，极少数情况下会出现主动脉食管瘘引起的大出血。肿瘤累及左侧喉返神经可导致声音嘶哑。

体征

体格检查可发现消瘦与脱水。颈部查体可能发现颈部或锁骨上淋巴结肿大。对于鳞癌患者应仔细检查口腔及咽部，以除外伴发的头颈部恶性肿瘤。误吸或并发食管气管瘘时会出现肺炎体征。肝受累时会出现肝大及黄疸，此时提示疾病已至终末期。

疾病进展

食管癌有三种转移途径：直接扩散、淋巴转移和/或血行转移。由于缺少浆膜覆盖，食管癌很容易直接扩散并侵袭颈部或胸部。早期淋巴转移很常见，主要是通过食管黏膜下层密集的淋巴管网。通常食管近段的肿瘤更易侵犯颈部淋巴结，远段肿瘤更易侵犯腹腔淋巴结，但任何部位的肿瘤均可累及颈部及纵隔淋巴结[40]。肿瘤的淋巴转移程度主要取决于浸润深度。局限于黏膜层内的肿瘤仅有不到5% 发生淋巴结转移[41]，而穿透至黏膜下层时淋巴结转移风险则增至 15%～50%[42, 43]。发生血行转移时主要受累器官为肺、肝、肾上腺、肾、胰腺、腹膜、骨及脑。近期的研究提示，腺癌在早期即可表现出系统性疾病的行为特征，有一项研究报道，接受食管切除术的食管胃连接部癌患者中有 88% 合并骨髓微小转移灶[44]。

诊断

可曲式电子内镜检查联合活检和 / 或细胞学刷检是诊断食管癌的金标准（图 27-1，27-2）。与气钡双重造影相比，内镜对上消化道癌诊断的敏感性及特异性均更高[45]，联合活检及细胞学检查时准确率可达 100%[46]。硬式食管镜检查目前已经很少应用，并且出于安全性及成本效益比的考虑，已经不再推荐使用[47]。对假性失弛缓症和多次活检阴性的少数患者，超声内镜检查（必要时联合细针针吸活检）可能提供支持恶性肿瘤的证据，并获得组织学诊断[48]。

气钡双重造影

早期癌

气钡双重对比造影诊断早期食管肿瘤敏感性低，常经内镜细致观察后发现。只有大约73%的患者能通过造影获得准确诊断，且特异性较低[49]。早期癌可以表现为中央溃疡的斑块或息肉或凹陷性病变。表浅浸润性生长的肿瘤可以表现为黏膜结节或颗粒样病变的融合区。

晚期癌

气钡双重造影可诊断出 95% 以上的晚期癌患者。肿瘤可以表现为浸润型、溃疡型、息肉样或静脉曲张样。浸润型常导致管腔不规则狭窄，边界清楚，黏膜呈结节样。完全梗阻时出现近端扩张。有时病变类似良性疾病，表现为光滑、逐渐变细的狭窄或者出现一些类似失弛缓症的表现。若吞咽困难的病史较短，患者年龄大于 55 岁，并且远端的狭窄节段超过 3.5cm 且近段扩张不明显或没有扩张时，应考虑假性失弛缓症的可能[50]。息肉样肿瘤表现为向腔内生长的分叶状或真菌样肿块，而溃疡型癌则表现为边界清楚的病变，溃疡周边绕以透光的肿瘤。静脉曲张样癌变沿黏膜下层扩散，表现为增厚、扭曲的纵行褶皱，与食管静脉曲张表现相似。肿瘤累及纵隔时可能出现食管轴扭曲。肿瘤固定、牵拉或者淋巴结转移可以引起食管成角或偏离垂直位置[51]。

当前钡餐检查的作用

在内镜检查前或食管扩张治疗后，若怀疑食管穿孔应进行钡餐检查。因完全梗阻或者扭曲、复杂的狭窄造成内镜通过困难时，也应进行造影检查。在这些情况下，造影提供的资料有助于指导食管扩张治疗及随后进行的内镜检查或支架植入术。怀疑有食管气管瘘时应该行气钡双重造影。此外，钡餐检查还可用于动力障碍的诊断，例如对假性失弛缓症，虽内镜活检阴性但临床怀疑恶性肿瘤时应行钡餐检查。

内镜

恶性病变的表现

早期癌可表现为黏膜轻微不规则、红斑区域或者

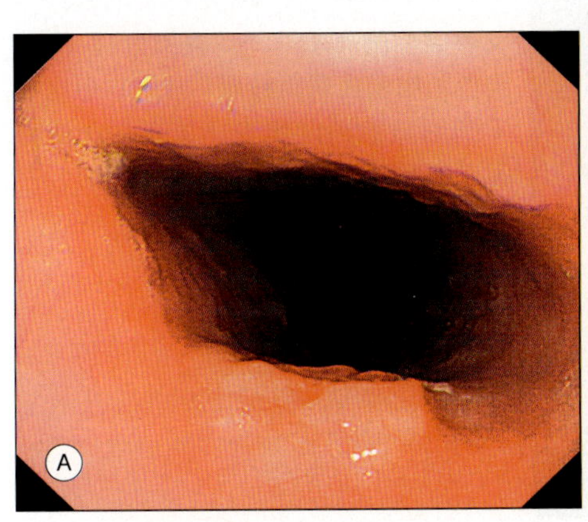

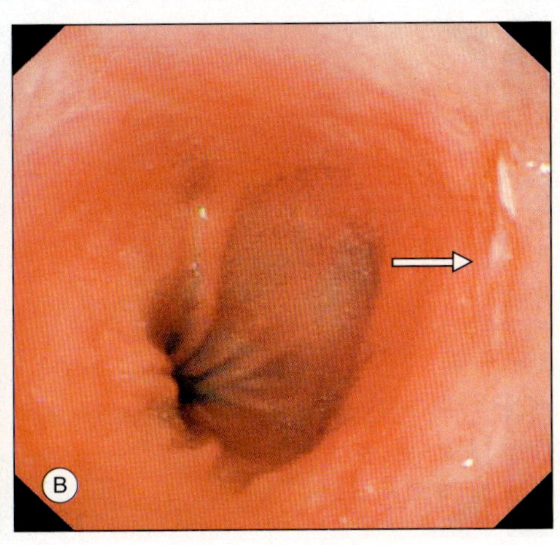

图27-4　早期食管癌。A. 位于近段食管的早期鳞癌，为1cm隆起性病变。B. 对环周长节段 BE 患者进行内镜随访发现一处7mm的溃疡（箭头处）。超声内镜检查后定为T1m，N0期，后经切除手术证实。

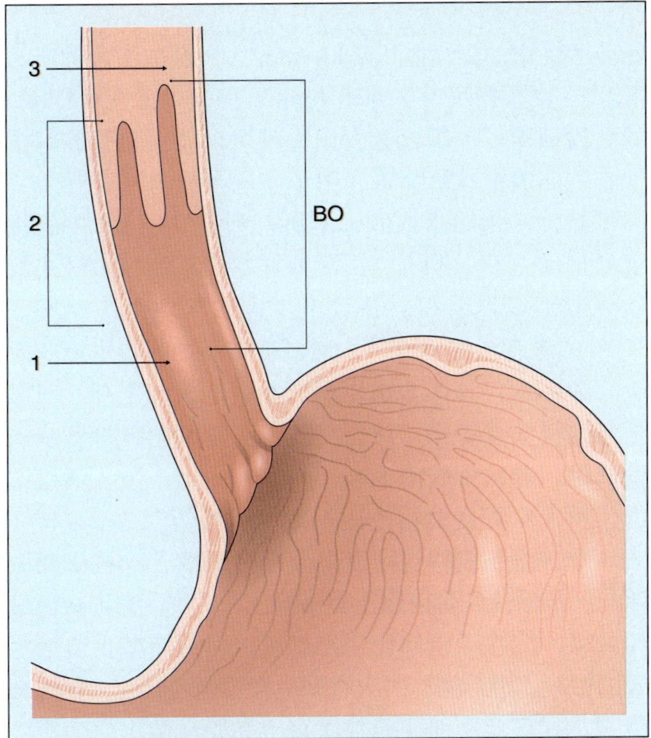

图 27-5　食管裂孔疝、食管胃连接部及BE的关系示意图。发生Barrett病变的节段位于食管最远端的胃皱襞终止处与粉红色柱状上皮最近端之间。内镜下应详细描述这些信息（以距门齿的厘米数表述）及膈肌裂孔的位置。

凹陷、隆起或溃疡区域（图27-1、27-2、27-4、27-5）。发现此类异常时应高度警惕，并应行活检。黏膜染色可提高早期癌的诊断率，这点将在下文讨论。晚期病变通常表现为明显的息肉样或溃疡样肿块。因肿块堵塞或食管肌层受累常出现食管腔狭窄。如果食管远端括约肌紧缩、黏膜外观正常而内镜通过困难，则提示假性失弛缓症。

诊断技术

诊断性内镜检查可以采用咽部局麻或镇静。必要时可静脉给予镇静药物，有利于提高患者对较长时间检查操作或食管扩张治疗的耐受性。不过应警惕出现过度镇静及其伴随风险，尤其是肿瘤狭窄部位以上食物和分泌物的误吸入肺。应仔细检查口、咽及喉部，尤其是在患者有吸烟饮酒史或怀疑鳞癌时。应对整个食管进行检查，并在胃内反转，检查食管胃连接部及贲门。完整的检查还包括对胃其他部分及十二指肠的检查。

发现可疑病变时应完成以下记录，可为进一步治疗（手术切除、放疗或支架植入）提供重要信息。

1. 病变近端及远端距门齿的距离（cm）。
2. 有无 BE 以及病变向近端发展的程度（图 27-5）。
3. 有无食管裂孔疝。
4. 有无贲门受累或病变沿胃小弯扩散。
5. 上消化道其他部位有无转移或伴发病变。
6. 以前有无胃或十二指肠手术。

色素内镜

由于病变微小，早期癌的诊断比较困难。色素内镜通过应用一些可以充填病变黏膜表面缝隙的色素物质或利用病变上皮对色素摄取的改变（活性染色）而使病变与正常上皮之间的差异更为明显。研究发现有多种染色剂可用于食管癌的诊断，其中 Lugol 碘液及亚甲蓝研究最多（参见第 32 章）。

Lugol 碘液可与食管鳞状上皮细胞中的糖原作用产生均一的棕褐色。炎症、异型增生及恶性细胞缺乏糖原，因此着色较浅或不着色[51, 52]。通过内镜的活检通道插入标准冲洗导管，将 1%～3% 的 Lugol 碘液喷洒到黏膜上。多数发生重度异型增生或恶性病变的区域不着色（图27-6），临床研究显示对这些区域进行活检能显著提高重度异型增生及早期癌的检出率[53, 54]。已发表的研究报道诊断重度异型增生成癌的敏感性介

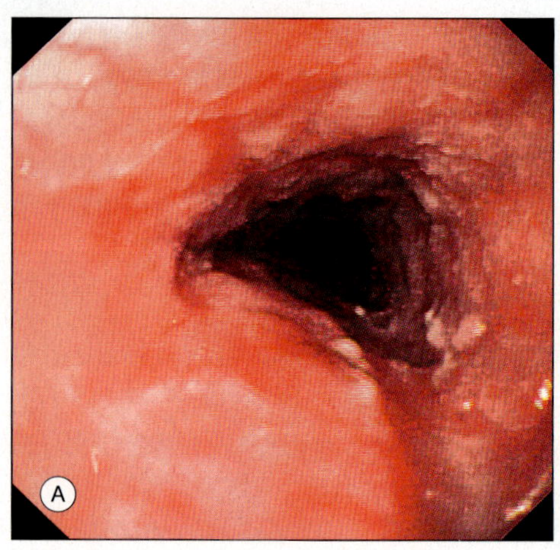

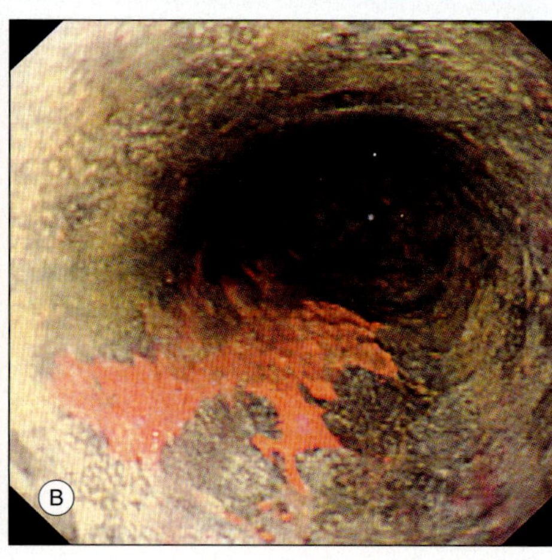

图27-6　早期浅表鳞癌的内镜图像：卢戈碘染色前（A）Lugol碘染色后（B）。染色前黏膜表现粗糙而不规则，但是见不到明显的局灶病变。染色后病变明显，组织学证实为黏膜内癌。

于46%～96%[54, 55]；研究结果间的差异可能与技术以及受试人群的差异有关。尽管如此，Lugol碘液染色简便、直观，非染色区域易于识别，无需特殊设备或人员，应常规用于具有鳞癌危险因素患者的检查。

检查时若发现BE应格外小心，此时应描述病变程度并取活检以确认是否存在特殊型的肠上皮化生。亚甲蓝是一种可被吸收细胞胞浆摄取的活性染料。除了正常的结肠及小肠上皮细胞外，这些细胞还包括Barrett上皮中的杯状细胞[56]。最早于1996年发现亚甲蓝可选择性地将BE中发生特殊肠上皮化生的区域染色[57]，随后的研究证实活检前先行染色较单纯随机活检能提高异型增生及癌症的诊断率[58]。肿瘤改变常合并杯状细胞数目减少及与细胞异型增生程度相一致的核浆比增加，此处对亚甲蓝的吸收较周边细胞少。随着异型增生程度的加重，表现为不均匀染色或不染色区域，此时取活检将更具针对性[59]。

亚甲蓝的染色技术较Lugol碘液复杂。黏膜表面的黏液可以抑制亚甲蓝的摄取，因此必须去除。为了去除黏液，可以通过特殊的喷洒导管在Barrett黏膜表面以每厘米3ml喷洒10%的N-乙酰半胱氨酸溶液。2分钟后再将0.5%的亚甲基蓝溶液以每厘米4ml喷洒至Barrett黏膜表面。再等2分钟后，以120～300ml水将染料冲洗干净。冲洗极为重要，因为冲洗不充分可能导致染色不准确并降低活检的敏感性。而充分冲洗并不会影响非糜烂黏膜的着色[58]。

有关亚甲蓝染色研究的成功结果[57, 58]并非总能在其他研究中重复[60]，这可能是因为染色技术不同。这种方法比较费时，并且需要特殊设备及人员，因此是否能够普及应用于标准内镜检查尚不明朗。

活检及细胞学检查

从内镜的活检通道插入活检钳可获得活检标本。标准活检钳的杯口体积是12.4mm³。可获取更大标本的“特大”活检钳可以达到30.4mm³，但是内镜需有3.7mm的活检通道。中国已开发出一种可以获得食管细胞学标本的非内镜球囊装置，用于高危人群的筛查[61]。

特大活检钳采取的标本更有利于发现BE中的重度异型增生及早期癌[62]。活检样本应从溃疡边缘采取以免取到坏死组织，并且至少应取6块组织以保证100%的患者能够确诊[63]。通过旋转及抽吸技术能获取更大的标本，具体方法是将活检钳插入并张开，回撤至与内镜头端齐平，然后将内镜头端朝向食管壁或病变部位，并从管腔内抽吸空气，使组织被吸入活检钳内，再按常规合上活检钳并撤出即可[64]。

单独细胞刷检也可以发现恶性病变，一些研究表明与标准活检联合应用能提高检出率[46, 65]。为了获得最佳效果，应在活检前使用细胞刷以尽可能减少血液污染的影响。进行刷检时应将刷检导管插入管腔，拖拉细胞刷，在病变表面刷动数次直至黏膜轻微出血为止。然后将标本做成涂片，酒精固定，再采用巴氏法染色。

20%～40%的病例因食管恶性狭窄而使标准成人胃镜无法通过病变部位[66]，从而无法进行充分检查，也无法从瘤体主要部分取得足够的活检标本，只能从病变近端取活检。此时通过狭窄部位的细胞刷检可以起到补充作用[67]。食管扩张治疗利于活检、缓解症状，并可以允许随后进行超声内镜检查以便分期。在扩张后立即进行活检一般是安全的[68]，对恶性狭窄进行扩张治疗时，出血及穿孔的发生率为2.5%～10%[69, 70]。扩张治疗通常只能缓解恶性肿瘤造成的吞咽困难，维持数天至数周。超声内镜检查（endoscopic ultrasonography，EUS）分期前进行扩张治疗将在下文讨论。

未来发展

当前报道了大量提高标准内镜检查清晰度的改

进措施。这些技术可以提高活检的针对性并提高肿瘤的早期诊断率。随着许多地区腺癌发病率的上升，研究的重点集中在早期发现BE的异型增生上。涌现出的技术包括放大内镜、光学相干断层扫描成像（optical coherence tomography，OCT）及光诱导荧光光谱检查（light-induced fluorescence spectroscopy，LIFS）。

放大内镜

放大内镜最早出现于1967年，目前最大的放大倍数为150倍。这种装置是在传统内镜的头端加装一个可移动的透镜，并通过操作部的臂对其进行控制。这种技术需要对内镜头端进行精确控制以避免图像模糊。临床应用的放大内镜放大倍数一般不超过35倍。近期已有研究尝试用放大内镜评估鳞癌的黏膜浸润深度及BE的特殊型肠上皮化生和重度异型增生[71]。初步的研究结果令人振奋，但放大内镜尚未成为上消化道内镜检查的标准检查方法。

光学相干断层扫描成像

OCT成像基于对消化道黏膜层反射的红外线进行检测。通过活检通道置入的导管探头对位于其前方或侧方的消化道进行扫描获得大量黏膜与黏膜下层的信息。OCT在食管检查中应用的初步结果令人鼓舞[72]，最近的研究报道，该方法用于检测BE的特殊型肠上皮化生的敏感性达97%，特异性达92%[73]。这项技术的分辨率很高，可达10μm左右，但目前要判定该项技术在上消化道恶性肿瘤的诊断与分期中的应用价值仍为时尚早。

光诱导荧光光谱检查

LIFS可以检测黏膜分子在激光激发后发出光子所形成的荧光。这些荧光基团可以是内源性或外源性的。这项装置所采用的导管探头由位于中央传递激发光的纤维与周围接收荧光的纤维组成，接收到的荧光可以通过分光光度仪进行放大和分析。正常组织具有特征性的荧光光谱，因此根据光谱异常可以发现有异型增生的组织。在已知患有食管癌的人群中应用该技术区分正常及恶变组织的敏感性与特异性分别达到100%及98%[74]。但后来的报道显示，在识别BE的异型增生方面应用该技术仍有争议[75]。目前已有一些研究报道局部应用或口服外源性荧光基团如5-氨基酮戊酸（5 amino levulinic acid, 5-ALA）后，该物质会在肿瘤组织优势分布，对于这方面的研究已有取得一些初步成功的报道[76]。迄今为止，该技术因昂贵、费时并且需特殊设备而在应用上受到限制，并且有待进一步研究。

食管癌的分期

分期的重要性

总的来说，食管癌生存率差。在10个欧洲国家进行的前瞻性研究EUROCARE-2显示，1年生存率为33%，5年总体生存率仅10%[77]。英国的最新统计显示年龄标化的1年相对生存率为25%，而5年生存率在男性与女性分别仅为4.8%和6.3%[78]。美国SEER研究估计的5年生存率为14%[2]。

食管癌的预后主要取决于诊断时的分期。少数幸运的早期癌（T1N0M0，I期）患者通过手术切除后其5年生存率可达90%以上。但诊断时已是晚期（例如IV期）患者的5年生存率不到5%。手术时无淋巴结受累者（N0）的5年生存率为40%～60%，而有淋巴结受累者（N1）则仅为5%～17%。T3N1期若单行手术切除5年生存率为8%～10%[77, 78]，这揭示了一个残酷的事实，即技术上我们可以切除肿瘤，但却极少能治愈这种疾病。因此，在我们判断预后并为患者选择治疗方案前进行准确分期显得尤为关键，这样可以将通过手术能治愈者与手术意义不大、只需进行药物或姑息治疗的晚期患者区别开来。

由于意识到单纯手术治疗很难治愈局部进展期疾病，促进了对这类患者应用新辅助化疗或者放化疗治疗方案的进展。尽管新辅助治疗的作用尚未得到最终证实[79-81]，但在许多国家已经被越来越多地用于局部进展期肿瘤的治疗，以期在术前缩小肿瘤、降低其分期并提高术后的长期生存率。在迄今为止最大的前瞻性随机对照试验中，802名患者被随机分至两组，治疗方案分别为单纯手术治疗及术前应用2个周期的顺铂、氟尿嘧啶后再行手术。结果显示，采用新辅助治疗组患者的2年生存率较单纯手术组高9%（43%对34%）[79]。虽然详细、讨论新辅助治疗的益处不在本章范畴，但考虑到该方法应用日益广泛及与之相关的可观的病死率，因此必须对患者进行准确分期，并根据分期采取特定的治疗措施以提高生存率。这些治疗方法应根据各地的具体情况而调整，并且应为负责对患者进行分期的医生所充分理解和掌握。另外，为了从以后的新辅助治疗临床试验中获得有用与重要的信息，必须保证研究分组的良好匹配性及分期的准确性。

分期系统

尽管具有长段恶性狭窄及严重狭窄导致内镜无法通过的患者通常为较晚期肿瘤，但根据这些临床表现进行分期不够准确，并已不再为正规的分期方法所采用。目前采用国际抗癌联盟（International Union against Cancer，UICC）与美国癌症联合委员会（America Joint Committee on Cancer，AJCC）提出的TNM分期系统[82]。该分期系统于2002年进行了更新，能够描述诊断时及治疗前肿瘤的解剖范围，并且使我们能够通过分期评估肿瘤的预后以及比较各种治疗的效果。表27-1详细介绍了食管癌根据TNM进行分型及分期的方法，主要根据是肿瘤在食管壁的浸润深度、有无局灶淋巴结转移及有无远处转移。图27-7显示了主要的区域淋巴结。

为了分期方便，食管被人为地分作四部分，不同部位的肿瘤在临床特点及治疗方法上有所不同。食管的四个部分分别是：颈段（环状软骨至胸廓入口）、上胸段（胸廓入口至气管分叉）、中胸段（气管分叉至食管胃连接部上方）、下胸段及腹段（包括食管胃连接部）。上胸段与中胸段又合称胸内段。腹段包括了Siewert提出的I型结合部癌，而III型结合部癌由于极少累及食管被分类为胃原发癌[82]。对II型结合部肿瘤如何分类目前仍有争议。

对存在远处淋巴结转移的患者如何分类也存在着争议。胸内段肿瘤患者出现颈部或腹腔干淋巴结转移时提示预后较差，病变无法切除，根据相应的肿瘤位置分为M1a及M1b期。一些人对此提出疑点，并且认为胸内段肿瘤患者出现这类淋巴结转移时其预后较腹腔内脏器转移（M1b）者好。但是，目前仍将该类患者定为IV期。

治疗前进行分期时应结合患者的健康状况进行详细评估，以确定其是否能够承受手术或放化疗的打击。对于身体十分虚弱、存在明显基础疾病的患者不应机械地根据分期选择治疗，这类患者通常只能耐受姑息治疗。分期时应仔细询问病史及查体，注意有无颈部淋巴结肿大或肝大，并评价身体状况及伴发疾病，尤其是心血管及呼吸系统疾病的严重程度。心血管及呼吸系统检查应根据患者的具体情况进行，可与食管癌分期检查同时进行。根据美国麻醉学会（American Society of Anesthesiology，ASA）的标准评估患者麻醉状态，根据WHO或Karnofsky积分评估患者的个体机能状况，在临床上均十分有用，并且在患者入选研究方案时是必需的。

表 27-1　食管癌 TNM 分类及分期

食管癌的 TNM 分类

原发肿瘤（T）

TX　原发肿瘤无法评价
T0　无原发肿瘤证据
Tis　原位癌
T1　肿瘤侵及固有层或黏膜下层
T2　肿瘤侵及固有肌层
T3　肿瘤侵及食管外膜
T4　肿瘤侵及邻近器官

区域淋巴结（N）

NX　区域淋巴结无法评价
N0　无区域淋巴结转移
N1　有区域淋巴结转移

远处转移（M）

MX　远处转移无法评价
M0　无远处转移
M1　存在远处转移

下胸段食管肿瘤
M1a　腹腔淋巴结转移
M1b　其他远处转移

中胸段食管肿瘤
M1a　不适用
M1b　非区域淋巴结转移和 / 或远处转移

上胸段食管肿瘤
M1a　颈部淋巴结转移
M1b　其他远处转移

食管癌分期

	T	N	M
0 期	Tis	N0	M0
I 期	T1	N0	M0
IIA 期	T2	N0	M0
	T3	N0	M0
IIB 期	T1	N1	M0
	T2	N1	M0
III 期	T3	N1	M0
	T4	任何 N	M0
IV 期	任何 T	任何 N	M1
IVA 期	任何 T	任何 N	M1a
IVB 期	任何 T	任何 N	M1b

From Greene FL, Page DL, Fleming ID, et al (eds): American Joint Committee on Cancer. Cancer staging manual, 6th ed. New York, Springer, 2002, pp 91–98.

用于食管癌分期的基本技术包括CT、EUS，通常还有腹腔镜（可同时进行腹腔镜下超声检查）。其他较少采用的检查方法包括正电子发射断层显像（positron emission tomography，PET）、电视辅助胸腔镜（video-

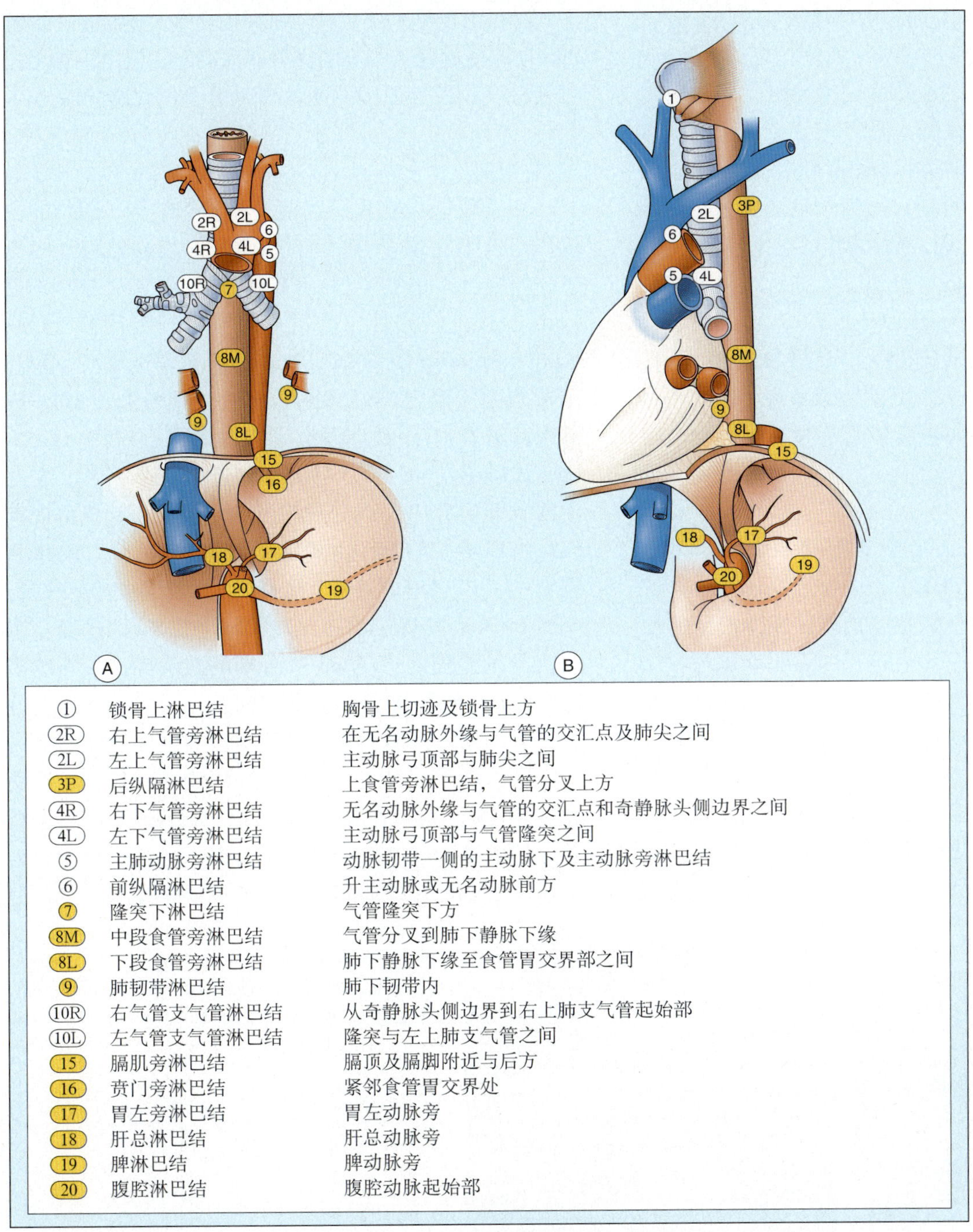

编号	名称	部位
①	锁骨上淋巴结	胸骨上切迹及锁骨上方
2R	右上气管旁淋巴结	在无名动脉外缘与气管的交汇点及肺尖之间
2L	左上气管旁淋巴结	主动脉弓顶部与肺尖之间
3P	后纵隔淋巴结	上食管旁淋巴结，气管分叉上方
4R	右下气管旁淋巴结	无名动脉外缘与气管的交汇点和奇静脉头侧边界之间
4L	左下气管旁淋巴结	主动脉弓顶部与气管隆突之间
⑤	主肺动脉旁淋巴结	动脉韧带一侧的主动脉下及主动脉旁淋巴结
⑥	前纵隔淋巴结	升主动脉或无名动脉前方
⑦	隆突下淋巴结	气管隆突下方
8M	中段食管旁淋巴结	气管分叉到肺下静脉下缘
8L	下段食管旁淋巴结	肺下静脉下缘至食管胃交界部之间
⑨	肺韧带淋巴结	肺下韧带内
10R	右气管支气管淋巴结	从奇静脉头侧边界到右上肺支气管起始部
10L	左气管支气管淋巴结	隆突与左上肺支气管之间
15	膈肌旁淋巴结	膈顶及膈脚附近与后方
16	贲门旁淋巴结	紧邻食管胃交界处
17	胃左旁淋巴结	胃左动脉旁
18	肝总淋巴结	肝总动脉旁
19	脾淋巴结	脾动脉旁
20	腹腔淋巴结	腹腔动脉起始部

图 27-7　食管癌分期中的主要回流淋巴结区（Used with the permission of the American Joint Committee on Cancer (AJCC), Chicago. The original source for this material is the AJCC Cancer Staging Manual, 6th ed. New York, Springer-Verlag, 2002, www.springer-ny.com.）

assisted thoracoscopy，VATS）及颈部经皮超声扫描。

在临床实践中，一旦诊断食管癌，应在适于根治治疗的患者中先进行无创检查以发现可能的远处转移灶，一旦发现转移灶则无需进一步行超声内镜等检查。因此应在肿瘤（T）和淋巴结（M）分期之前先评价远处转移。

远处转移的评价

CT

大约 20% 的患者在诊断时即有远处转移[78, 83]，多数累及非区域性腹腔或锁骨上淋巴结。多年来CT得到广泛研究及应用，由于其无创性，仍然是食管癌初步分期的主要方法。CT在T与N分期中的作用将在后面讨论，而对于远处转移，CT的总敏感性为41%～62%，特异性69%～83%，准确性63%～90%[84, 85]。探查1cm以上的实质脏器转移灶的敏感性约为80%，不过对较小病变，敏感性则显著降低（图27-8）。许多所谓转移灶其实是良性病变，如肝囊肿，超声下将更易识别。活检证实的小转移灶非常重要，因为一旦证实为恶性转移病变，分期即升为IV期，将直接影响治疗方案。

腹腔镜更易发现小的肝脏病变，评价腹膜转移较CT更准确（敏感性95%对21%）[86, 87]。不过由于其无创性、价格相对低廉及便利性，CT仍为评价远处转移的首选方法。CT是一项很好的检查手段，但并不是完美的，多探头CT的问世有望改善其不足之处，但目前仍缺乏相关资料。

^{18}F-氟-2-脱氧葡萄糖正电子发射断层扫描显像

已报道的研究表明PET在评估食管癌远处转移方面较CT更有优势，包括那些侵及非区域淋巴结的情况[83, 88-91]。在一项对42位患者进行的有组织病理学结果确认的研究中，PET评估远处转移（M1a）的准确性达到86%，特异性为90%[92]。Flamen及同事[93]将PET检查与螺旋CT联合超声内镜检查进行比较，发现在评价IV期病变方面，PET的敏感性、特异性及准确性（82%对64%）均更高。PET将15%患者的分期提高到IV期，对治疗产生了显著影响，但对49%的患者低估了其区域淋巴结病变。其他研究也支持上述结论。尽管PET在评估远处转移方面优势非常突出，但由于费用昂贵及缺少设备等原因，使其尚未用于食管癌分期。

超声内镜

由于仅能观察到胃肠壁及其紧邻结构，EUS的主要作用并不在M分期，而是在CT未发现转移灶时为M分期提供有用的资料。EUS能够探测到肝左叶不足1cm的微小转移灶，并可进行细针针吸活检（fine needle aspiration，FNA）以获得组织学证据[94]。EUS评价腹腔干淋巴结转移的敏感性也比较高（M1a或M1b，图27-9）。数项研究证实EUS联合FNA（EUS-FNA）敏感性非常高，特异性接近100%[85, 95-102]。在一项回顾性研究中，高分辨率的薄层螺旋CT仅可识别53%由EUS-FNA确认的腹腔淋巴结转移[103]。在48名患者中，12名经螺旋CT检查认为可切除的病变在行EUS-FNA后发现了淋巴结转移或者为T4期病变。因此，EUS能辅助CT提高M分期的准确性。最新的多探头CT在腹腔淋巴结分期方面的作用仍有待研究证实，但即使是高敏感性的CT其识别恶性病变的能力也完全依赖于病变的大小（能识别短径>10mm的病灶）。EUS不仅能评价转移灶大小，也能显示其形态特点，还可借助FNA得到细胞学证据。尽管少数研究表明PET可能比CT联合EUS-FNA准确性更高[92, 93]，但

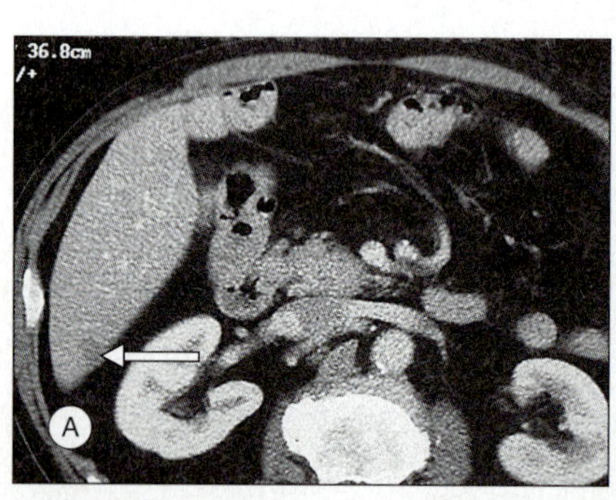

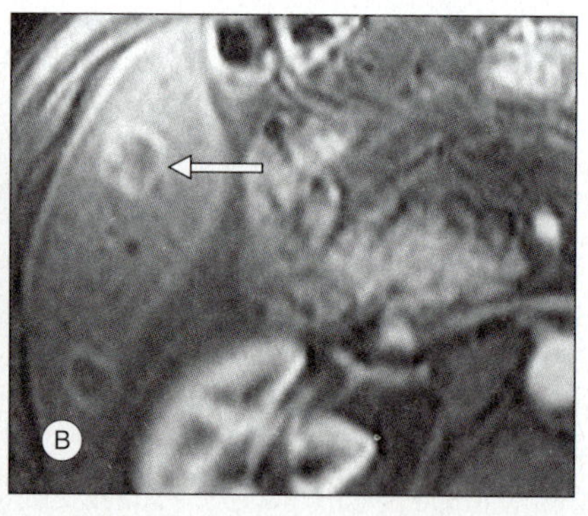

图27-8　A. 增强CT示肝右叶有一个可能转移灶（箭头）。B. 随后的钆增强MRI扫描对该病灶显示更为清晰，同时显示另一转移灶（箭头）。(Courtesy of Dr. C.L. Kay.)

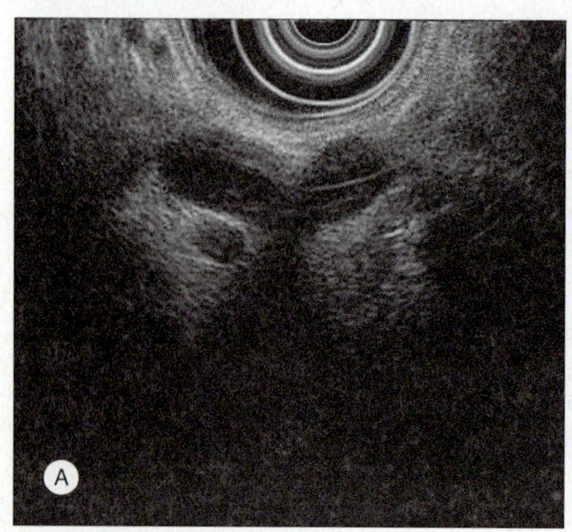

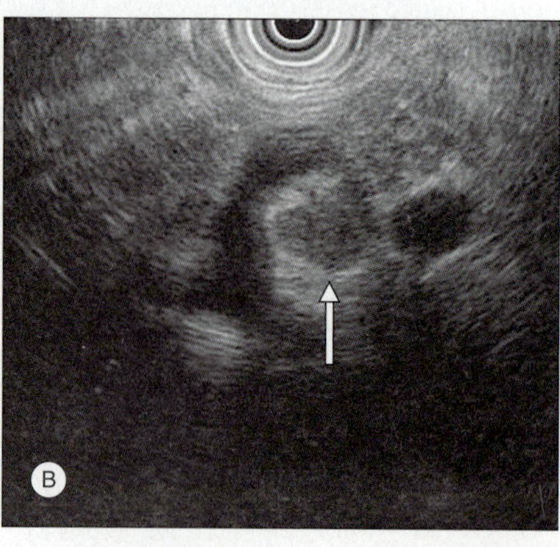

图27-9　腹腔干EUS图像。A. 由主动脉起始处至分叉为脾动脉及肝动脉的腹腔干（鲸尾征）。B. 腹腔淋巴结为腹腔干起始处2cm范围以内探测到的淋巴结（箭头处）。此处的淋巴结几乎均为恶性，但细针针吸活检（FNA）获得的细胞学证据很重要，因为确认后将提高分期（M1a或M1b；IV期）并常会排除手术切除可能。

这一点还需进一步研究证实，而PET设备的局限性也决定了 CT 与 EUS-FNA 在评价 M 分期时仍是最重要的影像学手段。

区域淋巴结分期

由于黏膜下组织中含有丰富的淋巴管网，局部区域淋巴结的早期转移非常常见，在这一点上鳞癌与腺癌没有差别。T 分期越高，淋巴结转移发生率越高，T1m期肿瘤及T1sm期肿瘤的淋巴结转移率分别为不足 5% 及大约 25%，T2 为 60%，T3、T4 则超过 80% [58, 59, 78]。常规组织学检查无法发现的腺癌微转移可能是常见的早期事件，导致了腺癌预后较差[44, 104, 105]。尽管肿瘤周围出现淋巴结转移并不影响肿瘤的成功切除，但对预后却有很大负面影响，并且手术后的治愈率仅 5% ~ 10%[78, 106-108]。一项纳入 94 例患者的研究表明，不论 T 分期如何，N1 期患者预后均很差，这也显示了寻找淋巴结转移极其重要，以对该类患者考虑新辅助治疗[109]。不仅淋巴结转移存在与否，而且淋巴结转移的数目对判断预后也有重要意义；有3 ~ 4 个以上区域淋巴结受累的患者预后极差[34, 38, 110]。

CT

CT 判断淋巴结是否受累完全依赖淋巴结的大小，纵隔淋巴结的短径大于 10mm 即考虑可能为恶性。总的来说，淋巴结分期的准确性为 51% ~ 70%[85, 111]，并且探查腹腔淋巴结比纵隔淋巴结的准确性更高。由于CT判断淋巴结是否受累依赖于淋巴结大小，因此，常会导致仅有微小转移灶的淋巴结被遗漏，也可能把良性反应性增生的淋巴结（尤其易见于吸烟者及慢性呼吸系统疾病患者）误判为转移淋巴结。尽管 CT 技术的改进可能改善这种状况，但 CT 探查淋巴结在敏感性及准确性方面的固有局限性仍将继续存在。

^{18}F-氟-2-脱氧葡萄糖正电子发射断层扫描显像

^{18}F-FDG-PET 探查淋巴结依赖于组织的糖酵解活性而非淋巴结大小。早期数据表明PET在探测远处淋巴结转移（比如腹腔干转移）方面优于CT（图27-10），而对区域淋巴结分期的准确性不足。有限的空间分辨率影响了PET将受累淋巴结与邻近原发肿瘤的高信号区区分开的能力，而且炎症反应性增生的淋巴结也会导致假阳性结果。Flamen与同事[93]报道PET探查区域淋巴结受累（N1）的敏感性仅为33%，而EUS为81%。

超声内镜

EUS不仅可测量淋巴结的大小，也可描述其形态特征，如形状、边缘以及内部回声特征等。纵隔内正常淋巴结或反应性淋巴结通常为扁平或三角形，并且边界相当模糊，中心具有回声；而恶性淋巴结常大于 10mm，呈圆形，边界清楚，呈低回声[112, 113]（图27-11）。同时具备上述特征的淋巴结80%为恶性病变，但仅有 25% ~ 40% 的恶性淋巴结具有这些特点。总的来说，EUS 探查恶性淋巴结的敏感性在 50% ~ 75%，而准确性约为 65% ~ 70%[85, 102]，并且转移灶离原发灶越远，探查的准确性就越低。EUS探查到的淋巴结数目与组织学证实的淋巴结数目非常一致，而且与鳞癌的预后相一致；因此，EUS 检查时仔细探查淋巴结情况具有重要价值[107]。一项多变量分析中，EUS探查到恶性特征淋巴结者预后较差，中位生存期仅为 13.5 个月，而未探查到恶性淋巴结者中位生存期超过 25 个月[108]。

尽管超声内镜能够识别小至 2 ~ 3mm 的淋巴结，但与 CT 类似，淋巴结大小仍然会影响 EUS 的探查结果。EUS-FNA可以提高淋巴结分期的准确性，对判断肠

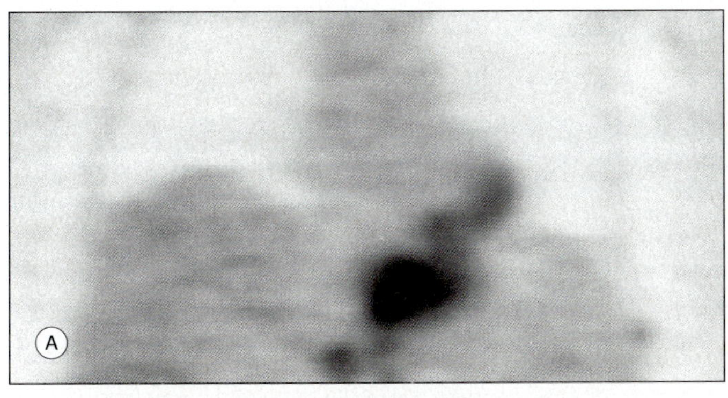

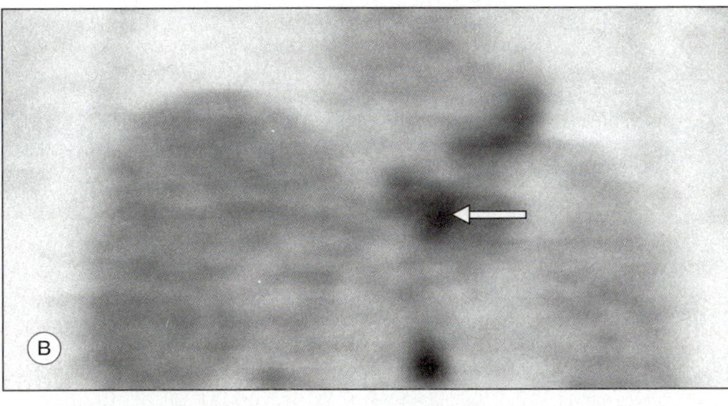

图 27-10 新辅助放化疗前后的 PET 图像。A. 治疗前，可见明显的体积较大的局限性肿瘤。B. 治疗后，出现一些肿瘤治疗有效的证据，但出现了腹腔淋巴结转移（箭头），后经手术证实。(Courtesy of Dr. S. Rankin, Clinical PET Centre, Guy's & St. Thomas' NHS Trust, London.)

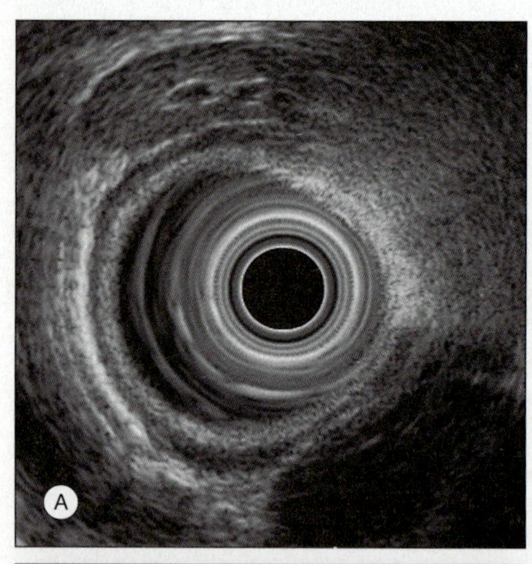

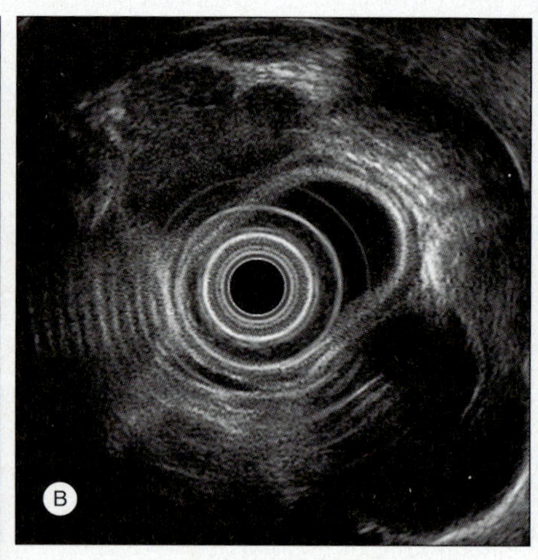

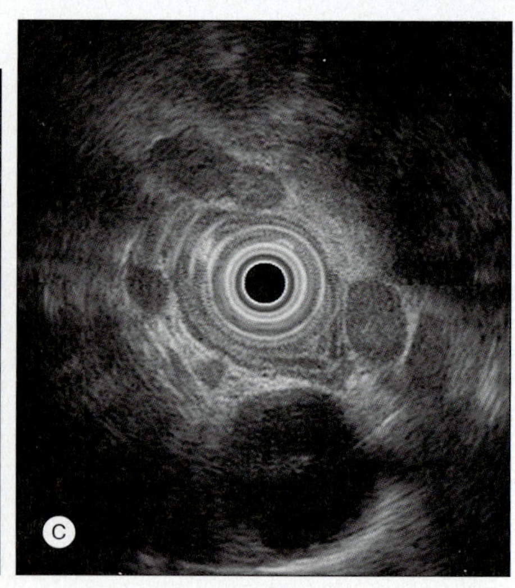

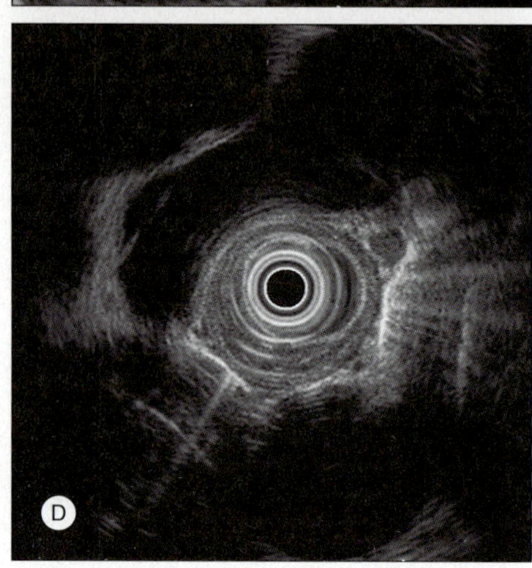

图 27-11 食管癌的 EUS 与淋巴结。A. 良性淋巴结，通常位于隆突下，表现为扁平或三角形，边缘模糊，中央高回声，＜10mm。B. 恶性淋巴结，＞10mm，圆形或椭圆形，分叶状，低回声。C. 此图中虽然淋巴结较小，但其数目及回声特性提示为恶性。D. 微小淋巴结（此图中为 3mm）并不少见，此时通常无法判断其性质。

管旁淋巴结恶性受累的总体准确性达85%～93%[114, 115]。一项回顾性研究中，加用FNA可使准确性由70%升至93%。FNA可同时提高敏感性及特异性，并以敏感性提高更为明显[116]。尽管FNA较为安全，但延长了操作时间，并且难免会穿过肿瘤原发灶，导致样本污染而出现假阳性结果。不过如果获得的信息能提高分期并指导下一步治疗，那么对临床还是有帮助的。正如前所述，这一点在评价远处淋巴结转移尤其是腹腔干转移时尤为重要，因为在这种情况下，如果具备确切的细胞学证据，下一步的治疗措施通常为非手术治疗。

肿瘤分期

CT

正常食管壁的厚度一般不到 3mm，CT 无法区分管壁各层结构，而评估T分期的基础正取决于肿瘤对管壁的浸润深度。食管癌在 CT 上常表现为食管壁的局部增厚或环周不规则增厚（图27-12）。肿瘤两端边界也难于判定，并且如果胃未得到充分扩张，则常常难以准确评价食管胃连接部肿瘤。食管裂孔疝也会影响分期诊断导致分期过高。尽管病变侵犯食管周围脂肪时分期为T3期，而出现气管后壁前屈或食管、主动脉、脊柱之间脂肪垫缺如等特征时提示T4期，但这些改变都缺乏足够的准确性，并不可靠。有时 CT 也能清楚显示 T4 期病变，但CT检查的主要价值在于评价肿瘤的内脏转移及可能存在的非区域淋巴结受累。CT 还可用于制订放疗方案以及在治疗前后测量肿瘤体积变化以评价放疗或化疗的疗效。

超声内镜

在EUS下管壁各层清晰显示为一系列同心圆样结构，EUS 是评价肿瘤尤其是食管肿瘤 T 分期的理想方法（图27-13，27-14）。几年来多项研究均证实了超声内镜在评价食管癌 T 分期方面的准确性，总体准确率约在 80%～85% 之间[85, 95-102]。不过准确率也随分期不同而有所差别，T3及T4期准确率最高（图27-15）。T2 期准确率最低，介于65%～73%之间[85, 102]，这可能是因为很难发现浸润超过固有肌层的镜下浸润病灶。

尽管如此，大量回顾性与前瞻性研究证实，EUS仍是迄今评价T分期最好的检查方法，显著优于

CT[85, 102, 103]。不过必须提到的是，这些研究中有许多是将最先进的超声内镜与增强 CT 进行比较，但近期有关高清晰螺旋 CT 的研究同样证实了超声内镜的优越性[103]。新的多探头 CT 扫描技术是否能提高 CT 在这方面的准确性仍有待观察。

EUS是目前惟一可用于评价浅表肿瘤（T1期）的技术，这类病变用 CT 往往很难看清（图 26-16 和 26-17）。随着比手术创伤小的内镜下局部治疗（如内镜下黏膜切除及光动力学疗法）的日益发展，EUS变得尤为重要。局限于黏膜内的肿瘤（T1m）出现淋巴结转移者不到 5%；而侵犯黏膜下层的肿瘤（T1sm）则有高达25%的患者伴发淋巴结转移，使其不宜行内镜下局部治疗[116, 117]。EUS 判断 T1 期病变的准确性约为 85%。内镜水囊压迫造成的伪影可能影响对小的浅表癌的观察，一些研究报道，此时采用高频超声导管探头可提高检查的准确率[118, 119]。用这些小探头进行检查在技术上具有挑战性，在小探头与食管壁间获得满意的声耦合图像的最优方法仍需进一步改进。由于EUS的分辨率提高到200nm，导管探头被广泛用于评价BE及重度异型增生，这类病变中隐藏着很大比例的组织学没有发现的腺癌。准确区分单纯重度异型增生与黏膜内癌甚至侵犯黏膜下层的癌显然相当关键。几项小样本病例系列研究证实，EUS（使用专门的超声内镜或高频导管探头）可以检测其他方法不能发现的黏膜下病变和/或淋巴结转移[116, 118, 120]。由于这些原因，EUS 已经成为评估这些患者、尤其考虑非手术治疗患者的重要检查手段。日本研究小组的数据显示，超高频导管探头（30MHz）能准确区分表浅的黏膜下层病变（T1sm-1）与更深层的病变（T1sm-2 或 T1sm-3），而后者发生淋巴结转移的几率更高[121]。这将有助于选择适宜接受内镜下黏膜切除或光动力治疗的患者。不过由于西方国家此类病变较少，这方面的经验有限。

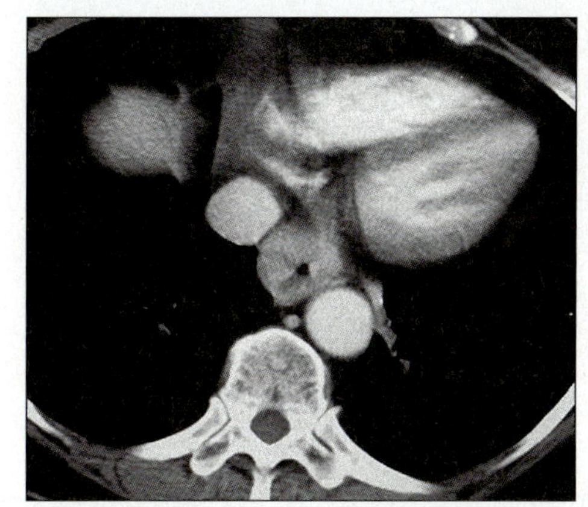

图27-12 典型的食管癌螺旋CT图像，显示紧邻降主动脉的巨块样肿瘤，但是难以进行确切的T分期。(Courtesy of Dr. C.L. Kay.)

从另一方面来说，有高达 20% ~ 30% 的食管癌患者出现的食管狭窄可阻碍标准超声内镜通过病变部位[66, 122-124]。此时检查无法完成，并将明显低估肿瘤分期。早期EUS研究报道的穿孔率非常高，这可能是因操作过程本身或操作前先将食管扩张到 16 ~ 17mm 造成的[66]。目前超声内镜技术已有了显著发展，当前的设备更加纤细，头端的超声探头体积更小，并且具有更好的视频效果，引起穿孔的可能性也更小。在一项纳入了132名患者的大样本研究中，32%的患者是在食管扩张至 14 ~ 16mm 后方完成检查的，只有1例发生了穿孔[125]。在这项研究中，接受食管扩张的患者中有 19% 发现了晚期病变（T4 期或 M1a）。如果完成EUS检查后获得的信息可能影响患者的下一步治疗，则应小心进行食管扩张以保证检查的完成。另一个选择是应用7.8mm的食管探头（Olympus MH-908，图27-18）。这种呈圆锥头型的设备没有内镜的光

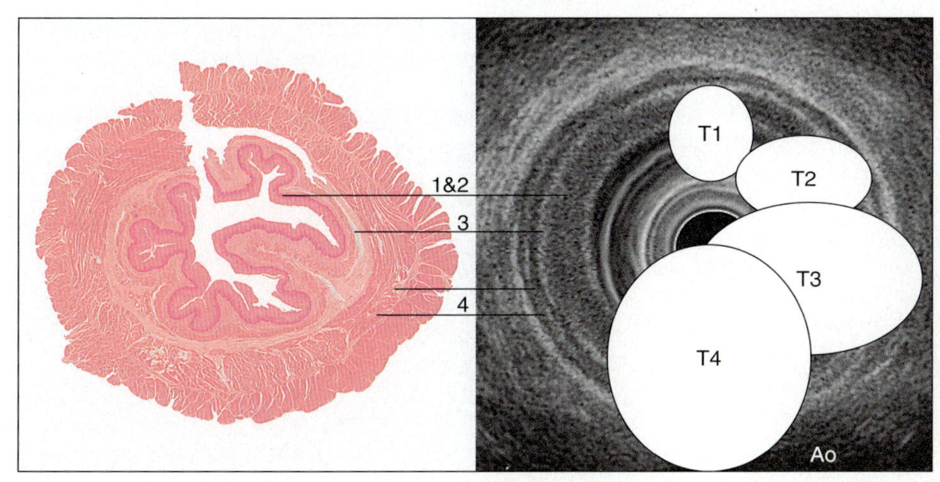

图 27-13 EUS 下食管壁各层与组织学结构及食管癌 T 分期的对应关系：T1，肿瘤侵犯但未穿透黏膜下层；T2，肿瘤达到但未越过肌层；T3，肿瘤穿透肌层（食管无浆膜层）；T4，肿瘤侵犯邻近器官［如主动脉（Ao）、气管、心包］。

学装置，可借助内镜下放置的单轨导丝引导将其穿过狭窄部分。这种设备无需或仅需稍稍扩张即可通过绝大部分狭窄部位。几项研究证实此设备对T分期的准确性为89%，与标准超声内镜相当[122, 124]。导管超声探头的应用也获得了一定成功，但由于缺乏穿透性且淋巴结显像效果不理想尚未推荐作为常规使用。通过这些手段发现腹腔干淋巴结转移后常需要进行FNA，因此有人提出应首选扩张术及标准超声内镜检查，但此观点仍存在争议。

超声内镜技术

实施EUS对食管癌进行分期检查时通常取左侧卧位，在患者清醒镇静状态下进行。超声内镜检查之前先用内镜仔细检查食管、胃、十二指肠是十分重要

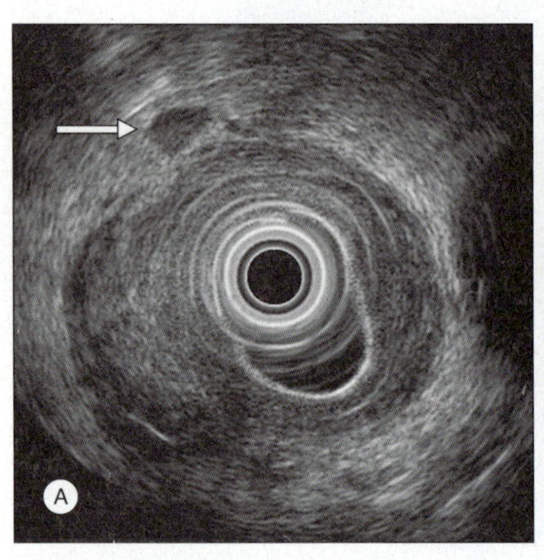

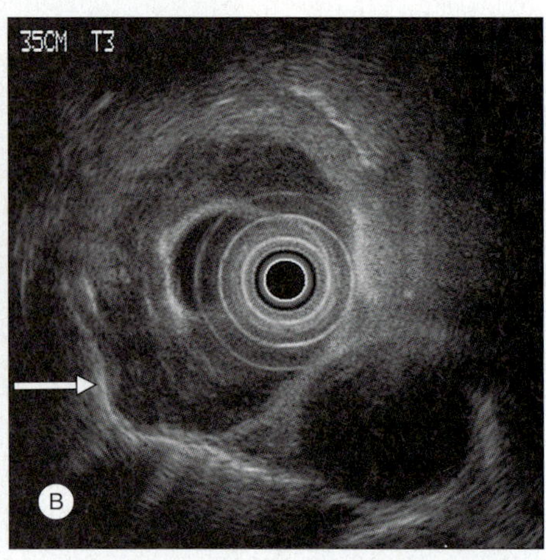

图 27-14 T3 期肿瘤的 EUS 表现。A. 可见穿透肌层的巨块型癌，伴有一个 5mm 的肿瘤旁淋巴结（箭头处）。B. 毗邻胸膜的巨块型癌（箭头处）。

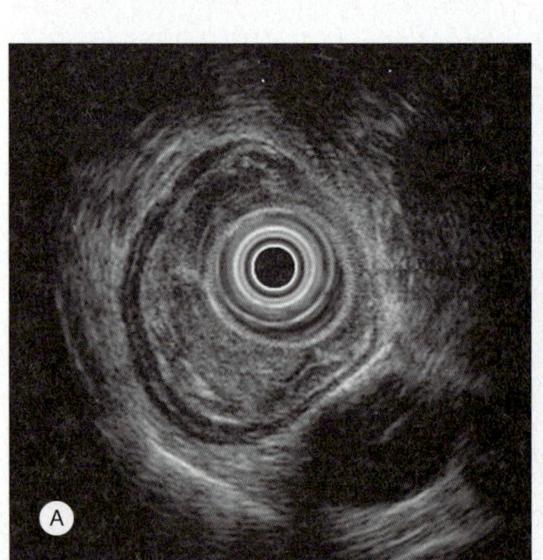

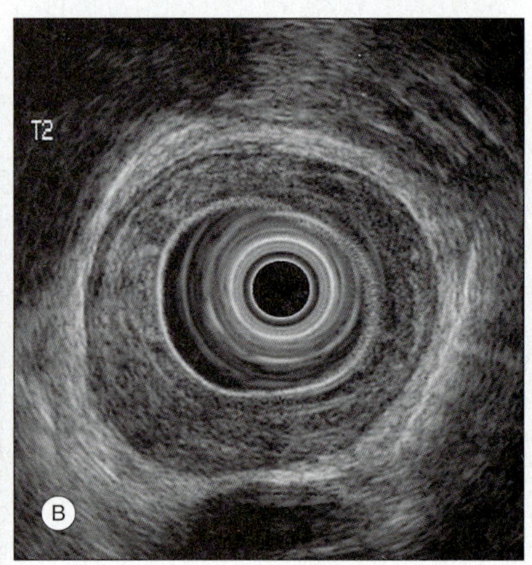

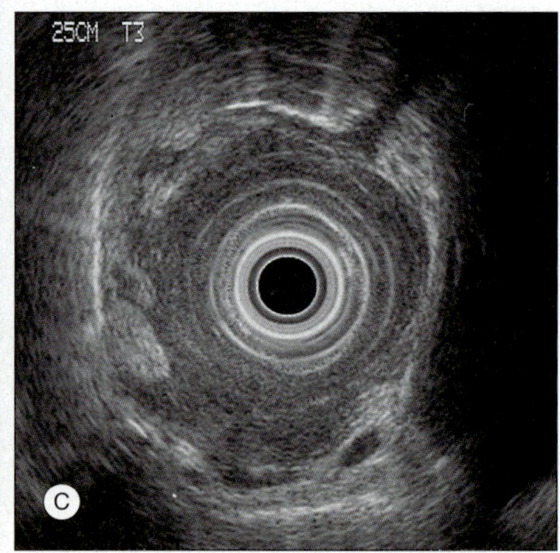

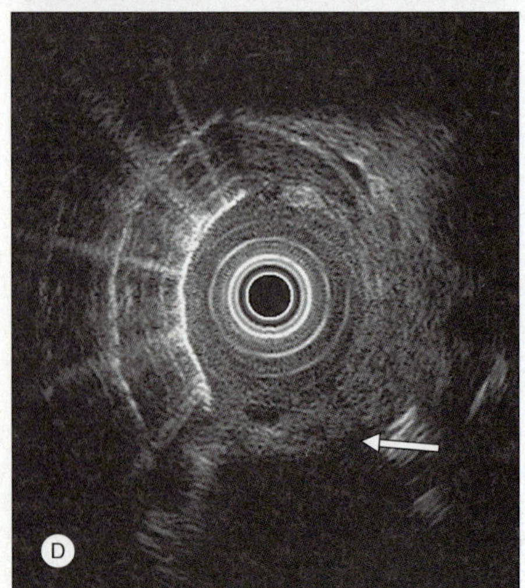

图 27-15 EUS 下的食管癌 T 分期。A. T1 ——黏膜下层浸润，但未侵及肌层。B. T2 ——环周肿瘤侵及但未穿透肌层。C. T3 ——肿瘤穿过肌层，广泛浸润食管周围组织。D. T4——巨块型癌侵犯主动脉壁，肿瘤与主动脉间的高回声带消失（箭头）。

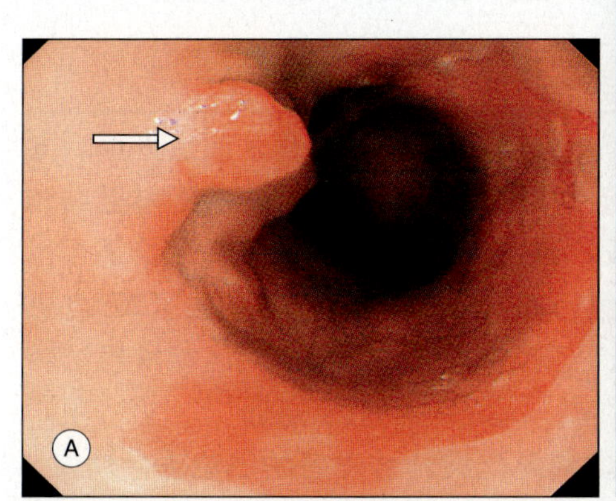

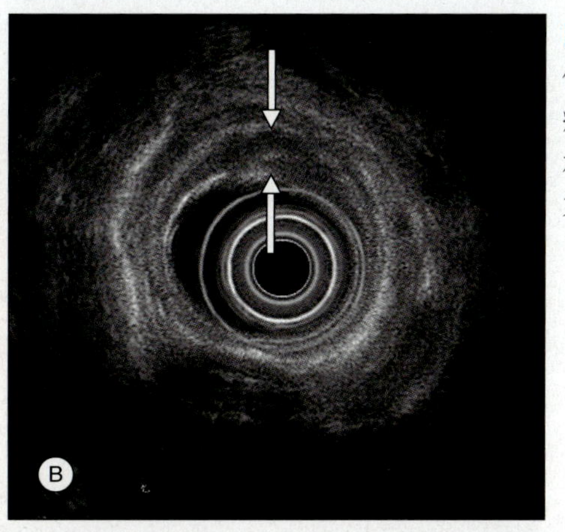

图 27-16 A. 内镜下可见广泛 BE 病变伴有鳞状上皮岛及一处表浅的息肉样腺癌（箭头处）。B. 超声内镜（EUS）显示病变侵犯黏膜下层（箭头处），分期定为 T1sm，N0，后经手术证实。

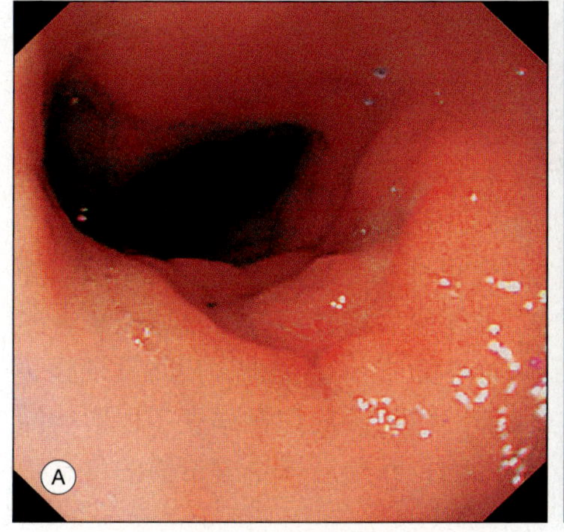

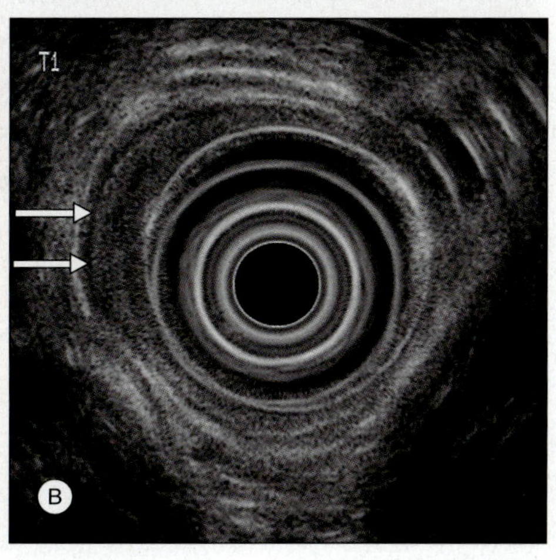

图 27-17 A. 内镜显示广泛 BE 病变背景上有一中心凹陷的隆起型早期腺癌。B. 超声内镜（EUS）显示病变累及黏膜下层（第3层），但未累及固有肌层（第 4 层，箭头处）。

的，这将有利于明确肿瘤边界及是否有食管胃交界部及贲门处受累，同时也可以发现并存的其他病灶及卫星灶，评价BE的程度，并对鳞癌进行Lugol碘液染色以寻找其他不着色区域。内镜检查还能评估管腔狭窄程度及标准超声内镜通过狭窄处的可能性。需要时可以进行谨慎扩张或者放置导丝以导引食管探头通过。

无论是以径向或线形扫描方式进行超声内镜检查，都应遵循由远端至近端的原则。将超声内镜插入到十二指肠球部，撤镜至胃体中部前应尽可能多检查肝右叶。吸出空气并且充起水囊以获得充分的声耦合。在胃壁后方可以看到脾动脉与脾静脉，并可沿脾动脉追溯到其位于起源于主动脉的腹腔干分叉处的起始部。分出肝动脉及脾动脉的部位在超声下常显示为Y形，有时被称为“鲸尾征”（图27-9）。该区域需要彻底检查以确定腹主动脉旁2cm范围以内有无淋巴结转移。由于检查结果对预后以及治疗选择影响极大，因此应对该区域的淋巴结反复仔细检查。缓慢小心地撤镜，以观察胃左动脉区域及胃小弯有无淋巴结转移。从这个断面上常能见到肝左叶，应仔细检查以发现 CT 检查可能不明显的微小转移灶。然后，检查近端胃壁各层有无肿瘤侵犯，并在将内镜经食管胃连接部缓慢撤出至远端食管时，再次仔细检查胃壁各层。有食管裂孔疝时，由于胃皱襞重叠以及疝囊存留的空气可能影响成像。首先，应扩张水囊并通过内镜注水道注水展平胃壁，以改进图像质量。将超声内镜由食管胃连接部撤入纵隔时，应缓慢缩小球囊，在接近通过肿瘤时如遇阻力也应如此。应仔细检查肿瘤以确定两端侵犯范围并评估T分期。检查时应十分小心，避免因切线方向成像误将分期提高，还应特别注意肿瘤与纵隔胸膜、主动脉、心包、椎前筋膜、肺血管、主气道等邻近结构之间是否存在高回声带。应由横膈水平至主动脉弓上方仔细检查纵隔、淋巴结的数目、大小、回声特征及位置。应根据 TNM 分期的区域淋巴结描述淋巴结的位置（图 27-7）[82]，如果活检结果将可能影响治疗选择则应考虑FNA。较之肿瘤附近的转移淋巴结，远离原发灶的非区域淋巴结转移更应行FNA。活检有时不可能避开原发肿瘤本身，因此有可能污染标本而出现假阳性结果。对于EUS的整个检查过程均应详细描述，并记录 T、N 分期，可能的话，还应记录M分期。对这些检查结果应结合内镜所见及其

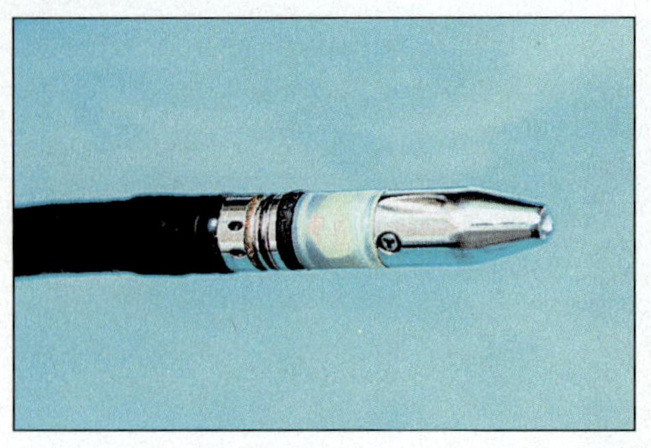

图27-18 无光学装置的8mm食管探头（MH-908），可用于检测肿瘤导致严重狭窄的患者。

他的分期检查结果在多学科协作小组的讨论会上进行讨论，以决定下一步的治疗计划。

EUS无疑具有主观及描述性成分，因此需要对一些术语、名词、定义进行规范。EUS的小规模标准术语（minium standard terminology，MST）已经制订出来，应尽可能使用这些标准术语[126]。

其他分期方法

尽管CT与EUS是食管癌分期诊断的主要检查方法，但其他检查在部分患者中也具有重要作用。一些食管远段或连接部肿瘤患者可能有明显的腹腔转移(肿瘤沿胃小弯扩散、淋巴结转移甚或伴有腹膜转移)，在这种情况下，仔细进行腹腔镜检查，必要时采用腹腔镜下超声检查已经证明是有益的。几项研究证实了腹腔镜检查能使相当一部分患者的分期级别提高并减少开腹手术的几率[86, 87]。然而，很少有研究对CT、EUS及腹腔镜三种检查方法联用的效果进行比较评价，但三种检查方法联用可能提高无手术切除指征患者的检出率。

尽管VATS尚未被广泛运用，但其对于发现纵隔淋巴结转移及评价T4病变，尤其是侵犯气道病变的敏感性及准确性均很高。直接将该微创检查手段与CT尤其是EUS结果进行对比的研究很少，但是如果由熟练者操作，这种方法在发现M1期病变方面可能优于EUS[127]。然而，这项检查较EUS创伤大；并发症发生率虽低但可较为严重；并且需要全麻。最后，鳞癌患者可能出现临床上难以发现的锁骨上淋巴结转移，而数项研究已经证明颈部超声联合FNA活检对此具有很高的敏感性及特异性[128, 129]。颈部超声检查在胸段食管癌分期诊断体系中的地位仍有待确定，不过这项检查简单、安全，价格相对低廉，值得考虑用于患有该部位病变的患者。

当前EUS用于食管癌分期的有关问题

超声内镜的检查结果与预后相关吗？

近年来，人们针对EUS在评价食管癌患者预后方面的价值进行了大量研究。一旦发现腹腔干淋巴结转移（尤其是为EUS-FNA所证实时），患者无论是否行手术切除治疗预后均较差[130-132]。一项纳入了203名患者的多因素分析显示，具有恶性特征的区域淋巴结转移出现与否是判断预后的一项主要指标[108]。另一项研究表明，EUS发现淋巴结转移患者的中位生存期仅8个月，而EUS没有发现淋巴结转移证据的患者中位生存期超过28个月[133]。日本进行的一项纳入339名患者的大型研究显示，由EUS及经皮超声证实的淋巴结转移数目与预后直接相关。这项研究中，存在0、1～3、4～7及8个或8个以上淋巴结转移的各组相应的5年生存率分别为53.3%、33.8%、17%及0%[107]。

两项回顾性研究也证实，EUS发现的T4期病变无论采取何种治疗措施预后均较差，并且这类患者的生存率并不因手术而改善[134, 135]。因此，EUS发现腹腔淋巴结转移、区域淋巴结转移及T4期病变不仅影响治疗方案的选择，还可为判断预后提供有价值的信息。

淋巴结分期的准确性能提高吗？

考虑到淋巴结转移对预后评价的重要意义，并且可能影响到是否应为患者选择新辅助治疗，提高EUS的准确性非常必要。因此，对发现的淋巴结行EUS-FNA被顺理成章地用以提高淋巴结转移诊断的特异性及准确性（图27-19）。虽然对EUS-FNA的作用已有大量报道，但目前对食管癌患者单行EUS与联合应用FNA进行比较的前瞻性随机研究仍相对较少。

一项纳入64名患者的回顾性研究评价了EUS-FNA的作用[116]。联用FNA后N分期的准确性显著提高到93%，敏感性明显提高，特异性也有一定程度的提高。判断腹腔淋巴结时加用FNA后提高的程度不明显，这可能是因为腹腔内增大的淋巴结极少为良性及反应性的，其他研究也证实了这一点。从这些研究中得到的数据证实EUS-FNA可同时减少假阳性与假阴性结果的发生率，一些观点主张发现淋巴结时应常规行FNA。

超声内镜是否能影响临床转归？

尽管EUS是用于局部区域分期最准确的方法，EUS分期对治疗与转归的影响目前仍不清楚，设计合理的有关研究很少。英国的一项前瞻性研究追踪了

EUS 对 100 例食管及结合部癌患者治疗的影响[136]。在不知情的状况下，3名外科专家被要求根据EUS前与 EUS 后的所有分期信息分别为患者决定治疗方案。EUS提供的信息在3位专家中分别使16%、18%及32%的患者治疗计划有了明显改变。Giovannini与同事们[137]报道，在 198 名食管癌患者中，EUS 发现了 40 例患者（20%）有远处淋巴结转移。应用 FNA 后诊断敏感性达到97%，特异性达 100%，检查结果改变了其中 77.5% 患者（也就是全体患者的 16%）的治疗方案。一项入选 108 例患者的回顾性研究中，16.5% 的患者行 EUS 后发现了淋巴结转移或远处转移，其中86% 的患者FNA 结果阳性。基于“意向活检（intention to biopsy）”进行分析，EUS-FNA有阳性意义的发现比例仅占整个研究人群的 8.3%，从改变治疗策略方面其总体影响比例为 13% [138]。决策模型分析显示以 EUS 为基础的食管癌分期策略具有较好的成本效益比，但仍需要大型研究以及设计严谨的经济学研究进一步证实。

超声内镜检查对于新辅助疗法之后的再分期有用吗?

分析新辅助放化疗之后EUS再分期准确性的早期研究结果令人失望，EUS难以将残余肿瘤与炎症或纤维化改变区分开来[139-141]。不过这些研究报道的T和N分期的准确率却并不令人十分失望。EUS下肿瘤最大横截面积的缩小可能是预测治疗反应的一项有效指标。几项小规模研究报道，肿瘤最大横截面面积缩小 50% 或 50% 以上可以比较准确地预测治疗反应[142-144]。一项研究中EUS对23例放化疗有效（经病理证实肿瘤缩小）患者中的20名（87%）患者做出了准确预测，EUS总的阳性预测值为80%[145]。是否可利用三维超声内镜显像来估测肿瘤体积并评价肿瘤对新辅助治疗的反应，目前仍不得而知。对于淋巴结转移，一些病例报道提出 EUS-FNA 可用于了解治疗后 N 分期改善情况，但这种方法的实用性仍有待研究[146]。

未来趋势

早期诊断是最可能显著提高食管癌生存率的手段，新的内镜影像技术一直在不断发展以实现这一目标。许多技术仍处于试验阶段，不过接下来的几年中很可能会出现一些重要的令人鼓舞的进展，这不仅包括放大内镜、高分辨内镜、色素内镜，也包括新的消化道黏膜成像技术，如荧光内镜、光散射光谱内镜、

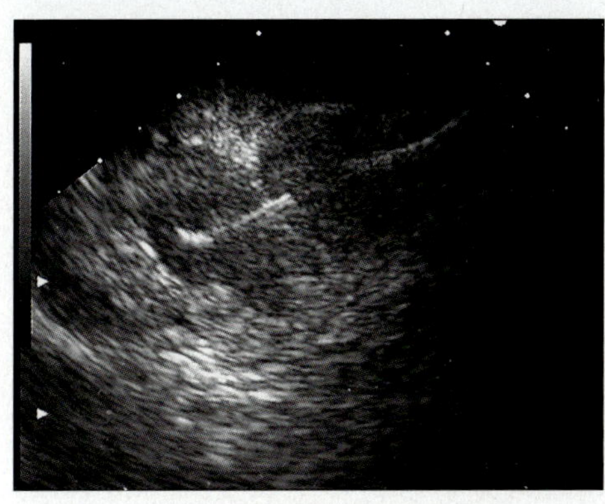

图27-19　对淋巴结进行EUS-FNA提高了分期的准确性。图中所见 2 个淋巴结，经 FNA 证实为腺癌（N1）。

OCT及共聚焦显微镜[71, 147]。这些技术是否能成为常规手段、是否能超越当前内镜检查的局限性仍有待考察。

随着硬件设计、软件处理及活检针方面的进展，EUS技术也在不断改进。这些进步无疑将进一步提高 EUS 为食管癌治疗提供准确而重要临床信息的能力。其他成像技术，如多探头CT及CT-PET，也在迅速发展。为了给食管癌患者提供最好的分期策略，我们还需要进行设计更严谨、资料更充分的前瞻性研究。

（刘揆亮译　徐志洁　顾芳校）

参考文献

1. Pisani P, Parkin DM, Bray F, Ferlay J: Estimates of the worldwide mortality from 25 cancers in 1990. Int J Cancer 83:18–29, 1999.
2. Ries LAG, Eisner MP, Kosary CL, et al (eds): SEER Cancer Statistics Review, 1975-2000. Bethesda, MD, National Cancer Institute, available at http://seer.cancer.gov/csr/1975_2000, 2003.
3. Bollshweiler E, Wolfgarten E, Gutschow C, Holscher AH: Demographic variations in the rising incidences of esophageal adenocarcinoma in white males. Cancer 92:549–555, 2001.
4. Pisani P, Bray F, Parkin DM: Estimates of the world-wide prevalence of cancer for 25 sites in the adult population. Int J Cancer 97: 72–81, 2002.
5. Ribeiro U, Posner MC, Safatle-Ribeiro AV, Reynolds JC: Risk factors for squamous cell carcinoma of the esophagus. Br J Surg 83:1174–1185, 1996.
6. Parkin DM, Laara E, Muir CS: Estimates of the world frequency of 16 major cancers in 1980. Int J Cancer 41:184–197, 1988.
7. Kirkby TJ, Rice TW: The epidemiology of esophageal cancer: The changing face of a disease. Chest Surg Clin North Am 4:217–225, 1994.
8. Yang CS: Research on esophageal cancer in China: A review. Cancer Res 40:2633–2644, 1980.
9. Warwick GP, Harington JS: Some aspects of the epidemiology and etiology of esophageal cancer with particular emphasis on the Transkei, South Africa. Adv Cancer Res 17:81–229, 1973.
10. Khuroo MS, Zargar SA, Mahajan R, Banday MA: High incidence of esophageal and gastric cancer in Kashmir in a population with special dietary and personal habits. Gut 33:11–15, 1992.

11. Wynder L, Mabuchi K: Cancer of the esophagus: Etiological and environmental factors. JAMA 226:1546–1548, 1973.
12. Pottern LM, Morris LE, Blot WJ, et al: Esophageal cancer among black men in Washington, DC: Alcohol, tobacco, and other risk factors. J Natl Cancer Inst 67:777–783, 1981.
13. Tuyns AJ, Pequignot G, Abbatucci JS: Esophageal cancer and alcohol consumption: Importance of type and beverage. Int J Cancer 23: 443–447, 1979.
14. Chang F, Syrjanen S, Shen Q, et al: Human papillomavirus involvement in esophageal carcinogenesis in the high-incidence area of China. A study of 700 cases by screening and type-specific in situ hybridisation. Scand J Gastroenterol 35:123–130, 2000.
15. Ahsan H, Neugut AI: Radiation therapy for breast cancer and increased risk of esophageal carcinoma. Ann Intern Med 128:114–117, 1998.
16. Wynder EL, Hultberg S, Jacobsson F, Bross IJ: Environmental factors in cancer of the upper alimentary tract: A Swedish study with special reference to Plummer-Vinson (Paterson-Kelly) syndrome. Cancer 10:470–487, 1957.
17. Ferguson A, Kingstone K: Coeliac disease and malignancies. Acta Paediatr Suppl 412:78–81, 1996.
18. Harper PS, Harper RM, Howel-Evans AW: Carcinoma of the oesophagus with tylosis. Q J Med 39:317–333, 1970.
19. McGuirt WF: Panendoscopy as a screening examination for simultaneous primary tumors in head and neck cancer: A prospective sequential study and review of the literature. Laryngoscope 92:569–576, 1982.
20. Siewert JR, Stein HJ: Carcinoma of the cardia: Carcinoma of the gastroesophageal junction–classification, pathology and extent of resection. Dis Esoph 9:173–182, 1996.
21. van Sandick JW, van Lanschot JJ, Tytgat GN, et al: Barrett oesophagus and adenocarcinoma: An overview of epidemiologic, conceptual and clinical issues. Scand J Gastroenterol 36(Suppl 234):51–60, 2001.
22. El-Serag HB, Mason AC, Petersen N, Key CR: Epidemiological differences between adenocarcinoma of the oesophagus and adenocarcinoma of the gastric cardia in the USA. Gut 50:368–372, 2002.
23. Devesa SS, Blot WJ, Fraumeni JF Jr: Changing patterns in the incidence of esophageal and gastric carcinoma in the United States. Cancer 83:2049–2053, 1998.
24. Botterweck AA, Schouten LJ, Volovics A, et al: Trends in incidence of adenocarcinoma of the esophagus and gastric cardia in ten European countries. Int J Epidemiol 29:645–654, 2000.
25. Lord RV, Law MG, Ward RL, et al: Rising incidence of oesophageal adenocarcinoma in men in Australia. J Gastroenterol Hepatol 13: 356–362, 1998.
26. Blot WJ, Devesa SS, Kneller RW, Fraumeni JF Jr: Rising incidence of adenocarcinoma of the esophagus and gastric cardia. JAMA 265: 1287–1289, 1991.
27. Levi F, Ollyo JB, La Vecchia C, et al: The consumption of tobacco, alcohol and the risk of adenocarcinoma in Barrett's oesophagus. Int J Cancer 45:852–854, 1990.
28. Spechler SJ: Esophageal columnar metaplasia (Barrett's esophagus). Gastrointest Endosc Clin N Am 7:1–18, 1997.
29. Lagergren J, Bergstrom R, Lingren A, Nyren O: Symptomatic gastroesophageal reflux as a risk factor for esophageal carcinoma. N Engl J Med 340:825–831, 1999.
30. Lagergren J, Bergstrom R, Nyren O: Association between body mass and adenocarcinoma of the esophagus and gastric cardia. Ann Int Med 130:883–890, 1999.
31. Cameron AJ: Epidemiology of columnar lined esophagus and adenocarcinoma. Gastroenterol Clin North Am 26:487–494, 1997.
32. Rudolph RE, Vaughan TL. Storer BE, et al: Effect of segment length on risk for neoplastic progression in patients with Barrett's esophagus. Ann Intern Med 132:612–620, 2000.
33. Shirbvani VN, Ouata-Lascar R, Kaur BS, et al: Cyclooxygenase 2 expression in Barrett's esophagus and adenocarcinoma: Ex vivo induction by bile salts and acid exposure. Gastroenterology 118: 487–496, 2000.
34. Souza, RF, Morales CP, Spechler SJ: Review article: A conceptual approach to understanding the molecular mechanisms of cancer development in Barrett's oesophagus. Aliment Pharmacol Ther 15: 1087–1100, 2001.
35. Jankowski JA, Harrison RF, Perry I, et al: Barrett's metaplasia. Lancet 356:2079–2085, 2000.
36. Xu Y, Selaru FM, Yin J, et al: Artificial neural networks and gene filtering distinguish between global gene expression profiles of Barrett's esophagus and esophageal cancer. Cancer Res 62:3493–3497, 2002.
37. Postlethwait RW: Carcinoma of the esophagus. Curr Probl Cancer 2:1–44, 1978.
38. Altorki NK, Migliore M, Skinner DB: Esophageal carcinoma and airway invasion: Evolution and choices of therapy. Chest 104:742–745, 1994.
39. Barrie JR, Goodner JT: Hematemesis from cancer of the esophagus. J Thorac Cardiovasc Surg 56:289–292, 1968.
40. Akiyama H, Masahiko T, Udagawa H, Kihyama Y: Radical lymph node dissection for cancer of the thoracic esophagus. Ann Surg 220: 364–373, 1994.
41. Stein HJ, Feith M, Mueller J, et al: Limited resection for early adenocarcinoma in Barrett's esophagus. Ann Surg 232:733–742, 2000.
42. Nigro JJ, Hagen JA, DeMeester TR, et al: Occult esophageal adenocarcinoma: Extent of disease and implications for effective therapy. Ann Surg 230:433–440, 1999.
43. Nigro JJ, Hagen JA, DeMeester TR, et al: Prevalence and location of nodal metastases in distal esophageal adenocarcinoma confined to the wall: Implications for therapy. J Thorac Cardiovasc Surg 117:16–25, 1999.
44. O'Sullivan GC, Sheehan D, Clarke A, et al: Micrometastases in esophagogastric cancer: High detection rate in resected rib segments. Gastroenterology 116:543–548, 1999.
45. Dooley CP, Larson AW, Stace NH, et al: Double contrast barium meal and upper gastrointestinal endoscopy. A comparative study. Ann Intern Med 101:538–545, 1984.
46. O'Donoghue J, Waldron R, Gough D, et al: An analysis of the diagnostic accuracy of endoscopic biopsy and cytology in the detection of oesophageal malignancy. Eur J Surg Oncol 18:332–334, 1992.
47. Glaws WR, Etzkorn KP, Wenig BL, et al: Comparison of rigid and flexible esophagoscopy in the diagnosis of esophageal disease: Diagnostic accuracy, complications and cost. Ann Otol Rhinol Laryngol 105:262–266, 1996.
48. Faigel DO, Deveney C, Phillips D, Fennerty MB: Biopsy-negative malignant esophageal stricture: Diagnosis by endoscopic ultrasound. Am J Gastroenterol 93:2257–2260, 1998.
49. Moss AA, Koehler RE, Margulis AR: Initial accuracy of esophagograms in detection of small esophageal carcinoma. AJR 127:909–913, 1976.
50. Woodfield CA, Levine MS, Rubesin SE, et al: Diagnosis of primary versus secondary achalasia: Reassessment of clinical and radiographic criteria. AJR 175:727–731, 2000.
51. Schiller W: Early diagnosis of carcinoma of the cervix. Surg Gynecol Obstet 56:210–222, 1933.
52. Sugimachi K, Kitamura K, Baba K, et al: Endoscopic diagnosis of early carcinoma of the esophagus using Lugol's solution. Gastrointest Endosc 38:657–661, 1992.

53. Yokoyama A, Ohmori T, Makuuchi H, et al: Successful screening for early esophageal cancer in alcoholics using endoscopy and mucosa iodine staining. Cancer 76:919–921, 1995.
54. Dawsey SM, Fleischer DE, Wang GQ, et al: Mucosal iodine staining improves endoscopic visualization of squamous dysplasia and squamous cell carcinoma of the esophagus in Linxian, China. Cancer 83:220–231, 1998.
55. Fagundes RB, de Barros SG, Putten AC, et al: Occult dysplasia is disclosed by Lugol chromoendoscopy in alcoholics at high risk for squamous cell carcinoma of the esophagus. Endoscopy 31:281–285, 1999.
56. Carr-Locke DL, Al-Chaws FH, Branch MS, et al: Technology assessment status evaluation: Endoscopic tissue staining and tattooing. Gastrointest Endosc 43:652–656, 1996.
57. Canto MI, Setrakian S, Petras RE, et al: Methylene blue selectively stains intestinal metaplasia in Barrett's esophagus. Gastrointest Endosc 44:1–7, 1996.
58. Canto MI, Setrakian S, Willis J, et al: Methylene blue directed biopsies improve detection of intestinal metaplasia and dysplasia in Barrett's esophagus. Gastrointest Endosc 51:560–568, 2000.
59. Canto MI, Setrakian S, Willis J, et al: Methylene blue staining of dysplastic and non-dysplastic Barrett's esophagus: An in vivo and ex vivo study. Endoscopy 33:391–400, 2001.
60. Wong R, Horwhat J, Maydonovitch C: Sky blue or murky waters: The diagnostic utility of methylene blue. Gastrointest Endosc 54: 409–413, 2001.
61. Yang H, Berner A, Mei Q, et al: Cytologic screening for esophageal cancer in a high-risk population in Anyang county, China. Acta Cytol 46:445–452, 2002.
62. Levine DS, Haggitt RC, Blount PL, et al: An endoscopic biopsy protocol can differentiate high-grade dysplasia from early adenocarcinoma in Barrett's esophagus. Gastroenterology 105:40–50, 1993.
63. Lal N, Bhasin DK, Malik AK, et al: Optimal number of biopsy specimens in the diagnosis of carcinoma of the oesophagus. Gut 33:724–726, 1992.
64. Levine DS, Reid BJ: Endoscopic biopsy technique for acquiring larger mucosal samples. Gastrointest Endosc 37:332–337, 1991.
65. Zargar SA, Khuroo MS, Jan GM, et al: Prospective comparison of the value of brushings before and after biopsy in the endoscopic diagnosis of gastroesophageal malignancy. Acta Cytol 35:549–552, 1991.
66. Van Dam J, Rice TW, Catalano MF, et al: High grade malignant stricture is predictive of tumor stage. Risks of endosonographic evaluation. Cancer 71:2910–2917, 1993.
67. Kobayashi S, Kasugai T: Brushing cytology for the diagnosis of gastric cancer involving the cardia or the lower esophagus. Acta Cytol 22:155–157, 1978.
68. Barkin JS, Taub S, Rogers AI: The safety of combined endoscopy, biopsy and dilation in esophageal strictures. Am J Gastroenterol 76:23–26, 1981.
69. Moses FM, Peura DA, Wong RK, Johnson LF: Palliative dilation of esophageal carcinoma. Gastrointest Endosc 31:61–63, 1985.
70. Lundell L, Leth R, Lind T, et al: Palliative endoscopic dilatation in carcinoma of the esophagus and esophagogastric junction. Acta Chir Scand 155:179–184, 1989.
71. Bruno MJ: Magnification endoscopy, high resolution endoscopy and chromoscopy; towards a better optical diagnosis. Gut 52(Suppl IV):7–11, 2003.
72. Jackle S, Gladkova N, Feldchtein F, et al: In vivo endoscopic optical coherence tomography of esophagitis, Barrett's esophagus, and adenocarcinoma of the esophagus. Endoscopy 32:750–755, 2000.
73. Poneros JM, Brand S, Bouma BE, et al: Diagnosis of specialized intestinal metaplasia by optical coherence tomography. Gastroenterology 120:7–12, 2001.
74. Panjehpour M, Overholt BF, Schmidhammer JL, et al: Spectroscopic diagnosis of esophageal cancer: New classification model, improved measurement system. Gastrointest Endosc 41:577–581, 1995.
75. Egger K, Werner M, Meining A, et al: Biopsy surveillance is still necessary in patients with Barrett's esophagus despite new endoscopic imaging techniques. Gut 52:18–23, 2002.
76. Endlicher E, Knuechel R, Hauser T, et al: Endoscopic fluorescence detection of low- and high-grade dysplasia in Barrett's esophagus using systemic or local 5-aminolevulinic acid sensitization. Gut 48: 314–319, 2001.
77. Faivre J, Forman D, Esteve J, Gatta G: Survival of patients with oesophageal and gastric cancers in Europe. Eur J Cancer 34:2167–2175, 1998.
78. Newnham A, Quinn MJ, Babb P, et al: Trends in oesophageal and gastric cancer incidence, mortality and survival in England and Wales 1971-1998/1999. Aliment Pharmacol Ther 17:655–664, 2003.
79. Medical Research Council Oesophageal Cancer Working Group: Surgical resection with or without preoperative chemotherapy in oesophageal cancer: A randomised controlled trial. Lancet 359: 1727–1733, 2002.
80. Kelsen DP, Ginsberg R, Pajak TF, et al: Chemotherapy followed by surgery compared with surgery alone for localised esophageal cancer. N Engl J Med 339:1979–1984, 1998.
81. Walsh TN, Noonan N, Hollywood D, et al: A comparison of multimodality therapy and surgery for esophageal adenocarcinoma. N Engl J Med 335:462–467, 1996.
82. TNM classification and stage grouping of esophageal carcinoma. In Greene FL, Page DL, Fleming ID, et al (eds): American Joint Committee on Cancer. Cancer Staging Manual, 6th ed. New York, Springer, 2002, pp 91–98.
83. Luketich JD, Friedman DM, Weigel TL, et al: Evaluation of distant metastases in esophageal cancer: 100 consecutive positron emission tomography scans. Ann Thor Surg 68:1133–1136, 1999.
84. Levine MS, Chu P, Furth EE, et al: Carcinoma of the esophagus and esophagogastric junction: Sensitivity of radiographic diagnosis. AJR Am J Roentgenol 168:1423–1426, 1997.
85. Kelly S, Harris KM, Berry E, et al: A systematic review of the staging performance of endoscopic ultrasound in gastro-oesophageal carcinoma. Gut 49:534–539, 2001.
86. Bemelman WA, van Delden OM, van Lanschot JJ, et al: Laparoscopy and laparoscopic ultrasonography in staging of carcinoma of the esophagus and gastric cardia. J Am Coll Surg 181: 421–425, 1995.
87. Smith A, Finch MD, John TG, et al: Role of laparoscopic ultrasonography in the management of patients with oesophagogastric cancer. Br J Surg 86:1083–1087, 1999.
88. Flanagan FL, Dehdashti F, Siegel BA, et al: Staging of esophageal cancer with 18F-fluorodeoxyglucose positron emission tomography. AJR Am J Roentgenol 168:417–424, 1997.
89. Choi JY, Lee KH, Shim YM, et al: Improved detection of individual nodal involvement in squamous cell carcinoma of the esophagus by FDG PET. J Nucl Med 41:808–815, 2000.
90. Meltzer CC, Luketich JD, Friedman D, et al: Whole-body FDG positron emission tomographic imaging for staging esophageal cancer comparison with computed tomography. Clin Nucl Med 25: 882–887, 2000.
91. Kato H, Kuwano H, Nakajima M, et al: Comparison between positron emission tomography and computed tomography in the use of the assessment of esophageal carcinoma. Cancer 94:921–

28, 2002.

92. Lerut T, Flamen P, Ectors N, et al: Histopathological validation of lymph node staging with FDG-PET in cancer of the esophagus and gastro-esophageal junction. Ann Surg 232:743–752, 2000.

93. Flamen P, Lerut A, Van Cutsem E, et al: Utility of positron emission tomography for the staging of patients with potentially operable esophageal carcinoma. J Clin Oncol 18:3202–3210, 2000.

94. Nguyen P, Feng JC, Chang KJ: Endoscopic ultrasound (EUS) and EUS-guided fine-needle aspiration (FNA) of liver lesions. Gastrointest Endosc 50:357–361, 1999.

95. Tio TL, Cohen P, Coene PP, et al: Endosonography and computed topography of esophageal carcinoma. Gastroenterology 96:1478–1486, 1989.

96. Sugimachi K, Ohno S, Fujishima H, et al: Endoscopic ultrasonographic detection of carcinomatous invasion and of lymph nodes in the thoracic esophagus. Surgery 107:366–371, 1990.

97. Vilgrain V, Mompoint D, Palazzo L, et al: Staging of esophageal carcinoma: Comparison of results with endoscopic sonography and CT. AJR Am J Roentgenol 155:277–281, 1990.

98. Ziegler K, Sanft C, Zeitz M, et al: Evaluation of endosonography in TN staging of oesophageal cancer. Gut 32:16–20, 1991.

99. Grimm H, Binmoeller KF, Hamper K, et al: Endosonography for preoperative locoregional staging of esophageal and gastric cancer. Endoscopy 25:224–230, 1993.

100. Grimm H: Endoscopic ultrasonography with the ultrasonic esophagoprobe. Endoscopy 26:818–821, 1994.

101. Souquet JC, Napoleon B, Pujol B, et al: Endoscopic ultrasonography in the preoperative staging of esophageal cancer. Endoscopy 26: 764–766, 1994.

102. Rösch T: Endosonographic staging of esophageal cancer: A review of literature results. Gastrointest Endosc Clin N Am 5:537–547, 1995.

103. Romagnuolo J, Scott J, Hawes RH, et al: Helical CT versus EUS with fine needle aspiration for celiac nodal assessment in patients with esophageal cancer. Gastrointest Endosc 55:648–654, 2002.

104. Natsugoe S, Mueller J, Stein HJ, et al: Micrometastases and tumor cell microinvolvement of lymph nodes from squamous cell carcinoma: Frequency, associated tumor characteristics, and impact on prognosis. Cancer 83:858–866, 1998.

105. Hosch SB, Stoeckleim NH, Pichlmeier U, et al: Esophageal cancer: The mode of lymphatic tumor cell spread and its prognostic significance. J Clin Oncol 19:1970–1975, 2001.

106. Roder JD, Busch R, Stein HJ, et al: Ratio of invaded to removed lymph nodes as a predictor of survival in squamous cell carcinoma of the esophagus. Br J Surg 81:410–413, 1994.

107. Pfau PR, Ginsberg GG, Lew RJ, et al: EUS predictors of long-term survival in esophageal carcinoma. Gastrointest Endosc 53:463–469, 2001.

108. Natsugoe S, Yoshinaka H, Shimada M, et al: Number of lymph node metastases determined by presurgical ultrasound and endoscopic ultrasound is related to prognosis in patients with esophageal carcinoma. Ann Surg 234:613–618, 2001.

109. Killinger WA, Rice TW, Adelstein DJ, et al: Stage II esophageal carcinoma: The significance of T and N. J Thorac Cardiovasc Surg 111:935–940, 1996.

110. Wang LS, Chow K-C, Chi KH, et al: Prognosis of esophageal squamous cell carcinoma: Analysis of clinicopathological and biological factors. Am J Gastroenterol 94:1933–1940, 1999.

111. Saunders HS, Wolfman NT, Ott DJ: Esophageal cancer. Radiologic staging. Radiol Clin North Am 35:281–294, 1997.

112. Catalano MF, Sivak MV Jr, Rice T, et al: Endosonographic features predictive of lymph node metastases. Gastrointest Endosc 40:442–446, 1994.

113. Bhutani MS, Hawes RH, Hoffman BJ: A comparison of the accuracy of echo features during endoscopic ultrasound (EUS) and EUS-guided fine-needle aspiration for diagnosis of malignant lymph node invasion. Gastrointest Endosc 45:474–479, 1997.

114. Wiersema MJ, Vilmann P, Giovannini M, et al: Endosonography-guided fine-needle aspiration biopsy: Diagnostic accuracy and complication assessment. Gastroenterology 112:1087–1095, 1997.

115. Williams DB, Sahai AV, Aabakken L, et al: Endoscopic ultrasound guided fine needle aspiration biopsy: A large single centre experience. Gut 44:720–726, 1999.

116. Vazquez-Sequerios E, Norton ID, Clain JE, et al: Impact of EUS-guided fine needle aspiration on lymph node staging in patients with esophageal carcinoma. Gastrointest Endosc 53:751–757, 2001.

117. Holscher AH, Bollschweiler E, Schneider PM, Siewert JR: Early adenocarcinoma in Barrett's oesophagus. Br J Surg 84:1470–1473, 1997.

118. Hasegawa N, Niwa Y, Arisawa T, et al: Preoperative staging of superficial esophageal carcinoma: Comparison of an ultrasound probe and standard endoscopic ultrasonography. Gastrointest Endosc 44:388–393, 1996.

119. Menzel J, Domscke W: Gastrointestinal miniprobe sonography: The current status. Am J Gastroenterol 95:605–616, 2000.

120. Menzel J, Hoepffner N, Nottberg H, et al: Preoperative staging of esophageal carcinoma: Miniprobe sonography versus conventional endoscopic ultrasound in a prospective histopathologically verified study. Endoscopy 31:291–7, 1999.

121. Izumi Y, Inoue H, Kawano T, et al: Endosonography during endoscopic mucosal resection to enhance its safety: A new technique. Surg Endosc 13:358–360, 1999.

122. Mallery S, Van Dam J: Increased rate of complete EUS staging of patients with esophageal cancer using the nonoptical, wire-guided echoendoscope. Gastrointest Endosc 50:53–57, 1999.

123. Pfau PR, Ginsberg GG, Lew RJ, et al: Esophageal dilation for endosonographic evaluation of malignant esophageal strictures is safe and effective. Am J Gastroenterol 95:2813–2815, 2000.

124. Binmoeller KF, Seifert H, Seitz U, et al: Ultrasonic esophagoprobe for TNM staging of highly stenosing esophageal carcinoma. Gastrointest Endosc 41:547–552, 1995.

125. Wallace MB, Hawes RH, Sahai AV, et al: Dilation of malignant esophageal stenosis to allow EUS-guided fine-needle aspiration: Safety and effect on patient management. Gastrointest Endosc 51: 309–313, 2000.

126. Aabakken L: Standardized terminology in endoscopic ultrasound. Eur J Ultrasound 10:179–183, 1999.

127. Luketich JD, Schauer P, Landreneau R, et al: Minimally invasive surgical staging is superior to endoscopic ultrasound in detecting lymph node metastases in esophageal cancer. J Thorac Cardiovasc Surg 114:817–821, 1997.

128. van Overhagen H, Lameris JS, Zonderland HM, et al: Ultrasound and ultrasound-guided fine needle aspiration biopsy of supraclavicular lymph nodes in patients with esophageal carcinoma. Cancer 67:585–587, 1991.

129. Doldi SB, Lattuada E, Zappa MA, et al: Ultrasonographic evaluation of the cervical lymph nodes in preoperative staging of esophageal neoplasms. Abdom Imaging 23:275–277, 1998.

130. Catalano MF, Alcocer E, Chak A, et al: Evaluation of metastatic celiac axis lymph nodes in patients with esophageal carcinoma: Accuracy of EUS. Gastrointest Endosc 50:352–356, 1999.

131. Reed CE, Mishra G, Sahai AV, et al: Esophageal cancer staging: Improved accuracy by endoscopic ultrasound of celiac lymph nodes. Ann Thorac Surg 67:319–321, 1999.

132. Eloubeidi MA, Wallace MB, Reed CE, et al: The utility of EUS and EUS-guided fine needle aspiration in detecting celiac lymph

node metastasis in patients with esophageal cancer: A single center experience. Gastrointest Endosc 54:714–719, 2001.

133. Hiele M, De Leyn P, Schurmans P, et al: Relation between endoscopic ultrasound findings and outcome of patients with tumors of the esophagus or esophagogastric junction. Gastrointest Endosc 45: 381–386, 1997.

134. Chak A, Canto M, Gerdes H, et al: Prognosis of esophageal cancers preoperatively staged to be locally invasive (T4) by endoscopic ultrasound (EUS): A multicenter retrospective cohort study. Gastrointest Endosc 42:501–506, 1995.

135. Fockens P, Kisman K, Merkus MP, et al: The prognosis of esophageal carcinoma staged irresectable (T4) by endosonography. J Am Coll Surg 186:17–23, 1998.

136. Preston SR, Clark GW, Martin IG, et al: Effect of endoscopic ultrasonography on the management of 100 consecutive patients of oesophageal and junctional carcinoma. Br J Surg 90:1220–1224, 2003.

137. Giovannini M, Monges G, Seitz JF, et al: Distant lymph node metastases in esophageal cancer: Impact of endoscopic ultrasound-guided biopsy. Endoscopy 31:536–540, 1999.

138. Mortensen MB, Pless T, Durup J, et al: Clinical impact of endoscopic ultrasound-guided fine needle aspiration biopsy in patients with upper GI tract malignancies. A prospective study. Endoscopy 33: 478–483, 2001.

139. Zuccaro G Jr, Rice TW, Goldblum J, et al: Endoscopic ultrasound cannot determine suitability for esophagectomy after aggressive chemoradiotherapy for esophageal cancer. Am J Gastroenterol 94: 906–912, 1999.

140. Mallery S, DeCamp M, Bueno R, et al: Pretreatment staging by endoscopic ultrasonography does not predict complete response to neoadjuvant chemoradiation in patients with esophageal carcinoma. Cancer 86:764–769, 1999.

141. Pfau PR, Kochman ML: Pretreatment staging by endoscopic ultrasonography does not predict complete response to neoadjuvant chemoradiation in patients with esophageal carcinoma. Gastrointest Endosc 52:583–586, 2000.

142. Hirata N, Kawamoto K, Ueyama T, et al: Using endosonography to assess the effects of neoadjuvant therapy in patients with advanced esophageal cancer. AJR 169:485–491, 1997.

143. Isenberg G, Chak A, Canto MI, et al: Endoscopic ultrasound in restaging of esophageal cancer after neoadjuvant chemoradiation. Gastrointest Endosc 48:158–163, 1998.

144. Willis J, Cooper GS, Isenberg G, et al: Correlation of EUS measurement with pathologic assessment of neoadjuvant therapy response in esophageal carcinoma. Gastrointest Endosc 55:655–661, 2002.

145. Chak A, Canto MI, Cooper GS, et al: Endosonographic assessment of multimodality therapy predicts survival of esophageal carcinoma patients. Cancer 88:1788–1795, 2000.

146. Penman ID, Williams DB, Sahai AV, et al: Ability of EUS with fine-needle aspiration to document nodal staging and response to neoadjuvant chemoradiotherapy in locally advanced esophageal cancer: A case report. Gastrointest Endosc 49:783–786, 1999.

147. Van Dam J: Novel methods of enhanced endoscopic imaging. Gut 52(Suppl IV):12–16, 2003.

Barrett 食管的诊断和监测

28

Gary W. Falk

引言 405
流行病学 405
发病机制 406
临床特征 406
病理学 407
鉴别诊断 407
Barrett 食管和食管腺癌 409
癌症的生物学 409
Barrett 食管的筛查和监测策略 409
筛查 409
监测 410
监测的局限性 414
强化监测的可能策略 414
治疗 416
药物治疗 416
抗反流手术 416
消融治疗 417
化学预防 419
结论和未来趋势 419

引言

Barrett食管是一种重度食管黏膜损伤引起的获得性疾病。为何一些胃食管反流病（gastroesophageal reflux disease, GERD）患者发展为Barrett食管，而另一些则不发生，其机制不清。Barrett食管的诊断依据病理检查显示鳞柱状上皮交界处上移至胃食管连接部，且活检发现肠上皮化生。然而，对Barrett食管的诊断存在不一致性，特别是对短段Barrett食管与胃贲门肠上皮化生的区分更是如此。众所周知，Barrett食管与食管腺癌相关，因此很受重视。食管腺癌的发病率持续增加，5年生存率仍然不乐观。但食管癌的总体疾病负担仍较低，Barrett食管患者发生癌变的危险比以前估计的要低。目前改善食管腺癌患者生存率的主要策略是争取在肿瘤可治愈阶段早期发现病变，措施包括筛查出更多Barrett食管患者及对已知的Barrett食管患者进行内镜监测。但是，目前的筛查和监测方法花费昂贵、效果不显著，其益处尚未得到证实。将来，随着新技术的不断发展并应用到临床，会进一步提高肿瘤监测的有效性。现有的治疗方法包括积极的抑酸治疗、抗反流手术、化学预防及消融治疗，但最佳治疗方法仍未达成共识。

流行病学

据估计，Barrett食管约占有GERD症状行内镜检查患者的6% ~ 12%，占行内镜检查总体人群的1%或更低[1-5]。在各种内镜检查患者中，长段Barrett食管（肠上皮化生≥ 3cm）的患病率约 5%，短段 Barrett 食管（肠上皮化生<3cm）的患病率约 6% ~ 12%[6-8]。但最近一项关于加利福尼亚退伍军人患者的研究显示，Barrett食管在无症状GERD患者中的患病率是25%[9]。如果这些结果在其他地方也得到证实，可能会明显改变我们对于 Barrett 食管流行病学的认识。

从 20 世纪 70 年代以来，Barrett 食管的发病率显著增加，这是与诊断性胃镜应用的增加相平行的（图 28-1)[10]。但也有人认为，可能与幽门螺旋杆菌感染率下降有关[11]。明尼苏达州 Olmsted 郡尸体解剖资料显示，一般人群中大部分Barrett食管未被发现，据估计，每发现1例Barrett食管的同时，另有20例未被发现[3]。而且据估计，食管腺癌行切除手术的患者中只有 5% 既往被诊断为 Barrett 食管（图 28-2)[12]。

Barrett 食管主要发生于白种中年男性[4]。但是，应注意约 25%Barrett 食管发生于女性[10]。西班牙人与高加索人 Barrett 食管的患病率相似[13]，在因各种消化道症状行内镜检查的台湾人中，Barrett食管的诊断率为 2%[14]。20 世纪 70~90 年代，Barrett 食管患病率持续升高，直至达到平台期[4]。一项人群研究估测 Barrett 食管患者发病的平均年龄是40 岁，平均诊断年龄为 63 岁[4]。

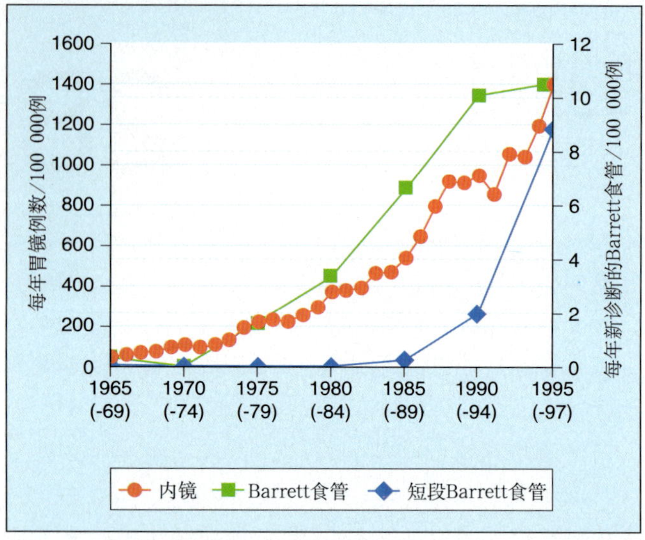

图 28-1 1965～1997 年 Olmsted 郡居民新发 Barrett 食管和短段 Barrett 食管的年发病情况及每年行胃镜检查的情况。(Redrawn from Conio M, Cameron AJ, Romero Y, et al: Secular trends in the epidemiology and outcome of Barrett's oesophagus in Olmsted County, Minnesota. Gut 48:304–309, 2001, with permission of BMJ Publishing Group.)

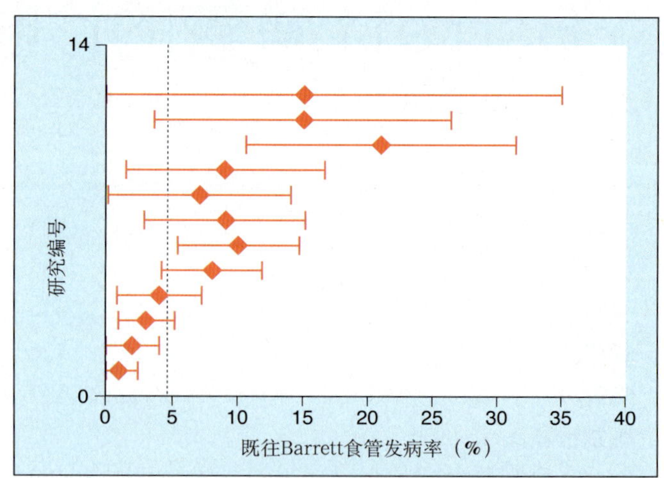

图 28-2 12 项研究中因食管腺癌行手术切除患者中以前有 Barrett 食管病史的比例（点估计和95%可信区间），垂直线显示总估计值为4.7%。(Redrawn from Dulai GS, Guha S, Kahn KL, et al: Preoperative prevalence of Barrett's esophagus in esophageal adenocarcinoma: A systematic review. Gastroenterology 122:26–33, 2002, with permission from the American Gastroenterological Association.)

发病机制

Barrett食管是一种重度食管黏膜损伤引起的获得性疾病。但目前仍不清楚为何GERD患者中部分发展为Barrett食管，部分不发展为Barrett食管。动物研究证实，Barrett食管的发生需食管黏膜损伤的同时合并上皮修复时的环境异常[15]。流行病学资料显示，一旦发生损伤，Barrett食管就很迅速进展至其最严重的程度，而很少伴有长度的改变[4]。损伤触发化生的机制以及为何仅在某些患者而非所有患者中发生化生其机制不清。Barrett食管的起源细胞尚不清楚，可能的细胞包括食管腺细胞、异位胃黏膜或食管异常分化的原始干细胞[16]。Barrett 上皮是多层上皮，具有鳞状和柱状上皮的组织学和细胞骨架特征，提示Barrett上皮可能起源于多潜能干细胞[17]。

现已明确Barrett食管与重度胃食管反流相关。24 小时 pH 监测显示，与不伴 Barrett 食管的糜烂和非糜烂性 GERD 患者相比，伴 Barrett 食管的 GERD 患者食管酸暴露显著增加[18, 19]。部分Barrett食管患者酸暴露增加的原因与食管裂孔疝有关，与对照组和仅有食管炎的患者相比，Barrett 食管患者通常裂孔疝更长，且裂孔缺陷也更严重[20, 21]。另外，与不伴Barrett食管的GERD患者比较，Barrett食管患者下食管括约肌基础压力更低[19]，十二指肠内容物反流也更显著[22]。短段Barrett食管的病理生理学异常介于长段Barrett食管和正常对照之间[23, 24]。食管pH监测研究显示，Barrett 黏膜长度与食管酸暴露时间有相关性[24]。

临床特征

临床上，Barrett食管患者与食管不出现柱状上皮的GERD患者很难区分[25]。一些观察研究显示，可以根据某些临床特征将Barrett食管患者从不伴Barrett食管的GERD患者中鉴别出来，这些特征包括反流症状出现时间早、反流症状持续时间长、夜间反流症状重以及GERD并发症如食管炎、溃疡、狭窄和出血的发生增加等[26, 27]。值得注意的是，类似的临床风险因素同样见于食管腺癌患者[28]。但与无并发症的GERD患者相比，Barrett 食管患者对食管酸灌注敏感性降低，这使Barrett食管的诊断更为困难[29]。但许多Barrett食管患者是老年人，其酸敏感性降低可能与年龄相关[30]。Barrett食管某种亚型可能有遗传易感性，曾有数个病案报道过连续几代人多例患者的家族[31]。这些研究结果提示某些特定的Barrett食管个体可能具有常染色体显性遗传倾向。

病理学

Barrett 食管LES上方被覆的柱状上皮包括3种不同类型：胃底型、贲门型及特殊型。胃底型上皮的特点是上皮由壁细胞和主细胞构成；贲门型上皮的特点是黏膜由黏液腺构成而无壁细胞；特殊型柱状上皮的特点是表面呈绒毛状，含有阿辛蓝染色阳性的肠型杯状细胞[32]。目前，Barrett食管的诊断依据是鳞状细胞与柱状细胞交界上移并经活检证实有肠上皮化生存在，肠上皮化生的特点是具有含酸性黏蛋白的杯状细胞，可用HE联合阿辛蓝在pH 2.5条件下染色证实（图28-3）[33]。强调肠上皮化生的存在是基于 Barrett 食管癌变风险增加仅限于有肠上皮化生的患者，这可以通过肠上皮化生的细胞增殖较贲门型和胃底型上皮更快得以解释[34]。在大部分病例，杯状细胞通过常规HE染色即很容易鉴别，不需要进行特殊染色，如阿辛蓝PAS染色。但当活检标本的杯状细胞较少时，阿辛蓝PAS染色有助于避免假性杯状细胞的出现，它以膨胀的胃表层小凹上皮细胞为特征，可被PAS染色，但不含阿辛蓝阳性的酸性黏蛋白，因此不属于肠上皮化生（图 28-4）[35]。

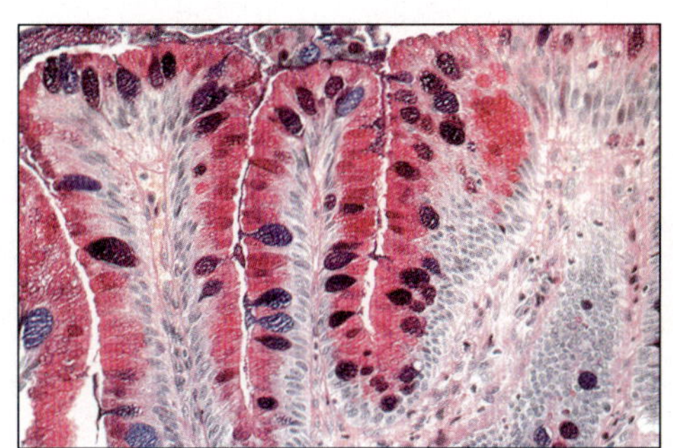

图28-3　特殊柱状上皮的组织学表现，以表面绒毛状和PAS染色阳性的杯状细胞为特征。(Courtesy of John Goldblum, MD.)

鉴别诊断

如前所述，Barrett食管的诊断是鳞状细胞和柱状细胞交界上移并经活检证实有肠上皮化生存在（肠上皮化生的特点是具有含酸性黏蛋白的杯状细胞，可用HE联合阿辛蓝在pH 2.5条件下染色证实）。内镜检查时，首先仔细确定鳞状细胞与柱状细胞交界。如果鳞柱状细胞交界在胃食管交界（定义为部分充气情况下胃皱襞的近端边界）以上时，应取活检（图28-5）。如果存在肠上皮化生，则确诊Barrett食管，应当进行随访监测。在临床工作中，如果鳞柱状细胞交界位于胃食管交界处，则不需常规活检。

尽管这个定义非常简单，但 Barrett 食管的诊断并非看似那么容易。这是因为食管裂孔疝、炎症及交界处运动因素的影响使内镜下胃与食管交界处很难精确判定[36]。通常认为胃皱襞的近端边缘为胃食管交界最有用的标志，通过食管部分注气法有利于确定胃食管交界。

目前Barrett食管的诊断依据标准的内镜检查及活检。然而，内镜检查和活检尚有许多局限性，并不能充分评价，这包括对食管柱状上皮的内镜下识别、对活检的充分靶目标定位以及准确的的病理解读。内镜医师对胃食管交界判断的不一致必然导致对 Barrett 食管诊断的不一致（图 28-6）[37]。对胃食管交界判断的不一致会导致对食管柱状上皮的长度诊断不一致，这不足为奇[38]。一项研究发现，以肠上皮化生的组织学表现作为诊断标准，内镜医师正确识别Barrett食管的敏感性、特异性仅分别为 82% 和 81%[39]。

发现Barrett食管肠上皮化生所需的最佳活检数量尚不明确。但活检标本的肠上皮化生发现率随食管柱状上皮长度的增加而增加（图 28-7）[39, 40]。而且，活检显示肠上皮化生更易发生在近端柱状上皮，那里的杯状细胞密度最大[40]。因此活检数量固定时，部位集中在近端柱状上皮时发现肠上皮化生的几率最大[40]。

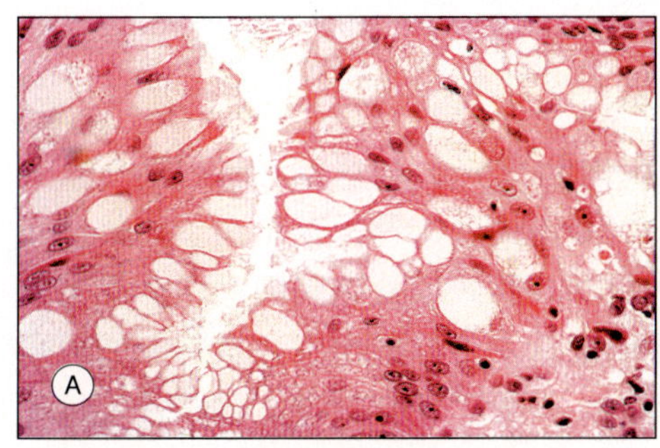

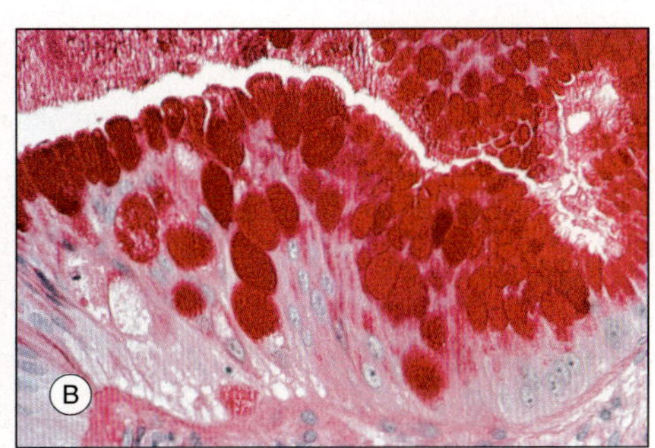

图 28-4　含有假性杯状细胞以膨胀的胃表层小凹细胞为特征的柱状上皮，假性杯状细胞表现为（A）PAS染色阳性，但不含阿辛蓝阳性黏蛋白（B）。(Courtesy of John Goldblum, MD.)

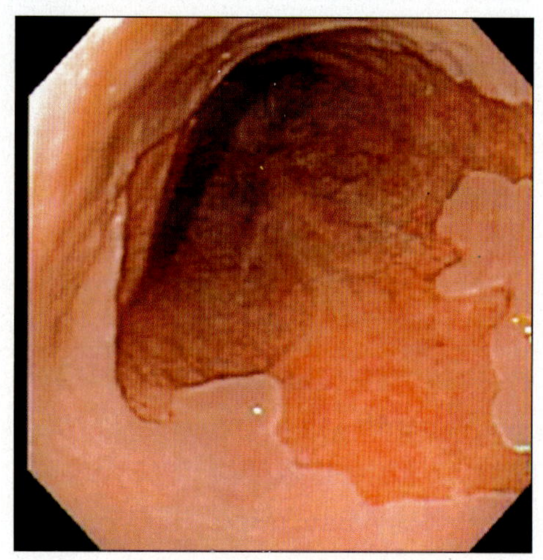

图 28-5　长段 Barrett 食管内镜表现。

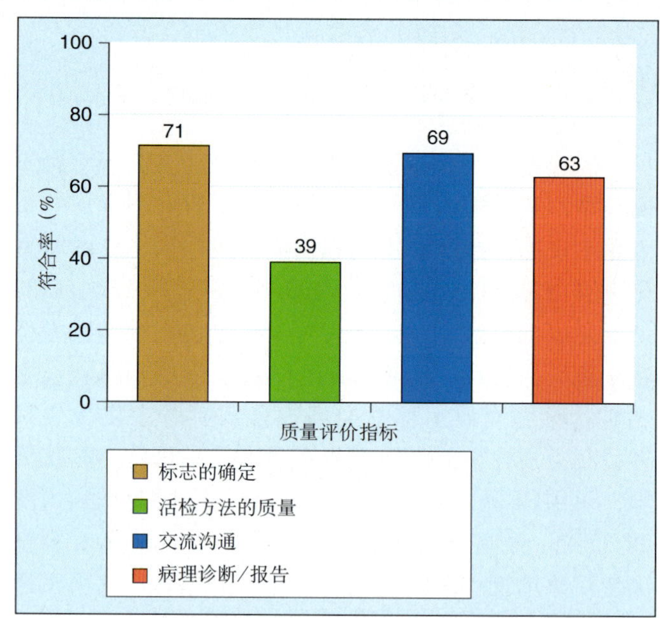

图28-6　Barrett食管诊断质量中存在的问题：以公认的标准为基准，4项不同指标对Barrett食管诊断的平均符合率。（Redrawn from Ofman JJ, Shaheen NJ, Desai AA, et al: The quality of care in Barrett's esophagus: Endoscopist and pathologist practices. Am J Gastroenterol 96:876–881, 2001, with permission of Blackwell Publishing Ltd.）

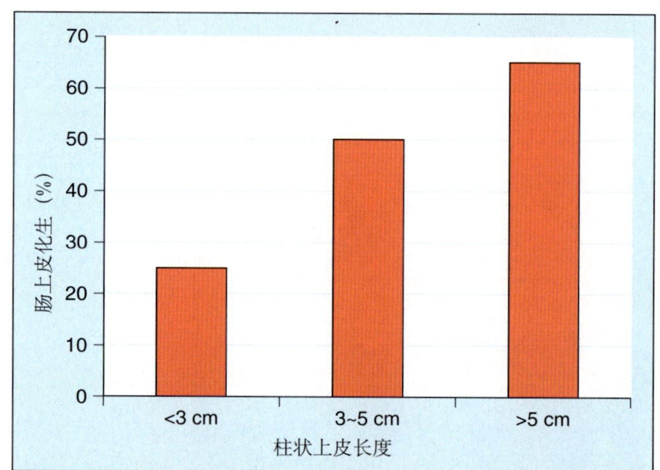

图28-7　肠上皮化生的活检诊断率随食管柱状上皮长度增加而增加。（Redrawn from Eloubeidi MA, Provenzale D: Does this patient have Barrett's esophagus? The utility of predicting Barrett's esophagus at the index endoscopy. Am J Gastroenterol 94:937–943, 1999, with permission of Blackwell Publishing Ltd.）

而活检发现肠上皮化生的几率不同，这进一步造成Barrett 食管诊断的不一致。例如有报道显示，Barrett 食管患者中有18%在时间间隔很近的2次内镜检查中仅有1次发现肠上皮化生[38]。对于可疑短段Barrett食管患者，发现肠上皮化生也存在问题。一项研究显示，23%的可疑短段Barrett食管患者第一次内镜检查未发现肠上皮化生，而在第二次内镜检查时才发现肠上皮化生[41]。

最后，对于不伴异型增生的肠上皮化生，病理诊断也存在相当大的差异。一项基于20名病理医师的研究显示，病理医师中仅有35%正确识别出了不伴异型增生的肠上皮化生，38%正确识别了不伴肠上皮化生的胃上皮化生[42]。许多病理医师仍将无肠上皮化生的胃上皮化生归类为Barrett食管，由此造成许多患者进行不必要的随访内镜检查。

短段Barrett食管的定义不断变化，目前的定义是食管远端柱状上皮长度小于3cm[43]，但其诊断仍是一个临床难题，受胃镜下活检部位、活检时间及活检方式等因素的影响。有报道，因各种原因行胃镜检查的患者中，短段 Barrett 食管患病率为 6% ~ 12%[6-8]。在貌似正常的胃食管交界处肠上皮化生发生率介于6% ~ 36%[6-8, 44-46]。常规的组织学技术不能区分肠上皮化生是来源于胃、正常的胃食管交界还是贲门。

短段 Barrett 食管患者的临床特征和一般的长段 Barrett 食管患者相似。这些患者通常为伴有长期GERD症状的白种人、男性、吸烟者[8]。与之相反，在胃食管交界和贲门有肠上皮化生的患者患病率则无明显性别倾向，这是由于该类病变多见于合并幽门螺杆菌感染的老年患者，常能同时发现胃的其他部位存在胃炎和/或肠上皮化生[8, 44, 47]。但这些患者中的一部分可能合并GERD，尚不清楚这种改变是由于年龄、幽门螺杆菌感染、GERD所致或是这些因素联合作用的结果。短段Barrett食管发生异型增生、食管癌的风险并不低于长段Barrett食管[48]。有报道，胃食管连接部或贲门肠上皮化生的患者可发生异型增生和癌症，但风险似乎低于短段 Barrett 食管[49]。

一些研究显示，对可疑短段Barrett食管患者，亚甲蓝色素内镜检查有助于指导活检[50, 51]。而另外一些研究则不支持这一结果[52]。这些矛盾的结果可能与亚甲蓝色素内镜检查的方法不一致有关。用可靠的生物标志物区分贲门肠上皮化生和食管肠上皮化生对临床非常有益。但现有的 Das-1 抗体和细胞角蛋白免疫组化染色不能可靠地区分以上两种情况，还不能作为常规临床方法应用 [53]。

Barrett 食管和食管腺癌

Barrett食管的重要性在于其被广泛认可的与食管腺癌的关系。在美国，男性白种人食管腺癌的发病率每年增加21%，增长率超过男性白种人其他的任何一种癌症[54]。在其他西方工业化国家也有类似趋势。但食管腺癌的总体疾病负担仍保持在较低水平。据估计，美国2003年有13 900例食管癌（并非都是腺癌）新发病例[55]。

食管腺癌发病率增高的原因不明。Barrett食管显然是食管腺癌的危险因素。流行病学研究已经发现了大量可引起食管腺癌的其他危险因素。Lagergren及同事[28]的研究显示，反流症状越频繁、严重和持久，发生食管腺癌的风险越大。越来越多的证据表明，体重指数的增加与食管腺癌发生相关[56, 57]。饮食和环境因素，包括膳食新鲜水果少和吸烟，都是发生食管腺癌的危险因素[58, 59]；而幽门螺杆旋菌感染，特别是*cag*A$^+$菌株感染，可能是食管腺癌发生的保护性因素[60]。松弛LES的药物是否为食管腺癌的危险因素目前研究结果尚不一致[55]。

尽管Barrett食管患者发生食管腺癌的危险明显增加，但其出现癌变的确切发病率尚不清楚，多年随访研究[61-64]显示，发病率介于1/52 ~ 1/297之间。Shaheen及同事[64]发现癌变危险性大小与研究样本量呈显著负相关，小样本研究比大样本研究得出的癌变危险性更高。这一发现说明，出版偏倚导致Barrett食管的致癌风险被高估：小样本研究只有能提示较高致癌风险时才会被接收或发表。最近的大部分研究显示，Barrett食管发生食管腺癌的风险明显低于既往的认识，大约每年0.5%或更低[63, 64]。但在西方国家致癌风险存在地区差异，英国每年发病率约是美国的 2 倍（分别为 1%，0.5%）[65]。进一步的流行病学研究显示，尽管Barrett食管患者发生食管腺癌的危险明显增加，但大部分患者还是不会发展为癌。而且Barrett食管患者的生存率与一般人群相同[66]。

癌症的生物学

Barrett 食管发生癌的风险增高似乎仅限于有特殊柱状上皮的患者。已有有力的证据显示了 Barrett 食管从异型增生发展到癌症的过程，即从特殊柱状上皮到轻度异型增生、重度异型增生，最终发展到癌。癌变主要发生在邻近异型增生的部位[67]。这一过程所需的时间存在明显差异，大部分患者不会发展到异型增生。

据推测，部分患者由于其Barrett上皮具备获得性基因不稳定性，可能发展为癌[68]。这种不稳定性导致异常细胞系的产生，继而出现遗传错误的逐渐累积，包括染色体数量和结构的重排、基因突变、细胞周期正常调控的丧失、细胞增殖率的增加[69-71]。但尚不清楚致癌过程中遗传异常发生的先后顺序。在化生 - 异型增生 - 癌症的过程中，环氧合酶 -2（COX-2）表达上调[72]。体外研究显示，COX-2的表达增加引起细胞增殖增加和凋亡减少[73]，给予选择性COX-2抑制剂可以使食管腺癌细胞系细胞生长速度降低，凋亡增加[74]。这一发现可能有益于化学预防治疗。

Barrett 食管的筛查和监测策略

食管腺癌是一种致死性疾病，目前5年生存率约为14%[55]。生存率取决于分期，出现症状前即有早期转移是食管腺癌的特点；食管的淋巴组织丰富，可延伸至固有膜，高达5%的黏膜内癌和24%的黏膜下癌可发生淋巴结转移[75]。食管腺癌患者诊断时的分期以及5年生存率在临床上仅有很少的不显著的改善[76]。此外，大约95% 的食管腺癌患者既往没有被诊断为 Barrett 食管[12]。因此，最有希望提高食管腺癌患者生存率的方法是力争在有治愈可能的癌症早期予以诊断。

筛查

降低食管腺癌死亡率的策略之一就是发现更多有危险因素的患者，即Barrett食管患者。目前临床指南推荐的方法是对所有具有慢性GERD症状的患者进行筛查以发现 Barrett 食管[33]。内镜下活检仍然是诊断Barrett食管惟一有价值的技术。但因费用、风险和复杂性等因素，使内镜下活检作为筛查手段受到限制。据估计20%的人群经常有GERD症状，如对其进行筛查，所需费用将是惊人的[77]。然而，应用小口径设备进行无镇静下胃镜检查可以减少内镜筛查的花费，因为这一技术可以降低镇静相关并发症和费用。与常规镇静状态下进行的内镜检查比较，无镇静的小口径胃镜检查简便易行、易接受，并且是准确的[78,79]。但无镇静内镜在评价 Barrett 食管方面的研究有限。而且，还不确定习惯于在镇静条件下进行内镜检查的美国患者是否能够接受无镇静内镜检查。除此之外，目前尚无其他可用于Barrett食管筛查的有效技术能够解决内镜相关的费用和风险问题。

尽管已有临床指南，但尚缺乏随机对照试验或观察性研究来评价筛查的效果和有效性。最近 Inadomi 及同事[80]进行的一项针对 50 岁有慢性 GERD 症状的男性白种人进行Barrett食管筛查的决策分析模式研究显示，如果后继的监测范围仅限于最初检查发现异型增生的患者，则一次的筛查可能具有较好的费效比（图28-8）。与不进行筛查或监测相比，这种筛查方法每质量调整生命年（per quality-adjusted life-year）可节省10 440美元。另一项模拟研究显示仅在满足以下条件下进行的筛查才是合理的，这些条件包括患者有Barrett食管重度异型增生或腺癌的高危因素，内镜及活检具有高度敏感性和特异性，食管切除术不会明显降低生活质量[81]。不满足上述条件的情况而进行的任何筛查都是不恰当的。一旦Barrett食管或重度异型增生的患病率下降至 5% 以下，则筛查增加的费效比就会迅速下降。

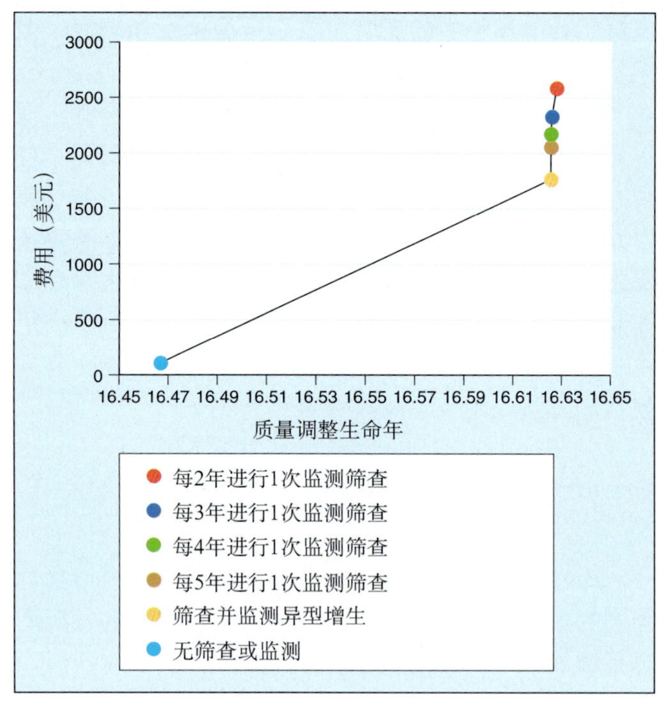

图28-8 对假定的有胃食管反流病（GERD）症状的50岁白种人男性进行或不进行 Barrett 食管筛查和监测的费用和效益比较。(Redrawn with permission from Inadomi JM, Sampliner R, Lagergren J, et al: Screening and surveillance for Barrett esophagus in high risk groups: A cost-utility analysis. Ann Intern Med 138: 176–186, 2003.)

显然，我们或者需要对可能发生Barrett食管和重度异型增生的高危人群有更好的了解，或者需要研发出更廉价的检查方法用于人群筛查。已有简单的问卷调查和分类图表可用于对有 GERD 症状的患者进行Barrett食管预测[82]。但问卷调查预测Barrett食管患者的敏感性为77%，特异性仅为63%。尽管节约了费用，但这种方法显然将会漏诊部分有GERD症状的Barrett食管患者，并对无GERD症状的Barrett食管患者毫无价值。

未来的筛查策略可考虑以下几种选择：仅对高危患者进行筛查；作为周期性体检的一项内容对所有50岁以上成人进行胃镜筛查；暂不进行筛查，直到临床试验提供证据支持这一策略。对筛查有效性的研究需注意其内在问题，如健康志愿者偏倚、领先时间偏倚、时间长度偏倚。

监测

目前临床指南推荐内镜监测Barrett食管的目的是发现处于早期和可治愈阶段的癌[33]。许多观察研究显示Barrett食管患者在监测过程中检出的腺癌分期较早（图28-9），其5年生存率显著高于未进行常规内镜监测的患者（图28-10）[81-88]。而且，与不监测者比较，进行监测的患者淋巴结侵犯数量明显减少[87]。因为食管癌的生存率与分期密切相关，这些研究结果说明通过内镜监测可提高生存率。许多决策分析模式研究结果支持应用内镜进行监测[80,89,90]。Provenzale等[89]的模式显示每5年进行监测是最有效的策略，既可延长生命，又可提高生存质量，而Inadomi及同事[80]建议监测应仅限于初次内镜提示异型增生的患者。因此，目前临床指南推荐的监测可能过于频繁。

但是，也有人认为，由于大部分Barrett食管患者并非死于食管癌，监测的益处尚不确定，因此主张在未得到前瞻性研究证实前，不必进行内镜监测[63,91,92]。而且，在支持内镜监测的研究中，试验设计存在选择性偏倚、健康志愿者偏倚、领先时间偏倚、时间长度偏倚。频繁内镜检测所耗费的资源是非常可观的。尽管食管癌在西方国家高发，但与其他恶性疾病如结肠癌相比，食管癌总体疾病负担仍有限。目前还没有开展且将来也可能不会开展对于Barrett食管患者监测与无监测比较的随机对照试验。

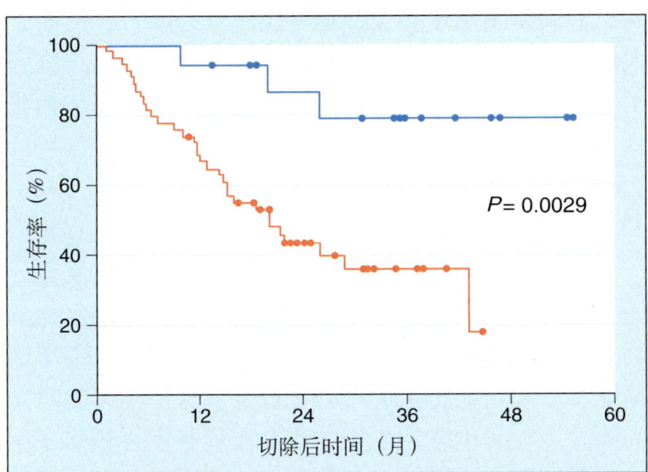

图28-9 内镜监测过程中所诊断的食管腺癌患者其术后生存率较先前未进行监测的患者显著提高。(Redrawn from Van Sandick JW, Lanschot JJ, Kuiken BW, et al: Impact of endoscopic biopsy surveillance of Barrett's esophagus on pathological stage and clinical outcome of Barrett's carcinoma. Gut 43:216–222, 1998, with permission of BMJ Publishing Group.)

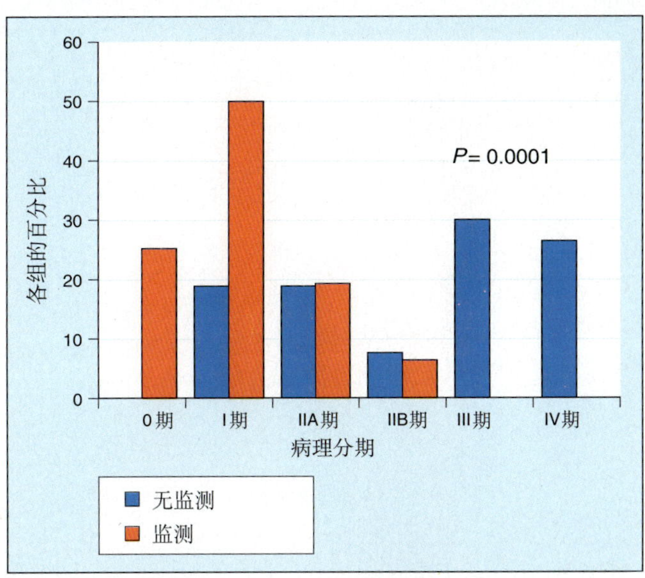

图 28-10 内镜监测过程中所诊断的食管腺癌患者其病理分期较先前未进行监测的患者分期较早。(Redrawn from Van Sandick JW, Lanschot JJ, Kuiken BW, et al: Impact of endoscopic biopsy surveillance of Barrett's esophagus on pathological stage and clinical outcome of Barrett's carcinoma. Gut 43:216–222, 1998, with permission of BMJ Publishing Group.)

内镜监测的对象

仅对有可能发展为癌的高危患者（即有肠上皮化生的患者）需用内镜进行监测。现普遍认为，对所有Barrett食管患者都应进行监测，监测的终点是重度异型增生或腺癌。对老年患者或有伴随疾病不适于食管切除的患者，通常可不进行监测，或在到达某个特定年龄（尚不确定）时即可停止监测。但随着新的消融技术的发展，未来将使这部分患者中的许多人纳入监测范围。对于这一问题目前尚无定论。

监测技术

监测的目的是发现异型增生。异型增生的描述应采用标准的5级法：（1）无异型增生；（2）不确定的异型增生；（3）轻度异型增生；（4）重度异型增生；（5）癌[93]。活动期炎症增加了区分异型增生与修复性改变的难度。因此内镜监测应当在抑酸分泌治疗控制GERD 相关的活动性炎症后进行。

目前指南建议在GERD相关炎症经抑酸分泌治疗控制后，对 Barrett 食管进行系统的活检，即沿 Barrett 区段的4个象限上每隔2cm的部位进行活检（图28-11）[33]。系统活检方案比随机活检可发现更多的异型增生和早期癌[94]。Barrett食管黏膜异常不管多么轻微（包括溃疡、糜烂、斑块、结节、狭窄或其他管腔不规则），都应当进行活检，因为这些病变伴有潜在癌的可能。“旋转和抽吸”技术（图28-12）所获得的活检标本体积显著大于传统方法（即将张开的活检钳推送至病变，再关闭活检钳取标本的方法）所得的标本[96]。系统内镜活检方案的安全性已得到证实[97]。

这种复杂的活检方法源于众多研究发现Barrett食管患者的重度异型增生和早期癌常常发生于内镜下缺乏明显异常改变或局灶性异型增生的区域。对食管切除术标本的系统定位性研究显示异型增生和浅表癌可以非常局限[98]。在30例因重度异型增生和无内镜下癌证据的早期浸润癌进行外科手术后的食管切除标本中，全部Barrett食管的平均表面积为32cm^2，轻度异型增生的平均表面积为13cm^2，重度异型增生为1.3cm^2，腺癌为1.1cm^2（图28-13）。3例最小的癌表面积分别为0.02、0.3 及 0.4cm^2。由于异型增生和癌局灶性分布的特点，一些专家推荐内镜下监测应当用大活检钳进行活检[99]。研究显示，每隔1cm活检以及对任何黏膜异常均进行活检的系统大块活检方案，可以很好地把重度异型增生与黏膜内或黏膜下腺癌区分开来，从而避免对这些患者进行不必要的外科手术[95, 99]。Reid及同事[95]通过研究45例重度异型增生最后发展为癌的患者，对这一技术的效果进行了评价。82%的患者仅有1cm长的单发癌灶，69%的患者仅在一块活检中发现了癌。而且内镜活检发现癌的患者仅39%在术中也发现了癌。应用“Seattle 方案”，100%的癌被检出。但

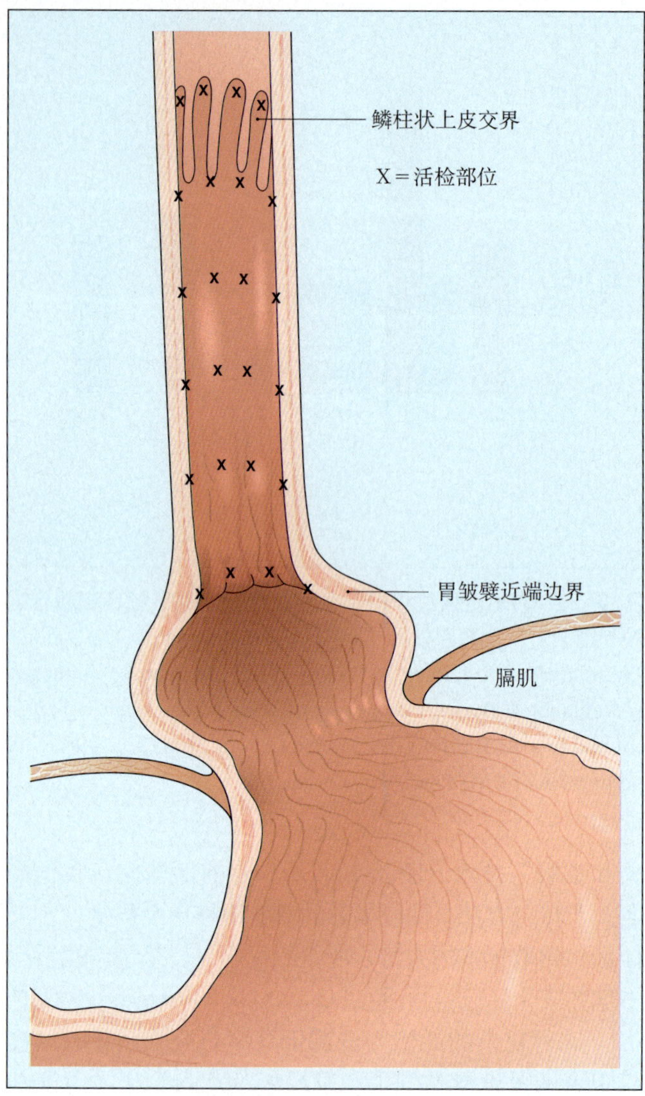

图 28-11 内镜监测技术。应首先确定膈肌、胃皱襞近端边界及鳞柱状上皮交界等标志。(Redrawn with permission from Falk GW: Endoscopic surveillance of Barrett's esophagus. Tech Gastrointest Endosc 2:186–193, 2000.)

如果间隔2cm进行活检，则仅有50%的癌被检出。其他研究也发现如果间隔2cm进行活检，即使是大块活检也会漏掉发生于重度异型增生患者的癌[100]。然而，大块活检需要通过治疗内镜完成，这一技术在临床推广上有一定困难。调查数据显示，美国仅有 17% 的消化专业医师采用大活检钳[101]。

监测时间间隔

监测的时间间隔取决于是否存在异型增生及其分级，监测时间间隔长短是根据我们对食管腺癌生物学的有限认识而人为确定的（表28-1），未经任何临床试验证实，并可能将永远不会被证实。目前推荐的时间间隔是：无异型增生患者如果 2 次检查阴性则每 3 年进行监测即可，而对轻度异型增生的患者需每年进行监测[33]。对这些患者应当针对反流性疾病采用质子泵抑制剂进行积极抑酸治疗，以减少再生性改变对病理诊断的干扰。

如果发现重度异型增生，首先应当由有经验的胃肠病理医师确定诊断。1 个月内重复内镜活检以排除未发现的癌。而且，活检应当用大活检钳，每隔1cm进行活检，以尽可能发现潜在的癌[95, 99]。如果确定为重度异型增生，对这些患者的最适当处理方法尚无一致意见。由于在重度异型增生患者发现潜在癌的差异很大，从 0% 到 73%，许多学者推荐进行食管切除以防止癌变或在早期可治愈阶段发现和治疗食管癌[102]。目前，在手术量大的医疗中心，外科手术的死亡率小于5%，但在手术量小的中心死亡率仍较高[100]。然而，由于食管切除相关的潜在风险以及重度异型增生自然演变过程存在的很大变异，食管切除这一治疗方法已经受到批评[99]。另外一些学者推荐对重度异型增生患

表 28-1 2002 年美国胃肠病学会关于 Barrett 食管内镜监测的临床应用指南

异型增生分级	间隔时间
无	2 次阴性后每 3 年监测
轻度	每年监测，直到无异型增生
重度	重复内镜 尽可能利用治疗性内镜及大活检钳认真活检以排除癌和明确重度异型增生的情况，特别注意不规则黏膜 病理医师证实 局灶性重度异型增生（<5 个小凹）：每隔 3 个月持续监测 多灶性（>5 个小凹）：干预治疗 不规则黏膜：内镜下黏膜切除

Adapted from Sampliner RE: Updated guidelines for the diagnosis, surveillance, and therapy of Barrett's esophagus. Am J Gastroenterol 97:1888–1895, 2002, with permission of BMJ Publishing Group.

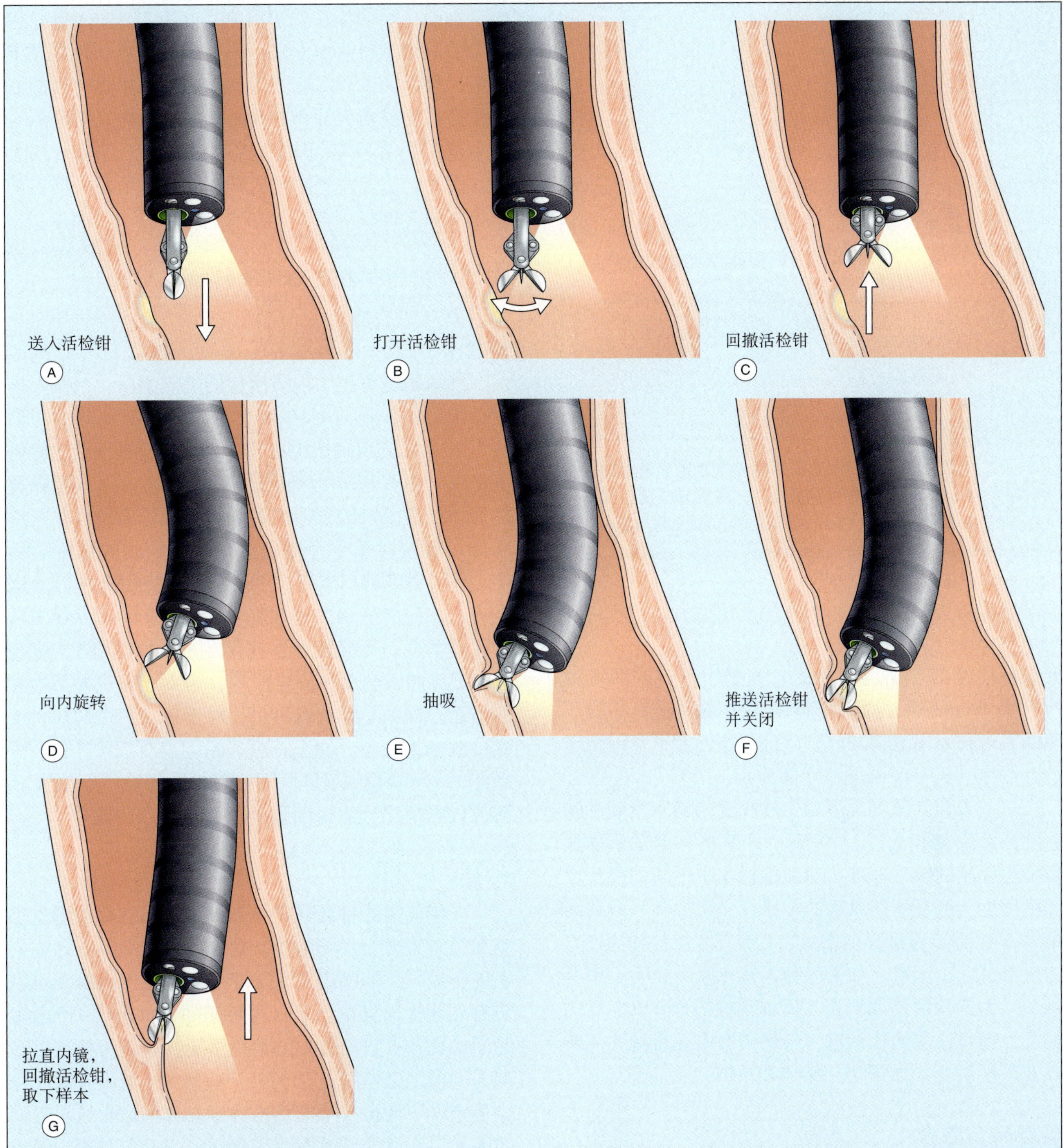

图28-12　对Barrett食管采用旋转和抽吸技术获取活检标本。首先，活检钳进入管腔（A），打开活检钳（B），回撤活检钳，直到活检钳退至内镜头端（C）。然后，在抽吸后（E），向内旋转内镜到食管壁（D），稍向前送活检钳并关闭（F），拉直镜身回撤活检钳夹取下黏膜样本（G）。(Redrawn with permission from Levine DS, Reid BJ: Endoscopic biopsy technique for acquiring larger mucosal samples. Gastrointest Endosc 37:332–337, 1991.)

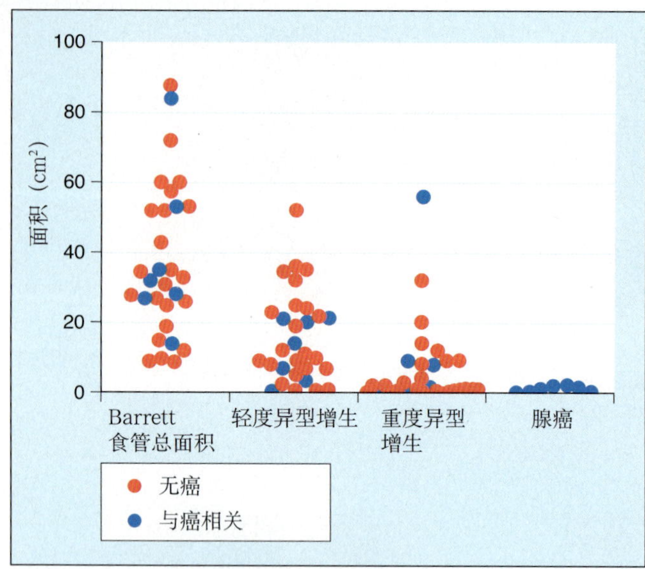

图28-13　30例无明显癌、因重度异型增生或表浅癌进行食管切除者中，Barrett食管、轻度异型增生、重度异型增生和腺癌的表面积。(Redrawn from Cameron AJ, Carpenter HA: Barrett's esophagus, high-grade dysplasia and early adenocarcinoma. Am J Gastroenterol 92:586–591, 1997.)

者采取持续的严格内镜监测，并采用前述的系统活检方案进行活检，而对于诊断为黏膜内癌或黏膜下癌的患者行食管切除术[99]。还有一些学者推荐内镜下消融治疗（见下文消融治疗部分）。

一些人认为重度异型增生的程度与以后发展为腺癌的危险密切相关[103]。然而，目前没有定义重度异型增生程度的统一标准，对活检标本中不同程度重度异型增生与潜在癌的风险的临床意义也没有一致的结果[103, 104]。对于重度异型增生患者最终采用何种治疗方法应考虑以下因素，如外科和内镜专家的经验、患者年龄、为排除活检取样误差所需活检的Barrett上皮的长度、内镜监测的依从性、未来多次内镜监测的需要以及可疑病变，如斑块、结节和狭窄。

监测的局限性

目前临床常用的Barrett食管的内镜监测方法有许多缺点。内镜下异型增生和早期腺癌与无异型增生的肠上皮化生难以鉴别。异型增生和癌的分布部位差异非常大，即使最详细的活检监测方案也有潜在取样错误的可能。在社区医疗机构和学术机构中，不同观察者间对异型增生的判断存在明显差异和质量控制问题[42, 93]。目前的监测方案花费高，所需时间长。调查数据显示，尽管临床上广泛采用监测，但采用的方法和间隔时间存在明显差异[101, 105]。

目前，除非存在异型增生，对所有Barrett食管患者均采用相似的监测方式。但大部分患者不存在异型增生，且不会发展为癌。因此，需要采用更有效的监测技术，如对更大面积的Barrett黏膜采样（对可能有异型增生的部位有目的的活检）或建立危险分层方法，使我们重点监测高危人群，降低对低危人群监测的频率和力度。

强化监测的可能策略

细胞学技术

细胞刷检可作为内镜活检的补充手段，一些人推荐将细胞刷检作为 Barrett 食管常规内镜监测的一部分[106]。与常规内镜活检比较，细胞学检查理论上有许多优点：能够获取更大范围的上皮标本，可获得黏着性低、更易脱落的异型增生细胞，操作简便，并且费用低。目前对于异型增生的诊断有明确的细胞学标准，并可对细胞标本进行生物学标志物的研究[106]。迄今为止，研究显示内镜细胞学检查对Barrett食管的两种极端情况：无异型增生或存在重度异型增生 / 腺癌都有很高的敏感性和特异性[106]。但对于轻度异型增生的检测，细胞学检查有不足，对于独立存在的杯状细胞检测也不理想。调查资料显示，仅有17%胃肠病医师在Barrett食管内镜监测时使用细胞刷检[101]，在社区医疗机构中广泛应用细胞学检查也存在问题[107]。

色素内镜检查

亚甲蓝是一种活性染色剂，可选择性弥散进入小肠和结肠吸收上皮的胞质。食管染色阳性说明存在肠上皮化生[50]。一些研究显示亚甲蓝色素内镜检查可以更有效地检出异型增生：与每间隔2cm进行4个象限的活检比较，它所需要的活检量更少，且可检出更多的异型增生患者[108]。但另外一些研究未能发现亚甲蓝染色指导下活检与标准活检方案在异型增生检出方面的差别[109]。由于操作简便、廉价、安全，色素内镜检查是一项有吸引力的检查手段。但在涉及不同试剂的应用浓度、量和停留时间等应用技术方面尚不统一，对染色结果的判断也具有一定的主观性。同时，进行亚甲蓝色素内镜检查也增加了内镜操作时间。

光学活检技术

各种内镜下光学技术，包括荧光光谱、光学光谱、光学相干断层扫描、光散射光谱和光诱导荧光内镜，都有可能用于Barrett食管的“光”活检。所有这些技术的应用原理均基于良性组织和恶性组织有不同的光学特性。在理论上，应用内镜下光学技术可以对食管柱状上皮进行更大范围的活检，指导对可能存在异型增生和癌的部位进行活检，从而提高活检的效果。然而，目前尚缺乏对各种光学内镜技术有效性进行确认、标准化和比较的资料[110]。

对 36 例患者应用激光诱导荧光光谱内镜检测的最初研究显示，对重度异型增生的诊断敏感性达 100%，对无异型增生的诊断特异性为70%，但全部6例轻度异型增生患者经激光诱导荧光光谱内镜检查均被诊为良性病变[111]。采用联合荧光、反射及光散射光谱技术的光谱探针，对 16 例 Barrett 食管患者的研究显示，其区分重度异型增生与轻度或无异型增生的敏感性和特异性为 100%，区分异型增生与无异型增生的敏感性为93%，特异性为100%。现有的光谱技术在操作时需要使用“定点接触投射”的方法，即使探头接触黏膜，然后再进行活检。为了方便临床应用，需要这些技术能够对较大范围通过光照射成像，然后在光学异常区域进行靶向活检。

光学相干断层扫描利用红外线光在体内对黏膜组织产生高分辨率的影像。目前该技术受到“接触成像”的限制，还不能快速获得大面积的样本。

光诱导荧光内镜可以将光“照射”至整个食管。它基于组织可以被特殊波长的光激发而发射较长波长荧光的原理，对正常、肠上皮化生及异型增生组织可以发射出不同的肉眼可见的自发荧光，从而可以指导对光学异常区域进行靶向活检。理论上，这一技术可以在靶向活检前对大面积的上皮组织进行快速检查。一项初步报道显示光诱导荧光内镜检出了 14/14 例早期癌，在 11 例重度异型增生者中检出 7 例，但在 22 例轻度异型增生者中仅检出4例[113]。目前这一检测系统体积大、笨重，需装配在纤维光学内镜上使用。而且，对某一区域活检引起的出血可能影响成像。荧光内镜检查可通过应用光敏剂进一步加强，如5-氨基酮戊酸可选择性地在肿瘤和异型增生组织中聚集，从而增加检测的敏感性。利用特殊波长的光进行照射，可以看到正常白光内镜下看不到的病变部位发出的荧光。

危险分层

许多的临床和生物学标志物可以鉴别出发生腺癌危险增高的患者。重度异型增生或腺癌的临床危险因素包括性别、种族、年龄、异型增生、裂孔疝大小、Barrett节段的长度、体重指数及吸烟[48, 114, 115]。异型增生仍是最有效的癌变标志物。在Barrett食管患者的切除标本中发现，异型增生可邻近或远离Barrett食管相关腺癌[67, 98]。尽管时间进程上有很大差异，患者病变进展均从无异型增生、轻度异型增生、重度异型增生到腺癌经历一系列表型变化[87]。

对轻度异型增生的自然病史知之甚少。部分原因是观察者间对轻度异型增生的识别判断存在很大差异，以及对这些患者采用的随访方案也不尽相同[93]。目前的研究显示，大约 10% ~ 28% 的轻度异型增生患者将进展为重度异型增生或腺癌，而消退者大约占 60% ~ 65%[116, 117]，其余将持续保持轻度异型增生。

在因重度异型增生行食管切除术的患者中，40% 存在术前未发现的癌（范围从 0% ~ 73%）[102]。尽管重度异型增生是令人担心的病变，但其进展到癌需要许多年的时间，且无必然性。Buttar及同事[103]通过连续内镜监测随访了 100 例重度异型增生患者，1 年和 3 年的癌变率在弥漫性重度异型增生患者中分别为 38% 和 56%，在局灶性重度异型增生患者中为7%和14%。Reid 及同事[118]对 76 例患者进行 5 年随访发现进展到癌的为 59%。Schnell 及同事[119]对 79 例患者的随访监测研究显示，第 1 年的癌变率为 5%，剩余患者 7 年的平均癌变率为16%（该组患者总体癌变率为20%）。也有一些学者报道重度异型增生随时间推移可以消退[119, 120]。

遗憾的是，异型增生在内镜下不易区分，异型增生的局灶性发生特点给靶向活检带来困难。而且，无论在社区医疗机构还是专业机构，病理医师对异型增生的分级诊断均存在明显的观察者个体间差异[42, 93]。即使对食管切除标本，病理医师区分黏膜内癌和重度异型增生也很困难[121]。因此，选择受主观因素影响较小的癌变标志物补充或替代目前的异型增生分级系统是非常必要的。

提示危险性增加的生物学标志物

许多生物学标志物可能确定患者进展为食管腺癌的危险性。其中，Barrett食管发展为腺癌前最常报告的分子学改变包括p53变化［突变、缺失、杂合性缺失(loss of heterozygosity,LOH)］、p16变化（突变、缺失、启动子过甲基化或 LOH）以及流式细胞技术可检测出的非整倍体。Barrett食管发展为肿瘤的进程伴有流式细胞检测异常，如非整倍体或 G2/ 四倍体 DNA 含量增加，这些异常可在发生重度异型增生或腺癌之前出现[70]。Reid 及同事证实[118]流式细胞检测的重要性在于其结果可作为一个评价预后的生物学标志物，对于流式细胞计数无异常并且其组织学显示不存在异型增生、存在不确定的或轻度异型增生的患者，5 年癌变率为 0%。

据报道，食管腺癌中p53突变和17pLOH发生率分别高达92%和100%[122]。而且，两种异常都可在Barrett上皮发展为癌之前被检测出来[122, 123]。例如Reid及同事[123]发现，17p（p53）LOH的发生率在无异型增生者为6%，轻度异型增生者为20%，重度异型增生者为57%。更重要的是，17p（p53）LOH者的3年癌变率为38%，而2个17p等位基因的癌变率为3.3%。但由于检测p53突变和17p LOH的工作量较大，临床迄今尚未获得广泛应用。而免疫组化则相对简单得多，已广泛用于Barrett食管从异型增生至癌变的一系列研究，其缺点是假阳性和假阴性率约25%[123]。另有报道食管腺癌中常存在p16 LOH和启动子过甲基化所致的p16基因失活[69, 124]。此外，9p LOH常出现在Barrett食管恶变前，可在大片Barrett黏膜中检出[124]。推测p16异常并在结合部克隆扩展是食管癌产生的基础，在此情况下其他可致癌变的遗传学损伤进一步发挥作用[124]。

但这些生物学标志物中尚没有一个在大规模的临床试验中得到证实。希望将来可以利用快速发展的基因技术，通过检测生物学标志物或检测基因或蛋白组学的特点对Barrett食管患者进行危险分层。如果未来危险分层成功，则可以对进展为腺癌的低危者延长内镜监测时间间隔，对高危者缩短监测时间间隔。

治疗

药物治疗

Barrett食管是GERD最严重病理生理异常的表现形式，质子泵抑制剂是Barrett食管治疗的基础药物。研究显示质子泵抑制剂可持续缓解Barrett食管患者的症状，使食管炎愈合[125, 126]。但是质子泵抑制剂（即使用大剂量）既不能使Barrett食管消退也不能缩短Barrett食管的长度，因此其临床意义尚不清楚[124-129]。质子泵抑制剂可以明显增加Barrett食管中鳞状上皮岛，但活检常显示这些黏膜岛的下方仍有肠上皮化生[130]。

尽管应用大剂量质子泵抑制剂可以缓解Barrett食管反流症状，但并不能使所有患者食管酸暴露恢复正常。这一现象在使用不同剂量的质子泵抑制剂时出现率为15%～40%[129, 131-133]。完全控制Barrett食管患者食管酸暴露的重要性还不确定。一些研究结果支持对这些患者加强抑酸治疗。Barrett食管患者食管内酸暴露的正常化可降低细胞增生率、增加细胞分化率达6个月以上，而食管内酸暴露异常未能纠正者的细胞增生和分化率无改变[132]。另外一些研究显示完全的酸控制可能缩短Barrett食管的长度。一组26例Barrett食管患者，应用奥美拉唑40mg，每日2次，持续2年，使食管酸暴露达到正常，Barrett食管长度缩短6.4%，表面积减少7.9%[127]。这些改变优于服用雷尼替丁150mg，每日2次的对照组。另一个小样本研究对9例患者进行严格的食管内酸控制治疗，应用奥美拉唑20mg或兰索拉唑30mg，每日2次，夜间应用或不应用雷尼替丁，使24小时中pH小于4的时间控制在1.6%[134]。平均随访54个月，9例患者中每例Barrett食管的长度均有缩短，从7.22cm平均缩短至5.22cm。因此，初步证据显示完全的酸抑制可以导致Barrett食管长度缩短。但是，这些患者的随访时间尚短，并且长度轻微缩短的临床意义还不明确。任何癌症危险性的降低都需要经过多年时间才能体现出来。而对于每日2次质子泵抑制剂治疗无效的患者，选择何种药物达到完全的酸控制还存在问题。尽管应用Bravo探针可提高患者对24小时pH监测的耐受性，但对Barrett食管患者是否需常规行24小时pH监测来评价治疗效果尚不明确。总之，采用这一措施的花费很大，且对已经接受大剂量质子泵抑制剂治疗患者的意义尚不清楚。总之，对Barrett食管患者抑酸治疗效果的最好监测方式是通过对症状控制效果还是对食管酸的控制情况来判断，目前尚不清楚。并且，上述任何一种策略是否能改变癌变危险也不确定。

抗反流手术

抗反流手术可有效缓解Barrett食管患者的GERD症状[135-138]。研究一致显示抗反流手术可促进鳞状上皮岛生成，但Barrett上皮完全消退并不常见，并且术后食管位置的改变可能造成假性消退[137]。一些热衷于外科手术者认为抗反流手术可降低进展为食管腺癌的风险。但是瑞典进行的一项大型队列研究发现GERD患者（Barrett食管状态不明）抗反流手术后，发展为食管腺癌的风险仍高，且与不进行抗反流手术的GERD患者比较无差异[139]。在对Barrett食管的研究中，一些结果支持抗反流手术具有保护性作用，而另外一些则持相反观点[137, 140-142]。VA协作研究对随机进行药物治疗或开放性抗反流手术的患者平均随访10.6年，结果显示外科手术组中62%的患者常规使用抗反流药物，提示抗反流手术的长期疗效存在问题[143]。其他研究也发现随时间推移，外科手术效果逐渐丧失[142]。因此，尽管外科手术为Barrett食管患者提供了一个很好的控制症状的方法，但其似乎不能影响Barrett食管的自然病程。而且，由于该类患者总癌变率较低，再加上手术失败的问题，将来外科手术很难成为影响疾病自然进程的治疗手段。最后，鉴于抗反流手术死亡率达0.2%，而每年癌症的发生率估计为0.05%，故而行抗反流手术需权衡利弊[144]。

消融治疗

鉴于前面描述的传统药物和外科手术治疗所具有的局限性，已有多种黏膜消融技术用于治疗，包括热消融、光动力学治疗和内镜下黏膜切除（表28-2）。黏膜消融治疗的理论基础是化生上皮的再次损伤可继发低酸环境中多能干细胞向正常鳞状上皮再生的过程，从而降低或消除其发展为食管腺癌的风险。尽管所有这些技术均可以清除大部分或全部Barrett上皮，但迄今多数有关消融治疗的研究显示新生鳞状上皮之下残留的肠上皮化生仍可能导致复发[145]。

热消融

Barrett食管的热消融治疗方法包括激光、多极电凝、热探头和氩离子凝固术。关于多极电凝的多中心研究显示，治疗6个月后，Barrett食管患者85%内镜下完全消退，78%内镜下和组织学完全消退[146]。随后的一个病例报道显示，对因外科抗反流手术出现并发症而行切除治疗的食管进行组织学检查发现，该患者以前接受的多极电凝治疗已使肠上皮化生完全消退[147]。然而，尽管理论上多极电凝造成的损伤表浅，该患者的食管还是出现纤维化、变脆并与胸膜粘连。其他研究也报道多极电凝治疗可获得完全和不完全的组织学消退[145]。这一方法的副作用包括胸痛和罕见的狭窄。一项关于热探头电凝的研究报道，有23%的患者上皮下有肠上皮化生黏膜岛残留[148]。

表 28-2　Barrett 食管消融治疗技术

1. 利用热能治疗
多极电凝
热探头
氩等离子体凝固术
激光
Nd:YAG
氩
KTP
2. 光动力学治疗
5- 氨基酮戊酸
卟吩姆钠
血卟啉衍生物
3. 内镜下黏膜切除
4. 联合内镜下黏膜切除与光动力学治疗或热疗

Nd:YAG，钕:钇铝石榴石；KTP，钾钛磷酸盐。

研究显示各种情况下，氩等离子体凝固术治疗的内镜下和组织学消退率为61%～99%不等[145, 149-152]。但这一技术可出现明显的并发症，包括穿孔、胸痛、吞咽痛、发热、胸腔积液、狭窄和纵隔积气[150, 153]。最近的研究显示50%以上接受氩等离子体凝固术的患者在成功治疗1～2年后出现内镜和组织学复发，氩等离子体凝固术后的新生鳞状上皮的持久性受到质疑[154, 155]。

热消融治疗更令人关注的是其对异型增生和早期癌的作用。Pereira Lima及同事[150]对患者进行了平均10个月的随访发现，氩等离子体凝固术成功使14例轻度异型增生和1例重度异型增生消退。最近，Attwood及同事[153]用氩等离子体凝固术治疗了29例不适合或拒绝外科手术的重度异型增生患者。平均随访37个月，其中重度异型增生的消退率为86%，14%进展为癌[153]。Sharma及同事[156]联合应用钕:钇铝石榴石（Nd:YAG）激光和多极电凝相继治疗6例不适于手术的黏膜内癌患者，随访9～86个月的结果显示，其中5例完全缓解。最近，Gossner及同事[157]用钾钛磷酸盐（KTP）激光成功治疗4例轻度异型增生、4例重度异型增生和2例表浅癌。所有这10名患者镜下均显示Barrett食管黏膜消退，但2例患者有残留的肠上皮化生。

光动力学治疗

光动力学治疗是将光敏感药物集中到肿瘤组织。药物被适当波长的激光激活，在异常组织上产生细胞毒物质——单态氧，选择性破坏肿瘤组织。长段Barrett食管的异型增生内镜下不易与正常上皮区分，且病变常为多灶性，分布不均匀，此时可采用光动力学治疗。而且，光动力学治疗不需要精确的光能瞄准。Barrett食管的光动力学治疗可采用多种不同的光敏剂，如卟吩姆钠、血卟啉衍生物、5-氨基酮戊酸（5-ALA）。这些试剂的组织破坏深度和表皮光敏感性持续时间不同。在美国，目前只有卟吩姆钠可用。采用卟吩姆钠治疗的包括103例患者、随访51个月的一项病例系列研究显示，轻度异型增生的消退率为93%，重度异型增生的消退率为78%，44%的早期癌（T1期）完全消退[158]。68%的患者Barrett上皮完全消退[158]。3例重度异型增生患者治疗后分别在第6、46和52个月随访时发现新的鳞状上皮下出现腺癌。该研究的食管狭窄率为30%。一项随机试验对208例重度异型增生患者进行分析，在平均24个月的随访时间里，初步比较了卟吩姆钠光动力学治疗与奥美拉唑治疗的结果，发现光动力学治疗组有13%，奥美拉唑治疗组有28%进展为癌[159]。这些患者中狭窄发生率为 37%。

口服的5-ALA是一种卟啉前体，能刺激内源性原卟啉Ⅸ的合成。内源性原卟啉Ⅸ是一种强效光敏剂，优先积聚于黏膜层，而非黏膜下层或肌层。由于后继代谢快，其光敏感性小。有报道显示5-ALA的光动力学治疗效果令人鼓舞[160]。该报道显示在平均9.9个月的随访期间，所有10例患者的重度异型增生均完全消退，22例早期腺癌患者中有17例（77%）完全消退[160]。5例治疗失败者肿瘤深度均超过5mm。32例中有21例（68%）出现部分上皮再上皮化，无并发症及死亡。一项采用 5-ALA 治疗的包括 36 例轻度异型增生患者的随机对照试验显示，5-ALA 组异型增生的消退率为 100%，安慰剂组为 33%[161]。但是相对安慰剂组表面积减少10%，采用该技术的5-ALA组患者表面积只减少 30%。

内镜下黏膜切除

尽管对内镜下黏膜切除这项技术的热情很高，但对其在 Barrett 食管治疗中作用的研究资料有限。Nijhawan 和 Wang[162]对 25 例 Barrett 食管镜下可见病变进行了内镜下黏膜切除，发现表浅癌变13例、重度异型增生 4 例、无异型增生或癌 8 例。重要的是，这一技术改变了许多患者的诊断，8 例以为良性的病变被证实为重度异型增生或癌，而 3 例以为是癌变或重度异型增生者未发现异型增生或癌的证据。因此，这一技术具有治疗和诊断双重意义。Ell 及同事[163]对 57 例经常规内镜、色素内镜或荧光内镜发现的伴有腺癌（54 例）或重度异型增生（3 例）的 Barrett 食管患者进行了内镜下黏膜切除，结果显示低风险病变的完全切除率为 34/35（97%），低风险病变特点为：直径小于或等于 20mm、组织学分化良好或中等、病变限于黏膜层或无溃疡性病变。而对高风险病变的完全切除率仅为 13/22（59%），高风险病变特点为：直径大于 20mm、组织学显示低分化、病变达黏膜下层或为溃疡性病变。两组平均随访12个月。值得注意的是，低危组发生异时或复发重度异型增生或癌者为17%，高危组为14%。并发症主要为出血，有8例（14%）发生。因此，对这些患者可选择局部根治性外科手术治疗。对内镜下黏膜切除需注意以下问题：（1）现有资料的随访期尚短；（2）病变必须在内镜下或荧光、色素内镜下可见；（3）短期复发常见；（4）“危险”黏膜残留。这一技术对于镜下不可见病变或多灶病变是否适用仍需评价。一组包括12例患者的研究显示，对内镜下不可见的病变进行环周黏膜切除治疗，随访期间未发现异型增生、癌变或Barrett上皮复发[164]。但尚需要更大规模的研究予以证实。

内镜下黏膜切除和光动力学方法联合治疗

由于常规内镜下黏膜切除的局限性，常常残留一些以后可能出现病变的“危险”黏膜，因此联合内镜下黏膜切除和光动力学治疗是一项可选择的治疗方案。Pacifico 及同事[165]对不宜手术或拒绝手术的黏膜内癌或 / 和黏膜下癌患者采用了上述联合治疗，并与标准的食管切除术相比较。随访1年，联合治疗组17%仍有癌，而外科手术组未再发现癌。但外科手术组死亡率及并发症发生率分别为 2% 及 31%，联合治疗组分别为0%和4%。而且，联合治疗失败者还有可能进行外科手术治疗或放化疗，并可取得较好的结果。这些研究结果提示应根据受累上皮长度、是否存在结节、重度异型增生为单发还是多灶性来精心选择消融治疗[166]。

消融治疗的前景

尽管尚缺乏随机对照试验对这些方法的有效性进行评价，但目前对Barrett食管消融治疗的热情仍然很高。最近对消化医师的横向抽样调查发现，尽管仅有19%的受访者认为其应用应该依据医学文献资料，但仍然有36%的受访者采用消融治疗[167]。遗憾的是，之所以选择消融治疗的主要原因是由于同行采用这种方法进行治疗[167]。目前的相关研究有明显的局限性，通常是无对照、小样本、单中心研究，随访时间短[145]。所有消融技术治疗后都可能在新生鳞状上皮下遗留肠上皮化生。至少有 3 篇文献证实这种上皮下的肠上皮化生黏膜岛出现癌变[168-170]。最令人担忧的是在良性 Barrett 上皮患者的新生鳞状上皮下出现癌变。因此，在进行消融治疗时，除了考虑其益处外，还应衡量其风险，包括狭窄、穿孔以及有治愈可能患者接受消融治疗后发生无法治愈癌症的可能。消融疗法的费效比尚不清楚。对所有这些患者都需要内镜监测，但由于既往内镜下的标记病变现在变的模糊，可能给靶向活检带来困难。无论是用药还是外科手术，都建议积极抗反流治疗以维持新生鳞状上皮。但也有未经充分抑酸治疗而肠上皮化生消退的报道[171]。

另一个尚未解决的关键问题是关于消融治疗后新生鳞状上皮的生物学特性。最初的生物学标志物研究表明，不伴异型增生的肠上皮化生消退后，新生鳞状上皮与正常鳞状上皮相似，但已有重度异型增生成功消退后仍有生物标志物持续异常的报道[172, 173]。

最近一篇消融疗法的综述表明，目前该技术惟一确定的应用指征是不宜手术的重度异型增生或表浅腺癌患者，对发生重度异型增生或表浅腺癌而又拒绝手术的患者也可考虑应用。由于Barrett食管总癌变率较低，故对无异型增生的肠上皮化生患者不宜采用消融治疗。

化学预防

与Barrett食管相关的肠上皮化生、异型增生以及腺癌组织中COX-2的表达都有增加[72, 73]。而且，在体外器官培养系统中给予酸或胆盐刺激后，Barrett食管组织中 COX-2 的表达会显著增加[72]。该效应能被 COX-2 抑制剂减弱。对 Barrett 食管患者使用选择性COX-2抑制剂治疗10天能够减少其COX-2的表达[174]。并且，选择性 COX-2 抑制剂可抑制食管腺癌细胞系的生长并促进其凋亡[74]。因此，推测使用选择性或非选择性COX拮抗剂，无论是否联合使用积极的抑酸治疗，均能减少 Barrett 食管患者患食管癌的风险。一篇系统综述支持应用阿司匹林或NSAID可减少发生食管腺癌的风险[175]。而且，这些药物使用越频繁，产生的保护作用越大。但是一项决策分析模型表明，对所有Barrett食管患者都采用该策略不具有较高的费效比，但可以考虑在今后针对高危患者应用（即轻度或重度异型增生者）[176]。然而，由于Barrett食管癌变率较低，因此这些患者应用阿司匹林或NSAID药物的策略尚不成熟。

结论和未来趋势

已经明确，Barrett食管是重度GERD的一个并发症，可增加发生食管腺癌的风险。治疗Barrett食管患者的重点应放在减轻胃食管反流症状及以适当时间间隔定期仔细进行内镜监测上。但关于Barrett食管的许多问题还没有解决。为什么仅有一小部分GERD患者出现Barrett食管？Barrett食管是怎样发生的？有能够区分短段Barrett食管与贲门肠上皮化生的简便可靠的方法吗？如何提高对这些患者的活检病理诊断的一致性？对GERD患者进行Barrett食管筛查是否是有效策略？小口径内镜检查是否有效并能够被接受？我们能够找到替代内镜的方法吗？有替代目前费时的内镜监测的方法吗？尤其是在提示危险性增加的生物学标志物中，哪种标志物能帮助我们进行个体危险性评价，并对患者进行危险分层？如果生物学标志物有效，其检测的价格患者能接受吗？最后，抑酸、抗反流手术、化学预防或消融治疗之中，哪种治疗方法能够改变这一疾病的自然病程？上述这些问题以及其他有关问题都亟待解答。

（李晓光译　常虹 顾芳校）

参考文献

1. Sarr MG, Hamilton SR, Marrone GC, et al: Barrett's esophagus: Its prevalence and association with adenocarcinoma in patients with symptoms of gastroesophageal reflux. Am J Surg 149:187–193, 1985.
2. Winters C, Spurling TJ, Chobanian SJ, et al: Barrett's esophagus: A prevalent occult complication of gastroesophageal reflux disease. Gastroenterology 92:118–124, 1987.
3. Cameron AJ, Zinsmeister AR, Ballard DJ, et al: Prevalence of columnar-lined (Barrett's esophagus). Gastroenterology 99:918–922, 1990.
4. Cameron AJ, Lomboy CT: Barrett's esophagus: Age, prevalence, and extent of columnar epithelium. Gastroenterology 103:1241–1245, 1992.
5. Bonelli L: Barrett's esophagus: Results of a multicenter survey. Endoscopy 25(Suppl):652–654, 1993.
6. Spechler SJ, Zeroogian JM, Antonioli DA, et al: Prevalence of metaplasia at the gastro-oesophageal junction. Lancet 344:1533–1536, 1994.
7. Nandurkar S, Talley NJ: Barrett's esophagus: The long and the short of it. Am J Gastroenterol 94:30–40, 1999.
8. Hirota WK, Loughney TM, Lazas DJ, et al: Specialized intestinal metaplasia, dysplasia, and cancer of the esophagus and esophagogastric junction: Prevalence and clinical data. Gastroenterology 116:277–285, 1999.
9. Gerson LB, Shetler K, Triadafilopoulos G: Prevalence of Barrett's esophagus in asymptomatic individuals. Gastroenterology 123:461–467, 2002.
10. Conio M, Cameron AJ, Romero Y, et al: Secular trends in the epidemiology and outcome of Barrett's oesophagus in Olmsted County, Minnesota. Gut 48:304–309, 2001.
11. El-Serag HB, Sonnenberg A: Opposing time trends of peptic ulcer and reflux disease. Gut 43:327–333, 1999.
12. Dulai GS, Guha S, Kahn KL, et al: Preoperative prevalence of Barrett's esophagus in esophageal adenocarcinoma: A systematic review. Gastroenterology 122:26–33, 2002.
13. Bersentes K, Fass R, Padda S, et al: Prevalence of Barrett's esophagus in Hispanics is similar to Caucasians. Dig Dis Sci 43:1038–1041, 1998.
14. Yeh C, Hsu CT, Ho AS, et al: Erosive esophagitis and Barrett's esophagus in Taiwan. A higher frequency than expected. Dig Dis Sci 42:702–706, 1997.
15. Falk GW: Barrett's esophagus. Gastroenterology 122:1569–1591, 2002.
16. Glickman JN, Chen YY, Wang HH, et al: Phenotypic characteristics of a distinctive multilayered epithelium suggests that it is a precursor in the development of Barrett's esophagus. Am J Surg Pathol 25:569–578, 2001.
17. Boch JA, Shields HM, Antonioli DA, et al: Distribution of cytokeratin markers in Barrett's columnar epithelium. Gastroenterology 112:760–765, 1997.

18. Neumann CS, Cooper BT: 24 hour ambulatory oesophageal pH monitoring in uncomplicated Barrett's oesophagus. Gut 35:1352–1355, 1994.
19. Singh P, Taylor RH, Colin-Jones DG: Esophageal motor dysfunction and acid exposure in reflux esophagitis are more severe if Barrett's metaplasia is present. Am J Gastroenterol 89:349–356, 1994.
20. Cameron AJ: Barrett's esophagus: Prevalence and size of hiatal hernia. Am J Gastroenterol 94:2054–2059, 1999.
21. Wakelin DE, Al-Mutawa T, Wendel C, et al: A predictive model for length of Barrett's esophagus with hiatal hernia length and duration of esophageal acid exposure. Am J Gastroenterol 58:350–355, 2003.
22. Champion G, Richter JE, Vaezi MF, et al: Duodenogastroesophageal reflux: Relationship to pH and importance in Barrett's esophagus. Gastroenterology 107:747–754, 1994.
23. Loughney T, Maydonovitch CL, Wong RK: Esophageal manometry and ambulatory 24-hour pH monitoring in patients with short and long segment Barrett's esophagus. Am J Gastroenterol 93:916–919, 1998.
24. Fass R, Hell RW, Garewal HS, et al: Correlation of oesophageal acid exposure with Barrett's oesophagus length. Gut 48:310–313, 2001.
25. Eloubeidi MA, Provenzale D: Clinical and demographic predictors of Barrett's esophagus among patients with gastroesophageal reflux disease. A multivariable analysis in veterans. J Clin Gastroenterol 33:306–309, 2001.
26. Eisen GM, Sandler RS, Murray S, Gottfried M: The relationship between gastroesophageal reflux disease and its complications with Barrett's esophagus. Am J Gastroenterol 92:27–31, 1997.
27. Lieberman DA, Oehlke M, Helfand M: Risk factors for Barrett's esophagus in community-based practice. Am J Gastroenterol 92: 1293–1297, 1997.
28. Lagergren J, Bergstrom R, Lindgren A, et al: Symptomatic gastroesophageal reflux as a risk factor for esophageal adenocarcinoma. N Engl J Med 340:825–831, 1999.
29. Johnson DA, Winters C, Spurling TJ, et al: Esophageal acid sensitivity in Barrett's esophagus. J Clin Gastroenterol 91:23–27, 1987.
30. Grade A, Pulliam G, Johnson C, et al: Reduced chemoreceptor sensitivity in patients with Barrett's esophagus may be related to age and not to the presence of Barrett's epithelium. Am J Gastroenterol 92:2040–2043, 1997.
31. Drovdilic CM, Goddard KA, Chak A, et al: Demographic and phenotypic feature of 65 families segregating Barrett oesophagus and oesophageal adenocarcinoma. J Med Genet 40:651–653, 2003.
32. Paull A, Trier JS, Dalton D, et al: The histologic spectrum of Barrett's esophagus. N Engl J Med 295:476–480, 1976.
33. Sampliner RE: Updated guidelines for the diagnosis, surveillance, and therapy of Barrett's esophagus. Am J Gastroenterol 97:1888–1895, 2002.
34. Reid BJ, Sanchez CA, Blount PL, et al: Barrett's esophagus: Cell cycle abnormalities in advancing stages of neoplastic progression. Gastroenterology 105:119–129, 1993.
35. Weinstein WM, Ippoliti AF: The diagnosis of Barrett's esophagus: Goblets, goblets, goblets. Gastrointest Endosc 44:91–94, 1996.
36. McClave SA, Boyce HW, Gottfied MR: Early diagnosis of the columnar-lined esophagus: A new endoscopic criterion. Gastrointest Endosc 33:413–416, 1987.
37. Ofman JJ, Shaheen NJ, Desai AA, et al: The quality of care in Barrett's esophagus: Endoscopist and pathologist practices. Am J Gastroenterol 96:876–881, 2001.
38. Kim SL, Waring JP, Spechler SJ, et al: Diagnostic inconsistencies in Barrett's esophagus. Gastroenterology 107:945–949, 1994.
39. Eloubeidi MA, Provenzale D: Does this patient have Barrett's esophagus? The utility of predicting Barrett's esophagus at the index endoscopy. Am J Gastroenterol 94:937–943, 1999.
40. Chandrasoma PT, Der R, Dalton P, et al: Distribution and significance of epithelial types in columnar-lined esophagus. Am J Surg Pathol 25:1188–1193, 2001.
41. Jones TF, Sharma P, Daaboul B, et al: Yield of intestinal metaplasia in patients with suspected short-segment Barrett's esophagus on repeat endoscopy. Dig Dis Sci 47:2108–2111, 2002.
42. Alikhan M, Rex D, Khan A, et al: Variable pathologic interpretation of columnar lined esophagus by general pathologists in community practice. Gastrointest Endosc 50:23–26, 1999.
43. Sharma P, Morales TG, Sampliner RE: Short segment Barrett's esophagus-the need for standardization of the definition and of endoscopic criteria. Am J Gastroenterol 93:1033–1066, 1998.
44. Hackelsberger A, Gunther T, Manes G, et al: Intestinal metaplasia at the gastroesophageal junction: Helicobacter pylori gastritis or gastro-oesophageal reflux disease? Gut 43:17–21, 1998.
45. Nandurkar S, Talley NJ, Martin CJ, et al: Short segment Barrett's oesophagus: Diagnosis and associations. Gut 40:710–715, 1997.
46. Dias Pereira A, Suspiro A, Chaves P, et al: Short segments of Barrett's epithelium and intestinal metaplasia in normal appearing oesophagogastric junctions: The same or two different entities. Gut 42:659–662, 1998.
47. Goldblum JR, Vicari JJ, Falk GW, et al: Inflammation and intestinal metaplasia of the gastric cardia: The role of gastroesophageal reflux and H. pylori infection. Gastroenterology 114:633–639, 1998.
48. Rudolph RE, Vaughan TL, Storer BE, et al: Effect of segment length on risk for neoplastic progression in patients with Barrett's esophagus. Ann Intern Med 132:612–620, 2000.
49. Sharma P, Weston AP, Morales T, et al: Relative risk of dysplasia for patients with intestinal metaplasia in the distal esophagus and in the gastric cardia. Gut 46:9–13, 2000.
50. Canto MI, Setrakian S, Petras RE, et al: Methylene blue selectively stains intestinal metaplasia in Barrett's esophagus. Gastrointest Endosc 44:1–7, 1996.
51. Sharma P, Topalovski M, Mayo MS, Weston AP: Methylene blue chromoendoscopy for detection of short segment Barrett's esophagus. Gastrointest Endosc 54:289–293, 2001.
52. Wo JM, Ray MB, Mayfield-Stokes S, et al: Comparison of methylene-blue directed biopsies and conventional biopsies in the detection of intestinal metaplasia in Barrett's esophagus: A preliminary study. Gastrointest Endosc 54:294–301, 2001.
53. Morales CP, Spechler SJ: Intestinal metaplasia at the gastroesophageal junction: Barrett's, bacteria, and biomarkers. Am J Gastroenterol 98:759–762, 2003.
54. Bollschweiler E, Wolfgarten E, Gutschow C, et al: Demographic variations in the rising incidence of esophageal adenocarcinoma in white males. Cancer 92:549–555, 2001.
55. Enzinger PC, Mayer RJ: Esophageal cancer. N Engl J Med 349: 2241–2252, 2003.
56. Lagergren J, Bergstrom R, Lindgren A, et al: Association between body mass and adenocarcinoma of the esophagus. Ann Intern Med 130:883–890, 1999.
57. Chow WH, Blot WJ, Vaughan TL, et al: Body mass index and risk of adenocarcinoma of the esophagus and gastric cardia. J Natl Cancer Inst 90:150–155, 1998.
58. Brown LM, Swanson CA, Gridley G, et al: Adenocarcinoma of the esophagus: Role of obesity and diet. J Natl Cancer Inst 87:104–109, 1995.
59. Gammon MD, Schoenberg JB, Ahsan H, et al: Tobacco, alcohol, and socioeconomic status and adenocarcinomas of the esophagus and gastric cardia. J Natl Cancer Inst 89:1277–1284, 1997.

60. Chow WH, Blaser MJ, Blot WJ, et al: An inverse relation between *cagA*$^+$ strains of *Helicobacter pylori* infection and risk of esophageal and gastric cardia adenocarcinoma. Cancer Res 58:588–590, 1998.
61. Drewitz DJ, Sampliner RE, Garewal HS: The incidence of adenocarcinoma in Barrett's esophagus: A prospective study of 170 patients followed 4.8 years. Am J Gastroenterol 92:212–215, 1997.
62. O'Connor JB, Falk GW, Richter JE: The incidence of adenocarcinoma and dysplasia in Barrett's esophagus: Report on the Cleveland Clinic Barrett's esophagus registry. Am J Gastroenterol 94: 2037–2042, 1999.
63. Conio M, Blanchi S, Lapertosa G, et al: Long-term endoscopic surveillance of patients with Barrett's esophagus: Incidence of dysplasia and adenocarcinoma: A prospective study. Am J Gastroenterol 98:1931–1939, 2003.
64. Shaheen NJ, Crosby MA, Bozymski EM, et al: Is there a publication bias in the reporting of cancer risk in Barrett's esophagus? Gastroenterology 119:333–338, 2000.
65. Jankowski JA, Provenzale D, Moayyedi P: Esophageal adenocarcinoma arising from Barrett's metaplasia has regional variations in the West [letter]. Gastroenterology 122:588–590, 2002.
66. Anderson LA, Murray LJ, Murphy SJ, et al: Mortality in Barrett's oesophagus: Results from a population based study. Gut 52:1081–1084, 2003.
67. McArdle JE, Lewin KJ, Randall G, et al: Distribution of dysplasias and early invasive carcinoma in Barrett's esophagus. Human Pathol 23:479–482, 1992.
68. Reid BJ, Barrett MT, Galipeau PC, et al: Barrett's esophagus: Ordering the events that lead to cancer. Eur J Cancer Prev 5(Suppl 2): 57–65, 1996.
69. Klump B, Hsieh CJ, Holzmann K, et al: Hypermethylation of the CDKN2/p16 promoter during neoplastic progression in Barrett's esophagus. Gastroenterology 115:1381–1386, 1998.
70. Reid BJ, Blount PL, Rubin CE, et al: Flow-cytometric and histological progression to malignancy in Barrett's esophagus: Prospective endoscopic surveillance of a cohort. Gastroenterology 102: 1212–1219, 1992.
71. Rabinovitch PS, Reid BJ, Haggitt RC, et al: Progression to cancer in Barrett's esophagus is associated with genomic instability. Lab Invest 60:65–71, 1988.
72. Shirivani VN, Ouatu-Lascar R, Kaur BS, et al: Cyclooxygenase 2 expression in Barrett's esophagus and adenocarcinoma: Ex vivo induction by bile salts and acid exposure. Gastroenterology 118: 487–496, 2000.
73. Morris CD, Armstrong GR, Bigley G, et al: Cyclooxygenase expression in the Barrett's metaplasia-dysplasia-adenocarcinoma sequence. Am J Gastroenterol 96:990–996, 2001.
74. Souza RF, Shewmake K, Beer DG, et al: Selective inhibition of cyclooxygenase-2 suppresses growth and induces apoptosis in human esophageal adenocarcinoma cells. Cancer Res 60:5767–5772, 2000.
75. Sabik JF, Rice TW, Goldblum JR, et al: Superficial esophageal carcinoma. Ann Thorac Surg 60:896–902, 1995.
76. Farrow DC, Vaughan TL: Determinants of survival following the diagnosis of esophageal adenocarcinoma. Cancer Causes Control 7:322–327, 1996.
77. Shaheen NJ, Provenzale D, Sandler RS: Upper endoscopy as a screening and surveillance tool in esophageal adenocarcinoma: A review of the evidence. Am J Gastroenterol 97:1319–1327, 2002.
78. Sorbi D, Gostout CJ, Henry J, et al: Unsedated small-caliber esophagogastroduodenoscopy (EGD) versus conventional EGD: A comparative study. Gastroenterology 117:1301–1307, 1999.
79. Saeian K, Staff DM, Vasilopoulos S, et al: Unsedated transnasal endoscopy accurately detects Barrett's metaplasia and dysplasia. Gastrointest Endosc 56:472–478, 2002.
80. Inadomi JM, Sampliner R, Lagergren J, et al: Screening and surveillance for Barrett esophagus in high risk groups: A cost-utility analysis. Ann Intern Med 138:176–186, 2003.
81. Soni A, Sampliner RE, Sonnenberg A: Screening for high-grade dysplasia in gastroesophageal reflux disease: Is it cost effective? Am J Gastroenterol 95:2086–2093, 2000.
82. Gerson L, Edson R, Lavori PW, et al: Use of a simple symptom questionnaire to predict Barrett's esophagus in patients with symptoms of gastroesophageal reflux. Am J Gastroenterol 96:2005–2012, 2001.
83. Corley DA, Levin TR, Habel LA, et al: Surveillance and survival in Barrett's adenocarcinomas: A population-based study. Gastroenterology 122:633–640, 2002.
84. Inacarbone R, Bonavina L, Saino G, et al: Outcome of esophageal adenocarcinoma detected during endoscopic biopsy surveillance for Barrett's esophagus. Surg Endosc 16:263–266, 2002.
85. Ferguson MK, Durkin A: Long-term survival after esophagectomy for Barrett's adenocarcinoma in endoscopically surveyed and nonsurveyed patients. J Gastrointest Surg 6:29–36, 2002.
86. Streitz JM, Andrews CW, Ellis FH: Endoscopic surveillance of Barrett's esophagus. Does it help? J Thorac Cardiovasc Surg 105: 383–388, 1993.
87. Van Sandick JW, Lanschot JJ, Kuiken BW, et al: Impact of endoscopic biopsy surveillance of Barrett's esophagus on pathological stage and clinical outcome of Barrett's carcinoma. Gut 43:216–222, 1998.
88. Peters JH, Clark GW, Ireland AP, et al: Outcome of adenocarcinoma arising in Barrett's esophagus in endoscopically surveyed and nonsurveyed patients. Thorac Cardiovasc Surg 108:813–822, 1994.
89. Provenzale D, Schmitt C, Wong JB: Barrett's esophagus: A new look at surveillance based on emerging estimates of cancer risk. Am J Gastroenterol 94:2043–2053, 1999.
90. Sonnenberg A, Soni A, Sampliner RE: Medical decision analysis of endoscopic surveillance of Barrett's oesophagus to prevent oesophageal adenocarcinoma. Aliment Pharmacol Ther 16:41–50, 2002.
91. Van der Burgh A, Dees J, Hop WC, et al: Oesophageal cancer is an uncommon cause of death in patients with Barrett's oesophagus. Gut 39:5–8, 1996.
92. MacDonald CE, Wicks AC, Playford RJ: Final results from 10 year cohort of patients undergoing surveillance for Barrett's oesophagus: Observational study. BMJ 321:1252–1255, 2000.
93. Montgomery E, Bronner MP, Goldblum JR, et al: Reproducibility of the diagnosis of dysplasia in Barrett's esophagus: A reaffirmation. Hum Pathol 32:368–378, 2001.
94. Fitzgerald RC, Saeed I, Khoo D, et al: Rigorous surveillance protocol increases detection of curable cancers associated with Barrett's esophagus. Dig Dis Sci 46:1892–1898, 2001.
95. Reid BJ, Blount PL, Feng Z, et al: Optimizing endoscopic biopsy detection of early cancers in Barrett's high-grade dysplasia. Am J Gastroenterol 95:3089–3096, 2000.
96. Levine DS, Reid BJ: Endoscopic biopsy technique for acquiring larger mucosal samples. Gastrointest Endosc 37:332–337, 1991.
97. Levine DS, Blount PL, Rudolph RE, et al: Safety of a systematic endoscopic biopsy protocol in patients with Barrett's esophagus. Am J Gastroenterol 95:1152–1157, 2000.
98. Cameron AJ, Carpenter HA: Barrett's esophagus, high-grade dysplasia and early adenocarcinoma. Am J Gastroenterol 92:586–591, 1997.
99. Levine DS, Haggitt RC, Blount PL, et al: An endoscopic biopsy

protocol can differentiate high-grade dysplasia from early adenocarcinoma in Barrett's esophagus. Gastroenterology 105:40–50, 1993.

100. Falk GW, Rice TW, Goldblum JR, et al: Jumbo biopsy forceps protocol still misses unsuspected cancer in Barrett's esophagus with high-grade dysplasia. Gastrointestinal Endosc 49:170–176, 1999.

101. Falk GW, Ours TM, Richter JE: Practice patterns for surveillance of Barrett's esophagus in the United States. Gastrointest Endosc 52:197–203, 2000.

102. Pellegrini CA, Pohl D: High-grade dysplasia in Barrett's esophagus: Surveillance or operation? J Gastrointest Surg 4:131–134, 2000.

103. Buttar NS, Wang KK, Sebo TJ, et al: Extent of high-grade dysplasia in Barrett's esophagus correlates with risk of adenocarcinoma. Gastroenterology 120:1630–1639, 2001.

104. Dar M, Goldblum JR, Rice TW, et al: Can extent of high-grade dysplasia predict the presence of adenocarcinoma at esophagectomy? Gut 52:486–489, 2003.

105. Gross CP, Canto MI, Hixson J, et al: Management of Barrett's esophagus: A national study of practice patterns and their cost implications. Am J Gastroenterol 94:3440–3447, 1999.

106. Falk GW: Cytology in Barrett's esophagus. Gastrointest Endosc Clin N Am 13:335–348, 2003.

107. Alexander JA, Jones SM, Smith CJ, et al: Usefulness of cytopathology and histology in the evaluation of Barrett's esophagus in a community hospital. Gastrointest Endosc 46:318–320, 1997.

108. Canto MI, Setrakian S, Willis J, et al: Methylene-blue directed biopsies improve detection of intestinal metaplasia and dysplasia in Barrett's esophagus. Gastrointest Endosc 51:560–568, 2000.

109. Egger K, Werner M, Meining A, et al: Biopsy surveillance is still necessary in patients with Barrett's oesophagus despite new imaging techniques. Gut 52:18–23, 2003.

110. Wang T, Triadafilopoulos G: S,M, L, XL methods of surveillance for Barrett's oesophagus. Gut 52:5–6, 2003.

111. Panjehpour M, Overholt BF, Vo-Dinh T, et al: Endoscopic fluorescence detection of high-grade dysplasia in Barrett's esophagus. Gastroenterology 111:93–101, 1996.

112. Georgakoudi I, Jacobson BC, Van Dam J, et al: Fluorescence, reflectance, and light-scattering spectroscopy for evaluating dysplasia in patients with Barrett's esophagus. Gastroenterology 120: 1620–1629, 2001.

113. Haringsma J, Prawirodirdjo W, Tytgat GN: Accuracy of fluorescence imaging of dysplasia in Barrett's esophagus [abstract]. Gastroenterology 116:A418, 1999.

114. Weston AP, Badr AS, Hassanein RS: Prospective multivariate analysis of clinical, endoscopic, and histological factors predictive of the development of Barrett's multifocal high-grade dysplasia or adenocarcinoma. Am J Gastroenterol 94:3413–3419, 1999.

115. Menke-Pluymers MB, Hop WC, et al: Risk factors for the development of an adenocarcinoma in the columnar-lined esophagus. Cancer 72:1155–1158, 1993.

116. Skacel M, Petras RE, Gramlich TL, et al: The diagnosis of low-grade dysplasia in Barrett's esophagus and its implications for disease progression. Am J Gastroenterol 95:3383–3387, 2000.

117. Weston AP, Banerjee SK, Sharma P, et al: P53 protein overexpression in low grade dysplasia (LGD) in Barrett's esophagus: Immunohistochemical marker predictive of progression. Am J Gastroenterol 96:1355–1362, 2001.

118. Reid BJ, Levine DS, Longton G, et al: Predictors of progression to cancer in Barrett's esophagus: Baseline histology and flow cytometry identify low- and high-risk patient subsets. Am J Gastroenterol 95:1669–1676, 2000.

119. Schnell TG, Sontag SJ, Chejfec G, et al: Long-term nonsurgical management of Barrett's esophagus with high-grade dysplasia. Gastroenterology 120:1607–1619, 2001.

120. Weston AP, Sharma P, Topalovski M, et al: Long-term follow-up of Barrett's high-grade dysplasia. Am J Gastroenterol 95:1888–1893, 2000.

121. Ormsby AH, Petras RE, Hendricks WH, et al: Observer variation in the diagnosis of superficial oesophageal adenocarcinoma. Gut 51:671–676, 2002.

122. Reid BJ: P53 and neoplastic progression in Barrett's esophagus [editorial]. Am J Gastroenterol 96:1321–1323, 2001.

123. Reid BJ, Prevo LJ, Galipeau PC, et al: Predictors of progression in Barrett's esophagus II: Baseline 17p (p53) loss of heterozygosity identifies a patient subset at increased risk for neoplastic progression. Am J Gastroenterol 96:2839–2848, 2001.

124. Wong DJ, Paulson TG, Prevo LJ, et al: p16INK4a lesions are common, early abnormalities that undergo clonal expansion in Barrett's metaplastic epithelium. Cancer Res 61:8284–8289, 2001.

125. Sampliner RE: Effect of up to 3 years of high-dose lansoprazole on Barrett's esophagus. Am J Gastroenterol 89:1844–1848, 1994.

126. Neumann CS, Iqbal TH, Cooper BT: Long term continuous omeprazole treatment of patients with Barrett's oesophagus. Aliment Pharmacol Ther 9:451–454, 1995.

127. Peters FT, Ganesh S, Kuipers EJ, et al: Endoscopic regression of Barrett's esophagus during omeprazole treatment; a randomized double blind study. Gut 45:489–494, 1999.

128. Wilkinson SP, Biddlestone L, Gore S, et al: Regression of columnar-lined (Barrett's) oesophagus with omeprazole 40 mg daily: Results of 5 years of continuous therapy. Aliment Pharmacol Ther 13:1205–1209, 1999.

129. Sharma P, Sampliner RE, Camargo E: Normalization of esophageal pH with high-dose proton pump inhibitor therapy does not result in regression of Barrett's esophagus. Am J Gastroenterol 92:582–585, 1997.

130. Sharma P, Morales TG, Bhattacharyya A, et al: Squamous islands in Barrett's esophagus: What lies underneath? Am J Gastroenterol 93:332–335, 1998.

131. Ortiz A, de Haro LF, Parilla P, et al: 24-h pH monitoring is necessary to assess acid reflux suppression in patients with Barrett's oesophagus undergoing treatment with proton pump inhibitors. Br J Surg 86:1472–1474, 1999.

132. Ouatu-Lascar R, Triadafilopoulos G: Complete elimination of reflux symptoms does not guarantee normalization of intraesophageal acid reflux in patients with Barrett's esophagus. Am J Gastroenterol 93:711–716, 1998.

133. Fass R, Sampliner RE, Malagon IB, et al: Failure of oesophageal acid control in candidates for Barrett's oesophagus reversal on a very high dose of proton pump inhibitor. Aliment Pharmacol Ther 14:597–602, 2000.

134. Srinivasan R, Katz PO, Ramakrishnan A, et al: Maximal acid reflux control for Barrett's oesophagus: Feasible and effective. Aliment Pharmacol Ther 15:519–524, 2001.

135. Ortiz A, Martinez De Haro LF, Parrilla P, et al: Conservative treatment versus antireflux surgery in Barrett's oesophagus: Long-term results of a prospective study. Br J Surg 83:274–278, 1996.

136. Yau P, Watson DI, Devitt PG, et al: Laparoscopic antireflux surgery in the treatment of gastroesophageal reflux in patients with Barrett's esophagus. Arch Surg 135:801–805, 2000.

137. Low DE, Levine DS, Dail DH, et al: Histological and anatomic changes in Barrett's esophagus after antireflux surgery. Am J Gastroenterol 94:80–85, 1999.

138. Farrell TM, Smith CD, Metreveli RE, et al: Fundoplication provides effective and durable symptom relief in patients with Barrett's esophagus. Am J Surg 178:18–21, 1999.

139. Ye W, Chow WH, Lagergren J, et al: Risk of adenocarcinomas of

the esophagus and gastric cardia in patients with gastroesophageal reflux diseases and after antireflux surgery. Gastroenterology 121: 1286–1293, 2001.

140. Katz D, Rothstein R, Schned A, et al: The development of dysplasia and adenocarcinoma during endoscopic surveillance of Barrett's esophagus. Am J Gastroenterol 93:536–541, 1998.

141. McDonald ML, Trastek VF, Allen MS, et al: Barrett's esophagus: Does an antireflux procedure reduce the need for endoscopic surveillance? J Thorac Cardiovasc Surg 111:1135–1140, 1996.

142. Csendes A, Burdiles P, Braghetto I, et al: Dysplasia and adenocarcinoma after classic antireflux surgery in patients with Barrett's esophagus. Ann Surg 235:178–185, 2002.

143. Spechler SJ, Lee E, Ahnen D, et al: Long-term outcome of medical and surgical therapies for gastroesophageal reflux disease. Follow-up of a randomized controlled trial. JAMA 285:2331–2338, 2001.

144. Richter JE: Antireflux surgery and adenocarcinoma of the esophagus: Let the truth be told. Gastroenterology 121:1506–1508, 2001.

145. Eisen GM: Ablation therapy for Barrett's esophagus. Gastrointest Endosc 58:760–769, 2003.

146. Sampliner RE, Faigel D, Fennerty MB, et al: Effective and safe endoscopic reversal of nondysplastic Barrett's esophagus with thermal electrocoagulation combined with high-dose acid inhibition: A multicenter study. Gastrointest Endosc 53:554–558, 2001.

147. Fennerty MV, Corless CL, Sheppard B, et al: Pathologic documentation of complete elimination of Barrett's metaplasia following endoscopic multipolar electrocoagulation therapy. Gut 49:142–144, 2001.

148. Michopoulos S, Tsibouris P, Bouzakis H, et al: Complete regression of Barrett's esophagus with heat probe thermocoagulation: Mid-term results. Gastrointest Endosc 50:165–172, 1999.

149. Tigges H, Fuchs KH, Maroske J, et al: Combination of endoscopic argon plasma coagulation and antireflux surgery for treatment of Barrett's esophagus. J Gastrointest Surg 5:251–259, 2001.

150. Pereira-Lima JC, Busnello JV, Toneloto EB, et al: High power setting argon plasma coagulation for the eradication of Barrett's esophagus. Am J Gastroenterol 95:1661–1668, 2000.

151. Schulz H, Miehlke S, Antos D, et al: Ablation of Barrett's epithelium by endoscopic argon plasma coagulation in combination with high-dose omeprazole. Gastrointest Endosc 51:659–653, 2000.

152. Van Laethem JL, Cremer M, Peny MO, et al: Eradication of Barrett's mucosa with argon plasma coagulation and acid suppression: Immediate and mid term results. Gut 43:747–751, 1998.

153. Attwood SE, Lewis CJ, Caplin S, et al: Argon beam plasma coagulation as therapy for high-grade dysplasia in Barrett's esophagus. Clin Gastroenterol Hepatol 1:258–263, 2003.

154. Kahaleh M, Van Laethem JL, Nagy N, et al: Long-term follow-up and factors predictive of recurrence in Barrett's esophagus treated by argon plasma coagulation and acid suppression. Endoscopy 34: 950–955, 2002.

155. Basu KK, Pick B, Bale B, et al: Efficacy and one year follow up of argon plasma coagulation therapy for ablation of Barrett's oesophagus: Factors determining persistence and recurrence of Barrett's epithelium. Gut 51:776–780, 2002.

156. Sharma P, Jaffe PE, Bhattacharyya A, et al: Laser and multipolar electrocoagulation of early Barrett's adenocarcinoma: Long-term follow-up. Gastrointest Endosc 49:442–446, 1999.

157. Gossner L, May A, Stolte M, et al: KTP laser destruction of dysplasia and early cancer in columnar-line Barrett's esophagus. Gastrointest Endosc 49:8–12, 1999.

158. Overholt BF, Panjehpour M, Halberg DL: Photodynamic therapy for Barrett's esophagus with dysplasia and/or early stage carcinoma: Long-term results. Gastrointest Endosc 58:183–188, 2003.

159. Overholt BF, Lightdale CJ, Wang K, et al: International, multicenter, partially blinded, randomised study of the efficacy of photodynamic therapy using porfimer sodium for the ablation of high-grade dysplasia in Barrett's esophagus: Results of 24-month follow-up [abstract]. Gastroenterology 124:A-20, 2003.

160. Gossner L, Stolte M, Sroka R, et al: Photodynamic ablation of high-grade dysplasia in Barrett's esophagus by means of 5-aminolevulinic acid. Gastroenterology 114:448–455, 1998.

161. Ackroyd R, Brown NJ, Davis MF, et al: Photodynamic therapy for dysplastic Barrett's oesophagus: A prospective, double blind, randomised, placebo controlled trial. Gut 47:612–617, 2000.

162. Nijhawan PK, Wang KK: Endoscopic mucosal resection for lesions with endoscopic features suggestive of malignancy and high-grade dysplasia within Barrett's esophagus. Gastrointest Endosc 52:328–332, 2000.

163. Ell C, May A, Gossner L, Pech O, et al: Endoscopic mucosal resection of early cancer and high-grade dysplasia in Barrett's esophagus. Gastroenterology 118:670–677, 2000.

164. Seewald S, Akaraviputh T, Seitz U, et al: Circumferential EMR and complete removal of Barrett's epithelium: A new approach to management of Barrett's esophagus containing high-grade intraepithelial neoplasia and intramucosal carcinoma. Gastrointest Endosc 57:854–859, 2003.

165. Pacifico RJ, Wang KK, Wongkeesong LM, et al: Combined endoscopic mucosal resection and photodynamic therapy versus esophagectomy for management of early adenocarcinoma in Barrett's esophagus. Clin Gastroenterol Hepatol 1:252–257, 2003.

166. Ginsberg GG: Endoluminal therapy for Barrett's with high-grade dysplasia and early adenocarcinoma. Clin Gastroenterol Hepatol 1:241–245, 2003.

167. Gross CP, Cruz-Correa M, Canto MI, et al: The adoption of ablation for Barrett's esophagus: A cohort study of gastroenterologists. Am J Gastroenterol 97:279–286, 2002.

168. Bonavina L, Ceriani C, Carazzone A, et al: Endoscopic laser ablation of nondysplastic Barrett's epithelium: Is it worthwhile? J Gastrointest Surg 3:194–199, 1999.

169. Van Laetham JL, Peny MO, Salmon I, et al: Intramucosal adenocarcinoma arising under squamous re-epithelialisation of Barrett's oesophagus. Gut 46:574–577, 2000.

170. Shand A, Dallal H, Palmer K, et al: Adenocarcinoma arising in columnar lined oesophagus following treatment with argon plasm coagulation [letter]. Gut 48:580–581, 2001.

171. Kovacs BJ, Chen YK, Lewis TD, et al: Successful reversal of Barrett's esophagus with multipolar electrocoagulation despite inadequate acid suppression. Gastrointest Endosc 49:547–553, 1999.

172. Krishnaduth KK, Wang KK, Taniiguchi K, et al: Persistent genetic abnormalities in Barrett's esophagus after photodynamic therapy. Gastroenterology 119:624–630, 2000.

173. Garewal H, Ramsey L, Sharma P, et al: Biomarker studies in reversed Barrett's esophagus. Am J Gastroenterol 94:2829–2833, 1999.

174. Kaur BS, Khamnehei N, Irvani M, et al: Rofecoxib inhibits cyclooxygenase 2 expression and activity and reduces cell proliferation in Barrett's esophagus. Gastroenterology 123:60–67, 2002.

175. Corley DA, Kerlikowske K, Verma R, Buffler P: Protective association of aspirin/NSAIDs and esophageal cancer: A systematic review and meta-analysis. Gastroenterology 124:47–56, 2003.

176. Sonnenberg A, Fennerty MB: Medical decision analysis of chemoprevention against esophageal adenocarcinoma. Gastroenterology 124:1758–1766, 2003.

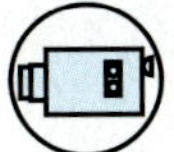

29 浅表食管癌的内镜下治疗

Kenneth K. Wang

概述 425
早期食管癌的生物学 425
早期食管癌的分期 426
内镜治疗食管癌的方法 428
热激光 428
氩等离子体凝固术 429
内镜下黏膜切除治疗早期食管癌 429
早期食管癌的光动力治疗 430
致谢 432

概述

胃肠道肿瘤的内镜下治疗一直是内镜医师的治疗目标。最初应用的技术包括利用烧灼设备的氩等离子体凝固术（argon plasma coagulation，APC）或热激光疗法。肿瘤分期技术的进步能明确增加内镜医师判断肿瘤的浸润深度和局部转移灶存在的能力，从而使内镜治疗成为现实。内镜医师利用黏膜切除和超声内镜（endoscopic ultrasonography，EUS）等新技术能够对早期癌进行分期，其准确性可与手术相媲美。另外，目前内镜医师可应用光动力治疗（photodynamic therapy，PDT）等技术去除癌前病变黏膜。这些技术标志着一个新的领域——肿瘤内镜治疗的开始。

早期食管癌的生物学

在西方国家，食管癌多由 Barrett 食管发展而来。了解食管癌的生物学行为对食管癌的治疗非常重要。Barrett食管是指食管复层鳞状上皮被化生的柱状上皮所代替，其黏膜下成分发生广泛变化，例如黏膜肌层的肌细胞和黏膜固有层的成纤维细胞增加。

鳞状细胞癌是美国食管癌的主要组织学类型，早期食管癌的文献大多数是关于鳞状细胞癌发病机制的研究。在远东地区同样如此，并认为鳞状细胞癌与饮酒和吸烟有关。目前在美国发现的大多数早期食管癌为腺癌，其发生与 Barrett 食管有关。与亚洲因为食管癌的高发而采取筛查措施不同，西方国家的早期食管癌大多是在患者有症状时才被发现。在对Barrett食管实行筛查监测方案后，早期癌变的检出率正在不断增加。

Barrett 食管相关癌可能起源于黏膜慢性炎症区域。癌变机制可能与炎症导致前列腺素 E2 水平增高有关，前列腺素 E2 是一种能导致细胞增殖加快的炎症调节因子[1]。细胞增殖是肿瘤的标志，并且是肿瘤发展过程中的早期事件。细胞增殖加快驱动细胞周期加快，Barrett食管向癌进展的过程中通常存在细胞周期检查点基因（cell cycle checkpoint genes）如 *p16* 的丢失。*p16*功能的缺失是由于发生于癌变过程早期的过甲基化或者杂合性丢失使启动子失活所致，这些改变在异型增生的Barrett黏膜中普遍存在[2]。细胞周期的失控导致细胞周期进一步加速，从而出现更多的基因改变如 *p53* 的缺失。*p53* 被公认为一个重要的肿瘤抑制基因，并参与促进累积基因缺陷的细胞发生凋亡[3]。这些基因缺陷累积后，可出现染色体不稳定，并导致染色体缺失或非整倍性。这些均为肿瘤发展的晚期改变。

对Barrett食管的生物学表现理解的重要方面是内镜医师应了解这些基因改变并非总是与组织改变相对应，尤其在应用消融治疗后。消融治疗能够减轻异型增生的组织学改变，而基因异常会持续存在[4]。已经发现这些持续存在的基因异常可导致异型增生的复发甚至是一定时间后的癌变。这说明消融治疗后组织学良性的Barrett食管仍可能为癌前病变，Barrett食管的长期治疗必须包括Barrett黏膜的完全清除。这些结果被最近的应用 PDT 治疗合并重度异型增生的 Barrett 食管的随机前瞻性研究所证实。在这项研究中，208 名患者随机分配至光动力治疗联合奥美拉唑组或者单用奥美拉唑组，能够完全消除Barrett黏膜的患者未进展至癌，而有任何Barrett黏膜残留者发展至癌变的机会则明显增加。

早期食管癌的分期

在内镜下治疗早期食管癌前必须对病变进行谨慎而准确的分期。以前，早期食管癌的诊断主要根据其在内镜下的大小。Barrett食管早期癌的实例见图29-1。直径为 2 厘米或以下的癌灶通常被认为是早期癌[5]。这一定义显然不是非常准确，因为不进行外科切除的情况下难以发现局部淋巴结转移情况和评价肿瘤侵犯深度。另外，外科切除的结果显示早期局限在黏膜肌层以上的黏膜层癌很少出现转移。一项欧洲多家中心对 253 名因早期鳞状细胞癌接受食管切除术患者的调查显示，肿瘤局限于上皮层者的生存率达到92.8%[6]，而肿瘤侵至黏膜层者的 5 年生存率降至 72.8%。遗憾的是，这组早期食管癌病例进行食管切除治疗的总体死亡率为9.1%。日本人关于鳞状细胞癌的研究结果相似，即如果肿瘤侵犯超过黏膜肌层，其转移的机会增加[7]。

超声内镜的出现使得不再必须借助外科切除来明确癌侵犯的深度。超声内镜检查可以通过专门的超声内镜或者高频超声探头来完成。超声内镜在7.5 ~ 12MHz的频率下可以对食管周淋巴结（N1期）、腹腔淋巴结（M1A期）、胃小弯淋巴结（N1期）、大部分的肝脏（M1b期）进行检查，并可对肿瘤是否侵犯胸膜或血管（T4期）进行探查。一例食管周淋巴结超声检查的实例见图29-2。如超声内镜检查中发现淋巴结呈低回声、圆形，并且直径超过1厘米，则应考虑淋巴结转移的可能。如果发现可疑淋巴结，应采用线阵探头引导进行细针穿刺活检。对于黏膜层病变，可利用超声探头进行检查。超声探头能够在20 ~ 30MHz的频率下成像，其分辨率可以满足对黏膜肌层进行观察。可惜的是，探头不能够使深部组织成像而对淋巴结进行观察，因此目前对早期癌进行确切分期需要联合应用超声探头和超声内镜。有些能够在 7.5 ~ 20MHz 成像的超声内镜能够准确评价黏膜病变，但其是否能够替代超声探头尚需进行进一步研究。

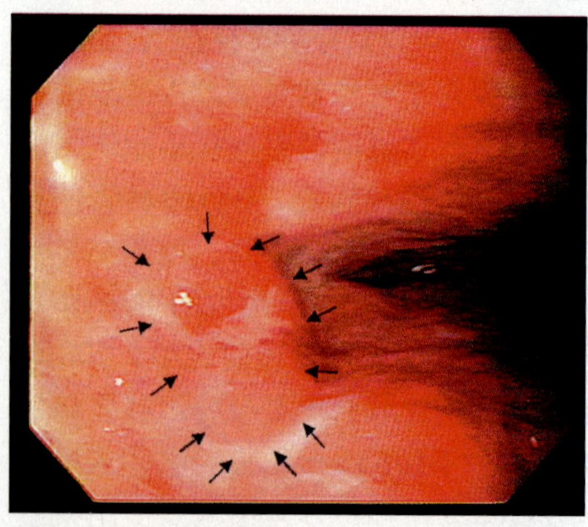

图29-1 早期食管癌的内镜影像，黑箭头标出病变轮廓，背景为 Barrett 食管的慢性炎性黏膜。

针对Barrett食管及早期食管癌患者在食管切除术前应用超声内镜进行分期已经有一系列小规模研究。一个中心在对 22 名患者的研究中发现，EUS 对于探测肿瘤黏膜下浸润的敏感性为 100%，但其特异性仅为 90%[8]。应用超声内镜技术实际上很难将炎症改变与早期癌浸润相鉴别。总体上，似乎超声内镜对肿瘤浸润深度有过度分期的倾向。最近发表的一项单个中心的回顾性总结分析报道了其从 1991 年至 2001 年在222名患者中应用超声内镜对食管癌分期的经验[9]。结果显示超声内镜对食管癌分期的准确度仅为54%，而对淋巴结分期的准确度为65%。这一结果似与超声内镜诊断经验无关，因为在研究前半段时间的检测准确度与后半段相似。这些结果说明需要更准确的分期技术来确保内镜治疗的顺利进行。

可喜的是，内镜下黏膜切除（endoscopic mucosal resection，EMR）这项新技术可以帮助确定癌浸润深度，并已成为Barrett食管早期癌变的一项主要治疗措施。EMR利用在标准内镜的前端套上一个中空的塑料切除帽完成操作。这一技术首先在日本应用，并且已经成为日本早期黏膜层食管癌的标准治疗。对超过 145 家日本医院进行的一项调查发现 76% 的医院应用EMR治疗早期食管癌[10]。出于商业上的考虑，在美国主要采用的也是切除帽技术。目前切除帽有两种类型，见图29-3；一种是其前端是完全平的，而另一种是呈一定斜度。

无论选择哪种类型的切除帽，EMR的操作方式相似。对于早期食管癌，关键的步骤是内镜医师要通过注射肾上腺素生理盐水溶液使病变充分隆起以利于切除。癌变部位通常已经由之前的活检确定，在病变周围注射使局部隆起。一般不建议在病变内注射，因为

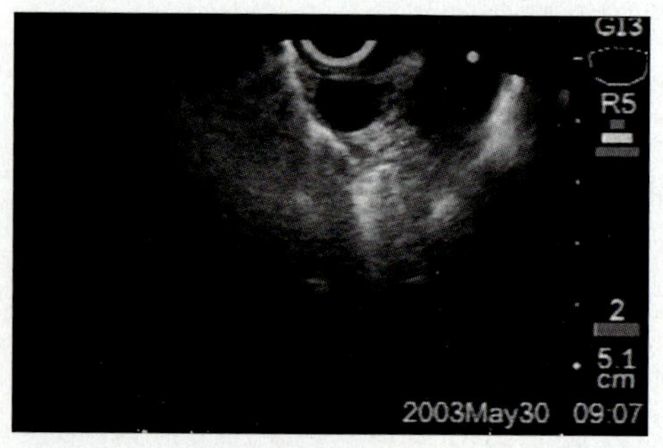

图29-2 超声内镜图像显示出可疑食管周淋巴结（白箭头）位于左侧的胸膜反射区与右侧的主动脉之间。淋巴结为低回声、圆形，为恶性淋巴结的特征。

理论上有可能使肿瘤细胞播散至黏膜下层。注射使病变部位充分隆起的过程见图 29-4。

一旦拟切除的癌灶通过注射后隆起，即可行黏膜切除术。如果不在数小时内完成切除治疗，注射诱导的炎症可能使肿瘤粘附至黏膜下层或固有肌层，从而导致切除困难或不能切除。

黏膜切除与标准的息肉切除术操作过程相似，惟一的不同之处是需先将病灶吸引形成假息肉以利切除。先将前端装有切除帽的内镜插入胃部。一般推荐将圈套器置于胃窦部，因为胃窦部黏膜比较光滑使圈套器易于沿着切除帽内壁弯折，在近边缘处形成环状袢。尽管在其他部位进行操作难度较大，有经验的医师仍然能够借助食管黏膜或近侧胃黏膜放置好圈套器在切除帽内的位置。将圈套器置于黏膜切除帽边缘部的过程见图 29-5。这通常是黏膜切除中最困难的部分，因为如果圈套器不能恰当地放置，吸入切除帽的组织可能使圈套器移位而导致组织切除不当。另外，由于圈套器易于变形，在沿着切除帽边缘部形成环状袢的过程中可以扭转，这时则需要一种新月形的圈套器。

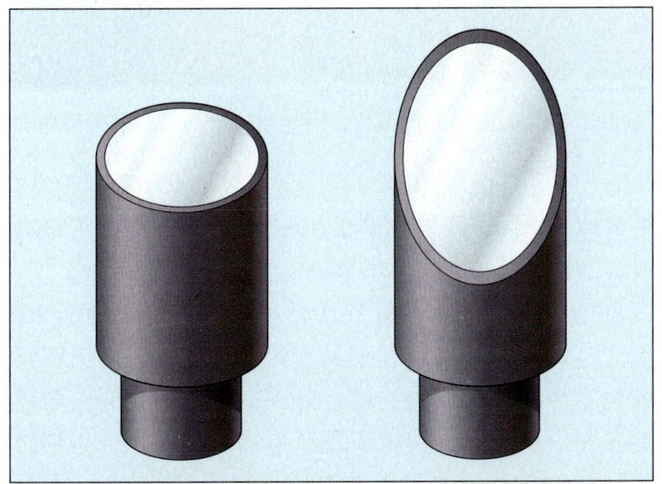

图29-3 内镜黏膜切除采用的切除帽，左侧者前端呈平面，右侧者前端呈斜面。

圈套器放置好后，重要的是持圈套器的助手不能移动圈套器，因为即使是轻微的位置变动亦可导致圈套器移位。

然后将组织吸入切除帽完成组织切除，见图29-6。要完成更大面积的黏膜切除，必须将更多的组织吸入，这与静脉曲张结扎治疗相似。黏膜下组织通常与黏膜一同在EMR过程中被切除。一旦组织被充分吸入切除帽，收紧圈套器并开始通电烧灼直到组织被切断。这一过程比通常的息肉切除时间要长数秒，因为其组织切除量更大。病理医师评估认为切除黏膜的平均直径大约为 1 厘米，而切除后所遗留的缺损直径通常为 2 ~ 3 厘米。切除过程及残留溃疡见图 29-6。因为肿瘤通常比单次黏膜切除组织的面积大，可直接在邻近第一次切除的部位进行二次切除，但要注意不要将暴露在第一次切除部位的固有肌层吸入切除帽。在同一部位的多次切除必须由能够熟练掌握黏膜切除技术的内镜医师操作完成。

EMR 可用于诊断 Barrett 食管的少见病变。在我们的经验中，局灶结节区域或不平黏膜有较高的癌发生率。最近的一项关于病理学专家诊断黏膜内癌与重度异型增生的研究发现，即使在病理专家同意采用统一标准定义的条件下，其诊断的一致性也只能达到中等程度，其kappa评分小于0.6[11]。钳夹活检所获得的有限组织使病理医师对肿瘤侵犯的判断能力受到限制。在一组 25 名 Barrett 食管患者中，我们小组应用EMR对腺癌的诊断率上升了40%，因为该技术可以提供更大块的标本[12]。在日本，EMR也是一种非常好的对食管癌进行分期的手段[13]。目前认为如果肿瘤为sm1或sm2期（局限于固有层），则可以在内镜下被安全地切除，且很少出现转移。肿瘤穿透至黏膜肌层或黏膜下层浅层的患者的转移率为6%。EMR 技术赋予内镜医师过去只有外科医师能起到的作用，能够评价肿瘤的可治愈性，并可获得足以进行组织学和病理学分期所需深度的组织标本。

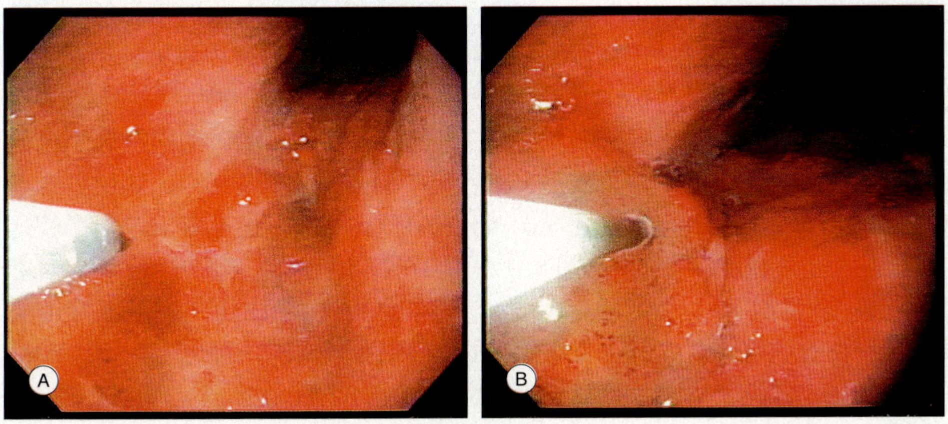

图 29-4 A. 注射针头位于目标黏膜上方。B. 注射溶液过程中黏膜隆起。

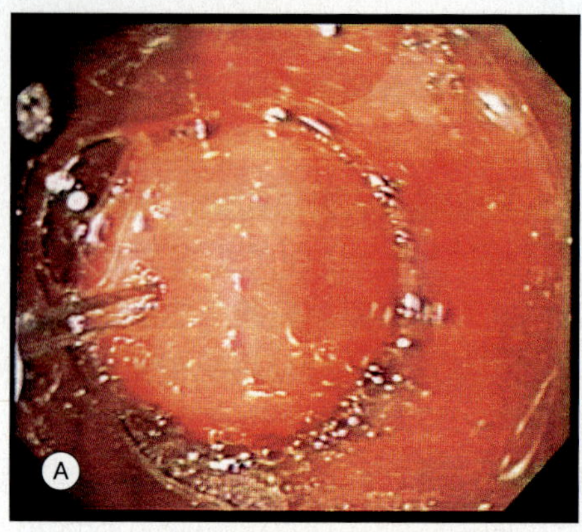

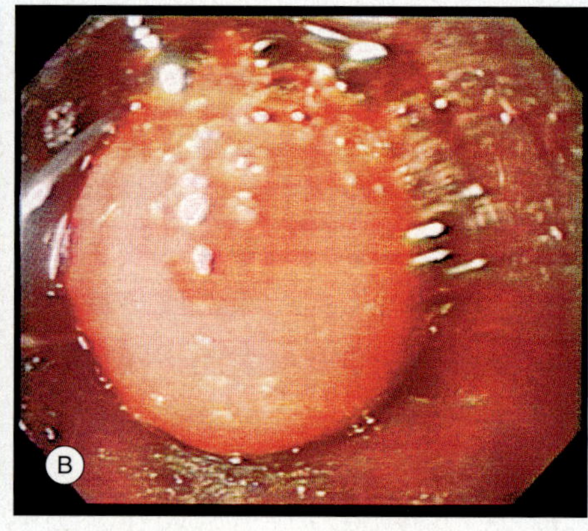

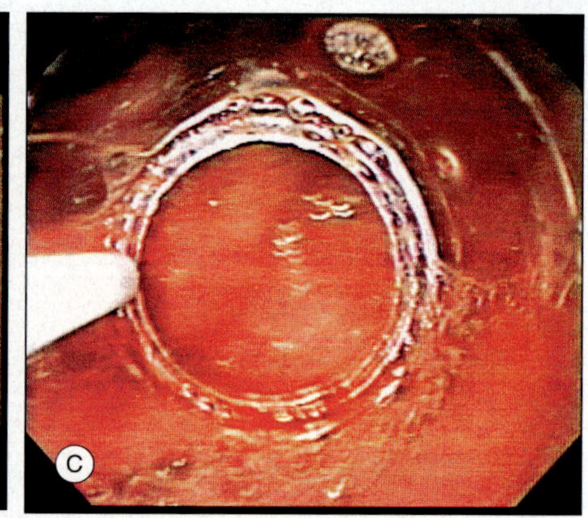

图 29-5　A. 在黏膜被吸引入切除帽内时小心地打开圈套器。利用黏膜将圈套器顶端的一个点向切除帽的边缘弯折。B. 一旦圈套器向切除帽的侧壁弯折，圈套器上的那一点就会稳稳地嵌入在切除帽边缘部，进一步向前推进圈套器以在切除帽的边缘部形成一个圆袢。C. 显示圈套器正确地放置于黏膜切除帽的边缘部。

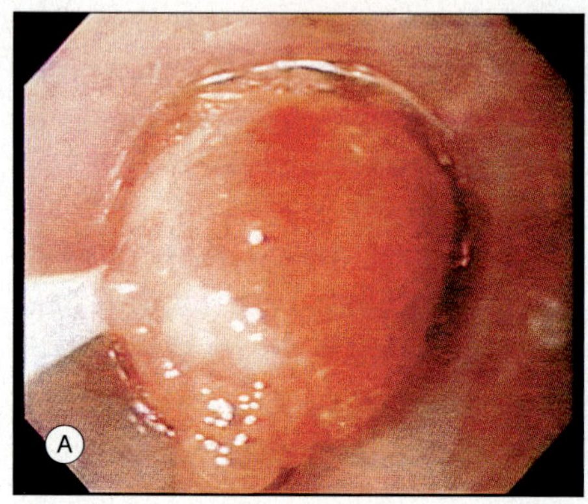

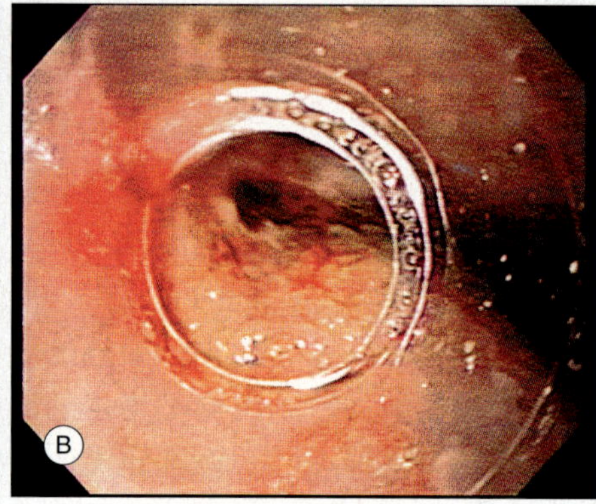

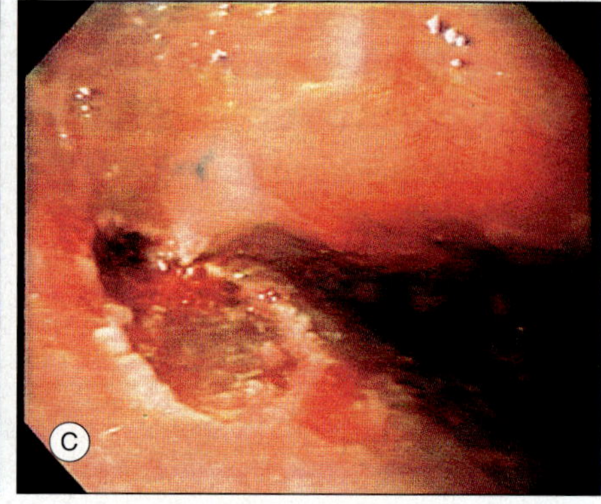

图 29-6　A. 癌组织吸入切除帽，收紧圈套器。B. 显示黏膜切除所致缺损。因为有明显的癌残留，可在第一次切除的邻近部位行第二次切除。C. 第二次切除，清除了残余肿瘤。

内镜治疗食管癌的方法

热激光

利用热能进行治疗是治疗食管癌的早期方法之一。这些技术最早用于食管癌的姑息治疗，包括应用激光或强热能在梗阻的癌组织中建立新的腔道。因为大部分（80%～90%）食管癌有梗阻表现，这自然成为多数食管癌治疗的起始点。利用热技术治疗梗阻非常理想，因为其能即刻消融肿瘤组织，形成一个腔道使食物顺利通过。然而与可扩张型金属支架相比，激光治疗花费昂贵，而且需要多次进行操作以长期缓解症状[14]。激光治疗很自然成为浅表食管癌和胃癌的首选治疗方法。所采用的激光逐渐发生变化，最初选择的为钕：钇铝石榴石激光（neodymium:yttrium-aluminum-garnet，Nd:YAG），其产生的红外激光（1063nm）的组织穿透深度可达 2cm。在 20 世纪 80 年代应用这种激光治疗多数浅表鳞状细胞食管癌取得了相对较好的效果。在一项小规模研究中 33 名浅表食管癌或贲门癌患者应用此方法进行治疗，其中大部分患者随访了至少 2 年，结果显示肿瘤清除率为 73%[15]。这种治疗可以最多重复 6 次，平均的复治次数为 2.6 次。这种治疗的问题在于其疗效通常依赖于内镜医师的技术和应用激光的经验。此外，对于肿瘤的浅表性的判断仅仅根据其内镜表现。可惜的是在这一早期阶段，评价肿瘤浸润深度的方法仅限于CT检查，而且其分辨率较现今使用的差很多。而且对于治愈的判断标准也仅限于对治疗部位的活检结果，这是由于当时在非手术切除的情况下无法对局部淋巴结转移和黏膜下病变进行评价。更近的研究对极少数患者联合应用 Nd：YAG 激光和多极电凝进行治疗。一项仅包括 6 名患者的连续7年的研究发现，随访期间一名患者治疗失败，3名患者有Barrett黏膜残留[16]。每位患者平均需要 3 次 Nd：YAG 和 3 次多极电凝治疗。尽管这种形式的治疗可能有效，但它需要多次内镜治疗，且可能治疗失败。一篇病例报告显示由于在外观正常的鳞状上皮组织下的病变很难被发现，因此应用Nd：YAG 治疗有可能失败[17]。

其他用来治疗浅表癌的激光治疗方法包括钾离子硫酸磷酸盐：钇铝石榴石激光（potassium titanyl phosphate:yttrium-aluminum-garnet, KTP:YAG）和氩激光，与Nd:YAG激光相比，其组织穿透深度更为有限。这些激光全部产生在可见的绿光光谱区（532nm）并且穿透组织的深度仅约2mm。提倡用这类激光治疗血管病变，因为其穿透深度有限且易集中被血红蛋白吸收。最近的一些研究报告这类激光可用于治疗Barrett食管，因为其组织损伤浅，从而使治疗具有安全性。与癌相比，这类激光更常用于异型增生病变的消融治疗，但对一些非常浅表的癌应用这类激光也可能有效。一项研究发现对2名患者采用KTP:YAG激光治疗破坏了其早期癌组织，但这需要多次治疗。此外还发现在10名接受治疗的Barrett食管患者中有2人在鳞状黏膜下仍残留肠上皮化生[18]。

除了这些关于激光治疗早期食管癌的报告，大部分的内镜中心已不再应用热激光治疗早期食管癌，因为其大多数应用范围已经被更新的技术所替代。对于吞咽困难的治疗，多数情况下热激光治疗已被自膨式金属支架所取代。应用热激光治疗血管病变已经被多极电凝和APC代替。因为购买设备的限制及内镜医师对其操作的熟练度呈逐渐下降的趋势，将来热激光也不大可能被用于治疗浅表性癌。

氩等离子体凝固术

最早开发APC是作为一种可以烧灼出血病变（以一种非接触方式）的止血设备，特别是用于传统探头很难达到的病变部位的治疗。APC能够治疗浅表病变并且被认为可以减少穿孔的危险性。许多研究者用其进行Barrett食管黏膜的消融治疗，取得了好的效果[19-27]。这一技术见图29-7。

APC的最初目的是对靶病变通电而不会导致其穿孔。氩气在电压下释放，内镜医师在治疗过程中须警惕避免探头前端插入黏膜组织中。否则，会导致黏膜下积气甚至穿孔。因此，应用氩等离子体凝固器进行电凝治疗时，应注意将探头撤向内镜，以免接触黏膜，而且必须确保探头前端没有插入黏膜。治疗腺癌时需要在较高的能量范围，文献中应用的为80至90瓦特。在治疗Barrett食管重度异型增生时应用更高的输出能量可以提高治疗效果，当然也可随之出现并发症如穿孔和狭窄[25,28,29]。

应用APC对Barrett食管的上皮内癌进行治疗的报道仅限于少数患者。在一个仅对3例上皮内癌患者应用APC治疗的研究中，结果显示APC治疗无效且导致肿瘤浸润[29]。这个病例随后应用PDT治疗也失败了。另一个应用APC治疗3名早期食管癌患者的小规模研究结果相似，其中1例复发，随后对其应用了PDT治疗[30]。亚洲文献中报告应用APC治疗早期鳞状细胞癌和重度异型增生取得了很好的结果[31,32]。在一项针对29名早期食管鳞状细胞癌和42名重度异型增生患者的研究中，先予EMR治疗，如有残留则予APC治疗[32]。从其早期结果看来是成功的，食管癌组仅有3人（10%）在4个月后出现复发。黏膜切除范围超过食管直径大半的病例中，有4人出现了食管狭窄。

总之，尽管患者对APC耐受性好且并发症少，但其对早期食管癌的治疗作用有限，治疗Barrett食管相关癌的失败率高（33%），治疗浅表鳞状细胞癌的失败率相对较低（10%）。考虑到这种治疗方法的损伤深度有限，这一结果并不令人意外。

内镜下黏膜切除治疗早期食管癌

在日本，EMR从开始即被用于治疗早期食管癌和胃癌[33]。操作由熟悉内镜技术及了解肿瘤手术解剖的外科医师完成。最初的切除操作采用外套管来固定组织。将标准内镜经外套管插入，然后利用从内镜中插入或之前绕在套管上的圈套器切除组织。EMR可导致令人担心的大溃疡，但这些溃疡都能在2个月内愈合[34]。最常用的是Makuuchi管，在1992年已在152例浅表食管癌患者的治疗中使用[35]。这些黏膜切除术的先驱者发现，当肿瘤位于上皮内或局限于黏膜层上2/3时，很少出现血管浸润或转移。当癌组织穿透至黏膜层底部1/3时，25%的患者会出现血管浸润或淋巴结转移。经过他们的治疗，上皮内癌患者的5年生存率接近100%。然而，一旦癌组织穿透至黏膜下层，5年生存率则降至55%～59%。最初，黏膜切除只推荐用于病变小于2厘米和小于食管周径1/3且不适于外

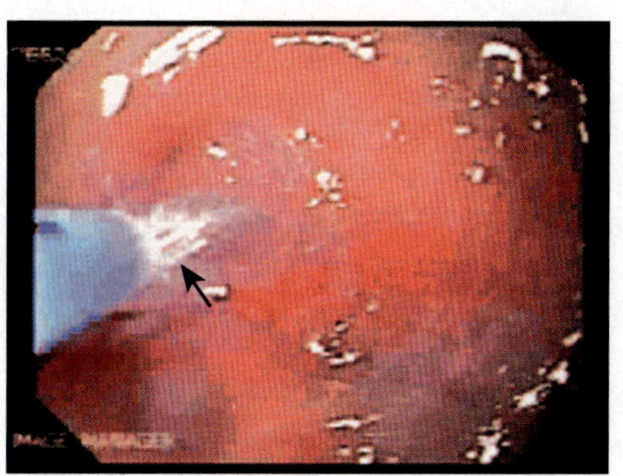

图29-7　上图显示氩等离子体凝固术通过一束离子化的氩气流传导电荷来烧灼黏膜。放电过程见黑色箭头。电流能够到达与氩气探头不在同一直线上的部位。

科手术的食管癌患者[36]。一项关于淋巴结转移与肿瘤浸润深度关系的研究显示，如果病变局限于黏膜层则出现淋巴结转移者为0%，侵及黏膜肌层时为10%，而出现黏膜下浸润则为43%[37]。随着时间的推移，早期食管癌的推荐治疗方法已经发生了改变，因为在实行密切筛查程序后诊断的食管癌中大约四分之一为早期癌[38]。在90年代末，一项对日本医疗机构的调查发现EMR是对局限在上2/3黏膜层的食管癌的首选治疗方法[39]。有趣的是，所有病变局限于黏膜的患者均得以存活，但病变穿透至黏膜下层患者的预后明显较前者差。

在美国，采用的黏膜切除技术与之前所述相似。同时有进行EMR的其他方法，如应用双通道治疗内镜。一个通道用于在病变周围放置圈套器，然后通过另一个通道放入活检钳抓住病变并将其拉向内镜方向，这样能使组织位于圈套器中以便切除。另外，还有一种易于操作的技术，即应用内镜下静脉曲张套扎器使病变形成假息肉。与其他技术一样，先局部注射肾上腺素生理盐水后使病变抬起，然后利用静脉曲张套扎器套扎病变。应用套扎器形成假息肉后用小的圈套器切除病变。尽管这项技术操作简单，但需多次进镜才能完成全部治疗，而且静脉曲张套扎装置的花费通常比前面提到的黏膜切除帽高。此外，静脉曲张套扎技术需要在套扎病变后尽快用圈套器进行切除治疗，因为如果套扎的黏膜组织大，套扎带可能滑动并从黏膜上脱落。与曲张静脉不同的是，拟切除病变上没有静脉供套扎带收缩，因此，套扎带能否扎牢组织依赖于套扎组织的密度，套扎带有可能根本不能固定在病变部位上。所有这些操作设计都是为使相对平坦的局部黏膜抬起。尽管较大尺寸的黏膜切除帽可能切除较大块的组织，但各种技术方法的组织切除能力相似，并没有任何一项在组织切除方面有较明显优势。

应用EMR治疗Barrett食管继发腺癌的研究较少。Mayo临床中心对17名患者进行的一项小规模研究显示，联合黏膜切除及随后进行PDT治疗能够消除肿瘤[40]。采用联合治疗是因为在无异型增生表现的黏膜中仍可发现基因异常。这些患者在中位随访时间13个月时有16人（94%）无瘤生存。这组病例的并发症主要为1名患者（6%）EMR后轻度出血，5名患者（30%）并发狭窄。在德国进行的一个更大规模研究中，64名早期癌和重度异型增生患者接受EMR治疗，随访1年后发现治疗初期病变特点适于行EMR的患者中97%仍维持缓解[41]。但是，适合EMR治疗的病变包括息肉样、隆起型或平坦型病变，仅出现在35名患者（55%）中。而那些病变表现为凹陷型或溃疡的患者中，只有59%仍维持缓解。在对该组局部治疗病例进行的3年随访过程中发现了一个严重问题。最近的一个报告提出，在原先未癌变的残留Barrett黏膜中，30%患者出现了新的癌变[42]。作者现在主张采用与Mayo临床中心相似的治疗方法，对残留的Barrett黏膜附加消融治疗。这些研究结果为我们建议何种病变应该行EMR提供了依据（表29-1）。

表29-1 适于内镜下黏膜切除的食管癌特点

特点	适合条件
大小	小于2厘米
穿透深度	未穿透黏膜肌层
癌分化程度	高分化癌
外观	息肉样、隆起型或平坦型病变

早期食管癌的光动力治疗

PDT从其1961年问世即开始用于肿瘤的治疗[43]。传统的治疗需联合应用作为光敏剂的药物和用来激活药物的特殊波长的光。标准的操作方法为在光照前数天或数小时用药，使光敏剂聚集在肿瘤组织。然后在黏膜处应用激光器产生的光进行照射，导致广泛的组织破坏和细胞死亡。

目前的光敏剂为卟啉复合物的衍生物，通常静脉给药。正常组织排出光敏剂的速度一般比肿瘤组织快。这就是目前应用的商业化光敏剂Photofrin Ⅱ（卟吩姆钠）需在光照前48小时给药的原因。氨基酮戊酸（aminolevulinic acid，ALA）是一种在欧洲常用的前体药物。ALA必须通过亚铁血红素合成途径转化为原卟啉IX[44]。原卟啉IX主要保留在黏膜层，从而限制了光动力治疗的深度。这些光敏剂随后能够被波长630nm或635nm（激活ALA）的红光激活。其他波长的光也能够激活这些卟啉复合物，但是选择红光是因为它的组织穿透性明显好于其他波长较短的光，而且能够避免被血红蛋白吸收。一般来说，激光器发出的光需要借助内镜来传导。这意味着激光必须“整合”入光导纤维中进行传导，这就要求激光源发出的光具有一致和集中的特点。旧的激光系统应用染料激光器，主要是将短波长的光（例如，532nm的氩激光）转换为较长的红光。这些系统仍在应用，能够产生7瓦特的能量。因为染料激光器需要联合两个激光系统，在激光校准和能量输出方面存在问题。它们需要特殊的电输出和水冷却系统。较新的固态二极管激光器能够在普通房间的电流下操作，而且采用的是空气冷却。这样可以仪器体积更小，更易于运输。目前的系统中加入了一个能量输出表，这样可以根据需要调节激光器选择输出能量，而不需要内镜医师反复校准系统。

光照射的操作过程通常需要通过内镜的活检通道放置光导纤维。其前端有一个圆柱状的弥散纤维能够置入食管腔。通常，在治疗早期肿瘤时，纤维需压住肿瘤组织，见图 29-8。

对 Barrett 食管并发癌进行 PDT 治疗时的参数是，卟吩姆钠的用量为2mg/kg体重，于PDT前48小时给药。红光通过弥散纤维传导，能量输出为每次400mW/cm纤维，总能量约 300J/cm 纤维。如果镜下没有明显的病变，而且黏膜切除已经完全切除了病变，可用较小剂量的光如 200J/cm 纤维治疗残留的 Barrett 黏膜。患者可能出现多种并发症。注射药物后，可能出现皮肤光过敏，并持续 30 至 90 天。患者可在光照射后 24 小时内出现剧烈胸痛。这种疼痛可能需要使用麻醉剂来缓解。一般选择经皮应用麻醉剂，因为患者治疗后会出现吞咽痛。由于不能摄取足够的液体，患者有可能出现脱水，并可能需要静脉输液治疗。光照射后 1~3 天可有恶心，需要给予止吐药。少见的副作用包括损伤食管周围器官，导致如房颤和胸腔积液等情况[45, 46]。食管狭窄是常见主要问题，见于大约 1/3 接受治疗的患者。这种狭窄通常为纤维化所致，需要多次扩张治疗来解除梗阻。

PDT 治疗食管癌的结果见表 29-2。如果只考虑对早期食管癌的疗效，总的来说，其效果是非常好的。值得注意的是，在晚期食管癌患者中报告的 5 年生存率也可达到 23%。大部分研究应用的光敏剂相似，如血卟啉衍生物或卟吩姆钠，也有少数应用mTHPC（间-四羟基苯二氢卟酚），其组织穿透深度较卟吩姆钠更深，但在我们国家尚无这种药。在应用卟啉复合物的

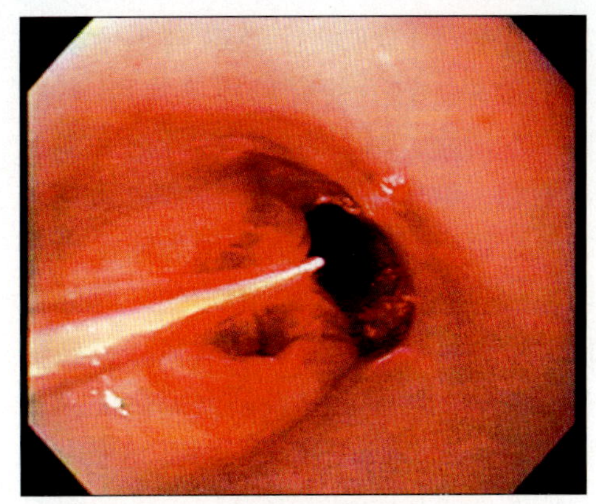

图 29-8 食管癌的光照射治疗。

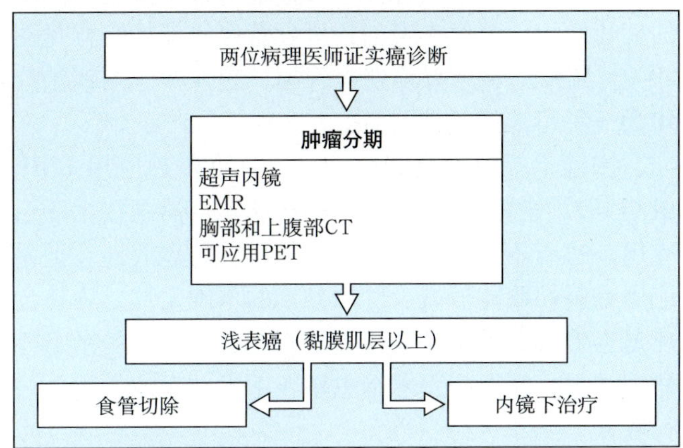

图 29-9 早期食管癌的治疗。

研究中，生存率为62%～93%，中位有效率约为75%。Sibille 和其合作者的研究反映出一个重要问题，即尽管无病生存率高，但总的 5 年生存率仅为 25%，这说明这些患者同时有严重的伴发疾病。考虑到大部分研究包含了穿透黏膜下甚至黏膜肌层的浸润病变，PDT 的疗效还是非常好的。在这些研究中所报道的并发症与之前提到的相似，大约 1/3 的患者出现狭窄。

表 29-2 食管癌光动力治疗的效果

研究	患者数	肿瘤类型	肿瘤分期	药物	成功率（%）
Jin 等[47]	207	59% 贲门癌	全部为进展期	HpD	5 年存活 23%
Sibille 等[5]	123	85% 鳞癌 15% 腺癌	“早期”	HpD	5 年无病生存 74%
McCaughn 等[48]	77	腺癌和鳞癌	I-IV 期	卟吩姆钠 II	I 期患者 5 年生存率 62%
Grosjean 等[49]	31	鳞癌	87% 显微镜下癌	mTHPC	显微镜下癌在 15 月时 83% 完全有效
Gossner 等[50]	22	腺癌	T1 和 T2	ALA	在 9 月时 77% 完全有效
Tan 等[51]	12	腺癌	2 例 T0 10 例 T1-T2	ALA	17%
Panjehpour 等[52]	13	腺癌	12 例 T1 和 1 例 T2	卟吩姆钠 II	77%
Pacifico 等[53]	23	腺癌	23 例 T0-T1	HpD 和 卟吩姆钠 II	84%
Wolfsen 等[46]	14	腺癌	T0-T1	卟吩姆钠 II	93%

ALA，氨基酮戊丙酸；HpD，血卟啉衍生物；mTHPC，间 - 四羟基苯二氢卟酚。

我们小组最近比较了PDT联合EMR与手术切除治疗早期食管癌的效果。这一研究包括总共88名患者，64人行外科手术切除，24人为内镜治疗。手术治疗的全部患者被治愈，88%的内镜治疗患者也达到无病状态。而内镜治疗组患者中许多人是因为伴发疾病无法进行手术切除治疗而改行内镜下治疗的。此外，手术治疗组出现严重并发症的患者明显增多，包括吻合口狭窄和吻合口漏、伤口感染以及倾倒综合征。总而言之，研究显示手术治疗的疗效并不显著优于内镜治疗，且手术治疗的患者更易出现并发症。这些结果说明对早期癌来说内镜治疗可能成为传统食管切除术的替代治疗。可供参考的评价食管癌患者的流程见图29-9。如果患者患有早期食管癌，应该考虑内镜治疗作为一种可能的治疗选择。

内镜治疗早期食管癌的方法包括单独应用EMR或与PDT等黏膜消融治疗或APC等热消融技术联合应用。也有不少研究报告了单用PDT的有效性，但是应用黏膜切除能够减少肿瘤分期的不确定性。内镜治疗是否能成为手术的替代方法有赖于进一步的前瞻性研究结果。需要对手术治愈率与手术并发症的风险进行权衡。

致谢

感谢NIHCA85992-01和R01CA097048-01的支持。

（白鹏译　李军　顾芳校）

参考文献

1. Buttar NS, Wang KK, Anderson MA, et al: The effect of selective cyclooxygenase-2 inhibition in Barrett's esophagus epithelium: An in vitro study.[comment]. J Natl Cancer Inst 94:422– 429, 2002.
2. Galipeau PC, Prevo LJ, Sanchez CA, et al: Clonal expansion and loss of heterozygosity at chromosomes 9p and 17p in premalignant esophageal (Barrett's) tissue. J Natl Cancer Inst 91:2087–2095, 1999.
3. Prevo LJ, Sanchez CA, Galipeau PC, Reid BJ: p53-mutant clones and field effects in Barrett's esophagus. Cancer Res 59:4784–4787, 1999.
4. Krishnadath K, Wang K, Liu W, et al: Persistent genetic abnormalities in Barrett's esophagus after photodynamic therapy. Gastroenterology 119:624– 630, 2000.
5. Sibille A, Lambert R, Souquet JC, et al: Long-term survival after photodynamic therapy for esophageal cancer [see comments]. Gastroenterology 108:337–344, 1995.
6. Bonavina L: Early oesophageal cancer: Results of a European multicentre survey. Group Europeen pour l'Etude des Maladies de l'Oesophage. Br J Surg 82:98–101, 1995.
7. Noguchi H, Naomoto Y, Kondo H, et al: Evaluation of endoscopic mucosal resection for superficial esophageal carcinoma. Surg Laparosc Endosc Percutan Tech 10:343–350, 2000.
8. Scotiniotis IA, Kochman ML, Lewis JD, et al: Accuracy of EUS in the evaluation of Barrett's esophagus and high-grade dysplasia or intramucosal carcinoma. Gastrointest Endosc 54:689–696, 2001.
9. Bosing N, Schumacher B, Frieling T, et al: Endoscopic ultrasound in routine clinical practice for staging adenocarcinomas of the stomach and distal esophagus. [German]. Chirurg 74:214–223, 2003.
10. Kodama M, Kakegawa T: Treatment of superficial cancer of the esophagus: A summary of responses to a questionnaire on superficial cancer of the esophagus in Japan. Surgery 123:432– 439, 1998.
11. Ormsby AH, Petras RE, Henricks WH, et al: Observer variation in the diagnosis of superficial oesophageal adenocarcinoma. Gut 51: 671–676, 2002.
12. Nijhawan PK, Wang KK: Endoscopic mucosal resection for lesions with endoscopic features suggestive of malignancy and high-grade dysplasia within Barrett's esophagus. Gastrointest Endosc 52:328–332, 2000.
13. Yoshida MMK: [Endoscopic evaluation of the depth of invasion in cases of superficial esophageal cancer in determining indications for endoscopic mucosal resection]. Nippon Geka Gakkai Zasshi 103:337–342, 2002.
14. Dallal HJ, Smith GD, Grieve DC, et al: A randomized trial of thermal ablative therapy versus expandable metal stents in the palliative treatment of patients with esophageal carcinoma. Gastrointest Endosc 54:549–557, 2001.
15. Yang GR, Zhao LQ, Li SS, et al: Endoscopic Nd:YAG laser therapy in patients with early superficial carcinoma of the esophagus and the gastric cardia. Endoscopy 26:681– 685, 1994.
16. Sharma P, Jaffe PE, Bhattacharyya A, Sampliner RE: Laser and multipolar electrocoagulation ablation of early Barrett's adenocarcinoma: Long-term follow-up. Gastrointest Endosc 49: 442–446, 1999.
17. Fremond L, Bouche O, Diebold MD, et al: [Partial regression of Barrett esophagus with high grade dysplasia and adenocarcinoma after photocoagulation and endocurietherapy under antisecretory treatment]. Gastroenterol Clin Biol 19:112–116, 1995.
18. Gossner L, May A, Stolte M, et al: KTP laser destruction of dysplasia and early cancer in columnar-lined Barrett's esophagus. Gastrointest Endosc 49:8–12, 1999.
19. Dumoulin FL, Terjung B, Neubrand M, et al: Treatment of Barrett's esophagus by endoscopic argon plasma coagulation. Endoscopy 29:751–753, 1997.
20. Maass S, Martin WR, Spiethoff A, Riemann JF: [Barrett esophagus with severe dysplasia in argon beam therapy]. Z Gastroenterol 36: 301–306, 1998.
21. Mork H, Barth T, Kreipe HH, et al: Reconstitution of squamous epithelium in Barrett's oesophagus with endoscopic argon plasma coagulation: a prospective study. Scand J Gastroenterol 33:1130 – 1134, 1998.
22. Van Laethem JL, Cremer M, Peny MO, et al: Eradication of Barrett's mucosa with argon plasma coagulation and acid suppression: Immediate and mid term results [see comments]. Gut 43:747–751, 1998.
23. Byrne JP, Armstrong GR, Attwood SE: Restoration of the normal squamous lining in Barrett's esophagus by argon beam plasma coagulation [see comments]. Am J Gastroenterol 93:1810 –1815, 1998.
24. Grade AJ, Shah IA, Medlin SM, Ramirez FC: The efficacy and safety of argon plasma coagulation therapy in Barrett's esophagus. Gastrointest Endosc 50:18–22, 1999.
25. Pereira-Lima JC, Busnello JV, Saul C, et al: High power setting argon plasma coagulation for the eradication of Barrett's esophagus.

Am J Gastroenterol 95:1661–1668, 2000.

26. Martin WR, Jakobs R, Spiethoff A, et al: [Treatment of Barrett esophagus with argon plasma coagulation with acid suppression—a prospective study]. [German]. Z Gastroenterol 37:779–784, 1999.
27. Tigges H, Fuchs KH, Maroske J, et al: Combination of endoscopic argon plasma coagulation and antireflux surgery for treatment of Barrett's esophagus. J Gastrointest Surg 5:251–259, 2001.
28. Schulz H, Miehlke S, Antos D, et al: Ablation of Barrett's epithelium by endoscopic argon plasma coagulation in combination with high-dose omeprazole. Gastrointest Endosc 51:659– 663, 2000.
29. Van Laethem JL, Jagodzinski R, Peny MO, et al: Argon plasma coagulation in the treatment of Barrett's high-grade dysplasia and in situ adenocarcinoma. Endoscopy 33:257–261, 2001.
30. May A, Gossner L, Gunter E, et al: Local treatment of early cancer in short Barrett's esophagus by means of argon plasma coagulation: initial experience. Endoscopy 31:497–500, 1999.
31. Katsuta M, Tajiri T, Nomura T, et al: Treatment of superficial esophageal cancer by argon plasma coagulation. [Japanese]. Nihon Ika Daigahu Zasshi 69:383–385, 2002.
32. Wang GQ, Wei WQ, Hao CQ, et al: Minimal invasive treatment of early esophageal cancer and its precancerous lesion: endoscopic mucosal resection using transparent cap-fitted endoscope. [Chinese]. Chung-Hua i Hsueh Tsa Chih 83:306–308, 2003.
33. Inoue H, Endo M: Endoscopic esophageal mucosal resection using a transparent tube. Surg Endosc 4:198–201, 1990.
34. Inoue M, Shiozaki H, Tamura S, Monden M: Endoscopic mucosal resection for early esophageal cancer. Review 15 refs. [Japanese]. Nippon Rinsho 54:1286 –1291, 1996.
35. Makuuchi H, Machimura T, Mizutani K, et al: Controversy in the treatment of superficial esophageal carcinoma—indications and problems of the procedures. [Japanese]. Nippon Geka Gakkai Zasshi 93:1059–1062, 1992.
36. Endo M, Takeshita K, Inoue H: Endoscopic mucosal resection of esophageal cancer. Review 7 refs. [Japanese]. Gan to Kagaku Ryoho 22:192–195, 1995.
37. Yoshida M, Hanashi T, Momma K, et al: Endoscopic mucosal resection for radical treatment of esophageal cancer. [Japanese]. Gan to Kagaku Ryoho 22:847–854, 1995.
38. Kato H: Diagnosis and treatment of esophageal neoplasms. Jpn J Cancer Res 86:993–1009, 1995.
39. Kodama M, Kakegawa T: Treatment of superficial carcinoma of the esophagus—A review of responses to questionnaire on superficial carcinoma of the esophagus collected at the 49th conference of Japanese Society for Esophageal Diseases. [Japanese]. Nippon Geka Gakkai Zasshi 97:683–690, 1996.
40. Buttar NS, Wang KK, Lutzke LS, et al: Combined endoscopic mucosal resection and photodynamic therapy for esophageal neoplasia within Barrett's esophagus. Gastrointest Endosc 54:682–688, 2001.
41. Ell C, May A, Gossner L, et al: Endoscopic mucosal resection of early cancer and high-grade dysplasia in Barrett's esophagus. Gastroenterology 118:670 –677, 2000.
42. May A, Gossner L, Pech O, et al: Local endoscopic therapy for intraepithelial high-grade neoplasia and early adenocarcinoma in Barrett's oesophagus: Acute-phase and intermediate results of a new treatment approach. Eur J Gastroenterol Hepatol 14:1085–1091, 2002.
43. Wang KK: Current status of photodynamic therapy of Barrett's esophagus. Gastrointest Endosc 49:S20–23, 1999.
44. Barr H, Shepherd NA, Dix A, et al: Eradication of high-grade dysplasia in columnar-lined (Barrett's) oesophagus by photodynamic therapy with endogenously generated protoporphyrin IX [see comments]. Lancet 348:584–585, 1996.
45. Overholt BF, Panjehpour M, Ayres M: Photodynamic therapy for Barrett's esophagus: Cardiac effects. Lasers Surg Med 21:317–320, 1997.
46. Wolfsen HC, Woodward TA, Raimondo M: Photodynamic therapy for dysplastic Barrett esophagus and early esophageal adenocarcinoma. Mayo Clin Proc 77:1176 –1181, 2002.
47. Jin M, Yang B, Zhang W, Wang Y: Photodynamic therapy for upper gastrointestinal tumours over the past 10 years. Semin Surg Oncol 10:111–113, 1994.
48. McCaughan JS Jr, Ellison EC, Guy JT, et al: Photodynamic therapy for esophageal malignancy: A prospective twelve-year study. Ann Thorac Surg 62:1005–1009; discussion 1009–1010, 1996.
49. Grosjean P, Savary JF, Mizeret J, et al: Photodynamic therapy for cancer of the upper aerodigestive tract using tetra(m-hydroxyphenyl) chlorin. J Clin Laser Med Surg 14:281–287, 1996.
50. Gossner L, Stolte M, Sroka R, et al: Photodynamic ablation of high-grade dysplasia and early cancer in Barrett's esophagus by means of 5-aminolevulinic acid [see comments]. Gastroenterology 114: 448– 455, 1998.
51. Tan WC, Fulljames C, Stone N, et al: Photodynamic therapy using 5-aminolaevulinic acid for oesophageal adenocarcinoma associated with Barrett's metaplasia. J Photochem Photobiol B 53:81–90, 1999.
52. Panjehpour M, Overholt BF, Haydek JM, Lee SG: Results of photodynamic therapy for ablation of dysplasia and early cancer in Barrett's esophagus and effect of oral steroids on stricture formation. Am J Gastroenterol 95:2177–2184, 2000.
53. Pacifico RJ, Wang KK: Role of mucosal ablative therapy in the treatment of the columnar-lined esophagus. Chest Surg Clin North Am 12:185–203, 2002.

30 恶性吞咽困难和食管瘘的内镜姑息治疗

Marjolein Y.V. Homs and Peter D. Siersema

引言 435
流行病学 435
鳞状细胞癌 435
腺癌 435
发病机制 436
鳞状细胞癌 436
腺癌 437
临床特征 437
病理学 437
鳞状细胞癌 437
腺癌 437
鉴别诊断 438
治疗 438
自膨式金属支架 439
激光治疗 449
其他内镜疗法 450
营养支持 451
生活质量 451
未来趋势 451

引言

每年，全世界诊断的食管和胃食管连接部癌的例数超过40万，在常见肿瘤中居第八位，在肿瘤致死原因中居第六位[1]。确定其准确的发病率尚有些困难，因为胃食管连接部癌有时归类为胃癌，有时又归类为食管癌。在临床实践中这种差异并不十分重要，因为食管或胃食管连接部腺癌治愈或姑息治疗的方案选择相似。

总的来说，食管和胃食管连接部癌的预后不良，5年存活率不足20%[2]，这种情况至少部分是因为半数以上的食管或胃食管连接部癌的患者在发现之时就已无法手术，大多数此类患者需要姑息性治疗以减轻日益加重的吞咽困难，或治疗伴发的问题，如存在的瘘管。

本章重点讨论不能手术的食管和胃食管连接部癌的流行病学及发病机制。此外，也阐述了此类肿瘤的临床表现及病理特征，进而讨论了内镜下减轻吞咽困难和治疗食管气管瘘的方法。本章最后探讨了恶性吞咽困难的治疗前景。

流行病学

鳞状细胞癌

不同国家间鳞状细胞癌发生率差异较大，一个国家内的特定地区也存在高发现象。每年有2/3的新发鳞状细胞癌病例发生于中国（47%）和中亚（19%），这被称之为中亚食管癌带（Central Asia Esophageal Cancer Belt），这一地区鳞状细胞癌的发生率差异也较大，阿塞拜疆为19/100 000，而中国北部为340/100 000。鳞状细胞癌在西欧和美国的发生率很低（即3～6/100 000）。西方国家食管鳞癌主要发生于老年组，50～70岁组发生率最高，男女发病比例为（3～4):1[3]。

腺癌

在1970年之前，90%以上的食管癌是鳞状细胞癌。但在北美和西欧，近30年来基于人群的研究显示食管和胃食管连接部的腺癌发生率明显增加，这在男性白人中尤为明显[4,5]。男性食管和胃食管连接部腺癌的发生率已超过鳞状细胞癌[6]。在美国，食管腺癌年发病率从1974～1976年的0.7/100 000升至1992～1994年的3.2/100 000，增加了350%以上[5]。在其他一些国家如澳大利亚、新西兰和西欧也有类似趋势，只是增加速度略缓一些[7]。

许多人认为食管腺癌的增加与Barrett食管发生率的增加有关。苏格兰的一项报道中，Prach等[8]发现新诊断的Barrett食管数从1980年的1/100 000增至1992年的48/100 000，同期在每1000例内镜检查中Barrett

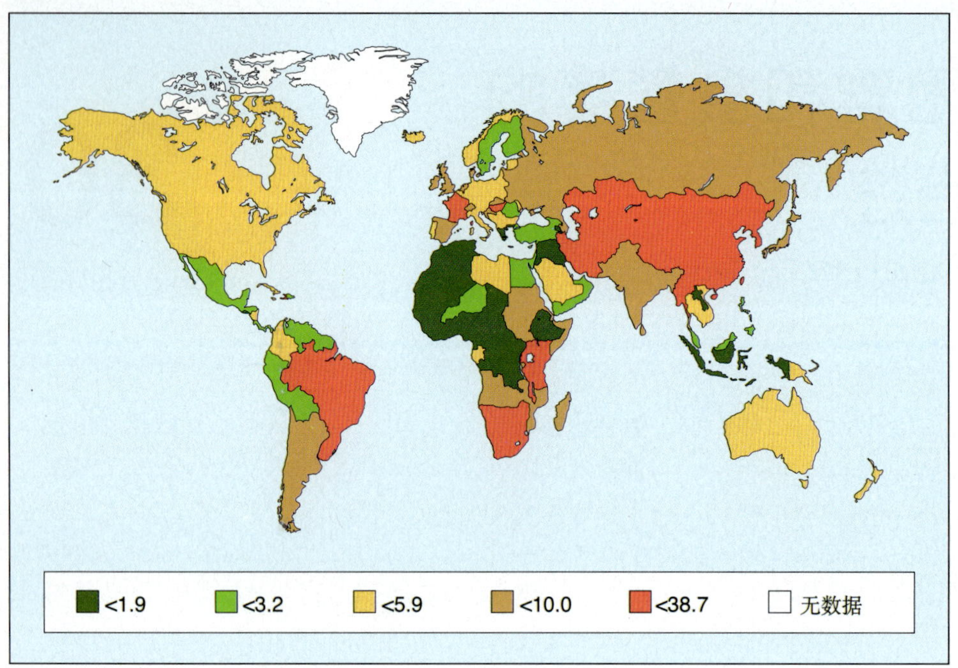

图30-1 食管癌的发生率：年龄标化率（世界）——男性（所有年龄）。(From Parkin DM, Bray FI, Devesa SS: Cancer burden in the year 2000. The global picture. Eur J Cancer 37:4-6, 2001.)

食管检出率从 1.4 增至 42.7（如果只包括组织学证实的病例，则为 16.5）。

多项报道证实食管癌和胃食管连接部腺癌更易发生于男性白人，男女比例为4:1。发生食管腺癌的患者多为老年人，发病高峰为65岁[9]，图30-1显示食管癌（男性）在世界范围内的分布。

发病机制

鳞状细胞癌

吸烟与饮酒

在西欧及美国，鳞状细胞癌的最重要危险因素是吸烟与饮酒。中等程度吸烟者及重度吸烟者鳞状细胞癌发病危险程度分别增加 5 倍及 10 倍。有资料显示，饮酒及吸烟为食管鳞状细胞癌进展的独立危险因素[10]。

饮食

中国香港的研究证实，食用腌制蔬菜与发生鳞状细胞癌有关。研究发现这与用于腌制蔬菜的香料常被有毒真菌污染有关[11]。

其他因素

已知既往放疗史能增加发生鳞状细胞癌的风险。有研究显示 10 余年前曾行放射治疗的乳腺癌患者发生食管鳞状细胞癌的风险增大[12]。

在亚洲的一些地区，热饮特别是热茶，与食管鳞状细胞癌的发病率增加有关，可能机制是热饮对食管黏膜造成的长期刺激[13]。

人乳头状瘤病毒（human papillomavirus，HPV）在发病中的作用尚不明确，在鳞状细胞癌发病率高的南非，在 50% 以上的癌症患者中能检测到 HPV DNA[14]。与之相反的是，在荷兰很少能在鳞状细胞癌中发现 HPV[15]。

与鳞状细胞癌风险增高有关的疾病

贲门失弛缓症

在瑞典的一项队列研究中，随访了1062例贲门失弛缓症患者，在随访了9864患者年后鳞状细胞癌发生危险增加了 16 倍[16]。由于大多数肿瘤均于晚期发现，所以仅有少数患者有可能进行根治性切除术。

腐蚀剂吞入

吞食腐蚀剂引起食管狭窄的患者发生食管鳞状细胞癌的风险增加 1000 ~ 3000 倍。吞入碱液导致恶性病变的危险性最高[17]。从吞入腐蚀剂至发生鳞状细胞癌的平均时间是 30 ~ 40 年。

头颈部癌

食管和下咽部鳞状细胞癌均与吸烟及饮酒有关，因此1% ~ 8%的头颈部癌患者合并食管癌或在其晚期发展为食管癌就不足为奇[18]。头颈部癌患者发生食管癌的危险增加 3 ~ 10 倍。

腺癌

胃食管反流病

Lagergren等[19]发现反流与腺癌间有直接关系，而非以前假设的反流性疾病导致Barrett食管，继而导致腺癌的序列过程。有烧心和每周至少一次酸反流症状的患者发生食管腺癌的危险增加7.7倍。症状严重者其20年或更长时间发生食管腺癌的危险增加43.5倍，而发生胃贲门腺癌的风险仅增加4.4倍。反流与鳞状细胞癌发生不相关。

Barrett食管

Barrett食管是发生于食管远段的疾病，表现为鳞状上皮被化生性柱状上皮所取代。Barrett食管是长期存在的胃食管反流病（gastroesophageal reflux disease, GERD）的并发症[20]。Barrett食管与食管腺癌的发生之间有因果关系。

既往报道中提示，长节段Barrett食管发生食管腺癌的危险较正常人群增高30～52倍。癌的中位发生率约为每随访100患者年1例，但这些报道常基于短期随访，发病率中可能包含了非Barrett食管途径发生的普通癌肿病例，因而其发生率可能被高估。新近经过长期随访的研究发现每180～200患者年中发生1例癌[21]。在因各种原因行内镜检查的连续人群中，Barrett食管的检出率从0.3%～2%不等[22]。有几项研究提示Barrett食管是一种白种人易患疾病，主要分布在西欧，男女比例为2.5～4:1[9]。

临床特征

食管癌的局部症状包括吞咽困难、吞咽痛、咳嗽、反胃、呕吐或胸背部模糊不适感。在诊断时，肿瘤长度常常超过4cm，患者常已有6周到4个月的吞咽困难症状，并伴有明显的体重下降[23]。吞咽困难并非诊断食管恶性疾患的特异表现，因为有些非恶性疾患也表现出吞咽困难，像贲门失弛缓症以及因反流性食管炎所导致的溃疡性狭窄。不过，一旦迅速出现明显的吞咽困难和体重下降，就应怀疑有食管或胃食管连接部恶性肿瘤的可能。遗憾的是，吞咽困难是食管恶性病变的晚期症状，只有当肿块性病灶达到相当大的程度，影响了食物的通过时才会出现，而那时，肿瘤通常都已浸入食管壁深层，故而预后很差。

大约50%的食管癌患者可以出现吞咽痛。肿瘤相关性疼痛常为持续性胸骨后钝痛，偶尔放射至后背，严重的或持续性痛是预后不良的征象，提示肿瘤向纵隔扩散。疼痛放射至后背提示脊髓神经周围压迫。

食管癌患者可伴发缺铁性贫血，肿瘤部位出血常缓慢而隐匿，有时患者呈现显性出血。罕见情况下，如肿瘤浸入主动脉或其他大血管，患者可能因大出血而导致失血性休克，这是导致病人死亡的并不少见的原因[23]。

体格检查通常无助于早期诊断，当出现体重下降、淋巴结肿大、肝大等体征时，多为晚期征象。按照发生率由高到低的顺序可于颈部、锁骨上、和腋下发现淋巴结肿大。听诊和叩诊可能发现食管气管瘘、肺炎、胸腔积液或肺脓肿形成的空洞。

尽管在西方国家食管腺癌和胃食管连接部腺癌日益增多，但并无证据表明食管癌的发生增加；然而，其中50%以上患者无法进行手术治疗。无法手术的原因包括65%出现远处转移，20%为局部晚期癌，15%的患者因严重合并症丧失手术机会。

病理学

鳞状细胞癌

鳞状细胞癌中有24%发生于食管上1/3，47%发生于中1/3，29%发生于下1/3[24]。

已证实，鳞状细胞癌的发生是由低度/重度异型增生发展为上皮内癌，最终进展为浸润性食管癌。对中国327例重度异型增生患者内镜随访结果显示，平均每100患者年有4例诊断为鳞状细胞癌[25]。

遗憾的是，西方国家仅有不足10%的鳞状细胞癌患者能在早期获得诊断[24]。

腺癌

食管及胃食管连接部腺癌位于远端食管和胃近端。

同样，有明确证据显示Barrett食管存在由异型增生发展至癌的序列过程。无异型增生的Barrett食管可进展为低度异型增生、重度异型增生，最终转变为癌[26]。12%～18%的无异型增生的Barrett食管可发展为低度异型增生，对这些患者平均随访3～5.2年后发现有10%～25%进展为重度异型增生或腺癌[27, 28]。有17%～66%的患者在0.75～9年的随访时间中从重度异型增生进展为癌[29, 30]。对Barrett食管患者异型增生程度分布的横断面研究表明，其中80%无异型增生，18%为低度异型增生，2%为重度异型增生/腺癌[31, 32]。

考虑到症状性食管癌患者预后不良的事实，美国胃肠病学会在其指南[33]中建议对Barrett食管患者应采

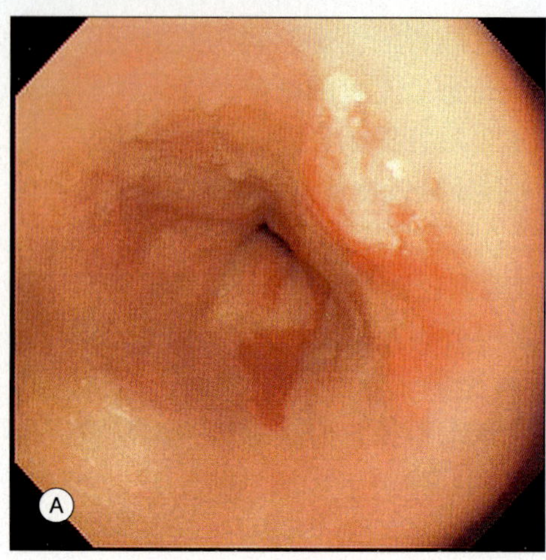

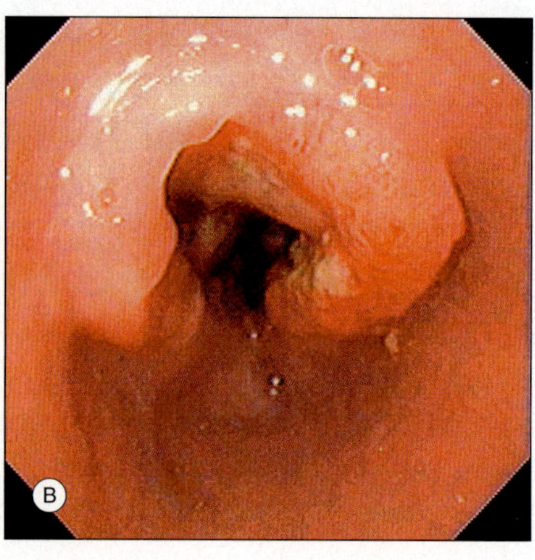

图30-2 （A）早期和（B）晚期食管癌的内镜图像。

取内镜监测以预防因腺癌导致的死亡。回顾性研究发现那些在筛查中发现的处于早期阶段的食管癌患者其5年生存率优于那些一经发现即是癌的患者[34]。然而新近一项研究显示那些表现为食管腺癌的患者中实际上仅有不到5%接受了内镜监测[35]。

食管癌可在食管内扩散生长，也可直接蔓延至周围组织或经淋巴转移或血行转移。典型情况下肿瘤侵及邻近组织，淋巴结转移率为40%～70%。由于食管淋巴结回流是双向的，因此淋巴结转移的部位很多。25%～30%的患者在诊断时就已有远处转移，特别是肝、肺和骨的转移[36]。

早期食管癌内镜下常表现为黏膜轻度隆起、粗糙或上皮裸露的息肉样病变（图30-2A）。鳞状细胞癌与腺癌的大体表现不易辨别。食管腺癌，尤其是在病变早期，可以通过Barrett食管的存在与鳞状细胞癌相区别，不过如食管腺癌处于晚期，由于肿瘤生长覆盖其前期病变，常不能发现Barrett食管。晚期食管癌肉眼下表现为溃疡、狭窄、息肉样，或上述表现同时出现（图30-2B）。

鉴别诊断

食管癌的鉴别诊断包括消化性狭窄、Schatzki环、腐蚀性狭窄和裂孔疝，少见情况下要考虑与侵犯食管的支气管癌进行鉴别。

消化性狭窄的患者常有长期的胃灼热，然而，明显的体重下降并不常见。内镜下表现平滑的线性狭窄，组织学活检可见炎症及瘢痕组织。消化性狭窄在西方社会不像以前那样常见了，这可能与质子泵抑制剂的广泛使用有关。Schatzki环表现为在胃食管连接部存在环样狭窄，如Schatzki环导致吞咽痛或吞咽困难，表明其常伴有GERD和/或食管裂孔疝。症状通常是间歇性的。因既往腐蚀性损害引起的狭窄常为短段且不规则，有时食管呈多发性狭窄。贲门失弛缓症患者吞咽困难常间断发生，且无进行性加重，大多数贲门失弛缓症患者食管会有不同程度的拉长和扩张。

治疗

食管癌的首选治疗方法是手术切除。然而，切除食管并上提胃或结肠间置术是一种有创性操作，病死率和病残率都很高[36]。对不同的术式、长期疗效及术后并发症的讨论已超出本章范畴。

在过去十年间，通过非手术内镜途径切除早期食管癌的内镜技术得以发展。第29章讨论了内镜治疗早期食管癌的适应证和禁忌证。

对那些因局部浸润或转移或因严重合并症而失去手术机会的食管癌患者，惟一可行的治疗是恢复患者的进食功能。由于其中大部分患者存活不超过6个月，姑息性治疗的目的是尽快解除吞咽困难，缩短住院时间或不住院，在生存阶段维持吞咽能力，并避免并发症的发生。重要的是要认识到，不可治愈阶段的食管癌患者要注意治疗个体化，要基于肿瘤分期、医疗条件、患者的一般状况及患者的个人意愿。此外，还应考虑到专业技术经验和设备条件以及前瞻性随机研究的结果。

目前已有一系列姑息性治疗方法（表30-1）可供采用。主要方案可以分为两类，一类是非内镜技术，其中放射治疗技术最常用，另一类是内镜技术，最常用的是在食管恶性狭窄处植入自膨式金属支架以解除梗阻。以下将讨论一些与缓解恶性吞咽困难有关的内镜技术。

表 30-1　食管癌的姑息性治疗方法

方法
非内镜技术
手术
放射治疗
体外放疗
腔内放疗（近程放疗）
化疗
内镜技术
支架植入
自膨式金属支架
激光治疗
热疗（Nd:YAG）
光动力治疗
扩张
电凝（BICAP 探头）
药物注射治疗
营养支持
鼻肠喂饲管
经皮内镜下胃造口术（PEG）
BICAP，双极电凝探头。

自膨式金属支架

植入自膨式金属支架是缓解恶性吞咽困难时常用的方法。从 1990 年至今，已有超过 75 篇关于金属支架植入在缓解恶性吞咽困难和食管瘘方面疗效的研究结果发表（参考文献 37 ~ 39 的汇总）。

金属支架与硬塑料内支架比较

金属支架较之既往使用的塑料支架有很多优势。首先，由于释放管的外径仅有 7 ~ 11mm，因此可在最小扩张程度下植入（图30-3）。植入后，金属支架逐渐扩展，这就能减少进一步操作的相关并发症。而且，16 ~ 24mm 腔大且柔韧性好的金属支架比塑料支架更能改善吞咽的质量。塑料支架的优点是价格低廉，而金属支架则较为昂贵。

有几项随机研究对金属支架与塑料支架进行了比较[40-45]。总体来说，这些研究证明与植入金属支架操作过程相关的并发症发生率较塑料支架低[41, 42, 44, 45]。一项研究显示，金属支架对缓解吞咽困难也更有效[43]。从效价比研究看，除了最初购买费用较高外，由于支架植入操作相关并发症少而减少了住院日，金属支架的效价比其实更高[40, 41, 43, 46]。

覆膜金属支架与未覆膜金属支架的比较

第一代金属支架由于未覆膜而出现的一个缺点是肿瘤组织通过丝网向内生长，导致 20% ~ 30% 的患者再发吞咽困难。随后研制出覆膜支架以阻止肿瘤向腔内生长。覆膜的金属支架避免肿瘤通过金属丝网生长，是现在最常用的类型。要注意的是，覆膜金属支架较未覆膜者更容易移动，这在食管远端及胃贲门处更明显，其原因可能与覆膜支架与食管壁间锚定不充分有关。

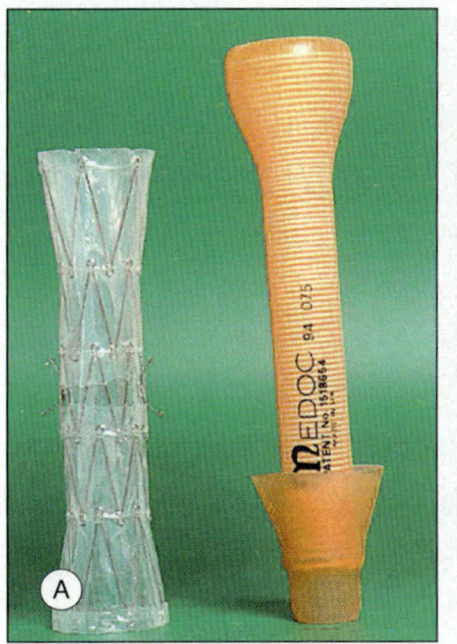

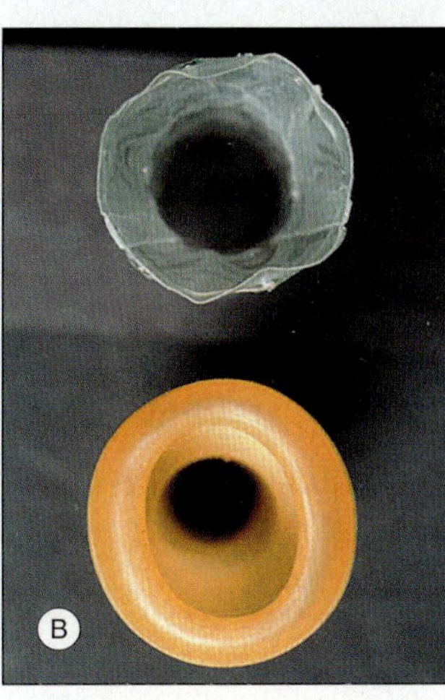

图 30-3　A. 覆膜自膨式金属支架（Z 支架）的样品（左）和塑料支架（Celestin Pulsion Tube）（右）。B. 注意在内径上的不同

Vakil 等[47]做的一项前瞻性随机研究比较了 62 例胃食管连接部肿瘤梗阻的患者应用覆膜与未覆膜 Ultraflex支架的情况（图30-4）。未覆膜组肿瘤内生长及过度生长（9/30，30%）较覆膜组（1/32，3%）明显增多。但从支架移动情况看，两组间无差异〔未覆膜组 2/30（7%），覆膜组 4/32（12%）〕。

由此可见，覆膜支架比未覆膜支架能更持久地缓解恶性吞咽困难。

目前应用的覆膜金属支架

为有效缓解食管远端及胃贲门肿瘤症状，对支架

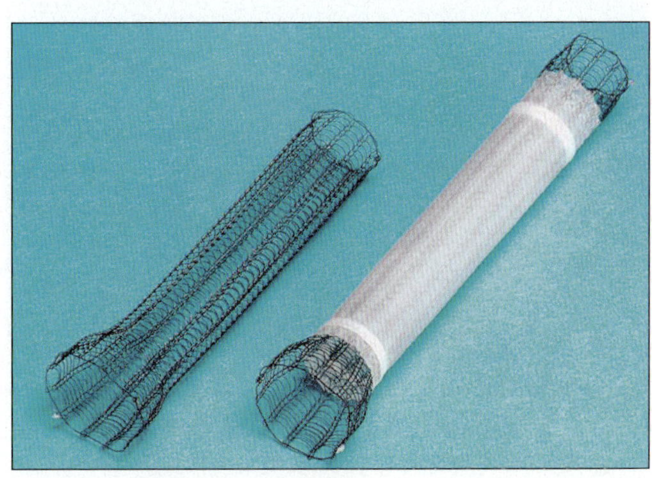

图 30-4　未覆膜的（左）和覆膜的（右）Ultraflex 支架

特性需要有特殊要求，理想的支架应具有如下特性：

- 具有较大内径以允许正常饮食通过
- 有足够的弹性并保证在充分展开过程中的无创伤性
- 不易移动，但又能再次定位，并可在必要时取出

这种理想支架并不存在，但当前所使用的覆膜金属支架在某种程度上符合上述部分特点（表 30-2）。

Ultraflex 支架（Boston Scientific，Natick，MA）由一个密接的镍钛合金金属丝管以及被覆的聚氨基甲酸乙酯层构成，膜覆盖于支架中部，两端分别距支架末端1.5cm处（图30-5）。支架近端扩张开后，有两种规格：28mm（远端直径23mm）和23mm（远端直径18mm）。该支架有便于使用的释放系统，可以从近端到远端逐渐释放，反之亦然。重要的是要记住，在支架植入后其短缩程度为 30%～40%。Ultraflex 支架在目前所应用的金属支架中其径向力（radial force）最低，因而当植入的支架通过胃食管连接部时在支架内可发生明显成角而出现部分梗阻。

Wallstent支架（Boston Scientific）是由钴基合金制成的管状网丝，目前可供选用的有两种类型：Wallstent II 和 Flamingo Wallstent（仅在欧洲使用）（图30-5）。两种设计类型的支架均容易植入，当植入的Wallstent支架扩张不足一半时，可以再次抓住它，而将其重新定位，植入后其短缩程度为 20%～30%。两款均有良好的径向力，Wallstent II支架两端扩张开28mm，其中部直径为 20mm。它表面被覆硅酮聚合物，在其近端及远端各裸露2cm。Flamingo Wallstent 支架特殊设计用于食管远端和胃贲门处，当然也可用于食管中段。这种圆锥形支架设计是为了在其全长中提供可变的径向力，以应付食管远端和胃贲门的解剖

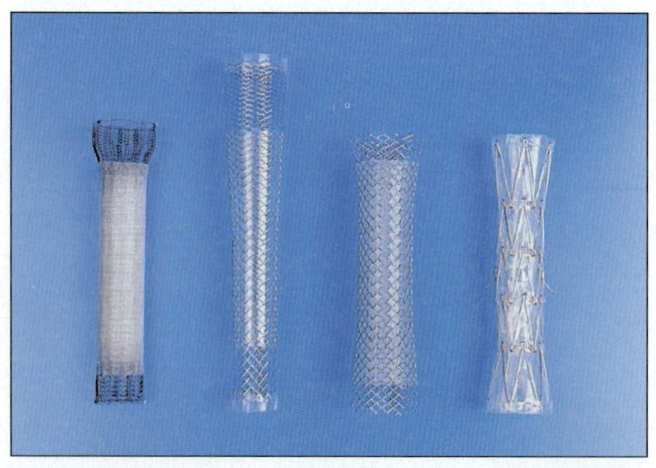

图 30-5　目前应用的覆膜支架，从左至右 Ultraflex 支架、Flamingo Wallstent 支架、Wallstent Ⅱ 支架和 Z 支架。Song 支架并未展示，其设计与 Z 支架类似。

差异。该支架由聚氨基甲酸乙酯层覆膜，被覆于内层，在支架两端各裸露2cm。大直径支架（近端和远端直径为 30mm 和 20mm）和小直径支架（近端和远端直径为 24mm 和 16mm）均有供货。Wallstent II 支架和 Flamingo Wallstent 支架均非常柔韧，即使当支架成角时其直径也不发生改变。

Z 支架（Wilson-Cook Medical，Winston-Salem，NC）经韩国改进后形成 Choo 支架（M.I. Tech，Seoul，Korea），由不锈钢制成的宽Z型网眼组成，全长被覆聚乙烯层（图30-5）。Z支架中部有（欧洲）或无（美国）固定性倒钩。其引导系统较（Flamingo）Wallstent支架及Ultraflex支架复杂，释放时支架不会短缩，在目前使用的金属支架中柔韧性最小。张开后，Z支架两端直径为25mm，其中段直径在 18mm 或 22mm。

不同类型金属支架的比较

有两项回顾性研究和两项前瞻性随机研究比较了不同类型金属支架的结局。

一项回顾性研究针对 96 位患者比较了无覆膜 Ultraflex 支架、覆膜和无覆膜 Wallstent 支架以及覆膜 Z 支架的效果，结果不同类型支架在结局及并发症发生率方面无差异[48]。另一项回顾性研究比较了覆膜型 Wallstent 支架及覆膜型 Ultraflex 支架，结果发现 Wallstent 支架早期并发症发生率较高，而 Ultraflex 支架再植入率高[49]。

一项前瞻性研究随机纳入了 100 名患者，应用以下三种覆膜支架之一，即 Ultraflex 支架、Flamingo Wallstent 支架和Z 支架，结果它们之间对吞咽困难症状改善、并发症发生及吞咽困难症状复发等方面无明显不同，不过使用Z支架者有发生更多并发症的倾向 [Ultraflex 支架：8/34（24%）；Flamingo Wallstent 支架：6/33（18%）；Z支架：12/33（36%）；P=0.23][50]。另一项前瞻性研究比较了 Ultraflex 支架和 Flamingo Wallstent支架治疗远端食管癌患者的情况，结果表明二者缓解吞咽困难效果相当，并发症发生率也可比 [Ultraflex 支架：7/31（23%）；Flamingo Wallstent 支架：5/22（23%）][51]。

从这些研究结果我们可以得出结论，最常用的几种类型支架的效果仅有微小差异，因而在选择支架时，一方面要根据恶性狭窄的位置及局部解剖特点，另一方面也要注意支架的特性（表 30-2）。

表 30-2 当前所使用的金属支架的特征

支架类型	覆膜	长度（cm）	直径（mm）	释放系统	径向力	短缩程度	柔韧性	支架材质	厂商
Ultraflex	部分	10, 12, 15	18, 22	近端 / 远端	低	30%～40%	高	镍钛合金	Boston Scientific, Watertown, MA
WallstentII	部分	10, 15	20	远端	高	20%～30%	中等	以钴为主的合金	Boston Scientific, Watertown, MA
Flamingo Wallstent	部分	12 14	近：24/远：16 近：30/远：20	远端	高	20%～30%	中等	以钴为主的合金	Boston Scientific, Watertown, MA
Z 支架	全部	6, 8, 10, 12, 14	18, 22	远端	中等	无	低	不锈钢	Wilson Cook, Winston-Salem, NC
Choo 支架	全部	8, 11, 14, 17	18	远端	中等	无	低	镍钛合金	M. I. Tech, Seoul, Korea

用于胃食管连接部肿瘤治疗的金属支架

由于食管远端腺癌的发病率显著增加[4,5]，横跨胃食管连接部的金属支架的使用可能也会增加。

然而，对远端食管和胃食管连接部肿瘤的支架植入仍然存在一个特殊的问题。与近段食管癌支架植入治疗相比，其症状缓解率低，操作相关并发症发生率高[52]。

植入横跨胃食管连接部的支架比针对近段肿瘤植入的支架更易发生移位，这是由于支架远端部分突出游离于胃底，而不能将其自身贴附固定于管壁。此外，有报道横跨胃食管连接部的支架更易发生出血。这与两方面因素有关，首先，支架的下端可能侵蚀胃后壁，形成溃疡，继而引起出血。其次，横跨胃食管交界的支架由于在食管和胃贲门处正常就存在解剖成角而不能保持伸直状态，因此其结果是支架近段部分会对肿瘤近侧食管产生不对称的侧向力，导致压力相关并发症如溃疡及继发出血的发生率增加。支架的成角现象还可以解释横跨胃食管连接部的支架与近段支架比较前者对改善吞咽质量效果较差的原因。最后，植入横跨胃食管连接部支架的患者常有胃液反流入食管的相应症状。

如何预防金属支架的移位？支架的设计对减少其移位有一定作用。Flamingo Wallstent支架在其近端和远端部分之间有编织角度的转换，这就能使支架远端伸长以对抗蠕动。所有 Ultraflex 支架和两种类型的Wallstent支架保留了近端和远端未覆膜部分，以保证在肿瘤的上下方能有正常黏膜嵌入支架腔。欧洲版的 Z 支架在其外边设计有金属倒钩，以利锚定肿瘤组织。支架设计中最显著的变化可能就是在支架中引入较大直径的近端凸缘（Flamingo Wallstent 支架为30mm，Wallstent II 支架为 28mm，Ultraflex 支架为28mm）和/或在支架中部加大直径（Z支架为22mm）。一项前瞻性随机研究比较了覆膜型 Ultraflex 支架、Flamingo Wallstent支架以及Z支架，结果植入小口径支架的 13 例中段食管肿瘤病人中有 12 例支架发生移位。而相反，在植入大口径支架的远端食管及胃贲门处肿瘤病人中仅有一例支架发生移位（图 30-6）[50]。该研究对小直径支架应用于食管与大直径支架应用于胃贲门进行了比较，二者并发症的发生率无差异。另外，一项前瞻性研究比较了应用19个大直径Flamingo Wallstent 支架和 21 个小直径 Flamingo Wallstent 支架治疗不同节段食管恶性狭窄的效果，大直径支架组并发症发生率为5/7（主要是穿孔和出血）（P=0.07）[53]，这提示大直径支架对食管壁产生的额外压力可能导致并发症发生。因此，要避免在贲门以上水平应用大直径支架，除非有比较性研究证实其收效甚大而又不损害安全性。

新近进行的一项改良是在Z支架上装一种“风向袋”（wind sock）式瓣以阻止胃食管反流，尤其当支架越过下食管括约肌时有用（图 30-7）[54]。但这种抗反流支架应用经验尚少。

总之，目前的使用效果表明，针对食管远端和贲门肿瘤而言可能采用Wallstent（Wallstent II或Flamingo Wallstent）支架或 Ultraflex 支架最好。对于跨胃食管连接部支架植入来说，使用较大直径的支架即使不能完全避免移位，也能一定程度地减少其发生。不过有必要进行进一步研究以平衡降低支架移位发生率与大

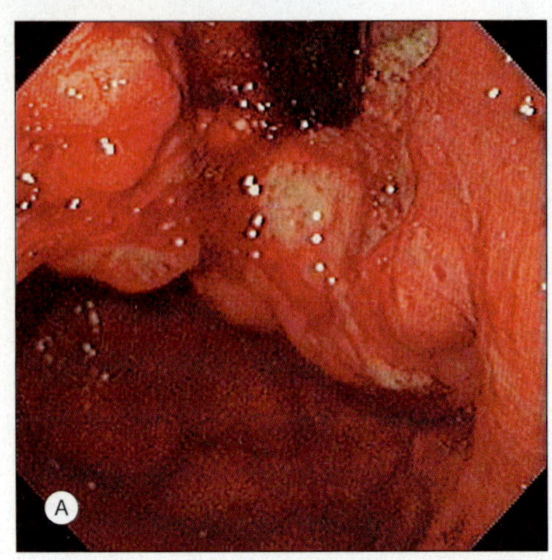
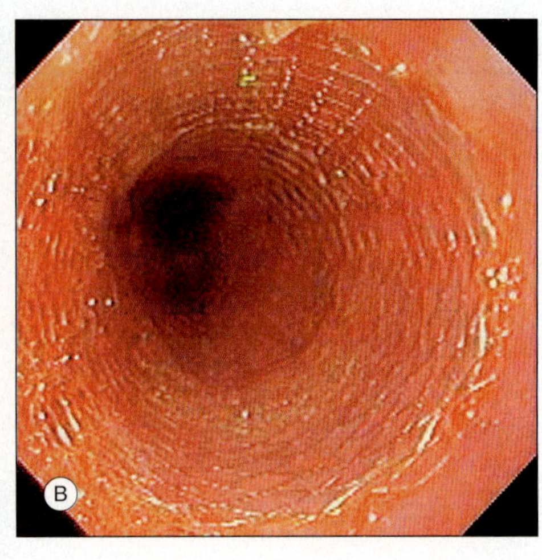

图30-6 植入金属支架以缓解因胃贲门癌引起的吞咽困难。A. 从胃侧看肿瘤的内镜像。B. 一个大口径的 Flamingo Wallstent 支架植入。注意支架植入后即刻与食管壁紧密接触。

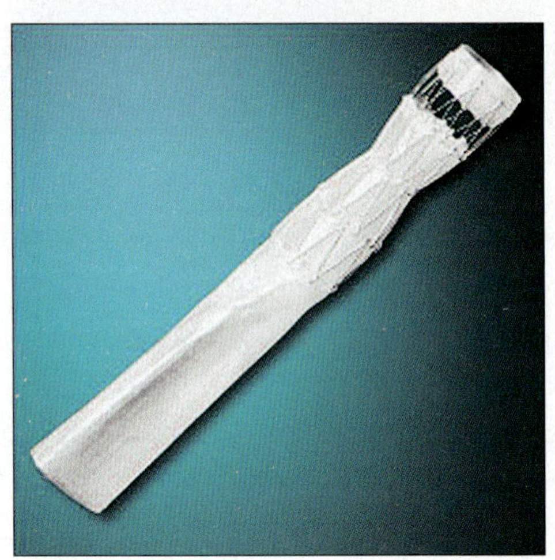

图 30-7 有抗反流瓣的 Z 支架可用于预防胃食管反流。

口径支架并发症发生风险增加之间的关系。对需要将支架延长进入胃腔的患者加用抗反流瓣可能对减低胃食管反流有效。

支架植入过程描述

通常在患者镇静后行支架植入（录像 30-1）。通过X线透视，用皮肤标志、组织夹或黏膜下注射不透 X 线的造影剂可在内镜下确定狭窄的近端和远端边界。注射脂溶性造影剂碘化油可形成永久性标记。在内镜引导下不需要 X 线透射辅助也可以准确植入 Ultraflex 支架，方法是在支架近端不透X线标记水平放置一个外部标记，就能将支架在内镜直视下准确植入[55]。这一技术只有使用Ultraflex支架释放系统才能完成。金属支架单在X线透视引导下即可植入，而不必使用内镜[56]。

大多数机构都是在支架植入前将恶性狭窄直径扩张达 9 ~ 10mm，以测量狭窄长度，正确放置导丝。扩张能增加穿孔的危险，然而支架植入前一次或数次扩张过程能否降低这种穿孔的危险尚未达成共识。下一步是放入一个硬导丝，如0.038英寸的Savary导丝，穿过狭窄处进入胃腔，或最好进入十二指肠，再退出内镜。

然后，在导丝引导下将预装配的Ultraflex支架或Wallstent支架（Wallstent Ⅱ支架或Flamingo Wallstent 支架）植入。Wallstent支架通过回撤束缚性外套管而释放，而Ultraflex支架则通过回拉附着于缝合环处的一个环而释放。

作为植入Z支架的第一步，Z支架首先必须压缩装载入其释放套管内，然后，通过移除外壳、推送导管和向回牵拉，压迫导管而释放 Z 支架。

无论Ultraflex支架还是Wallstent支架，在扩张后均会短缩，这种情况在定位引导系统时必须考虑到。为避免支架从引导系统中释放时发生移位，引导系统不应插入远端太远。Wallstent支架的优点是它可以通过向前推进束缚性外套管而收复支架（如果扩张不超过 50% 的话），而整个支架也可重新定位。支架应该比狭窄段长 2 ~ 4cm，以便能在肿瘤近端和远端边缘处长出 1 ~ 2cm。对横跨胃食管连接部的支架，其长度要符合以下原则，支架近端覆膜部分至少应位于肿瘤边缘以上 1 ~ 2cm，远端覆膜部分与肿瘤边缘重叠不应超过1cm，以避免支架远端导致胃后壁溃疡。应通过内镜来确认支架上缘位于肿瘤近端边缘上方，对此方法无异议，不过内镜不要穿越支架，以避免支架因与内镜摩擦而移动。

得益于其机械特性，Ultraflex支架和Wallstent支架无论是完全扩张、部分扩张、未扩张或是从引导系统释放后发生移位时，均比Z支架更易在内镜下再定位或取出。这通过拉Wallstent支架的上缘或Ultraflex支架近侧缘附着的套索使支架的横向半径缩小而完

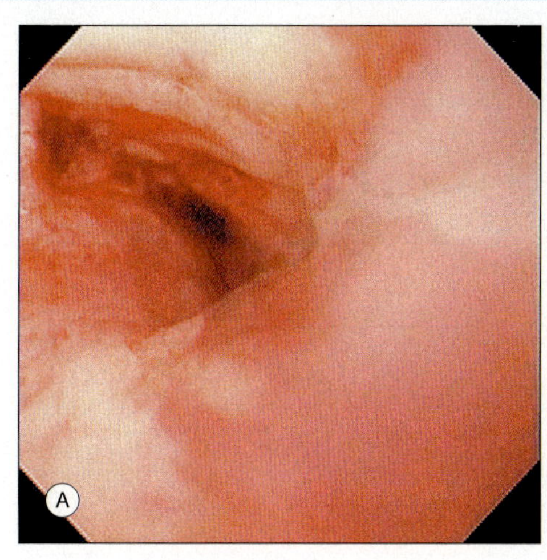

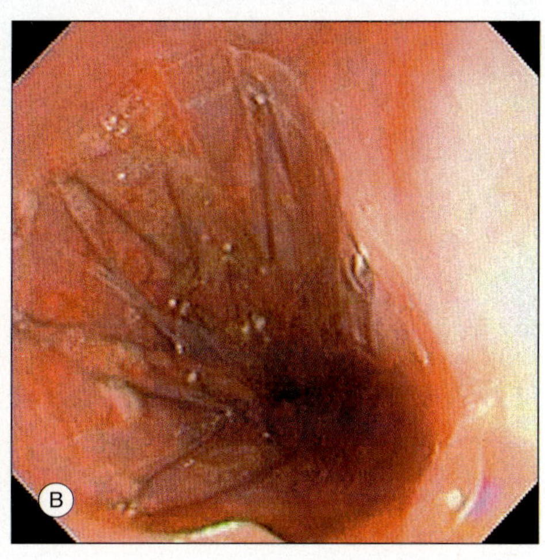

图30-8 内镜图像：A. 因浸润型食管癌引起的食管中段食管气管瘘。B. 植入一个 Z 支架封堵瘘管。

成。通过胸部 X 线检查可准确了解支架扩张情况。

目前，支架植入可在门诊施行。有经验的医生植入金属支架仅约需 15 ~ 20 分钟。

变异和罕见情况

瘘管形成

晚期食管癌能浸润周围组织，进而形成瘘管，通常位于食管与气道（即气管或支气管），偶尔发生于食管与主动脉、纵隔或胸腔间。在一组1943例食管癌患者的系列研究中，发现有 5% 的患者病程中形成瘘管。在同一份出版物中，一篇文章报道在5714例支气管癌患者中有 0.2%形成食管气管瘘[57]。除肿瘤浸润引起外，继发于放射和/或激光治疗也可形成瘘。最后，偶然情况下，由于以前植入的金属支架近侧缘压迫引起的坏死也可形成瘘。由于瘘形成是一种致命性并发症，因而治疗要及时，否则食管气管瘘会因吸入性肺炎而导致严重的肺部感染。

食管气管瘘 与饮水、进食相关或与二者均相关的反复咳嗽病史，同时伴有吞咽困难和呼吸困难加重病史者应高度怀疑有食管气管瘘。通过 X 线检查和/或内镜可以确诊瘘道。由于并存晚期肿瘤，因此不可能治愈性切除瘘管，而姑息缓解性手术（包括颈段食管切除联合胃造瘘喂食或行旁路手术）死亡率高达 50%[58]。

早在 20 世纪 90 年代早期，就有用袖带型人工导管封堵食管气管瘘的报道[59]。这类装置对 60% ~ 90% 的患者有效。不过，袖带型内置假体比传统型人工导管的并发症发生率更高。这类装置的另一缺点是高达 25% 的患者可能发生导管袖带经瘘管滑移到支气管腔，从而引起急性呼吸窘迫[60]。

目前对食管气管瘘患者，采用内镜下植入覆膜型自膨式金属支架是很好的治疗选择（图30-8）。几项回顾性和前瞻性研究报道了对这种适应证采用内镜下植入覆膜型金属支架的治疗效果（表 30-3）[61-71]。在大多数研究中，90%以上患者的瘘管被完全封堵，目前应用的各类型覆膜型金属支架间效果差异不明显。同时，大多数患者吞咽困难积分有了明显改善，并发症发生率（早期及晚期并发症）在10% ~ 30%不等，吞咽困难复发的主要原因是肿瘤过度生长或支架移位。这种情况下，平均存活率低，为35 ~ 148 天不等，这无疑反映了大多数这类患者处在肿瘤晚期。

结论是，应用任何一种现有的覆膜金属支架就能成功解除因食管气管瘘导致的症状。虽然尚无关于治疗后生活质量的研究报道，但可以预期该类食管气管瘘患者应用此种疗法亦会改善生活质量。

并行支架植入 有些患者食管癌穿透气管，可能会并存吞咽困难和呼吸困难。况且，在某些病例，在食管植入金属支架以封堵瘘道可能引起气管的急性阻塞并发生急性呼吸困难。在这种情况下，在植入食管支架的同时，在气管和 / 或支气管内植入支架十分必要。植入气管的气管支气管支架通常未覆膜，将其直接包埋于呼吸道黏膜内[72]。因为未覆膜支架可以降低因支架向远端移动而导致急性呼吸窘迫的危险。并行支架植入的另一指征是在上食管括约肌附近发生的食管气管瘘，此时单用食管支架常不能有效封堵这一位置的瘘管。一种可供考虑的植入方式是在近段食管之外的近段气管内同时植入覆膜支架[73]。并行支架植入的并发症当然会更多见。曾有发生致命性并发症如穿孔和出血的报道，这主要是由于两个支架产生高径向力引起组织坏死所致[74]。

表 30-3 应用覆膜金属支架治疗食管气道瘘所报告的研究结果

作者 / 年（参考文献）	病例数	支架类型	完全封堵	吞咽困难改善度	早期主要并发症	晚期主要并发症	吞咽困难复发	平均存活期
Do 等，1993（61）	8	Z 支架	8/8 100%	? → 1.3	0	1/8 13%	0	平均：10 周
Bethge 等，1995（62）	6	Wallstent	6/6 100%	4 → 1.2	1/6 17%	1/6 17%	0	64 天
Kozarek 等，1996（63）	11	Z 支架	8/11 73%	?	?	?	?	?
Morgan 等，1997（64）	39	Wallstent (n=36) Z 支架(n=3)	37/39 95% 10 例用 2 个支架	3 → 1	6/39 15%	5/39 13%	4/39 10%	81 天
Nelson 等，1997（65）	8	Wall 支架	7/8（88%）	5.0 → 3.2（1～6 分）	0	?	5/8 63%	59 天
Low 等，1998（67）	13（塑料）	W.Cook/Atkinson：(n=13)	10/13 77%	3.2 → 0.2	7/13 54%	?	3/13 23%	1.1 个月
	12（金属）	Wallstent/Z 支架 (n=12)	11/12 92%	2.5 → 0.8	2/12 17%		5/12 42%	3.1 个月
May 等，1998（67）	11	Z 支架	10/11，91%	3 → 0.6	0	1/11 9%	1/11 9%	121 天
Raijman 等，1998（68）	13	Wallstent	13/13 100%	?	?	?	?	?
Dumonceau 等，1999（69）	17	Wallstent/Z 支架 (n=5) Ultraflex(n=12)	1/5，20% 12/12，100%	2 → 0 3.1 → 0.6	2/17 12%	1/17 6%	6/17 35%	98 天 146 天
Siersema 等，2001（70）	16	Z 支架(n=11) Ultraflex(n=5)	16/16，100%（有 2 名植入 2 个支架）	?	1/16 6%	2/16 13%	6/16 38%	58 天
Abadal 等，2001（71）	15	Z 支架(n=4) Wallstent(n=9) Ultraflex(n=2)	14/15 93%	3.4 →?	0	2/15 13%	3/15 20%	148 天

* Publication on metal stent placement for malignant dysphagia and firtulas; outcome data of fistulas not separately presented.

近端食管癌

一直以来，对位于上食管括约肌下几厘米内的恶性肿瘤采用内镜置管的方法进行治疗存在争议，因为这能导致异物感、气管受压以及支架向近侧移位到下咽喉部。不过，已有用金属支架治疗近段病变产生显著疗效的研究报道[70, 75-78]，表 30-4 汇总了研究结果。在治疗位于颈段食管的癌肿时，最重要的是要考虑支架的特性。我们的观点是，金属支架不应太短或短到刚好准确地放置于上食管括约肌下。其次，应使用覆膜支架以阻止肿瘤内生长并封堵任何并存的瘘管。最后，支架体部直径要在18mm或以下，且有弹性，以避免导致异球感和气管压迫。尽管目前尚无此类支架供应，但 Ultraflex 支架和 WallstentII 支架可能是最适宜于此情况的支架（图30-9）。缓解上食管括约肌附近恶性狭窄的其他方法包括，如果患者适于做进一步深入治疗可采用放疗以及激光治疗；一旦这些治疗失败或患者一般情况较差，最安全的治疗手段是为其植入鼻十二指肠管喂饲管或行经皮内镜胃造口术（PEG）。

外源性压迫

引起吞咽困难的一类特殊原因是食管外恶性肿瘤压迫食管。这些肿瘤的原发部位不一，从支气管源性肿瘤至乳腺癌转移均有，不过大多数为肺恶性肿瘤所致。这类患者大多数不宜采用治愈性治疗手段，常需尽快解除吞咽困难而改善营养状态。姑息性治疗方案包括放疗、化疗和金属支架植入。对这类患者，放疗和化疗常起效太慢，且只能短期延长生存。

用金属支架缓解外源性压迫所致吞咽困难的经验有限（表 30-5）[79-82]。一项非随机研究比较了支架治疗外源性压迫病变（n=24）与原发性食管恶性肿瘤（n=21）的安全性和有效性[81]，结果两组均明显改善吞咽困难指数，然而原发性食管恶性肿瘤组患者的改善更显著（$P=0.012$），两组并发症发生率相当。另两组研究分别报道了植入金属支架治疗 13 例和 17 例外压性病变患者的结果[79,82]，结论均显示用金属支架能安全有效地治疗因食管外肿瘤引起的吞咽困难。此外，有证据表明未覆膜支架改善症状优于覆膜支架（图 30-10）。外源性压迫的特征是这种病变常不规则和非环周的。此外，尽管还存在由于食管腔内无肿瘤组织而无法固定支架的这种不利特性，但这些研究结果均表明支架移位的发生率与原发性食管肿瘤组无差异。

外科治疗后的复发性吞咽困难

通常外科手术被认为是治愈食管癌患者的最佳手段；不过，这些患者常会发生肿瘤局部或全身复发。

少数研究报道了金属支架用于改善食管癌术后肿瘤复发引起的吞咽困难的结果[70, 83-85]。针对我们医院的 21 例食管癌术后复发患者，其中 10 例患者的肿瘤位于间置胃管的近段部分（包括吻合口），11 例患者的肿瘤位于间置胃管中段或远段部分。对于大多数这类患者，采用大口径的金属支架就能有效附着到扩张的新食管腔内。吞咽困难改善情况从平均3.2（只能饮流质）到1.5（对某些固体食物有吞咽困难），平均存活63天。4例发生严重并发症（19%），包括出血（n=2），瘘管形成（n=1）及严重疼痛（n=1）。8/21（38%）的患者因肿瘤过生长出现复发性吞咽困难[70]。

部分或全胃切除后肿瘤复发引起的吞咽困难是一类特殊问题，这主要因为吞咽困难常由管腔完全堵塞

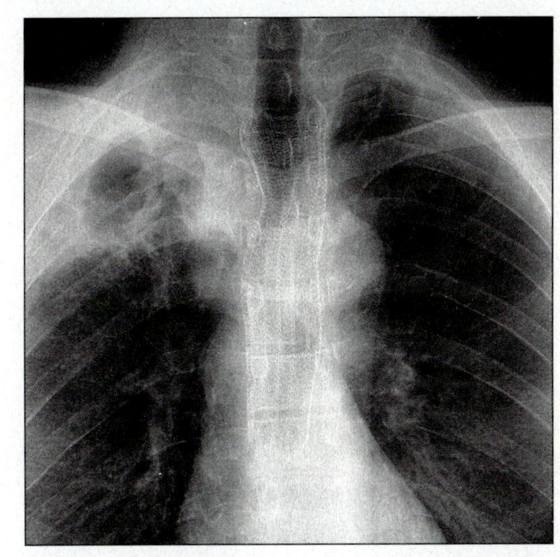

图 30-9　Ultraflex 支架的胸部X线图像，用于治疗不能手术的癌肿，位于上食管括约肌远侧 2cm 处。

和 / 或管腔轴形成锐角扭转所致。我们用小口径 Ultraflex 支架或Z 支架治疗了 10例部分或全胃切除后肿瘤复发患者，一定程度上改善了吞咽困难，平均存活 64 天，2/10 的患者出现并发症，为穿孔（n=1）和出血（n=1）[70]。

总之，尽管经验尚有限，但金属支架植入可用做食管或胃切除术后肿瘤复发导致吞咽困难的缓解性治疗。

既往放疗和 / 或化疗对支架植入结局的影响

已有研究提示，对无法手术的食管和胃食管连接部肿瘤患者采用自膨式支架植入治疗时，患者既往的

表 30-4　金属支架植入治疗近段食管癌

作者 / 年（参考文献）	病例数	支架类型	吞咽困难改善度	并发症（早期和晚期）及吞咽困难复发情况
Bethge 等，1997（75）	8	Ultraflex(n=2) Wallstent(n=6)	3.5 → 1.6	1/8 支架远端移位 1/8 肿瘤过生长 2/8 瘘管形成
Conio 等，1999（76）	6	Ultraflex	3.5 → 0.8	3/6 支架未充分扩展 1/6 颈部痛 4/6 肿瘤过生长
Macdonald 等，2000（77）	22	金属支架	3 → 2	2/22 技术失败 4/22 异物感
Siersema 等，2001（70）	10	Ultraflex(n=6) Z 支架(n=4)	3.6 → 1.9	1/10 支架未充分扩展 1/10 穿孔 1/10 吸入性肺炎 2/10 肿瘤过生长
Profili 等，2002（78）	10	Ultraflex	3.6 → 1.5	2/10 干扰吞咽 1/10 支架植入太远 1/10 食团阻塞 1/10 支架扭曲 4/10 肿瘤向内生长

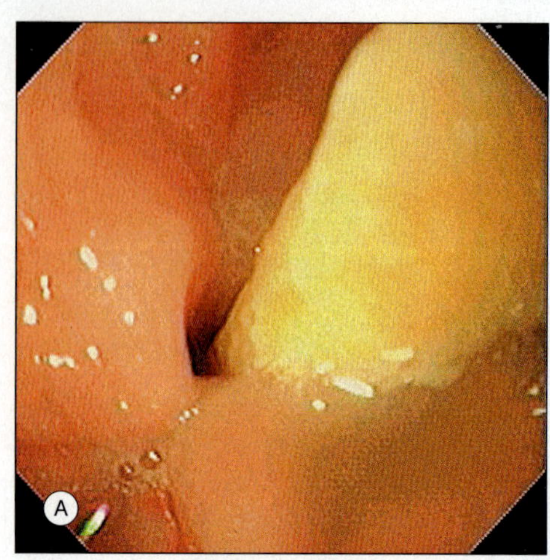
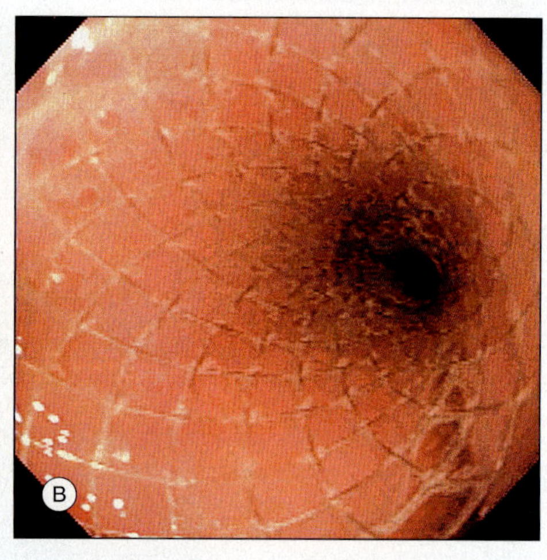

图 30-10 内镜像。(A) 由于乳腺癌转移引起的食管中段外压性改变。B. 植入一个Flamingo Wallstent支架。注意支架植入后 1 天尚未完全展开。

表 30-5 金属支架植入治疗因食管外恶性肿瘤造成的壁外压迫引发的吞咽困难

作者 / 年（参考文献）	病例数	肿瘤	支架类型	平均吞咽困难改善度	早期并发症	晚期并发症	平均存活期
De Gregorio 等，1996（79）	13	肺：9 例 乳腺：2 例 咽喉：1 例 结肠：1 例	覆膜 Z 支架	3.2 → 0.6	4/13 胸痛：3 移位：1	2/13 移位：1 良性狭窄：1	2.2 个月
Kozarek 等，1997（80）	10	肺：6 例 间皮瘤：1 例 淋巴瘤：1 例 纵隔转移瘤：2 例	覆膜 Z 支架	?	?	?	?
Bethge 等，1998	24	肺：8 例 复发胃癌：10 例 乳腺：3 例 复发咽喉癌：2 例 甲状腺：1 例	未覆膜Wallstent：21 未覆膜 Ultraflex：2 部分覆膜 Ultraflex：1	3.5 → 1.6	2/24 移位：1 喘鸣：1	7/24 瘘管：1 肿瘤内生长：3 食团阻塞：3	3 个月
Gupta 等，1999（82）	17	肺：12 例 乳腺：1 例 咽喉：1 例 黑色素瘤：1 例 肾细胞癌：1 例 未知：1 例	未覆膜支架：13 覆膜支架：6 （17 例患者中植入了 19 个）	3.1 → 1.3	7/17 肺炎：1 植入过程中支架移位：1 胸痛：5	4/17 肿瘤过生长：2 食团阻塞：2	2.1 个月

放疗和/或化疗史能增加支架治疗的并发症，不过这种关联尚有争议。有 9 项研究提到了这一问题[44, 83, 86-92]，其中 4 项研究显示既往化疗后行支架植入术发生并发症的危险增加[44, 83, 86, 91]，另外 5 项研究未发现这种关联[87-90, 92]。这些研究结果总结于表 30-6。从我们学院对 200 例患者的前瞻性研究结果看，既往放疗和 / 或化疗对自膨式金属支架治疗食管和胃食管连接部癌的疗效和并发症发生率并无影响。只是既往行化疗者出现胸骨后疼痛更为多见[92]。

在那些以前进行过放疗和 / 或化疗的患者，支架植入可能与以前没有进行前述治疗的患者一样安全；然而，应告知患者支架植入后发生胸痛的风险增加。

局限性和成功率

金属支架的植入在技术上成功率接近 100%。成功植入的限制因素包括操作中疼痛严重；胃内肿瘤过度生长；在Ultraflex 支架植入过程中可能发生引导系

表 30-6　先期放疗和 / 或化疗（RTCT）对支架植入效果的影响

作者 / 年（参考文献）	有或无先期 RTCT 的病例数	研究类型	支架类型	危及生命的并发症（先期 RTCT vs 未治疗）
危险增加				
IKinsman 等，1996（86）	先期 RTCT：22 例 未治疗：37 例	回顾性	Z 支架	8/22（36%）vs 1/37（3%）
Bethge 等，1996（83）	先期 RTCT：13 例 先期手术：4 例 无对照	前瞻性	Wallstent	3/17（18%）
Siersema 等，1998（44）	先期 RTCT：28 例 未治疗：47 例	前瞻性	塑料支架：38 例 Z 支架：37 例	12/28（43%）vs 8/47（17%）*
Muto 等，2001 (91)	先期 RTCT：13 例， 无对照	回顾性	Ultraflex：9 Wallstent：2 Z 支架：2	7/13（54%）
无差异				
Kozarek 等，1996 (87)	先期 RTCT：27 例 未治疗：11 例	回顾性	Z 支架：26 例 Wallstent：10 Esophacoil/Ultraflex：2	1/27（4%）vs 1/11（9%）
Nelson 等，1997 (88)	先期 RTCT：6 例 无 / 其他治疗：15 例	回顾性	Wallstent	0/6（0%）
Raijman 等，1997 (89)	先期 RTCT：39 例 未治疗：21 例	回顾性	Wallstent	3/39（8%）vs 2/21（10%）
Bartelsman 等，2000 (90)	先期 RTCT：54 例 未治疗：99 例	回顾性	Song 支架	无相关性（未作进一步具体分析）
Homs 等，(92)	先期 RTCT：49 例 未治疗：151 例	前瞻性	Z 支架：70 例 Wallstent：71 例 Ultraflex 支架：59 例	14/49（29%）比 31/151（21%）†

* 器具相关并发症，大多数并发症来自人造导管。
† 支架相关并发症。

统释放支架失败；以及因支架植入太深而发生的支架即刻移位。几乎所有患者均可体验到吞咽困难的缓解，并且这种缓解将持续存在，除非或直至特殊并发症发生为止。吞咽困难的改善程度常平均为 3（仅能进流质）至1（能吃大部分固体食物）。Ultraflex支架、Wallstent支架和Z支架之间的有效性无差异。有些远端食管或胃贲门期癌肿患者在支架技术上成功植入后，吞咽困难仍未有所缓解。其原因是由于其他部位（未确定）发生肠梗阻、伴有腹膜癌肿或因肿瘤浸润神经引起胃瘫所致。这类患者常需经鼻肠管或最好行 PEG 喂饲。

并发症和吞咽困难复发

金属支架植入操作过程相关的并发症主要包括穿孔、吸入性肺炎、发热、出血和严重疼痛，发生率介于 5% ~ 15% 之间。支架植入后迟发性并发症和吞咽困难复发包括出血、瘘管形成、胃食管反流、支架移位、肿瘤过生长或内生长和食团梗阻，发生率约30% ~ 45%。轻微并发症，如轻度胸骨后痛和胃食管反流，发生率约 10% ~ 20%。

穿孔

支架植入后偶尔发生穿孔，有时发生于为方便支架植入而对梗阻肿瘤进行扩张时。这类穿孔的保守治疗方法包括鼻十二指肠管喂饲（非经口）以及应用抗生素，必要时植入第二个支架以封堵穿孔处。

发热

如无吸入性肺炎或穿孔的证据出现，发热可能主要是由于支架对肿瘤的机械作用导致肿瘤细胞释放毒性产物所致。在预防性应用抗生素后，患者常平安康复。

出血

出血，包括呕血和黑便，常为支架植入后的晚期并发症。常不能确定是由于支架植入还是病情加重所致，内镜检查也常不能明确找出失血的确切部位。治疗方面对严重出血者输血，联合应用近程体外放疗（例如总量 4Gy，分 5 次进行）。

胸骨后疼痛

（一过性）胸骨后疼痛是支架植入后频繁报道的并发症，尤其是在既往有放疗和/或化疗者。Golder等[93]记录了52例患者从支架植入前3天到后7天应用阿片类镇痛剂的日需求量，26例（50%）患者在操作后48小时内因胸痛需用阿片类镇痛剂，而支架植入前仅11例（21.2%）需要（P<0.001）。另一些研究显示支架植入后胸痛发生率为 5%～50%[44, 81, 90, 94]。我们的经验是，对于支架植入后出现的轻度胸骨后疼痛，应用对乙酰氨基酚或任一种非甾体类抗炎药就能有效治疗。仅在罕见病例，才有用新型阿片类镇痛药的指征，用药疗程从几日到最多 2 周。这些患者中 1%～2% 的患者支架植入后发生严重疼痛，对于该类患者有时需取出支架以缓解疼痛。

胃食管反流

对肿瘤位于食管远端的患者，当支架末端超过下食管括约肌时，胃食管反流是常见并发症。作为一种预防性措施，支架末端超过下食管括约肌的多数患者都要服用质子泵抑制剂。近来已开发出具有抗反流作用的金属支架以防止胃食管反流。在支架的远端，支架的被覆物延伸超过金属支架下缘，形成“风向袋”型活瓣（图30-7）。这种抗反流支架的效果在一项包括11例患者的研究中被首次报道，作者认为，抗反流支架能有效地防止胃食管反流[54]。一项随机研究对抗反流支架（25例）和标准支架（25例）进行了比较，结果显示，前者有3/25（12%）出现胃食管反流症状，显著优于后者的24/25（96%）（P<0.001）。在吞咽困难改善程度、并发症发生率或再介入率方面两组间无差异[95]。这些结果很有前景，提示对这类患者应有可能降低质子泵抑制剂的处方率。

支架移位

支架移位是一种常见并发症，所报道的发生率在5%～15%之间[50, 90, 96, 97]。支架移位后最常用的再介入治疗手段是植入第二个支架，有些特定病例需要用活检钳或圈套器[98]或将内镜置于翻转位以将向远侧移动的支架重新定位[99]。我们不提倡用后一种技术，因为可能发生食管穿孔，而且也可能损坏内镜[100]。如果这些患者重复发生支架移位，可能要考虑采用其他姑息性治疗手段，如近程放疗或激光治疗。

结合我们自己和其他单位的经验[97]，重要的是要认识到，支架移位后常不需要取出，因为很少由此引起消化道的穿孔或梗阻。仅当移位的支架引起幽门梗阻或出现疼痛症状，或当植入第二个支架不可能成功时，才考虑取出支架。已介绍了几种移除支架的方法，例如Ultraflex支架，就可以于支架近侧缘采用荷包缝合，在活检钳抓持下收紧而将支架回缩取出（图30-11）。但介绍的最常用方法是在距支架近端 2～5cm处使用息肉切除术圈套器收紧，将支架直径缩小后，将其取出[101, 102]。也有报道用双腔治疗内镜下联合使用活检钳和圈套器[103]，还有用内套圈（endoloop）替代圈套器，它比切除息肉所用的圈套器具有更强大的收缩力[104]。

肿瘤过度生长

肿瘤过度生长更多的是由于恶性病变进展而并非为支架植入失败或并发症。肿瘤在支架两端生长的情况相似，在支架植入后平均2～4月约10%～20%的患者会发生（图 30-12）[48, 50, 94, 96]。肿瘤过度生长能够预防，至少能暂时预防，即在扩张后再植入一个支架，约比狭窄段长 2～4cm，以使其在肿瘤近端及远端均超出 1～2cm。

治疗肿瘤过度生长最常用的方法是植入第二个支架。此外，可用激光治疗或氩等离子体凝固术治疗消减肿瘤。一旦决定要植入第二个支架，则此支架要植入原支架的近端或远端，其中一部分要与第一个支架重叠（图 30-13）。

我们的经验是，如果由于非肿瘤组织增生引起梗阻导致的复发性吞咽困难，如肉芽组织、反应性增生以及在支架近端或远端发生的纤维化，就无需顾虑。Mayoral等研究[105]发现在支架植入后平均22周时才有超过30%的患者出现上述原因导致的吞咽困难。在很多并非因复发性吞咽困难而进行内镜检查的患者中我们也观察到有这种非恶性组织增生的情况。这类组织多见于支架近端，但似乎并不引起吞咽困难。

引起复发性吞咽困难的其他原因

食物团引起的梗阻相当常见，所报道的发生率为5%～15%（图 30-14）[48, 50, 94, 96]，可以通过内镜对支架进行清洁处理，不过，要小心操作以防在操作过程中发生支架移位。给患者提供进食指导有助于预防食团阻塞，这包括彻底咀嚼食物、餐中和餐后饮碳酸饮料。

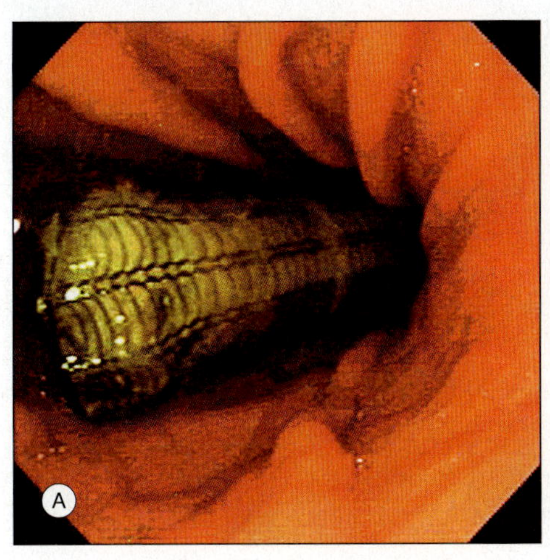
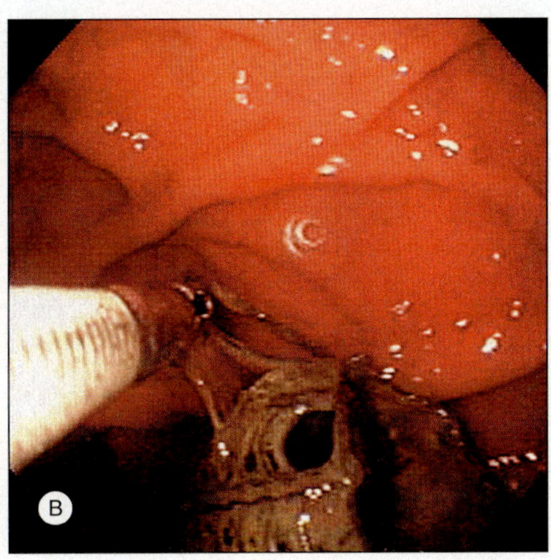

图30-11 Ultraflex支架在植入2个月后发生移位。A.Ultraflex支架移位至胃内。B.活检钳夹住Ultraflex支架近侧缘内的拉索，进而将支架重新定位于食管远端。

激光治疗

热疗

最早在1982年就有用高能钕:钇铝石榴石（Nd:YAG）激光治疗食管癌引起梗阻的报道[102]。数年后，这种方法已成为可接受的有效缓解恶性吞咽困难的手段。早期研究者采用前向技术，目前多在预扩张后用逆向技术[107]。凡是肿瘤相对较短（<6cm）、不成角、外向型、非环周以及位于食管中段或远侧段均能耐受激光消融术。激光治疗对黏膜下肿瘤并不安全，这些肿瘤常呈外源性压迫和成角，而那些环周性肿瘤易形成狭窄。在各种研究中，技术成功率为90%，而功能成功率（functional success）为70%[108-112]。按随访时间长短不同，在首次治疗后4～10周内，有40%～60%的患者再发吞咽困难。因此，通常在4～6周间隔内对患者加以评估。并发症包括穿孔、瘘管形成、出血和脓毒血症（5%～10%）。

光动力治疗

光动力治疗（photodynamic therapy，PDT）是用特殊波长的光线激活预先注射后存留于肿瘤组织中的光敏剂而损毁肿瘤组织的方法。卟啉复合物如卟吩姆钠（photofrin）就是最常用的缓解恶性吞咽困难的光敏剂。与Nd:YAG激光产生的热损毁效应不同的是，PDT是通过光化学反应引起损伤作用。PDT可以用于长段肿瘤、狭窄性肿瘤或成角形肿瘤以及扁平浸润性肿瘤。由于特殊的激光设施以及光敏剂卟吩姆钠的费用不菲，故而PDT的价格昂贵[113]。

最常发生的并发症是皮肤光敏感性增加。患者在治疗后至少6周内应避免直接日晒。高达30%的患者发生并发症，主要有穿孔、瘘管形成及狭窄。其他副作用有发热、胸痛和胸腔积液。这可能继发于短暂的局部炎症，但这些副作用通常轻微[114-118]。

世界范围内仅在几个中心有应用PDT姑息治疗恶性吞咽困难的临床经验[114-116]。为引起足够的肿瘤反应，1～2个疗程是必需的。PDT从技术上讲相对易行，不像Nd:YAG激光消融那样要依赖于操作者的技术。有两项随机研究比较了PDT和Nd:YAG激光治疗的效果[117,118]。Lightdale等[117]发现对于那些位于食管上1/3和下1/3的肿瘤、长度超过10cm的肿瘤以及既往有化疗和/或放疗史的病人，应用PDT治疗后其吞咽困难积分可获得相同改善及倾向获得改善反应。两个治疗组在并发症发生率方面相似，但PDT后副作用较多（即皮肤光过敏、恶心和一过性发热）。Heier等[118]发现PDT与激光治疗后比较，两组在生活质量改善及获得较长期的反应方面结果是相似的，并发症发生率也相似。

由于治疗费用昂贵，有副作用而且每8周需要重复治疗，单独应用PDT的疗法不是恶性吞咽困难姑息治疗的最佳治疗方法。

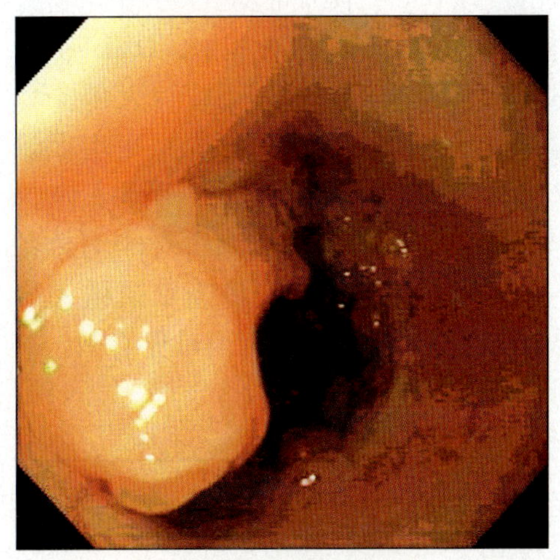

图30-12 肿瘤在支架近侧端过生长的内镜图像。

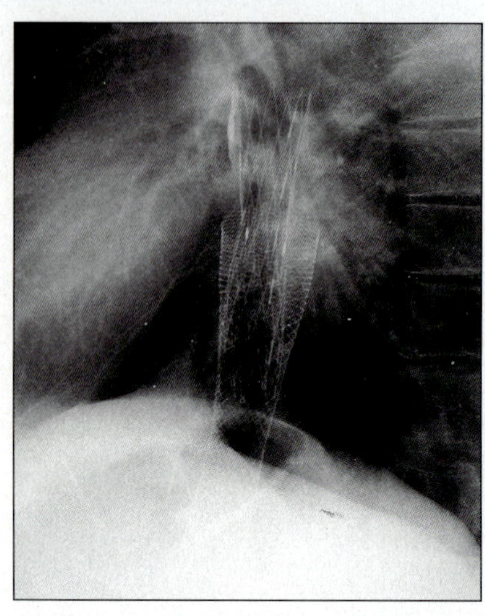

图 30-13　腹部平片显示在食管远端和胃近端植入的一个 Flamingo Wallstent 支架治疗无法手术的胃贲门癌。3 个月后，在支架近端植入 Z 支架治疗肿瘤过生长。

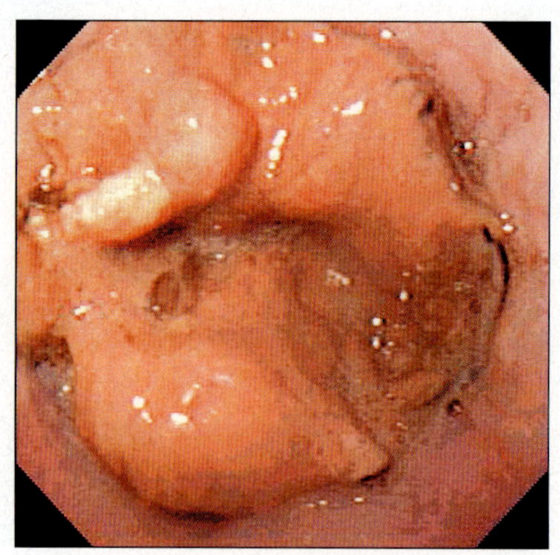

图 30-14　食物团引起支架腔梗阻的内镜图像。

激光疗法联合近程放射治疗

已有研究提示用热激光疗法联合近程放射治疗（腔内放疗）能增加激光疗法的长期疗效。首先，用激光疗法减缩肿瘤实体，随后用近程放射治疗以10Gy的量单一治疗，进一步强化激光治疗的作用，可较好地改善吞咽困难指数，减少需要重复治疗的疗程。在 4 项非随机研究中，前瞻性研究了激光治疗（Nd:YAG）加近程放射治疗，证明是安全有效的[119-122]。在两项前瞻性随机研究中，分别比较了 39 例和 22 例患者单用激光或激光联合近程放疗的效果[123, 124]，这些研究均显示，激光联合近程放疗后，无吞咽困难的间期延长；不过，两组存活率并无明显不同。

激光治疗与支架植入比较

少数非随机研究[125, 126]和两项随机研究比较了激光治疗和支架植入的疗效[112, 127]。两项非随机研究结论为激光治疗较支架植入相对更安全，疗效相似。Dallal等[112]对 65 例食管癌患者随机比较了激光治疗（大部分为 Nd:YAG）及金属支架治疗的效果，激光组平均存活时间长，但在缓解吞咽困难方面两组均不尽如人意，而并发症率和费用相当。Adam等[127]随机对60例患者采用激光治疗、未覆膜支架植入或覆膜支架植入治疗，结论是支架植入对缓解恶性吞咽困难更有效。

其他内镜疗法

扩张

扩张能暂时性缓解吞咽困难，但仅能持续数天到 2 周。它常用于为不同类型的姑息治疗方法，像金属支架植入或激光治疗，开放通过肿瘤的通路。扩张是一种简单便宜的疗法，但并发症（包括穿孔或出血）并不少见[128-130]。

有些作者提倡在支架植入前分几次对恶性狭窄处逐渐进行扩张，以降低并发症的风险[42, 130]。最常用的扩张器为导丝引导的聚乙烯探条，包括锥形扩张器（Savary）、橡胶扩张器（Maloney）和经内镜水囊扩张器。尚无研究比较过这些扩张器对恶性狭窄患者的治疗效果。

由于扩张治疗作为一种基础治疗方法，需经常重复进行，因此仅应用于生存时间较短的危重患者。

化学药物注射治疗

化学药物注射治疗恶性吞咽困难是一种不昂贵的替代疗法，无需特殊设备。可用乙醇或聚乙二醇单十二醚（polidocanol）溶于0.5～1ml液中注入肿瘤，导致肿瘤在治疗几天后坏死。外生性肿瘤对注射治疗最为适用，而坚硬的和纤维化的肿瘤（放疗后）注射困难。对恶性吞咽困难应用注射疗法的研究十分有限[131-134]。吞咽困难指数能从3（仅能进食流质）改善到1（进食固体食物时有些困难）。并发症罕见，仅有瘘管形成（n=2）、穿孔（n=1）和纵隔炎（n=1）的报道[132, 133]。一般而言，为获得最大疗效，两个疗程是必需的，每 4～5 周需重复治疗。一项研究对 34 例患者比较了聚乙二醇单十二醚注射治疗与 Nd:YAG 激光治疗的疗效，结果是两项技术对缓解恶性吞咽困难均安全且疗效相当[132]。

营养支持

在几种不同的姑息性治疗均失败或其他姑息治疗方法从技术上不可行的情况下，要考虑采用营养支持来维持充足的热量摄入。在进行营养支持之前，要将患者总体状况和预后作为重要因素加以考虑。置入一条鼻肠喂饲管是一种最易行和损伤最小的方法。但如患者预期寿命较长，最好行 PEG/ 经皮内镜下空肠造口术（percutaneous endoscopic jejunostomy，PEJ）。为维持或恢复适当的营养状态，宜经中心静脉给予营养支持[135]。

在食管已植入支架或存在恶性肿瘤的情况下，用经典牵拉法实施 PEG 术存在问题。在此情况下，要考虑经鼻胃管向胃内注气后，在 X 线透视监视下，不用内镜而经皮直接用导管插入术（推法）行PEG术[136]。Adler 等[137]报道了 9 例支架植入术后行经典PEG术的结果，功能良好，仅一例在PEG后发生支架移位（11%）。

生活质量

在评估姑息性治疗手段的效果时，不仅要评价功能改善和并发症的发生，还要从患者的角度评估效果，特别是生活质量改善的效果。食管癌姑息性治疗的目的是改善吞咽困难的同时，并发症发生率和死亡率最小，生活质量最高[138]。可惜的是，罕有食管癌姑息性治疗后对生活质量评估的资料。能够用于在治疗前后评估生活质量的被批准的方法是由欧洲癌症研究和治疗组织（European Organization for Research and Treatment of Cancer，EORTC）制定出的QLQ-C30问卷[139]和专门用于食管癌的 EROTC OES-24 问卷[140]。

O'Hanlon 等[141]在对43例经置管治疗或放射治疗患者的 6 周和16周时生活质量进行了研究，结果表明治疗后尽管吞咽困难指数明显改善，但在16周时其他评估参数并无显著改善。Barr等[108]对40例经Nd:YAG激光姑息性治疗的恶性吞咽困难患者 1 个月内的生活质量进行了评估。用线性模拟自我评估（LASA）调查表对涉及生理状况、心理效应和社会互动等方面的25个问题进行评估，同时医师用生活质量（QL）指数（由对特殊问题的结构性访谈组成）进行评估。结果显示在激光治疗后一定时间内，患者的吞咽能力、LASA问卷中的项目和QL指数等均有改进。Blazeby 等[142]平价了 37 例姑息性治疗患者的生活质量（30 例置管，7 例姑息性放疗或化疗），在3个月内采用EORTC QLQ-C30问卷与因食管癌行外科手术的患者进行了比较，姑息性治疗组患者的基线生活质量积分较手术组差。但姑息治疗后，EORTC QLQ-C30 问卷所反映的生活质量状态大多数能维持，直至死亡。

这些研究显示对姑息性治疗后患者生活质量的评估需要更多研究资料，而且必须对不同的治疗手段进行比较。EORTC OES-24 调查表得出的结论与那些进行了姑息治疗的食管癌病人的情况是相关的；因此，联合应用 EORTC QLQ-C30 调查表和用于评估恶性吞咽困难姑息治疗后生活质量的吞咽困难评分可能是值得一试的工具。

未来趋势

目前为缓解恶性吞咽困难所使用的内镜治疗手段尚不是起效快、能持久缓解吞咽困难且并发症发生率和死亡率最小的理想疗法。金属支架能有效改善吞咽困难，但并发症发生率以及因吞咽困难复发而需再次行介入治疗的次数仍较高。激光治疗的不利之处在于需要每 4 ～ 6 周重复治疗一次，操作过程需昂贵设备和技术经验。联合治疗可能提高治疗的有效性，但将可能增加首次住院时间和 / 或反复住院的频率。随机对照研究能确保比较不同治疗手段的效果，或从吞咽困难缓解、并发症发生、治疗后生活质量以及费用方面对单一治疗或联合治疗的效果进行比较。

现在已开发出新型支架，包括生物降解支架、放射活性药物涂层支架和药物洗脱支架等。生物降解支架用于良性狭窄[143, 144]，但也可能用于姑息性化疗后患者吞咽困难的初步治疗。由于对这种情况的化疗结果不断得到改善[145]，因而对化疗反应好的患者更易发生支架移位。

发射 β 射线的药物和细胞毒药物合用能提高食管支架的疗效，尤其能预防肿瘤（复发）在支架两端过生长。已获得放射性支架和药物洗脱支架在人类冠状动脉的临床应用经验，而在食管仅有动物模型的应用经验。在健康狗模型上，放射活性支架能对正常食管产生放射性损伤，引起纤维化，但不产生严重并发症，如穿孔或瘘管形成[146]。需要进一步的临床研究来评估放射活性支架和药物洗脱支架对食管恶性狭窄的安全性和有效性。

（黄雪彪译　郭长吉　吕愈敏校）

参考文献

1. Parkin DM, Bray FI, Devesa SS: Cancer burden in the year 2000. The global picture. Eur J Cancer 37:4–66, 2001.
2. Pisani P, Parkin DM, Bray F, Ferlay J: Estimates of the worldwide mortality from 25 cancers in 1990. Int J Cancer 83:18–29, 1999.
3. Polednak AP: Trends in survival for both histologic types of esophageal cancer in US surveillance, epidemiology and end results areas. Int J Cancer 105:98–100, 2003.
4. Pera M, Cameron AJ, Trastek VF, et al: Increasing incidence of adenocarcinoma of the esophagus and esophagogastric junction. Gastroenterology 104:510–513, 1993.
5. Devesa SS, Blot WJ, Fraumeni JF Jr: Changing patterns in the incidence of esophageal and gastric carcinoma in the United States. Cancer 83:2049–2053, 1998.
6. Bollschweiler E, Wolfgarten E, Gutschow C, Holscher AH: Demographic variations in the rising incidence of esophageal adenocarcinoma in white males. Cancer 92:549–555, 2001.
7. Botterweck AA, Schouten LJ, Volovics A, et al: Trends in incidence of adenocarcinoma of the oesophagus and gastric cardia in ten European countries. Int J Epidemiol 29:645–654, 2000.
8. Prach AT, MacDonald TA, Hopwood DA, Johnston DA: Increasing incidence of Barrett's oesophagus: Education, enthusiasm, or epidemiology? Lancet 350:933, 1997.
9. van den Boogert J, van Hillegersberg R, Siersema PD, et al: Barrett's oesophagus: Pathophysiology, diagnosis and management. Scand J Gastroenterol 33:449–453, 1998.
10. Blot WJ: Esophageal cancer trends and risk factors. Semin Oncol 21:403–410, 1994.
11. Cheng KK, Day NE, Duffy SW, et al: Pickled vegetables in the aetiology of oesophageal cancer in Hong Kong Chinese. Lancet 339:1314–1318, 1992.
12. Ahsan H, Neugut AI: Radiation therapy for breast cancer and increased risk for esophageal carcinoma. Ann Intern Med 128:114–117, 1998.
13. Yang CS, Wang ZY: Tea and cancer. J Natl Cancer Inst 85:1038–1049, 1993.
14. Cooper K, Taylor L, Govind S: Human papillomavirus DNA in oesophageal carcinomas in South Africa. J Pathol 175:271–277, 1995.
15. Kok TC, Nooter K, Tjong-A-Hung SP, et al: No evidence of known types of human papillomavirus in squamous cell cancer of the oesophagus in a low-risk area. Rotterdam Oesophageal Tumour Study Group. Eur J Cancer 33:1865–1868, 1997.
16. Sandler RS, Nyren O, Ekbom A, et al: The risk of esophageal cancer in patients with achalasia: A population-based study. JAMA 274:1359–1363, 1995.
17. Appelqvist P, Salmo M: Lye corrosion carcinoma of the esophagus. Cancer 45:2655–2658, 1980.
18. Cooper JS, Pajak TF, Rubin P, et al: Second malignancies in patients who have head and neck cancer: Incidence, effect on survival and implications based on the RTOG experience. Int J Radiat Oncol Biol Phys 449–456, 1989.
19. Lagergren J, Bergstrom R, Lindgren A, Nyren O: Symptomatic gastroesophageal reflux as a risk factor for esophageal adenocarcinoma. N Engl J Med 340:825–831, 1999.
20. Spechler SJ: Barrett's esophagus. N Engl J Med 346:836–842, 2002.
21. van der Burgh A, Dees J, Hop WCJ, van Blankenstein M: Oesophageal cancer is an uncommon cause of death in patients with Barrett's oesophagus. Gut 39:5–8, 1996.
22. Cameron AJ: Epidemiology of Barrett's esophagus and adenocarcinoma. Dis Esophagus 15:106–108, 2002.
23. Moses FM: Squamous cell carcinoma of the esophagus. Natural history, incidence, etiology, and complications. Gastroenterol Clin North Am 20:703–716, 1991.
24. Miller C: Carcinoma of the thoracic oesophagus and cardia: A review of 405 cases. Br J Surg 49:507–522, 1962.
25. Shu YJ: Cytopathology of the esophagus: An overview of esophageal cytopathology in China. Acta Cytol 27:7–16, 1983.
26. Falk GW: Endoscopic surveillance of Barrett's esophagus: Risk stratification and cancer risk. Gastrointest Endosc 49(Part 2):S29–S34, 1999.
27. Hameeteman W, Tytgat GN, Houthoff HJ, van den Tweel JG: Barrett's esophagus: Development of dysplasia and adenocarcinoma. Gastroenterology 96:1249–1256, 1989.
28. Miros M, Kerlin P, Walker N: Only patients with dysplasia progress to adenocarcinoma in Barrett's oesophagus. Gut 32:1441–1446, 1991.
29. Weston AP, Sharma P, Topalovski M, et al: Long-term follow-up of Barrett's high-grade dysplasia. Am J Gastroenterol 95:1888–1893, 2000.
30. Schnell TG, Sontag SJ, Chejfec G, et al: Long-term nonsurgical management of Barrett's esophagus with high-grade dysplasia. Gastroenterology 120:1607–1619, 2001.
31. Katz D, Rothstein R, Schned A, et al: The development of dysplasia and adenocarcinoma during endoscopic surveillance of Barrett's esophagus. Am J Gastroenterol 93:536–541, 1998.
32. O'Connor JB, Falk GW, Richter JE: The incidence of adenocarcinoma and dysplasia in Barrett's esophagus: Report on the Cleveland Clinic Barrett's Esophagus Registry. Am J Gastroenterol 94: 2037–2042, 1999.
33. Sampliner RE, and the Practice Parameters Committee of the American College of Gastroenterology: Practice guidelines in the diagnosis, surveillance, and therapy of Barrett's esophagus. Am J Gastroenterol 93:1028–1032, 1998.
34. van Sandick JW, van Lanschot JJ, Kuiken BW, et al: Impact of endoscopic biopsy surveillance of Barrett's oesophagus on pathological stage and clinical outcome of Barrett's carcinoma. Gut 43: 216–222, 1998.
35. Corley DA, Levin TR, Habel LA, et al: Surveillance and survival in Barrett's adenocarcinomas: A population-based study. Gastroenterology 122:633–640, 2002.
36. Hulscher JB, van Sandick JW, de Boer AG, et al: Extended transthoracic resection compared with limited transhiatal resection for adenocarcinoma of the esophagus. N Engl J Med 347:1662–1669, 2002.
37. Ell C, May A: Self-expanding metal stents for palliation of stenosing tumors of the esophagus and cardia: A critical review. Endoscopy 29:392–398, 1997.
38. Baron TH: Expandable metal stents for the treatment of cancerous obstruction of the gastrointestinal tract. N Engl J Med 344:1681–1687, 2001.
39. Siersema PD, Marcon N, Vakil N: Metal stents for tumors of the distal esophagus and gastric cardia. Endoscopy 35:79–85, 2003.
40. O'Donnell CA, Fullarton GM, Watt E, et al: Randomized clinical trial comparing self-expanding metallic stents with plastic endoprostheses in the palliation of oesophageal cancer. Br J Surg 89:985–992, 2002.
41. Knyrim K, Wagner HJ, Bethge N, et al: A controlled trial of an expansile metal stent for palliation of esophageal obstruction due to inoperable cancer. N Engl J Med 329:1302–1307, 1993.
42. De Palma GD, di Matteo E, Romano G, et al: Plastic prosthesis versus expandable metal stents for palliation of inoperable esophageal thoracic carcinoma: A controlled prospective study. Gastrointest Endosc 43:478–482, 1996.
43. Roseveare CD, Patel P, Simmonds N, Goggin PM, et al: Metal stents improve dysphagia, nutrition and survival in malignant oesophageal stenosis: A randomized controlled trial comparing modified Gianturco Z-stents with plastic Atkinson tubes. Eur J Gastroenterol

Hepatol 10:653–657, 1998.
44. Siersema PD, Hop WC, Dees J, et al: Coated self-expanding metal stents versus latex prostheses for esophagogastric cancer with special reference to prior radiation and chemotherapy: A controlled, prospective study. Gastrointest Endosc 47:113–120, 1998.
45. Sanyika C, Corr P, Haffejee A: Palliative treatment of oesophageal carcinoma: Efficacy of plastic versus self-expandable stents. S Afr Med J 89:640–643, 1999.
46. Nicholson DA, Haycox A, Kay CL, et al: The cost effectiveness of metal oesophageal stenting in malignant disease compared with conventional therapy. Clin Radiol 54:212–215, 1999.
47. Vakil N, Morris AI, Marcon N, et al: A prospective, randomized, controlled trial of covered expandable metal stents in the palliation of malignant esophageal obstruction at the gastroesophageal junction. Am J Gastroenterol 96:1791–1796, 2001.
48. May A, Hahn EG, Ell C: Self-expanding metal stents for palliation of malignant obstruction in the upper gastrointestinal tract. Comparative assessment of three stent types implemented in 96 implantations. J Clin Gastroenterol 22:261–266, 1996.
49. Schmassmann A, Meyenberger C, Knuchel J, et al: Self-expanding metal stents in malignant esophageal obstruction: A comparison between two stent types. Am J Gastroenterol 92:400–406, 1997.
50. Siersema PD, Hop WC, van Blankenstein M, et al: A comparison of 3 types of covered metal stents for the palliation of patients with dysphagia caused by esophagogastric carcinoma: A prospective, randomized study. Gastrointest Endosc 54:145–153, 2001.
51. Sabharwal T, Hamady MS, Chui S, et al: A randomized prospective comparison of the Flamingo Wallstent and Ultraflex stent for palliation of dysphagia associated with lower third oesophageal carcinoma. Gut 52:922–926, 2003.
52. Spinelli P, Cerrai FG, Ciuffi M, et al: Endoscopic stent placement for cancer of the lower esophagus and gastric cardia. Gastrointest Endosc 40:455–457, 1994.
53. Siersema PD, Hop WC, van Blankenstein M, Dees J: A new design metal stent (Flamingo stent) for palliation of malignant dysphagia: A prospective study. Gastrointest Endosc 51:139–145, 2000.
54. Dua KS, Kozarek R, Kim J, et al: Self-expanding metal esophageal stent with anti-reflux mechanism. Gastrointest Endosc 53:603–613, 2001.
55. Austin A, Khan Z, Cole AT, Freeman JG: Placement of self-expanding metallic stents without fluoroscopy. Gastrointest Endosc 54:157–159, 2001.
56. Martin DF: Endoscopy is superfluous during insertion of expandable metal stents in esophageal tumors. Gastrointest Endosc 46: 98–99, 1997.
57. Martini N, Goodner JT, D'Angio GJ, Beattie EJ Jr: Tracheoesophageal fistula due to cancer. J Thorac Cardiovasc Surg 59:319–324, 1970.
58. Weigert N, Neuhaus H, Rosch T, et al: Treatment of esophagorespiratory fistulas with silicone-coated self-expanding metal stents. Gastrointest Endosc 41:490–496, 1995.
59. Hordijk ML, Dees J, van Blankenstein M: The management of malignant esophago-respiratory fistulas with a cuffed prosthesis. Endoscopy 22:241–244, 1990.
60. Rosch W, Keller C: The cuffed esophageal prosthesis: A life-threatening instrument. Endoscopy 27:214–215, 1995.
61. Do YS, Song HY, Lee BH, et al: Esophagorespiratory fistula associated with esophageal cancer: Treatment with a Gianturco stent tube. Radiology 187:673–677, 1993.
62. Bethge N, Sommer A, Vakil N: Treatment of esophageal fistulas with a new polyurethane-covered, self-expanding mesh stent: A prospective study. Am J Gastroenterol 90:2143–2146, 1995.
63. Kozarek RA, Raltz S, Brugge WR, et al: Prospective multicenter trial of esophageal Z-stent placement for malignant dysphagia and tracheoesophageal fistula. Gastrointest Endosc 44:562–567, 1996.
64. Morgan RA, Ellul JP, Denton ER, et al: Malignant esophageal fistulas and perforations: Management with plastic-covered metallic endoprostheses. Radiology 204:527–532, 1997.
65. Nelson DB, Axelrad AM, Fleischer DE, et al: Silicone-covered Wallstent prototypes for palliation of malignant esophageal obstruction and digestive-respiratory fistulas. Gastrointest Endosc 45:31–37, 1997.
66. Low DE, Kozarek RA: Comparison of conventional and wire mesh expandable prostheses and surgical bypass in patients with malignant esophagorespiratory fistulas. Ann Thorac Surg 65:919–923, 1998.
67. May A, Ell C: Palliative treatment of malignant esophagorespiratory fistulas with Gianturco-Z stents. A prospective clinical trial and review of the literature on covered metal stents. Am J Gastroenterol 93:532–535, 1998.
68. Raijman I, Siddique I, Ajani J, Lynch P: Palliation of malignant dysphagia and fistulae with coated expandable metal stents: Experience with 101 patients. Gastrointest Endosc 48:172–179, 1998.
69. Dumonceau JM, Cremer M, Lalmand B, Deviere J: Esophageal fistula sealing: Choice of stent, practical management, and cost. Gastrointest Endosc 49:70–78, 1999.
70. Siersema PD, Schrauwen SL, van Blankenstein M, et al: Self-expanding metal stents for complicated and recurrent esophagogastric cancer. Gastrointest Endosc 54:579–586, 2001.
71. Abadal JM, Echenagusia A, Simo G, Camunez F: Treatment of malignant esophagorespiratory fistulas with covered stents. Abdom Imaging 26:565–569, 2001.
72. van den Bongard HJ, Boot H, Baas P, Taal BG: The role of parallel stent insertion in patients with esophagorespiratory fistulas. Gastrointest Endosc 55:110–115, 2002.
73. Ellul JP, Morgan R, Gold D, Dussek J, et al: Parallel self-expanding covered metal stents in the trachea and oesophagus for the palliation of complex high tracheo-oesophageal fistula. Br J Surg 83: 1767–1768, 1996.
74. Binkert CA, Petersen BD: Two fatal complications after parallel tracheal-esophageal stenting. Cardiovasc Intervent Radiol 25:144–147, 2002.
75. Bethge N, Sommer A, Vakil N: A prospective trial of self-expanding metal stents in the palliation of malignant esophageal strictures near the upper esophageal sphincter. Gastrointest Endosc 45:300–303, 1997.
76. Conio M, Caroli-Bosc F, Demarquay JF, et al: Self-expanding metal stents in the palliation of neoplasms of the cervical esophagus. Hepatogastroenterology 46:272–277, 1999.
77. Macdonald S, Edwards RD, Moss JG: Patient tolerance of cervical esophageal metallic stents. J Vasc Interv Radiol 11:891–898, 2000.
78. Profili S, Meloni GB, Feo CF, et al: Self-expandable metal stents in the management of cervical oesophageal and/or hypopharyngeal strictures. Clin Radiol 57:1028–1033, 2002.
79. De Gregorio BT, Kinsman K, Katon RM, et al: Treatment of esophageal obstruction from mediastinal compressive tumor with covered, self-expanding metallic Z-stents. Gastrointest Endosc 43:483–489, 1996.
80. Kozarek RA, Raltz S, Marcon N, et al: Use of the 25 mm flanged esophageal Z stent for malignant dysphagia: A prospective multicenter trial. Gastrointest Endosc 46:156–160, 1997.
81. Bethge N, Sommer A, Vakil N: Palliation of malignant esophageal obstruction due to intrinsic and extrinsic lesions with expandable metal stents. Am J Gastroenterol 93:1829–1832, 1998.
82. Gupta NK, Boylan CE, Razzaq R, et al: Self-expanding oesophageal metal stents for the palliation of dysphagia due to extrinsic compression. Eur Radiol 9:1893–1897, 1999.
83. Bethge N, Sommer A, von Kleist D, Vakil N: A prospective trial of self-expanding metal stents in the palliation of malignant esophageal obstruction after failure of primary curative therapy. Gastrointest Endosc 44:283–286, 1996.
84. Law S, Tung PH, Chu KM, Wong J: Self-expanding metallic stents for palliation of recurrent malignant esophageal obstruction after subtotal

esophagectomy for cancer. Gastrointest Endosc 50:427–436, 1999.

85. Lyburn I, Blazeby JM, Barham P, Loveday E: Palliation of malignant gastric outlet obstruction after oesophagectomy by percutaneous transthoracic placement of an expanding metal stent. Clin Radiol 56:82–83, 2001.

86. Kinsman KJ, DeGregorio BT, Katon RM, et al: Prior radiation and chemotherapy increase the risk of life-threatening complications after insertion of metallic stents for esophagogastric malignancy. Gastrointest Endosc 43:196–203, 1996.

87. Kozarek RA, Ball TJ, Brandabur JJ, et al: Expandable versus conventional esophageal prostheses: Easier insertion may not preclude subsequent stent-related problems. Gastrointest Endosc 43:204–208, 1996.

88. Nelson DB, Axelrad AM, Fleischer DE, et al: Silicone-covered Wallstent prototypes for palliation of malignant esophageal obstruction and digestive-respiratory fistulas. Gastrointest Endosc 45:31–37, 1997.

89. Raijman I, Siddique I, Lynch P: Does chemoradiation therapy increase the incidence of complications with self-expanding coated stents in the management of malignant esophageal strictures? Am J Gastroenterol 92:2192–2196, 1997.

90. Bartelsman JF, Bruno MJ, Jensema AJ, et al: Palliation of patients with esophagogastric neoplasms by insertion of a covered expandable modified Gianturco-Z endoprosthesis: Experiences in 153 patients. Gastrointest Endosc 51:134–138, 2000.

91. Muto M, Ohtsu A, Miyata Y, et al: Self-expandable metallic stents for patients with recurrent esophageal carcinoma after failure of primary chemoradiotherapy. Jpn J Clin Oncol 31:270–274, 2001.

92. Homs MY, Hansen BE, van Blankenstein M, et al: Prior radiation and/or chemotherapy has no effect on the incidence of life-threatening complications and the long-term outcome of self-expanding metal stent placement for esophagogastric carcinoma. Eur J Gastroenterol Hepatol 16:163–170, 2004.

93. Golder M, Tekkis PP, Kennedy C, et al: Chest pain following oesophageal stenting for malignant dysphagia. Clin Radiol 56:202–205, 2001.

94. Cwikiel W, Tranberg KG, Cwikiel M, Lillo-Gil R: Malignant dysphagia: Palliation with esophageal stents—long-term results in 100 patients. Radiology 207:513–518, 1998.

95. Laasch HU, Marriott A, Wilbraham L, et al: Effectiveness of open versus antireflux stents for palliation of distal esophageal carcinoma and prevention of symptomatic gastroesophageal reflux. Radiology 225:359–365, 2002.

96. Christie NA, Buenaventura PO, Fernando HC, et al: Results of expandable metal stents for malignant esophageal obstruction in 100 patients: Short-term and long-term follow-up. Ann Thorac Surg 71: 1797–1801, 2001.

97. De Palma GD, Iovino P, Catanzano C: Distally migrated esophageal self-expanding metal stents: Wait and see or remove? Gastrointest Endosc 53:96–98, 2001.

98. Raijman I, Marcon NE, Kandel G, et al: Repositioning of an esophageal stent after migration using a snare. Gastrointest Endosc 40:652, 1994.

99. Rosen C, Goldberg RI: Repositioning of a migrated esophageal stent using a retroflexed endoscope. Gastrointest Endosc 42:278–279, 1995.

100. Berkelhammer C, Roberts J, Steinecker G: Repositioning a migrated esophageal stent using a retroflexed endoscope: A note of caution. Gastrointest Endosc 44:632–634, 1996.

101. Noyer CM, Forohar F: A simple technique to remove migrated esophageal stents. Am J Gastroenterol 93:1595, 1998.

102. Rollhauser C, Fleischer DE: Late migration of a self-expandable metal stent and successful endoscopic management. Gastrointest Endosc 49:541–544, 1999.

103. Farkas PS, Farkas JD, Koenigs KP: An easier method to remove migrated esophageal Z-stents. Gastrointest Endosc 50:277–279, 1999.

104. Seitz U, Thonke F, Bohnacker S, et al: Endoscopic extraction of a covered esophageal Z-stent with the aid of Endoloops. Endoscopy 30:S91–92, 1998.

105. Mayoral W, Fleischer D, Salcedo J, et al: Nonmalignant obstruction is a common problem with metal stents in the treatment of esophageal cancer. Gastrointest Endosc 51:556–559, 2000.

106. Fleischer D, Kessler F, Haye O: Endoscopic Nd: YAG laser therapy for carcinoma of the esophagus: A new palliative approach. Am J Surg 143:280–283, 1982.

107. Pietrafitta JJ, Bowers GJ, Dwyer RM: Prograde versus retrograde endoscopic laser therapy for the treatment of malignant esophageal obstruction: A comparison of techniques. Lasers Surg Med 8:288–293, 1988.

108. Barr H, Krasner N: Prospective quality-of-life analysis after palliative photoablation for the treatment of malignant dysphagia. Cancer 68:1660–1664, 1991.

109. Mason RC, Bright N, McColl I: Palliation of malignant dysphagia with laser therapy: Predictability of results. Br J Surg 78:1346–1347, 1991.

110. Carter R, Smith JS, Anderson JR: Palliation of malignant dysphagia using the Nd:YAG laser. World J Surg 17:608–613, 1993.

111. Carazzone A, Bonavina L, Segalin A, et al: Endoscopic palliation of oesophageal cancer: Results of a prospective comparison of Nd: YAG laser and ethanol injection. Eur J Surg 165:351–356, 1999.

112. Dallal HJ, Smith GD, Grieve DC, et al: A randomized trial of thermal ablative therapy versus expandable metal stents in the palliative treatment of patients with esophageal carcinoma. Gastrointest Endosc 54:549–557, 2001.

113. Marcon NE: Photodynamic therapy and cancer of the esophagus. Semin Oncol 21:20–23, 1994.

114. Patrice T, Foultier MT, Yactayo S, et al: Endoscopic photodynamic therapy with hematoporphyrin derivative for primary treatment of gastrointestinal neoplasms in inoperable patients. Dig Dis Sci 35: 545–552, 1990.

115. Luketich JD, Christie NA, Buenaventura PO, et al: Endoscopic photodynamic therapy for obstructing esophageal cancer: 77 cases over a 2-year period. Surg Endosc 14:653–657, 2000.

116. Moghissi K, Dixon K, Thorpe JA, et al: The role of photodynamic therapy (PDT) in inoperable oesophageal cancer. Eur J Cardiothorac Surg 17:95–100, 2000.

117. Lightdale CJ, Heier SK, Marcon NE, et al: Photodynamic therapy with porfimer sodium versus thermal ablation therapy with Nd:YAG laser for palliation of esophageal cancer: A multicenter randomized trial. Gastrointest Endosc 42:507–12, 1995.

118. Heier SK, Rothman KA, Heier LM, Rosenthal WS: Photodynamic therapy for obstructing esophageal cancer: Light dosimetry and randomized comparison with Nd:YAG laser therapy. Gastroenterology 109:63–72, 1995.

119. Bader M, Dittler HJ, Ultsch B, et al: Palliative treatment of malignant stenoses of the upper gastrointestinal tract using a combination of laser and afterloading therapy. Endoscopy 18:27–31, 1986.

120. Renwick P, Whitton V, Moghissi K: Combined endoscopic laser therapy and brachytherapy for palliation of oesophageal carcinoma: A pilot study. Gut 33:435–438, 1992.

121. Shmueli E, Srivastava E, Dawes PJ, et al: Combination of laser treatment and intraluminal radiotherapy for malignant dysphagia. Gut 38:803–805, 1996.

122. Spencer GM, Thorpe SM, Sargeant IR, et al: Laser and brachytherapy in the palliation of adenocarcinoma of the oesophagus and cardia. Gut 39:726–731, 1996.

123. Sander R, Hagenmueller F, Sander C, et al: Laser versus laser plus afterloading with iridium-192 in the palliative treatment of malignant stenosis of the esophagus: A prospective, randomized, and controlled study. Gastrointest Endosc 37:433–440, 1991.

124. Spencer GM, Thorpe SM, Blackman GM, et al: Laser augmented by brachytherapy versus laser alone in the palliation of adenocarcinoma of the oesophagus and cardia: A randomised study. Gut 50: 224–227, 2002.

125.Gevers AM, Macken E, Hiele M, Rutgeerts P: A comparison of laser therapy, plastic stents, and expandable metal stents for palliation of malignant dysphagia in patients without a fistula. Gastrointest Endosc 48:383–388, 1998.

126.Sihvo EI, Pentikainen T, Luostarinen ME, et al: Inoperable adenocarcinoma of the oesophagogastric junction: A comparative clinical study of laser coagulation versus self-expanding metallic stents with special reference to cost analysis. Eur J Surg Oncol 28:711–715, 2002.

127.Adam A, Ellul J, Watkinson AF, et al: Palliation of inoperable esophageal carcinoma: A prospective randomized trial of laser therapy and stent placement. Radiology 202:344–348, 1997.

128.Moses FM, Peura DA, Wong RK, Johnson LF: Palliative dilation of esophageal carcinoma. Gastrointest Endosc 31:61–63, 1985.

129.Lundell L, Leth R, Lind T, et al: Palliative endoscopic dilatation in carcinoma of the esophagus and esophagogastric junction. Acta Chir Scand 155:179–184, 1989.

130.Parker CH, Peura DA: Palliative treatment of esophageal carcinoma using esophageal dilation and prosthesis. Gastroenterol Clin North Am 20:717–729, 1991.

131.Payne-James JJ, Spiller RC, Misiewicz JJ, Silk DB: Use of ethanol-induced tumor necrosis to palliate dysphagia in patients with esophagogastric cancer. Gastrointest Endosc 36:43–46, 1990.

132.Angelini G, Pasini AF, Ederle A, et al: Nd:YAG laser versus polidocanol injection for palliation of esophageal malignancy: A prospective, randomized study. Gastrointest Endosc 37:607–610, 1991.

133.Chung SC, Leong HT, Choi CY, et al: Palliation of malignant oesophageal obstruction by endoscopic alcohol injection. Endoscopy 26:275–277, 1994.

134.Nwokolo CU, Payne-James JJ, Silk DB, et al: Palliation of malignant dysphagia by ethanol induced tumour necrosis. Gut 35:299–303, 1994.

135.Boyce HW Jr: Palliation of dysphagia of esophageal cancer by endoscopic lumen restoration techniques. Cancer Control 6:73–83, 1999.

136.Willis JS, Oglesby JT: Percutaneous gastrostomy: Further experience. Radiology 154:71–75, 1985.

137.Adler DG, Baron TH, Geels W, et al: Placement of PEG tubes through previously placed self-expanding esophageal metal stents. Gastrointest Endosc 54:237–241, 2001.

138.Blazeby JM: Measurement of outcome. Surg Oncol 10:127–133, 2001.

139.Aaronson NK, Ahmedzai S, Bergman B, et al: The European Organization for Research and Treatment of Cancer QLQ-C30: A quality-of-life instrument for use in international clinical trials in oncology. J Natl Cancer Inst 85:365–376, 1993.

140.Blazeby JM, Alderson D, Winstone K, et al: Development of an EORTC questionnaire module to be used in quality of life assessment for patients with oesophageal cancer. The EORTC Quality of Life Study Group. Eur J Cancer 32A:1912–1917, 1996.

141.O'Hanlon DM, Harkin M, Karat D, et al: Quality-of-life assessment in patients undergoing treatment for oesophageal carcinoma. Br J Surg 82:1682–1685, 1995.

142.Blazeby JM, Farndon JR, Donovan J, Alderson D: A prospective longitudinal study examining the quality of life of patients with esophageal carcinoma. Cancer 88:1781–1787, 2000.

143.Fry SW, Fleischer DE: Management of a refractory benign esophageal stricture with a new biodegradable stent. Gastrointest Endosc 45:179–182, 1997.

144.Sandha GS, Marcon NE: Expandable metal stents for benign esophageal obstruction. Gastrointest Endosc Clin N Am 9:437–446, 1999.

145.Polee MB, Verweij J, Siersema PD, et al: Phase I study of a weekly schedule of a fixed dose of cisplatin and escalating doses of paclitaxel in patients with advanced oesophageal cancer. Eur J Cancer 38:1495–1500, 2002.

146.Won JH, Lee JD, Wang HJ, et al: Self-expandable covered metallic esophageal stent impregnated with beta-emitting radionuclide: An experimental study in canine esophagus. Int J Radiat Oncol Biol Phys 53:1005–1013, 2002.

食管和胃的非上皮性肿瘤

31

Nicholas Nickl

引言 457
流行病学 457
临床特征 458
病理学 458
胃肠道间质瘤 459
血管球瘤 460
神经性肿瘤 460
内皮性和血管性肿瘤 461
脂肪组织肿瘤：脂肪瘤和脂肪肉瘤 461
颗粒细胞瘤 461
炎性纤维样息肉 461
纤维性（纤维血管性）息肉 462
转移性肿瘤 462
囊性肿瘤 462
鉴别诊断 462
传统内镜、计算机断层扫描和经腹超声 462
超声内镜 463
细针抽吸活组织检查 466
治疗 467
适应证和禁忌证 467
术前病史及考虑 467
技术描述 467
未来趋势 467

引言

虽说非上皮源性肿瘤并不常见，但也并非极端罕见，经验丰富的胃肠内镜医师遇到这些肿瘤通常不会感到棘手。这些疾病在病理类型方面数目不多，易于诊断，但其临床行为的表现则可以从轻微到致命不等。在处理这类疾病时的困难是，肿瘤起源于胃肠道壁内，因而常表现为在貌似正常黏膜下的肿块。表面上看似无害，而实际上潜藏着各种各样可怕的可能性，这是对胃肠内镜医师能否正确选择新型诊断手段来解决患者问题的挑战。

流行病学

临床上这类病变的患者多数首先发现其胃肠道黏膜之下有肿块，即所谓黏膜下肿瘤（图31-1）。就其经典形态而言，表面黏膜通常正常，但肿瘤也可表现为多种形态，如表面呈红斑样、苍白、皱缩或溃疡形成。最初常在食管胃十二指肠镜（EGD）下确诊这类病灶，但也有因造影（如钡剂双重造影）怀疑异常而找内镜医师进一步检查的患者。

从字面意义看，黏膜下一词似乎暗含起源于胃肠壁黏膜下层而表现为黏膜内的肿块，但实际上该词用于代表了一系列有相同表现的病变，包括黏膜内和黏膜外结构，这些黏膜下肿瘤常包括肿瘤及非肿瘤性肿块，甚至有报道称黏膜肿瘤表现出黏膜下肿瘤的征象[1]。表31-1列出了非上皮性病变的全部四种分类，本章集中讨论最初起源于胃肠道非上皮细胞系的恶性肿瘤，但在制订治疗方案时要兼顾全部病理类型。

依临床特征和肿瘤类型不同，病变可引起以下症状，如出血、梗阻或疼痛。但更多的是在诊断其他不同的无关疾病时偶然被发现。由于大多数病灶并无症状，且是在不同的，通常是无关的疾病中偶然发现的，这种特性使流行病学资料产生偏倚。在一组15 104

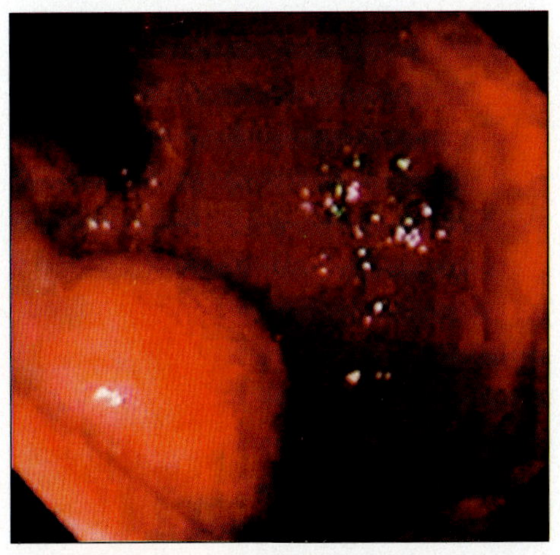

图 31-1　中等大小的黏膜下肿瘤的内镜像（逆向反转看）。

表 31-1　食管和胃黏膜下肿瘤的肿块类型

	肿瘤性肿块	非肿瘤性肿块
壁内肿块	间质细胞瘤 脂肪瘤 颗粒细胞瘤 淋巴瘤 纤维血管性息肉 血管瘤 / 血管肉瘤 淋巴管瘤 / 淋巴管肉瘤 转移性肿瘤	静脉曲张 重复囊肿 炎性肉芽肿 异物（如外科缝线或夹子） 胰腺残余
壁外肿块	邻近器官的原发性肿瘤（良性和恶性） 淋巴结转移	良性淋巴结 邻近器官炎症性肿块（如胰腺、脾） 器官肿大（如脾、肝）

例 EGD 报道中，黏膜下肿瘤的确诊率为 0.36%[2]。由于大多数为致命性肿瘤，研究数据很可能低于报道的罕见严重疾病。事实上，这类病灶大部分被证实是正常的壁外器官。Allgayer[3]发现在 30 例黏膜下肿瘤来诊者中，14（47%）例是由正常的壁外结构引起的。Motoo 等[4]也报道 19 例黏膜下肿瘤中 16 例为正常器官的表现，Caletti 等[5]报道为 10/25；相关器官包括脾、肝、脾血管和胰腺。由于黏膜下肿瘤常离开原来位置，故而肿瘤的病理分布不全明确。有报道在切除的胃肿瘤标本中有 1% ~ 3% 为间质瘤[6]，可以预见的是如果包含未切除的病例，其真实发病率会更高。美国内镜俱乐部的研究表明[7]，45 例黏膜下肿瘤中大多数呈现良性表现而不需进一步随访。从这些资料可以谨慎地得出结论，黏膜下肿瘤在常规上消化道内镜检查中不足1%，其中半数为正常的壁外器官，大多数表现为良性，间质瘤占了这种恶性肿瘤的大多数。

临床特征

内镜检查中常遇到各种类型的肿物，进一步诊治需要依据内镜表现、临床特征以及内镜医师的意见来决定。遗憾的是，由于缺乏标准化指南来直接指导诊断，实际工作中存在大量分歧。当症状多因肿物产生时，通常需要进一步检查，但通过对一组这类病变的超声内镜（EUS）研究，我们发现将近 90% 是无症状的[8]。胃肠出血可见于许多黏膜下病变，通常为慢性失血引起的缺铁性贫血，这类患者肿瘤表面可以有溃疡（图31-2）。恶性肿瘤更倾向于形成溃疡和出血[9]；的确，这可以看作是潜在恶性的征象，要求必须进行确定性治疗。不过，良性病变也可以导致严重的

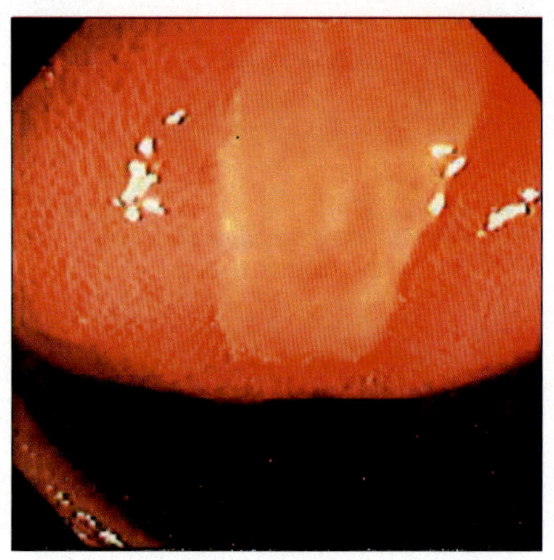

图 31-2　头端有溃疡的十二指肠脂肪瘤的内镜图像。

出血[10]，偶尔发生急性失血[11]。这些肿块有时也可引起胃肠道梗阻[12]，特别是当它位于狭窄区域如胃食管连接部或幽门；也有这类肿瘤引起肠套叠的报道[13]。患者可能表现为疼痛，尤其当黏膜下肿瘤为新生物或恶性时[14]。

不过由于大多数病灶是在做其他疾病诊断时偶然发现的，因此在内镜学医师看来，黏膜下肿瘤的临床表现对确定进一步诊疗是十分必要的。肿块较大是恶性征兆[15]，病灶表面溃疡形成或不规则凹凸不平，常提示需进一步检查或治疗。既往有恶性肿瘤病史的患者发生黏膜下肿瘤时要进一步检查以排除转移性肿瘤。最后，黏膜下肿瘤患者如一系列检查中呈不同的表现时常直接提示医师要对其进行进一步检查。

病理学

壁外的肿块占了黏膜下肿瘤的一半，包括正常器

表 31-2 胃肠道间叶性肿瘤的分类[19]

肿瘤类型	例如
间质瘤	平滑肌细胞瘤（平滑肌瘤，平滑肌肉瘤），血管球瘤，平滑肌瘤病，多形性肉瘤
神经性肿瘤	神经瘤 / 神经纤维瘤，副神经节瘤，神经节瘤病
内皮和血管瘤	血管瘤，血管肉瘤，Kaposi 肉瘤，淋巴管瘤
脂肪组织肿瘤	脂肪瘤，脂肪肉瘤，脂肪增生（回盲瓣），脂肪瘤病（结肠）
颗粒细胞瘤	颗粒细胞瘤
炎症性纤维样息肉	炎症性纤维样息肉
纤维组织细胞瘤	纤维血管息肉，纤维组织细胞瘤，硬纤维瘤（肠系膜），纤维上皮性息肉
横纹肌肿瘤	横纹肌肉瘤

官、非肿瘤性肿块以及壁外肿瘤。正常肝、脾、胰腺、胆囊、结肠和肾均有黏膜下肿瘤的报道[3-5]。血管结构常表现为分离的肿瘤征象，这包括正常脾血管[16]和异常血管，如曲张静脉和血管瘤[17]。累及这些相同器官的肿瘤性和非肿瘤性肿块也能产生这种表现，如腹膜、纵隔及上胃肠道相邻淋巴结。不同的恶性肿瘤、囊肿以及炎症性肿块的结构在此不再赘述，因为在文献中已报道了许多各种表现的这种病例。

但是，起源于食管和胃壁的肿块需进一步讨论，特别是因为其中很多为胃肠道所特有。此类中主要是间质性肿瘤，意即其起源于中胚层。这类肿瘤中大多数在临床上为良性，在肿瘤组织学上并无恶性行为的可靠线索。表31-2提出了这类肿瘤的繁杂排序，幸运的是其中大多数罕见。这里讨论在日常临床工作中可能见到的食管和胃黏膜下肿瘤。

胃肠道间质瘤

大多数胃肠道间质瘤为苍白、坚硬、球形或卵圆形附着于所累脏器壁上，显微镜下可见肌样嗜酸性纺锤形细胞，编织席样排列接近肌壁层，以致于先前的学者认为这类肿瘤起源于肌层[18]，因此命名为平滑肌瘤及其变异型（平滑肌肉瘤、平滑肌母细胞瘤等）。但很快就明确，这些肿瘤不但没有明显的肌性起源，而且也缺乏肌性分化的任何特异性标志物[19]，免疫组化分析显示其不同程度地表达平滑肌特性的标志物，如结蛋白、肌动蛋白和神经蛋白（如S-100）[20]。为使其更加明确，建议将此类病变称为胃肠道间质瘤（gastroin testinal stromal tumor，GIST）确认为这类肿瘤起源于间充质细胞。直到发现大多数胃肠道间质瘤表现为特异性膜蛋白即CD117染色阳性才明确[21]。这种蛋白进一步被确定为 KIT，一种酪氨酸激酶受体，能介导多种细胞生长功能包括细胞增殖和细胞凋亡[22]。与原癌基因、c-KIT相关的几种突变曾有报道，其可使膜激酶产生功能获得性突变，从而导致细胞异常增殖。进一步的观察表明肠Cajal间质细胞（interstitial cells of Cajal，ICC）与 GIST 细胞有相似的表型与超微结构，此外 Cajal 细胞也正常地表达 KIT 受体；因此就产生了当前的一种假说，即GIST起源于Cajal间质细胞[23]或ICC前体细胞。最后，人们已注意到，这种功能获得性突变在真正的平滑肌瘤中并不能见到[24]。目前大多数病理学医师认为 CD117 阳性对确诊 GIST是必需的，间质性肿瘤如这一蛋白质染色阴性则应做其他免疫组化染色以发现结蛋白（平滑肌瘤）或 S-100（神经瘤）[25]。

几乎全部上胃肠道的这种肿瘤均发生于胃部，但也有十二指肠病变的报道[26]。有趣的是，大多数食管间质瘤缺乏CD117蛋白的表达，因此考虑是真正的平滑肌瘤[25]。内镜下表现为半球形、坚硬的黏膜下肿块，中心脐样或陡直的溃疡并不少见，可能有分叶或不规则外形。通常孤立存在，除非在特殊疾病中如Carney 三联症（GIST，肺软骨瘤和肾上腺外副神经节瘤）。也可见到有超过 10cm 的肿瘤，但大多数不超过 3cm。

尽管可见到出血和坏死区域，病理上肿瘤常为均一苍白色组织显微镜下，细胞呈纺锤形，单一核型，胞质均匀。一些细胞团可以表现上皮样特征（紧密成巢的多边形细胞），有的可见核多形性（下面会讨论到这两种显著的特征）。

对 GIST 讲，恶性行为是其确定的危害所在，但也存在着特殊方面，如细胞学良性特征，肿瘤生长缓慢。但是也可见看似良性的体积小的间质瘤出现转移的例子[27]，这就不可能通过活检或切除标本来制定一个区分良性与恶性的简单分类方法。现有的 GIST 分类系统依据其恶性潜能分为良性、恶性和未定型（不能确定型），后者警示符合良性特征的肿瘤偶尔也可能表现出恶性潜能的征象，反之亦然。不过即使是这种分类方法也存在争议，在实践中不同观察者对许多组织学特征的认识都有所差异。重点集中在所见的核分裂相数目上（分裂指数），部分是因为这至少是容易定量的表现。一项100例的研究中，每高倍视野（HPF）可见有5个以上分裂相的肿瘤病例明显更易发生转移，但也有40%的恶性病例分裂相少见[28]。另一组研究通过对122个标本的不同临床和病理特征做多因素分析显示，50个HPF中超过10个分裂相的病例预后差，而肿瘤部位、上皮样组织特点和肿瘤大小并非独立的预后因素[29]。不过，并没有找出与其临床实践应用相适应的敏感性和特异性的指标。把CD117阳性与恶性行为关联起来的尝试常得到阴性结果[30]；有学者认为KIT突变的特定类型（如外显子11）与恶性行为相关，但其他的研究者并未发现同类突变与预后有关[31]。一次共识会议的结论为CD117染色的强度并非其肿瘤生物学行为的可信指标[22]。但新近的材料提示与肿瘤增殖相关的蛋白的表达，包括内皮生长因子和Ki-67抗原，与恶性行为强相关[32, 33]，可能不久就能作为恶性度的可信指标。正在进一步研究的生化指标、常规组织学和病理学标准列于表31-3，代表着当前预测恶性行为的标准。

在胃肠道间质瘤革命性研究的另一部分是研制出甲磺酸伊马替尼，一种能有效降低KIT酶活性的制剂，因而用作这类肿瘤治疗的有效药物。该药靶向性地作用于肿瘤内特异性的活性异常的酶而非依赖全身的细胞毒性来发挥效应。在一项对147例无法切除的恶性GIST患者的开放性研究中，其全部应答率为38%[34]。在应答者中，疗效常很显著（图31-3）。因此，对GIST恶性潜能的认识，结合其即便是对无法切除病灶患者均存在有效的疗法，使人们应该重新考虑对这类肿瘤的准确诊断。

血管球瘤

血管球瘤是副神经节瘤，常发生于皮肤，人们很早就知道在胃内有形态相似的病变[35]，通常将其归类为胃肠道间质瘤。代表性的肿瘤位于胃窦，通常较小，也有大至5cm者[36]。新近一组对32例患者进行的免疫组化研究证实全部受检的血管球瘤结蛋白、S-100和KIT染色均阴性，提示其与平滑肌瘤、神经瘤和GIST均有不同的组织起源。在同一研究中，1例死于肿瘤转移，说明其恶性度较低，但并非为零。

神经性肿瘤

学术上讲，神经性起源的大多数肿瘤一直被归为间质瘤，尽管新近由CD117突变的发现带来的GIST理解观念的变革在某种意义上使其命名有所落后。如前所述，众多专家认为S-100阳性和CD117阴性的间质瘤是神经源性的。

神经性肿瘤可能代表了神经胶质细胞的增殖，有时也伴有其他神经细胞。神经瘤、神经纤维瘤和神经鞘瘤大多都可互换称呼，不过一些病理学家也观察到在这些病变中的不同点。如有神经节细胞存在，常用神经节瘤一词，其起源可能与黏膜下丛或肌间丛的神经节细胞有关。

神经瘤和神经纤维瘤

神经瘤和神经纤维瘤分界清晰，是起源于黏膜下或

表31-3 胃肠道间质瘤的恶性潜能总汇[19]

病理因素	
明确的因素	转移瘤 邻近器官的浸润
高危因素	大小：胃内，＞5.5cm；其他部位，＞4cm 分裂相：胃内，＞5/50HPF，其他部位任何数目分裂相 肿瘤坏死 核多形性 细胞密集 镜下浸润（固有层，脉管） 上皮样型
分类标准	
恶性	1个明确因素或2个高危因素
未定型（不明确）	只有1个高危因素
良性	无高危因素

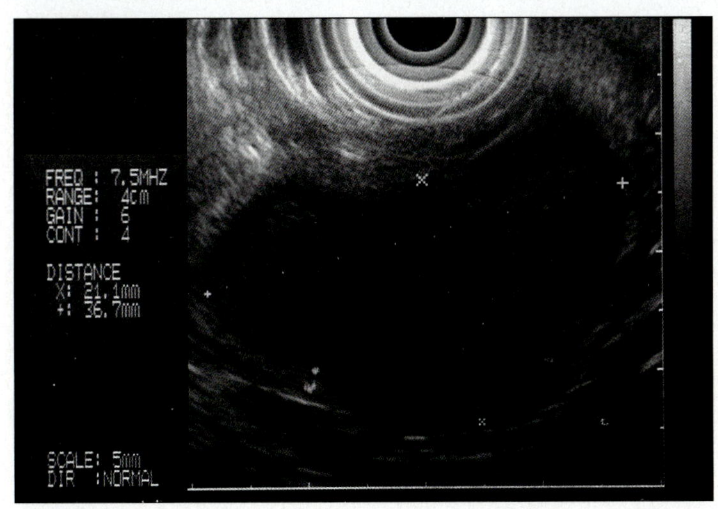

图31-3 用甲基伊马替尼治疗的恶性胃肠道间质瘤（GIST）的超声内镜（EUS）图像，最初测量大的肿瘤在21mm × 37mm（主图），治疗 11 月后缩减至 7mm × 17mm（插图）。

固有肌层的无包膜的肿瘤。除 von Recklinghausen 神经纤维瘤病的患者外，这类肿瘤常为孤立性结节，由均匀的纺锤形细胞构成，如免疫组化染色证实有神经标志物存在，则将其归类为神经瘤（与 GIST 对应）。

节细胞性副神经节瘤

节细胞性副神经节瘤是一种罕见肿瘤，见于十二指肠壶腹周围，大小0.5～4cm，可位于黏膜下层或固有肌层，由神经节细胞及上皮样细胞混合构成，常还含有类似类癌的成分。生长抑素免疫组化染色常呈阳性，其他神经肽类也可阳性。本病通常为良性，但可以有局部浸润。

内皮性和血管性肿瘤

海绵状血管瘤是一种在胃肠道罕见的血管性肿瘤，在上胃肠道就更少见。它看起来是有蒂的红色或蓝色结节，与血管扩张（非肿瘤性）难以区别。对应的恶性病变为血管肉瘤，极为罕见，但在胃肠道各部几乎均有发生[38]。胃肠道也极少发生淋巴管肿瘤，最初在十二指肠有报道。其在内镜下的表现为光滑的带蒂息肉样半透明状隆起[39]。组织学上，位于黏膜或黏膜下，多为错构性而非真正肿瘤成分[38]，因而通常是良性的。

脂肪组织肿瘤：脂肪瘤和脂肪肉瘤

黏膜下脂肪瘤常是起源于黏膜下脂肪细胞的无害性肿瘤。在结肠多见，但可见于胃肠道任何部位，尤其是胃窦部[40]。典型的内镜表现为淡黄色柔软的黏膜下肿瘤，通常孤立存在。表面的黏膜有时用活检钳可提成幕状，而用活检钳压之，病灶易变形。组织学上这类肿瘤包膜完整，由典型的良性成熟脂肪细胞构成。由于含有大量血管，有时也被称为血管脂肪瘤。除非出现出血或梗阻，否则本病不需要进一步治疗或切除。病灶通常很小，也有报道大脂肪瘤者[41]，可引起梗阻或肠套叠[42]。其恶性类型脂肪肉瘤极为罕见[43]，具有临床侵袭性。

颗粒细胞瘤

食管是颗粒细胞瘤最常见的发生部位，但也可见于整个胃肠道。肿瘤常位于黏膜下层，呈息肉样形态。肿瘤常多发，可能起源于Schwann细胞，胞浆内含有大量PAS染色阳性颗粒的组织细胞样细胞。一篇文献回顾了 117 例患者，发现一半的患者有吞咽困难，其为最常见的症状，3/4 的肿瘤直径小于 2cm[44]。该类肿瘤有无恶性的类型尚不明确，同一文献发现在 4 例有局部浸润的病例中并未见到有远隔转移。肿瘤通常呈黄色斑块样，圆形或卵圆形，直径小于2cm[45]。被覆食管鳞状上皮，呈现假上皮瘤样增生[46]。如果这被曲解成黏膜化生改变，就会将其误导为上皮性肿瘤而对其随访观察。

炎性纤维样息肉

炎性纤维样息肉并非常见肿瘤，可发生于胃肠道各处，胃是最好发部位[19]，但也有其他位置的报道[47]。病理学上本病由无包膜的黏液样间质组成，含有血管、炎症细胞，且常含有嗜酸性粒细胞。过去因嗜酸性粒细胞浸润而将其当成局灶性嗜酸细胞性胃肠炎（现在已放弃此称呼）。病灶通常较小，但也有报道大肿瘤引起（与其他一致）出血、梗阻或肠套叠[48]。当前的理论将其起源聚焦于肌纤维母细胞或成纤维细胞[49]，但其细胞起源仍不清。倾向于起源胃肠道肌层，起初像一个黏膜内膨出，但随后呈息肉样形态，常明显向外扩展（浆膜下）。似未见恶性倾向。

纤维性（纤维血管性）息肉

纤维性息肉是一种食管肿瘤，生长巨大，主要好发于男性，通常来自于上段食管，常呈息肉样形态[50]。有报道这类肿瘤可达15cm以上[51]，由此引起吞咽困难、异球症、出血，甚至因咽喉阻塞引起窒息。

其被覆黏膜上可形成溃疡，但在内镜下仍很难清晰地确定病灶的确切大小[52]。组织学上可见各种不同的细胞成分存在，包括有纺锤形细胞、脂肪细胞，单核炎症细胞和血管结缔组织。不过，由于缺乏一些典型的炎性纤维性息肉特征，也由于流行病学和部位的不同，这类病变与炎性纤维样息肉能明确区分，不应将二者混淆（除名称相似外）。其组织起源不确定，但似乎无恶性潜能。虽然如此，由于有报道因这类肿瘤引起机械性阻塞致死的病例，故切除应慎重。

转移性肿瘤

胃肠道壁内转移性肿瘤明显少于壁外癌引起的压迫或浸润性病灶。新近对胃壁内转移的病例研究中，最多见的原发部位在肺、乳腺和食管，而恶性黑色素瘤也常发生胃转移。内镜下半数呈现黏膜下肿瘤特点，其余的可有溃疡形成或霉菌生长，1/3 呈多发性病灶[53]。

囊性肿瘤

各种壁内囊性病变可呈现黏膜下肿瘤特点，就个体而言，只有行EUS才能明确这些肿瘤呈囊性，不过也值得去收集和编目病灶（有些已有讨论），可用以预测其表现。小淋巴管扩张为内镜下常见的表现[38]，主要位于十二指肠，囊性结构的直径小于5mm，当然其并非肿瘤。重复囊肿是另一种非肿瘤性壁内囊肿，看起来像黏膜下肿瘤。在上胃肠道罕见这类病损[54, 55]，由于为胚胎性上皮性结节，故不能消失。Brunner腺错构瘤和胰腺异位也可见囊性表现[57]。在肿瘤性囊肿中，淋巴管瘤[57]和血管瘤[58]（以及血管肉瘤）可呈囊肿形态。此外，任何有中心坏死的恶性肿瘤也可呈现壁内囊肿样病灶。

鉴别诊断

正如所述，黏膜下肿瘤可能代表了一组症状学和病理学疾病谱，从良性到危重的。幸运的是，有多种诊断工具能用于确定其本质的各种可能分类。

传统内镜、计算机断层扫描和经腹超声

面对黏膜下肿瘤，警觉的内镜学家不允许在内镜视野和肿块间的黏膜干扰，以防错误判断未发现的肿瘤的性质。除已讨论过的多种可能性外，在包括以下6 种病变的列表中，已覆盖近乎全部在主要大型索引中心中发现的疾病，而且，每种都有独特的临床和内镜表现（表31-4），以提供足够的基础评价，并直接用于指导进一步的治疗。

通常要做常规内镜钳夹活检，即便是用大口径活检（Jumbo）钳[59]也很少能获得有诊断价值的材料。在常规内镜检查中也用到其他取材方法，如标准细针抽吸（FNA）[60]、特殊的切割吸引抽吸活检针[61]和在钳夹活检后的黏膜剥脱术[62]，它们成功率不同，还未能被广泛接受。

传统计算机断层扫描（CT）对评估壁内肿瘤没什么作用，因为肿瘤太小。但新型 CT 有了改进，多探头高分辨率扫描仪能鉴别多数大于1cm的肿瘤，但进一步定性则很困难[63]。三维计算机重构技术也能明确发现壁内肿瘤，提供有用的图像[64]。CT分辨率的持续提高能提供重要的临床图像，但当前所用的传统技术

表 31-4　上消化道黏膜下肿瘤的典型内镜表现

临床特征	最可能的肿瘤
食管下段：< 2cm，斑块状，坚硬，黄色，有时多发	颗粒细胞瘤
食管上段：坚硬，大，息肉样	纤维性（纤维血管性）息肉
胃：卵圆形，坚硬，任何大小，单发病灶	胃肠道间质瘤（GIST）
胃：< 1cm，坚硬，有凹陷	异位胰腺
任何器官：半透明，软	淋巴管瘤
任何器官：黄色，软，可压缩性，任何大小，单发病灶	脂肪瘤

通常并无价值。

传统经腹超声检查在这类病变诊断中也同样无帮助，但像CT技术发展一样，也有报道超声技术有所改进。应用频率为5MHz或7.5MHz的传感器和将胃充满液体，高分辨率的经腹超声能提供小至10mm肿瘤的清晰图像及其与胃肠壁五层结构间的关系[65]。虽然对肥胖者和许多解剖部位的肿瘤并不适宜，但该技术有可能替代对这类肿瘤的超声内镜检查。

超声内镜

EUS能从腔内位置做高分辨率的扫描，是理想的评估黏膜下肿瘤的工具，也能全面确定壁内肿块的特性。它可正确显示正常器官或异常结构形成的外压性改变。并且，它能确定胃肠道壁五层结构和壁内肿瘤之间的关系，从而能明确病变的起源（和可能的组织学），并适当了解肿瘤的局部浸润（T分期）。表31-5列出了EUS可获得的一些重要征象，通常有助于疾病的诊断以及确定进一步处理。

几项研究报道了EUS正确描述这类病变特征的能力。Yasuda等[66]报道了他们对308例患者的检查经验，其中210例为黏膜下肿瘤，文章描述了良性和恶性间质瘤、静脉曲张、囊肿、脂肪瘤、淋巴瘤和异位胰腺的超声特征。Rosch等[68]报道了从德国多中心研究组收集到的102例黏膜下肿瘤的表现，EUS对准确描述疾病特征这个目的有困难，且这个目的要依赖于所提出的问题。有资料显示EUS正确判断肿瘤大小的能力[69]与确定壁外器官结构的能力相当[67]。不过，由于在这些研究中不能提供病理依据，在不同类型病灶（囊肿、脂肪、间质等）或病理类型（间质瘤、类癌等）间很难做区别。Rosch等[68]报道，在有病理检查结果判定的情况下不同类型患者的敏感性和特异性分别为64%～92%和80%～100%。

以上及其他研究者归纳出几种壁内病变的典型表现特征。脂肪瘤（图31-4）呈明亮回声结构，单一回声特征，边缘清楚，一般与黏膜下层（第三层）相关，用超声传感器探头压之容易变形。由于其为良性病变，故确定位于肿瘤后的黏膜肌层的完整性有助于肯定诊断。静脉曲张（图31-5）因可见无回声蚓状结构也易于确认，它们几乎永远呈团状，壁外曲张静脉也可见到。如见到一个孤立性静脉曲张结构，要考虑是否为血管瘤或淋巴管瘤，因为它们也表现为相似征象。囊肿如重复囊肿也呈内部无回声结构（图31-6），不过在囊肿结构中可见有杂质形成的高回声团。异位胰腺（图31-7）通常是由于其内镜表现而被怀疑，EUS下可见其结构呈黏膜下层低回声病灶而确定，其内部常有斑状回声点。

不过，最多见的是壁内低回声结构（图31-8和31-9）。一大类肿瘤，主要是恶性肿瘤，可表现出这种征象，包括GIST、类癌、颗粒细胞瘤、淋巴瘤和转移瘤。这些病变一般呈低回声（毛玻璃状）背景回声图，常含有高回声或低回声/无回声斑点（或混有）。典型肿瘤边界容易确认，平滑，总体形态为圆形或卵圆形。除有相似性外，一些EUS线索有助于鉴别。颗粒细胞瘤，常位于食管，典型表现为在第三层（黏膜下）有回声，常小于2cm（图31-8A）。类癌最常见于黏膜和黏膜下层（图31-8B），这类似于淋巴瘤（图31-8C），而转移性肿瘤（图31-8D）可侵占任何器官的任何层。

间质瘤（图31-9）通常位于固有肌层，并与之相混，区别不清。最多见的良性特征是圆形、分界清晰、光滑的肿瘤，直径1～2cm，回声均一（图31-9A），当然也可见到其它EUS特征，这些特征的显著效应是能协助区分恶性与良性。大肿块（图31-9B）合并不规则或疣状边界（图31-9C）更趋向恶性，在其内部有高回声或低回声的斑点（图31-9D）。早时认为这些

表 31-5　壁内肿瘤超声内镜的重要特征

特征	特征价值
位置	器官（如胃）和位置（如大弯）
大小	测量（尽可能测三维）
背景回声	低回声、高回声或无回声
局部回声	低回声灶、高回声灶，二者皆有，二者皆无
形状/边界形态	如圆形、卵圆形等；边界平滑，边界不规则
边缘界限	边缘界线清楚，边缘界线不清
位置/与起源相关的各层关系	如累及黏膜，黏膜下，固有肌层
肿瘤扩散或浸润	相对于原发器官的T分期

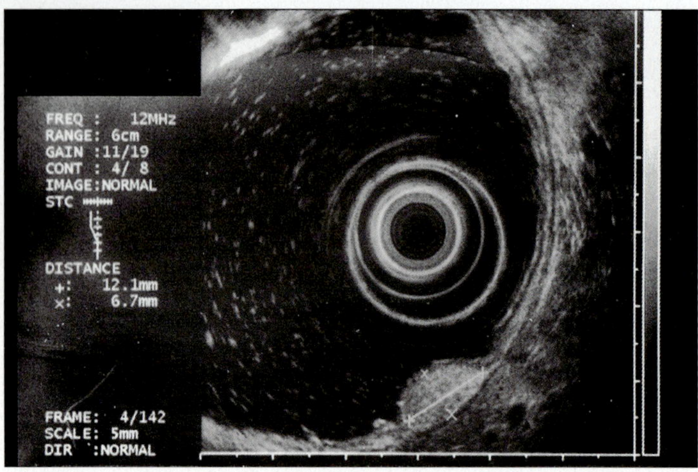

图31-4 胃脂肪瘤的超声内镜（EUS）图，注意均一的高回声超声图以及位于黏膜下和完整的黏膜肌层。

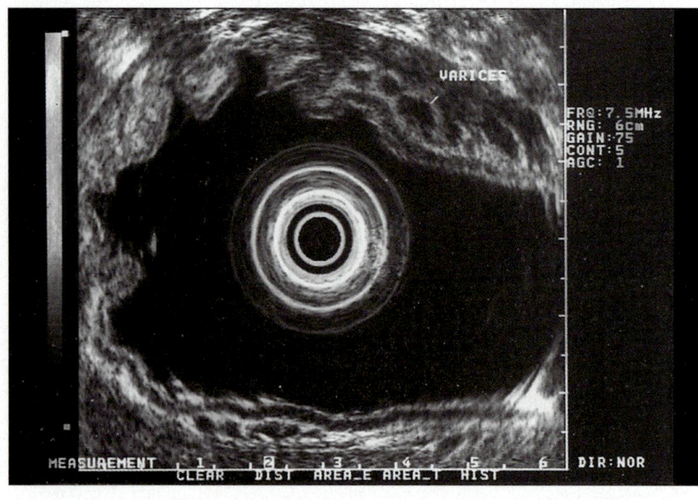

图31-5 胃底静脉曲张的超声内镜（EUS）图，注意多发性无回声匍行性结构，实时图像中这些结构的连续性十分明显。

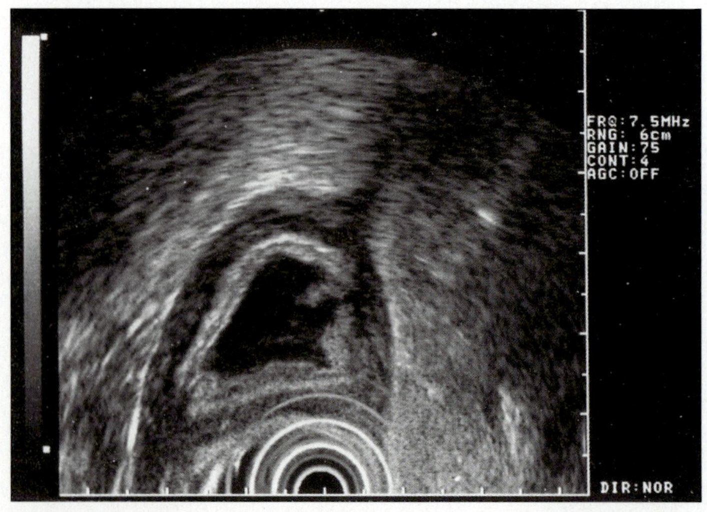

图31-6 胃重复囊肿的超声内镜（EUS）图像。注意囊壁有多层回声，与正常胃壁相似。

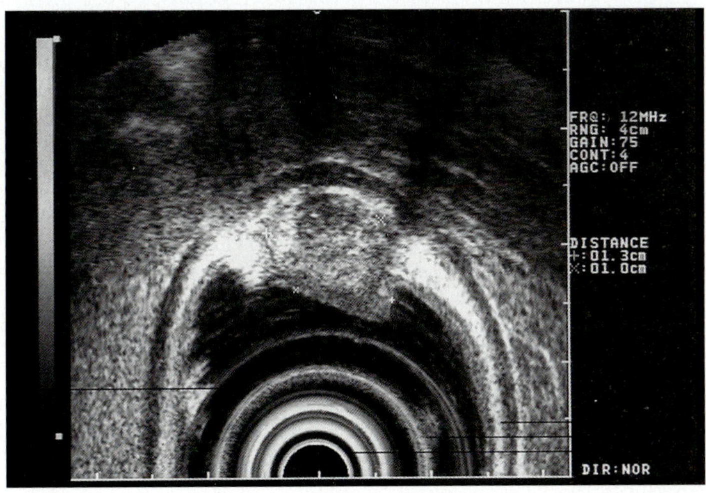

图 31-7 异位胰腺的超声内镜（EUS）图像。注意位于黏膜层和黏膜下层的非均质结构。

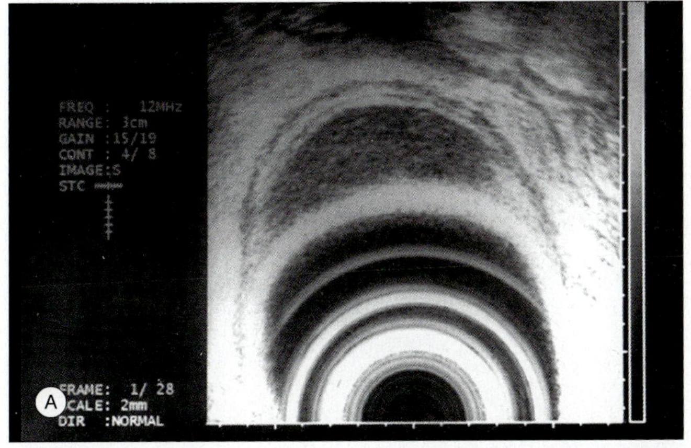

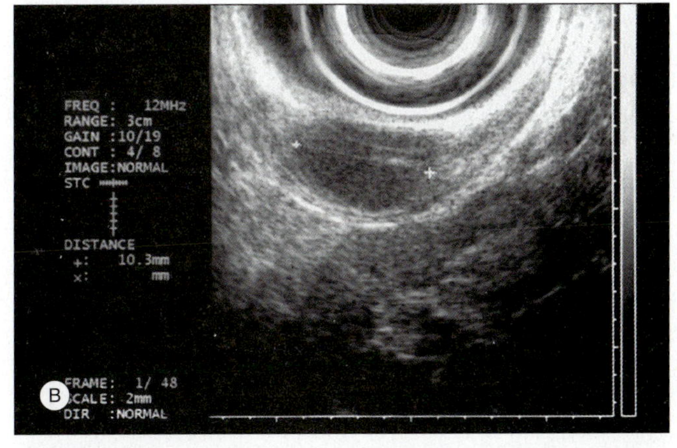

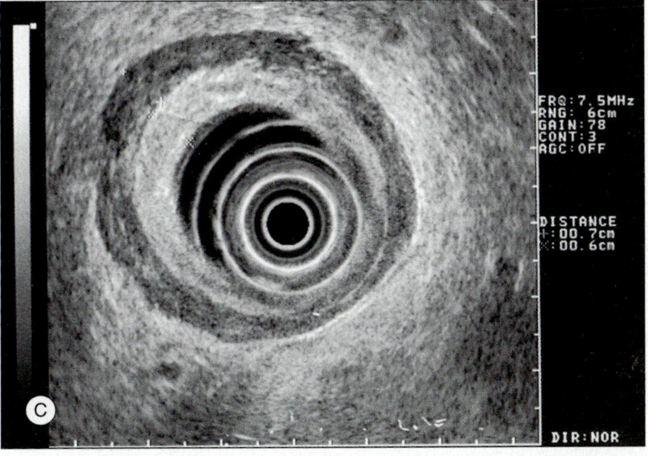

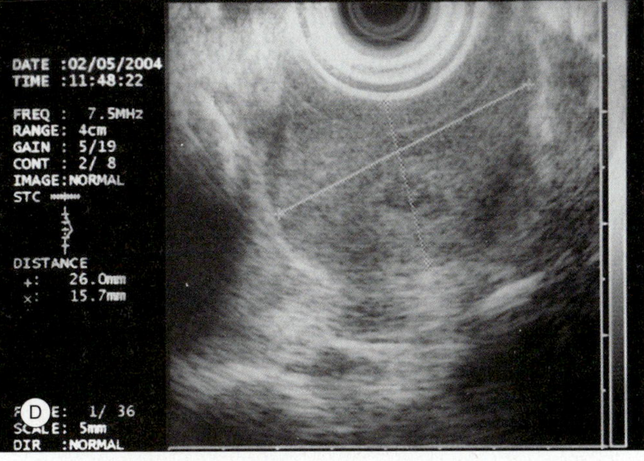

图31-8 黏膜内肿瘤的超声内镜（EUS）图像。A.食管颗粒细胞瘤，看起来是在黏膜下层的低回声结构（注意 黏膜肌层的完整性）。B.十二指肠类癌，黏膜下低回声肿瘤。C.浸润性淋巴瘤造成第三和第四回声层的增厚。D.一个大的转移瘤局部大范围取代全层。

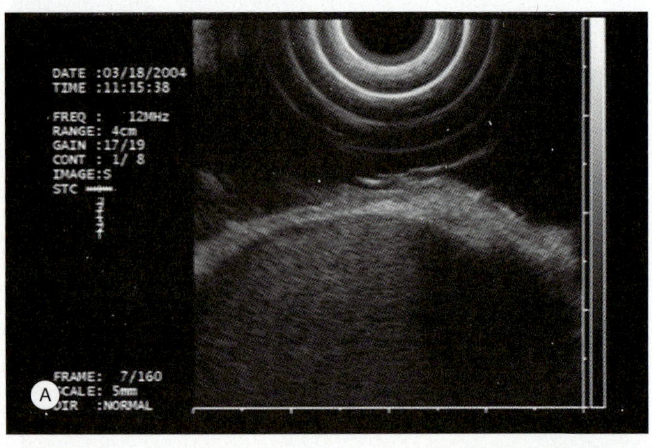

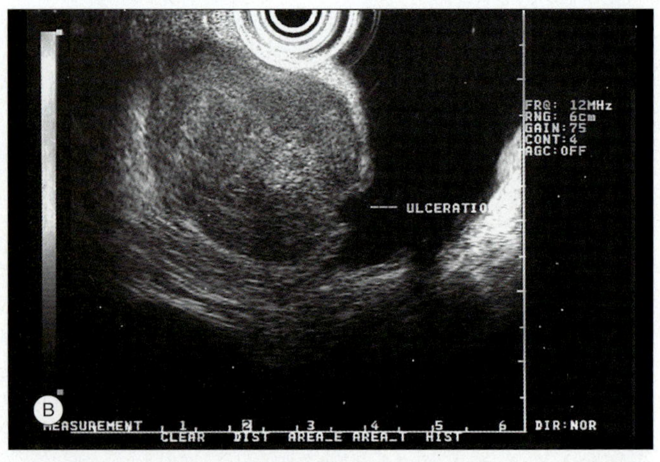

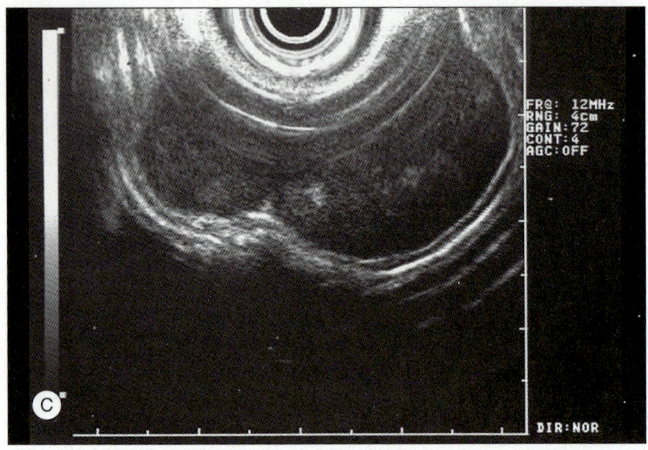

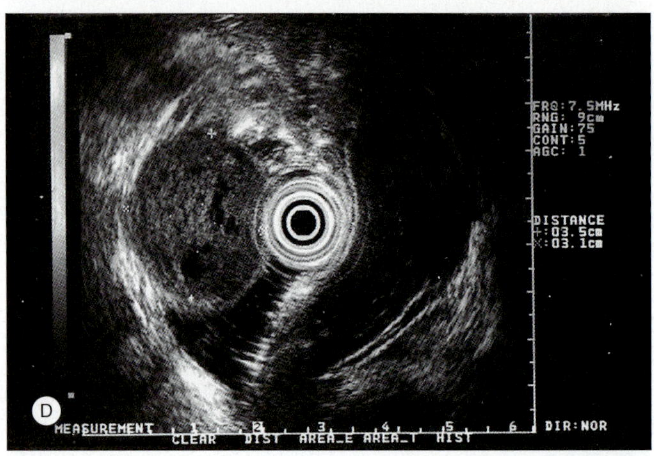

图31-9 胃肠道间质瘤（GIST）的超声内镜（EUS）图像。A.GIST的良性特征：体积小，四层分明（固有肌层），光滑并分界清晰。B.超过3cm大的胃肠GIST，表面溃疡形成，内部高回声灶。C.多叶状不规则边缘的GIST，有高回声灶。D.一个大GIST内的低（无）回声灶。

特征是恶性征象，但由于结果不一致需进一步研讨。Tsai等[71]新近证实这些征象的任一种都与恶性组织学变化相关，但无论单一因素或复合因素进行诊断都不太准确。Chak等[72]以这些因素通过回顾性录像进行研究，证实恶性度的敏感性为80%～100%。但就这些因素而言，在研究者之间的认同率也只有轻到中度，特别是对于高回声和低回声斑点，特异性低至80%。新近一项多中心前瞻性研究试图进一步确定这些标准，这是最大的一项前瞻性资料（198例肿瘤），其结果显示肿瘤大小、表面溃疡、非卵圆形态和不规则或不清晰的边界与恶性度相关，而高回声和低回声内部斑点则无关[8]。作者同时报道对最初为良性的病灶通过重复进行EUS检查的一系列随访研究，也很难了解恶性肿瘤的发展。综述这一主题收集到的文献，大多数学者同意直径超过3cm且为不规则或不清晰边界是肿块的恶性征象。

细针抽吸活组织检查

在考虑低回声壁内肿瘤时，仅从EUS形态学进行研究，无论对确定组织学或预测恶性行为均不能给出明确的提示，努力去获得有诊断价值的组织标本更显重要。在CT或超声引导下经皮取样对一些肿瘤是可行的，并由此可使3/4的病例获得有诊断价值的材料。同样地，内镜下直接穿刺或在EUS引导下做FNA也能使90%的患者得到足够的诊断材料，结合免疫组化染色就能将GIST与平滑肌瘤区别开[74]。但是，尽管这些标本常足以能将GIST与其他恶性肿瘤相鉴别，但不能保证将良恶性GIST鉴别开，主要障碍是因为不能得到足够的细胞量，并以此算出分裂指数。不过如对活检标本行其他免疫组化染色，包括c-KIT和Ki-67，就能提高对间质瘤的诊断准确性[75]，也能强烈提示其恶性危险性。新近的一个模型研究显示活检对临床处理低回声肿瘤有帮助[76]，这就支持对低回声病例应常规作细针活检，适时作免疫组化染色。

治疗

说到底，壁内肿瘤的治疗可简化为两种选择：留其在原位或将其清除。庆幸的是，新的诊断和治疗方案使选择变得容易了。通过 EUS 表现，加上 FNA 活检和免疫染色，就能直接提供重要信息以指导治疗选择。简而言之，切除肿瘤的新方案已提出，可以替代传统的开腹或开胸手术。

适应证和禁忌证

对壁内肿瘤直接切除提出了几条明确的指征，最明确的是存在因病灶引起的诸如出血、梗阻或肠套叠等症状。除此之外，恶性病灶和有明显恶性危险者需切除，肯定是良性肿瘤者如颗粒细胞瘤和脂肪瘤及不具有恶性意义的肿瘤可留在原位。由于 GIST 大多是壁内肿瘤，仍要确定哪一个低回声病灶是 GIST 以及对明确的 GIST 判断其恶性危险性高低。基于此，上述的 EUS 标准加上 FNA 活检和免疫染色应作为诊断过程。在新近的一项研究中，71% 切除的低回声肿瘤是GIST，其中12% 是恶性GIST，而41% 为交界性[8]。要得出在这些肿瘤中哪些看来更像恶性，直接切除的标准应有更高的敏感性，哪怕以低特异性为代价。当前有理由对直径大于 3cm 的、不规则或无清晰边界的、溃疡形成或非卵圆形的低回声肿瘤做切除，对连续检查中发现生长迅速的，尽管并非确定性标准，无论如何也足以作为警示性发现并将其切除。

术前病史及考虑

对直接行手术治疗的 GIST 患者，重要的是要持续对其实际恶性程度和手术风险进行前瞻性比较。尽管有建议说GIST 中50% 以上为恶性成分，实际上对大多数 GIST 而言，假如将其留下，其会仍将保持良性或无症状。在有一般手术风险的患者中，如EUS或组织学征象中有报警信号，就有理由降低切除的门槛。但对那些高龄或有显著合并症者，手术风险高，要继续维持高门槛。对这些患者，应进一步进行细致检查，包括进行恶性肿瘤标志物免疫组化染色，如 MIB-1 或 Ki-67，应慎行直接手术。

技术描述

有些黏膜下肿瘤适宜内镜下切除。主要在日本，有大量报道成功去除黏膜或黏膜下肿瘤，包括脂肪瘤、炎性纤维性息肉、类癌[77]和颗粒细胞瘤[78]。内镜下也能成功切除未累及固有肌层的间质瘤[79]。通常用圈套器或注射/圈套器技术。最常见的并发症是出血，可能需要输血输液、内镜治疗[77]或手术治疗[80]。尽管这项技术有成功的报道，适宜于内镜切除的肿瘤数量有限。大多数有问题的壁内肿瘤是那些 EUS 显示 GIST 特征的肿瘤，由于其中大多数累及固有肌层，因而不宜内镜治疗。在这种状况下内镜切除应用仍有限。

微创外科技术的新进展使腹腔镜下切除多种这类肿瘤成为可能。几项小样本研究阐述了腹腔镜下切除胃不同部位（包括胃后壁[83]的 GIST 的成功率[81, 82]，甚至大至 7cm 的肿瘤亦能切除[84]。报道的外科技术包括肿瘤剔出术、楔形切除术和胃次全切术。如从浆膜面不能准确定位肿瘤时要结合应用内镜及腹腔镜技术[85]，在这些小型研究中，并发症的报道少[81]，但有转为开腹手术的报道[83]。新近一项回顾性研究比较了开腹手术和腹腔镜切除 GIST 的效果，发现后者平均住院时间短（3.8 天和 6.2 天），但技术和安全性方面相当[86]。另一项小的前瞻性研究也发现后者住院时间减少，且腹腔镜组住院费用亦减少31%[87]。需着重指出的是，就腹腔镜手术而言，这类切除需高水平的技巧[86]，随着经验的扩大，在不久的将来，可预见腹腔镜切除术将变成需要切除的 GIST 可选择的治疗手段。这种技术的方便性和患者易接受性能充分降低因 GIST 未确定的恶性潜能而带来的切除阻力。

未来趋势

有心的读者如对这一主题的相关文献进行细读，必将被所提供资料质量的极大差异所震撼。当然，毫无例外，在这里讨论的所有病变无论从少见到终生未见的，哪怕是最大宗病例研究，都很少超过二、三十例，基于此少数资料得出一个治疗方案——甚或是对单个患者给出可信的治疗方案——都将是十分危险的。

不过，尽管缺乏临床材料，这方面的认识还是取得了大幅度的进展。CD117的发现和与其他已知肿瘤标志物的吻合，对了解间质性肿瘤的革命性意义提供了了解这些肿瘤的组织起源和生长机制，也创造了全新意义的治疗制剂imatinib。延伸这些工作，将提供令人兴奋的新认识和新疗法。GIST的圣杯——一个能区分良性和恶性行为的可信的方法——将被掌持。另外的革命性进步是开发出腹腔镜手术切除这类肿瘤的技术，安全有效地切除腔内肿块的能力将使其很快成为门诊可行的手术，将大幅度增加可供选择的治疗方法。不过这也进一步增加了胃肠内镜学医师建立有效和高效价比内镜治疗手段的压力。总而言之，在肿瘤能容易和方便地分类时，EGD 或 EUS 下对黏膜下病变所进行的多次内镜评估和系列监测意义就不大了。新近的一项模型研究提示，胃肠内镜学医师在平均1.7次EUS检查后仍不能确定患者的治疗方案就将是对患者时间和金钱的浪费[8]。这反映了胃肠内镜学医师的急切期望。用以确定需要进一步研究的黏膜下肿瘤以及确立 EUS 检查和其他诊断手段的特征的临床试验，将能保证内镜学医师安全有效地直接得出对黏膜下肿瘤的进一步处理方案。临时的治疗规范列于表 31-6，但进一步的工作仍然要做，以便将这一临时的共识转化为可行的治疗方案。

（黄雪彪译　崔荣丽 吕愈敏校）

表 31-6　临时性治疗规范

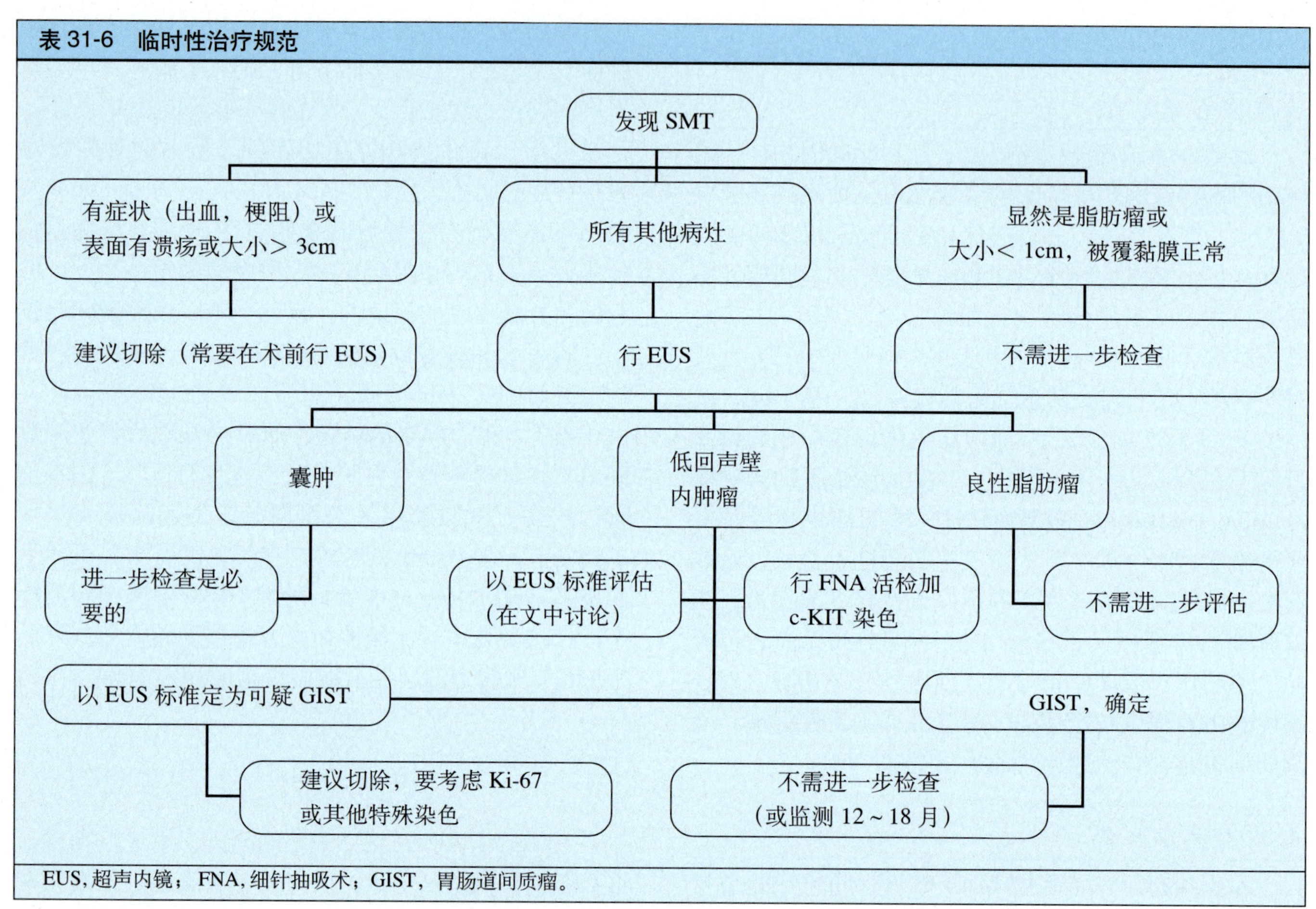

EUS，超声内镜；FNA，细针抽吸术；GIST，胃肠道间质瘤。

参考文献

1. Kume K, Yoshikawa I, Yamazaki M, et al: A case of gastric cancer with features of submucosal tumor. Gastrointest Endosc 53:247–249, 2001.
2. Hedenbro JL, Ekelund M, Wetterberg P: Endoscopic diagnosis of submucosal gastric lesions. The results after routine endoscopy. Surg Endosc 5:20–30, 1991.
3. Allgayer H: Cost-effectiveness of endoscopic ultrasonography in submucosal tumors. Gastrointest Endosc Clin N Am 5:625–629, 1995.
4. Motoo Y, Okai T, Ohta H, et al: Endoscopic ultrasonography in the diagnosis of extraluminal compressions mimicking gastric submucosal tumors. Endoscopy 26:239–242, 1994.
5. Caletti G, Zani L, Bolondi L, et al: Endoscopic ultrasonography in the diagnosis of gastric submucosal tumor. Gastrointest Endosc 35: 413–418, 1989.
6. Rohatgi A, Singh KK: Laparoendoscopic management of gastrointestinal stromal tumors. J Laparoendosc Adv Surg Tech 13: 37–40, 2003.
7. Nickl N, Bhutani M, Catalano M, et al: Clinical implications of endoscopic ultrasound: The American Endosonography Club Study Gastrointest Endosc 44:371–377, 1996.
8. Nickl N, Gress F, McClave S, et al: Hypoechoic intramural tumor study: Final report. Gastrointest Endosc 55:AB98, 2002.
9. De Waele B, Gillardin J, Creve U, et al: Upper gastrointestinal bleeding due to benign tumours of the stomach. Acta Chir Belg 87:322–

325, 1987.

10. Hsu CC, Chen JJ, Changchien CS: Endoscopic features of metastatic tumors in the upper gastrointestinal tract. Endoscopy 28:249–253, 1996.
11. Johnson DC, GeGennaro VA, Pizzi WF, Nealon TF: Gastric lipomas: A rare cause of massive upper gastrointestinal bleeding. Am J Gastroenterol 75:299–301, 1981.
12. Treska V, Pesek M, Kreuzberg B, et al: Gastric lipoma presenting as upper gastrointestinal obstruction. J Gastroenterol 33:716–719, 1998.
13. Moues C, Steenvoorde P, Wiersma J, et al: Jejunal intussusception of a gastric lipoma: A review of the literature. Dig Surg 19:418–420, 2002.
14. Sanders L, Silberman M, Rossi R, et al: Gastric smooth muscle tumors: Diagnostic dilemmas and factors affecting outcome. World J Surg 20:992–995, 1996.
15. Rosch T, Lorenz R, Dancygier H, et al: Endosonographic diagnosis of submucosal upper gastrointestinal tract tumors. Scand J Gastroenterol 27:1–8, 1992.
16. Rosch T, Lorenz R, von Wichert A, Classen M: Gastric fundus impression caused by splenic vessels: Detection by endoscopic ultrasound. Endoscopy 23:85–87, 1991.
17. Sun MS, Wang HP, Lin JT: Gastroduodenal artery aneurysm mimicking a bleeding submucosal tumor. Gastrointest Endosc 54:621, 2001.
18. Golden T, Stout A: Smooth muscle tumors of the gastrointestinal tract and retroperitoneal tissues. Surg Gynecol Obstet 73:784–810, 1941.
19. Lewin K, Riddel RH, Weinstein WM: Mesenchymal tumors. In Gastrointestinal Pathology and Its Clinical Implications. New York, Igaku-Shoin, 1992, pp 284–341.
20. Ma CK, De Peralta MN, Amin MB, et al: Small intestinal stromal tumors: A clinicopathologic study of 20 cases with immunohistochemical assessment of cell differentiation and the prognostic role of proliferation antigens. Am J Clin Pathol 108:641–651, 1997.
21. Hirota S, Siozaki K, Moriyama Y: Gain-of-function mutations of c-kit in human gastrointestinal stromal tumors. Science 279:577–580, 1998.
22. Berman JJ, O'Leary TH: Gastrointestinal stromal tumor workshop. Hum Pathol 32:578–582, 2001.
23. Kindblom LG, Remotti HE, Aldenborg F, Meis-Kindblom JM: Gastrointestinal pacemaker cell tumor (GIPACT): Gastrointestinal stromal tumors show phenotypic characteristics of the interstitial cells of Cajal. Am J Pathol 152:2008–2011, 1998.
24. Lasota J, Jasinski M, Sarlomo-Rikala M, Miettinen M: Mutations in exon 11 of c-Kit occur preferentially in malignant versus benign gastrointestinal stromal tumors and do not occur in leiomyomas or leiomyosarcomas. Am J Pathol 154:53–60, 1999.
25. Miettinem M, Sobin LH, Sarlomo-Rikala M: Immunohistochemical spectrum of GISTs at different sites and their differential diagnosis with reference to CD117 (KIT). Mod Pathol 13:1134–1142, 2000.
26. Miettinen M, Kopczynski J, Makhlouf HR, et al: Gastrointestinal stromal tumors, intramural leiomyomas, and leiomyosarcomas in the duodenum: A clinicopathologic, immunohistochemical, and molecular genetic study of 167 cases. Am J Surg Pathol 27:625–641, 2003.
27. Evans HL: Smooth muscle tumors of the gastrointestinal tract: A study of 56 cases followed for a minimum of 10 years. Cancer 56: 2242–2250, 1985.
28. Ranchod M, Kempson R: Smooth muscle tumors of the gastrointestinal tract and retroperitoneum: A pathologic analysis of 100 cases. Cancer 34:255–262, 1977.
29. Cunningham RE, Federspiel BH, McCarthy WF, et al: Predicting prognosis of gastrointestinal smooth muscle tumors: Role of clinical and histologic evaluation, flow cytometry, and image cytometry. Am J Surg Path 17:588–594, 1993.
30. Li SQ, O'Leary TJ, Sobin LH, et al: Analysis of KIT mutation and protein expression in fine needle aspirates of gastrointestinal stromal/smooth muscle tumors. Acta Cytol 44:981–986, 2000.
31. Morey AL, Wanigesekera GD, Hawkins NJ, Ward RL: C-kit mutations in gastrointestinal stromal tumors. Pathology 34:315–319, 2002.
32. Takahashi R, Tanaka S, Kitadai Y: Expression of vascular endothelial growth factor and angiogenesis in gastrointestinal stromal tumor of the stomach. Oncology 64:266–274, 2003.
33. Toquet C, Le Neel JC, Guillou L, et al: Elevated (> or = 10%) MIB-1 proliferative index correlates with poor outcome in gastric stromal tumor patients: A study of 35 cases. Dig Dis Sci 47:2247–2253, 2002.
34. Dagher R, Cohen M, Williams G, et al: Approval summary: Imatinib mesylate in the treatment of metastatic and/or unresectable malignant gastrointestinal stromal tumors. Clin Cancer Res 8:3034–3038, 2002.
35. Agawa H, Matsushita M, Nishio A, Takakuwa H: Gastric glomus tumor. Gastrointest Endosc 56:903, 2002.
36. Appleman HD, Helwig EB: Glomus tumors of the stomach. Cancer 23:203–213, 1969.
37. Miettinen M, Paal E, Lasota J, Sobin LH: Gastrointestinal glomus tumors: A clinicopathologic, immunohistochemical, and molecular genetic study of 32 cases. Am J Surg Pathol 26:301–311, 2002.
38. Lewin K, Riddel RH, Weinstein WM: Vascular Disorders. In Gastrointestinal Pathology and Its Clinical Implications. New York, Igaku-Shoin, 1992, pp 33–92.
39. Camilleri M, Satti M, Wood CB: Cystic lymphangioma of the colon. Endoscopic and histologic features. Dis Colon Rectum 25:813–816, 1982.
40. Johnson DC, DeGennaro VA, Pizzi WF, Nealon TF: Gastric lipomas: A rare cause of massive upper gastrointestinal bleeding. Am J Gastroenterol 75:299–301, 1981.
41. Hyun CB, Coyle WJ: Giant gastric lipoma. Gastrointest Endosc 56:905, 2002.
42. Moues CM, Steenvoorde P, Viersma JH, et al: Jejunal intussusception of a gastric lipoma: A review of literature. Dig Surg 19:418–420, 2002.
43. Seki K, Hasegawa T, Konegawa R, et al: Primary liposarcoma of the stomach: A case report and a review of the literature. Jpn J Clin Oncol 28:284–288, 1998.
44. Coutinho DS, Soga J, Yoshikawa T, et al: Granular cell tumors of the esophagus: A report of two cases and review of the literature. Am J Gastroenterol 80:758–762, 1985.
45. Fenoglio-Preiser CM, Lantz PE, Listrom MB, et al: Mesenchymal Tumors. In Gastrointestinal Pathology: An Atlas and Text. New York, Raven Press, 1989, pp 543–585.
46. Morson BC, Dawson IM, Day DW, et al: Polyps and tumors. In Morson & Dawson's Gastrointestinal Pathology, 3rd ed. Oxford, Blackwell Scientific Publications, 1990, pp 53–70.
47. Soon MS, Lin OS: Inflammatory fibroid polyp of the duodenum. Surg Endosc 14:86, 2000.
48. Shimer G., Helwig EB. Inflammatory fibroid polyp of the intestine. Am J Clin Pathol 81:708–714, 1984.
49. Makhlouf HR, Sobin LH: Inflammatory myofibroblastic tumors (inflammatory pseudotumors) of the gastrointestinal tract: How closely are they related to inflammatory fibroid polyps? Hum Pathol 33:307–315, 2002.
50. Lewin K, Riddel RH, Weinstein WM: Polyps and tumors. In Gas-

trointestinal Pathology and Its Clinical Implications. New York, Igaku-Shoin, 1992, p 482.
51. Patel J, Kieffer RW, Martin M, Avant GR: Giant fibrovascular polyp of the esophagus. Gastroenterology 87:953–956, 1984.
52. Burrell M, Toffler R: Fibrovascular polyp of the esophagus. Am J Dig Dis 18:714–718, 1973.
53. Oda, Kondo H, Yamao T, et al: Metastatic tumors to the stomach: Analysis of 54 patients diagnosed at endoscopy and 347 autopsy cases. Endoscopy 33:507–510, 2001.
54. Woolfolk GM, McClave, Jones WF, et al: Use of endoscopic ultrasound to guide the diagnosis and endoscopic management of a large gastric duplication cyst. Gastrointest Endosc 47:76–79, 1998.
55. Bhutani MS, Hoffman BJ, Reed C: Endosonographic diagnosis of an esophageal duplication cyst. Endoscopy 28:396–397, 1996.
56. Hizawa K, Matsumoto T, Kouzuki T, et al: Cystic submucosal tumors in the gastrointestinal tract: Endosonographic findings and endoscopic removal. Endoscopy 32:712–714, 2000.
57. Kim HS, Lee SY, Lee YD, et al: Gastric lymphangioma. J Korean Med Sci 16:229–232, 2001.
58. Araki K, Ohno S, Egashira A, et al: Esophageal hemangioma: A case report and review of the literature. Hepatogastroenterology 46:3148–3154, 1999.
59. Wegener M, Adamek R: Puncture of submucosal and extrinsic tumors: Is there a clinical need? Puncture techniques and their accuracy. Gastrointest Endosc Clin N Am 5:615–623, 1995.
60. Layfield LJ, Reichman A, Weinstein WM: Endoscopically directed fine needle aspiration biopsy of gastric and esophageal lesions. Acta Cytol 36:69–74, 1992.
61. Spandre M, Cavallero M, Pennazio M: Needle biopsy of submucosal lesions of the gastrointestinal tract. Surg Endosc 4:161–163, 1990.
62. Matsuoka J, Takai K, Kojima K, et al: Endoscopic submucosal tumor biopsy using Stiegmann-Goff endoscopic ligator. Acta Med Okayama 54:233–234, 2000.
63. Nishida T, Kumano S, Sugiura T, et al: Multidetector CT of high-risk patients with occult gastrointestinal stromal tumors. AJR Am J Roentgenol 180:185–189, 2003.
64. Ogata I, Komohara Y, Yamashita Y, et al: CT evaluation of gastric lesions with three-dimensional display and interactive virtual endoscopy: Comparison with conventional barium study and endoscopy. AJR Am J Roentgenol 172:1263–1270, 1999.
65. Tsai TL, Changchien CS, Hu TH, Hsiaw CM: Demonstration of gastric submucosal lesions by high-resolution transabdominal sonography. J Clin Ultras 28:125–132, 2000.
66. Yasuda K, Cho E, Nakamima M, Kawai K: Diagnosis of submucosal lesions of the upper gastrointestinal tract by endoscopic ultrasonography. Gastrointest Endosc 36(2):S17–S20, 1990.
67. Reference deleted in page proofs.
68. Rösch T, Kapfer B, Will U, et al: Accuracy of endoscopic ultrasonography in upper gastrointestinal submucosal lesions: A prospective multicenter study. Scand J Gastroenterol 37:856–862, 2002.
69. Murata Y, Yoshida M, Akimoto S, et al: Evaluation of endoscopic ultrasonography for the diagnosis of submucosal tumors of the esophagus. Surg Endosc 2:51–8, 1988.
70. Rösch T, Lorenz R, Dancygier H, et al: Endosonographic diagnosis of submucosal upper gastrointestinal tract tumors. Scand J Gastroenterol 27:1–8, 1992.
71. Tsai TL, Changchien CS, Hu TH, et al: Differentiation of benign and malignant gastric stromal tumors using endoscopic ultrasonography. Ghang Gung Med J 24:167–173, 2001.
72. Chak A, Canto MI, Rosch T, et al: Endosonographic differentiation of benign and malignant stromal tumors. Gastrointest Endosc 45: 468–473, 1997.
73. Ballo MS, Guy CD: Percutaneous fine-needle aspiration of gastrointestinal wall lesions with image guidance. Diagn Cytopathol 24:16–20, 2001.
74. Stelow EB, Stanley MW, Mallery S, et al: Endoscopic ultrasound fine needle aspiration findings of gastrointestinal leiomyomas and gastrointestinal stromal tumors. Am J Clin Pathol 119:703–708, 2003.
75. Ando N, Goto H, Niwa Y, et al: The diagnosis of GI stromal tumors with EUS-guided fine needle aspiration with immunohistochemical analysis. Gastrointest Endosc 55:37–43, 2002.
76. Nickl N, Wackerbarth S, Gress F, et al: Management of hypoechoic intramural tumors: A decision tree analysis of EUS directed vs. surgical management. Gastrointest Endosc 51(4 Pt 2):AB176, 2000.
77. Wei SC, Wong JM, Shieh MJ, et al: Endoscopic resection of gastrointestinal submucosal tumors. Hepatogastroenterology 45(19): 114–118, 1998.
78. Fujiwara Y, Watanabe T, Hamasaki N, et al: Endoscopic resection of two granular cell tumors of the oesophagus. Eur J Gastroenterol Hepatol 11:1413–1416, 1999.
79. Hyun JH, Jeen YT, Chun HJ, et al: Endoscopic resection of submucosal tumor of the esophagus: Results in 62 patients. Endoscopy 29:165–170, 1997.
80. Yu JP, Luo HS, Wang XZ: Endoscopic treatment of submucosal lesions of the gastrointestinal tract. Endoscopy 24:229–231, 1992.
81. Ludwig K, Wilhelm L, Scharlau U, et al: Laparoscopic-endoscopic rendezvous resection of gastric tumors. Surg Endosc 16:1561–1565. 2002.
82. Rohatgi A, Singh KK: Laparoendoscopic management of gastrointestinal stromal tumors. J Laparoendosc Adv Surg Tech 13: 37–40, 2003.
83. Hepworth CC, Menzies D, Motson RW: Minimally invasive surgery for posterior gastric stromal tumors. Surg Endosc 14:349–353, 2000.
84. Walsh RM, Heniford BT: Laparoendoscopic treatment of gastric stromal tumors. Semin Laparosc Surg 8:189–194, 2001.
85. Agoi K, Hirai T, Mukiada H, et al: Laparoscopic resection of submucosal gastric tumors. Surg Today 29:102–106, 1999.
86. Matthews BD, Walsh RM, Kercher KW, et al: Laparoscopic vs. open resection of gastric stromal tumors. Surg Endosc 16:803–807, 2002.
87. Nickl N, Park A, Chak A, McClave S: A comparison of hospital costs and length of stay between laparoscopic and open resection of GI submucosal tumors. Gastroenterol 166(4 Pt 2):A1336, 1999.

食管鳞状细胞癌及其癌前病变的筛查

32

Sanford M. Dawsey and David E. Fleischer

引言 471
食管鳞状细胞癌的癌前病变 472
非内镜筛查技术 472
细胞学技术 472
分子技术 473
内镜筛查技术 474
并发症 479
小结 480

引言

世界范围内食管癌（esophageal cancer，EC）在肿瘤致死性疾病中占第六位[1]。估计每年新发食管癌病例约 400 000 例，死亡 338 000 例，仅比乳腺癌死亡少 35 000 例[1]。约 80% 的食管癌患者在发展中国家，其中50%在中国[2]。在美国，食管癌在因癌致死的疾病中占第九位，2003 年约新发 13 900 例，死亡 13000 例[3]。

全世界食管癌的一个特性是其发病率有显著的地域差异，即便在一个小地区也同样有：据报道在几百公里距离内就有10倍的发病率差异[4]。在全世界，最高危险人群调整年龄后的发病率为每 10 万人中 100 例，这发生在中国中北部、伊朗东北部及介于中亚的国家（有时称为中亚食管癌带）[1, 5]。中等危险人群分布在非洲东部和南部、巴西南部、乌拉圭、阿根廷北部和法国西北部[1,5]，发病率约 20/100 000 ~ 50/100 000。其他大多数地区为低危区，发病率低于10/100 000[5]。在美国的癌监测、内镜及终点结果（SEER）登记中，1996 ~ 2000年食管癌年龄调整后的发病率每10万白人男性中为7.5，白人女性中为2.0，黑人男性中为11.4，黑人女性中为4.26。在低风险国家如美国，男女病例比为（3 ~ 4）:1，但在高风险人群中，这一比例接近或降至1:1[1, 3-5]。

通观世界大多数地区，最常见的食管癌是食管鳞状细胞癌（esophageal squamous cell carcinomas，ESCC）[1]，但在西方国家，ESCC 的发病率已逐渐下降，而食管腺癌（esophageal adenocarcinoma，EAC）的发病率在过去30年间则迅速升高[7-9]。现在美国50%以上的食管癌为食管腺癌[8]。

在大多数低风险国家，ESCC 的主要危险因素是吸烟和饮酒[10, 11]。在美国，90%以上的ESCC病例缘于这两种因素[12]。此外，其他相关危险因素包括水果、蔬菜日进食量少及低水平社会经济状况相关因素[12-15]。在低风险人群中几种患者本身患有的疾病也与ESCC危险增高相关，包括既往或当前头颈部鳞状细胞癌病史、贲门失弛缓症、胼胝症、腐蚀性食管狭窄和 Plummer-Vinson 综合征[16]。

在大多数高危人群中，吸烟与饮酒并非 ESCC 的主要危险因素。从吸烟的普遍率和吸烟者消耗的烟草总量看，这组人吸烟量显著低，饮酒量甚至更低[17, 18]。此外，在高危地区，女性 ESCC 病例与男性一样多，实际上女性并不吸烟或饮酒[17, 18]。不过，这些高危人群也通过其他途径暴露在一些烟草的主要致癌原中，如多环芳烃（polycyclic aromatic hydrocarbon，PAH）和亚硝胺。新近的研究证实在林县有高PAH水平暴露，此村位于中国中北部高危区中心[19]，伊朗的东北部也如此[20]。这种暴露的来源尚不清楚，不过可能与林县人用非排放炉灶取暖和因烹饪而吸入周围的烟灰颗粒有关[21]，林县的另一种暴露因素是亚硝胺[22, 23]。高危区其他危险因素包括饮食中蔬菜和水果少[24, 25]，各种微量元素水平低，特别是抗氧化剂硒和维生素E[26, 27]，接触霉菌毒素如伏马菌素[28]以及饮用热的液体[24, 29]。

对 ESCC 高危人群来讲最持久的危险因素之一就是家族史[30, 31]。在这些地区，初步分子生物学研究支持遗传易感性在这些地区 ESCC 病因中的作用。新近的研究表明，在中国中北部肿瘤家族史中[33, 34]杂合性缺失（loss of heterozygosity，LOH）发生率高[32]、基因表达

表 32-1　食管鳞状细胞癌成功早期诊断和治疗方案中所必需的要素

要素		当前的技术水平
确定癌前病变		鳞状细胞异型增生
基础筛查		细胞学? 内镜学? 分子生物学?
内镜定位		碘液染色
分期		超声内镜? 光学相干断层扫描?
治疗	高级别病灶	内镜下黏膜切除术 局部消融 食管切除术
	低级别病灶	化学预防?

具有特征模式[33]，LOH和基因表达均有显著差异，但尚未找到ESCC的主要易感基因。

两种食管癌类型均预后不良，从SEER最近的资料看，从1992～1999年，食管癌患者的总体5年相关生存率（疾病特异性）为14.0%[6]，这与1975～1979年的4.7%相比已有提高，但在主要肿瘤生存率中仍为第三位（在胰腺癌和肝癌之后）低。

食管癌预后不良的主要原因是大部分肿瘤无症状，无法被发现，直至扩散超出食管壁。食管是可膨胀器官，其膨胀能使食物通过，因而大多数患者在肿瘤造成管腔明显梗阻前或肿瘤浸润整个管壁和/或出现远处转移前，不会有吞咽困难或其他症状的主诉。无论对低危人群还是高危险人群，要明显降低食管癌的死亡率，就需要有筛查高危人群中无症状患者的新方案，这种方案能在可治愈的较早期诊治更多患者。

我们认为，早期发现和治疗食管癌的方案需要有以下五个要素：

1. 确定临床上重要的癌前病变，以此作为筛查和治疗目标。
2. 有准确的、效价比好的初步筛查手段，发现癌前病变和早期浸润病变，并能为无症状的高危人群所接受。
3. 定位癌前病灶和早期浸润病灶的可靠的内镜技术，这样我们就能准确地对目标作诊断性活检和局部治疗。
4. 对早期浸润病变准确分期的可靠技术，这样我们能将患者进行分类，找到最合适的治疗。
5. 对癌前病灶和早期浸润病灶提供无症状患者可接受的可治愈的系列治疗手段。

表32-1总结了ESCC的这些要素以及我们对目前用于每一要素的技术的理解。有可能采用但又尚未确立的技术用问题的形式提出。

由于本章的主题是筛查，因此我们只涵盖头三个要素。分期和内镜治疗在本书其他章节阐述。

食管鳞状细胞癌的癌前病变

在低风险国家，认为ESCC的组织学癌前病变为鳞状上皮异型增生（包括原位癌），这是因为在其他被覆鳞状上皮器官的鳞状上皮异型增生已是明确的癌前病变，比如宫颈，因为其常见于食管切除标本中浸润癌的边缘[35]。而在高风险人群中，也认为鳞状上皮异型增生是ESCC的癌前病变[36-40]，但基于这些病变在高危和低危人群中流行病学的差异，其他组织学病变如慢性食管炎、萎缩和基底细胞增生也建议作为癌前病变[37,40,41]。不过，这些因素的比较并不总是一致的[42]。在仅有的两项前瞻性研究中，对行活检的患者做了一段时间的随访，只有鳞状上皮异型增生与后来发生的ESCC有明显的相关性[36,38,39]，而异型增生程度的增高与危险性增加相关[36,39]。在更大型的前瞻性研究中，我们随访了林县最初无浸润癌证据的682例成年患者13.5年，比较了最初不同活检诊断者发展为ESCC的累计发生率和相对危险度（图32-1，表32-2）。

因此，我们认为对高危和低危人群鳞状上皮异型增生均是惟一确认的有临床相关性的癌前病变。

非内镜筛查技术

细胞学技术

早期发现食管癌最常用的非内镜筛查技术是对高危人群做细胞学筛查。在这类筛查中最常用两种重要的细胞学取样方式，即中国发明的膨胀气囊取样器[43-46]和日本首创的胶囊海绵取样器（图32-2）[47-50]。气囊技术是将覆盖有纤维网或橡皮环的抽气后的气囊吞入胃内，充气，再将其回拉，收集脱落的细胞和刮取食管表面黏膜，在上食管括约肌处将气囊放气再取出。而海绵技术是将一个聚氨基甲酸乙酯网块压缩进一个凝胶胶囊内，并附一条丝线或一个薄塑料探针，将胶囊吞入胃内，当凝胶溶解后，网块就膨胀，用线将网块牵至食管，收集脱落细胞和刮取黏膜细胞。两种方法收集的细胞经处理和染色用于细胞学分析并读取细胞异常信息。两种方法都有几项研究报道，在有症状人群中发现ESCC的敏感性高，但相关在无症状人群

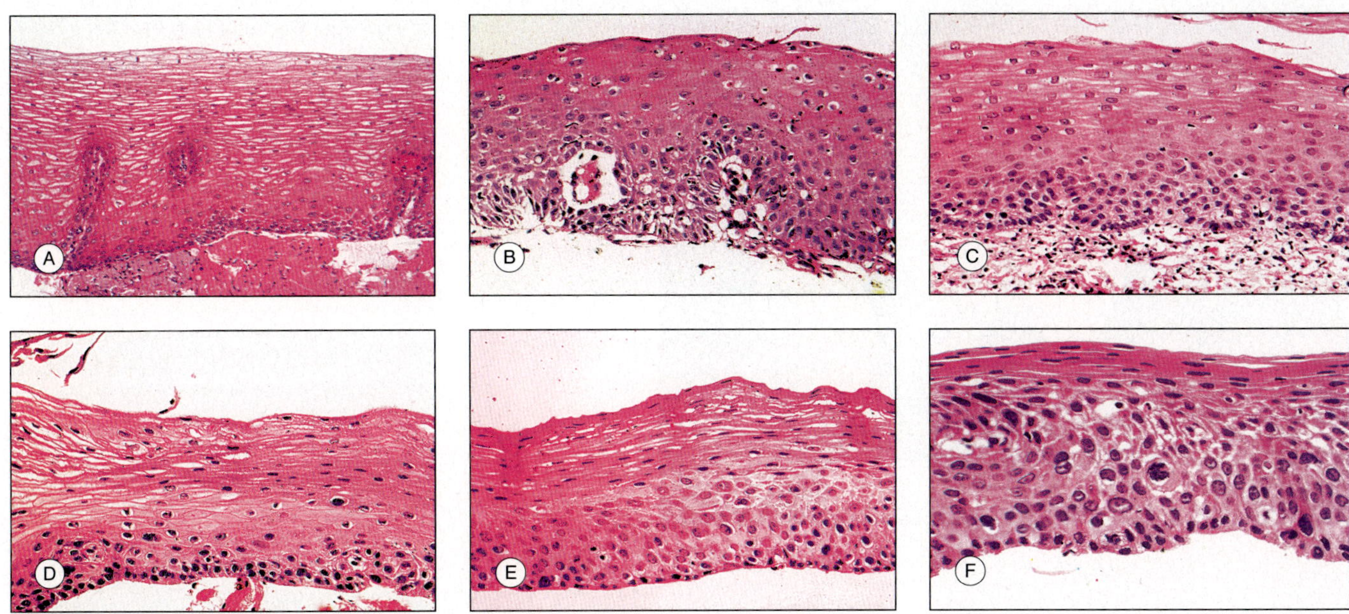

图 32-1 中国林县内镜研究中所用的组织学类型。A. 正常。B. 食管炎：上皮有多形核白细胞浸润。C. 基底细胞增生：基底区超过上皮厚度的15%，无细胞异型性。D. 鳞状上皮轻度异型增生：有细胞异型性，局限于上皮的下1/3。E. 鳞状上皮中度异型增生：细胞异型性累及下 2/3 上皮。F. 鳞状上皮重度异型增生：有细胞异型性的占全部上皮，无固有层浸润。

表 32-2 在中国林县内镜队列研究中经最初组织学对食管鳞状细胞癌（ESCC）随访 13.5 年得到的发病率和相对危险性

初次诊断	病例数	ESCC 累计发病率（%）	相对危险性（95%CI）
正常	375	8.3	1.0（参考值）
棘层肥厚	77	7.8	0.9（0.4 ~ 2.2）
食管炎	33	6.1	0.8（0.2 ~ 3.2）
基底细胞增生	40	15.0	1.9（0.8 ~ 4.5）
轻度异型增生	76	23.7	2.9（1.6 ~ 5.2）
中度异型增生	30	50.0	9.8（5.3 ~ 18.3）
重度异型增生	39	74.4	30.8（15.3 ~ 52.3）
未定型异型增生	12	58.3	12.7（5.5 ~ 29.6）
总计	682	16.7	未提供

* 由于活检组织小或定位困难，因此异型增生不特异或难于分级。

CI, 置信区间； N/A, 未提供。

Adapted from Wang G, Abnet CC, Liu FS et al: Squamous dysplasia is the histologic precursor of invasive esophageal cell carcinoma. Gastroenterology 124:A297, 2003, with permission from the American Gastroenterological Association.

中检测鳞状细胞异型增生或 ESCC 准确性的相关资料几乎没有报道，而这却正是做筛查研究的目标人群。

为进一步研究可行的对无症状高危个体进行筛查的非内镜食管细胞学技术，我们在林县完成了一项研究，旨在评估在中国通常使用的气囊和美国制造的海绵胶囊在筛查中的特点。在此研究中，对无症状的林县成人随机行两种取样器检查，然后对所有参加者做碘染色色素内镜，用Bethesda系统读取细胞玻片，以标准西方细胞学标准诊断宫颈和阴道涂片，再将细胞学诊断与活检诊断的金标准加以比较。在439例资料完整的患者中，气囊法和海绵法发现鳞状细胞异型增生或癌的敏感性（特异性）分别为47%（81%）和24%（92%）[51]。这些结果令我们得出如下结论：该研究中所用的细胞学技术其准确性不足以作为对 ESCC 早期诊断和治疗的基础筛查手段。改进这些技术的可能手段包括设计改良型取样器、制定关于异型增生和早期癌的改进的（食管特异性）细胞学标准，并应用成像分析或分子学检查辅助当前的形态学评估手段。

分子技术

有几种分子标志物对早期诊断和治疗ESCC及初步筛查癌前病变有潜在应用价值。分子变化常发生于

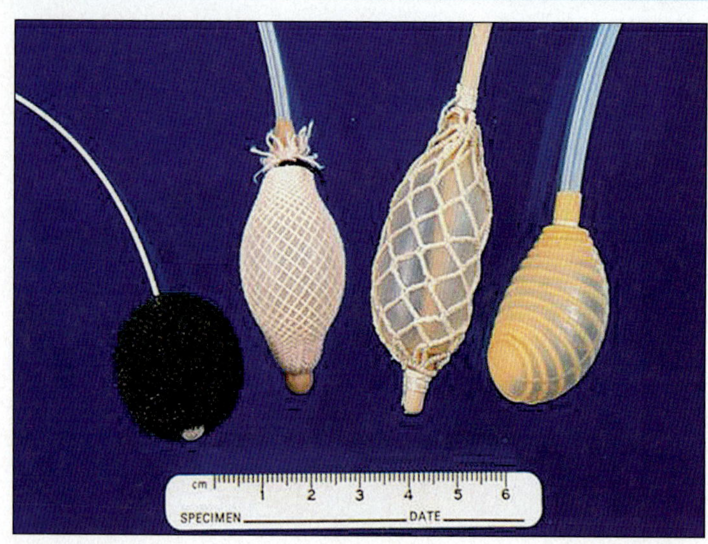

图 32-2 日本和中国使用的海绵和球囊细胞取样器。

肿瘤进程早期（早于形态学改变），有时能在临床标本中发现，如可无创收集的血或粪便标本。DNA的分子变化（如过甲基化、杂合性缺失和突变）可经聚合酶链反应（PCR）加以放大，因而在复杂的临床标本中甚至都能发现罕见事件；一些分子变化形成克隆性扩增，比散发的形态学异型增生灶更广泛地存在于组织中，即使黏膜标本不完整也容易被发现。用分子水平的检测确定异型增生较之细胞学或组织学更客观，更恒定。

血液或其成分，大概是基础筛查的理想临床标本。有研究者对ESCC患者血清或血浆样品做了过甲基化检测，发现其在少数病例中存在[52, 53]。Hibi 等[52]研究了 38 例 ESCC 标本，有 31 例（82%）肿瘤组织中存在p16过甲基化，而在31例阳性肿瘤者中有7例（23%）血清中同样有浅标志物的甲基化。Kawakami 等[53]研究的 32 例 ESCC 中有 16 例（50%）肿瘤组织中 APC 基因有过甲基化，而 16 例阳性肿瘤者中血清有相似改变的有2例（12%）。在后一项研究中，血浆中检测到APC过甲基化与食管腺癌的肿瘤分期密切相关：肿瘤 I ~ II 期阳性率为 1/26（4%），肿瘤III ~ IV 期阳性率 12/26（46%），这可能反映了 ESCC 的真实情况。虽然当评估多个基因时，存在过甲基化的肿瘤的比例增加了[54, 55]，但似乎仍然不能肯定在I期ESCC者或许多上皮内癌前病变者中有DNA改变的组织进入血清或血浆内，而能通过这类评估发现。另一项确定食管恶性肿瘤存在的可能的血清筛查手段是对蛋白型的分析[56]。这是用于确定卵巢癌或前列腺癌的更复杂的分析手段[57, 58]，但这类方法的可重复性不确定，其判断癌前病变的能力仍有待研究。

粪便，是另一种可能带有食管疾病信息的临床标本，可无创收集。有研究报道，从结肠腺瘤患者和结肠近段或远段腺癌患者的粪便中可发现肿瘤特异性的DNA突变[59-61]，通过检测标志物的组合能增加这些研究的敏感性[62-64]。另一项研究检测了其他近段气道消化道恶性肿瘤，包括3例食管癌，检测到粪便中高分子量/“长”DNA（非凋亡细胞来源的DNA，更常来源于肿瘤细胞）[65]。同样，这些方法也不能发现食管癌前病变或早期浸润的 ESCC，虽如此但仍应继续研究。

至少在不远的将来，对早期ESCC及其癌前病变的非内镜分子学筛查方法似乎仍需依赖对食管细胞样品的评估。我们感到目前细胞学技术的敏感性仍不足以在这些样本中发现灶性鳞状细胞异型增生，但分子技术对发现局灶分子异常，特别是能被扩增的DNA改变，更佳。可能最有前景的手段是检测发生克隆扩增并累及大范围鳞状黏膜的分子改变，就像以前报道的在Barrett食管中发现的p16和p53改变的大范围病灶一样[66, 67]。如果这种宽泛的分子异常被确认先于或伴同鳞状上皮异型增生发生的话，那么并不完善但又能为患者所接受的简单取样器如海绵胶囊就能正确断定或排除异常病灶的存在，这就足以促使患者继续接受内镜检查。

内镜筛查技术

在内镜用于筛查早期ESCC或其癌前病变时，色素内镜可能用作或不用作辅助技术。各种不同内镜均已被使用过，其大小、分辨率和放大特性均有所不同。内镜有不同的直径，直径小于6mm（有活检通道）的超细内镜（见第10章）也可使用。一项试验研究了直径3.1mm、自撑式电池供电的纤维食管镜，发现其在判断食管病理时有一定可行性和准确性[68]。这种细内镜无活检孔道。而应用最广泛的是直径9mm的设备。这种内镜有标准分辨率和放大功能，但分辨率更高和放大功能更强的优势已有介绍[69]。传统的视频内镜是由100～300k像素的电荷耦合器（CCD）芯片组成，意味着每一幅图像是由100 000～300 000个独立像素构成。这种技术上的特征，即像素密度，决定了分辨率。新设备有400k芯片，新近达到850k芯片。高分辨率不同于放大性，后者能使镜头移动到离黏膜更近的地方，放大率可从1.5～150倍。大多数发表的内镜筛查文献均描述了标准内镜的使用。

在做内镜筛查时，肉眼观察寻找病理改变是首要步骤。如要行色素内镜，则通常要在活检前作。在诊断和处理癌前病灶和早期ESCC时，需要依据正确的内镜活检策略，这样能可靠地发现最坏的病灶病理。如果内镜下见到癌或异型增生，直接将这些病灶确定为目标。如果内镜下未见到病灶，则应系统性进行大范围活检。

如不做染色，异型增生表现与正常黏膜一样，或呈不规则黏膜、小白斑、局灶性红色区域、糜烂或斑块。早期食管癌常看似糜烂、斑块或结节[70]（图32-3）。大多数发表的文献均是用普通内镜诊断，如用高分辨率或高放大性的内镜可能提高诊断率。

使用色素内镜时，通常用卢戈碘液做染色。Schiller于1933年首次提出碘液染色法，并将其用于子宫颈染色[71]。Voegeli、Brodmerkel和Nothmann首次报道将碘染作为食管镜检查的补充手段[72-74]。碘液与非角化鳞状上皮细胞有亲和力——正常细胞含糖原，这种细胞亲和性使其从正常黏膜色变成棕色。而炎症性、异型增生性或癌细胞相对缺乏糖原，因此不能吸收更多的染料。糖原性棘层肥厚灶由于有比常量更多的糖原而出现过染。因此，卢戈碘液可用于确定异常黏膜病灶[非染色区域（unstained lesion，USL）]，包括食管炎、异型增生和ESCC（图32-4）。此外，它还在确定病灶边界中有价值，这在行内镜黏膜切除术或消融治疗中相当重要。

典型操作是，患者取左侧卧位。可用镇静，也可不用。常用Cetacaine类药品咽部喷入或喝丁卡因类浆液。如用镇静，常用安定和用或不用麻醉性镇痛药。必须评估全段食管黏膜，因此当内镜一过上食管括约肌后就要开始观察。内镜医师如何查找黏膜异常如前述（图32-3）。

如果首次内镜检查未着色，而用色素内镜随访，那么活检要延迟至染色后。虽然不同浓度的卢戈碘液都在使用，但大多数使用的浓度在1%～2%。我们所用的碘染配方（12g碘+24g碘化钾，溶于1000ml水中）来自内镜及碘染工作组[75]。此配方略强于最初的卢戈碘液（1g碘+2g碘化钾，溶于100ml水中）。根据其碘成分的量，有些作者称这一配方为1.2%卢戈碘液，而有些作者根据碘的总量（碘+碘化钾）称其为3%卢戈碘液。因此，具体说明所用配方很重要。

一些研究者提倡用水冲洗或用黏液溶解剂预处理以去除食管黏膜表面黏液[76]。我们在实践中还没有这样做。

染料经内镜活检孔道的喷洒管喷出，可用专门设计的喷射管（Olympus American Inc，Melville，NJ）或内镜逆行胰胆管造影（ERCP）导管来做。常规喷洒从远端开始，亦即在鳞柱状交界处开始，然后随内镜向近侧端后退，转圈喷洒，以使染料覆盖整个黏膜表面。要小心不要一直后撤到上食管括约肌以避免不小心喷洒到括约肌上。通常需喷洒20～25ml卢戈碘液，如未能将整个黏膜面全部喷洒，则要补充喷洒。喷洒后正常黏膜变成棕色，染液能保存5～8min，故活检应尽快做。如见到USL，则直接取活检，如未见有不染区，则顺序取活检。在检查结束时要认真吸引胃部，以便将碘液尽可能多地吸出。

我们和同事们一起在中国林县对高危人群做了黏膜碘染色对改善内镜观察异型增生和ESCC有用性的评估[77]。在过去二十年间，中国和美国的研究者合作对这一地区实施了预防、筛查和治疗，在我们的黏膜染色研究中，225例既往气囊取样细胞学研究中发现有食管异型增生或癌证据的患者用1.2%卢戈碘液染色前后行内镜评估。其中，发现了253例USL，94例高度异型增生（high-grade dysplasia，HGD）（中重度）病灶和20例浸润性ESCC。在染色前确定HGD或ESCC病变可见病灶的敏感性为62%，特异性为79%，而染色后确定HGD或ESCC的USL灶的敏感性为96%，特异性为63%。因此，黏膜碘染色能显著改进内镜下发现HGD和ESCC的能力。

在此研究中，卢戈碘液还能显著改善对明显黏膜异常边界的勾勒。图32-5为异型增生病灶在碘染色前后的图像，染色后病灶的边界就十分清楚了。这对内镜治疗至关重要（图32-6）[78]。

Misumi等[76]评估了卢戈碘染内镜对ESCC诊断的作用，研究了10例患者，诊断出17处ESCC病灶。

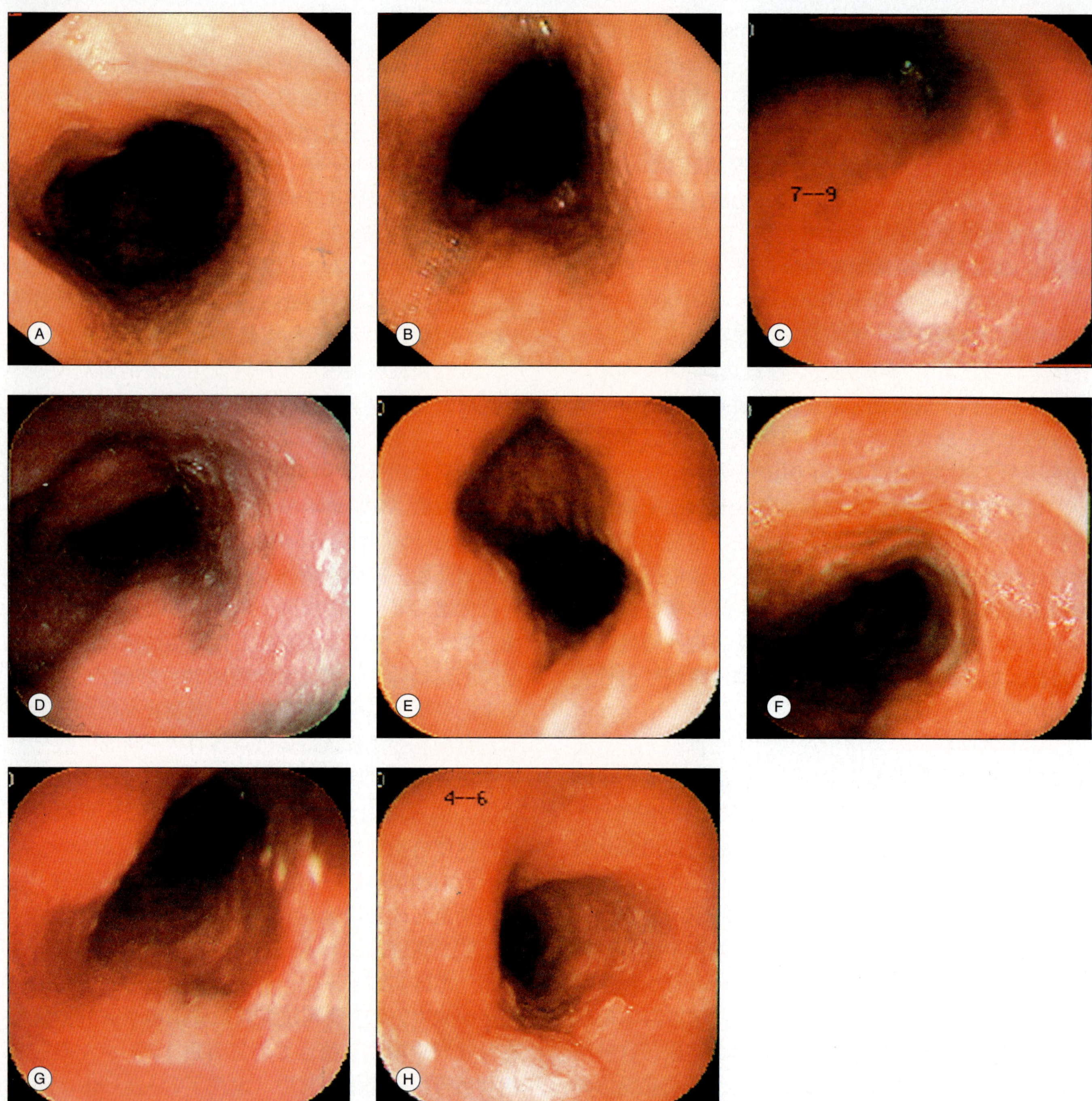

图 32-3　中国林县的研究中所用的内镜分类。A. 正常黏膜。B. 不规则黏膜，在 3:00 位可见局灶病变。C. 小白斑，在 6:00 位。D. 局部发红区，在 3:00 位。F. 大范围糜烂，在 11:00 ~ 4:00 位。G. 斑块，在 2:00 ~ 6:00 位。H. 结节，在 4:00 和 5:00 到 7:00 位。

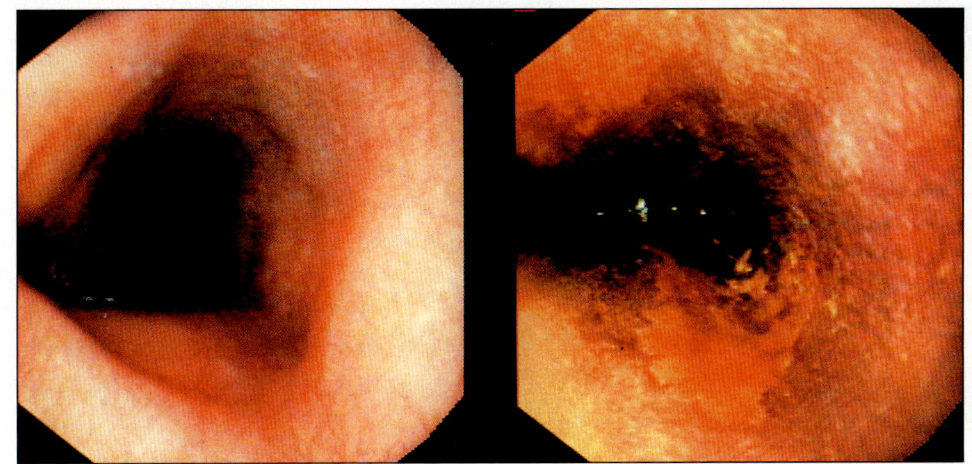

图 32-4 碘染色素内镜发现鳞状上皮异型增生。染色前，全部黏膜似乎正常，染色后，正常黏膜染为棕色，而在6:00位的异常区域仍未染色，对未染区域活检证实为轻度异型增生。

其中 14 个在染色前就有异常表现，如颜色改变（发红）或隆起或凹陷性改变，病灶的大小在0.7～4.0cm。全部病例在内镜发现的不染区和最终外科切除标本的病灶边缘之间均有良好的相关性。他们总结到，卢戈碘液在诊断ESCC时有用，因为它能找出一些常规内镜不能发现的异常灶，也能提供关于癌肿范围的更精准的信息。

Shiozaki 等[79]用卢戈碘液对有头颈部肿瘤病史的无症状患者做了食管癌的筛查，178 例筛查患者中有 9 例（5%）确定有 1 个或多个食管癌病灶。其中 8 例为早期癌灶，无淋巴结转移。13个癌灶中只有4例是通过常规内镜查出的。作者总结认为，卢戈碘液染色内镜应考虑用于有头颈部癌肿史的无症状患者，并可用于任何其他 ESCC 高危人群。

Ina 等[80]也评估了卢戈碘液对有口腔或口咽部癌肿病史而无食管疾病症状的男性患者的诊断实用性。他们共对101例有口腔癌史和26例有口咽部癌病史的患者做了卢戈碘染色内镜检查，127 例患者中有 8 例（6%）发现食管癌，其中 5 例在常规内镜或钡剂造影时无异常发现。

Muto等[81]对389例有头颈部癌病史的患者做了卢戈碘染色的色素内镜检查，发现54例（14%）同时伴发原发性食管鳞状细胞癌。他们将389例患者按染色特征类型分为4组，Ⅰ型为正常棕色染色组，Ⅱ型有10个或更少未染区，Ⅲ型有10个以上未染区，Ⅳ型有多种不规则形 USL。在最后一组中，55% 有 ESCC。他们还对患者做了 1 年以上的随访，有Ⅳ型病灶的患者在随访期内更易发展为再发病灶，结果认为那些形状不规则、多形性病灶可能代表“癌化区”。

Hashimoto 使用碘染色在 118 例有头颈部肿瘤病史的巴西患者中发现了 8 例异型增生（7%）和 10 例 ESCC（8%）[82]。由于对高危人群用卢戈碘液染色的报道大多数来自亚洲，因此巴西的这份报告支持在全世界任何危险人群中碘染色均有用。

除有头颈部癌病史的患者外，嗜酒者是另一组发生食管鳞状细胞癌的高风险人群。Yokoyama 等[83]用内镜下碘染色的办法对 629 例嗜酒者进行了队列研究。发现 USL162 例（26%），其中 21 例患者中的 36 处 USL（3%）为表浅性 ESCC。由于这些病灶表浅，17 例可行内镜下黏膜切除术。在另一组类似研究中，Ban 等[84]在255 例日本嗜酒者中发现22% 有 USL，4% 有癌。

Strader等[85, 86]用内镜下碘染色的方法对98例美国退伍军人嗜酒者进行了筛查，28（29%）例有 USL，但未发现异型增生病灶或癌灶。这项研究的筛查始于 40 岁，对这一人群讲可能太年轻。Meyer 等[87]在法国对 158 例嗜酒者和吸烟者比较了用或不用卢戈碘液染色对视频内镜下诊断食管癌的准确性。色前，内镜下确定 12 例有 14 处异型增生和癌灶；染色后，数量增至 13 例，并发现了 17 个病灶。未染区明显大于染色前的黏膜异常区域。

为更好地了解卢戈碘液染色类型，Mori等[88]对24 例经食管次全切的ESCC 标本进行了碘染。他们将染色类型分为四组：Ⅰ型为过染色；Ⅱ型为正常棕色染；Ⅲ型为染色减弱组；Ⅳ为不染色组，结果发现大多数Ⅳ型病变为浸润癌、原位癌或重度异型增生，而轻中度异型增生或萎缩为Ⅲ型染色。他们同时证实，组织学上肿瘤的边界与染色缺失处相关性良好。

表 32-3 总结了上述各种碘染色前后病灶的检出情况。在这些具有不同程度发生 ESCC 风险的患者中，

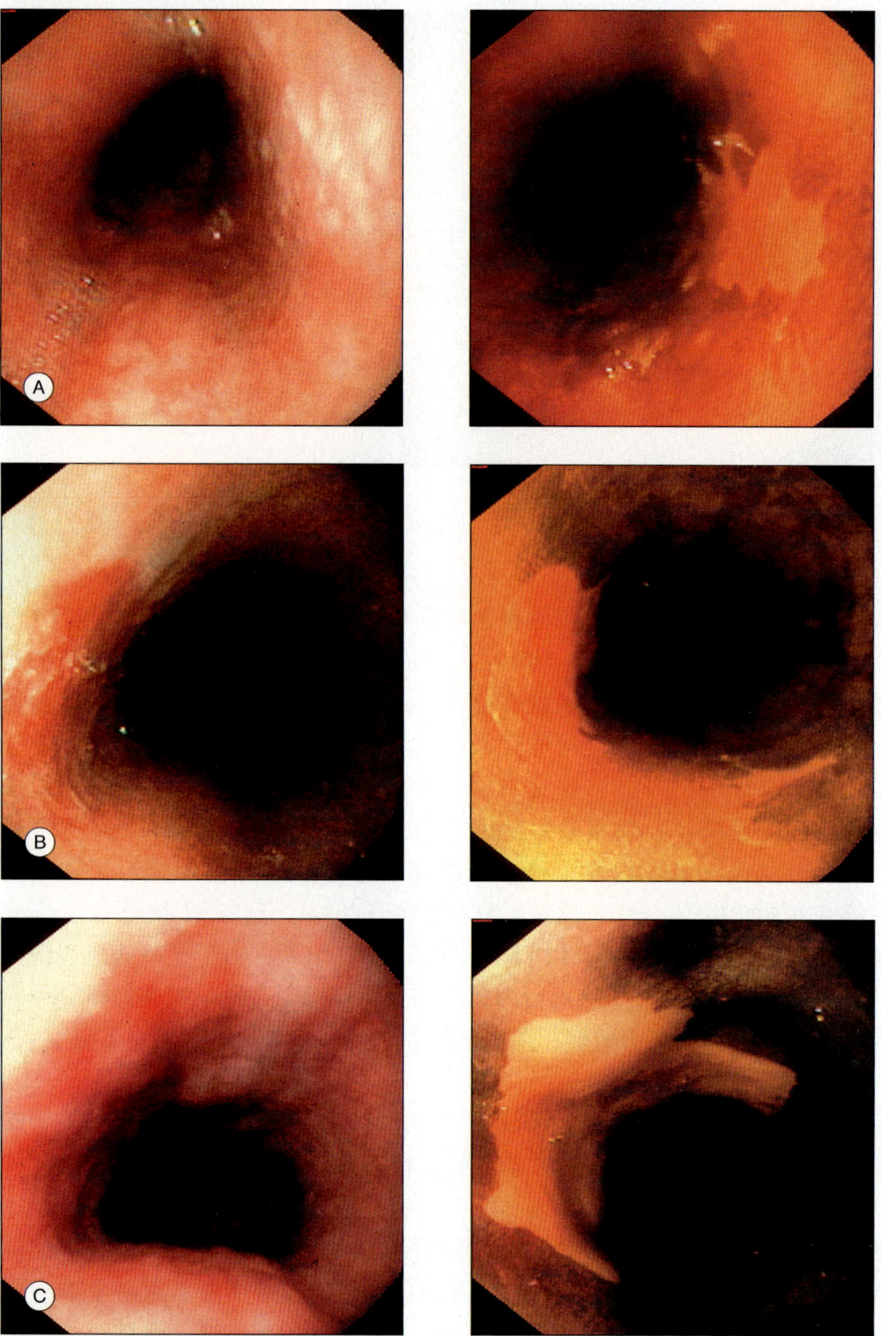

图 32-5 碘染色素内镜检查改进对鳞状上皮异型增生区域边界的勾勒。A. 染色前，在3:00位可见不规则黏膜区域，染色后病变的外界更清晰了，活检证实为中度异型增生。B. 染色前在7:00-10:00位可见大范围的糜烂，染色后，这一病灶的边界更清晰了，在5:00位又确定了第二个病灶，对两个病灶活检证实为重度异型增生。C. 染色前，黏膜看起来正常，染色后，可见一处大面积的未染区，边界锐利，活检证实为重度异型增生。

39% 的病灶只有在碘染色后才得以发现。这使我们注意到黏膜碘染色能提高内镜下病灶的发现率，也能清晰勾勒重度异型增生或 ESCC 灶的边界。

虽然用染色来协助对ESCC及其癌前病灶进行筛查的最大宗经验来自卢戈碘液，但也有一些报道采用了甲苯胺蓝（也叫托洛氯铵）。甲苯胺蓝能染细胞核，利用这种属性有助于确定恶性病灶，后者DNA含量增加，核浆比高。正常食管黏膜不被甲苯胺蓝染色（图 32-7）。

使用甲苯胺蓝时，常用溶于水的蛋白水解酶（如蛋白酶）[75]。可经口摄入或喷洒于黏膜表面。甲苯胺蓝稀释成 2% 的浓度，经喷洒管喷洒，与于卢戈碘液的用法相同。

Seitz 等[89]用甲苯胺蓝筛查了 100 例有饮酒和吸烟史的患者，发现了2例癌和15例异型增生。有两项研究关注了甲苯胺蓝染液喷洒对有头颈部癌病史患者的效果，Hix 和 Wilson[90]发现在 18 例有耳鼻喉恶性肿瘤病史的无症状患者中 17% 发生 ESCC。Contini 等[91]发现 3 例食管肿瘤，其中 2 例在常规内镜检查时未发现。此外还检查出了黏膜白斑症和食管炎病例。

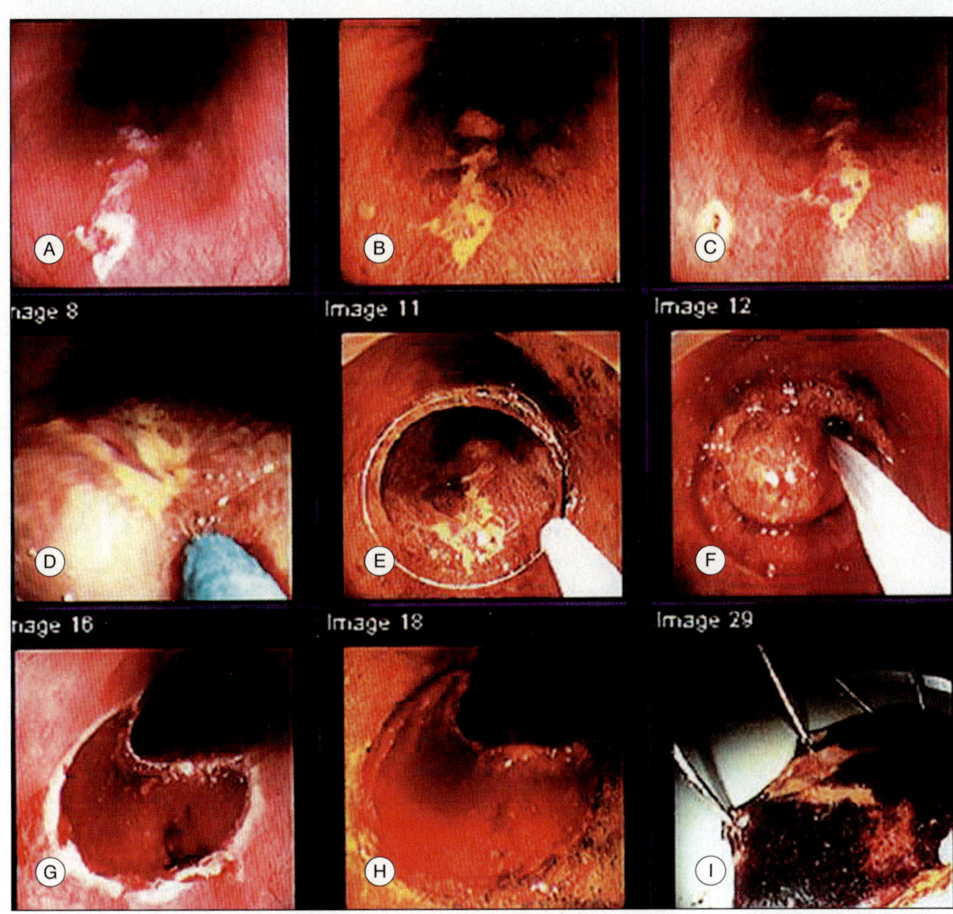

图 32-6 应用色素内镜做内镜下黏膜切除术。A. 染色前的异型增生病灶。B. 卢戈碘液染色后的即刻图像。C. 5分钟后，染料开始褪色，此处有两个腐蚀的标志。D. 注射盐水。E. 通过内镜头端帽看到的病灶，拟用圈套切除术。F. 圈套器正紧收病灶。G. 内镜下黏膜切除术后在食管出现的黏膜缺损区。H. 用碘液再次染色以寻找残存的病变。I. 切下的标本。

表 32-3 用碘染色素内镜在研究中发现的鳞状上皮异型增生和食管鳞状细胞癌（ESCC）

研究（参考文献）	人群	病灶数	染色前见到的病灶数	染色后见到的病灶数	仅在染色后见到的病灶所占百分比
Misumi 等（76）	已知有 ESCC	17	14	17	18
Shiozaki 等（79）	有头颈部癌史者	13	4	13	69
Ina 等（80）	有头颈部癌史者	8	3	8	63
Hashimoto（82）	有头颈部癌史者	18	8	18	56
Yokoyama 等（83）	嗜酒者	36	12	36	67
Meyer 等（87）	嗜酒者	17	14	17	18
Mori 等（88）	ESCC 切除后	32	26	32	19
Dawsey 等（77）	无症状高危人群	114	70	109	34
总计		255	151	250	39

并发症

尽管一般来讲卢戈碘液喷洒于食管黏膜以协助早期诊断鳞状细胞癌是安全的，但也有一些副作用的报道[92, 93]。卢戈液中的成分之一，即游离碘，能引起黏膜刺激，从而产生症状，如胸骨后疼痛、不适或恶心；而且增加碘的浓度将增大并发症发生的危险。

硫代硫酸钠（sodium thiosulphate， STS）是一种水溶性的中性化合物，注射后可作为解毒剂治疗因氰化物、碘剂、砒霜或重金属中毒。1993年首次报道用STS喷洒能有效减少碘液染色引起的症状[93, 94]。Kondo等[95]比较了用 3% 卢戈碘液行食管喷洒染色后 120 例患者单用5%STS或合用氢氧化铝镁凝胶（Maalox）的效果。STS能更有效地减轻不良症状，作者推荐在碘染后常规使用 STS。

迄今尚无用甲苯胺蓝后发生副作用的报道。因为甲苯胺蓝能经胃肠道吸收，从尿中排出，故对肾功能不良者应观察。

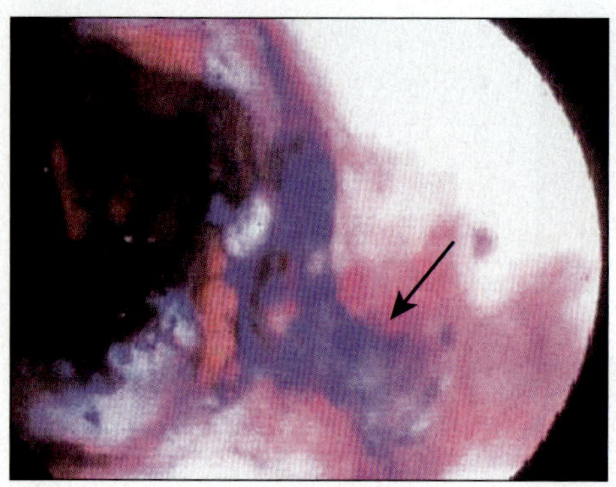

图 32-7　甲苯胺蓝色素内镜。

小结

总之，我们认为，对有高危因素而无症状的个体而言，要想尽最大可能降低ESCC的死亡率，需要发展实用准确的筛查技术。针对不同人群，具体筛查技术的可行性、可接受性和效价比不同。因此，所有筛查程序均要适应当地条件。由于很难发现处于T0～T1期的极少数的受累患者，如美国每年有6000例会发展为ESCC，故可能需要在基层医疗机构对高危个体进行更大范围的筛查。

卢戈碘染色色素内镜是确定和定位鳞状上皮异型增生和早期ESCC的一项卓越技术，它对于诸如既往有头颈部癌病史的非常高危患者的筛查或许是一种实用性技术，但对其他高危组群的基础筛查也许并不适用。非内镜筛查的主要目的是准确判断哪些患者需要做内镜检查。在大多数情况下，目前所用的细胞学技术的敏感性并不足以成功得出这种判断。新的分子技术，单独或联合细胞学技术，可能会明显改进非内镜基础筛查的准确性和实用性，给早期诊断和治疗这类疾病带来希望。

（黄雪彪译　李渊　吕愈敏校）

参考文献

1. Parkin DM, Bray FI, Devesa SS: Cancer burden in the year 2000. The global picture. Eur J Cancer 37(Suppl 8):S4–66, 2001.
2. Parkin DM, Pisani P, Ferlay J: Estimates of the worldwide incidence of eighteen major cancers in 1985. Int J Cancer 54:594–606, 1993.
3. Jemal A, Murray T, Samuels A, et al: Cancer statistics, 2003. CA Cancer J Clin 53:5–26, 2003.
4. Mahboubi E, Kmet J, Cook PJ, et al: Oesophageal cancer studies in the Caspian Littoral of Iran: The Caspian cancer registry. Br J Cancer 28:197–214, 1973.
5. Munoz N, Day NE: Esophageal cancer. In Schottenfeld D, Fraumeni JF (eds): Cancer Epidemiology and Prevention. New York, Oxford University Press, 1996, pp 681–706.
6. Ries L, Eisner M, Kosary C, et al: SEER Cancer Statistics Review, 1975-2000. http://seer.cancer.gov/csr/1977_2000. 2003. National Cancer Institute, Bethesda, MD.
7. Devesa SS, Blot WJ, Fraumeni JF Jr: Changing patterns in the incidence of esophageal and gastric carcinoma in the United States. Cancer 83:2049–2053, 1998.
8. Polednak AP: Trends in survival for both histologic types of esophageal cancer in US surveillance, epidemiology and end results areas. Int J Cancer 105:98–100, 2003.
9. Powell J, McConkey CC, Gillison EW, Spychal RT: Continuing rising trend in oesophageal adenocarcinoma. Int J Cancer 102:422–427, 2002.
10. Brown LM, Hoover RN, Greenberg RS, et al: Are racial differences in squamous cell esophageal cancer explained by alcohol and tobacco use? J Natl Cancer Inst 86:1340–1345, 1994.
11. Lagergren J, Bergstrom R, Lindgren A, Nyren O: The role of tobacco, snuff and alcohol use in the aetiology of cancer of the oesophagus and gastric cardia. Int J Cancer 85:340–346, 2000.
12. Brown LM, Hoover R, Silverman D, et al: Excess incidence of squamous cell esophageal cancer among US Black men: Role of social class and other risk factors. Am J Epidemiol 153:114–122, 2001.
13. Brown LM, Swanson CA, Gridley G, et al: Dietary factors and the risk of squamous cell esophageal cancer among black and white men in the United States. Cancer Causes Control 9:467–474, 1998.
14. Steinmetz KA, Potter JD: Vegetables, fruit, and cancer. I. Epidemiology. Cancer Causes Control 2:325–357, 1991.
15. Terry P, Lagergren J, Hansen H, et al: Fruit and vegetable consumption in the prevention of oesophageal and cardia cancers. Eur J Cancer Prev 10:365–369, 2001.
16. Enzinger PC, Mayer RJ: Esophageal cancer. N Engl J Med 349: 2241–2252, 2003.
17. Joint Iran-International Agency for Research on Cancer Study Group: Esophageal cancer studies in the Caspian littoral of Iran: Results of population studies—a prodrome. J Natl Cancer Inst 59: 1127–1138, 1977.
18. Li JY, Ershow AG, Chen ZJ, et al: A case-control study of cancer of the esophagus and gastric cardia in Linxian. Int J Cancer 43: 755–761, 1989.
19. Roth MJ, Qiao YL, Rothman N, et al: High urine 1-hydroxypyrene glucuronide concentration in Linxian, China, an area of high risk for squamous oesophageal cancer. Biomarkers 6:381–386, 2001.
20. Kamangar F: Personal communication, November 12, 2003.
21. Roth MJ, Strickland KL, Wang GQ, et al: High levels of carcinogenic polycyclic aromatic hydrocarbons present within food from Linxian, China may contribute to that region's high incidence of oesophageal cancer. Eur J Cancer 34:757–758, 1998.
22. Abnet CC, Qiao YL, Mark SD, et al: Prospective study of tooth loss and incident esophageal and gastric cancers in China. Cancer Causes Control 12:847–854, 2001.
23. Yang CS: Research on esophageal cancer in China: A review. Cancer Res 40(8 Pt 1):2633–2644, 1980.
24. Castellsague X, Munoz N, De Stefani E, et al: Influence of mate drinking, hot beverages and diet on esophageal cancer risk in South America. Int J Cancer 88:658–664, 2000.
25. Cook-Mozaffari PJ, Azordegan F, Day NE, et al: Oesophageal cancer studies in the Caspian Littoral of Iran: Results of a case-control study. Br J Cancer 39:293–309, 1979.
26. Mark SD, Qiao YL, Dawsey SM, et al: Prospective study of serum selenium levels and incident esophageal and gastric cancers. J Natl Cancer Inst 92:1753–1763, 2000.
27. Taylor PR, Qiao YL, Abnet CC, et al: Prospective study of serum vitamin E levels and esophageal and gastric cancers. J Natl Cancer Inst 95:1414–1416, 2003.
28. Turner PC, Nikiema P, Wild CP: Fumonisin contamination of food:

Progress in development of biomarkers to better assess human health risks. Mutat Res 443(1–2):81–93, 1999.
29. Ghadirian P: Thermal irritation and esophageal cancer in northern Iran. Cancer 60:1909–1914, 1987.
30. Guo W, Blot WJ, Li JY, et al: A nested case-control study of oesophageal and stomach cancers in the Linxian nutrition intervention trial. Int J Epidemiol 23:444–450, 1994.
31. Hu N, Dawsey SM, Wu M, Taylor PR: Family history of oesophageal cancer in Shanxi Province, China. Eur J Cancer 27:1336, 1991.
32. Hu N, Roth MJ, Polymeropolous M, et al: Identification of novel regions of allelic loss from a genomewide scan of esophageal squamous-cell carcinoma in a high-risk Chinese population. Genes Chromosomes Cancer 27:217–228, 2000.
33. Su H, Hu N, Shih J, et al: Gene expression analysis of esophageal squamous cell carcinoma reveals consistent molecular profiles related to a family history of upper gastrointestinal cancer. Cancer Res 63:3872–3876, 2003.
34. Hu N, Goldstein AM, Albert PS, et al: Evidence for a familial esophageal cancer susceptibility gene on chromosome 13. Cancer Epidemiol Biomarkers Prev 12:1112–1115, 2003.
35. Ohta H, Nakazawa S, Segawa K, Yoshino J: Distribution of epithelial dysplasia in the cancerous esophagus. Scand J Gastroenterol 21:392–398, 1986.
36. Dawsey SM, Lewin KJ, Wang GQ, et al: Squamous esophageal histology and subsequent risk of squamous cell carcinoma of the esophagus. A prospective follow-up study from Linxian, China. Cancer 74:1686–1692, 1994.
37. Munoz N, Crespi M, Grassi A, et al: Precursor lesions of oesophageal cancer in high-risk populations in Iran and China. Lancet 1: 876–879, 1982.
38. Qiu SL, Yang GR: Precursor lesions of esophageal cancer in high-risk populations in Henan Province, China. Cancer 62:551–557, 1988.
39. Wang G, Abnet CC, Liu FS, et al: Squamous dysplasia is the histologic precursor of invasive esophageal cell carcinoma. Gastroenterology 124:A297, 2003.
40. Wang LD, Qiu SL, Yang GR, et al: A randomized double-blind intervention study on the effect of calcium supplementation on esophageal precancerous lesions in a high-risk population in China. Cancer Epidemiol Biomarkers Prev 2:71–78, 1993.
41. Crespi M, Munoz N, Grassi A, et al: Precursor lesions of oesophageal cancer in a low-risk population in China: Comparison with high-risk populations. Int J Cancer 34:599–602, 1984.
42. Dawsey SM, Lewin KJ: Histologic precursors of squamous esophageal cancer. Pathol Annu 30(Pt 1):209–226, 1994.
43. Dawsey SM, Shen Q, Nieberg RK, et al: Studies of esophageal balloon cytology in Linxian, China. Cancer Epidemiol Biomarkers Prev 6:121–130, 1997.
44. Shen O, Liu SF, Dawsey SM, et al: Cytologic screening for esophageal cancer: Results from 12,877 subjects from a high-risk population in China. Int J Cancer 54:185–188, 1993.
45. Shu YJ: Cytopathology of the esophagus. An overview of esophageal cytopathology in China. Acta Cytol 27:7–16, 1983.
46. Shu Y: The Cytopathology of Esophageal Carcinoma. New York, Masson, 1985.
47. Jaskiewicz K, Venter FS, Marasas WF: Cytopathology of the esophagus in Transkei. J Natl Cancer Inst 79:961–967, 1987.
48. Leoni-Parvex S, Mihaescu A, Pellanda A, et al: Esophageal cytology in the follow-up of patients with treated upper aerodigestive tract malignancies. Cancer 90:10–16, 2000.
49. Nabeya K, Onozawa K, Ri S: Brushing cytology with capsule for esophageal cancer. Chir Gastroenterol 13:101–107, 1979.
50. Nabeya K: Markers of cancer risk in the esophagus and surveillance of high-risk groups. In Sherlock P, Morson B, Barbara L, Veronesi U (eds): Precancerous Lesions of the Gastrointestinal Tract. New York, Raven Press, 1983, pp 71–86.
51. Roth MJ, Liu SF, Dawsey SM, et al: Cytologic detection of esophageal squamous cell carcinoma and precursor lesions using balloon and sponge samplers in asymptomatic adults in Linxian, China. Cancer 80:2047–2059, 1997.
52. Hibi K, Taguchi M, Nakayama H, et al: Molecular detection of p16 promoter methylation in the serum of patients with esophageal squamous cell carcinoma. Clin Cancer Res 7:3135–3138, 2001.
53. Kawakami K, Brabender J, Lord RV, et al: Hypermethylated APC DNA in plasma and prognosis of patients with esophageal adenocarcinoma. J Natl Cancer Inst 92:1805–1811, 2000.
54. Brock MV, Gou M, Akiyama Y, et al: Prognostic importance of promoter hypermethylation of multiple genes in esophageal adenocarcinoma. Clin Cancer Res 9:2912–2919, 2003.
55. Yamashita K, Upadhyay S, Osada M, et al: Pharmacologic unmasking of epigenetically silenced tumor suppressor genes in esophageal squamous cell carcinoma. Cancer Cell 2:485–495, 2002.
56. Wulfkuhle JD, Liotta LA, Petricoin EF: Proteomic applications for the early detection of cancer. Nat Rev Cancer 3:267–275, 2003.
57. Adam BL, Qu Y, Davis JW, et al: Serum protein fingerprinting coupled with a pattern-matching algorithm distinguishes prostate cancer from benign prostate hyperplasia and healthy men. Cancer Res 62:3609–3614, 2002.
58. Petricoin EF, Ardekani AM, Hitt BA, et al: Use of proteomic patterns in serum to identify ovarian cancer. Lancet 359:572–577, 2002.
59. Sidransky D, Tokino T, Hamilton SR, et al: Identification of ras oncogene mutations in the stool of patients with curable colorectal tumors. Science 256:102–105, 1992.
60. Traverso G, Shuber A, Levin B, et al: Detection of APC mutations in fecal DNA from patients with colorectal tumors. N Engl J Med 346:311–320, 2002.
61. Traverso G, Shuber A, Olsson L, et al: Detection of proximal colorectal cancers through analysis of faecal DNA. Lancet 359: 403–404, 2002.
62. Ahlquist DA, Skoletsky JE, Boynton KA, et al: Colorectal cancer screening by detection of altered human DNA in stool: Feasibility of a multitarget assay panel. Gastroenterology 119:1219–1227, 2000.
63. Ahlquist DA, Shuber AP: Stool screening for colorectal cancer: Evolution from occult blood to molecular markers. Clin Chim Acta 315(1–2):157–168, 2002.
64. Dong SM, Traverso G, Johnson C, et al: Detecting colorectal cancer in stool with the use of multiple genetic targets. J Natl Cancer Inst 93:858–865, 2001.
65. Ahlquist D, Cameron A, Jett J, et al: Universal detection of aerodigestive cancers by assays of non-apoptotic human DNA in stool [abstract 4773]. Gastroenterology 118:A855, 2000.
66. Prevo LJ, Sanchez CA, Galipeau PC, Reid BJ: p53-mutant clones and field effects in Barrett's esophagus. Cancer Res 59:4784–4787, 1999.
67. Wong DJ, Paulson TG, Prevo LJ, et al: p16(INK4a) lesions are common, early abnormalities that undergo clonal expansion in Barrett's metaplastic epithelium. Cancer Res 61:8284–8289, 2001.
68. Mokhashi MS, Wildi SM, Glenn TF, et al: A prospective, blinded study of diagnostic esophagoscopy with a superthin, stand-alone, battery-powered esophagoscope. Am J Gastroenterol 98:2383–2389, 2003.
69. Kiesslich R, Jung M, DiSario JA, et al: Perspectives of chromo and magnifying endoscopy: How, how much, when, and whom should we stain? J Clin Gastroenterol 38:7–13, 2004.
70. Dawsey SM, Wang GQ, Weinstein WM, et al: Squamous dysplasia and early esophageal cancer in the Linxian region of China: Distinctive endoscopic lesions. Gastroenterology 105:1333–1340, 1993.
71. Schiller W: Early diagnosis of carcinoma of the cervix. Surg Gynecol Obstet 59:210–222, 1933.
72. Brodmerkel G: Schiller's test: An aid in esophagoscopic diagnosis. Gastroenterology 60:813, 1971.

73. Nothmann BJ, Wright JR, Schuster MM: In vivo vital staining as an aid to identification of esophagogastric mucosal junction in man. Am J Dig Dis 17:919–924, 1972.
74. Voegeli R: Die schillersche jodprobe im rahmen der osophagusdiagnostik. Pract Otorhinolaryngol 28:230–239, 1966.
75. Endo M, Ide H: Endoscopic Staining in Early Diagnosis of Esophageal Cancer. Tokyo, Japan Scientific Societies Press, 1991.
76. Misumi A, Harada K, Murakami A, et al: Role of Lugol dye endoscopy in the diagnosis of early esophageal cancer. Endoscopy 22: 12–16, 1990.
77. Dawsey SM, Fleischer DE, Wang GQ, et al: Mucosal iodine staining improves endoscopic visualization of squamous dysplasia and squamous cell carcinoma of the esophagus in Linxian, China. Cancer 83:220–231, 1998.
78. Fleischer DE, Wang GQ, Dawsey SM, et al: Endoscopic therapy for esophageal dysplasia and early esophageal cancer in Linxian, China. Gastrointest Endosc 45:AB68, 1997.
79. Shiozaki H, Tahara H, Kobayashi K, et al: Endoscopic screening of early esophageal cancer with the Lugol dye method in patients with head and neck cancers. Cancer 66:2068–2071, 1990.
80. Ina H, Shibuya H, Ohashi I, Kitagawa M: The frequency of a concomitant early esophageal cancer in male patients with oral and oropharyngeal cancer. Screening results using Lugol dye endoscopy. Cancer 73:2038–2041, 1994.
81. Muto M, Hironaka S, Nakane M, et al: Association of multiple Lugol-voiding lesions with synchronous and metachronous esophageal squamous cell carcinoma in patients with head and neck cancer. Gastrointest Endosc 56:517–521, 2002.
82. Hashimoto C, Moraes-Filho J, Eisig J: High incidence of esophageal cancer in patients of primary head and neck cancer: The role of Lugol's staining method in the establishment of early diagnosis of esophageal cancer [abstract]. Am J Gastroenterol 94:2586, 1999.
83. Yokoyama A, Ohmori T, Makuuchi H, et al: Successful screening for early esophageal cancer in alcoholics using endoscopy and mucosa iodine staining. Cancer 76:928–934, 1995.
84. Ban S, Toyonaga A, Harada H, et al: Iodine staining for early endoscopic detection of esophageal cancer in alcoholics. Endoscopy 30: 253–257, 1998.
85. Strader D, Dawsey S, Fleischer DE, et al: Early detection of esophageal cancer/dysplasia in a high-risk population via chromoendoscopy. Gastrointest Endosc 45:AB84, 1997.
86. Strader D: Personal communication, September 9, 2003.
87. Meyer V, Burtin P, Bour B, et al: Endoscopic detection of early esophageal cancer in a high-risk population: Does Lugol staining improve videoendoscopy? Gastrointest Endosc 45:480–484, 1997.
88. Mori M, Adachi Y, Matsushima T, et al: Lugol staining pattern and histology of esophageal lesions. Am J Gastroenterol 88:701–705, 1993.
89. Seitz JF, Monges G, Navarro P, et al: [Endoscopic detection of dysplasia and subclinical cancer of the esophagus. Results of a prospective study using toluidine blue vital staining in 100 patients with alcoholism and smoking]. Gastroenterol Clin Biol 14:15–21, 1990.
90. Hix WR, Wilson WR: Toluidine blue staining of the esophagus. A useful adjunct in the panendoscopic evaluation of patients with squamous cell carcinoma of the head and neck. Arch Otolaryngol Head Neck Surg 113:864–865, 1987.
91. Contini S, Consigli GF, Di Lecce F, et al: Vital staining of oesophagus in patients with head and neck cancer: Still a worthwhile procedure. Ital J Gastroenterol 23:5–8, 1991.
92. Aoyama N, Aruike S, Koizumu H, Aoki M: Investigations of questionnaire about side effects of Lugol's staining. Jpn J Gastroenterol Soc 16:939–940, 1983.
93. Kameyama H, Murakami M, Shimuzu Y, et al: The efficacy and diagnostic significance of sodium thiosulfate spraying after iodine dyeing of the esophagus. Dig Endos 6:181–186, 1994.
94. Yonekawa H, Shima S, Yoshizumi Y: The effect of sodium thiosulfate on endoscopic Lugol staining of the esophagus. Endoscopia Digestiva 5:681–685, 1993.
95. Kondo H, Fukuda H, Ono H, et al: Sodium thiosulfate solution spray for relief of irritation caused by Lugol's stain in chromoendoscopy. Gastrointest Endosc 53:199–202, 2001.

肠道外超声内镜检查（包括腹腔阻滞）

33

Bonnie J. Pollack and Frank G. Gress

引言 483
肺癌 483
分期和分期的特征 483
超声内镜检查 486
纵隔的超声内镜成像技术 487
EUS 对非小细胞肺癌（NSCLC）的分期 488
超声内镜引导下的细针穿刺技术 489
纵隔淋巴结 489
其他恶性纵隔疾病 491
非恶性纵隔疾病 492
肾上腺和肾脏病变 494
腹水和胸水 495
肝脏病变 496
其他 497
并发症 497
超声内镜引导下腹腔丛阻滞（CPB）和腹腔丛神经破坏术（CPN） 498
超声引导下腹腔丛阻滞和腹腔丛神经破坏技术的实施 498
并发症 499
结论 499
致谢 500

引言

超声内镜（endoscopic ultrasonography，EUS）的应用在过去的15年中迅速增长，目前已成为评估各种胃肠道疾病包括多种类型腔内癌症分期的重要诊断方法。几年前，EUS的应用还限于胃肠道疾病，对肠道外疾病的检测还很少像现在这样考虑到应用EUS。

本章主要讨论EUS在肠道外器官和病变的应用。目的是总结EUS在评估良恶性纵隔疾病进程中的应用，包括肺癌纵隔淋巴结转移的检测。胃旁及腹膜后器官的包块（不包括胆道、胆囊和胰腺）的检测、肾上腺、肝脏和肾脏疾病的检查也包括在本章论述之中。腹水和胸水与少见的肠道外病变一同论述。另外，对慢性胰腺炎的EUS引导下的腹腔丛阻滞（celiac plexus block，CPB）和对恶性疼痛的腹腔丛神经破坏（celiac plexus neurolysis，CPN）技术也在本章讨论。

肺癌

在美国，肺癌是男性和女性癌症死亡的首要原因，总体5年生存率为15%[1-2]。治疗方法的选择取决于肿瘤的部位和范围。有无肺外转移非常关键，因为如果没有纵隔受累，则有可能切除病变。非小细胞肺癌（non-small cell lung cancer，NSCLC）占肺癌的80%，而小细胞肺癌（small cell lung cancer，SCLC）占20%，二者之间有显著差异，与NSCLC相比，SCLC的侵袭特性更为活跃。SCLC通常分为局限性或广泛性两种类型，但两种分类的标准尚存争议[3-5]。TNM分期系统很少用于SCLC的分类，尽管肿瘤登记时要求使用这一系统。80%的SCLC病例在诊断时已发现转移，而且很快扩散，因此与NSCLC相比，较少考虑手术治疗。SCLC对放疗和化疗效果较好，不过通常在2年内复发。

相比而言，NSCLC半数病例呈局限性生长或为局部进展性，能够通过单纯手术（NSCLC的基础治疗）或手术切除加辅助化疗进行治疗[6-8]。NSCLC包括腺癌、鳞状细胞癌和大细胞癌，分期使用2002年国际分期系统（ISS），这一系统自1997年修订后未改变（表33-1）[8-10]。本章重点讨论EUS在NSCLC诊断和分期中的应用，当然很多用于NSCLC的方法也同样适用于SCLC。

分期和分期的特征

将近半数的NSCLC患者存在纵隔淋巴结转移。因为术前发现淋巴结转移对于确定手术治疗的方式非常重要，所以NSCLC的精确分期对于确定治疗方案

表 33-1 肺癌的国际分期系统（1997 年版）
原发肿瘤（T）
Tx：原发肿瘤不能评定
T0：无原发肿瘤证据
Tis：原位癌
T1：肿瘤＜ 3cm，支气管镜下浸润未超过邻近的小叶支气管（无主支气管累及，除非浸润局限于支气管壁的各种大小的表浅肿瘤，可能扩展到邻近的主支气管）
T2：肿瘤＞ 3cm 或不论大小如何伴有下列任何一项：
累及主支气管（至少在隆凸远端 2cm）
侵犯脏层胸膜
伴有肺膨胀不全或梗阻性肺炎扩展到肺门区但未累及全肺
T3：肿瘤侵犯下列任何部位，无论肿瘤大小
胸壁、横膈、纵隔胸膜或壁层心包，或肿瘤位于主支气管距隆凸远端＜ 2cm（无隆凸受累）
肺膨胀不全或全肺梗阻性肺炎
T4：肿瘤侵犯下列任何部位，无论肿瘤大小
纵隔、心脏、大血管、气管、食管、椎体或隆凸
同一小叶出现分离的肿瘤结节
恶性胸水
淋巴结受累（N）
Nx：局部淋巴结不能评定
N0：无局部淋巴结转移
N1：同侧支气管周围和／或同侧肺门淋巴结和肺内淋巴结转移，包括原发肿瘤直接扩散累及
N2：转移到同侧纵隔和／或隆凸下淋巴结
N3：转移到对侧纵隔、对侧肺门、同侧或对侧斜角肌或锁骨上淋巴结受累
转移（M）
Mx：远隔转移不能评定
M0：无远隔转移
M1：有远隔转移（包括在不同肺叶有分离的肿瘤结节）
分期组
隐性癌：TxN0M0
0 期：TisN0M0
IA 期：T1N0M0
IB 期：T2N0M0
IIA 期：T1N1M0
IIB期：T2N1M0，T3N0M0
IIIA 期：T1N2M0、T2N2M0、$T_3N_1M_0$、T3N2M0
IIIB 期：任何 TN3M0，T4 任何 NM0
IV 期：任何 T 任何 N M1
From references 8 and 9.

至关重要。对于没有远处转移的病例，纵隔转移可能是最常见的影响治愈的指标[11-12]。用于肺癌的TNM分期系统（见表33-1）定义同侧支气管周围、肺内和/或同侧肺门淋巴结累及为 N1 期，同侧纵隔和隆凸下淋巴结累及为N2期。尽管N2期疾病还有可能切除，但大多数 N2 期的肺癌患者接受联合治疗。对侧纵隔或肺门淋巴结受累或有同侧或对侧斜角肌或锁骨上淋巴结累及列为N3期疾病，这种情况下不能手术切除（见表 33-1 和 33-2，图 33-1）[8-10, 22, 23]。

目前有很多技术用于肺癌的诊断和分期，包括X线平片、计算机体层扫描（CT）、磁共振成像（MRI），正电子发射体层扫描（PET）和超声内镜（EUS）。目前胸部CT是标准方法，借此可检测有无纵隔淋巴结肿大。一般而言，在胸部 CT 检查中发现淋巴结大于或等于 1cm 认为是异常。回顾以往发表的文献研究显示 CT 对纵隔病变分期的精确性在 52% ~ 88% 之间[24-34]。这种差异主要是由于淋巴结大小与恶性病变累及范围之间的相关性差异很大所致。尽管淋巴结

表 33-2 淋巴结图定义	
淋巴结站	**解剖标志**
N2 淋巴结：所有 N2 淋巴结位于纵隔胸膜包膜之内	
1. 最高纵隔淋巴结	位于头臂静脉（左无名静脉）上缘水平线之上，在此上升至左侧，在中线位置穿过气管前方
2. 上气管旁淋巴结	位于主动脉弓上缘切线水平线之上和 No.1 淋巴结下界之下
3. 血管前和气管后淋巴结	血管前和气管后淋巴结可称为 3A 和 3B；中线淋巴结认为是同侧
4. 下气管旁淋巴结	下气管旁淋巴结在右侧位于气管中线的右侧，在主动脉弓上缘切线水平线与在上叶支气管上缘的右主支气管跨越处画线的延长线之间，包含于纵隔胸膜包膜内；下气管旁淋巴结在左侧位于气管中线的左侧，在主动脉弓上缘切线水平线和在左上叶支气管上缘水平右主支气管跨越处画线的延长线之间，中间至动脉韧带，包含于纵隔胸膜包膜内研究者可能出于研究的目的，希望将下气管旁淋巴结命名为 No.4s（上群）和 No.4i（下群）亚组；No.4s 淋巴结可定义为位于水平线延伸穿越气管和奇静脉头端切线的区域；No.4i 淋巴结定义为 No.4 的下缘和 No.4 的下缘区域
5. 主动脉下淋巴结（主动脉肺窗）	主动脉下淋巴结位于动脉韧带或主动脉或左肺动脉侧方，近端达左肺动脉的第一分支，位于纵隔胸膜包膜之内
6. 主动脉旁淋巴结（升主动脉或膈）	主动脉旁淋巴结位于升主动脉以及主动脉弓或无名动脉的前方和侧方，主动脉弓上缘切线之下
7. 隆凸下淋巴结	位于气管隆凸的尾侧，但与下叶支气管或肺内动脉无关
8. 食管旁淋巴结（在隆凸下方）	位于中线的左右侧，邻近食管壁，除外隆凸下淋巴结
9. 肺韧带淋巴结	位于肺韧带内，包括位于后壁以及下肺静脉下部的淋巴结
N1 淋巴结：所有的 N1 淋巴结位于纵隔胸膜投影的远端和脏层胸膜内	
10. 肺门淋巴结	近端小叶淋巴结，远端为纵隔胸膜投影以及右侧相邻支气管中间的淋巴结。影像学上，肺门影可以由增大的肺门和叶间淋巴结共同形成
11. 小叶间淋巴结	位于小叶支气管之间的淋巴结
12. 小叶淋巴结	与远端小叶支气管相邻的淋巴结
13. 段淋巴结	与肺段支气管相邻的淋巴结
14. 段下淋巴结	下段支气管周围的淋巴结
From Mountain CF, Dresler CM: Regional lymph node classification for lung cancer staging. Chest 11:1718-1723, 1997.	

体积的增大总体上与转移风险增加相关，但淋巴结的大小不能作为评估转移风险的一个精确标准。将淋巴结大小作为标准存在的主要问题是不能鉴别淋巴结的肿大是炎症性或反应性增大还是恶性肿瘤累及所致。在一项研究中，37% 的 2～4cm 的纵隔淋巴结是良性的[34]，在另一项系列研究中高达40%增大的淋巴结不是癌性的[35]。并且，正常大小的淋巴结也可以含有癌症病灶。McKeenna 等[36]发现纵隔淋巴结的转移与淋巴结的大小无关。事实上，21%的正常大小淋巴结中可见转移病灶[37]。

MRI 对于检查纵隔疾病可能稍优于 CT[38]，对于纵隔疾病和肺癌的分期，PET 比 CT 更有优势[39, 40]。PET不依靠主观判断的淋巴结大小来判定是恶性或良性，而是根据肿瘤代谢活跃的特点检测糖代谢率的增加。最近的一项荟萃分析显示，对于检查纵隔疾病，PET 的敏感性和特异性分别为 79% 和 91%，而 CT 的敏感性和特异性分别为60% 和77%[39]。Toloza等进行的另一项荟萃分析研究比较了 CT、PET 和 EUS 对于NSCLC纵隔病变分期的性能特点，结果显示对于检测纵隔病变，PET 比 CT 和 EUS 更精确，其敏感性和特异性分别为 84% 和 89%；而 CT 的敏感性和特异性分别为57% 和82%；EUS的敏感性和特异性分别为78% 和 71%[40]。但是，PET 对小病变（≤ 1cm）的检查有局限性，对于代谢活性较低的肿瘤可能出现假阴性，而对于良性病变（如肉芽肿性疾病）可能出现假阳性。虽然PET的敏感性较高，但由分期的重要性和对治疗的意义，其特异性还是太低，一般还需依靠病理分期[41-43]。Fritscher-Raven 等[44]进行了一项前瞻性研究，比较了 CT、PET 和 EUS 检测考虑行手术切除的肺癌患者的纵隔淋巴结转移诊断的敏感性和特异性。对通过支气管镜检查之后，支气管镜活检 / 细胞学证实肺癌（25 例）或影像学怀疑的肺癌患者（8 例）在

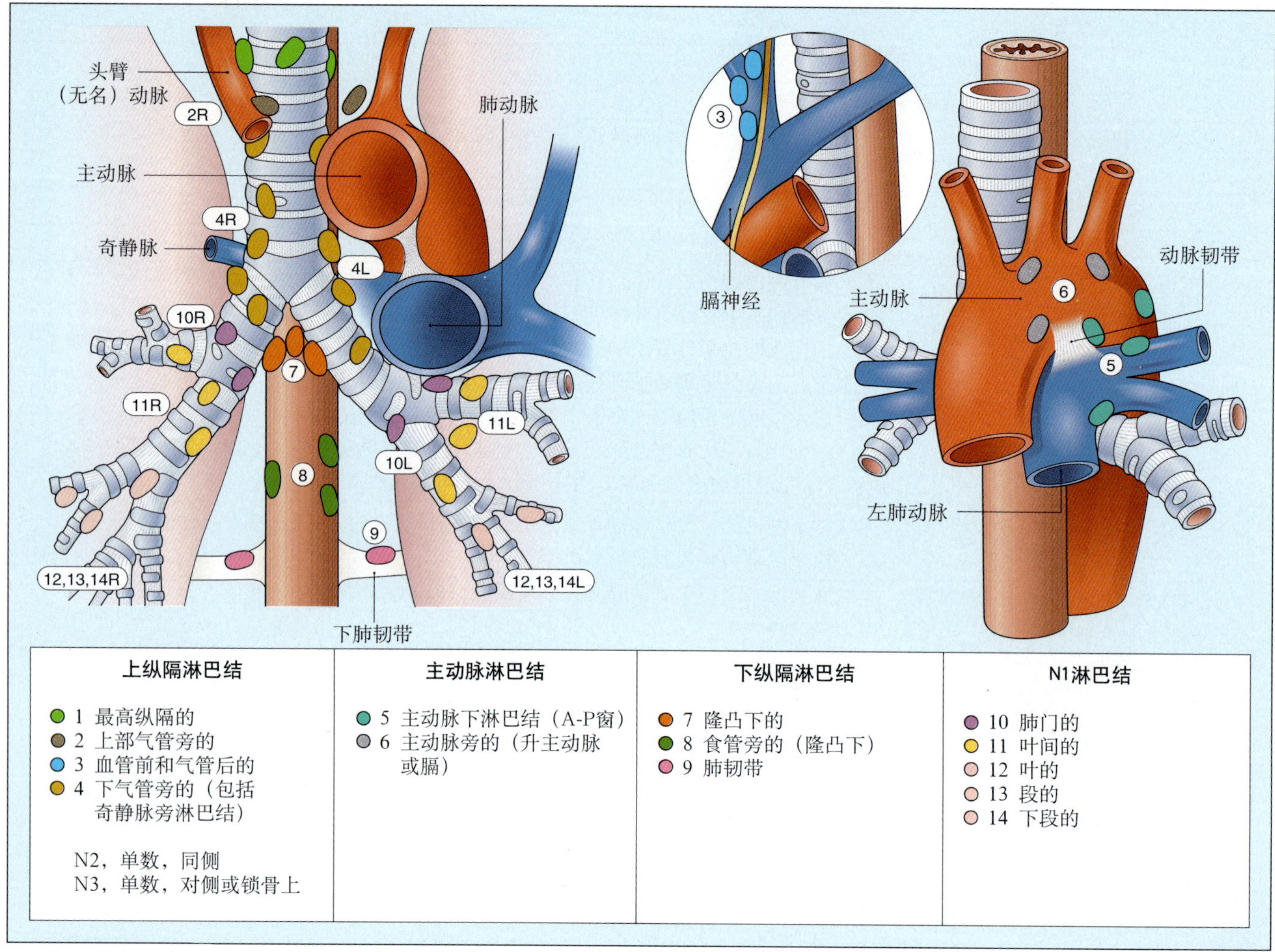

图33-1 淋巴结站。(From Mountain CF, Dresler CM: Regional lymph node stations for lung cancer staging. Chest 111:1718–1723, 1997.)

手术前行CT、PET和EUS检查以评估纵隔是否受累。以切除组织的病理学检查结果为金标准，诊断出30例NSCLC，1例神经内分泌肿瘤，2例良性疾病。对正确预测纵隔淋巴结分期，CT、PET和EUS的敏感性分别为57%、73%和94%，特异性分别为74%、83%和71%，准确性分别为67%、79%和82%。PET与CT结合可提高诊断的准确性，二者结合可使敏感性达81%，特异性达94%，准确性达88%。EUS结合细针穿刺（FNA）细胞学检查可使特异性从71%增至100%。因此，作者得出结论，认为任何单一的影像学检查方法都不能确定评估纵隔潜在受累情况。建议对于气管前区和胸廓其他部位的病变行CT检查，而PET对于检测远隔转移更有价值。

如果胸部CT检查发现有纵隔淋巴结肿大，标准的做法是行淋巴结活检以更精确地分期。实施淋巴结活检的传统方法是CT和/或支气管镜。支气管镜并细针穿刺通常用于评估气管旁、肺门以及隆凸下淋巴结的可疑病变[45-48]。这种方法在NSCLC诊断和分期中的作用已经得到充分肯定，敏感性接近60%[49-55]。不过，支气管镜不能检查主动脉肺窗或纵隔下淋巴结。CT引导下的纵隔活检因重叠的血管和骨性结构而受限。如果经CT和/或支气管镜检查仍不能确定淋巴结的性质，可行纵隔镜，对于某些病例可行局部胸廓切开术检查，以明确疾病的分期[33, 56-58]。但是，这些操作都是有创性的，并需要全身麻醉和住院恢复，这也增加了时耗、费用以及肿瘤进展的风险[59]。

超声内镜检查

EUS的应用使胃肠道和包绕胃肠道腔外的结构如纵隔得以精确成像观察。近10年来，EUS作为一种准确而安全的方法在NSCLC患者的分期诊断中发挥着越来越重要的作用[60-77]。随着经食管超声内镜引导下细针穿刺（EUS-FNA）技术的应用，对可疑的后纵隔淋巴结包括主动脉肺窗、隆凸下淋巴结和下食管旁淋巴结（在隆凸下方）也能够取样。气管内的气体伪影常常影响对前纵隔病变、气管前淋巴结以及上食管旁淋巴结的可靠观察。EUS的使用可普遍提高对纵隔淋巴结转移检测的准确性。

一项先导性试验评估了 EUS 在 17 例肺癌患者中的作用，结果显示EUS对肺癌患者纵隔淋巴结检测的总体准确性为 71%，而 CT 检测的准确性为 41%[75]。不过，在这项最初研究中，还不能行EUS-FNA。除了在 N1 范围内的淋巴结，对可疑淋巴结进行采样非常重要。在 20 世纪 90 年代中后期，有一些前瞻性研究评估了 EUS、EUS-FNA以及胸部CT对于诊断NSCLC患者纵隔淋巴结转移的准确性，并以手术分期结果作为对照[65-67]。Gress等[67]报道了一项经NSCLC和胸部 CT 发现纵隔淋巴结肿大（> 1cm）患者的研究。对对侧后纵隔或隆凸下可疑淋巴结行EUS-FNA。采用 EUS 标准鉴别良恶性淋巴结，准确率为84%，而CT 为 49%。CT 的敏感性和特异性分别为 64% 和 35%，而EUS的敏感性和特异性分别为86%和83%。另外，加用食管超声内镜引导下细针穿刺可使淋巴结分期的准确性提高至96%，敏感性和特异性分别提高至93%和 100%。CT 与 EUS 联合应用并不能使总体准确性提高，对于检测淋巴结受累的情况并不优于单用 EUS。不过，加用 CT 确实有助于评估肺癌的范围，检测 EUS 未能发现的远隔转移，检测有无前纵隔和气管前淋巴结转移，这些 EUS 都检测不到。EUS 对于检测主动脉肺窗淋巴结（第 5 站）、隆凸下（第 7 站）和食管旁区域淋巴结（第8站）转移的准确性最高（见图 33-1）。这些现象与 Giovannini 等[65]和 Silvestri 等的研究报告结果相似，他们的研究报道 EUS 评估上述病变的敏感性分别为 81% 和 89%，特异性均为 100%。Wallace 等报道了一项迄今为止最大的研究，这项研究包括 121 例通过 EUS 分期的肺癌患者。这项研究中 EUS 和 CT 的总体敏感性为 87%，EUS 对检测纵隔淋巴结的特异性为 100%，而 CT 为 32%。24 例 CT 未发现纵隔淋巴结肿大的患者中有 10 例（42%）EUS 检测到纵隔病变。因此，使一些行 EUS 引导下 FNA 的患者避免了更进一步的有创分期检查手段。但在这项研究中，有高达 30% 的 EUS 没有发现淋巴结的患者经纵隔镜检查发现了恶性淋巴结转移。Fritscher-Ravens等[77]报道支气管镜检查失败的患者通过EUS 引导下 FNA 诊断肺癌的敏感性为 96%，特异性为 100%。

纵隔的超声内镜成像技术

在获得患者的知情同意后，让患者左侧卧位，进行清醒镇静后，放置超声内镜，通过胃食管连接部，方式与操作十二指肠镜相同。许多内镜检查者先采用扇形扫描超声内镜进行分期，然后转换到专门的活检超声内镜或凸阵扫描超声内镜行 FNA。

在观察纵隔时，透彻了解纵隔以及食管的解剖对实现准确的检查非常关键。扫描应从胃食管连接部下方的远端开始，至近端停止，因此处受扫描伪影限制。可通过给球囊部分充气并抵住胃壁压迫传感器，以尽可能降低气体伪影的影响，从而帮助定位传感器。另外，还需要压迫吸引孔使腔内气体至最少，以维持理想的图像。当内镜医师停止扇形扫描方式时，应将主动脉维持在超声视野中 5 ~ 6 点的位置，在此可以对食管旁的结构进行定位。主动脉呈圆形的无回声结构，很容易识别，直径约 1.5 ~ 2cm，并伴有一个相对明亮的边缘，这是由于其背侧管壁回声增强所致（血管的正常伪影）。随着 EUS 退回到食管远端，逐渐可看到主动脉、脊柱、肝左叶、下腔静脉和心脏。脊柱很容易识别；位于7点的位置，在主动脉附近，由于超声穿透骨性结构的能力弱因而呈不规则回声。肝左叶出现在 6 ~ 12 点位置，经常见到肝静脉和下腔静脉在肝脏内的循环流动。稍稍再拉近一些，则可见心脏搏动，左房在视野中位于 12 点的位置。可见二尖瓣瓣叶从左房向左室开放，肺静脉进入左房。左肺动脉弓向后达升主动脉的左侧，比右肺动脉更容易观察，右肺动脉正好位于隆凸下方。左室、右房和右室位于左房的深部，因而难以对这些结构进行全面观察。随着主动脉向左前方移动，可以见到后方的脊柱和奇静脉。更进一步回拉内镜，可以见到主动脉流出道。脊柱一直是一个有用的标记，因为它恒定地表现为高回声结构，位于整个胸部的后方。仔细对这些区域进行观察可以发现紧邻主动脉和脊柱的胸导管。

右肺呈高回声环从 9 点的位置发出，左肺见于 2 点处。在食管中部，左右支气管很容易在11点和1点处通过高回声环（气体强回声）分界。2 个支气管汇合在一起形成气管，正常位于距切牙 27 ~ 28cm 处。奇静脉在走行至主动脉右侧的位置时可以见到，前行到脊柱和右肺的前方。随着内镜进一步后退，可见奇静脉前行，延伸到上腔静脉前。升主动脉较难跟踪，因为其结构走行于肺门（肺血管）结构的深方，而且由于支气管和气管内的气体干扰，升主动脉常常不能完全显像。在近段食管，可见主动脉弓位于左侧，然后行向右前方穿越屏幕。在颈部食管，主动脉弓水平之上，可见颈部血管，偶尔还可见甲状腺（图 33-2，33-3，33-4）。

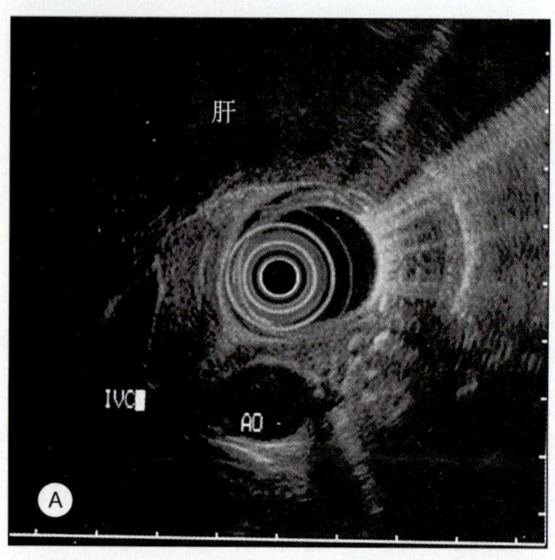

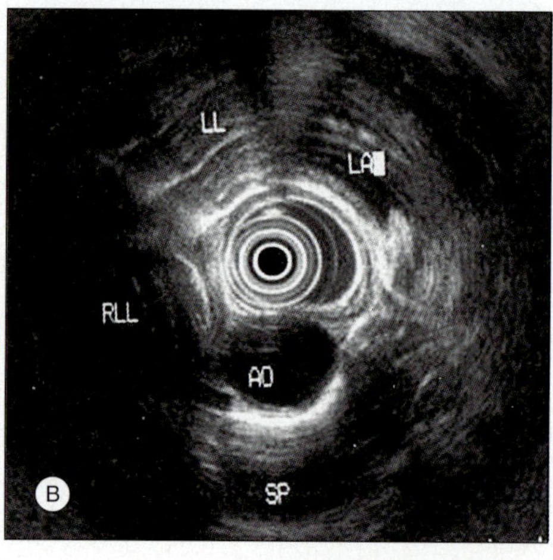

图 33-2　A.食管远端的扇形扫描图像显示肝、下腔静脉（IVC）和主动脉（AO）。脊柱位于主动脉正深处。B.食管远端稍高位置的影像，可见右肺（RL）、左肺（LL），主动脉（AO）、脊柱（SP）和左房（LA）的一部分。

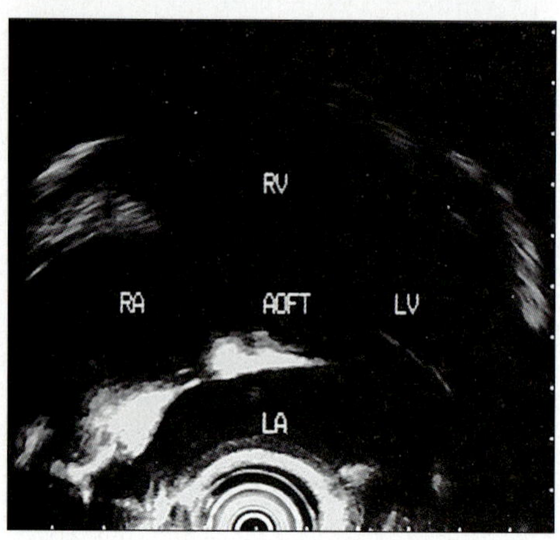

图33-3　食管远端的扇形超声内镜影像。可见左房（LA）、右房（RA）、右室（RV）和左室（LV）。还可见二尖瓣的瓣叶和主动脉流出道（AOFT）的基底部。

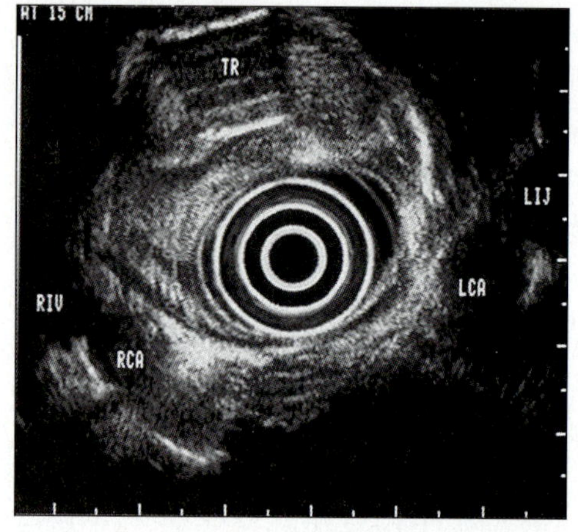

图 33-4　食管最近端的扇形超声内镜影像。可见左颈总动脉（LCA）、左颈内静脉（LIJ）、右颈内静脉（RIJ）和右颈总动脉（RCA）。另外，在气管（TR）对侧可见甲状腺。

使用线性EUS评估纵隔需要每几个厘米旋转一次超声内镜以便进行全面观察。在扇形超声扫描中，血管结构是主要的定位标志，基准结构是降主动脉，距切牙约35cm处。超声内镜开始按顺时针方向（向右）旋转显示食管前方的结构，然后再逆时针方向（向左）旋转显示食管后方的结构。在从食管远端向食管中部的观察过程中，当镜身旋转 180° 时可以见到左房，表现为一个巨大的透声结构，并可见位于其内的二尖瓣叶。向上倾斜内镜并稍稍回拉，在大约 27cm 处，左房和右肺动脉之间，恰好位于内镜的下方可见隆凸下淋巴结站。主动脉肺窗的位置在沿降主动脉向头侧达主动脉弓然后再将内镜向前推约 2cm 处。然后，将内镜顺时针旋转90° 并稍上倾，直至看到代表性的主动脉弓影像以及更远端的左肺动脉。在这些结构之间的区域称为“主动脉肺窗”（AP window）。另一个可能对淋巴结细针穿刺非常重要的区域是腹腔轴。这一区域位于胃食管连接部和腹腔动脉起始水平发现腹主动脉处，肠系膜上动脉恰好从此处发向远端（见图 33-5，33-6，33-7，33-8）。

EUS 对非小细胞肺癌（NSCLC）的分期

门诊患者在清醒镇静下实施EUS，进行扇形扫描和 / 或线阵扫描超声内镜。对于有经验的操作者来说无论使用何种技术均可很快完成纵隔 EUS。如果对纵隔淋巴结行细针穿刺活检（FNA），则时间可能要稍长些，这取决于是否有细胞病理学家的帮助。患者准备与行标准内镜检查相同，不必给予预防性抗生素治疗，除非美国心脏协会和/或美国消化内镜学会推荐使用，因为超声内镜下细针穿刺活检（EUS-FNA）纵隔病变不会引起明显的菌血症。但是如果对囊性纵隔病变行 FNA，则建议预防性使用抗生素，这与胰腺囊性病变和直肠周围病变穿刺时推荐使用的方案相似[78-85]。获得知情同意后，给予患者清醒镇静药物（我们发现

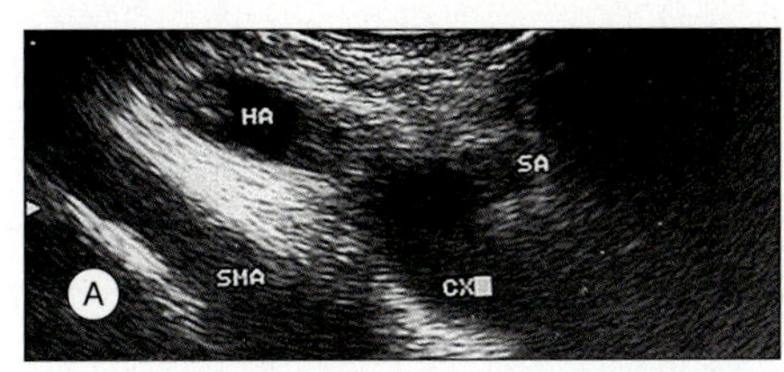

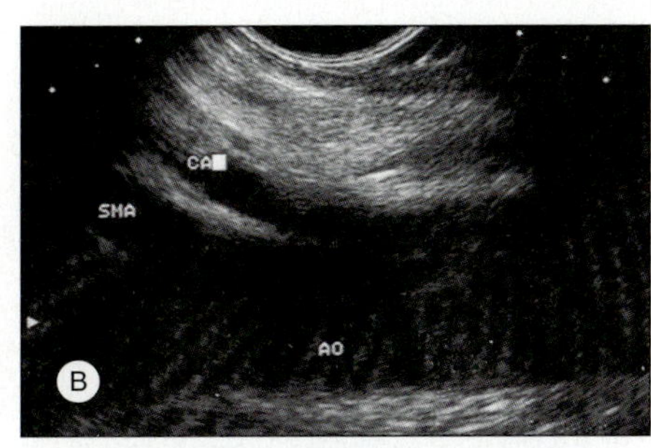

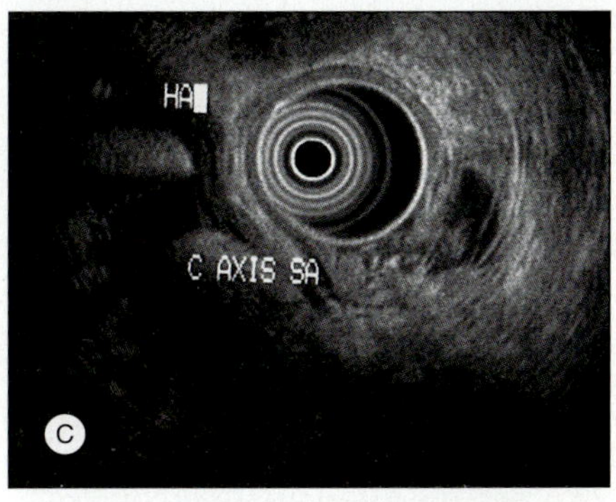

图 33-5 A. 腹腔轴的线阵超声扫描影像，显示肠系膜上动脉和腹腔轴发出的部位以及肝动脉和脾动脉分支。B. 从近端胃扫描所显示的更典型的线性图像。C. 扇形扫描显示的腹腔轴。CX，腹腔轴；HA，肝动脉；SA，脾动脉；SMA，肠系膜上动脉。

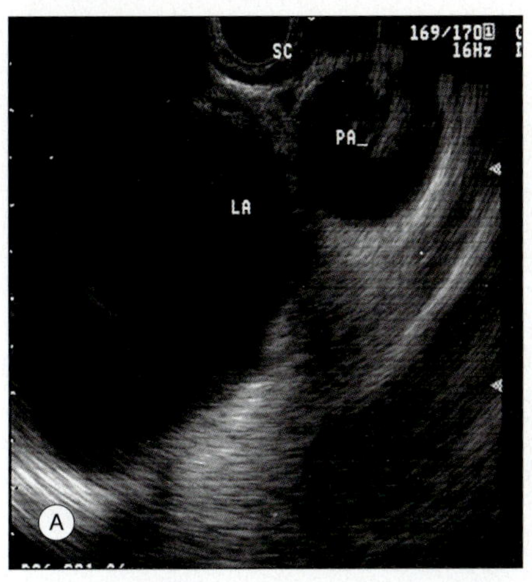

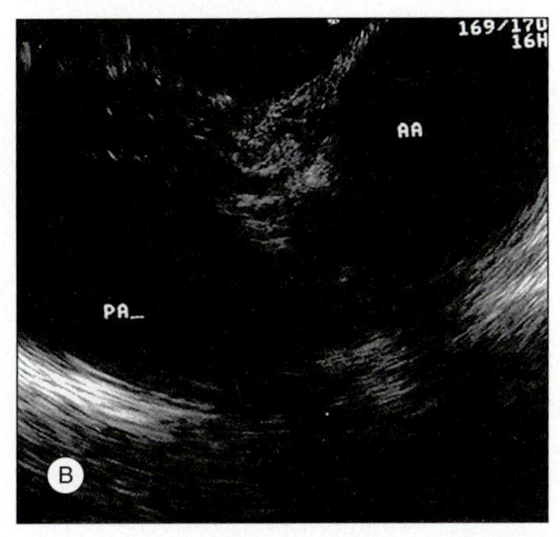

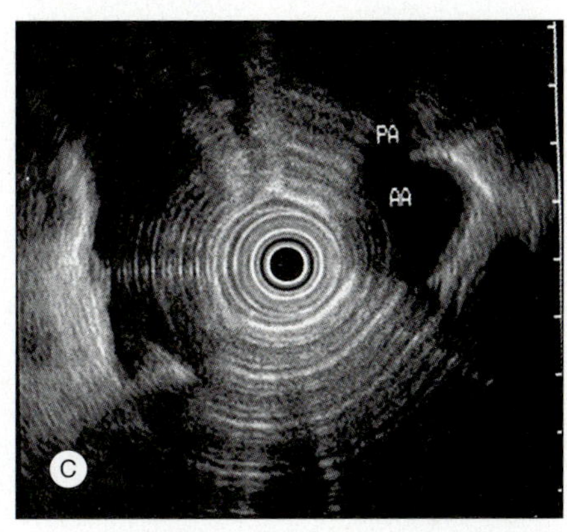

图33-6 A. 使用弧阵扫描通过食管中段观察隆凸下（SC）区域。左房（LA）在右肺动脉（PA）旁；升主动脉位于这些结构的深处。B. 使用线阵扫描通过食管中段观察主动脉弓（AA）和肺动脉（PA）——主动脉肺窗。C. 主动脉肺窗区域的扇形扫描图像。

丙泊酚很有效）。先将超声内镜置于胃内，观察腹腔轴的影像，然后将探头慢慢退回到胃食管连接部，向头部用扇扫以 7.5MHz 频率，在每 1cm 间隔成像。操作中应保持主动脉在 5 点或 6 点的位置。所有纵隔淋巴结看上去就像依照美国胸科学会（American Thoracic Society，ATS）定位分类表的位置图一样（见表33-1，表 33-2，图 33-1，录像 33-1）[8-10]。

用 EUS 客观判定是否有纵隔淋巴结病与以往研究中用同一标准判断淋巴结的良恶性状态结果是一致的[74, 79, 86-92]。EUS 诊断恶性淋巴结转移的标准为：圆形、边界清晰锐利、低回声质地和短轴直径大于 5mm。如同时具备上述各项指标则考虑为恶性淋巴结。不过，细针穿刺大大提高了对恶性淋巴结检查的敏感性和特异性[65-67, 76, 77, 79, 92, 93]。

还应仔细检查肝、左肾上腺以及可能发生的腹水或胸水。如果怀疑有淋巴结病或发现其他可疑的恶性征象，则提示可能存在转移病变，这时应行线性超声内镜（如未曾使用），并行EUS引导下FNA 。人们注意到，在很多医疗中心已经成功地单用线性超声技术进行诊断性检查和获得 FNA 细胞学样本。

超声内镜引导下的细针穿刺技术

纵隔淋巴结

特殊设计的导管针系统发展之后，超声内镜引导下的细针穿刺活检技术得以应用于临床。这套系统包括一个 4cm 长的 23 号针和一个 180cm 长的 5F 吸引导管（Echo Tip，Wilson-Cook Medical，Inc，Winston-

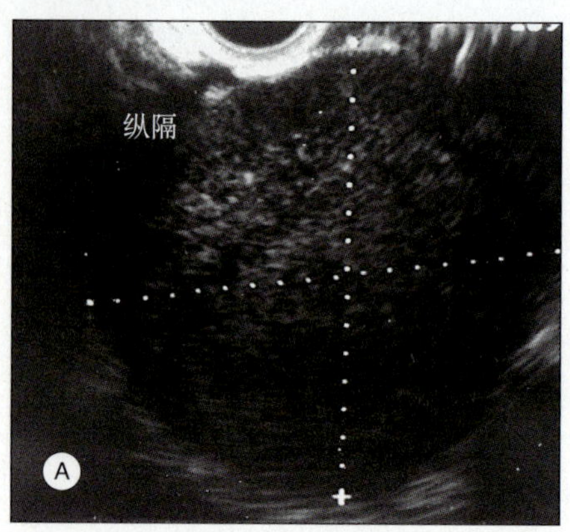

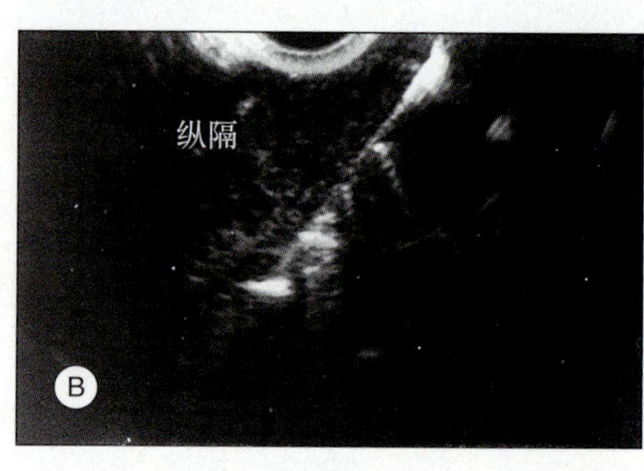

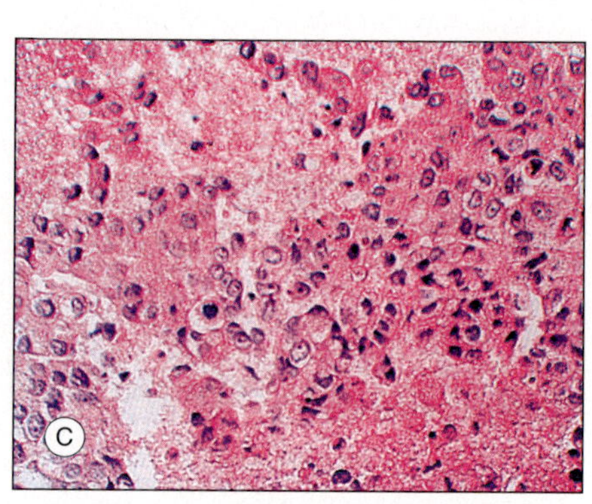

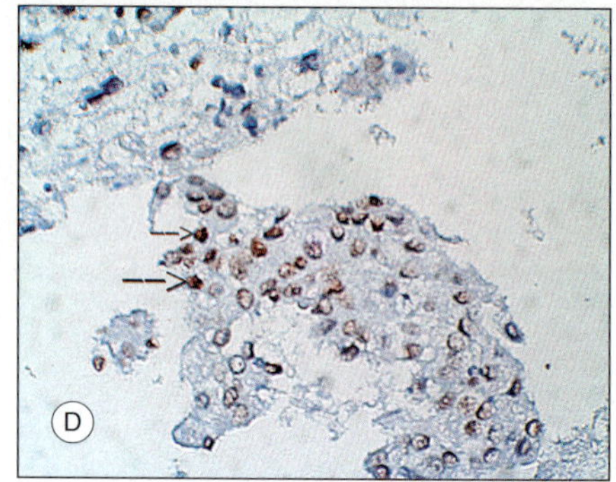

图 33-7 A. 用线阵 EUS 系统观察到的纵隔淋巴结图像。B. 显示细针穿刺活检的针退出内镜，针尖位于淋巴结中心。C. 获得的细胞团经 HE 染色在高倍放大显微镜下观察显示为转移性腺癌。D. 高倍镜下免疫过氧化酶染色的细胞团。肿瘤细胞的细胞核（箭头所示）TIF1 抗体呈阳性，与非小细胞肺癌一致。LN，淋巴结。

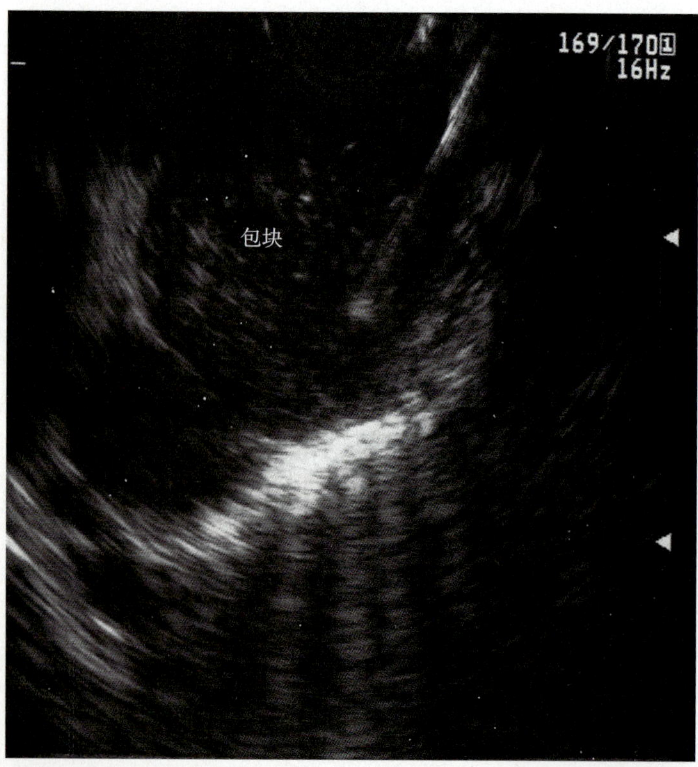

图 33-8 线性 EUS 影像显示纵隔的低回声包块。经 EUS 引导下FNA证实为转移性非小细胞肺癌（细胞学类型为大细胞神经内分泌型病变）。

Salem，NC）和一根10cm长的22号针（GIP，Medi-Globe，Inc.，Tempe，AZ）。目前，有几种不同长度（长达14cm）和规格（19～25G）的针可用。我们常规对所有按照EUS诊断标准怀疑恶性的淋巴结转移行EUS引导下的细针穿刺活检。很多患者有不止一个可疑的淋巴结或恶性征象，一般情况下我们只对最可疑的淋巴结或可能最影响临床肿瘤分期的征象进行取样（如对侧或隆凸下）。EUS引导下的FNA活检技术初期是使用线阵超声设备，这在其他章节已有叙述[87-89, 94, 95]。线阵传感器的独特观察角度可观察到穿刺针离开活检孔道的过程并可以引导针尖进入病变部位。类似的使用扇扫超声内镜技术也有报道，但有使用这种技术出现严重的并发症的报道。因此不推荐使用[86, 95]。

EUS引导下FNA的操作过程包括通过超声内镜的附设腔道插入FNA导管装置，然后在EUS引导下将针放置到拟取样的淋巴结中。手柄装置与附件接口牢靠地连接在一起，如果使用的内镜有抬钳器，应将其充分放松至向下的位置以便穿刺针容易通过。在活检过程中可使用抬钳器轻轻地将穿刺针指向病变部位。多普勒用于识别周围的血管结构。将穿刺针慢慢前行移向靶病变，将针芯退回几毫米（2～3mm），针和针芯均指向靶组织。当针进入病变时，提升针芯（离开针），然后取出。这时内镜操作者或助手通过一个5ml或10ml的Luer带锁注射器通过吸引将样本吸入导管系统。在将针-导管系统牢牢锁定在合适的深度（保证穿刺针不超过预定的深度）之后，通过导管的“进出”（in and out）移动，完成取样。我们一般进行7～10次这种在病变中的进出运动。在拔出穿刺针之前，慢慢释放负压，将针移出病变组织。随后从超声内镜系统中将针吸活检装置取出。有人建议对淋巴结行EUS引导下FNA时不用吸引，因为吸引可能导致血性样本，而使细胞病理医师难以进行检查[92]。

如果在行FNA操作时有细胞病理学或细胞学技术人员在场，那么即刻可获得初步的细胞学检查结果。我们建议，在行EUS引导下FNA的当时有细胞病理学或细胞学技术人员在场，这样可以提高这项技术的效率。如果条件不允许，则应对淋巴结或肿瘤转移灶行2～3次穿刺采样，对肿块（与胰腺肿块相似）行5～6次活检采样以保证90%以上的病例有足够的细胞结构[92, 96]。但是，这种方法随着每一次操作过程可使获得的确切细胞学诊断降低10%，而且增加了时间和风险，同时还可能需要更换穿刺针[92]。经FNA获得的样本可用Diff-Quik染色（Harleco，Gibbstown，NJ）来观察。将Diff-Quik染色液放于含有样本沉渣或用酒精固定的样本的玻片上，再行另外的穿刺，直至获得阳性的细胞学或足够的组织样本。如怀疑淋巴瘤，在可能的情况下，应多采一些样本并放于保存液（RPMI培养基）中，以备随后的流式细胞计和免疫细胞组化分析之用[97, 98]。如怀疑感染，还可用培养基。

其他恶性纵隔疾病

纵隔影像学检查最重要的适应证是肺癌的检查和/或分期。但也有一些报道用EUS引导下FNA对胸腔外恶性肿瘤转移到纵隔的病变行细胞学诊断，包括胰腺、食管、胃、结肠、喉、精细胞、肾细胞、乳腺以及卵巢癌导致的纵隔转移[68, 69, 71-73, 99-102]。

EUS用于淋巴瘤患者的经验大多来自胃淋巴瘤，但也有用于纵隔淋巴瘤的报道[72, 103]。Fritscher-Ravens等进行的一项研究[72]对153例纵隔淋巴结肿大的患者行EUS引导下FNA，有80%以上起源于肺的患者既往并没有诊断癌，而对于那些先前诊断恶性肿瘤的患者，胸腔外部位的肿瘤复发是纵隔淋巴结肿大的主要原因。只有极少数患者的病变为良性病变和可治的第二个癌。Devereaux等[102]回顾总结了一组大样本、单中心用EUS引导下FNA对没有发现肺恶性肿瘤而有纵隔肿块或淋巴结肿大病例进行诊断的经验。在这组研究中共有49例患者，其中22/49（45%）诊断为恶性病变，包括4例既往未诊断的肺癌患者，而转移性乳腺癌是最多见的病变（6/22，27%）。EUS引导下FNA对49例中的46例患者进行了诊断。Catalano等[99]报道一项多中心研究，有62例患者行EUS引导下FNA，结果分为良性/感染性、恶性肺肿瘤和恶性纵隔肿瘤（淋巴瘤、转移性恶性肿瘤）。EUS引导下FNA对90%的病例作出了诊断。Panelli等[104]报道了一组33例纵隔肿物的研究，占5年间1447例上消化道EUS检查的2.3%。对25/33（76%）的患者行EUS-FNA，其中22例（67%）最终确诊为恶性。Wiersema等[73]报道了一组82例诊断为纵隔淋巴结肿大的患者，在经其他非手术技术不能提供诊断或不能应用时使用EUS-FNA，其敏感性和特异性分别为96%和100%。这些研究提示对无明确可及的胸腔外疾病损害，EUS引导FNA或可作为一种有用的技术用于胸腔外癌转移到纵隔时的细胞学诊断。表3-3总结了EUS-FNA对纵隔淋巴结病的研究（图33-9）。

非恶性纵隔疾病

虽然纵隔淋巴结肿大通常见于怀疑或已知的肺恶性肿瘤，但也见于良性疾病，如组织胞浆菌病、结核和结节病[72, 102, 105-109]。此外，良性囊性结构如先天性前肠囊肿在纵隔肿块中约占20%[83]。

Wiersema 等[105]报道了3例因纵隔肿块压迫食管导致吞咽困难的患者，EUS显示肿块为增大的淋巴结并伴有无回声区，提示干酪样坏死。EUS-FNA细胞学检查显示为反应性淋巴细胞以及补体结合滴度阳性，从而提示诊断纵隔组织胞浆菌病。Savides 等[107]报道了11例有食管中段黏膜下肿块或狭窄且伴有吞咽困难的患者。EUS检查见所有患者均有巨大、不光滑的后纵隔淋巴结。有7例患者EUS发现淋巴结钙化，支持组织胞浆菌病的诊断。经抗真菌药物治疗后，所有7例患者症状均得到改善，平均随访20.5个月，无1例患者出现恶性征象。

有报道EUS是诊断结节病的一种准确而简便的方法。全身性肉芽肿性疾病好发于肺和纵隔[108, 109]。大多数情况下，推荐用经支气管镜活检。单块活检的阳性率为40%，4块活检的阳性率可达90%[110]。如果经支气管镜活检不成功，可更进一步使用有创检查，如纵隔镜或肺活检。最近有一些报道使用EUS-FNA诊断表现为纵隔淋巴结肿大的结节病。Mishra等[108]报道了7例纵隔淋巴结肿大患者，对这些患者，EUS有助于证实结节病的诊断。淋巴结的直径在1.8 ~ 6cm（长轴），呈长形或三角形覆盖于食管周围。一项研究报道了19例结节病可疑患者用EUS-FNA检查的结果，显示增大的纵隔淋巴结（平均大小2.4cm）中，有15个位于隆凸下，12个位于主动脉肺窗，5个位于后纵隔[109]。淋巴结被描述为等回声或低回声，其中5例患者有“不典型的”管道。所有患者经EUS-FNA所得到的活检样本足够检查，有些样本含有过多血液，提示有丰富

表 33-3 EUS-FNA 对纵隔淋巴结肿大的诊断特征

作者	n	敏感性（%）	特异性（%）	准确性（%）
Giovannini，et al.(65)	24	81	100	83
Silvestri et al.(66)	26	89	100	92
Gress，et al.(67)	24	93	100	96
Hunerbein et al.(68)	25	89	83	–
Janssen，et al.(69)	35	–	–	91
Sema，et al.(70)	7	86	100	86
William，et al.(71)	120	83	100	89
Fritscher-Ravens，et al.(72)	153	92	100	95
Wiersema，et al.(73)	82	96	100	98

EUS，超声内镜；FNA，细针抽吸。

Adapted from Norton ID, Wiersema MJ: Endoscopic ultrasound-guided fine needle aspiration biopsy. In Gress F, Bhattacharya I (eds): Endoscopic Ultrasonography. Malden, MA, Blackwell Science, 2001, pp 136–148.

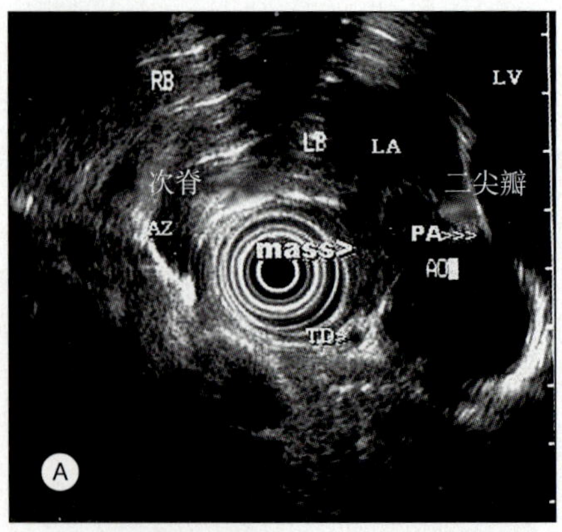

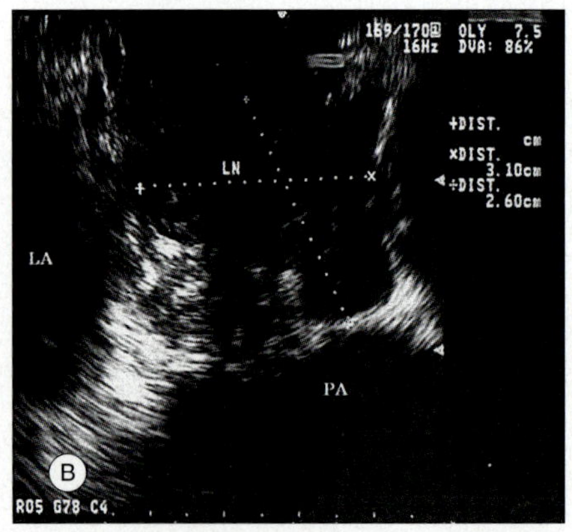

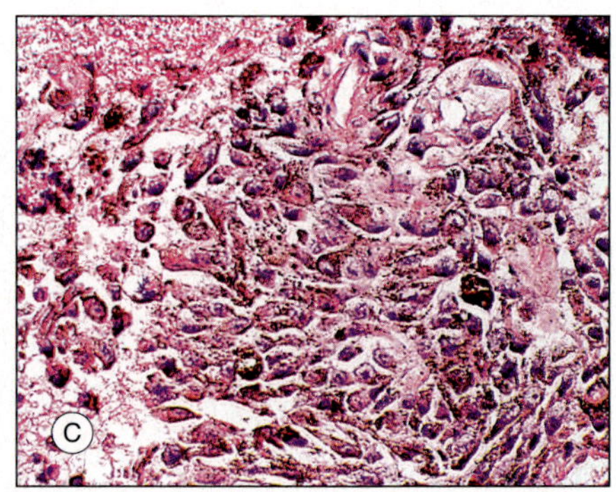

图 33-9 73岁女性患者，有乳腺癌和黑色素瘤病史，胸部CT发现纵隔淋巴结肿大。A. 扇扫EUS显示隆凸下3.1cm × 2.6cm坏死样淋巴结肿块；B. 线阵扫描显示对这一病变进行的FNA；C. 一个细胞块HE染色高倍镜下显示转移性黑色素瘤。AO，主动脉；AZ，奇静脉；LA，左心房；LB，左支气管；LV，左心室；PA，肺动脉；RB，右支气管；TD，胸导管。

的血管结构。细胞学显示上皮样细胞肉芽肿形成。所有患者分枝杆菌培养均呈阴性，只有 1 例最终诊断为结核。EUS-FNA对诊断结节病的特异性和敏感性分别为 94% 和 100%。Fritscher-Ravens 等[72]在 101 例无癌症病史行 EUS-FNA 的患者中发现 2 例结核，这高度提示需行抗酸染色和培养以除外非干酪样肉芽肿病例中的结核。此外，EUS-FNA细胞学诊断还可用于腹腔内和胰腺结节病（图 33-10，33-11）[112-114]。

值得注意的是，有将近 4% 的癌的局部淋巴结有非干酪性上皮样肉芽肿，因此结节病或其他肉芽肿性疾病的诊断应该在经过仔细检查除外恶性疾病并密切随访的前提下作出[115]。在某些正常人也能探查到纵隔淋巴结，常见于因其他适应证行 EUS 的患者（图 33-12）[74, 116]。据推测，无症状的纵隔淋巴结肿大患者可能与既往组织胞浆菌病或其他肺部感染有关[107]。Devereaux 等[102]在一项回顾性研究中对49例无已知肺部恶性肿瘤病史的纵隔肿块患者行 EUS-FNA 细胞学检查，发现良性病变为 49%（24/49），包括 8 例组织胞浆菌病、1例类肉瘤、2例平滑肌瘤、2例重复囊肿、1 例畸胎瘤、10 例良性淋巴结。

EUS常用于纵隔内囊性与实性病变的鉴别，而胸部CT能够提供的鉴别作用有限[83, 117-122]。最近，Wildi

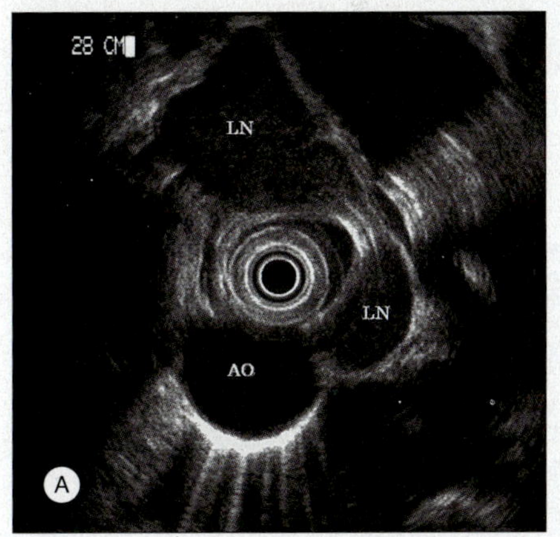

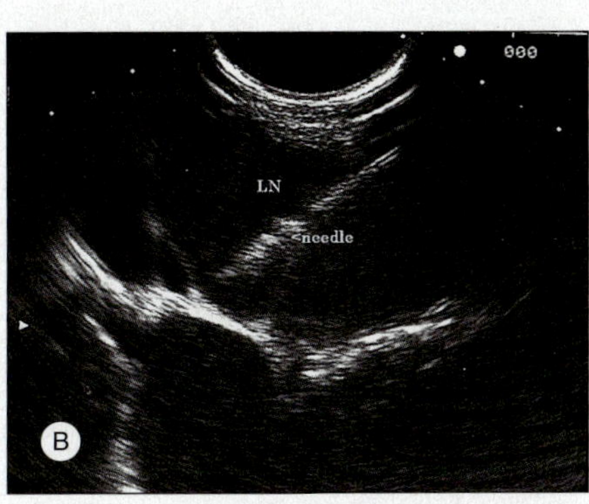

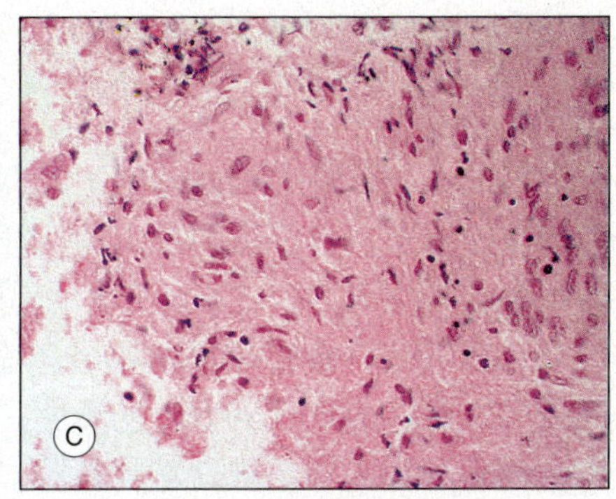

图 33-10　A. 1 例发热伴血管紧张素转换酶（ACE）水平升高的患者扇扫示巨大低回声、椭圆形和泪滴样的纵隔淋巴结（测量范围达 3.7cm × 3.4cm）。B. 线阵超声引导下行 FNA。C. 一个细胞块 HE 染色高倍镜下显示为非干酪性上皮样肉芽肿，符合结节病。除外结核和真菌感染的特殊染色（AFB，抗酸染色；GMA，Gomori 六胺银染色）均为阴性。AO，主动脉；LN，淋巴结。

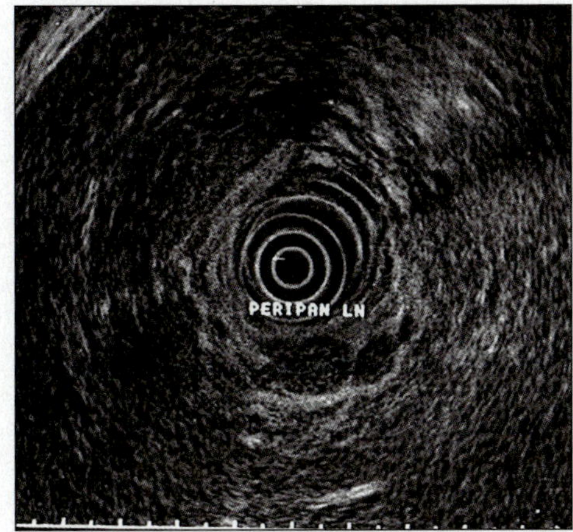

图33-11　1例有结节病病史的患者，发现有胰周淋巴结肿大且经腹部超声随访发现淋巴结体积在增大，该图为对此患者经胃体部 EUS 扇扫影像。FNA 获得的组织病理证实明显的肉芽肿性炎症，提示腹部结节病。

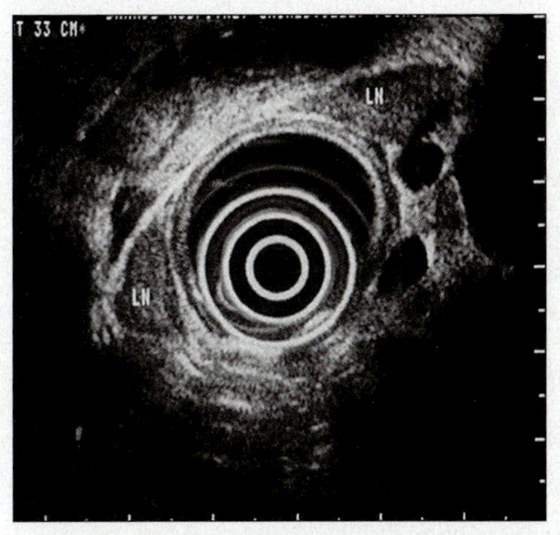

图 33-12　良性纵隔淋巴结的扇扫影像。

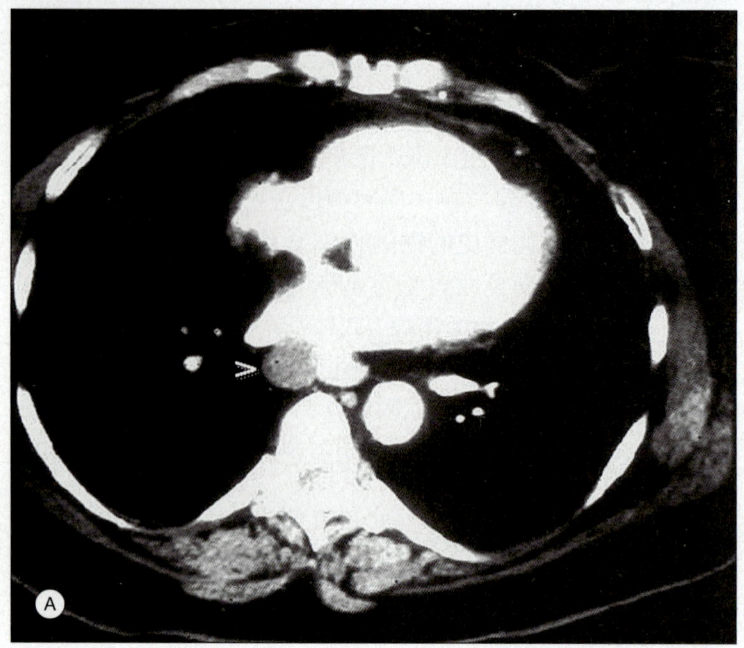

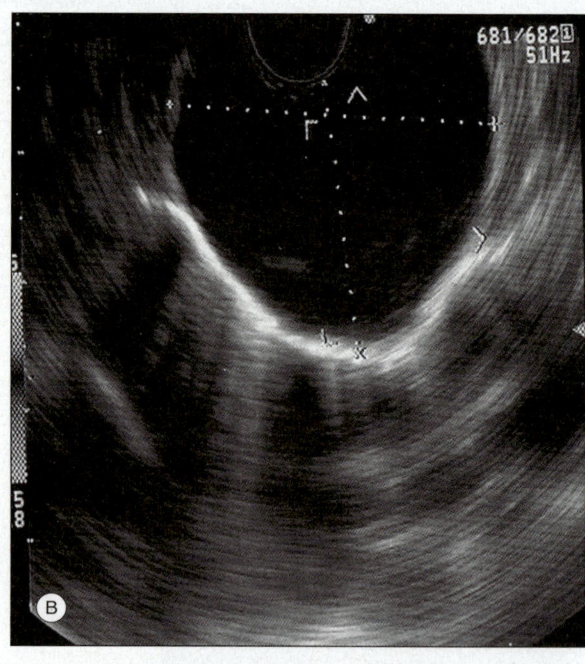

图 33-13 A. 胸部 CT 显示邻近食管中段边界不清的软组织密度影。B. 线阵超声影像显示该病变为食管旁重复囊肿。

等进行的一项研究[83]回顾总结了20例纵隔囊肿可疑患者EUS的结果。用于囊肿分类的特征如下：良性单纯性囊肿表现为无回声或低回声的光滑、球状结构，壁薄且边界清楚；食管重复囊肿与食管相连，而起源于气道的囊肿称为支气管发生的囊肿。不能归到上述两类中的囊肿称为非特异性重复囊肿。分层的壁结构支持重复囊肿的诊断，但非诊断所必需。单纯囊肿包括间皮的、淋巴来源的囊肿和胸导管囊肿。单纯囊肿的壁没有分层，而且与气道或食管不相连，称为非特异性单纯囊肿。如果在液体中见到实性组织，则考虑为复合囊肿（如良性囊性错构瘤、胸腺囊肿），可以排除单纯性囊肿。20 例患者中有 19 例经过 EUS 对纵隔囊肿作出明确诊断，包括 12 例无回声、6 例低回声、1 例无回声伴有小的强回声灶。在 18 例经 CT（17 例）或 MRI（1 例）诊断为囊肿的病例中，EUS 诊断的囊肿只有4例。对3例显示为混合回声特征的病例行EUS-FNA，并在术前预防性给予抗生素。第 4 例患者术前未预防性予抗生素，在被EUS误诊为广泛的淋巴结肿大的实性表现重复囊肿中施行了 FNA。行 FNA 后患者发生了纵隔炎，而需行胸腔造瘘引流。病变诊断为感染性支气管来源的囊肿。作者的结论是，对于那些清楚的无回声特征的囊肿性病变应避免穿刺吸引，因为存在感染的风险；而对低回声病变（不能明确鉴别囊肿与实性肿瘤时）应考虑行FNA，但应预防性应用抗生素（图 33-13）。

肾上腺和肾脏病变

EUS可提供清晰的左肾上腺图像，但观察右肾上腺比较困难，因此常规用EUS检查右肾上腺可能不可行。而另一方面，经腹部超声检查对左肾上腺的观察要比右肾上腺更困难[123-125]。

当观察左肾上腺时，EUS 应放在胃的近端，将主动脉置于恰好位于胃食管连接部下方的位置，然后将传感器前推并顺时针旋转，即可观察到脾静脉。将EUS进一步顺时针旋转并稍稍回拉，随着脾静脉至侧方，可见到脾门。然后，将EUS从脾门处稍稍前行并逆时针旋转，即可观察到左肾。左肾上腺恰好位于脾静脉的下方，在左肾（上中部）与主动脉之间。Chang等[125]研究报告肾上腺在长轴方向上的平均长度为2.5cm，短轴方向上长度为0.8cm。EUS所见肾上腺为均质的低回声，有 2 种基本形态：海鸥形和椭圆形。偶尔在同一个患者身上可见到肾上腺的这两种形态，在EUS探头顶端的位置有轻微的变化[125]。对有些患者，肾上腺中央区回声可能比外周区域更强（图 33-14）。

偶然碰到良性肾上腺病变，也称为偶然发现的肾上腺瘤（或隐匿性肾上腺瘤）。常因各种原因行CT扫描时发现。除非确定无疑为良性，否则对这些病变在特定情况下应行活检。通过CT扫描对肺癌进行分期显示，16% 以上的患者在检查中发现肾上腺肿块[125-129]。FNA 细胞学检查证实 32% ~ 93% 的 NSCLC 患者转移到肾上腺的病变表现为孤立性肿块[127, 130]。在NSCLC的尸检中，高达 59% 的病例存在肾上腺转移[131, 132]。

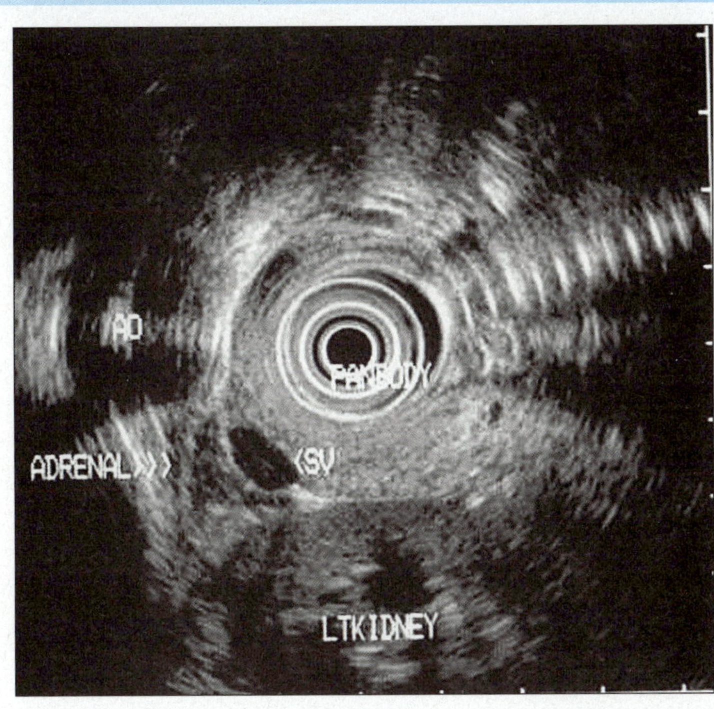

图33-14 从胃体部扇扫显示左肾上腺、主动脉（AO）、脾静脉（SV）、左肾（LT）和胰体部。

EUS-FNA 可作为一种替代经皮穿刺检查肾上腺病变的技术。曾报道过 1 例经 CT 引导下 FNA 未成功的患者在 EUS 引导下对肾上腺肿块进行了活检[125]。Chang 等[125]报道在 31 例已知有肺或胃肠道恶性肿瘤行 EUS 检查的连续患者中，左肾上腺的识别率为 97%。在 1 例有肺癌肺叶切除病史的患者，分期为 T1N0，随访 CT 扫描显示肾上腺肿块从 2.5cm 增至 4cm，既往该患者行CT引导下FNA未发现恶性肿瘤，经 EUS-FNA 对左肾上腺穿刺后证实为转移癌。鉴于肾上腺转移对临床的影响，建议对肺癌患者行EUS检查时应常规评估左肾上腺[125]。

由于 EUS 成像恰好能接近胃肠道腔和肾脏之间，因此对左右肾均可进行观察。将传感器放置于十二指肠的第2段并向侧方旋转可以对右肾进行观察。从胃体部可以观察左肾成像，位于脾脏后方，如前所述。左肾常常比右肾更容易显示。肾脏中心的髓质呈高回声，外层的皮质呈低回声，肾囊呈薄的强回声（图 33-15）。

近 85% CT 检查发现的肾脏包块是肾细胞癌，其余的 15% 为良性病变[133, 134]。对于呈恶性表现的可切除包块不应常规活检。一般对孤立性肾脏肿块的活检用于已知有肾脏外肿瘤，如果证实有肾脏转移可能会改变治疗方案时[133, 135]。对肾脏肿块的活检可通过传统的经腹部超声或CT引导下进行，对诊断肾细胞癌的敏感性为 62% ~ 100%，特异性为 0% ~ 100%[133, 136]。目前尚无有关上消化道超声内镜检查发现肾脏包块的资料。Farrell 和 Brugge 最近报道了[133]第 1 例通过 EUS 引导下FNA诊断的原发肾细胞癌，该患者为巨大肾脏包块。患者对此操作过程耐受性良好，没有出现并发症。在确立将 EUS-FNA 作为肾脏活检的一种方法之前还需要更多的经验。

腹水和胸水

对很多恶性肿瘤，发现恶性胸水或腹水对于疾病晚期的诊断非常重要。EUS对于检测少量腹水和胸水似乎比 CT 更敏感。在行 EUS 检查的同时可以对胸水或腹水进行穿刺，如果阳性则更有助于恶性肿瘤的诊断。EUS引导下腹水或胸水的穿刺技术与用于其他病变时相同。令人担心的是，液体经过穿刺管道时恶性细胞的种植。穿刺针头穿透胃肠道管腔的部位一定不能有肿瘤浸润（图 33-16）。

Chang 等[137]首先报道了通过 EUS-FNA 对胃癌患者胸水和腹水进行穿刺诊断恶性积液。在一组大样本的回顾性研究中，他们报道了用 EUS-FNA 对因各种原因行 EUS 检查的 571 例连续病例检查腹水[138]。超声内镜检查发现85例患者（15%）有腹水，而在行EUS之前有79例接受了CT检查，只有14例（18%）检测到腹水。85例患者中有31例接受了EUS引导下的FNA腹腔穿刺，其中有 5 例患者诊断为恶性腹水。还有一些类似的研究也支持这些发现，提示EUS检查腹腔积液的临床意义[139, 140]。

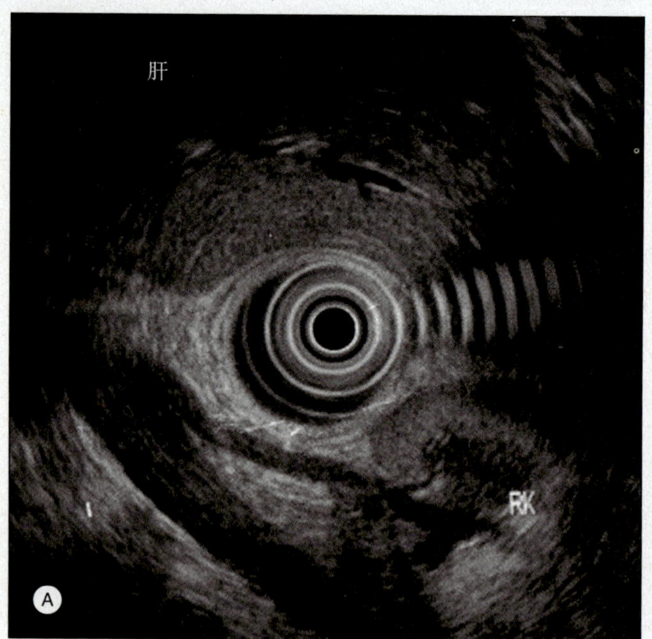

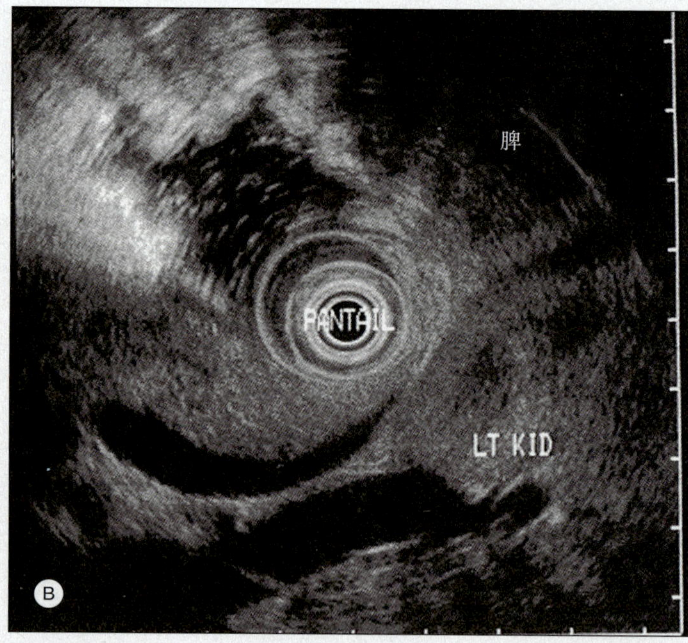

图33-15 A. 从十二指肠的扇扫显示清晰的右肾图像，该例患者有右肾旋转不良。在图像的上部可见肝脏。B. 从胃体部的扇扫显示左肾、脾、胰腺的体部和尾部（最靠近传感器的位置）以及脾静脉的上方。可见左肾静脉从肾脏发出。

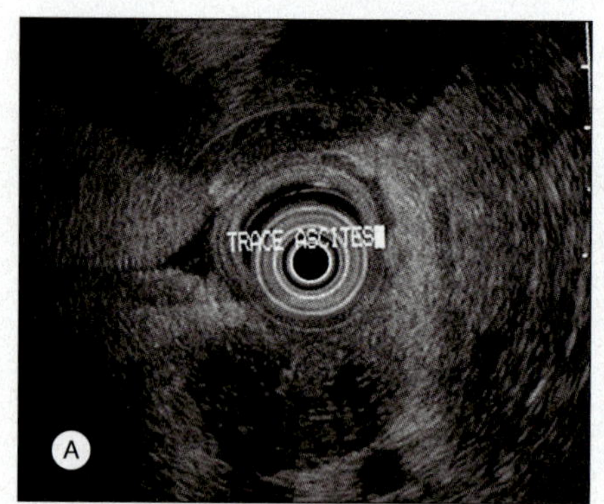

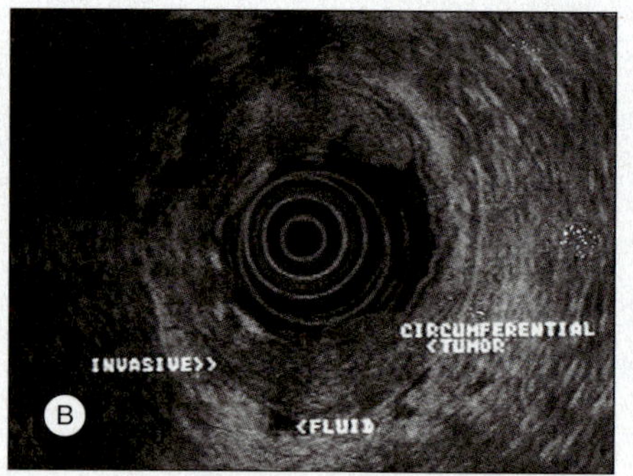

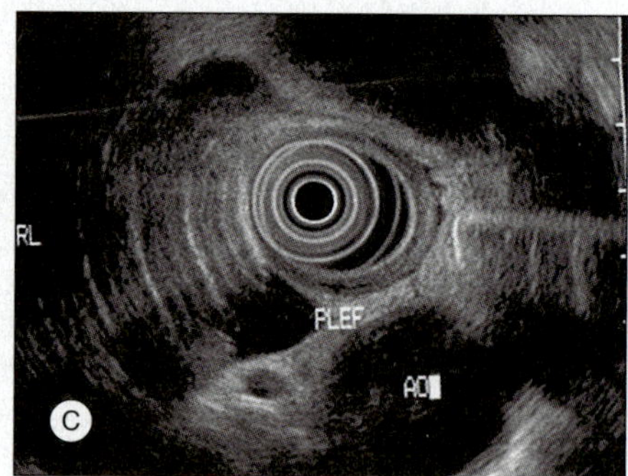

图33-16 A. 一例胰腺癌患者扇扫发现少量腹水。在腹水下方可见胰腺的包块。B. 一例“皮革胃”患者的腹水。C. 在右肺（RL）旁见到胸腔积液（PLEF）。AO，主动脉。

肝脏病变

EUS 提供了肝左叶和大部分肝右叶的较佳图像。从胃底和胃体可以观察到肝左叶和肝门。将EUS的尖端放在胃窦部，然后慢慢回拉内镜，尖端反转向上并向右。当肝脏进入视野时，旋转探头以检查肝脏。肝右叶从十二指肠观察最好，但也可以从胃窦部看到。肝脏的病变在十二指肠的第 2 或第 3 部分，周围病变靠近膈顶部；肝右叶下部的病变难以观察到（图33-2 和 33-15）[141]。

据报道 CT 和超声引导下的 FNA 检查肝脏恶性病变的敏感性为 83%～93%[141-145]。由于 EUS 尚不是传统的用于检测肝脏疾病的方法，现有的有关EUS-FNA 诊断肝脏病变的有效性和安全性的信息还非常少。但最近的一些报道提示肝脏 EUS-FNA 可能安全有效[141, 146-148]。Nguyen等[141]进行了一项前瞻性研究，574例已有或怀疑有胃肠道或肺肿瘤病史的连续性病例行上腹部超声内镜检查时经 EUS 评估肝脏。他们发现了传统 CT 未检测到的小的局灶性肝脏病变。14 例（2.4%）患者发现有局灶肝脏病变（5例在右叶，9例在左叶）并接受了 EUS 引导下的 FNA。肝脏病变的平均最大直径为1.1cm（0.8～5.2cm）。对每个病变的平均穿刺次数为 2.0 次（1～5 次）。通过 EUS-FNA 取样的 15 例肝脏病变中有 14 例为恶性，1 例为良性。在 EUS 之前，CT 检查只发现了 14 例患者中的 3 例（21%）。大多数病例 CT 检查时间在行 EUS 的两个月内。7 例患者癌的最初诊断通过肝 EUS-FNA 而确定。没有即刻或迟发并发症的报道。经皮肝FNA在极少数情况下可引起肿瘤的种植、肝内血肿和出血[149-153]。据Nguyen等推断[141]，EUS-FNA优于经皮路径之处可能在于如果肝脏病变距离皮肤表面较深，EUS-FNA穿刺针插入的长度要比经皮路径更短。EUS引导下FNA可连续观察针尖并可以结合应用彩色血流和多普勒超声，这些都有助于降低操作时出血的风险。TenBerge等[154]报道了一项167例肝EUS-FNA的多中心研究，报告的并发症为6例（4%），包括死亡1例，因胆道支架阻塞和胆道脓毒症死亡；出血1例；发热2例；疼痛2例。23/26的患者在非诊断性经腹壁超声引导下FNA之后又经EUS-FNA诊断为恶性。33例患者CT只显示肝转移，EUS定位了未识别的原发肿瘤17例（17/33，52%）。因此肝脏病变行EUS-FNA看起来安全有效，适应证应仅限于那些较少侵入性的检查方法不易诊断的病例。如果肿瘤经其他途径不能探查到或需用EUS确定原发肿瘤的部位，可考虑行EUS-FNA。另外，在有胆管炎的情况下，建议在行FNA操作之前或同时给予充分的胆道引流。

Barclay等[155]最近报告了首例EUS引导下对实性肝转移癌进行乙醇注射治疗，该例患者病变的位置不能通过经皮治疗。

其他

肠道与腹腔脏器极为邻近，这提高了应用EUS引导下FNA诊断特发性腹部肿块的可能性。Catalano等[156]回顾性评估了EUS-FNA对不明原因腹部包块诊断的准确性以及对后续检查的影响。34例来自5个医疗中心的特发性腹部包块患者，在经CT和/或经腹超声检查之后行EUS引导下FNA。所有患者CT都显示腹腔内包块。4例患者有腹腔内癌的病史（2例宫颈癌，1例卵巢癌，1例结肠癌），但这些癌都被认为处于缓解期。所有患者肿块的最终诊断通过各种不同的方法，包括EUS引导下FNA、手术、尸检或长期随访。腹部包块分为3种类型：感染性、良性/炎症性和恶性。EUS引导下FNA确立了34例患者中29例（85%）的组织学诊断（感染性肿块中80%为脓肿和感染性假性囊肿；良性/炎症性肿块中67%为血肿/手术后炎症性包块、平滑肌瘤和结节病；恶性肿块中91%为肉瘤、淋巴瘤、肝细胞瘤、原发部位不明的腺癌、卵巢癌、移行膀胱癌、子宫/宫颈癌、复发性结肠癌、神经内分泌肿瘤、副神经节瘤、转移性肺癌和前列腺癌）。EUS引导下FNA对于指导29例患者（85%）的后续检查以及26例患者（77%）的后续治疗都非常关键。对于获得足够的样本而言，非恶性病变穿刺针的穿刺次数（2.2～3.2次）要比恶性病变所需穿刺次数（4.6次）少。1例患者发生了直肠周围脓肿，经抗生素治疗痊愈。Erikson和Tretjak[157]进行的一项研究对18例非胰腺胆道且非肾上腺的腹膜后病变中的15例患者行EUS-FNA，所有15例患者的治疗都因EUS引导下FNA的检查结果而有了较大改变。另外，有文献报道经EUS-FNA诊断的1例纵隔神经鞘膜瘤[158]和1例腹膜后神经鞘瘤[159]。

副脾可能是EUS解释错误的一个可能原因。Barawi等[160]描述了10例患者EUS下副脾的表现特征（8例为副脾，2例为分裂脾）。这些病变的平均直径为2.7cm×3.1cm。9例为圆形，1例为卵圆形。所有病变都位于胰尾的侧下方，脾脏的中部。所有病变外缘均锐利，回声均匀。4例为低回声，6例为高回声。CT可能有助于确定分裂脾和副脾的存在（图33-17）。

Fritscher-Ravens等描述了12例EUS引导下对脾脏病变的FNA，这12例患者的脾脏病变有5例经其他检查未能确定诊断，因病变较小未尝试其他检查方法的有4例；考虑到比较危险（与脾门相邻或位于外围）的有3例[161]。病变的大小为0.8～4.2cm（平均1.4cm）。12例患者中有10例作出了阳性诊断（83%），1例患者取样不足不能进行细胞学分析。细菌学培养1例患者为金黄色葡萄球菌，1例为沙雷菌，2例为结核分枝杆菌。诊断包括霍奇金病、结节病、脓肿、结核、转移性结肠癌和梗死1例。1例患者检查后出现疼痛，但随后的超声检查未发现血肿。作者认为当CT或超声引导下活检失败时，行EUS引导下FNA细胞学检查对于诊断不明原因的脾脏病变是可行的。

并发症

与CT引导下FNA、支气管镜及经支气管FNA、纵隔镜或开放/探查手术相比，EUS引导下FNA是相对安全的操作。并发症通常较轻，且为自限性。在有关EUS引导下FNA并发症的报道中，罕见的并发症包括内镜引起的穿孔、发热（胰腺囊肿性病变FNA后）、出血、胰腺炎和气腹。也有假阳性诊断的报道[71, 81, 84, 85, 146, 162-164]。如前所述，预防性应用抗生素对于EUS-FNA的作用还不清楚。临床实际工作中一般对任何囊性胰腺病变或直肠周围病变行FNA时都给予抗生素治疗。Barawi等[78]研究了108例连续的EUS-FNA病例，发现在操作后30～60分钟内并无菌血症。但是，Van de Mierop等的研

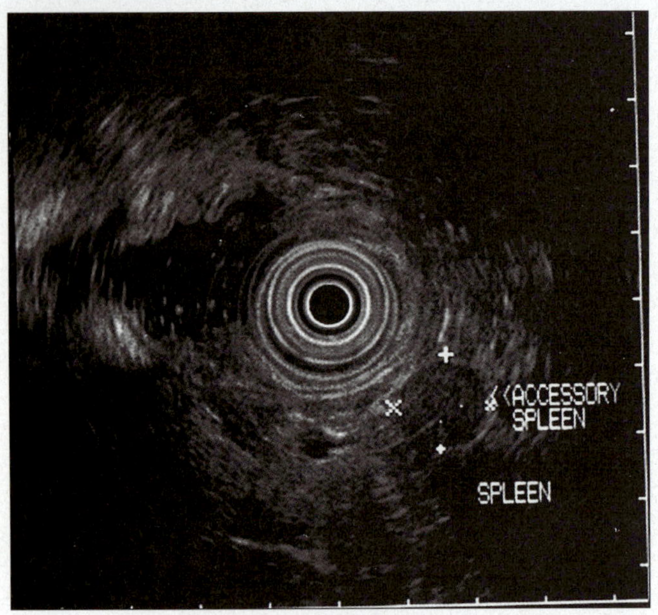

图 33-17 从胃部扇扫观察到的副脾图像。

究显示，对实性病变行 EUS-FNA 菌血症的发生率为 19%。

超声内镜引导下腹腔丛阻滞（CPB）和腹腔丛神经破坏术（CPN）

因胰腺癌和胰腺炎引起的疼痛常常很难处理。有很多方法用于这些患者的治疗，包括麻醉性镇痛药、抗抑郁药、胰酶制剂、奥曲肽、去神经支配措施（最常用的是神经丛阻滞 CPB）以及各种姑息或减压/引流措施[165-178]。这些治疗方法不仅各式各样，相差甚远，而且也常有争议，特别是对于慢性胰腺炎的治疗。阿片类镇痛剂可能应用最多且能够有效治疗疼痛，但常有很多副作用，包括便秘、谵妄、恶心以及在慢性胰腺炎患者的潜在成瘾性[179, 180]。控制疼痛的非药物性方法可提高生活质量，并能最大限度降低药物相关的副作用[179]。

腹腔神经丛在腹腔动脉的水平，位于腹主动脉的前方。大多数从胰腺和其他腹腔脏器返回的感觉神经行经腹腔神经节和内脏神经。阻断这些纤维可以减轻胰腺恶性肿瘤以及慢性胰腺炎的疼痛[181]。CPB是一种临时性治疗，最常用的方法是将一种类固醇药物和长效局部麻醉药物注射到腹腔丛，以控制慢性胰腺炎引起的疼痛。相反，CPN一般是将乙醇或苯酚注射到腹腔轴区域，苯酚是一种作用更持久的制剂[181]。CPN可以引起化学性的内脏神经切除，消融传递疼痛的神经纤维，常用于胰腺癌患者。神经的再生可能会限制其效果[181]。在临床实践中，CPB 和 CPN 常是可以互换的名词。

CPN对于癌性疼痛的治疗效果已在大量研究中得到证实。其益处似乎相同，与采用的方法无关，70%~90% 的患者在治疗后疼痛能得到控制的时间可达 3 个月[182-187]。CPB 和 CPN 传统上经过各种经皮途径（最常用的是后入路）和手术方法，最近是在内镜引导下进行[188]。在非手术方法中，超声内镜能最直接地引导到腹腔丛。Wiersema 等[179, 181, 189]认为，通过EUS可以观察腹腔区域，具有解剖优势，而且经胃EUS引导下 CPN 也获得成功，结果与多数传统方法相同。

CPN的时间选择与疼痛发生的关系似乎是预测治疗反应的一个指标。一项研究显示，在疼痛发生之后的早期行 CPN 更有效[183]。这可能与疾病早期疼痛主要来自腹腔丛，而在疾病后期内脏和躯体神经可能受累有关[181, 183]。

研究还提示CPB可能对慢性胰腺炎疼痛的治疗也有作用[190, 191]。一项研究对 18 例慢性胰腺炎患者，有 50%（5/10）在行EUS引导下CPB之后疼痛得以减轻，而 CT 引导下的阻滞则只有 25%（2/8）的患者疼痛减轻[190]。30% 的治疗有效病例效果持续达 24 周。费用的比较结果显示 EUS 引导下 CPB 比 CT 引导下 CPB 节省费用 200 美元。同一作者的另一项研究发现 55% 的患者在随访4周和 8周时的总体疼痛评分显著改善。疼痛的减轻在中老年患者（>45岁）以及既往未行手术的慢性胰腺炎患者可能更明显。还需更进一步的研究证实 EUS 引导下 CPB 对于疼痛性的慢性胰腺炎所起的作用。

超声引导下腹腔丛阻滞和腹腔丛神经破坏技术的实施

这一部分主要讲述EUS引导下CPB和CPN的方法。不能手术的胰腺癌患者以及需要麻醉镇痛的患者可能是 CPN 的备选对象。对于如何选择慢性胰腺炎引起的疼痛患者行 CPB，其指征还不太清楚。对于大剂量麻醉药物仍不能控制疼痛的患者可能适用，但疗效很低。

在凸阵超声内镜下腹腔动脉很容易识别，在实施 EUS 引导下 CPB 和 CPN 时腹腔动脉是一个非常重要的标志性结构。出于实际操作的原因，认为腹腔神经节位于腹腔动脉的起源处，尽管很多地方描述其确切位置在腹腔动脉发出以下1cm 至9mm（右侧神经节多位于其下6mm处，而左侧神经节最多见位于腹腔动脉起源下方 9mm 处）[181, 183]。不能直接观察到腹腔轴，但可以通过其相对于动脉的位置来识别。腹腔神经节紧贴胃后壁，这就保证了针头可经过胃壁准确到达神经节，因此减少了并发症的风险，并可能提高治疗效果。

术前先予患者静脉输注生理盐水（500～1000ml），操作时患者于左侧卧位并予以镇静药物。持续监测血压、外周动脉氧饱和度以及心电监护。将线阵超声内镜置于胃食管连接部正下方。通过胃后壁可获得主动脉的矢状面图像，沿主动脉追溯到腹腔干，这是从主动脉分出的第一支大血管，第二条分支是肠系膜上动脉，很容易识别。先确定腹腔动脉和肠系膜上动脉有助于正确定位。应使彩色多普勒血流图显示以排除任何介于其间的血管。

将探针从 22G 的 FNA 穿刺针中取出，用生理盐水冲洗整个系统以排除所有空气，因为这可能干扰图像。使用实时超声成像，在腹腔干水平经胃将消毒的 FNA 穿刺针迅速插入主动脉的侧前方，注射少量（2ml）0.9%盐水以便更清楚地显示针尖。然后，助手用充满 10ml 0.9% 盐水的注射器抽吸约 10 秒钟。这一步骤是证实针没有在局部血管中。

目前应用的技术有两种：一种是通过旋转在腹腔干的每一侧注射；另一种方法是全部在腹腔动脉发出的分叉处前方注射[179, 181]。行 CPB 时，先向腹腔干两侧注射 10ml 无防腐剂的0.25% 布比卡因（bupivacaine，Abbott Laboratories，Abbott Park，IL），随后注射1ml 的曲安西龙（triamcinolone）（40mg）（Fujisawa-USA，Deerfield，IL）。在每次注射类固醇激素之前，都要重复行抽吸试验。在每一侧注射后拔针之前用 3ml 生理盐水冲洗。行CPN时，先注射 10ml 0.25% 布比卡因，然后再注射 10ml 98% 的无水乙醇。在注射乙醇之前，还要重复进行10秒钟的抽吸试验。另外，也要在拔针之前用 3ml 生理盐水冲洗。然后，再在主动脉的对侧重复同样的操作。随着乙醇的注射，可以观察到典型的云状密集回声，但这种表现通常在注射类固醇激素时见不到。

另一种方法是在腹腔动脉发出基底部用全量的注射剂单次注射，即将 20 ml 0.25% 的布比卡因和 20ml 无水乙醇单次注射行 CPN；20 ml 0.25% 的布比卡因和2ml（80mg）曲安西龙单次注射行CPB。至今还没有研究对这两种技术进行比较，但一般认为其效果相似。解剖变异可能决定选用何种技术。

这项检查一般在门诊进行，通常在30分钟内可以完成。恢复时间一般为 2 小时。患者出院前应测量直立位血压，而且应告知患者可能发生的相关并发症（录像 33-2）。

并发症

总的来说，CPB和CPN是一种安全、有效且耐受良好的方法。最常见的 3 个并发症包括一过性低血压（20%～40%）、一过性腹泻（4%～38%）和一过性疼痛加剧（9%），经任何途径的CPB均如此[181, 184, 192]。神经丛阻滞可导致交感神经的阻滞[193]。交感神经阻滞的临床表现可以有腹泻和低血压，这与相对未拮抗的内脏副交感神经活性有关。肠系膜血管扩张与低血压有关，一般在 2 天内缓解。腹泻和基线疼痛感觉的加剧一般也可于 2 天内缓解。较少见的并发症包括单侧的局部麻痹或截瘫、气胸、括约肌功能丧失、腹膜后出血、肾脏穿刺伤以及长期的胃瘫[179, 181, 184, 185, 194]。另外，神经毁损剂向头侧的扩散可能导致心脏神经和神经丛受累[195]。虽然这些并不是 EUS 引导下 CPN 所特有的并发症，但EUS可减少并发症的发生率，因为 EUS 引导下 CPN 针头并不穿过脊髓旁的区域或体神经或穿过横隔或胸膜腔[166, 179, 181]。EUS 引导下 CPN 的另一个优点是可以将这种神经阻滞的操作作为一次超声内镜检查的一个部分，可在行 EUS 肿瘤分期和 FNA的过程中一起完成[192]。感染性并发症较少见，但一旦发生则可能非常严重。在一项 90 例患者的研究中，只有 1 例患者（1/90）发生了感染性并发症（胰周脓肿），经过 2 周的抗生素治疗后痊愈[191]。作者认为由于该患者服用质子泵抑制剂引起胃十二指肠细菌的定植可能是感染的诱发因素。他们建议，对于服用抑酸药的患者应考虑预防性使用抗生素治疗。乙醇的杀菌特性似乎可以最大限度减少感染的风险，一些专家在这种情况下并不常规应用抗生素，无论患者是否同时应用抑酸药物[179]。

结论

在过去的十年中，EUS作为一种准确又安全的方法在 NSCLC 患者的分期中发挥着越来越重要的作用。EUS目前已经用于非胃肠道的病理检查中，特别是纵隔病变病理学诊断。对于那些曾经使用 CT 或支气管镜尝试淋巴结 FNA 活检失败的病例，应考虑行 EUS引导下FNA。对于起源于后纵隔的病变，特别是在第 5（主动脉肺窗）、第 7（隆凸下）或第 8（食管周围）水平的病变，可以考虑将EUS作为首选的活检措施，因为EUS对于这些部位的病变可及性最好，不过这取决于各地专家。这对于有对侧纵隔淋巴结转移 NSCLC患者的分期特别重要，可以排除治愈性切除的可能性。识别同侧纵隔淋巴结累及情况对于判断患者是否可能受益于肿瘤辅助治疗也很有帮助。这样纵隔镜、胸腔镜或局部胸膜切开可能仅限用于巨大的前淋巴结或怀疑淋巴结转移但CT、支气管镜或EUS均不能成功取样的患者。此外，EUS引导下FNA已经成为评估不明原因纵隔肿块和/或淋巴结肿大包括淋巴瘤、结节病以及组织胞浆菌病的非常准确的检查方法。

对于可能能够手术的肺癌患者，EUS引导下FNA是一种替代经皮对左肾上腺肿物活检的可行方法。EUS还可以检测CT不能发现的小的局灶性肝脏病变以及少量的腹水或胸腔积液。EUS-FNA的应用可以证实转移的细胞学诊断并确立明确的M分期，这可能改变临床治疗方案。肾脏肿块的EUS-FNA可能是确定是否存在恶性病变的安全方法，据此可确定是否需CT引导下检查。EUS-FNA提供了最小的侵入性，可以在一次检查操作过程中完成诊断、分期以及治疗性操作。研究还提示EUS引导下CPB对于慢性胰腺炎相关疼痛的治疗也有作用。

致谢

感谢Winthrop大学医院细胞病理学主任，Mala Gupta博士提供的细胞学样本的显微镜照片。

（杨雪松译　王爱英　吕愈敏校）

参考文献

1. Jemal A, Murray T, Samuels A, et al: Cancer statistics, 2003. Ca Cancer J Clin 53:5–26, 2003.
2. Travis WD, Lubin J, Ries L, Devesa S: Unites States lung carcinoma incidence trends: Declining for most histologic types among males, increasing among females. Cancer 77:2464–2470, 1996.
3. Argiris A, Murren JR: Staging and clinical prognostic factors for small-cell lung cancer. Cancer J 7:437–47, 2001.
4. Simon GR, Wagner H, American College of Chest Physicians: Small cell lung cancer. Chest 123(1 Suppl):259S–271S, 2003.
5. Micke P, Faldum A, Metz T, et al: Staging small cell lung cancer: Veterans Administration Lung Study Group versus International Association for the Study of Lung Cancer—what limits limited disease? Lung Cancer 37:271–276, 2002.
6. Deslauriers J: Current surgical treatment of nonsmall cell lung cancer 2001. Eur Respir J Suppl 35:61s–70s, 2002.
7. Feins RH: Multi-modality treatment of non-small cell lung cancer. Surg Clin North Am 82:611–620, 2002.
8. Greene FL, Page DL, Fleming ID, et al (eds): AJCC (American Joint Committee on Cancer) Cancer Staging Manual, 6th ed. New York, Springer-Verlag, 2002, pp 167–174.
9. Mountain CF: Revisions in the International System for Staging Lung Cancer. Chest 111:1710–1717, 1997.
10. Mountain CF: A new international staging system for lung cancer. Chest 89:225s–233s, 1986.
11. Barker JM, Silvestri GA: Lung cancer staging. Curr Opin Pulm Med 8:287–293, 2002.
12. Jett JR, Scott WJ, Rivera MP, Sause WT: American College of Chest Physicians. Guidelines on treatment of stage IIIB non-small cell lung cancer. Chest 123(1 Suppl):221S–225S, 2003.
13. Robinson LA, Wagner H Jr, Ruckdeschel JC: American College of Chest Physicians. Treatment of stage IIIA non-small cell lung cancer. Chest 123(1 Suppl):202S–220S, 2003.
14. Martini N, Baines MS, McCormick PM, et al: Surgical treatment in non-small cell carcinoma of the lung: The Memorial Sloan-Kettering experience. In Hoogstraten B, Addis BJ, Hansen HH, et al (eds): Treatment of Lung Tumors. Heidelberg, Germany, Springer-Verlag, 1987, pp 111–132.
15. Sandler Ab, Buzaid AC: Lung cancer: A review of current therapeutic modalities. Lung 170:249–265, 1992.
16. Hatter J, Kohman LJ, Mosca RS, et al: Preoperative evaluation of stage I and stage II non-small cell lung cancer. Ann Thorac Surg 58:1738–1741, 1994.
17. Shields TW: Surgical therapy for carcinoma of the lung. Clin Chest Med 14:121–147, 1993.
18. Medina Gallardo JF, Borderas Naranjo F, Torres Cansino M, Rodriquez-Panadero F: Validity of enlarged mediastinal nodes as markers of involvement by non-small cell lung cancer. Am Rev Respir Dis 146:1210–1212, 1992.
19. Van Raemdonck DE, Schneider A, Ginsberg RJ: Surgical treatment for higher staged non-small cell lung cancer. Ann Thorac Surg 54: 999–1013, 1993.
20. Naruke T, Goya T, Tsuchiva R, Suemasu K: The importance of surgery to non-small cell carcinoma of lung with mediastinal lymph node metastasis. Ann Thorac Surg 46:603–610, 1988.
21. Martini N, Flehinger BJ: The role of surgery in N2 lung cancer. Surg Clin North Am 67:1037–1049, 1987.
22. Mountain CF: The biological operability of stage Ⅲ non-small cell lung cancer. Ann Thorac Surg 40:60–64, 1985.
23. Glazer GM, Gross BH, Quint LE, et al: Normal mediastinal lymph nodes: Number and size according to American Thoracic Society mapping. AJR 144:261–265, 1985.
24. Ingram CE, Belli AM, Lewars MD, et al: Normal lymph node size in the mediastinum: A retrospective study in two patient groups. Clin Radiol 40:35–39, 1989.
25. Mann H: CT in the management of lung cancer. Semin Ultrasound CT MR 9:40–52, 1988.
26. Verschakeln JA, Bogaert J, De Wever W: Computed tomography in staging for lung cancer. Eur Respir J Suppl 35:40s–48s, 2002.
27. Patterson GA, Ginsberg RJ, Poon PY, et al: A prospective evaluation of magnetic resonance imaging, computed tomography, and mediastinoscopy in the preoperative assessment of mediastinal node status in bronchogenic carcinoma. J Thorac Cardiovasc Surg 94: 679–684, 1987.
28. Aronchick JM: CT of mediastinal lymph nodes in patients with non-small cell lung carcinoma. Radiol Clin North Am 28:573–581, 1990.
29. Glazer GM, Orringer MB, Gross GH, Quint LE: The mediastinum in non-small cell lung cancer: CT-surgical correlation. AJR 142: 1101–1105, 1984.
30. Cybulsky IJ, Lanza LA, Ryan MB, et al: Prognostic significance of computed tomography in resected N2 lung cancer. Ann Thorac Surg 54:533–537, 1992.
31. Lewis JW, Pearlberg JL, Beute GH, et al: Can computed tomography of the chest stage lung cancer? Yes and no. Ann Thorac Surg

49:591–596, 1990.

32. Dales RE, Stark RM, Raman S: Computed tomography to stage lung cancer. Approaching a controversy using meta-analysis. Am Rev Respir Dis 141(5 Pt 1):1096–1101, 1990.
33. Staples CA, Muller NL, Miller RR, et al: Mediastinal nodes in bronchogenic carcinoma: Comparison between CT and mediastinoscopy. Radiology 167:367–372, 1988.
34. McLoud TC, Bourgouin PM, Greenberg RW, et al: Bronchogenic carcinoma: Analysis of staging in the mediastinum with CT by correlative lymph node mapping and sampling. Radiology 182:319–323, 1992.
35. Arita T, Matsumoto T, Kuramitsu T, et al: Is it possible to differentiate malignant mediastinal nodes from benign nodes by size? Reevaluation by CT, transesophageal echocardiography, and nodal specimen. Chest 110:1004–1008, 1996.
36. McKenna RJ, Libshitz HI, Mountain CF, McMurtrey MJ: Roentgenographic evaluation of mediastinal nodes for pre-operative assessment in lung cancer. Chest 88:206–210, 1985.
37. Arita T, Kuramitsu T, Kawamura M, et al: Bronchogenic carcinoma: Incidence of metastases to normal sized lymph nodes. Thorax 50: 1267–1269, 1995.
38. Miller JD, Gorenstein LA, Patterson GA: Staging: The key to rational management of lung cancer. Ann Thorac Surg 53:170–178, 1992.
39. Dwamena BA, Sonnad SS, Angobaldo JO, Wahl RL: Metastases from non-small cell lung cancer: Mediastinal staging in the 1990s—meta-analytic comparison of PET and CT. Radiology 213:530–536, 1999.
40. Toloza EM, Harpole L, McCrory DC: Noninvasive staging of non-small cell lung cancer: A review of the current evidence. Chest 123 (1 Suppl):137S–146S, 2003.
41. Flickling W, Wallace MB: EUS in lung cancer. Gastrointest Endosc 56:S18–S21, 2002.
42. Wallace MB, Silvestri GA, Sahai AV, et al: Endoscopic ultrasound-guided fine needle aspiration for staging patients with carcinoma of the lung. Ann Thorac Surg 72:1861–1867, 2001.
43. Pieterman RM, van Putten JW, Meuzelaar JJ, et al: Preoperative staging of non-small-cell lung cancer with positron-emission tomography N Engl J Med 343:254–261, 2000.
44. Fritscher-Ravens A, Bohuslavizki KH, Brandt L, et al: Mediastinal lymph node involvement in potentially resectable lung cancer: Comparison of CT, positron emission tomography, and endoscopic ultrasonography with and without fine-needle aspiration. Chest 123: 442–451, 2003.
45. Schieppati E: Mediastinal lymph node puncture through the tracheal carina. Surg Gynecol Obstet 107:243–246, 1958.
46. Wang KP, Terry P, Marsh B: Bronchoscopic needle aspiration biopsy of paratracheal tumors. Am Rev Respir Dis 118:17–21, 1978.
47. Oho K, Kato H, Ogawa I, et al: A new needle for transfiberoptic bronchoscope use. Chest 76:492, 1979.
48. Wang KP: Flexible transbronchial needle aspiration biopsy for histologic specimens. Chest 88:860–863, 1985.
49. Shure D, Fedullo PF: Transbronchial needle aspiration in the diagnosis of submucosal and peribronchial bronchogenic carcinoma. Chest 88:49–51, 1985.
50. Harrow EM, Oldenburg FA Jr, Lingenfelter MS, Smith AM Jr: Transbronchial needle aspiration in clinical practice: A five-year experience. Chest 96:1268–1272, 1989.
51. Schenk DA, Bower JH, Bryan CL, et al: Transbronchial needle aspiration staging of bronchogenic carcinoma. Am Rev Respir Dis 134:146–147, 1986.
52. Harrow E, Halber M, Hardy S, Halteman W: Bronchogenic and roentgenographic correlates of a positive transbronchial needle aspiration in the staging of lung cancer. Chest 100:1592–1596, 1991.
53. Carlin BW, Harrell JH 2nd, Fedullo PF: False-positive transcarinal needle aspirate in the evaluation of bronchogenic carcinoma. Am Rev Respir Dis 140:1800–1802, 1989.
54. Wang KP, Terry PB: Transbronchial needle aspiration in the diagnosis and staging of bronchogenic carcinoma. Am Rev Respir Dis 127:344–347, 1983.
55. Midthun DE, Cortese DA: Bronchoscopic needle aspiration and biopsy. In Prakash UBX (ed): Bronchoscopy. New York, Raven Press, 1994, pp 147–153.
56. Zwischenberger JB, Savage C, Alpard SK, et al: Mediastinal transthoracic needle and core lymph node biopsy: Should it replace mediastinoscopy?Chest 121:1165–1170, 2002.
57. Jolly PC, Hutchinson CH, Detterbeck F, et al: Routine computed tomographic scans, selective mediastinoscopy, and other factors in evaluation of lung cancer. J Thorac Cardiovasc Surg 102:266–271, 1991.
58. Merav AD: The role of mediastinoscopy and anterior mediastinotomy in determining operability of lung cancer. A review of published questions and answers. Cancer Investig 9:439–442, 1991.
59. Aabakken L, Silvestri GA, Hawes RH, et al: Cost-efficacy of endoscopic ultrasonography with fine-needle aspiration vs. mediastinotomy in patients with lung cancer and suspected mediastinal adenopathy. Endoscopy 31:707–711, 1999.
60. Lee N, Inoue K, Yamamoto R, Kinoshita H: Patterns of internal echoes in lymph nodes in the diagnosis of lung cancer metastasis. World J Surg 16:986–993, 1992.
61. Sugimachi K, Ohno S, Fujishima H, et al: Endoscopic ultrasonographic detection of carcinomatous invasion of lymph nodes in the thoracic esophagus. Surgery 107:366–371, 1990.
62. Schuder G, Isringhaus H, Kubale B, et al: Endoscopic ultrasonography of the mediastinum in the diagnosis of bronchial carcinoma. Thorac Cardiovasc Surg 39:299–303, 1991.
63. Kondo D, Imaizumi M, Abe T, et al: Endoscopic ultrasound examination for mediastinal lymph node metastases of lung cancer. Chest 98:586–593, 1990.
64. Aibe T, Ito T, Yoshida T, et al: Endoscopic ultrasonography of lymph nodes surrounding the upper GI tract. Scand J Gastroenterol 123 (Suppl):164–169, 1986.
65. Giovannini M, Seitz JF, Monges G, et al: Fine-needle aspiration cytology guided by endoscopic ultrasonography: Results in 141 patients. Endoscopy 27:171–177, 1995.
66. Silvestri GA, Hoffman BJ, Bhutani MS, et al: Endoscopic ultrasound with fine-needle aspiration in the diagnosis and staging of lung cancer. Ann Thorac Surg 61:1441–1446, 1996.
67. Gress FG, Savides TJ, Sandler A, et al: Endoscopic ultrasonography, fine-needle aspiration biopsy guided by endoscopic ultrasonography, and computed tomography in the preoperative staging of non-small-cell lung cancer: A comparison study. Ann Intern Med 127(8 Pt 1):604–612, 1997.
68. Hunerbein M, Ghadimi BM, Haensch W, Schlag PM: Transesophageal biopsy of mediastinal and pulmonary tumors by means of endoscopic ultrasound guidance. J Thorac Cardiovasc Surg 116:554–559, 1998.
69. Janssen J, Johanns W, Luis W, Greiner L: Clinical value of endoscopic ultrasound-guided transesophageal fine needle puncture of mediastinal lesions. Dtsch Med Wochenschr 123:1402–1409, 1998.
70. Serna DL, Aryan HE, Chang KJ, et al: An early comparison between endoscopic ultrasound-guided fine-needle aspiration and mediastinoscopy for diagnosis of mediastinal malignancy. Am Surg 64:1014–1018, 1998.
71. Williams DB, Sahai AV, Aabakken L, et al: Endoscopic ultrasound guided fine needle aspiration biopsy: A large single center

experience. Gut 44:720–726, 1999.

72. Fritscher-Ravens A, Sriram PV, Bobrowski C, et al: Mediastinal lymphadenopathy in patients with or without previous malignancy: EUS-FNA-based differential cytodiagnosis in 153 patients. Am J Gastroenterol 95:2278–2284, 2000.
73. Wiersema MJ, Vazquez-Sequeiros E, Wiersema LM: Evaluation of mediastinal lymphadenopathy with endoscopic US-guided fine-needle aspiration biopsy. Radiology 219:252–257, 2001.
74. Wiersema MJ, Hassig WM, Hawes RH, Wonn MJ: Mediastinal lymph node detection with endosonography. Endoscopy 39:788–793, 1993.
75. Hawes RH, Gress F, Kesler KA, et al: Endoscopic ultrasound versus computed tomography in the evaluation of the mediastinum in patients with non-small cell lung cancer. Endoscopy 26:784–787, 1994.
76. Wallace MB, Silvestri GA, Sahai AV, et al: Endoscopic ultrasound-guided fine needle aspiration for staging patients with carcinoma of the lung. Ann Thorac Surg 72:1861–1867, 2001.
77. Fritscher-Ravens A, Soehendra N, Schirrow L, et al: Role of transesophageal endosonography-guided fine-needle aspiration in the diagnosis of lung cancer. Chest 117:339–345, 2000.
78. Barawi M, Gottlieb K, Cunha B, et al: A prospective evaluation of the incidence of bacteremia associated with EUS-guided fine-needle aspiration. Gastrointest Endosc 53:189–192, 2001.
79. Faigel DO: EUS in patients with benign and malignant lymphadenopathy Gastrointest Endosc 53:593–598, 2001.
80. Wiersema MJ, Vilmann P, Giovannini M, et al: Endosonography-guided fine-needle aspiration: Diagnostic accuracy and complication assessment. Gastroenterology 112:1087–1095, 1997.
81. O'Toole D, Palazzo L, Arotcarena R, et al: Assessment of complications of EUS-guided fine-needle aspiration. Gastrointest Endosc 53:470–474, 2001.
82. Savides TJ, Master SS: EUS in rectal cancer. Gastrointest Endosc 56(Suppl):S12–S18, 2002.
83. Wildi SM, Hoda RS, Fickling W, et al: Diagnosis of benign cysts of the mediastinum: The role and risks of EUS and FNA. Gastrointest Endosc 58:362–368, 2003.
84. Levy MJ, Norton ID, Wiersema MJ, et al: Prospective risk assessment of bacteremia and other infectious complications in patients undergoing EUS-guided FNA. Gastrointest Endosc 57:672–678, 2003.
85. Van de Mierop F, Buorgeois S, Hiel M, et al: Bacteremia after EUS guided puncture: A prospective analysis [abstract]. Gastrointest Endosc 49:A13100, 1999.
86. Ikenberry S, Gress FG, Savides TA, Hawes RH: Fine-needle aspiration of posterior mediastinal lesions guided by radial scanning endosonography. Gastrointest Endosc 43:605–610, 1996.
87. Wiersema M, Hawes R, Tao LC, et al: Endoscopic ultrasonography as an adjunct to fine needle aspiration cytology of the upper and lower gastrointestinal tract. Gastrointest Endosc 38:35–39, 1992.
88. Rex DK, Tarver RD, Wiersema MJ, et al: Endoscopic transesophageal fine needle aspiration of mediastinal masses. Gastrointest Endosc 37:465–468, 1991.
89. Wiersema MJ, Kochman ML, Chak A, et al: Real-time endoscopic ultrasound-guided fine needle aspiration of a mediastinal lymph node. Gastrointest Endos 39:429–431, 1993.
90. Catalano MF, Sivak MV Jr, Rice T, et al: Endosonographic features predictive of lymph node metastases. Gastrointest Endosc 40: 442–446, 1994.
91. Bhutani MS, Hawes RH, Hoffman BJ: A comparison of the accuracy of echo features during endoscopic ultrasound (EUS) and EUS-guided fine-needle aspiration of diagnosis of malignant lymph node invasion. Gastrointest Endosc 45:474–479, 1997.
92. Wallace MB, Kennedy T, Durkalski V, et al: Randomized controlled trial of EUS-guided fine needle aspiration techniques for the detection of malignant lymphadenopathy. Gastrointest Endosc 54:441–447, 2001.
93. White P Jr, Ettinger DS: Tissue is the issue: Is endoscopic ultrasonography with or without fine-needle aspiration biopsy in the staging of non-small-cell lung cancer an advance? [comment]. (Comment on Ann Intern Med 127[8 Pt 1]:604–612, 1997). Ann Intern Med 127[8 Pt 1]:643–645, 1997.
94. Villman P, Hancke S, Hendrickson FW, et al: Endosonographic guided fine needle aspiration biopsy of malignant lesions in the upper gastrointestinal tract. Endoscopy 25:523–527, 1993.
95. Gress FG, Hawes RH, Savides TJ, et al: Endoscopic ultrasound guided fine needle aspiration biopsy utilizing linear array and radial scanning endosonography: Results from a large single center experience. Gastrointest Endosc 45:243–250, 1997.
96. Erickson RA, Sayage-Rabie L, Beissner RS: Factors predicting the number of EUS-guided fine-needle passes for diagnosis of pancreatic malignancies. Gastrointest Endosc 51:184–190, 2000.
97. Wiersema MJ, Gatzimos K, Nisi R, Wiersema LM: Staging of non-Hodgkin's gastric lymphoma with endosonography-guided fine-needle aspiration biopsy and flow cytometry. Gastrointest Endosc 44:734–736, 1996.
98. Ribeiro A, Vazquez-Sequeiros E, Wiersema LM, et al: EUS-guided fine-needle aspiration combined with flow cytometry and immunocytochemistry in the diagnosis of lymphoma. Gastrointest Endosc 53:485–491, 2001.
99. Catalano MF, Nayar R, Gress F, et al: EUS-guided fine needle aspiration in mediastinal lymphadenopathy of unknown etiology. Gastrointest Endosc 55:863–869, 2002.
100. Fritscher-Ravens A, Sriram PV, Topalidis T, et al: Endoscopic ultrasonography-guided fine-needle cytodiagnosis of mediastinal metastases from renal cell cancer. Endoscopy 32:531–535, 2000.
101. Hahn M, Faigel DO: Frequency of mediastinal lymph node metastases in patients undergoing EUS evaluation of pancreaticobiliary masses Gastrointest Endosc 54:331–335, 2001.
102. Devereaux BM, Leblanc JK, Yousif E, et al: Clinical utility of EUS-guided fine-needle aspiration of mediastinal masses in the absence of known pulmonary malignancy. Gastrointest Endosc 56:397–401, 2002.
103. Palazzo L, Roseau G, Ruskone-Fourmestraux A, et al: Endoscopic ultrasonography in the local staging of primary gastric lymphoma. Endoscopy 25:502–508, 1993.
104. Panelli F, Erickson RA, Prasad VM: Evaluation of mediastinal masses by endoscopic ultrasound and endoscopic ultrasound-guided fine needle aspiration. Am J Gastroenterol 96:401–408, 2001.
105. Wiersema MJ, Chak A, Wiersema LM: Mediastinal histoplasmosis: Evaluation with endosonography and endoscopic fine-needle aspiration biopsy. Gastrointest Endosc 40:78–81, 1994.
106. Hainaut P, Monthe A, Lesage V, Weynand B: Tuberculous mediastinal lymphadenopathy. Acta Clinica Belgica 53:114–116, 1998.
107. Savides TJ, Gress FG, Wheat LJ, et al: Dysphagia due to mediastinal granulomas: Diagnosis with endoscopic ultrasonography. Gastroenterology 109:366–373, 1995.
108. Mishra G, Sahai AV, Penman ID, et al: Endoscopic ultrasonography with fine-needle aspiration: An accurate and simple diagnostic modality for sarcoidosis. Endoscopy 31:377–82, 1999.
109. Fritscher-Ravens A, Sriram P, Topalidis T: Diagnosing sarcoidosis using endosonography-guided fine-needle aspiration Chest 118: 928–935, 2000.
110. Gilman MJ, Wang KP: Transbronchial lung biopsy in sarcoidosis: An approach to determine the optimal number of biopsies. Am Rev

Respir Dis 122:721–724, 1980.
111. Larsen SS, Krasnik M, Vilmann P, et al: Endoscopic ultrasound guided biopsy of mediastinal lesions has a major impact on patient management Thorax 57:98–103, 2002.
112. Garcia, C, Kumar V, Sharma OP: Pancreatic sarcoidosis. Sarcoidosis Vasc Diffuse Lung Dis 13:28–32, 1996.
113. Michael H, Ho S, Pollack BJ, et al: Diagnosis of retroperitoneal and mediastinal sarcoidosis using endoscopic ultrasound guided fine-needle aspiration (manuscript in progress).
114. Limaye A, Paauw D, Raghu G, et al: Sarcoidosis associated with recurrent pancreatitis. South Med J 90:431–433, 1997.
115. Brincker H: Sarcoid reactions in malignant tumors. Cancer Treat Rev 13:147–156, 1986.
116. Tio TL, Tytgat GNJ: Endoscopic ultrasonography in analyzing periintestinal lymph node abnormality. Scand J Gastroenterol 21(Suppl 123):158–163, 1986.
117. Van Dam J, Rice TW, Sivak MV Jr: Endoscopic ultrasonography and endoscopically guided needle aspiration for the diagnosis of upper gastrointestinal tract foregut cysts. Am J Gastroenterol 87: 762–765, 1992.
118. Geller A, Wang KK, DiMagno EP: Diagnosis of foregut duplication cysts by endoscopic ultrasonography. Gastroenterology 109: 838–842, 1995.
119. Bhutani MS, Hoffman BJ, Reed C: Endosonographic diagnosis of an esophageal duplication cyst. Endoscopy 28:396–397, 1996.
120. Faigel DO, Burke A, Ginsberg GG, et al: The role of endoscopic ultrasound in the evaluation and management of foregut duplications. Gastrointest Endosc 45:99–103, 1997.
121. Bondestam S, Salo JA, Salonen OL, Lamminen AE: Imaging of congenital esophageal cysts in adults. Gastrointest Radiol 15:279–281, 1990.
122. Mendelson DS, Rose JS, Efremidis SC, et al: Bronchogenic cysts with high CT numbers. Am J Roentgenol 140:463–465, 1983.
123. Marchal G, Gelin J, Verbeken E, et al: High-resolution real-time sonography of the adrenal glands: A routine examination? J Ultrasound Med 5:65–68, 1986.
124. Zappasodi F, Derchi LE, Rizzatto G: Ultrasonography of the normal adrenal glands: A study using linear-array real-time equipment. Br J Radiol 59:759–764, 1986.
125. Chang KJ, Erickson RA, Nguyen P: Endoscopic ultrasound (EUS) and EUS-guided fine-needle aspiration of the left adrenal gland. Gastrointest Endosc 44:568–572, 1996.
126. Harper PG, Houang M, Spiro SG, et al: Computerized axial tomography in the pretreatment assessment of small cell carcinoma of the bronchus. Cancer 47:1775–1780, 1981.
127. Pagani JJ: Non-small cell carcinoma adrenal metastasis: Computed tomography and percutaneous needle biopsy in their diagnosis. Cancer 53:1058–1060, 1984.
128. Sandler MA, Pearlberg JL, Madrazo BL, et al: Computed tomographic evaluation of the adrenal gland in the preoperative assessment of bronchogenic carcinoma. Radiology 145:733–736, 1982.
129. Whittlesey D: Prospective computed tomographic scanning in the staging of bronchogenic cancer. J Thorac Cardiovasc Surg 95:876–882, 1988.
130. Oliver TW, Bernardino ME, Miller JI, et al: Isolated adrenal masses in nonsmall-cell bronchogenic carcinoma. Radiology 153:217–218, 1984.
131. Abrams HL, Spiro R, Goldstein N: Metastasis in carcinoma: Analysis of 1000 autopsied cases. Cancer 3:74–85, 1950.
132. Englemen RM, McNamara WL: Bronchogenic carcinoma: A statistical review of two hundred twenty-four autopsies. J Thorac Surg 27:227–237, 1954.
133. Farrell JL, Brugge WR: EUS-guided fine-needle aspiration of a renal mass: An alternative method for diagnosis of malignancy. Gastrointest Endosc 56:450–452, 2002.
134. Davis CJ: Pathology of renal neoplasms. Semin Roentgenol 22: 233–240, 1987.
135. Wood BJ, Khan MA, McGovern F, et al: Imaging guided biopsy of renal masses: Indications, accuracy and impact on clinical management. J Urol 161:1470–1474, 1999.
136. Dechet CB, Sebo T, Farrow G, et al: Prospective analysis of intraoperative frozen needle biopsy of solid renal masses in adults. J Urol 162:1282–1285, 1999.
137. Chang KJ, Albers CG, Nguyen P: Endoscopic ultrasound-guided fine needle aspiration of pleural and ascitic fluid. Am J Gastroenterol 90:148–150, 1995.
138. Nguyen P, Chang K: GE EUS in the detection of ascites and EUS-guided paracentesis. Gastrointest Endosc 54:336–339, 2001.
139. Pollack BJ, Chak A, Canto M, et al: Endoscopic ultrasonography in the detection of malignant ascites: Is it a marker of peritoneal carcinomatosis? [abstract]. Gastrointest Endosc 43:A549, 1996.
140. Canto M, Gislason G: Is extraluminal fluid at endoscopic ultrasonography an accurate marker of peritoneal carcinomatosis? A prospective study [abstract]. Gastrointest Endosc 47:AB142, 1998.
141. Nguyen P, Feng JC, Chang KJ: Endoscopic ultrasound (EUS) and EUS-guided fine-needle aspiration (FNA) of liver lesions. Gastrointestinal Endosc 50:357–361, 1999.
142. Edoute Y, Tibon-Fisher O, Ben Haim S, Malberger E: Ultrasonically guided fine-needle aspiration of liver lesions. Am J Gastroenterol 87:1138–1141, 1992.
143. Samaratunga H, Wright G: Value of fine needle aspiration biopsy cytology in the diagnosis of discrete hepatic lesions suspicious for malignancy. Aust N Z J Surg 62:540–544, 1992.
144. Fornari F, Civardi G, Cavanna L, et al: Ultrasonically guided fine-needle aspiration biopsy: A highly diagnostic procedure for hepatic tumors. Am J Gastroenterol 85:1009–1013, 1990.
145. Sautereau D, Vireo O, Cazes PY, et al: Value of sonographically guided fine needle aspiration biopsy in evaluating the liver with sonographic abnormalities. Gastroenterology 93:715–718, 1987.
146. Wiersema MJ, Vilmann P, Giovannini M, et al: Endosonography-guided fine-needle aspiration: Diagnostic accuracy and complication assessment. Gastroenterology 112:1087–1095, 1997.
147. Bentz JS, Kochman ML, Faigel DO, et al: Endoscopic ultrasound-guided real-time fine-needle aspiration: Clinicopathologic features of 60 patients. Diagn Cytopathol 18:98–109, 1998.
148. Fritscher-Ravens A, Schirrow L, Atay Z, et al: Endosonographically controlled fine needle aspiration cytology-indications and results in routine diagnosis. Gastroenterology 37:343–351, 1999.
149. Livraghi T, Damascelli B, Lombardi C, Spagnoli I: Risk in fine-needle abdominal biopsy. J Clin Ultrasound 11:77–81, 1983.
150. Edoute Y, Ben-Haim S, Brenner B, Malberger E: Fatal hemoperitoneum after fine-needle aspiration of a liver metastasis. Am J Gastroenterol 87:358–359, 1992.
151. Glaser KS, Weger AR, Schmid KW, Bodner E: Is fine-needle aspiration of tumours harmless? Lancet 1:620, 1989.
152. Kowdley KV, Aggarwal A, Sachs PB: Delayed hemorrhage after percutaneous liver biopsy: Role of therapeutic angiography. J Clin Gastroenterol 19:50–53, 1994.
153. Vergara V, Garripoli A, Marucci MM, et al: Colon cancer seeding after percutaneous fine needle aspiration of liver metastasis. J Hepatol 18:276–278, 1993.
154. tenBerge J, Hoffman BJ, Hawes RH, et al: EUS-guided fine needle aspiration of the liver: Indications, yield, and safety based on an international survey of 167 cases. Gastrointest Endosc 55:859–862, 2002.
155. Barclay RL. Perez-Miranda M. Giovannini M: EUS-guided treat-

ment of a solid hepatic metastasis. Gastrointest Endosc 55:266–270, 2002.
156.Catalano MF, Sial S, Chak A, et al: EUS-guided fine needle aspiration of idiopathic abdominal masses Gastrointest Endosc 55:854–858, 2002.
157.Erickson RA, Tretjak Z: Clinical utility of endoscopic ultrasound and endoscopic guided fine needle aspiration in retroperitoneal neoplasms. Am J Gastrointest 95:1188–1194, 2000.
158.McGrath KM, Ballo MS, Jowell PS: Schwannoma of the mediastinum diagnosed by EUS-guided fine needle aspiration Gastrointest Endosc 53:362–365, 2001.
159.Okada N, Hirooka Y, Itoh A, et al: Retroperitoneal neurilemoma diagnosed by EUS-guided FNA Gastrointest Endosc 57:790–792, 2003.
160.Barawi M, Bekal P, Gress F: Accessory spleen: A potential cause of misdiagnosis at EUS. Gastrointest Endosc 52:769–772, 2000.
161.Fritscher-Ravens A, Mylonaki M, Pantes A, et al: Endoscopic ultrasound-guided biopsy for the diagnosis of focal lesions of the spleen. Am J Gastroenterol 98:1022–1027, 2003.
162.Gress F, Michael H, Gelrud D, et al: EUS-guided fine-needle aspiration of the pancreas: Evaluation of pancreatitis as a complication. Gastrointest Endosc 56:864–867, 2002.
163.Wallace MB, Hawes RH, Sahai AV, et al: Dilation of malignant esophageal stenosis to allow EUS guided fine-needle aspiration: Safety and effect on patient management. Gastrointest Endosc 51: 309–313, 2000
164.Schwartz DA, Unni KK, Levy MJ, et al: The rate of false-positive results with EUS-guided fine-needle aspiration. Gastrointest Endosc 56:868–872, 2002.
165.Reidenberg MM, Portenoy RK: The need for an open mind about the treatment of chronic nonmalignant pain. Clin Pharmacol Ther 55:367–369, 1994.
166.Fugere F, Lewis G: Coeliac plexus block for chronic pain syndromes. Can J Anaesth 40:954–963, 1993.
167.Hastings RH, McKay WR: Treatment of benign chronic abdominal pain with neurolytic celiac plexus block. Anesthesiology 75:156–158,1991.
168.Leung JW, Bowen-Wright M, Aveling W, et al: Coeliac plexus block for pain in pancreatic cancer and chronic pancreatitis. Br J Surg 70: 730–732, 1983.
169.Arner S, Myerson BA: Lack of analgesic effect of opioids on neuropathic and idiopathic forms of pain. Pain 33:11–23, 1988.
170.McQuay HJ, Tramer M, Nye BA, et al: A systematic review of antidepressants in neuropathic pain. Pain 68:217–227, 1996.
171.Malfertheiner P, Mayer D, Buchler M, et al: Treatment of pain in chronic pancreatitis by inhibition of pancreatic secretion with octreotide. Gut 36:450–454, 1995.
172.Halgreen H, Pederson NT, Worning H: Symptomatic effect of pancreatic enzyme therapy in patients with chronic pancreatitis. Scand J Gastroenterol 21:104–108, 1986.
173.Malesci A, Gaia E, Fioretta A, et al: No effect of long-term treatment with pancreatic extract on recurrent abdominal pain in patients with chronic pancreatitis. Scand J Gastroenterol 30:392–398, 1995.
174.Mossner J, Secknus R, Meyer J, et al: Treatment of pain with pancreatic extracts in chronic pancreatitis: Results of a prospective placebo-controlled multicenter trial. Digestion 53:54–66, 1992.
175.Ferrer-Brechner T: Anesthetic management of cancer pain. Semin Oncol 12:431–437, 1985.
176.Stone HH, Chauvin EJ: Pancreatic denervation for pain relief in chronic alcohol associated pancreatitis. Br J Surg 77:303–305, 1990.
177.Bradley EL 3rd: Long-term results of pancreaticojejunostomy in patients with chronic pancreatitis. Am J Surg 153:207–213, 1987.
178.Markowitz JS, Rattner DW, Warshaw AL: Failure of symptomatic relief after pancreatojejunal decompression for chronic pancreatitis. Strategies for salvage. Arch Surg 129:374–379, 1994.
179.Levy MJ, Wiersema MJ: EUS-guided celiac plexus neurolysis and celiac plexus block. Gastrointest Endosc 57:923–930, 2003.
180.Zenz M, Strumpf M, Tryba M: Long-term oral opioid therapy in patients with chronic nonmalignant pain. J Pain Symptom Manage 7:69–77, 1992.
181.Hoffman BJ: EUS-guided celiac plexus block/neurolysis. Gastrointest Endosc 56(4 Suppl):S26–28, 2002.
182.Wong GY, Brown DL: Transient paraplegia following celiac plexus block for cancer pain. Reg Anesth 20:352–355, 1995.
183.Ischia S, Ischia A, Polati E, Finco G: Three posterior percutaneous celiac plexus block techniques. A prospective, randomized study in 61 patients with pancreatic cancer pain. Anesthesiology 76:534–540, 1992.
184.Eisenberg E, Carr DB, Chalmers TC: Neurolytic celiac plexus block for treatment of cancer pain: A meta-analysis. Anesth Analg 80: 290–295, 1995.
185.Lillemoe KD, Cameron JL, Kaufman HS, et al: Chemical splanchnicectomy in patients with unresectable pancreatic cancer. A prospective randomized trail. Ann Surg 217:447–455, 1993.
186.Polati E, Finco G, Gottin L, et al: Prospective randomized double-blinded trial of neurolytic coeliac plexus block in patients with pancreatic cancer. Br J Surg 85:199–201, 1998.
187.Kawamata M, Ishitani K, Ishikawa K, et al: Comparison between celiac plexus block and morphine treatment on quality of life in patients with pancreatic cancer. Pain 64:597–602, 1996.
188.Mercadante S, Nicosia F: Celiac plexus block: A reappraisal. Reg Anesth Pain Med 23:37–48i, 1998.
189.Wiersema MJ, Wiersema LM: Endosonography-guided celiac plexus neurolysis. Gastrointest Endosc 44:656–662, 1996.
190.Gress F, Schmitt C, Sherman S, et al: A prospective randomized comparison of endoscopic ultrasound- and computed tomography-guided celiac plexus bloc for managing chronic pancreatitis pain. Am J Gastroenterol 94:900–905, 1999.
191.Gress F, Schmitt C, Sherman S, et al: Endoscopic ultrasound-guided celiac plexus block for managing abdominal pain associated with chronic pancreatitis: A prospective single center experience. Am J Gastroenterol 96:409–416, 2001.
192.Naresh T, Gunaratnam NT, Sarma AV, et al: A prospective study of EUS-guided celiac plexus neurolysis for pancreatic cancer pain Gastrointest Endosc 54:316–324, 2001.
193.Patt RB, Reddy S: Spinal neurolysis for cancer pain. Ann Acad Med 23:216–220, 1994.
194.Davies DD: Incidence of major complications of neurolytic coeliac plexus block. J R Soc Med 86:264–266, 1993.
195.Hardy PA, Wells JC: Coeliac plexus block and cephalic spread of injectate. Ann R Coll Surg Engl 71:48–49, 1989.

34 胃息肉和胃皱襞增厚的评价

Kenneth D. Chi and Irving Waxman

上皮性胃息肉 505
胃底腺息肉 505
增生性息肉 505
胃腺瘤性息肉 506
息肉样胃癌 506
上皮下胃息肉 506
内镜技术和处置 506
内镜操作技巧及注意事项 508
增厚的胃皱襞 508
胃静脉曲张 509
胃炎 509
Ménétrier 病（巨大肥厚性胃炎）........ 510
淋巴瘤和癌 510
Zollinger-Ellison 综合征 510
其他 511
结论 511

胃息肉在上消化道内镜检查中的检出率高达3%[1]，但随着过去这些年内镜在上消化道疾病诊断与治疗中应用的增加，其检出率较前增加[2]。这些息肉通常无症状，往往是在内镜或放射影像学检查中无意发现。胃息肉可以是散发的，也可伴有息肉病综合征。在数目上，息肉可单发或多发，形状上可有蒂或无蒂。不同类型息肉的直径从几毫米到几厘米，大小不一。一般而言，胃息肉通常较小（直径＜1cm），较为局限，界限清楚，突起于周围黏膜。

由于内镜检查既可明确诊断又具有治疗能力，因此已成为胃息肉诊断与治疗所选择的检查方法。胃息肉可分为上皮性和非上皮性病变。本章综述了各种类型的上皮性息肉，并对内镜下胃息肉切除、监测及治疗进行讨论。对包括黏膜下肿瘤（submucosal tumor，SMT）的非上皮性胃肿瘤在第31章讨论，对上消化道遗传性息肉病综合征在第36章讨论。本章对胃皱襞增厚的评价、鉴别诊断以及内镜技术和治疗进行了讨论并做出结论。

上皮性胃息肉

上皮性胃息肉分为非瘤性病变和瘤性病变。与结肠息肉相反，大多数胃息肉是非瘤性的，约有 80% ~ 90%，包括胃底腺息肉和增生性息肉。虽然增生性息肉非瘤性，但极少数病变还可能发展成异型增生和/或胃腺癌[3]。瘤性上皮性胃息肉包括腺瘤和息肉样胃癌。

胃底腺息肉

胃底腺息肉（又名Elster腺囊肿、囊性错构瘤样上皮性息肉），占所有胃息肉的47%。女性较多见，40 ~ 69 岁发病增加[4]。发病机制不明，通常为散发性，但家族性腺瘤性息肉病（familial adenomatous polyposis，FAP）患者其发病率增加[5]。虽然传统上认为胃底腺息肉极少或不可能恶变，但也有一些报道显示胃底腺息肉患者伴发结直肠腺瘤或癌的可能性增加[6-8]。散发性胃底腺息肉发生异型增生和腺瘤样变的几率为 1% ~ 1.9%[5-9]，而在FAP患者则为25% ~ 44%[5, 7, 10]。另外，报道还提示 FAP 患者胃底腺息肉的恶变可能性更大[10, 11]。FAP综合征的治疗在第36章讨论。胃底腺息肉的发生还与长期应用质子泵抑制剂治疗有关[12-14]，但其他研究则显示不太可能为因果关系[15, 16]。胃底腺息肉的组织学特征为扩张的腺体形成微囊肿，衬以胃底型壁细胞和主细胞。

内镜检查胃底腺息肉常见于胃底或胃体部，可呈孤立性病变，但常常为多发，密布成群，像小圆葡萄。病变大小一般直径 2 ~ 3mm。由于体积很小，有时隐藏在皱褶中。息肉表面的黏膜一般与周围正常黏膜颜色相似，但也可以发白。因此，在胃充分扩张的状态下可获得最佳观察。息肉与类癌在形状和部位上相似，难于鉴别，类癌也可以多发。内镜下类癌一般呈淡黄色且质地坚硬，可据此与息肉鉴别。

增生性息肉

增生性息肉被认为是胃内最常见的息肉样病变，

占所有胃息肉的28%～75%[4,17]。发现率的巨大差异可能源于对增生性息肉的定义不同。男女发病机会均等，60岁以上多见。以前这些息肉被认为无恶变可能性，但随着胃内增生性息肉发生异型增生或癌变的不断增加，这种观点已经不再正确[5,18,19]。一组大样本的日本人群研究中发现2.1%的增生性息肉发生局灶性癌变。在同一组研究中，4.0%的胃增生性息肉可见局灶性异型增生。对增生性息肉真正的异型增生发生率尚有争议，报道1.9%～19%不等[21]。同样，其他研究提示增生性息肉转化为腺癌的比例也不一样，从0%～13.5%[21]。与胃底腺息肉起源于正常胃黏膜不同，增生性息肉常伴有慢性胃炎特别是自身免疫性胃炎[21,23]和幽门螺杆菌（Hp）胃炎[24]。近来报道显示根除Hp可使增生性息肉变小[25,26]，因此可能作为内镜下息肉切除之前的初始药物治疗。胃增生性息肉的组织学不同于结直肠增生性息肉，前者有黏膜下水肿伴显著的小凹增生和固有膜的炎症。

内镜下，增生性息肉可分布于胃的任何部位，大小可以由几毫米的小结节到数厘米的大肿块，可能被误认为癌。息肉可单发或多发，无蒂或有蒂。如息肉为多发，则伴发萎缩性胃炎的几率高达20%～30%，且病变通常位于邻近部位[21,27]。息肉表面黏膜外观正常，但较大息肉表面黏膜常常颜色发红。由于局部损伤，较大增生性息肉肉芽组织的顶部常常发白，可见浅溃疡，周围黏膜呈萎缩或炎症表现。对于增生性息肉是否进行内镜下切除和监测尚未达成共识，详细的治疗将在后面讨论。

胃腺瘤性息肉

与非瘤性上皮性息肉相比，胃腺瘤性息肉相对较少见，约占胃息肉病变的7%～10%[28,29]。胃腺瘤是真性肿瘤且属癌前病变，发展成腺癌的危险性取决于其大小与结构。40%的胃腺瘤可发生局灶性腺癌，特别是当息肉直径大于2cm时[15]。但癌变可见于任何大小的病变，这些病变常发生于黏膜萎缩的基础上，是胃其他部位发生腺癌危险性增加的一个标志[29,30]。胃腺瘤与FAP有关，但不如胃底腺息肉与FAP的关系密切。胃腺瘤的组织学特征为假复层柱状上皮、胞核排列欠规则、有丝分裂活跃，组织学可分为管状、绒毛状和绒毛管状腺瘤。异型增生和癌变最多见于绒毛状和绒毛管状腺瘤，发生率高达28.5%～40%[31,34]。

内镜检查如发现胃腺瘤，则应对周围的黏膜仔细进行全面的检查。对任何可疑的病变都要进行活检。病变可见于胃的任何部位，但似乎胃窦部更多见[35]。胃腺瘤一般比增生性息肉大，直径通常3～4cm，但也可从几毫米至几厘米。黏膜表面光滑、色红且常有脑回样纹理。胃腺瘤的形状各异，从单个圆形、无蒂隆起到多发分叶状病变。绒毛状腺瘤有时呈扁平无蒂的地毯样外观，被周围的皱褶所遮盖，很难发现。罕有平坦或凹陷型腺瘤[36]。由于恶性倾向，普遍一致认为所有胃腺瘤均需完全切除，可经内镜切除或经腹腔镜行楔形切除。另外，应对周围黏膜进行活检。息肉切除后腺瘤性息肉的复发率可高达16%[37]。内镜技术及治疗将在后面进一步讨论。

息肉样胃癌

由于内镜下表现相似，如果没有组织学证实，内镜下很难判断腺瘤性息肉和真正的恶性病变。11%的腺瘤患者可同时或异时发生胃癌[32]。胃的腺癌可显现为息肉样病变（Borrmann A型），并分为1型（隆起性，息肉样型）和IIa型（浅表隆起型）（图34-1）[38]。

上皮下胃息肉

上皮下胃息肉包括一组遗传性病变，通常比较小，很难与增生性和腺瘤性息肉鉴别。这些非上皮性病变通常由表现正常的黏膜覆盖，病因多种多样，包括类癌、脂肪瘤、异常胰腺（休眠胰腺、异位胰腺）、炎性纤维样息肉、胃肠间质瘤（GIST，包括平滑肌瘤、神经鞘瘤、纤维瘤等）。非上皮性胃肿瘤的详细讨论参见第31章。

内镜技术和处置

胃息肉很少有症状，常常在无意中发现。发现胃息肉处理的第一步是要确定组织学性质。由于普通内镜根据息肉的外观不能鉴别组织学性质，因此上消化道内镜检查如发现胃的息肉样病变，则应当进行活检或予以切除。不过，随着光学放大内镜或电子放大内镜的不断发展，对黏膜形态的观察与组织学一致性的提高，这种观点可能会发生变化[39,40]。虽然通过活检钳活检是获得息肉组织的一种简便方法，但这种方法提供的组织可能不够大或出现样本误差。研究显示通过活检钳活检组织的组织学诊断与后来息肉切除标本的组织学诊断存在不一致[41,42]。Muehldorfer等[43]进行过一项多中心研究，对比222例＞5mm的胃息肉（不包括胃底腺息肉）活检钳活检样本与息肉切除标本组织学诊断的精确性，发现存在差异。在一组增生性息

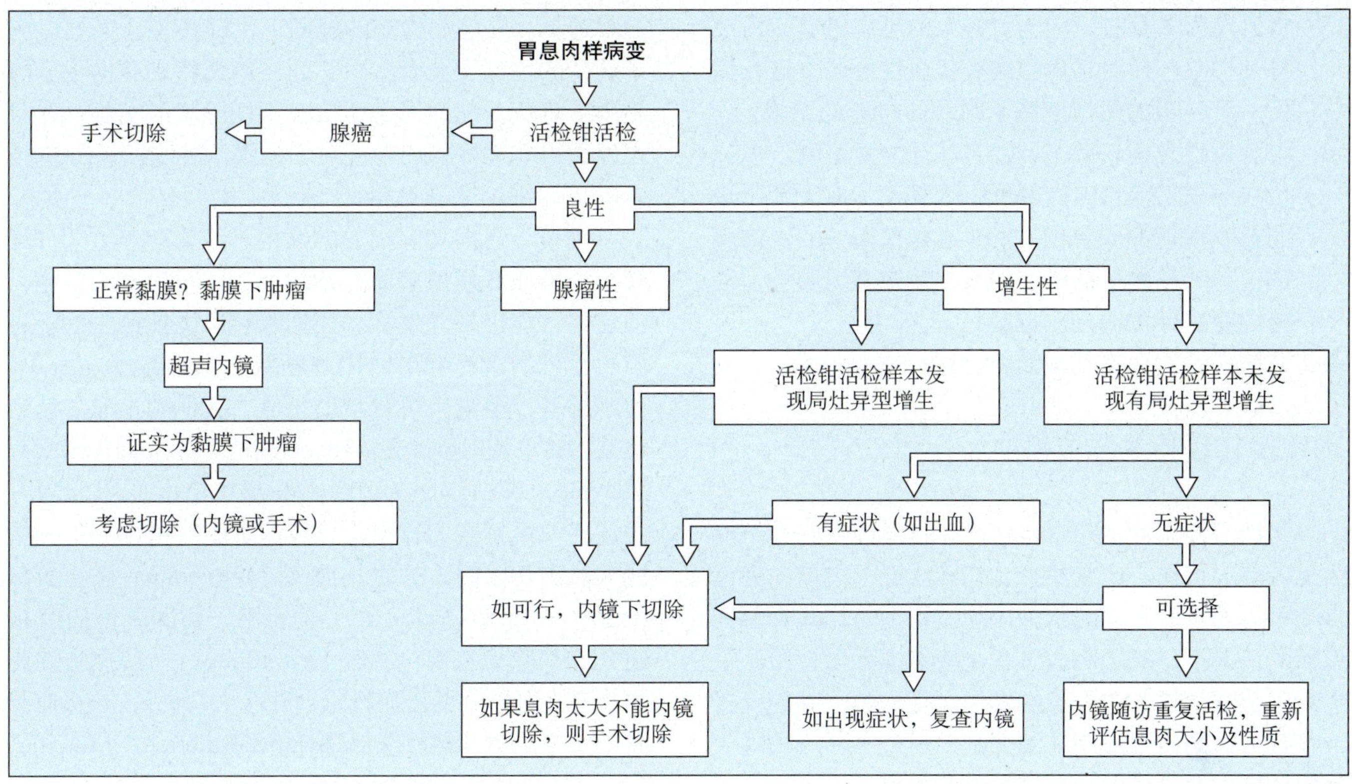

图 34-1 胃息肉病变的评价及处理。(Adapted from Lau CF, Hui PK, Mak KL, et al: Gastric polypoid lesions—illustrative cases and literature review. Am J Gastroenterol 93:2559–2564, 1998, with permission from Blackwell Publishing Ltd.)

肉中，有2.7%的病例活检钳活检样本检查未能发现局灶性癌变。因此他们建议对所有超过5mm的胃息肉都应由有经验的内镜医师进行切除。

如果胃息肉为多发，则患者还要面临切除多个息肉的风险。虽然建议将息肉完全切除，但技术上未必可行，因此对于每一个患者的治疗均必须个体化，权衡利弊。在这种情况下，可能需要等待活检结果之后再行息肉切除，而且在等待活检结果时，内镜医师可以有机会充分评估息肉切除时患者可能涉及的风险。多发性胃息肉通常具有相同的组织学改变[17]，但也有同时发现增生性和腺瘤性息肉的情况[33, 37]。对多发胃息肉的策略是先选择切除最大的息肉，这种方法往往可行且安全，同时对较小的息肉进行多处活检，尽可能代表所有病变的组织学构成，从而使漏掉肿瘤的风险降到最低。

如果从胃增生性息肉的活检样本中检测到一处或多处异型增生，即使患者没有任何症状，也应切除此息肉。但是，对偶然发现的没有异型增生病灶的胃增生性息肉的处理尚有争议。一些作者建议对所有发现的胃增生性息肉都应进行切除，因为尽管息肉很小，但活检钳活检样本仍有漏掉异型增生区域的风险[32, 42, 44]。其他人主张内镜下切除小息肉并对太大不能内镜下切除的增生性息肉定期活检[45]，这往往取决于内镜医师的水平。目前，对于增生性息肉内镜随访的时限以及最合适的频率尚无共识意见[46]。

直到经过良好设计的对胃息肉治疗的长期前瞻性研究完成之后，美国胃肠病学会才制定出总的推荐意见[47]。

1. 经放射影像学检查发现的任何大小的息肉样充盈缺损都应进行内镜评估，并通过活检和 / 或切除病变。
2. 息肉如引起症状，如梗阻和出血，应当切除，内镜下切除更可取。
3. 在可行的情况下，对于大于2cm的息肉应行内镜下切除。如果不能内镜下切除，则应对息肉进行活检。如果检测到腺瘤组织，建议考虑手术切除。如果未检测到腺瘤组织，治疗必须个体化。如果感觉内镜活检有可能忽略了混合性息肉的腺瘤样改变（如蕈状息肉，很难从所有区域取活检），宜进行外科手术治疗。
4. 小于2cm的息肉开始就应该取活检或切除。如果获得的活检具有代表性且息肉为非腺瘤性，则无需进一步的干预。如果活检证实存在腺瘤样病变，则应考虑行内镜下切除。

5. 胃息肉为多发时，应当对最大的息肉进行活检或将其切除，并对其他息肉有代表性的样本进行活检。进一步的治疗应基于组织学检查的结果。
6. 胃腺瘤性息肉切除1年后应进行内镜监测，以评价在原来切除息肉的部位是否复发、有无新出现的或以前遗漏的息肉，和/或在息肉旁的胃黏膜部位有继发的早期癌。如果内镜检查为阴性，复查内镜的间隔时间不应超过3~5年。
7. 非腺瘤性胃息肉切除后不必进行内镜监测。

内镜操作技巧及注意事项

与所有侵入性治疗措施一样，胃息肉切除也可能给患者造成损伤。应在给患者知情同意书之前向患者告知可能发生并发症的附加风险，特别是已知胃息肉诊断的情况下。对于高危患者，应考虑预防性给予抗生素以防细菌性心内膜炎的发生。在内镜医师的安排下准备合适的内镜设施非常关键，另外不断与护理人员协调以保证操作的顺利进行也非常重要。选择多通道内镜可能有助于治疗，特别是预期行内镜介入治疗时。带有细蒂的息肉可以安全地经圈套电灼切除。对于较大的粗蒂息肉，应注意位于蒂内的“滋养血管”。Tio和Tytgat[48]报道了在处理粗蒂息肉的蒂之前如何通过超声内镜对蒂内血管结构进行探查。对于直径大于1cm的带蒂息肉，可借助抓持活检钳通过圈套方法行内镜下切除，如Akshosi等所描述的那样[49]。这需要使用双腔内镜，先经第二个孔道插入可分离的圈套环，再经第一个孔道插入抓持钳，抓持钳通过圈套环将息肉提起。可分离的圈套环是一种尼龙环，可以展开，将欲切除的组织套住（内镜环，Olympus America，Melville，NY）。活检钳抓住息肉蒂的中间部分，展开可分离的圈套环将息肉套住，然后从根部收紧以便止血。当收紧可分离的圈套环后，欲切除的组织呈现青紫色，则可以将其释放。然后再将电切圈套器张开，将息肉套住，用抓持钳将蒂部顶端提起，紧贴在可分离的圈套环的上方将息肉切除。这种可分离的圈套环对于内镜下息肉切除非常有用，可预防息肉切除相关的出血，也可以在消化道其他部位应用[50, 51]。并发症以及报道在套扎息肉蒂部时不慎将息肉蒂切断引起出血的资料均少见[52]。

大的无蒂的胃息肉可以分次切除，但是如果怀疑有透壁病变，则需行超声内镜检查以明确病变浸润的深度。日本介绍的内镜下黏膜切除术（endoscopic mucosal resection，EMR）现在已经受到西方世界的普遍欢迎[53]。在超声检查的辅助下，EMR对于某些黏膜下病变的治疗安全有效[54]。超声内镜特别有助于了解黏膜下病变，从而有助于内镜下切除术的实施，并且已经取得非常好的成功。对于黏膜下肿瘤以及EMR技术的更详细论述参见第31章。

内镜下息肉切除出血的发生率约为2%[50, 55, 56]。尽管小心操作并使用前面介绍的那些预防出血的措施，但还是可能出现并发症。在切除息肉之前或之后于息肉蒂部注射2~4ml 1∶10 000肾上腺素盐水（用3%盐水稀释）溶液，可以帮助止血。其他的止血方法还包括内镜下使用金属夹（Hemoclip，Olympus America，Melville，NY）对出血组织行机械压迫止血。Lin等[57]报道在使用针式刀行操作比较困难的有角度的十二指肠大息肉切除时，通过止血夹（Hemoclip）来止血。最近，Sobrino-Faya等[58]发表了一篇回顾性研究报道，在切除大息肉（直径15~40mm）之后预防性使用止血夹可以降低出血风险（3.3%）。另外，热止血装置如双极电凝或热探头（Olympus America，Melville，NY）也可以通过热能传递实现止血目的。

切除的息肉应当回收并送病理检查，这在诊断不确定时非常关键。有很多专门用于取出息肉的装置，包括抓持钳、网和篮等。切除息肉用的圈套器也可用于套住大息肉[59]；对于较小又不能通过活检钳取出的息肉，还可以在退出内镜时通过持续吸引，随内镜一同取出。在用上述这些方法取出息肉过程中的风险是有可能造成吸入或息肉意外落入气道。在这种情况下使用套管可能是谨慎的选择，除非有更安全的取出息肉的方法，如使用网篮或回收网。Roth回收网（United States Endoscopy Group，Inc.，Mentor，OH）是一种一次性使用的装置，由一个网和带有可收回的环组成，可以在息肉切除后将息肉捕获。最后，由于胃肠蠕动可使切下的息肉落到远端，特别是在进行十二指肠息肉切除时，使用胰高血糖素可能可以预防这种情况的发生。

增厚的胃皱襞

增厚皱襞的诊断对内镜医师常常是一个挑战，特别是胃内增厚皱襞的诊断。标准的内镜活检常常不能发现问题，即使重复多次深活检，取到的常常还是浅表黏膜组织。虽然通过圈套器活检能获取更深层的组织，从而提高诊断的准确性，但出血和穿孔的危险也相应增加[60, 61]。另外，胃皱襞增厚的病因多种多样，是良性和恶性病变的共同特征。将分别对较常见病因和典型病因进行讨论。在胃镜检查时，如果充分注气胃皱襞仍不能展平，则可疑为皱襞增厚。关于增厚皱襞的定义常常有争议，因为不同部位皱襞的大小不一样，而且不同内镜的确切注气量也不同。影像学检查对于胃皱襞增厚的定义是皱襞宽度＞10mm[60]。随着超声内镜的引入，胃壁各层的厚度得以精确测量，高频超声探头（HFUPS）和专门的内镜超声探头都有助于评价[62, 63]。超声内镜测量的正常胃壁厚度为 0.8 ~ 3.6mm[64]。因此，胃壁厚度如果超过3.6mm特别是大于 4.0mm 时则考虑为皱襞增厚[65, 66]。在正常胃皱襞，胃肠道的五层结构厚度大致相等。超声内镜下五层分别为：第 1 层：传感器与黏膜之间或传感器周围液体与黏膜之间的界面；第 2 层：深部黏膜和黏膜层；第3层：黏膜下层；第4层：固有肌层；第5层：外部的浆膜层。不同的疾病表现为不同层次的浸润，呈现相应层次的局部增厚，通过超声内镜可以缩小可能的诊断范围。表34-1列出了增厚皱襞的特殊原因以及内镜特点。另外，通过超声内镜还可以确定层次结构是否完整，进一步的诊断措施还包括细针穿刺、EMR（内镜下黏膜切除）以及超声内镜引导下的手术。

超声内镜检查首先应评价是哪一层胃皱襞增厚。如果EUS检查发现异常仅见于黏膜层或第2层，则通过内镜活检可以做出诊断[67]。如果为第2和3层受累，则应考虑行深部活检或大活检。如果第 4 层受累或固有肌层增厚，无论活检结果是否正常，均高度怀疑恶性病变[65, 67, 69]。很多专家通过在胃腔内注水以提高EUS的影像质量，但这种方法并不总是必需的，而且可能导致在上消化道检查操作过程中吸入的危险。有关胃皱襞增厚检查的流程图见图 34-2。

表34-1　超声内镜对增厚的皱襞及主要累及层次的疾病诊断考虑

增厚皱襞的病因	EUS 所见累及的胃壁层次
胃静脉曲张	第 2 和第 3 层
胃炎	第 2 和第 3 层
癌和淋巴瘤	第 2、3、4 和第 5 层
胃皱襞肥厚	第 2 和第 3 层
Zollinger Ellison 综合征	第 2 和第 3 层
Menetrier 病	第 2 和第 3 层
深部囊肿性胃炎	第 3 层
皱褶增多症（hyperrugosity）	第 2 和第 3 层
直肠溃疡和脱垂综合征	第 2、3 和第 4 层

EUS，超声内镜。

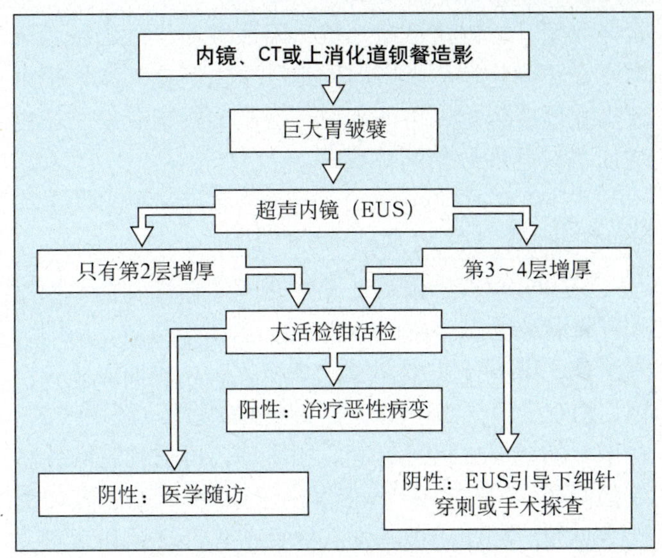

图 34-2　巨大胃皱襞的检查流程示意图。

胃静脉曲张

胃静脉曲张在EUS下表现为黏膜下层明显的低回声结构，常描述为蠕虫样（wormlike）。门脉高压时黏膜和黏膜下层可以增厚（第2和3层增厚）。另外，还可以见到淤血的大血管，如脾静脉和门静脉、胃周侧支静脉以及胃的穿静脉[70]。如果发现或怀疑有胃静脉曲张，则不能取活检，因为这种情况下活检可能导致危险[68]。贲门或胃底部增厚的皱襞应进行 EUS 检查。使用彩色多普勒超声内镜（CD-EUS）可确定血流并计算血流量和速度，可在治疗过程中进行监测[70]。除此之外，EUS还可以预测患者对治疗的反应，并可用于评价治疗干预的效果[71]。

胃炎

浅表层增厚的另一个原因是病变累及黏膜层和黏膜下层（第 2 和 3 层）的胃炎。常见原因有感染，特别是幽门螺杆菌感染[65, 72]。幽门螺杆菌感染引起的活动性胃炎的特征性表现为黏膜层和黏膜下层中性粒细胞、嗜酸性粒细胞、淋巴细胞和巨噬细胞的浸润。Avunduk 等[72]报道超声内镜检查所见幽门螺杆菌感染性胃炎引起的胃皱襞增厚在根除幽门螺杆菌治疗之后可以恢复。这种胃皱襞增厚还见于其他的炎症状况，特别是导致肉芽肿形成的病变如结节病[73]和 Crohn 病[74, 75]。Hirokawa 等描述了一种内镜下“竹节样（bamboo joint-like）”表现，其特征为纵行皱襞的水肿，横断的糜烂裂隙。他们在23例Crohn病患者中发现有15例胃皱襞呈上述表现。此外，在Crohn病患者中，还可表现为胃窦部皱襞增厚，黏膜呈结节样或卵石样改变[74]。内镜活检一般呈阳性表现，且这种皱襞增厚经正确治疗后随着时间延长可以恢复。如果感染或炎症反应较重，可能有更深层次的胃壁受累，这也增加了对恶性诊断的怀疑[76]。

Ménétrier 病（巨大肥厚性胃炎）

Ménétrier首先描述了肥厚性胃炎患者可以呈现巨大胃皱襞表现[77]。Ménétrier病是一种少见疾病，病因尚不清楚。EUS 下主要累及第 2 和 3 层，表现为显著增厚，组织学特征为小凹增生和腺体的萎缩（图 34-3）。在增大的皱襞上可见有糜烂和溃疡，可呈红色回旋状或脑回样。Ménétrier 病多发生于 50 岁以上患者，男性多见[65]。临床表现常常有体重下降、腹泻和水肿。Ménétrier病的定义也不尽一致，已经应用于明确病例的诊断标准有：（1）巨大皱襞，特别是位于胃底和体部；（2）低蛋白血症；（3）组织学特征为小凹增生和腺体萎缩，黏膜全层明显增厚[78]。超声内镜下鉴别Ménétrier病和淋巴瘤很困难，因为二者显示的回声影像相同，因此如果考虑 Ménétrier 病必须除外恶性病变。钳取活检一般不能明确诊断，应用息肉电切时使用圈套器对皱襞圈套活检更利于诊断，黏膜下注射盐水可使病变抬高，有利于切除。

淋巴瘤和癌

评价增厚的胃皱襞需要排除恶性病变的可能。如前所述，如有固有肌层受累（EUS 第 4 层）应提示恶性可能，即便已行积极的内镜活检而且汇报结果无显著异常，也应考虑手术活检。在这些情况下，固有肌层可比正常增厚 4 ~ 6 倍[69, 79]。淋巴瘤和癌都可累及更深的胃壁层次，但没有黏膜层的病变[68]，因此标准内镜检查很容易漏掉病变。应尝试EUS引导下细针穿刺（FNA）或手术活检以获得组织学诊断。

超声内镜下，弥漫性胃癌（皮革胃、硬癌）表现为弥漫的胃壁增厚，呈低回声，覆盖的黏膜层表现正常，但常常见到各层扭曲且外缘呈不规则表现（图 34-4）。与之相反，肥厚性胃炎患者则只有黏膜层的增厚[79]。

淋巴瘤较多累及浅层胃壁，特别是黏膜相关淋巴组织（MALT）淋巴瘤。超声内镜对于诊断MALT淋巴瘤的作用已经得到特别重视，这主要是由于超声内镜可以协助诊断，而根除幽门螺杆菌治疗可能对MALT淋巴瘤有效，这也成为治疗的基础。T1期的低度MALT淋巴瘤患者完全缓解率可达 100%（图 34-5）[80]。此外，超声内镜监测还有助于判定疾病是否持续、复发以及是否需要积极化疗[81]。对MALT淋巴瘤分期的精确性取决于超声内镜检查专家的水平。仅仅有关胃的超声内镜检查技术就包括 100 多项操作指南细则[82]。建议用微型超声探头对 MALT 淋巴瘤患者进行早期分期和随访，因为这样可以增加患者的依从性，并且也为每次的检查操作提供方便[63, 83]。另外，这些微型探头相比于传统的超声内镜，更有利于观察浅层的病变[84, 85]。

Zollinger-Ellison 综合征

胃泌素瘤或Zollinger-Ellison综合征（ZES）是一种非常罕见的疾病，与增厚的胃皱襞有关。据估计，美国的发病率为每百万人0.1 ~ 3人，平均诊断年龄为50岁[86]。对有重度糜烂性食管炎、多发或难治性消化性溃疡、溃疡位于少见部位和有 I 型多发内分泌肿瘤（MEN-1）家族史的患者，均应怀疑到ZES的可能[87]。大多数ZES患者并不表现为前述多发性溃疡。ZES患者溃疡直径通常小于1cm，大约75%的溃疡位于十二指肠的第一段，但也可位于 Treitz 韧带的远端[27]。组

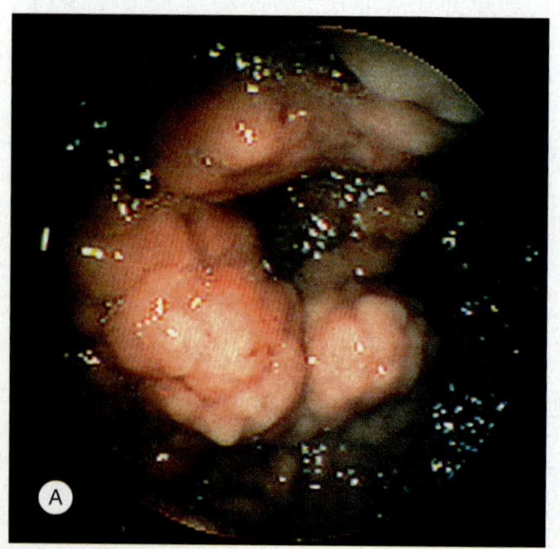

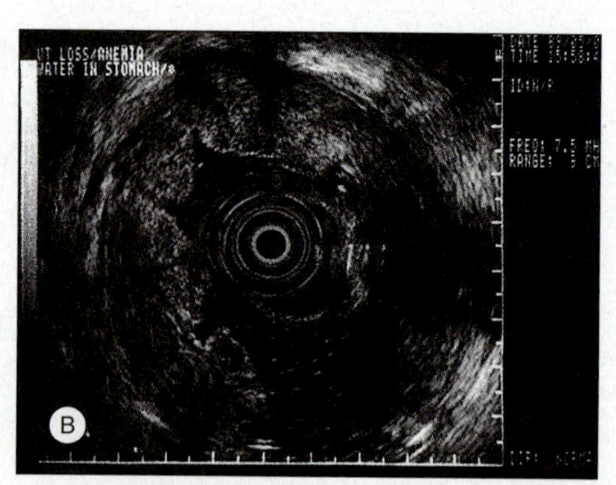

图34-3 A. 内镜影像显示胃体部皱襞增厚，活检不能诊断。B. EUS显示第 1、2、3 层显著增厚，符合 Ménétrier 病。

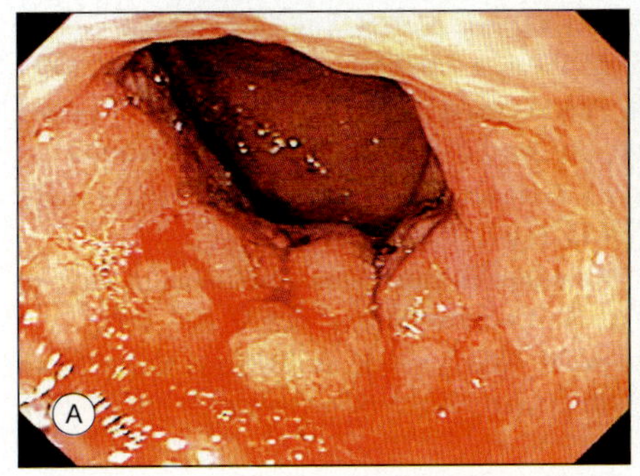
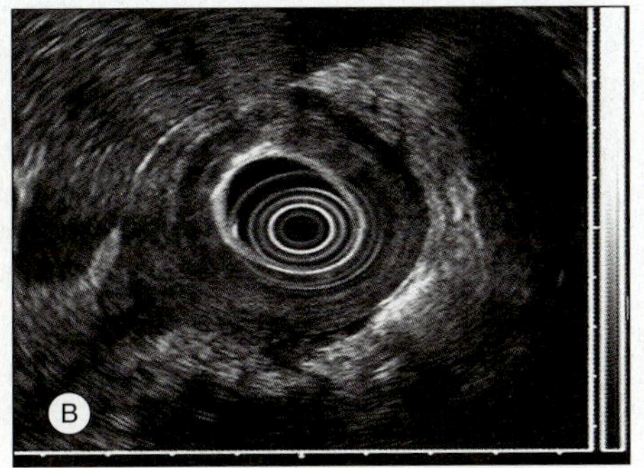
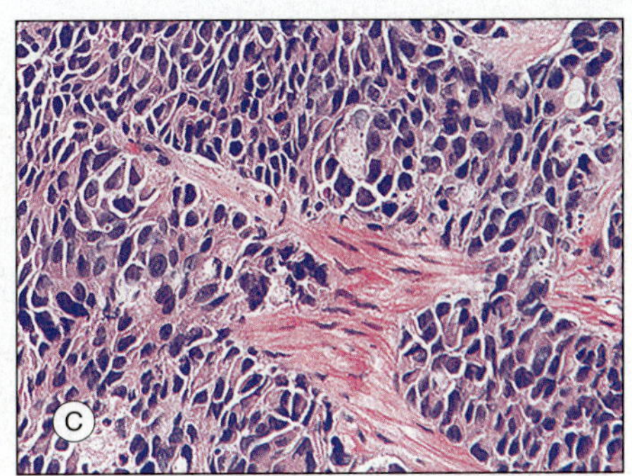

图 34-4　A. 标准活检阴性的增厚皱襞的内镜图像。B. 超声内镜证实第 3 和 4 层的浸润以及透壁范围的病变，符合皮革胃或淋巴瘤表现。C. 超声引导下的“tru-cut”活检证实为腺癌。

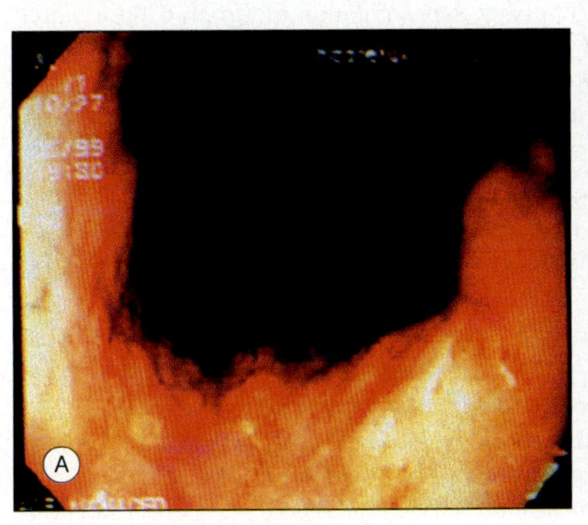
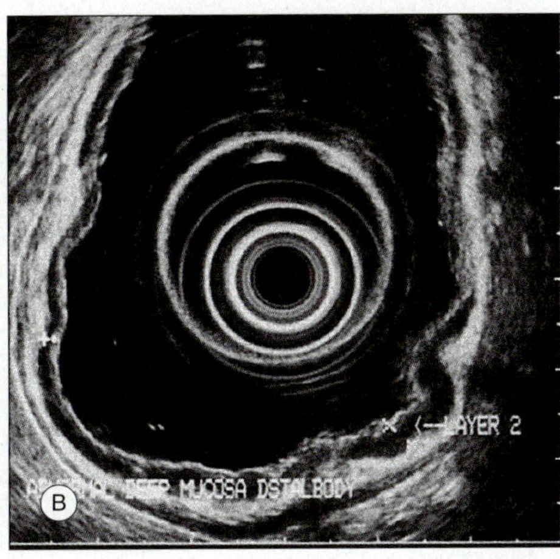

图 34-5　A. 重度胃窦胃炎的内镜图像，活检符合 MALT 淋巴瘤。B. 超声内镜显示病变限于第 1 和 2 层（浅表层和深部黏膜层），从而确定抗生素治疗。

织学上，ZES特征性表现为肠嗜铬样细胞和壁细胞的过度增生并伴有腺体的增生，这主要是胃泌素的营养效用所致。大多数患者胃皱襞增厚的程度不是非常明显。超声内镜检查显示胃体和底部第2和第3层增厚。肿瘤的定位诊断可以通过超声内镜检查和 / 或生长抑素受体标记扫描。联合应用超声内镜检查和生长抑素受体标记扫描可检测到 90% 以上的胃泌素瘤[87]。

其他

还有一些非常少见的引起胃皱襞增厚的原因。转移性病变，特别是乳腺癌转移，可表现为胃壁的增厚和层次的破坏[88]。深部囊肿性胃炎在超声内镜下可见病变累及第 3 层并表现为多发小囊肿，组织学上属良性病变。值得注意的是，恶性浸润性病变也可以导致囊性改变，但在超声内镜下见病变累及第 2 和 3 层，因此诊断必须根据充分的组织病理学分析，如通过内镜下黏膜切除术获得足够大小的样本[89]。皱褶过多症（hyperrugosity）在超声内镜下累及第 2 和 3 层，经过活检和长时间临床观察后证实这种增厚是先天的而且是良性的[65]。

皱襞增厚并非胃所特有。巨大皱襞也见于十二指肠、小肠和结肠，一般与感染、浸润、肿瘤或门脉高压等病因有关。病因常依临床诊断而明确。对于诊断不清的病例，微探头超声内镜有助于鉴别诊断，因为这些部位普通内镜超声常不能到达。在直肠，超声内镜和超声内镜引导下的细针穿刺或内镜下黏膜切除（EMR）对于诊断增厚的皱襞是否是来自于泌尿生殖系的恶性肿瘤非常有用。我们和其他人已经建立了一套通过细针穿刺诊断浸润性前列腺癌的方法，当内镜活检未发现病变但超声内镜显示有较深层的肠壁受累时，应考虑行此项检查[90]。良性病变如溃疡形成和继发于直肠脱垂综合征的皱襞增厚可以通过超声内镜检查完全除外恶性，因其不具有恶性病变的特征，如透壁的浸润和淋巴结肿大。

结论

对于内镜医师来说，胃息肉和皱襞增厚的评价既是技术挑战，又是诊断挑战。获取足够的组织以保证诊断是评价新病变的关键。息肉切除后的监测以及对增厚皱襞的监测指南尚未建立。随着技术的发展以及新的内镜技术的出现，这些病变的诊断将更加准确、方便，特别是在超声内镜领域。临床经验以及大量的研究都显示超声内镜对于诊断和鉴别息肉样病变和巨大胃皱襞都是非常重要的工具。不过，单凭超声内镜并不能明确组织学或确定病变组织是否恶性，检查肠壁每一层可获得更多的信息，而这有助于缩小鉴别诊断的范围并协助调整治疗决策。

（杨雪松译　李柯 吕愈敏校）

参考文献

1. Dekker W: Clinical relevance of gastric and duodenal polyps. Scand J Gastroenterol Suppl 178:7–12, 1990.
2. Sivelli R, Del Rio P, Bonati L, Sianesi M: [Gastric polyps: A clinical contribution]. Chir Ital 54:37–40, 2002.
3. Hattori T: Morphological range of hyperplastic polyps and carcinomas arising in hyperplastic polyps of the stomach. J Clin Pathol 38:622–630, 1985.
4. Stolte M, Sticht T, Eidt S, et al: Frequency, location, and age and sex distribution of various types of gastric polyp. Endoscopy 26: 659–665, 1994.
5. Wu TT, Kornacki S, Rashid A, et al: Dysplasia and dysregulation of proliferation in foveolar and surface epithelia of fundic gland polyps from patients with familial adenomatous polyposis. Am J Surg Pathol 22:293–298, 1998.
6. Jung A, Vieth M, Maier O, Stolte M: Fundic gland polyps (Elster's cysts) of the gastric mucosa. A marker for colorectal epithelial neoplasia? Pathol Res Pract 198:731–734, 2002.
7. Eidt S, Stolte M: Gastric glandular cysts—investigations into their genesis and relationship to colorectal epithelial tumors. Z Gastroenterol 27:212–217, 1989.
8. Seifert E, Gross U, Schulte F, Stolte M: [Are stomach polyps an indicator of colonic carcinoma and colonic polyps an indicator of stomach carcinoma?]. Dtsch Med Wochenschr 112:1967–1972, 1987.
9. Kinoshita Y, Tojo M, Yano T, et al: Incidence of fundic gland polyps in patients without familial adenomatous polyposis. Gastrointest Endosc 39:161–163, 1993.
10. Bertoni G, Sassatelli R, Nigrisoli E, et al: Dysplastic changes in gastric fundic gland polyps of patients with familial adenomatous polyposis. Ital J Gastroenterol Hepatol 31:192–197, 1999.
11. Hofgartner WT, Thorp M, Ramus MW, et al: Gastric adenocarcinoma associated with fundic gland polyps in a patient with attenuated familial adenomatous polyposis. Am J Gastroenterol 94:2275–2281, 1999.
12. Stolte M, Bethke B, Seifert E, et al: Observation of gastric glandular cysts in the corpus mucosa of the stomach under omeprazole treatment. Z Gastroenterol 33:146–149, 1995.
13. el-Zimaity HM, Jackson FW, Graham DY: Fundic gland polyps developing during omeprazole therapy. Am J Gastroenterol 92: 1858–1860, 1997.
14. Choudhry U, Boyce HW Jr, Coppola D: Proton pump inhibitor-associated gastric polyps: A retrospective analysis of their frequency, and endoscopic, histologic, and ultrastructural characteristics. Am J Clin Pathol 110:615–621, 1998.
15. Oberhuber G, Stolte M: Gastric polyps: An update of their pathology and biological significance. Virchows Arch 437:581–590, 2000.
16. Vieth M, Stolte M: Fundic gland polyps are not induced by proton pump inhibitor therapy. Am J Clin Pathol 116:716–720, 2001.
17. Deppisch LM, Rona VT: Gastric epithelial polyps. A 10-year study. J Clin Gastroenterol 11:110–115, 1989.
18. Rosen S, Hoak D: Intramucosal carcinoma developing in a hyperplastic gastric polyp. Gastrointest Endosc 39:830–833, 1993.
19. Zea-Iriarte WL, Itsuno M, Makiyama K, et al: Signet ring cell carcinoma in hyperplastic polyp. Scand J Gastroenterol 30:604–608, 1995.
20. Daibo M, Itabashi M, Hirota T: Malignant transformation of gastric hyperplastic polyps. Am J Gastroenterol 82:1016–1025, 1987.
21. Abraham SC, Singh VK, Yardley JH, Wu TT: Hyperplastic polyps of the stomach: Associations with histologic patterns of gastritis and gastric atrophy. Am J Surg Pathol 25:500–507, 2001.
22. Krasinskas AM, Abraham SC, Metz DC, Furth EE: Oxyntic mucosa pseudopolyps: A presentation of atrophic autoimmune gastritis. Am J Surg Pathol 27:236–241, 2003.
23. Laxen F: Gastric carcinoma and pernicious anaemia in long-term endoscopic follow-up of subjects with gastric polyps. Scand J Gastroenterol 19:535–540, 1984.
24. Veereman Wauters G, Ferrell L, Ostroff JW, Heyman MB: Hyperplastic gastric polyps associated with persistent *Helicobacter pylori* infection and active gastritis. Am J Gastroenterol 85:1395–1397, 1990.
25. Ohkusa T, Takashimizu I, Fujiki K, et al: Disappearance of hyperplastic polyps in the stomach after eradication of *Helicobacter pylori*. A randomized, clinical trial. Ann Intern Med 129:712–715, 1998.
26. Nakajima A, Matsuhashi N, Yazaki Y, et al: Details of hyperplastic polyps of the stomach shrinking after anti-*Helicobacter pylori* therapy. J Gastroenterol 35:372–375, 2000.
27. Tytgat G: Gastric diseases. In Classen M, Tytgat, GNJ, Lightdale, CJ (eds): Gastroenterological Endoscopy. New York, Thieme, 2002, pp 488–523.
28. Papa A, Cammarota G, Tursi A, et al: Histologic types and surveillance of gastric polyps: A seven year clinico-pathological study. Hepatogastroenterology 45:579–582, 1998.
29. Abraham SC, Montgomery EA, Singh VK, et al: Gastric adenomas: Intestinal-type and gastric-type adenomas differ in the risk of adenocarcinoma and presence of background mucosal pathology. Am J Surg Pathol 26:1276–1285, 2002.
30. Harju E: Gastric polyposis and malignancy. Br J Surg 73:532–533, 1986.
31. Nakamura T, Nakano G: Histopathological classification and malignant change in gastric polyps. J Clin Pathol 38:754–764, 1985.
32. Stolte M: Clinical consequences of the endoscopic diagnosis of gastric polyps. Endoscopy 27:32–37; discussion 59–60, 1995.
33. Tomasulo J: Gastric polyps. Histologic types and their relationship to gastric carcinoma. Cancer 27:1346–1355, 1971.
34. Schmitz JM, Stolte M: Gastric polyps as precancerous lesions. Gastrointest Endosc Clin N Am 7:29–46, 1997.
35. Pisano R, Llorens P, Backhouse C, Palma M: [Anatomopathological study of 86 gastric adenomas. Experience in 14 years]. Rev Med Chil 124:204–208, 1996.
36. Nakamura K, Sakaguchi H, Enjoji M: Depressed adenoma of the stomach. Cancer 62:2197–2202, 1988.
37. Seifert E, Gail K, Weismuller J: Gastric polypectomy. Long-term results (survey of 23 centres in Germany). Endoscopy 15:8–11, 1983.
38. Borrmann R: Geschwulste des magens und duodenums. In Henke F, Lubarsch O (eds): Handbuch der Speziellen Pathologischen Anatomie und Histologie, Vol 4. Berlin, Springer, 1926, p 865.

39. Guelrud M, Herrera I, Essenfeld H, Castro J: Enhanced magnification endoscopy: A new technique to identify specialized intestinal metaplasia in Barrett's esophagus. Gastrointest Endosc 53:559–565, 2001.
40. Yao K, Oishi T, Matsui T, et al: Novel magnified endoscopic findings of microvascular architecture in intramucosal gastric cancer. Gastrointest Endosc 56:279–284, 2002.
41. Seifert E, Elster K: Gastric polypectomy. Am J Gastroenterol 63: 451–456, 1975.
42. Ginsberg GG, Al-Kawas FH, Fleischer DE, et al: Gastric polyps: Relationship of size and histology to cancer risk. Am J Gastroenterol 91:714–717, 1996.
43. Muehldorfer SM, Stolte M, Martus P, et al: Diagnostic accuracy of forceps biopsy versus polypectomy for gastric polyps: A prospective multicentre study. Gut 50:465–470, 2002.
44. Batovsky M, Vavrecka A, Pauer M, Valach A: Endoscopic gastroduodenal polypectomy. Czech Med 11:157–167, 1988.
45. De Salvo L, Ansaldo GL, Romairone E, Borgonovo G: [Gastric polyps: Role of endoscopy]. Ann Ital Chir 61:153–156; discussion 157, 1990.
46. Lau CF, Hui PK, Mak KL: Gastric polypoid lesions—illustrative cases and literature review. Am J Gastroenterol 93:2559–2564, 1998.
47. The role of endoscopy in the surveillance of premalignant conditions of the upper gastrointestinal tract. American Society for Gastrointestinal Endoscopy. Gastrointest Endosc 48:663–668, 1998.
48. Tio TL, Tytgat GN: Endoscopic ultrasonography of an arteriovenous malformation in a gastric polyp. Endoscopy 18:156–158, 1986.
49. Akahoshi K, Kojima H, Fujimaru T, et al: Grasping forceps assisted endoscopic resection of large pedunculated GI polypoid lesions. Gastrointest Endosc 50:95–98, 1999.
50. Iishi H, Tatsuta M, Narahara H, et al: Endoscopic resection of large pedunculated colorectal polyps using a detachable snare. Gastrointest Endosc 44:594–597, 1996.
51. Brandimarte G, Tursi A: Endoscopic snare excision of large pedunculated colorectal polyps: A new, safe, and effective technique. Endoscopy 33:854–857, 2001.
52. Matsushita M, Hajiro K, Takakuwa H, et al: Ineffective use of a detachable snare for colonoscopic polypectomy of large polyps. Gastrointest Endosc 47:496–499, 1998.
53. Iishi H, Tatsuta M, Kitamura S, et al: Endoscopic resection of large sessile colorectal polyps using a submucosal saline injection technique. Hepatogastroenterology 44:698–702, 1997.
54. Waxman I, Saitoh Y, Raju GS, et al: High-frequency probe EUS-assisted endoscopic mucosal resection: A therapeutic strategy for submucosal tumors of the GI tract. Gastrointest Endosc 55:44–49, 2002.
55. Rosen L, Bub DS, Reed JF 3rd, Nastasee SA: Hemorrhage following colonoscopic polypectomy. Dis Colon Rectum 36:1126–1131, 1993.
56. Van Gossum A, Cozzoli A, Adler M, et al: Colonoscopic snare polypectomy: Analysis of 1485 resections comparing two types of current. Gastrointest Endosc 38:472–475, 1992.
57. Lin LF, Siauw CP, Ho KS, Tung JC: Hemoclip-assisted endoscopic polypectomy of large superior duodenal angle polyp using a needle knife. Zhonghua Yi Xue Za Zhi (Taipei) 64:731–734, 2001.
58. Sobrino-Faya M, Martinez S, Gomez Balado M, et al: Clips for the prevention and treatment of postpolypectomy bleeding (hemoclips in polypectomy). Rev Esp Enferm Dig 94:457–462, 2002.
59. Waye JD, Lewis BS, Atchison MA, Talbott M: The lost polyp: A guide to retrieval during colonoscopy. Int J Colorectal Dis 3:229–231, 1988.
60. Bjork JT, Geenen JE, Soergel KH, et al: Endoscopic evaluation of large gastric folds: A comparison of biopsy techniques. Gastrointest Endosc 24:22–23, 1977.
61. Komorowski RA, Caya JG, Geenen JE: The morphologic spectrum of large gastric folds: Utility of the snare biopsy. Gastrointest Endosc 32:190–192, 1986.
62. Buscarini E, Stasi MD, Rossi S, et al: Endosonographic diagnosis of submucosal upper gastrointestinal tract lesions and large fold gastropathies by catheter ultrasound probe. Gastrointest Endosc 49: 184–191, 1999.
63. Lugering N, Menzel J, Kucharzik T, et al: Impact of miniprobes compared to conventional endosonography in the staging of low-grade gastric malt lymphoma. Endoscopy 33:832–837, 2001.
64. Kimmey MB, Martin RW, Haggitt RC, et al: Histologic correlates of gastrointestinal ultrasound images. Gastroenterology 96:433–441, 1989.
65. Caletti G, Fusaroli P, Bocus P: Endoscopic ultrasonography in large gastric folds. Endoscopy 30(Suppl 1):A72–75, 1998.
66. Botet JF, Lightdale C: Endoscopic sonography of the upper gastrointestinal tract. AJR Am J Roentgenol 156:63–68, 1991.
67. Mendis RE, Gerdes H, Lightdale CJ, Botet JF: Large gastric folds: A diagnostic approach using endoscopic ultrasonography. Gastrointest Endosc 40:437–441, 1994.
68. Chen TK, Wu CH, Lee CL, et al: Endoscopic ultrasonography in the differential diagnosis of giant gastric folds. J Formos Med Assoc 98:261–264, 1999.
69. Songur Y, Okai T, Watanabe H, et al: Endosonographic evaluation of giant gastric folds. Gastrointest Endosc 41:468–474, 1995.
70. Sung JJ, Lee YT, Leong RW: EUS in portal hypertension. Gastrointest Endosc 56:S35–43, 2002.
71. Miller LS: Endoscopic ultrasound in the evaluation of portal hypertension. Gastrointest Endosc Clin N Am 9:271–285, 1999.
72. Avunduk C, Navab F, Hampf F, Coughlin B: Prevalence of Helicobacter pylori infection in patients with large gastric folds: Evaluation and follow-up with endoscopic ultrasound before and after antimicrobial therapy. Am J Gastroenterol 90:1969–1973, 1995.
73. Marcato N, Abergel A, Froment S, et al: [Sarcoidosis gastropathy: Diagnosis and contribution of echo-endoscopy]. Gastroenterol Clin Biol 23:394–397, 1999.
74. Danzi JT, Farmer RG, Sullivan BH Jr, Rankin GB: Endoscopic features of gastroduodenal Crohn's disease. Gastroenterology 70: 9–13, 1976.
75. Hirokawa M, Shimizu M, Terayama K, et al: Bamboo-joint-like appearance of the stomach: A histopathological study. Apmis 107: 951–956, 1999.
76. Lagasse JP, Causse X, Legoux JL, et al: Cytomegalovirus gastritis simulating cancer of the linitis plastica type on endoscopic ultrasonography. Endoscopy 30:S101–102, 1998.
77. Ménétrier P: Des polyadenomes gastriques et de leurs rapports avec le cancer de l'estomac. Arch Physiol Norm Path 1:236–262, 1888.
78. Appelman H: Localized and extensive expansions of the gastric mucosa: Mucosal polyps and giant folds. In Appelman H (ed): Pathology of the Esophagus, Stomach, and Duodenum. Contemporary Issues in Surgical Pathology, 4th ed. New York, Churchill Livingstone, 1984, p 79.
79. Fujishima H, Misawa T, Chijiwa Y, et al: Scirrhous carcinoma of the stomach versus hypertrophic gastritis: Findings at endoscopic US. Radiology 181:197–200, 1991.
80. Sackmann M, Morgner A, Rudolph B, et al: Regression of gastric MALT lymphoma after eradication of Helicobacter pylori is predicted by endosonographic staging. MALT Lymphoma Study Group. Gastroenterology 113:1087–1090, 1997.
81. Caletti G, Fusaroli P, Togliani T: EUS in MALT lymphoma.

Gastrointest Endosc 56:S21–26, 2002.
82. Fusaroli P, Buscarini E, Peyre S, et al: Interobserver agreement in staging gastric malt lymphoma by EUS. Gastrointest Endosc 55: 662–668, 2002.
83. Yeh HZ, Chen GH, Chang WD, et al: Long-term follow up of gastric low-grade mucosa-associated lymphoid tissue lymphoma by endosonography emphasizing the application of a miniature ultrasound probe. J Gastroenterol Hepatol 18:162–167, 2003.
84. Waxman I: Clinical impact of high-frequency ultrasound probe sonography during diagnostic endoscopy—a prospective study. Endoscopy 30(Suppl 1):A166–168, 1998.
85. Yanai H, Yoshida T, Harada T, et al: Endoscopic ultrasonography of superficial esophageal cancers using a thin ultrasound probe system equipped with switchable radial and linear scanning modes. Gastrointest Endosc 44:578–582, 1996.
86. Hirschowitz BI: Zollinger-Ellison syndrome: Pathogenesis, diagnosis, and management. Am J Gastroenterol 92:44S–48S; discussion 49S–50S, 1997.
87. Hung PD, Schubert ML, Mihas AA: Zollinger-Ellison syndrome. Curr Treat Options Gastroenterol 6:163–170, 2003.
88. Lorimier G, Binelli C, Burtin P, et al: Metastatic gastric cancer arising from breast carcinoma: Endoscopic ultrasonographic aspects. Endoscopy 30:800–804, 1998.
89. Hizawa K, Suekane H, Kawasaki M, et al: Diffuse cystic malformation and neoplasia-associated cystic formation in the stomach. Endosonographic features and diagnosis of tumor depth. J Clin Gastroenterol 25:634–639, 1997.
90. Bhutani MS: EUS and EUS-guided fine-needle aspiration for the diagnosis of rectal linitis plastica secondary to prostate carcinoma. Gastrointest Endosc 50:117–119, 1999.

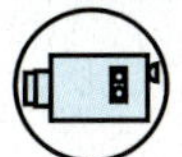

胃肿瘤的内镜治疗

Mainor R. Antillon and Yang Chen

35

引言 515
胃癌 515
流行病学 515
发病机制 516
临床特征 519
病理学 520
鉴别诊断 520
分期 520
治疗 520
技术描述 522
胃部其他肿瘤 529
胃息肉 529
胃淋巴瘤 529
类癌 531
间质细胞瘤 531
未来趋势 533

引言

消化内镜在过去的十年中以惊人的速度不断发展，治疗性内镜的应用范围极大增加，最主要的原因是由于技术的进步。反过来，这些技术上的突破也促进了内镜诊断和治疗胃肠道疾病技术的发展，其中包括对胃肿瘤的诊断与治疗。

超声内镜（endoscopic ultrasonography, EUS）的临床应用与发展使消化疾病专家能够评估从前不可及的胃壁内的病变，并确定病变起源的层次。超声内镜的精确度几乎能够达到针尖大小，可以了解受累胃壁层次的深度，除外有无淋巴结转移，从而使内镜医师可安全实施内镜下胃肿瘤切除术。

内镜下黏膜切除术（endoscopic mucosal resection, EMR）和热消融术，如掺钕：钇铝石榴石（Nd:YAG）激光、氩等离子体凝固（argon plasma coagulation, APC），这些新技术的引入已经使得内镜下安全、完整地切除或破坏某些类型的胃肿瘤成为可能[1-5]。

表 35-1　胃的肿瘤
上皮性肿瘤 • 腺瘤 • 癌 　原发 　继发 • 类癌
淋巴瘤
间质瘤

胃肿瘤是指任何发生在胃壁的肿块病变。良恶性肿瘤的区别在于有无转移的可能。上皮性肿瘤包括腺瘤和癌。壁内病变包括胃间质细胞瘤和淋巴瘤。表35-1所示为胃肿瘤的分类。

本章重点介绍早期胃癌（early gastric cancer, EGC）的内镜治疗。

胃癌

尽管全球胃癌发病率和死亡率在下降，胃癌仍是全球第二位的癌症死因，仅次于肺癌。据估计2000年死于胃癌的病例数超过870 000，约占所有癌症死亡的12%[6, 7]。腺癌约占胃癌的90%，其余的为非霍奇金淋巴瘤（non-Hodgkin's lymphoma，NHL）和平滑肌肉瘤。

流行病学

全世界胃癌的年发病率有很大差异。众所周知，胃癌的发病率在东西方之间存在差异（图 35-1）。

在东亚国家，如日本和中国以及很多发展中国家，胃癌是最常见的恶性肿瘤，是癌症死亡的首位病因[8]。图 35-2 显示了东亚和美国的胃癌发病率。

在东方、前苏联，中欧和东欧的一些地区、中美洲（如哥斯达黎加）和南美洲（如智利）等国家，胃癌的发病率都很高。美国以及非洲某些地区胃癌的发病率最低。

1996 年国际研究机构有关癌症的数据报道显示，年龄标准化后男性胃癌发病率在日本的 Yamagata 为

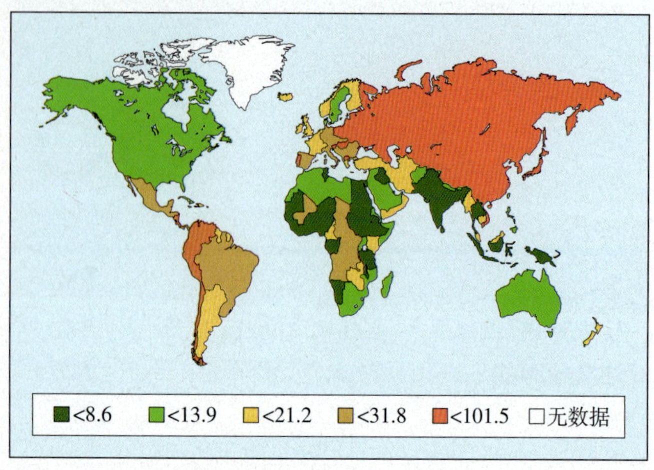

图 35-1　全世界胃癌的发病率。

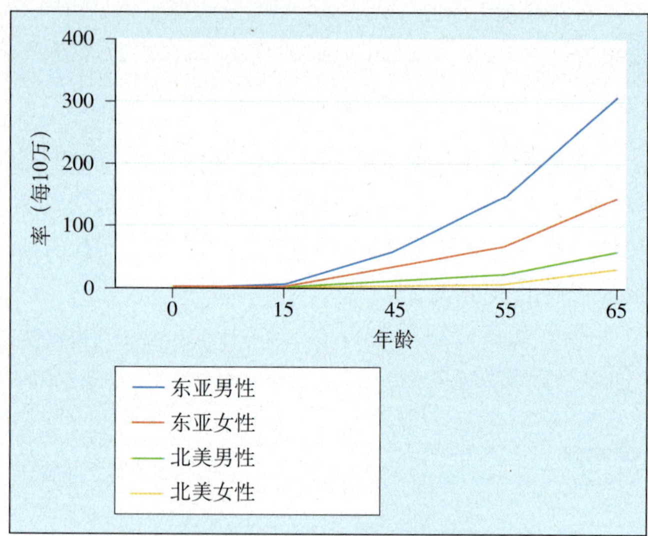

图 35-2　东亚和美国按性别和年龄的胃癌发病率。

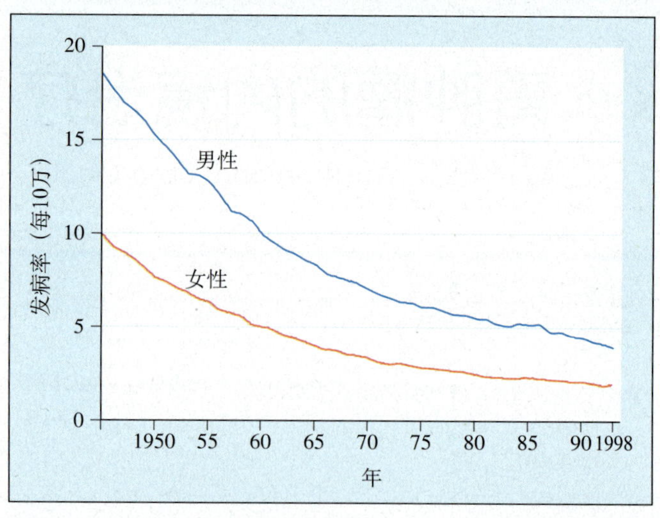

图35-3　年龄标准化的男性和女性非贲门胃癌在美国的发病率（1950 – 1990 年）。

95.5/10 万；而在美国白人中则为 7.5/10 万[8]。大多数胃癌发病率的地理差异是非贲门胃癌，而贲门癌发病率分布则比较相同。

从胃癌高发区移民到低发区的民族总体发病危险介于其故乡和新移民国家的发病率之间。第一代移民还保留高发的趋势，而后代的发病率则接近于他们所居住国家的发病率[9]。

在过去的几十年里，胃癌的发病率和死亡率都已明显下降，特别是在美国和西欧国家。在美国，胃癌在最常见的肿瘤中位居第13位，在癌症死亡的病因中占第8位。在全球，自1930年起非贲门胃癌的发病率一直在稳定下降（图35-3）。另一方面，腺癌累及贲门和/或食管胃连接部的发病率在发达国家如美国则在升高[10]。这一变化趋势的原因尚不清楚。

非贲门胃癌的总体发病率和死亡率在不同性别和种族之间存在着差异。在美国，本地美国人、西班牙白人和非洲裔美国人的发病率较高[11]。贲门癌的种族分布也存在差异，美国白人比非洲裔美国人易患[8]。胃癌的发病率随年龄而增加，大多数患者在 50 ~ 70 岁发病。36 岁以下年轻人的胃癌发病率在增加，从 1970 年前的 1.8%到1970年以后的4.2%，绝大多数（62.5%）发生在西班牙人。非贲门癌在男性比女性更多见，男女比例约为2:1。在美国白人中，贲门癌男女比率甚至更高，达到 6:1[8]。图 35-4 和 35-5 总结了美国自 1970 – 2000 年基于不同性别和种族的胃癌发病率和死亡率的变化趋势。

发病机制

胃癌的预后较差，5年生存率不足5%。造成预后不良的原因主要在于 4/5 的胃癌患者发现时已处于晚期[12]。有报道，偶然诊断的胃癌患者生存率较高[13,14]。

日本的胃癌发病率持续居全球最高，由于其建立了强力的肿瘤筛查政策，早期胃癌的检出率显著提高，占所有胃癌的 40% ~ 66.4%[15,16]。因此，许多治疗早期胃癌的经验来自日本。

日本消化内镜学会将早期胃癌定义为局限于黏膜或黏膜下层的癌，不论有无淋巴结的转移。这一定义基于对这一亚组患者的观察，患者的预后良好，胃切除并清扫初级和次级淋巴结后 5 年生存率超过 90%[1,17]。在西方，10% ~ 20% 的胃癌手术切除为早期胃癌[17]，而在日本，50% 以上的手术标本被分类为早期胃癌[18,19]。

幽门螺杆菌

自1983年首次报道幽门螺杆菌之后，大量的证据

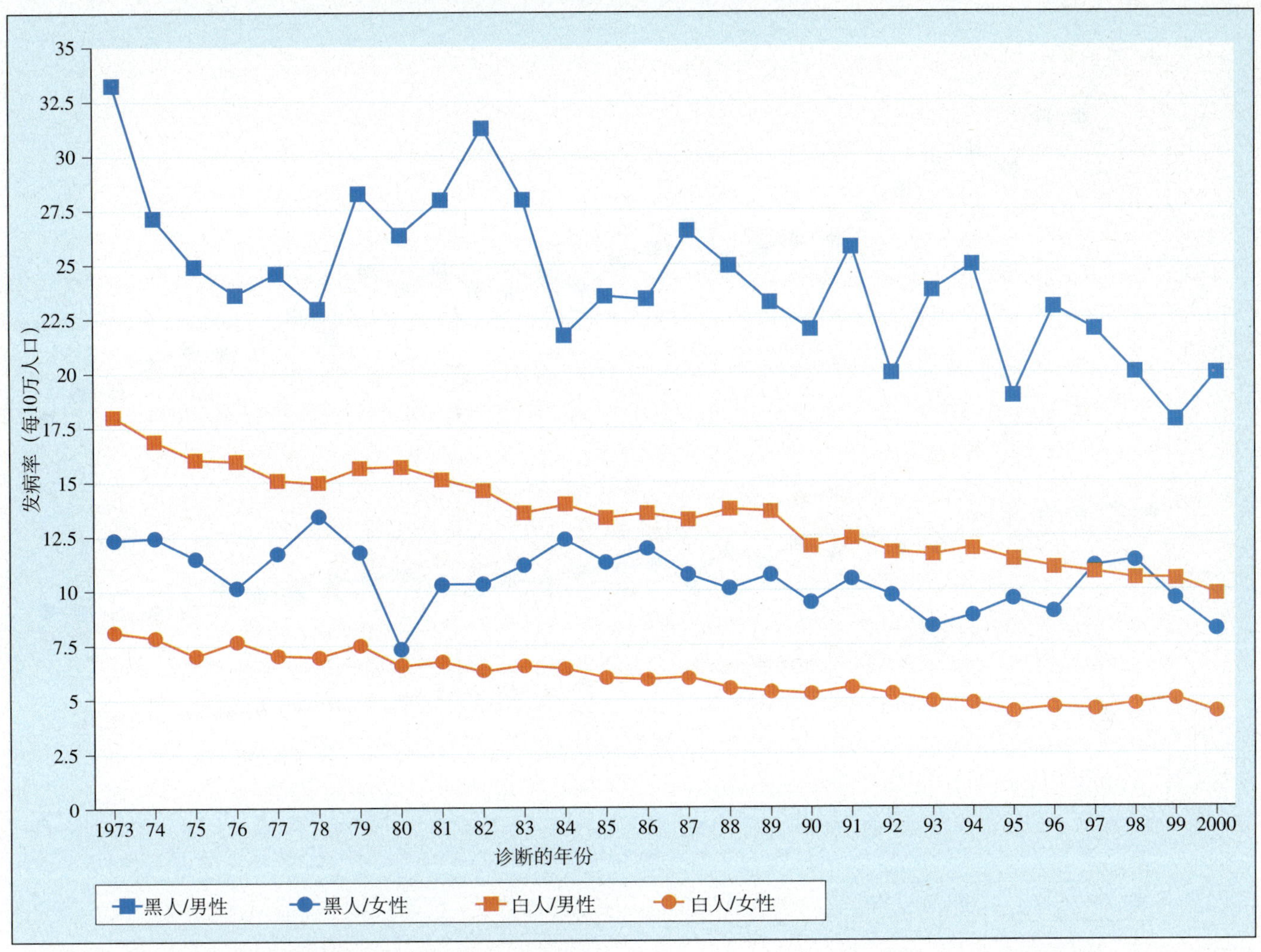

图 35-4 1973 － 2000 年美国的胃癌发病率（按性别和种族）。

证明了其在胃癌病因学中的作用[20, 22]。1994年国际癌症研究机构将幽门螺杆菌分类为人类的致癌病原。在生态学研究、病例对照研究以及前瞻性队列研究中均找到幽门螺杆菌与胃癌病因学相关的证据[21, 23, 25]。对前瞻性研究的荟萃分析表明，慢性幽门螺杆菌感染患者胃癌的患病风险增加 2 ~ 3 倍[26, 27]。一个前瞻性、同类病例对照研究发现先前的幽门螺杆菌感染与胃腺癌显著相关，但与贲门癌无关[28]。无幽门螺杆菌定植的个体患胃癌的风险似乎最小[29]。

幽门螺杆菌引起胃癌的机制与慢性胃炎的发生和进展有关[30]。几乎所有感染幽门螺杆菌的个体都会发生慢性胃炎，而且几乎所有的慢性胃炎都是幽门螺杆菌所致[31]。随着时间的进展，幽门螺杆菌感染引起的胃炎可从浅表非萎缩性胃炎进展到更严重的形式，包括重度萎缩性胃炎伴肠上皮化生。

慢性胃炎见于绝大多数胃癌病例且与癌症风险有关[30]。随着胃炎严重程度的增加，发生胃癌的危险也增加，有报道重度萎缩性胃窦炎发展成胃癌的风险超过10倍[30, 32]。肠型胃癌与重度萎缩性胃炎的关系更为密切，而弥漫性胃癌则更多见于非萎缩性胃炎[30]。

有强力证据提示幽门螺杆菌的致病因子在其致癌过程中的作用。Cag A 因子与腺癌危险密切相关，而在大多数未携带Cag A因子的个体，发生弥漫性腺癌的风险较低[33, 34]。

消化性溃疡病

幽门螺杆菌感染是胃溃疡、十二指肠溃疡和胃癌的常见危险因素，因此推测溃疡病与胃癌发生相关。但研究显示十二指肠溃疡与胃癌危险呈负相关[35]。

Parsonnet对这种显然矛盾的现象提出了一种可能的解释[34]，他认为幽门螺杆菌感染可以导致胃癌或十二指肠溃疡，但很少会导致两者同时发生。其他因素如个体的基因特点以及细菌本身对决定可能发生哪一种疾病也起重要作用。获得感染的年龄可能影响结局。有人认为生命早期发生的感染与萎缩性胃炎和胃癌有关，但可以减少十二指肠溃疡的发生，因为萎缩

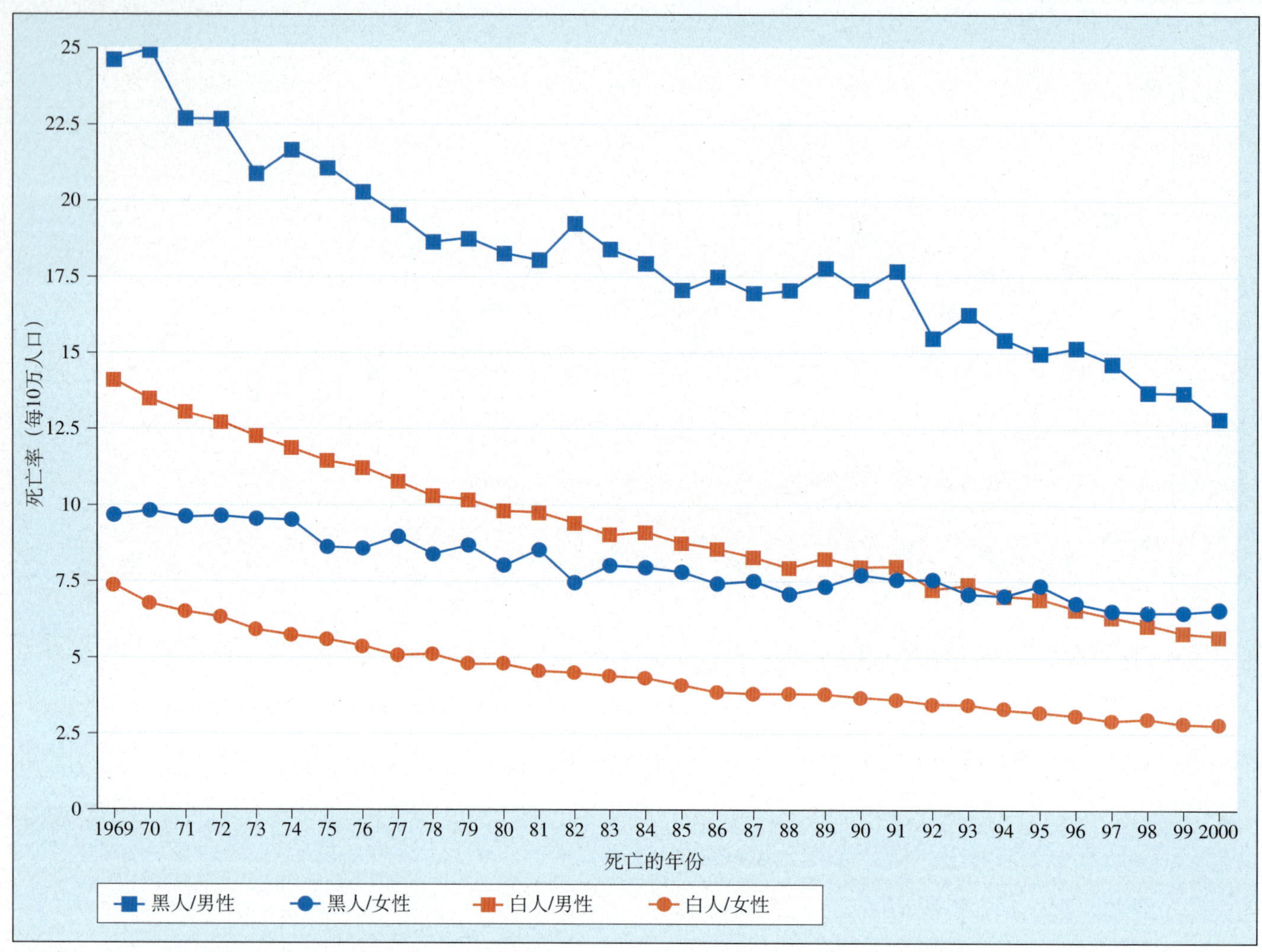

图 35-5　1969 – 2000 年美国的胃癌死亡率（按性别和种族）。

性胃炎时胃酸的生成减少。如果幽门螺杆菌感染在生命晚期获得，则发生萎缩性胃炎的可能性减低，发生胃癌的风险也减少[34]。

近来的研究证据提示胃溃疡与非贲门胃癌呈中度相关[36, 37]。

饮食因素

一些观察性研究显示新鲜的水果和蔬菜具有保护作用，且这种保护作用与其他饮食因素无关。但这种相关性在有限的队列研究资料中缺乏支持依据[38]。可能具有保护作用的营养成分包括维生素 E、类胡萝卜素、硒和维生素 C[38]，特别是维生素 C 的证据最强。在一组病例对照研究中，高维生素C摄入组胃癌的危险性比低维生素C摄入组降低一半[39]。但中国一项大样本成人 5 年的干预试验并没有显示补充维生素 C 的个体胃癌发生危险有任何变化[40]。

高盐消耗可增加胃癌的危险，这在生态学和病例对照研究的结果相当一致[41, 43]。但缺乏有关盐消耗量与胃癌关系的大样本研究。

N- 亚硝基化合物在动物实验中已证实有致癌作用[44]。在人的胃中，这些化合物可通过饮食中的亚硝酸盐或硝酸盐而形成，因而产生了饮食中高亚硝酸盐或硝酸盐易导致胃癌的假说。病例对照研究显示饮食中的硝酸盐摄入量与胃癌的发生呈负相关。由于硝酸盐和亚硝酸盐主要来自于蔬菜和储藏的肉，硝酸盐的摄入可能是反映蔬菜摄入的指数，出现负相关也不足为奇。病例对照研究显示高亚硝酸盐摄入与低亚硝酸盐摄入组相比，胃癌的危险有轻度增加，但统计学上无显著性，（相对危险性为 1.12 ~ 1.28）[45, 48]。由于高亚硝酸盐的食物可能也是高抗氧化剂的食物，这常常见于蔬菜和水果中，因此很难分清硝酸盐的消耗量对胃癌的影响 [45]。

据推测幽门螺杆菌的强毒株释放反应性氧代谢物，可以破坏相邻腺细胞，导致胃腺体的萎缩，这种作用可被其他因素如高盐摄入而增强，但可被抗氧化剂如维生素 C 而阻断[49]。

冰箱的发明，使新鲜食物随时可供，也相应地使得腌渍食品消耗减少，这可能是20世纪后期胃癌发病率下降的原因。

社会经济状况

在全世界范围内，社会经济水平低与胃癌发病率的增加成正比[6]。在低社会经济水平高胃癌发病率的人群中幽门螺杆菌的感染率也同样较高[50, 51]。有趣的是，有观察报道在社会经济水平较高地区的人群中，贲门癌的发病率却明显增加[10]。

胃的手术

有报道显示胃手术后发生胃癌的危险增加，特别是术后15年或15年以上时[52, 53]。这种相关性在胃溃疡行胃切除后最明显，但在迷走神经切断术或十二指肠溃疡行胃切除后较弱。这种相关性并不能扩展到贲门癌[35]。

胃息肉

单发的增生性胃息肉常见于慢性胃炎病史者，主要见于胃体部。至多有0.3%的增生性胃息肉含有局灶性腺癌。但约3%的多发胃息肉同时伴有胃内其他位置的癌[54]。因此，多发胃增生性息肉被认为是癌前状态。

另一方面，散发性胃底腺息肉或因质子泵抑制剂治疗而引起的胃底腺息肉，确无恶性可能性。结肠息肉病患者胃内可有数百个胃底腺息肉，有报道这些患者中极少发生异型增生[55]。有报道认为家族性腺瘤性息肉病患者的胃腺癌与胃底腺息肉病有关[56]。

腺瘤性息肉发生于肠上皮化生伴慢性胃炎的情况下。内镜下提示的恶化特征包括息肉体积大、表面呈红色、糜烂。40%的幽门腺腺瘤和总计达10%的管状腺瘤可能含有癌[54, 57]。另外，有11%的腺瘤性息肉患者有同时发生或不同时发生的胃腺癌[54, 58]。

遗传因素

遗传易感性在胃癌的发生中起着重要作用，在第一代亲属中胃癌的风险增加2～4倍。同样，有遗传性病变如Lynch综合征Ⅱ型的患者患胃癌的危险性增加[57, 59]。

其他因素

有报道Menetrier病患者、毛细血管扩张症以及A型血的患者患胃癌的风险比较高[60-62]。

基于人群的研究结果显示，恶性贫血及其与自身免疫性慢性胃炎的关系可使胃癌的风险增加2～3倍[63, 64]，有人建议对患恶性贫血的年轻患者行常规内镜监测[25, 66, 68]。

吸烟可以增加胃癌前病变以及异型增生的发病率，但尚未明确有量效关系[66-68]。尚无证据明确显示胃癌与饮酒的关系。

分子学异常

胃癌患者分子水平的异常已有描述。这些异常包括APC（atrial premature complex）基因、MCC（migrating motor complex）基因以及*p53*肿瘤抑制基因的等位基因缺失。*p53*肿瘤抑制基因的等位基因缺失见于高达64%的胃癌患者。这些缺失通常是胃癌晚期的事件[69]。此外，APC基因的突变以及染色体1q、5q和17p的杂合性丧失在胃癌中也有报道[70]。

在胃癌患者还发现有由于连环蛋白β（β-catenin）的突变而导致的上皮钙黏蛋白（E-cadherin）依赖的细胞与细胞间粘附功能的丧失[71]。E-cadherin表达的减少被认为与胃癌的复发和生存期缩短显著相关[72]。微卫星体的不稳定也见于胃癌患者[73]。Sialy-Tn的较高表达与胃癌患者的不良预后有关[74]。已经发现c-erbB蛋白过度表达的胃癌患者预后比那些无c-erbB蛋白表达的低分化胃腺癌患者更差[75]。在一些遗传性弥漫性胃癌家族中发现有E-cadherin基因CHD1的胚细胞系的截短突变（truncating mutation）[76, 77]。

临床特征

早期胃癌

观察性研究显示将近70%的早期胃癌患者有消化不良的症状，但不伴有贫血、吞咽困难或体重下降。在胃癌发病率低的国家，胃癌的早期发现并不多见（诊断病例不到20%）。但在胃癌高发的国家如日本，自20世纪60年代起就实施胃癌的内镜筛查，因此早期胃癌的发现率达到40%～50%。在缺乏症状提示的情况下，检查早期胃癌需要提高对胃癌的怀疑系数，并降低内镜检查的阈值，特别是对于那些胃癌高发区的患者。

晚期胃癌

大多数胃腺癌患者症状明显。伴随症状有体重下降、呕吐、厌食、早饱、腹痛和贫血，类似于溃疡病和其他胃肠道疾病的表现。一般情况下，患者出现症状的时间不到12个月，其中有40%的患者出现症状不到3个月。症状和体征是由于癌症通过直接蔓延或远处转移侵犯超过固有肌层所致。胃癌最常见的转移部位是肝和肺（40%），骨和腹膜的转移较少（10%）。偶有患者会出现副癌综合征，如Trousseau综合征（血栓形成）、黑棘皮症（色素性皮损，腋窝为典型部位）或皮肌炎[78, 79]。

病理学

大多数原发胃癌是腺癌，偶见有鳞癌或腺鳞癌。其他少见的胃癌还有壁细胞癌、绒毛膜癌以及杆状肿瘤。转移癌不常见，肺癌是最多见的原发灶。有少数胃癌肉瘤和纺锤样细胞癌的报道[80]。

组织学上，胃的腺癌可分为两类[81]：

1. 肠型：肿瘤分化好，形成腺体样结构，常常有溃疡。
2. 弥漫型：特征为胃壁的浸润和增厚，不伴有孤立的肿块形成。

约有 16% 的胃癌不能分类或属于混合型[80]。

在美国和欧洲，胃癌发病率的下降主要是远端肠型胃癌发病率的下降，而近端弥漫型胃癌发病率呈稳定上升的趋势[82, 83]。

文献中关于胃贲门癌和远端食管癌的分类有些不一致，因为这些肿瘤中很多或大多数代表远段食管或食管胃连接部特殊肠上皮化生的远端播散。

肠型

大体上，肠型腺癌是一种界限清晰的肿瘤，趋向于呈结节状、息肉样或溃疡型。组织学上，肠型腺癌的特征是形成良好的腺样表现，可含有实性或乳头状区域。恶性细胞呈柱状或立方形，核位于基底部。

弥漫型

大体上，弥漫性腺癌更可能有蚀斑样表面，界限不清，呈浸润性生长。组织学上，浸润性生长由单个细胞或细胞索组成，在细胞或细胞索之间存在有纤维样或黏液样基质。很多弥漫型胃癌含有黏液小滴，有时可形成印戒样（signet-ring）表现。多数皮革胃病例病理分类为弥漫型胃癌，且大多数弥漫型胃癌分化差。

鉴别诊断

胃癌的鉴别诊断需要组织学证实。在放射影像学检查和内镜检查中，胃癌的征象都与溃疡病相似。因此，必须对所有胃溃疡病变进行活检以确定良性或恶性诊断。影像学或内镜检查对于早期胃癌的诊断都非常困难，需要识别非常细微的异常，如轻度的凹陷或隆起、细微的颜色差别或质地差别或蠕动的改变，并应取组织活检。

诊断时遇到更多的是晚期胃癌。50%的胃癌位于胃窦部，1/4位于体部，其余的可累及贲门或全胃。晚期胃癌可呈蕈伞型、息肉样、平坦（表浅型）、溃疡型或弥漫浸润型（皮革胃）。有 60%～70% 的胃癌是溃疡型或蕈伞型。溃疡型胃癌与良性溃疡相似，但通常更大，边缘隆起（呈堤坝样边缘“punched out”），溃疡底部较不规则或“粗乱”，界限不清。皮革胃或“皮革瓶”胃占10%，腔内无肿块，但胃壁弥漫浸润，且常常明显增厚。

分期

胃癌分期的第一步应包括腹部螺旋 CT 扫描以确定有无转移病变。在没有转移的情况下，超声内镜对于评价可切除性非常有帮助。使用超声内镜评价可治愈手术切除的精确性达 91%。

早期胃癌是由日本消化内镜学会定义的，指胃癌限于黏膜或黏膜下层，有或无淋巴结转移。这组患者的 5 年生存率非常好，超过 90%[1, 85]。黏膜内病变（T1m）淋巴结转移的危险为3%，如有黏膜下层受累，则发生淋巴结转移的危险为20%[86]。早期胃癌发生淋巴结转移的其他独立危险因素还包括组织病理学上淋巴管浸润、组织学溃疡形成以及肿瘤直径＞ 3cm[87]。对于＜ 3cm、无淋巴管浸润或组织学溃疡形成的肿瘤（T1m），淋巴结转移的风险只有 0.36%[87]。

治疗

适应证和禁忌证

治疗的主要适应证可根据治疗干预的目的来划分：

1. 治愈性的——包括完全切除病变或消灭病变。
2. 姑息性的——包括对于不能完全切除病变的患者使用内镜技术改善患者的生活质量。

术前病史和考虑

选择合适的病例、正确的诊断和分期是保证内镜治疗取得良好效果的关键。应避免不必要的风险。需认真考虑病变是适合手术还是内镜下切除？是否在分期诊断的同时行内镜治疗，还是推迟到以后进行内镜治疗？应该考虑将患者转至具有广泛癌症治疗和内镜治疗经验的三级医疗中心治疗。对于高风险的内镜下操作或患者有明显伴发疾病时，在治疗前一天应当对患者留院观察。

胃镜

在行胃镜检查时，应当充分扩张胃腔，以保证整个胃黏膜都得到全面很好的观察。肠型胃癌多见于胃窦部小弯。对于颜色变化（发红或苍白）、溃疡、结节、隆起或凹陷区，都应当进行活检。可疑指数高对于诊断早期胃癌非常重要。

早期胃癌的形态学分期分类基于内镜下的大体所见，日本学者对此已有描述[88]。

I 型——隆起型，隆起＞ 5mm

IIa 型——轻度隆起型

IIb 型——不规则但平坦型

IIc 型——平坦但轻度凹陷型

III 型——深溃疡型

I 型、IIa 和 IIc 型被认为是可以内镜下切除的病变。某些用于形态学分期的辅助指标也有助于预测病变是否可通过微创（内镜下）治疗并且获得与外科手术同样的治疗效果，这些包括：病变＜ 1cm，内镜和组织学未发现有瘢痕或溃疡形成（0.2%的淋巴结转移率），组织学分化良好（＜ 1% 的淋巴结转移率）[1, 85]。

超声内镜和超声内镜引导下细针穿刺细胞学检查

EUS目前已成为判断食管癌、胃癌和直肠癌局部肿瘤分期的最好方法，T 分期的准确性可高达 90%[89, 90]。Kelly 及其同事报道通过 EUS 对胃癌分期的准确性高于对食管癌，但淋巴结分期无显著差异。已经证实 EUS是早期胃癌最精确的影像学检查方法[89, 91]，对于评价肿瘤的浸润深度，其精确性超过 90%[92, 93]。

以前传统的超声内镜仅限于了解胃壁的厚度，因为转换频率只有7.5 ~ 12MHz。更新一代的超声内镜可提供更广泛的频率范围，从 5 ~ 20MHz。高频可对浅表病变进行详细评估。

胃肠道恶性肿瘤的长期无病生存取决于有无淋巴和远处转移。在线阵超声的辅助下，内镜医师可以在实时EUS的引导下对原发肿瘤和淋巴结及肝转移等腔外病变处进行精确穿刺，获得组织样本。可能还需要行其他影像学检查如 CT 扫描以除外更远的转移病变。EUS引导下的细针穿刺（FNA）细胞学检查对于良性病变和恶性淋巴结受累的总体敏感性为 92%（84% ~ 97%），特异性为93%（75% ~ 100%），准确性为 92%（82% ~ 98%）[94]。

超声内镜检查的缺点在于不能穿过严重狭窄的部位，且对评价胃内某些区域如贲门部的浅表病变存在技术困难。

高频超声探头

高频超声（high-frequency ultrasound，HFUS）探头提供更广泛的频率范围（12 ~ 30MHz），使得对胃肠道壁的观察更加细致。这些微型探头可通过任何标准内镜的操作腔道放置入胃内，通过在探头周围放置充水的透明塑料袋保证声学接触。在高频超声下，胃壁可识别分为 9 层，第 4 层是黏膜肌层。我们推荐用双腔治疗内镜进行插管探头检查，因为这种内镜的工作管腔较大，第 2 条腔道可用来使病变部位浸没在水中以便获得更好的声学接触，同时还可以用作通道来放置第 2 个装置，用于行内镜下切除时的“切除和抬起”操作。有时从机械操作上讲，通过放置微型探头观察胃底部的微小病变要更容易，这些部位的病变用传统的超声内镜检查可能无法达到。不过，HFUS 探头缺乏对深度的穿透能力，不能观察局部的淋巴结或转移性病变并对肿瘤进行 TNM 分期。

微型探头还可以用来评价行胃镜下 EMR 之前注射盐水后病变的情况，以证实病变从下方胃壁的固有肌层完全分离[95]。如果注射盐水后，病变不能与固有肌层完全分离则预示不能经内镜下切除，因而可以避免再行其他影像学检查来确定内镜切除的可行性。

高频超声对于早期胃癌的分期

早期胃癌的分类系统建立在肿瘤浸入黏膜（m）和黏膜下（sm）深度的基础上，可以通过HFUS探头确定。表浅的癌还可根据累及的深度进一步分为上、中、下三层，即 m1、m2、m3、sm1、sm2 和 sm3 [93]。

据报道HFUS对于早期胃癌分期的T分期总体准确性为80%[93,96,97]。对于Tm1 的分期准确性为92.1%，高于Tsm1（62.8%）或T2 固有肌（42.9%）[98]。EMR 对于黏膜内癌（m1、m2 和可能的m3）的治愈效果非常好，但对于黏膜下癌（sm1 ~ sm3）的疗效欠佳[12]。因此，鉴别 m3 和 sm1 病变的能力非常关键。使用 20MHz 频率的探头，Yanai 及同事[99]能够将早期胃癌累及黏膜层和早期胃癌累及黏膜下层鉴别开来，其准确性可达 72.3%。

在 33 例拟行内镜下治疗的浅表或黏膜下肿瘤病变患者，用 HFUS 进行评价[100]，结果显示，在 EMR 之前 26 例患者中有 25 例（96%）可通过 HFUS 对病变侵犯的深度精确预测。HFUS 确定的浸润深度与病理分期 100% 一致。几乎半数的切除病变是胃十二指肠病变，包括腺癌、胃和十二指肠腺瘤、胃和十二指肠类癌、异位胰腺、黏膜下纤维血管息肉、壶腹腺瘤和十二指肠脂肪瘤。有些研究者发现HFUS探头对于胃部小范围病变（<4cm）诊断的准确性与标准超声内镜相当[101]。

技术描述

内镜下黏膜切除技术

内镜下黏膜切除（EMR）的过程包括：先通过注射或装在内镜顶端的吸引帽将病变部位抬起，与深部的肌层组织分离，然后再通过圈套将病变切除（图 35-6）。理想的状态是在一次治疗步骤中将整个（“en bloc”）病变完整切除，不过较大的病变通常需要一片一片地切除。EMR切除的病变可以行病理组织学检查，这是 EMR 治疗明显优于消融治疗所在。由于EUS 和 HFUS 不能可靠的鉴别肿瘤浸润和恶性病变相关的炎症，而EMR既可以治疗，也可以确定最终的诊断分期。

下面介绍几种 EMR 技术[102-104]：

1. 注射并切除病变。
2. 注射、抬起并切除病变。
3. EMR 并结扎（EMRL）。
4. 帽辅助的 EMR。

注射和切除技术

这种操作通过向黏膜下注射溶液在病变下方造成一个“水泡”，将病变由固有肌层抬起，然后将病变通过圈套器电切予以切除（图35-7）。需要注射的液体量根据病变的大小而不同，只要保证整个病变充分抬起，就可以将病变安全捕获并切除。

需要说明的一点是，注射应从病变周围远端（距离内镜顶端最远的地方）边缘开始，然后再在病变周围的近侧缘（距离内镜顶端最近的地方）注射。这种注射顺序是为了尽可能减少因在近端注射而影响对远端尚未注射病变部位的观察。黏膜下“水泡”的形成提供了一个假蒂，从而使得圈套病变更加容易，并在下方形成一个保护性缓冲垫，从而降低组织的阻力并减少对深层胃壁层造成的电灼伤。所用的注射溶液有很多种。最常用的是高张盐水，以减少出血的危险[105]，也有其他溶液，包括可使病变抬高更持久的溶液

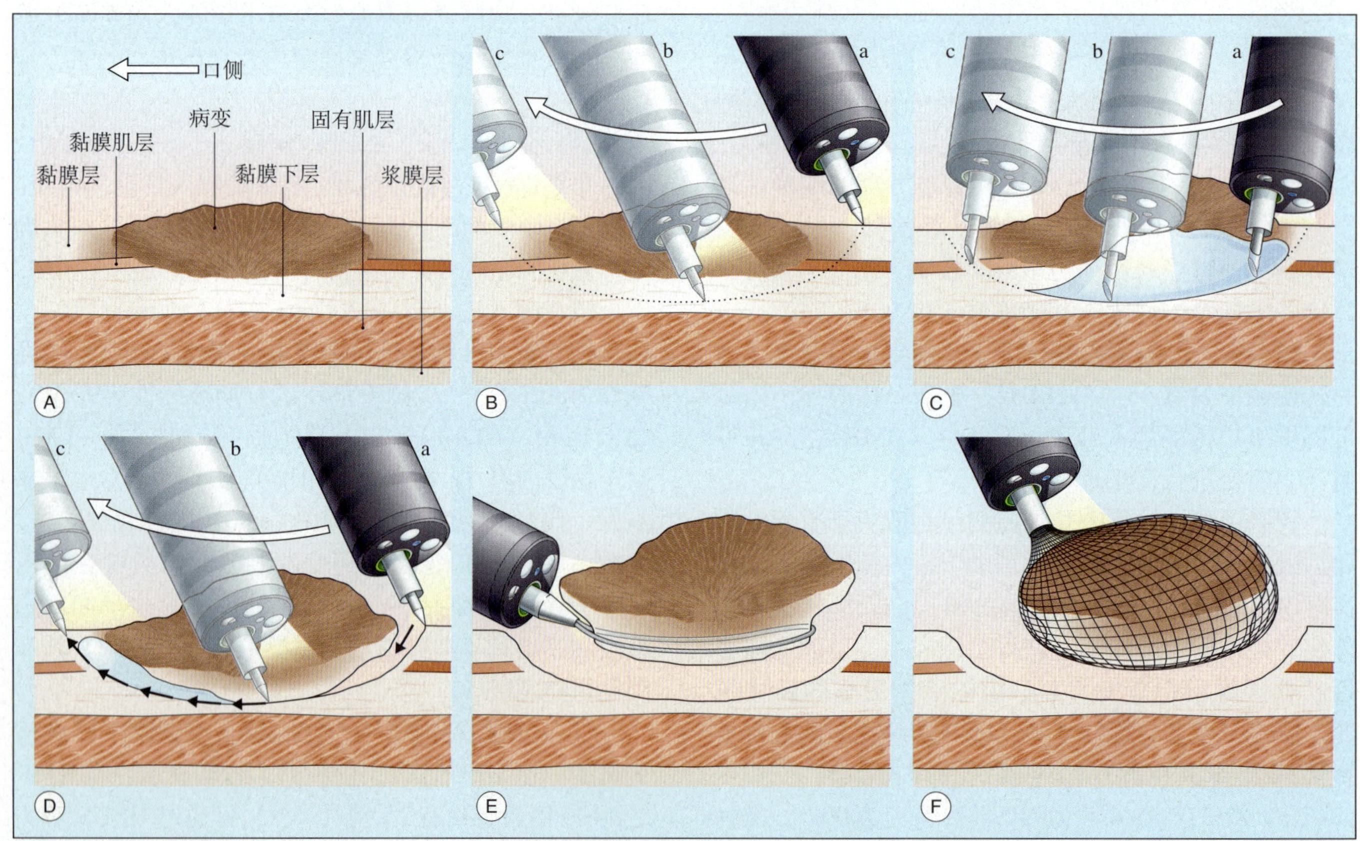

图 35-6　内镜下黏膜切除（EMR）——病变整个（en bloc）切除。A. 病变累及黏膜层。B. 在病变周围用针形刀从远端到近端划开标记的切除范围。C. 在病变周围从远端到近端黏膜下注射透明质酸钠。D. 用针形刀在病变周围从远端到近端划开标记的区域。E. 将整个病变圈套切除。F. 用 Roth 网篮将病变回收。

[106]。此外，不同内镜医师使用的圈套器也各种各样，电流也不同（如混合电流，ERBE）。迄今为止，尚无随机对照研究比较不同类型圈套器和注射剂对病变切除的安全性和有效性。

注射并切除病变的优点是比较简单，无需额外的设备。缺点是很多用来抬高病变的溶液很快消散，使得用圈套器在短时间内安全切除病变有困难。

注射、抬高并切除技术（剥脱活检）

这种技术采用的黏膜下注射方法与前面所描述的相同，使用双腔内镜通过操作腔道放入圈套和抓持活检钳。首先，把圈套器打开，将抓持钳穿过圈套器的环，然后将圈套器关闭，这样，圈套器和抓持钳就成了一个工作整体，操作时，打开圈套器，用抓持钳将病变通过开放的圈套器拉起，然后用圈套器套住病变，收紧电切（图 35-8）[107-109]。

与注射切除技术相比，这种技术更麻烦一些，需要双腔内镜和两个助手来完成 EMR 操作。

EMR 并结扎

这种技术切除病变可以用前面提到的黏膜下注射，也可以不用[110-112]。在内镜的顶端预先装载一个用于曲张静脉结扎的橡皮圈，进行圈套息肉切除操作前，先将病变结扎。使用标准的息肉切除圈套器，立即放置在结扎橡皮圈的上方或下方予以切除（图 35-9）[112]。

这种技术的优点是仅需要传统的装置和设备，缺点是装载曲张静脉结扎橡皮圈后内镜下对病变边缘的观察不理想，而且在结扎后需要再插管行病变切除。

帽辅助的 EMR

这种技术使用一个特殊的专门设计的透明塑料帽[113, 114]。透明塑料帽放置于内镜的顶端，根据内镜的型号选择不同大小的塑料帽。黏膜下注射按标准的方式进行。使用一种新月形的圈套器预先将环打开，套在帽边缘的沟槽中，先对准正常黏膜部位轻轻地吸引，使圈套器的环沿着帽边缘的沟槽内放好（SD-221L-25 或 SD-7P-1，Olympus America，Inc.）。放好圈套器后，从正常黏膜处松开吸引。这时，用帽吸引病变并维持中度到高度的真空。一旦将病变完全吸入帽内，则用圈套器将病变套住并关闭。当病变被圈套器紧紧勒住之后，放松吸引，病变带着圈套器离开帽，这时再通电，切除病变。最后，再轻轻吸引切除的病变，使其进入帽内，完全回收（图35-10）。这种技术特别适用于上消化道病变[113, 115, 116]。Matsuzaki 及其同事[116]报道使用一种 18 mm直径的软帽行较大胃部病变的整个切除，可切除病变可以达到标准帽切除病变大小的 1.4 倍。

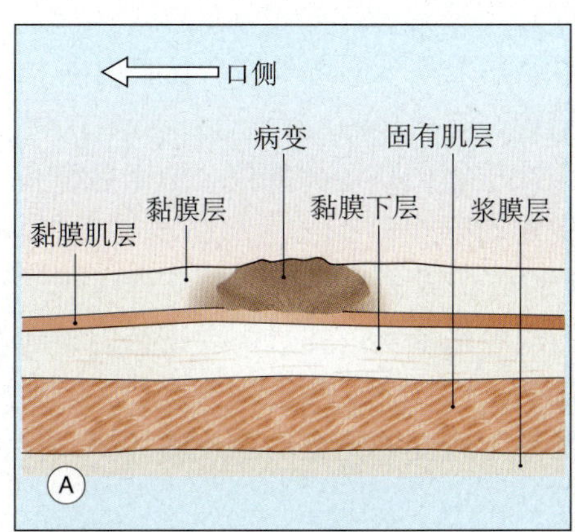

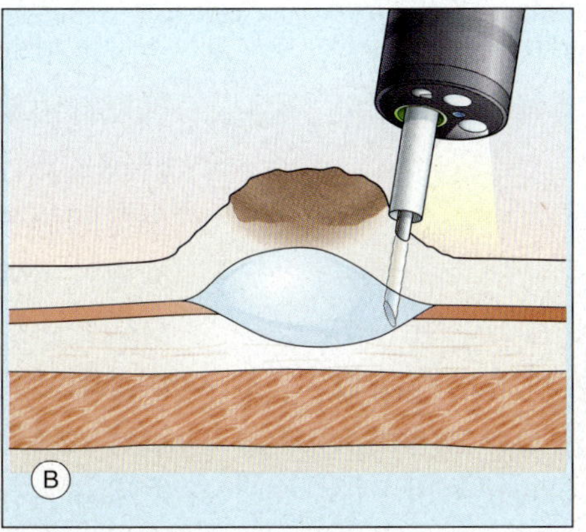

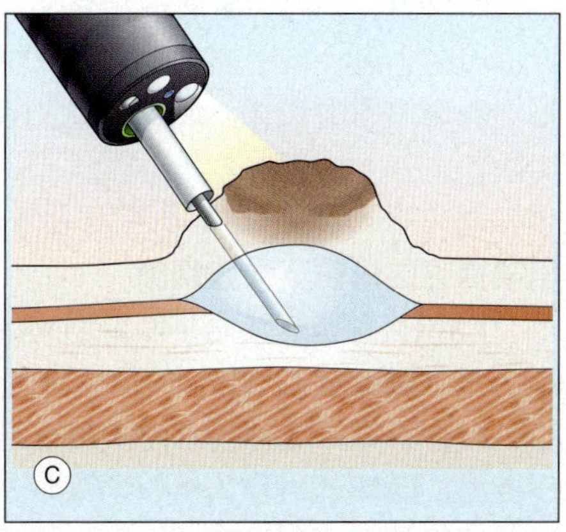

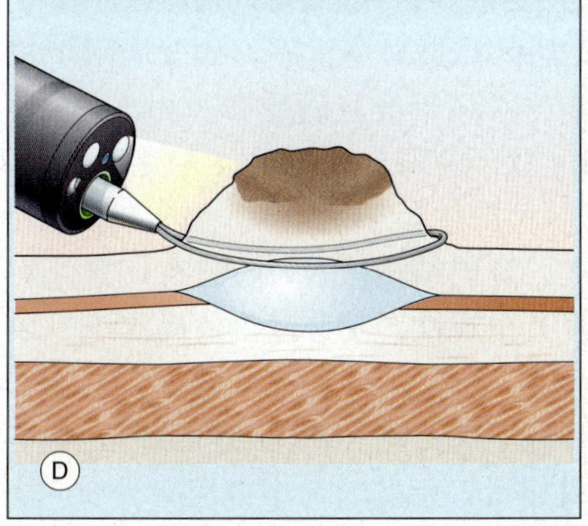

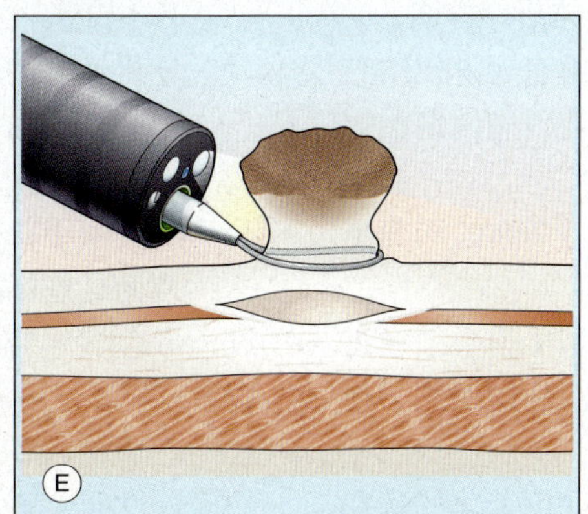

图 35-7　注射并切除。A. 病变累及黏膜层。B. 在病变远端的黏膜下注射。C. 在病变近端的黏膜下注射。D. 圈套抬起的病变。E. 收紧圈套器将抬高的病变切除。

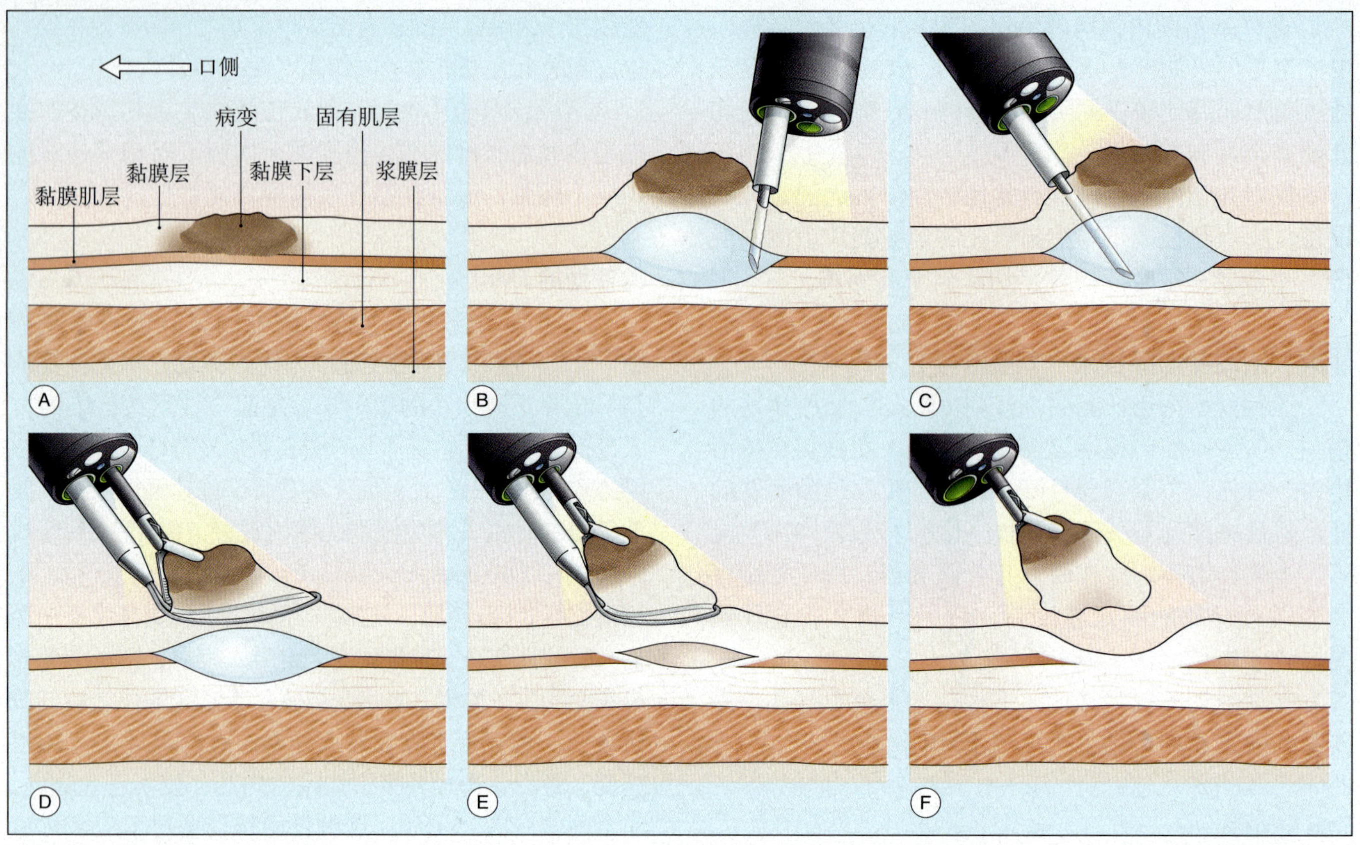

图 35-8　剥脱活检（strip biopsy）。A. 病变累及黏膜层。B. 使用双腔内镜在病变远端的黏膜下注射。C. 在病变近端的黏膜下注射。D. 抓持钳通过开放的圈套器拉起病变。E. 收紧圈套器切除病变。F. 去除病变后形成的黏膜缺损。

对于超过3cm的病变，内镜医师们则使用更具有黏性的材料，如透明质酸钠行黏膜下注射。先用适合针形刀的小口径透明帽或带有陶瓷帽的热绝缘刀沿着整个病变的周围切开，最后再用大圈套器将病变完全切除[117, 118]。

早期胃癌的内镜下黏膜切除

EMR目前被认为是早期胃癌的治疗手段，在日本作为早期胃癌治疗的方法迅速替代外科手术切除治疗，但在西方，这种技术尚未被普遍接受作为一线治疗方法。EMR还可作为组织学诊断分期的技术用于评价早期胃癌的浸润深度以帮助选择最佳治疗方法。

正确诊断病变的浸润深度以及了解有无淋巴结转移是内镜下治愈病变的关键。有关早期胃癌内镜治疗方面需要考虑的内容如下：

1. 病变表面的范围和形态。对于大于2cm的病变不推荐行内镜切除。
2. 浸润深度不应超过黏膜层，行 EMR 前必须通过EUS确定，并且应对切除的标本行病理组织学检查确证。
3. 恶性病变早期的重度异型增生。高度分化的病变适合内镜治疗，而分化差的病变远端扩散风险较高，可能不应行内镜治疗。
4. 多灶性早期胃癌如果整个形态学符合黏膜内癌，可以行内镜治疗。
5. EMR的难度取决于胃内病变的部位。位于后壁和小弯的病变较难切除。
6. 治愈性 EMR 的成功或失败需要通过病理组织学对病变边缘的观察来证实，并且需要进行内镜随访并取活检证实。
7. 治疗结果评价基于病变的完全切除或破坏率、复发率和生存率。

日本胃癌学会制定了以下内镜切除的适应证标准[88]：

1. 分化良好的I型或IIa型早期胃癌，病变局限于黏膜层，无组织学溃疡形成且病变＜ 2cm。
2. 分化良好，IIc 型，局限于黏膜层，无溃疡形成，病变＜ 1cm。

遵循这些标准，淋巴结转移的风险只有1.7%。不过，形态学分期具有主观性，其普遍价值尚需进一步评价。

一项纳入 210 例早期胃癌 EMR 治疗的随访 14 年的回顾性研究资料显示，患者的 5 年生存率为 86%；

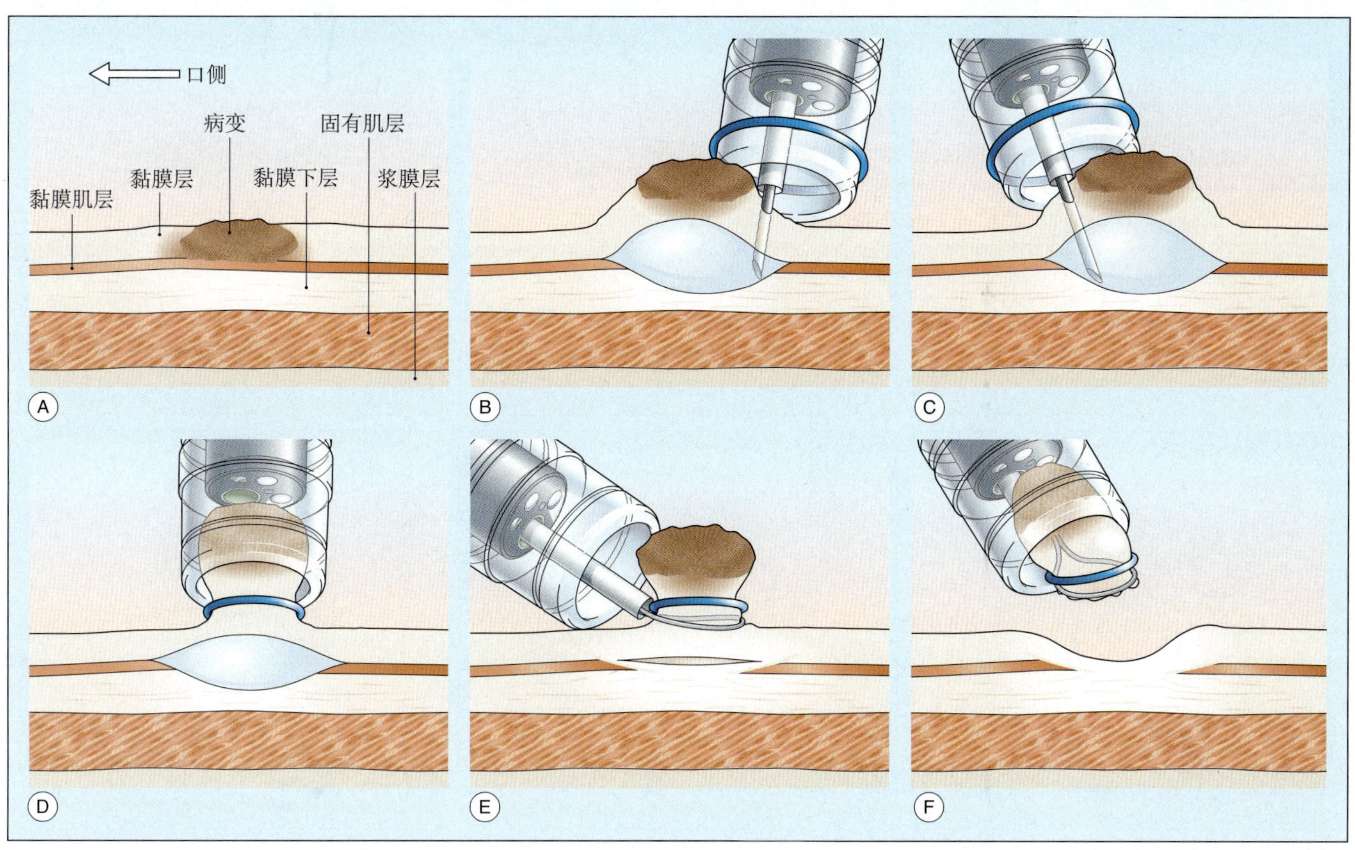

图 35-9 EMR 并结扎。A. 病变累及黏膜层。B. 在病变远端的黏膜下注射。C. 在病变近端的黏膜下注射。D. 吸引病变进入帽内并用橡皮圈结扎。E. 在橡皮圈的下方圈套切除病变。F. 去除病变后形成的黏膜缺损。

10年生存率为56%，无癌症相关死亡[109]。另一项研究评价了102例患者EMR治疗的效果，在9年随访期间未出现远隔转移或局部转移[103]。

一项研究报道106例早期胃癌患者（直径达2cm）经一次操作将病变完整切除（病变< 10 mm，占64%）或分次切除（较大的病变，占36%）。对于切除后边缘无肿瘤的患者，上述两种方法治疗后都无复发。这项特殊研究的患者总体复发率为2.8%。复发的肿瘤都是治疗时直径>15mm且采用分次切除的病例[120]。由于较难对分次切除的标本进行组织学重建证实是否完全切除，所以对于行分次切除病变的患者在术后应密切随访。

Amono及其同事通过回顾性研究评价了对于不满足日本癌症研究学会制定的 EMR 适应证标准的病例的内镜治疗效果[121]。内镜治疗方法包括 EMR、热治疗或二者联合。分化不良和分化良好的肿瘤大小从 1 ~ 3cm 。一些病例有黏膜下浸润，但浸润限于最浅层(sm1)。95% 的患者获得了治愈性切除。本组患者的治愈率与完全满足 EMR 切除形态学标准的患者治愈率（98%）相比，无统计学差异。

EMR 的充分性可通过测量所切除标本的边缘与癌边缘的距离而评价。既往研究认为上述距离> 2cm 时，没有患者出现癌症复发；而< 2cm时，则有16% 的患者出现复发[122]。切除标本边缘存在癌症的病例复发率高达45.8%。如果切除标本的边缘距离癌症边缘> 7mm，则没有发现1例复发，提示要保证获得完全的切除，则切除标本的边缘距离癌症边缘的切除距离至少为 2mm 才够[123]。对于病变直径< 1cm 的癌症比直径>2cm的癌症更可能（81.2%）进行这种切除[123]。

东京国立癌症研究中心进行了一项前瞻性研究，分析了 11 年期间 479 例接受 EMR 治疗的早期胃癌患者的情况。EMR病例的入选标准如下：中分化或高分化的胃癌；无淋巴管浸润；边界清楚。共有 405 例患者接受 EMR 治疗，69% 获得完全切除，复发率只有 2%。所有成功治疗的病例都联用 EMR 和激光治疗。在 38 个月（3 ~ 120 个月）的中位随访期内，278 例患者均无复发。无癌相关性死亡的报道。主要并发症是出血和穿孔。所有出血病例都经内镜下治疗而控制。肠穿孔发生于 5% 的患者，其中 84%（21/25）的患者用内镜夹治疗有效，穿孔患者中有 16%（4/25）接受手术治疗。

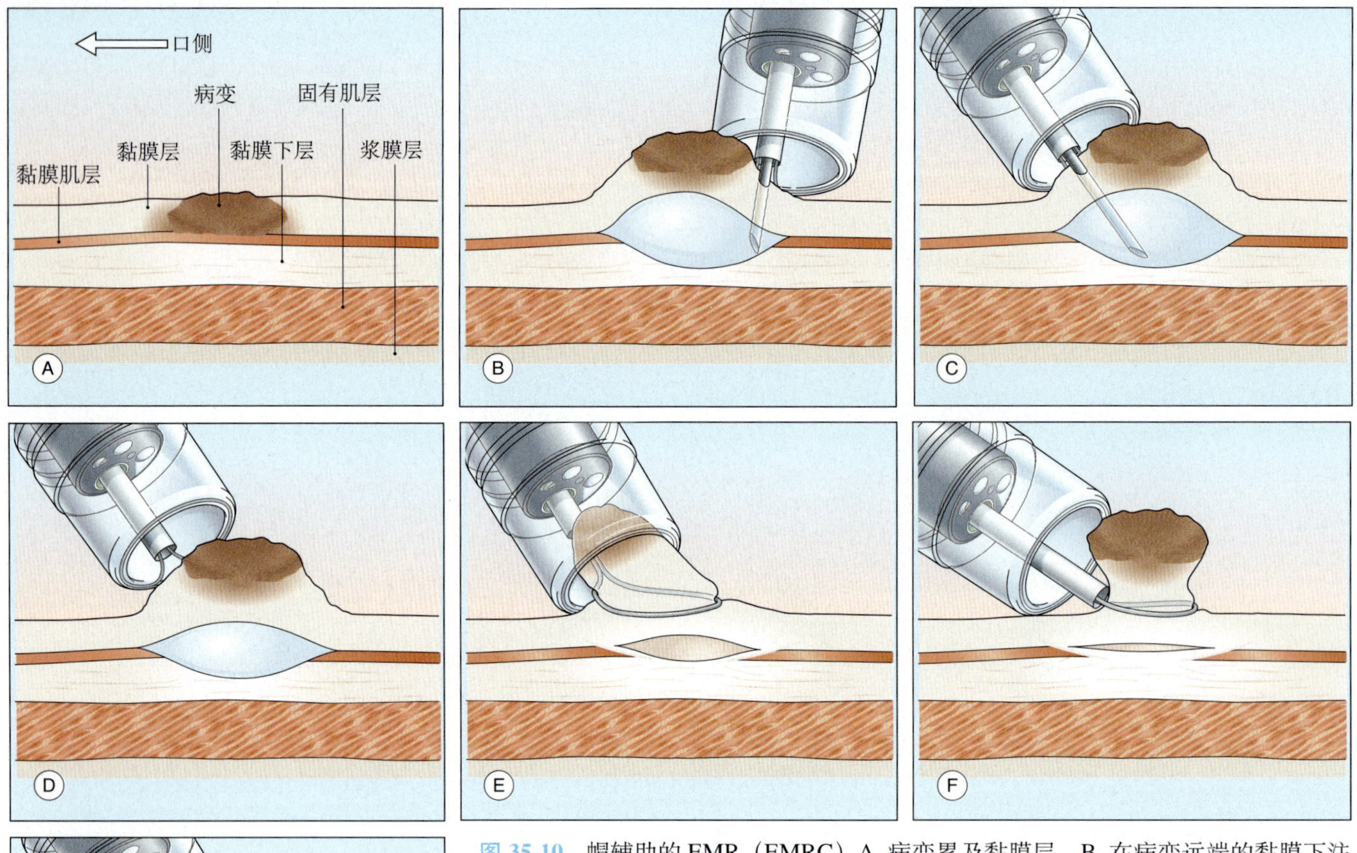

图 35-10　帽辅助的 EMR（EMRC）A. 病变累及黏膜层。B. 在病变远端的黏膜下注射。C. 在病变近端的黏膜下注射。D. 在 EMR 的帽内预装圈套器。E. 将病变吸引入 EMR帽内并用圈套器套住假蒂。F. 松开吸引，持续用圈套器抓紧病变。G. 圈套切除病变后将标本吸入帽内回收。

术后护理

接受 EMR 的患者术后应立即送恢复区，观察是否出现并发症。在随后几天内患者应进流质饮食，特别是在术中有出血或担心出现其他并发症的患者。在术后应给予抗分泌药物治疗 8 周，建议用质子泵抑制剂（PPI）。

EMR 的并发症

EMR 的并发症包括镇静药物引起的副作用以及手术操作相关的并发症，这些并发症是特异性的，但并非 EMR 所独有。

出血　出血是胃肿瘤行 EMR 时最常见的并发症。据报道EMR后出血的发生率为0.38% ~ 16.1%[123]。这种差异可能是由于对出血定义的不同以及研究方法学的不同所致。大多数研究机构所报道的出血发生率在 10% ~ 16% 之间，但监测显示的发生率要远低于此。出血常常发生于 EMR 术后 24 小时内。一项大样本研究总结了有关胃肿瘤行 EMR 治疗术后出血的预测因素，显示总体出血发生率为 17.6%。5.3% 为迟发出血。此项研究发现，只有在 EMR 操作过程中即刻发生出血这一项指标对预测迟发出血具有统计学意义[124]。迟发出血可能并非由于最初的止血不当，而是因为切除过程中凝固不充分所致，因为这项研究显示迟发出血的部位与即刻出血的部位并不相同[124]。有些学者报道＞ 1 ~ 2cm 的病变易发生出血[125]，但另外一些研究并未发现病变大小与出血风险相关[124, 126]。出血风险与所采用的 EMR 技术类型、病变形态学（平坦、隆起或凹陷）、选用的凝固电流的种类以及注射的盐水量或病变位置并无明显相关。

EMR 术后出血的处理 无特殊方法可帮助预防 EMR 术后的出血。幸运的是，EMR 术后的出血通常可以自愈。如有明显出血，应尝试标准内镜止血法。在对这种并发症行内镜治疗时应注意几点：应小心使用电凝，切记出血部位已经接受了相当量的电能，过度运用附加的凝固电流可导致透壁烧伤甚或穿孔。可注射稀释肾上腺素液（1∶10 000 或1∶20 000）来控制出血，这可以作为单一的止血措施，也可以作为其他止血措施如电凝或放置止血夹之前的预防出血措施[124, 125]。止血夹的优点是不会引起 EMR 部位胃壁的额外损伤。

发生迟发出血的患者应按上消化道出血进行治疗。早期治疗目标是建立静脉通路并保持血流动力学的稳定。一旦情况稳定，应考虑行急诊内镜止血。

穿孔 穿孔一般发生在切除的标本中不小心带有固有肌层部分。过分的电凝可引起透壁烧伤，引起迟发的穿孔。EMR引起的穿孔发生率在胃病变切除中最高，为 2.5% ～ 5%，而在结肠病变＜ 1%。报道的穿孔发生率在使用绝缘针形刀的 EMR 中为 5.6%，高于内镜吸引切除技术的 0.8%[126]。

一些注意事项有助于减少穿孔危险：(1) 对既往有内镜切除的患者应避免再行EMR治疗，因为既往电凝治疗后形成的瘢痕可能阻碍在黏膜下注射时病变从下方的固有肌层充分抬高；(2) 技术正确和黏膜下注射量合适对保证安全性非常重要；(3) 应避免反复圈套切除的组织；(4) 如果在关闭圈套器时患者感觉疼痛，应放弃操作，因为这可能提示圈套器可能套住了全层厚度。

穿孔的处理 一旦怀疑穿孔应立即请外科会诊。诊断越早（在6小时内），预后越好。对明确的穿孔患者，标准治疗仍然是手术。但是，如果穿孔很小，且患者无症状，也可用止血夹夹闭缺损部位，但这应尽早进行[126]。患者应严格禁食（nil per os，NPO），并给予广谱抗生素治疗。

透壁烧伤综合征 如在息肉切除或 EMR 时，过度电凝引起固有肌层和浆膜层发生热损伤，则可导致透壁烧伤综合征。据报道透壁烧伤综合征在结肠息肉电切时的发生率为 0.5% ～ 1%。但 EMR 透壁烧伤综合征确切的发病率尚不清楚。

患者表现的症状和辅助检查常与穿孔不易鉴别，因此，在决定采取保守治疗之前，除外穿孔非常重要。应及时请外科会诊。一旦排除穿孔，应给患者广谱抗生素治疗、静脉补液、肠道休息。应行一系列腹部X线平片以密切监测后期可能发生的穿孔。大多数透壁烧伤综合征患者保守治疗有效[127]。

腔内狭窄 腔内狭窄被描述成迟发的并发症，主要见于食管病变患者行EMR治疗后[128]。这种并发症容易发生于大面积切除之后，一般是超过管腔周径3/4的黏膜切除后。狭窄机制似与愈合过程有关。临时放置金属支架[129]或球囊扩张或二者并用对这种情况有效[128]。通过多次治疗分次逐渐切除病变可减轻管腔的缩窄。

消融技术

激光（光通过激发放大）是一种可产生光能的装置，聚焦于单向单波长的光束。激光最常见的医学用途源于光能向热能的转化。激光束可用于切割、凝固和气化组织。这取决于光的波长、用于激发激光介质的能量密度以及吸收和散射。掺钕：钇铝石榴石激光（Nd:YAG）、二氧化碳（CO_2）、钕：钬激光和氩离子激光是生物医学领域最常用的激光。

在行激光治疗时，出于安全性考虑，操作者应戴防护眼镜以避免激光对眼睛的损伤。局部还应有合适的废气排出设施，建议操作人员佩戴有滤过装置的呼吸面罩，以防呼吸道暴露于因组织气化感染性病原在空气中形成的气溶胶[130]。由于激光治疗设备不方便携带、费用高，有很多其他更便宜的治疗方法可替代，而且操作者必须经过特殊培训，因此目前激光在治疗胃肿瘤方面的应用并不普遍。

掺钕：钇铝石榴石激光

激光的能量可以通过光导纤维以1320nm和1064nm的波长传递。由于激发光是看不到的，所以将氦氖与Nd:YAG结合起来使用以使激发光在局部靶组织部位可以看到[131, 132]。将光导纤维通过内镜操作通道进入治疗区域，使光束以接触或非接触方式传递以达到光消融的目的。这种技术不能切线照射，因此某些部位的病变可能很难采用这种技术治疗[133]。

光动力治疗

光动力治疗（photodynamic Therapy, PDT）也是通过可曲的光导纤维传递能量。激光能激活光敏剂，释放单态氧，引起组织坏死。光敏剂聚集在靶组织。目前，在美国惟一商业化的光敏剂为卟吩姆钠

(por-fimer sodium，Photofrin)[134]。其他光敏剂包括5-氨基酮戊酸（5-ALA)、酞菁锌（Ⅱ)、铝磺酸酞菁、苯并卟啉（benzoporphyrin)、间-四氢氯苯（meta-tetrahydroxyphenylchlorin，mTHPC)、N-aspartyl chlorine e6 (NPe6) 和 motexafin 镥。

在这些不同的光敏剂中，mTHPC、卟吩姆钠和ALA已经广泛用于胃肠道疾病的治疗。mTHPC是一种具有高度选择性的强效药物，已经用于肿瘤的治疗，而ALA，由于可诱导浅层的坏死，已用于治疗Barrett食管[135, 136]。

卟吩姆钠的推荐用药剂量为2mg/kg静脉给药，48小时后可通过可调染料激光器于630nm活化[134]。

ALA是亚铁血红素通路前体，可以口服或静脉给药。ALA转化成内源性光敏剂原卟啉IX，可被红光或绿光激活。

激光治疗的并发症

出血是Nd:YAG激光治疗最常见的并发症，据报道胃肿瘤激光治疗后大出血的发生率为12.5%[137]。穿孔发生率为1%～9%，操作相关死亡率为1%[137]。狭窄是激光治疗（Nd:YAG和PDT）的后期并发症，发生率为5%～13%[5]。据报道PDT后肺部并发症为15%。光敏可持续长达3个月的时间，据报道，有5%～7%的患者在接受PDT治疗后出现严重的光灼伤[134, 138]。

早期胃癌的激光治疗

内镜下激光治疗已经用于不能手术的早期胃癌患者。13例早期胃癌的患者经Nd:YAG或PDT治疗后85%获得完全应答[5]。Sibille及同事[136]使用Nd:YAG激光治疗18例未手术的超声内镜（EUS）分期为T1期的胃癌患者直至获得完全应答（内镜活检阴性)。治疗疗程从1～15次不等，每2周进行1次。16例患者（89%）在平均经过1.7次（1～4次）治疗后，获得初始的完全应答，2例患者（11%）对治疗无反应。

在7例非手术患者中有8个先前诊断的早期胃癌病变经PDT获得完全应答[137]。在另一项研究中，Nakamura及其同事[138]报道用准分子染料激光PDT治疗7例患者的8个早期胃癌病变，光动力治疗在所有7例患者都安全使用并获得成功。

Nd:YAG还通过光消融治疗不完全EMR后残存的肿瘤病变[3, 139]。

晚期胃癌的激光治疗

激光消融治疗常作为一种姑息治疗手段用于晚期胃癌的治疗。已有报道，其对胃癌姑息止血或缓解梗阻成功率为81%～100%[5, 137, 140]。有报道使用Nd:YAG激光治疗可减轻胃贲门部胃癌导致的梗阻[141, 142]。有研究显示辅加体外放疗和近程放疗可延长晚期食管癌和胃贲门腺癌的激光治疗间期[143-145]。

氩等离子体凝固

氩等离子体凝固（argon plasma coagulation，APC）使用一种高频电流和离子化的氩气凝固组织。早在20世纪90年代，Farin和Grund就发明了通过可曲式内镜插入导管行APC治疗[146]。一开始作为一种止血装置，随后这项技术被用来作为浅表肿瘤病变的消融治疗。APC是一种非接触凝固装置，可以传输切线电流均一凝固病变部位[131]。

标准设备由高频发生器和自动调节氩气源组成。APC电流和氩气通过内镜操作腔道导入的可曲探头传递。有直火和旁火两种探头。建议胃病变消融治疗采用APC 300/ICC 200电外科手术系统（ERBE USA Incorporated Surgical System, Marietta, GA)，模式为自动凝固；能量设置60～80瓦特；凝固类型：强制；氩气流速：1.0～2.0 L/m。VIO 300D-APC2是一种新的第二代APC系统，由同一厂家生产，最近上市，能量设置为APC 300单位的一半，但治疗效果相同。

早期胃癌的氩等离子体凝固治疗

与激光治疗相比，APC治疗早期和晚期胃癌的经验有限且随访时间很短[146]。Sagawa等将APC作为一种早期胃癌的治愈性治疗手段，用于27例被认为因合并其他疾病包括严重心衰、重度血小板减少或抗凝治疗而不能耐受手术切除（17例）或EMR的患者。26例（96%）患者在治疗后平均30个月的随访期内未发现复发。只有1例患者在6个月时复发，并且这一例患者再次经APC治疗后缓解，在随后的39个月随访中未见复发。27例患者中有12例（44%）早期胃癌位于内镜较难到达的位置，如胃的后壁或贲门部[4]。

APC还常用于EMR后消融残留的病变[4, 120]。

晚期胃癌的氩等离子体凝固治疗

有报道APC可作为晚期胃癌多种姑息治疗的方法之一[147]。10例不能手术治愈的胃癌患者采用APC减瘤对因肿瘤造成的不全梗阻进行治疗，达到有效的姑息治疗并减轻症状平均需要4.9个疗程[147]。

APC还用于治疗阻塞性食管胃连接部肿瘤放置自膨式金属支架（self-expandable metal stent, SEMS）后肿瘤在支架内的生长[148]。

氩离子凝固治疗的并发症

用 APC 治疗 27 例早期胃癌患者未出现严重的并发症。27 例患者中有 3 例（11%）在接受双腔内镜操作时诉腹胀，但都可通过间断或持续吸引缓解[4]。

肠道支架

肠道支架用于治疗胃肠道恶性病变造成的腔道梗阻。胃癌继发胃出口梗阻的患者可以通过手术行姑息性旁路治疗（在某些中心可以采用腹腔镜手术）[149]。一般情况差、不能耐受姑息手术的患者可以行经皮胃造口术以实现减压和肠道营养[150]。另一种办法是使用肠道自膨式金属支架。SEMS已用于食管胃连接部肿瘤导致梗阻的姑息治疗[151]。SEMS由合金制造，有多种不同形状、不同大小以及有覆膜和无覆膜的支架[152]。很多文献报道的放置于上消化道的SEMS采用的是改良的或标准的食管支架[153, 154]。

插入金属支架需要两个基本技术。一种是采用经内镜（through-the-scope，TTS）技术放置 Wallstent（Microvasive Endoscopy，Natick, MA）；另一种采用非 TTS 放置系统放置食管支架。两种操作都需要注意，成功放置SEMS的前提是必须能将导丝通过狭窄部位，而且选择的支架长度至少比梗阻段长3 ~ 4cm，以保证梗阻两端有足够的支架边缘[155]。

胃部其他肿瘤

胃息肉

见第 34 章。

胃淋巴瘤

流行病学

胃肠道淋巴瘤占全部非霍奇金淋巴瘤（non-hodgkin's lymphoma，NHL）的4% ~ 20%，占全部结外淋巴瘤的 30% ~ 40%[156]。NHL 的发病率一直在上升，结外淋巴瘤也日趋增多。虽然原发胃淋巴瘤在所有胃恶性肿瘤中不到 5%，但观察显示美国原发胃淋巴瘤的发病率在上升[157]。

一项基于人口登记的时间趋势分析显示，胃和小肠NHL的发病率在增加，分别为6.3%和5.9%，而不明部位的胃肠道 NHL 在减少，提示发病率的增加可能是由于诊断更准确。在这项特殊研究中，所有年龄人群中胃肠道淋巴瘤最常见的部位是胃（43.3%），其次为小肠（27.4%）和大肠（11.1%），不明部位NHL占 16.1%[156]。

发病机制

一些研究显示幽门螺杆菌（Hp）感染与胃肠道 NHL 的相关[158, 159]。胃部获得性黏膜相关淋巴样组织（mucosa-associated lymphoid tissue, MALT）提供了淋巴瘤发生的背景。Hp 是惟一明确的引起胃 MALT 的慢性抗原性刺激[160]。Parsonnet 及其同事[161]研究证实既往有 Hp 感染可使胃淋巴瘤的发生风险增加 6 倍，并且 Hp 感染与高度淋巴瘤的关系更密切。已有报道显示根除 Hp 之后 MALT 可完全消退，之后如果再感染Hp，淋巴瘤还可以复发[160, 162, 163]。来自于发表的病例对照研究和流行病学研究资料均支持 Hp 相关胃炎与低度 MALT 型胃淋巴瘤相关[163]。

尽管在世界的某些地区胃淋巴瘤患者 Hp 感染率（91%）高于普通人群（64%），但胃淋巴瘤的发病率与 Hp 相关胃炎只呈部分平行关系[164]。

在非洲某些地区，Hp感染率非常高而胃淋巴瘤的发病率却很低。基于人群登记资料的研究显示胃淋巴瘤的发病率与所有NHL的发病率呈平行关系，这提示 Hp 感染不是 MALT 淋巴瘤的惟一致病机制[164]。组织学和血清学检查结果显示在报道的低度胃淋巴瘤患者中 Hp 阴性率为 22%[165]。罕见情况下，低度淋巴瘤可发生于海曼螺杆菌（*helicobacter heilmanii*）相关胃炎的基础上[166]。

有报道在一些 Hp 阴性的胃 MALT 淋巴瘤患者伴有一些自身免疫性疾病（如干燥综合征），但没有发现与病毒感染有关，即使已知这些病毒存在于其他类型的淋巴瘤中[167]。EB 病毒是淋巴结淋巴瘤发生的早期病原，但在胃 MALT 淋巴瘤中非常少见[168]。

意大利的一项研究提示职业暴露于溶剂和杀虫剂在某些胃淋巴瘤中起病原作用[159]。因此，MALT发生导致淋巴瘤可能是一个多因素过程，涉及抗原和宿主相关的因素，但其他机制尚不清楚。

临床特征

低度淋巴瘤一般在 41 ~ 50 岁发病，而高度淋巴瘤在 51 ~ 60 岁发病，提示从低度淋巴瘤向高度淋巴瘤的进展需要大约 10 年的时间[169]。

胃淋巴瘤患者通常表现为非特异性的消化不良症状或提示消化性溃疡的症状。一些患者可能有消化道出血或贫血。很少发现有腹部包块[169]。

内镜诊断

低度淋巴瘤在内镜下可能呈正常黏膜表现、非特异性的肉眼可见的胃炎、胃壁增厚或溃疡性病变。高度淋巴瘤通常表现为巨大溃疡或隆起性的肿瘤[170]。诊断依靠胃黏膜活检及免疫组化检查[171]。

超声内镜分期

EUS可以对胃淋巴瘤进行准确分期。根据EUS的标准，胃淋巴瘤可以分为四型：浅表播散型（第2层和第3层增厚）、弥漫浸润型（胃壁黏膜弥漫性不规则增厚）、肿块型（局部低回声包块，边缘清楚，位于第3层或第3和第4层）、混合型（肿块与浅表播散共存）[172]。浅表播散型与弥漫浸润型淋巴瘤仅见于低度MALT淋巴瘤患者。肿块型淋巴瘤的组织学类型与中度淋巴瘤相同，为弥漫性大细胞或混合细胞型[172]。

EUS被认为是MALT淋巴瘤局部区域分期的最准确的方法[172, 173]。以切除标本的组织学为金标准，EUS对淋巴瘤T分期的准确性为91.5%[173]。同一研究显示，与切除标本的组织学相比，EUS对淋巴瘤转移检测的准确性为83%[173]。

先前的一项研究对12MHz微型探头对低度胃MALT淋巴瘤分期的准确性与传统EUS作了比较[174]，对39例组织学证实的低度胃MALT淋巴瘤患者治疗前EUS检查进行回顾性分析。结果显示使用微型探头和传统EUS的T分期和淋巴结分期相似。

使用微型探头进行分期的明显优点是这种检查可以在单次诊断性内镜检查中一步完成。但是，我们认为传统EUS和EUS引导下FNA是进行MALT淋巴瘤分期的可选方法，因为微型探头不能检测有无远隔转移性淋巴结受累（如腹腔），也无法提供细胞学评估标本[174, 175]。

病理学

NHL是起源于B细胞和T细胞及其前体细胞的恶性肿瘤[176]。在西方国家，B细胞淋巴瘤可达80%，较多见。MALT型的B细胞淋巴瘤最多见。这些淋巴瘤大多发生于胃[163, 177-179]。而日本南部则以T细胞淋巴瘤为主，占胃肠道淋巴瘤的75%以上[163, 177-179]。

存在Hp感染时，B和T淋巴样细胞和中性粒细胞被带到胃黏膜层，形成获得性MALT。在低度淋巴瘤，自身反应性B细胞增殖继发于Hp和细胞因子特异性激活反应性T细胞所致，而不是由细菌本身所致[180]。

胃淋巴瘤的两个主要分组是结外边缘带B细胞淋巴瘤（MZBL）、MALT型和弥漫大B细胞淋巴瘤（DLBCL）[181]。MZBL、MALT型由单一的、弥漫浸润的小淋巴样细胞组成，而DLBCL的特征为大的类似中心胚体的恶性淋巴样胚细胞、浆母细胞和免疫母细胞[182]。

低度MALT淋巴瘤的特征性表现为小卵裂细胞或中心细胞样细胞，在胃内比较常见。与结性NHL一样，低度MALT淋巴瘤也可以进展为高度淋巴瘤。在胃内，低度MALT淋巴瘤可以扩散到较大区域或呈多灶性[183]。低度B细胞MALT淋巴瘤患者有一亚组，组织学上可见有局灶高度淋巴瘤成分。传统的活检标本不能完全满足低度B细胞MALT淋巴瘤的组织学诊断[171]。最近报道1例患者通过EUS和EMR组织学检查证实诊断[185]。

胃癌和淋巴瘤同时存在的情况非常少见，但文献中有报道[186-188]。

治疗

Hp与B细胞淋巴瘤的密切关系提示根除Hp应是浅表胃淋巴瘤的常规治疗。联合应用两种抗生素（克拉霉素和甲硝唑或阿莫西林）加上一种质子泵抑制剂（PPI）可使90%以上的Hp得以根除[189]。根除Hp后，70%以上的低度MALT淋巴瘤早期消退，根除Hp后2～18个月可获得完全的组织学缓解[162, 165, 190]。对于Hp阳性且超声内镜证实无淋巴结转移的局限性胃淋巴瘤患者，79%的病例经过治疗可完全缓解。研究发现局限于黏膜层的淋巴瘤和累及胃壁深层的淋巴瘤缓解率有显著差异[165]。对于肿瘤持续存在、抗生素治疗失败以及Hp阴性的那些患者，可考虑放疗或根治手术以达到治愈目的[191]。高龄患者或手术禁忌患者应接受放射治疗[169]。

内镜治疗

目前用EMR治疗淋巴瘤的经验非常有限。Toyoda及其同事[185]报道1例低度MALT淋巴瘤经EUS和EMR诊断发现有局灶性高度淋巴瘤成分。EMR可以提供组织学诊断并证实胃壁累及的深度，从而指导制定更合适的治疗方案〔远端胃大部切除＋淋巴结清扫（D2），Billroth II式吻合术〕。以前的一项研究显示，233例低度B细胞MALT淋巴瘤中有27例（12%）伴局灶高度成分。已证明，EUS和EMR可用于识别这一亚群患者，这些患者术后5年生存率比低度MALT淋巴瘤患者低（80%对96%）[184]。

类癌

流行病学

从流行病学角度来看，类癌非常少见，仅占所有恶性肿瘤的0.5%。在所有癌的尸解病例中，类癌不到1%，其发病率只有1～2/10万。迄今最大的一组流行病学研究资料提示，胃类癌的发病率，即在所有类癌中所占百分比，从2.25%（1950-1971年）增至5.58%（1992-1999年）[194]。在早期监测、流行病学和最终结果（SEER）数据（1973-1999年）中，胃类癌占所有胃肿瘤的0.4%，在后期（1992-1999年）SEER数据中增至1.77%。不过还不清楚这些情况代表类癌发病率的真正增长，还是对类癌认识的提高、胃镜应用的增多或报道方法变化的结果[194]。

发病机制

类癌是一种缓慢生长的肿瘤，起源于神经内分泌细胞，称为肠嗜铬样细胞（ECL）。ECL细胞是胃底-体部胃黏膜的主要内分泌细胞。已知ECL细胞对胃泌素刺激高度敏感，而且反过来又可以通过释放组胺激发壁细胞分泌胃酸[195]。已经证实胃泌素、成纤维细胞生长因子（FGF）和Hp对ECL细胞具有营养作用，这些因子可能与类癌的发生有一定关联[195, 196]。

近67%的类癌起源于胃肠道。气管、支气管、肺系统是胃肠道外类癌的最常见部位[194]。大多数胃肠道类癌发生于小肠（41.8%）、直肠（27.4%）或胃（8.7%）。类癌在女性略多见[194]。

类癌的病因尚不清楚。大多认为其由于散发性体细胞突变所致，但据报道本病有家族易感倾向[197]。

类癌分为3型。1型：与A型慢性萎缩性胃炎相关；2型：与多发性内分泌肿瘤Ⅰ型（MEN1）和Zollinger-Ellison综合征有关；3型：散发性胃类癌，不伴高胃泌素血症或任何特异性胃病理改变[198]。

临床特征

类癌临床表现隐匿，常无特殊表现，约有8%～10%的患者表现为类癌综合征的症状（潮红、水样泻、腹痛和哮喘）。与5-羟色胺进入体循环有关，这种具有生物活性的介质血清素从原发肿瘤分泌，更多的是从转移部位分泌的[199]。

胃肠道类癌和第二个原发性恶性肿瘤的关系已有报道，发生率为12%～46%[194, 200]。在后期SEER数据中，类癌伴其他非类癌肿瘤的发生率为22.4%。值得注意的是，后期SEER数据（1992-1999年）与早期SEER数据（1973-1991年）相比，胃类癌患者患其他非类癌肿瘤的发病率降低了26%。根据这些现象人们推测疾病的减少可能与发现率的提高和内镜肿瘤切除增加有关[194]。原发恶性肿瘤第二个最常见的部位是胃肠道，占所有病例的32%～62%，其次是生殖系统（9%～22%）和肺、支气管系统（9%～13%）。有报道结肠腺癌是最多见的第二个原发恶性肿瘤[201]。

据推测类癌分泌的某些生物活性物质，如表皮生长因子（EGF）、胆囊收缩素（CCK）、血管活性肠肽（VIP）、胰泌素、蛙皮素和胃泌素，可促进肿瘤细胞的生长。可能随着时间的推移，长期暴露于这些生长因子可促进易感细胞的表型改变并诱导向肿瘤细胞的转化[202]。

据报道类癌的转移见于29%的患者，大多数（61.2%）转移来自小肠。淋巴结转移居首（89.9%），之后最常见的转移部位是肝脏（44.1%），其次依次为肺（13.6%）、腹膜（13.6%）和胰腺（6.8%）[203]。

内镜诊断

胃类癌在内镜下可表现为息肉样病变，或更多见为光滑、圆形的黏膜下病变[204]。病变表面常见有不规则的红斑凹陷或溃疡，被认为是特征性改变，但并非为类癌所特有[205]。

病理学

1型类癌伴慢性A型萎缩性胃炎是最常见的胃类癌，特点是多发性肿瘤和高胃泌素血症[198]。肿瘤通常呈息肉样外观，较小（＜1cm），存在于胃体或底部。1型类癌相对呈良性病程。淋巴结受累见于高达16%的病例，肝转移发生率高达4%[206, 207]。2型胃类癌特点也是病变较小，但邻近的胃黏膜无萎缩，呈低度恶性；3型类癌通常为孤立的肿瘤，＞2cm，40%存在于胃窦和幽门前区，无高胃泌素血症或慢性胃炎。3型肿瘤的特征为深部浸润，且转移潜能高，即使原发病变很小[198, 208]。55%的患者有淋巴结转移，25%发生肝转移，5年生存率只有50%。组织学上，＜1cm和/或生长限于黏膜层的肿瘤呈良性行为[209]。

间质细胞瘤

流行病学

胃肠道的间质细胞肿瘤（gastrointestinal stromal tumor, GIST）少见，但其为胃肠道最常见的间叶源性细胞肿瘤。根据人群样本估计，GIST的发病率在每年

（10～20）/100万[210]。

美国每年的GIST发病例数为每年5000～6000例[211]。芬兰南部估计恶性GIST的发病率为每100万人中4例[212]。GIST在40岁以前非常少见，男性比女性略多。有研究提示，GIST与神经纤维瘤病（Von Recklinghausen's disease）有关[213]。GIST最常见的发病部位为胃（60%），其次为小肠（20%～25%）、结肠和直肠（5%）、食管（＜5%）[211]。

发病机制

形态学上，GIST是不同成分组成的异质性肿瘤，可发生于胃肠道任何部位，代表其可能起源于肠道起搏细胞〔也称Cajal肠细胞（interstitial cell of Cajal，ICC）〕[214]的肿瘤家族。ICC在肠道肌层内起着起搏系统的作用，调节胃肠动力[215]。在正常肠道，细胞表达波形蛋白（vimentin）、CD34和CD117。Kindblom等观察到，免疫组化染色时，ICC和GIST之间这些标志物中有几个相同[216]，因而推测，GIST可能起源于ICC或多能干细胞。c-kit蛋白或CD117目前被认为是胃肠道间质细胞的敏感、特异性标志物。

临床特征

有高达1/3的GIST患者无症状，肿瘤常因不相关原因行影像学、内镜检查或手术时意外发现[210, 212]。患者可表现为隐隐不适，但最常见的表现是肠道出血（20%～50%）、腹痛（40%～50%）或触及腹部包块（25%～40%）[212, 217]。在所有GIST中，高达30%为恶性。最常见的肠外转移部位是肝，见于50%的恶性肿瘤；其次是肺（10%）和骨（＜10%）。

内镜诊断

大多数胃间质瘤表现为光滑、圆形、发亮的肿块，表面覆盖有正常胃黏膜。如有溃疡和出血可见表面黏膜缺损[217]。大多数患者靠内镜下黏膜活检不足以作出组织学诊断。因此，再次强调需行EUS以评价可疑的GIST和其他上皮下病变。

超声内镜诊断

在超声内镜下GIST表现为起源于固有肌层（第4层）的低回声包块。少数情况下，病变也可以起源于黏膜肌层（第2层）[218]。偶尔见于黏膜下层（第3层），一般认为是起源于固有肌层或黏膜肌层的病变扩散到黏膜下层[219]。

EUS的表现可帮助识别恶性肿瘤，这些征象包括：大小＞4cm，腔外边界不规则，存在局灶性强回声和囊性腔隙。如果上述三项中有两项存在，则EUS提示恶性病变的敏感性为80%～100%[220]。另一方面，Palazzo及其同事报道[221]，回声均匀且边界规则的＜3cm的病变100%为良性。

病理学

胃GIST最多见的组织学差异在于细胞，纺锤形肿瘤细胞由均一的嗜酸性粒细胞组成。某些肿瘤具有明显的神经鞘肿瘤样栅状核，而其他肿瘤细胞又可呈现明显的核周空泡变性，伴轻中度裂隙样胶原[211]。恶性GIST可有纺锤样的圆形细胞或二者都有。一些恶性GIST组织学上类似平滑肌肉瘤，但嗜酸性胞浆通常较少[211]。

用于预测恶性程度的病理学特征包括有丝分裂活性、核多形性、细胞化程度、核浆比、肿瘤大小（>5cm恶性危险高）、黏膜浸润的情况、有无溃疡形成和肿瘤坏死等征象[222]。

黏膜下肿瘤的内镜治疗

胃的黏膜下肿瘤（SMT）不常见，常常是在内镜检查时意外发现。传统上对这些肿瘤有两种处置方式：

1. 观察，或观察并尝试作出组织学诊断。
2. 手术切除。

EUS的应用使消化病医师能够通过无创手段确定SMT的病因。某些肿瘤的EUS表现非常有特点，据此即可确定诊断，无需其他诊断性检查。小脂肪瘤就是如此。EUS下小脂肪瘤表现为典型的高回声病变，起源于黏膜下层[223, 224]。在其他情况下，单靠EUS的表现不足以确诊。比如，间叶源性肿瘤作为起源于第4层固有肌层的一组病变，表现为低回声病损，但根据EUS的特征并不能将胃间质瘤与其他类型的间叶源性肿瘤区分开来。在这种情况下，需EUS引导下的细针穿刺活检细胞病理学和免疫组化检查协助诊断并指导治疗。当然，对于有症状的患者或任何EUS提示有局灶浸润征象的SMT，无论细针穿刺结果如何，均需考虑手术治疗。

EUS引导下细针穿刺活检的一个实际问题是微小SMT常常难以定位。例如，对于有致密纺锤样细胞的小平滑肌瘤，用标准EUS引导下细针穿刺技术可能得不到足够的标本。新近引入的EUS引导下中心活检针，理论上可以提供更好的组织标本，但在技术上这些针并不容易展开，因而实际效果并不理想，而且对于微小病变，这种技术并不可行。在某些情况下，SMT

手术切除可能是获得组织学诊断的惟一方法，病变切除可能是治愈性手段。另一方面，小于1cm 的胃SMT很少累及淋巴结，因此，对于EUS下无可疑恶性征象的病变，可能只需观察和随访。

超声内镜和高频超声分期

先前的研究已经显示了EUS对于诊断上消化道黏膜下病变的准确性[224]。最近，有研究报道了根据EUS和/或高频超声探头的表现行内镜下SMT切除的安全性和效果[225]。以前的报道和未发表的个人研究经验提示，在行EMR之前，可用20MHz的高频超声探头评价黏膜下小病变。对于＞2cm的病变可能需要使用低频（12MHz）探头或标准EUS引导下细针穿刺技术以获得细胞学诊断和分期[225]。

内镜下黏膜切除

在28例SMT中已用高频超声探头辅助行EMR治疗26例。使用20MHz的高频超声探头评价病变并证实病变是否与固有肌层完全分开。共4例黏膜下病变（2例类癌，1例异位胰腺，1例纤维血管性息肉），在黏膜下注射盐水后成功切除病变。4例良性病变中有2例（50%）累及到较低的黏膜下1/3（sm3），提示位于深层的黏膜下病变也可能通过EMR治疗。有2例直肠的黏膜下病变，在注射盐水后不能从固有肌层完全分离，这2例都未能完全切除。21例病变通过抬起切除的方法切除，6例通过帽辅助技术切除，未出现并发症。完全切除率与病变在黏膜下的位置（sm1、sm2、sm3）无关[95]。在中位随访期（21.5个月）内没有观察到复发。这些结果提示，即使高频超声探头检查提示的深在良性黏膜下病变（sm3），也有可能通过EMR 完全切除。

最近，Ichikawa 及其同事[204]报道 EMR 用于治疗胃类癌。共有 5 例 1 型胃类癌经 EMR 治愈。EMR 切除的标本组织学检查显示 3 例患者的病变浸润深度在黏膜下，2 例病变在黏膜层。在平均 32.6 个月的随访期内，无复发迹象[204]。

Kojima及其同事[225]报道了他们用EMR治疗SMT的经验。在 54 例患者中有 23 例（43%）为胃的病变（10 例平滑肌瘤，2 例脂肪瘤，6 例异位胰腺，1 例神经纤维瘤，1例神经鞘瘤，1例平滑肌母细胞瘤，1例平滑肌肉瘤和 1 例粒细胞肿瘤）。23 例中有 18 例（78%）胃的病变通过EMR去除，其他5例患者（22%）EUS 显示有固有肌层受累的表现，采用 EMR 切除黏膜，暴露肿瘤病变，从而用活检钳获得活检标本。在这一组研究中，只有 1 例患者在胃 EMR 术后出现出血，并通过内镜治疗成功止血。

未来趋势

在过去的 10 年里，内镜治疗技术的发展突飞猛进。使用无创或微创内镜技术可以对胃肠道肿瘤进行准确分期，为患者提供了极大便利，并使非手术治疗表浅消化道肿瘤成为可能。介入治疗内镜医师正在突破并超越传统内镜诊断和减轻病变的界限，对胃肿瘤患者选择性提供治愈性内镜切除治疗。

EMR从字面上讲是限于治疗黏膜疾病的技术。最近，研究者已将这项技术扩展到内镜下黏膜下病变的切除，并且证明了其安全性和效果，但迄今这方面积累的经验仍很有限[95, 225]。同时，有限的动物模型研究显示全层腔内病变切除以及透壁内镜手术在技术上也是可行的[226, 227]。在不久的将来，这些技术创新会成功引入内镜治疗实践中，这将重新定义胃肿瘤内镜治疗的界限，进而内镜治疗和外科手术之间的分界线也将更加模糊。

（杨雪松译　闫秀敏 吕愈敏校）

参考文献

1. Okamura T, Tsujitani S, Korenaga D, et al: Lymphadenectomy for cure in patients with early gastric cancer and lymph node metastasis. Am J Surg 155:476–480, 1988.
2. Fujino MA, Morozumi A, Kojima Y, et al: Gastric carcinoma, an endoscopically curable disease. Bildgebung 61(Suppl 1):38–40, 1994.
3. Kojima T, Parra-Blanco A, Takahashi H, Fujita R: Outcome of endoscopic mucosal resection for early gastric cancer: Review of the Japanese literature. Gastrointest Endosc 48:550–554; discussion 554–555, 1998.
4. Sagawa T, Takayama T, Oku T, et al: Argon plasma coagulation for successful treatment of early gastric cancer with intramucosal invasion. Gut 52:334–339, 2003.
5. Spinelli P, Mancini A, Dal Fante M: Endoscopic treatment of gastrointestinal tumors: Indications and results of laser photocoagulation and photodynamic therapy. Semin Surg Oncol 11:307–318, 1995.
6. Howson CP, Hiyama T, Wynder EL: The decline in gastric cancer: Epidemiology of an unplanned triumph. Epidemiol Rev 8:1–27, 1986.
7. Pisani P, Parkin DM, Bray F, Ferlay J: Estimates of the worldwide mortality from 25 cancers in 1990. Int J Cancer 83:18–29, 1999.
8. Parkin DM, Whelan SL, Ferlay J: Cancer Incidence in Five Continents, vol VII. Lyon, International Agency for Research on Cancer, 1997.
9. Haenszel W, Kurihara M: Studies of Japanese migrants. I. Mortality from cancer and other diseases among Japanese in the United States. J Natl Cancer Inst 40:43–68, 1968.
10. Powell J, McConkey CC: The rising trend in oesophageal adenocarcinoma and gastric cardia. Eur J Cancer Prev 1:265–269, 1992.

11. Wiggins CL, Becker TM, Key CR, Samet JM: Stomach cancer among New Mexico's American Indians, Hispanic whites, and non-Hispanic whites. Cancer Res 49:1595–1599, 1989.
12. Allum WH, Powell DJ, McConkey CC, Fielding JW: Gastric cancer: A 25-year review. Br J Surg 76:535–540, 1989.
13. Hundahl SA, Stemmermann GN, Oishi A: Racial factors cannot explain superior Japanese outcomes in stomach cancer. Arch Surg 131:170–175, 1996.
14. Baba H, Maehara Y, Takeuchi H, et al: Effect of lymph node dissection on the prognosis in patients with node-negative early gastric cancer. Surgery 117:165–169, 1995.
15. Hisamichi S: Screening for gastric cancer. World J Surg 13:31–37, 1989.
16. Kampschoer GH, Fujii A, Masuda Y: Gastric cancer detected by mass survey. Comparison between mass survey and outpatient detection. Scand J Gastroenterol 24:813–817, 1989.
17. Jentschura D, Heubner C, Manegold BC, et al: Surgery for early gastric cancer: A European one-center experience. World J Surg 21:845–848; discussion 849, 1997.
18. Hiki Y, Sakakibara Y, Mieno H, et al: Endoscopic treatment of gastric cancer. Surg Endosc 5:11–13, 1991.
19. Roukos DH: Current status and future perspectives in gastric cancer management. Cancer Treat Rev 26:243–255, 2000.
20. Handa Y, Misaka R, Kawaguchi M, Saitoh T: [Clinico-pathological study of Helicobacter pylori in early gastric cancer]. Nippon Rinsho 51:3249–3254, 1993.
21. An international association between Helicobacter pylori infection and gastric cancer. The EUROGAST Study Group. Lancet 341: 1359–1362, 1993.
22. Handa Y, Saitoh T, Kawaguchi M, et al: Production of secretory component and pathogenesis of gastric cancer in Helicobacter pylori-infected stomach. J Gastroenterol 34(Suppl 11):37–42, 1999.
23. Nomura A, Stemmermann GN, Chyou PH, et al: Helicobacter pylori infection and gastric carcinoma among Japanese Americans in Hawaii. N Engl J Med 325:1132–1136, 1991.
24. Forman D, Newell DG, Fullerton F, et al: Association between infection with Helicobacter pylori and risk of gastric cancer: Evidence from a prospective investigation. BMJ 302:1302–1305, 1991.
25. Nomura AM, Stemmermann GN, Chyou PH: Gastric cancer among the Japanese in Hawaii. Jpn J Cancer Res 86:916–923, 1995.
26. Danesh J: Helicobacter pylori infection and gastric cancer: Systematic review of the epidemiological studies. Aliment Pharmacol Ther 13:851–856, 1999.
27. Eslick GD, Lim LL, Byles JE, et al: Association of Helicobacter pylori infection with gastric carcinoma: A meta-analysis. Am J Gastroenterol 94:2373–2379, 1999.
28. Siman JH, Forsgren A, Berglund G, Floren CH: Association between Helicobacter pylori and gastric carcinoma in the city of Malmo, Sweden. A prospective study. Scand J Gastroenterol 32: 1215-1221, 1997.
29. Uemura N, Okamoto S, Yamamoto S, et al: Helicobacter pylori infection and the development of gastric cancer. N Engl J Med 345: 784–789, 2001.
30. Sipponen P, Riihela M, Hyvarinen H, Seppala K: Chronic nonatrophic ('superficial') gastritis increases the risk of gastric carcinoma. A case-control study. Scand J Gastroenterol 29:336–340, 1994.
31. Valle J, Kekki M, Sipponen P, et al: Long-term course and consequences of Helicobacter pylori gastritis. Results of a 32-year follow-up study. Scand J Gastroenterol 31:546–550, 1996.
32. Sipponen P, Kekki M, Haapakoski J, et al: Gastric cancer risk in chronic atrophic gastritis: Statistical calculations of cross-sectional data. Int J Cancer 35:173–177, 1985.
33. Ponzetto A, Soldati T, De Giuli M: Helicobacter pylori screening and gastric cancer. Lancet 348:758, 1996.
34. Parsonnet J: Helicobacter pylori in the stomach—a paradox unmasked. N Engl J Med 335:278–280, 1996.
35. Molloy RM, Sonnenberg A: Relation between gastric cancer and previous peptic ulcer disease. Gut 40:247–252, 1997.
36. Hansson LE, Nyren O, Hsing AW, et al: The risk of stomach cancer in patients with gastric or duodenal ulcer disease. N Engl J Med 335:242–249, 1996.
37. Hole DJ, Quigley EM, Gillis CR, Watkinson G: Peptic ulcer and cancer: An examination of the relationship between chronic peptic ulcer and gastric carcinoma. Scand J Gastroenterol 22:17–23, 1987.
38. Kono S, Hirohata T: [A review of gastric cancer and life style]. Gan No Rinsho Spec No:257–267, 1990.
39. Neugut AI, Hayek M, Howe G: Epidemiology of gastric cancer. Semin Oncol 23:281–291, 1996.
40. Blot WJ, Li JY, Taylor PR, et al: Nutrition intervention trials in Linxian, China: Supplementation with specific vitamin/mineral combinations, cancer incidence, and disease-specific mortality in the general population. J Natl Cancer Inst 85:1483–1492, 1993.
41. Hansson LE, Nyren O, Bergstrom R, et al: Diet and risk of gastric cancer. A population-based case-control study in Sweden. Int J Cancer 55:181–189, 1993.
42. Ramon JM, Serra L, Cerdo C, Oromi J: Dietary factors and gastric cancer risk. A case-control study in Spain. Cancer 71:1731–1735, 1993.
43. Buiatti E, Palli D, Decarli A, et al: A case-control study of gastric cancer and diet in Italy. Int J Cancer 44:611–616, 1989.
44. Hasegawa R, Futakuchi M, Mizoguchi Y, et al: Studies of initiation and promotion of carcinogenesis by N-nitroso compounds. Cancer Lett 123:185–191, 1998.
45. Buiatti E, Palli D, Decarli A, et al: A case-control study of gastric cancer and diet in Italy: II. Association with nutrients. Int J Cancer 45:896–901, 1990.
46. Gonzalez CA, Riboli E, Badosa J, et al: Nutritional factors and gastric cancer in Spain. Am J Epidemiol 139:466–473, 1994.
47. La Vecchia C, Ferraroni M, D'Avanzo B, et al: Selected micronutrient intake and the risk of gastric cancer. Cancer Epidemiol Biomarkers Prev 3:393–398, 1994.
48. Hansson LE, Nyren O, Bergstrom R, et al: Nutrients and gastric cancer risk. A population-based case-control study in Sweden. Int J Cancer 57:638–644, 1994.
49. Dixon MF: Commentary: Role of Helicobacter pylori on gastric mucosal damage, gastric cancer, and gastric MALT lymphoma. Gastroenterology 113(6 Suppl):S65–66, 1997.
50. Banatvala N, Feldman R: The epidemiology of Helicobacter pylori: Missing pieces in a jigsaw. Commun Dis Rep CDR Rev 3:R56–59, 1993.
51. Webb PM, Forman D: Helicobacter pylori as a risk factor for cancer. Baillieres Clin Gastroenterol 9:563–582, 1995.
52. Stalnikowicz R, Benbassat J: Risk of gastric cancer after gastric surgery for benign disorders. Arch Intern Med 150:2022–2026, 1990.
53. Fisher SG, Davis F, Nelson R, et al: A cohort study of stomach cancer risk in men after gastric surgery for benign disease. J Natl Cancer Inst 85:1303–1310, 1993.
54. Stolte M: Clinical consequences of the endoscopic diagnosis of gastric polyps. Endoscopy 27:32–37; discussion 59–60, 1995.
55. Attard TM, Giardiello FM, Argani P, Cuffari C: Fundic gland polyposis with high-grade dysplasia in a child with attenuated familial adenomatous polyposis and familial gastric cancer. J Pediatr Gastroenterol Nutr 32:215–218, 2001.
56. Hofgartner WT, Thorp M, Ramus MW, et al: Gastric adenocarcinoma associated with fundic gland polyps in a patient with attenuated familial adenomatous polyposis. Am J Gastroenterol 94:2275–2281, 1999.

57. Benatti P, Sassatelli R, Roncucci L, et al: Tumour spectrum in hereditary non-polyposis colorectal cancer (HNPCC) and in families with "suspected HNPCC". A population-based study in northern Italy. Colorectal Cancer Study Group. Int J Cancer 54:371–377, 1993.
58. Nakamura T, Nakano G: Histopathological classification and malignant change in gastric polyps. J Clin Pathol 38:754–764, 1985.
59. La Vecchia C, Negri E, Franceschi S, Gentile A: Family history and the risk of stomach and colorectal cancer. Cancer 70:50–55, 1992.
60. Stamatakis JD: Menetrier's disease and carcinoma of stomach. Proc R Soc Med 69:264–265, 1976.
61. Bigalke KH, Dahm HH, Schiemoller M: [Menetrier's disease and carcinoma]. Med Welt 28:1103–1106, 1977.
62. Ho SB: Premalignant lesions of the stomach. Semin Gastrointest Dis 7:61–73, 1996.
63. Brinton LA, Gridley G, Hrubec Z, et al: Cancer risk following pernicious anaemia. Br J Cancer 59:810–813, 1989.
64. Hsing AW, Hansson LE, McLaughlin JK, et al: Pernicious anemia and subsequent cancer. A population-based cohort study. Cancer 71:745–750, 1993.
65. Sjoblom SM, Sipponen P, Jarvinen H: Gastroscopic follow up of pernicious anaemia patients. Gut 34:28–32, 1993.
66. Hansson LE, Baron J, Nyren O, et al: Tobacco, alcohol and the risk of gastric cancer. A population-based case-control study in Sweden. Int J Cancer 57:26–31, 1994.
67. Nomura AM, Hankin JH, Kolonel LN, et al: Case-control study of diet and other risk factors for gastric cancer in Hawaii (United States). Cancer Causes Control 14:547–558, 2003.
68. Stemmermann GN, Nomura AM, Chyou PH, Hankin J: Impact of diet and smoking on risk of developing intestinal metaplasia of the stomach. Dig Dis Sci 35:433–438, 1990.
69. Rhyu MG, Park WS, Jung YJ, et al: Allelic deletions of MCC/APC and p53 are frequent late events in human gastric carcinogenesis. Gastroenterology 106:1584–1588, 1994.
70. Sano T, Tsujino T, Yoshida K, et al: Frequent loss of heterozygosity on chromosomes 1q, 5q, and 17p in human gastric carcinomas. Cancer Res 51:2926–2931, 1991.
71. Kawanishi J, Kato J, Sasaki K, et al: Loss of E-cadherin-dependent cell-cell adhesion due to mutation of the beta-catenin gene in a human cancer cell line, HSC-39. Mol Cell Biol 15:1175–1181, 1995.
72. Mayer B, Johnson JP, Leitl F, et al: E-cadherin expression in primary and metastatic gastric cancer: Down-regulation correlates with cellular dedifferentiation and glandular disintegration. Cancer Res 53:1690–1695, 1993,
73. Rhyu MG, Park WS, Meltzer SJ: Microsatellite instability occurs frequently in human gastric carcinoma. Oncogene 9:29–32, 1994.
74. Werther JL, Rivera-MacMurray S, Bruckner H, et al: Mucin-associated sialosyl-Tn antigen expression in gastric cancer correlates with an adverse outcome. Br J Cancer 69:613–616, 1994.
75. Yonemura Y, Ninomiya I, Tsugawa K, et al: Prognostic significance of c-erbB-2 gene expression in the poorly differentiated type of adenocarcinoma of the stomach. Cancer Detect Prev 22:139–146, 1998.
76. Guilford P, Hopkins J, Harraway J, et al: E-cadherin germline mutations in familial gastric cancer. Nature 392:402–405, 1998.
77. Guilford PJ, Hopkins JB, Grady WM, et al: E-cadherin germline mutations define an inherited cancer syndrome dominated by diffuse gastric cancer. Hum Mutat 14:249–255, 1999.
78. Colombo E, Giorgi S, Sonzini E, et al: Disseminated intravascular coagulation and bone marrow metastases as presenting manifestations of gastric carcinoma. Haematologica 70:187, 1985.
79. Tonouchi H, Miki C, Masato K: [Gastric cancer associated with dermatomyositis accompanied by photoallergy]. Gan To Kagaku Ryoho 28:689–691, 2001.
80. Owens DA: Diagnostic Surgical Pathology. Philadelphia, Lippincott Williams & Wilkins, 1999.
81. Lauren P: The two histological main types of gastric carcinoma: Diffuse and so-called intestinal type. Acta Pathol Microbiol Immunol Scand 64:31–49, 1965.
82. Blot WJ, Devesa SS, Kneller RW, Fraumeni JF Jr: Rising incidence of adenocarcinoma of the esophagus and gastric cardia. JAMA 265:1287–1289, 1991.
83. Fuchs CS, Mayer RJ: Gastric carcinoma. N Engl J Med 333:32–41, 1995.
84. Kelly S, Harris KM, Berry E, et al: A systematic review of the staging performance of endoscopic ultrasound in gastro-oesophageal carcinoma. Gut 49:534–539, 2001.
85. Noguchi Y, Imada T, Matsumoto A, et al: Radical surgery for gastric cancer. A review of the Japanese experience. Cancer 64:2053–2062, 1989.
86. Sano T, Kobori O, Muto T: Lymph node metastasis from early gastric cancer: Endoscopic resection of tumour. Br J Surg 79:241–244, 1992.
87. Yamao T, Shirao K, Ono H, et al: Risk factors for lymph node metastasis from intramucosal gastric carcinoma. Cancer 77:602–606, 1996.
88. Japanese Classification of Gastric Carcinoma. Tokyo, Kanehara and Co., Ltd, 1995.
89. Akahoshi K, Misawa T, Fujishima H, et al: Preoperative evaluation of gastric cancer by endoscopic ultrasound. Gut 32:479–482, 1991.
90. Rice TW, Boyce GA, Sivak MV, et al: Esophageal carcinoma: Esophageal ultrasound assessment of preoperative chemotherapy. Ann Thorac Surg 53:972–977, 1992.
91. Dittler HJ, Siewert JR: Role of endoscopic ultrasonography in gastric carcinoma. Endoscopy 25:162–166, 1993.
92. Ohashi S, Nakazawa S, Yoshino J: Endoscopic ultrasonography in the assessment of invasive gastric cancer. Scand J Gastroenterol 24:1039–1048, 1989.
93. Akahoshi K, Chijiwa Y, Hamada S, et al: Pretreatment staging of endoscopically early gastric cancer with a 15 MHz ultrasound catheter probe. Gastrointest Endosc 48:470–476, 1998.
94. Wiersema MJ, Vilmann P, Giovannini M, et al: Endosonography-guided fine-needle aspiration biopsy: Diagnostic accuracy and complication assessment. Gastroenterology 112:1087–1095, 1997.
95. Waxman I, Saitoh Y, Raju GS, et al: High-frequency probe EUS-assisted endoscopic mucosal resection: A therapeutic strategy for submucosal tumors of the GI tract. Gastrointest Endosc 55:44–49, 2002.
96. Hunerbein M, Ghadimi BM, Haensch W, Schlag PM: Transendoscopic ultrasound of esophageal and gastric cancer using miniaturized ultrasound catheter probes. Gastrointest Endosc 48:371–375, 1998.
97. Maruta S, Tsukamoto Y, Niwa Y, et al: Evaluation of upper gastrointestinal tumors with a new endoscopic ultrasound probe. Gastrointest Endosc 40:603–608, 1994.
98. Kida M, Tanabe S, Watanabe M, et al: Staging of gastric cancer with endoscopic ultrasonography and endoscopic mucosal resection. Endoscopy 30(Suppl 1):A64–68, 1998.
99. Yanai H, Tada M, Karita M, Okita K: Diagnostic utility of 20-megahertz linear endoscopic ultrasonography in early gastric cancer. Gastrointest Endosc 44:29–33, 1996.
100. Waxman I, Saitoh Y: Clinical outcome of endoscopic mucosal resection for superficial GI lesions and the role of high-frequency US probe sonography in an American population. Gastrointest Endosc 52:322–327, 2000.
101. Akahoshi K, Chijiiwa Y, Sasaki I, et al: Pre-operative TN staging

of gastric cancer using a 15 MHz ultrasound miniprobe. Br J Radiol 70:703–707, 1997.
102. Rembacken BJ, Gotoda T, Fujii T, Axon AT: Endoscopic mucosal resection. Endoscopy 33:709–718, 2001.
103. Inoue H, Tani M, Nagai K, et al: Treatment of esophageal and gastric tumors. Endoscopy 31:47–55, 1999.
104. Shim CS: Endoscopic mucosal resection. J Korean Med Sci 11: 457–466, 1996.
105. Hirao M, Masuda K, Asanuma T, et al: Endoscopic resection of early gastric cancer and other tumors with local injection of hypertonic saline-epinephrine. Gastrointest Endosc 34:264–269, 1988.
106. Yamamoto H, Yube T, Isoda N, et al: A novel method of endoscopic mucosal resection using sodium hyaluronate. Gastrointest Endosc 50:251–256, 1999.
107. Karita M, Tada M, Okita K, Kodama T: Endoscopic therapy for early colon cancer: The strip biopsy resection technique. Gastrointest Endosc 37:128–132, 1991.
108. Tada M, Murakami A, Karita M, et al: Endoscopic resection of early gastric cancer. Endoscopy 25:445–450, 1993.
109. Takekoshi T, Baba Y, Ota H, et al: Endoscopic resection of early gastric carcinoma: Results of a retrospective analysis of 308 cases. Endoscopy 26:352–358, 1994.
110. Suzuki Y, Hiraishi H, Kanke K, et al: Treatment of gastric tumors by endoscopic mucosal resection with a ligating device. Gastrointest Endosc 49:192–199, 1999.
111. Suzuki H: Endoscopic mucosal resection using ligating device for early gastric cancer. Gastrointest Endosc Clin N Am 11:511–518, 2001.
112. Ell C, May A, Gossner L, et al: Endoscopic mucosal resection of early cancer and high-grade dysplasia in Barrett's esophagus. Gastroenterology 118:670–677, 2000.
113. Inoue H, Takeshita K, Hori H, et al: Endoscopic mucosal resection with a cap-fitted panendoscope for esophagus, stomach, and colon mucosal lesions. Gastrointest Endosc 39:58–62, 1993.
114. Tada M, Inoue H, Yabata E, et al: Feasibility of the transparent cap-fitted colonoscope for screening and mucosal resection. Dis Colon Rectum 40:618–621, 1997.
115. Tani M, Sakai P, Kondo H: Endoscopic mucosal resection of superficial cancer in the stomach using the cap technique. Endoscopy 35:348–355, 2003.
116. Matsuzaki K, Nagao S, Kawaguchi A, et al: Newly designed soft prelooped cap for endoscopic mucosal resection of gastric lesions. Gastrointest Endosc 57:242–246, 2003.
117. Yamamoto H, Kawata H, Sunada K, et al: Successful en-bloc resection of large superficial tumors in the stomach and colon using sodium hyaluronate and small-caliber-tip transparent hood. Endoscopy 35:690–694, 2003.
118. Ono H, Kondo H, Gotoda T, et al: Endoscopic mucosal resection for treatment of early gastric cancer. Gut 48:225–229, 2001.
119. Kitamura K, Yamaguchi T, Okamoto K, et al: Clinicopathologic features of synchronous multifocal early gastric cancers. Anticancer Res 17:643–646, 1997.
120. Tanabe S, Koizumi W, Mitomi H, et al: Clinical outcome of endoscopic aspiration mucosectomy for early stage gastric cancer. Gastrointest Endosc 56:708–713, 2002.
121. Amano Y, Ishihara S, Amano K, et al: An assessment of local curability of endoscopic surgery in early gastric cancer without satisfaction of current therapeutic indications. Endoscopy 30:548–552, 1998.
122. Hamada T, Kondo K, Itagaki Y, Nishida J: [Endoscopic mucosal resection for early gastric cancer]. Nippon Rinsho 54:1292–1297, 1996.
123. Mizumoto S, Misumi A, Harada K, et al: [Evaluation of endoscopic mucosal resection (EMR) as a curative therapy against early gastric cancer]. Nippon Geka Gakkai Zasshi 93:1071–1074, 1992.
124. Okano A, Hajiro K, Takakuwa H, et al: Predictors of bleeding after endoscopic mucosal resection of gastric tumors. Gastrointest Endosc 57:687–690, 2003.
125. Ahmad NA, Kochman ML, Long WB, et al: Efficacy, safety, and clinical outcomes of endoscopic mucosal resection: A study of 101 cases. Gastrointest Endosc 55:390–396, 2002.
126. Tsunada S, Ogata S, Ohyama T, et al: Endoscopic closure of perforations caused by EMR in the stomach by application of metallic clips. Gastrointest Endosc 57:948–951, 2003.
127. Waye JD: Management of complications of colonoscopic polypectomy. Gastroenterologist 1:158–164, 1993.
128. Katada C, Muto M, Manabe T, et al: Esophageal stenosis after endoscopic mucosal resection of superficial esophageal lesions. Gastrointest Endosc 57:165–169, 2003.
129. Ohmura K, Nagashima R, Takeda H, Takahashi T: Temporary stenting with metallic endoprosthesis for refractory esophageal stricture secondary to cylindrical resection of carcinoma. Gastrointest Endosc 48:214–217, 1998.
130. Sliney DH: Laser safety. Lasers Surg Med 16:215–225, 1995.
131. Polanyi TG: Physics of surgery with lasers. Clin Chest Med 6:179–202, 1985.
132. Polanyi TG: Laser physics. Otolaryngol Clin North Am 16:753–774, 1983.
133. Hiki Y, Shimao J, Yamao Y, et al: The concepts, procedures, and problems related in endoscopic laser therapy of early gastric cancer. A retrospective study on early gastric cancer. Surg Endosc 3:1–6, 1989.
134. Patrice T, Foultier MT, Yactayo S, et al: Endoscopic photodynamic therapy with hematoporphyrin derivative for primary treatment of gastrointestinal neoplasms in inoperable patients. Dig Dis Sci 35: 545–552, 1990.
135. Overholt BF, Panjehpour M, Halberg DL: Photodynamic therapy for Barrett's esophagus with dysplasia and/or early stage carcinoma: Long-term results. Gastrointest Endosc 58:183–188, 2003.
136. Sibille A, Descamps C, Jonard P, et al: Endoscopic Nd:YAG treatment of superficial gastric carcinoma: Experience in 18 Western inoperable patients. Gastrointest Endosc 42:340–345, 1995.
137. Mathus-Vliegen EM, Tytgat GN: Analysis of failures and complications of neodymium: YAG laser photocoagulation in gastrointestinal tract tumors. A retrospective survey of 18 years' experience. Endoscopy 22:17–23, 1990.
138. Nakamura H, Yanai H, Nishikawa J, et al: Experience with photodynamic therapy (endoscopic laser therapy) for the treatment of early gastric cancer. Hepatogastroenterology 48:1599–1603, 2001.
139. Hiki Y, Shimao H, Mieno H, et al: Modified treatment of early gastric cancer: Evaluation of endoscopic treatment of early gastric cancers with respect to treatment indication groups. World J Surg 19:517–522, 1995.
140. Mathus-Vliegen EM, Tytgat GN: Laser photocoagulation in the palliative treatment of upper digestive tract tumors. Cancer 57:396–399, 1986.
141. Fleischer D, Sivak MV Jr: Endoscopic Nd:YAG laser therapy as palliation for esophagogastric cancer. Parameters affecting initial outcome. Gastroenterology 89:827–831, 1985.
142. Fleischer D, Sivak MV: Endoscopic Nd:YAG laser therapy as palliative treatment for advanced adenocarcinoma of the gastric cardia. Gastroenterology 87:815–820, 1984.
143. Sargeant IR, Loizou LA, Tobias JS, et al: Radiation enhancement of laser palliation for malignant dysphagia: A pilot study. Gut 33: 1597–1601, 1992.
144. Sargeant IR, Tobias JS, Blackman G, et al: Radiotherapy enhances laser palliation of malignant dysphagia: A randomised study. Gut 40:362–369, 1997.
145. Spencer GM, Thorpe SM, Blackman GM, et al: Laser augmented

by brachytherapy versus laser alone in the palliation of adenocarcinoma of the oesophagus and cardia: A randomised study. Gut 50: 224–227, 2002.

146. Canard JM, Vedrenne B: Clinical application of argon plasma coagulation in gastrointestinal endoscopy: Has the time come to replace the laser? Endoscopy 33:353–357, 2001.

147. Wahab PJ, Mulder CJ, den Hartog G, Thies JE: Argon plasma coagulation in flexible gastrointestinal endoscopy: Pilot experiences. Endoscopy 29:176–181, 1997.

148. Grund KE, Storek D, Zindel C, Becker HD: [Highly flexible self-expanding metal mesh stents: A new kind of palliative therapy of malignant dysphagia]. Z Gastroenterol 33:392–398, 1995.

149. Choi YB: Laparoscopic gastrojejunostomy for palliation of gastric outlet obstruction in unresectable gastric cancer. Surg Endosc 16: 1620–1626, 2002.

150. Khulusi S, Morris T: Endoscopic palliation of gastrointestinal malignancy. Eur J Gastroenterol Hepatol 12:397–402, 2000.

151. Sihvo EI, Pentikainen T, Luostarinen ME, et al: Inoperable adenocarcinoma of the oesophagogastric junction: A comparative clinical study of laser coagulation versus self-expanding metallic stents with special reference to cost analysis. Eur J Surg Oncol 28:711–715, 2002.

152. Chan AC, Shin FG, Lam YH, et al: A comparison study on physical properties of self-expandable esophageal metal stents. Gastrointest Endosc 49:462–465, 1999.

153. Maetani I, Tada T, Shimura J, et al: Technical modifications and strategies for stenting gastric outlet strictures using esophageal endoprostheses. Endoscopy 34:402–406, 2002.

154. Kim JH, Yoo BM, Lee KJ, et al: Self-expanding coil stent with a long delivery system for palliation of unresectable malignant gastric outlet obstruction: A prospective study. Endoscopy 33:838–842, 2001.

155. Baron TH, Harewood GC: Enteral self-expandable stents. Gastrointest Endosc 58:421–433, 2003.

156. Gurney KA, Cartwright RA, Gilman EA: Descriptive epidemiology of gastrointestinal non-Hodgkin's lymphoma in a population-based registry. Br J Cancer 79:1929–1934, 1999.

157. Severson RK, Davis S: Increasing incidence of primary gastric lymphoma. Cancer 66:1283–1287, 1990.

158. Zaki M, Schubert ML: Helicobacter pylori and gastric lymphoma. Gastroenterology 108:610–612, 1995.

159. Fagioli F, Rigolin GM, Cuneo A, et al: Primary gastric lymphoma: Distribution and clinical relevance of different epidemiological factors. Haematologica 79:213–217, 1994.

160. Wotherspoon AC, Doglioni C, Diss TC, et al: Regression of primary low-grade B-cell gastric lymphoma of mucosa-associated lymphoid tissue type after eradication of Helicobacter pylori. Lancet 342:575–577, 1993.

161. Parsonnet J, Hansen S, Rodriguez L, et al: Helicobacter pylori infection and gastric lymphoma. N Engl J Med 330:1267–1271, 1994.

162. Steinbach G, Ford R, Glober G, et al: Antibiotic treatment of gastric lymphoma of mucosa-associated lymphoid tissue. An uncontrolled trial. Ann Intern Med 131:88–95, 1999.

163. Zucca E, Bertoni F, Roggero E, Cavalli F: The gastric marginal zone B-cell lymphoma of MALT type. Blood 96:410–419, 2000.

164. Newton R, Ferlay J, Beral V, Devesa SS: The epidemiology of non-Hodgkin's lymphoma: Comparison of nodal and extra-nodal sites. Int J Cancer 72:923–930, 1997.

165. Ruskone-Fourmestraux A, Lavergne A, Aegerter PH, et al: Predictive factors for regression of gastric MALT lymphoma after anti-Helicobacter pylori treatment. Gut 48:297–303, 2001.

166. Morgner A, Lehn N, Andersen LP, et al: Helicobacter heilmanii-associated primary gastric low-grade MALT lymphoma: Complete remission after curing the infection. Gastroenterology 118:821–828, 2000.

167. Royer B, Cazals-Hatem D, Sibilia J, et al: Lymphomas in patients with Sjögren's syndrome are marginal zone B-cell neoplasms, arise in diverse extranodal and nodal sites, and are not associated with viruses. Blood 90:766–775, 1997.

168. Xu WS, Ho FC, Ho J, et al: Pathogenesis of gastric lymphoma: The enigma in Hong Kong. Ann Oncol 8(Suppl 2):41–44, 1997.

169. Ruskone-Fourmestraux A, Rambaud JC: Gastrointestinal lymphoma: Prevention and treatment of early lesions. Best Pract Res Clin Gastroenterol 15:337–354, 2001.

170. Taal BG, Boot H, van Heerde P, et al: Primary non-Hodgkin lymphoma of the stomach: Endoscopic pattern and prognosis in low versus high grade malignancy in relation to the MALT concept. Gut 39:556–561, 1996.

171. Strecker P, Eck M, Greiner A, et al: [Diagnostic value of stomach biopsy in comparison with surgical specimen in gastric B-cell lymphomas of the MALT type]. Pathologe 19:209–213, 1998.

172. Suekane H, Iida M, Yao T, et al: Endoscopic ultrasonography in primary gastric lymphoma: Correlation with endoscopic and histologic findings. Gastrointest Endosc 39:139–145, 1993.

173. Palazzo L, Roseau G, Ruskone-Fourmestraux A, et al: Endoscopic ultrasonography in the local staging of primary gastric lymphoma. Endoscopy 25:502–508, 1993.

174. Lugering N, Menzel J, Kucharzik T, et al: Impact of miniprobes compared to conventional endosonography in the staging of low-grade gastric malt lymphoma. Endoscopy 33:832–837, 2001.

175. Ribeiro A, Vazquez-Sequeiros E, Wiersema LM, et al: EUS-guided fine-needle aspiration combined with flow cytometry and immunocytochemistry in the diagnosis of lymphoma. Gastrointest Endosc 53:485–491, 2001.

176. Magrath I: Introduction: Concepts and controversies in lymphoid neoplasias. In Magrath I (ed): The Non-Hodgkin's Lymphomas, 2nd ed. London, Arnold, 1997, pp 3–47.

177. Montalban C, Castrillo JM, Abraira V, et al: Gastric B-cell mucosa-associated lymphoid tissue (MALT) lymphoma. Clinicopathological study and evaluation of the prognostic factors in 143 patients. Ann Oncol 6:355–362, 1995.

178. Fischbach W, Kestel W, Kirchner T, et al: Malignant lymphomas of the upper gastrointestinal tract. Results of a prospective study in 103 patients. Cancer 70:1075–1080, 1992.

179. Cogliatti SB, Schmid U, Schumacher U, et al: Primary B-cell gastric lymphoma: A clinicopathological study of 145 patients. Gastroenterology 101:1159–1170, 1991.

180. Hussell T, Isaacson PG, Crabtree JE, Spencer J: Helicobacter pylori-specific tumour-infiltrating T cells provide contact dependent help for the growth of malignant B cells in low-grade gastric lymphoma of mucosa-associated lymphoid tissue. J Pathol 178:122–127, 1996.

181. Jaffe ES, Harris NL, Diebold J, Muller-Hermelink HK: World Health Organization classification of neoplastic diseases of the hematopoietic and lymphoid tissues. A progress report. Am J Clin Pathol 111(1 Suppl 1):S8–12, 1999.

182. de Jong D, Boot H, van Heerde P, et al: Histological grading in gastric lymphoma: Pretreatment criteria and clinical relevance. Gastroenterology 112:1466–1474, 1997.

183. Isaacson PG: Gastrointestinal lymphomas of T- and B-cell types. Mod Pathol 12:151–158, 1999.

184. Nakamura S, Akazawa K, Yao T, Tsuneyoshi M: A clinicopathologic study of 233 cases with special reference to evaluation with the MIB-1 index. Cancer 76:1313–1324, 1995.

185. Toyoda H, Ono T, Kiyose M, et al: Gastric mucosa-associated lymphoid tissue lymphoma with a focal high-grade component diagnosed by EUS and endoscopic mucosal resection for histologic evaluation. Gastrointest Endosc 51:752–755, 2000.

186. Lin JI, Tseng CH, Chow S, et al: Coexisting malignant lymphoma

and adenocarcinoma of the stomach. South Med J 72:619–622, 1979.
187.Kelly SM, Geraghty JM, Neale G: H pylori, gastric carcinoma, and MALT lymphoma. Lancet 343:418, 1994.
188.Kanamoto K, Aoyagi K, Nakamura S, et al: Simultaneous coexistence of early adenocarcinoma and low-grade MALT lymphoma of the stomach associated with Helicobacter pylori infection: A case report. Gastrointest Endosc 47:73–75, 1998.
189.Isaacson PG, Diss TC, Wotherspoon AC, et al: Long-term follow-up of gastric MALT lymphoma treated by eradication of H. pylori with antibodies. Gastroenterology 117:750–751, 1999.
190.Neubauer A, Thiede C, Morgner A, et al: Cure of Helicobacter pylori infection and duration of remission of low-grade gastric mucosa-associated lymphoid tissue lymphoma. J Natl Cancer Inst 89: 1350–1355, 1997.
191.Radaszkiewicz T, Dragosics B, Bauer P: Gastrointestinal malignant lymphomas of the mucosa-associated lymphoid tissue: Factors relevant to prognosis. Gastroenterology 102:1628–1638, 1992.
192.Richardson CT, Walsh JH: The value of a histamine H2-receptor antagonist in the management of patients with the Zollinger-Ellison syndrome. N Engl J Med 294:133–135, 1976.
193.Oberg K: State of the art and future prospects in the management of neuroendocrine tumors. Q J Nucl Med 44:3–12, 2000.
194.Modlin IM, Lye KD, Kidd M: A 5-decade analysis of 13,715 carcinoid tumors. Cancer 97:934–959, 2003.
195.Hakanson R, Tielemans Y, Chen D, et al: The biology and pathobiology of the ECL cells. Yale J Biol Med 65:761–774; discussion 827–829, 1992.
196.Kidd M, Miu K, Tang LH, et al: Helicobacter pylori lipopolysaccharide stimulates histamine release and DNA synthesis in rat enterochromaffin-like cells. Gastroenterology 113:1110–1117, 1997.
197.Yeatman TJ, Sharp JV, Kimura AK: Can susceptibility to carcinoid tumors be inherited? Cancer 63:390–393, 1989.
198.Rindi G, Bordi C, Rappel S, et al: Gastric carcinoids and neuroendocrine carcinomas: Pathogenesis, pathology, and behavior. World J Surg 20:168–172, 1996.
199.Soga J, Yakuwa Y, Osaka M: Carcinoid syndrome: A statistical evaluation of 748 reported cases. J Exp Clin Cancer Res 18:133–141, 1999.
200.Sandor A, Modlin IM: A retrospective analysis of 1570 appendiceal carcinoids. Am J Gastroenterol 93:422–428, 1998.
201.Godwin JD 2nd: Carcinoid tumors. An analysis of 2,837 cases. Cancer 36:560–569, 1975.
202.Oberg K: Expression of growth factors and their receptors in neuroendocrine gut and pancreatic tumors, and prognostic factors for survival. Ann N Y Acad Sci 733:46–55, 1994.
203.Berge T, Linell F: Carcinoid tumours. Frequency in a defined population during a 12-year period. Acta Pathol Microbiol Scand [A] 84:322–330, 1976.
204.Ichikawa J, Tanabe S, Koizumi W, et al: Endoscopic mucosal resection in the management of gastric carcinoid tumors. Endoscopy 35:203–206, 2003.
205.Nakamura S, Iida M, Yao T, Fujishima M: Endoscopic features of gastric carcinoids. Gastrointest Endosc 37:535–538, 1991.
206.Ahlman H, Kolby L, Lundell L, et al: Clinical management of gastric carcinoid tumors. Digestion 55(Suppl 3):77–85, 1994.
207.Borch K: Atrophic gastritis and gastric carcinoid tumours. Ann Med 21:291–297, 1989.
208.Rindi G, Luinetti O, Cornaggia M, et al: Three subtypes of gastric argyrophil carcinoid and the gastric neuroendocrine carcinoma: A clinicopathologic study. Gastroenterology 104:994–1006, 1993.
209.Rindi G, Azzoni C, La Rosa S, et al: ECL cell tumor and poorly differentiated endocrine carcinoma of the stomach: Prognostic evaluation by pathological analysis. Gastroenterology 116:532–542, 1999.
210.Miettinen M, Sarlomo-Rikala M, Lasota J: Gastrointestinal stromal tumors: Recent advances in understanding of their biology. Hum Pathol 30:1213–1220, 1999.
211.Miettinen M, Lasota J: Gastrointestinal stromal tumors—definition, clinical, histological, immunohistochemical, and molecular genetic features and differential diagnosis. Virchows Arch 438:1–12, 2001.
212.Miettinen M, Sarlomo-Rikala M, Lasota J: Gastrointestinal stromal tumours. Ann Chir Gynaecol 87:278–281, 1998.
213.Schaldenbrand JD, Appelman HD: Solitary solid stromal gastrointestinal tumors in von Recklinghausen's disease with minimal smooth muscle differentiation. Hum Pathol 15:229–232, 1984.
214.Sircar K, Hewlett BR, Huizinga JD, et al: Interstitial cells of Cajal as precursors of gastrointestinal stromal tumors. Am J Surg Pathol 23:377–389, 1999.
215.Sanders KM: A case for interstitial cells of Cajal as pacemakers and mediators of neurotransmission in the gastrointestinal tract. Gastroenterology 111:492–515, 1996.
216.Kindblom LG, Remotti HE, Aldenborg F, Meis-Kindblom JM: Gastrointestinal pacemaker cell tumor (GIPACT): Gastrointestinal stromal tumors show phenotypic characteristics of the interstitial cells of Cajal. Am J Pathol 152:1259–1269, 1998.
217.Davis GB, Blanchard DK, Hatch GF 3rd, et al: Tumors of the stomach. World J Surg 24:412–420, 2000.
218.Tio TL, Tytgat GN, den Hartog Jager FC: Endoscopic ultrasonography for the evaluation of smooth muscle tumors in the upper gastrointestinal tract: An experience with 42 cases. Gastrointest Endosc 36:342–350, 1990.
219.Savides TJ: Gastrointestinal submucosal masses. In Gress F, Bhattacharya I (eds): Endoscopic Ultrasonography. Malden, MA, Blackwell Science, 2001, pp 92–102.
220.Chak A, Canto MI, Reosch T, et al: Endosonographic differentiation of benign and malignant stromal cell tumors. Gastrointest Endosc 45:468–473, 1997.
221.Palazzo L, Landi B, Cellier C, et al: Endosonographic features predictive of benign and malignant gastrointestinal stromal cell tumours. Gut 46:88–92, 2000.
222.Franquemont DW: Differentiation and risk assessment of gastrointestinal stromal tumors. Am J Clin Pathol 103:41–47, 1995.
223.Nakamura S, Iida M, Suekane H, et al: Endoscopic removal of gastric lipoma: Diagnostic value of endoscopic ultrasonography. Am J Gastroenterol 86:619–621, 1991.
224.Boyce GA, Sivak MV Jr, Rosch T, et al: Evaluation of submucosal upper gastrointestinal tract lesions by endoscopic ultrasound. Gastrointest Endosc 37:449–454, 1991.
225.Kojima T, Takahashi H, Parra-Blanco A, et al: Diagnosis of submucosal tumor of the upper GI tract by endoscopic resection. Gastrointest Endosc 50:516–522, 1999.
226.Rajan E, Buess G, Dean R, et al: First endoscopic system for transmural resection of colorectal tissue using a prototype full thickness resection device (FTRD). Gastrointest Endosc 53:AB58, 2001.
227.Kalloo A, Kantsevoy S, Jagannath S, et al: Endoscopic gastrojejunostomy with long-term survival in a porcine model. Gastrointest Endosc 55:AB96, 2002.

上胃肠道家族性腺瘤性息肉病综合征及壶腹肿瘤的处理

36

Jan Norton and David James Koorey

引言 539
家族性腺瘤性息肉病综合征 539
散发性和家族性腺瘤性息肉病相关的壶腹周围腺瘤的发病率 540
壶腹周围腺瘤的发病机制 540
组织学 541
临床表现 541
壶腹周围腺瘤的内镜治疗 541
诊断 541
随访 542
治疗 542
手术治疗 543
药物治疗 543
小结 543

引言

传统的家族性腺瘤性息肉病（familial adenomatous polyposis, FAP）是一种导致胃肠（gastrointestinal, GI）道，尤其是结肠，出现大量腺瘤性息肉的常染色体显性遗传性疾病。患者通常在青春期或成年早期施行预防性结肠切除术。结肠切除术后，FAP 患者的十二指肠近端是发生恶变的最常见部位[1]，特别是壶腹周围易出现腺瘤性改变，推测与胆汁对黏膜的营养作用有部分关系[2-5]。壶腹周围腺瘤发生于 50% ~ 100% 的 FAP 患者。壶腹周围腺瘤（发生于非 FAP 患者）很少为散发性。壶腹周围腺瘤同胃肠道其他部位的腺瘤性息肉均属于癌前病变。因此，宜对该部位腺瘤进行随访和 / 或摘除。大多数上胃肠道的腺瘤在内镜易于达到的随访和治疗范围内。然而，对FAP患者上胃肠道肿瘤和散发性壶腹肿瘤随访和处理的最佳方法还有待商定。

壶腹周围病变的内镜随访及内镜治疗成果已有多项报道证实，包括分次切除、圈套器壶腹病变切除和热消融治疗。晚期病变的外科治疗包括局部经十二指肠切除、胰十二指肠切除术和胰腺-旷置十二指肠切除术。要根据多种因素，包括病变的数量和大小、异型增生的程度、胰胆管系统的受累情况、合并症和当地医疗水平，为每名患者选择适当的处理方案。

家族性腺瘤性息肉病综合征

FAP 是具有完全外显率的常染色体显性遗传病，在美国的患病率大约为 1/8000[6]。大多数 FAP 由第 5 号染色体长臂APC基因的突变所致[7]。该病的典型特征是在结肠出现数百至数千个腺瘤性息肉，并且其中的一个或多个会不可避免地发展成癌。然而，稀疏型FAP逐渐增多，与典型FAP相比，结直肠息肉较少且息肉出现时间晚，并且经常分布于近端结肠。这些患者会出现上胃肠道的病变，并且一些患者上胃肠道病变可能较结肠更显著[8, 9]。稀疏型 FAP 由 APC 基因特殊部位的突变所致[8, 10, 11]。

肠道外表现在经典FAP很常见，但是不同家庭之间及家庭内不同个体之间肠外表现的严重程度不同。一个极端类型就是以胃肠道腺瘤性息肉伴有其他良性肿瘤（如硬纤维瘤、骨瘤和纤维瘤）为特征的Gardner综合征[12]。Gardner 综合征也是源于 APC 基因的种系突变，并确认为是FAP疾病谱的一部分。Turcot综合征以常表现为恶性胶质瘤或髓母细胞瘤[12]的中枢系统肿瘤与结肠息肉病共存为特征。因为相关的中枢神经系统肿瘤和息肉病可能源于一个以上基因的种系突变[13]，因此难以确定该病的遗传学特性[13]。APC基因的种系突变已经在一些 Turcot 综合征患者中确定，尤其是那些患有小脑髓母细胞瘤和大量结肠息肉者[13]。基于本章讨论的问题，FAP这一术语包括APC基因突变所致的 Gardner 综合征及 Turcot 综合征。

通过结肠切除术可治愈FAP的结肠病变（尽管回直肠吻合术后的直肠或旨在恢复健康的直肠结肠切除术后任何遗留的直肠黏膜都有癌变风险）。因此，结肠术后，FAP结肠外的表现更为重要。FAP中整个上胃肠道都有恶变风险[1]，特别是十二指肠，是结肠切除术后患者最常发生恶变的部位[14, 15]。结肠切除术后5～10年，在回肠末段和回直肠囊袋内也可出现腺瘤和癌[16]。

胃息肉在 FAP 常见。至少 50% 的患者可出现多发的 3～5mm 的胃底息肉样病变（图 36-1）[17]。这些胃底腺或胃底囊腺息肉是错构瘤性的，常被认为恶性潜能极低。胃底腺息肉的组织学检查显示胃底腺的囊样扩张，通常没有上皮的异型增生[18]。然而，最近一病例报道描述了一个稀疏型腺瘤性息肉病患者在胃底腺息肉中出现了胃腺癌及异型增生，表明罕见情况下胃底腺息肉可能表现为恶性病程[19]。因此，应对异常大的或内镜表现不典型的胃底腺息肉进行活检。

据报道，英国 5%[1]和日本 25%[20]的 FAP 患者有胃腺瘤性息肉（主要位于胃窦）。估计胃底腺息肉恶变的风险是对照组的 3.4 倍[21]。该报告来自与西方社会胃恶性肿瘤流行病学不同的日本。英国一项研究对 1255 名 FAP 患者进行了 22 年的随访，有 7 人发展为胃恶性肿瘤[1]。

散发性和家族性腺瘤性息肉病相关的壶腹周围腺瘤的发病率

了解FAP患者十二指肠肿瘤的自然史对于随访和治疗决策至关重要。壶腹周围肿瘤占胃肠肿瘤的 5% 及可切除的胰十二指肠肿瘤的 36%[22]。

壶腹周围腺瘤不像以前想像得那么罕见，但并不是临床常见疾病。Baggenstoss[23]在 Mayo 诊所回顾检查4000个连续尸解中有25个为腺瘤（0.62%），表明腺瘤可能是亚临床的。这项研究中的病例显示25个腺瘤患者中只有 6 个（24%）可能有过临床症状。

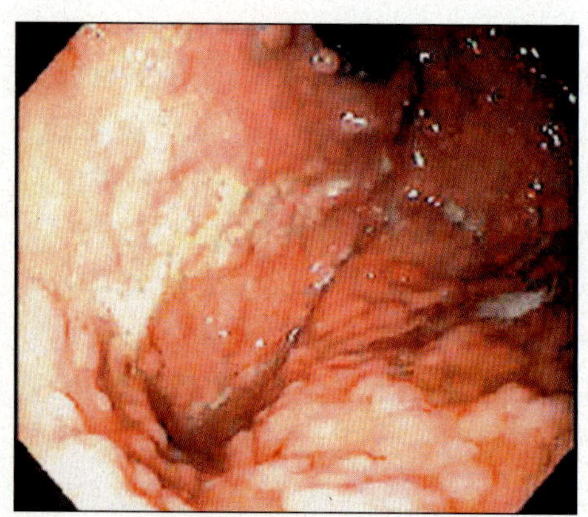

图 36-1 胃底囊腺息肉的内镜下表现。

FAP患者中无症状性壶腹腺瘤改变极其常见，发生于高达100%的患者[24]。FAP相关十二指肠和壶腹周围腺瘤的发病率有赖于加强随访（见诊断部分）。Johns Hopkins医院FAP资料的回顾性分析表明：FAP患者十二指肠腺癌与普通人群的相对风险为330，壶腹肿瘤的相对风险是123[25]。然而，FAP患者合并十二指肠癌的绝对风险是每 1698 年只有 1 例。因为随访不完整且大多数癌发生于生命晚期，恶变风险可能被低估了。英国的一项超过40个月的随访中，70 名患者有3名发生恶变[26]。因此，重要的是，尽管FAP中十二指肠的腺瘤改变很普遍，但只有一小部分患者发生癌变。几项研究已经表明并发FAP的壶腹周围恶性肿瘤患者的中位发病年龄是 60 岁[15, 25, 27]。有关文献经常不能正确鉴别散发性壶腹周围腺瘤与 FAP 相关壶腹周围腺瘤。

壶腹周围腺瘤的发病机制

作为常染色体显性遗传疾病，FAP患者的有核细胞都包括一个正常 *APC* 基因和一个异常的 *APC* 基因（一个种系突变）。在结肠，原来正常的（野生型）APC 等位基因发生的一个体细胞突变通常是癌形成的一个早期事件。其他体细胞突变（如 *p53* 和 K-*ras* 基因）的累积促进了恶变的发展[28]。除了APC基因的体细胞突变相对较少及 K-*ras* 基因的突变相对频繁以外，壶腹周围恶性肿瘤的发病机制与之相似[29]。另有研究证实 *p53* 突变与壶腹周围肿瘤重度恶变有关[22]。最近的文献提出 FAP 家族中其他家族性因素，可能是未确认的修饰基因，可能影响壶腹周围腺瘤的发生，这至少部分解释了 FAP 家族中观察到的壶腹周围病变的家族分离现象[27]。这种分离现象不取决于家族特异性的 *APC* 基因突变。Spigelman 及其同事[30]报道了结肠切除和回直肠吻合术后十二指肠息肉和直肠息肉病严重程度之间的相互关系，提出其他因素，可能为环境因素，在一些患者中起协同作用，导致以上两个部位的息肉病更为严重。然而，该研究的作者指出，缺乏直肠息肉时，也应当进行壶腹周围情况的随访。

在散发性患者和FAP患者中，壶腹周围是发生小肠腺瘤的最主要部位。这些腺瘤，尤其是早期腺瘤向下方扩散的特征与黏膜的胆汁暴露呈正相关（山羊胡外观，图 36-2）。已证实胆汁对肠黏膜有促增殖和致突变的作用。而且，体内和体外试验均已显示，与对照组相比，FAP患者的胆汁，其是在低pH值时（如近段十二指肠），可使肠黏膜形成更多的 DNA 产物[32]，这些 DNA 产物有诱发突变的潜能[33]。

与结肠类似，壶腹周围的病变也遵循腺瘤-腺癌顺序发展。有研究中发现84%的壶腹周围癌中存在腺瘤组织或与腺瘤组织相邻[34]。Bleau 和 Gostout[24]的回顾性研究显示，诊断腺瘤、高度异型增生和恶变的平均年龄分别为 39 岁、47 岁和 54 岁，支持壶腹周围腺瘤发展到壶腹癌的时间进程。

组织学

大多数壶腹周围腺瘤是起源于壶腹肠型上皮的管状或者管状绒毛状腺瘤[35]，病变中可能发现重度异型增生灶或者明显的恶变灶[36]。壶腹部的其他肿瘤很少见，包括良性病变（平滑肌瘤、脂肪瘤、淋巴管瘤、血管瘤和类癌）和恶性病变（原发性和转移性），如淋巴瘤、恶性黑色素瘤、转移性小细胞癌[37]。

临床表现

壶腹部病变可能没有症状（前面已讨论），但可在相对较早阶段出现胰胆方面的症状。临床表现通常是梗阻所致的腹痛、胆管炎或黄疸[37]，极少数表现为复发性胰腺炎[38]。偶尔出现的Courvoisier征表明已为晚期疾病[39]。有胆道梗阻症状的患者常见生化异常[40]。在明确壶腹部病变之前，多数患者被认为患有胰腺恶性肿瘤或者胆总管结石。

壶腹周围腺瘤的内镜治疗

壶腹周围腺瘤的内镜治疗分为诊断、随访和治疗。

重要的是谨记，结肠受累的FAP可无症状，FAP患者可无家族史（新突变），稀疏型 FAP 的结肠表现可能迟发[28]。基于以上原因，所有看来是散发性壶腹周围腺瘤的患者都应当进行结肠镜检查。

诊断

在 FAP 患者，上胃肠道尤其是壶腹周围腺瘤的诊断取决于内镜专家的警惕性。侧视型十二指肠镜的检查是必要的。最近两项研究表明 50% 侧视型十二指肠镜所见的病灶在前视型内镜漏诊[24, 41]。对许多正常乳头有些叶状外观部位仔细进行活检对于发现早期腺瘤的改变也十分必要。在一项研究中，8个正常外观乳头的活检标本有 6 个在显微镜下呈现腺瘤改变[24]。即便如此，内镜下活检也可能是不准确的。最近的一项研究显示 23 例浸润癌内镜活检中有 7 例被漏诊（32%）[42]。

鉴于内镜下活检对恶变的敏感性差，内镜逆行胰胆管造影（endoscopic retrograde cholangiopancreatography，ERCP）是壶腹腺瘤患者治疗措施的重要组成部分。括约肌切开术使壶腹内黏膜活检成为可能。而且，胰胆管造影可以提供患者的胰胆管系统情况（图 36-3），决定是否适于进行内镜治疗。

超声内镜（endoscopic ultrasonography, EUS）的作用有待商榷。因受累组织受压，难以对该部位进行可靠的检查。即便如此，EUS可以很好地显现这一区域，包括管道系统（图36-4）。最近许多研究已经表明 EUS 对于壶腹周围恶性肿瘤的 TNM 分期有用，分期的准确性高达84%[42-46]。然而，在另一项研究中，EUS 对23个壶腹周围肿瘤的诊断准确性仅为44%[42]。管道内超声可提供关于管道内扩散的有用信息。该方法还

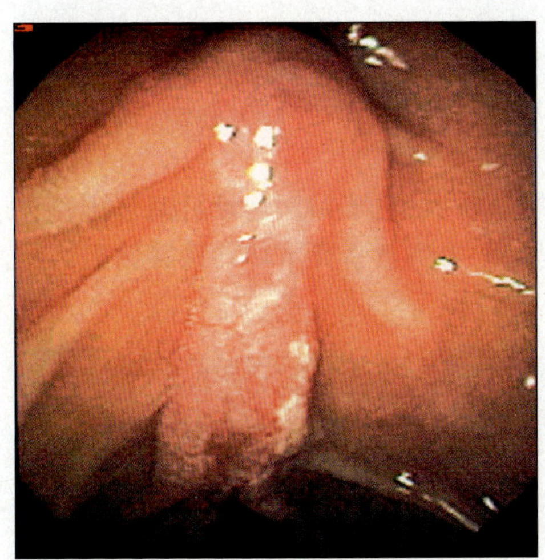

图 36-2　山羊胡外观的壶腹腺瘤。

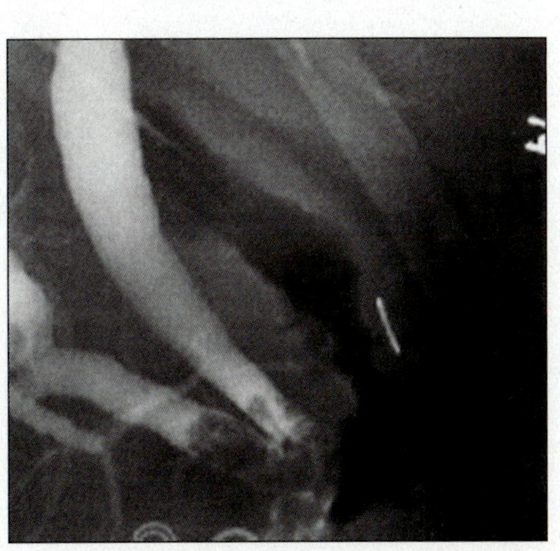

图 36-3　沿胆管和胰管延伸的肿瘤的 ERCP 表现。

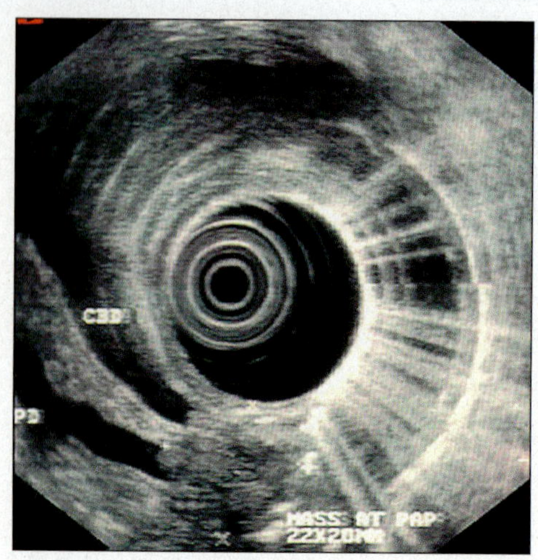

图 36-4　图 36-3 病灶在 EUS 下的图像；显示肿瘤沿胆管和胰管延伸。

需要进一步的评估。

随访

早在 1950 年，Halsted 及其同事[47]就提倡对 FAP 患者进行上胃肠道随访。尽管没有研究表明随访最终提高了生存率，但鉴于恶变的风险以及对消融或切除后残留腺瘤组织及其继续增殖特性的关注，随访是恰当的。理想的随访方案还没有确定。正如较早所讨论的，事实上所有FAP患者的十二指肠乳头最终至少有显微镜下可见的受累，并且大多数患者会有十二指肠近侧多发性微腺瘤。去除FAP患者所有的腺瘤组织是不可能的，随访的目的是活检以发现高度异型增生。大息肉更易含有高度异型增生灶或恶变灶。因此，我们常规切除和/或消融大于5mm的息肉及粗大的息肉样乳头。另一方面，作为孤立性散发性腺瘤，随访的目的是注意过去治疗（内镜下或外科手术治疗）的部位是否有复发。

对FAP患者随访的最佳时间间隔还未确定，两位学者建议每 3 ~ 5 年随访一次[17, 20]。Spigelman 及其同事[48]（回顾性地）建立了一个评分系统，用以确定那些更易发生恶变的患者，进而加强随访（表 36-1）。

FAP患者可能在乳头远端常规内镜观察不到的部位存在腺瘤，考虑到这一点很重要。因此，针对 FAP 患者的合理的随访策略中应包括使用结肠镜或推进式小肠镜进行更大范围的十二指肠检查。

治疗

壶腹周围腺瘤理想的内镜下治疗方案还未建立。内镜切除有益于提供充足的组织进行病理检查。在临床上，在初始内镜及随访检查时，这些病变的内镜下治疗通常包括病灶大部切除及随后残余腺瘤的消融。Shemesh 及其同事[49]在1989年报道对局灶手术切除后病变复发的4例壶腹周围腺瘤的患者行乳头括约肌切开术和电灼术治疗，并进行 12 ~ 24 个月的随访，未发现有复发的证据。

内镜下切除壶腹腺瘤的第一步是评价腺瘤的管内范围。任何扩散至十二指肠壁外的病灶肯定不在内镜治疗的范围内。这一点通过胆胰管造影或EUS很容易确定。

内镜壶腹肿瘤切除可能需要一次切除（圈套切除）或分次切除。

圈套器切除

此技术使用一个小圈套器一次切除肿瘤（录像 36-1）。在圈套之前可能要行黏膜下盐水注射，以增加肿瘤至浆膜面的距离，并使肿瘤抬起，这样更容易圈套。为了更好地圈套深部的组织，改良的技术是在胆管末端充起一个封闭的球，并将组织向回收进圈套器[50]。1993 年 Binmoeller 及其同事报道了圈套切除整个乳头的大量病例[51]。最近 Mayo 门诊部报道，28 例乳头切除术中的即刻并发症是小量出血（n=2）、轻度胰腺炎（n=4）及十二指肠穿孔（n=1）。在4个月和24个月有 2 名患者发生了因乳头狭窄导致的胰腺炎（17%）。内镜随访发现2例（10%）有壶腹腺瘤组织残留 / 复发[52]。与经十二指肠壶腹肿物切除术比较，圈套器切除术后复发率较低[42]。

Martin及其同事[53]报道了14例连续行圈套器壶腹肿物切除术的患者。1 例患者死于坏死性胰腺炎，另

表 36-1　乳头腺瘤分期的 Spigelman 评分系统

息肉数量	息肉大小	组织学	异型增生	评分
1 ~ 4	1 ~ 4mm	管状	轻度	1
5 ~ 20	5 ~ 10mm	管状绒毛状	中度	2
> 20	> 10mm	绒毛状	重度	3

0 期：0 分；1 期：1~4 分；2 期：5~6 分；3 期：7~8 分；4 期：9~12 分

一例因为出血需要外科手术。死亡的患者没有预防性放置胰腺支架。在平均 31 个月的随访中，10 例患者中有 4 例复发。另一 8 例的研究报道[54]在圈套器壶腹肿物切除术后有 1 例发生了胆管炎，但没有其他并发症。2 例患者的圈套切除标本发现侵袭性恶性肿瘤，而进一步行胰十二指肠切除术。其余6例患者在12个月的随访中没有出现复发。

显然，圈套壶腹肿物切除术主要的关注点是潜在的急性胰腺炎，约见于 15% ~ 20% 的病例[51, 52]并且具有潜在致命性[53]。圈套壶腹肿物切除术后，胰管开口难以识别。在 Mayo 的系列研究中，大约 50% 的患者放置了临时性支架（根据内镜医师的判断），但支架植入及未植入的患者胰腺炎的发生率无差异。然而，胰腺支架可能有助于减轻胰腺炎的严重程度。

分次切除

对胰腺炎的关注促使一些医生在胰腺支架植入后施行腺瘤分次切除术（录像36-2）。最初，对患者进行双重的胆管和胰管括约肌切开术，然后在胰管开口放置支架。在黏膜下注射盐水将组织抬起，并行圈套分次切除。对该技术的担忧是腺瘤是否完全切除。但在分次切除后使用氩等离子体凝固和接触烧灼术等，通常可以充分去除残留的少量腺瘤。Howell及其同事[55]对 13 例壶腹腺瘤患者进行了分次切除。平均 2.7 个疗程（平均随访 19 个月），有 92% 的患者无病生存。1 例患者出现轻度胰腺炎[55]。

据报道激光消融壶腹周围腺瘤有效。Lambert 及其同事对经激光治疗的 8 例患者随访 14 ~ 53 个月，其中有 7 例壶腹周围腺瘤完全消融。但是由于胰腺炎、透壁灼伤及穿孔并发症的发生，具有较小破坏力的消融治疗，如括约肌切开术后单极消融术，应用更为普遍[24]。瘘管刀使精确组织定位消融成为可能。如果切除后伤口较浅，氩等离子体凝固可能是去除残余组织的较好方法[57]。

手术治疗

内镜下切除和消融治疗的远期疗效尚不可知，然而大量证据表明内镜活检在排除恶性肿瘤方面有局限性，其假阴性率高达56%[42]。这些病变的外科治疗包括胰腺十二指肠切除术（Whipple 术）及经十二指肠切除术。

Gray 报道 5 例良性腺瘤患者和 8 例恶变的腺瘤患者的胰腺十二指肠切除术[57a]。5 例良性病例中有 2 例在手术期间死亡，其余 3 例随访为无病生存。8 例恶变患者中有 5 例随访为无病生存。Whipple 术具有较高的潜在并发症和死亡率[42, 58]。其并发症和住院时间明显多于局部切除术[42]。

经十二指肠切除术不是一项新技术，早在 1899 年Halsted就报道用于壶腹病变的切除[47]。经十二指肠切除术已经作为损害相对较小的外科手术替代了胰腺十二指肠切除术[40, 42, 58-60]。遗憾的是，对于许多患者来说，该手术的治疗可能是不充分的。文献报道，术后良性腺瘤的复发率为 25% ~ 30%[40, 42, 46]。一项研究中，4 例行该手术的患者在 24 个月的随访中全部复发[49]。一项12例患者的研究中，边缘切除不完全的占50%，致使3例患者再次行胰十二指肠切除术[42]。FAP 患者的治疗特别困难。FAP 患者行十二指肠壶腹病变切除术后十二指肠腺瘤的复发（平均复发时间为 13 个月），使该研究组认为，用此手术治疗 FAP 患者是不充分的[61]。而且，外科手术后硬纤维瘤形成的潜在可能也是支持非外科治疗（即内镜治疗）的另一原因。

药物治疗

目前已有关于舒林酸（clinoril）减慢FAP综合征患者结肠息肉发展的随机对照研究资料[62]。已有环氧合酶 -2（cyclooxygenase-2, COX-2）特异性药物塞来考昔（celebrex）也有类似作用的报道[63]。关于非甾体类抗炎药（nonsteroidal anti-inflammatory drug, NSAID）可抑制十二指肠腺瘤发展的强有力证据还很少。St. Mark 试验组随机选取24例晚期十二指肠腺瘤患者，给予舒林酸 200mg 或安慰剂，每日 2 次[64]。治疗6个月后，舒林酸组的上皮增殖减少，但大息肉没有明显减小。然而，内镜检查录像的盲法回顾发现，与安慰剂组相比，舒林酸组的小息肉（直径< 2mm）消退明显。这一证据支持舒林酸对十二指肠息肉的增殖可能也有作用的假设。然而，尚需明确药物治疗可否在临床上明显获益。

小结

对于散发性壶腹周围腺瘤和伴有FAP的上胃肠肿瘤的处理尚无明确的最佳方案。还没有针对不同外科手术和 / 或内镜治疗的随机对照研究。如果这种疾病少见且需长期随访，则这种研究不可行。同时，对于某个患者，其最佳处理方法的选择有赖于对疾病严重程度和范围的仔细评估以及对最好的内镜医师或外科医生的选择。

（李传凤译 孟灵梅 吕愈敏校）

参考文献

1. Spigelman AD, Williams CB, Talbot IC, et al: Upper gastrointestinal cancer in patients with familial adenomatous polyposis. Lancet 2:783–785, 1988.
2. Takano S, Matsushima M, Ertuk E, Bryan GT: Early induction of rat colonic orthithinedecarboxylase activity by n-methyl-n-nitro-n-nitrosoguaninidine or bile salts. Cancer Res 41:624–628, 1981.
3. Spigelman AD, Scates DK, Venitt S, Phillips RK: DNA adducts, detected by 32P-postlabelling, in the foregut of patients with familial adenomatous polyposis and in unaffected controls. Carcinogenesis 12:1727–1732, 1991.
4. Deschner EE, Raicht RF: Influence of bile on kinetic behavior of colonic epithelial cells of the rat. Digestion 19:322–327, 1979.
5. Spigelman AD, Crofton-Sleigh C, Venitt S, Phillips RK: Mutagenicity of bile and duodenal adenomas in familial adenomatous polyposis. Br J Surg 77:878–881, 1990.
6. Powell SM, Petersen GM, Krush AJ, et al: Molecular diagnosis of familial adenomatous polyposis. N Engl J Med 328:1982–1987, 1993.
7. Groden J, Thliveris A, Samowitz W, et al: Identification and characterization of the familial adenomatous polyposis gene. Cell 66: 589–600, 1991.
8. Lynch HT, Smyrk T, McGinn T, et al: Attenuated familial adenomatous polyposis (AFAP). A phenotypically and genotypically distinctive variant of FAP [see comments]. Cancer 76:2427–2433, 1995.
9. Leggett BA, Young JP, Biden K, et al: Severe upper gastrointestinal polyposis associated with sparse colonic polyposis in a familial adenomatous polyposis family with an APC mutation at codon 1520. Gut 41:518–521, 1997.
10. Soravia C, Bapat B, Cohen Z: Familial adenomatous polyposis (FAP) and hereditary nonpolyposis colorectal cancer (HNPCC): A review of clinical, genetic and therapeutic aspects. Schweiz Med Wochenschr 127:682–690, 1997.
11. Soravia C, Berk T, Madlensky L, et al: Genotype-phenotype correlations in attenuated adenomatous polyposis coli. Am J Hum Genet 62:1290–1301, 1998.
12. Boland CR, Kim YS: Gastrointestinal polyp syndromes. In Sleisenger M, Fordtran J (eds): Gastrointestinal Disease, vol 2. Philadelphia, WB Saunders, 1993, pp 1430–1448.
13. Paraf F, Jothy S, Van Meir EG: Brain tumor-polyposis syndromes: Two genetic diseases? J Clin Oncol 15:2744–2758, 1997.
14. Arvantis ML, Jagelman DG, Fazio VW, et al: Mortality in patients with familial adenomatous polyposis. Dis Colon Rectum 33:639–642, 1990.
15. Jagelman DG, DeCosse JJ, Bussey HJ: Upper gastrointestinal cancer in familial adenomatous polyposis. Lancet 1:1149–1151, 1988.
16. Geller A, Wang KK, Batts KP, Gostout CJ: Ileostomy pouch polyposis in a patient with familial adenomatous polyposis [abstract]. Gastrointest Endosc 41:377, 1995.
17. Sarre RG, Frost AG, Jagelman DG, et al: Gastric and duodenal polyps in familial adenomatous polyposis: A prospective study of the nature and prevalence of upper gastrointestinal polyps. Gut 28: 306–314, 1987.
18. Debinski HS, Spigelman AD, Hatfield A, et al: Upper intestinal surveillance in familial adenomatous polyposis. Eur J Cancer 31A: 1149–1153, 1995.
19. Zwick A, Munir M, Ryan CK, et al: Gastric adenocarcinoma and dysplasia in fundic gland polyps of a patient with attenuated adenomatous polyposis coli. Gastroenterology 113:659–663, 1997.
20. Sawada T, Muto T: Familial adenomatous polyposis: Should patients undergo surveillance of the upper gastrointestinal tract? Endoscopy 27:6–11, 1995.
21. Iwama T, Mishima Y, Utsonomiya J: The impact of familial adenomatous polyposis on the tumorigenesis and mortality in several organs. Ann Surg 217:100–108, 1993.
22. Scarpa A, Capelli P, Zamboni G, et al: Neoplasia of the ampulla of Vater. Ki-ras and p53 mutations. Am J Pathol 142:1163–1172, 1993.
23. Baggenstoss AH: Major duodenal papilla: Variations of pathologic interest and lesions of the mucosa. Arch Pathol 26:853–868, 1938.
24. Bleau BL, Gostout CJ: Endoscopic treatment of ampullary adenomas in familial adenomatous polyposis. J Clin Gastroenterol 22:237–241, 1996.
25. Offerhaus GJ, Giardiello FM, Krush AJ, et al: The risk of upper gastrointestinal cancer in familial adenomatous polyposis [see comments]. Gastroenterology 102:1980–1982, 1992.
26. Nugent KP, Spigelman AD, Williams CB, et al: Surveillance of duodenal polyps in familial adenomatous polyposis: Progress report. J R Soc Med 87:704–706, 1994.
27. Sanabria JR, Croxford R, Berk TC, et al: Familial segregation in the occurrence and severity of periampullary neoplasms in familial adenomatous polyposis. Am J Surg 171:136–140; discussion 140–141, 1996.
28. Polakis P: The adenomatous polyposis coli (APC) tumor suppressor. Biochim Biophys Acta 1332:F127–F147, 1997.
29. Gallinger S, Vivona AA, Odze RD, et al: Somatic APC and K-ras codon 12 mutations in periampullary adenomas and carcinomas from familial adenomatous polyposis patients. Oncogene 10:1875–1878, 1995.
30. Spigelman AD, Williams CB, Phillips RK: Rectal polyposis as a guide to duodenal polyposis in familial adenomatous polyposis. J R Soc Med 85:77–79, 1992.
31. Scates DK, Spigelman AD, Phillips RK, Venitt S: DNA adducts detected by 32P-postlabelling, in the intestine of rats given bile from patients with familial adenomatous polyposis and from unaffected controls. Carcinogenesis 13:731–735, 1992.
32. Scates DK, Venitt S, Phillips RK, Spigelman AD: High pH reduces DNA damage caused by bile from patients with familial adenomatous polyposis: Antacids may attenuate duodenal polyposis. Gut 36:918–921, 1995.
33. Venitt S. Biological mechanisms. In Raffle PA, Adams PH, Baxter PJ, Lee WR (eds): Hunter's Diseases of Occupations. London, Edward Arnold, 1994, pp 623–654.
34. Spigelman AD, Talbot IC, Penna C, et al: Evidence for adenoma-carcinoma sequence in the duodenum of patients with familial adenomatous polyposis. The Leeds Castle Polyposis Group (Upper Gastrointestinal Committee). J Clin Pathol 47:709–710, 1994.
35. Noda Y, Watanabe H, Iida M, et al: Histologic follow-up of ampullary adenomas in patients with familial adenomatosis coli. Cancer 70:1847–1856, 1992.
36. Yamaguchi K, Enjoji M: Adenoma of the ampulla of Vater: Putative precancerous lesion. Gut 32:1558–1561, 1991.
37. Sobol S, Cooperman AM: Villous adenoma of the ampulla of Vater. An unusual cause of biliary colic and obstructive jaundice. Gastroenterology 75:107–109, 1978.
38. Guzzardo G, Kleinman MS, Krackov JH, Schwartz SI: Recurrent acute pancreatitis caused by ampullary villous adenoma. J Clin

Gastroenterol 12:200–202, 1990.
39. Ponchon T, Berger F, Chavaillon A, et al: Contribution of endoscopy to diagnosis and treatment of tumors of the ampulla of Vater. Cancer 64:161–167, 1989.
40. Alstrup N, Burcharth F, Hauge C, Horn T: Transduodenal excision of tumours of the ampulla of Vater. Eur J Surg 162:961–967, 1996.
41. Church JM, McGannon E, Hull-Boiner S, et al: Gastroduodenal polyps in patients with familial adenomatous polyposis. Dis Colon Rectum 35:1170–1173, 1992.
42. Cahen DL, Fockens P, De Wit LT, et al: Local resection or pancreaticoduodenectomy for villous adenoma of the ampulla of Vater diagnosed before operation. Br J Surg 84:948–951, 1997.
43. Tio TL, Tytgat GN, Cikot RJ, et al: Ampullopancreatic carcinoma: Preoperative TNM classification with endosonography. Radiology 175:455–461, 1990.
44. Tio TL, Mulder CJ, Eggink WF: Endosonography in staging early carcinoma of the ampulla of vater. Gastroenterology 102:1392–1395, 1992.
45. Tio TL, Sie LH, Kallimanis G, et al: Staging of ampullary and pancreatic carcinoma: Comparison between endosonography and surgery. Gastrointestinal Endoscopy 44:706–713, 1996.
46. Rosch T, Braig C, Gain T, et al: Staging of pancreatic and ampullary carcinoma by endoscopic ultrasonography. Comparison with conventional sonography, computed tomography, and angiography. Gastroenterology 102:188–199, 1992.
47. Halsted JA, Harris EJ, Bartlett MK: Involvement of the stomach in familial polyposis of the gastrointestinal tract. Gastroenterology 15: 763–770, 1950.
48. Spigelman AD, Williams CB, Talbot IC, et al: Upper gastrointestinal cancer in patients with familial adenomatous polyposis. Lancet 2:783–785, 1989.
49. Shemesh E, Nass S, Czerniak A: Endoscopic sphincterotomy and endoscopic fulguration in the management of adenoma of the papilla of Vater. Surg Gynecol Obstet 169:445–448, 1989.
50. Aiura K, Imaeda H, Kitajima M, Kumai K: Balloon-catheter-assisted endoscopic snare papillectomy for benign tumors of the major duodenal papilla. Gastrointest Endosc 57:743–747, 2003.
51. Binmoeller KF, Boaventura S, Ramsperger K, Soehendra N: Endoscopic snare excision of benign adenomas of the papilla of Vater [see comments]. Gastrointest Endosc 39:127–131, 1993.
52. Norton ID, Baron TH, Geller A, et al: Immediate and medium-term outcome of endoscopic snare excision of the ampulla of Vater. Gastrointest Endosc 56:239–243, 2002.
53. Martin JA, Haber GB, Kortan PP, et al: Endoscopic snare ampullectomy for resection for resection of benign ampullary neoplasms. Gastrointest Endosc 45:AB139, 1997.
54. Greenspan AB, Walden DT, Aliperti G: Endoscopic management of ampullary adenomas. Gastrointest Endosc 45:AB133, 1997.
55. Desilets DJ, Dy RM, Ku PM, et al: Endoscopic management of tumors of the major duodenal papilla: Refined techniques to improve outcome and avoid complications. Gastrointest Endosc 54: 202–208, 2001.
56. Lambert R, Ponchon T, Chavaillon A, Berger F: Laser treatment of tumors of the papilla of Vater. Endoscopy 20:227–231, 1988.
57. Norton ID, Wang L, Levine SA, et al: In vivo characterization of colonic thermal injury by the argon plasma coagulator. Gastrointest Endosc 55:631–636, 2002.
57a. Gray G, Browder W: Villous tumors of the ampulla of Vater: Local resection versus pancreatoduodenectomy. South Med J 82:917–920, 1989.
58. Knox RA, Kingston RD: Carcinoma of the ampulla of Vater. Br J Surg 73:72–73, 1986.
59. Asbun HJ, Rossi RL, Munson JL: Local resection for ampullary tumors. Is there a place for it? Arch Surg 128:515–520, 1993.
60. Farouk M, Niotis M, Branum GD, et al: Indications for and the technique of local resection of tumors of the papilla of Vater. Arch Surg 126:650–652, 1991.
61. Penna C, Phillips RK, Tiret E, Spigelman AD: Surgical polypectomy of duodenal adenomas in familial adenomatous polyposis: Experience of two European centres. Br J Surg 80:1027–1029, 1993.
62. Giardiello FM, Hamilton SR, Krush AJ, et al: Treatment of colonic and rectal adenomas with sulindac in familial adenomatous polyposis. N Engl J Med 328:1313–1316, 1993.
63. Steinbach G, Lynch PM, Phillips RK, et al: The effect of celecoxib, a cyclooxygenase-2 inhibitor, in familial adenomatous polyposis. N Engl J Med 342:1946–1952, 2000.
64. Debinski HS, Trojan J, Nugent KP, et al: Effect of sulindac on small polyps in familial adenomatous polyposis. Lancet 345:855–856, 1995.

结直肠癌的筛查和随访

37

David Lieberman

引言 547
流行病学 548
　年龄和性别 548
　人种和种族 548
　不同时期的发病率及死亡率 549
　不同国家发病率的变化 549
发病机制 549
　遗传 549
　环境 549
高风险人群 549
　家族性腺瘤性息肉病 549
　遗传性非息肉病性结直肠癌综合征 550
　家族性风险 551
　溃疡性结肠炎和 Crohn 病 551
对一般风险个体的筛查策略 551
　筛查目标 551
　粪潜血试验 552
　可曲式乙状结肠镜检查 552
　联合应用可曲式乙状结肠镜及粪便潜血试验 553
　结肠镜检查 553
　结肠成像研究：钡灌肠 553
花费及依从性 553
癌及息肉的内镜下治疗 553
肿瘤切除术后的随访 554
未来趋势 554
　化学预防 554
　仿真成像 555
　粪便的遗传学筛查 555

引言

结直肠癌（colorectal cancer，CRC）居北美和西欧癌症死亡原因的第二位。在世界范围内，每年CRC的新发病例超过 875 000。估计在 2003 年美国将有 147 500 例新发病例，57 000 例死亡病例，约占所有癌症死亡人数的 14%[1]。

结直肠癌的存活率与诊断时的分期直接相关。1期（局限于黏膜层和黏膜下层）的5年生存率接近100%。2期（穿透到肌层或浆膜层）5年生存率为80%。伴淋巴结转移的3期患者其5年生存率为50%。4期（远处转移）患者几乎没有 5 年存活的病例。早期发现可提高生存率。通常直到 CRC 的晚期才出现症状。因此，早期发现的关键是在出现症状之前鉴别出高危人群。

大多数CRC由腺瘤发展而来。腺瘤的发生随年龄增长而不断增加，50 ~ 80 岁的发病率大约由 25% 增至 50% 以上。一生中 CRC 的风险是 5% ~ 6%，很显然，大多数腺瘤患者在他们一生中不会发展为临床上可见的CRC。息肉的大小和组织学特征与恶变风险直接相关。高度异型增生的息肉，直径<5mm时癌变风险为 1.1%；直径 5 ~ 9mm 时癌变风险为 4.6%，直径> 9mm 时癌变风险为 20%[2]。直径< 1cm 的息肉演变为浸润性癌的风险< 1%，而较大息肉的相应风险> 10%[3]。这些数据表明晚期腺瘤易发生癌变。最近VA协作研究[4]的数据显示，在进行筛查性结肠镜检查的无症状男性人群中晚期腺瘤（定义为直径≥1cm的腺瘤；绒毛状或高度异型增生的腺瘤）的发生与年龄相关。50 ~ 59岁男性晚期腺瘤的发生率为5.9%，60 ~ 69岁其发生率升至 12.0%，超过 69 岁其发生率为 12.9%。国际息肉研究 (National Polyp Study，NPS)[5]的证据支持发现并去除腺瘤可能阻止癌的发生这一假设。所有这些数据都说明了筛查的重要意义。筛查的作用是针对最高危的晚期腺瘤患者，并使癌症的发病率显著降低。

目前有明确的证据表明基于人群的筛查可降低CRC的死亡率。本章对这些资料作一综述，进而证明筛查，尤其是发现和去除癌前的腺瘤[6]，可以降低发病率。

对有患病风险的人群进行筛查昂贵且无效。理想的筛查是使用相对简单、便宜的检查进行风险分层，然后对最高风险个体进行特异性检查。基于人群筛查的标准包括表 37-1 所总结的因素。

不同高风险国家推荐的筛查方案有很大差异。一些国家（德国和澳大利亚）推荐粪潜血试验；加拿大和英国还没有全国性的推荐意见。基于美国预防服务

表 37-1　筛查状况

标准	结直肠癌
常见疾病	5%～6% 的终生危险
早期发现可以阻止发病及死亡	Ⅰ期存活率：100%* Ⅱ期存活率：80% Ⅲ期存活率：50% Ⅳ期存活率：0
筛查方法显示有效	早期发现使死亡率下降 15%～33% CRC 的发病率下降 18%
可供筛查的资源	在最初保健体系中可进行有效筛查
为筛查阳性患者提供的诊断检查资源	结肠镜资源限于美国、加拿大和英国
筛查有效且费用合理	模型证实效价[47-53]
筛查方法被患者和提供者所接受	美国 30%～40% 的依从性

* 根据分期的 5 年生存率
CRC，结直肠癌

表 37-2　浸润性结直肠癌在不同年龄和性别的发病风险和死亡率

	男性	女性
＜40	0.06（1/1617）	0.06（1/1630）
40～59	0.88（1/496）	0.69（1/687）
60～79	4.00（1/25）	3.03（1/33）
一生	5.88（1/17）	5.56（1/18）
死亡风险	2.45（1/41）	2.45（1/41）

表37-3　结直肠癌在不同人种和种族的发病率和死亡率

种族	发病率*	死亡率*	远处转移（%）	5 年生存率（%）
白种人	53.9	21.9	19	63
黑种人	61.9	29.1	24	53
亚洲人	47.9	13.7	–	–
本土美国人	35.2	12.8	–	–
西班牙人	35.7	13.2	–	–

* 每 10 万

工作委员会的证据[7]赞同使用几种检查中的任何一种进行筛查。美国其他专家组，包括美国癌症学会、胃肠多学会工作委员会[8]、美国肠胃病学学会和美国胃肠内镜学会均赞同筛查。

在美国，尽管有证据和专家共识意见支持筛查，但年龄超过 50 岁的美国人仅有 30%～40% 接受了某种推荐的筛查。依从性差是影响筛查效果的重要因素。所有筛查阳性的个体都要进行最后的结肠镜检查。因此，内镜在结肠癌的发现和预防中有着极为重要的作用。在高风险国家，有效的CRC筛查需要有充足的内镜检查资源。

本章讨论CRC的流行病学和发病机制，并对在高风险人群和普通风险个体中进行筛查和随访的理论依据作一综述。

流行病学

年龄和性别

在男性和女性中，CRC都是第三种最常见的肿瘤(除皮肤外)。总的说来，CRC居美国肿瘤死亡原因的第二位，其发病风险随年龄的增长而增加。在美国40～44 岁的发病率＜10/100 000。而 80～84 岁的发病率相应升至 500/100 000（表 37-2)。

男性CRC的年龄校正发病率及死亡率较高。男女死亡率的比例分别是14.6/100 000（男），10/100 000（女)。男女一生中 CRC 的发病风险和死亡风险相似(见表37-2)。有一些证据显示激素替代疗法（hormone replacement，HRT）治疗时女性CRC死亡率较低[9, 10]。绝经期前女性CRC的发病率和死亡率很低。这一系列证据表明生理或治疗剂量的激素（雌激素、孕激素）可能发挥某些保护作用。

人种和种族

强有力的证据表明非洲裔美国男性和女性较白种人更易死于 CRC（表 37-3)。同其他人种相比，黑人在诊断时更易为晚期病变及近段 CRC[11, 12]。

黑人死亡率高的原因还不清楚。尽管有数据驳斥这一假设，但诊断的延误可能归因于社会经济状况或健康认识[13]。已经注意到，黑人和白人II期和III癌的生存率的不同，因此提出黑人的CRC可能更具有侵袭力的观点[14]。Weber 等[15]对符合 Amsterdam 标准的遗传性非息肉病性结直肠癌综合征（hereditary nonpolyposis colorectal cancer syndrome，HNPCC）及没有家族史并早发CRC的黑人进行了研究，发现黑人有新的错配修复基因的突变，提出了这些突变可能在黑人CRC发生的早期发挥一定的作用。

Theuer等[11]分析了随访、流行病学和最终结果研究项目（Surveillance，Epidemiology and End Result Program，SEER）和加利福尼亚肿瘤登记的数据，发现黑人尤其年轻人CRC发病率令人惊讶。例如，加利福尼亚 50 岁人群中，黑人每 100 000 例的年龄特异性 CRC 风险是最高的（56.6），随后是亚洲人（35.2）、白人（33.2）和拉丁美洲人（26.6）。与之相反，南非黑人经年龄校正的CRC发病率（2.2/100 000）较南美白人（18.7）和非洲裔美国人（32.8）低[16]。这些数据表明环境因素（如饮食）可能与遗传因素相互作用影响发病率。

重要的是，不论什么原因，非洲裔美国人是高风险人群，在年轻时易发生CRC，尤其是近段癌，当他们患 CRC 时死亡率更高。未来的研究将寻找其原因。同时，在这些高风险人群中增加教育力度以提高筛查率将是非常重要的。

不同时期的发病率及死亡率

美国在过去 15 ~ 20 年中 CRC 的发病率和死亡率已经有缓慢而稳定的下降[1]，原因尚不清楚。结肠的筛查率仍很低。然而，在此期间，由于多种原因结肠镜的应用更为普遍。结肠镜检查将不可避免地提高息肉的检出率和去除率。NPS的数据强有力的表明息肉的检出和去除可以降低 CRC 的发生率。

不同国家发病率的变化

世界范围内CRC 发病率不同。北美、西欧、澳大利亚、新西兰、以色列和日本（死亡率：30~60/100 000）的发病风险最高。印度及非洲大部分国家的发病风险最低（死亡率＜10/100 000）。研究发现移民的发病率迅速变化，说明 CRC 的发病率对环境的改变十分敏感。发病率在移民后的第 1 或 2 代达到移居国家的水平。

发病机制

遗传

1990 年，Fearon 和 Vogelstein 提出了 CRC 的肿瘤发生模式[17]。该模式指出了有癌变倾向的正常黏膜细胞向肿瘤表型转化可能的基因突变过程，观察到并非所有肿瘤都有突变，进而说明恶变有几种途径。

遗传性 CRC 综合征已使我们认识到 CRC 发生的两个重要遗传途径[18]。超过 80% 的散发性 CRC 与腺瘤性结肠息肉病（adenomatous polyposis coli，APC）易感基因（5 号染色体）的突变有关。该肿瘤抑制基因的突变似乎主要是促进了腺瘤的发生。家族性腺瘤性息肉病（familial adenomatous polyposis，FAP）中存在这一基因的种系突变。正常情况下，该基因使β-连环蛋白磷酸化而降解。APC基因突变所致的β-连环蛋白聚集使细胞增殖不受控制，并使细胞凋亡受到抑制[19]。腺瘤到癌的过程还需要另外的突变（k-ras、18 号染色体、p53）。散发性癌发生的第二个途径（15% ~ 20%）是错配修复基因的突变[20]。正常时，这些基因修复 DNA 复制的错误。体系突变见于 HNPCC 患者。该突变在 HNPCC 的主要特征是迅速出现进展为恶性肿瘤的息肉。在散发性癌中，这些基因获得性突变使微卫星灶不稳定并向恶性发展。

环境

大量的流行病学证据已经表明 CRC 与许多环境因素相关。尽管缺乏因果证据，但这些因素可能增加遗传易感个体的发病风险。与风险增加相关的因素包括高脂饮食、久坐的生活方式、高体重指数、吸烟、饮酒及胆囊切除史。与低发病风险相关的因素包括含钙饮食、维生素D、叶酸、膳食纤维及服用非甾体类抗炎药。

高风险人群

认识与 CRC 有关的遗传性综合征和其他具有CRC高风险的疾病关键是进行适当的筛查和处理（表 37-4）。初诊医师能够辨别出这些综合征并且为患者提供恰当的筛查和随访是很重要的。

病史中最重要的问题是：（1）你的一级亲属中有患 CRC 的吗？如果是，（2）有任何亲属在 50 岁之前就患 CRC 吗？主要亲属在 50 岁之前就患 CRC 的患者患遗传综合征的风险高，年轻时就应当加强筛查。特殊综合征的推荐意见总结于表 37-5。

家族性腺瘤性息肉病

FAP 患者 5 号染色体上 *APC* 基因有一种系突变，使之易于出现腺瘤。大多数该突变患者的腺瘤超过 100 个，并将 100% 发展为 CRC，因此，一旦确定该

表 37-4 风险的分层		
风险水平	结直肠癌 %	筛查推荐
高风险		
家族性息肉病	1%	从少年开始乙状结肠镜检查，可考虑遗传学筛查，如发现息肉行全结肠镜检查
遗传性非息肉病性结直肠癌	5%	从 30/40 岁开始，每隔 2 年行全结肠镜检查，考虑遗传学筛查
慢性溃疡性结肠炎 /Crohn 病	＜ 1%	结肠炎发作后 8 ~ 10 年每 2 年行全结肠镜检查
中度风险		
家族性风险	15% ~ 20%	早于阳性病史亲属发病年龄 10 年开始筛查
一级亲属		考虑结肠镜检查
乳腺癌、子宫癌或卵巢癌的个人史	＜ 1%	无特殊推荐
一般风险		
年龄＞ 50 岁	70% ~ 75%	50 岁开始筛查

表 37-5 结直肠癌的遗传方式			
	基因突变	CRC 的终身风险	筛查推荐
FAP	APC	100%	10 ~ 12 岁开始乙状结肠镜检查，可考虑基因筛查；如表型被确定，行结肠切除
HNPCC	MMR	80%	从 20 ~ 25 岁开始，每 1 ~ 2 年行全结肠镜
Peutz Jeghers（P-J 综合征）	STK11	2% ~ 13%	从少年开始行全结肠镜检查
幼年性息肉病	SMAD4 DPC4	高达 50%	从少年开始行全结肠镜检查

CRC，结直肠癌；FAP，家族性腺瘤性息肉病；HNPCC，遗传性非息肉病性结直肠癌。

表型就应当施行结肠切除术。腺瘤出现的平均年龄是16岁，发生CRC的平均年龄是39岁。此综合征的另一种形式称作稀疏型FAP，突变发生在APC基因的5'端或3'端。在表型上，患者的息肉较少，出现腺瘤及癌变的时间较晚。德裔犹太人的家族性结肠癌可能是*APC*基因（11307K）的一种特殊种系突变所致。该突变表现在远端部位易于出现散发性突变，进而导致高恶变率[21]。

筛查推荐

FAP 家族成员应从 10 ~ 12 岁开始每年行乙状结肠镜检查，应考虑遗传学咨询和检测。当前的检查可发现 FAP 家族中 80% ~ 90% 的患者。这些患者患其他恶性肿瘤的风险也很高，最常见的是十二指肠癌或壶腹周围癌（5% ~ 12%的终身风险）。推荐从20 ~ 25岁开始进行可以观察壶腹的上胃肠侧视镜检查，并每1 ~ 3年复查1次。有证据显示环氧合酶-2（cyclo-oxygenase-2，COX-2）的选择性抑制可使结肠腺瘤消退。许多专家推荐患者在结肠切除术后服用 COX-2 抑制剂，旨在减少发生上胃肠（upper gastrointestinal，UGI）恶性肿瘤的风险。

遗传性非息肉病性结直肠癌综合征

最近期的证据表明HNPCC占所有结肠癌的1% ~ 2%[22, 23]。另有证据提示对家族规律的筛查可以从整体上降低发生CRC的风险[24]。这些数据进一步强调了发现易感家族并进行结肠镜随访的重要性。随时间的推移，临床的界定由最初的Amsterdam标准[25]改进为需要很少硬性临床限定的 Bethesda 指南（表 37-6）[26]。

癌症最终登记处（Finish Cancer Registry）[27]发现，需要强调的是要意识到这些家族中可能发生的其他癌症，包括子宫内膜癌（60%）；胃癌（13%）；卵巢癌（12%）；膀胱、尿道和输尿管癌（4.0%）；脑肿瘤（3.7%）；肾癌（3.3%）；胆管和胆囊癌（2.0%）。

胃肠多学会工作委员会的结直肠癌工作组（GI Multi-Society Task Force on Colorectal Cancer）[8]最近期的推荐是从 20 ~ 25 岁或较家族中最年轻的 CRC 成员患病年龄早10年开始，每1 ~ 2年行全结肠镜检查。当发现一个已知的遗传错配修复基因（几乎见于50% ~ 70% 的家族）时，遗传学检测是一种选择。因为该综合征的病变发展迅速，推荐筛查间隔时间为 2 年。此外，推荐每 1 ~ 2 年行内镜检查 UGI 肿瘤及经阴超声进行盆腔的检查。

表 37-6 遗传性非息肉病性结直肠癌的诊断标准
修订的 Amsterdam 标准[25]
至少 3 个亲属有 HNPCC 相关的癌症（CRC、子宫内膜癌、小肠肿瘤、输尿管或肾盂肿瘤）加上 • 其中一个患者是另两个的一级亲属 • 连续 2 代或以上 • 一个或以上的亲属在 50 岁之前被诊断为 CRC
Bethesda 指南[26]
符合 Amsterdam 标准或以下标准中的 1 条： • 一个患者患有 2 种 HNPCC 相关的癌症 • 患 CRC 和一个一级亲属患 HNPCC 相关的癌症（< 45 岁）和 / 或腺瘤(< 40 岁) • 45 岁之前患结肠癌或子宫内膜癌 • 45 岁之前出现右半结肠未分化癌或印戒细胞癌 • 40 岁之前出现多发腺瘤
CRC，结直肠癌；HNPCC，遗传性非息肉病性结直肠癌。

家族性风险

流行病学数据[28, 29]明确指出有一级亲属患 CRC 时，发生CRC的风险上升。对孪生子的研究估计CRC发生的原因中 35% 为遗传因素，65% 为环境因素[30]。荟萃分析认为CRC风险与家族有关[31]。一位一级亲属患CRC时，发生CRC的相对风险是2.4。一位以上一级亲属患CRC时，CRC的相对风险是4.2。如果有一级亲属在45 岁之前就诊断为 CRC，风险为 3.8；45 ~ 59岁诊断为CRC，风险为2.2；超过59岁诊断为CRC，风险为 1.8。

一位亲属患 CRC 时，发生 CRC 的风险比值比是 1.7 ~ 1.8，而两位亲属患 CRC 时的风险比值比是 2.75 ~ 5.7。研究证实如果主要家庭成员的发病年龄 < 55岁，CRC风险性也随之增加。此风险增加的潜在原因还不明确，遗传易感性[32]和共同的环境因素可能起作用。因为难于研究，发病风险与二级亲属的相关性还不确定。来自 Utah 登记处的分析发现有二级亲属患 CRC 的患者，个体患癌的风险指数是 1.5。

还有证据说明，如果患者在60岁之前发现腺瘤，其家庭成员患 CRC 的风险可能增加[33]。荟萃分析确定其风险系数是 1.9，与有一级亲属在 60 岁之后患 CRC的患者的风险相似。来自VA协作研究的最近数据表明，此风险可能只适用于那些患有晚期腺瘤的家庭成员[34]。

总之，多学会工作委员会[8]已经推荐有家族风险的患者至少在家族中诊断 CRC 的最小年龄之前 10 年即开始进行结肠镜筛查。座谈小组也推荐有一级亲属在 60 岁之前就诊断为腺瘤的患者应被认为是高风险人群，并且应在40岁或比家族患病成员的发病年龄早 10 年就开始进行筛查。

溃疡性结肠炎和 Crohn 病

尽管只有不足 1% 的炎症性肠病患者发展为 CRC，结肠炎的患者仍是高风险人群。其风险与炎症性肠病的范围及持续时间密切相关。该病的癌变风险在最初 8 年极低。然而，全结肠炎患者的癌变风险每年增长 0.5% ~ 1%，因此，患病 35 年后 CRC 的累计风险是 35%[35]。

结肠炎患者发生CRC经常为平坦型或浸润型，内镜下难于诊断。最近的推荐是在结肠炎第 8 年开始行全结肠镜检查，并且在全结肠每隔 10cm 对四个象限的平坦黏膜进行活检，以发现异型增生。对于隆起的病变应当强调活检。数据表明平坦黏膜有低度或高度异型增生的结肠炎患者患CRC的可能性大，此时常规推荐结肠切除术。对于低度异型增生的处理尚存在争议。随患者年龄增长，似乎易出现散发性腺瘤（定义为低度异型增生的腺瘤）。将散发性腺瘤与异型增生相关的病变或肿块（dysplasia-associated lesion or mass，DALM）区分开来经常是困难的。共识意见是对肉眼可见的隆起性病变及其周围平坦黏膜都进行活检，如果周围黏膜没有异型增生，则认为该隆起性病变极有可能是散发性腺瘤。

尚没有评价随访的随机临床试验。有一些证据表明参加随访的患者生存率较高[36]。鉴于 CRC 累计风险随时间稳固地增长，推荐一生中每隔 1 ~ 2 年进行 1 次结肠镜检查。局限于直肠或左半结肠的结肠炎患者癌变风险较低，推荐在患结肠炎后 15 年开始进行随访。

对一般风险个体的筛查策略

筛查目标

传统意义上的肿瘤筛查是为了发现早期癌（如乳腺癌、前列腺癌）。两个重要的研究为发现并去除癌前腺瘤可以阻断癌的发生提供了有力的证据。NPS[5]征集了 1418 名进行全结肠镜检查并去除息肉的结肠腺瘤患者，在 6 年随访期间，只有 5 位患者患结直肠癌。与 3 组对照人群相比，癌变率较预期降低了 76% ~ 90%。明尼苏达州FOBT[6]研究组对他们的研究对象进行 18 年随访发现：与对照组相比，除死亡率降低以外，被筛查患者的癌症发生率也下降了21%。作者认为此获益与息肉的发现和去除直接相关。

表 37-7　粪潜血试验：随机对照研究

	Mandel 等[37]	Hardcastle 等[38]	Kronborg 等[39]
受试者（N）	46 551	152 850	140 000
检查频率	1 年 1 次或 2 年 1 次	2 年 1 次	2 年 1 次
载玻片再水化	是	否	否
随访期限（年）	13	8	10
阳性率（%）	38/28*	4.0	4.3
与对照组相比，癌症死亡率下降	33%	15%	18%

*1 年 1 次 /2 年 1 次

研究证实阻断 CRC 的惟一机会就是发现并去除癌前腺瘤。患晚期腺瘤的患者发展为 CRC 的风险最大。在关于筛查的讨论中，每个筛查试验都要评价其降低 CRC 的死亡率及通过发现晚期腺瘤而阻断癌变的能力。

粪潜血试验

3个随机对照研究[37-39]表明：与对照组相比，粪潜血试验（fecal occult blood test，FOBT）可发现较早期的癌症并使其死亡率下降。表37-7对这3个随机试验进行了分析。这些研究虽然使用的方法不同，但得出了两个相似的结论：首先，与不筛查的对照患者相比，接受筛查患者的癌症发现较早；其次，早期发现使CRC的死亡率下降。每个研究都遵循以下原则：如果检测结果为阳性即进行结肠组织结构方面的检查。

欧洲使用非再水化载玻片及每 2 年进行 1 次 FOBT检查，发现死亡率下降较多。明尼苏达州进行每年及每2年1次的检查和再水化FOBT载玻片。再水化提高了检测的敏感性，降低了特异性。10 余年的研究中，超过 30% 的研究对象 FOBT 结果阳性。尽管FOBT的阳性率高，仍有一半癌症患者的FOBT结果为阴性。这些结果表明在那些即使定期进行 FOBT 检查的人群中，FOBT 检测对 CRC 仅为中度敏感。

VA 协作研究组进一步研究了 FOBT 的敏感性问题[40]，他们把晚期腺瘤作为主要研究终点。对大约2900个无症状研究对象进行了全结肠镜检查并确定晚期肿瘤（定义为≥1cm的管状腺瘤，有绒毛状结构或高度异型增生的腺瘤和癌）的发病情况。这些患者在接受结肠镜检查之前进行 FOBT 检查（再水化，3 份粪便标本）。只有 24% 晚期腺瘤患者的 FOBT 结果是阳性的。这些数据表明对于晚期腺瘤进行一个时间点的筛查是不敏感的，为保证有效性要反复进行 FOBT 检查。

粪潜血试验推荐意义

多学会工作委员会[8]推荐每年对 3 次连续的无再水化粪便标本进行潜血试验，并对所有潜血结果阳性的个体进行全结肠镜检查。VA 研究[40]证实了所有其它研究所显示的结果：FOBT 阳性患者晚期肿瘤的风险升高，比值比（OR）为3.47（95%的可信区间[CI]为 2.76 ~ 4.35）。一项研究发现只有 1/3 的 FOBT 阳性的患者进行了全结肠镜检查随访[41]。每次 FOBT 筛查都存在依从性的问题，如果没有定期反复进行 FOBT 检查或在 FOBT 结果阳性时没有进行结肠镜检查，FOBT 筛查似乎是无效的。

可曲式乙状结肠镜检查

病例对照研究[42, 43]发现，乙状结肠镜检查可使患者CRC死亡率明显下降。在这些研究中，与类似的对照群体（一组同类人）相比，行乙状结肠镜检查群体的远段CRC死亡率下降了60%，而对于近段结肠癌患者则无益处。该研究使用的是只观察 25cm 远段结肠的硬式乙状结肠镜。现代可曲式乙状结肠镜可观察远段结肠 55 ~ 60cm。如发现腺瘤，许多专科医师建议行全结肠镜检查。因此，假定大多数癌症和晚期腺瘤患者有远段结肠的腺瘤而能够进一步行全结肠镜检查，则乙状结肠镜检查对近段结肠也有益处。

为了确定晚期肿瘤的发病情况并明确乙状结肠镜检查是否可以发现这些患者，最近的两个研究对5000个无症状对象进行了全结肠镜筛查。发现远段结肠有小腺瘤（直径＜1cm）或大腺瘤的患者在近段结肠发生晚期肿瘤的风险也上升。这些研究中，作者设想如果在（乙状结肠镜）发现了任何大小的腺瘤后就进行全结肠镜检查，则乙状结肠镜将发现70% ~ 80%有任何晚期肿瘤的患者。然而，事实是仍有46% ~ 52%近段结肠晚期肿瘤患者被漏诊。

最近来自挪威的一项[45]对 1833 腺瘤患者行可曲式乙状结肠镜检查后再进行全结肠镜检查的研究发现

尽管伴有远段结肠晚期腺瘤的患者在近段结肠发生晚期肿瘤的风险较高，但作者注意到如果全结肠镜仅限于有远段结肠晚期腺瘤的患者，将有38%的近段结肠晚期肿瘤患者被漏诊。

基于以上研究，乙状结肠镜检查发现任何大小的腺瘤即定义为阳性。关于乙状结肠镜检查所发现的增生性息肉的意义仍有争论。VA研究[4]发现有增生性息肉的患者与远段结肠无息肉的患者发生近段结肠晚期肿瘤的风险相似。现有证据不支持对乙状结肠镜发现增生性息肉者进行全结肠镜检查。

专家组推荐如果乙状结肠镜检查的结果为阴性，每隔 5 年进行复查。该推荐意见是保守的，是基于一项病例对照研究的结果，此研究发现最近一次筛查以后的 10 年癌症死亡率下降。

联合应用可曲式乙状结肠镜及粪便潜血试验

VA 协作研究[40]发现联合乙状结肠镜及粪便潜血试验将发现76%的晚期肿瘤患者（与单用乙状结肠镜检查相比，诊断率有较小的改善）。此研究使用再水化 FOBT 并保证在发现任何结肠远段的腺瘤后都进行全结肠镜检查，该筛查可能是最乐观的。因为近段肿瘤的发病率随年龄增长而增加，所以该检查随患者年龄增长而效益降低。

结肠镜检查

目前结肠镜检查是各种筛查程序的最后一步。有人建议结肠镜检查应当为首选的惟一方法。最近两项对5000例以上无症状人群进行结肠镜检查的研究[4, 44]显示晚期腺瘤在无症状对象中高发。在这两项研究中，5.6%的患者患有CRC、高度异型增生性腺瘤或绒毛状腺瘤，其中一些不能被乙状结肠镜发现。在 VA 研究中，补充了5%的直径＞9mm的腺瘤。这些研究不涉及死亡率或发病率降低问题。

还没有关于结肠镜检查对死亡率或发病率降低进行评估的临床研究。然而，有以下几条非直接证据：

- 在NPS，患者进行结肠镜检查并去除所有的息肉[5]。与对照人群预期的发病率相比，CRC在6年随访期间的发病率下降了 76%～90%。
- 用结肠镜评价FOBT研究中的阳性结果，随后出现结直肠癌死亡率的降低，原因是结肠镜对早期癌的发现。Mandel等[6]发现全结肠镜检查及去除癌前的腺瘤使 CRC 发病率下降。
- 病例对照研究表明乙状结肠镜对所检查的结肠部分有益。Gondal等[45]指出“进一步的检查”将发现更多有晚期病变的患者。

结肠镜检查对于发现腺瘤是最有效的，并且，与其他任何筛查方式相比，结肠镜检查对癌症的发病率将产生更大的影响。结肠镜检查的风险及花费高于其他任何形式的筛查。当前许多数据表明结肠镜只能由经过良好训练的专业医师操作。实行大范围筛查需要对实施策略进行周密考虑。

美国癌症学会和多学会工作委员会所推荐的筛查选择中包括结肠镜检查。USPSTF 发现目前没有充足的证据推荐或反对全结肠镜检查[7]。

结肠成像研究：钡灌肠

在美国，大多数筛查推荐包括气钡双重造影灌肠检查。还没有评价结肠成像在人群筛查中作用的直接数据。NPS发现钡灌肠研究中高达50%的息肉直径＞1cm的患者漏诊[46]。因此，将钡灌肠结果作为发现晚期肿瘤的标准不可取。

花费及依从性

筛查最好是多步骤的，包括以下方面：

- 最初的筛查试验
- 对阳性筛查结果的评价
- 对阴性试验结果进行再筛查的时间间隔
- 肿瘤患者的随访

筛查的效果有赖于以上各方面，花费应当包括程序中的每一项。在过去的几年里，已有很多关于随访程序有效性的讨论。尽管还远没有解决，现有的几个完善的效价模型显示了同样的结果：相对于各种药物干预和治疗[47-53]，推荐的任何一种CRC筛查试验都有效（即导致死亡率下降），且有较好的效价比[52, 53]。

尽管各种筛查程序的临床有效性还需要进一步阐明，但是很显然，依从性差的筛查方案是无效的。在推荐筛查的美国，筛查的依从率也很低，年龄符合条件的患者只有30%～40%接受筛查。因此，对妨碍依从性的因素应更加重视。

癌及息肉的内镜下治疗

筛查中何时行内镜下息肉切除才恰当呢？恶性息肉内镜下切除这一治疗选择尚存在争议。一般说来，存在以下几个因素时需施行外科手术：第一，内镜医师是否确保完全切除，如果息肉是有蒂的，肿瘤组织的完全切除通常可以由组织学检查来确定。完全切除的组织学定义是肿瘤边缘距切缘之间的正常组织>1mm。此定义对于具有大的无蒂息肉的患者不适用；第二，分化差的肿瘤似乎更易进展；第三，是否显微镜下标本有淋巴或静脉侵袭的证据。如果具有以上任何预后不好的证据，应首先考虑外科切除。如果以上所有的指标都是令人满意的，密切的内镜下随访就足够了[54]。

肿瘤切除术后的随访

随访的推荐意见对筛查的花费和资源使用具有巨大的影响（表37-8）。在诊断和治疗癌症后，大多数医学专家推荐1～3年内进行内镜随访，如果结果是阴性的，此后3～5年内进行内镜检查。如果在治疗前因为梗阻不能进行全结肠的检查，为排除同时存在的病变，在外科治疗后3～6个月内进行结肠镜检查。随访对具有明显易于发生恶性肿瘤的遗传和/或环境危险因素的癌症患者更有益。

腺瘤切除术后随访原则基于几方面的证据，但还不能很好地将其联系在一起。已知腺瘤患者发展为CRC的风险高，大多数（如果不是全部）CRC具有前期的腺瘤病变。80%的CRC及大部分腺瘤患者有5号染色体上的肿瘤抑制基因（*APC*基因）突变的基因学证据，因此，我们有用以鉴定可能发展为癌的患者的基因型和表型。

NPS[55]证实了腺瘤患者在内镜下息肉完全切除术后3年内通常会再发生腺瘤。在NPS，1418名腺瘤患者进行了基本的全结肠镜检查，并去除了所有可见的腺瘤，在“彻底的”内镜切除术后3年内，32%～42%的患者再次出现腺瘤（大多数为小的管状腺瘤）。3.3%的患者在3年内出现了晚期腺瘤。大多数腺瘤可能不是新发生的，而是全结肠镜检查所漏掉的病变。在一项由两个内镜医师进行的背对背全结肠镜检查的研究中，Rex等[56]发现24%的小腺瘤（<1cm）不能在一次检查中发现。然而，NPS中的一些病变似乎确实是在几年内新形成的腺瘤。鉴于腺瘤患者患CRC的风险高，我们制定了随访的基本原则。

NPS也发现，与3组参考人群相比，在结肠镜检查和息肉切除术后6年CRC的风险下降了76%～90%[5]。欧洲最近的一项研究[57]也发现息肉切除术后CRC的发生率下降。这些数据显示结肠镜检查和息肉切除术可以降低CRC的发病率。因此，如果患息肉的患者会长出新的息肉，并且息肉去除可降低CRC的发病率，随访应当是有益的。

然而，此原理还有几方面的不足。30%～50%的个体在一生中将发生腺瘤，却只有5%～6%的个体将发展为癌症。即大多数患有腺瘤的患者不会发展为癌，因而似乎不能从随访中获益。我们如何鉴别极可能发展为恶性肿瘤的患者（并且因此从随访中获益）呢？理想的是根据患者特性和标志性息肉进行风险分层。初步证据表明只有1～2个小管状腺瘤的患者在5～6年的随访期间发展为晚期腺瘤的几率低[55]。实际上，筛查发现大多数腺瘤患者只有小管状腺瘤。VA协作研究[4]发现72%的腺瘤患者中仅有小管状腺瘤。如果延长这个大群体的随访时间间隔，将减轻全结肠镜随访的负担。还需要进一步的工作来确定小管状腺瘤患者适合的随访间隔。将来，标志性息肉中特异的遗传学标志物或生物学标志物可能有助于将患者分层为高危或低危人群。

未来趋势

化学预防

化学预防论题超出了本章讨论的范围。然而，如果化学预防有效，则不再需要进行结肠筛查。已有引人注目的数据表明阿司匹林可能是有效的化学预防药物[58-67]。

最近的研究分析了阿司匹林作为化学预防药物的作用，提出如果阿司匹林是有效的，筛查是否必要。两个效价模型得出了即使化学预防药物有效也不应当代替结肠癌的筛查的结论[68, 69]。

表37-8 随访推荐

全结肠镜的发现	推荐的随访计划
进展期腺瘤或多发（≥3）腺瘤	在第3年随访
1～2个小（<1cm）管状腺瘤	在第5年随访
浸润性癌	如果手术前有结肠梗阻：6个月内随访
	如果手术前进行了全结肠镜检查：3年内随访

仿真成像

一些研究显示 CT 结肠成像对于 > 1cm 的病变敏感（90%）。然而，不同研究间对于息肉的发现率仍有相当大的不同。随着技术的进步，敏感性似乎有望改善。然而，随检测的改进，是否会发现那些可能是或不是肿瘤的小息肉，因为 30% ~ 50% 50 岁以上的老年人有腺瘤，另外 10% ~ 15% 的老年人有增生性息肉，敏感的 CT 扫描将发现许多需要全结肠镜检查的阳性结果。目前，CT结肠成像需要一个极好的肠道准备。一旦 CT 结果阳性并推荐全结肠镜检查，患者将需要进行 2 次肠道准备。一些研究已经指出全结肠镜检查的一个障碍就是检查前的肠道清洁问题。Sonnenberg 等[70]模拟了 CT 成像和全结肠镜检查的效价比，发现全结肠镜在很大范围内优于CT。向患者推荐这一检查之前还需要进一步研究。

粪便的遗传学筛查

癌症和高风险的腺瘤存在遗传学突变。正常及突变的细胞脱落于肠腔中，由粪便排出。最近的工作已经发现可由粪便中重新获得用于分析的 DNA，并且可筛查到与结直肠肿瘤相关的主要突变[71-73]。因为肿瘤可以有代表不同恶变途径的不同遗传指纹，这一科学方法已被用来分析粪便中几个可能的 DNA 改变。初步的结果提供了基本循证数据。这种方法可以检测到肿瘤患者粪便中的一个特异性突变 DNA，具有较高的敏感性（91%）。在低发病筛查人群中评价粪便 DNA检测的可操作性（敏感性及特异性）的研究正在起步阶段。

（李传凤译　张静　吕愈敏校）

参考文献

1. Jemal A, Murray T, Samuels A, et al: Cancer statistics 2003. CA Cancer J Clin 53:5–26, 2003.
2. O'Brien MJ, Winawer SJ, Zauber AG, et al: The National Polyp Study. Patient and polyp characteristics associated with high-grade dysplasia in colorectal adenomas. Gastroenterology 98:371–379, 1990.
3. Muto T, Bussey HJ, Morson BC: The evolution of cancer or the colon and rectum. Cancer 36:2251–2270, 1975.
4. Lieberman DA, Weiss DG, Bond JH, et al and VACSP Group #380: Use of colonoscopy to screen asymptomatic adults for colorectal cancer. N Engl J Med 343:162–168, 2000.
5. Winawer SJ, Zauber AG, Ho MN, et al: Prevention of colorectal cancer by colonoscopic polypectomy. N Engl J Med 329:1977–1981 1993.
6. Mandel JS, Church TR, Bond JH, et al: The effect of screening fecal occult-blood screening on the incidence of colorectal cancer. N Engl J Med 343:1603–1607, 2000.
7. Pignone M, Rich M, Teutsch SM, et al: Screening for colorectal cancer in adults at average risk: A summary of the evidence for the U.S. Preventive Services Task Force. Ann Intern Med 137:132–141, 2002.
8. Winawer S, Fletcher R, Rex D, et al: Colorectal cancer screening and surveillance: Clinical guidelines and rationale—Update based on new evidence. Gastroenterology 124:544–560, 2003.
9. Grodstein F, Martinez E, Platz EA, et al: Postmenopausal hormone use and risk for colorectal cancer. Ann Intern Med 128:705–712, 1998.
10. Rossouw JE, Anderson GL, Prentice RL, et al for the Women's Health Initiative: Risks and benefits of estrogen plus progestin in health postmenopausal women. JAMA 288:321–333, 2002.
11. Theuer CP, Wagner JL, Taylor TH, et al: Racial and ethnic colorectal cancer patterns affect the cost-effectiveness of colorectal cancer screening the United States. Gastroenterology 120:848–856, 2001.
12. Nelson RL, Dollear T, Freels S, et al: The relation of age, race and gender to the subsite location of colorectal carcinoma. Cancer 80: 193–197, 1997.
13. Cordice JW, Johnson H: Anatomic distribution of colonic cancers in middle-class black Americans. J Natl Med Assoc 83:730–732, 1991.
14. Chen VW, Fenoglio-Preiser CM, Wu XC, et al: Aggressiveness of colon carcinoma in blacks and whites. Cancer Epidemiol Biomarkers Prev 6:1087–1093, 1997.
15. Weber TK, Chin HM, Rodriquez-Bigas M, et al: Novel hMLH1 and hMSH2 germline mutations in African Americans with colorectal cancer. JAMA 281:2316–2320, 1999.
16. Sitas F, Blaauw D, Terblanche M: Cancer in South Africa, 1992. Johannesburg, National Cancer Registry, South African Institute for Medical Research, 1997.
17. Fearon ER, Vogelstein B: A genetic model for colorectal tumorigenesis. Cell 61:759–767, 1990.
18. Calvert PM, Frucht H: The genetics of colorectal cancer. Ann Intern Med 137:603–612, 2002.
19. Chung DC: The genetic basis of colorectal cancer: Insights into critical pathways of tumorigenesis. Gastroenterology 119:854–865, 2001.
20. Chung DC, Rustgi AK: The hereditary nonpolyposis colorectal cancer syndrome: Genetics and clinical implications. Ann Intern Med 138:560–570, 2003.
21. Laken SJ, Petersen GM, Gruber SB, et al: Familial colorectal cancer in Ashkenazim due to a hypermutable tract in APC. Nat Genet 17:79–83, 1997.
22. Samowitz WS, Curtin K, Lin HH, et al: The colon cancer burden of genetically defined hereditary nonpolyposis colon cancer. Gastroenterology 121:830–838, 2001.
23. Aaltonen LA, Salovaara R, Kristo P, et al: Incidence of hereditary nonpolyposis colorectal cancer and the feasibility of molecular screening for the disease. N Engl J Med 338:1481–1487, 1998.
24. Jarvinen HJ, Aarnio M, Mustonen H, et al: Controlled 15 year trial of screening for colorectal cancer in families with hereditary nonpolyposis colorectal cancer. Gastroenterology 118:829–834, 2000.
25. Vassen HF, Watson P, Mechlin JP, Lynch HT: New clinical criteria for hereditary nonpolyposis colorectal cancer proposed by the international Collaborative group on HNPCC. Gastroenterology 116: 1453–1456, 1999.
26. Rodriquez-Bigas MA, Boland CR, Hamilton SR, et al: A National Cancer Institute Workshop on hereditary nonpolyposis colorectal cancer syndrome: Meeting highlights and Bethesda guidelines. J

Natl Cancer Inst 89:1758–1762, 1997.
27. Aarnio M, Sankila R, Pukkala E, et al: Cancer risk in mutation carriers of DNA-mismatch repair genes. Int J Cancer 81:214–218, 1999.
28. Fuchs CS, Giovannucci EL, Colditz GA, et al: A prospective study of family history and risk of colorectal cancer. N Engl J Med 331: 1669–1674, 1994.
29. St. John JB, McDermott FT, Hopper JL, et al: Cancer risk in relatives of patients with common colorectal cancer. Ann Intern Med 118:785–790, 1993.
30. Lichtenstein P, Holm NV, Verekasalo PK, et al: Environmental and heritable factors in the causation of cancer—analyses of cohorts of twins from Sweden, Denmark and Finland. N Engl J Med 343:78–85, 2000.
31. Johns LE, Houlston RS: A systematic review and meta-analysis of familial colorectal cancer risk. Am J Gastronenterol 96:2992–3003, 2001.
32. Burt RW, Bishop DT, Cannon LA, et al: Dominant inheritance of adenomatous colon polyps and colorectal cancer. N Engl J Med 312:1540–1544, 1985.
33. Winawer SJ, Zauber AG, Gerdes H, et al: Risk of colorectal cancer in families of patients with adenomatous polyps. N Engl J Med 334:82–87, 1996.
34. Lynch KL, Ahnen DJ, Byers T, et al and VA Cooperative Study Group #380: First degree relatives of patients with advanced colorectal adenomas have an increased prevalence of colorectal cancer. Clin Gastroenterol Hepatol 1:96–102, 2003.
35. Ekbom A, Helmick C, Zack M, Adami HO: Ulcerative colitis and colorectal cancer. A population-based study. N Engl J Med 323: 1228–1233, 1990.
36. Choi PM, Nugent FW, Schoetz DJ, et al: Colonoscopic surveillance reduces mortality from colorectal cancer in ulcerative colitis. Gastroenterology 105:418–424, 1993.
37. Mandel JS, Bond JH, Church TR, et al: Reducing mortality from colorectal cancer by screening for fecal occult blood. N Engl J Med 328:1365–1371, 1993.
38. Hardcastle JD, Chamberlain J, Robinson MHE, et al: Randomized, controlled trial of fecal occult blood screening for colorectal cancer. Lancet 148:1472–1477, 1996.
39. Kronborg O, Fenger C, Olsen J, et al: Randomized study of screening for colorectal cancer with fecal occult blood test. Lancet 148: 1467–1471, 1996.
40. Lieberman DA, Weiss DG and the VACSP #380 Study Group: One-time screening for colorectal cancer with combined fecal occult-blood testing and examination of the distal colon. N Engl J Med 345:555–560, 2001.
41. Lurie JD, Welch HG: Diagnostic testing following fecal occult blood screening in the elderly. J Natl Cancer Inst 91:1641–1646, 1999.
42. Selby JV, Friedman GD, Quesenberry CP Jr, Weiss NS: A case-control study of screening sigmoidoscopy and mortality from colorectal cancer. N Engl J Med 326:653–657, 1992.
43. Newcomb PA, Norfleet RG, Storer BE, et al: Screening sigmoidoscopy and colorectal cancer mortality. J Natl Cancer Inst 84:1572–1575, 1992.
44. Imperiale TF, Wagner DR, Lin CY, et al: Risk of advanced proximal neoplasms in asymptomatic adults according to the distal colorectal findings. N Engl J Med 343:169–174, 2000.
45. Gondal G, Grotmol T, Hofstad B, et al: Grading of distal colorectal adenomas as predictors for proximal colonic neoplasia and choice of endoscope in population screening: Experience from the Norwegian colorectal cancer prevention study. Gut 52:398–403, 2003.
46. Winawer SJ, Stewart ET, Zauber AG, et al: A comparison of colonoscopy and double-contrast barium enema for surveillance after polypectomy. National Polyp Study Work Group. N Engl J Med 342:1766–1772, 2000.
47. Lieberman DA: Cost-effectiveness model for colon cancer screening. Gastroenterology 109:1781–1790, 1995.
48. Wagner, JL, Tunis S, Brown M, et al: Cost effectiveness of colorectal cancer screening in average-risk adults. In Young GP, Rozen P, Levin B (eds): Prevention and Early Detection of Colorectal Cancer. London, Saunders, 1996, pp 321–356.
49. Sonnenberg A, Delco F, Inadomi JM: Cost-effectiveness of colonoscopy in screening for colorectal cancer. Ann Intern Med 133:573–584, 2000.
50. Ness RM, Homes AM, Klein R, Dittus R: Cost-utility of one-time colonoscopic screening for colorectal cancer at various ages. Am J Gastroenterol 95:1800–1811, 2000.
51. Agency for Health Research and Quality: Cost-effectiveness Analysis of Colorectal Cancer Screening and Surveillance Guidelines (AHRQ Publication No. 00-R051). Washington DC, U.S. Government, September, 2000.
52. Loeve F, Brown ML, Boer R, et al: Endoscopic colorectal cancer screening: A cost-saving analysis. J Natl Cancer Inst 92:557–563, 2000.
53. Frazier AL, Colditz GA, Fuchs CS, Kuntz KM: Cost-effectiveness of screening colorectal cancer in the general population. JAMA 284:1954–1961, 2000.
54. Cooper HS, Deppisch LM, Gourley WK, et al: Endoscopically removed malignant colorectal polyps: Clinicopathologic correlations. Gastroenterology 108:1657–1665, 1995.
55. Winawer SJ, Zauber AG, O'Brien MJ, et al: Randomized comparison of surveillance intervals after colonoscopic removal of newly diagnosed adenomatous polyps. N Engl J Med 328:901–906, 1993.
56. Rex DK, Cultler CS, Lemmel GT, et al: Colonoscopic miss rates of adenomas determined by back-to-back colonoscopies. Gastroenterology 112:24–28, 1997.
57. Citarda F, Tomaselli G, Capocaccia R, et al: Efficacy in standard clinical practice of colonoscopic polypectomy in reducing colorectal cancer incidence. Gut 48:812–815, 2001.
58. Thun MJ, Manboodiri MM, Heath CW Jr: Aspirin use and reduced risk of fatal colon cancer N Engl J Med 325:1593–1596, 1991.
59. Rosenberg L, Pamer JR, Zauber AG, et al: A hypothesis: Nonsteroidal anti-inflammatory drugs reduce the incidence of large-bowel cancer. J Natl Cancer Inst 83:355–358, 1991.
60. Giovannucci E, Rimm EB, Stampfer MJ, et al: Aspirin use and the risk for colorectal cancer and adenoma in male health professionals. Ann Intern Med 121:241–246, 1994.
61. Giovannucci E, Egan KM, Hjunter DJ, et al: Aspirin and the risk of colorectal cancer in women. N Engl J Med 333:609–614, 1995.
62. Sandler RS, Galanko JC, Murray SC, et al: Aspirin and nonsteroidal anti-inflammatory agents and risk for colorectal adenomas. Gastroenterology 114:441–447, 1998.
63. Steinbach G, Lynch PM, Phillips RK, et al: The effect of celecoxib, a cyclooxygenase-2 inhibitor in familial adenomatous polyposis. N Engl J Med 342:1946–1952, 2000.
64. Greenberg ER, Baron JA, Freeman DH Jr, et al: Reduced risk of large-bowel adenomas among aspirin users. The Polyp Prevention Study Group. J Natl Cancer Inst 85:912–916, 1993.
65. Sturmer T, Glynn RJ, Lee IM, et al: Aspirin use and colorectal cancer: Post-trial follow-up data from the Physicians' Health Study. Ann Intern Med 128:713–720, 1998.
66. Sandler RS, Halabi S, Baron JA, et al: A randomized trial of aspirin to prevent colorectal adenomas in patients with previous colorectal cancer. N Engl J Med 348:883–890, 2003.
67. Baron JA, Cole BF, Sandler RS, et al: A randomized trial of aspirin to prevent colorectal adenomas. N Engl J Med 348:891–899, 2003.

68. Ladabaum U, Chopra CL, Huang G, et al: Aspirin as an adjunct to screening for prevention of sporadic colorectal cancer: A cost-effectiveness analysis. Ann Intern Med 135:769–781, 2001.
69. Suleiman S, Rex DK, Sonnenberg A: Chemoprevention of colorectal cancer by aspirin: A cost-effectiveness analysis. Gastroenterology 122:78–84, 2002.
70. Sonnenberg A, Delco F, Bauerfeind P: Is virtual colonoscopy a cost-effective option to screen for colorectal cancer? Am J Gastroenterol 94:2268–2274, 1999.
71. Ahlquist DA, Skoletsky JE, Boynton KA, et al: Colorectal cancer screening by detection of altered DNA in stool: Feasibility of a multitarget assay panel. Gastroenterology 119:1219–1227, 2000.
72. Traverso G, Shuber A, Levin B, et al: Detection of APC mutations in fecal DNA from patients with colorectal tumors. N Engl J Med 346:311–320, 2002.
73. Traverso G, Shuber A, Olsson L, et al: Detection of proximal colorectal cancers through analysis of faecal DNA. Lancet 359: 403–404, 2002.

38 结肠镜下息肉切除术及内镜下黏膜切除术

Roy Soetikno, Shai Friedland,Takahisa Matsud, and Takuji Gotoda

引言 559
鉴别诊断 559
临床特征和病理学 560
适应证和禁忌证 562
　适应证 562
　禁忌证 562
器械 563
　圈套器 563
　电切术 563
　氩等离子体凝固术 564
　双极器械 564
　其它器械 564
技术 564
　恶性潜能的评估 564
　切除技术 567
　预防和治疗残余病变的技术 569
　确定病变或息肉切除部位的技术 569
　标本回收技术 570
　病理分期技术 570
息肉切除术后的治疗和追踪随访 573
并发症 574
未来趋势 575

引言

结直肠癌是世界上最常见的癌症死亡原因之一。2002 年仅在美国就约有 148 300 新发病例，56 600 人死亡。美国人群中一生发生结直肠癌的危险约为 6%，其中 90% 的病例发生在超过 50 岁的人群中。美国男性结直肠癌的发生率稍高于女性，但是由于女性的寿命长于男性，因此女性中总患病人数较高。在美国，结直肠癌的发病率和死亡率随着不同的人种和种族而有差异：非裔美国人最高，白人和亚裔 / 太平洋岛民中等，美国印第安人、阿拉斯加原住民和西班牙人最低[1]。

一般认为高达 90% 以上的结直肠癌死亡可以通过结肠镜筛查发现，进而切除癌前的腺瘤和早期癌而进行预防[2]。人们认为绝大多数结直肠癌起源于腺瘤性息肉，通过腺瘤、腺癌序列发生癌变[3]。据估计，25% ~ 40% 的超过 50 岁的美国成人至少有一个腺瘤。这些腺瘤中只有一小部分会进展为癌。由于不能预测哪些腺瘤将要恶变，因此医师试图通过结肠镜切除所有的腺瘤。国家息肉研究（National Polyp Study）显示，与历史对照相比，结肠镜筛查时切除腺瘤可使以后结肠癌的发生率降低90%，这为目前的临床实践规范提供了部分支持[2]。还有人提出结直肠癌发生的另一条通路，称为直接生成途径[4, 5]。相信一小部分癌通过这条通路，由非息肉样病变发生癌变[6]。结肠镜也能发现这些非息肉样病变，但是直到最近，日本以外的地区仍很少有人注意这些病变，而日本在过去的20 年中一直在研究这些病变[5]。

治疗性内镜的重点在于治疗肿瘤性病变，包括腺瘤和早期癌症。内镜下，腺瘤和早期结肠癌可分为息肉样（隆起型）和非息肉样（浅表型）两种类型（图 38-1）[8]。在世界范围内，结肠镜下息肉切除术作为标准操作用于切除息肉样病变。结肠镜下黏膜切除术在日本是一种标准操作，西方国家也越来越多地将其用于切除非息肉样病变。内镜下黏膜切除术（endoscopic mucosal resection， EMR）包括多种技术，其目的均是从黏膜下层的中层或深层切除病变黏膜。EMR通常用于治疗非息肉样病变，同样适用于治疗无蒂息肉和黏膜下病变。西方国家最近的研究证实了平坦型和凹陷型结肠肿瘤，促使内镜学家熟悉这些切除技术[9-22]。

鉴别诊断

结肠病变可以分为上皮性或非上皮性。上皮性病

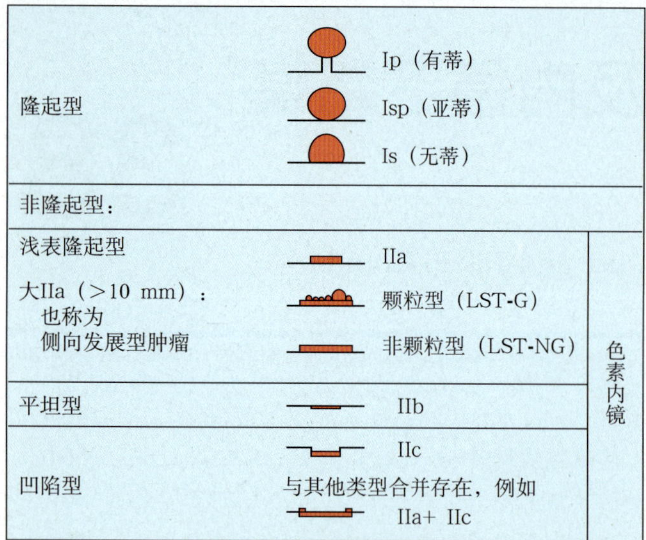

图38-1　结肠和直肠早期肿瘤病变的肉眼分型。这一分型方法提供了一种更为准确的示意来描述早期肿瘤病变。除了通常描述的有蒂、亚蒂和无蒂 型病变外，这一分型方法对平坦型和凹陷型病变进行了恰当的描述，西方国家越来越多地使用这种描述方法。这种分型方法在内镜医师决定早期结直肠癌的治疗策略时尤为有用，因为这些病变发生黏膜下浸润的危险与内镜下外观和大小相关。色素内镜对研究非隆起型病变表面的细节和边界特别有用。

变包括肿瘤性腺瘤（管状、管状绒毛状、绒毛状）、癌、和非肿瘤性息肉（增生性、幼年性、错构瘤、炎症性）。偶尔在未疑有病变的患者进行结肠镜检查时发现大量病变，这些患者患有息肉病综合征，包括家族性腺瘤性息肉病（腺瘤）、Peutz-Jeghers 综合征（错构瘤）、幼年性息肉病（幼年性息肉）或 Cowden 综合征（错构瘤）。另外，遗传性非息肉病性结肠癌患者可能存在多发的晚期肿瘤病灶。典型的非上皮性结肠病变起源于黏膜下层、固有肌层或结肠壁浆膜层。包括脂肪瘤、平滑肌瘤、类癌、淋巴瘤和转移瘤。邻近器官或子宫内膜异位至浆膜压迫结肠壁也能表现为黏膜下病变的特点。内镜下仔细观察病变表面的特点通常可以鉴别上皮来源与非上皮来源的病变，因为非上皮性病变通常有正常黏膜覆盖。而且，随着内镜成像技术的发展，尤其是色素内镜和放大内镜的应用[17]，使分辨增生性息肉、腺瘤性息肉和表浅型早期腺癌更加成为可能（图 38-2）。

结肠镜下息肉电切和黏膜切除可被视为诊断性操作。尽可能完全地切除病变，这样能够提供最严格的证据证实没有遗漏恶性病变，因为标准活检取样可能有失误。病变完全切除是决定性的治疗。当内镜下表现、对黏膜下注射生理盐水有反应或者超声内镜证实上皮下病变位于固有肌层以上时，有时也能够安全地切除。一般而言，那些不能内镜下切除的病变应取活检（如果可能的话）来确定其组织学类型。

临床特征和病理学

早期结肠肿瘤的大体分型在讨论早期结直肠癌的诊断和治疗中是非常重要的[8,23]。这种分型提供了一种描述腺瘤和早期结直肠癌的普遍方法，应该被全世界的胃肠病学医师、放射医师、病理医师和外科医师所采用。由于内镜下可以成功治疗早期癌，因此内镜医师必须认识与浅表恶性疾病有关的内镜下特征，以及具有淋巴扩散高度危险性和内镜下治疗可能失败病变的特点[24]。

根据内镜下表现，腺瘤和早期结直肠癌可以分为息肉样、非息肉样（浅表型）或凹陷型。息肉样类型包括有蒂、亚蒂和无蒂息肉。非息肉样类型包括表面隆起型、平坦型和凹陷型。凹陷型很罕见。表面隆起

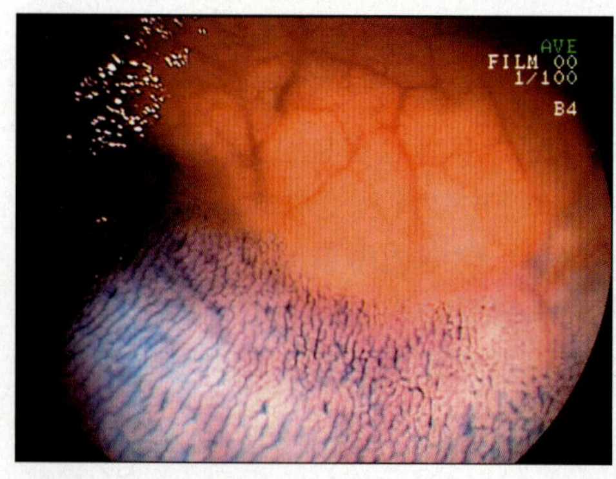

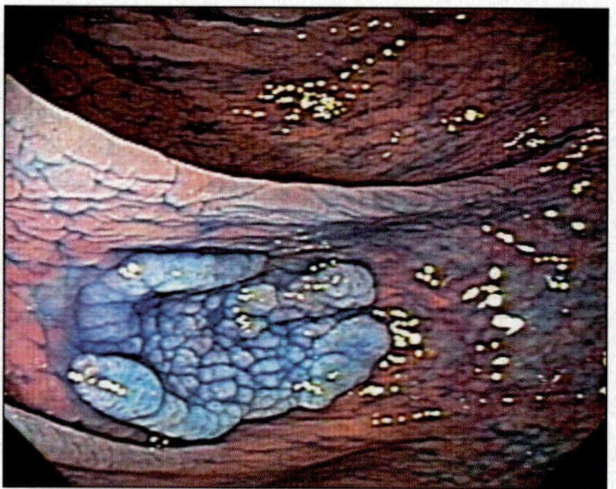
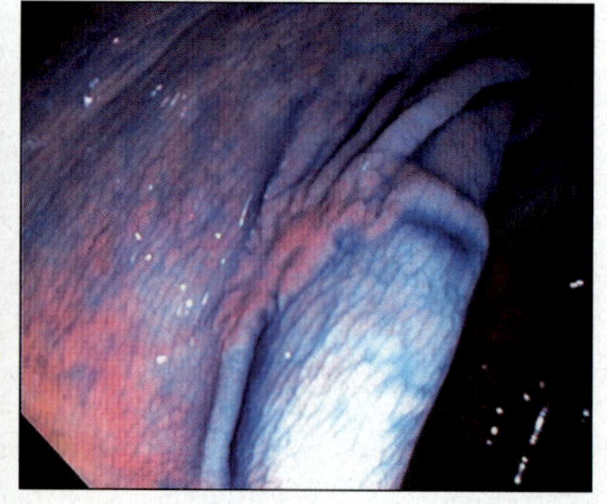

图38-2　靛胭脂喷洒是发现和区分平坦型和凹陷型病变的一种非常有用的方法。A. 喷洒稀释的靛胭脂溶液有助于观察结肠黏膜表面的沟纹（无名沟纹，innominate groove）。B. 这些沟纹见于异型增生的病变，如本例 15mm 病变。C. 肿瘤病变中未见无名沟纹。靛胭脂有助于观察这一 5mm 凹陷型腺瘤的边缘。(Figures from Palo Alto.)

型非息肉样病变与无蒂息肉样病变在内镜下（病变高度不足直径的一半）和组织学检查（病变的厚度小于周围正常黏膜的2倍）均有所区别[25]。术语"扁平的(flat)"常用来描述浅表隆起型病变。在结肠中，扁平一般意味着病变表面是平坦的，而不是病变与周围黏膜位于同一平面（结肠和直肠中与食管不同，早期肿瘤病变很少与周围黏膜位于同一平面）。在日本的文献中，大小超过10 mm的平坦型病变（IIa）也称作侧向发育型肿瘤（laterally spreading tumor，LST），但这一名称更多地提示生长方式而非内镜下表现。在美国，这种大的平坦型病变通常称为地毯型（carpet）病变。LST 表面呈结节感或粗糙称为颗粒型 LST（LST-granular）。其他 LST 称为非颗粒型 LST（LST-nongranular)。由于颗粒型 LST 发生侵袭性癌的可能性较小，因此这种分型是非常重要的[4]。

凹陷型非息肉样病变尽管罕见，但是 Kudo 等观察超过14 000例结直肠癌，发现在内镜下切除后这种病变几乎占侵袭性癌的 1/3[4]，Kudo 等的验证性报告已经发表[26, 27]。最近西方国家进行的有关平坦型和凹陷型病变的流行病学研究显示，凹陷型病变中含有侵袭癌的可能性高（表 38-1）[7, 9-20]。超过 40% 的小（6 ~ 10 mm）凹陷型病变中含有黏膜下浸润癌；事实上，所有大（> 2 cm）凹陷型病变均为侵袭癌（表 38-2）[4]。相比之下，黏膜下浸润癌很少见于小于 10 mm 的平坦型病变。大于 2 cm 的 LST 危险性约增加 30%。隆起型（息肉样）病变发生黏膜下浸润癌的比例最低，仅稍高于 2%[4]。

表 38-1　西方国家扁平型和 / 或凹陷型肿瘤系列

研究类型，作者（国家）	F&D 肿瘤患者数 / 全体患者数（%）	F&D 肿瘤数 / 全部肿瘤数（%）	伴 HGD/F&D 肿瘤数 /F&D 肿瘤数（%）	伴有癌的 F&D 肿瘤数 /F&D 肿瘤数（%）	F&D 肿瘤数 / 全部癌数（%）
回顾性，Wolber 和 Owen（加拿大）[9]	18/210（8.6）	29/340（8.5）	12/29（41）	2/29（6.9）	2/2（100）
前瞻性，Lanspa 等人（美国）[10]	18/148（12.1）	未公布	0	0	0/1（0）
前瞻性，Jaramillo 等人（瑞典）[11]	55/232（23.7）	109/261（41.7）	12/109（11）	3/109（2.7）	3/17（1.8）
前瞻性，Bonk（英国）[28]	28 F&D 病变 /210 名患者	28/68（38.2）	1/28（3.5）	2/28（7.1）	2/3（66.7）
回顾性，Smith 等人（英国）[13]*	9 扁平癌 /2198 次结肠镜检查 (0.4)	未公布	未公布	未公布	9/95（9.4）
前瞻性，Rembacken 等人（英国）[14]	123 F&D 病变 / 1000 名患者	123/327（36.4）	16/123（13.0）	4/123（3.2）	4/6（66.7）
前瞻性，Suzuki 等人（英国）[15]*	5 扁平癌 /870 次结肠镜检查（0.6）	未公布	未公布	未公布	5/45（11.1）
前瞻性，Samalin 等人（法国）[16]	74/136 息肉患者	74/203（36.4）	0/74	4/74（5.4）	4/11（36）
前瞻性，Soetikno（美国）[29]	48/211（22.7）	57/139（41）	未公布	3/57（5.2）	3/3（100）
前瞻性，Kiesslich 等人（德国）[18]	6/100（6.0）	6/32（18.8）	2/6（33.3）	1/6（16.7）	1/6（16.7）
前瞻性，Tsuda 等人（瑞典）[19]	52/866（6）	66/973（6.8）	11/66（16.67）	5/66（7.5）	5/16（31.3）

* 仅研究结直肠癌

F&D, 平坦型和凹陷型；HGD, 高度异型增生 。

From Kahng LS, Friedland S, Matsui S, et al: Flat and depressed colorectal neoplasms in the United States of America. Early Colorectal Cancer (Jpn) 8:44-50, 2004.

表 38-2 黏膜下浸润的危险性与结直肠病变内镜下表现和大小的相关性（%）

表现	大小				
	＜5 mm	6 ~ 10 mm	11 ~ 15 mm	16 ~ 20 mm	＞20 mm
凹陷	8.1	40.7	77.8	84.6	90
扁平	0.04	0.2	1.8	10.5	21.4
隆起	0	1.3	8.5	17.2	31.2

Modified from Kudo S, Kashida H, Tamura T, et al: Colonoscopic diagnosis and management of nonpolypoid early colorectal cancer. World J Surg 24:1081090, 2000. Copyright © (2000) Springer-Verlag GmbH & Co. KG.

适应证和禁忌证

适应证

结肠镜下息肉切除术

医生最常使用圈套器（snare loop）或活检钳切除息肉样病变。由于即使是小息肉中偶尔也有可能存在高度异型增生或癌，而且每个息肉的恶性潜能是不得而知的，因此其它方面健康的患者通常也要切除所有那些显然不是非肿瘤性息肉的病变。但是也要考虑息肉切除术的危险：决定治疗时应考虑是否存在潜在的危险性，患者预期的总体寿命是否不会受到结肠腺瘤缓慢进展的影响。腺瘤进展到癌的自然病程估计是将近10年[28]，因此患有晚期伴随疾病或预期寿命短的患者可能不会从息肉切除术中获益。总而言之，直径接近6mm的小息肉可以很容易的用活检钳或圈套器（用或不用电灼）进行切除。中等大小或大息肉最常使用单极电灼圈套器切除。大的无蒂息肉通常分次切除，很少一次切除。应在切除大的有蒂息肉时考虑预防息肉切除术后出血的措施。另外，无蒂息肉，尤其是内镜下表现提示浅表癌变时，特别适用于结肠镜下黏膜切除，以获得合适的黏膜下层切除面和切除边缘。

结肠镜下黏膜切除

结肠黏膜切除适用于非息肉样和无蒂息肉样腺瘤，还可用于治疗浅表型早期癌。但是选择适合切除的肿瘤的标准相对复杂，而且随着越来越多的数据显示黏膜下浸润癌有淋巴结转移的危险，该标准还在不断演进。目前，黏膜切除表浅型早期非息肉样或无蒂息肉型结直肠癌的适应证仅限于局限在上皮内且没有淋巴或血管侵犯证据的高分化或中分化腺癌[29]。

用标准圈套器和息肉切除技术难以处理非息肉样病变。另外，标准息肉切除技术很难（如果不是不可能）完全切除大的平坦型病变，而且，电切除被圈套的病变可导致固有肌层的深度烧伤。切除大的无蒂息肉样病变有类似风险。黏膜切除可以改进这些技术，减少风险。

凹陷型病变，包括小病变，很可能含有黏膜下浸润癌[4]。因此，完全切除小的凹陷型病变是准确判定是否存在侵袭性癌的惟一方法。西方病理医师主要根据浸润证据来诊断浸润性癌（不同于日本常根据细胞和腺管形态进行诊断），这是对凹陷性小病变活检取材首选黏膜切除的另一原因。由于标准黏膜切除标本中包括黏膜下浅层，因此使得病理医师能够评价黏膜下层浸润。较大的、明确凹陷病变常为浸润性癌。这些病变在经过活检确诊和标记部位后，经常能够手术充分切除。黏膜切除术同时越来越多地用于切除黏膜下病变[29]，尤其是转移危险性低的微小（＜1 cm）直肠类癌[30, 31]。

禁忌证

结肠镜的相对禁忌证包括妊娠、暴发性结肠炎、可疑肠道穿孔、近期肠道吻合术或近期心肌梗死。一般未纠正的出血性疾病患者不进行息肉切除和黏膜切除。良好的肠道准备是发现微小病变和切除特别大或难以切除的病变的关键，特别大或难以切除的病变其穿孔危险增加。因此，肠道准备差是复杂息肉切除术或黏膜切除术的相对禁忌证。

抗凝治疗

结肠镜下息肉切除术或黏膜切除术时是否中断抗凝治疗取决于操作过程中及以后显著出血的危险性[32, 33]。美国胃肠内镜学会（American Society for Gastrointestinal Endoscopy，ASGE）已经制定了关于抗凝治疗的指南[34]。一般而言，血栓栓塞发生危险低的患者可在操作前停用华法林5天，标准息肉切除术后短期即可恢复给药，复杂息肉切除术或黏膜切除术后7 ~ 10天恢复给药。息肉切除术前或黏膜切除大病变前国际标准化比率应接近正常。高危患者，例如心房纤颤和伴有瓣膜疾病的患者，应接受标准静脉肝素治疗直到术前6小时方可停用，或使用其他心脏科医师指定的药物。一般而言，可在内镜治疗当夜开始继续使用华法林。静脉注射肝素可在操作结束后2～6小时继续使用。标准肝素的半衰期短于低分子肝素，因此，如果患者出现息肉切除术后出血，立即停药能迅速逆转抗凝状态。

阿司匹林、非甾体类抗炎药和抗血小板药物

有限的文献提示标准剂量的阿司匹林和其他非甾体类抗炎药（nonsteroidal anti-inflammatory drug，NSAID）并不增加结肠镜下息肉切除术后大出血的发生率。ASGE建议服用这些药物的患者接受标准息肉切除术[34]。但是，没有任何关于大病变或复杂病变进行息肉电切或黏膜切除的建议，也没有内镜治疗时使用血小板凝集抑制剂（如噻氯匹定和氯吡格雷）的指南。阿司匹林的抗血小板活性可持续7～10天。因此，在我们的临床实践中，当我们认为内镜下切除大的或复杂的病变后出血的危险很高时，我们会建议大多数患者在术前7天和术后7～14天内停用阿司匹林、其他NSAID和血小板抑制剂。

抗生素预防心内膜炎

ASGE和美国心脏协会（American Heart Association）发表了预防性使用抗生素的指南[35,36]。诊断性内镜和内镜下息肉切除术后出现菌血症的危险性很低。ASGE指南提出即使是高危患者，例如有心内膜炎病史或瓣膜修补术患者，也没有充分的数据证实应建议使用抗生素，因此，应根据临床考虑决定抗生素的使用。对于中度危险患者，例如没有心内膜炎病史的风湿性心脏病的患者，ASGE不建议预防。内镜下黏膜切除术造成细菌播散的危险尚不得而知，但是上消化道黏膜切除并不增加感染的危险[37]。

器械

圈套器

内镜医师和内镜助手均应熟悉所使用的圈套器型号。他们应该理解并具有关于圈套器打开和闭合、最佳凝固效果所需的闭合压力、圈套住的组织大小与圈套器闭合程度之间关系的感性认识。用于息肉切除术和黏膜切除术的各种圈套器的特点各有不同。应根据个人的喜好、病变的大小、所使用的技术进行选择。微型圈套器（minisnare）通常用于切除小息肉，而大圈套器可用于切除大息肉。能用圈套器圈套的平坦型或凹陷型病变可用硬质圈套器进行内镜下黏膜切除。

电切术

高频电流可用于切除和凝结横断面边缘的血管。标准的结肠镜下息肉切除术或黏膜切除术用单极圈套器操作。导电的金属圈套器是作用电极，和粘在患者皮肤上的导电接地极板组成电路。例如，息肉电切时，一旦圈套器套取息肉，通电同时收缩圈套器来横断息肉的蒂。电流通过组织时产热。转移到每点组织中的热量（每单位时间）是通过圈套器产生的电流密度和电阻而产生的。电流密度是指单位面积通过的电流量。因此，尽管同样的电流通过息肉蒂和平板，但是由于息肉蒂的横切面积小，因此电流密度高。所以，蒂被切断，而肠壁和患者的其他部位没有受到影响[39]。

使用超过300kHz（300 000转/秒）的高频电流是因为较低频率能够兴奋肌肉、神经和心脏。电流对组织的作用取决于传导到组织的温度，该温度取决于电极的形状、通电时间、波形和电压。在50℃～70℃的温度下，细胞会发生不可逆的损伤。而70℃～100℃时，组织凝固：胶原蛋白转化为葡萄糖，而葡萄糖使凝固组织变得有黏性。超过100℃时，组织干燥：细胞内和细胞外水分蒸发，组织干燥、收缩、变黏。息肉切除术时，这些作用表现为息肉蒂部缩小变白。如果使用低峰压（小于200 V），组织失活、凝固和干燥。组织脱水后，电阻增加，直到电流不能通过、并且不能继续产热。在这种模式中，切割的作用很小或无；在某些临床情况下，圈套器会陷在有黏性的干燥组织中。

为有效进行电切，要求温度超过500℃。在如此高的温度下，细胞内和细胞外的水分迅速蒸发，蒸汽压破坏细胞结构。电外科设备通过作用电极（圈套器）和组织之间产生的跳跃的电弧造成气化。电弧使电流集中在一小块组织上，从而导致局部极高的电流密度和温度。至少要200 V才能产生这些电弧；如果组织部分干燥，实际上所需电压更高。理想状态下，电切应在电极和组织没有接触的时候进行，留出足够的空间产生适当的电弧；此时，在没有机械压力的情况下组织气化，完成切除。但是结肠镜检查时，圈套器接触组织。这种接触导致电阻较低，电流高，进而导致电压不恰当地降低，阻碍电弧形成，其结果是产生凝集作用而没有切割。新的烧灼装置，例如ERBE（ERBE USA，Marietta，GA），能够自动监测切除的初始阶段，提供必要的电流和电压以促进合适电弧的产生。

在电切过程中仍然有凝固作用，取决于电极厚度和电压等因素。薄电极（例如针式刀）、低电压和快速切除很少造成组织凝固，厚电极（例如厚圈套器）和较高的电压导致更强的凝固。如果使用机械压力（例如通过快速收缩圈套器来达到）将造成无法控制的快速切除，其凝固作用很小，这一现象对于进行内镜逆行胰胆管造影（endoscopic retrograde cholangiopancreatography，ERCP）的内镜医师同样熟悉，称之为"拉链"切除。大多数电切器械均允许内镜医师根据不同的目的选择不同的电切模式，从而达到明显的切割效果或明显的凝固效果或二者混合的效果。但是，诸如能量水平、组织电阻、圈套器收缩速度等因素均可以改变电切的效果。"电切"模式产生持续正弦电压波形图。当给予足够的电压产生电弧时，随即产生电外科切除。"凝固"和"混合"模式实际上产生更高的电压，但是供电是间歇式的：供电短暂中断产生短脉冲。工作负载循环（通电时间所占的总比例）在凝固模式为5%～50%，而混合模式为50%～80%。切除时更高的电压造成深度凝固，尤其是使用凝固模式时。非常高的电压和低工作负载循环能造成附加的电灼（树枝样凝固）作用，一系列的不规则电弧使组织碳化。

在黏膜切除时使用黏膜下注射促进电流更好的分布，因为电流可以从切除部位传入盐水垫中。这一效应还能降低病变下结肠壁的热损伤[40]。

氩等离子体凝固术

氩等离子体凝固（argon plasma coagulation，APC）通常用于 EMR 后烧灼切除边缘。APC 发生器将氩气送入供应导管，该导管同时包括一产生高频电流的电极，产生导电的氩等离子体。APC通常能产生均一的脱水、凝固和失活带，总深度不超过3 mm。由于氩等离子体能够传导电流，APC可以在不与组织接触的情况下使用。

双极器械

双极器械中电流在设备的两个电极间流动，而不是从一个电极流向接地的极板，其优点是避免组织损伤过深。双极息肉电切圈套器目前并未得到广泛应用。双极凝固器械，如金质探头，广泛用于处理消化性溃疡病出血的血管，还可用于治疗息肉切除术后出血。在进行烧灼时，应给予足够的机械压力压迫血管以防止热量通过血流散失。

其他器械

在息肉切除术和黏膜切除术中经常使用的其他器械包括标准硬化治疗注射针、内镜用血管夹、结扎圈套器、Roth回收网、三爪钳。使用这些设备的详细例子将在"技术"一节中描述。

技术

充分进行肠道准备很重要。在插入过程中预防结肠镜结袢的技术也至关重要[49]。需要熟悉患者、工作人员、设备和附件的情况。在进行复杂的结肠镜下息肉切除术和黏膜切除术时需用不同的技术[4, 29, 50, 51]。这些用于增加切除安全性的技术能够切除以往必须要手术的病变。病理学解读至关重要，拟切除标本的正确定位可提高病理诊断水平。

恶性潜能的评估

进行息肉切除术和黏膜切除术应针对合适的病变。评价并明确最可能的病理发现和浸润深度对于计划进行息肉切除术和黏膜切除术非常重要。非浸润性病变最宜进行内镜治疗。具有微小或中度黏膜下浸润危险的病变，如果内镜医师认为病变能够全部切除，并且内镜治疗的潜在获益超过危险，可以进行内镜治疗。如果患者的病变强烈提示具有侵袭性，则应该直接手术，因为内镜下切除可能造成患者不必要的危险。有时对病变进行评价后再重新为患者制定一个切除操作计划也是恰当的。这需要与患者充分讨论其危险性和益处，并保证能提供必要的设备、内镜操作时间和操作人员。

标准内镜合用或不合用色素内镜、内镜下超声检查和放大内镜均能用于评价癌的深度。其评价基于几项特征。

外观

一般情况下，病变外观能够提供侵袭癌的可能线索（图 38-3 和 38-4）。如前所述，病变的大小和形状能够预测黏膜下浸润的可能。质地坚硬、粘连、溃疡和质脆均提示有浸润。另外，紧邻病变周围的正常组织隆起提示癌向周围黏膜下层蔓延。病变周围皱襞集中（两条或更多条）也能提示黏膜下侵袭。Saitoh等[24]报道了凹陷型结直肠病变内镜下表现的具有诊断价值的外科特征。他们发现，具有扩张性外观、表面深凹陷、凹陷表面不规则或者皱襞向病变集中等现象之一或多个现象共存的患者，最有可能存在深部黏膜下浸

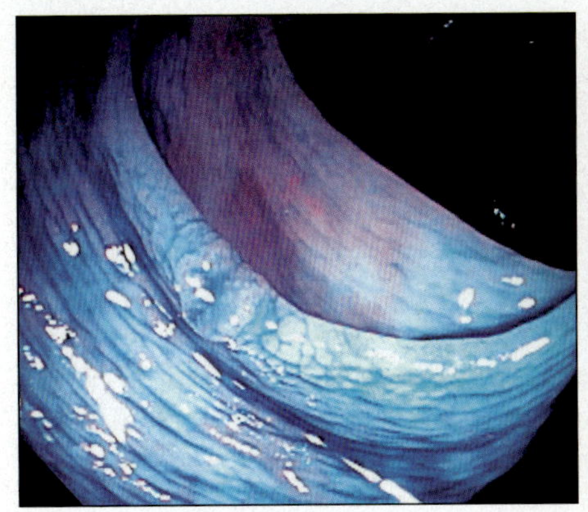
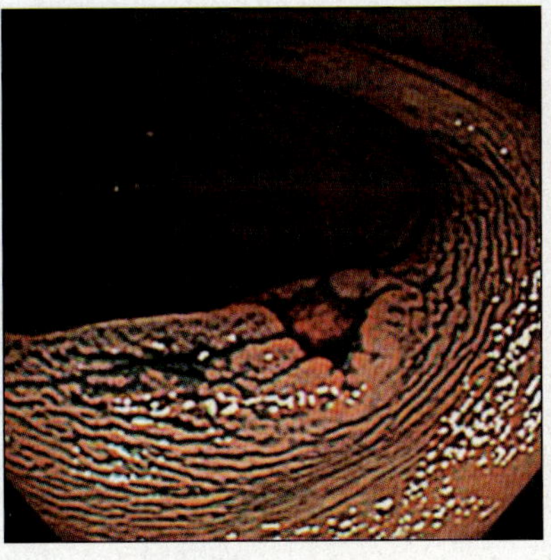
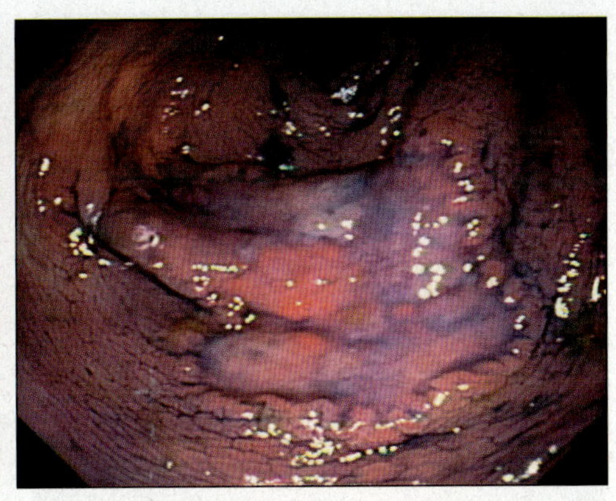

图 38-3 假性凹陷 vs 真性凹陷。A. 此腺瘤病变可见靛胭脂溶液积聚的小凹陷，小凹陷无明显边界，通常称之为假性凹陷，是非癌性腺瘤的典型表现。B.和 C.凹陷范围广、边界清楚，是不良的征象，通常见于癌性病变，如这两例早期腺癌。（A and C from Palo Alto, B from Tokyo.）

润，内镜医师根据存在一个或多个上述表现判定深部黏膜下浸润的准确性达91%。这些研究者使用靛胭脂来改善病变的外观，见后文。

色素内镜

色素内镜是观察和明确结直肠早期肿瘤性病变表面和边界的重要技术。在日本，靛胭脂色素内镜已经广泛应用于结肠，在西方国家的使用也日益增多。靛胭脂色素内镜的使用非常简单[17, 52, 53]。将数毫升稀释的靛胭脂溶液（0.1%～0.4%）通过附属管道经注射器轻轻直接喷洒在病变周围；直接喷洒在病变上能造成少量出血，而使腺窝形态外观变得模糊。靛胭脂溶液不被吸收，而是聚集在黏膜的缝隙和凹陷处。使用靛胭脂的益处有许多。例如，增生性病变可以观察到的无名沟纹，在肿瘤性病变中却不可见。靛胭脂溶液积存在异常组织和正常组织之间的缝隙中，可以描绘病变的边界，增强表面的形态。色素集聚在凹陷处能够清楚显现凹陷型病变。

放大内镜

选择需要内镜下可切除病变的能力非常重要（图 38-5）。增生性小病变可以不处理，但是腺瘤和浅表型早期癌则应进行内镜下切除，浸润性癌应手术切除。使用放大内镜（100×）近距离观察表面黏膜，能够清楚地呈现腺窝开口形态，进而对病变进行病理学诊断。腺窝开口形态能够反映病变中腺体的切线结构[54]。就像侵袭性癌一样，腺体的组织结构变得杂乱甚至缺失的病变，经放大后可见表面杂乱的特点。腺瘤具有其自身的结构特点。增生性病变特点为特有的、规则的、星状腺窝开口[55, 56]。但由于最初对腺窝开口的分类过于复杂，从而难于在临床实践中常规应用。现在提出了一种简单的分类，将腺窝开口分为非肿瘤性、非侵袭性和侵袭性几类，但未得到广泛应用。

非抬举征

在黏膜下注射生理盐水过程中和注射后观察病变的非抬举征是评价深部侵袭癌可能性的一种简单而重要的方法（图 38-6）[57-59]。病变由于纤维组织增生、病变侵袭、以往活检、烧灼、溃疡导致黏膜下纤维化而不能被举起。多项研究报告了非抬举征是具有诊断价值的需要手术的特征——非抬举征的阳性预测值为 83%。

在未进行黏膜下注射时，与非抬举征相关的典型表现是一个侵袭病变很难用圈套器套住。在试图圈套切除非常困难时，内镜医师应该考虑深部浸润的可能。

超声内镜检查

一般而言，超声内镜检查并不用于鉴别黏膜非息肉性病变和黏膜下侵袭病变[60-62]。通常是通过传统结肠镜检查、靛胭脂色素内镜（同时进行标准放大）观察以及检测非抬举征来决定是否进行黏膜切除术。超声内镜检查最近用于大的无蒂或 LST 病变血管的定位。在这项研究中，收集到的信息并不能明显改变息肉切除术后出血的危险[63]。

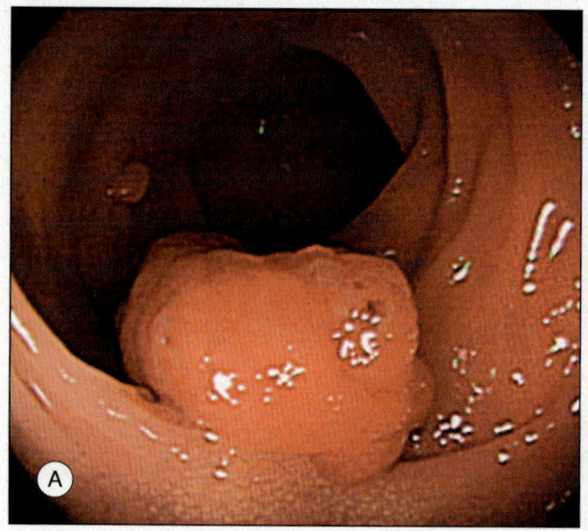
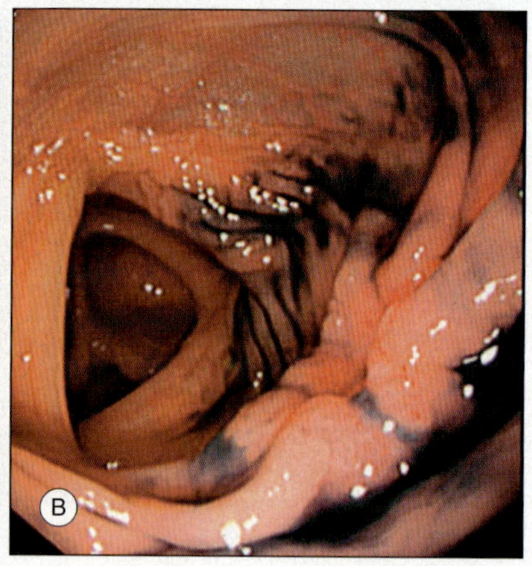

图 38-4　仔细观察病变形状对于制定恰当治疗策略非常关键。A. 此无蒂病变外观饱满或膨胀，可见皱襞集中，提示黏膜下深层存在侵袭癌。B. 可见皱襞集中和中心凹陷。皱襞集中对于黏膜下深层或超过黏膜下层的浸润十分特异。两个病变均手术治疗。(Figures from Palo Alto.)

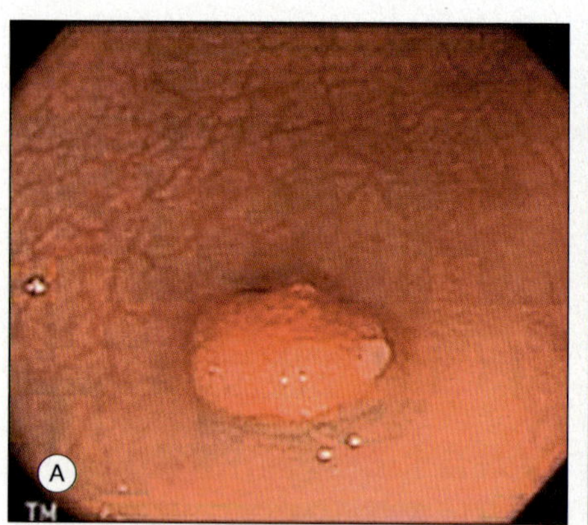
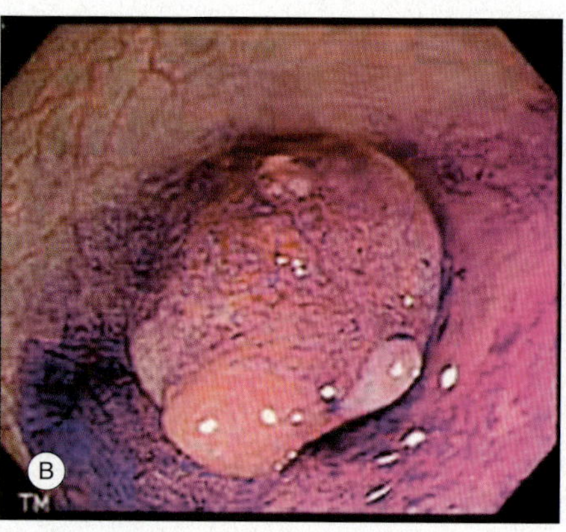
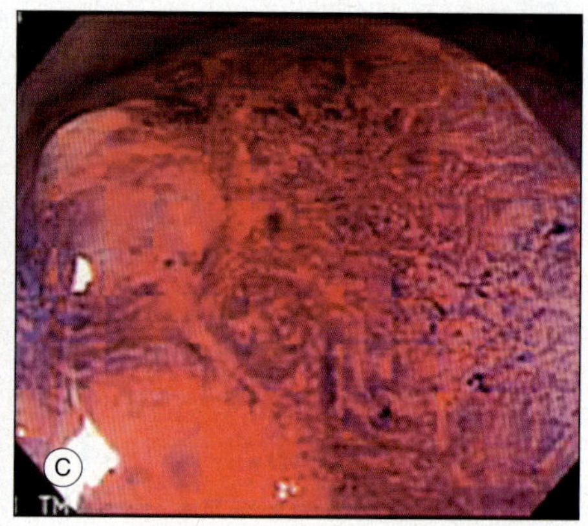

图 38-5　联合使用放大内镜和结晶紫色素内镜仔细观察病变表面能够提高内镜诊断。A. 7mm 浅表隆起合并凹陷的病变。B. 结晶紫染色。C. 使用放大内镜仔细观察（100×），腺窝开口特征与黏膜下深层浸润相一致。患者接受手术，切除一个黏膜下深层浸润、局部淋巴结转移的腺癌。(Figures from Palo Alto.)

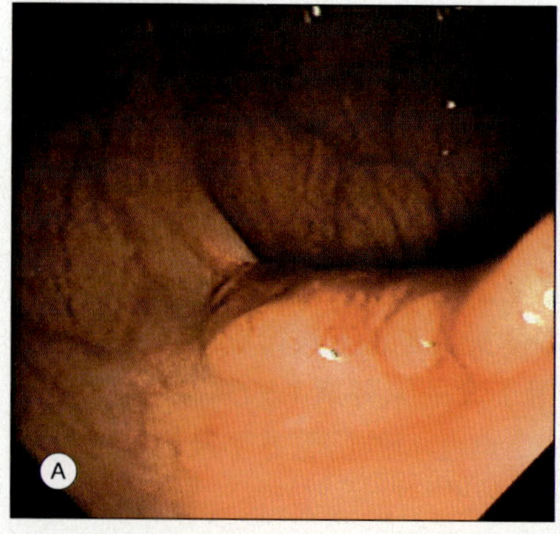
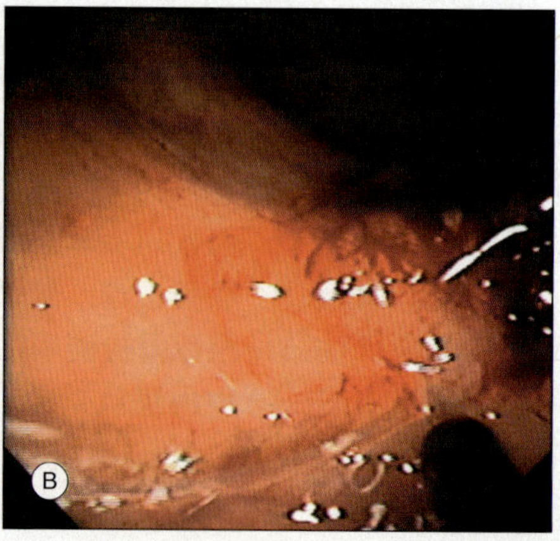

图 38-6　A. 以往多次内镜下切除此无蒂直肠病变均未成功。病变外形饱满，提示侵袭癌，但是以往的病理检查仅提示绒毛状腺瘤。患者被介绍来我院。B. 非抬举征。将生理盐水注射到病变下的黏膜下层并不能抬起病变，相反注射的盐水逆流喷向内镜。手术切除标本证实为侵犯肌层的腺癌。(Figures from Palo Alto.)

切除技术

息肉切除术

小息肉

小息肉可以通过不同的方法来去除：单次或多次使用冷活检、热活检、冷圈套（不用烧灼的圈套）[64]、热圈套（使用烧灼的圈套，图 38-7）或电灼。完全去除所有息肉组织的理想方法还不得而知，并且结肠镜下常规切除小息肉（≤5 mm）的技术并不影响结肠癌的死亡率。但是，证实腺瘤对于结肠镜分层随访十分重要，而随访是基于对结肠癌发生危险所进行的评估。

有蒂、亚蒂和无蒂病变

有蒂和亚蒂病变可以在蒂的中部或上部用圈套器进行息肉切除术（图38-8）。无蒂息肉能够用同样的技术在根部去除。大息肉（>2 cm）或蒂很粗的息肉即刻或迟发出血的发生率高。在切除前预防性阻断血管的处理能够防止即刻或迟发出血（图 38-9）[45, 46, 65-68]。

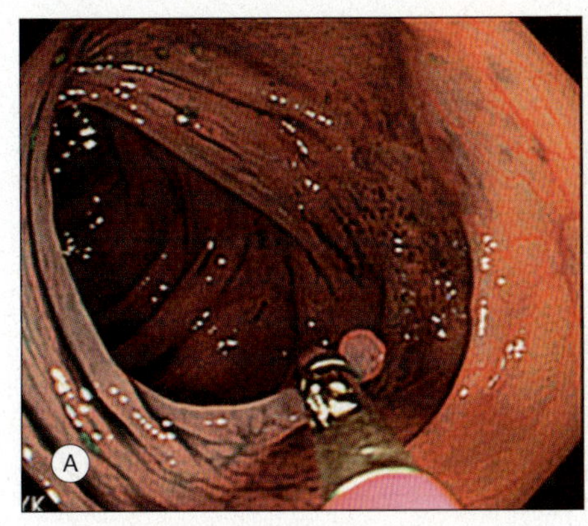
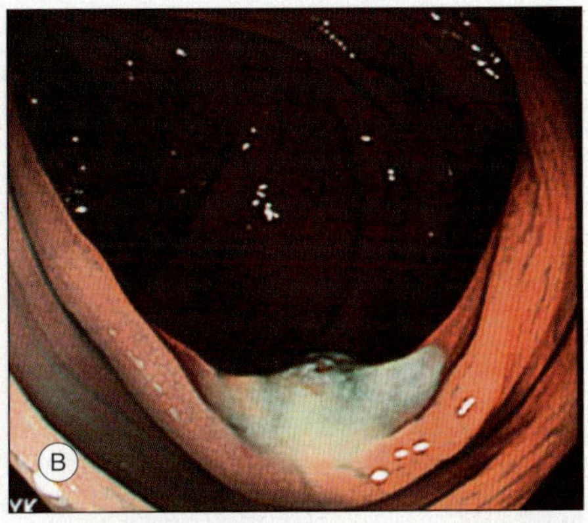

图 38-7　使用热活检钳去除和烧灼一个 5mm 的腺瘤。A. 使用活检钳抓取病变，当黏膜隆起形成假蒂时，使用凝固电流。隆起使烧灼效应集中在假蒂。B. 病变基底刚才是假蒂的部位，已经凝固了。(Figures from Palo Alto.)

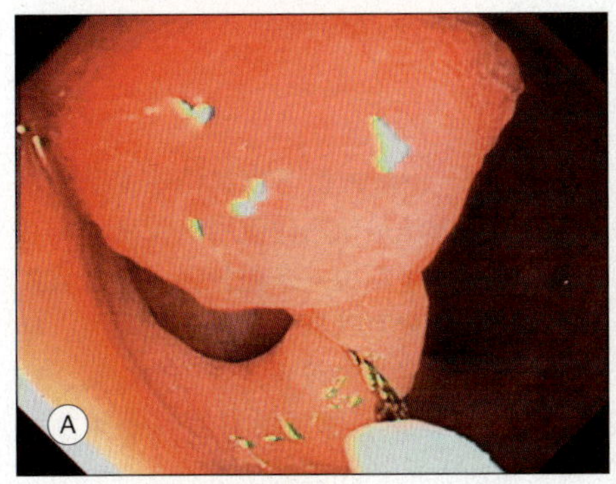
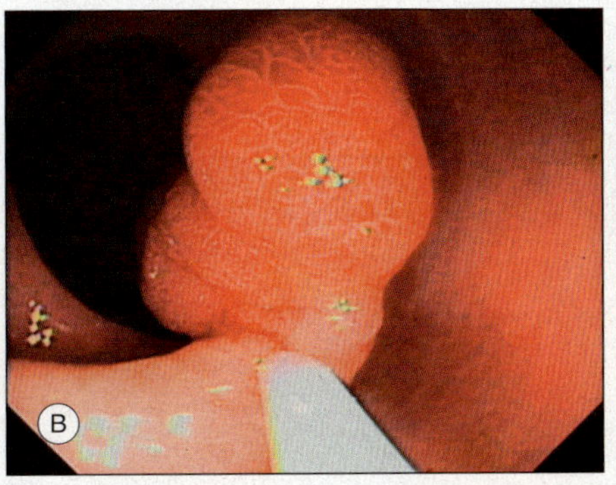
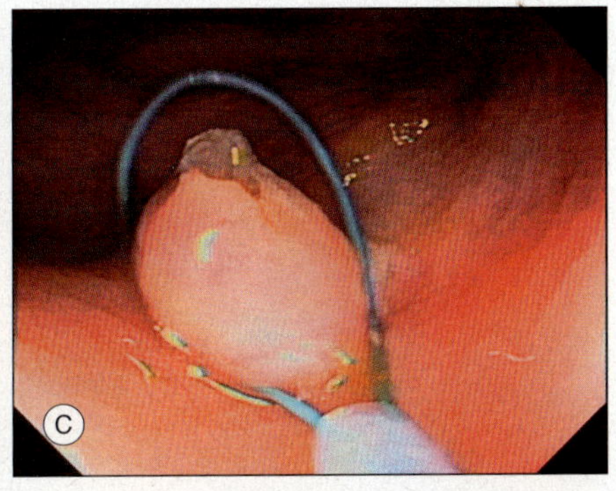

图 38-8　细蒂息肉的标准息肉切除术。A. 将圈套器放置在息肉蒂的中部。B. 通电时息肉轻微隆起，注意避免让息肉头部接触对侧肠壁。接触对侧肠壁会影响蒂下端的凝固，可能导致对侧烧灼伤。C. 可见残余蒂表面凝固良好。残留的蒂可以进行圈套结扎预防出血。如果圈套后即刻发生出血，也可选择对出血的残余蒂用圈套器进行圈套烧灼。(Figures from Palo Alto.)

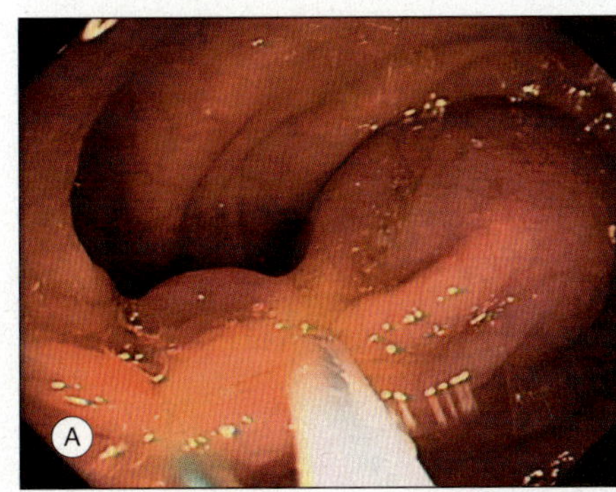
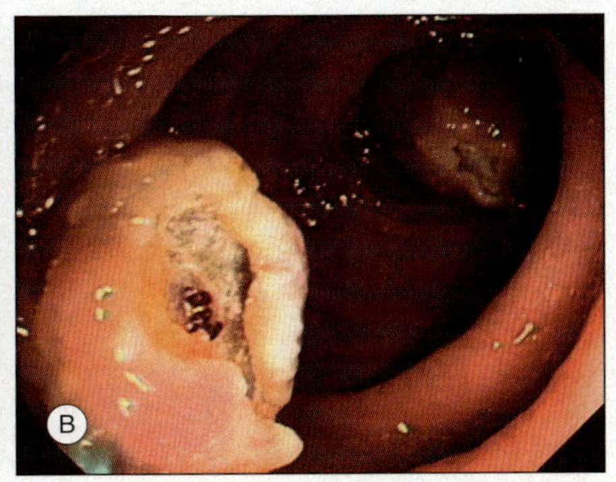

图38-9　使用套扎器预防息肉切除术后出血。像使用圈套器一样使用套扎器，但是套扎器在放到息肉根部后能够松开。A. 套扎器已经放置到一个有蒂大息肉的根部。电灼圈套器放置在结扎环的上方，有足够的空间预防横断后套扎器滑脱。B. 切除后切除部位的即刻图像。可见一小血管。切除后没有出血。诊断为脂肪瘤。(Figures from Palo Alto.)

预防出血的一种方法是使用套扎器，在息肉蒂部的基底处用可分离的套扎环来阻断息肉的供血血管。Iishi等[65]报道在切除头端大于1 cm的有蒂息肉前，47例患者使用套扎器，并与42名未使用套扎器的患者进行比较。在使用套扎器的患者中没有发生即刻或迟发出血，而对照组有5例患者（12%）出血（1例即刻，4例迟发）。DiGiorgio等[66]报道一项纳入更多患者的随机对照临床试验得到同样的结果（使用和不使用套扎器的患者出血率分别为0%和12%）。

但是，短蒂息肉放置套扎器非常困难（图38-10）。如果在圈套息肉切除术后套扎环立即滑脱会发生大出血[47，69]。另外，套扎器是由尼龙制成，对于圈套息肉可能过于松软。由于结肠大出血很容易立即导致视野不清，因此其它预防性技术可能更为合适（图38-11和38-12）[38,70]。Seitz等[68]在息肉切除前用稀释的肾上腺素溶液在蒂基底部进行注射。由于肾上腺素作用短暂，因此随后在该部位放置血管夹。其他作者报道在息肉切除前可以安全地使用一个或多个血管夹（图38-13）[67,71]。血管夹似乎并不导电性，可能是因为小心避免了圈套器和血管夹之间的接触。

使用套扎器或内镜用血管夹预防息肉切除出血，还能够允许完整切除大的带蒂息肉，而无需分次切除[68]。

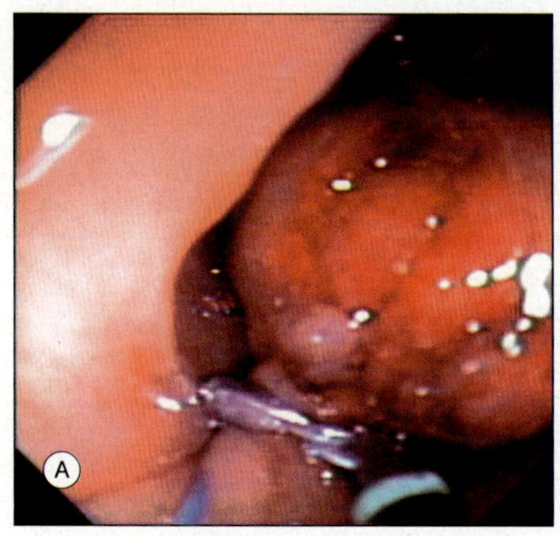

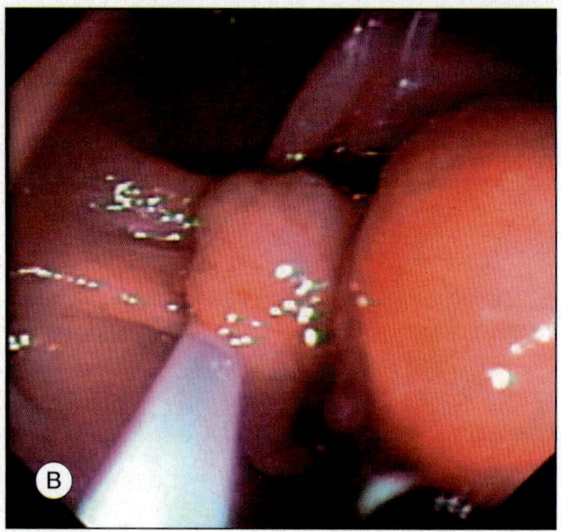

图38-10　使用套扎器可能很困难，尤其是在狭窄弯曲的乙状结肠生长的带蒂大息肉。双孔道技术，又称作提起结扎，可用于这样的病例。A. 套扎器放置在大息肉头部，通过第二个附属孔道插入一个大抓取器。B. 用抓取器将息肉拉向内镜，帮助套扎器展开。套扎器使用后短时间内息肉就发黑，提示有足够的压力导致息肉缺血（未显示）。随后进行圈套息肉切除。另外，圈套器要置于套扎器的上方以防止结扎环滑脱。(Figures from Palo Alto.)

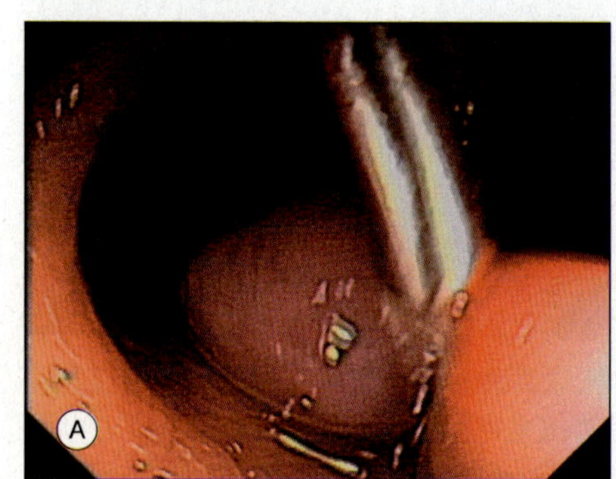

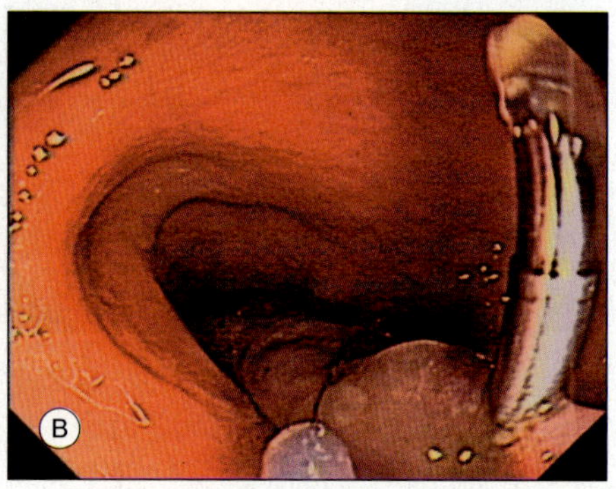

图38-11　预防内镜下息肉切除术后出血的另一种方法是使用内镜用血管夹。A. 在息肉长蒂的下部用一个血管夹。B. 放置血管夹后有效勒紧蒂部，息肉表面发黑。随后将圈套器置于血管夹上方进行电切。在电切时避免圈套器接触血管夹很重要。(Figures from Palo Alto.)

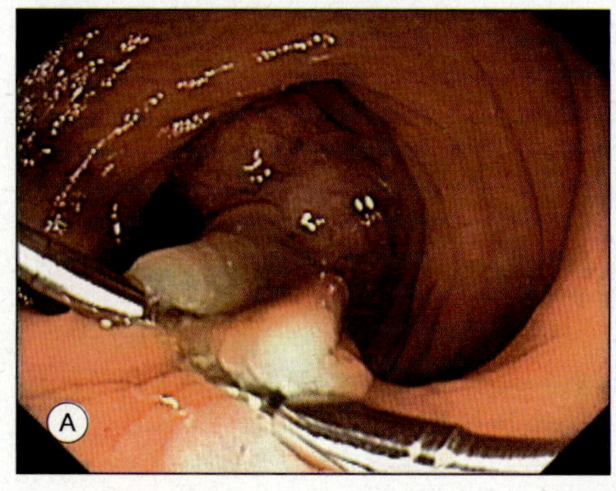

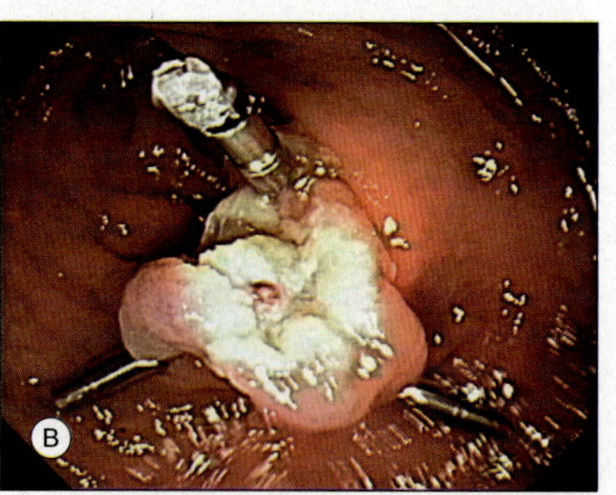

图38-12　可使用多个内镜用血管夹来预防粗蒂息肉切除术后出血。A. 在蒂底部面对面放置两个血管夹，造成息肉发黑。B. 横断后在残余蒂放置第三个血管夹预防出血。可见一个相当大的血管，但没有出血。随后，在血管上放置第四个血管夹（未显示）。(Figures from Palo Alto.)

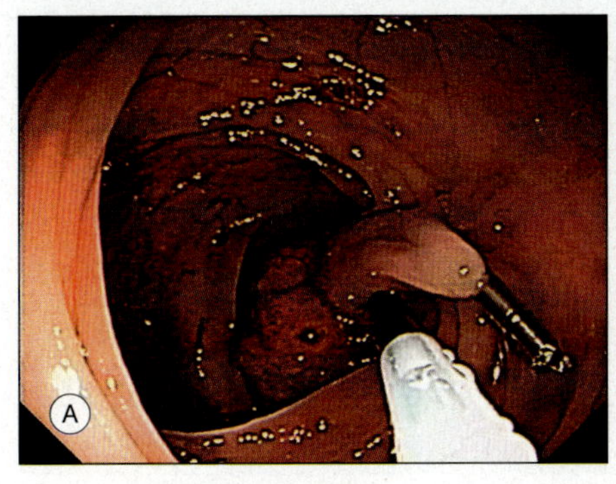

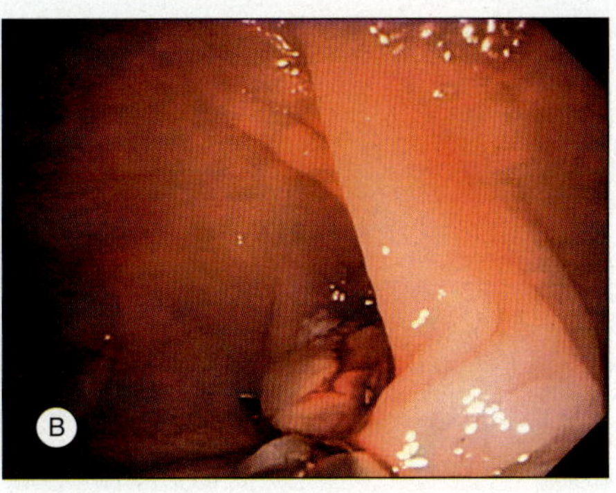

图38-13 当蒂很短时很难使用套扎器或内镜用血管夹。还可以用稀释的肾上腺素来预防息肉切除术后即刻出血。A. 切除前在蒂根部注射数毫升肾上腺素（1∶10 000）。在此之前曾在考虑有血管的区域放置一个血管夹。B. 通过切除部位周围黏膜发白来观察肾上腺素的作用。拉链样顺序放置多个血管夹来夹闭任何可能的大血管。(Figures from Palo Alto.)

进而，完整切除保证了对含有侵袭癌的息肉做出更为准确的病理分级。内镜用血管夹还具有息肉切除术定位标志的功能，因为血管夹是不透射线的。

黏膜切除术

已经描述了多种不同的切除技术[38, 51, 72-74]。标准注射和切除技术又称为盐水辅助息肉切除术（saline-assisted polypectomy），是最常用的。注射、提起、切除技术在日本也十分流行。单纯吸引技术用于许多患者，部分患者为特别大的无蒂或平坦型病变。使用套扎器的黏膜切除技术对切除直肠的黏膜下病变特别有用。

注射和切除技术需要黏膜下注射来抬起病变黏膜。黏膜下注射的关键是注射足够的量，并且识别非抬举征的存在。理想的溶液应该能充分膨隆并且不会在短时间消散，但尚未确定理想的溶液。美国的医师常规使用生理盐水（图38-14、38-15和38-16），日本则使用混合少量靛胭脂的Griseol溶液。使用靛胭脂有助于在切除当时和之后评价深度。残留的黏膜下层为蓝绿色，切除较深则能见到肌层。意外全层切除可见脂肪和其结构。用标准的 25 号硬化治疗针进行黏膜下注射。肿瘤种植仅见于 1 例患者[75]。我们的经验是安全有效地进行黏膜切除需要所有必需的设备和训练有素的助手，这样可以确保在注射后立即切除。我们使用硬质标准圈套器。只要有可能就进行完整切除（图38-17），如果必须分次切除病变，则尽量在一次肠镜时完成。使用注射和切除技术，能够切除大部分结直肠病变。如前所述，观察黏膜下注射时的表现在注射和切除技术中是非常重要的（图 38-18）。

注射、提起和切除技术需要使用双通道内镜，并有两位助手协助（图 38-19）[76-78]。黏膜下注射的方法与注射和切除技术相同。使用一个抓取器将病变轻轻拉入张开的圈套器中，然后切除病变。

Soehendra 等发明的单纯吸引技术使用一种特殊的0.4mm硬质单纤维丝圈套器[38, 79, 80]。这种圈套器的结构使得放置的圈套器能够与肠壁保持平行，而且轻微的压力即可捕获病变黏膜。无需黏膜下注射即可进行分次切除。

套扎黏膜下切除（submucosal resection with ligation）[81]对黏膜下病变的切除特别有用，例如直肠类癌（图 38-20）[30, 82]。内镜安装套扎装置后，套扎目标区域，之前可做或不做黏膜下注射。随后可在橡胶圈下进行标准的息肉切除。黏膜下小病变需要事先在周围进行标记，因为这样的病变在内镜安装套扎装置后很难发现，标记方法为用圈套器头部进行快速凝固。

其他有报道但未被广泛使用的技术包括透明帽黏膜切除[72, 83, 84]，使用一种小口径顶帽[85]或顶端绝缘的针式刀[86]来进行注射、预切除和剥脱、用内镜用短血管夹放置圈套器[73]。尽管食管和胃的浅表型早期癌切除十分流行和有效，但是在结肠进行透明帽 EMR 是有风险的[84]。因为结肠肌层薄，容易吸引到透明帽中，有导致穿孔的可能。

预防和治疗残余病变的技术

只要有可能，息肉切除和黏膜切除术应该一次完成。黏膜切除高度怀疑癌的病变应予完整切除。这样的完整切除如果能够包括周围正常黏膜，可以为评价受累的侧缘和垂直缘提供理想的标本。APC能够有效治疗少量的残余病变[87, 88]。大的无蒂或平坦型病变需要一次以上的切除。小的复发病变通常用反复EMR或APC 进行治疗。

确定病变或息肉切除部位的技术

病变部位可以用文身药物（印度墨汁或炭黑）注射到黏膜下层和 / 或放置一个或多个血管夹来进行标记（图38-21）[44, 89]。两种技术都很安全，使用相对简单，但是内镜用血管夹可能不可触及，并且不能长期停留。

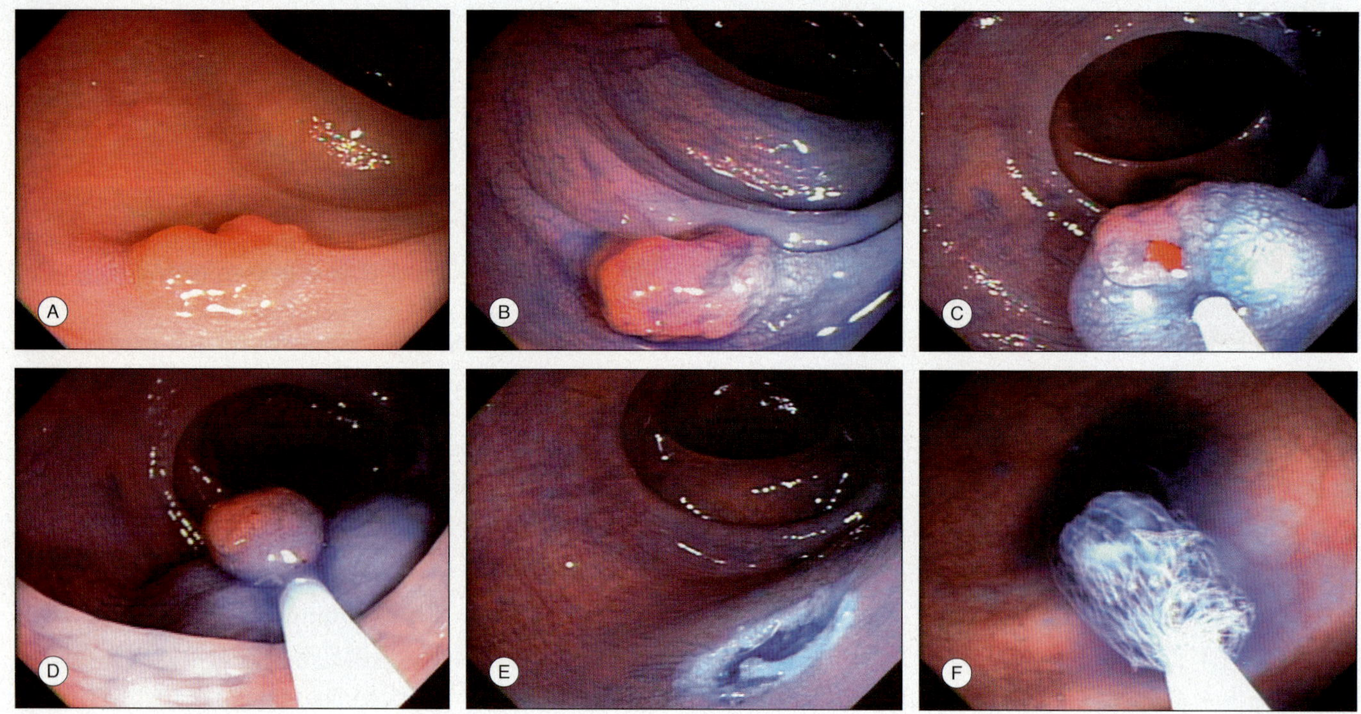

图38-14　内镜下黏膜切除术的注射和切除技术。A. 仔细检查病变，评价其恶性可能和浸润深度。B. 使用靛胭脂确定病变的边界，观察表面形态。病变表面有凹陷提示高度恶性可能。C. 在黏膜下注射生理盐水溶液（大约5 ml），抬起病变。D. 使用硬质圈套器捕获整个病变，包括少量周围正常组织边缘。E. 切除部位，通过再次喷洒稀释的靛胭脂溶液仔细观察切除部位，检查残余组织的证据。F. 用 Roth 回收网小心移动病变，不要使其破碎。保持病变为单块标本十分重要，如果发现癌症，病理医生能够确定切除边缘。在操作完成后，用细针将标本沿边缘钉在一块木板上（未显示）。内镜下黏膜切除（endoscopic mucosal resection， EMR）的标本每间隔 2 mm 切片进行准确分级。(Figures from Palo Alto.)

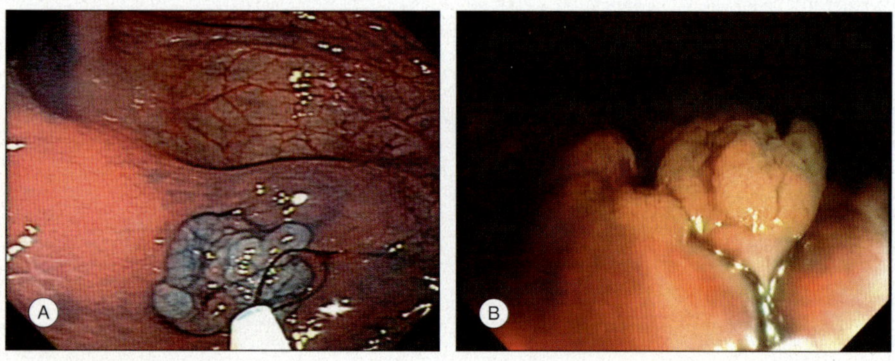

图38-15　本例中使用杠杆技术来确保圈套器放在与皱襞平行的平面。在此之前注射盐水来抬起病变。A. 圈套器顶端轻压在病变右侧。然后，随着结肠镜慢慢转向左侧，缓慢张开圈套器。此动作要求内镜医师和助手密切配合。B. 将圈套器推向病变，稍稍抽气，使病变进入圈套器。然后，缓慢闭合圈套器。在电切前，前后移动圈套器，同时检查对肠壁的影响，以确定没有将肌层套入圈套器。(Figures from Palo Alto.)

标本回收技术

黏膜切除或息肉切除的益处只有通过恰当准备的病理检查才能进行评价。Roth 回收网用于回收完整切除的平坦型或凹陷型病变标本[90]。通过附属孔道回收这样的标本可能导致黏膜切除标本撕裂成小块。Roth 回收网还有助于有效回收分次切除的大的无蒂或有蒂病变。应该收集附属孔道中的小片组织。回收网、圈套器、网篮、三爪钳和锥齿钳（pentapod）是用于回收有蒂大息肉的其他配件。

病理分期技术

息肉电切和黏膜切除术的益处只有通过优质的病理评价才能认识到。确定标本方向需要了解切除前病变的外观。因此，内镜医师对标本的定向，尤其是黏膜切除的非息肉样病变，是非常有帮助的。为帮助定向，黏膜切除标本应在浸入福尔马林前平铺，并沿周边用细针插在木板或聚苯乙烯塑料泡沫板上。固定的标本应按2mm的间隔顺序切片。对含癌标本进行评价应包括病变深度、肿瘤累及的侧缘和垂直边缘、组织

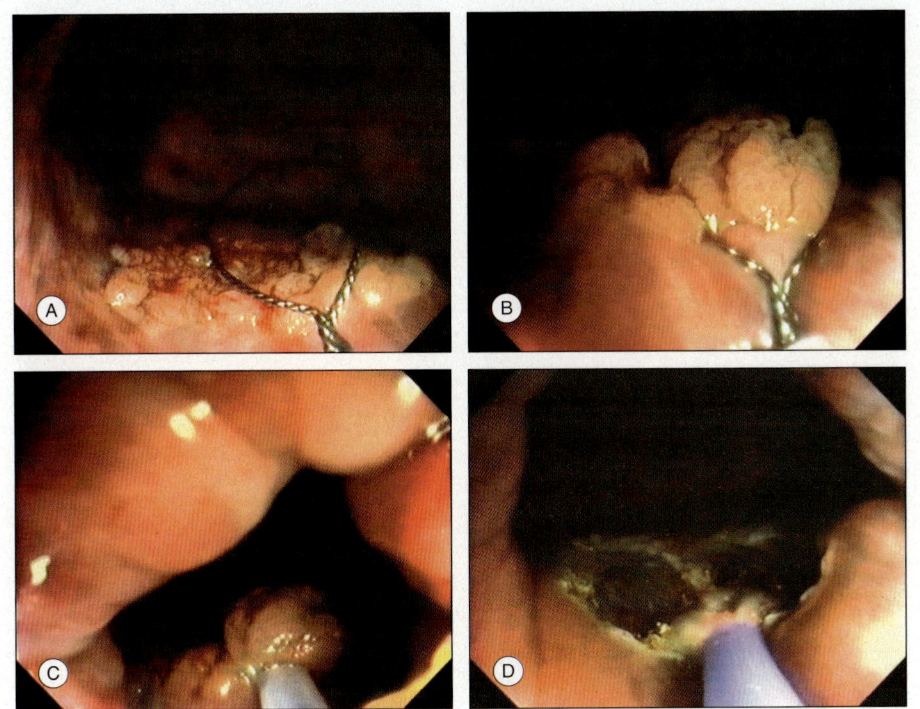

图 38-16 这一系列图片举例说明预防穿孔的技术动作，但这里危险不在于穿孔而在于横断面下的痔而出血。A. 一个2cm的平坦型病变，其下缘位于齿状线。注射大量盐水来抬起病变，用圈套器圈套。B. 病变。C. 当圈套器稍稍松开时病变向肠腔高高隆起。使用这一动作来松，开可能圈套住黏膜下深层组织。D. 分两次进行切除，没有发生出血。在切除部位之间有少量残余组织，用氩离子凝固术以 60 瓦进行清除。组织学证实为绒毛状腺瘤。1年和2年后随访，没有复发的证据（未显示）。(Figures from Palo Alto.)

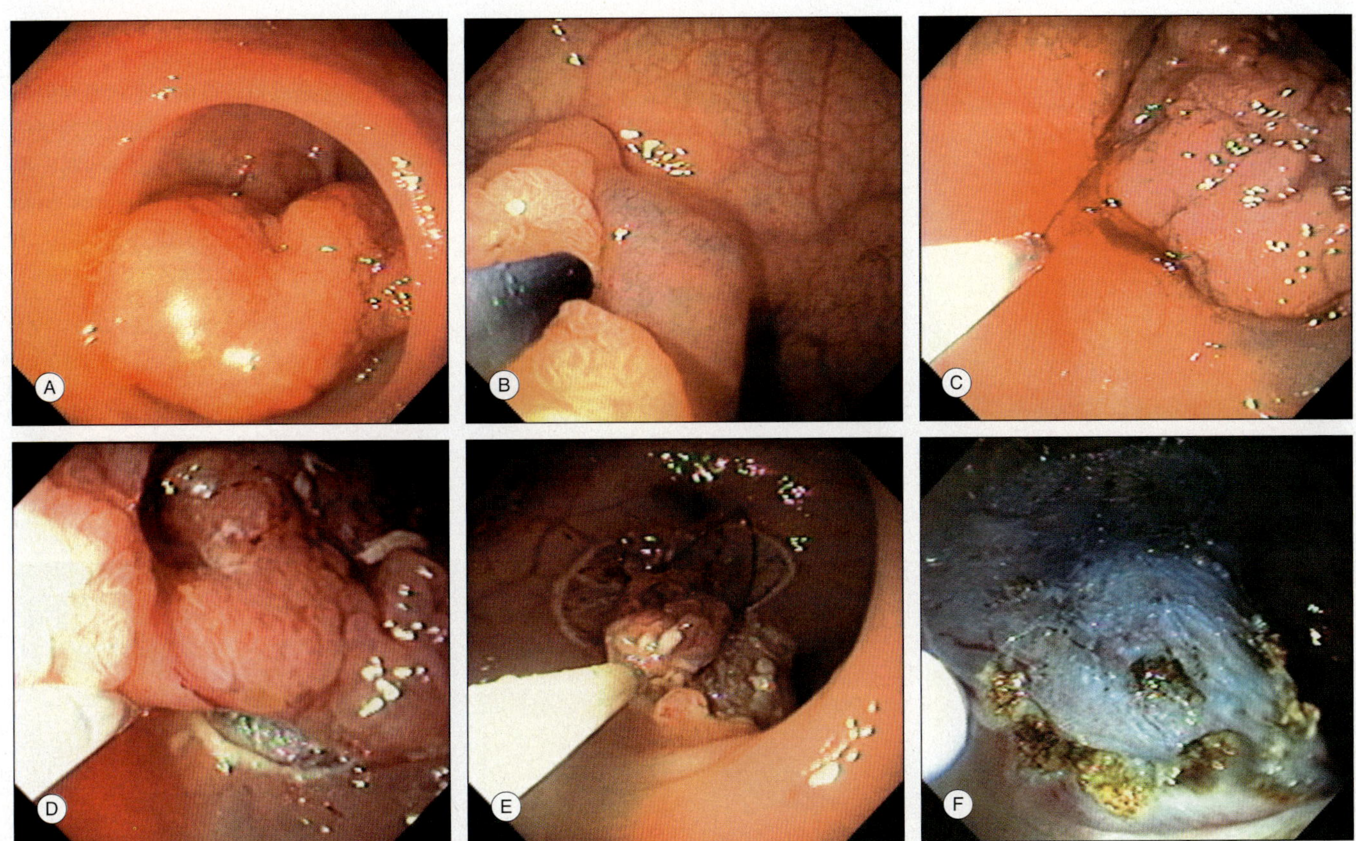

图38-17 分次切除无蒂大息肉。第一次结肠镜时仔细观察病变。取活检证实病变是一个大的绒毛状腺瘤，与其内镜表现相符。A. 病变位于直肠乙状结肠交界。B. 注射大量（40 ~ 50ml）盐水来抬起病变。在病变基底部边缘开始注射。C. 第一次切除用硬质圈套器在病变远端进行。肠腔要充分充气，使肠壁平整。首先切除病变远端（或侧缘）使得内镜医师能够迅速而方便地治疗可能发生的任何出血。D. 切除小块病变。非常重要的一点是确保横断面与固有肌层的关系。在本例病例中见到的白色层面为黏膜下深层凝固组织。E. 随后的切除没有超过黏膜下层。圈套残余大块病变，注意圈套器的位置应与肠壁水平。F. 分次切除后的外观。喷洒稀释的靛胭脂溶液有助于发现任何残余组织。使用氩离子凝固以确保完全清除绒毛状腺瘤。(Figures from Stanford.)

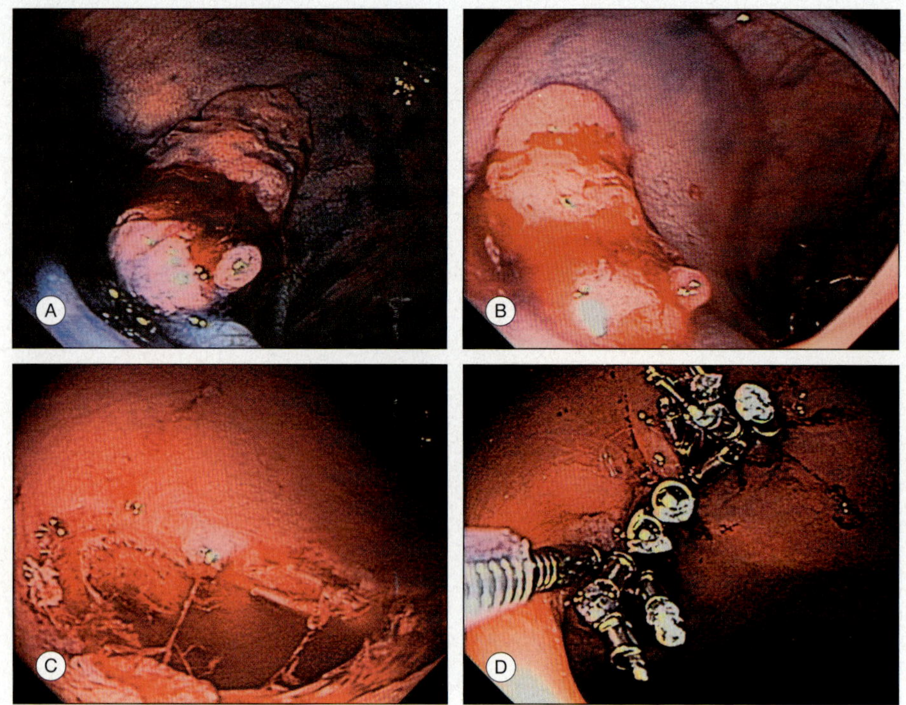

图 38-18　无意中圈套住固有肌层可导致肠壁穿孔。A. 皱襞上有一个2.5cm平坦型病变。B. 注射超过25 ml盐水后，观察病变抬起良好。C. 切除一块病变后的部位。固有肌层暴露，同时伴有少量出血。D. 用多个血管夹小心闭合切除区域的邻近边缘。患者一般状态好，无穿孔证据。这里发生深层切除可能的原因是假设病变下方黏膜下层中有一厚层的盐水，圈套器能够超过病变。但是病变是深度浸润腺癌，圈套器横断了肿瘤。随后的手术证实为T2N0 肿瘤，在内镜切除下方侵犯固有肌层。

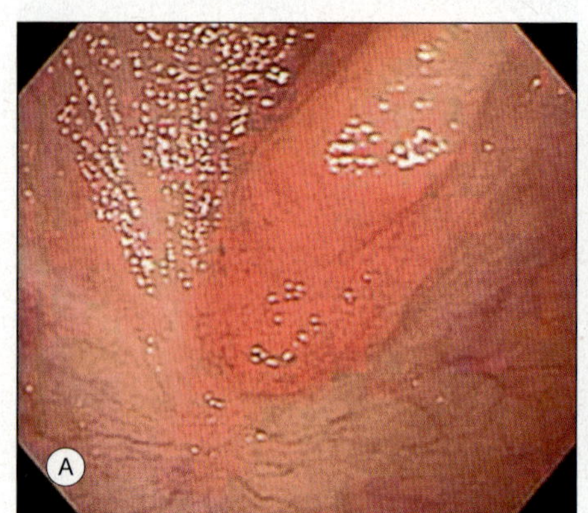

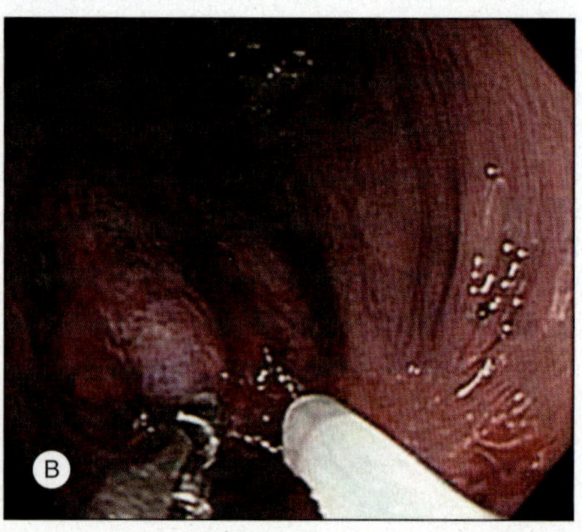

图38-19　双通道黏膜切除技术。A. 在既往息肉切除瘢痕附近可见一小片残存腺瘤区域。B. 进行黏膜下注射。使用双通道结肠镜，当圈套器在病变基底部闭合时，用抓取器进一步提起病变。(Figures from Tokyo.)

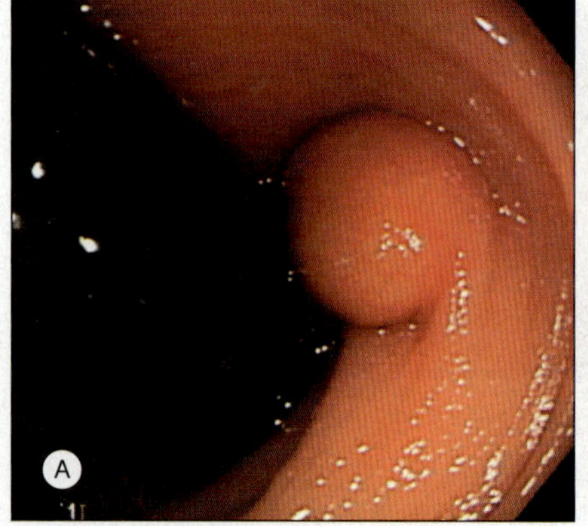

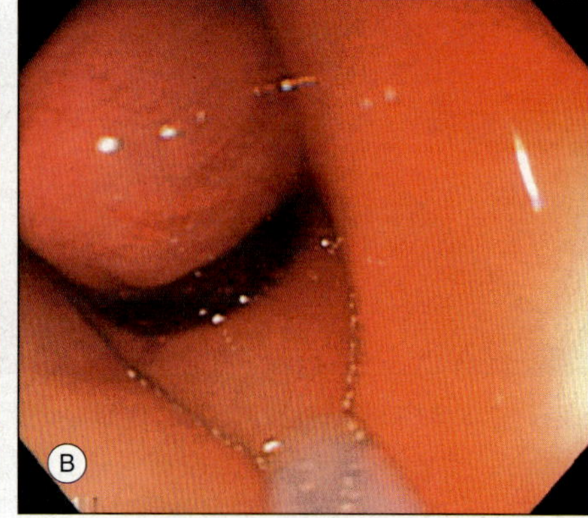

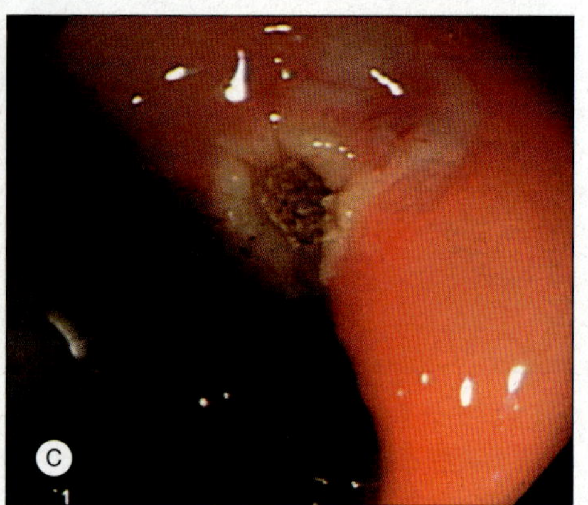

图38-20　使用套扎装置行内镜黏膜切除术切除直肠的一个小类癌。A. 病变。B. 黏膜下深层注射盐水后，用套扎器放置一个套环。当进行烧灼时，可见圈套器横切病变。C. 切除后，在切除标本中包括边界清晰的病变（未显示）。在紧邻套环下方切开，能进行更深的切除。(Figures from Tokyo.)

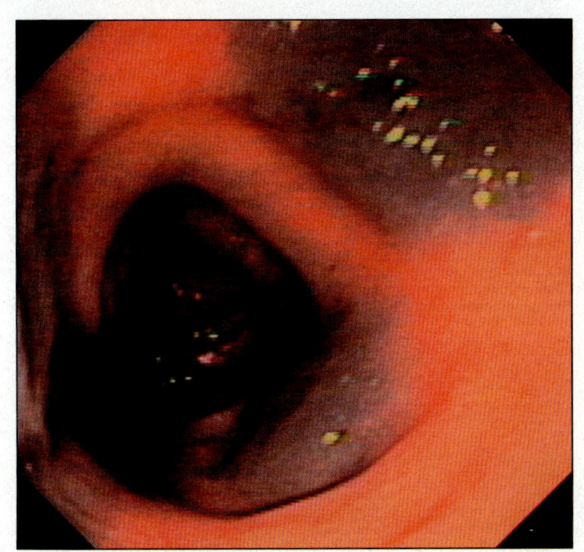

图 38-21 注射印度墨水用于标记凹陷型溃疡病变。分三点在黏膜下层注射印度墨水。随后证实凹陷型病变为浸润深达黏膜下层的腺癌。标记部位（远端、近端、病变水平）必须得到准确的证实，尤其是平坦型和凹陷型病变。这些病变通常不能被外科医师触摸到。有时除使用印度墨水外，还可使用内镜下血管夹标记部位，结肠镜后立即行射线检查。这有助于制定手术术式，尤其是计划进行腹腔镜切除的病例。(Figures from Palo Alto.)

学以及淋巴管和血管受累情况。结肠中，垂直边缘受累提示在切除后没有残留可见的病变，比侧缘受累更重要。切除时病变侧缘的烧灼效应非常明显，通常烧蚀了残余细胞。除外病变残余或复发需要复查结肠镜来证实。

息肉切除术后的治疗和追踪随访

现有合理的数据为腺瘤性息肉切除后随访提供了指导性建议。2003年美国多学会工作委员会发表的关于结直肠癌的指南有助于指导腺瘤性病变患者的随访间隔[91]。1 ~ 2 个小（< 1 cm）管状腺瘤的患者应该每5年复查结肠镜。晚期（组织学为绒毛状或高度异型增生）或多发腺瘤（≥ 3 个）的患者应该每 3 年复查一次。多个腺瘤、大的无蒂腺瘤、恶性腺瘤或结肠镜未完成的患者应短期复查。

多项研究显示大的无蒂、平坦型和凹陷型腺瘤能够在内镜下切除，其成功率相对较高[4, 68, 80, 92-96]。但是，应该注意这些研究是由治疗中心的内镜专家完成的。大病变可能需要多次结肠镜检查才能完全切除[68,80]。切除后一般在 8 ~ 12 周复查结肠镜，观察复发情况。应该仔细检查复发的病变，因为病变中可能包含侵袭性癌，即使以往切除的标本中只有腺瘤也应如此[68, 97]。如果没有残余病变，那么下一次结肠镜检查可在 6 ~ 12 个月进行，以后应每 1 ~ 2 年进行一次检查，除外复发。该随访间隔计划的原理是局部复发的发生率相对较高，尤其是分次切除术后。最近一项纳入将近 300 个内镜下切除的直径大于 3cm 息肉的研究证实复发率为17%，绝大多数复发病变能够在内镜下成功治疗[68]。

对于含有侵袭癌的息肉样病变患者的治疗并不简单。T1 病变转移的危险约为 10% ~ 15%[98, 99]。由于绝大多数患者不会发生转移，因此决定是否手术很复杂。在最初局部切除 T1 病变后短期内立即手术的患者，5 年无病生存率明显高于那些只在发生局部复发或淋巴结转移后才手术的直肠癌患者[100]。内镜医师必须根据病理表现评价淋巴结转移的危险是否低于局部结肠切除术。有不同分层方法的报道，大多数将患者分为高危和低危到复发或转移。遗憾的是，已发表的数据通常来自少数患者，因此，尽管这些数据提示发生转移患者的绝对数很低，但是由于此值的可信区间上限通常高于手术的危险，因此必须小心扩大病例。另外，许多研究将不同的病变类型混在一起。

Haggitt等[101]所做的一项研究经常被引用。他们总结发现浸润水平是决定恶性息肉治疗预后的主要因素(图38-22)。他们发现当浸润水平低于4时，转移和局部复发的危险低。这一研究纳入的患者数量较少，其中部分为内镜下治疗，部分为手术治疗。因此，这些数据与接受内镜治疗患者的相关性只能推测。另外，Haggitt研究将所有含有黏膜下侵袭的无蒂病变患者均归为一组（水平4）。日本的详细病理学研究发现，应该考虑黏膜下层的绝对浸润深度。随着黏膜下层浸润深度的增加，淋巴结转移的危险逐渐增加[4, 102]。

Kikuchi 等根据癌浸润超过黏膜肌层的深度将转移的危险进行分层：sm1 为浸润略超过黏膜肌层，深度为 200 ~ 300 μm，sm2 为中度浸润，sm3 为浸润接近固有肌层的内表面。他们发现 64 例 sm1 浸润的患者（其中75%为亚蒂或无蒂病变）在随访至少5年的时间里没有发现转移的证据。

其他作者制定的分层系统结合了深度和组织学[99, 103]。Volk 等[99]根据有利或不利组织学发现将患者进行分层。有利组织学发现包括高分化或中分化腺癌，癌细胞距能清楚分辨的边缘至少2 mm。不利组织学发现包括低分化腺癌、黏液腺癌、印戒细胞癌或者腺癌细胞距能清楚分辨的边缘不足2 mm。如果不能评价病变边缘，那么将病变归为不利组织学发

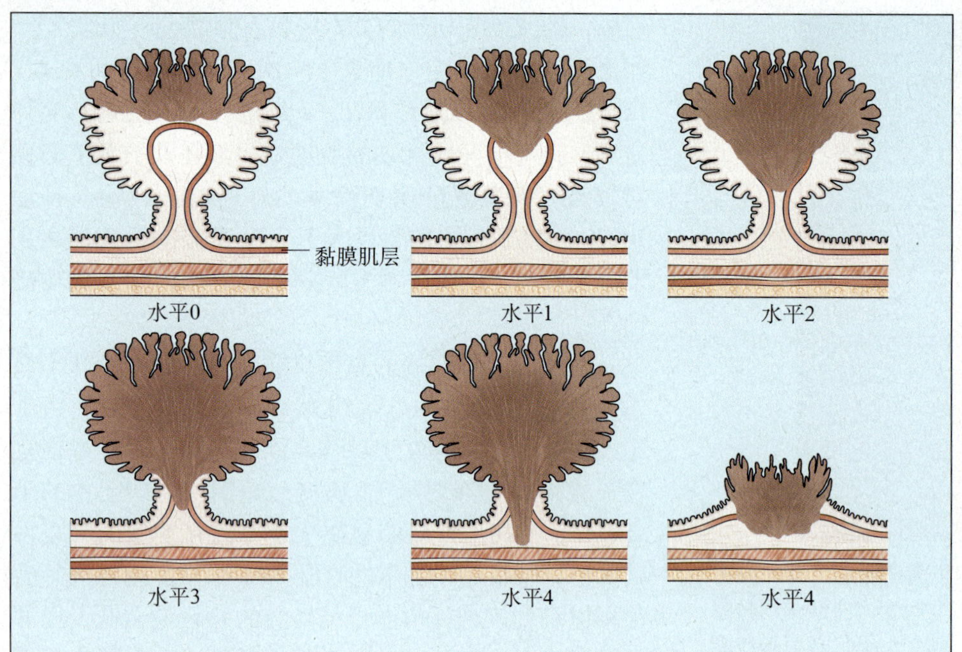

图 38-22　Haggitt 等用以下标准对癌的黏膜下浸润水平进行分层：水平0，原位癌（即癌肿浸润深度未穿过黏膜肌层）；水平 1，癌肿浸润超过黏膜肌层，但局限在息肉头部（即在息肉和蒂部交界区以上）；水平 2，癌肿侵入颈部水平（即息肉和蒂部交界区）；水平 3，癌肿侵入蒂的任何部位；水平4，癌肿侵入蒂部以下的肠壁黏膜下层。在恶性无蒂型病变中，浸润性癌被认为是水平 4。

现。有利组织学发现的患者接受内镜下息肉切除治疗后，无不良结局。但是这一项研究也只纳入了少量的患者。

其他作者提示在对患者进行局部复发或转移危险分层时可能有其他同样重要的因素。Tanaka等[104]报告没有淋巴或血管受累高度提示结局良好。Masaki等[105]显示在浸润边缘出现不利组织学发现（存在黏液癌的细胞小巢，而不论组织中是否存在低分化细胞）均提示结局不良。

凹陷型小病变的治疗取决于组织学、淋巴脉管浸润和浸润深度。大于1 cm的凹陷型病变通常含有侵袭癌，常建议直接手术[4]。

目前对含有侵袭癌的非息肉样病变患者的分层仍未解决。由有经验的病理学医师对标本进行仔细检查，并与内镜医师保持密切交流有助于更好地决定是否建议手术治疗。必须详细告知患者内镜治疗和手术治疗的危险和益处，即使那些转移危险很小的患者也是如此。

并发症

息肉切除术和黏膜切除术的并发症包括出血、透壁灼伤和穿孔。熟悉并发症的内镜下表现、症状和体征以及并发症的治疗是实施结肠镜下息肉切除术和黏膜切除术的先决条件。

息肉切除术后出血可以在操作当时和术后出现。报告的发生率根据出血的定义以及切除病变的大小和类型而不同。在一组病例中，热活检去除小息肉大出血的发生率为0.4%。圈套息肉切除术后出血的总体危险性约为1%～2%。Rosen 等[106]报道在一项纳入4721例息肉电切患者的回顾性研究中，0.4%的出血患者需要住院治疗。Nivatvongs报告在1172例患者中发生10例需要输血的出血[109]。Soehendra 报道 176 例切除大息肉（>3 cm）的系列病例中，出血风险为24%。绝大多数出血发生在操作过程中，而且所有病例均用内镜方法成功止血[80]。

多种技术可用于治疗息肉切除术后出血。包括使用内镜用血管夹或套扎器、应用APC、注射稀释的肾上腺素、单极或双极器械烧灼以及重复使用圈套器或热活检钳处理有蒂息肉残留的蒂部。在内镜治疗失败的病例，可进行选择性血管造影，进行明胶海绵栓塞或手术。我们更喜欢用APC控制少量出血。对于大出血，使用内镜血管夹或套扎器之前可以进行或不进行稀释肾上腺素注射（图 38-23）[70]。Parra-Blanco 等[107]报道了一组病例显示内镜夹治疗术后出血的疗效。对于迟发出血，我们的标准做法是在3小时内使用4～6升聚乙二醇溶液清洁肠道，进而进行结肠镜检查。而Rex等[108]报道无需提前清洁肠道采用结肠镜成功治疗息肉切除术后迟发出血。

息肉切除术后综合征，又称为透壁灼伤综合征，认为当灼伤导致肠壁全层坏死时发生的。患者的典型表现是发热、腹部局部压痛（通常伴有反跳痛）、白细胞增多。症状通常在息肉切除术后数小时内出现。在一组1172 例患者中，6 例患者出现这种并发症（0.5%）[109]，另一组 777 例患者中为 9 例（1%）[110]。绝大多数患者在住院、胃肠休息、静脉使用抗生素后能够顺利康复。腹部平片和计算机断层扫描能够证实局部的改变，例如肠壁积气，但是不能见到穿孔时的腹腔游离气体。

当圈套器所套住的组织中包括肌层时就会发生穿孔，例如，当皱襞被有蒂大息肉遮挡，并且全部套入圈套器中就可能出现穿孔。已对能够降低套住肌层危险的技术进行了总结[29]（同样见图38-15和38-16）。内镜夹技术可用于新发的小穿孔病例，或在切除过深的病例中预防性应用[70]。迟发穿孔也可由组织灼伤后坏死所致。大多数结肠穿孔患者需要手术治疗，但也有成功进行非手术治疗的报道[111, 112]。大多数未接受手术的穿孔患者是由于息肉电切造成的穿孔较小，而不是诊断性结肠镜穿孔常见的锯齿状裂口。如同在胃黏膜切除术中那样，内镜下圈套切除后立即关闭可见的小穿孔可以使有些患者避免手术[113, 114]。

未来趋势

结肠镜工艺和技术的进步使得内镜医师能够通过内镜处理越来越复杂的结直肠病变。要求内镜医师学习和使用这些新工艺和新技术，同时也使得医师能够在内镜下切除以往需要进行腹部大手术的病变。更为精尖的方法也能够提高对非息肉性病变的认识并有助于治疗，而以往西方国家对这些病变认识不足。进一步的发展能扩大结肠镜下息肉切除术和黏膜切除术的应用潜能。采用规范的内镜和病理名词建立大规模的长期数据库势在必行。简化切除技术和技艺能够使其更为广泛地应用，从而使更多的患者获益（图 38-24）。

（李军译　常虹　吕愈敏校）

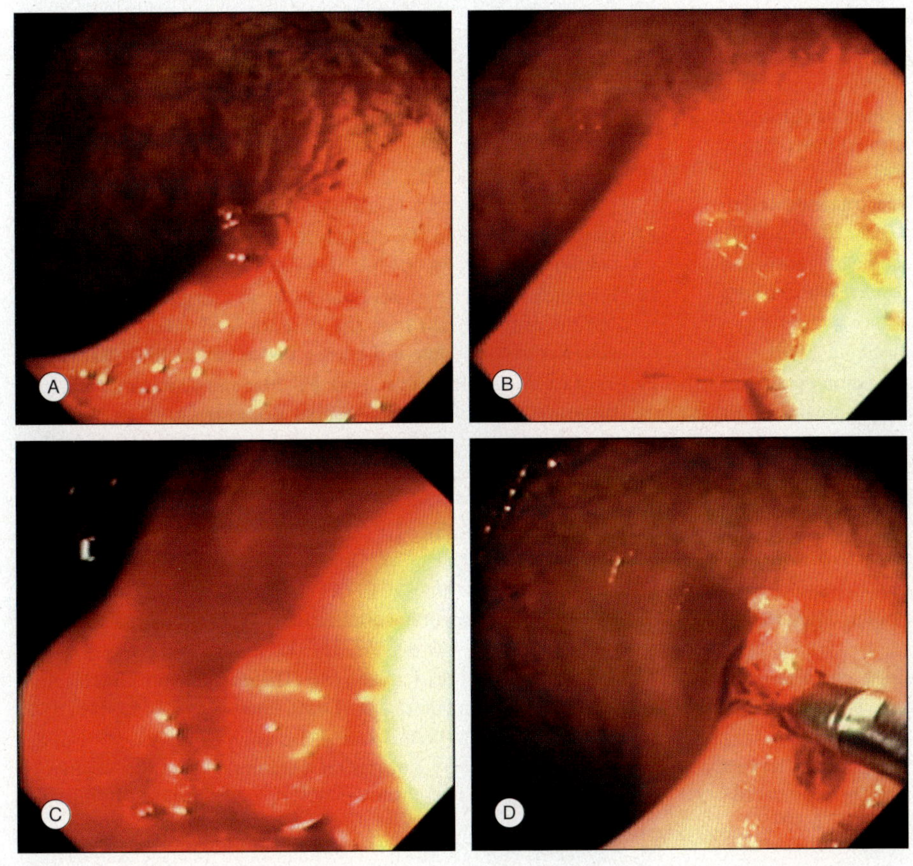

图 38-23　这里显示内镜用血管夹预防和治疗息肉切除术后出血的原则。A. 圈套息肉切除术后数天发生动脉喷射样出血。B. 血管夹很好的闭合出血血管。为得到最好的止血部位和力量，血管夹释放器顶端放置在非常靠近结肠镜头部的地方。在放置血管夹的过程中如果能夹住下面的正常黏膜，则血管夹的作用更为可靠。因此，本例中在稍远离出血血管的部位放置血管夹，来夹住血管下面的组织。C. 为保证夹住血管及其下的组织，在推出血管夹的同时抽吸肠腔中的气体，然后慢慢闭合血管夹。D. 血管夹已安全放置。在切除粗蒂息肉后发生出血可能需要放置多个血管夹（未显示）。（Figures from Palo Alto.）

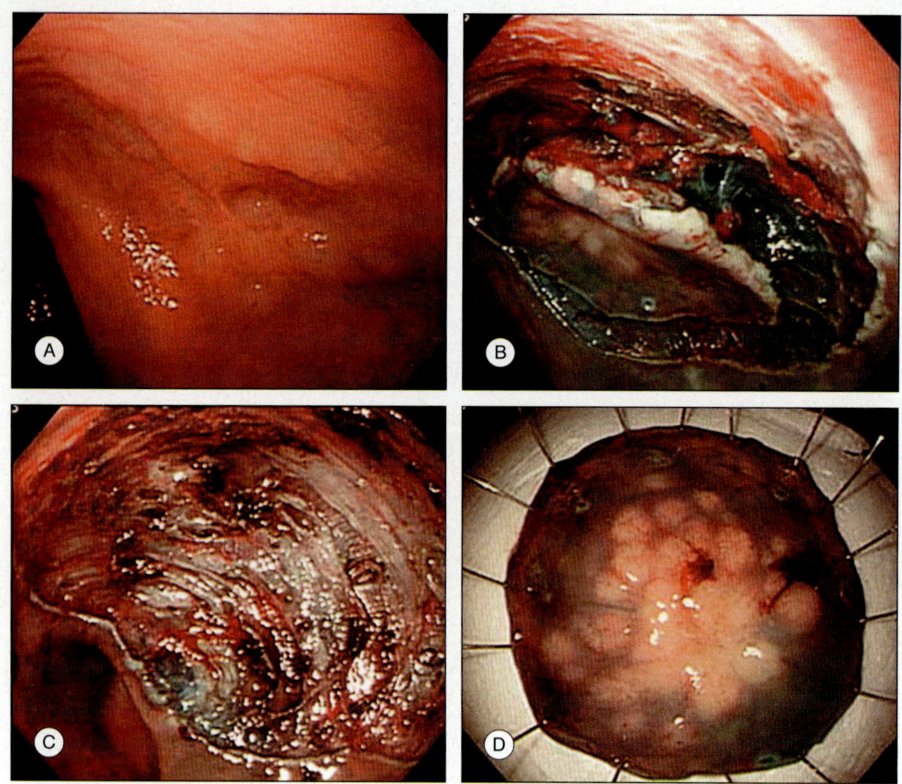

图38-24　使用IT刀完整切除一个大的直肠局限性淋巴瘤。A. 靛胭脂喷洒染色后病变形态。B. 黏膜下注射稀释的肾上腺素和印度墨水，沿病变环周切开。进一步在病变下方黏膜下层注射后的所见到的图像。C. 切除病变后的切除部位。D. 切除后，内镜医师将病变定位、展平、钉在一块聚苯乙烯泡沫塑料上。病变立即浸入福尔马林中。病理医师每隔 2mm 切片，并注意每片之间的位置。因此可以报告浸润的水平和垂直深度的准确结果。(Figures from Tokyo.)

参考文献

1. Cancer Facts and Figures 2002. Atlanta, GA, American Cancer Society, 2001.
2. Winawer SJ, Zauber AG, Ho MN, et al: Prevention of colorectal cancer by colonoscopic polypectomy. The National Polyp Study Workgroup. N Engl J Med 329:1977–1981, 1993.
3. Vogelstein B, Fearon ER, Hamilton SR, et al: Genetic alterations during colorectal-tumor development. N Engl J Med 319:525–532, 1988.
4. Kudo S, Kashida H, Tamura T, et al: Colonoscopic diagnosis and management of nonpolypoid early colorectal cancer. World J Surg 24:1081–1090, 2000.
5. Kudo S: Early Colorectal Cancer. Tokyo, Igaku-Shoin, 1996.
6. Shimoda T, Ikegami M, Fujisaki J, et al: Early colorectal carcinoma with special reference to its development de novo. Cancer 64:1138–1146, 1989.
7. Kahng LS, Friedland S, Matsui S, et al: Flat and depressed colorectal neoplasms in the United States of America. Early Colorectal Cancer (Jpn) 8:44–50, 2004.
8. Japanese Classification of Colorectal Carcinoma. Tokyo, Kanehara & Co, 1997.
9. Wolber RA, Owen DA: Flat adenomas of the colon. Hum Pathol 22:70–74, 1991.
10. Lanspa SJ, Rouse J, Smyrk T, et al: Epidemiologic characteristics of the flat adenoma of Muto. A prospective study. Dis Colon Rectum 35:543–546, 1992.
11. Jaramillo E, Watanabe M, Slezak P, Rubio C: Flat neoplastic lesions of the colon and rectum detected by high-resolution video endoscopy and chromoscopy. Gastrointest Endosc 42:114–122, 1995.
12. Fujii T, Iishi H, Tatsuta M, et al: Effectiveness of premedication with pronase for improving visibility during gastroendoscopy: A randomized controlled trial. Gastrointest Endosc 47:382–387, 1998.
13. Smith GA, Oien KA, O'Dwyer PJ: Frequency of early colorectal cancer in patients undergoing colonoscopy. Br J Surg 86:1328–1331, 1999.
14. Rembacken BJ, Fujii T, Cairns A, et al: Flat and depressed colonic neoplasms: A prospective study of 1000 colonoscopies in the UK. Lancet 355:1211–1214, 2000.
15. Suzuki N, Saunders BP, Talbot IC, et al: Small flat colorectal cancer: Experience in 870 consecutive colonoscopies. Gastrointest Endosc 51:AB149, 2000.
16. Samalin E, Diebold MD, Merle C, et al: Prevalence of colonic flat neoplasia in a French series. Gastroenterology 122(Suppl):W1224, 2002.
17. Fujii T, Hasegawa RT, Saitoh Y, et al: Chromoscopy during colonoscopy. Endoscopy 33:1036–1041, 2001.
18. Kiesslich R, von Bergh M, Hahn M, et al: Chromoendoscopy with indigocarmine improves the detection of adenomatous and nonadenomatous lesions in the colon. Endoscopy 33:1001–1006, 2001.
19. Tsuda S, Veress B, Toth E, Fork FT: Flat and depressed colorectal tumours in a southern Swedish population: A prospective chromoendoscopic and histopathological study. Gut 51:550–555, 2002.
20. Weil R, Ohana G, Halpern M, et al: Small nonpolypoid colorectal carcinoma. World J Surg 26:503–508, 2002.
21. Soetikno RM, Kahng LS, Ono A, Fujii T: Flat and depressed colorectal neoplasms. Curr Opin Gastroenterol 19:69–75, 2003.
22. Hart AR, Kudo S, Mackay EH, et al: Flat adenomas exist in asymptomatic people: Important implications for colorectal cancer screening programmes. Gut 43:229–231, 1998.
23. Schlemper RJ, Hirata I, Dixon MF: The macroscopic classification of early neoplasia of the digestive tract. Endoscopy 34:163–168, 2002.
24. Saitoh Y, Obara T, Watari J, et al: Invasion depth diagnosis of depressed type early colorectal cancers by combined use of videoendoscopy and chromoendoscopy. Gastrointest Endosc 48: 362–370, 1998.
25. Sawada T, Hojo K, Moriya Y: Colonoscopic management of focal and early colorectal carcinoma. Baillieres Clin Gastroenterol 3:627–645, 1989.
26. Ajioka Y, Watanabe H, Kazama S, et al: Early colorectal cancer with special reference to the superficial nonpolypoid type from a

histopathologic point of view. World J Surg 24:1075–1080, 2000.
27. Togashi K, Konishi F, Koinuma K, et al: Flat and depressed lesions of the colon and rectum: Pathogenesis and clinical management. Ann Acad Med Singapore 32:152–158, 2003.
28. Bond JH: Colon polyps and cancer. Endoscopy 35:27–35, 2003.
29. Soetikno RM, Gotoda T, Nakanishi Y, Soehendra N: Endoscopic mucosal resection. Gastrointest Endosc 57:567–579, 2003.
30. Ono A, Fujii T, Saito Y, et al: Endoscopic submucosal resection of rectal carcinoid tumors with a ligation device. Gastrointest Endosc 57:583–587, 2003.
31. Oshitani N, Hamasaki N, Sawa Y, et al: Endoscopic resection of small rectal carcinoid tumours using an aspiration method with a transparent overcap. J Int Med Res 28:241–246, 2000.
32. Hirsh J, Dalen JE, Anderson DR, et al: Oral anticoagulants: Mechanism of action, clinical effectiveness, and optimal therapeutic range. Chest 114(5 Suppl):445S–469S, 1998.
33. Dunn AS, Turpie AG: Perioperative management of patients receiving oral anticoagulants: A systematic review. Arch Intern Med 163:901–908, 2003.
34. Eisen GM, Baron TH, Dominitz JA, et al: Guideline on the management of anticoagulation and antiplatelet therapy for endoscopic procedures. Gastrointest Endosc 55:775–779, 2002.
35. Infection control during gastrointestinal endoscopy: Guidelines for clinical application. From the ASGE. American Society for Gastrointestinal Endoscopy. Gastrointest Endosc 49:836–841, 1999.
36. Dajani AS, Taubert KA, Wilson W, et al: Prevention of bacterial endocarditis. Recommendations by the American Heart Association. JAMA 277:1794–1801, 1997.
37. Lee TH, Hsueh PR, Yeh WC, et al: Low frequency of bacteremia after endoscopic mucosal resection. Gastrointest Endosc 52:223–225, 2000.
38. Soehendra N, Binmoeller KF, Seifert H, Schreiber HW: Therapeutic Endoscopy. Stuttgart, Thieme, 1998.
39. Farin G, Grund KE: Basic principles of electrosurgery in flexible endoscopy. In Tytgat GNJ, Mulder CJJ (eds): Procedures in Hepatogastroenterology. Great Britain, Kluwer Academic Publishers, 1997:415–436.
40. Norton ID, Wang L, Levine SA, et al: Efficacy of colonic submucosal saline solution injection for the reduction of iatrogenic thermal injury. Gastrointest Endosc 56:95–99, 2002.
41. Farin G, Grund KE: Technology of argon plasma coagulation with particular regard to endoscopic applications. Endosc Surg Allied Technol 2:71–77, 1994.
42. Grund KE, Storek D, Farin G: Endoscopic argon plasma coagulation (APC) first clinical experiences in flexible endoscopy. Endosc Surg Allied Technol 2:42–46, 1994.
43. Grund KE, Straub T, Farin G: New haemostatic techniques: Argon plasma coagulation. Baillieres Best Pract Res Clin Gastroenterol 13:67–84, 1999.
44. Soehendra N, Sriram PV, Ponchon T, Chung SC: Hemostatic clip in gastrointestinal bleeding. Endoscopy 33:172–180, 2001.
45. Hachisu T, Ichinose M, Satoh S, et al: A novel detachable snare for hemostasis after polypectomy. Prog Dig Endosc 36:161–163, 1990.
46. Hachisu T: A new detachable snare for hemostasis in the removal of large polyps or other elevated lesions. Surg Endosc 5:70–74, 1991.
47. Soetikno RM, Friedland S, Lewit V, Woodford S: Lift and ligate: A new technique to treat a bleeding polypectomy stump. Gastrointest Endosc 52:681–683, 2000.
48. Faigel DO, Stotland BR, Kochman ML, et al: Device choice and experience level in endoscopic foreign object retrieval: An in vivo study. Gastrointest Endosc 45:490–492, 1997.
49. Miyaoka M, Sudo I: How to manage difficulties with colonoscope insertion. Dig Endosc 13:111–115, 2001.
50. Kudo S, Tamegai Y, Yamano H, et al: Endoscopic mucosal resection of the colon: The Japanese technique. Gastrointest Endosc Clin N Am 11:519–535, 2001.
51. Rembacken BJ, Gotoda T, Fujii T, Axon AT: Endoscopic mucosal resection. Endoscopy 33:709–718, 2001.
52. Kida M, Kobayashi K, Saigenji K: Routine chromoendoscopy for gastrointestinal diseases: Indications revised. Endoscopy 35:590–596, 2003.
53. Shim CS: Staining in gastrointestinal endoscopy: Clinical applications and limitations. Endoscopy 31:487–496, 1999.
54. Kudo S, Hirota S, Nakajima T, et al: Colorectal tumours and pit pattern. J Clin Pathol 47:880–885, 1994.
55. Kato S, Fujii T, Koba I, et al: Assessment of colorectal lesions using magnifying colonoscopy and mucosal dye spraying: Can significant lesions be distinguished? Endoscopy 33:306–310, 2001.
56. Tanaka S, Haruma K, Ito M, et al: Detailed colonoscopy for detecting early superficial carcinoma: Recent developments. J Gastroenterol 35(Suppl 12):121–125, 2000.
57. Uno Y, Munakata A: The non-lifting sign of invasive colon cancer. Gastrointest Endosc 40:485–489, 1994.
58. Kato H, Haga S, Endo S, et al: Lifting of lesions during endoscopic mucosal resection (EMR) of early colorectal cancer: Implications for the assessment of resectability. Endoscopy 33:568–573, 2001.
59. Ishiguro A, Uno Y, Ishiguro Y, et al: Correlation of lifting versus non-lifting and microscopic depth of invasion in early colorectal cancer. Gastrointest Endosc 50:329–333, 1999.
60. Harada N, Hamada S, Kubo H, et al: Preoperative evaluation of submucosal invasive colorectal cancer using a 15-MHz ultrasound miniprobe. Endoscopy 33:237–240, 2001.
61. Saitoh Y, Obara T, Einami K, et al: Efficacy of high-frequency ultrasound probes for the preoperative staging of invasion depth in flat and depressed colorectal tumors. Gastrointest Endosc 44:34–39, 1996.
62. Friedland S, Soetikno R: Preoperative evaluation of submucosal invasive colorectal cancer using a 15-MHZ ultrasound miniprobe. Gastrointest Endosc 55:959–961; discussion 961, 2002.
63. Polkowski M, Regula J, Wronska E, et al: Endoscopic ultrasonography for prediction of postpolypectomy bleeding in patients with large nonpedunculated rectosigmoid adenomas. Endoscopy 35:343–347, 2003.
64. Tappero G, Gaia E, De Giuli P, et al: Cold snare excision of small colorectal polyps. Gastrointest Endosc 38:310–313, 1992.
65. Iishi H, Tatsuta M, Narahara H, et al: Endoscopic resection of large pedunculated colorectal polyps using a detachable snare. Gastrointest Endosc 44:594–597, 1996.
66. Di Giorgio P, De Luca L, Calcagno G, et al: Detachable snare versus adrenalin stalk injection in the prevention of post-polypectomy bleeding. A controlled randomized study. Gastroenterology A4237, 2001.
67. Iida Y, Miura S, Munemoto Y, et al: Endoscopic resection of large colorectal polyps using a clipping method. Dis Colon Rectum 37:179–180, 1994.
68. Seitz U, Bohnacker S, Seewald S, et al: Long-term results of endoscopic removal of large colorectal adenomas. Endoscopy 35:S41–44, 2003.
69. Matsushita M, Hajiro K, Takakuwa H, et al: Ineffective use of a detachable snare for colonoscopic polypectomy of large polyps. Gastrointest Endosc 47:496–499, 1998.
70. Soetikno R, Gotoda T, Barro J, Soehendra N: Endoscopic Clipping Technique. American Society of Gastrointestinal Endoscopy, 2003.
71. Hachisu T, Yamada H, Satoh S, Kouzu T: Endoscopic clipping with a new rotatable clip-device and a long clip. Dig Endosc 8:127–133, 1996.
72. Inoue H, Endo M, Takeshita K, et al: A new simplified technique of endoscopic esophageal mucosal resection using a cap-fitted panen-

doscope (EMRC) [letter]. Surg Endosc 6:264–265, 1992.
73. Inatsuchi S: Broadening of the indications for endoscopic surgery: Upper gastrointestinal tract. Dig Endosc 12(Suppl):S2–6, 2000.
74. Shim CS: Endoscopic mucosal resection: An overview of the value of different techniques. Endoscopy 33:271–275, 2001.
75. Zarchy T: Risk of submucosal saline injection for colonic polypectomy. Gastrointest Endosc 46:89–90, 1997.
76. Karita M, Tada M, Okita K, Kodama T: Endoscopic therapy for early colon cancer: The strip biopsy resection technique [see comments]. Gastrointest Endosc 37:128–132, 1991.
77. Karita M, Tada M, Okita K: The successive strip biopsy partial resection technique for large early gastric and colon cancers. Gastrointest Endosc 38:174–178, 1992.
78. Yoshida S: Endoscopic diagnosis and treatment of early cancer in the alimentary tract. Digestion 59:502–508, 1998.
79. Soehendra N, Binmoeller KF, Bohnacker S, et al: Endoscopic snare mucosectomy in the esophagus without any additional equipment: A simple technique for resection of flat early cancer. Endoscopy 29:380–383, 1997.
80. Binmoeller KF, Bohnacker S, Seifert H, et al: Endoscopic snare excision of "giant" colorectal polyp. Gastrointest Endosc 43:183–188, 1996.
81. Suzuki Y, Hiraishi H, Kanke K, et al: Treatment of gastric tumors by endoscopic mucosal resection with a ligating device. Gastrointest Endosc 49:192–199, 1999.
82. Higaki S, Nishiaki M, Mitani N, et al: Effectiveness of local endoscopic resection of rectal carcinoid tumors. Endoscopy 29:171–175, 1997.
83. Inoue H, Takeshita K, Hori H, et al: Endoscopic mucosal resection with a cap-fitted panendoscope for esophagus, stomach, and colon mucosal lesions [see comments]. Gastrointest Endosc 39:58–62, 1993.
84. Inoue H, Kawano T, Tani M, et al: Endoscopic mucosal resection using a cap: Techniques for use and preventing perforation. Can J Gastroenterol 13:477–480, 1999.
85. Yamamoto H, Kawata H, Sunada K, et al: Successful en-bloc resection of large superficial tumors in the stomach and colon using sodium hyaluronate and small-caliber-tip transparent hood. Endoscopy 35:690–694, 2003.
86. Gotoda T, Kondo H, Ono H, et al: A new endoscopic mucosal resection procedure using an insulation-tipped electrosurgical knife for rectal flat lesions: Report of two cases. Gastrointest Endosc 50: 560–563, 1999.
87. Brooker JC, Saunders BP, Shah SG, et al: Treatment with argon plasma coagulation reduces recurrence after piecemeal resection of large sessile colonic polyps: A randomized trial and recommendations. Gastrointest Endosc 55:371–375, 2002.
88. Regula J, Wronska E, Polkowski M, et al: Argon plasma coagulation after piecemeal polypectomy of sessile colorectal adenomas: Long-term follow-up study. Endoscopy 35:212–218, 2003.
89. Nizam R, Siddiqi N, Landas SK, et al: Colonic tattooing with India ink: Benefits, risks, and alternatives. Am J Gastroenterol 91:1804–1808, 1996.
90. Miller K, Waye JD: Polyp retrieval after colonoscopic polypectomy: Use of the Roth Retrieval Net. Gastrointest Endosc 54:505–507, 2001.
91. Winawer S, Fletcher R, Rex D, et al: Colorectal cancer screening and surveillance: Clinical guidelines and rationale-Update based on new evidence. Gastroenterology 124:544–560, 2003.
92. Kanamori T, Itoh M, Yokoyama Y, Tsuchida K: Injection-incision-assisted snare resection of large sessile colorectal polyp. Gastrointest Endosc 43:189–195, 1996.
93. Tanaka S, Haruma K, Oka S, et al: Clinicopathologic features and endoscopic treatment of superficially spreading colorectal neoplasms larger than 20 mm. Gastrointest Endosc 54:62–66, 2001.
94. Dell'Abate P, Iosca A, Galimberti A, et al: Endoscopic treatment of colorectal benign-appearing lesions 3 cm or larger: Techniques and outcome. Dis Colon Rectum 44:112–118, 2001.
95. Doniec JM, Lohnert MS, Schniewind B, et al: Endoscopic removal of large colorectal polyps: Prevention of unnecessary surgery? Dis Colon Rectum 46:340–348, 2003.
96. Yokota T, Sugihara K, Yoshida S: Endoscopic mucosal resection for colorectal neoplastic lesions. Dis Colon Rectum 37:1108–1111, 1994.
97. Walsh RM, Ackroyd FW, Shellito PC: Endoscopic resection of large sessile colorectal polyps. Gastrointest Endosc 38:303–309, 1992.
98. Nivatvongs S: Surgical management of early colorectal cancer. World J Surg 24:1052–1055, 2000.
99. Volk EE, Goldblum JR, Petras RE, et al: Management and outcome of patients with invasive carcinoma arising in colorectal polyps. Gastroenterology 109:1801–1807, 1995.
100. Baron PL, Enker WE, Zakowski MF, Urmacher C: Immediate vs. salvage resection after local treatment for early rectal cancer. Dis Colon Rectum 38:177–181, 1995.
101. Haggitt RC, Glotzbach RE, Soffer EE, Wruble LD: Prognostic factors in colorectal carcinomas arising in adenomas: Implications for lesions removed by endoscopic polypectomy. Gastroenterology 89: 328–336, 1985.
102. Kikuchi R, Takano M, Takagi K, et al: Management of early invasive colorectal cancer. Risk of recurrence and clinical guidelines. Dis Colon Rectum 38:1286–1295, 1995.
103. Williams CB, Saunders BP, Talbot IC: Endoscopic management of polypoid early colon cancer. World J Surg 24:1047–1051, 2000.
104. Tanaka S, Haruma K, Teixeira CR, et al: Endoscopic treatment of submucosal invasive colorectal carcinoma with special reference to risk factors for lymph node metastasis. J Gastroenterol 30:710–717, 1995.
105. Masaki T, Muto T: Predictive value of histology at the invasive margin in the prognosis of early invasive colorectal carcinoma. J Gastroenterol 35:195–200, 2000.
106. Rosen L, Bub DS, Reed JF 3rd, Nastasee SA: Hemorrhage following colonoscopic polypectomy. Dis Colon Rectum 36:1126–1131, 1993.
107. Parra-Blanco A, Kaminaga N, Kojima T, et al: Hemoclipping for postpolypectomy and postbiopsy colonic bleeding. Gastrointest Endosc 51:37–41, 2000.
108. Rex DK, Lewis BS, Waye JD: Colonoscopy and endoscopic therapy for delayed post-polypectomy hemorrhage. Gastrointest Endosc 38: 127–129, 1992.
109. Nivatvongs S: Complications in colonoscopic polypectomy. An experience with 1,555 polypectomies. Dis Colon Rectum 29:825–830, 1986.
110. Waye JD, Lewis BS, Yessayan S: Colonoscopy: A prospective report of complications. J Clin Gastroenterol 15:347–351, 1992.
111. Orsoni P, Berdah S, Verrier C, et al: Colonic perforation due to colonoscopy: A retrospective study of 48 cases. Endoscopy 29:160–164, 1997.
112. Christie JP, Marrazzo J 3rd: "Mini-perforation" of the colon—not all postpolypectomy perforations require laparotomy. Dis Colon Rectum 34:132–135, 1991.
113. Tsunada S, Ogata S, Ohyama T, et al: Endoscopic closure of perforations caused by EMR in the stomach by application of metallic clips. Gastrointest Endosc 57:948–951, 2003.
114. Ono H, Kondo H, Gotoda T, et al: Endoscopic mucosal resection for treatment of early gastric cancer. Gut 48:225–229, 2001.
115. Schlemper RJ, Itabashi M, Kato Y, et al: Differences in diagnostic criteria for gastric carcinoma between Japanese and western pathologists [see comments] [published erratum appears in Lancet 350:524, 1997]. Lancet 349:1725–1729, 1997.
116. Schlemper RJ, Riddell RH, Kato Y, et al: The Vienna classification of gastrointestinal epithelial neoplasia. Gut 47:251–255, 2000.

39 结直肠肿瘤的内镜下姑息治疗

Charles J. Kahi, Emad Rahmani, and Douglas K. Rex

引言 579
结直肠支架 579
基本原理 579
结直肠支架类型 580
技术 580
术后护理 581
结局 581
氩等离子体凝固术 582
激光治疗 582
基本原理 582
激光类型 582
技术 582
结局 583
光动力治疗 583
基本原理 583
光动力治疗的类型 583
技术 583
结局 583
其他方法 584
双极电凝 584
冷冻疗法 584
经肛门切除术 584
注射化疗药物 585

引言

在美国，结直肠癌（colorectal cancer, CRC）位居癌症致死原因的第二位[1]。据估计每年有150 000例新发病例，57 000 人死亡[1]。许多患者在确诊时没有症状，但是，估计有 7%～29% 的患者在病程中伴有或发生结肠梗阻[2,3]。恶性病变在所有急性结肠梗阻中约占 85%[3]，而且通常表现为晚期局部或全身并发症[3,4]。

传统上，这些患者的治疗方法是手术，可做结肠切除一期吻合，或分次手术，包括先行切除，远端结肠造口，后期再行结肠造口封闭术。两种术式均有许多局限性：一期手术技术要求较高[3]，而且只有 40% 的左侧结肠恶性梗阻患者适宜[5]。左侧梗阻通常需要二期手术，这类患者年龄更大、更虚弱、伴有更多的老年病、因此术后死亡的风险更大[3,5,6]。这些常导致不能进行二期手术封闭造瘘口，导致永久性结肠造瘘，生活质量受到负面影响[7]。

无论使用哪种方法，恶性结肠梗阻的手术治疗均意味着更长的住院日和约为7%的术后死亡率[3]。这些问题使得人们对新的、创伤更小的、手术替代或辅助治疗产生兴趣：放置支架、激光消融、氩离子凝固术（argon plasma coagulation, APC）、光动力治疗（photodynamic therapy, PDT）、内镜下扩张术、冷冻疗法、电灼术和内镜下注射引起坏死的药物[8]。上述各种治疗方法都被单独或联合用于姑息治疗或用于最后手术的准备治疗。上述方法均未进行有针对性的随机对照临床试验评估，但是，关于其疗效和并发症的历史数据很充分，并将在下面的章节中进行讨论。为了与急诊手术治疗相比更具优势，任何一种内镜下治疗技术均应证实至少与手术同样有效、并发症发生率和死亡率更低、更具实用性和更好的效价比。基于这些考虑，目前支架似乎成为内镜下姑息治疗 CRC 的首选方法。本章对治疗 CRC 的内镜技术进展进行综述和讨论。

结直肠支架

基本原理

使用支架缓解恶性结直肠梗阻的优势主要有两个方面：急性梗阻患者，急诊手术具有很高的并发症和病死率的危险，这是由于手术野被粪质污染所致。这种情况下支架能够使肠道减压，允许进行充分的结肠准备。不能切除的病变或不适于手术改道的患者，放置支架能够缓解症状。其基本思想是恢复肠腔通畅，作为手术前的过渡措施或姑息治疗。结直肠支架能够由内镜医师在或不在放射线引导下放置或由介入放射医师单纯在放射线下放置[9]。某些支架能够通过内镜孔道（through the scope, TTS）在直视下进行操作。这确实是内镜下支架放置的优势，特别是对于那些乙状结肠近端的梗阻[9]。总体而言，不应在肛门缘数厘米范围以内放置支架，以尽量避免慢性里急后重的危险。支架的锚点应保持在齿状线近端以避免这一潜在不良反应的发生。

结直肠支架类型

1991年，Dohmoto首先报道放置支架治疗恶性结肠梗阻[11]。其后发表了多个个案及系列报道，采用了多种类型的支架和放置技术[12-43]。现代支架由金属合金制成，有不同的型号和物理特性，取决于生产厂家的规范和预定植入的脏器[9]。所有支架均引发肿瘤组织和周围组织压力性坏死，最终支架被包埋，防止移位[9]。大多数用于结肠减压的支架是无包膜的，这种支架的特点是有利于定位[9]。覆膜支架，例如食管Z支架（Z-stent, Wilson-Cook Medical, Winston-Salem, NC）和半覆膜食管Ultraflex支架（Microvasive Endoscopy, Boston Scientific Corporation, Natick, MA）更适于治疗恶性结肠瘘管[44～46]，并且能够针对肿瘤向内生长的问题[47]。已经成功地把食管和胆道支架（例如胆道Wallstent，Microvasive Endoscopy）放置在结肠中，但这些支架并不是针对这一适应证进行特殊设计的。支架的选择最终取决于当地供应情况、术者的经验和患者个体的特点。所有三种结肠支架的硬度均足以抵抗肿瘤的放射状压力，其柔韧性足以适应肠管的弯曲[8]。能够通过内镜孔道的肠内支架特别适用于近端结肠[9]。

技术

结肠支架能通过内镜或放射线技术放置，或者联合使用两种方法。不论选择哪种方法，有些共同的原则适用于所有患者：首先，通过腹部平片排除穿孔是非常重要的，因为穿孔是结肠支架植入术的绝对禁忌证[9]。逆行对比造影也有助于评价梗阻的长度和程度、排除同步发生的独立存在的病灶。在完全梗阻时应避免口服给药进行肠道准备，而应予清水灌肠清洁结肠梗阻的远端。没有数据支持应在放置支架前常规预防性应用抗生素[8,48]；但是，预防性应用抗生素是谨慎的做法，以防术中发生肠道穿孔。单独在放射线下放置支架技术在其他章节有详细的描述[8,49]，本节不再进一步讨论。内镜下放置支架的开始步骤为根据梗阻部位插入乙状结肠镜或结肠镜。插入内镜时尽量少充气，直至到达梗阻部位。如果内镜能够通过病变，阻力很小或没有阻力，那么应放置TTS支架：通过附属孔道尽可能放入硬导丝到病变近端。将内镜退回病变远端，直视下通过导丝放入肠道内支架（enteral endoprosthetic），并打开支架（图39-1和39-2）。理想情况下，支架应超过肿瘤两端1～2厘米。如果梗阻过长，单个支架不能横跨，则可以搭接第二个支架，首先在肿瘤近端放置支架。如果内镜通过时阻力很大，应将结肠镜更换为更细的上消化道内镜。其目的同样是穿过肿瘤，将导丝放入病变近端。其优势还在于能够检查其余结肠，排除同时存在的病变。如果任何型号的内镜都不能通过肿瘤，那么应在放射线的引导下完成操作。应使用胆道导管轻轻探查病变，尝试找腔[8]。放射线下确认在扩张的近端肠管中能够见到导丝。注射水溶性造影剂定位后，应在放射线引导下放入0.036英寸的硬导丝、植入并张开支架。有些作者在植入支架前扩张恶性狭窄处，或使用钕：钇铝石榴石（neodymium: yttrium-aluminum-garnet, Nd：YAG）激光在肿瘤中重建肠腔，因而避免了使用放射线[9,50,51]。这些方法可能有效，但可能增加穿孔和支架移位的危险，因此仅应由专家操作。

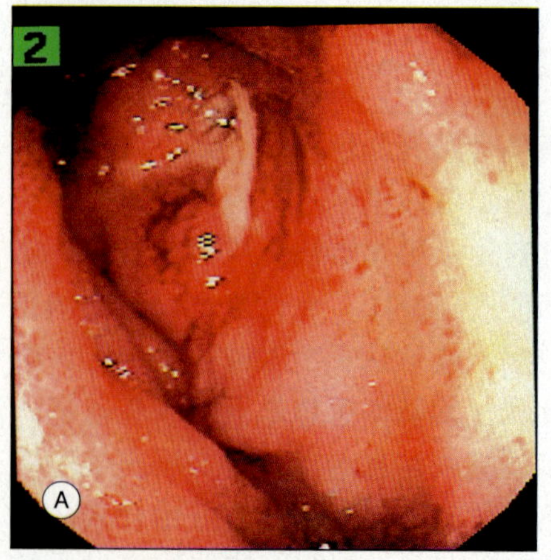

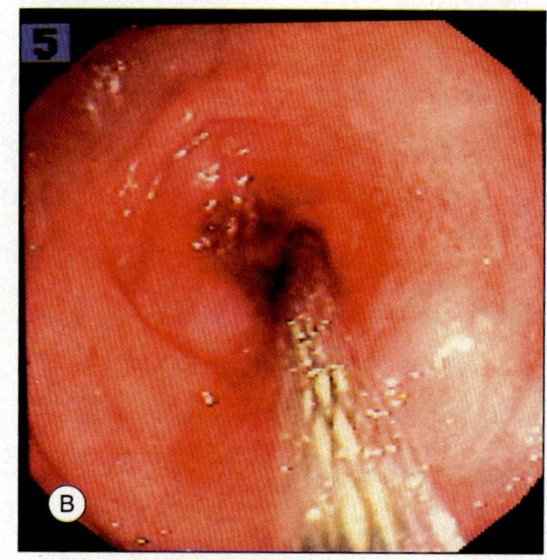

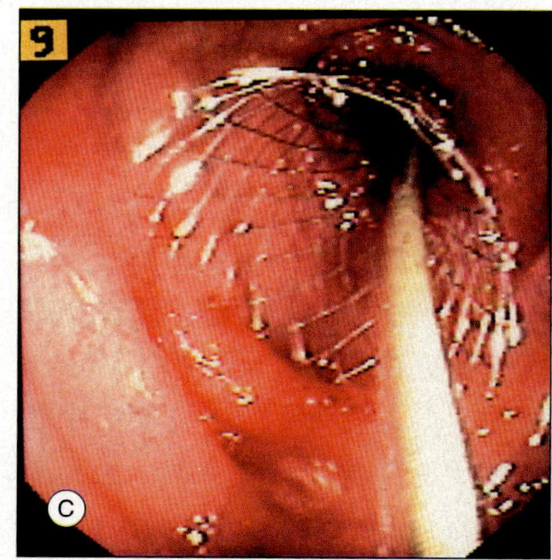

图39-1　A. 结肠癌完全梗阻。B. 通过放射线下放置导丝植入支架。C. 支架打开后。

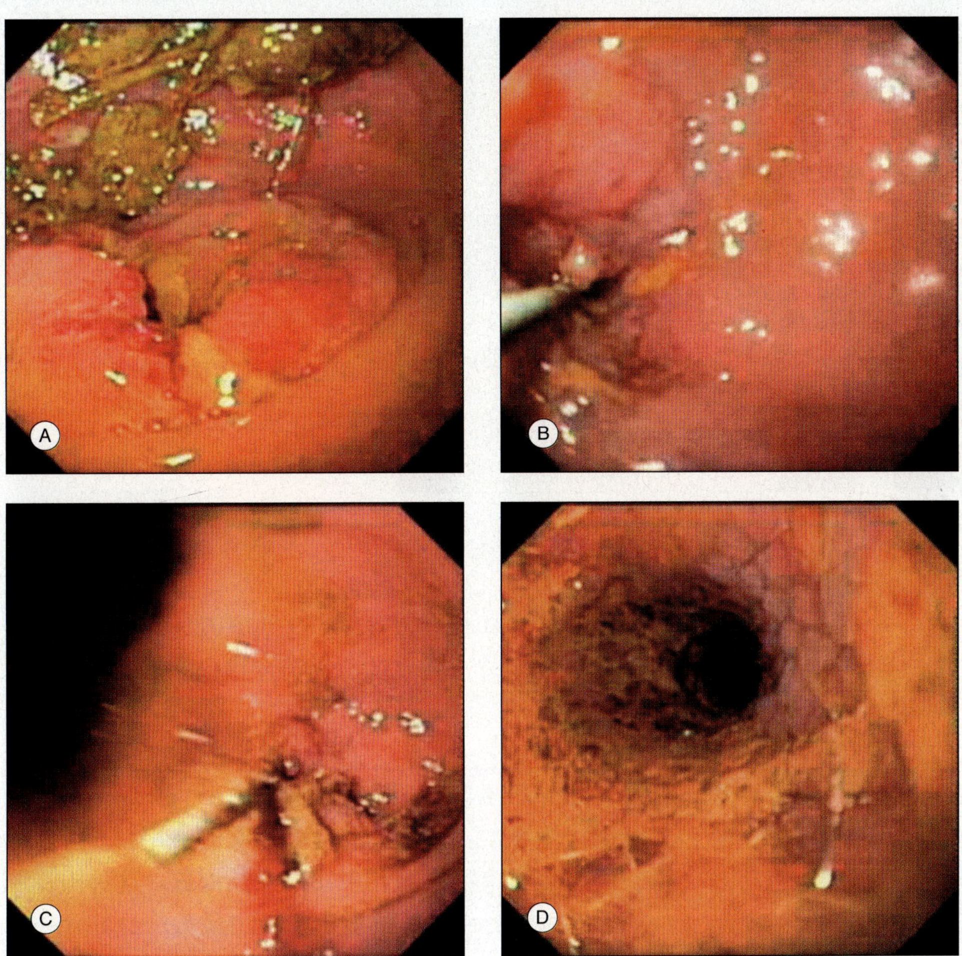

图39-2 A. 乙状结肠癌梗阻。B. 导丝通过癌肿。C. 通过导丝送入支架。D. 支架打开后迅速减压。

术后护理

绝大多数支架操作均可在门诊进行。术后应拍摄腹部X片来证实支架的位置[49]，术后立即进食通常也是安全的[9]。如果预期很快进行手术，则可在24小时内开始口服肠道准备[8]。如果可能需要等待一段时间，或者根本没有手术计划，则应建议患者进少渣饮食（可同时服用或不服用缓泻剂）以减少粪便阻塞支架的机会[8, 9]。

结局

越来越多的文献显示结直肠支架安全有效，无论作为姑息治疗还是手术的辅助治疗均是如此。总体而言，植入支架减压的成功率在 64% ~ 100%[10]。在最近的一个系统综述中，Khot 等[52]搜集了 1990-2000 年间发表的 29 个病例系列的数据，共放置 598 例支架。551例操作取得技术上的成功（92%），其中成功进行肠道减压的为525例（88%）。支架的适应证（姑息或手术过渡治疗）并不影响预后。死亡率为1%，术后并发症包括支架移位（54/551，10%）、疼痛（31/598，5%）、出血（27/598，5%）、穿孔（22/598，4%）。再梗阻发生在 52/525（10%）的患者中，但是，这些患者绝大多数放置的支架是作为姑息治疗，在 223 例放置支架作为手术过渡的患者中只有3例（1%）出现这种并发症。与支架移位有关的主要因素有激光预治疗和化疗，这些治疗能够使肿瘤缩小，因此支架容易移位。其他的研究已经证实这些结果，而且列举出支架口径小、覆膜支架、放疗、良性狭窄和外压病变是预示支架移位的其他因素[8]。

支架放置前球囊扩张似乎是穿孔的主要危险因素[52]。

结直肠支架还没有进行随机的、与手术进行对照的临床试验来评价，主要是出于伦理的考虑。一项研究[53]比较了 43 例放置支架治疗恶性左半结肠梗阻和29例接受急诊手术治疗的类似患者。两组中并发症发生率和死亡率没有显著差异，但是，支架治疗的患者严重并发症更少见、需要更少的再治疗。另外，支架组住院总时间和ICU天数明显缩短。其他分析[54]发现不管适应证如何，支架比手术减压更具效价比。

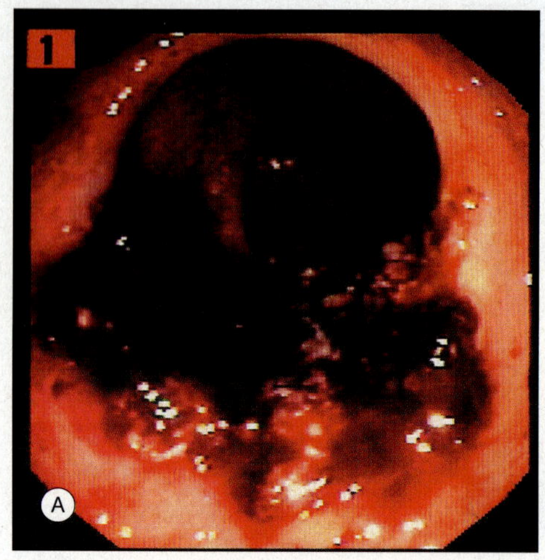

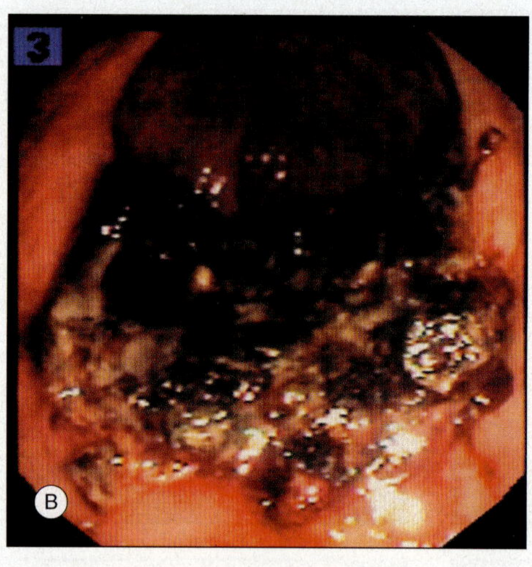

图39-3 A. 直肠癌出血。B. 氩等离子体凝固术后。

氩等离子体凝固术

APC 使用通过氩气的电流来加热和凝固目标组织。热效应使组织中水分蒸发，形成一绝缘的蒸汽层，从而降低电传导性，逐渐限制组织凝固的深度[55]。APC在消化病学中有着广泛的应用，包括去除血管瘤、息肉圈套电切后组织残留或出血的治疗、食管癌再通和姑息治疗放射性直肠炎[56, 57]。在CRC的姑息治疗中，APC具有特别吸引人的特点：可用于破坏其他内镜方法切除肿瘤后残存的肿瘤组织。利用其止血效果，APC可用于控制出血，尤其是慢性渗血或脆弱组织出血（图39-3）。最后，还可用于消融向内生长和再生的肿瘤，尤其是在结直肠支架植入术后出现的上述情况。与 APC 相关的并发症并不常见[58]。但是，很容易低估组织损伤深度，有由于未受控制的透壁性烧伤导致结肠穿孔的报道。

激光治疗

基本原理

从 20 世纪 80 年代早期开始，激光（受激辐射式光频放大器）就用于食管癌的姑息治疗[59]，以后用于治疗多种其他消化系统癌症，包括CRC[59-65]。同支架植入一样，其基本原理是使结直肠癌阻塞的肠腔再通，无论是作为姑息治疗手段还是作为术前准备。另外，激光可用于控制肿瘤出血（尤其是非梗阻性肿瘤）和恶性病相关的里急后重、腹泻和大便失禁[67]。

但是，激光治疗价格昂贵，需要重复治疗，并且缺乏便携式设备，阻碍了它的应用，这一点在以止血作为目标时具有重大意义。这些原因导致激光治疗相对减少，让位于其它的急诊治疗措施，如支架。

激光类型

激光取决于受到激发时产生光子的介质。这些光子通过激光装置中放置的反射镜聚焦，并成为特殊波长的单色光束释放。光束通过探针传送，这种探针能够通过大部分结肠镜的孔道。应用最为广泛的介质是波长为 1060 nm 的 Nd: YAG 和波长为 458 ~ 514 nm 的氩气。在体内，两种激光均能加热目标组织而发挥作用，从而导致组织凝固和气化。由于Nd: YAG波长较长，其穿透深度比氩离子更深，因此更适于治疗结直肠肿瘤。激光对组织的作用还取决于能量设置、探针与组织间的距离和脉冲时间。大多数激光发射器能提供 120 瓦特的能量，而且操作者通常报告使用 1 秒钟 50 ~ 100 瓦特的脉冲[60, 67]。探针和肿瘤组织的理想距离大约为 1 cm。接触式探针使用的能量小于非接触式，因此产生的烟雾较少，能够更完整地切除肿瘤[68, 69]。但是，非接触式探针因其高效性而被广泛接受。

技术

与支架一样，激光治疗前无需进行口服肠道准备（如果存在完全性梗阻则是禁忌证）；通常灌肠就足以清洁远端肠道[70]。Nd：YAG激光治疗CRC从肿瘤的近端开始，向远端前进。因此，肠腔已经闭合的癌肿在接受激光治疗前需要进行扩张治疗。如前所述，内镜医师倾向于选择通过非接触式探针释放的Nd：YAF激光。后者伴有一束红色瞄准光，当指向组织时能够显示Nd: YAG特征性的红斑（氩等离子体系统为蓝色光斑）。本系统的高能量使之产生烟雾，从而遮挡视野、延缓操作，但是烟雾可以通过内镜进行抽吸。治疗可连续进行，直到看到组织发白，提示凝固。激光治疗肿瘤出血的方法相同，但特别要注意的是能够观察到出血点。

结局

激光作为 CRC 的初始姑息治疗方法，在 88% ~ 97% 的患者中有效[60, 65, 66, 71-75]。但是在大多数患者中，肿瘤再生长使得患者需要4 ~ 8周间隔重复治疗。这一方法似乎比只有患者再次出现症状时才重复治疗更具优势[76]。内镜腔内放射治疗与激光合用可能延长无狭窄的时间间隔[77]，但是，这一技术并未广泛应用。在最近的一项大型综述中，219例接受Nd: YAG姑息治疗CRC的患者中，92%的病例获得早期成功，但是长期疗效取决于下列症状：83%的肿瘤出血患者和 81% 的出现其他与 CRC 相关症状（里急后重、腹泻、大便失禁）的患者，都能够有效缓解，而相比之下，只有65%具有梗阻症状的患者能缓解。另一项研究[78]证实，梗阻是治疗失败的预测因素，需要进行姑息手术治疗。在大多数病例报告中，Nd: YAG的直接死亡率在 2.3% ~ 8% 之间[67, 79]。主要并发症包括穿孔、瘘管形成、脓肿形成和出血[67]。现已显示，激光治疗能减少 CRC 出血患者的输血需要量，允许患者进行选择性手术切除、缩短住院时间、降低费用、保证生活质量[80-82]。

使用激光作为 CRC 姑息治疗方法在近年来有所减少，这是由于需要反复治疗，每次均将患者暴露在发生并发症的危险中。另外，术者放置支架的经验不断增长，支架也逐渐成为内镜下治疗CRC的方式。但是激光治疗由于其实效性与普遍性，特别适用于某些适应证，例如肿瘤出血。激光还可用于PDT，这将在下一节中讨论。所以，激光仍然是内镜下姑息治疗 CRC 的重要方法。

光动力治疗

基本原理

PDT 的原理是恶性组织能够选择性积累光敏剂。这些药物是惰性物质，但可被光学纤维传导的适当波长的光所激发。在美国应用最为广泛的光敏剂是卟吩姆钠（porfimer sodium，Photofrin，OLT Phototherapeutics Inc，Vancouver，British Columbia），一种血卟啉分子混合物。这一试剂能够静脉注射，剂量为2 mg/kg，并在多种组织中清除。但是，皮肤、网状内皮系统器官、肿瘤组织能够储存这种物质超过72小时。随后的光照通常使用630nm红色激光激活卟吩姆，产生氧自由基，导致细胞死亡。这一方法的吸引力在于可进行目标靶向治疗，并且广泛用于治疗食管恶性肿瘤和 Barrett 食管伴异型增生的患者[83, 84]。很少有数据显示将其应用在CRC姑息治疗中，但是，在这一领域PDT也被逐渐接受。

光动力治疗的类型

如前所述，卟吩姆钠是美国主要应用的光敏剂。这一试剂的主要缺点是给药后在皮肤中蓄积数周，从而导致光敏感和发生严重晒伤[85]。最近开发的光敏剂 5- 氨基酮戊酸（5-ALA），是原卟啉 IX 的天然前体物质。这一物质的蓄积更具选择性，并且在肿瘤细胞中存在的时间更长。另外，5-ALA 可以口服给药，其半衰期短，患者光敏感的时间缩短[86, 87]。

无论使用哪种光敏剂，激光系统基本都是同样的：应能保证提供波长为630nm的稳定发射，并且能对目标组织产生足够的能量[88]。这一点是通过内镜下柱状光纤扩散器达到的。

技术

与支架和激光治疗相同，PDT可在通过灌肠进行很少的肠道准备后进行。患者给予光敏感物质（卟吩姆静脉注射，5-ALA 口服）后 2 ~ 3 天返回进行治疗。结肠镜指引肿瘤部分，将发射探针插入内镜，直至其顶端非常接近病灶（环形肿瘤应将其置于肠腔中央），打开光源（图 39-4 和 39-5）。治疗食管病变的推荐剂量是 300 J/cm^2，但是用于 CRC 的数据很缺乏。不同研究报告的光剂量在 50 ~ 200 J/cm^2 不等[2, 86, 89, 90]。

结局

大多数使用 PDT 作为 CRC 姑息治疗方法的数据来自小样本病例系列研究[89-91]。很难评价PDT的有效性，因为所用的方法不同、患者群的异质性，并且缺乏评价预后的标准方法[90]。在一项 10 例无法手术的 CRC患者中（距离肛门边缘3 ~ 70cm），6例症状（出血、便秘、腹泻）改善。另外一项系列报道[91]发现反应率为50%。总体而言，局限性肿瘤的预期完全反应率为35%，部分反应率为44%[92]。报告的PDT并发症包括穿孔、大出血和与光敏剂相关的晒伤[89-91]。

似乎趋向一致的意见认为PDT适用于治疗小肿瘤或其它方法治疗后残存的肿瘤[89]。这一事实及PDT的高昂费用提示这种治疗方法在内镜下姑息治疗 CRC

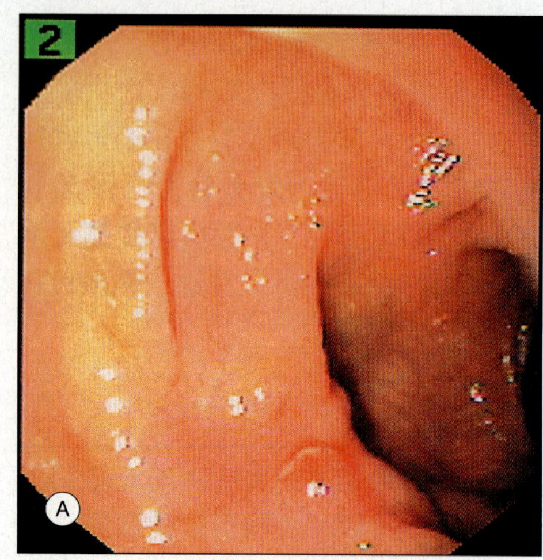

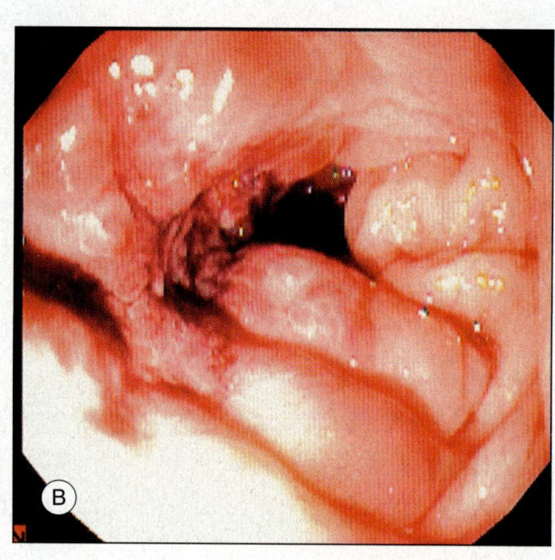

图 39-4　A. 凹陷型早期结肠癌。B. 光动力治疗后。

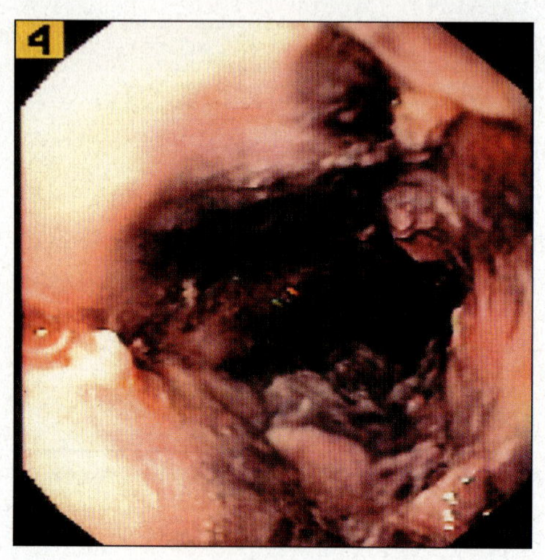

图 39-5　梗阻性癌光动力治疗（PDT）后。

中处于一种很特殊的地位。

其他方法

内镜下姑息治疗 CRC 的其它方法包括双电极电凝（bipolar electrocoagulation, BEC）、冰冻疗法、经肛门切除术和注射化疗药物。

双极电凝

BEC涉及到一种含有两个电极的能让电流通过的装置，电流从一个电极流向另一个，导致组织干燥和坏死。BEC广泛用于止血，而且这种凝固效率很高。位于腹膜反折以下的小直肠癌也能用 BEC 进行治疗[93-95]，其总体有效率在77%～90%。但是，BEC探头用于CRC姑息治疗有些局限性，主要在于组织损伤比较表浅、需要多次操作，且在治疗过程中组织有黏附在电极上的倾向。专门设计了一种双极肿瘤探头来解决这些问题，但是穿孔是常见的并发症，故已不用于临床。另外，BEC 所致的多种主要并发症均有报道，包括出血、直肠狭窄、穿孔。因为这些原因，BEC很少用于 CRC 的姑息治疗[92]。

冷冻疗法

冷冻治疗使用液态氮冷却的冷冻器来冰冻肿瘤组织，在接触 30～60 秒后，坏死深度达 4～8 mm。治疗通常重复 2～3 次才会见到临床反应[92, 96]。据报道，姑息性治疗梗阻的有效性在51%～62%，但是对其它恶性相关症状的控制则不太有效[97, 98]。冷冻治疗伴有明显的风险，包括瘘管形成、败血症和出血，可发生在高达18%的患者中[98]。另外，肿瘤组织坏死和脱落导致的直肠排泄物能持续数周[79]。在腹膜反折以上的肿瘤通常不能到达，因此，冷冻治疗并未广泛用于 CRC 的姑息性治疗。

经肛门切除术

经肛门切除肿瘤通常由手术医师在全麻或局麻下进行。其方法是使用一种硬质“切除内镜”和切除圈套器（与切除前列腺的器械相同），能达到的最大距离是距肛缘 20 cm 以内。有研究报道 63%～76% 的患者能够成功进行姑息治疗，但是，将近一半的患者需要重复治疗至少一次。并发症包括出血和穿孔，发生率为15%，死亡率为5%。消化科医师使用一种创伤较小的改良技术能通过标准结肠镜、在镇静状态下进行操作：用透热圈套器套住肿瘤，通电进行加热，诱导组织坏死和脱落。可重复操作数次，直到肿块缩小、肠腔通畅。Arrigoni 等[102]使用透热圈套器联合扩张和激光消融在16/17（94%）的左半肿瘤患者中成功重建肠腔。这种技术最适用于隆起型生长的肿瘤，这种肿瘤能被切凝混合电流所切除。考虑到麻醉的需要和相对较高的并发症发生率，经肛门切除作为CRC的姑息治疗应局限在特定的中心中开展。但是，内镜改良技术与其它方法合用，可用于治疗经过选择的某些肿瘤类型的患者。

注射化疗药物

已有报道在内镜下注射诸如聚多卡醇、乙醇和5-氟尿嘧啶等药物作为 CRC 的姑息治疗方法[103]。这些药物能诱导组织坏死和脱落，通过血管收缩帮助止血。由于这种方法不能控制损伤深度、缺乏立即可见的疗效而受到限制，需要反复操作来指导治疗。正由于这些原因，内镜下注射化疗药物作为CRC的姑息治疗方法并未得到广泛认可。

（李军译　张静　吕愈敏校）

参考文献

1. Jemal A, Murray T, Samuels A, et al: Cancer statistics, 2003. CA Cancer J Clin 53:5–26, 2003.
2. Ohman U: Prognosis in patients with obstructing colorectal carcinoma. Am J Surg 143:742–747, 1982.
3. Deans GT, Krukowski ZH, Irwin ST: Malignant obstruction of the left colon. Br J Surg 81:1270–1276, 1994.
4. Gandrup P, Lund L, Balslev I: Surgical treatment of acute malignant large bowel obstruction. Eur J Surg 158:427–430, 1992.
5. Leitman IM, Sullivan JD, Brams D, DeCosse JJ: Multivariate analysis of morbidity and mortality from the initial surgical management of obstructing carcinoma of the colon. Surg Gynecol Obstet 174:513–518, 1992.
6. Deen KI, Madoff RD, Goldberg SM, Rothenberger DA: Surgical management of left colon obstruction: The University of Minnesota experience. J Am Coll Surg 187:573–576, 1998.
7. Nugent KP, Daniels P, Stewart B, et al: Quality of life in stoma patients. Dis Colon Rectum 42:1569–1574, 1999.
8. Lo SK: Metallic stenting for colorectal obstruction. Gastrointest Endosc Clin N Am 9:459–477, 1999.
9. Baron TH, Rey JF, Spinelli P: Expandable metal stent placement for malignant colorectal obstruction. Endoscopy 34:823–830, 2002.
10. Harris GJ, Senagore AJ, Lavery IC, Fazio VW: The management of neoplastic colorectal obstruction with colonic endolumenal stenting devices. Am J Surg 181:499–506, 2001.
11. Dohmoto M: New method-endoscopic implantation of rectal stent in palliative treatment of malignant stenosis. Endosc Dig 3:1507–1512, 1991.
12. Bashir RM, Fleischer DE, Stahl TJ, Benjamin SB: Self-expandable nitinol coil stent for management of colonic obstruction due to a malignant anastomotic stricture. Gastrointest Endosc 44:497–501, 1996.
13. Soonawalla Z, Thakur K, Boorman P, et al: Use of self-expanding metallic stents in the management of obstruction of the sigmoid colon. AJR Am J Roentgenol 171:633–636, 1998.
14. Kozarek RA, Brandabur JJ, Raltz SL: Expandable stents: Unusual locations. Am J Gastroenterol 92:812–815, 1997.
15. Turegano-Fuentes F, Echenagusia-Belda A, Simo-Muerza G, et al: Transanal self-expanding metal stents as an alternative to palliative colostomy in selected patients with malignant obstruction of the left colon. Br J Surg 85:232–235, 1998.
16. Dauphine CE, Tan P, Beart RW Jr, et al: Placement of self-expanding metal stents for acute malignant large-bowel obstruction: A collective review. Ann Surg Oncol 9:574–579, 2002.
17. Vandervoort J, Weiss EJ, Somnay K, et al: Self-expanding metal stent for obstructing adenocarcinoma of the sigmoid. Gastrointest Endosc 44:739–741, 1996.
18. Itabashi M, Hamano K, Kameoka S, Asahina K: Self-expanding stainless steel stent application in rectosigmoid stricture. Dis Colon Rectum 36:508–511, 1993.
19. Feretis C, Benakis P, Dimopoulos C, et al: Palliation of large-bowel obstruction due to recurrent rectosigmoid tumor using self-expandable endoprostheses. Endoscopy 28:319–322, 1996.
20. Keen RR, Orsay CP: Rectosigmoid stent for obstructing colonic neoplasms. Dis Colon Rectum 35:912–913, 1992.
21. Aviv RI, Shyamalan G, Watkinson A, et al: Radiological palliation of malignant colonic obstruction. Clin Radiol 57:347–351, 2002.
22. Aquise M, Tejero E, Mainar A: A new option in the treatment of complete and acute obstruction due to colorectal cancer. Endoscopy 29:229, 1997.
23. Tejero E, Mainar A, Fernandez L, et al: New procedure for the treatment of colorectal neoplastic obstructions. Dis Colon Rectum 37:1158–1159, 1994.
24. Tominaga K, Yoshida M, Maetani I, Sakai Y: Expandable metal stent placement in the treatment of a malignant anastomotic stricture of the transverse colon. Gastrointest Endosc 53:524–527, 2001.
25. Miyayama S, Matsui O, Kifune K, et al: Malignant colonic obstruction due to extrinsic tumor: Palliative treatment with a self-expanding nitinol stent. AJR Am J Roentgenol 175:1631–1637, 2000.
26. Fernandez Lobato R, Pinto I, Paul L, et al: Self-expanding prostheses as a palliative method in treating advanced colorectal cancer. Int Surg 84:159–162, 1999.
27. Liberman H, Adams DR, Blatchford GJ, et al: Clinical use of the self-expanding metallic stent in the management of colorectal cancer. Am J Surg 180:407–411; discussion 412, 2000.
28. Wholey MH, Levine EA, Ferral H, Castaneda-Zuniga W: Initial clinical experience with colonic stent placement. Am J Surg 175: 194–197, 1998.
29. Boorman P, Soonawalla Z, Sathananthan N, et al: Endoluminal stenting of obstructed colorectal tumours. Ann R Coll Surg Engl 81:251–254, 1999.
30. de Gregorio MA, Mainar A, Tejero E, et al: Acute colorectal obstruction: Stent placement for palliative treatment—results of a multicenter study. Radiology 209:117–120, 1998.
31. Mainar A, De Gregorio Ariza MA, Tejero E, et al: Acute colorectal obstruction: Treatment with self-expandable metallic stents before scheduled surgery—results of a multicenter study. Radiology 210: 65–69, 1999.
32. Mainar A, Tejero E, Maynar M, et al: Colorectal obstruction: Treatment with metallic stents. Radiology 198:761–764, 1996.
33. Choo IW, Do YS, Suh SW, et al: Malignant colorectal obstruction: Treatment with a flexible covered stent. Radiology 206:415–421, 1998.
34. Camunez F, Echenagusia A, Simo G, et al: Malignant colorectal obstruction treated by means of self-expanding metallic stents: Effectiveness before surgery and in palliation. Radiology 216:492–497, 2000.

35. Baron TH, Dean PA, Yates MR 3rd, et al: Expandable metal stents for the treatment of colonic obstruction: Techniques and outcomes. Gastrointest Endosc 47:277–286, 1998.
36. Tejero E, Fernandez-Lobato R, Mainar A, et al: Initial results of a new procedure for treatment of malignant obstruction of the left colon. Dis Colon Rectum 40:432–436, 1997.
37. Saida Y, Sumiyama Y, Nagao J, Takase M: Stent endoprosthesis for obstructing colorectal cancers. Dis Colon Rectum 39:552–555, 1996.
38. Law WL, Chu KW, Ho JW, et al: Self-expanding metallic stent in the treatment of colonic obstruction caused by advanced malignancies. Dis Colon Rectum 43:1522–1527, 2000.
39. Wallis F, Campbell KL, Eremin O, Hussey JK: Self-expanding metal stents in the management of colorectal carcinoma—a preliminary report. Clin Radiol 53:251–254, 1998.
40. Tack J, Gevers AM, Rutgeerts P: Self-expandable metallic stents in the palliation of rectosigmoidal carcinoma: A follow-up study. Gastrointest Endosc 48:267–271, 1998.
41. Canon CL, Baron TH, Morgan DE, et al: Treatment of colonic obstruction with expandable metal stents: Radiologic features. AJR Am J Roentgenol 168:199–205, 1997.
42. Arnell T, Stamos MJ, Takahashi P, et al: Colonic stents in colorectal obstruction. Am Surg 64:986–988, 1998.
43. Campbell KL, Hussey JK, Eremin O: Expandable metal stent application in obstructing carcinoma of the proximal colon: Report of a case. Dis Colon Rectum 40:1391–1393, 1997.
44. Sharma VK, Xie QY, Hassan HA, Howden CW: Placement of a covered metal stent via gastrostomy for management of malignant duodenocolic fistula with duodenal obstruction. Gastrointest Endosc 55:937–940, 2002.
45. Repici A, Reggio D, Saracco G, et al: Self-expanding covered esophageal ultraflex stent for palliation of malignant colorectal anastomotic obstruction complicated by multiple fistulas. Gastrointest Endosc 51:346–348, 2000.
46. Cwikiel W, Andren-Sandberg A: Malignant stricture with colovesical fistula: Stent insertion in the colon. Radiology 186:563–564, 1993.
47. Repici A, Reggio D, De Angelis C, et al: Covered metal stents for management of inoperable malignant colorectal strictures. Gastrointest Endosc 52:735–740, 2000.
48. Saunders BP, Bartram C: Self-expanding, metal stents for malignant colonic obstruction. Clin Radiol 53:237–238, 1998.
49. Lopera JE, Ferral H, Wholey M, et al: Treatment of colonic obstructions with metallic stents: Indications, technique, and complications. AJR Am J Roentgenol 169:1285–1290, 1997.
50. Rey JF, Romanczyk T, Greff M: Metal stents for palliation of rectal carcinoma: A preliminary report on 12 patients. Endoscopy 27: 501–504, 1995.
51. Spinelli P, Mancini A: Use of self-expanding metal stents for palliation of rectosigmoid cancer. Gastrointest Endosc 53:203–206, 2001.
52. Khot UP, Lang AW, Murali K, Parker MC: Systematic review of the efficacy and safety of colorectal stents. Br J Surg 89:1096–1102, 2002.
53. Martinez-Santos C, Lobato RF, Fradejas JM, et al: Self-expandable stent before elective surgery vs. emergency surgery for the treatment of malignant colorectal obstructions: Comparison of primary anastomosis and morbidity rates. Dis Colon Rectum 45:401–406, 2002.
54. Binkert CA, Ledermann H, Jost R, et al: Acute colonic obstruction: Clinical aspects and cost-effectiveness of preoperative and palliative treatment with self-expanding metallic stents—a preliminary report. Radiology 206:199–204, 1998.
55. Farin G, Grund KE: Technology of argon plasma coagulation with particular regard to endoscopic applications. Endosc Surg Allied Technol 2:71–77, 1994.
56. Johanns W, Luis W, Janssen J, et al: Argon plasma coagulation (APC) in gastroenterology: Experimental and clinical experiences. Eur J Gastroenterol Hepatol 9:581–587, 1997.
57. Villavicencio RT, Rex DK, Rahmani E: Efficacy and complications of argon plasma coagulation for hematochezia related to radiation proctopathy. Gastrointest Endosc 55:70–74, 2002.
58. Grund KE, Storek D, Farin G: Endoscopic argon plasma coagulation (APC) first clinical experiences in flexible endoscopy. Endosc Surg Allied Technol 2:42–46, 1994.
59. Fleischer D, Kessler F, Haye O: Endoscopic Nd:YAG laser therapy for carcinoma of the esophagus: A new palliative approach. Am J Surg 143:280–283, 1982.
60. Mathus-Vliegen EM, Tytgat GN: Analysis of failures and complications of neodymium: YAG laser photocoagulation in gastrointestinal tract tumors. A retrospective survey of 18 years' experience. Endoscopy 22:17–23, 1990.
61. Nagy AG: Palliative treatment of advanced colorectal carcinoma with the YAG laser. Can J Surg 33:261–264, 1990.
62. Kashtan H, Stern H: The use of lasers in colorectal cancer. Cancer Invest 11:33–35, 1993.
63. Eckhauser ML: The neodymium-YAG laser and gastrointestinal malignancy. Arch Surg 125:1152–1154, 1990.
64. Eckhauser ML: Laser therapy of gastrointestinal tumors. World J Surg 16:1054–1059, 1992.
65. Kiefhaber P, Kiefhaber K, Huber F: Preoperative neodymium-YAG laser treatment of obstructive colon cancer. Endoscopy 18(Suppl 1):44–46, 1986.
66. Mathus-Vliegen EM, Tytgat GN: Laser ablation and palliation in colorectal malignancy. Results of a multicenter inquiry. Gastrointest Endosc 32:393–396, 1986.
67. Gevers AM, Macken E, Hiele M, Rutgeerts P: Endoscopic laser therapy for palliation of patients with distal colorectal carcinoma: Analysis of factors influencing long-term outcome. Gastrointest Endosc 51:580–585, 2000.
68. Radford CM, Ahlquist DA, Gostout CJ, et al: Prospective comparison of contact with noncontact Nd:Yag laser therapy for palliation of esophageal carcinoma. Gastrointest Endosc 35:394–397, 1989.
69. Suzuki S, Aoki J, Shiina Y, et al: New ceramic endoprobes for endoscopic contact irradiation with Nd:YAG laser: Experimental studies and clinical applications. Gastrointest Endosc 32:282–286, 1986.
70. Murray A, Mitchell DC, Wood RF: Lasers in surgery. Br J Surg 79: 21–26, 1992.
71. Chia YW, Ngoi SS, Goh PM: Endoscopic Nd:YAG laser in the palliative treatment of advanced low rectal carcinoma in Singapore. Dis Colon Rectum 34:1093–1096, 1991.
72. Brunetaud JM, Maunoury V, Cochelard D: Lasers in rectosigmoid tumors. Semin Surg Oncol 11:319–327, 1995.
73. Brunetaud JM, Maunoury V, Cochelard D, et al: Lasers in rectosigmoid cancers: Factors affecting immediate and long-term results. Baillieres Clin Gastroenterol 3:615–626, 1989.
74. Escourrou J, Delvaux M, Buscail L, et al: Nd:YAG laser in treatment of rectal cancer. Are there features predicting a curative result? Dig Dis Sci 39:464–472, 1994.
75. Loizou LA, Grigg D, Boulos PB, Bown SG: Endoscopic Nd:YAG laser treatment of rectosigmoid cancer. Gut 31:812–816, 1990.
76. Van Cutsem E, Boonen A, Geboes K, et al: Risk factors which determine the long term outcome of Neodymium-YAG laser palliation of colorectal carcinoma. Int J Colorectal Dis 4:9–11, 1989.
77. Mischinger HJ, Hauser H, Cerwenka H, et al: Endocavitary Ir-192 radiation and laser treatment for palliation of obstructive rectal

cancer. Eur J Surg Oncol 23:428–431, 1997.

78. Jakobs R, Miola J, Eickhoff A, et al: Endoscopic laser palliation for rectal cancer—therapeutic outcome and complications in eighty-three consecutive patients. Z Gastroenterol 40:551–556, 2002.
79. Tan CC, Iftikhar SY, Allan A, Freeman JG: Local effects of colorectal cancer are well palliated by endoscopic laser therapy. Eur J Surg Oncol 21:648–652, 1995.
80. Unger SW, Stern JD, Arroyo PJ, Russin DJ: Endoscopic Nd-YAG laser treatment of colorectal neoplasms. A four-year longitudinal study. Am Surg 56:153–157, 1990.
81. Farouk R, Ratnaval CD, Monson JR, Lee PW: Staged delivery of Nd:YAG laser therapy for palliation of advanced rectal carcinoma. Dis Colon Rectum 40:156–160, 1997.
82. Eckhauser ML, Imbembo AL, Mansour EG: The role of pre-resectional laser recanalization for obstructing carcinomas of the colon and rectum. Surgery 106:710–716; discussion 716–717, 1989.
83. Overholt BF, Panjehpour M: Photodynamic therapy for Barrett's esophagus. Gastrointest Endosc Clin N Am 7:207–220, 1997.
84. McCaughan JS Jr, Ellison EC, Guy JT, et al: Photodynamic therapy for esophageal malignancy: A prospective twelve-year study. Ann Thorac Surg 62:1005–1009; discussion 1009–1010, 1996.
85. Evrard S, Aprahamian M, Marescaux J: Intra-abdominal photodynamic therapy: From theory to feasibility. Br J Surg 80:298–303, 1993.
86. Fromm D, Kessel D, Webber J: Feasibility of photodynamic therapy using endogenous photosensitization for colon cancer. Arch Surg 131:667–669, 1996.
87. Regula J, MacRobert AJ, Gorchein A, et al: Photosensitisation and photodynamic therapy of oesophageal, duodenal, and colorectal tumours using 5 aminolaevulinic acid induced protoporphyrin IX—a pilot study. Gut 36:67–75, 1995.
88. Kashtan H, Haddad R, Yossiphov Y, et al: Photodynamic therapy of colorectal cancer using a new light source: From in vitro studies to a patient treatment. Dis Colon Rectum 39:379–383, 1996.
89. Barr H, Krasner N, Boulos PB, et al: Photodynamic therapy for colorectal cancer: A quantitative pilot study. Br J Surg 77:93–96, 1990.
90. Kashtan H, Papa MZ, Wilson BC, et al: Use of photodynamic therapy in the palliation of massive advanced rectal cancer. Phase I/II study. Dis Colon Rectum 34:600–604; discussion 604–605, 1991.
91. Patrice T, Foultier MT, Yactayo S, et al: Endoscopic photodynamic therapy with hematoporphyrin derivative for primary treatment of gastrointestinal neoplasms in inoperable patients. Dig Dis Sci 35: 545–552, 1990.
92. Dohmoto M, Hunerbein M, Schlag PM: Palliative endoscopic therapy of rectal carcinoma. Eur J Cancer 32A:25–29, 1996.
93. Hoekstra HJ, Verschueren RC, Oldhoff J, van der Ploeg E: Palliative and curative electrocoagulation for rectal cancer. Experience and results. Cancer 55:210–213, 1985.
94. Hughes EP Jr, Veidenheimer MC, Corman ML, Coller JA: Electrocoagulation of rectal cancer. Dis Colon Rectum 25:215–218, 1982.
95. Madden JL, Kandalaft SI: Electrocoagulation as a primary curative method in the treatment of carcinoma of the rectum. Surg Gynecol Obstet 157:164–179, 1983.
96. Meijer S, de Rooij PD, Derksen EJ, et al: Cryosurgery for locally recurrent rectal cancer. Eur J Surg Oncol 18:255–257, 1992.
97. Meijer S, Rahusen FD, van der Plas LG: Palliative cryosurgery for rectal carcinoma. Int J Colorectal Dis 14:177–180, 1999.
98. Geissler N, Mlasowsky B, Jung D, Heymann H: [Results of cryosurgery in the treatment of inoperable tumor stenoses of the anus and rectum]. Zentralbl Chir 116:319–325, 1991.
99. Berry AR, Souter RG, Campbell WB, et al: Endoscopic transanal resection of rectal tumours—a preliminary report of its use. Br J Surg 77:134–137, 1990.
100. Dickinson AJ, Savage AP, Mortensen NJ, Kettlewell MG: Long-term survival after endoscopic transanal resection of rectal tumours. Br J Surg 80:1401–1404, 1993.
101. Sutton CD, Marshall LJ, White SA, et al: Ten-year experience of endoscopic transanal resection. Ann Surg 235:355–362, 2002.
102. Arrigoni A, Pennazio M, Spandre M, Rossini FP: Emergency endoscopy: Recanalization of intestinal obstruction caused by colorectal cancer. Gastrointest Endosc 40:576–580, 1994.
103. Marini E, Frigo F, Cavarzere L, et al: Palliative treatment of carcinoma of the rectum by endoscopic injection of polidocanol. Endoscopy 22:171–173, 1990.

第三篇

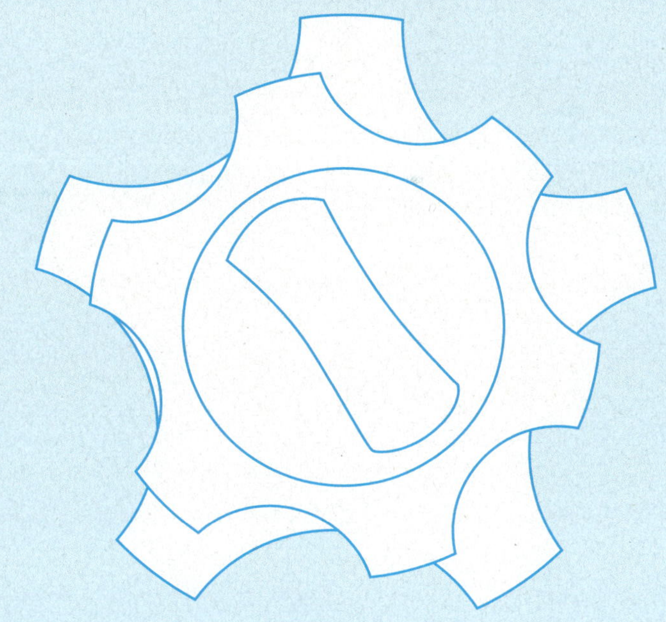

胰胆疾病

ERCP 技术
EUS 技术
良性胆管疾病
良性胰腺疾病
胰胆恶性管疾病

诊断性胆管造影

Evan L. Fogel, Lee McHenry Jr, James L. Watkins, Stuart Sherman and Glen A. Lehman

40

引言 591
内镜下逆行胰胆管造影 591
适应证和禁忌证 591
ERC 术前准备 592
技术 594
造影剂和图像采集 598
问题及对策 598
正常发现 600
胆管结石 600
胆管狭窄 605
胆漏 606
胰胆管汇流异常 606
小结 611

引言

1968年，人们首次报道了用前视型十二指肠镜成功插管进入十二指肠主乳头，使胆管树状分支和胰管显影[内镜逆行胰胆管造影（endoscopic retrograde cholangiopancreatography, ERCP）][1]。随后，带抬钳器侧视型内镜的出现极大地完善了这项技术。20世纪70年代早期，第一例内镜下乳头括约肌切开术使这些诊断技术得到了补充和发展[2, 3]。这些发展允许进行以前仅能由外科开腹手术和经皮穿刺技术才能实现的胆管内微创诊断和治疗性操作。尽管这些操作在技术上比大部分其他胃肠镜技术要求更高，但目前它们已经得到广泛应用，为许多临床问题包括胰管和肝胆系统的问题提供了解决方法。本章重点讲述内镜逆行诊断性胆管造影。胆树的放射显影经常是临床诊断以及制订治疗方案的关键[4, 5]。借助于经皮超声、计算机断层扫描（computed temography, CT）和 / 或磁共振等无创成像技术[6-13]，已经很少需用内镜逆行胆管造影（endoscopic retrograde cholangiography，ERC）来使胆管完全填充显影，在一些病例中甚至禁用。诊断性ERC常常只是联合 ERCP 和相关治疗性操作的一部分。

内镜逆行胰胆管造影

适应证和禁忌证

随着其他微创和无创成像技术[如CT扫描、超声内镜、核磁胰胆管成像（magnetic resonance cholangiopancreatography，MRCP)]的广泛使用，单纯诊断性 ERC 几乎已经消失。无预期治疗的胆管造影仅在个别临床疾病中有帮助，如无胆管扩张的胆汁淤积。在某些特殊情况下，如炎症性肠病，只有通过ERC等创伤性的胆管造影才可能发现早期硬化性胆管炎患者胆管的异常改变（即无创性影像检查漏诊）。ERC 主要适用于以下情况：高度怀疑为梗阻性、炎症性或肿瘤性的胰胆管病变，发现或者排除这些病变都有可能改变临床处理方案。表 40-1 列出了适应证的大致分类。

表 40-1 内镜逆行胆管造影的适应证
怀疑胆管疾病
怀疑梗阻性黄疸或胆汁淤积
急性胆管炎
胆石性胰腺炎
证实其他影像学检查发现的胆管病变
胆瘘
指导内镜下治疗
括约肌切开术
胆管引流
指导内镜下组织和体液取样
活检、刷检、细针吸引
收集胆汁
术前胆管成像
恶性肿瘤
良性狭窄
慢性胰腺炎
测压
Oddi 括约肌
胆胰管内

大部分禁忌证是相对的，而且在这些情况下，必须衡量风险程度与潜在的受益[14-16]。在某些特定情况下，即使患者病情非常严重并且不稳定，如由于胆管结石或胆管狭窄引起急性胆管炎合并休克或败血症时，诊断性（随之施以治疗性）ERCP则可能挽救生命。对于急性坏死性胰腺炎患者，怀疑胆管结石可能性小时，ERC 被认为是相对禁忌的，因为胰管造影可能导致细菌污染胰腺。其他相对禁忌证包括心肺功能不稳定或严重凝血障碍。如果确定必须施以治疗，对同时合并危及生命疾病的患者，通常可以在重症监护室进行ERC（有或无X线透视检查）。怀疑Ⅲ型 Oddi 括约肌功能障碍通常不是 ERC 的适应证（除非包括测压）。

ERC 术前准备

ERC术前准备包括组建一支由内镜医师、护理人员以及放射科技师和医师所组成的技术熟练的人员队伍。需要一台高质量的X线透视机。各种导管、导丝以及其他应有的治疗设施也应具备。

人员安排

我们建议 ERCP 须由以前受过 ERCP 正规训练的医师独立完成。要求医师在受训期间完成的操作例数差异较大，但至少应完成 200 例，并且 200 例中至少包括 100 例治疗性操作。胆管插管成功率至少应为 85%，最好为 90%。我们建议护理人员在被接纳为 ERCP 助手之前，至少有 1000 例上消化道（upper gastrointestinal, UGI）和结肠镜检查的经验。护士应该在一名有经验护士陪同下完成100～200例检查，方可单独进行导丝或附件的配合。每例检查需要2名护士：一名负责镇静/镇痛，另一名负责附件的配合。ERCP 中的放射科技师应该固定，并作为操作组成员之一，而不应频繁轮换。除了最困难的病例外，几乎所有中心都不再依靠放射科医师进行 X 线透视或图像采集。最后集体阅片可以有利于最终解释的精确性。如果由胰胆知识培训不足并且缺乏经验或兴趣的普通放射科医师进行最后阅片，则可能无法达到预期的效果。

患者准备

患者准备包括最新病史、体格检查、近期全血细胞计数、肝功能、血淀粉酶和/或血脂肪酶以及至少一项以上的腹部无创影像学检查，如腹部超声、CT 扫描和/或磁共振胆管显影。如果预计要进行治疗，通常建议测定血小板计数、凝血酶原时间、部分凝血活酶时间。若患者有肝病、肾病和出血病史，则提示出血风险高。易出现淤斑、拔牙后出血过多、其他术后出血病史或有凝血障碍家族史的患者，最好进行血液病学会诊。必须重视抗凝治疗、人工心脏瓣膜和过敏史等危险因素。碘过敏患者发生过敏反应的危险性很低；然而，最好在检查前 15 小时和 3 小时分别口服泼尼松 30～40mg。如果曾出现过严重反应，可再静脉注射苯海拉明25mg。出现碘过敏不需要中止必要的检查，但应适当限制造影剂的使用量。如果有必要，空气用于胆管造影[18]效果也很好。如果有可能的话，在检查前7天应停用阿司匹林和非甾体类抗炎药。除了口服降压药等药物外，清晨检查前通常应禁食 8 小时。下午检查的患者早餐可以进清淡流食。服用麻醉性镇痛药的患者可能需要禁食12～16小时和/或在检查前一天晚上仅进清淡流食。便秘或近期曾口服造影剂的患者可以口服通便药清洁横结肠内容物，否则这些物质可以使胆囊、胆管末段和胰腺的影像受到遮盖或变模糊。梗阻性黄疸、胆管炎、假性囊肿、瘘或处于免疫抑制状态的患者推荐使用广谱抗生素（如环丙沙星）。喹诺酮类药物可以口服，故常被选用。推荐在检查开始前30～60分钟口服二甲基硅油溶液，以减少腔内泡沫，否则这些泡沫可能影响观察。

知情同意

行ERCP前，必须获得知情同意。在法律和伦理上都必须将操作的风险、受益和预期要进行的操作选择告知患者和家属。表 40-2 列出了诊断性和治疗性 ERCP 潜在的并发症及其发生率。既然法律标准在逐步完善，我们建议医师告知患者可能的并发症以及这些并发症的相对发生率。除此之外，我们建议医师告知患者某些严重并发症的发生可能延长住院时间，并且患者可能因此需要重症监护或施以外科开腹手术，极少数情况下，还可能导致永久残疾，甚至死亡。根据患者和操作危险因素以及疾病过程的评价和治疗的不同，并发症的发生率不同。非复杂性的胆管结石、恶性肿瘤或慢性胰腺炎患者并发症发生率较低，而急性复发性胰腺炎以及怀疑为 Oddi 括约肌功能紊乱患者的并发症发生率要高出 2～4 倍。与并发症发生率增高有关的操作技术包括反复尝试插管、反复胰管内注射、胰腺实质腺泡化、括约肌预切开（无相关的保护性胰管支架）。注意技术上的细节和患者的选择能减少但并不能完全消除并发症的发生。早期识别和治疗并发症有助于降低病残率。

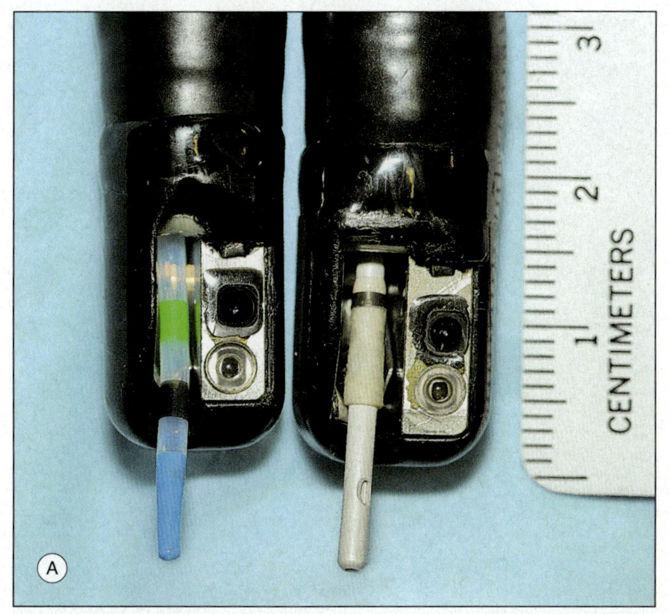

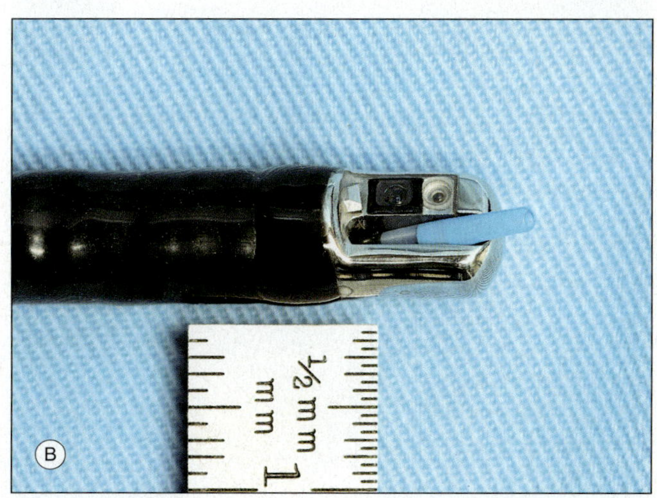

图40-1 A. 两个用于标准内镜逆行胆管造影（ERC）的侧视型内镜的照片。由于诊断和治疗胆管疾病中需要各种不同的辅助设备，活检钳道内径可在 3.2 ~ 4.5mm 之间。B. 新一代 Olympus 小儿电子十二指肠镜，用于体重小于 10kg 的儿童。

表 40-2 内镜逆行胰胆管造影和括约肌切开并发症发生率（%）

并发症	中等危险患者		高危患者 *	
	ERCP	括约肌切开	ERCP	括约肌切开术
胰腺炎	3	5	8	20
出血	0.2	1.5	0.4	3.5
穿孔	0.1	0.8	0.3	1.5
感染	0.1	0.5	2	2
镇静反应或心肺疾病	0.5	0.5	2	2
合计 (%) †	3.9‡	8.3‡	12.7‡	29‡

* 某些患者的特征和操作技术增加了并发症的风险，包括怀疑 Oddi 括约肌功能障碍、复发性胰腺炎、插管困难、括约肌预切开、凝血障碍、肾脏血液透析、肝硬化或心肺疾病晚期。

† 一些患者超过一种并发症。

‡ 并发症的严重程度：轻度 70%；中度 20%；重度 10%。

ERCP，内镜逆行胰胆管造影。

内镜设备

ERC可以用纤维或电子的侧视型内镜进行。内镜的工作长度为 120cm，通常分为诊断性（直径约 10mm）和治疗性（直径 12 ~ 13mm）两种。电子系统可以为所有内镜操作组的成员提供可视电视监控图像。这不仅提供了更好的教学平台，也可使内镜医师和护士助手更好地配合。一些新一代内镜装配了直径可达 4mm 的大活检孔道，而外径只有标准的 10 ~ 11mm（图40-1）。目前由Olympus美国公司生产的新一代小儿电子内镜外径小于7mm。对于Billroth - Ⅱ术后患者，通常开始时我们使用标准的侧视型十二指肠镜，但偶尔需要使用前视型内镜。对于Roux-en-Y胃空肠吻合术或胆肠吻合术后患者，160cm小儿肠镜或 220cm小肠镜在超过一半的患者中能到达胆管[19]。抬钳器缺乏和附件兼容性差会使前视型内镜变得难以操作。个别情况下，经肝穿刺插入导丝的对接技术会比较有用（图 40-2）。

目前的内镜都可以浸泡消毒。清洁后的内镜应垂直悬挂以加快干燥速度。在过去，假单胞菌感染和 ERCP 内镜消毒不彻底有着直接的关系。最理想的莫过于定期进行内镜细菌培养。ERCP 后发生感染的患者应该进行培养，看是否存在假单胞菌（见第 4 章）。

放射室

几乎所有的内镜医师都没有专用的ERCP室。我

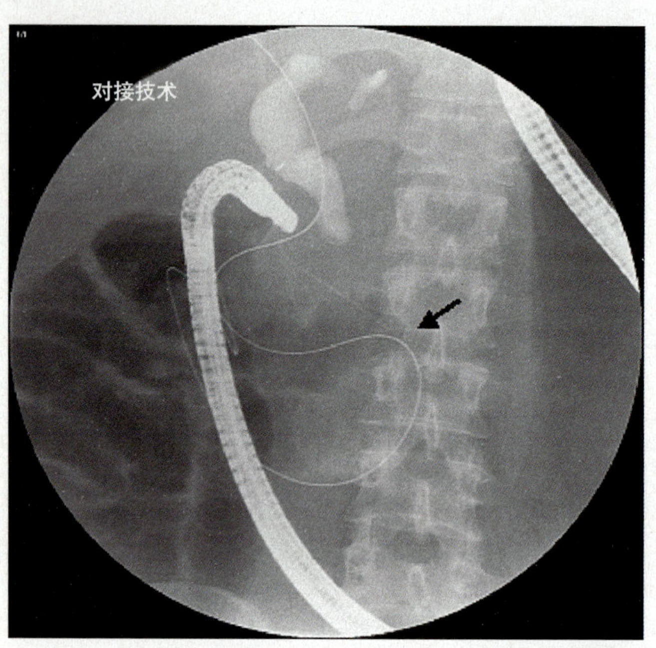

图 40-2　一名患者因肥胖接受了胃旁路手术，发生了胆绞痛，怀疑有胆总管结石。小儿结肠镜经口进入，但是不能反转到十二指肠降部。将一根导丝经皮经肝穿刺到十二指肠，越过Treitz韧带（箭头），向下进入空肠。然后抓住导丝并将内镜回拉到乳头，对结石进行治疗。

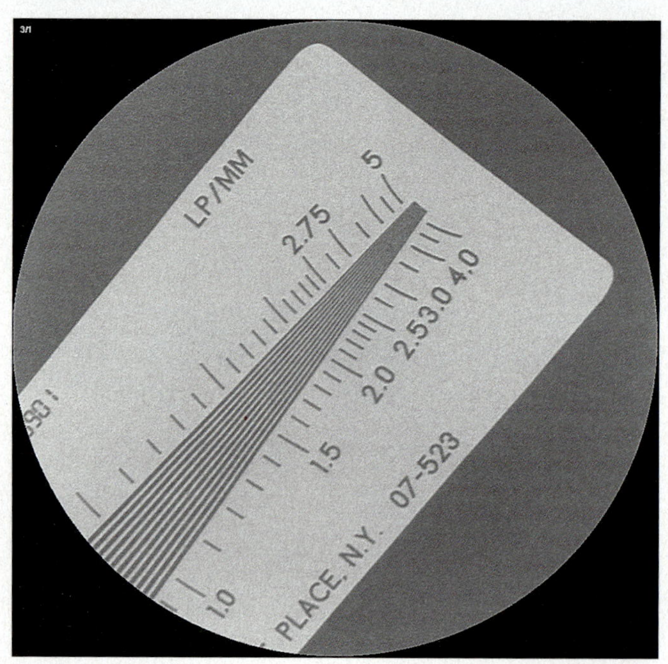

图40-4　在X线透视或图像采集时用体内放射模拟器来决定线对分辨率。建议大于2.5个线对分辨率作为内镜下逆行胰胆管造影（ERCP）最佳分辨率。（Courtesy Joe Edmiston, Indiana University Medical Center.）

们知道市面上并没有专用于ERCP的X光机。大多数内镜医师都是提前在放射科预订好时间，并且使用的是普通放射机或血管造影机。在未来的十年里，胶片资料有可能消失，取而代之的是只能在高清晰监视器上识别的数字格图像文件，并可能成为新标准。目前高质量的数字图像已可以与胶片质量匹敌。有固定头顶架的平面工作台功能有限。最佳的X线工作台能够将患者头部向上和向下倾斜30°，有C形臂，允许轴向、头侧和尾侧、垂直和水平移动，因此可以多角度观察（图40-3）。由于患者通常俯卧，使头部位于工作台的“脚部”，因而能够在垂直和水平方向颠倒图像，有助于观察。

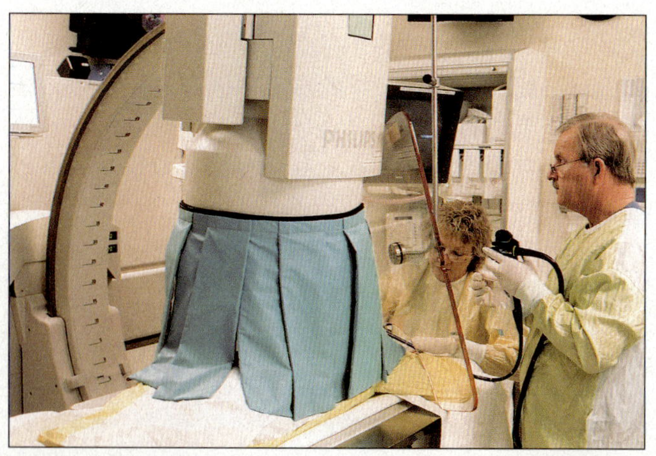

图 40-3　装备了C形臂X线机的房间。工作台的倾斜和吊架、C形臂的倾斜和旋转使医师得以多角度进行观察。注意铅围裙从影像增强器上垂下。注意靠近患者头部的透明铅罩。

过去，内镜医师一直使用比较老式的X线机器，这些机器有轻便式C形臂，图像分辨率低。考虑到X线透视和保存图像的质量对于作出正确的诊断和处理十分关键，所以这种机器已被淘汰。高质量ERCP图像所要求的分辨率与神经放射学中要求的分辨率（脑血管）是相同的。强烈建议X线透视和最后图像的分辨率应至少达到每毫米2.5线对数（图40-4）。这最好用6～9英寸的较小直径的影像增强器来完成。应该遵守辐射安全标准[20]。需要个体暴露的监测和减少暴露的方法。注意养成将透视区域投照在感兴趣部位的好习惯。患者周围的铅围裙或铅罩限制了X线散射。使用新一代脉冲式X光机间断透视会有些不稳，但是辐射暴露仅1/10。建议正确使用铅围裙、铅眼罩和甲状腺防护罩(图 40-5)。

技术

患者体位、术前准备和镇静

大部分中心让患者在X光工作台上采取俯卧或轻

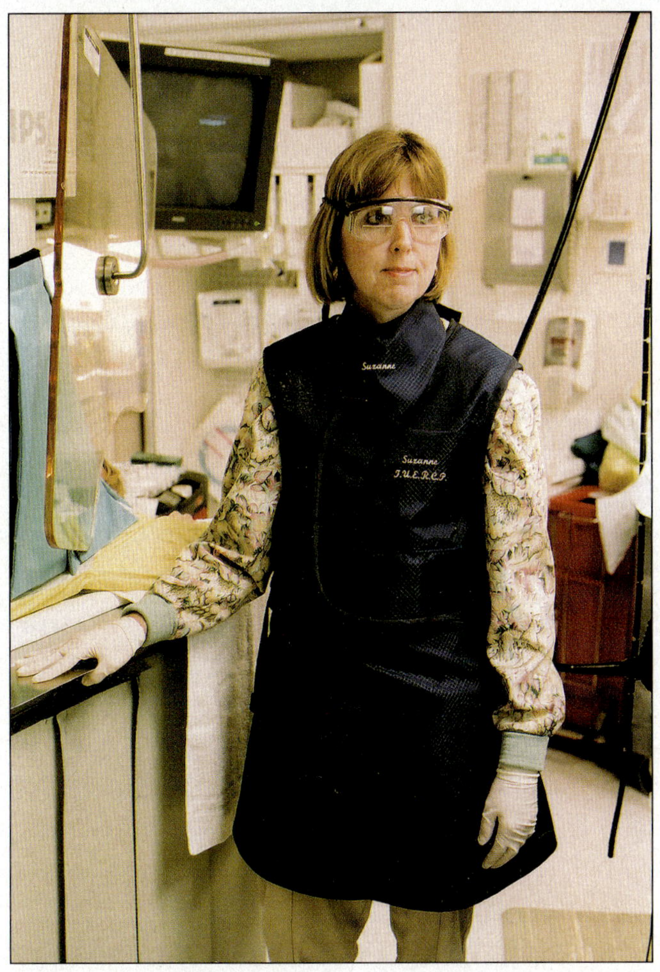

图40-5 为了达到最佳辐射防护，内镜助手穿戴铅围裙、甲状腺罩和铅眼镜。

度左侧卧位。少数情况下，操作困难的Billroth-Ⅱ式术后患者用仰卧位。需要开放静脉，血压、脉搏和血氧饱和度监测装置。有心绞痛或心律不齐或其他病情不稳定的患者需要监测心电图。缓慢静脉注射以下常用药物以镇静和止痛，比如地西泮（10～40mg）、咪达唑仑（2～10mg）和哌替啶（25～150mg）或芬太尼（50～150mg）。这些通常用于检查时间在30～60分钟的患者。氟哌利多（2.5～10mg）是一种常用的辅助或替代用药，尤其对酗酒者或经常服用麻醉性镇痛药或苯二氮䓬类药物的患者[21]。然而，近来由于导致心律不齐和QT间期延长的可能性限制了氟哌利多在内镜检查中的使用。我们的原则是，对这些基础心电图QT间期正常的患者仍然常规使用氟哌利多。近来异丙酚已经更多地用于深度镇静，可以提高患者对操作的耐受，另外，其恢复时间也明显短于标准镇静。内镜医师和内镜护士在标准UGI内镜和结肠镜检查中使用异丙酚后，并发症的发生率低，提示使用该药是安全的[22-24]，但是在ERC中尚未进行很好的研究。在有遮挡患者X光设备的ERCP暗室内，可视监护系统为ERC操作提供了安全保障。咽部局麻可能减少患者恶心。通常使用抑制蠕动的药物（如胰高血糖素或阿托品）抑制十二指肠里蠕动。应该配备治疗心动过缓（如阿托品）或高血压（如拉贝洛尔）的药物。应常规备有能即开即用的苯二氮䓬类药物和麻醉药拮抗剂。在附近必须有装备齐全的复苏抢救车。小儿病例和成人相似，也能成功操作。对体重小于12kg的儿童，直径小于8mm的小儿内镜效果更理想，但是对于超过12kg的儿童，则常用直径10mm的标准内镜。

上消化道内镜检查

首先，应完成一个简短的针对食管、胃、十二指肠和十二指肠主乳头的内镜检查。若发现大的溃疡或者肿瘤则可能不必进行ERCP检查。在退出胃腔时应该尽可能吸气，使胃内残气量最少，因为瘪的胃可以更好地显示乳头的正面观。其他发现，比如肿瘤浸润十二指肠降部近端、静脉曲张、假性囊肿压迫肠壁或十二指肠壁内水肿，有助于对疾病过程进行定量或定位判断。主乳头通常位于十二指肠降部中段内侧壁，但也可能位于从十二指肠球部到十二指肠水平部的任何地方。要仔细观察以发现主乳头异常（如肿瘤、水肿、因结石或黏液通过所引起的开口扩大）。应该注意开口的位置。对副乳头进行一个简短的检查对于过后一旦首先经主乳头的ERP失败，需采取其他措施时，可能会有帮助。在试图插管之前，应该对预期要显示的区域进行透视观察（或摄片）以发现支架、钙化、肿块和残余造影剂（图40-6）。初次插管时可根据个人习惯（就好比选择网球拍或高尔夫球杆一样）选择工具。在许多情况下，可以先选取不带导丝的简单的单腔5Fr聚乙烯导管。其较有弹性（不僵硬）、可操控性强、费用低而操作简单是其优势所在。如果ERCP发现不具有特异性或者表现正常，并且测压可能对诊断有所帮助，则建议首先使用测压导管。如果基本上肯定需要行括约肌切开术，那么括约肌切开刀是一个好的插管工具。如果乳头开口小，可以选择一个比较细的造影导管或括约肌切开刀。一些中心优先采用多种形状的金属头导管。两腔或三腔导管或括约肌切开刀有相互独立的腔来插入导丝或注入造影剂，所以可能更受欢迎。导丝可在任何情况下用于协助插管或保持导管稳定。就胆道插管来说，直径0.025英寸或0.035英寸的导丝效果更佳。头端柔软的导丝其优点在于引起组织损伤的几率小（如很少进入黏膜下或其他导管外组织）。使用专门工具的重要性远小于内镜医师的技

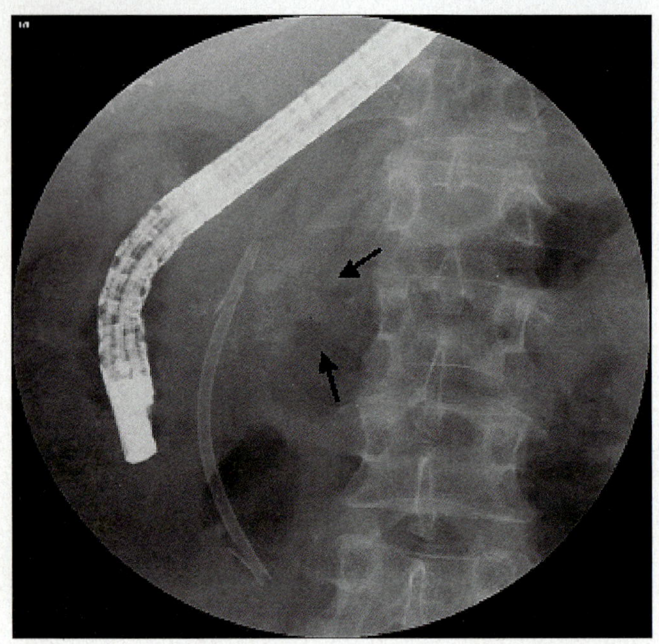

图 40-6　右上腹的 X 线平片显示震波碎石术后胰管钙化（箭头）和残余胆管支架。这张片子为随后注射造影剂提供背景图像。

巧（图 40-7）。

如果开始主乳头不明显，轻轻将皱襞挑起，多注气，使用胰高血糖素抑制肠蠕动可能使乳头暴露。如果有十二指肠憩室，主乳头通常在憩室的边缘，但是近 5%～10% 的病例中，乳头在憩室腔内（图 40-8）。

然后进行主乳头插管。导管尖端若指向11～12点钟方向，插管多进入胆管（图 40-9）；若导管指向 3～5 点钟方向，插管多进入胰管。胆管开口位置可能在10点到 2 点钟之间。插管首先用导管尖端轻轻嵌入乳头开口处。深插管（导管插入管腔内超过1cm）更能保证插入管腔内，并允许注射造影剂、液体吸引，改变患者体位和改变内镜位置不会使导管从管腔内脱出。

选择性胆管深插管

胰管插管比胆管插管容易。在大多数胆管有病理改变的病例中，选择性胆管插管是必需的。我们通常最先使用标准的 5Fr 导管，随后加用导丝或括约肌切开刀辅助操作。如果插管角度不够，未能到达头侧方向，那么借助括约肌切开刀或顶端弯曲的导丝则可能达到这个角度。在主乳头突起的患者中（突出到十二指肠腔内），胆管腔内的路径总是类似阶梯状。开始时向头侧插管，然后与肠壁垂直，最后再转向头侧。这一过程部分可以通过向头侧牵拉内镜，降低抬钳器，将镜头尽量靠近乳头来完成。锋利的导丝可能在乳头内的第一个头侧 - 垂直交叉处穿破壶腹顶部。要求导丝操作时动作轻缓，导管插管的方向尽量垂直。有限的数据提示在一些困难的病例中使用药物（如硝酸甘油）松弛括约肌可能有助于插管。如果必须行胆管插管（梗阻性黄疸），首次插管失败，通常要求预切开（第 42 章）。在这种情况下，内镜医师必须仔细权衡，来决定是否将患者转到一家更有经验的机构[25,26]，还是考虑经皮穿刺或外科手术，或是继续进行创伤更大的内镜下操作。

括约肌预切开是将乳头切开以便更深地插入胆管树[27-31]。这项操作仅限于有经验的内镜医师，且多数应用于临床高度怀疑梗阻性病变（如胆石嵌顿）（图 40-10A）或无创检查显示胆管扩张的黄疸患者，多在标准插管失败后使用这项操作。短鼻形牵拉式括约肌切开刀嵌入乳头开口连续向头侧浅切割，直到发现胆管开口，就可完成预切开。针形刀也可完成相似的连续浅切开。我们习惯首先在胰管内放置一个3～4 Fr、长6cm、无管腔内侧翼的聚乙烯支架，如果可能，可

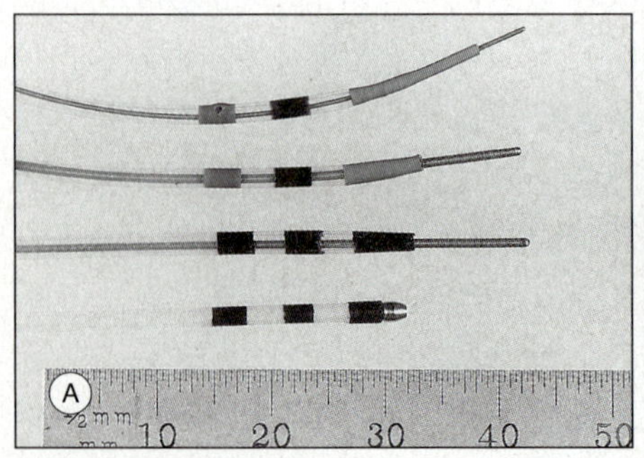

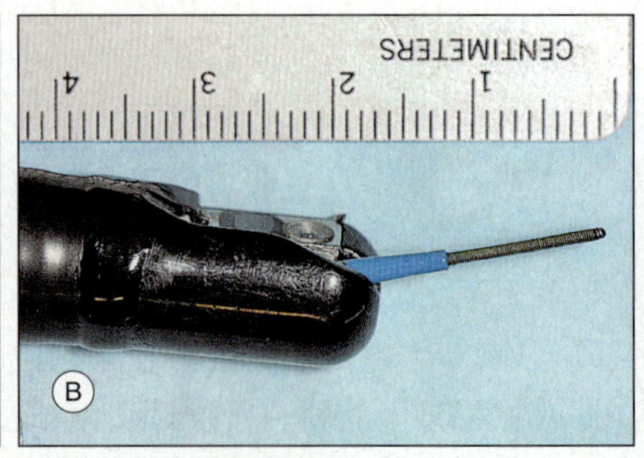

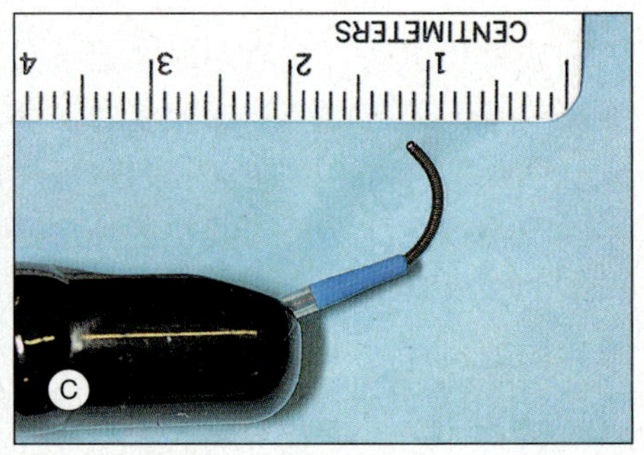

图 40-7　A. 特征不同的各种导丝，规格直径0.018 英寸、0.025 英寸和0.035 英寸，多种亲水头和可预先定形的导丝，后者是头端形状能改变的导丝，是设备齐全的胆道诊断室所必备的材料。显示了带各种锥形头或金属头（底部）的 5Fr 导管。B. 直径 0.035 英寸不锈钢导丝（有聚四氟乙烯涂层）（直头）。C. 除了将导丝头部手工修饰向头侧弯曲以便协助胆管插管外，其他与 B 相同。

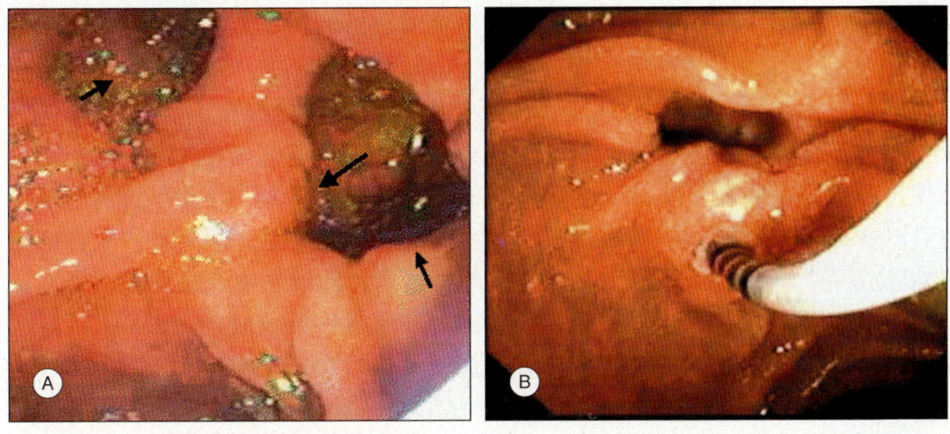

图 40-8　A 和 B 为胆管插管困难的病例。主乳头与十二指肠憩室相关。乳头最多见是在憩室的边缘，但是也可能在憩室内，使插管更困难。A. 二分叶状憩室（短箭头）。主乳头开口（长箭头）。B. 乳头在憩室边缘 6 点钟位置。

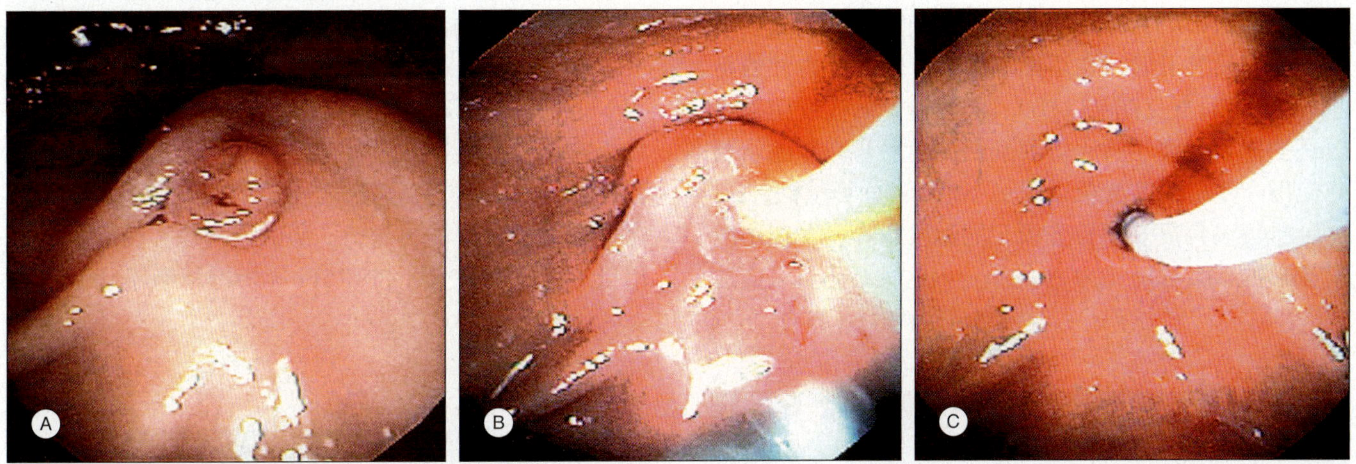

图 40-9　A. 5Fr 导管在主乳头 11 点方向的内镜图像。B. 导管内呈黄色，说明导管已进入胆管并且吸出了胆汁。导管在 3 点方向进入胰腺（C）。

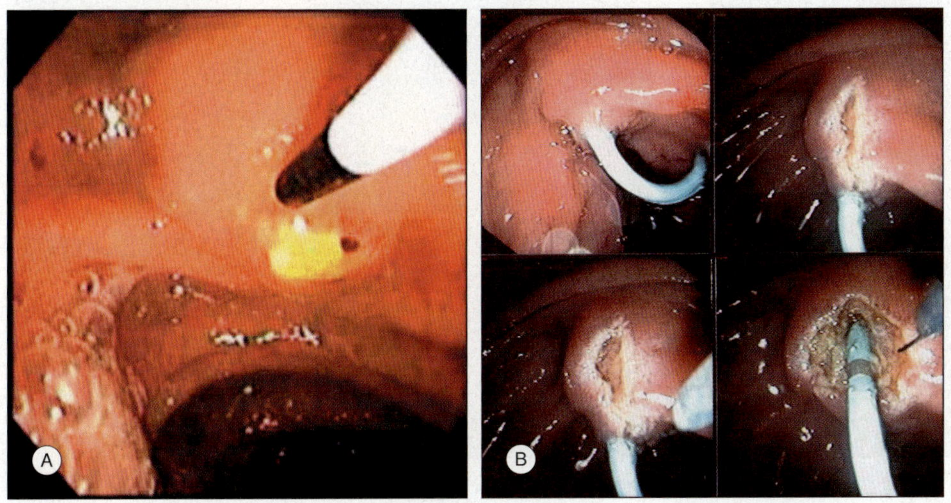

图 40-10　A. 石头嵌顿在开口处，开始时用针形切开刀切割。B. 在预置的胰管支架之上针形括约肌切开刀对主乳头行预切开的内镜图像。

用支架引导针形刀切割（见图 40-10B）。

造影剂和图像采集

浓度为 25%～30% 的标准造影剂（如泛影葡胺）常称为半强度，在胆管造影中最常使用。这可以使直径2～6mm的小胆管完全显影，也可以看见扩张胆管内的充盈缺损（胆石）。然而，全强度造影剂（50%～60% 浓度）可以更好地显示胆管狭窄和外周肝内胆管。非离子型和低渗性造影剂，价格较为昂贵，并且没有安全性的优势，因而不建议使用[32,33]。我们用20ml注射器，因为这样可以避免经常更换注射器（易形成气泡）。每更换一次注射器，应该回吸以除去来自接头处的气泡，并灌注造影剂以确保到达导管头部。在连续 X 线透视监测下注射造影剂。造影剂比胆汁黏稠，沿着最低的通路流动。患者俯卧位时左叶填充比较快（最低）（图40-11A），其次是右前叶肝管填充，最后填充的是右后叶肝管（也可能不填充，除非用力注射足量的造影剂）（见图40-11B）。胆管填充的程度应该根据病史以及所要了解胆管解剖结构的需要来考虑。要求使用高分辨率 X 光机以观察小胆管的微细结构。

推荐多角度观察首先填充的远段胆管以发现小的充盈缺损（胆石），在扩张的胆管内这种小胆石可能被冲向上游胆管（并不再显影）或被高浓度的造影剂掩盖（图 40-12 A 和 B，图 40-13）。完全的胆管造影要求外周肝内小胆管填充。在俯卧位时，左叶位置更低，优先填充。右叶填充可能需要在X光工作台上将患者的头部向下倾斜15～20° ，用力注射（球囊阻塞导管有用），选择性右肝管插管或让患者仰卧。造影剂与胆囊内的胆汁缓慢混合。建议在填充早期多次摄片。内镜退出后，最好在患者仰卧位时拍摄最后几张X线片。偶尔，延迟胆囊摄片可以在操作完成后4～24小时将管腔内的气体充分排出后进行，这样得到的诊断性X光片质量更高。在重度胆管狭窄时，只允许少量造影剂充填上游胆管，直到导管进入狭窄上方（图40-14）[34-36]。

问题及对策

表 40-3 列出了 ERC 遇到的多种常见问题以及解决方法[37-39]。

通常在ERCP时进行胆管测压。在检查前至少8～12小时以及测压期间应该避免使用松弛（如抗胆碱能药物、硝酸酯类、钙通道阴滞剂、胰高血糖素）或刺激（如某些麻醉性镇痛药、胆碱能药物）性药物。使用低顺应性灌注泵系统和5Fr 导管进行测压（见第49

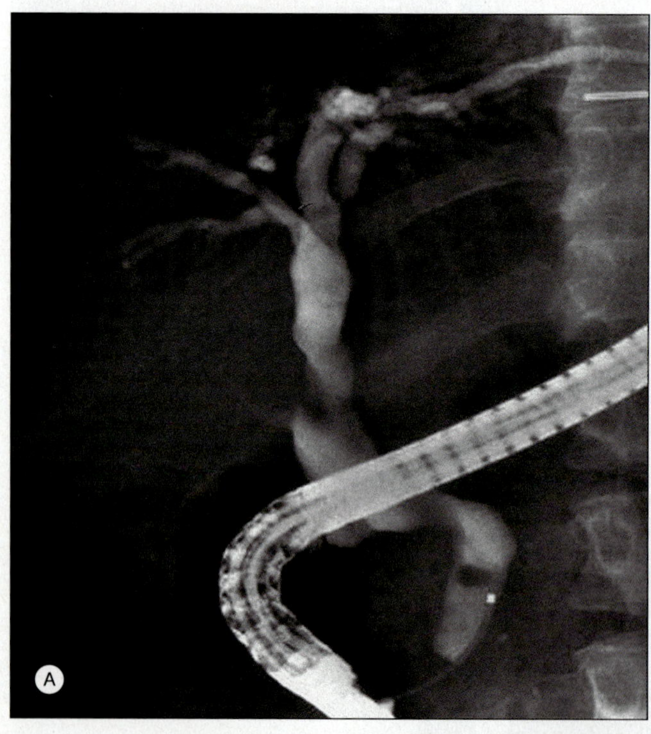

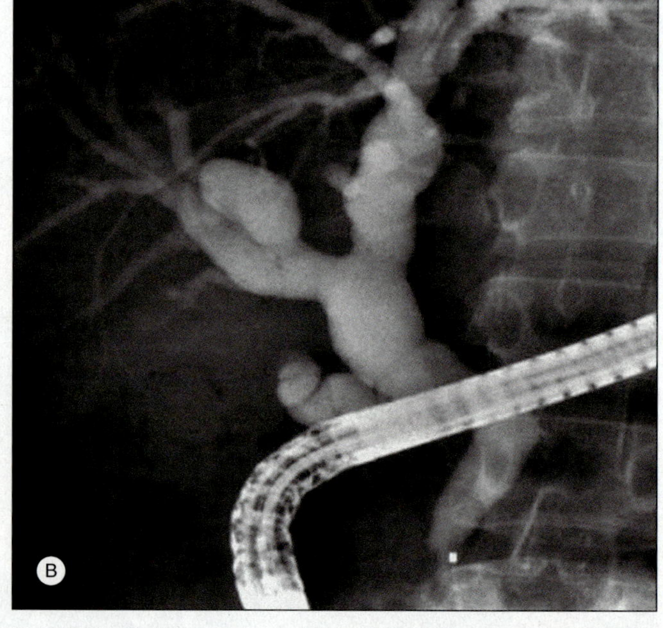

图 40-11　A. 初期左叶填充。这种填充是由于造影剂比重高于胆汁，当患者俯卧位时向下流向左叶。这可能被误认为胆管完全填充。B. 将患者头向下倾斜 20°，注入更多的造影剂，右叶显影了。

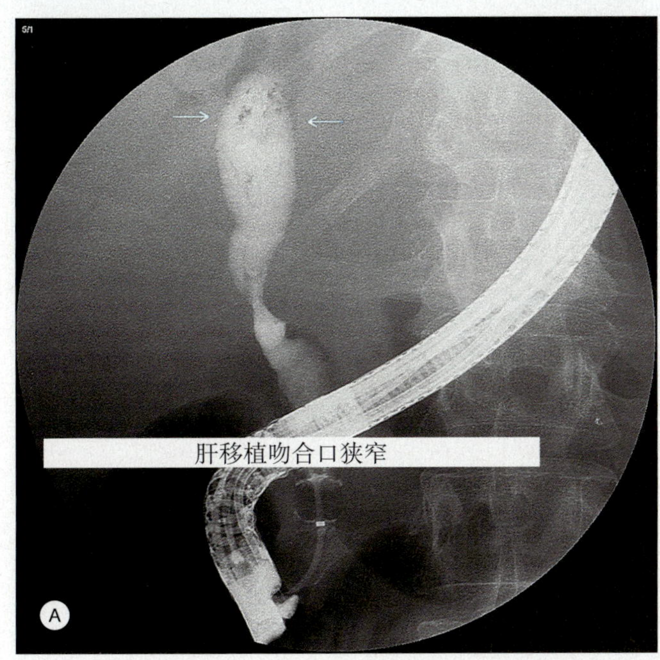

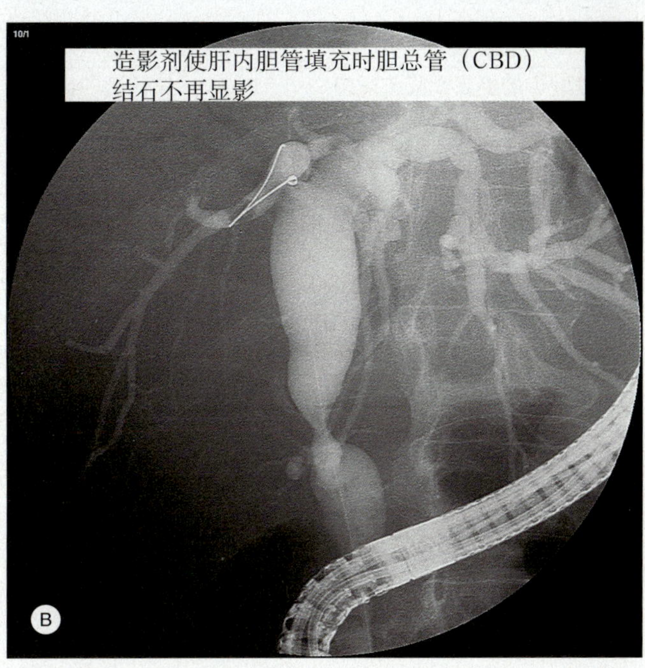

图 40-12　为了观察到胆石（A），怀疑胆总管结石的患者（尤其是那些胆管扩张的患者）应该在胆石被逆流冲向近端之前或被高密度造影剂掩盖（B）之前，对胆管填充进行多次摄片。这名患者做了肝移植，胆管与胆管吻合。吻合口狭窄。

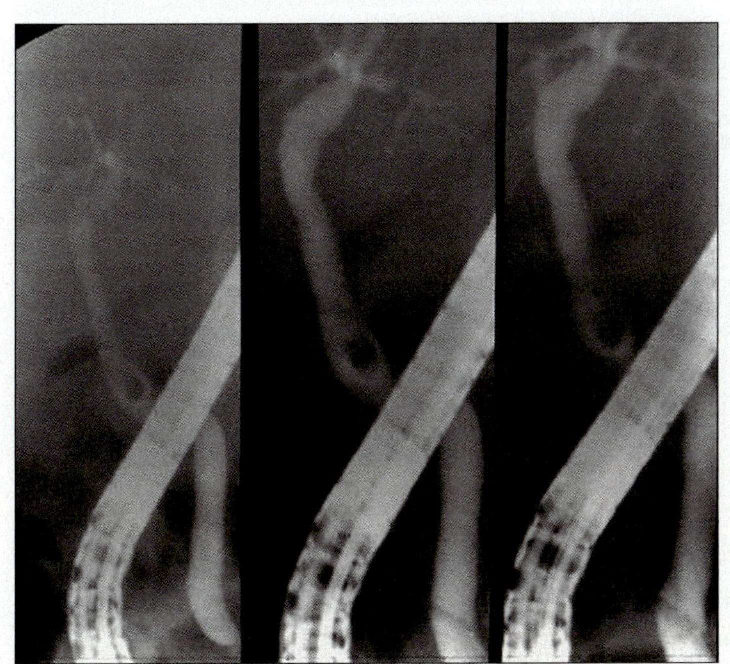

图40-13　注射少量造影剂早期摄片是观察小胆石的最佳时机。这个患者的充盈缺损是“假结石”，代表胆囊管的开口。

表 40-3　内镜逆行胆管造影时所遇到的常见问题和挑战

胆管造影的挑战或临床疑虑	解决问题的步骤
肥胖患者	增加千伏电压（KV） 额外曝光（稍增加可能就足够了） 在决定治疗之前摄片并观察图像（即不要仅依靠透视观察）
患者频繁移动	多次曝光（这样可能清楚） 增加电压来缩短曝光时间
胆总管末端（壶腹前端）观察不清	如果患者存在胆管炎，造影剂过度充盈有导致败血症的危险，可将取石球囊送到胆总管中部，给球囊充气，顺球囊向下注射造影剂（需要合适的“球囊下”注射孔）。头部向上倾斜5°~20°(图 40-15) 如果中等量造影剂已经上行到肝内胆管，则将导管头端放置在括约肌上方 1cm 处吸引透光的胆汁，直到上行的造影剂向下流回到胆总管末端（图 40-16）
患者存在胆囊切除术后很典型的腹痛，但 ERCP（或 MRCP）显示正常	进行测压[37-39] 如果无创检查未显示胆管扩张并且肝功能正常，不要对这种患者进行ERCP，除非可以立即进行测压
找不到乳头	X线透视下确定内镜头部在十二指肠降部。是否明确外科解剖结构——Roux-en-Y胃空肠吻合术？若发现胆汁——继续追踪。将可能区域的皱襞轻轻挑起。发现副乳头，再于左侧和下方寻找。予以胆囊收缩素或促胰液素刺激胆汁或胰液外流
左侧和右侧肝管系统在肝门部重叠，显影不清	固定 X 线透视检查台，转动患者呈轻度的左后斜位 转动 C 形臂来分开重叠
怀疑胆漏	在漏口处的图像被造影剂模糊之前，早期多次摄片以明确胆漏的部位 限制造影剂注射量（图 40-17A），以减少造影剂溢出
气泡进入	观察气泡走向，还有在哪里聚集。如果在胆总管末端，将头部向下倾斜，从胆总管末端吸出气泡、胆汁和造影剂 可考虑将头部向上倾斜，可观察到气泡进入肝内胆管
胃内或十二指肠内的造影剂或空气降低了图像的质量	在摄片前，吸出十二指肠内所有的造影剂和空气。在注射造影剂时这是常规操作（图 40-17B）
内镜反复遮盖想观察的区域	使用 C 形臂（或改变患者体位） 将内镜从短镜状态（小弯）变成长镜状态（大弯） 将导管向上放置到肝门，缓慢将内镜退回到胃内，吸出空气和溢出的造影剂，类似鼻胆管置入
幽门或十二指肠狭窄阻碍内镜通过	将导丝和 5~7Fr 导管通过狭窄处放置到十二指肠水平部。超硬导丝尤其有用（Amplatz 超硬导丝，Boston Scientific，Billerica MA） 在导丝引导下内镜通过，要多注意透视下的定位而不是内镜图像

CBD，胆总管；ERCP，内镜逆行胰胆管造影；MRCP，磁共振胰胆管造影。

章)。

正常所见

图 40-18 显示了正常的胆管造影图像。尽管仍有争议，但已有证据表明在无梗阻性病变时，胆囊切除术后也不应显示胆管扩张。ERCP 中肝总管和胆总管直径通常要比 CT 或超声显示的直径大 2~3mm。这是由于向胆管系统灌注额外的液体(造影剂)时所产生的压力超出了生理分泌状态下的压力。许多中心将成人胆总管直径的正常上限定在 10mm。胆囊管通常在肝门到乳头的近中点处汇入胆总管，但这一汇合变异很大。肝内小胆管呈无叶树枝状结构，分布变异很大。5% 的患者可见一条变异的、汇入位置低的右肝管，它连接着右后叶肝管（图40-19)。这些结构在腹腔镜胆囊切除术时可能会被横断，引起来源于断开的肝内胆管分支的疑难性胆漏（图 40-20)。由于横断的胆管在 ERCP 时不填充，MRCP 可能更有诊断价值[41,42]。目前已经报道了很多其他解剖结构上的正常变异[42-44](图 40-21)，不过本章中不再赘述。

胆管结石

白种人和非裔美国人中，大多数都是胆固醇型或混合型结石，位于胆囊内。这些患者不需要行内镜逆行胆管造影（ERC），除非胆管中有结石或结石落入胆

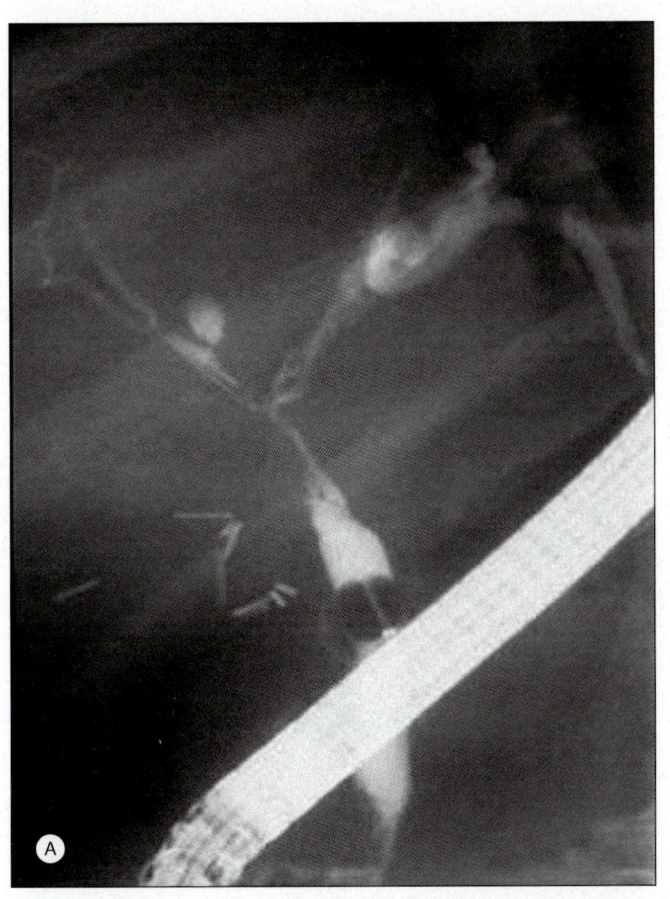

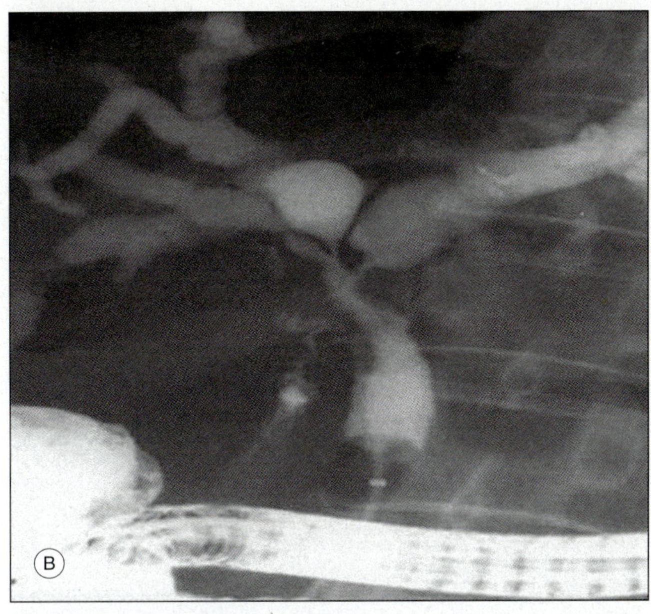

图 40-14 A. 胆管癌侵犯肝门。为了避免污染，在狭窄的上方仅注射了少量造影剂。只有在导丝到达狭窄的上方后，才应该注射较多的造影剂。如果需要了解更多的近端胆管情况，推荐行核磁胰胆造影（MRCP）或计算机断层扫描（CT）。B. 在肝门狭窄以上过度的肝内填充。除非随后行双侧引流，否则患者术后患胆管炎的风险很高。

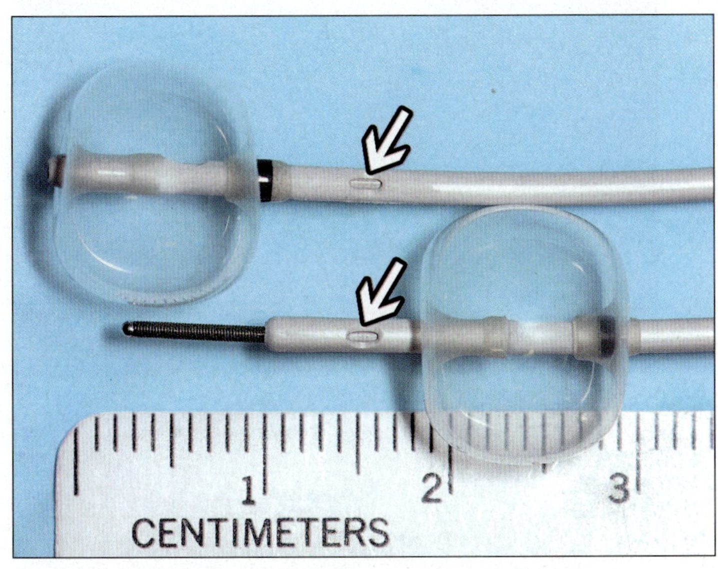

图 40-15 取石型球囊导管在球囊上方和下方的注射端口（箭头），根据病变区域选择性填充球囊的上方和下方。

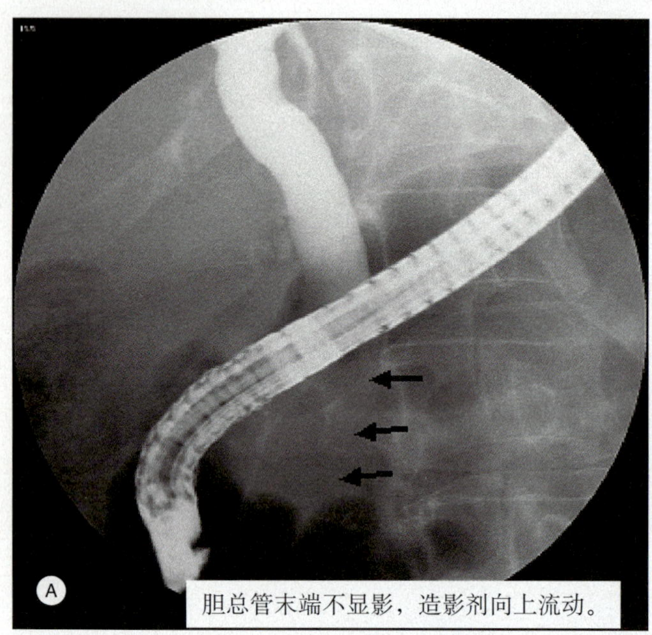

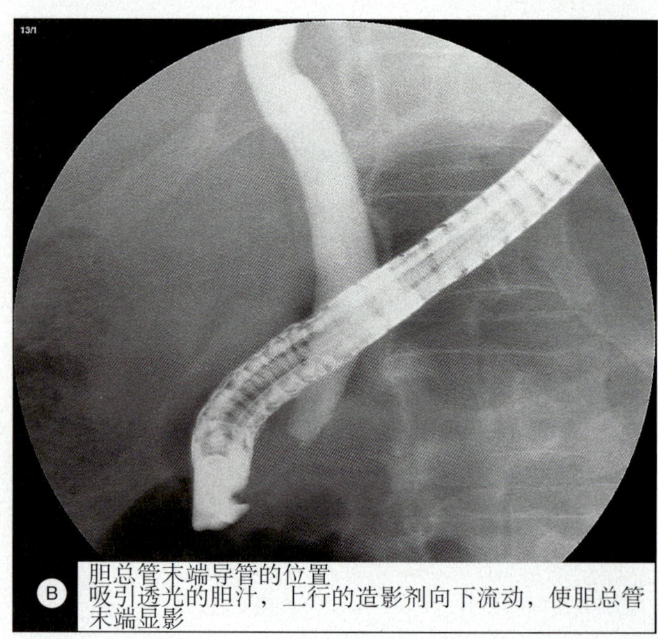

图 40-16 A 和 B 使用吸引技术从胆管末端吸出透光的胆汁使胆管末端充盈。

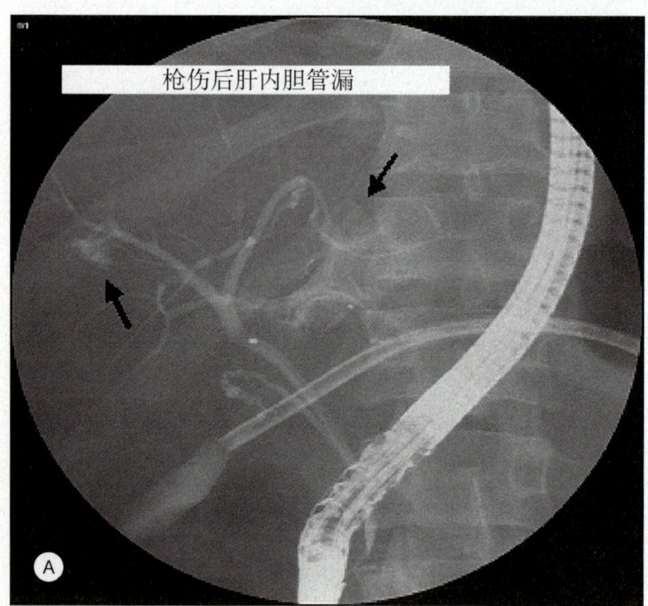

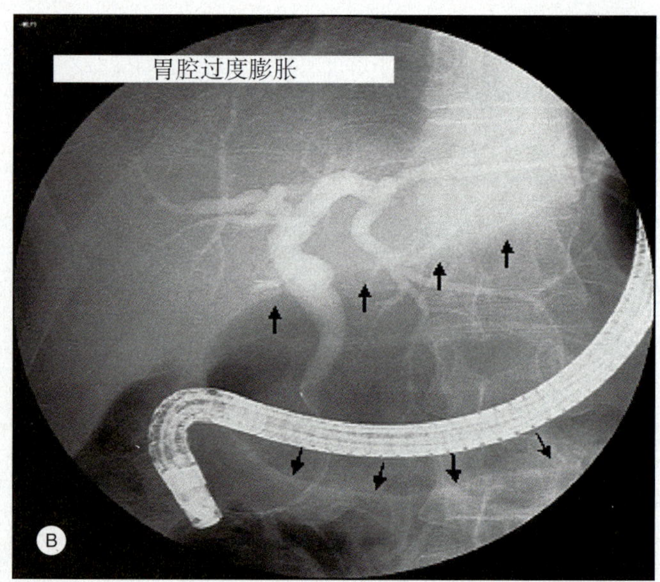

图40-17 A. 胆漏。患者肝脏受枪伤，右叶胆漏较左叶小。B. 吸尽十二指肠和胃内的空气可以使胆管更好地显影。胃内空气过多使胆总管部分图像变模糊。

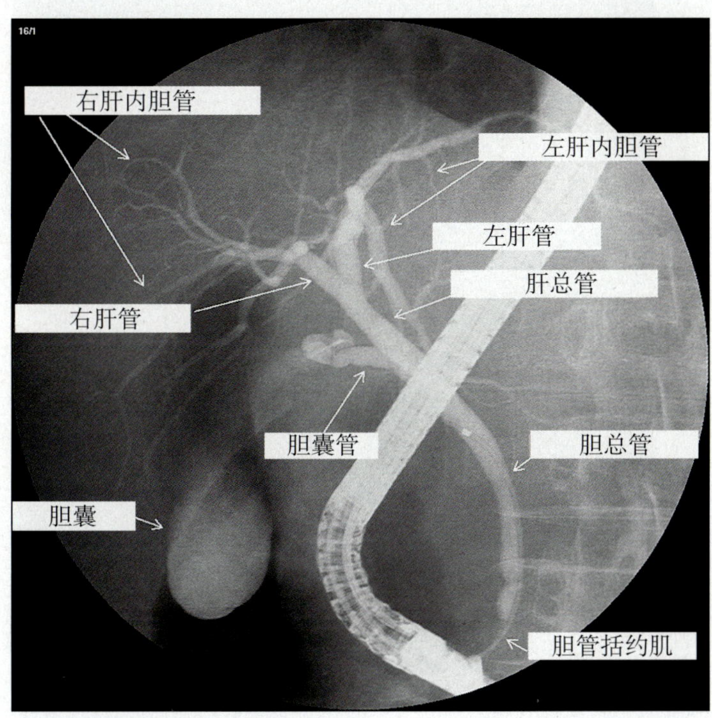

图40-18　箭头所示为正常胆管造影中的胆管分段。结肠内气体与胆囊重叠使图像欠佳。

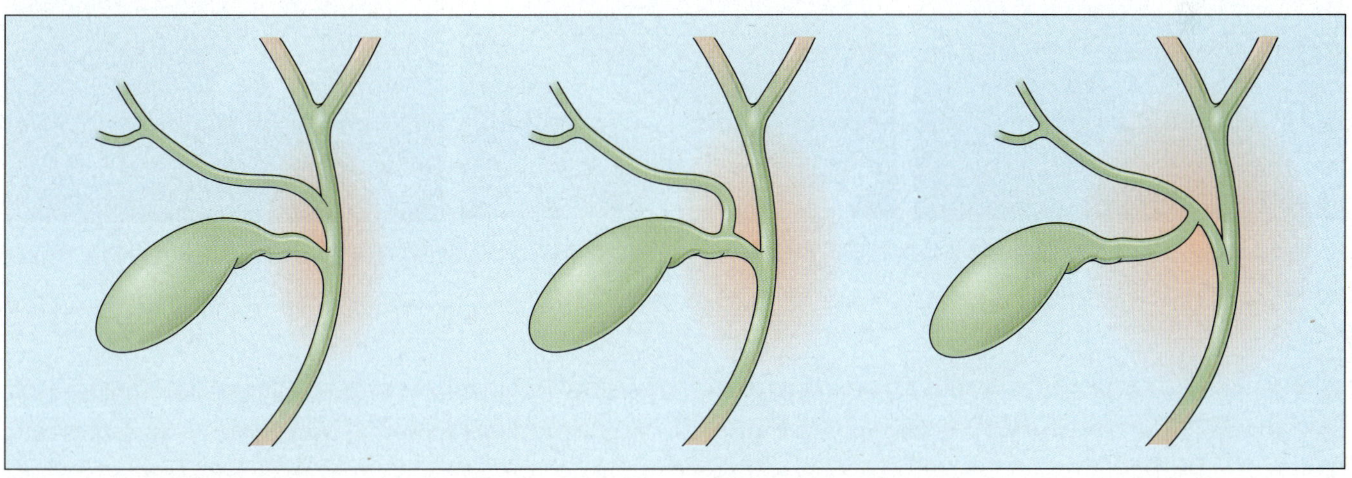

图 40-19　右后肝段分支的变异。左：胆囊管和变异的右肝管相互邻近，但是都附着在主肝管外。中：变异的右侧分支接入胆囊管。右：胆囊管接入变异的右侧分支。

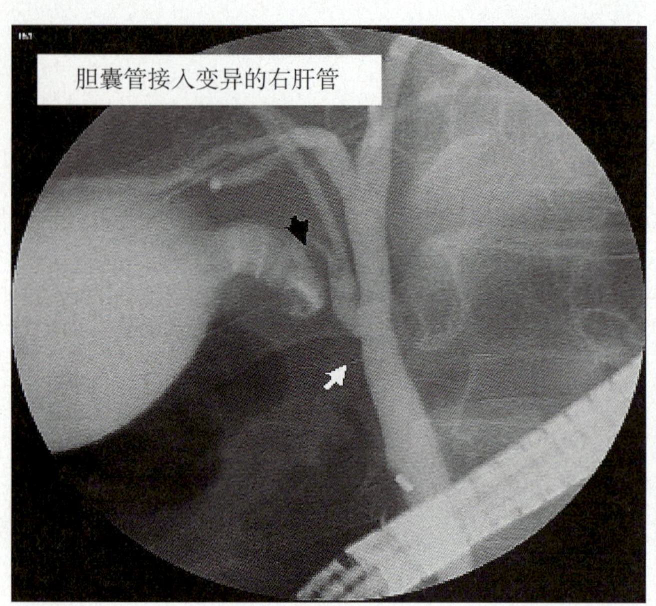

图40-20 变异的肝后段分支接入肝外胆管中部（白色箭头）。胆囊管接入（黑箭头）变异的右肝管。

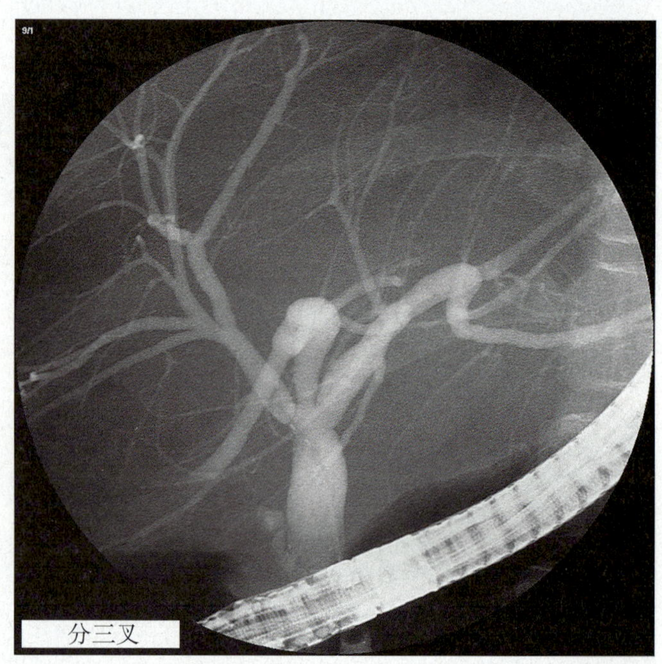

图 40-21 肝门部的肝内胆管分叉。

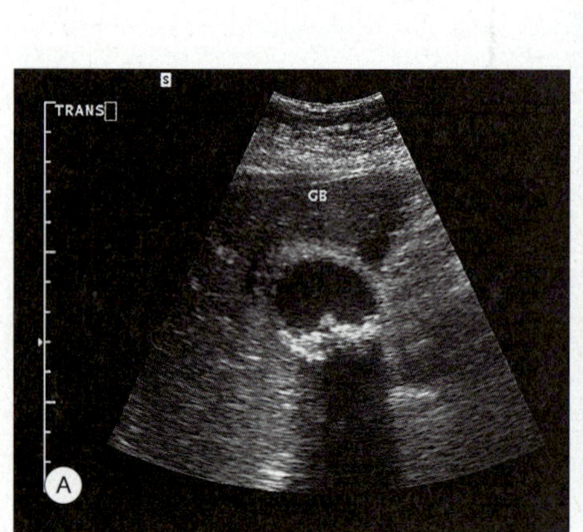

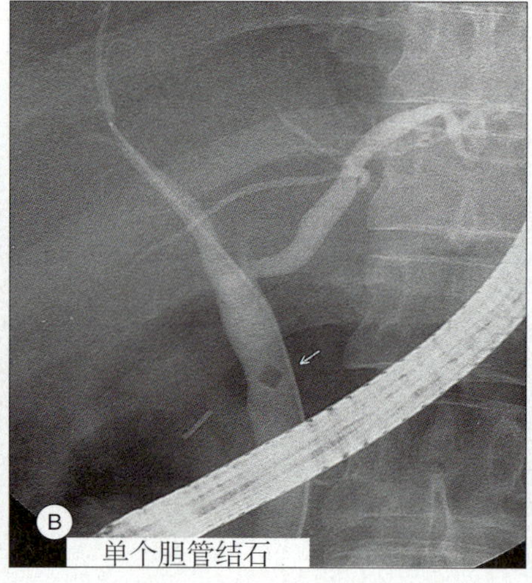

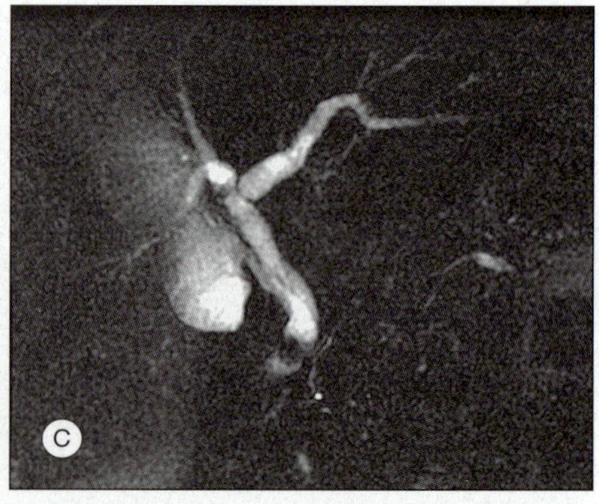

图 40-22 A. 经皮超声发现胆囊内多发小结石影。胆囊壁增厚。B. 胆囊切除术后患者肝总管内的小结石。C. 磁共振胰胆管造影（MRCP）发现胆总管远端结石。

管[45-50]。图 40-22A 显示了一名 35 岁女性患者胆囊内存在多发性小结石（经皮超声）。图40-22B 显示了ERC下胆管内一枚单发小结石。胆源性胰腺炎通常是小结石（直径小于5mm）排出时引起的。在后一种情况下，超过 80% 患者的结石能自行从胆管排出到十二指肠。对于存在持续上腹痛（≥ 12 小时）、顽固性或逐渐加重的胆汁淤积、胆管炎或肝外胆管扩张的患者，推荐选择性进行ERC[51-59]。前瞻性随机研究的荟萃分析显示在怀疑急性胆源性胰腺炎的情况下行治疗性 ERCP 是有益的[60]。其他无创性影像检查有帮助，但是会增加费用，适用于高危患者（如心肺疾病）和胆管结石可能性相对较小的患者（10%～25%）。高度怀疑结石的患者不用预先行 MRCP 或超声内镜（EUS），就应该行ERC（图40-23C）。图40-23 显示胆囊切除术后患者发现一个较大的胆管结石[61-65]。肝内胆管结石[66-69]（无论有无肝外结石）多见于亚洲人。图 40-24 显示右段分支内大的梭形结石。嵌顿在胆囊管的结石可能会压迫肝总管或胆总管，导致梗阻性黄疸（Mirizzi综合征）。

表40-4回顾了在胆管结石病例中遇到的问题以及相应的处理。

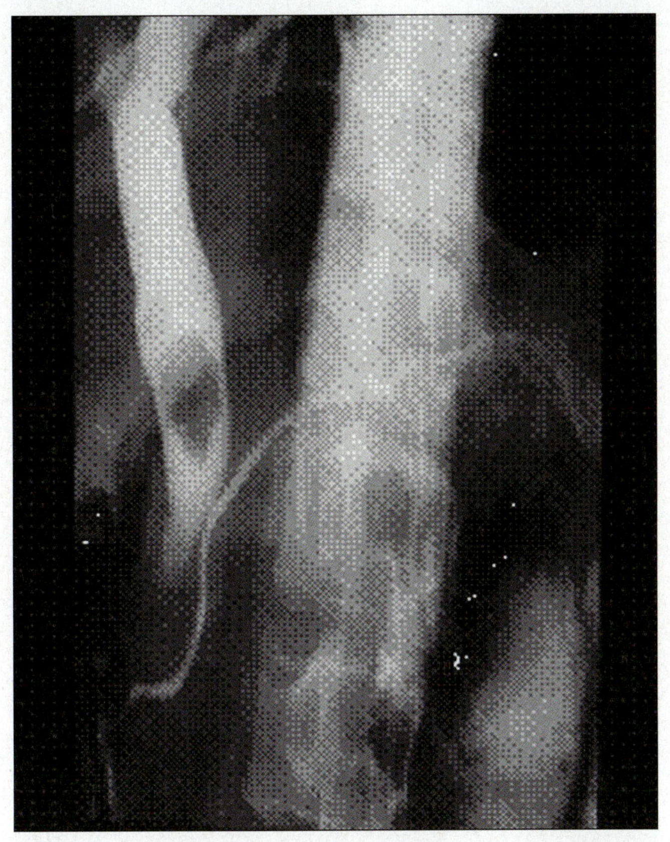

图 40-23　一位长期胆绞痛的老年患者较大的胆总管结石。

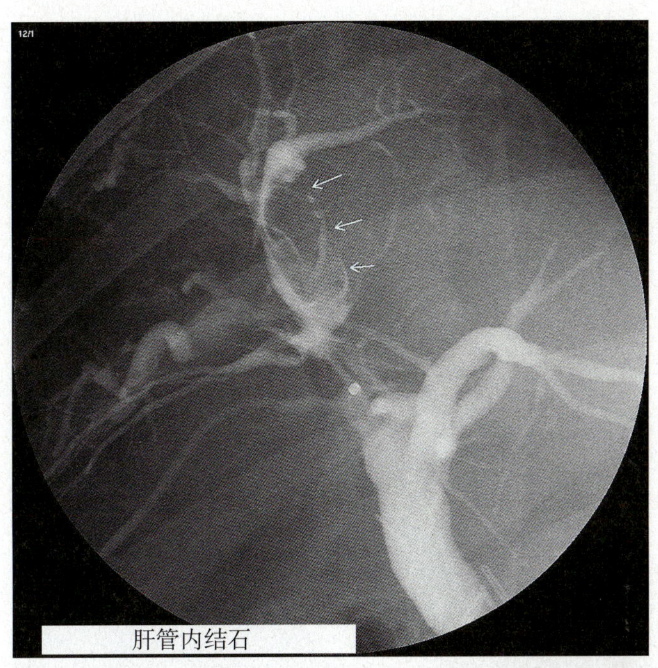

图40-24　白种人患者的肝内大结石。也有胆总管小结石。5年前已经摘除了胆囊。这些在亚洲人群中更常见。

表 40-4　获取结石最佳图像遇到的挑战	
可能有胆管结石（检查开始时大多数在 CBD 末端）	在括约肌段用导管头注射造影剂（不要深插管） 缓慢注射造影剂 在胆管填充 1 ~ 2cm 时尽早拍摄照片，每进一步填充 1 ~ 2cm 再次拍片 患者俯卧位，将工作台头侧抬高 5 ~ 20°，从而使造影剂接近乳头
胆囊结石？	填充早期对胆囊进行多次摄片 如果过度充盈，将导丝和导管放入胆囊，吸出过多的造影剂（图40-25） 仰卧位 4 ~ 24 小时延迟摄片
早期摄片时在胆总管末端发现可疑泥沙	停止注射造影剂，通过观察导管（透明）内已吸出的胆汁，证实颗粒状物质
胆管炎伴有脓性胆汁（± 败血症）	从CBD吸出胆汁（送培养），造影剂替代吸出的胆汁（如30ml，不超过1/3体积；10ml造影剂）。少量肝内充盈。当胆管炎恢复后，再对肝内胆管和结石进行评估
CBD，胆总管。	

胆管狭窄

胆管狭窄[70-81]是胆管系统由于受压（如慢性胰腺炎）、瘢痕形成（如术后）或肿瘤（如胆管癌）引起的异常狭窄。典型的临床表现有胆汁淤积、梗阻性黄疸和 / 或胆管炎。胆道狭窄通常从病史可以明确（如近期胆管手术、酗酒或体重下降的老年患者）病因。图 40-26 显示了一个钙化的慢性胰腺炎患者在胰头部有一个长的光滑的锥形狭窄。腹腔镜下胆囊切除术[82-84]可能有热损伤或机械损伤，这可导致0.25% ~ 0.5%的患者形成狭窄。图 40-27 显示了一个典型腹腔镜术后狭窄的例子。外科开腹胆囊切除术很少出现损伤。胆

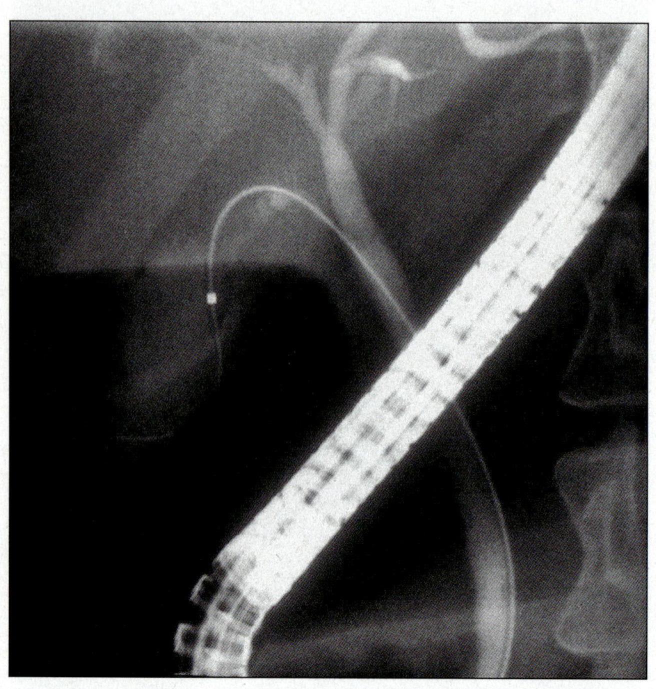

图40-25 导丝进入胆囊后胆囊抽吸。这项技术可用来收集胆汁做晶体分析、注射造影剂或吸出过多的胆汁或造影剂或脓。

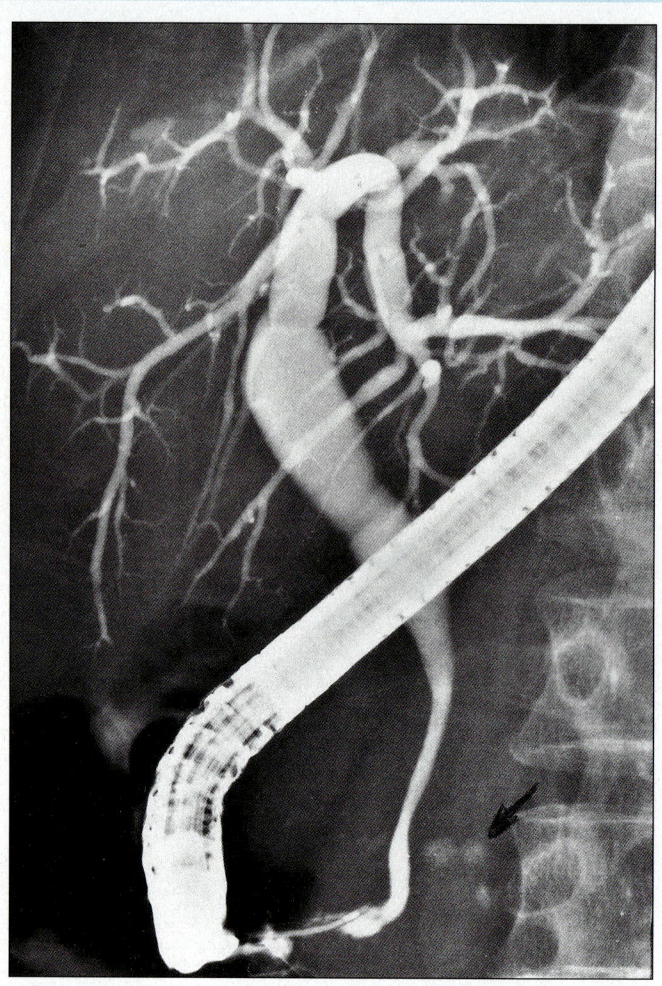

图 40-26 内镜逆行胆管造影（ERC）显示了胰腺内一段较长的光滑锥形狭窄，狭窄以上轻度扩张（右叶尚未充盈）。在胰头可见钙化的结石（箭头）。

管横断（图40-28）和胆管切除是最严重的损伤。原位肝移植胆管端端吻合术后15%患者中发生吻合口病理性狭窄（图 40-29）[85, 86]。原发性硬化性胆管炎[87-93]的特征是肝外和 / 或肝内胆管多发狭窄（图 40-30）。胆囊和胆囊管较狭小。对怀疑原发性硬化性胆管炎患者进行 ERC 的目的是：（1）明确诊断；（2）确定可治疗的明显狭窄处；（3）确定（或排除）伴发的胆管癌，将要进行肝移植的晚期患者中近 40% 会出现这种情况。ERC 中最常发现的癌是来源于胰管上皮细胞的腺癌。胰头癌[94, 95]呈典型的双管征（图 40-31）。这一征象也见于慢性胰腺炎。临床上任何怀疑肿瘤引起的狭窄都应该进行组织取样。细胞刷检是最简单的，但是仅 30% ~ 50% 的病例中有阳性发现。应用二次刷检、活检钳或内镜下细针抽吸等其他取样方法，每项检查可使诊断的敏感性增加约 10%。

胆漏

胆漏[99-105]可由外科手术或创伤（穿透性或非穿透性）引起。腹腔镜下胆囊切除术是胆囊管或Luschka管胆漏的最常见原因（图40-32）。胆漏的典型症状是右上腹痛、发热、肝功轻度异常和白细胞增多。图40-33 显示了典型的 Luschka 胆管损伤引起肝内小胆管的胆漏。图 40-34 显示肝下造影剂聚集，这是由于腹腔镜胆囊切除术后出现胆囊管漏。

表 40-5 回顾了 ERC 处理狭窄和胆漏时经常遇到的问题。

胆囊疾病通常在ERC下发现。图40-35 显示了部分充盈的胆囊内有直径小于2mm 的小结石。图 40-36 显示了胆囊结石和右半结肠，造影剂通过胆囊结肠内瘘进入结肠。

胰胆管汇流异常

约 2% 的亚洲人存在胰胆管连接异常，但是在白种人的发生率仅 0.2%[106, 107]。在这种情况下，胰胆管结合部位于十二指肠肠壁外，从乳头注射造影剂同时出现两个管道填充（图 40-37 和图 40-38）。这些患者

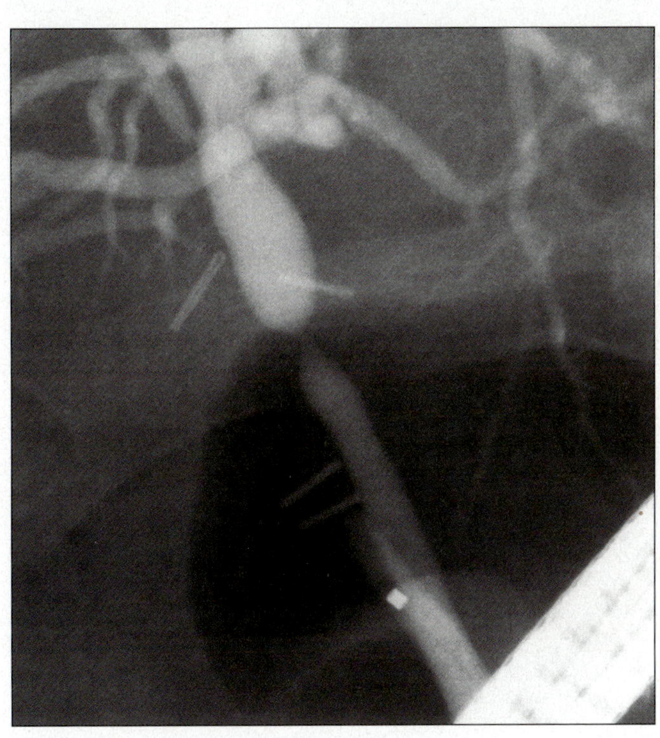

图 40-27　腹腔镜胆囊切除术后。显示肝总管有一段短的狭窄，狭窄以上扩张。狭窄靠近金属夹，可能是热损伤所致。

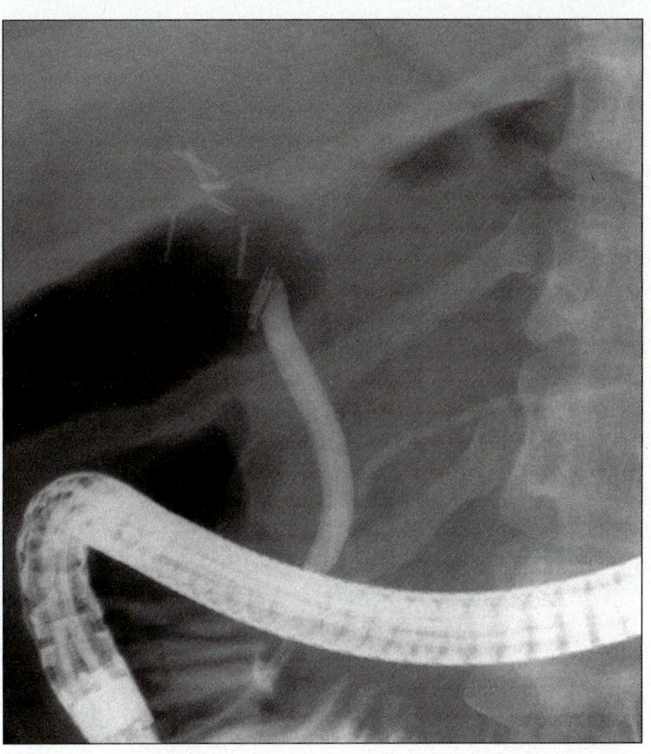

图 40-28　在胆囊管汇合处金属夹意外横断了胆总管，这出现在一位开腹胆囊切除术的病情复杂的患者，该患者有因淋巴瘤行上腹放疗的病史。

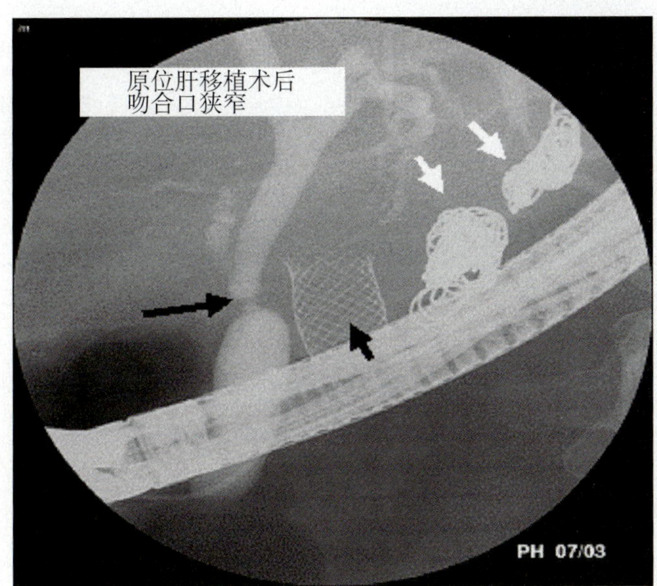

图 40-29　原位肝移植术后胆管端端吻合，术后仅 10 天即发生吻合口狭窄（长箭头）。注意血管内金属支架[经颈静脉肝内门体静脉分流术（transjugular intrahepatic portosystemic shunt, TIPS）]和十二指肠动脉弓内弹簧圈，前者曾用于治疗静脉曲张破裂出血（短箭头），后者曾用于治疗出血的十二指肠溃疡（白箭头）。

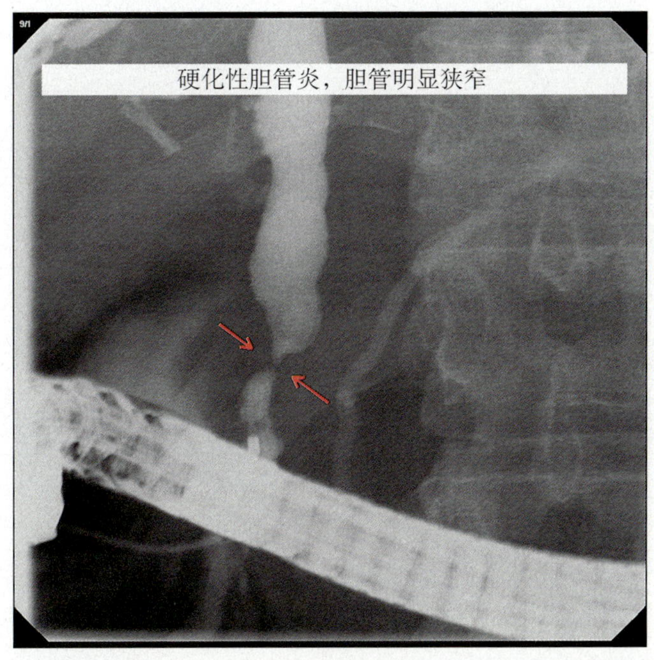

图 40-30　硬化性胆管炎，胆管明显狭窄。所有的诊断性检查结果都为良性。

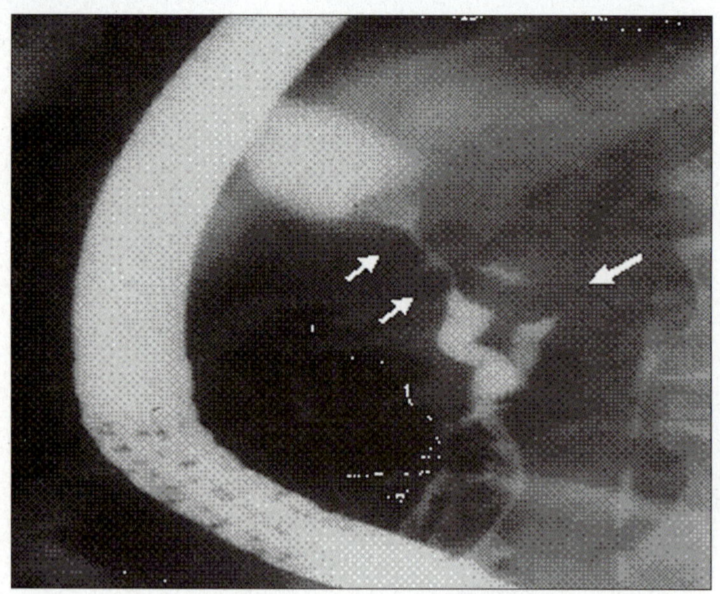

图40-31　胰腺癌典型的双管征。双箭头提示胆总管狭窄。长箭头注明胰管狭窄。这一征象也见于慢性胰腺炎患者。

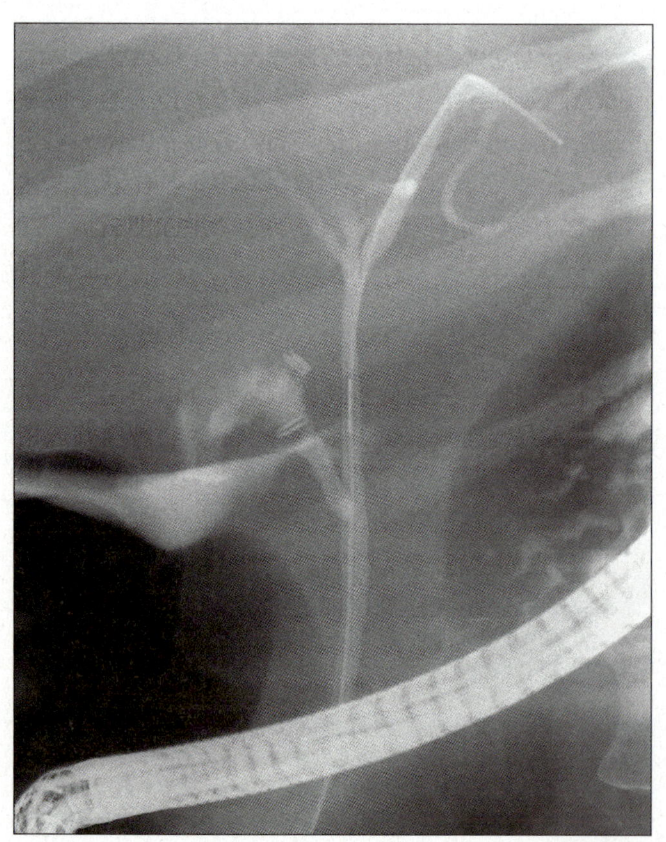

图 40-32　腹腔镜下胆囊切除术后 2 天发现胆囊管漏。

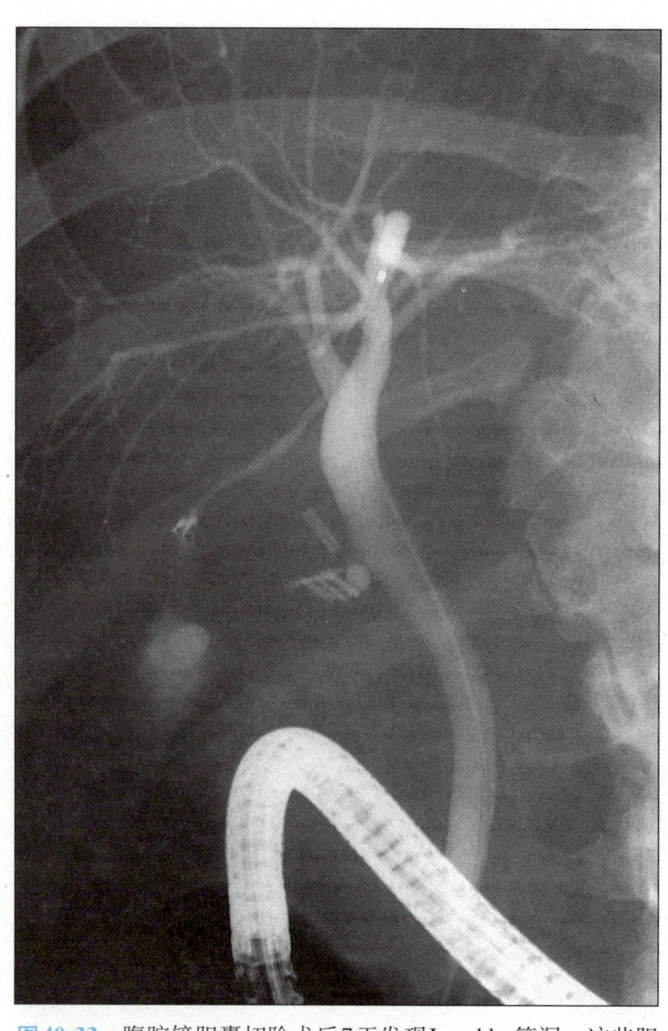

图40-33　腹腔镜胆囊切除术后7天发现Luschka管漏。这些胆管紧靠胆囊床，在游离切除胆囊时暴露。

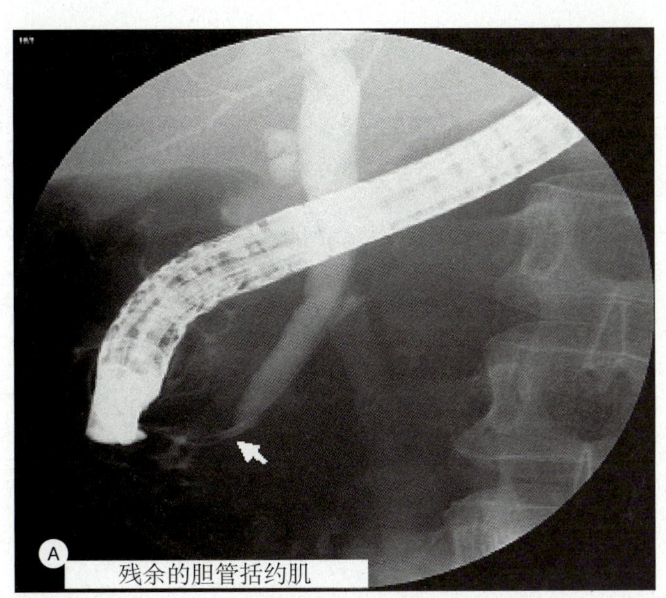

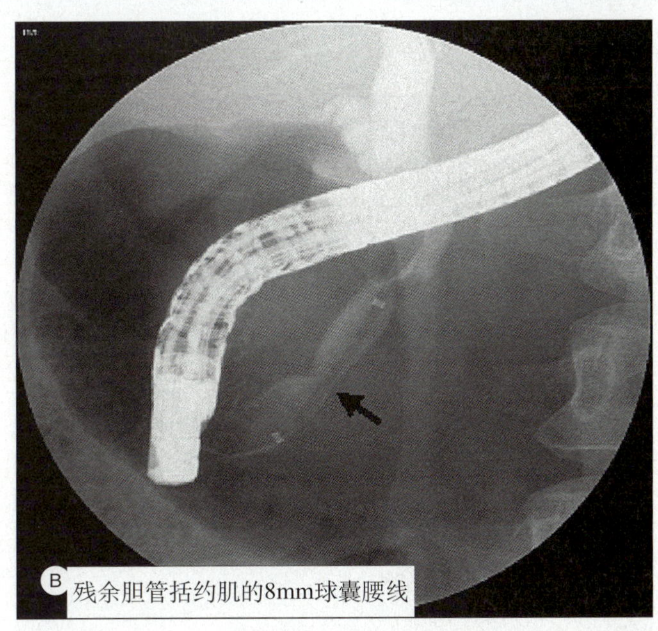

图 40-34 A 和 B，胆管括约肌切开术后，胆总管末端有些狭窄（白色箭头）；然而，括约肌的真实大小最好是通过观察残余腰线明确括约肌段内液压球囊的扩张来确定（黑色箭头）。

表 40-5 狭窄的发现和获取最佳图像遇到的挑战

肝门狭窄	从不同角度获取早期充盈像，尤其要采集到左右肝管汇合的图像 开始时，近端胆管仅填充少量造影剂；在填充更多造影剂之前，近端留置导丝。除非导丝和导管已经通过，确定有充分的支架引流，否则尽量避免近端胆管的完全充盈（如果需要临床信息，可行 MRCP 或 CT）
胆总管或肝总管狭窄，狭窄上方胆管明显扩张（CT 或 MRI），需要明确狭窄的上缘	避免狭窄上方过度充盈。在狭窄上方放置直径较大的取石球囊，充气，在球囊下方注射造影剂，以便更好地明确狭窄的上缘
右叶未充盈是否存在梗阻?	加大压力，注射更多造影剂（除非脓性胆汁） 将导管继续伸入右侧肝管 靠近肝门处将右叶胆汁“吸尽”，以便能填充造影剂 如果之前行括约肌切开，则使用球囊阻塞 头部向下倾斜 5 ~ 20°
可能有硬化性胆管炎或其他肝内狭窄，造影剂首先进入胆囊	原发性硬化性胆管炎应限制胆囊的填充以免发生 ERCP 术后胆囊炎。在胆囊管汇合以上扩张球囊导管，上方注射造影剂。肝内胆管填充过多造影剂后，应该给患者使用广谱抗生素 5 ~ 7 天
括约肌段显示狭窄	这通常是正常表现。上方胆管扩张或肝功能异常提示有病理改变。测量病变节段的长度；＞12mm提示瘢痕或肿瘤引起的狭窄。应与正常和异常的乳头像相对比。在壶腹内监视下进行细胞刷检、测压、括约肌切开，可能需要超声内镜辅助观察。
胆管括约肌开口是否充分?	测压、拉出取石气囊；观察液压球囊大小的变化（见图 40-34）

CT，计算机断层扫描；MRCP，磁共振胰胆管造影；MRI，磁共振成像。

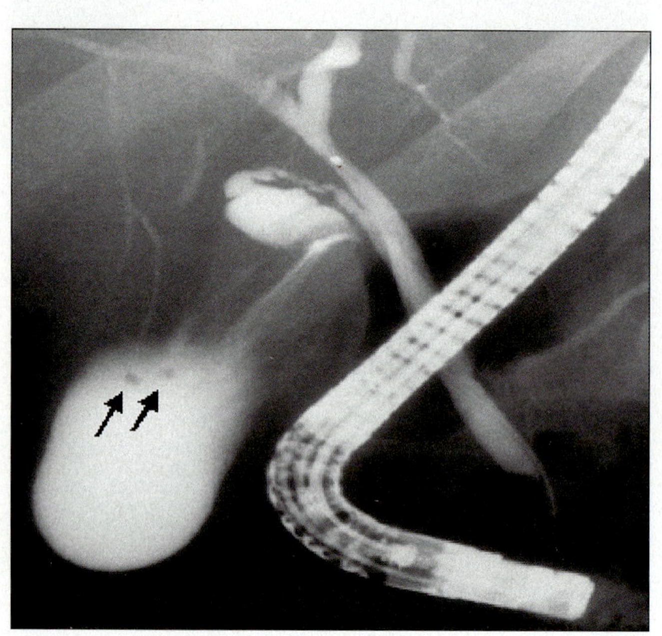

图 40-35　胆囊小结石。

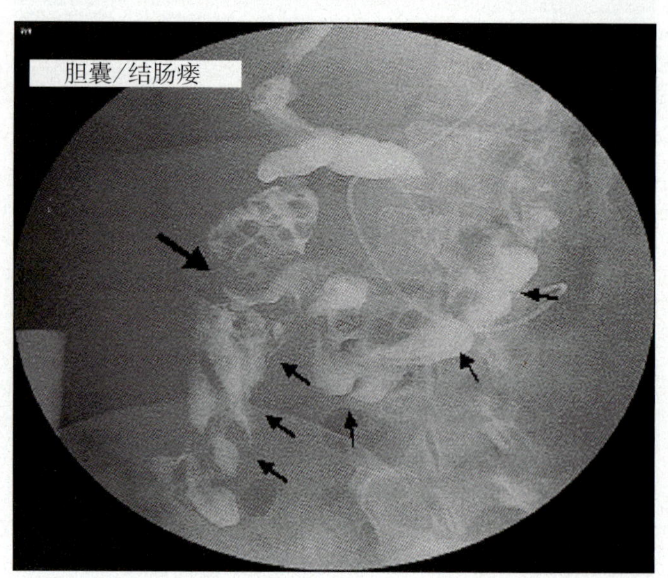

图 40-36　内镜逆行胆管造影（ERC）发现胆囊结肠瘘（大箭头）。结肠内的造影剂（多个小箭头）。

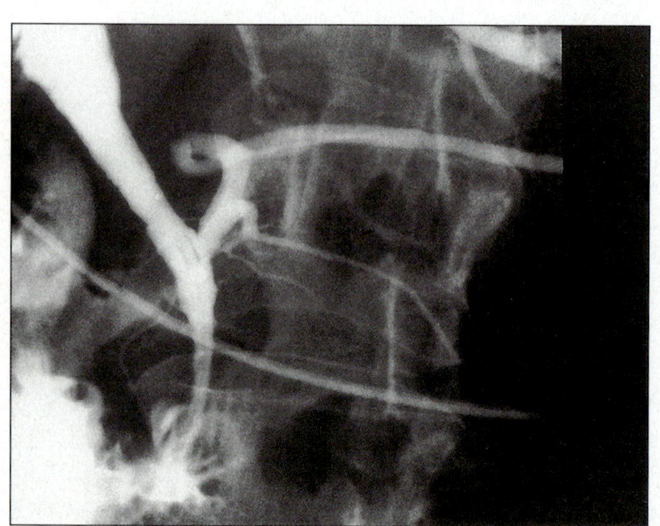

图 40-37　胰胆管汇流异常，胰管在十二指肠肠壁外汇入胆管。注意共同通道很长，至少 15mm。

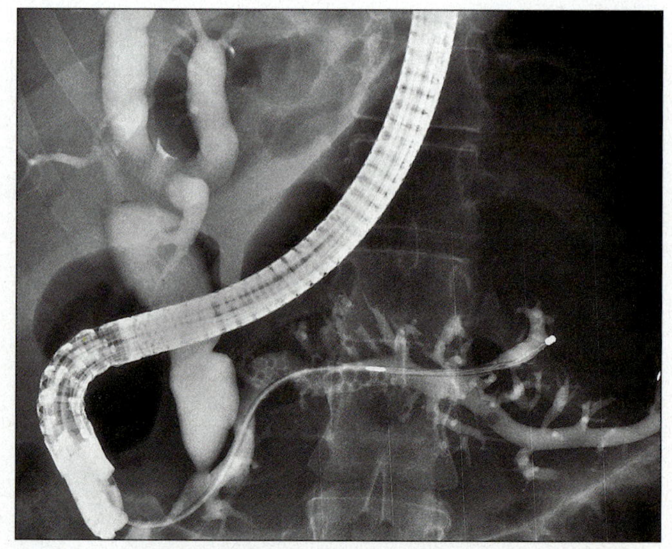

图40-38　胰胆管汇流异常。(1) 共同通道长；(2) 慢性胰腺炎；(3) 胆总管汇入胰管；(4) 胆管胰管汇流处狭窄，狭窄之上胆管扩张（在肝门部有胆总管囊肿但是没显示）。

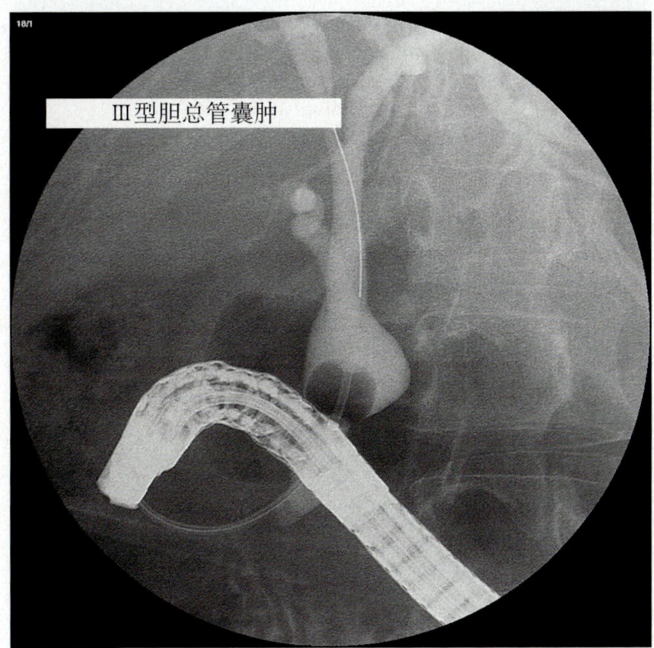

图 40-39 Ⅲ型胆总管小囊肿。囊肿内 11mm 的取石网篮。

中近1/3有胆总管囊肿（图40-39）。也与胆囊癌有关。

小结

目前由于有了高质量 CT、EUS 和 MRCP 成像，通过 ERC 获得诊断性胆管造影图像已经不是很重要了。然而，内镜医师应该具备这项技能和知识，并且当临床需要时，能够利用相关设备获得高质量的胆管造影照片。注意细微变化，尤其是胆管早期充盈像和完全充盈像，有助于获取高质量的照片。只有获得高质量的胆管造影图片，才有可能作出合适的临床和内镜方面的决策。

（孟灵梅译　王琨　黄永辉校）

参考文献

1. McCune WS, Shorb PE, Moscovitz H: Endoscopic cannulation of the ampulla of Vater: A preliminary report. Ann Surg 167:752–756, 1968.
2. Classen M, Demling L: [Endoscopic sphincterotomy of the papilla of vater and extraction of stones from the choledochal duct (author's transl)]. Dtsch Med Wochenschr 99:496 – 497, 1974.
3. Kawai K, Akasaka Y, Murakami K, et al: Endoscopic sphinctero-tomy of the ampulla of Vater. Gastrointest Endosc 20:148–151, 1974.
4. Arguedas MR, Dupont AW, Wilcox CM: Where do ERCP, endoscopic ultrasound, magnetic resonance cholangiopancreatography, and intraoperative cholangiography fit in the management of acute biliary pancreatitis? A decision analysis model. Am J Gastroenterol 96:2892–2899, 2001.
5. Fayad L, Holland GA, Bergin D, et al: Functional magnetic resonance cholangiography (fMRC) of the gallbladder and biliary tree with contrast-enhanced magnetic resonance cholangiography. J Magn Reson Imaging 18:449– 460, 2003.
6. Maniatis P, Triantopoulou C, Sofianou E, et al: Virtual CT cholangiography in patients with choledocholithiasis. Abdom Imaging 28: 536–544, 2003.
7. Soto JA, Alvarez O, Munera F, et al: Diagnosing bile duct stones: Comparison of unenhanced helical CT, oral contrast-enhanced CT cholangiography, and MR cholangiography. AJR Am J Roentgenol 175:1127–1134, 2000.
8. Stockberger S, Wass JL, Sherman S, et al: Intravenous cholangiography with helical CT: Comparison with endoscopic retrograde cholangiography. Radiology 192:675– 680, 1994.
9. Zidi SH, Prat F, Le Guen O, et al: Performance characteristics of magnetic resonance cholangiography in the staging of malignant hilar strictures. Gut 46:103–106, 2000.
10. Urbach D, Khajanchee YS, Jobe BA, et al: Cost-effective management of common bile duct stones: A decision analysis of the use of endoscopic retrograde cholangiopancreatography (ERCP), intraoperative cholangiography, and laparoscopic bile duct exploration. Surg Endosc 15:4–13, 2001.
11. Textor H, Flacke S, Pauleit D, et al: Three-dimensional magnetic resonance cholangiopancreatography with respiratory triggering in the diagnosis of primary sclerosing cholangitis: Comparison with endoscopic retrograde cholangiography. Endoscopy 34:984–990, 2002.
12. Sackmann M, Beuers U, Helmberger T: Biliary imaging: Magnetic resonance cholangiography versus endoscopic retrograde cholangiography. J Hepatol 30:334–338, 1999.
13. Cabada Giadas T, Sarria Octavio de Toledo L, Martinez-Berganza Asensio MT, et al: Helical CT cholangiography in the evaluation of the biliary tract: Application to the diagnosis of choledocholithiasis. Abdom Imaging 27:61–70, 2002.
14. Freeman ML, Nelson DB, Sherman S, et al: Complications of endoscopic biliary sphincterotomy. N Engl J Med 335:909–918, 1996.
15. Freeman ML, DiSario JA, Nelson DB, et al: Risk factors for post-ERCP pancreatitis: A prospective, multicenter study. Gastrointest Endosc 54:425– 434, 2001.
16. Cotton PB, Lehman G, Vennes J, et al: Endoscopic sphincterotomy complications and their management: An attempt at consensus. Gastrointest Endosc 37:383–393, 1991.
17. Jowell PS, Baillie J, Branch MS, et al: Quantitative assessment of procedural competence. A prospective study of training in endoscopic retrograde cholangiopancreatography. Ann Intern Med 125: 983–989, 1996.
18. Choudari CP, Fogel E, Kalayci C, et al: Therapeutic biliary endoscopy. Endoscopy 31:80–87, 1999.
19. Wright BE, Cass OW, Freeman ML: ERCP in patients with long-limb Roux-en-Y gastrojejunostomy and intact papilla. Gastrointest Endosc 56:225–232, 2002.
20. Heyd RL, Kopecky KK, Sherman S, et al: Radiation exposure to patients and personnel during interventional ERCP at a teaching institution. Gastrointest Endosc 44:287–292, 1996.
21. Wille RT, Barnett JL, Chey WD, et al: Routine droperidol pre-medication improves sedation for ERCP. Gastrointest Endosc 52:362–366, 2000.
22. Krugliak P, Ziff B, Rusabrov Y, et al: Propofol versus midazolam for conscious sedation guided by processed EEG during endoscopic retrograde cholangiopancreatography: A prospective, randomized, double-blind study. Endoscopy 32:677– 682, 2000.
23. Gillham MJ, Hutchinson RC, Carter R, Kenny GN: Patient-main-

tained sedation for ERCP with a target-controlled infusion of propofol: A pilot study. Gastrointest Endosc 54:14–17, 2001.
24. Hansen J, Ulmer B, Rex D: Technical performance of colonoscopy in patients sedated with nurse-administered propofol. Am J Gastroenterol 99:52–56, 2004.
25. Kumar S, Sherman S, Hawes RH, Lehman GA: Success and yield of second attempt ERCP. Gastrointest Endosc 41:445–447, 1995.
26. Choudari CP, Sherman S, Fogel EL, et al: Success of ERCP at a referral center after a previously unsuccessful attempt. Gastrointest Endosc 52:478– 483, 2000.
27. Heiss FW, Cimis RS Jr, MacMillan FP Jr: Biliary sphincter scissor for pre-cut access: Preliminary experience. Gastrointest Endosc 55: 719–722, 2002.
28. Kasmin FE, Cohen D, Batra S, et al: Needle-knife sphincterotomy in a tertiary referral center: Efficacy and complications. Gastrointest Endosc 44:48–53, 1996.
29. Cotton PB: Precut papillotomy—a risky technique for experts only. Gastrointest Endosc 35:578–579, 1989.
30. Binmoeller KF, Seifert H, Gerke H, et al: Papillary roof incision using the Erlangen-type pre-cut papillotome to achieve selective bile duct cannulation. Gastrointest Endosc 44:689–695, 1996.
31. Goff JS: Long-term experience with the transpancreatic sphincter pre-cut approach to biliary sphincterotomy. Gastrointest Endosc 50:642–645, 1999.
32. Sherman S, Hawes RH, Rathgaber SW, et al: Post-ERCP pancreatitis: Randomized, prospective study comparing a low- and high-osmolality contrast agent. Gastrointest Endosc 40:422– 427, 1994.
33. Johnson GK, Geenen JE, Bedford RA, et al: A comparison of non-ionic versus ionic contrast media: Results of a prospective, multicenter study. Midwest Pancreaticobiliary Study Group. Gastrointest Endosc, 42:312–316, 1995.
34. Hintze RE, Abou-Rebyeh H, Adler A, et al: Magnetic resonance cholangiopancreatography-guided unilateral endoscopic stent placement for Klatskin tumors. Gastrointest Endosc 53:40 – 46, 2001.
35. De Palma GD, Galloro G, Siciliano S, et al: Unilateral versus bilateral endoscopic hepatic duct drainage in patients with malignant hilar biliary obstruction: Results of a prospective, randomized, and controlled study. Gastrointest Endosc 53:547–553, 2001.
36. Freeman ML, Overby C: Selective MRCP and CT-targeted drainage of malignant hilar biliary obstruction with self-expanding metallic stents. Gastrointest Endosc 58:41– 49, 2003.
37. Lehman G, Sherman S: Sphincter of Oddi dysfunction. In Yamada T, Alpers DH, Laine L, et al (eds): Textbook of Gastroenterology. Philadelphia, Lippincott Williams & Wilkins, 1999, pp 2343–2354.
38. Hogan WJ, Sherman S, Pasricha P, Carr-Locke D: Sphincter of Oddi manometry. Gastrointest Endosc 45:342–348, 1997.
39. Sherman S, Gottlieb K, Uzer MF, et al: Effects of meperidine on the pancreatic and biliary sphincter. Gastrointest Endosc 44:239–242, 1996.
40. Blaut U, Sherman S, Fogel E, Lehman GA: Influence of cholangiography on biliary sphincter of Oddi manometric parameters. Gastrointest Endosc 52:624–629, 2000.
41. Kalayci C, Aisen A, Canal D, et al: Magnetic resonance cholangiopancreatography documents bile leak site after cholecystectomy in patients with aberrant right hepatic duct where ERCP fails. Gastrointest Endosc 52:277–281, 2000.
42. Hand B: Anatomy and embryology of the biliary tract and pancreas. In Sivak MV Jr (ed): Gastroenterologic Endoscopy. Philadelphia, WB Saunders, 1987, pp 863–877.
43. Hand B: Anatomy and function of the extrahepatic biliary system. Rev Gastroenterol Mex 2:3–29, 1973.
44. Gazelle GS, Lee MJ, Mueller PR: Cholangiographic segmental anatomy of the liver. Radiographics 14:1005–1013, 1994.
45. Boraschi P, Gigoni R, Braccini G, et al: Detection of common bile duct stones before laparoscopic cholecystectomy. Evaluation with MR cholangiography. Acta Radiol 43:593–598, 2002.
46. Charfare H, Cheslyn-Curtis S: Selective cholangiography in 600 patients undergoing cholecystectomy with 5-year follow-up for residual bile duct stones. Ann R Coll Surg Engl 85:167–173, 2003.
47. Coppola R, Riccioni ME, Ciletti S, et al: Selective use of endoscopic retrograde cholangiopancreatography to facilitate laparoscopic cholecystectomy without cholangiography. A review of 1139 consecutive cases. Surg Endosc 15:1213–1216, 2001.
48. Sherman S, Hawes RH, Lehman GA: Management of bile duct stones. Semin Liver Dis 10:205–221, 1990.
49. Bergman JJ, Rauws EA, Tijssen JG, et al: Biliary endoprostheses in elderly patients with endoscopically irretrievable common bile duct stones: Report on 117 patients. Gastrointest Endosc 42:195–201, 1995.
50. Prat F, Tennenbaum R, Ponsot P, et al: Endoscopic sphincterotomy in patients with liver cirrhosis. Gastrointest Endosc 43(2 Pt 1): 127–131, 1996.
51. Folsch UR, Nitsche R, Ludtke R, et al: Early ERCP and papillotomy compared with conservative treatment for acute biliary pancreatitis. The German Study Group on Acute Biliary Pancreatitis. N Engl J Med 336:237–242, 1997.
52. Fan ST, Lai EC, Mok FP, et al: Early treatment of acute biliary pancreatitis by endoscopic papillotomy. N Engl J Med 328:228–232, 1993.
53. Neoptolemos JP, Carr-Locke DL, London NJ, et al: Controlled trial of urgent endoscopic retrograde cholangiopancreatography and endoscopic sphincterotomy versus conservative treatment for acute pancreatitis due to gallstones. Lancet 2:979–983, 1988.
54. Fogel E, Sherman S: Acute biliary pancreatitis: When should the endoscopist intervene? Gastroenterology 125:229–235, 2003.
55. Nowak A, Nowakowska-Dulawa E, Marek TA, et al: Final results of the prospective, randomized, controlled study on endoscopic sphincterotomy versus conventional management in acute biliary pancreatitis. Gastroenterology 108:A380, 1995.
56. Connors P, Carr-Locke D: Endoscopic retrograde cholangiopancreatography findings and endoscopic sphincterotomy for cholangitis and pancreatitis. Gastrointest Endosc Clin N Am 1:27–50, 1991.
57. Kozarek RA: Role of ERCP in acute pancreatitis. Gastrointest Endosc 56:S231–S236, 2002.
58. Uomo G, Manes G, Laccetti M: Endoscopic sphincterotomy and recurrence of acute pancreatitis in gallstone patients considered unfit for surgery. Pancreas 14:28–30, 1997.
59. Boerma D, Rauws EA, Keulemans YC, et al: Wait-and-see policy or laparoscopic cholecystectomy after endoscopic sphincterotomy for bile-duct stones: A randomized trial. Lancet 360:761–765, 2002.
60. Sharma VK, Howden CW: Metaanalysis of randomized controlled trials of endoscopic retrograde cholangiography and endoscopic sphincterotomy for the treatment of acute biliary pancreatitis. Am J Gastroenterol 94:3211–3214, 1999.
61. Adamek HE, Maier M, Jakobs R, et al: Management of retained bile duct stones: A prospective open trial comparing extracorporeal and intracorporeal lithotripsy. Gastrointest Endosc 44:40 – 47, 1996.
62. Hintze R, Adler A, Velzke W: Outcome of mechanical lithotripsy of bile duct stones in an unselected series of 704 patients. Hepatogastroenterology 43:473– 476, 1996.
63. Shaw MJ, Mackie RD, Moore JP, et al: Results of a multicenter trial using a mechanical lithotripter for the treatment of large bile duct stones. Am J Gastroenterol 88:730–733, 1993.
64. Binmoeller KF, Bruckner M, Thonke F, Soehendra N: Treatment

of difficult bile duct stones using mechanical, electrohydraulic and extracorporeal shock wave lithotripsy. Endoscopy 25:201–206, 1993.

65. Sackmann M, Holl J, Sauter GH, et al: Extracorporeal shock wave lithotripsy for clearance of bile duct stones resistant to endoscopic extraction. Gastrointest Endosc 53:27–32, 2001.

66. Lee, SK, Seo DW, Myung SJ, et al: Percutaneous transhepatic cholangioscopic treatment for hepatolithiasis: An evaluation of long-term results and risk factors for recurrence. Gastrointest Endosc 53:318–323, 2001.

67. Kim M, Sekijima J, Lee S: Primary intrahepatic stones. Am J Gastroenterol 90:540–548, 1995.

68. Jeng K: Treatment of intrahepatic biliary strictures associated with hepatolithiasis. Hepatogastroenterology 44:342–351, 1997.

69. Kim M, Lim BC, Myung SJ, et al: Epidemiological study on Korean gallstone disease: A nation-wide cooperative study. Dig Dis Sci 44:1674–1683, 1999.

70. Smith MT, Sherman S, Lehman GA: Endoscopic management of benign strictures of the biliary tree. Endoscopy 27:253–266, 1995.

71. Davids PH, Rauws EA, Coene PP, et al: Endoscopic stenting for post-operative biliary strictures. Gastrointest Endosc 38:12–18, 1992.

72. Berkelhammer C, Kortan P, Haber GB: Endoscopic biliary prostheses as treatment for benign postoperative bile duct strictures. Gastrointest Endosc 35:95–101, 1989.

73. Bergman JJ, Burgemeister L, Bruno MJ, et al: Long-term follow-up after biliary stent placement for postoperative bile duct stenosis. Gastrointest Endosc 54:154–161, 2001.

74. Costamagna G, Pandolfi M, Mutignani M, et al: Long-term results of endoscopic management of postoperative bile duct strictures with increasing numbers of stents. Gastrointest Endosc 54:162–168, 2001.

75. Davids PH, Tanka AK, Rauws EA, et al: Benign biliary strictures. Surgery or endoscopy? Ann Surg 217:237–243, 1993.

76. Dumonceau JM, Deviere J, Delhaye M, et al: Plastic and metal stents for postoperative benign bile duct strictures: The best and the worst. Gastrointest Endosc 47:8–17, 1998.

77. Smits ME, Rauws EA, van Gulik TM, et al: Long-term results of endoscopic stenting and surgical drainage for biliary stricture due to chronic pancreatitis. Br J Surg 83:764–768, 1996.

78. Barthet M, Bernard JP, Duval JL, et al: Biliary stenting in benign biliary stenosis complicating chronic calcifying pancreatitis. Endoscopy 26:569–572, 1994.

79. Farnbacher MJ, Rabenstein T, Ell C, et al: Is endoscopic drainage of common bile duct stenoses in chronic pancreatitis up-to-date? Am J Gastroenterol 95:1466–1471, 2000.

80. Ludwig K, Bernhardt J, Steffen H, Lorenz D: Contribution of intraoperative cholangiography to incidence and outcome of common bile duct injuries during laparoscopic cholecystectomy. Surg Endosc 16:1098–1104, 2002.

81. Hirao K, Miyazaki A, Fujimoto T, et al: Evaluation of aberrant bile ducts before laparoscopic cholecystectomy: Helical CT cholangiography versus MR cholangiography. AJR Am J Roentgenol 175: 713–720, 2000.

82. A prospective analysis of 1518 laparoscopic cholecystectomies. The Southern Surgeons Club. N Engl J Med 324:1073–1078, 1991.

83. Gouma D, Go P: Bile duct injury during laparoscopic and conventional cholecystectomy. Am Coll Surg 178:229–233, 1994.

84. Bergman JJ, van den Brink GR, Rauws EA, et al: Treatment of bile duct lesions after laparoscopic cholecystectomy. Gut 38:141–147, 1996.

85. Rerknimitr R, Sherman S, Fogel EL, et al: Biliary tract complications after orthotopic liver transplantation with choledochocholedochostomy anastomosis: Endoscopic findings and results of therapy. Gastrointest Endosc 55:224–231, 2002.

86. Morelli J, Mulcahy HE, Willner IR, et al: Long-term outcomes for patients with post-liver transplant anastomotic biliary strictures treated by endoscopic stent placement. Gastrointest Endosc 58:374–379, 2003.

87. Campbell WL, Ferris JV, Holbert BL, et al: Biliary tract carcinoma complicating primary sclerosing cholangitis: Evaluation with CT, cholangiography, US, and MR imaging. Radiology 207:41–50, 1998.

88. Campbell WL, Peterson MS, Federle MP, et al: Using CT and cholangiography to diagnose biliary tract carcinoma complicating primary sclerosing cholangitis. AJR Am J Roentgenol 177:1095–1100, 2001.

89. Ernst O, Asselah T, Sergent G, et al: MR cholangiography in primary sclerosing cholangitis. AJR Am J Roentgenol 171:1027–1301, 1998.

90. Lee S, Kim MH, Lee SK, et al: MR cholangiography versus cholangioscopy for evaluation of longitudinal extension of hilar cholangiocarcinoma. Gastrointest Endosc 56:25–32, 2002.

91. Baluyut AR, Sherman S, Lehman GA, et al: Impact of endoscopic therapy on the survival of patients with primary sclerosing cholangitis. Gastrointest Endosc 53:308–312, 2001.

92. Chalasani N, Baluyut A, Ismail A, et al: Cholangiocarcinoma in patients with primary sclerosing cholangitis: A multicenter case-control study. Hepatology 31:7–11, 2000.

93. Tanaka Y, Koshiyama H, Nakao K, et al: Rapid progress of acute suppurative cholangitis to secondary sclerosing cholangitis sequentially followed-up by endoscopic retrograde cholangiography. Endoscopy 33:633–635, 2001.

94. Costamagna G, Pandolfi M, Mutignani M: Carcinoma of the pancreatic head area. Diagnostic imaging. Direct cholangiography: ERCP. Rays 20:269–279, 1995.

95. Kozarek RA: Endoscopy in the management of malignant obstructive jaundice. Gastrointest Endosc Clin N Am 6:153–176, 1996.

96. De Bellis M, Sherman S, Fogel EL, et al: Tissue sampling at ERCP in suspected malignant biliary strictures (Part 1). Gastrointest Endosc 56:552–561, 2002.

97. de Bellis M, Sherman S, Fogel EL, et al: Tissue sampling at ERCP in suspected malignant biliary strictures (Part 2). Gastrointest Endosc 56:720 –730, 2002.

98. Jailwala J, Fogel EL, Sherman S, et al: Triple-tissue sampling at ERCP in malignant biliary obstruction. Gastrointest Endosc 51(4 Pt 1):383–390, 2000.

99. Brooks DC, Becker JM, Connors PJ, Carr-Locke DL: Management of bile leaks following laparoscopic cholecystectomy. Surg Endosc 7:292–295, 1993.

100. Frakes JT, Bradley SJ: Endoscopic stent placement for biliary leak from an accessory duct of Luschka after laparoscopic cholecystectomy. Gastrointest Endosc 39:90–92, 1993.

101. Peters J, Ollila D, Nichols K: Diagnosis and management of bile leaks following laparoscopic cholecystectomy. Surg Endosc 4:163–170, 1994.

102. Barkun A, Rezieg M, Mehta SN, et al: Postcholecystectomy biliary leaks in the laparoscopic era: Risk factors, presentation, and management. McGill Gallstone Treatment Group. Gastrointest Endosc 45:277–282, 1997.

103. Bjorkman DJ, Carr-Locke DL, Lichtenstein DR, et al: Postsurgical bile leaks: Endoscopic obliteration of the transpapillary pressure gradient is enough. Am J Gastroenterol 90:2128–2133, 1995.

104. Barton JR, Russell RC, Hatfield AR: Management of bile leaks after laparoscopic cholecystectomy. Br J Surg 82:980–984, 1995.

105. Raijman I, Catalano MF, Hirsch GS, et al: Endoscopic treatment of

biliary leakage after laparoscopic cholecystectomy. Endoscopy 26: 741–744, 1994.

106. Samavedy R, Sherman S, Lehman GA: Endoscopic therapy in anomalous pancreatobiliary duct junction. Gastrointest Endosc 50: 623–627, 1999.

107. Schmidt HG, Bauer J, Wiessner V, Schonekas H: Endoscopic aspects of choledochoceles. Hepatogastroenterology 43:143–146, 1996.

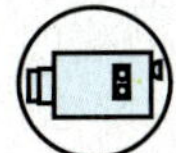

诊断性胰管造影

41

Bret T. Petersen

适应证 615
术前准备 615
技术 616
胰管造影并发症 616
胰管的正常解剖结构 617
胰管变异 618
与胰腺疾病相关的壶腹周围病变 620
胰管造影时所见的病理影像 620
胰腺肿瘤 621
急性胰腺炎的胰管造影 622
慢性胰腺炎的胰管造影 622
其他情况 624
磁共振胰管造影 624

在20世纪后20年中，诊断性内镜逆行胰管造影（endoscopic retrograde pancreatography，ERP）已从20世纪70年代时的一项新型、开创性的技术发展成为广泛使用的标准成像技术。核磁成像和超声内镜（endoscopic ultrasonography，EUS）的发展使ERP从一项单纯的诊断性操作发展成为一项治疗价值很高的技术，而它的大部分诊断用途已被那些替代性的影像技术所取代。然而，熟悉胰管造影术的应用和影像表现对于熟练完成内镜逆行胰胆管造影（endoscopic retrograde cholangiopancreatography，ERCP）仍然是至关重要的。本章回顾了内镜下胰管造影的适应证、操作技术以及正常的和病理性的影像表现。

适应证

尽管诊断性胰管造影会造成损伤，但在过去的十年里其标准的适应证基本没变。与其他所有的内镜操作一样，只有当检查结果能有效改变患者的治疗方案时，才能成为ERP的适应证[1, 2]。全国学术组织和相关团体[2]发布了ERP的适应证，每一位医师可以在临床实践中根据需要修改。表41-1列出了胰管造影的标准适应证。在相关的实验室检查或影像检查存在异常，或者既往影像或实验室检查提示特异性异常，或者已知胰腺异常需要或计划行介入性治疗的基础上，患者的症状与胰腺高度相关，即可作为标准适应证。如果诊断性胰管造影仅能证实其他检查结果而不能改变治疗方案，就不应作为适应证。其他检查结果都正常的单纯腹痛，不应作为单独行胰管造影的适应证。在美国国立卫生研究院（National Institutes of Health，NIH）召开的关于ERCP临床应用的共识会议上，重点强调只有具备了开展同期治疗和对怀疑Oddi括约肌功能障碍进行测压的装置和技术，单纯腹痛才可作为ERCP的适应证[3]。

术前准备

胰管造影可以单独进行或与诊断或治疗性内镜逆行胰胆管造影（ERCP）同时进行。胰管造影的患者术前准备、镇静药的应用和体位与内镜下胆管造影相同。镇静和插管之前须禁食，不同中心要求的禁食时间各不相同[4]。大部分患者需要前一天晚上禁食；不过，操作计划在下午进行者，通常允许清晨进食少量清淡流质早餐。任何明确或怀疑实质坏死、胰管梗阻、胰管漏或存在引流不畅的液体积聚或液体分隔，比如胰周积液和假性囊肿的患者，都应术前使用抗生素。

ERCP术前镇静通常是外周静脉滴注麻醉性镇痛药和苯二氮䓬类药物。胃肠镜检查时常选用芬太尼；不过，同哌替啶相比，它的半衰期较短，且对Oddi括

表 41-1　内镜逆行胰胆管造影检查胰腺的适应证
腹痛和 / 或实验室或影像学检查提示胰腺疾病
不明病因的急性胰腺炎病史
目前存在急性重症胆源性胰腺炎
明确的胰腺癌，行姑息治疗
明确的或怀疑胰腺瘘或漏
胰腺功能不全或吸收不良
慢性胰腺炎伴有腹痛、黄疸或漏，进行治疗或术前评估
胰腺假性囊肿——进行治疗或术前评估
反复发作的腹痛，怀疑 Oddi 括约肌功能障碍要进行测压

约肌刺激作用较强[5, 6]。因此在ERCP中芬太尼优势少，倾向于选择哌替啶（杜冷丁）。咪达唑仑（针剂）是进行胃肠镜检查包括ERCP操作时常用的苯二氮䓬类药物。咪达唑仑能够降低Oddi括约肌压力[7, 8]，因此不建议在Oddi括约肌测压时使用。地西泮（安定）不会影响压力正常的Oddi括约肌，但对压力增高的括约肌的影响尚未可知，为测压操作中的首选药物[9]。由于异丙酚具有快速诱导、快速恢复和深度镇静的优点，因而近来在内镜检查中很受欢迎。麻醉专家也最常使用这种药物。异丙酚似乎不会对括约肌的压力产生影响，因此可用于ERCP的各个方面[10]。

胰管造影的最佳体位与胆管造影相同。前后位（anterior posterior，AP）通常是X线透视和放射成像的最佳体位。若使用固定垂直放射照相X线透视（radiography-fluoroscopy，RF）工作台，则要求患者采取俯卧位或仰卧位。有时，两种体位可以任选其一；不过，俯卧位时，内镜更能靠近乳头并且误吸的危险较小。当使用C形臂的放射线照相装置时，患者的体位就不再那么重要了，因为从大多数角度均可取得AP位投影。对于多数老年、肥胖或者存在严重呼吸损伤的患者而言，侧卧位的耐受性和安全性要更胜一筹。

技术

内镜在十二指肠内的位置对胆管或胰管造影的完成十分关键。对胆管造影而言，镜头的最佳位置是在乳头下方，向上或向后朝向十二指肠第二段的近端。然后，沿着向上和轻度向后的轨迹插入胆管，位置在相对于乳头开口10～12点方向。相反，经主乳头胰管造影时，镜头的最佳位置是面对乳头、轻度朝向前。然后，沿着轻度向前、向上的轨迹，在相对于乳头口1～3点之间插入胰管（图41-1）[11]。主乳头插管与胆管插管所用的设备相同。外观插管完成后，X线透视下指导注射造影剂时应该比胆管中更谨慎、更轻缓。正常胰管的容积要比胆管小得多，注射少量造影剂就可出现过度充盈和损伤。若插入正常的侧支或异常的管道系统，则可在开始注射时即引起小段的过度充盈。同样，导丝引导下的插管必须比胆管插管更仔细，因为导丝引起的侧支穿孔可能出现在注射造影剂之前。确认插管处于正确的位置后，即可立即进行完全充盈。

当困难的解剖结构、病理变化或胰腺分裂阻碍了从主乳头进行胰管造影，这时近90%可以通过副乳头来完成[12]。副乳头通常位于主乳头近端2～3cm并且轻度向前。通常比主乳头细，可能没有明显的开口。如果识别主副乳头和乳头口均很困难，则可给予胰泌素（0.5～1U/kg，静脉注射），刺激胰液流入十二指肠，给药后几分钟内即可有效[13]。将亚甲蓝喷洒到十二指肠壁有助于观察清亮胰液流出的局部情形[14]。明确后，使用半长镜状态或极短镜状态并稍向后的方向，几乎可以从正面观察接近副乳头。插管通常沿着一条稍向后和水平稍向头侧的路径。通常需要更小口径的附件来成像和经副乳头插入胰管。采用的附件一般可以与口径在0.018～0.025英寸的导丝配合使用。经常使用的导管带有短而钝的金属头（Cremer Catherter, Wilson Cook Inc.，Winston Salem, NC），可嵌入式获取胰管造影像。然而，该装置不能通过导丝。为了弯曲成一个最佳的轴以完成嵌入式造影剂注射或导丝的进入，有必要应用锥形的括约肌切开刀-导丝联合器。

胰管造影并发症

诊断性胰管造影的并发症与治疗性胰管造影及ERCP大致相似；主要差别是穿孔和出血罕见。镇静及插管相关的并发症大致相同。胰腺炎最受关注。有关术后胰腺炎的研究证实，在ERCP过程中行胰管显影一直是最主要的危险因素之一[15]。一些研究指出，腺泡中造影剂过度充盈可导致发病率升高。具有胰腺炎发作史的患者，尤其是ERCP操作相关的胰腺炎，以及怀疑Oddi括约肌功能障碍的患者，都是ERCP术后胰腺炎的危险因素。大量的研究对旨在降低ERCP术后胰腺炎发病率的药物和介入治疗进行了调查。本章将不就其具体细节进行赘述；然而，研究发现大部分介入治疗并不能证明是有效的[15]。在使用针形刀切开以获得胆管插入[15]、括约肌切开治疗Oddi括约肌功能障碍[16]、括约肌扩张取石[17]、存在插管困难等多种高危因素[18]的各种不同的病例组中，预防性放置小口径临时胰管支架可减少ERCP相关胰腺炎的发生或降低发生胰腺炎的严重程度。

在一些患者中，尤其是那些存在坏死、胰管漏和囊腔相通者（尤其是假性囊肿），胰管造影有感染危险。尽管指导这些情况下抗生素使用的资料极少，不过从风险-收益方面考虑，建议所有患者在ERCP术前和术后都应该预防性使用抗生素。过去，胰腺假性囊肿被认为是ERCP的一个相对禁忌证，除非计划在24小时内建立外科引流。经验证明这种方法的实际危险性要小于预想[19]，但谨慎的做法是应用广谱抗生素，

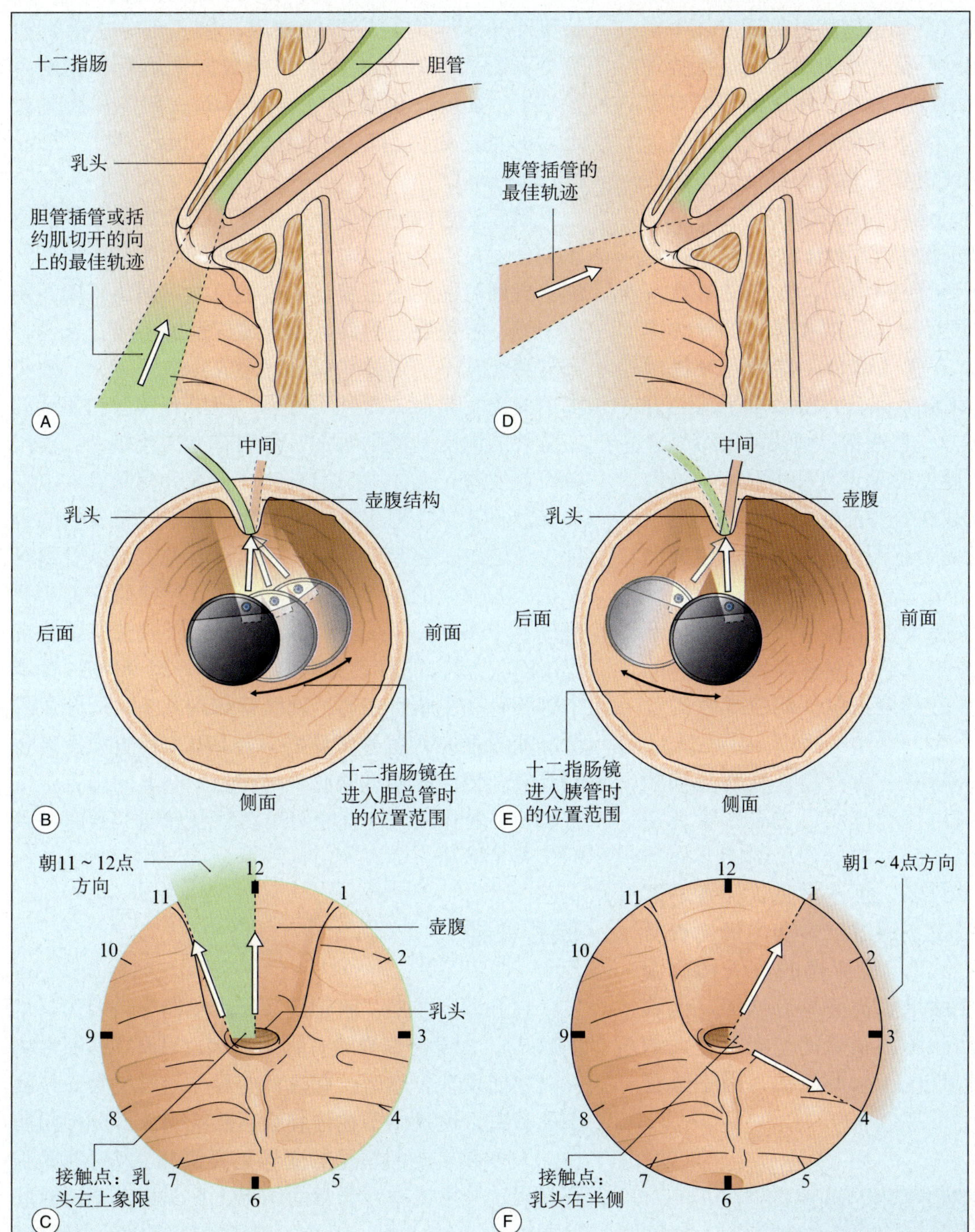

图41-1 从冠状面（A, D）、横截面（B, E）和正面（C, F）观察胆管插管（A, B, C）和胰管插管（D, E, F）的最佳轨迹。

并且限制对短期内不能建立引流的囊腔进行充盈。

胰管的正常解剖结构

胰管造影提供了一个造影剂强化的胰管形状、口径和分布的放射图像。腺体实质不显影。胰管造影根据成像时充盈程度以及胰管的实际长度和分布来估计胰腺的大小，个别情况下，胰管造影的粗略估计值会过高或过低。胰管通常包括：主胰管（Wirsung 管），起自胰尾，通过胰体和胰头腹侧引流入主乳头；副胰管（Santorini管），从主胰管以大角度延伸出，称为膝，通过胰头的背侧到副乳头；有时在胰头腹侧可有一个钩状分支；其许多小分支贯穿胰腺全长分布，均引流进入主胰管和副胰管。有时关于胰管两端的术语易混淆，因为近端和远端有时依据引流方向来确定（远端胆管在主乳头），但是胰腺的近端与远端通常指的是到十二指肠壁的相对距离（近端胰管相对靠近主乳头）。外科术语“远端胰腺切除”符合经典用法，是指胰尾部切除术。操作者、放射线医师和手术医师三类专家的解释可能会出现混淆，为了避免这种情况的发生，将它们分别称为上游段或更靠近胰尾的部位，下游段或接近十二指肠的部位，这样会比较清楚[20]。

前后位胰管成像一般从位于脊柱左侧 T_{12} 水平的胰尾，斜行至位于脊柱右侧 L_2 水平的主乳头（图41-2）。然而，主胰管的总长度和每一部分的走行具有明显的变异性。在胰头部分，胰管与脊柱成15°向头侧方向走行，在胰体部分，胰管水平或与脊柱垂直走行；在胰尾部分，它通常以较小角度继续升高，但也可能下降[21]。胰尾段是走行和形状变异最大的部分。偶尔分为两支或在脊柱左侧分叉。在前后位投影上，腹膜后主胰管为二维图像。然而，斜位或侧位像上证实它在胰尾起始于后部，绕过脊柱延伸至前面，然后在膝部以及与十二指肠第二段的连接部回到一个相对靠后的位置。这一偏移在不同个体的变异很大，对于解释邻近部位占位性病变导致的偏移意义不大[22]。

主胰管是光滑的，略有一点弯曲，从胰头到胰尾口径逐渐变细。有时可在膝部靠近主副胰管连接处和体部紧靠肠系膜上动脉近端发现局部的非病理性切迹[23]。对前者了解较多，但不常见，后者不常报道。大量研究已经报道了通过尸检和内镜检查所得的胰管长度和口径[24]。尸检所得的数值稍微偏高。胰管的口径随着年龄增加似乎稍有增加，但胰管长度基本不变。正常胰腺内胰管的平均长度大约在16～17cm，但可能在9～24cm波动。当主胰管长度小于9cm时，应怀疑梗阻。胰头部分主胰管口径变异很大，在校正放射线的放大作用后，正常直径在3～4mm，但最大可达到6mm。胰体和胰尾校正后的直径分别为2～3mm（可到5mm）和1～2mm（可到3mm）[25]。

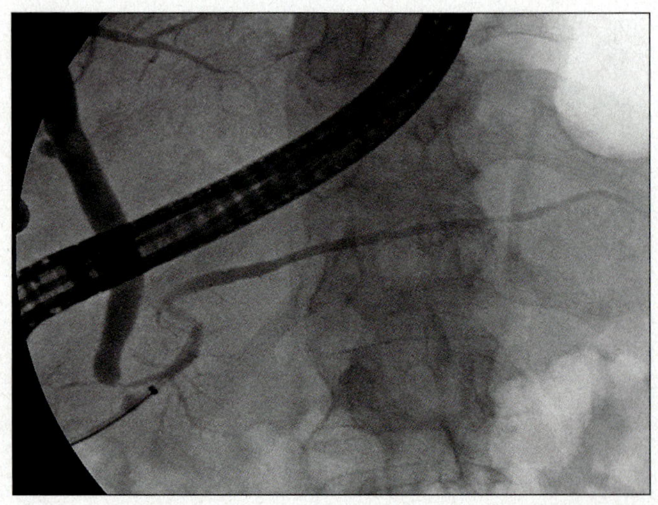

图41-2　X线片显示正常的胰管造影。

胰管造影时的侧支显影主要取决于操作技术和造影剂注射是否充分。对于需要阐明的临床问题而言，侧支成像可能并不重要，不过也可能对解决临床问题很关键、很重要。因此，由于适应证的不同，未进行侧支填充并不一定意味着研究不完美或不充分。胰头部的侧支变异很大而且不对称，但沿着胰体和胰尾部主胰管的侧支呈规则对称，个别有交错连接。一项尸检研究发现，人体内平均有56个一级分支胰管（范围在52～66）[26]。通常即使加压胰管造影能够看到的也远少于这些。在55%～62%的胰管成像上可以看到一个很大的向下的沟形分支[23, 27]。尽管尸检研究证实尸检标本中100%存在副胰管，但内镜下胰管造影发现仅14%～62%的患者具有副胰管[24]。近90%的标本中副胰管和主胰管相通。副胰管和副乳头共同开放的情况变异很大，超过60%的常规ERCP检查中发现它们开放，但因胆源性胰腺炎而进行ERCP的患者中仅有17%发现开放，这意味着副胰管开放是为暂时梗阻的主胰管减压。

胰管变异

在胚胎形成期，胰管最易受影响而导致畸形（见图41-3）。大部分变异没有临床症状，只有在诊断性研究时才能发现。然而，有几种变异与复发性腹痛或胰腺炎有关，这是由于在强刺激后胰液引流部分梗阻所致。大多数重要而常见的变异是腹侧和/或背侧胰腺胚基旋转异常或融合异常的结果。正常情况下，在胚胎形成的第6～8周，较小的腹侧胰腺沿后正中旋转，而十二指肠向侧面旋转和移动。一旦在中间位置邻近较大的背侧胰腺，胰腺实质和导管融合，产生了由背侧段和腹侧段构成的主胰管。

无法正常旋转和移动可能形成环状胰腺，在移动过程中部分腹侧胰腺仍然在后部。未完全移动的导管带和伴随的胰腺实质形成了部分或完整的环，围绕着十二指肠第二段，邻近主乳头。许多病例无症状，但是更严重的变异可导致婴儿、儿童或成年人发生十二指肠部分梗阻。对于小肠梗阻，优先选择行十二指肠旁路手术进行治疗，而不是仅仅切除病变部分。环状胰腺还可能导致胰腺炎发作，但是它和其他变异存在

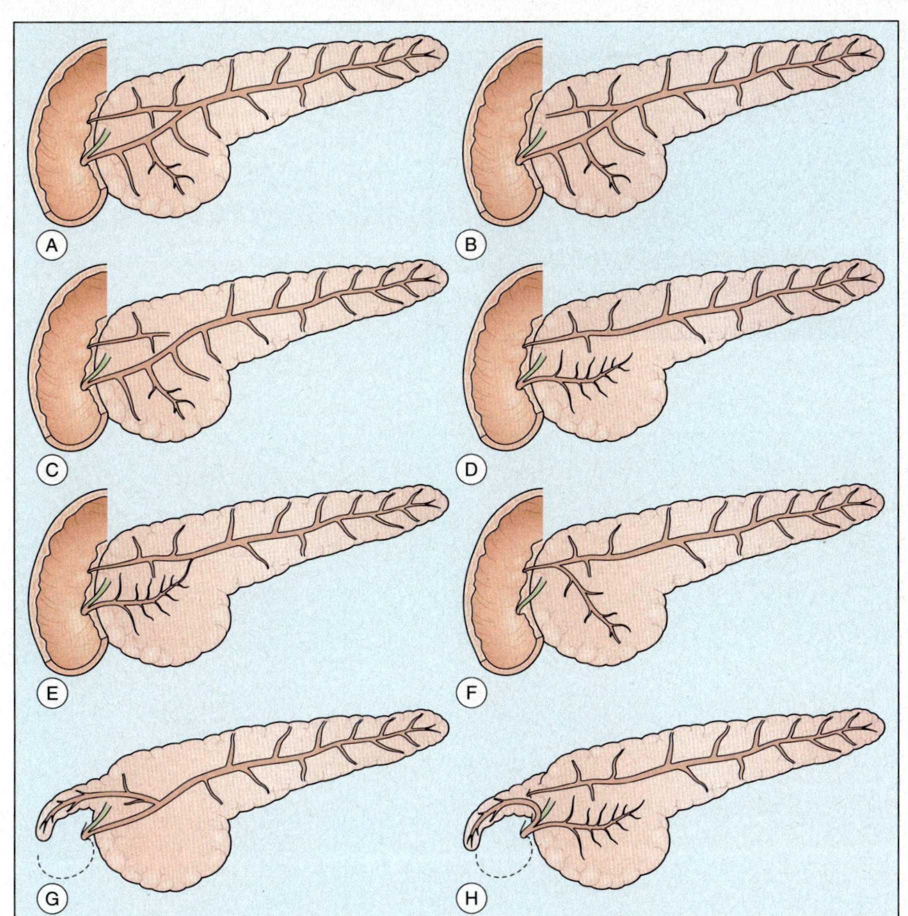

图41-3　背侧和腹侧胰管移动和融合时的变异。A. 正常。B. 正常，无孔的副乳头。C. 正常，副胰管分离。D. 胰腺分裂。E. 不完全胰腺分裂。F. 无腹侧胰管的胰腺分裂。G. 正常融合的环状胰腺。H. 环状胰腺，伴随胰腺分裂。

一定的关联，从而使得其确切的病因尚不明确。近1/3 的病例还与胰腺分裂有关。

胰腺分裂是最常见和最重要的先天性变异（图 41-4）。它是腹侧胚基移动后腹侧和背侧胰管融合不完全所致。尸体解剖和胰管造影发现胰腺分裂发生率约为7%（1%～14%）。不完全分裂的病例约占 20%，通过背侧和腹侧的分支胰管有细小连接。曾有经副乳头行胰管造影的技术相关描述。在胰腺分裂中，腹侧胰管可能比较细小，甚至近 30% 的病例不存在腹侧胰管。观察腹侧胰管可发现其逐渐变细，并且分支也逐渐变得更加细小，使人想起精巧的圣诞树。若主胰管突然中断，则应立即想到潜在的梗阻性病变。背侧胰管造影和 EUS 通常能够解决这一问题。

胰腺分裂具有很重要的临床意义，原因是由于它的存在，经主乳头胰管造影无法充分评价背侧胰管，它与可引起邻近腹侧和背侧胰管连接处胰管梗阻的小的局灶性病变相似，须加以鉴别。并且，当伴有副乳头相对狭窄时，由于胰液引流部分受阻，可能导致急性胰腺炎发作，或者仅表现为单纯腹痛。胰腺分裂是否会引起严重的临床问题备受争议。如果的确会引起严重临床问题，那么如何鉴别那些存在这种相对多见的异常且已引起临床症状的患者，将是一个持久的挑战，因为仅有少数患者的背侧胰管显像存在显著异常。括约肌狭窄可以导致胰管扩张延长，胰管造影时排空延迟和应用促胰液素刺激是否有助于发现胰管扩张延长尚未被证实。

位于主乳头处的胰管和胆管连接也有很高的变异性（图 41-5）。连接处解剖上的差异至关重要，这对 ERCP 时行某一个系统的选择性插管很重要。所谓的胰胆管汇流异常是指胰胆管在胰管括约肌和十二指肠壁的近端汇合。在这种情况下，没有屏障来预防胆汁或胰液反流。这种异常与胆总管囊性扩张和急性特发性胰腺炎有关。内镜下行括约肌切开术的疗效是否理想尚无定论，因为连接处常超出了安全切开的范围。

双重胰管常表现为胰管系统分裂，最常出现在体部和尾部[28]。这可能与腺体实质的结构异常有关，但通常无临床表现。

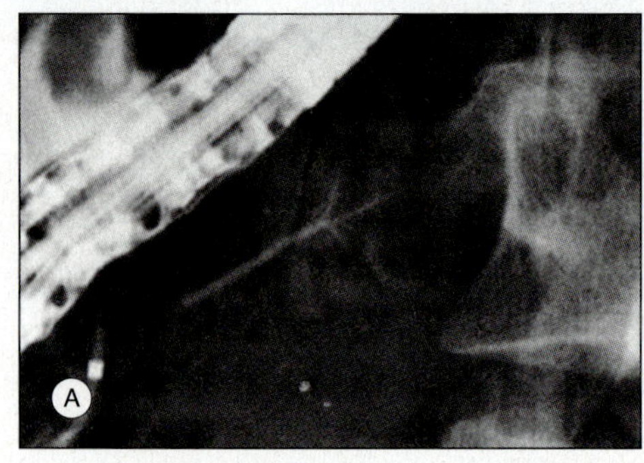

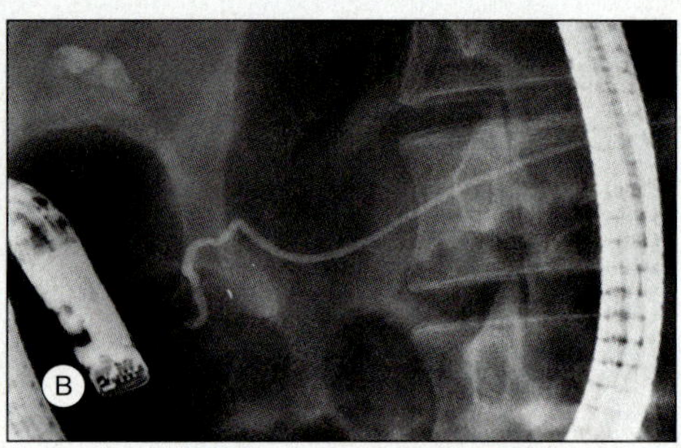

图41-4　胰管成像的放射线检查证实了胰腺分裂。通过主乳头主胰管（Wirsung）注射，使腹侧胰管显影（A）。通过副乳头副胰管（Santorini）注射，使背侧胰管显影（B）。

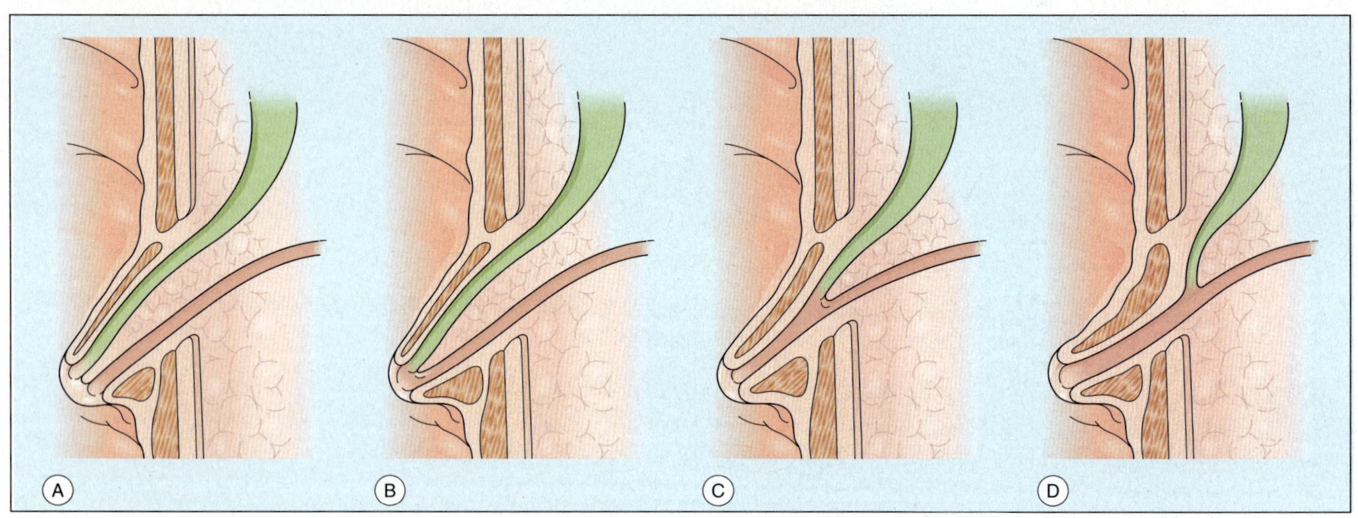

图 41-5　胰胆管结合处的变异。A．一个乳头内彼此分开的开口（少见）。B．在十二指肠表面乳头开口处立即融合（常见）。C．融合形成共同的括约肌，伴有一段长度不等的共同通道（通常）。D．在壶腹括约肌的近侧端融合产生了一段长度超过15mm的共同通道（所谓的胰胆管汇流异常）（罕见）。

与胰腺疾病相关的壶腹周围病变

壶腹、Vater乳头和十二指肠内侧壁的病理表现可能是由于自身的病变引起，或者是相邻胰腺或胰管发生潜在病变的表现。导致外观异常最常见的外部原因是潜在的恶性肿瘤或胰腺炎。胰头内的肿瘤经常浸润到壶腹周围，导致黏膜和壶腹肿胀、变硬以及炎症。没有恶性溃疡形成时，改变是非特异的，与重症急性或亚急性胰腺炎相似。重症胰腺炎还可导致更严重、更广泛的十二指肠黏膜水肿。

乳头开口的改变相对少见，通常见于胆石从胆管排出后。在内镜下很少看见白垩状胰管结石经乳头排出，但在对慢性钙化性胰腺炎和胰管结石患者所致的梗阻性胆管炎进行检查时可以见到[29]。观察到黏稠的黏液栓从扩张的乳头开口流出，是胆管内或胰管内乳头状黏液瘤（intraductal papillary mucin-producing neoplasm, IPMN）的特异性表现，并且后者更为常见（图 41-6）。

胰管造影时所见的病理影像

在胰管造影时，识别病理性改变要求熟悉可能遇到的正常表现和异常情况。各种可能的表现在相对有限，包括：(1) 充盈缺损；(2) 管径或外形异常；(3) 胰管漏；(4) 囊肿腔内充盈。每个异常都需要鉴别可能的病因，许多病因可重叠或由多种异常引起（表41-2）。充盈缺损包括结石、寄生虫和IPMN分泌的黏液。外形的异常包括部分或全部梗阻、胰管扩张和恶性或良性炎症进展时导致的局灶性或弥漫性结构不规则。漏可能是游离的、包裹的或与其他器官相通形成瘘，是由创伤、外科手术、内镜检查和急性或慢性胰腺炎所致。囊肿腔内充盈可能在胰腺内或胰腺外，并且可

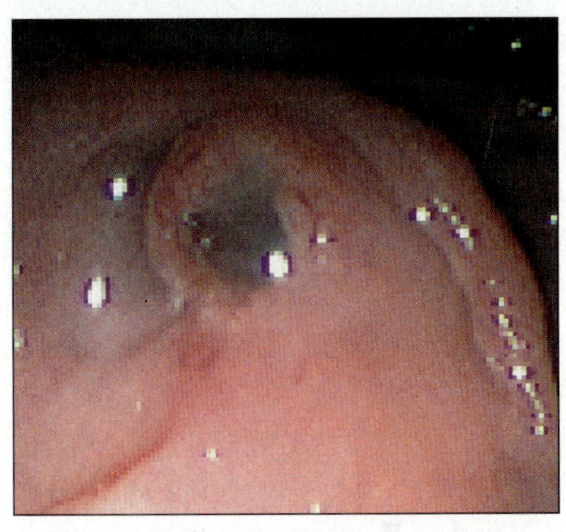

图 41-6 胰管内乳头状黏液瘤（intraductal papillary mucin-producing neoplasm, IPMN）患者内镜下可见黏液从主乳头冒出。

能与假性囊肿、实性病变内的中心坏死区及囊性肿瘤有关。

胰腺肿瘤

胰管造影是一项可以发现胰腺内肿瘤性病变的很重要的方法。胰腺癌可以引起几种特征性的胰管异常，其中大部分是非特异性的，必须与慢性胰腺炎导致的类似改变进行鉴别。影像表现包括完全梗阻、局灶狭窄、弥漫性或节段性中度狭窄、分支变形或闭塞和坏死囊腔入口狭窄[31]。明显梗阻和局灶狭窄是两种

表 41-2 胰管造影时的病理影像和常见病因
充盈缺损
结石（慢性胰腺炎）
黏液（胰管内肿瘤分泌）
乳头状瘤
寄生虫
胰管管径或轮廓异常
梗阻或狭窄（肿瘤、结石、良性炎症性病变、外源性压迫）
扩张（下方梗阻、胰管内黏液或结石）
结构不规则（急性或慢性胰腺炎）
胰管漏
游离漏（创伤、手术、内镜检查、急性或慢性胰腺炎）
包裹漏（急性或慢性胰腺炎）
瘘（手术、急性或慢性胰腺炎）
囊肿腔内充盈
胰腺外间隙（假性囊肿）
胰腺内间隙（假性囊肿、交通的囊性肿瘤、侧支 IPMN）
IPMN，导管内乳头状黏液瘤。

主要表现。与癌相关的梗阻表现为粗钝、锯齿状或突然截断，而慢性胰腺炎相关的梗阻性病变则显得光滑甚或呈圆形，或呈现为与胰管内结石相关的半月征。恶性狭窄更趋于呈截断性，形状不规则，而慢性胰腺炎所致的狭窄非常短，显示为局灶性的蜘蛛网状瘢痕或长而光滑的锥形狭窄[32]。恶性梗阻或狭窄中，病变附近的分支通常消失，梗阻以上扩张，梗阻以下正常。慢性胰腺炎中，分支是完整的，但也可出现主胰管病变附近异常，梗阻以上主胰管和分支胰管扩张或慢性变形，梗阻以下呈慢性胰腺炎性改变。

胰管和胆管相邻部位同时出现异常则高度提示为恶性肿瘤。其影像学发现包括双重梗阻或狭窄（双管征）、牵拉移位或受压移位、完全消失[33]。在证实是其他疾病之前，双管征是高度敏感的指征，应该考虑诊断为癌症（图41-7）。经常首先注意到胰头部的病变，因为和胆管梗阻黄疸或瘙痒有关。在这种情况下，ERCP 通常需要进入梗阻的胆管以进行组织取样和姑息性支架植入。如果经计算机断层扫描（computed tomography，CT）或超声（ultrasonography, US）检查后诊断为癌，则通常不需要进行胰管造影。若 ERCP 证实存在胆管远端狭窄，横断面成像如果没有发现肿块，那么完全胰管成像是非常有用的，至少应包括胰头在内，理想情况下应该包括钩突部胰管及所属分支。已有病例报道表明，胰腺癌可累及不充盈的副胰管，而其他部位胰管显像正常[34]。

胰腺肿瘤中，胰管内IPMN的表现最具有特异性[30]。特征性黏液的产生可能无症状，最后在断层影像上证实存在扩张的胰管，或临床上可能出现与间断梗阻相关的腹痛或胰腺炎发作[35]。当 IPMN 累及主胰管时，胰管造影的典型表现为胰管扩张和软而大的充盈缺损，阻塞球囊可将腔内的充盈缺损清除。当仅见于分支时，诊断IPMN通常是有疑问的，需与CT和US横断面成像进行对比。对隐藏于分支胰管 IPMN 的节段进行造影剂充填可能要求在阻塞球囊之上加压注射造影剂。这项操作会增加发生胰腺炎的风险，可能是不合原则的，而EUS能提高其发现率。X线透视下观察胰管内壁黏膜的乳头状改变并不明显，但经乳头活检和刷检可诊断 IPMN。目前认为 ERCP 时经乳头的胰管镜和胰管内超声（intraductal ultrasonography, IDUS）可以对主胰管 IPMN 纵向范围进行有效的术前分期[36,37]。黏液可明显地干扰内镜的观察，但是导丝引导下IDUS能发现可到达部位的黏液和乳头状改变。这些内镜手段没有一项对发现浸润性恶性肿瘤是高度敏感的[38]。

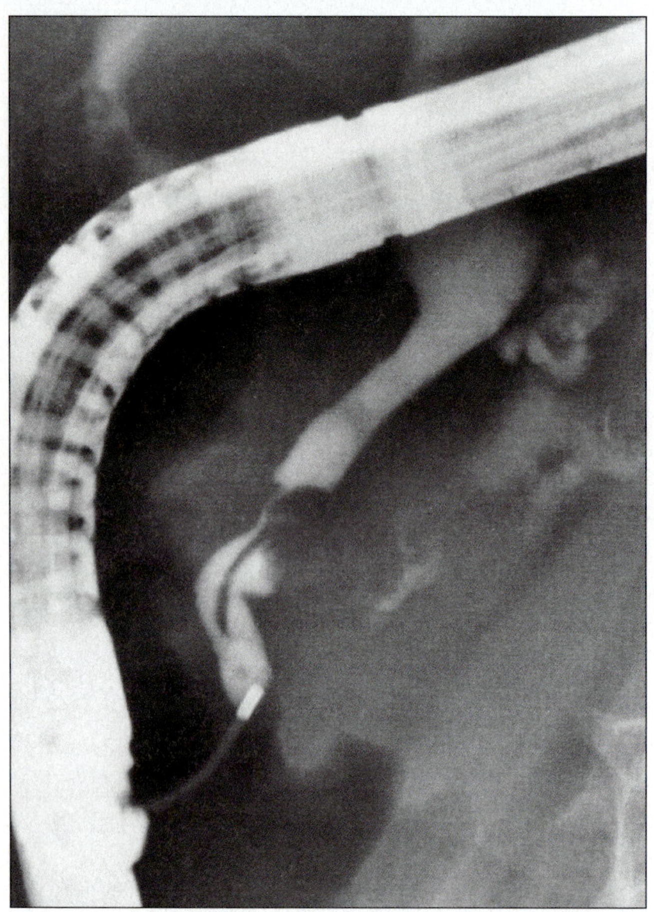

图41-7　X线片上的双管征显示胆管和胰管同时发生梗阻，壶腹周围的一个小肿瘤引起胆管和胰管发生偏斜，这种情况比较罕见。

急性胰腺炎的胰管造影

目前关于急性胰腺炎时内镜下胆管造影已达成相对共识。尽管知道ERCP具有引起胰腺炎的风险，不过目前已证明在急性胰腺炎时进行胆管造影检查通常是安全的[39]。目前已认可伴有胆道梗阻的急性重症胰腺炎或胆管炎作为进行胆管造影和括约肌切开的适应证[40]。对无胆道梗阻的重症胆源性胰腺炎患者也会受益；然而，有关这方面的数据资料并不一致[41, 42]，一项研究提示在这种情况下行ERCP有害[43]。

在一次或多次发作急性胰腺炎后，胰管造影对发现潜在病因是有益的，包括胆道结石、解剖异常（胰腺分裂、汇流异常等）、隐匿性肿瘤或慢性胰腺炎等[44]。Venu报道了116例复发性特发性胰腺炎患者行ERCP和Oddi括约肌测压的情况。在37%的患者中发现胰腺炎可治疗的病因，包括解剖异常、结石和括约肌高压。如前所述，新指南提出，在这些情况下，只有具备治疗技术和进行Oddi括约肌测压的条件时，才可进行ERCP。

重症急性胰腺炎发作期间通常不应行胰管造影。但若水肿性胰腺炎不缓解，或在极严重的炎性过程好转后出现了与狭窄或漏相关的后期并发症，这两种情况下行胰管造影及相关治疗可能有益[45-48]。急性胰腺炎可能出现非特异性表现，包括主胰管和分支胰管形状不规则，这种情况下不宜行介入治疗；分支胰管充盈延迟；偶尔在分支胰管充盈前出现早期胰腺实质显影，提示局部坏死。

急性胰腺炎所致的胰管漏和狭窄最常见于膝部附近，可能与此处的局灶坏死有关。在最初的几周可发现腹膜后貌似游离的漏，但不久后即转变成明显包裹的腔或成熟的假性囊肿。胰管漏发生的时间尚未完全明确。来自Neoptolemos等[49]的数据提示，大部分漏发生在胰腺炎发作后第4天。他们进行了回顾性分析，根据CT扫描对患者进行分组，分为中等范围和大范围的腺体坏死（>25%），然后根据胰管造影来确定胰管漏的发生率和发生时间。在有局限坏死的89例患者中没有出现漏。与此相反，16名大面积坏死的患者中有7名出现漏，在5天之内造影的4名中患者均未出现漏，在第5天及以后造影的12名患者中有7名出现漏。在一项关于急性胰腺炎胰管完整性的前瞻性研究中，Uomo等[50]通过在第1周（平均4.2天）内进行胰管造影证实了漏的发病率为31%。漏与是否需要手术操作并无相关性。在急性和慢性胰腺炎中，明确狭窄或结石相关的下游胰管梗阻是否有引发漏的危险有意义，因为后者需要内镜和外科处理。本章不对介入治疗的细节进行介绍。

对于重症坏死性胰腺炎中明显的胰管损伤，早期检查和预防性干预或早期治疗的潜在作用正日益受到关注[51]。然而，目前支持这种方法的资料有限，因为有胰腺周围组织坏死和继发感染的潜在危险，要求在这种措施变成临床常规之前进行前瞻性研究。

慢性胰腺炎的胰管造影

前面已阐述了慢性胰腺炎时胰管造影的指征包括明确诊断、外科手术前明确解剖变化特点及内镜治疗。在过去的几十年里，胰管造影是诊断慢性胰腺炎的金标准。目前已经提出了数种慢性胰腺炎的分类标准。尽管没有一种是完美或全面的，但1983年的剑桥分类提出胰管造影片的连续分级[20]，直到今天仍然是最简单而且使用最广泛的一种分类标准。根据分支胰管异常、主胰管异常或其他的不规则改变，包括囊腔形成、完全梗阻、充盈缺损（结石）、严重扩张（＞1cm）和节段性狭窄（串珠样改变）（图41-8和41-9），胰管成像分为正常、可疑或提示为轻度、中度或重度胰腺炎。胰管造影结果的严重程度与疾病的进展、胰腺功能下降的关系并不十分密切。通过解读胰管造影的图像来诊断慢性胰腺炎的主要挑战在于：正常与仅存在微小病变的早期鉴别，胰腺癌与存在局限性狭窄的慢性疾病的鉴别。后者在前几部分中已经描述过。胰管造影的轻度改变——分支变钝、扩张或短缩——是特异性最低，同时也是最主观的，因为它们常受到操作技术和造影剂的充盈量、可能的年龄相关性改变或急性损伤的短暂作用的影响。内镜下胰管造影发现慢性胰腺炎早期改变的敏感性要高于 CT、经腹 US 或磁共振胰胆管造影（magnetic resonance cholangiopancreatography, MRCP）。EUS发现早期慢性胰腺炎具有高度敏感性和安全性[52]。在那些有丰富EUS 经验的中心，当CT 或 MRCP 正常时，EUS 便是诊断慢性胰腺炎的首选。

在胰管造影下，胰管的形态学特征最为鲜明；因此，在外科手术前或与其他微创技术联合治疗慢性或坏死后胰腺炎相关的假性囊肿、瘘、漏和胰性腹水之前，胰管造影仍然是明确解剖特征的首选[53, 54]。Nealon 等[55]曾开展过一项包括41名慢性胰腺炎或急性胰腺炎恢复期相关的假性囊肿患者的前瞻性研究。研究发现术前ERCP 使 24 名患者（59%）的外科处理方法发生了显著性变化。尤其是在 ERCP 假性囊肿引流的同

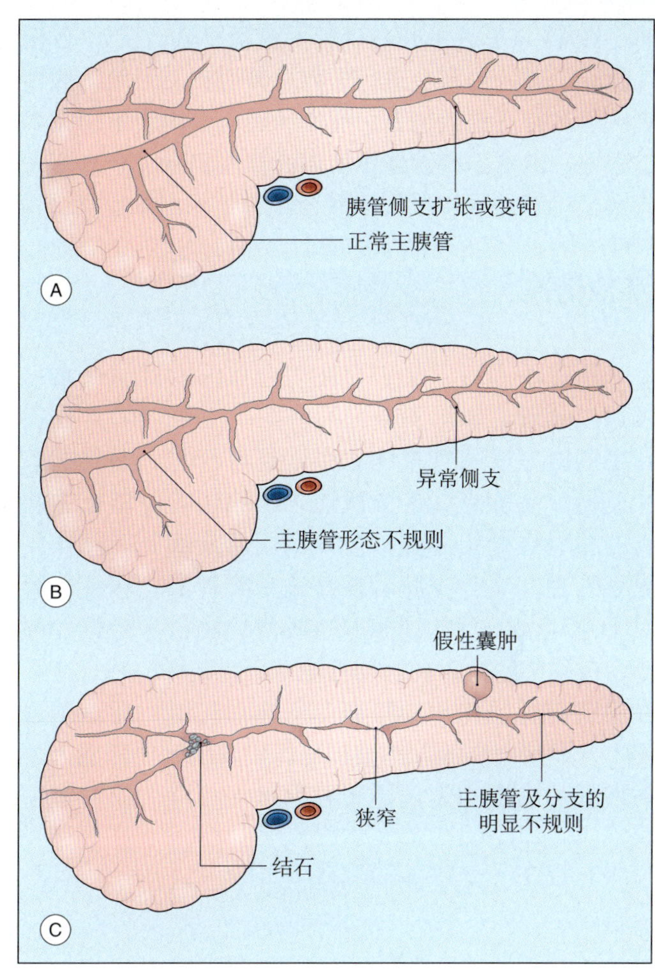

图41-8　慢性胰腺炎的剑桥分类：A. 轻度；B. 中度；C. 重度。

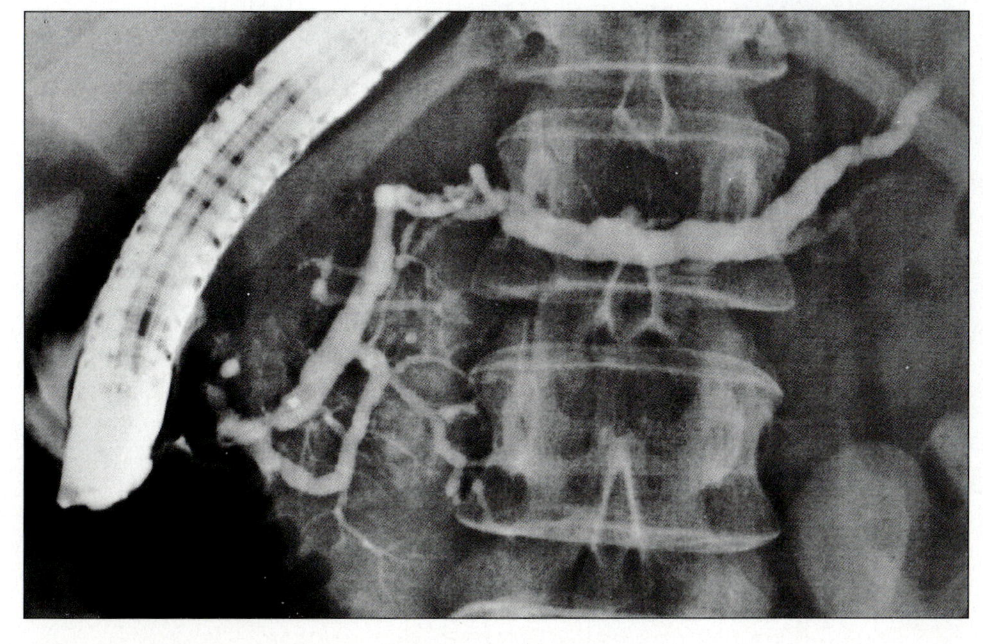

图 41-9　胰管造影显示重度慢性胰腺炎。

时，在19名患者中联合进行了胰管引流，在11名慢性胰腺炎患者中联合进行了胆总管引流。目前，假性囊肿患者行透壁内镜下引流术和经乳头内镜下引流术过程中，内镜下胰管造影所起的作用仍未完全肯定。其意义可能等同于或大于联合外科手术时的意义。

其他情况

胰腺手术后，是否存在吻合口漏的疑问通常可以通过胰管造影得到最好的答案（图41-10）。在操作中同时完成胰管减压和引流是可行的，如同在急性或慢性胰腺炎胰漏中所述。胰腺切除通常在主胰管的缝合线处引起漏，而外科摘除或部分切除操作更容易引起小分支胰管或外侧主胰管漏。胰管造影对于Whipple切除或胰腺空肠侧向吻合术后迟发的吻合口狭窄的检查和治疗可能有用。同样，胰管造影在中腹部钝器伤后的检查中也非常有用，在这个过程中，横跨脊柱的腺体破裂可能出现胰管中部漏。外伤性漏的发现和定位能指导手术治疗[56, 57]或内镜下治疗。

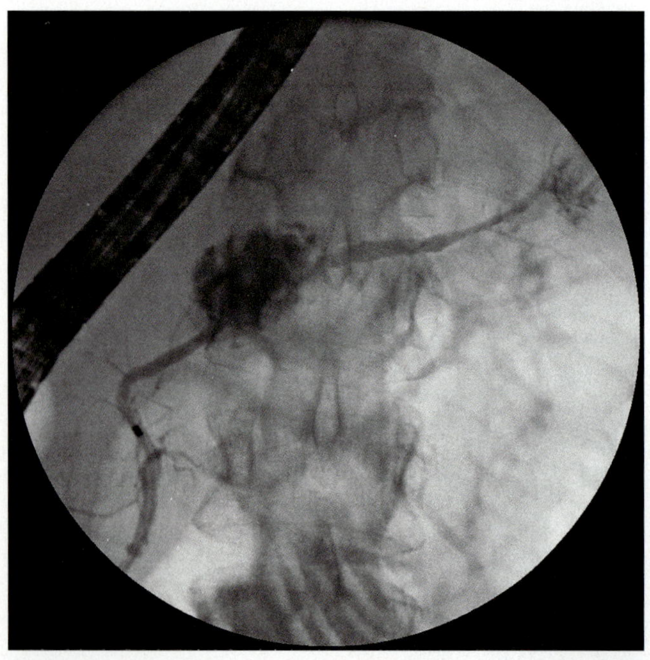

图41-10 胰管造影显示小肠良性肿瘤摘除术后从膝部产生的胰瘘。

磁共振胰管造影

每一种胰腺造影技术都有其特殊的优点和缺点。内镜下胰管造影创伤性相对较高并且有中高度风险，但它可以在检查的同时对所发现的病变进行有效治疗。EUS创伤性相对较高，但是比ERCP安全。EUS可以进行取样，但到目前为止，除了注射麻醉药或阻滞剂的神经阻断术外，无其他治疗方法可选择。CT和MRCP为胰腺实质和邻近的器官提供了最佳的无创成像方法。根据液体的密度不同，MRCP可以更容易地提供一个诊断价值较高的胰管像。不过，二者均没有治疗作用。

进行MRCP主要依靠磁场的强度和精密复杂的计算软件，以获得目标区域的最佳成像。磁共振胰管造影（magnetic resonance pancreatography, MRP）比内镜下胰管造影所获得的空间分辨率要小，但是与内镜下一样都可以取得最佳的成像效果，对于临床决策已足够[58]。MRP诊断胰腺分裂具有很高的准确性[59]。慢性胰腺炎时，MR除了能证实胰管的情况外，还能明确腺体和腺体周围萎缩以及炎症。ERCP时的管腔扩张和更高的空间分辨率可以使细微结构和分支胰管的影像效果达到最佳。MRCP时胰泌素刺激可以使胰管扩张，并更好地判断胰管的细微变化和评估胰腺实质的功能[60]。在一项回顾性研究中，有32名患者因为进展期慢性胰腺炎进行了ERCP、CT和腹部US检查，Varghese等[61]对MRP进行了评价。根据他们的报道，3种检查对胰管充盈缺损的敏感性、特异性和诊断准确性分别为56%～78%、100%、87%～94%，对胰管狭窄分别为75%～88%、92%～96%、88%～94%，对假性囊肿分别为100%、100%、100%。由于呼吸运动的人为影响，2名患者MR不成功。其余患者中，84%的胰管可以完全显像，9%部分显像，6%不显像。有2名患者ERCP失败，1名是由于BillrothⅡ式解剖结构改变，另1名是由于胰管狭窄和假性囊肿。在5名（6%）患者中，由于胰管模糊不清，所以ERCP显像不充分，不足以用于诊断。在胰管大小方面，MRCP和ERCP有很好的相关性。Varghese得出的结论是MR对胰管异常的敏感性差，但特异性高，若能够联合CT或腹部超声，那么对大部分进展期慢性胰腺炎患者计划治疗方案就足够了。

螺旋CT和最理想的MRCP对发现胰腺肿瘤、血管浸润、还有附近淋巴结肿大效果相同[58]。MR比CT能更准确地显示囊性肿瘤以及肿瘤和液体积聚物的成分。目前尚未见到关于MR和EUS比较的报道。

大部分中心将MRCP（或CT）用于诊断或描述进展期疾病，以及不宜镇静和插管的患者或临床诊断可能性很低的患者。内镜胰管造影适合那些预计胰管有轻微异常或者计划进行内镜治疗者。各中心的喜好将决定在手术前选择哪种检查方法来明确其解剖特征。

（孟灵梅译　闫秀娥 黄永辉校）

参考文献

1. Lambert R, Rey JF: Appropriateness of diagnostic digestive endoscopy. Dig Dis 20:236–241, 2002.
2. American Society for Gastrointestinal Endoscopy: Appropriate use of gastrointestinal endoscopy. Gastrointest Endosc 52:831–837, 2000.
3. National Institutes of Health State-of-the-Science Conference statement (final statement: June 10, 2002): Endoscopic retrograde cholangiopancreatography (ERCP) for diagnosis and therapy, January 14–16, 2002. Available at: http://consensus.nih.gov/ta/020/020sos_statement.htm.
4. Warner MA, Caplan RA, Epstein BS, et al, for American Society of Anesthesiology: Practice guidelines for preoperative fasting and the use of pharmacologic agents to reduce the risk of pulmonary aspiration: Application to healthy patients undergoing elective procedures. Available at: http://www.asahq.org/publicationsAndServices/NPO.pdf.
5. Radnay PA, Brodman E, Mankikar D, Duncalf D: The effect of equianalgesic doses of fentanyl, morphine, meperidine, and pentazocine on common bile duct pressure. Anaesthetist 29:26–29, 1980.
6. Thune A, Baker RA, Saccone GT: Differing effects of pethidine and morphine on human sphincter of Oddi motility. Br J Surg 77:992–995, 1990.
7. Fazel A, Burton FR: The effect of midazolam on the normal sphincter of Oddi: A controlled study. Endoscopy 34:78–81, 2002.
8. Fazel A, Burton FR: A controlled study of the effect of midazolam on abnormal sphincter of Oddi motility. Gastrointest Endosc 55:637–640, 2002.
9. Ponce Garciia J, Garrigues V, Sala T, et al: Diazepam does not modify the motility of the sphincter of Oddi. Endoscopy 20:87, 1988.
10. Goff JS: Effect of propofol on human sphincter of Oddi. Dig Dis Sci 40:2364–2367, 1995.
11. Petersen BT: Cannulation techniques: Biliary and pancreatic. Tech Gastrointest Endosc 5:17–27, 2003.
12. Benage D, McHenry R, Hawes RH, et al: Minor papilla cannulation and dorsal ductography in pancreas divisum. Gastrointest Endosc 36:553–557, 1990.
13. O'Connor KW, Lehman GA: An improved technique for accessory papilla cannulation in pancreas divisum. Gastrointest Endosc 31:13–17, 1985.
14. Park SH, de Bellis M, McHenry L, et al: Use of methylene blue to identify the minor papilla or its orifice in patients with pancreas divisum. Gastrointest Endosc 57:358–363, 2003.
15. Freeman ML: Prevention of post-ERCP pancreatitis: Pharmacologic solution or patient selection and pancreatic stents? Gastroenterology 124:1977–1980, 2003.
16. Tarnasky P, Palesch YY, Cunningham JT, et al: Pancreatic stenting prevents pancreatitis after biliary sphincterotomy in patients with sphincter of Oddi dysfunction. Gastroenterology 115:1518–1524, 1998.
17. Aizawa T, Ueno N: Stent placement in the pancreatic duct prevents pancreatitis after endoscopic sphincter dilation for removal of bile duct stones. Gastrointest Endosc 54:209–213, 2001.
18. Fazel A, Quadri A, Catalano M, et al: Does a pancreatic duct stent prevent post-ERCP pancreatitis? A prospective randomized study. Gastrointest Endosc 57:291–294, 2003.
19. Kolars JC, O'Connor M, Ansel H, et al: Pancreatic pseudocysts: Clinical and endoscopic experience. Am J Gastroenterol 84:259–264, 1989.
20. Axon AT, Classen M, Cotton PB, et al: Pancreatography in chronic pancreatitis: International definitions. Gut 25:1107–1112, 1984.
21. Classen M, Hellwig H, Rosch W: Anatomy of the pancreatic duct: A duodenoscopic-radiological study. Endoscopy 5:14–17, 1973.
22. Varley PF, Rohrmann CA, Silvis SE, et al: The normal endoscopic pancreatograms. Radiology 118:295–300, 1976.
23. Sivak MV, Sullivan BH: Endoscopic retrograde pancreatography. Analysis of the normal pancreatogram. Dig Dis 21:263–269, 1976.
24. Sivak MV Jr: The normal retrograde pancreatogram and cholangiogram. In Sivak MV Jr (ed): Gastroenterologic Endoscopy, 2nd ed. Philadelphia, WB Saunders, 2000, pp 878–889.
25. Cotton PB: The normal endoscopic pancreatograms. Endoscopy 6:65–70, 1974.
26. Ishibashi T, Matsubara O: Studies on the retrograde pancreatography in autopsy specimens. Bull Tokyo Med Dent Univ 24:43–51, 1997.
27. Rienhoff WF Jr, Pickrell KL: Pancreatitis: An anatomic study of the pancreatic and extrahepatic biliary systems. Arch Surg 51:205–219, 1945.
28. Halpert RH, Shabot JM, Heare BR, Rogers RE: The biphid pancreas: A rare anatomical variation. Gastrointest Endosc 36:60 – 61, 1990.
29. Little TE. Kozarek RA: Pancreatic stones as a cause of bile duct and ampullary obstruction: Endoscopic treatment approaches. [comment]. Gastrointest Endosc 39:709–712, 1993.
30. Venu RP, Atia G, Brown RD, Rosenthal GM: Intraductal papillary mucinous tumor of the pancreas: ERCP, EUS, and pancreatoscopy findings. Gastrointest Endosc 55:82, 2002.
31. Fukumoto K, Nakajima M, Murakami K, Kawai K: Diagnosis of pancreatic cancer by endoscopic pancreatocholangiography. Am J Gastroenterol 62:210 –213, 1974.
32. Rohrmann CA Jr, Silvis SE, Vennes JA: The significance of pancreatic ductal obstruction in differential diagnosis of the abnormal endoscopic retrograde pancreatogram. Radiology 121:311–314, 1976.
33. Freeny PC, Bilbao MK, Katon RM: "Blind" evaluation of endoscopic retrograde cholangiopancreatography (ERCP) in the diagnosis of pancreatic carcinoma: The "double duct" and other signs. Radiology 119:271–274, 1976.
34. Kowdley KV, Variyam EP, Sivak MV Jr: Obstructive jaundice caused by pancreatic carcinoma in the setting of a normal pancreatogram. Gastrointest Endosc 41:158–160, 1995.
35. Loftus EV Jr, Olivares-Pakzad BA, Batts KP, et al: Intraductal papillary-mucinous tumors of the pancreas: Clinicopathologic features, outcome, and nomenclature. Gastroenterology 110:1909–1918, 1996.
36. Hara T, Yamaguchi T, Ishihara T, et al: Diagnosis and patient management of intraductal papillary-mucinous tumor of the pancreas by using peroral pancreatoscopy and intraductal ultrasonography. Gastroenterology 122:34–43, 2002.
37. Yamao K, Ohashi K, Nakamura T, et al: Evaluation of various imaging methods in the differential diagnosis of intraductal papillary

mucinous tumor (IPMT) of the pancreas. Hepatic Gastroenterol 48: 962–966, 2001.

38. Cellier C, Cuillerier E, Palazzo L, et al: Intraductal papillary and mucinous tumors of the pancreas: Accuracy of preoperative computed tomography, endoscopic retrograde pancreatography and endoscopic ultrasonography, and long-term outcome in a large surgical series. Gastrointest Endosc 47:42– 49, 1998.
39. Brambs HJ, Scholmerich J, Gross V, et al: Endoscopic retrograde cholangiopancreatography in acute pancreatitis. Dig Surg 5:156–159, 1988.
40. Fan ST, Lai EC, Mok FP, et al: Early treatment of acute biliary pancreatitis by endoscopic papillotomy. N Engl J Med 328:228–232, 1993.
41. Barkun AN: Early endoscopic management of acute gallstone pancreatitis—an evidence-based review. J Gastrointest Surg 5:243–250, 2001.
42. Neoptolemos JP, Carr-Locke DL, London NJ, et al: Controlled trial of urgent endoscopic retrograde cholangiopancreatography and endoscopic sphincterotomy versus conservative treatment for acute pancreatitis due to gallstones. Lancet 2:979–983, 1988.
43. Foelsch UR, Nitsche R, Luedtke R, et al, and the German Study Group on Acute Biliary Pancreatitis: Early ERCP and papillotomy compared with conservative treatment for acute biliary pancreatitis. N Engl J Med 336:237–242, 1997.
44. Venu RP, Geenen JE, Hogan W, et al: Idiopathic recurrent pancreatitis. An approach to diagnosis and treatment. Dig Dis Sci 34:56–60, 1989.
45. Kozarek RA: Endoscopic therapy of complete and partial pancreatic duct disruptions. Gastrointest Endosc Clin N Am 8:39–53, 1998.
46. Varadarajulu S, Noone T, Hawes R, Cotton PB: Pancreatic duct stent insertion for functional smoldering pancreatitis. Gastrointest Endosc 58:438–441, 2003.
47. Kozarek RA, Ball TJ, Patterson DJ, et al: Endoscopic transpapillary therapy for disrupted pancreatic duct and peripancreatic fluid collections. Gastroenterology 100:1362–1370, 1991.
48. Levy MJ, Geenen JE, Catalano MF, et al: Pancreatic duct stent therapy for "smoldering" pancreatitis. Gastrointest Endosc 51: AB203, 2000.
49. Neoptolemos JP, London NJ, Carr-Locke DL: Assessment of main pancreatic duct integrity by endoscopic retrograde pancreatography in patients with acute pancreatitis. Br J Surg 80:94–99, 1993.
50. Uomo G, Molino D, Visconti M, et al: The incidence of main pancreatic duct disruption in severe biliary pancreatitis. Am J Surg 176: 49–52, 1998.
51. Lau ST, Simchuk EJ, Kozarek RA, Traverso LW: A pancreatic ductal leak should be sought to direct treatment in patients with acute pancreatitis. Am J Surg 181:411–415, 2001.
52. Sahai AV: EUS and chronic pancreatitis. Gastrointest Endosc 56: S76–S81, 2002.
53. O'Connor M, Kolars J, Ansel H, et al: Preoperative endoscopic retrograde cholangiopancreatography in the surgical management of pancreatic pseudocysts. Am J Surg 151:18–24, 1986.
54. Kuo Y, Wu C: The role of endoscopic retrograde pancreatography in pancreatic ascites. Dig Dis Sci 39:1143–1146, 1994.
55. Nealon WH, Townsend CM, Thompson JC: Preoperative endoscopic retrograde cholangiopancreatography (ERCP) in patients with pancreatic pseudocyst associated with resolving acute and chronic pancreatitis. Ann Surg 209:532–540, 1989.
56. Sugawa C, Lucas CE: The case for preoperative and intraoperative ERCP in pancreatic trauma. Gastrointest Endosc 34:145–147, 1988.
57. Plancq MC, Villamizar J, Ricard J, Canarelli JP: Management of pancreatic and duodenal injuries in pediatric patients. Pediatr Surg Int 16:35–39, 2000.
58. Reinhold C: Magnetic resonance imaging of the pancreas in 2001. J Gastrointest Surg 6:133–135, 2002.
59. Bret PM, Reinhold C, Taourel P, et al: Pancreas divisum: Evaluation with MR cholangiopancreatography. Radiology 199:99–103, 1996.
60. Manfredi R, Costamagna G, Brizi MG, et al: Severe chronic pancreatitis versus suspected pancreatic disease: Dynamic MR cholangiopancreatography after secretin stimulation. Radiology 214: 849–855, 2000.
61. Varghese JC, Masterson A, Lee MJ: Value of MR pancreatography in the evaluation of patients with chronic pancreatitis. Clin Radiol 57:393–401, 2002.

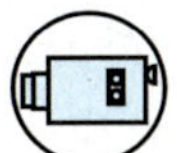

复杂插管和括约肌切开术

42

Juergen Hochberger

引言 627
适合的内镜 627
乳头的定位 628
插管 628
导管和括约肌切开刀插管的比较 629
导丝引导插管 630
胆管和胰管标准括约肌切开术 630
乳头旁和壶腹周围憩室 630
括约肌预切开 630
Billroth Ⅱ式术后 631
副乳头插管和括约肌切开术 631
并发症 632
胰管支架预防 ERCP 术后胰腺炎 632
致谢 632

引言

在磁共振胰胆管造影和超声内镜时代，ERCP 已经成为一项以治疗为主的操作（如疏通和扩张狭窄、取石或囊肿引流）[1-7]。如果 ERCP 用作一项诊断性操作，主要通过细胞刷或活检钳进行组织取样。因此，为了获得足够的通路以插入配件、引流导管等，主乳头括约肌切开在大部分病例中是必要的。有关插管和括约肌切开的大部分内容在第 40 章已经重点阐述过。本章重点集中在由高级内镜医师所提出的标准技术的变化。临床实践中这些技术已发生变异，并应用于不同的病例。在本章的开始部分，首先讨论几个重要的一般问题。

适合的内镜

适合大多数适应证的标准内镜是钳道为3.7～4.2mm的治疗性十二指肠侧视型内镜。在十二指肠狭窄（如主要由于瘢痕及水肿所致的慢性胰腺炎）等少数情况下，细的诊断性十二指肠镜具有一定优势。而且，对于年龄小于2岁的儿科患者和乳头开口位于十二指肠憩室内壁的病例，标准的 11.5mm 十二指肠镜可能更有优势的。较细的内镜缺点是钳道仅 2.8～3.2mm，不可能植入 10～12Fr 支架，且使用 2 个导丝也很困难。以前的观点认为只有使用标准 6～7Fr 导管或细小配件才能保证抬钳器（Albarran杠杆）的抬举效果。到了 20 世纪 90 年代中期，抬钳器设计的改变已经解决了治疗性十二指肠镜的这一问题。因此，设计方便胆总管（common bile duct, CBD）插管的标准导管通常不必要，因为抬钳器可将导管充分抬起，并且操作抬钳器可使导管自动弯曲。

在行 Billroth Ⅱ（B Ⅱ）切除术（图 42-1，图 42-2）时，使用前视型内镜与侧视型内镜通常可以找到乳头并进行插管，而且成功率相当高，后面将对其进行描述（在关于B Ⅱ的章节具体讨论）[8-10]。尽管前视型内镜（标准或治疗性胃镜）在胃肠吻合口的输入袢更容易插管，且大部分从切线方向观察乳头[11]。十二指肠镜的优点是硬度较大，能使乳头更直接地与内镜尖端

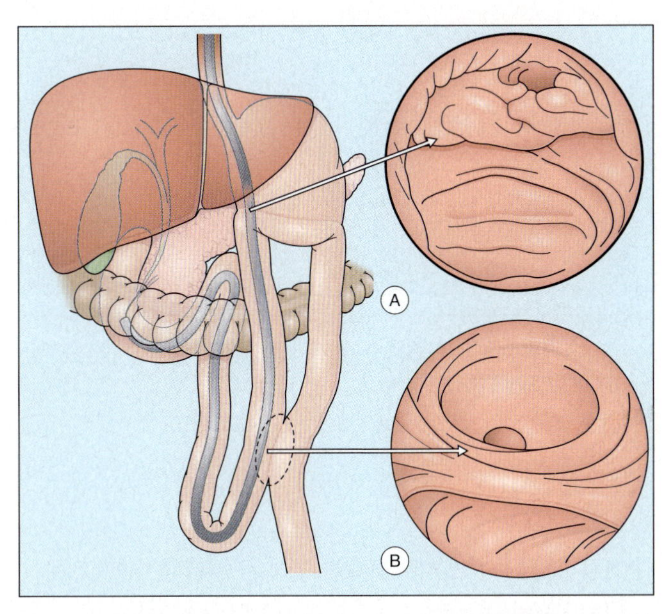

图42-1 Billroth Ⅱ式解剖：内镜进入。在行胃空肠吻合术（A）和空肠空肠（Braun）吻合术（B）时的内镜下表现。当通过空肠空肠吻合口（椭圆形）时，要选择输入袢，并保持在肠壁的同一侧。(Modified from ref 12, with permission.)

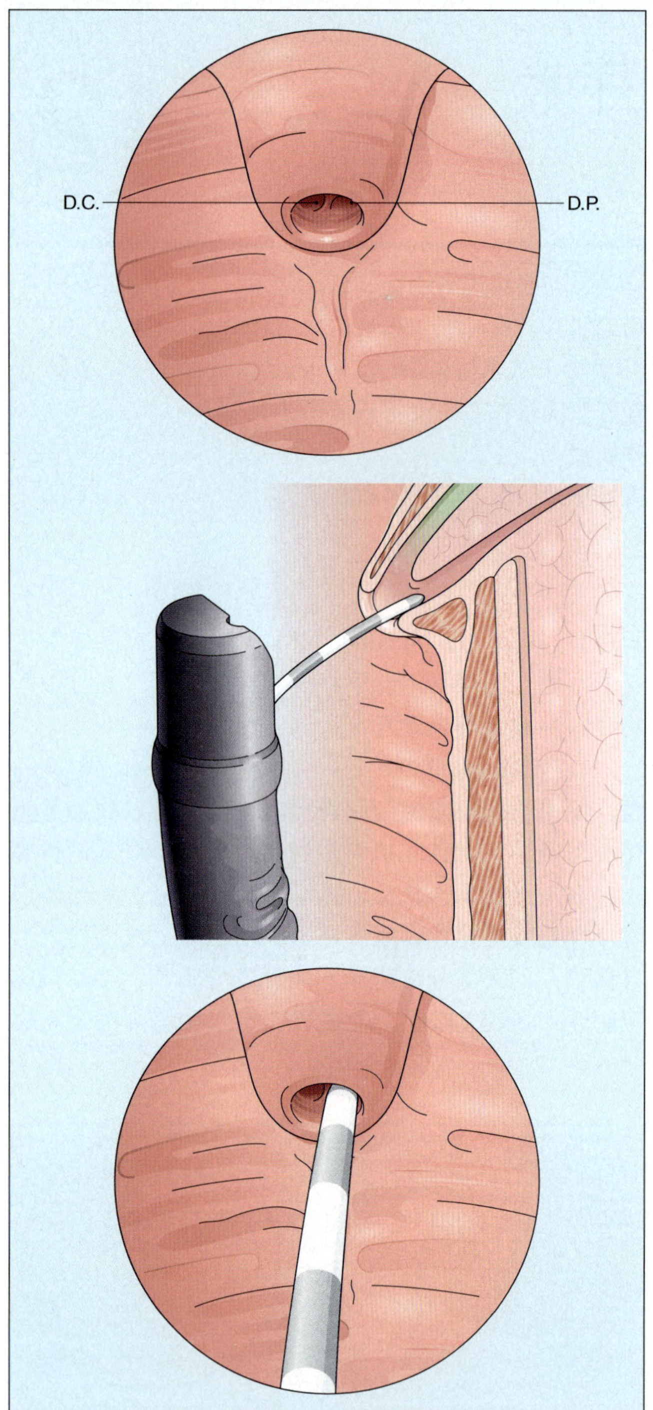

图 42-2　Billroth Ⅱ式插管。反向从下方观察乳头。(Modified from ref 12, with permission.)

接触。而且，抬钳器可以辅助固定引导导丝的位置，更好地抬起和引导针形刀等器械进行括约肌切开。因此，如果解剖允许，许多内镜医师均会首先选择十二指肠镜。解剖结构复杂，输入袢有一个锐角时，首先插入一条0.035英寸400～450cm的Seldinger导丝（如PNB Medical，Denmark）进入十二指肠残端盲端，并在X线透视下使导丝形成一个或两个导丝环，这样比较有助于操作，然后用侧视型内镜循导丝引导入镜。

对于输入袢很长的患者和Roux-en-Y式胃切除术后的患者，使用小儿结肠镜或长度在170cm以上的肠镜可能更有助于操作。

乳头的定位

尽管乳头理应位于十二指肠第二部分中段的内侧壁，但也有可能很难发现。乳头可能位于近尾部，朝向十二指肠下角，这要求内镜进得很深。乳头可能被十二指肠皱襞和经常仅有的小系带覆盖，小系带是尾部的纵行皱襞，提示乳头开口可能在附近。在寻找乳头时，ERCP导管或括约肌切开刀可能有用。要仔细检查十二指肠憩室，有时惟一暴露憩室内壁的方法是用ERCP导管将憩室开口外缘的黏膜轻轻推开。乳头开口可从内壁拖出，常朝向憩室开口的边缘。为了将乳头开口抬起来，可在憩室底部行黏膜下注射，这种方法已有相关描述。不过，憩室的壁薄，有发生注射针穿孔和水肿压迫乳头开口的风险，这一点一定要牢牢记住[12]。

在特殊情况下，可能要用20分钟或更长时间来寻找乳头。有时，乳头位于十二指肠上角的近端，这种情况常发生在Billroth Ⅰ式切除术后。乳头位于十二指肠球部的情况非常罕见。对于慢性胰腺炎急性发作后出现十二指肠水肿或胰头癌伴有十二指肠浸润的患者，则无法发现乳头或插管。在这种病例中，临时的X线下经皮肝穿刺和内镜下联合操作可能是必要的。

Parks等曾描述了一项有趣的技术，就是在胰腺分裂症患者中用亚甲蓝来寻找副乳头开口[13,14]。将染料喷洒到乳头上，分泌物可将乳头开口处的染料冲洗掉。

插管

患者良好的镇静是顺利进行检查的先决条件。在插管前，应该仔细观察乳头，术者应该想像一下CBD的自然走形。长的乳头顶部提示远端胆管位于横行皱襞（水平皱褶）之上，可能有助于决定胆管的轴和走形。CBD插管时，应该从下方观察乳头，导管的方向应该是倾斜向上并保持在乳头轴向之内。将导管头部插入乳头开口，然后轻轻向前推导管，这时抬起抬钳器，使导管弯曲，更倾斜的角度将有助于胆管插管（图 42-3）。事先对导管定形常常有助于获得这个角

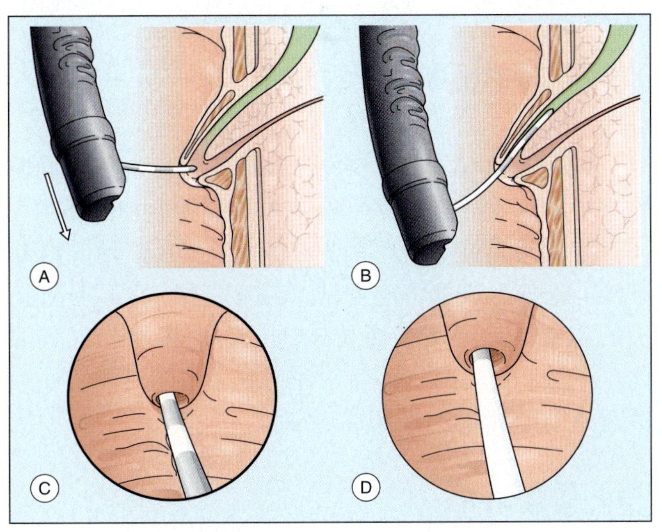

图42-3　开始进行胆总管插管时使用标准导管和治疗性十二指肠镜，常有助于开始时就将导管插入乳头开口（A），然后轻轻向前送内镜以改变导管的角度（B）。乳头轴线的排列对胆管插管是重要的（C和D）。(Modified from ref 12, with permission.)

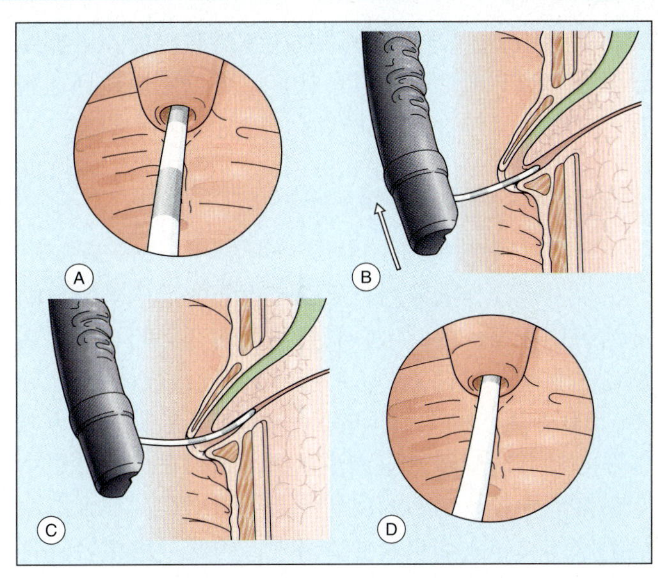

图 42-4　胰管插管（A-D）。导管的扁平面朝向同一水平的乳头。如果先进行胆总管插管，将镜身后退（B和C）和同时在乳头内改变导管的方向（D）有助于插管。(Modified from ref 12, with permission.)

度。对初始的胰管插管（图42-4），内镜始终保持在乳头水平，导管的方向几乎是水平的。尽管在乳头前方观察时胰管的走向是朝向5点钟位置，我们的经验是将内镜的小钮向前旋和从右向左对乳头进行插管，并且插管开始时就轻轻注射造影剂，这通常是有帮助的。

导管和括约肌切开刀插管的比较

胆管插管时应首先使用导管还是括约肌切开刀是有争议的。传统方法首选标准的能通过0.035 英寸导丝的 4Fr 头的 6Fr 锥形导管，不仅能用在乳头的胆管插管而且还可直接进行肝内插管。同 6Fr 括约肌切开刀相比，导管的优点是可弯曲。直接插入后，即可进行更深的插管（比如到肝内胆管的第Ⅲ段），例如使用 0.035 英寸J形头亲水的硬导丝（Terumo型）。在所有的进一步介入性操作中，比如括约肌切开、取石或支架的植入时，同一条导丝可留置。

首先使用标准的括约肌切开刀进行胆管插管允许改变方向，可以通过调整角度而沿着乳头的轴向进行胆管插管。正确调整后，导管或括约肌切开刀朝着乳头前进。最好从远处接近乳头，这样在回拉内镜时，括约肌切开刀可明显自然弯曲。然后，将括约肌切开刀的头部轻轻插入共同通道。弯曲括约肌切开刀的头部通常可以轻易地将头部插入CBD开口处。这时，通常出现一个“弹性”特征。将切割钢丝放松使头部伸直，并将镜身轻轻后退，可以使括约肌切开刀的头部固定在远端胆管内。这时只要将括约肌切开刀向前推进即可深插成功。

为了提高ERCP的成功率，新配件正在不断地被推出[15]。曾有两项研究对使用新式可操纵导管（SwingTip, Olympus，东京，日本）进行胆管插管的效果进行了评估。Igarashi 等[16]报道了 195 例中有 175 例使用标准导管进行胆管造影成功（90.5%）；在这些标准导管失败的病例中使用可摆动头部的 SwingTip 导管，在 17 例患者中有 11 例（64.7%）进行了胆管造影，将总体成功率提高到95%。Laasch等[17]进行了一项前瞻性随机对照试验，比较了三种不同导管进行胆管造影和胆管插管的成功率：标准ERCP导管、短鼻括约肌切开刀和可摆动头部SwingTip 导管包括了两所三级转诊中心中的 312 名患者。在胆管造影方面，两种可操纵导管要明显优于标准导管（$P = 0.038$），但是发现使用旋转头导管和括约肌切开刀间并没有差别。在进行胆管深插管时，可操纵导管也更有效，但是这种改进尚不具有统计学差异。在标准导管失败的病例中，有26%的患者应用可操纵导管取得成功。本研究也比较了专家级内镜医师与内镜医师受训者使用三种导管结果的差异。受训者使用可操纵导管受益更多，而专家用可摆动头部 SwingTip 导管进行胆管造影与深插管时更快。总成功率为 97%，5.3% 的病例发生术后胰腺炎。可操纵导管在 ERCP 时应该更容易操作，可以更快地到达胆管，并在标准导管操作失败时，它能够取得成功。

导丝引导插管

当常规操作失败时，下一步可能使用导丝引导的括约肌切开刀。内镜医师将括约肌切开刀的头部放在预计的胆管开口处，助手将导丝轻轻沿顺时针方向旋转。0.035 英寸的微创 Teromo 导丝的 J 形头通常可以按顺时针方向旋转。应该注意到，如果在导管外用力向前推进导丝或用括约肌切开刀压迫组织，那么即使最柔软的导丝头部也会变得坚硬。因此，应该轻轻将括约肌切开刀或导管压在预期的CBD方向，能够给头部留出足够的空间以略微弯曲，同时在插管辅助装置（Terumo Corp.，Japan）帮助下旋转导丝。若该操作失败，则应中止操作，回顾适应证和病例选择，比如转诊给专家或继续行括约肌预切开。此时中止操作的一个充分的原因是经验有限和操作病例数量少。

胆管和胰管标准括约肌切开术

CBD插管很深时，通过注射造影剂来确定括约肌切开刀的准确位置。确定病例有必要行括约肌切开术后，首先把器械从胆管完全撤出，在相应的位置留置一根 0.035 英寸的导丝。然后，轻轻向前推进括约肌切开刀，直到切割钢丝的 1/4 左右位于乳头内。平稳前移括约肌切开刀进行切割。通常沿着乳头顶部的轴线和中线打开乳头顶部。器械的切割方向应沿着乳头顶部的轴线，最好是应用括约肌切开刀切割钢丝的头部进行谨慎切割。乳头的解剖结构和轴线的变异可能很大。将器械向对应的方向转动以保证预期的切割方向可能是必要的。关于切割的长度没有精确的数据，但是通常推荐插入支架时的长度为 10mm，若进行取石，则要求更大一些的切口。

在胰管括约肌切开的病例中，应该朝着 1 点钟的方向切割。5 ~ 10mm 的切割长度被认为是合理的。切割钢丝放入胰管内的长度不应该超过5mm。医师应该清楚胰管的壁内段较短，因而发生穿孔的风险较高。为了有利于括约肌切开，根据解剖结构对括约肌切开刀头部进行塑型可能是有帮助的（例如在CBD括约肌切开的病例，头部弯曲到 11 ~ 12 点钟的位置）。

乳头旁和壶腹周围憩室

憩室是最常见的一种异常类型，老年患者中常见。由于解剖改变，常常会使胆管插管愈加困难。

壶腹最常见于憩室内 3 点钟的位置；然而，沿着下缘的任何区域都可能看见。有时，吸气可以暴露乳头的位置。让患者俯卧位或压迫右上腹可能也有帮助。一些研究者将一些盐水注射到憩室的对侧使乳头突起有助于插管，且效果不错。

括约肌预切开

尽管针形括约肌切开刀被认为是导致胰腺炎、出血或穿孔等 ERCP 并发症出现的一个危险因素，但是经常使用针形刀预切开的中心经过一系列研究发现，如果操作者使用针形刀的经验丰富，那么并发症的发生率并不一定增加[18]。

内镜医师有几种预切开技术选择：其中有三种从乳头开口处切割，一种从乳头顶部切割。使用标准的括约肌切开刀将头部插入胰管头部，再使用1 ~ 2mm 的切割钢丝渐进式向上切向胆管方向。同样，如果乳头括约肌切开刀的鼻部作为切割刀，仅能伸出1 ~ 2mm 切割钢丝，能够进入乳头开口，但切开刀的鼻部无法伸入胰管。沿胆管方向行短切割可将覆盖的黏膜切开，并且可改变进入胆管的角度。为了将这项技术与下面两项徒手针形刀切开技术相区别（图 42-5），特将其称为“进入式”切开。其中一种技术就是将针形刀头部放置到乳头开口处，用针形刀轻轻挑起乳头的上唇，沿胆管的方向以脉冲式切割电流进行切开。另外一种方法是在乳头顶部进行连续地切开，开始时在乳头隆起的顶部谨慎地摆动式切开。当切开黏膜下层后，继续切割即可切开黏膜皱襞，当括约肌肌层已切开后，继续切割即可见到红色肌肉；个别情况下，内镜医师甚至可看到黏膜下层和肌层表面之间白色的分界面。提示成功到达胆管的胆汁涌出现象不一定会看到。一旦切开到达肌层，换成锥形导管并且探查切开的括约肌以试图进行更深的插管是有帮助的。如果失败了，则应更深一层切割，再用导管探查，直到到达管腔。

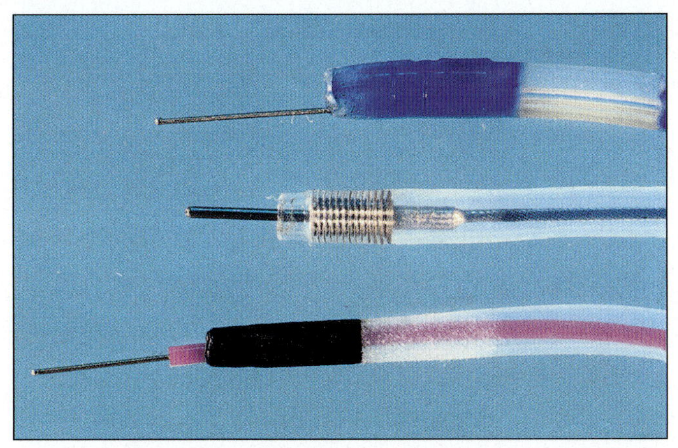

图42-5　不同类型的针形刀。切割钢丝的直径和长度影响切割特征：越细的导丝，切割得越快、越锋利；越长的导丝，切割得越深，出血和穿孔的风险相对越高。

Billroth Ⅱ式术后

对曾进行胃BⅡ式切除术的患者行ERCP是非常具有挑战性的，因为在解剖结构完全改变的情况下，内镜到达更加困难。在相关章节会描述进行插管和括约肌切开时胃镜和十二指肠镜的优点。

内镜沿着胃小弯进镜，经常可显示一个术后纵行的隆起。常规情况下，ERCP检查时对胃肠吻合口周围进行短时间的观察对于患者意义重大，即使要求解决的问题是黄疸而不是发现BⅡ式胃内早期残胃癌（在老年BⅡ式患者中发现并作为一个副诊断并不是很罕见的）。通常到达BⅡ式乳头的途径是经输入袢插入，这样到达乳头的距离更短并且能更好地使乳头与内镜尖端接触。输入袢和输出袢共同构成一个“8”字形，输入袢紧沿着胃小弯走形，是“8”字形的上部；输出袢是“8”字形下部，却更容易插管（见图42-1A）。由于为了防止胃液和胆汁反流，输入袢与胃的角度呈一个固定的锐角，因而插管时可能在没有意识到的情况下就从输入袢滑入到了输出袢。应该排除导致胃2/3切除的胰腺的Whipple切除术；在Whipple切除术中，通常是空肠袢与胃简单的侧侧吻合，与胆管Roux-en-Y吻合。

必须很谨慎地探查输入袢，并将内镜的头部抬起。根据以前描述，在解剖位置不清楚的病例中优先选择胃镜，这是因为BⅡ式空肠穿孔的风险可能增加[11]。输入袢和胃的固定夹角通常是锐角，有时输入袢的开口只能从下方反转胃镜时才能看见。

BⅡ式解剖位置提示是从下方而不是从上方进入；因此，解剖结构是相反的，胆管现在位于5点钟的位置，胰管是经过11点钟的位置进入。

由于输入袢常常以一个锐角进入胃内，因而使用侧视型的十二指肠镜并不总是可行的。然而，直视型内镜下进行插管可能更困难。

输入袢与输出袢可能很难区分。通常，输入袢沿着胃小弯（通常在右侧）；如果看见三个腔，中间的开口是输入袢。

鉴于解剖结构的颠倒，不应该将导管的头弯曲，而是要伸直，常常选择切线方向。如前所述，在插管困难的病例中使用导丝可能更容易进行插管。

副乳头插管和括约肌切开术

副乳头插管的适应证是复发性胰腺炎或怀疑慢性胰腺炎的病因是完全胰腺分裂时。融合异常导致胰腺背侧大部分腺体通过小的副乳头引流，而主乳头只引流来自胰头部的腹侧较小部分的胰液。副乳头插管的进一步指征是不完全胰腺分裂［主要是背侧胰管（dominant dorsal duct, DDD）］，这时腹侧和背侧胰腺仅有一支非常细的胰管连接或乳头前非通过性梗阻和怀疑胰管内压力增高或感染。

由于尺寸小，副乳头插管更具有挑战性。有时，副乳头很难发现，通常仅为一个2mm突起，难以发现开口。副乳头通常位于主乳头之上1.5～2cm，距离右缘5～10mm，常常在第一个或第二个水平皱襞上的右侧。首先，应该找到主乳头，然后必须缓慢退镜；在内镜通过十二指肠上角的远侧时，即可见到副乳头。关于应用短镜还是长镜进行插管更好的问题，目前尚有争议。3Fr“球状头”或“瓶颈”导管（如Wilson & Cook, Watertown MN）可辅助插管。插管和注射造影剂时应当小心谨慎，以防止细的导管头引起间质水肿。

副乳头的括约肌切开最好应用一种小型括约肌切开刀（如3/4Fr Minitome，Wilson & Cook, Watertown MN）行刀丝推出式括约肌切开术。切口不应超过4mm；一些学者甚至喜欢2～3mm的短切口。切割的方向应该朝着12点钟的位置（10：00 ～1：00点间的位置）。由于副乳头很小，开口处很难插管，通常必须使用两步法：如果开始插管失败，再朝着12点方向进行2mm的括约肌预切开，不要进一步试图插管或行管道造影。2～3天后，再次内镜检查时大部分病例插管都能成功。

首先插入5Fr或7 Fr的支架，然后使用支架做导轨进行括约肌切开。由于支架可降低胰腺炎的风险，支架可留置几天，下一次插管时再取出。

并发症

ERCP 尤其是括约肌切开的成功率和并发症的发生率具有数量依赖性，许多技术操作中也存在类似的情况。括约肌切开术中，出血、胰腺炎和穿孔是最可怕的并发症。出血的原因可能是乳头轴线的侧偏[19]或乳头顶部血管变异，在约2.5%的病例中可能出现这种正常解剖的变异。

据报道，非选择性病例中 ERCP 和括约肌切开术后胰腺炎的发生率在1.3% ~ 24.4%之间。发生率的差异可能反映了患者群、适应证、内镜技术和胰腺炎的不同定义以及数据收集方法之间的差异。近来对1966例患者开展了大规模的前瞻性研究，结果发现与患者相关的大量危险因素均是 ERCP 术后胰腺炎的危险因素，包括女性、血胆红素正常、提示 Oddi 括约肌功能障碍的复发性腹痛和既往发生过 ERCP术后胰腺炎[20]。合并存在的危险因素实际上增加了比值比（比如在血胆红素正常的女性患者中插管困难增加到16.2）。ERCP术后胰腺炎的操作相关危险因素中，胆管括约肌球囊扩张、插管困难、Oddi 括约肌测压以及胰管括约肌切开术也被认为是有意义的危险因素。然而，在非选择性病例中，由于病例混杂，不同研究的结果并没有显著性差异。主要由于采取不同的标准来定义 ERCP 术后胰腺炎，因此这种报道的并发症发病率变异大。ERCP术后腹痛时间和血淀粉酶峰值出现和持续时间是 ERCP 术后胰腺炎定义的关键点。尽管共识会议上已确定24小时持续腹痛伴高淀粉酶血症超过上限值的 3 倍作为胰腺炎的标准，但迄今所有研究中，这两个参数仍不统一。在一项前瞻性研究中，我们使用目前应用最广泛的标准即胰性腹痛和血淀粉酶峰值的出现和持续时间来计算 ERCP 术后胰腺炎的发病率，其发病率在 1.9% ~ 11.7% 之间。

胰管支架预防 ERCP 术后胰腺炎

注射造影剂所致的腺泡化（acinarization）和胰管高压在ERCP术后胰腺炎中起重要作用，可以诱发胰腺组织缺血。

作为一种预防措施，在选择性病例中放置支架或鼻胰管进行胰腺引流可以减少ERCP术后胰腺炎的风险。胰管括约肌高压患者尤其可以从临时内支架植入中受益[22, 23]。因此，已经规定在插管困难和/或括约肌切开术后植入具有保护性的 5 ~ 7Fr 支架来预防胰腺炎[24, 25]。

Aizawa等[26]回顾性分析了为取出胆管结石行内镜下括约肌扩张术（endoscopic sphincter dilation, ESD）后，为了预防胰腺炎临时植入胰管支架的功效。在 38 位患者中进行了 ESD，管内结石的平均数目为 2.2 个，结石平均最大直径为 12mm。在 52 次操作后 37 名患者结石被清除，58%的病例进行机械碎石。为了预防胆管炎，13 例患者进行了胆管引流。植入 5Fr 胰管支架的成功率为 95%。3 天后复查内镜，取出胆管和胰管支架，除外有一些病例支架自行排出。遗憾的是，在既往对照组的 92 名患者中，没有提供无胰管支架的ESD的成功率。在近来的研究中发现，药物治疗（比如在治疗前 3 小时口服硝苯地平或低分子肝素）与安慰剂相比并没有益处[27, 28]。在操作前了解特殊的患者和操作相关的危险因素，将高危病例转诊到专业机构，最后，细口径的保护性胰管支架是目前临床医师减少 ERCP 术后胰腺合并症的最佳选择。

致谢

笔者向来自德国 Hildesheim St. Bernward 医院的 Johannes Volk, M.D., Heiko Lorenz 和 Ulf Luetkemeier 等同仁表示感谢，感谢他们在准备原稿和图像资料中所提供的宝贵支持。

（孟灵梅译　李传凤 黄永辉校）

参考文献

1. Adamek HE, Albert J, Weitz M, et al: A prospective evaluation of magnetic resonance cholangiopancreatography in patients with suspected bile duct obstruction. Gut 43:680–683, 1998.
2. Varghese JC, Liddell RP, Farrell MA, et al: The diagnostic accuracy of magnetic resonance cholangiopancreatography and ultrasound compared with direct cholangiography in the detection of choledocholithiasis. Clin Radiol 54:604–614, 1999.
3. Varghese JC, Farrell MA, Courtney G, et al: A prospective comparison of magnetic resonance cholangiopancreatography with endoscopic retrograde cholangiopancreatography in the evaluation of patients with suspected biliary tract disease. Clin Radiol 54:513–520, 1999.
4. Meroni E, Bisagni P, Bona S, et al: Pre-operative endoscopic ultrasonography can optimise the management of patients undergoing laparoscopic cholecystectomy with abnormal liver function tests as the sole risk factor for choledocholithiasis: A prospective study. Dig Liver Dis 36:73–77, 2004.
5. Linghu EQ, Cheng LF, Wang XD, et al: Intraductal ultrasonogra-

phy and endoscopic retrograde cholangiography in diagnosis of extrahepatic bile duct stones: A comparative study. Hepatobiliary Pancreat Dis Int 3:129–132, 2004.

6. Wiersema MJ, Wiersema LM: Endosonography of the pancreas: Normal variation versus changes of early chronic pancreatitis. Gastrointest Endosc Clin N Am 5:487–496, 1995.
7. Napoleon B, Dumortier J, Keriven-Souquet O, et al: Do normal findings at biliary endoscopic ultrasonography obviate the need for endoscopic retrograde cholangiography in patients with suspicion of common bile duct stone? A prospective follow-up study of 238 patients. Endoscopy 35:411–415, 2003.
8. Hintze RE, Adler A, Veltzke W, Abou-Rebyeh H: Endoscopic access to the papilla of Vater for endoscopic retrograde cholangiopancreatography in patients with Billroth II or Roux-en-Y gastrojejunostomy. Endoscopy 29:69–73, 1997.
9. Aabakken L, Holthe B, Sandstad O, et al: Endoscopic pancreaticobiliary procedures in patients with a Billroth II resection: A 10-year follow-up study. Ital J Gastroenterol Hepatol 30:301–305, 1998.
10. Costamagna G, Mutignani M, Perri V, et al: Diagnostic and therapeutic ERCP in patients with Billroth II gastrectomy. Acta Gastroenterol Belg 57:155–162, 1994.
11. Kim MH, Lee SK, Lee MH, et al: Endoscopic retrograde cholangiopancreatography and needle-knife sphincterotomy in patients with Billroth II gastrectomy: A comparative study of the forward-viewing endoscope and the side-viewing duodenoscope. Endoscopy 29:82–85, 1997.
12. Soehendra N, Binmoeller KF, Seifert H, Schreiber HW: Therapeutic Endoscopy: Color Atlas of Operative Techniques for the Gastrointestinal Tract. New York, Thieme Medical Publishers, 1997.
13. Park SH, de Bellis M, McHenry L, et al: Use of methylene blue to identify the minor papilla or its orifice in patients with pancreas divisum. Gastrointest Endosc 57:358–363, 2003.
14. Neuhaus H: Therapeutic pancreatic endoscopy. Endoscopy 36:8–16, 2004.
15. Mutignani M, Tringali A, Costamagna G: Therapeutic biliary endoscopy. Endoscopy 36:147–59, 2004.
16. Igarashi Y, Tada T, Shimura J, et al: A new cannula with a flexible tip (Swing Tip) may improve the success rate of endoscopic retrograde cholangiopancreatography. Endoscopy 34:628–631, 2002.
17. Laasch HU, Tringali A, Wilbraham L, et al: Comparison of standard and steerable catheters for bile duct cannulation in ERCP. Endoscopy 35:669–674, 2003.
18. Katsinelos P, Mimidis K, Paroutoglou G, et al: Needle-knife papillotomy: A safe and effective technique in experienced hands. Hepatogastroenterology 51:349–352, 2004.
19. Carr-Locke DL: Biliary access during endoscopic retrograde cholangiopancreatography. Can J Gastroenterol 18:251–254, 2004.
20. Freeman ML, DiSario JA, Nelson DB, et al: Risk factors for post-ERCP pancreatitis: A prospective, multicenter study. Gastrointest Endosc 54:425–434, 2001.
21. Haber GB: Prevention of post-ERCP pancreatitis. Gastrointest Endosc 51:100–103, 2000.
22. Freeman ML: Adverse outcomes of endoscopic retrograde cholangiopancreatography: Avoidance and management. Gastrointest Endosc Clin N Am 13:775–798, xi, 2003.
23. Tarnasky PR, Palesch YY, Cunningham JT, et al: Pancreatic stenting prevents pancreatitis after biliary sphincterotomy in patients with sphincter of Oddi dysfunction. Gastroenterology 115:1518–1524, 1998.
24. Andriulli A, Solmi L, Loperfido S, et al: Prophylaxis of ERCP-related pancreatitis: A randomized, controlled trial of somatostatin and gabexate mesylate. Clin Gastroenterol Hepatol 2:713–718, 2004.
25. Tarnasky PR: Mechanical prevention of post-ERCP pancreatitis by pancreatic stents: Results, techniques, and indications. JOP 4:58–67, 2003.
26. Aizawa T, Ueno T: Stent placement in the pancreatic duct prevents pancreatitis after endoscopic sphincter dilation for removal of bile duct stones. Gastrointest Endosc 54:209–213, 2001.
27. Prat F, Amaris J, Ducot B, et al: Nifedipine for prevention of post-ERCP pancreatitis: A prospective, double-blind randomized study. Gastrointest Endosc 56:202–208, 2002.
28. Rabenstein T, Fischer B, Wiessner V, et al: Low-molecular-weight heparin does not prevent acute post-ERCP pancreatitis. Gastrointest Endosc 59:606–613, 2004.

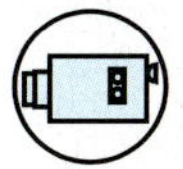

内镜逆行胰胆管造影组织取样技术

43

Douglas Howell

引言 635
历史 635
发病机制 635
组织取样技术 636
细针穿刺细胞学检查 638
活检钳活检 639
联合多种取样技术 640
其他内镜逆行性胰胆管造影组织取样方法 642
标本处理和分析 643
未来趋势 644
小结 645

引言

自从 1973 年治疗性内镜逆行胰胆管造影术（endoscopic retrograde cholangiopancreatography, ERCP）问世以来，ERCP中组织取样就一直是一个有争议的问题。组织学诊断仍然是恶性肿瘤诊断最确凿的证据。然而，ERCP 是惟一可以随之进行组织活检和细胞学检查的内镜下操作，介入治疗的主要目的通常是建立梗阻性黄疸的引流。

无疑，在引流过程中，ERCP 是惟一可以确定恶性肿瘤诊断的方法，这样可以为患者节省随后不必要的、痛苦的，而且是昂贵的检查操作费用[1]。尽管已经过多年的研究，但是单凭影像学检查并不能做出恶性肿瘤的诊断[2]。

本章涉及内容包括 ERCP 组织取样历史背景、发病机制、组织取样技术、并发症，最后是将来的发展趋势和潜力。

历史

20世纪60年代后期，ERCP发展为一项诊断性技术，可以提供胆管树状分支和胰管详细的 X 线影像。直到 1973 年，在日本和德国进行内镜下括约肌切开时，ERCP一直保持着它原来的功能。在德国Demling和Classen开展括约肌切开术时，曾有一次使用活检钳对一个分叉狭窄进行了组织取样（个人交流，Dr. Demling，1992 年 9 月）。

由于逆行插管时在标准前视型内镜附件中引入抬钳器存在技术上的困难，在治疗性 ERCP 发展早期，组织取样技术并没有发展起来。开始的尝试仅限于胆汁吸引，个别情况下，行深插管时也可以吸出胰液。在狭窄上方或狭窄内放置一个诊断性导管，过10～15分钟后可以收集到吸出的胆汁10～15ml或胰液5～20ml。根据这些体液内的脱落细胞偶尔可以作出一个明确诊断。引人注目的是，早期报道的特异性一律达到100%。尽管早期很乐观，但是这项技术在临床中使用时，临床医师发现敏感性很低。6项已发表的研究[3-8]发现敏感性仅为 6%～32%，这项技术在实际中不适用，从而促使人们发展新的、高敏感性方法，比如细胞刷检、细针穿刺（fine needle aspiration, FNA）细胞学检查、胆管内活检钳活检。

发病机制

在讨论 ERCP 单一技术以及联合组织取样的技术之前（后者或许是最重要的），有必要讨论疾病的发病机制。

既然大部分诊断性 ERCP 已经被危险性低的螺旋 CT 和磁共振胰胆管造影术（magnetic resonance cholangiopancreatography, MRCP）所取代，那么ERCP的一个主要适应证就是针对良性或恶性狭窄引起的胆管树状分支梗阻放置临时性或姑息性胆管支架。像在该书其他章节所讨论的，少部分患者在影像学检查后，胰腺肿瘤的可切除性仍然不肯定，在这样的情况下，超声内镜检查便起着很重要的作用。许多胃肠病学家使用超声内镜（endoscopic ultrasonography, EUS）代替 ERCP 进行组织取样，常常是由于他们所在的研究中心 ERCP 技术效果较差，并且在放置金属支架前需要进一步的组织学诊断。尽管这种方法对那些可以切除病变的患者来说是合理的，但大部分患者由于存在晚期恶性肿瘤、发生了明确的转移或由于年老和合并疾病，显然是不能切除的。根据大部分综合医院的报道，仅15%的恶性梗阻性黄疸患者尝试进行了根治性的外科手术切除。是内镜下放置姑息性支架后进行肿瘤治疗，还是行姑息性切除或外科手术旁路，这方面的争议超出了本章的讨论范围，但是大部分梗阻性黄疸患者需要 ERCP 作为他们治疗方案的一部分。

胆道恶性梗阻是由三种基本的疾病过程所致。在西方国家最常见的是胰腺癌浸润到胰头而发生胆总管梗阻。胰体和胰尾癌很少引起梗阻，除非发生了肝门淋巴结转移。

第二位引起梗阻的恶性肿瘤是胆系癌，可以是从胆囊或胆管树状分支内起源的原发肿瘤。在世界范围内，胆管癌是引起恶性梗阻性黄疸的主要原因，可能是由于不发达国家中寄生虫和环境致癌因素较为普遍。

引起梗阻的最后一个原因是各种原发肿瘤的转移，包括胃肠（gastrointestinal, GI）（胃、胰腺、结肠）、腹内（肾上腺、肾脏、膀胱、淋巴结）和腹外（乳腺、肺）肿瘤。中央型肝细胞癌患者发生肝门部中央梗阻引起黄疸时，是一个富有挑战性的问题，这在乙肝流行的地区是非常常见的。

这三种类型恶性梗阻的病理是不同的，在尝试组织取样时具有其各自特殊的问题。

第一个影响活检或细胞学结果的病理学因素是肿瘤的细胞结构。尤其是胰腺癌，常常引起强烈的结缔组织纤维化反应，使肿瘤急剧密集，细胞构成减少。取样经常出现无细胞结构或假阴性标本[9, 10]。增加敏感性要求重复、深凿或大块地取材。偶尔免疫反应或相对缺血会导致溃疡、出血、渗出或坏死，而使本来在内镜活检标本中就非常少的恶性肿瘤细胞变得更不明显。

原发性胆管癌起源于一级或二级胆管的黏膜。它是细胞癌，细胞经常脱落在胆汁中，通过表层上皮取样更容易收集到。

肝细胞癌常常浸润并伸入到肝管内。在这种情况下表层取样通常也能获得有诊断意义细胞。

胰腺癌、胆囊癌，尤其是转移癌包裹或压迫胆管时，常常能够保持良性胆管上皮的完整。要明确组织学诊断通常要求取材深度超过上皮层[9, 11-13]。

最后，分化非常好的肿瘤占恶性胰胆管癌的少部分，按照细胞学标准进行诊断已经证明很困难。为使病理学家对这些肿瘤进行检查和比较以同正常组织相鉴别，常常需要大块的组织标本。这可能解释了为什么所有的活检技术，甚至外科开腹楔形活检也无法达到 100% 的准确度。

如果在大部分病例中可以获得足够的样本做出阳性的细胞学或病理诊断，那么以上因素无疑要求技术和设施的改进。这些因素解释了在同一个病人中单一组织取样技术的敏感性为什么不如联合表层和深部取样技术高。

组织取样技术

对内镜医师来说，进行ERCP时采集足够的标本进行细胞学和病理学检查仍然是一个重大的挑战。应该考虑到计划进行ERCP的主要目的是为梗阻性黄疸患者提供内镜下引流。这涉及进入胆管、利用导丝通过梗阻，通常需行括约肌切开，最后放置胆管内支架。因此，在这一过程中，组织取样总是被放到了次要位置，这可能解释了为什么报道大部分内镜医师通常会经验有限。而取而代之的是，带有FNA的EUS将组织取样确定为惟一或至少为其中一个主要目的。细胞病理学家可以参与EUS操作，穿刺针穿刺可多达16次，已成为组织学诊断的标准[14]。

ERCP 不能获得足够的组织，这仍然是最常见的无法准确进行病理诊断的原因。技术困难、时间上的考虑、患者焦躁，还有需要进一步完成主要目的即胆管引流，这些所有因素对许多内镜医师来说都限制了采集组织的时间和彻底性。

由于这些因素，细胞刷检是在临床实践中惟一广泛采用的组织取样技术。开始时，通常在括约肌切开术后插入一个标准的内镜下细胞刷，然后在恶性肿瘤所致的狭窄内取样（图 43-1A）。在放置这些装置之前，用手弯曲它们的末端部分进行定形修饰。大部分有一个钝的金属头，可以减少损伤和穿孔的危险。不过，通过狭窄常常有一定的困难。该取样技术的上述因素和取样表浅的特性使得其敏感性有些不尽如人意，因而不受欢迎。

为了应对这个问题，生产企业生产了各种细胞刷，取样之前在恶性狭窄处放置导丝后可以插入其中一些细胞刷（图43-1）。由于大部分内镜医师集中注意将导丝通过狭窄处作为达到支架植入这一治疗目的的第一步，所以在这一合适的时间可以进行组织取样而不会改变或干扰这一程序。

两种最受欢迎的引导细胞刷是 Combo-cath (Microvasive Boston Scientific, Natick, MA）和 Cytomax (Wilson-Cook Medical，Winston Salem, NC)（见图 43-1C）。

因为这些引导器械的尺寸相对较大，为8Fr，以及硬度的关系，因而妨碍操作。此外，刷子毛的长度必须足够短以适应这些双腔装置中狭小的管腔，这一特点可能限制了标本收集。已经生产了两种更小型号的装置，但是仅能通过 0.018 英寸导丝。

使用这些细胞刷时，在以前放置的导丝上插入一个导管，撤出导丝，然后放置一个带弹簧头长鼻的刷子（Geenen 刷子，Wilson-Cook Medica）（见图 43-1B）。轻轻将导管撤出，将刷子放在狭窄的上方进行组织取样。在狭窄上方刷检不会移位，这是由于长鼻维持着这一位置。这项技术最大的缺点是在导管再次进入狭窄上方以维持通路后，当刷子从导管内撤出时要损失细胞[15]。如果撤出所有装置，则要求再次插入导丝，这可能引起不适，个别情况下无法成功，因此是一个挑战。

另外一个选择就是设计一种单轨刷子，用锋利的 20 号针在距导管尖端 1 ~ 2cm 穿破导管，导丝尾端可经过尖端的孔，并可从新开的侧孔伸出。弹簧头刷子正好位于其后，这种经组装后的装置可以更容易地通过胆管（见图 43-2）。

导管一旦到达狭窄的上方，则要超过导丝尖端。然后释放出刷子超过导管的尖端，用刷毛收集标本，并将导丝保持在狭窄上方。这样操作最大的优点是刷子能够拖入导管的末端，并与导管同时撤出以减少细胞损失（图 43-3）[16]。

已发表的 ERCP 细胞刷检的敏感性波动范围较大，不过原因仅限于推测。通常，胰腺腺癌研究的比例较高，或许，同更多的胆管癌研究相比，早期小肿瘤产生阳性结果的敏感性要低得多。使用这些装置发表的总体敏感性在 8% ~ 57%[8, 17-22]。就像随后的讨论所说的，其中很多此类研究也有缺点，包括将“怀疑恶性”的患者作为阳性。

这些与观察相关的不同敏感性的可能的病理学解释是恶性狭窄内部由恶性肿瘤组织环形压迫的良性上皮细胞组成，位于主要胆管的胆管癌除外。这一事实解释了单纯抽吸胆汁进行细胞学检查的低敏感性，在胆汁中如果有，也是很少量的恶性细胞。当扩张破坏狭窄，由此去除良性上皮，预期吸引胆汁中的敏感性会提高[23]。

位置较深、更远端的包裹型肿瘤刷检的敏感性更低。预测继发于胰腺癌的转移性恶性肿瘤的敏感性最低，原发性胆管癌的敏感性要高很多。总之，这已经在临床实践中得到证实。

刷毛的类型、刷子的总长度和刷检时所用的时间都影响敏感性。Rabinowitz 等[24]强调每一次实施 ERCP 均应使用三个不同的刷子，当怀疑恶性狭窄最初的结果是阴性，要使用三个新刷子重复这一操作。最终，这些患者仅通过刷检得到诊断阳性结果的比例增加到 62%。

很明显，敏感性的提高需要进一步对细胞刷检技术和装置进行改进。根据本章所述，可以选择性地使用其他技术和装置。

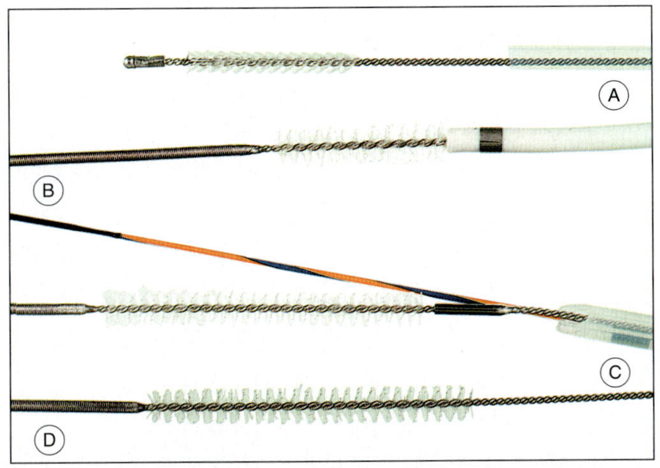

图 43-1　内镜逆行胰胆管造影（ERCP）细胞刷检的细胞刷。从上到下：A. 标准金属头细胞刷。B. 诊断性导管内Geenen弹簧头细胞刷。C. 可通过 0.035 英寸导丝的 Cytomax 8Fr 细胞刷导管。D. 在Howell胆管插管器（Howell biliary introducer, HBI）中使用的大 HBIB 细胞刷。

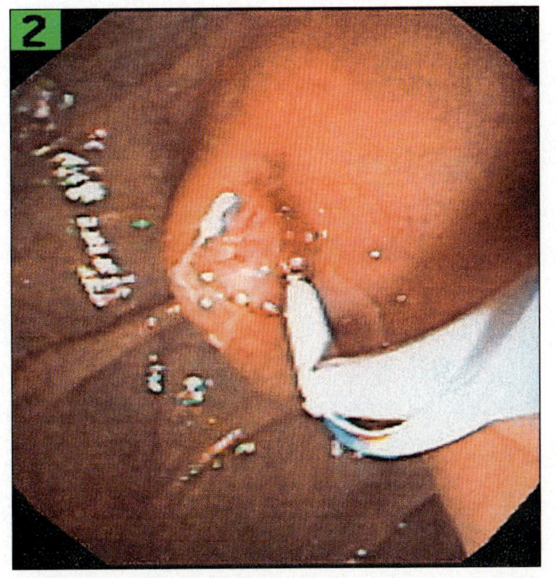

图43-2　正在通过胆管的“单轨”系统。注意导丝尾端插入尖端，但是从尖端后面约2cm处的新开侧孔出来。刷子正好在侧孔里。

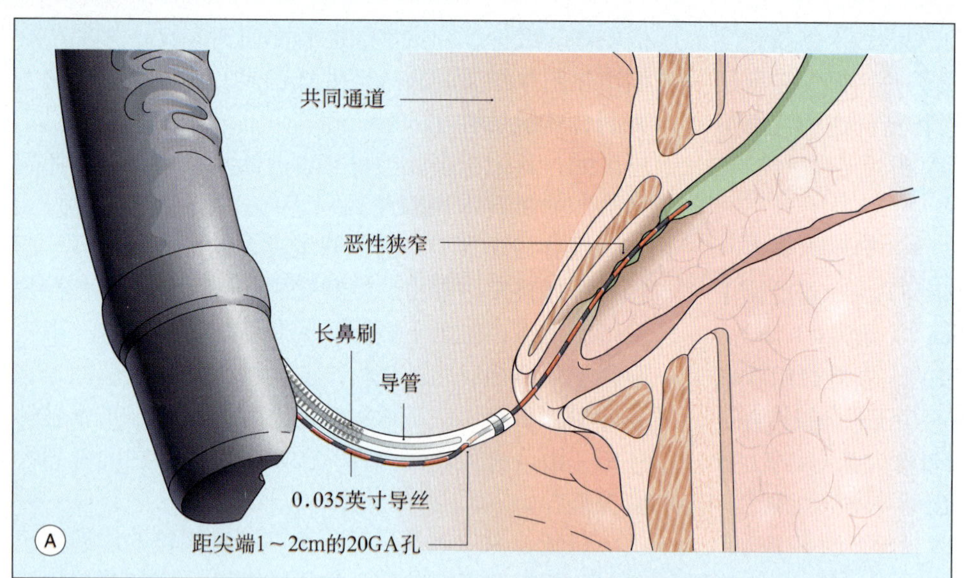

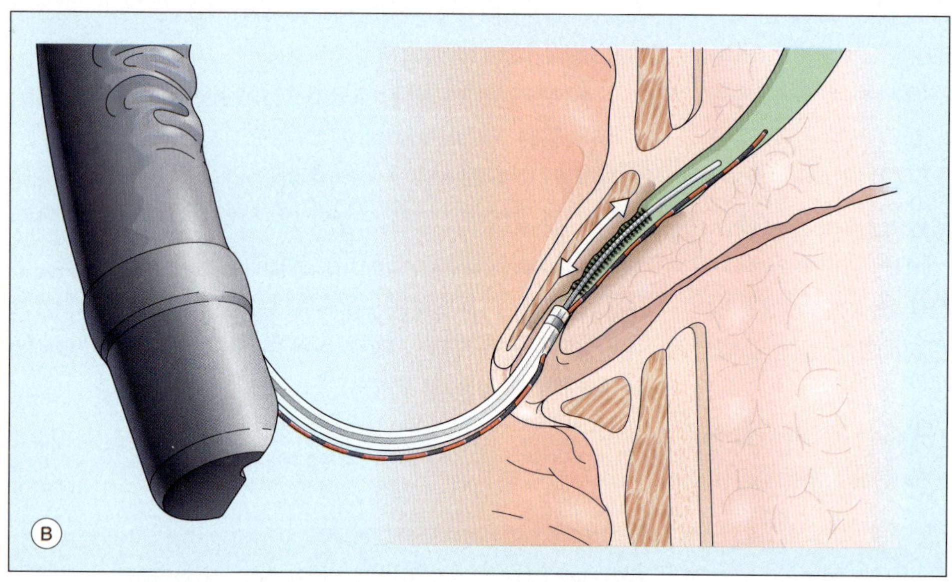

图43-3 A.单轨刷：将长鼻刷预装入一个诊断性导管，在一个导丝协助下以单轨方式与导管一起通过狭窄。B.单轨导管已经通过并超越导丝末端正好在狭窄上方。一旦导丝脱离，长鼻刷能推进，在狭窄处进行刷检。长鼻维持通路。导丝留置原位。

细针穿刺细胞学检查

Chiba针穿刺细胞学在20世纪50年代由日本率先开展，使用的是22G长的经皮穿刺针。已经证实Chiba针穿刺非常安全，被广泛采用，是大部分在X线引导下活检的标准检查。

然而，Warshaw[25]曾报道，术前24～48小时进行CT引导下经皮经腹Chiba针穿刺的胰腺癌患者在试图手术切除后，腹腔内恶性细胞的发现率很高。这种可以导致腹腔内种植的潜在可能，使医生对可能随后要接受外科手术的患者选择了一种Chiba技术的替代方法。鉴于这些顾虑，如果临床高度怀疑，在一些研究中心甚至提倡不进行任何组织取样，而是直接进行外科手术探查[26]。

相对而言，ERCP时进行管腔内FNA细胞学检查仅仅是穿过将被完整切除的组织，并不会污染腹膜腔，包括位于胃后面的小网膜囊。

1977年，Tsuchiya等[27]率先开展了胰头肿物的内镜下细针穿刺。在内镜下，使用22号直行针直接刺入压迫中段十二指肠肠壁的隆起。遗憾的是，这种情况仅占此类患者的一小部分，但仍然是适用于全部上消化道黏膜下肿瘤的一种可行的组织取样技术[28]。

ERCP时管腔内FNA要求发展特殊设计的内镜下辅助装置。Howell等[22]报道的设计，即一个带有可回缩的22号Chiba型活检针的球形尖端导管（HBAN-22，Wilson-Cook Medical）。一旦将导管放置在管腔内，针可伸出球形头7mm，允许比细胞刷更深地取样

(图43-4)。然而,这项技术要求切开括约肌,在技术上富有挑战性。近来更多的研究不能重复初期62%的高敏感性(阳性和怀疑)。在3项研究中报道了真阳性的敏感性在 27% ~ 30%[20, 29, 30]。不过,根据本章后面的讨论,当联合其他技术时,FNA 可以增加总体敏感性。迄今为止,关于这项技术的并发症尚无报道。

活检钳活检

尽管插入活检钳进行胆管内活检的历史由来已久,但一直不受欢迎,可能是由于活检钳很硬,将它们放入胆管内有技术上的困难。最早开始使用的是胃镜活检钳,直到后来发展为尖端可弯曲的十二指肠镜活检钳(Olympus),在抬钳器上操作效果更好。为了将这些活检钳逆行向上进入管腔,仍然要求大面积的括约肌切开。

活检钳活检技术要求插入到狭窄的下缘。在 X 线透视下,在明显肿瘤的下缘取得标本,准确活检。活检钳需要取几次活检,以达到最佳取样效果。Ponchon 等[11]根据自身的经验,建议采用三种咬口最小的活检钳。

以实用性为目的,人们研制了特殊的活检钳。目前几种可以使插管更容易的装置已经上市,包括两种声称不需要括约肌切开的装置(图 43-5)。

5 ~ 6Fr的小儿活检钳更容易插入,因而更易于操作,但是仍然是无引导的,提供的标本很小。现在有了一次性6Fr小儿活检钳,不过相对较贵(见图43-5C)。

Olympus 推出了可曲式活检钳,允许内镜医师对弯曲尖端进行塑形修饰。这种方式下的插管可以不进行括约肌切开。Sugiyama 等[7]最早进行该项操作,报道在日本患者中明确病理诊断的成功率为87%,大部分都是胆管癌患者。这种结果没有得到重复,进一步

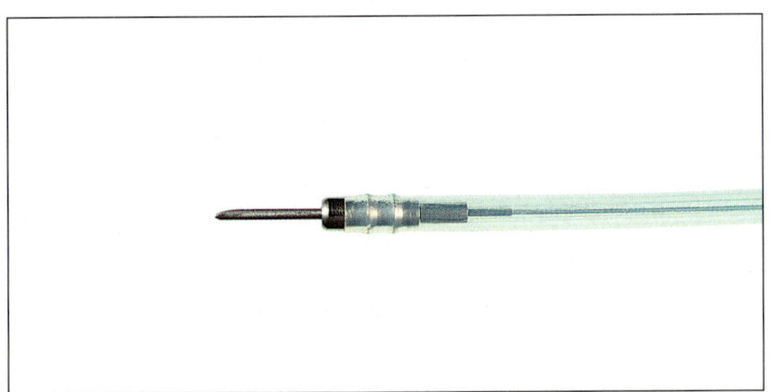

图 43-4 Howell 胆管穿刺抽吸针(HBAN-22)是 22 号 Chiba 针镶嵌在一个7Fr球形头导管上,括约肌切开后在插入胆总管(common bile duct, CBD)时要预先弯曲塑形。

有关安全性的资料,尤其是有关ERCP术后胰腺炎危险的资料未见报道。

全尺寸成角活检钳(Maxum Carr-Locke 活检钳,Wilson-Cook Medical)的设计允许在无括约肌切开的情况下插管。据报道,在一项小规模患者研究中很成功(见图43-5B)[31]。这种大凹槽活检钳预先做成成角的尖端,但是相当大,根据个人经验,除非括约肌切开,否则不适合插管。另外,尚无关于操作后并发症的资料发表。

两种能够经导丝引导的活检钳已经上市。就像以前所讨论的,导丝通常在治疗性ERCP早期放置,以保证胆管支架成功植入,然后再使用导丝进行随后的组织取样。

配合细导丝使用的一种侧面咬合的活检钳(Mighty-Bite, Wilson-Cook Medical)已经上市。这种圆锥形尖端活检钳插入狭窄后,可以在任何角度收集组织。由于在取样过程中仅有一个很小的凹槽咬合组织,所以采集的标本很小。此外,要求导丝为0.018英寸,不适宜使用常用的0.035英寸或0.025英寸标准导丝。要想发挥导丝的功能,则要求开始时使用细导丝或中途换成细导丝——一个耗时而昂贵的选择。

一种无导丝的侧面咬合的活检钳也已问世,但是

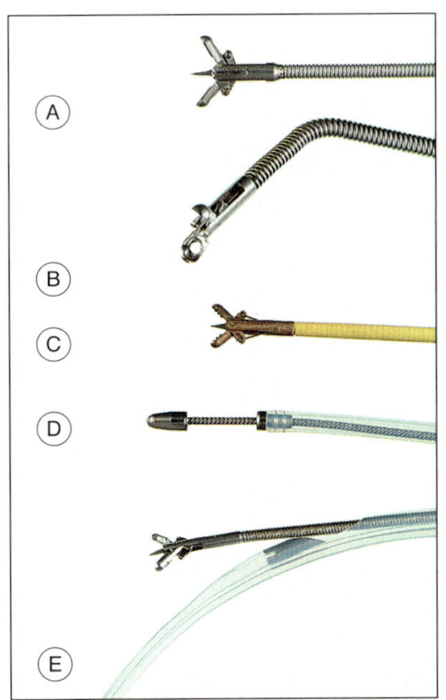

图 43-5 多种内镜逆行胰胆管造影(ERCP)胆管内活检专用活检钳。从上到下:A. 标准的尖端可曲式ERCP活检钳。B. 尖端成角的活检钳(Maxum Carr-Locke; Wilson-Cook)。C. 括约肌切开之后能放置的 6Fr 小儿活检钳(Microvasive)。D. Mighty-Bite(Wilson-Cook)侧面咬合专用 ERCP 活检钳。E. 5Fr 可重复使用 HBIN 活检钳,从 Howell 胆道导入器伸出(Wilson-Cook)。

表 43-1　内镜逆行胰胆管造影技术的比较

ERCP 技术	报道数量	患者数量	Sens	特异性	PPV	NPV
刷子	8	837	42%	98%	98%	43%
FNA	5	223	34%	100%	100%	22%
活检钳	5	502	56%	97%	97%	57%

ERCP，内镜逆行胰胆管造影；FNA，细针穿刺；NPV，阴性预测值；PPV，阳性预测值；Sens，敏感性。

必须徒手插入狭窄，因此放置比较困难（见图 43-5D）。目前尚未与其他活检钳作比较。已公布的经验是有限的，尚不足10位患者，并且仅以摘要形式发表[32]。

目前所使用的是由作者研制的以导丝引导的其他装置，有 Howell 胆道导入器（HBI，wilson-Cook Medical）（见图 43-5E）。

10Fr 装置可配合 0.035 英寸或更小的导丝，而且允许可重复使用的特殊设计的5Fr长活检钳通过。一旦导入器到位，很快能完成多种活检钳和其他取样装置的插入。目前，个人主张使用活检钳作为多种取样序列的一部分。由于它可以在保持导丝位置的同时方便多种取样装置的进入，从而可提高敏感性，有关这种装置的介绍、使用方法和结果将在本章的后面讨论。

在最近的一篇发表在美国消化内镜学会杂志——*Gastrointestional Endoscopy* 的连续两期的综述中，deBellis 等[33]将自 1989 年以来的文献中包括活检钳活检在内的三种主要技术以及ERCP组织取样的所有报道进行了总结（表 43-1）。

活检钳活检的并发症已有报道，但似乎很罕见。表43-1的502名患者中，一例癌症患者被报道发生大出血需要输血[34]，另外一个患者良性狭窄穿孔需要外科手术[18]。使用大凹槽活检钳和同一部位重复活检可导致穿孔。小儿活检钳活检的标本较小，但是直到目前曾使用过该设备的 200 多例患者中没有出现并发症。在使用胆管内细胞刷或ERCP指导下FNA时也未发现这些罕见但严重的并发症。

联合多种取样技术

由于以前的单个取样技术的结果令人失望，内镜医师开始报道在同一次ERCP的操作中联合应用多种取样技术的经验。这种合理的方法与标准的内镜实践相适应，细胞刷检和活检钳活检通常在上部和下部的操作中联合使用。尽管这种方法明显比单一技术要花费时间，但是能使敏感性提高。这一点在许多中心，尤其是学术型中心受到欢迎。

Ponchon 等[11]报道在 ERCP 中联合使用标准细胞刷和无导丝活检钳诊断癌症的敏感性有所提高。尽管刷检的敏感性为 43%，活检钳活检的敏感性为 30%，但二者联合的敏感性增加到 63%（共计增加 20%）。

印第安那州大学研究组研究了一项更加全面的方法。研究者试图联用刷检、FNA和活检钳三项技术进行取样，此外，当有支架存在时，实施支架取出进行细胞学检查。在单纯ERCP的研究中，这种方法使82%患者得到了阳性诊断，也报道了最高的成功率[20]。而且，当他们分析结果时，至少在部分患者中每一项技术的结果均有助于做出诊断。换而言之，许多病人仅有一项技术是阳性的，其他两项或三项是阴性或可疑的。

尽管这项报告和这一技术很合理，但三联取样技术并没有在 ERCP 中变成标准。有几种原因。

第一种原因可能也是最重要的原因，已在以前讨论过：三联取样在技术上有困难，费时，且只属于治疗性操作这一主要目的的辅助措施。

第二种原因可能是一种临床偏见，就是认为胰腺癌和晚期胆管癌是绝症，所需要的仅仅是支架姑息性的保守治疗。为化疗或放疗选择而进行的组织学诊断几乎不做。最近一所大型外科医院提出了一份流程，提出影像学检查提示为可切除的胰腺癌患者必须接受外科剖腹探查[26]。

最后，EUS引导下FNA细胞学检查的出现和应用使许多学者致力于ERCP下放置支架之前进行一次单独的 EUS 操作。尽管这种方法可以缩短 ERCP 时间，多种细针穿刺可提高敏感性，还可以使开始的金属支架放置更有把握，但是要求再接受一次有创操作。大部分患者仍然是行 ERCP 下组织取样。

为了提高内镜医师进行三联取样的能力，用最少的时间、最少的花费和最小的风险，我们致力于发展多用胆道导入器（HBI，Wilson-Cook），这在前面已经介绍过。主要目的是各种深度进行最大取样以增加发现所有三类恶性肿瘤的机会，如果非常理想，无需进行括约肌切开（图 43-6）。

1996年报道了该器械的细节和我们开始操作的步骤、技术和结果[35]。尽管小的早期胰腺癌占很大一部分，但总体敏感性为69%，提示这一器械有潜力。这

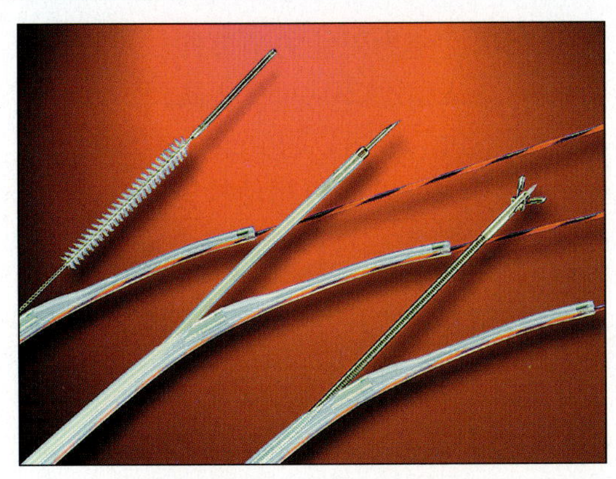

图 43-6　带有三种组织取样装置的 Howell 胆道导入器（HBI，Wilson-Cook）进行活检或细胞刷检的位置。每一装置的顺次放置是试图增大单次内镜下逆行性胰胆管造影（ERCP）的敏感性。HBI 放置在一个预先摆好位置的 0.035 英寸的导丝上。

个HBI导入器是一个双腔10Fr锥形扩张器，包括一个0.035英寸腔道用于通过标准ERCP导丝和一个可使内镜附件进入的6Fr大腔道。大腔道在距尖端 3cm 处有出口，前面是一个成角的金属斜面，使器械以30° 角偏斜以维持装置的位置。斜面的目的是直接使取样偏离胆管狭窄的轴线，进入更深的组织，此处的组织更可能诊断出恶性肿瘤。

穿刺针和活检钳以 30° 角伸出，进入狭窄的下缘开始活检。在透视引导下，同一部位反复活检可能有助于深部取样。为了将穿孔的风险减少到最低，若在先前的 ERCP 和 CT 扫描时无明显肿块，反复活检时必须小心。迄今为止，尚无使用 22 号针或小的 5Fr 或 6Fr 活检钳时发生穿孔的报道。我们建议不要在狭窄上方的胆管进行活检，因为梗阻性扩张的胆管变薄，可能出现胆漏。

最后，HBI和以前介绍的装置在特殊设计的细胞刷（HBIB，Wilson-Cook Medical）进入之前可将良性上皮去除。这种细胞刷毛超长、超硬，安放在辫成辫子形的坚硬导丝轴上，即可形成一个侵入性的取样器械（见图 43-1D）。

我们使用HBI使三联取样技术标准化。放置一根导丝进入狭窄后，预载入HBI（包括特殊设计的22号针）形成一个统一体通过狭窄（图43-7）。将位于带有球形头的 5Fr 导管内的可缩回式穿刺针刚好保持在成角的端口处，这一点是很重要的。当这一装置经预置的导丝插入时（见图43-7A），应松开十二指肠镜的抬钳器以避免损伤穿刺针。一旦到达狭窄下方的位置，球形头伸出、固定，然后穿刺针刺入肿瘤中（见图 43-7B）。然后将针芯从穿刺针取出，使用 10ml 注射器真空吸取，并使用标准 Chiba 技术前后移动穿刺针。没有退出穿刺针即可以进行第二次刺入，但一般我们只进行一次 FNA。标本快速转入细胞转运媒质（Cyto-Rich，Roche，Elon College，NC）中，这种媒质可以裂解红细胞并将组织固定。这种方法缩短了操作时间，避免不合适的切片制作方法或细胞损失。

第二种装置通常是 5Fr HBIN 活检钳。如果进入胆管的角度不是太锐利，这一活检钳能通过HBI和抬钳器（见图43-7C）。如果感觉到有阻力，为了确保活检钳易于放置，将HBI退回到内镜中，允许活检钳前进到成角端口，然后HBI和活检钳再次作为一个整体一起插入。

我们尽量在狭窄下方打开活检钳，但是通常远端胆管太小而不能完成这一操作。可将包含活检钳的HBI推至狭窄上方，使活检钳进入扩张的近端胆管后张开。然后撤出 HBI，仅将头部留在狭窄内。张开的活检钳能通过狭窄，在狭窄下缘适当的位置张开和关闭。在狭窄上方应该小心，不要进行胆管活检。

有时，尽管有固定的咬合力，但是胰腺肿瘤质硬不易切割。但是将 HBI 向前推并合上凹槽后，仍然可以获得诊断性组织块，这样常可剪切想要的标本。

我们的标准是通常进行 3 次钳取，但是根据本章后面的讨论，更多次的活检可以提高敏感性。

最后，当成角端口进入到达狭窄上方时，伸出特殊设计的刷子（HBIB）。一旦刷子进入管腔内，将HBI撤回到狭窄内，从而使成角端口前方的宽10Fr部分刚好位于狭窄内部。然后弹簧鼻刷子用力前后移动，使鼻部正好保持在狭窄的上缘（见图43-7D）。刷子非常紧密，可以擦掉包裹型肿瘤表层以深取样。

在刷检 60 ~ 120 秒后，将刷子退回到 6Fr 管道内并停留在这里，同时将整个HBI和刷子拉出，导丝留置。为了避免损失细胞，不要将刷子从 HBI 拉出。

然后，将刷子简单剪下，放入运送媒质中，另外为了缩短操作时间，允许细胞学检查室制片。

有了初期的一些经验后，使用HBI的三联取样步骤需要 12 ~ 15 分钟，不影响计划进行的支架植入。整个过程在所附带的录像剪辑中有展示。

我们初期的经验报道了使用以上技术的阳性值为69%[35]。这一过程证实了使用三种器械的价值，因为患者常常仅有一种取样阳性，其他为可疑或假阴性。作为初始报告，我们将“怀疑为腺癌”作为阳性（45%阳性，24%怀疑，合计69%）。在已证实为包块的研究中，保持了 100% 的特异性。

近来报道了一项HBI与标准刷检的比较性研究结果[36]。作者将任何阳性、可疑或不典型 / 提示恶性肿瘤都作为真阳性。同单纯刷检的敏感性为57%相比较，作者仅使用HBIN 22号穿刺针和HBI刷，报道敏感性85%。推测如果再加入HBI活检钳，敏感性将会更高。

对于恶性肿瘤的诊断而言，通常在ERCP组织取样的报告中可以报告可疑，甚至不典型或提示恶性肿瘤，但是必须要求用更高的标准。

近来为了提高真阳性敏感性我们修改了HBI取样技术。现在，我们采取6次活检和时间达2分钟的刷检。组织取样过程延长了6分钟。在我们2003年的报告中，除了明显的阳性变为阴性的结果外，我们对任何结果都做了分析[37]。真阳性率从45%提高到了71.4%。证实了用额外的活检钳活检可以得到最大的提高。近来在35名患者的研究中，9名仅用活检钳阳性，3名仅用FNA阳性，1名仅为刷检阳性。无并发症。

其他内镜逆行胰胆管造影组织取样方法

已经报道了大量效率低或有争议的组织取样技术，值得回顾。

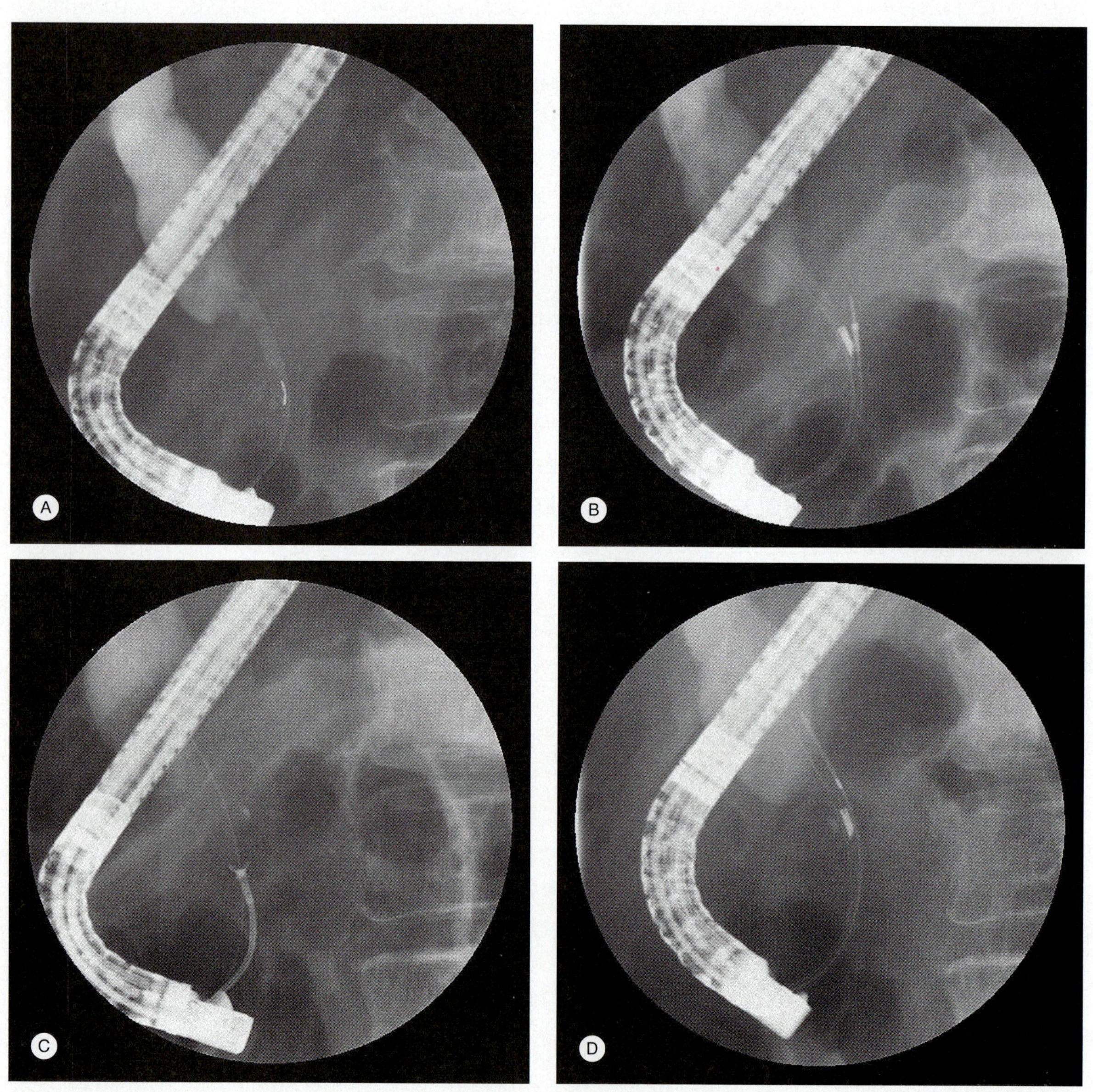

图43-7　Howell胆管插入器（Howell biliary introducer, HBI）组织取样装置。A. 导丝首先通过恶性狭窄。可以选择括约肌切开刀。B. 预载5Fr 22号穿刺针进行细针穿刺（FNA）的HBI放置在导丝之上，位置刚好在狭窄的下缘下方。在这个位置细针与导丝的轴线成30°角刺入肿瘤。C. 然后可重复使用的5Fr HBIN活检钳通过，在狭窄的下缘反复活检。D. 为了使用HBI进行细胞刷检，插入器深插使金属端口位于狭窄上方。专用刷（HBIB）深入到近端胆管。然后将导入器向下拉入狭窄处，以允许有力刷检，施以足够的压力以增加收集到的细胞。

Leung 等[38]最先报道了如果在最初 ERCP 放置支架时没有明确诊断，在检查取出植入的塑料胆管支架时可以获得一些阳性细胞学标本。

自从1989年以来，仅有一项研究接近Leung等[38]报道的70%的阳性率。大多数中心报道的阳性率仅为11%～44%[8, 14, 39]。

近来支架细胞学检查大多包括撤出的胰管支架和来自胆管狭窄的支架[40]。同胆管支架仅11%的真阳性率相比，胰管支架的为25%。此外，他们和其他学者一致认为这项技术的临床价值有限，是由于获得阳性结论的诊断时间延长。

ERCP 时另外一项组织取样方法是尝试从胰管内收集标本。一些学者致力于胰液的收集[41, 42]。这一技术包括标准 ERCP 导管深插，在恶性狭窄的下方吸取胰液。注射促胰液素可能使灵敏度增加到 50% 以上。这项方法不受欢迎，或许是由于它操作复杂和诱发胰腺炎的关系。而且，Pugliese等[43]得出结论当直接使用刷检在胰管狭窄处取样时，收集胰液并不能增加阳性诊断。

早在1979年已有关于胰管刷检的报道[44]。近来更多的报道强调对共存胆管狭窄的取样，但灵敏度几乎不会增加[45-47]。胰管狭窄刷检术后胰腺炎的报道是最受关注的。Vandervoort等[48]发现在良性和恶性病例中进行此类操作后胰腺炎的发生率为 21.5%，不过同时也发现如果植入临时塑料胰管支架可以显著降低这种风险。其他也致力于刷检术后支架植入的研究，但是所有的研究都没有概括最后的处理和这些临时支架的结果。似乎胰管支架取出或延迟的支架梗阻导致胰腺炎或败血症的后续操作要超过实用性，支持采用其他组织取样方法。

目前，只有临床上治疗梗阻性胰腺炎、瘘或假性囊肿需要放置胰管支架时，我们才从胰管取样。根据前面的简述，行刷检时，我们优先选择单轨技术，这样才能使在组织取样之前放置的导丝保持在原来的位置（图 43-8 A 和 B）。

标本处理和分析

对所收集的标本处理不当仍然是很多内镜室的问题。导致无法判断涂片的主要原因是由于空气干燥，这种现象可在适宜的薄层涂片后很快出现[9]。厚层涂片和标本中含血过多会带来其他重要的问题[49]。而且，ERCP团队在繁忙和复杂的操作中需要花费时间和注意力来制作切片。

在HBI三联取样技术概述一节，曾提到我们优先选择将收集来的所有标本放入运送媒质中，而不是在 ERCP 室中准备涂片或切片。可利用的运送媒质包括 95% 酒精或商业制备的溶液，比如 CytoLyt（Cytc Corporation, Boxborough, MA）或CytoRich（UtoCyte，Burlington，NC）。巴氏染色应用于涂片，苏木精-伊红（hematoxylin and eosin, H&E）染色组织块切片进行细胞学检查。在我们的研究所内，喜欢用CytoLyt溶液，它可以裂解红细胞，减少碎片，通过ThinPrep法（Cytyc Corporation）制备涂片。由于 ERCP 操作过程

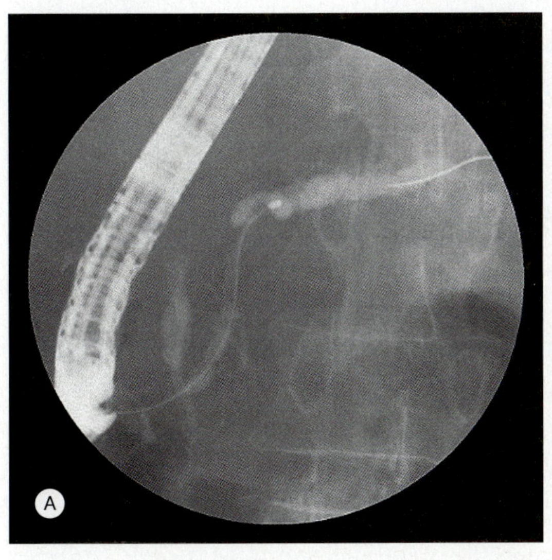

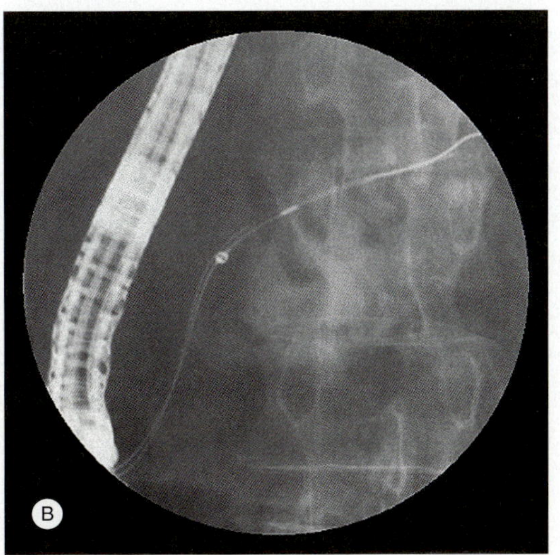

图 43-8　A. 胰管中部的恶性狭窄在胰尾引流区域产生一个假性囊肿。所示为一枚导丝通过狭窄并且到达胰尾，狭窄扩张到 7Fr。B. 带有预载长鼻刷的单轨型导管在导丝的上端通过狭窄。刷子前移，然后下拉，在狭窄处刷检。取出后，在导丝上方放置一个减压胰管支架。

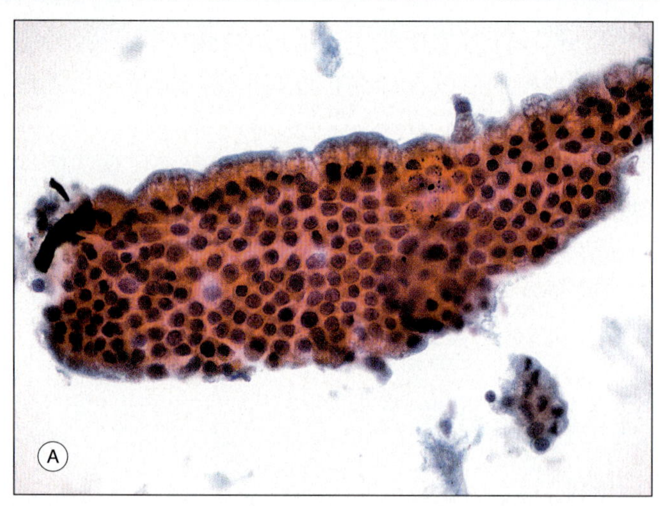

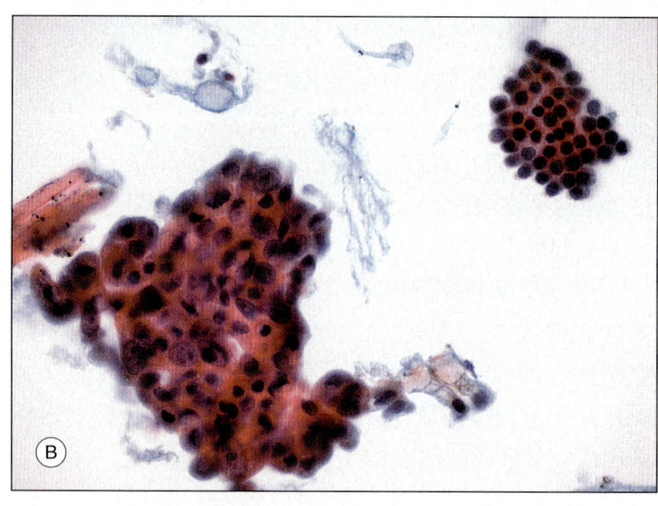

图 43-9　A. 内镜逆行胰胆管造影（ERCP）下细针穿刺吸引（FNA）收集的一例良性胆管标本。标本证实为正常单层结构，细胞浆和胞核比例高。细胞核光滑，染色体细致，无明显核仁。B. 这例ERCP收集的标本诊断为腺癌，有恶性肿瘤的特征。注意细胞簇，有核仁拥挤现象。核膜不规则、染色体粗糙，核仁明显，且核仁大，核浆比高。

中标本收集的确切时间差异很大，所以如果安排一个细胞检查技术员或细胞病理学家在检查室内，他或她的时间效率会很低，于是我们发现这种做法是不实际的。在以前取样阴性的肝门部狭窄处行穿刺针活检可能是例外，由于部位的关系它们并不适合进行EUS或CT 引导下 FNA。

解释标本结果时遵守公认的细胞学标准方具有临床意义。有几项这样的标准，各有其可完全接受的阳性（图43-9A）和阴性（见图43-9B）特征。对于载玻片上存在的中间状态的细胞学异常可以解释如下：不典型，即细胞的轻度异常，通常与炎症和修复有关的改变；可疑，有极少量的细胞出现恶性肿瘤的细胞特征，但是由于数量少不足以确定恶性肿瘤的诊断。如前所述，怀疑恶性肿瘤应该有足够的特征使诊断具有高度特异性，尤其是在特定的临床情况下进行解释时。在我们的研究机构中，当ERCP发现患者远端胆管出现一个恶性狭窄，CT扫描有一个明确包块，怀疑腺癌与真阳性结果是等效的。在原发性硬化性胆管炎（primary sclerosing cholangitis, PSC）或胆管放疗后胆管狭窄的患者中，可疑是不足以解释标本的，可产生明显的假阳性。Ponshon 等[11]报道了取自 3 名 PSC 患者的4个ERCP细胞刷检标本为假阳性。一项更大型的研究发现这种情况下特异性仅 80%[50]。

“细胞不典型”的结果应该包括无法诊断为恶性肿瘤的标准，因此，要求进一步证实。我们将所有的不典型结果都当成了阴性结果，所以也就可以理解为什么有那么多假阴性了。

最后，由于ERCP组织取样的固有难度，阴性结果从来都不被认为是一个确定的结果[10]。取样时常常遇到的问题是，由于胰胆管腺癌相对质硬，可能大大妨碍了穿刺针和活检钳取样。而且，这些伴结缔组织增生的肿瘤相对细胞过少，而导致细胞的数量不足以解释结果。一小部分腺癌分化得很好，所以这种情况下靠切除活检才可识别浸润性病变的病理诊断。淋巴瘤也是这种情况，它偶尔也引起胆管梗阻。而且，像以前讨论过的，转移瘤导致的胆道梗阻相对较深，ERCP下从胆管狭窄内部不容易取到，除了偶尔通过管腔内 FNA。

所有这些因素导致研究报道的组织取样阴性预测值很低。这不应该使内镜医师对于发展一项先进的ERCP 组织取样技术感到气馁，因为所有报道关于真阳性的特异性通常是100%。若出现假阴性结果，则需要进一步行有创检查、操作或外科手术[1]，与不尽力时检查导致同样的结果。ERCP 时采用的胆管内取样技术，花费最少，风险最小，患者可以从中受益。

未来趋势

目前，应用更新的技术来分析标本已成为主要趋势。为了提高阳性结果，一旦收集到标本，应立即采用进一步的分析技术，尽管采用分析技术很受关注，但是还没有一项在临床上是明确有用的。

流式细胞仪是最早的辅助技术之一，根据报道，细胞学上阴性标本中可发现的非整倍体 DNA 有希望能证实癌症的存在。早期的报告明显证实这一检查的特异性差，大部分结果可能来自于混在其中的炎症细胞和碎片[51]。数字成像分析技术可解决这一问题，但是必须要有大型的前瞻性研究[52]。

基因分析技术同样已经证实有希望，但至今仍由于缺乏特异性而令人失望。研究者应用聚合酶链反应（polymerase chain reaction, PCR）技术来扩增和检测基因突变，这种基因突变可能增加恶性肿瘤的诊断机会。

已经确定K-*ras*突变通常存在于胰胆癌中。几种基于PCR的研究在ERCP收集的标本中检测到K-*ras*突变似乎是有用的，可以将阳性率增加到30%[53]。然而，应用流式细胞仪，当包含慢性胰腺炎时，证实特异性较差。两项研究报道，在25%～36%的慢性胰腺炎患者中发现K-*ras*突变，随后证实是良性狭窄[43, 54]。假阳性结果的潜在影响妨碍了其在临床决策中的应用。

另外两项研究技术，即筛查基因杂合性丢失（loss of genetic heterozygosity, LOH）和*p53*基因免疫组化染色已经进行初步研究，但是没有足够的数据来支持它们的效果。这些技术可能会被进一步关注，因为这些技术在结肠癌粪便标本筛查中得到了积极的应用[55]。

另一个趋势是设备的改进可能影响ERCP时的组织取样。更新的有小型内镜，称"子镜"，10Fr允许直接检查胆道，最小的7Fr子镜甚至可以检查胰管病变。3Fr活检钳和长细胞刷插入10Fr子镜1.0mm钳道内可以直接进行活检，但是由于尺寸非常小和表浅特质，这种装置不可能增加组织学诊断。不过，人们正在努力采用严格而可重复的标准以对恶性肿瘤进行精确的视觉诊断[56]。

管腔内EUS（intraductal EUS, IDUS）已被应用于观察胆管狭窄。然而，其特异性比直接组织取样要低，不能替代。一项研究在30名患者中比较了EUS组织取样和IDUS，指出IDUS可将准确性从68%增加到90%[57]。然而，准确地确定恶性肿瘤的组织类型需要进一步努力获得组织学诊断。ERCP组织学诊断的特异性是100%。

光学相干断层扫描术（optical coherence tomography, OCT）可以在ERCP时经导丝使用，可为病理学的结果解释提供组织学成像[58]。

增加ERCP组织取样的敏感性和特异性的一个更有前景的方法在于发展更好的器械来更成功地收集更大的标本。近来，引入EUS引导活检的一种切割针就是一个示例[59]。

小结

ERCP组织取样仍然是一项未充分利用的技术，正确使用时该技术是安全、快速并且经济的。随着每一种技术的改进，要增加多种取样方法的敏感性，或以最小的限度收集更多的标本。不尝试ERCP取样的后果是，如果需要明确的组织学诊断，就得让患者接受其他昂贵而且常常是痛苦的活检方法。根据目前的文献，在单一治疗性ERCP时，可采用多种方法快速收集标本进行细胞和组织学检查，值得推荐。

（孟灵梅译　张静　黄永辉校）

参考文献

1. Howell D, Mazzaglia P, Sheth S, et al: Clinical value of tissue sampling at ERCP [abstract]. Gastrointest Endosc 55:AB196, 2002.
2. Bain VG, Abraham N, Jhangri GS, et al: Prospective study of biliary strictures to determine the predictors of malignancy. Can J Gastroenterol 14:397–402, 2000.
3. Foutch PG, Kerr DM, Harlan JR, et al: A prospective, controlled analysis of endoscopic cytotechniques for diagnosis of malignant biliary strictures. Am J Gastroenterol 86:577–580, 1991.
4. Desa LA, Akosa AB, Lazzara S, et al: Cytodiagnosis in the management of extrahepatic biliary strictures. Gut 32:1188–1191, 1991.
5. Davidson B, Varsamidakis N, Dooley J, et al: Value of exfoliative cytology for investigating bile duct strictures. Gut 33:1408–1411, 1992.
6. Kurzawinski TR, Deery A, Dooley JS, et al: A prospective study of biliary cytology in 100 patients with bile duct strictures. Hepatology 18:1399–1403, 1993.
7. Sugiyama M, Atomi Y, Wada N, et al: Endoscopic transpapillary bile duct biopsy without sphincterotomy for diagnosing biliary strictures: A prospective comparative study with bile and brush cytology. Am J Gastroenterol 91:465–467, 1996.
8. Mansfield JC, Griffin SM, Wadehra V, et al: A prospective evaluation of cytology from biliary strictures. Gut 40:671–677, 1997.
9. Kocjan G, Smith AN: Bile duct brushings cytology: Potential pitfalls in diagnosis. Diagn Cytopathol 16:358–363, 1997.
10. Logrono R, Kurtycz DF, Molina CP, et al: Analysis of false-negative diagnoses on endoscopic brush cytology of biliary and pancreatic duct strictures: The experience at two university hospitals. Arch Pathol Lab Med 124:387–392, 2000.
11. Ponchon T, Gagnon P, Berger F, et al: Value of endobiliary brush cytology and biopsies for the diagnosis of malignant bile duct stenosis: Results of a prospective study. Gastrointest Endosc 42: 565–572, 1995.
12. Renshaw AA, Madge R, Jiroutek M, et al: Bile duct brushing cytology: Statistical analysis of proposed diagnostic criteria. Am J Clin Pathol 110:635–640, 1998.
13. Bardales RH, Stanley MW, Simpson DD, et al: Diagnostic value of brush cytology in the diagnosis of duodenal, biliary and ampullary neoplasms. Am J Clin Pathol 109:540–548, 1998.
14. Harewood GC, Wiersema MJ: Endosonography-guided fine needle aspiration biopsy in the evaluation of pancreatic masses. Am J Gastroenterol 97:1386–1391, 2002.
15. Baron TH, Lee JG, Wax TD, et al: An in vitro randomized, prospective study to maximize cellular yield during bile duct cytology. Gastrointest Endosc 40:146–149, 1994.
16. Foutch PG, Harlan JR, Kerr D, Sanowski RA: Wire-guided brush cytology: A new endoscopic method for diagnosis of bile duct

cancer. Gastrointest Endosc 35:243–247, 1989.

17. Lee JG, Leung JW, Baillie J, et al: Benign, dysplastic, or malignant-making sense of endoscopic bile duct brush cytology: Results in 149 consecutive patients. Am J Gastroenterol 90:722–726, 1995.
18. Pugliese V, Conio M, Nicolo G, et al: Endoscopic retrograde forceps biopsy and brush cytology of biliary strictures: A prospective study. Gastrointest Endosc 42:520–526, 1995.
19. Glasbrenner B, Ardan M, Boeck W, et al: Prospective evaluation of brush cytology of biliary strictures during endoscopic strictures: A review of 406 cases. J Clin Pathol 54:449–455, 2001.
20. Jailwala J, Fogel EL, Sherman S, et al: Triple tissue sampling at ERCP in malignant biliary obstruction. Gastrointest Endosc 51:383–390, 2000.
21. Macken E, Drijkoningen M, Van Aken E, et al: Brush cytology of ductal strictures during ERCP. Acta Gastroenterol Belg 63:254–259, 2000.
22. Howell DA, Beveridge RP, Bosco J, et al: Endoscopic needle aspiration biopsy at ERCP in the diagnosis of biliary strictures. Gastrointest Endosc 38:531–535, 1992.
23. Glasbrenner B, Ardan M, Boeck W, et al: Prospective evaluation of brush cytology of biliary strictures during endoscopic retrograde cholangiopancreatography. Endoscopy 31:712–717, 1999.
24. Rabinowitz M, Zajko AB, Hassanein T, et al: Diagnostic value of brush cytology in the diagnosis of bile duct carcinoma: A study in 65 patients with bile duct strictures. Hepatology 12:747–752, 1990.
25. Warshaw AL: Implications of peritoneal cytology for staging of early pancreatic cancer. Am J Surg 161:26–29, 1991.
26. Farnell MB, Nagorney DM, et al: The Mayo clinic approach to the surgical treatment of adenocarcinomas of the pancreas. Surg Clin North Am 81:611–623, 2001.
27. Tsuchiya R, Henmi T, Kondo N, et al: Endoscopic aspiration biopsy of the pancreas. Gastroenterology 73:1050–1052, 1977.
28. Kochhar R, Rajwanshi A, Malik AK, et al: Endoscopic fine needle aspiration biopsy of gastroesophageal malignancies. Gastrointest Endosc 34:321–323, 1988.
29. Lo SK, Cox J, Soltani S, et al: A prospective blinded evaluation of all ERCP sampling methods on biliary strictures [abstract]. Gastrointest Endosc 43:386A, 1996.
30. Farrell RJ, Jain AK, Brandwein SL, et al: The combination of stricture dilation, endoscopic needle aspiration, and biliary brushings significantly improves diagnostic yield from malignant bile duct strictures. Gastrointest Endosc 54:587–594, 2001.
31. Vandervoort J, Soetinko RM, Montes H, Carr-Lock DL: Use of a new angled forceps to biopsy pancreatic and biliary strictures [abstract]. Gastrointest Endosc 45:AB41, 1997.
32. Tada M, Isayama H, Sasahira, et al: Definitive diagnosis of malignant biliary tract strictures by introducing Mighty Bite [abstract]. Gastrointest Endosc 55:AB168, 2002.
33. de Bellis M, Sherman S, Fogel EL, et al: Tissue sampling at ERCP in suspected malignant biliary strictures. Gastrointest Endosc 56: 552–561 (Part I), 720–730 (Part II), 2002.
34. Schoefl R, Haefner W, Wrba F, et al: Forceps biopsy and brush cytology during endoscopic retrograde cholangiopancreatography for the diagnosis of biliary stenosis. Scand J Gastroenterol 32:363–368, 1997.
35. Howell DA, Parsons WG, Jones MA, et al: Complete tissue sampling of biliary strictures at ERCP using a new device. Gastrointest Endosc 43:498–501, 1996.
36. Farrell RJ, Jain AK, Brandwein SL, et al: The combination of stricture dilation, endoscopic needle aspiration and biliary brushings significantly improves diagnostic yield from malignant bile duct strictures. Gastrointest Endosc 54:587–594, 2001.
37. Howell D, Lukens F, Shah, et al: What is the true yield of tissue sampling at ERCP [abstract]? Gastrointest Endosc 55:AB170, 2002.
38. Leung JW, Sung JY, Chung SC, Chan KM: Endoscopic scraping biopsy of malignant biliary strictures. Gastrointest Endos 35:65–66, 1989.
39. Pescatore P, Heubner C, Heine M, et al: The value of histological analysis of occluded biliary endoprostheses. Endoscopy 27:597–600, 1995.
40. Simsir A, Greenebaum E, Stevens PD, et al: Biliary stent replacement cytology. Diagn Cytopathol 16:233–237, 1997.
41. Devereaux BM, Fogel EL, Bucksot L, et al: Clinical utility of stent cytology for the diagnosis of pancreaticobiliary neoplasms. Am J Gastroenterol 98:1028–1031, 2003.
42. Nakaizumi A, Tatsuta M, Uehara H, et al: Cytologic examination of pure pancreatic juice in the diagnosis of pancreatic carcinoma: The endoscopic retrograde intraductal catheter aspiration cytologic technique. Cancer 70:2610–2614, 1992.
43. Pugliese V, Pujic N, Saccomanno S, et al: Pancreatic intraductal sampling during ERCP in patients with chronic pancreatitis and pancreatic cancer: Cytologic studies and k-ras-2 codon 12 molecular analysis in 47 cases. Gastrointest Endosc 545:595–599, 2001.
44. Osnes M, Serck-Hansenn A, Kristensen O, et al: Endoscopic retrograde brush cytology in patients with primary and secondary malignancies of the pancreas. Gut 20:279–284, 1979.
45. Nakaizumi A, Tatsuta M, Uehara H, et al: Effectiveness of cytologic examination of pure pancreatic juice in the diagnosis of early neoplasia of the pancreas. Cancer 76:750–757, 1995.
46. McGuire DE, Venu RP, Brown R, et al. A brush cytology for pancreatic carcinoma: An analysis of factors influencing results. Gastrointest Endosc 44:300–304, 1996.
47. Ferrari AP Jr, Lichtenstein DR, Slivka A, et al: Brush cytology during ERCP for the diagnosis of biliary and pancreatic malignancies. Gastrointest Endosc 40:140–145, 1994.
48. Vandervoort J, Soetikno RM, Montes H, et al: Accuracy and complication rates of brush cytology from bile duct versus pancreatic duct. Gastrointest Endosc 49:322–327, 1999.
49. Layfield LJ, Wax TD, Lee JC: Accuracy and morphologic aspects of pancreatic and biliary duct brushings. Acta Cytol 39:11–18, 1995.
50. Lindberg B, Arnelo U, Bergquist A, et al: Diagnosis of biliary strictures in conjunction with endoscopic retrograde cholangiopancreatography, with special reference to patients with primary sclerosing cholangitis. Endoscopy 34:909–909, 2002.
51. Ryan ME, Baldauf MC: Comparison of flow cytometry for DNA content and brush cytology for detection of malignancy in pancreatobiliary strictures. Gastrointest Endosc 40:133–139, 1994.
52. Rumalla A, Baron TH, Leontovich O, et al: Improved diagnostic yield of endoscopic biliary brush cytology by digital image analysis. Mayo Clin Proc 76:29–33, 2001.
53. Sturm PD, Rauws EA, Hruban RH, et al: Clinical value of K-ras codon 12 analysis and endobiliary brush cytology for the diagnosis of malignant extrahepatic bile duct stenosis. Clin Cancer Res 5: 629–635, 1999.
54. Iwao T, Hanada K, Tsuchida A, et al: The establishment of a preoperative diagnosis for pancreatic carcinoma using cell specimens from pancreatic duct brushing with special attention to p53 mutations. Cancer 82:1487–1494, 1998.
55. Ahlquisht DA, Skoletsky JE, Boynton KA, et al: Colorectal cancer screening by detection of altered human DNA in stool: Feasibility of a multitarget assay panel. Gastroenterology 119:1219–1227, 2000.
56. Telford JJ, Carr-Locke DL: The role of ECP and pancreatoscopy in cystic and intraductal tumors. Gastrointest Endosc Clin N Am 12: 747–757, 2002.
57. Vasquez-Sequeiros E, Baron TH, Clain JE, et al: Evaluation of in-

determinate bile duct strictures by intraductal US. Gastrointest Endosc 56:372–379, 2002.
58. Van Dam J: Novel methods of enhanced endoscopic imaging. Gut 52:12–16, 2003.
59. DeWitt J, LeBlan J, McHenry L, et al: Endoscopic ultrasound-guided fine needle aspiration cytology of solid liver lesions: A large single-center experience. Am J Gastroenterol 98:1976–1981, 2003.

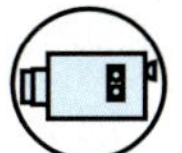

胰腺和胆系疾病的超声内镜检查

Mark D. Topazian

44

引言 649
胆囊结石、胆泥以及胆囊息肉 649
胆管结石 650
胆管狭窄和胆管癌 651
壶腹部位 653
　壶腹部位的肿瘤 653
急性胰腺炎 654
慢性胰腺炎 654
胰腺实性肿物 657
　腺癌 657
　其他实性肿瘤 660
胰管内乳头状黏液瘤 660
胰腺囊肿和假性囊肿 662
　假性囊肿 663
　浆液性囊性肿物 663
　黏液性囊性肿物 664
　胰管内乳头状黏液瘤 665
　其他囊性肿物 665
　希佩尔 - 林道综合征 665
　EUS 鉴别诊断的准确性 665

引言

超声内镜（EUS）是一种功能强大的影像学工具，它的出现改变了目前临床上胆道和胰腺疾病的诊治局面。对于梗阻性黄疸[1]、胆道扩张[2]、胰腺肿物以及胰腺炎[3]患者，EUS 检查可以提供肝外胆树和胰腺的清晰影像，且对患者的危害较小，因此可以在一定程度上替代 ERCP 检查。可以在同一次镇静下对患者进行 EUS 和 ERCP 检查，EUS 可以确定哪些患者可以从内镜治疗中获益。新的腔内超声检查（intraductal ultrasonography，IDUS）可以在 ERCP 检查的同时进行，其高频探头可以提高诊断胆道结石和胆道狭窄的准确性，同时对于诊断某些胰腺疾病如导管内乳头状黏液性肿瘤（intraductal papillary mucinous neoplasm，IPMN）也有帮助。EUS对于胆胰内镜医师来说是一种越来越重要的工具。

本章讨论了应用EUS诊断常见胆道和胰腺疾病的情况。在 EUS 引导下进行细针穿刺（fine needle aspiration，FNA）活检将在后面的章节中讨论。

胆囊结石、胆泥以及胆囊息肉

EUS 有助于发现腹壁超声漏诊的胆囊结石或胆泥，且对这类患者比胆汁的显微镜检查更灵敏（图 44-1）[4, 5]。它对于那些肥胖患者以及结石位于胆囊颈

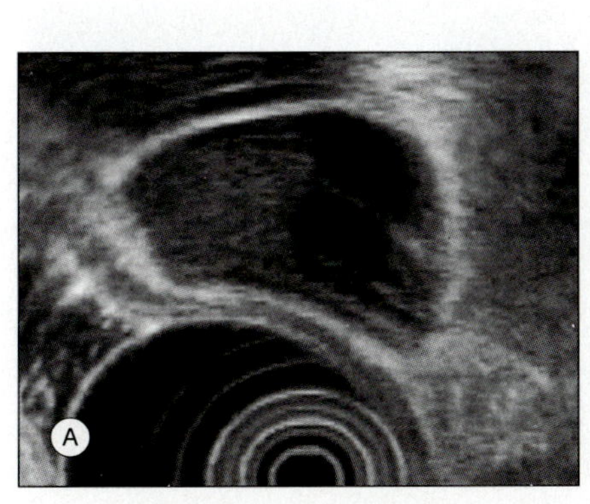

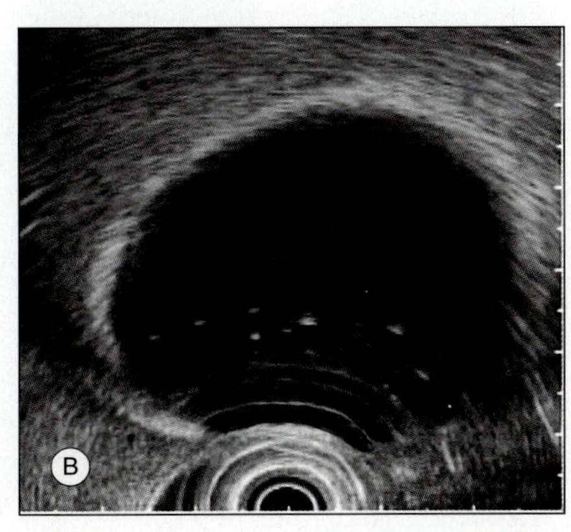

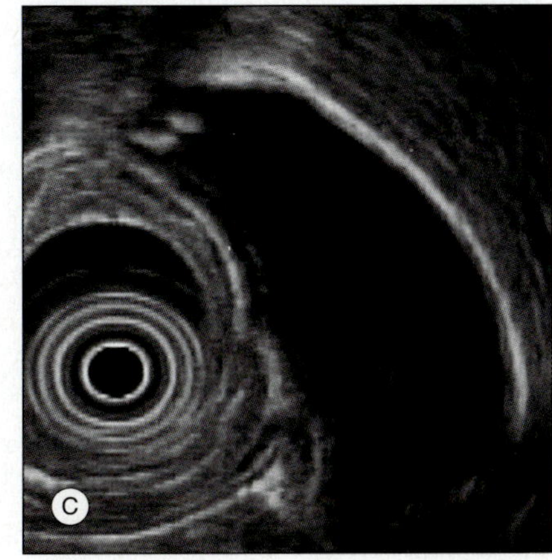

图 44-1　反复发作急性胰腺炎患者 EUS 的胆囊表现，这些患者经腹壁超声检查未见异常。A. 分层的胆泥。B. 胆囊胆汁中有回声的胆固醇结晶。C. 胆囊颈的小结石。

部者特别有帮助，因为在这两种情况下腹壁超声检查敏感性较差。胆泥的表现是有回声、无阴影，呈层状物质分布。不要将该种表现与增益伪像或“振铃伪像”相混淆，后者是一种环状的亮线，与换能器平行，同时伴有放射状的线。如果胆泥 - 胆汁的界面非常清楚，则会有助于胆泥的诊断。胆固醇结晶边缘比较锐利，回声较强，在胆汁中呈现较亮的光点，有时会形成“彗星尾”样表现。钙胆色素颗粒较光滑，回声较弱，在EUS检查的时候容易被漏诊，除非它们的量较大，在胆汁中形成层状的胆泥。

EUS已用于胆囊息肉的鉴别诊断。这方面最好的临床研究结果来自亚洲，而在西方人群中尚未很好进行研究。大多数胆囊息肉很容易被发现，但是某些患者的胆囊底和胆囊帽很难或者说根本无法显示清楚。息肉应当与泥沙样胆石相鉴别，方法是在EUS检查的时候让患者翻转，以确定病变是否是无法移动的。关于胆囊息肉的鉴别诊断见表44-1。胆囊息肉的大小是鉴别诊断时最需要考虑的重要因素。如果新生物的直径≤5mm，那么很可能是一个普通息肉，而胆囊的肿瘤直径常超过15mm[6-8]。提示为非肿瘤性息肉的特异回声特征已经确定。胆固醇息肉常含有亮而有回声的点和有彗星尾状的伪影，这是由病变中的胆固醇结晶所致。胆囊腺肌病也可以出现囊状或无回声的腔，病变区域也可以出现胆固醇沉积。当出现这些表现时，对直径至少不超过20mm的较大的胆囊息肉进行随访观察似乎是较安全的[7]。当病变无非肿瘤性特征表现且直径大于5mm时，就应当考虑肿瘤的可能，哪怕病变仅仅局限于黏膜。胆囊壁结构的丧失高度提示侵袭性肿瘤[9]。

表 44-1　胆囊息肉的鉴别诊断

非肿瘤性	肿瘤性
胆固醇	腺瘤
增生	腺癌
炎性	腺鳞癌
纤维化	神经内分泌肿瘤
腺肌病	

胆管结石

EUS在诊断胆总管结石时准确性很高。EUS有助于胆管结石可疑患者的诊治，使 ERCP 更有针对性，从而整体上降低内镜操作带来的风险。随着EUS技术和相关人员培训的普及，该检查将越来越普遍地应用于怀疑有胆总管结石的患者。

EUS诊断胆道结石和胆囊泥沙样结石的准确性取决于2个方面的因素：一方面是内镜医师，一方面是患者因素。无论是线阵性扫描还是旋转扇形扫描型，都可以从十二指肠球部得到良好的胆总管影像。胆总管必须与相邻的结构相鉴别，特别是门静脉、肝动脉和胃十二指肠动脉，这比较好鉴别，因为胆管和胰管最终汇聚并汇入十二指肠的肠壁（图44-2）。胆囊管的汇入则是另一个标志。另外，在胆管的内壁有一低回声层，这是相邻管道结构中所没有的。同时，还需要在十二指肠降段乳头部进行EUS检查，以便发现位于乳头内以及胆管壁内段的结石。

结石是有回声的结构，伴有较暗的声影（图44-3）。胆管中的气泡也可以表现为有回声的圆形结构，但常表现为有反射的高回声像，而不是较暗的声影。胆泥和胆固醇结晶也可以出现在胆道，影像表现如同它们在胆囊中一样（图 44-1）。

当小胆结石在扩张的胆管内出现时，胆管造影可能会出现漏诊，但是此种情况下EUS诊断胆总管结石却非常简单。与此相反，如果胆道比较狭窄或胆管内充满了结石，EUS检查就遇到了难题，此时无法满意观察充满结石的胆道。检查时应当小心检查整个胆管系统，不要漏检。建议从长轴方向开始观察整个胆管，这样整个胆管会在一张图像上出现，而不应以横断面的方式进行观察，后者仅适用于观察壶腹部。能认识到EUS检查不满意或不全面是非常重要的，此时应当考虑采用其他影像学检查，而不是简单做出无结石的结论。

已经有人比较了EUS和ERCP用于诊断胆道结石

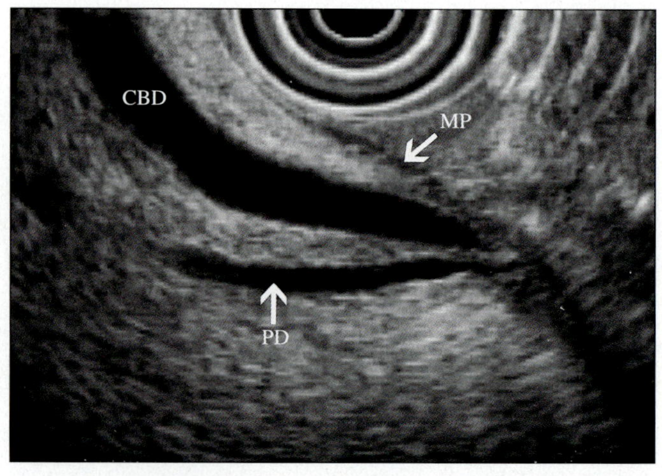

图 44-2　使用 EUS 从十二指肠球部观察正常的胆管。CBD，胆总管；MP，十二指肠壁的固有肌层；PD，胰管。

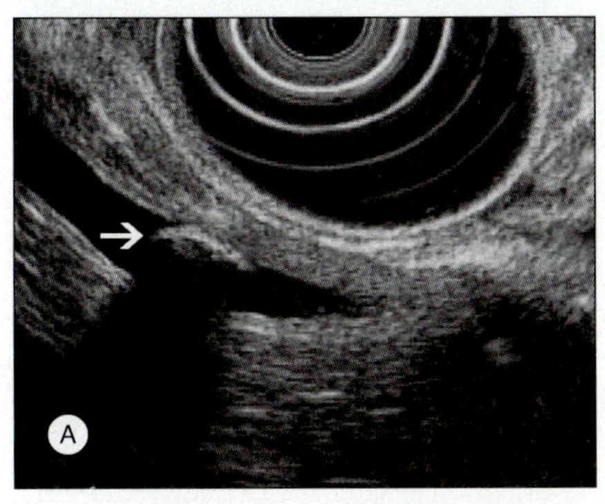

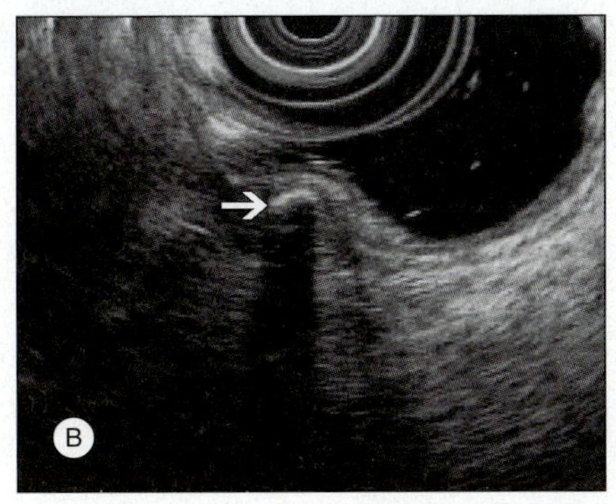

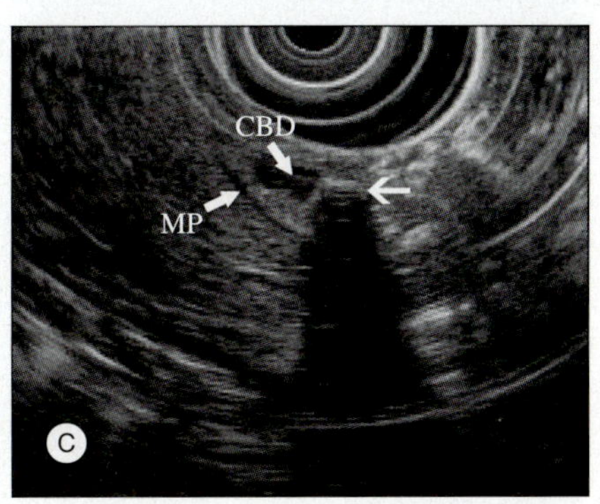

图44-3 带有声影的胆管结石（箭头所指）A. 胆总管结石，B. 壶腹部结石，C. 壶腹部结石伴有壶腹部胆管的梗阻和扩张。CBD，胆总管；MP，十二指肠壁的固有肌层。

的结果。Prat 等[10]对 119 名胆管结石可疑患者进行了 EUS 和 ERCP 检查结果的比较。所有患者都进行了乳头肌切开以及胆管的球囊清扫，以作为独立的诊断金标准。EUS的敏感性和特异性分别为93%和97%，而 ERCP 的敏感性和特异性则为 89% 和 100%。该研究提示旋转扇形扫描EUS在诊断胆道结石方面比胆道造影的敏感性要高。一项近期的研究显示，线阵性扫描超声内镜的敏感性和特异性都是 93%[11]。

EUS可以作为腹腔镜切除胆囊前排除胆管结石的惟一影像学方法。欧洲的一项队列研究发现，当EUS未发现胆管结石时，患者在几乎连续3年的随访期间均未出现胆管结石症状的发作[12]。由于EUS在检查肝内胆管结石方面并不可靠，故不应作为具有肝内胆管结石风险患者的诊断手段。

胆道的 IDUS 对于诊断胆总管结石和泥沙样结石也是非常准确的。IDUS 需要使用腔内超声探头进行胆管深插管，该探头可以通过导丝进入胆管，而不必进行乳头肌切开。大多数医师都采用 ERCP 行胆道造影后进行了 IDUS 检查。为了减少对探头的损伤和延长其使用寿命，操作者应当尽量少使用抬钳器，同时仅在回撤探头时进行影像检查。

由于 IDUS 使用一个直接放置于胆道的高频探头，因此它可能是诊断胆道内小结石及胆泥的最佳影像学工具。一项直接比较 IDUS 和胆道造影检查的研究发现，IDUS 对结石的敏感性是 97%，而 ERCP 是 81%[13]。由于IDUS是在ERCP检查的同时进行，因此对于那些造影检查结果可疑的患者来说，它可能是最佳诊断手段，比如发现小的充盈缺损而无法判断其是由气泡还是息肉引起或胆管增宽患者，对于这些情况，IDUS检查大概可以提高1/3患者的诊断准确率[14]。然而，对于仅由IDUS发现的小结石（小于5mm），对其诊断和治疗的必要性仍然有疑问[15]，因为此类结石常会自行排出[16]。

成本效益分析结果提示，对具有中度胆总管结石危险性的患者，EUS对诊断最有价值[17]。对胆石性胰腺炎患者，EUS 替代 ERCP 进行检查尤为有用。EUS 诊断急性胰腺炎患者的胆管结石的效果不亚于甚或优于 ERCP，当发现有结石存在时就可以选择性使用 ERCP 技术。当有指征时[18, 19]，可以在与 EUS 同等镇静水平下施行 ERCP 和乳头肌切开术。

胆管狭窄和胆管癌

胆管狭窄有时候找不到病因，特别当断面影像无明确提示且ERCP检查中进行的胆管腔内活检和细胞刷检也未做出诊断时。传统上认为，如果无法解释的胆道狭窄被怀疑有恶变的可能，那么根据胆道造影的检查结果和患者的病史就可决定是否应当行手术切除。EUS和IDUS可以用于进一步明确诊断胆道狭窄，并通过确定是良性还是恶性狭窄来帮助临床医师做出诊断。EUS 还可以对恶性胆道狭窄患者进行分期。

在 EUS 和 IDUS 检查中发现胆管壁有 2～3 层的结构（图 44-4）。有时候可以在内部看到一个高回声层，代表界面回声。在该层下面的低回声结构是黏膜、上皮下的结缔组织、固有肌层和浆膜下的纤维层。胆管的肌肉组织含量不一，某些患者的近端胆管只有很少的肌肉甚或无。在该低回声层下面是高回声的浆膜下脂肪层、浆膜层以及与周围组织之间的界面[20]。正常的胆道壁结构在 EUS 检查中厚度不到 1mm[21]，当然如果胆道内有支架或引流管的话，管壁的厚度可以达到 2.8mm[22]。

无论是EUS还是IDUS检查，都可以明确胆管壁的各层结构。IDUS探头可以直接进入肝内胆管，检查肝内的胆树，这是经十二指肠EUS所无法做到的，同

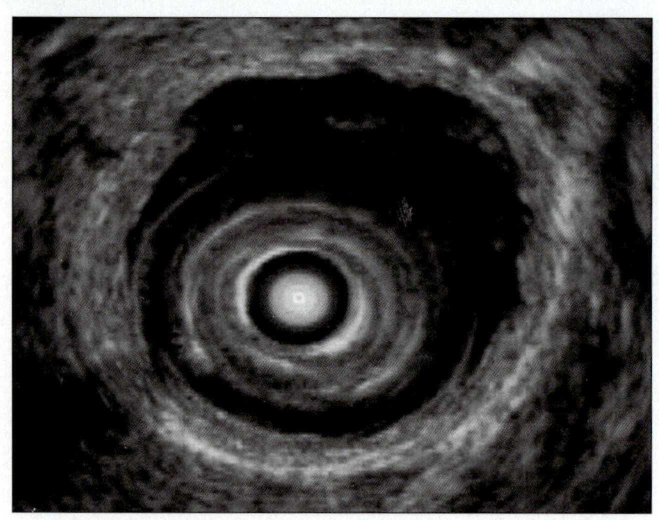

图44-4 胆总管壁的分层，来自一名胆管炎患者的腔内超声检查。内层的低回声层由于炎症导致明显增厚。外层的高回声层也可以见到。腔内可以见到少量无声影的泥沙样结石。

时IDUS还可以提供胆管壁以及相邻管道结构和组织的清晰图像。有特殊功能的EUS可以形成肝外胆道的图像，包括胆管分叉部位的肿瘤[23]；另外其较强的穿透力允许对胆囊、胰头以及局部的淋巴结进行检查。这两种检查技术可以互相补充。

EUS可用于对多种不明原因胆管狭窄进行鉴别诊断。在IDUS检查中，典型的恶性狭窄表现为低回声伴有增厚的管壁和不规则的边缘，而良性狭窄常表现为高回声伴有较光滑的边缘[24]。有两项研究显示IDUS在诊断恶性胆管狭窄方面的准确性要优于ERCP加胆管内活检[25, 26]。不过其中有一项研究是单个研究者对于IDUS和ERCP检查图像的回顾性分析，这些报告中认为IDUS诊断的准确性为80%～90%。另一项近期的研究对不明原因远端胆管狭窄进行了经十二指肠EUS和FNA检查，与胰头部位的肿物或不规则胆管壁相关的恶性狭窄占了总病例数的90%以上，胆管壁厚度超过3mm提示恶性狭窄的可能（图44-5）。这些影像学检查其诊断准确性要超过EUS引导下的FNA细胞学活检[27]。总体来说，这些研究提示超声检查无论是EUS还是IDUS，都可以帮助医师确定不明原因胆道狭窄是否需要行手术切除。

目前肝外胆管癌的TNM分期见框44-1，在2002年对T分期重新进行了定义，而之前发表的分级则使用了不同的标准。EUS和IDUS都被用于对胆管癌进行分期。这两种技术的准确性相似，对T分期的准确性约为80%。可以鉴别仅局限于胆管壁的T1（内侧的低回声层受累）和侵犯超过胆管壁的T2（胆管外侧高回声部分受到侵犯）（见图44-5）[20]。对于近端胆树病

框 44-1 肝外胆管癌（包括胆管分叉部位肿瘤）的分期

TX	无法评估的原发肿瘤		
T0	无证据的原发肿瘤		
Tis	原位癌		
T1	局限于胆管的肿瘤		
T2	侵犯超过胆管壁的肿瘤		
T3	肿瘤侵犯肝脏、胆囊、胰腺和/或一侧的门脉（右或左）或肝动脉（右或左）分支		
T4	肿瘤侵犯以下任意一个部位：门静脉主干或两侧分支、肝总动脉或其他相邻的结构，如结肠、胃、十二指肠或腹壁		
NX	区域淋巴结无法评估		
N0	无区域淋巴结转移		
N1	区域淋巴结转移		
MX	远隔转移无法评估		
M0	无远隔转移		
M1	远隔转移		
0 期	Tis	N0	M0
IA 期	T1	N0	M0
IB 期	T2	N0	M0
IIA 期	T3	N0	M0
IIB 期	T1	N1	M0
	T2	N1	M0
	T3	N1	M0
III 期	T4	任意 N	M0
IV 期	任意 T	任意 N	M1

From American Joint Committee on Cancer (AJCC): AJCC Cancer Staging Manual, 6th ed. New York, Springer-Verlag, 2002 (www.springer-ny.com).

损，IDUS比EUS更为有用。众所周知，胆管造影会低估胆管近端受累的范围，因此IDUS还用于估计胆管癌病变的长度。但是遗憾的是由于胆管支架或胆管引流会导致胆管的非特异性增厚，因此对于先前做过引流的患者，会限制IDUS的应用[28]。静脉注射超声

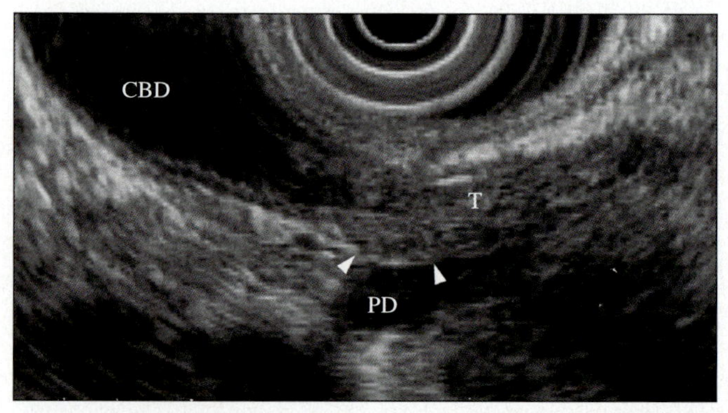

图44-5 胆总管远端的T2肿瘤（T）。肿物使胆管壁增厚同时破坏了胆管外壁局部的连续性，局部胆管的高回声层（箭头所指）。CBD，胆总管；PD，胰管。

造影剂可能会提高IDUS诊断恶性肿瘤的特异性，此种情况下炎症表现为高回声，而肿瘤表现为低回声[29]。关于超声造影剂的问题还需要进一步的研究。

对于胆总管囊肿并发早期胆管癌的诊断，IDUS可能是最敏感的影像学检查方法。对于患有胆总管囊肿的成年患者来说，都应当接受该项检查，特别是当不考虑进行囊肿切除时。

壶腹部位

EUS可以提供壶腹部位的详细影像。当缓慢将超声内镜从十二指肠水平部回拉时，乳头的定位最好，此时使用超声而不是内镜标记进行定位。胰腺的腹侧可以看到，同时也可以确定胆管和 / 或胰管腔。可以观察胆胰管一直延续到十二指肠壁和乳头。一旦确定了壶腹周围区域后，静脉滴注胰高血糖素的同时向十二指肠内灌注水可改善视野。

乳头的黏膜下部分在影像学上表现为十二指肠黏膜下的一个圆形低回声结构，它由Oddi括约肌和黏膜内的管道结构组成。正常黏膜下乳头的小丘横断面直径常小于6mm。乳头内的胆管和胰管管腔一般是无法观察的。连续观察影像时可以发现它们在向十二指肠壁移行的过程中逐渐变细并消失。如果在乳头内发现管腔，一般提示乳头内结石（见图 44-3）、狭窄或肿瘤导致的梗阻，不过这种情况也可以见于胆总管囊肿和胰腺导管内乳头状黏液性肿瘤（IPMN）。

IDUS 已经被用于研究乳头，并且可能有助于某些壶腹部肿瘤的局部分期。它可以确认壶腹括约肌的发病机制，并可以精确测量其长度。但是超声检查无法区别括约肌张力正常和过高的情况[30]。

壶腹部位的肿瘤

乳头腺瘤可出现于乳头的十二指肠面，也可在壶腹内导管黏膜乳头内，也可以两者都有。它可以扩散至或起源于壶腹内胆管或胰管。在进行EUS检查的时候可以发现壶腹十二指肠面的黏膜肿物、由于壶腹内息肉导致的壶腹结构增大以及壶腹周围胆管壁增厚或导管内无声影的肿物。这些发现可以见于壶腹腺瘤或T1期的壶腹癌，这两者的差异有时候很难或不可能通过 EUS 进行鉴别。

壶腹癌的TNM分期见于框44-2，图示见图44-6。T1期癌是指局限于壶腹和壶腹内导管黏膜的肿瘤。但也有可能累及壶腹括约肌。壶腹部位黏膜下出现不规则破坏提示肿瘤已经到了T2期，已经侵犯十二指肠黏膜下或固有肌层。T3期癌是指病变侵犯胰腺，途经可能是通过十二指肠壁或壶腹周围的导管。T4是指肿瘤已经侵犯胰腺周围软组织或其他附属结构。区域淋巴结不仅包括胰头周围的淋巴结，也包括肝门淋巴结和腹腔淋巴结。

框 44-2　壶腹癌的分期

TX	无法评估的原发肿瘤		
T0	无原发肿瘤的证据		
Tis	原位癌		
T1	肿瘤局限于壶腹部位或 Oddi 氏括约肌		
T2	肿瘤侵犯十二指肠壁		
T3	肿瘤侵犯胰腺		
T4	肿瘤侵犯胰周的组织或相邻的器官和结构		
NX	无法评估区域淋巴结		
N0	无区域淋巴结的转移		
N1	区域淋巴结转移		
MX	远隔转移无法评估		
M0	无远隔转移		
M1	有远隔转移		
0 期	Tis	N0	M0
IA 期	T1	N0	M0
IB 期	T2	N0	M0
IIA 期	T3	N0	M0
IIB 期	T1	N1	M0
	T2	N1	M0
	T3	N1	M0
III 期	T4	任何 N	M0
IV 期	任何 T	任何 N	M1

From American Joint Committee on Cancer (AJCC): AJCC Cancer Staging Manual, 6th ed. New York, Springer-Verlag, 2002 (www.springer-ny.com).

在一项大规模研究中，EUS对壶腹恶性肿瘤T分期的准确率为78%[31]。腺瘤被认为是T1期病变，说明EUS 难以鉴别腺瘤和 T1 期癌。最常见的错误是将 T2期的肿瘤评价过高或低估T3期的肿瘤，因为判断胰腺是否受累有一定难度。肿瘤周围的胰腺类、水肿以及胆道支架导致的声影和组织增厚是限制EUS准确性的主要因素。但是，即使存在这些局限性，EUS的准确性仍被认为要高于CT或磁共振[31-33]。由于检查壶腹部位存在技术难度，因此EUS的准确性主要依赖于操作者的经验。

对于壶腹部肿瘤的T分期，IDUS的准确性可能高于经十二指肠壁的 EUS 检查。在一项大规模研究中，IDUS 的总体准确性达到了 89%[33]。它可以发现EUS漏检的小肿瘤，对于诊断壶腹部位肿瘤，其准确性也要高于内镜下活检。IDUS对于鉴别诊断腺瘤和T1期肿瘤的准确率也很高。这些结果都是有经验的内镜医师在患

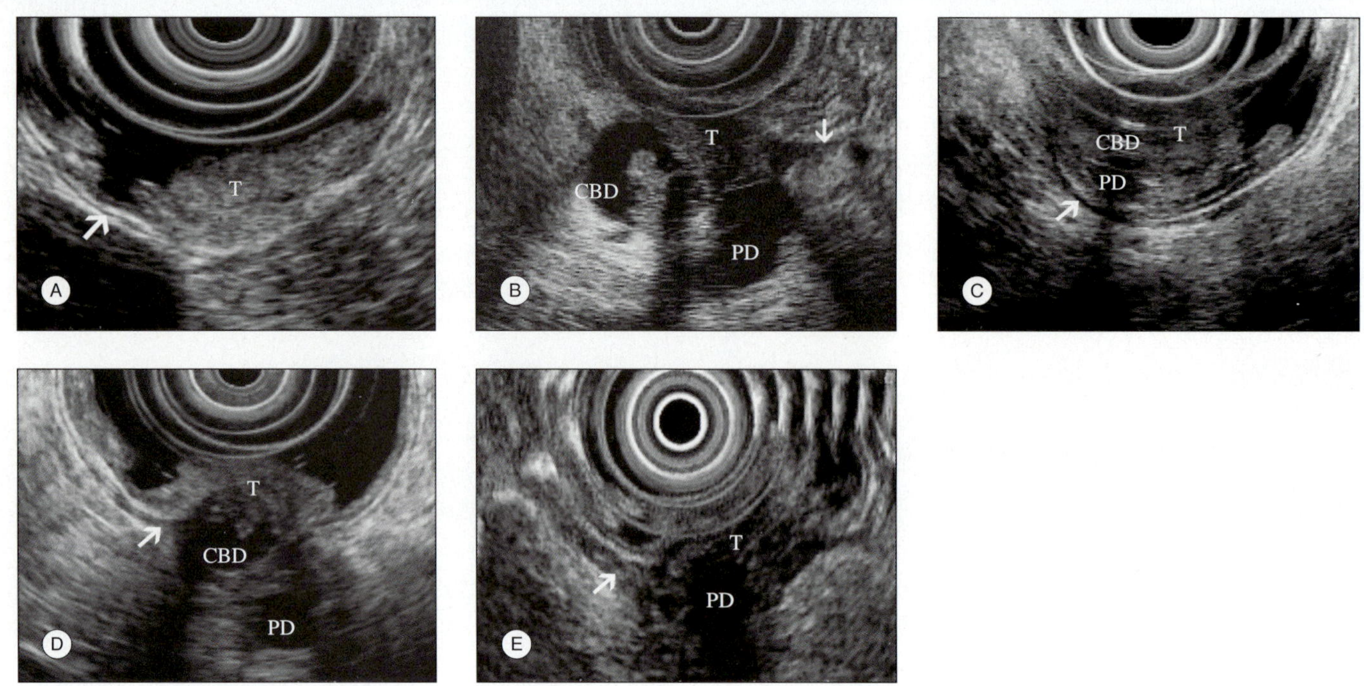

图 44-6 壶腹部肿瘤。箭头所指为十二指肠固有肌层。A. 壶腹十二指肠侧的腺瘤。B. 扩散至远端胆管的壶腹部肿瘤，已经植入了一个胆道支架。C. T1 期壶腹癌。此壶腹内的病变大多数是腺瘤，但是包含有局灶侵袭性癌组织。D. T2 期壶腹癌侵犯十二指肠壁。E. T3 期壶腹癌侵犯胰腺，固有肌层外缘不规则。CBD，总胆管，PD，胰管，T，肿瘤。

者初次ERCP检查中完成的，进行IDUS检查时患者尚未进行乳头肌切开、支架植入术或活检。这是肿瘤成像的最佳检查策略，但在大多数 EUS 中心都难以施行。

急性胰腺炎

EUS对于急性胰腺炎患者有两个重要作用。首先是能够及时诊断急性胆石性胰腺炎患者的胆总管结石和壶腹部结石，其次，能够鉴别诊断无法解释的反复发作胰腺炎患者。对于该两类患者，EUS都可以替代诊断性 ERCP，还能确定哪些患者最可能从治疗性ERCP或Oddi括约肌测压术中获益。虽然静脉注射超声造影剂后，EUS可用于诊断胰腺坏死，但EUS对于判断急性胰腺炎预后的作用仍未得到证明。

关于EUS在诊断胆总管结石方面的准确性，已在前面进行了讨论。当对急性胰腺炎患者进行检查时，必须检查胆管和壶腹部位是否有结石。一个经验丰富的操作者可以在不到 10min 的时间内完成对胆树的检查，在同样镇静水平就可以紧接着进行治疗性ERCP。该治疗策略可以防止那些结石已经掉落到十二指肠的胆管结石可疑患者发生潜在的 ERCP 并发症。

一项关于胆石性胰腺炎的前瞻性研究发现，EUS可准确诊断胆囊和胆管结石， EUS发现有胰周渗出的患者，预示其住院时间会较长[34]。在另一项大规模研究中，根据EUS的检查结果，对于有适应证的患者选择性进行了 ERCP 治疗，结果发现患者的结局较好，复发性胆源性胰腺炎不常见[35]。作者建议对胆石性胰腺炎患者早期行 EUS 检查，继而选择性采用 ERCP；这与对有胆囊结石的轻度胰腺炎患者不进行ERCP和对所有伴胆囊结石的重度胰腺炎患者进行ERCP的策略相比，结局更佳。

EUS 对于特发性胰腺炎也是一种有用的评价工具，它可以发现大多数患者的异常[3,36,37]，其中包括未被发现的胆管结石和胆泥（见图44-1）、慢性胰腺炎、胰腺分裂、胰腺或壶腹部恶性肿瘤以及胰管结石。EUS不能发现胰管括约肌功能紊乱，但是它在确诊或排除胆囊疾病、慢性胰腺炎或胰腺恶性肿瘤方面可能可以替代 ERCP。

慢性胰腺炎

EUS下的慢性胰腺炎特征列于表44-2，图像见图44-7。这一统一标准使用的是国际工作组[38]采用的最低标准，在美国有经验的EUS工作者中，该标准有很好的诊断一致性[39]。研究者还采用一些未在表中列出的诊断标准，包括蜂窝现象（多发的实质小叶被高回声条带所包绕）、回声不均匀、局灶的低回声区域、扭曲的胰管、增厚的胰管壁以及主胰管的狭窄。虽然一

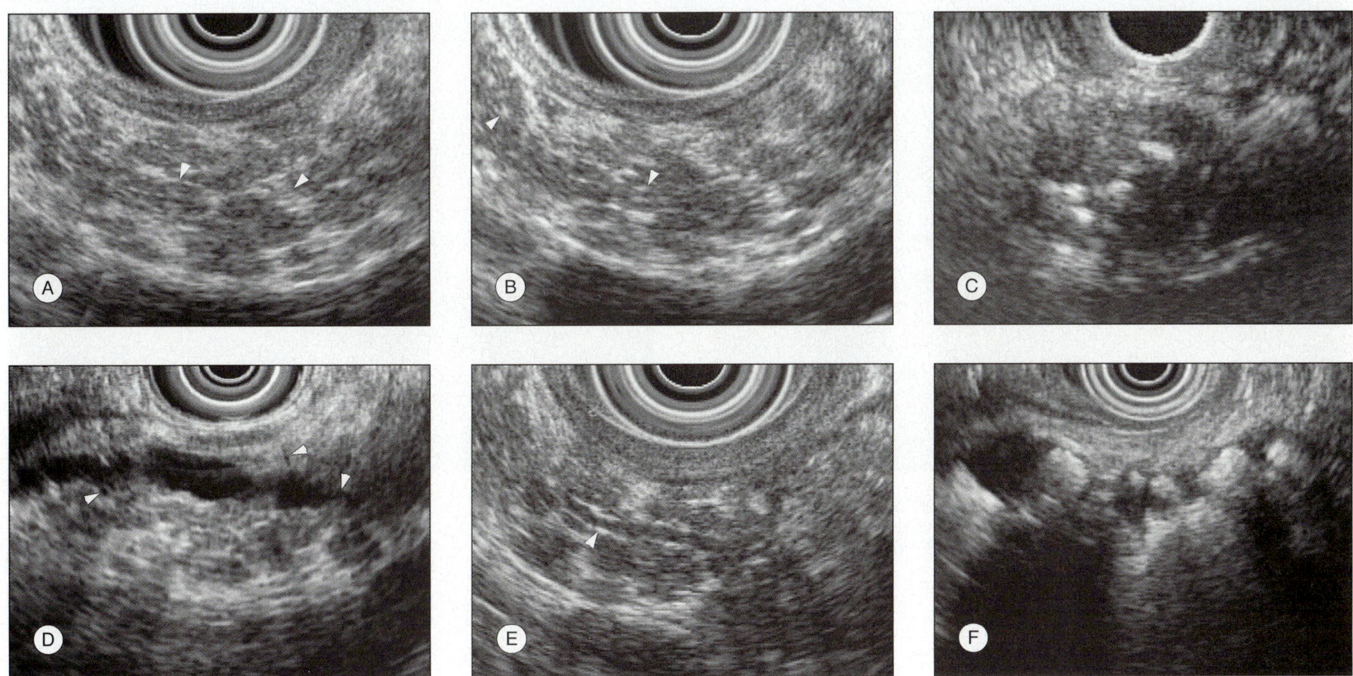

图 44-7 慢性胰腺炎。A. 高回声条带（箭头所指）以及分叶病变。B. 局灶性高回声病变（箭头所指）以及分叶病变。C. 在低回声的胰腺中一处较大的高回声病灶。D. 扩张的不规则主胰管，并可以见到分支（箭头所指）。E. 高回声不规则的主胰管。F. 胰管结石。

般见于慢性胰腺炎，但是类似的EUS改变也可见于一些倾向于发生胰腺癌的家族成员，他们切除的胰腺导管上皮有广泛的发育不良[40]。胰腺局灶低回声病变可由炎症导致，也可由胰腺肿瘤新生物导致（图 44-8）。

有些标准的定义不一。有的研究者认为高回声的病变区域应该大于3mm[41]，但是大多数学者还是认为应该是 1 ~ 2mm[42, 42]。对于主胰管的扩张程度也有不同的观点，但在统一标准中一般认为胰体部胰管直径超过 2mm，胰尾部超过 1mm 是异常的[39]。

对于采用EUS诊断慢性胰腺炎，一些研究者已在 12MHz 或 7.5MHz 的频率下发现并确定异了常影像，而另一些学者仅在 7.5MHz 的频率下发现异常。在解释胰腺头部的影像时必须谨慎，因为某些表现（例如高回声条带和胰管分支可见）也常见于正常的胰腺头部，而另一些表现（如囊肿和结石）则不会见于正常胰腺。最好能根据胰腺体部和尾部的异常表现做出诊断。某些研究者也在正常的胰腺体部发现可见的胰管分支[41]。急性胰腺炎可以导致胰腺实质的回声减低（由于水肿所致），胰管壁和胰腺小叶间分隔的回声增强。EUS 应当在一次急性胰腺炎发作完全缓解之后，才能用于慢性胰腺炎的诊断。最后，胰管的扩张和胰腺纤维化也见于无胰腺疾病的老年患者，正常人年龄相关胰腺声学改变目前尚未进行充分研究。

EUS诊断慢性胰腺炎的准确性已与胰管造影，胰腺功能检查以及病史进行了对比。也以摘要的形式对切除标本的组织学[44]和尸检[45]结果进行了比较。在一项此类研究中发现，符合单独一条的声学特征对于慢性胰腺炎的诊断敏感性是 60% ~ 100%[44]。在另一项比较性研究中使用胰管造影作为金标准，EUS检查发现符合 3 条以上的声学表现时诊断为慢性胰腺炎的准

表 44-2 慢性胰腺炎的 EUS 表现

实质表现	胰管表现
高回声条带	结石
局灶高回声病变	主胰管不规则
分叶病变	主胰管高回声
囊肿	侧支可见
	主胰管扩张

From The International Working Group for Minimal Standard Terminology in Gastrointestinal Endosonography: Minimal standard terminology in gastrointestinal endosonography. Dig Endosc 10:159–184, 1998.

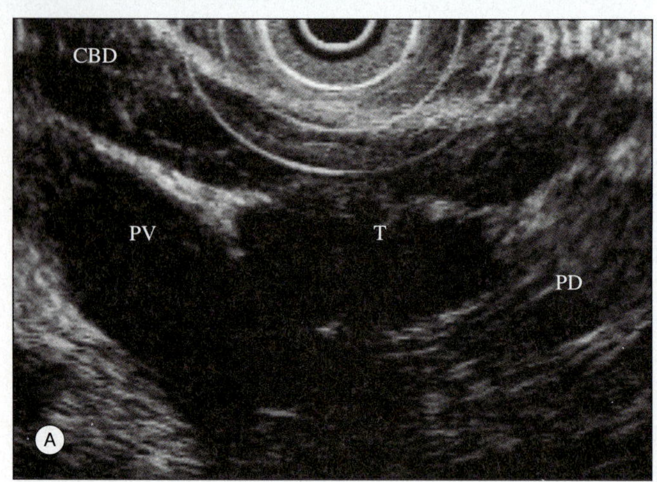

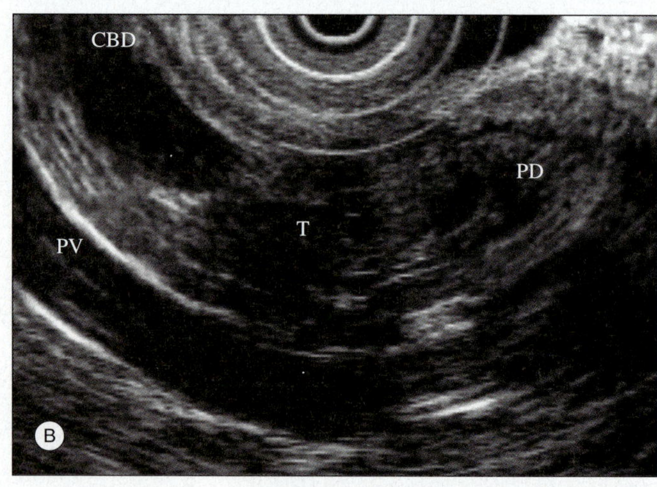

图 44-8 局灶性胰腺炎 vs 胰腺癌。两种病变（T）都导致胆管梗阻，予以手术切除。A. 局灶性胰腺炎，非恶性。B. T1 期胰腺腺癌。CBD，总胆管；PD，胰管；PV，门静脉。

确率很高[41-43, 46]，阳性预测值高于85%。符合超声表现的条数也与ERCP检查发现的胰腺炎严重程度相关(ERCP的诊断采用剑桥标准)[42, 43]，在ERCP检查时，符合6条或6条以上的声学表现者更可能是重度慢性胰腺炎。促胰液素试验与EUS对重度慢性胰腺炎的诊断相关性良好，但似乎不如诊断较轻型病变那样敏感[42]。

EUS检查时发现“轻度”改变（符合1～3条表现者）的意义仍然需要讨论。该情况下大多数患者的内镜下胰管造影和促胰液素试验都是正常的[42, 43]。这种“轻度”改变是正常的，还是其他检查漏检的慢性胰腺炎早期阶段？有些证据显示该EUS下慢性胰腺炎的轻度改变意味着胰腺已有潜在的病理学改变。

首先，EUS可早于ERCP发现胰腺的纤维化，这是由于慢性胰腺炎的早期组织学改变首先表现在胰腺的实质而非肉眼可以观察到的胰腺管道系统。胰腺小叶内，腺泡周围的纤维化是慢性胰腺炎的早期组织学特征。大多数无临床症状的嗜酒者和高达1/3以上的65岁以上的老年人在尸解时都可看到类似的变化[47-50]。对于无症状的嗜酒患者，EUS检查可以发现类似慢性胰腺炎的胰腺实质改变[51]。在EUS引导FNA的慢性胰腺炎细胞学表现与EUS检查发现的慢性胰腺炎结果是相一致的[46]，但是活检并没有用于仅有1～2条慢性胰腺炎声像学改变的患者。

其次，对于健康志愿者的研究显示，对年轻、无症状也不饮酒的志愿者，EUS未发现胰腺实质的异常[41, 42, 51]。对无胰腺病史、因为其他原因进行EUS检查的老年人，平均可以发现1.9条慢性胰腺炎特征[52]。在60岁以上的人群中发现的一些胰腺改变可能反映与年龄相关的胰腺实质纤维化和胰管改变。与这些研究相反，一项大规模研究比较了EUS和ERCP检查的结果，在一些慢性腹痛但胰管造影正常的患者中，发了多项EUS异常。许多这些异常都被诊断为乳头狭窄[43]。很难肯定地说，在这些患者中，ERCP检查可以明确排除患轻度慢性胰腺炎。一些无恰当对照的研究可能低估了EUS在诊断早期慢性胰腺炎方面的准确性。

最后，一项长期研究发现对症状性嗜酒患者，1～2条慢性胰腺炎声学特征的存在预示着随后会发展为明确的慢性胰腺炎。Kahl等[53]对有腹痛的慢性嗜酒者进行了研究，这些患者胰管造影均正常且同时有1条或1条以上慢性胰腺炎声学特征。对随访仍然继续有腹痛和/或临床胰腺炎发作的患者进行胰管造影追踪，对这些初次ERCP检查正常的患者，平均随访了18个月。随后，所有患者ERCP随访都发现有胰管异常。这提示在早期诊断慢性胰腺炎方面，EUS敏感性要高于ERCP。不过，该项研究在复查ERCP时未同时进行EUS检查，以判断声学特征是否也有进展。对慢性酒精性肝硬化患者进行了另一个类似的随访研究，与前一个研究不同的是，这些患者无腹痛或临床胰腺炎。研究者发现44%的患者EUS检查有慢性胰腺炎的证据，而只有19%的患者胰管造影有异常。在平均22个月后重复影像学检查，结果发现，这些无症状患者无论是EUS还是胰管的造影检查均无继续进展的迹象[54]。EUS的检查结果与组织学检查之间的相关性良好，活检发现47%～57%的酒精性肝硬化患者有胰腺的纤维化[47, 55]。

因此，似乎胰腺实质的1～2条慢性胰腺炎声学改变确实与组织学异常相关，胰腺实质的EUS检查改变可能意味着胰腺小叶周围的纤维化。这些发现的临床价值仍受到质疑，因为这些改变也可由衰老和饮酒引起，而不是疾病所致。不过，如果在不饮酒的年轻患者中出现2条或3条的改变，同时有无法解释的腹痛，那么该患者有潜在胰腺疾病的可能性就明显升高了。

胰腺实性肿物

EUS常用于胰腺实性肿物的诊断，它可以发现其他诊断方法漏诊的肿物，提供局部的肿瘤分期信息，还可以允许操作者在实时超声的监测下进行胰腺肿物或淋巴结的活检。这部分我们将要讨论EUS在已经确诊或怀疑患有胰腺腺癌和胰腺神经内分泌肿瘤患者中所起的作用。胰腺的囊性肿物我们将在这一章的其他部分讨论。

要对胰腺的肿物进行准确的诊断和分期，术者必须对胰腺的超声解剖有很深入的了解，同时有能力准确辨认相邻的重要血管，包括门静脉、门脉汇流区、肝和胃十二指肠动脉、脾静脉以及肠系膜上血管。有一些超声解剖的教学资料可以利用[56]。

腺癌

胰腺腺癌典型表现为一个低回声肿物，边界不清或不规则。病变似常阻塞胰管。大肿物可能会出现超声无法穿透的现象，导致很难或无法判断是否有血管侵犯[57]。浸润性胰腺腺癌可能表现为胰腺回声不均匀或胰腺实质低回声，但无一个明确的团块。

胰腺低回声团块并非胰腺癌的特异性表现，它也可由局灶性胰腺炎所致。无论是急性还是慢性胰腺炎都可以有这种表现，局灶性肿块常见于自身免疫性胰腺炎。良性胰腺肿物与恶性病变相比，更倾向于有清晰的边界（图44-8），计算机影像分析已经应用于协助鉴别诊断[58]。已经有报道利用多普勒和静脉注射超声增强剂分析肿块中的血流准确鉴别了炎性肿块（高灌注）与恶性肿块（低灌注）[59]。详细的临床病史以及EUS引导下的针吸活检也有助于术前对低回声胰腺肿块进行鉴别诊断，但病理检查阴性也不能完全排除恶性可能。EUS 针吸细胞学诊断胰腺癌的敏感性约为80%[60, 61]。对针吸病理标本进行K-*ras*分析可进一步提高诊断率[62]。

一些早期研究对CT和EUS进行了对比，结果显示在诊断胰腺腺癌方面EUS的敏感性更高，特别是直径小于2cm的病变。随后的研究对增强螺旋CT与EUS进行了比较，总体来说，结果仍然显示 EUS 更有优势[63, 64]。对于怀疑胰腺癌但 CT 未发现肿物的患者，应当进行 EUS 检查（图 44-9）。

EUS还可用于评价胰腺肿物与周围血管之间的关系。如果发现肿瘤与血管之间有正常的组织或两者之间有强回声界面，那就可以很可靠地排除肿瘤侵犯这些血管的可能。相反，其他一些特征表现可能提示血管受累（图44-10），这些特征包括肿瘤与正常血管之间的超声界面消失、血管壁不规则、管腔狭窄、血管腔内发现有回声的组织以及胰腺周围出现静脉侧支（图 44-11）。虽然有不少研究报道 EUS 在诊断血管受累方面有 75% ~ 100% 的准确率[63]，但是这些研究所参照的标准是术中医师通过切开病灶和触诊所进行的评估。然而医师在手术时对血管受累所做出的判断可能是不正确的，特别是当肿瘤与血管紧密相连但却实际未侵犯血管时[65]。在胰腺切除术的同时切除门静脉和肠系膜上静脉（SMV）已经成为一种可以接受的技术，接受静脉切除的患者其生存率与不需要静脉切除者差不多[66]。近期有一项研究对术前EUS预测在静脉切除方面经验丰富的胰腺外科医师进行血管切除术的

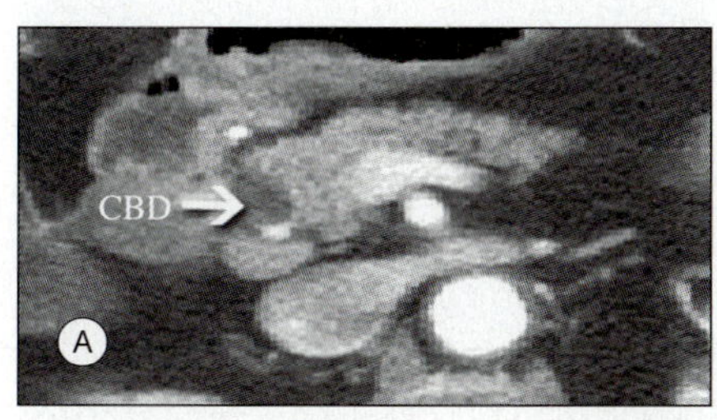

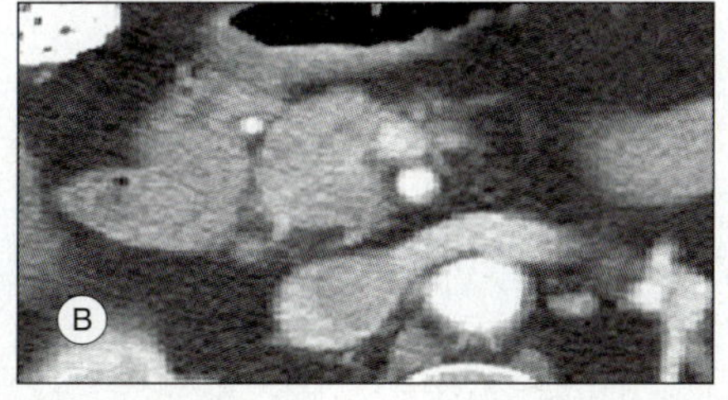

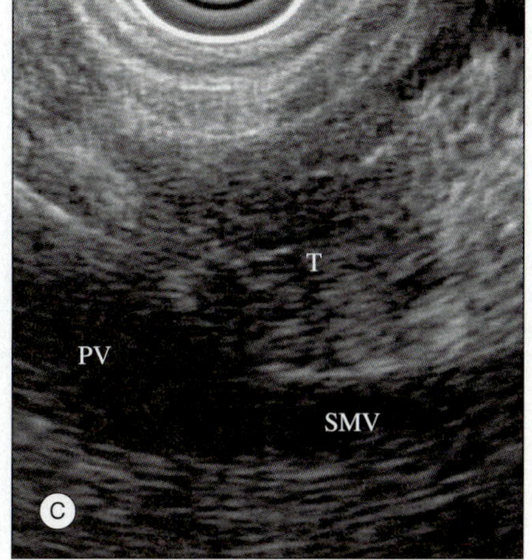

图 44-9　CT 检查漏诊的胰腺癌。A. 增强 CT 的动脉相显示胰头部位的胆总管（CBD）增宽。B. 下一个 CT 层面显示胆管突然消失，但未出现局部胰腺肿块。C. EUS显示在胰头部位有一个1.8厘米的低回声肿块（T）。肿块和门脉汇流区之间的回声界面消失。PV，门静脉；SMV，肠系膜上静脉。

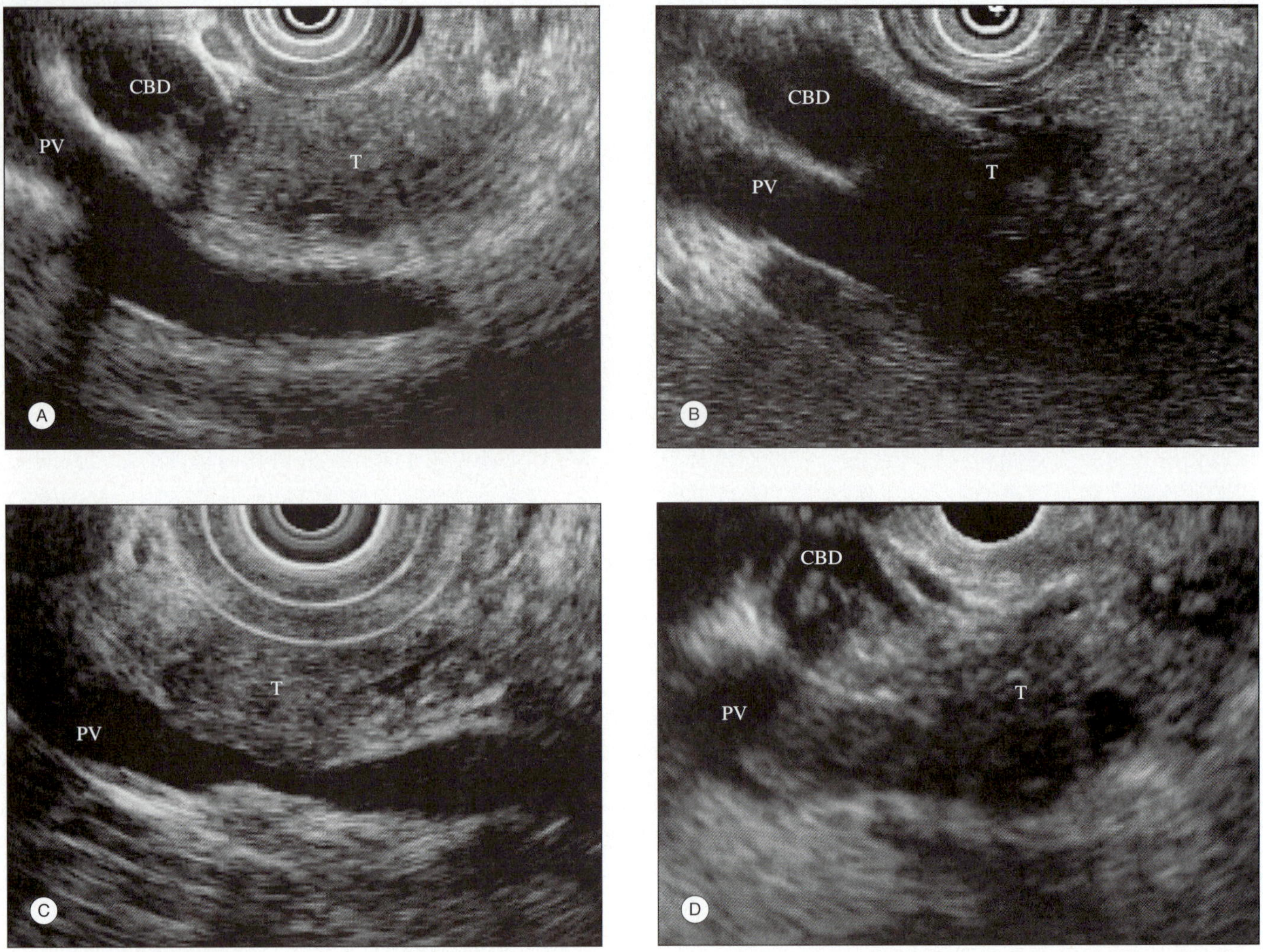

图 44-10　胰腺癌的血管受累。A. 在肿瘤（T）和门脉汇流区血管之间的正常组织，血管无受侵犯的迹象。B. 肿瘤和门静脉之间的超声界面消失。C. 静脉壁不规则，静脉管腔狭窄。D. 肿瘤直接侵犯静脉。PV，门静脉。T，肿瘤。

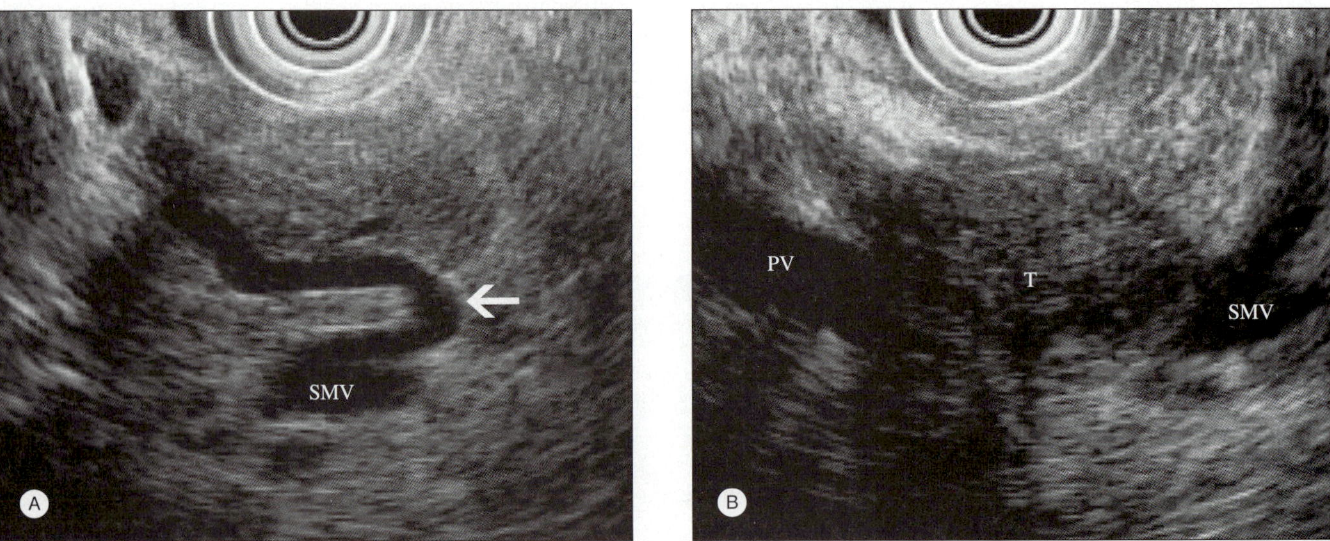

图 44-11　胰腺癌与静脉并行。A. 从肠系膜上静脉发出的一条大静脉与胰头并行（箭头），最终进入近端门静脉。B. 在另一个不同的影像层上，可见一个胰腺腺癌（T）阻塞了门脉汇流区。PV，门静脉。

框 44-3　胰腺癌的分期

Tx	无法评估的原发肿瘤		
T0	无原发肿瘤的证据		
Tis	原位癌		
T1	肿瘤局限于胰腺，最大径 2 厘米或小于 2 厘米		
T2	肿瘤局限于胰腺，最大径超过 2 厘米		
T3	肿瘤侵犯超出胰腺，但未侵犯腹腔干和肠系膜上动脉		
T4	肿瘤侵犯腹腔干和肠系膜上动脉（无法切除）		
Nx	局部的淋巴结侵犯无法评估		
N0	无局部淋巴结转移		
N1	局部淋巴结转移		
Mx	远隔转移无法评估		
M0	无远隔转移		
M1	有远隔转移		
0 期	Tis	N0	M0
IA 期	T1	N0	M0
IB 期	T2	N0	M0
IIA 期	T3	N0	M0
IIB 期	T1	N1	M0
	T2	N1	M0
	T3	N1	M0
III 期	T4	任意 N	M0
IV 期	任意 T	任意 N	M1

From American Joint Committee on Cancer (AJCC): AJCC Cancer Staging Manual，6th ed. New York，Springer-Verlag，2002 (www.springer-ny.com).

价值进行了评估。术前失去超声界面对于预测血管受累来说是一个比较差的指标（特异性不到30%），仅有半数伴有晚期血管受累超声表现的可切除肿瘤需要进行血管切除[67]。一项近期进行的盲法研究显示，在未获得其他临床资料（包括其他影像学检查结果）的情况下，那么EUS医师仅通过超声内镜录像资料判断血管受累的准确率不高[68]。综上所述，EUS诊断静脉侵犯的敏感性较高，但无特异性。EUS检查与大多数横断面影像检查相结合，对于局部分期的诊断准确率更高，要优于单独进行这两种检查[69]。

2002 年修订的胰腺癌 TNM 分期系统（框 44-3）反映了当前的外科手术观点，即如果肿瘤存在局部动脉侵犯（ III期）或远隔转移（ IV期），则认为肿瘤不可切除[70]。对局限于胰腺的肿瘤（如果肿瘤小于等于 2cm 是 T1，大于 2cm 是 T2）或扩散到胰腺外的肿瘤（如果尚未侵犯腹腔干或肠系膜上动脉是 T3，如果已经侵犯了这些动脉则是 T4）分期截然不同。在考虑T分级时需要考虑的是动脉是否受到侵犯，而非静脉。侵犯超过胰腺的 T3 期肿瘤也被认为是可以切除的。

对于胰腺癌的T分期来说，是否侵犯到胰腺外是一个重要标准。在通过EUS检查来判断肿瘤侵犯范围时，如果胰腺实质的回声与周围脂肪组织之间有明显差异，那么侵犯范围就很容易确定。但如果胰腺实质的回声与周围脂肪组织之间无明显差异，那么只有通过胰腺静脉或其他器官来判断胰腺的边界了。该情况下，可能无法通过超声检查准确进行T分期，此时CT或MRI检查可能更有用。在评估胰腺的边缘时，对胰头与肠系膜上动脉之间的结缔组织，也称为“腹膜后边界”应当受到重视，这里常是转移的部位，也是胰头癌手术切除后容易复发的位置（图 44-12）[70]。动脉受侵犯的 EUS 图像可能提示肿瘤的分期为 T4，不过动脉受累对 T 分期的特异性还不明了。

虽然 EUS 对肝脏病变的诊断能力不如 CT 和 MRI，但是EUS检查对于发现胰腺癌的淋巴结和肝脏转移还是有帮助的。EUS发现异常淋巴结的敏感性相当或更高，常用于对异常淋巴结取样。区域淋巴结（如为恶性即为 N1）指胰腺周围的淋巴结，包括在肝动脉、腹腔干、幽门以及脾周围的淋巴结[70]。淋巴结分期为 N1 在许多医疗中心并不意味着禁忌手术切除，因为“完全”切除似可延长这些患者的生命[66, 70]。如果发现有来自原发性肿瘤的恶性淋巴结，即考虑有转移，通常不能手术切除。在这方面，EUS 可以发现高达 7% 的胰腺癌患者的纵隔淋巴结转移[71]。

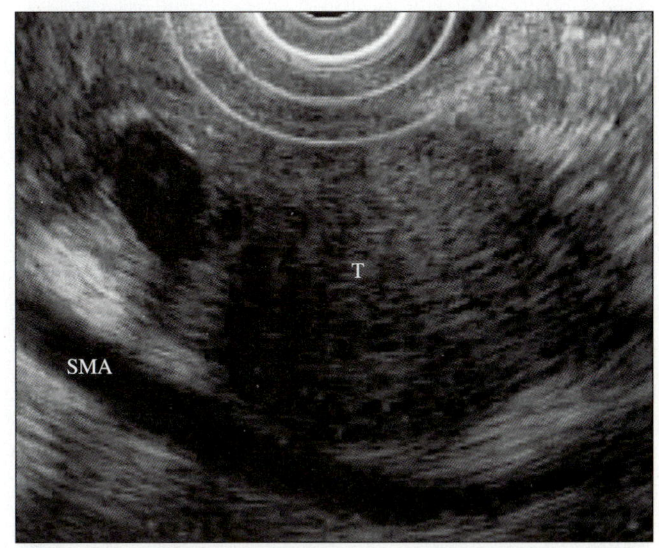

图44-12　胰腺癌的腹膜后边界。一个大的胰头肿物（T）接近肠系膜上动脉（SMA）。手术过程中发现肿物与肠系膜上动脉之间无粘连，可以切除，但肿物的腹膜后边界可见呈阳性的恶性细胞。

对怀疑有胰腺癌的患者，标准的临床检查顺序是先进行高清晰度、造影增强CT或MRI检查。如果发现有肝脏病变，通过经皮或EUS引导下活检是最直接的确定分期方法。如果局部的胰腺肿块已证实无法切除，EUS检查可以确定分期，同时可以在EUS引导下进行活检以便获得组织学诊断。如果发现了一个明显可以切除的肿块，EUS的作用存在一定争议。在少数患者，EUS可以发现肝或远隔淋巴结的转移，从而避免手术。对于明显的可切除肿物，EUS引导下活检可以在高达1/4的患者中发现除胰腺腺癌外的其他病理诊断，从而有可能改变患者的治疗策略[63, 72]。如果怀疑患者患有胰腺癌，但CT或MRI检查均未发现局部肿块，那么强烈推荐EUS检查，以便发现其他检查方法漏诊的小病变。其他影像学检查漏诊的肿块较小的患者，最可能从外科手术中获益。

虽然EUS诊断胰腺癌的敏感率很高，但是它还是常容易漏诊那些源于潜在慢性胰腺炎[72]或急性重症胰腺炎的胰腺癌。肿瘤难以与周围的炎性区域相鉴别。如果静脉注射超声造影剂可能会提高诊断率，也有人建议使用正电子发射断层扫描（PET）。浸润生长的肿瘤也有可能被EUS漏诊，在无肿物的情况下，针吸活检可能是一种合理的诊断策略，特别是在梗阻的胆管或胰管附近活检时。

其他实性肿瘤

胰腺腺癌最常见的一种变异是胶质癌，这是一种含有大量黏液的实性肿瘤。胶质癌在EUS上可以见到明显的囊性结构（图44-13），手术切除的预后要好于典型的腺癌。胰腺中也可以出现转移癌，包括黑色素瘤。其他胰腺不常见的实性肿瘤包括淋巴瘤、腺泡细胞癌、髓样癌、成骨巨细胞瘤和胰腺母细胞瘤等。这些少见肿瘤的EUS特点尚未被仔细研究。

与胰腺腺癌相反，胰腺神经内分泌肿瘤的典型表现是均一的圆形均质肿块，边缘清晰（图44-14）。它们有时也会呈囊性（图44-15）。对于胰腺的胰岛细胞瘤，EUS是最敏感的手术前影像学检查手段，而对于有多发胰腺肿瘤的I型多发性内分泌肿瘤（MEN I）患者，EUS则是一种重要的检查手段，其中某些肿瘤只能通过EUS发现。EUS提示有恶性神经内分泌肿瘤的表现有：肿瘤中心不规则回声区以及主胰管的移位或梗阻[73]。对功能性神经内分泌肿瘤，EUS引导下细针针吸活检是一种准确的诊断手段[74]。

胰管内乳头状黏液瘤

胰管内乳头状黏液瘤（intraductal papillary mucinous neoplasm, IPMN）是一种来源于主胰管或其分支胰管上皮的乳头状肿瘤。它的组织学特征以及起源

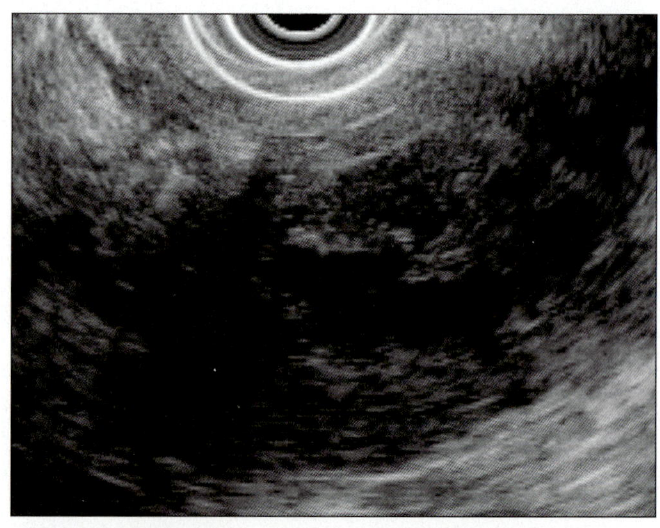

图44-13　胰腺胶质癌。肿瘤包含有黏液囊性池。

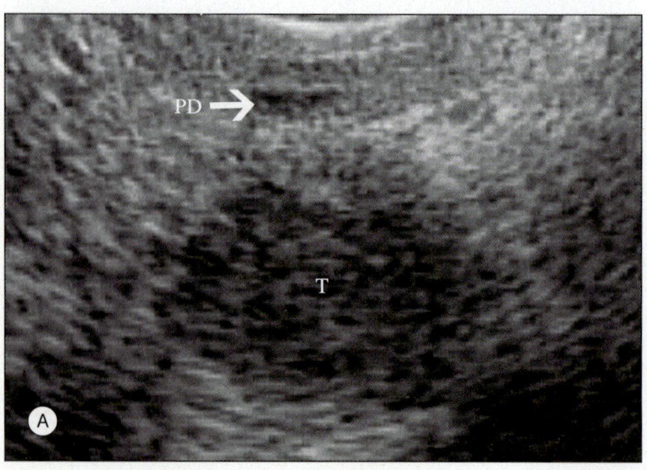

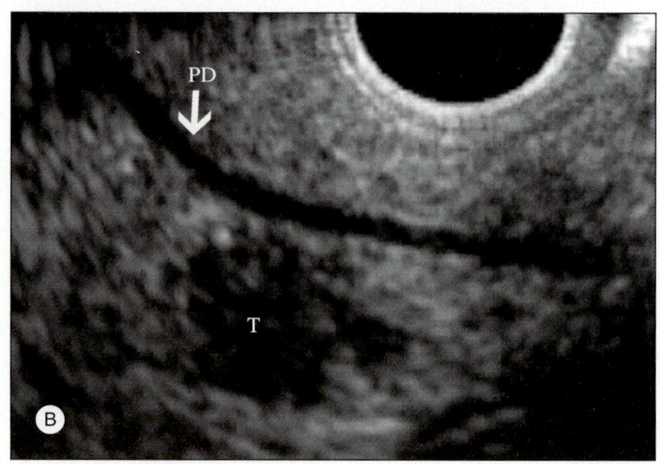

图44-14　胰腺神经内分泌肿瘤。A. 胃泌素瘤。B. 胰岛素瘤。PD，胰管。T，肿瘤。

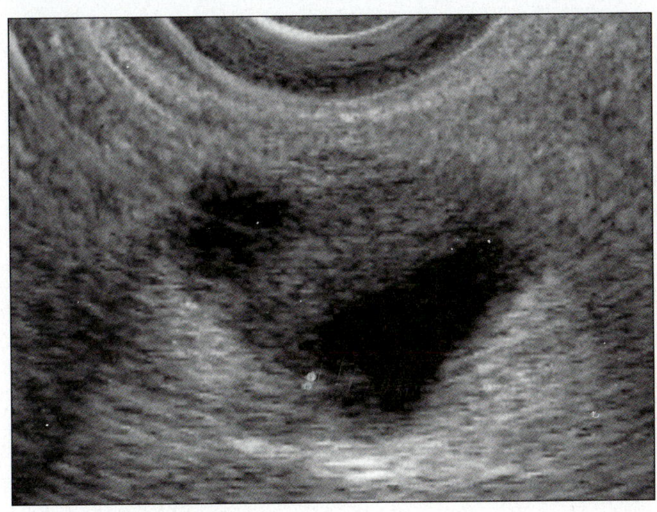

图 44-15 囊性的神经内分泌肿瘤。可以看到 2 个小腔，囊壁增厚，囊内容物有回声。

都类似于胰腺的上皮内肿瘤（pancreatic intraepithelial neoplasia，PanIN），这两种病变都是胰腺腺癌的前驱病变。但是IPMN的特殊之处在于有的胰管扩张、黏液的产生以及更广泛的胰管受累[75]。IPMN 在胰头部最为常见，但是也可见于胰腺的任何部位，有时还可以多发。组织学上，IPMN 可以是胰管黏膜增生（并不是真正的肿瘤）、腺瘤、交界性腺瘤、原位癌和侵袭性癌。在50%切除的主胰管IPMN中可以发现癌，但在切除的胰管分支 IPMN 中仅有 15% 为癌[76-79]，并且分支胰管的病变似乎不太可能随着时间而进展[76, 80, 81]。IPMN 也被称为 IPMT（intraductal papillary mucinous tumor）、黏液性胰管扩张以及胰管内囊腺瘤。

典型的IPMN诊断较容易。患者有临床症状，同时主胰管明显扩张，胰管内有息肉样的充盈缺损，可以看到黏液从裂口状壶腹口流入十二指肠。另一方面，不太典型的IPMN表现也越来越被人们所认识。这包括乳头外观正常的患者，他们同时伴有类似慢性胰腺炎表现的局部主胰管扩张，或类似胰腺实质囊肿的孤立的胰管扩张[82]。对于分支胰管内的 IPMN，ERCP 有时可能会漏诊，因为造影剂无法进入充满黏液的分支胰管，此种情况下 MRCP 和 EUS 的诊断敏感性可能更高。

EUS 发现的胰管增宽是 IPMN 的标志性特征（图 44-16）。典型病变可以看到主胰管明显扩张，但无明显肿块梗阻、狭窄以及胰石。主胰管壁不规则或增厚，伴有分支胰管受累。黏液相应胰管腔内可有微弱回声，但是该表现常很微弱或缺如。主胰管扩张的鉴别诊断包括慢性胰腺炎以及下游胰管的梗阻。在进行EUS检查时，应对胰管全长进行追踪，以便发现梗阻性病变或狭窄。

在 EUS 检查中，可以发现某些分支胰管的 IPMN 有明显扩张的管状分支结构，从而确认这是扩张的分支胰管，但其他病例可表现为囊状扩张而非管状扩张（图44-17）。此种情况下，分支胰管的IPMN可以通过以下表现与胰腺的囊性病变进行鉴别：发现有进入主胰管的分支胰管，病变腔之间有胰腺实质而不是分隔，病变邻近胰管或有一个分支状结构。在某些病例，这些特征都不存在，IPMN 就有可能被误诊为囊肿。对于任何含有黏液的胰腺囊性结构进行鉴别诊断时，一定要考虑 IPMN 的可能，特别是男性患者（在男性患者囊性黏液瘤很少见）。

EUS 可能有助于诊断侵袭性恶性 IPMN。一项多中心回顾性研究发现，EUS 对侵袭性与非侵袭性 IPMN 的鉴别诊断准确率很差[83]，但是在另一项大规模单中心研究中确立了EUS的诊断标准[82]，包括主胰管扩张达到或超过 10mm，分支胰管的病变直径超过 40mm，分支胰管病变的分隔不规则增厚，在主胰管或分支胰管管壁上发现大的（大于10mm）结节样病变。这 4 条表现中有 1 条存在就应该考虑恶性的可能。总体而言，EUS可对86%的病例正确诊断或排除恶性可能。另外，IDUS对于鉴别恶性IPMN可能有帮助（图 44-16）。在一项大规模研究中，发现高度达到或超过 4mm的胰管内病变，其恶性率是88%，这一临界值的

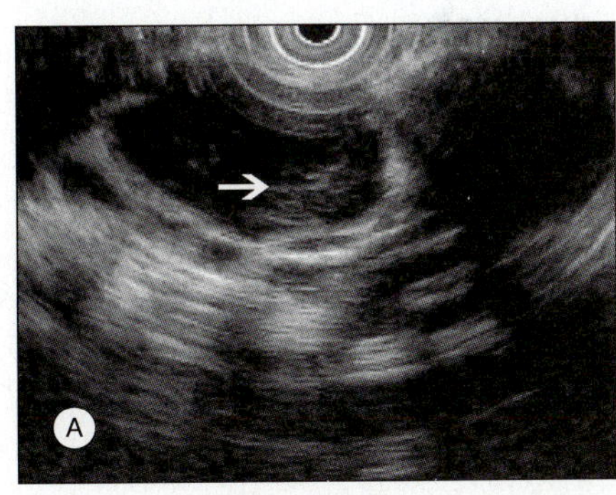

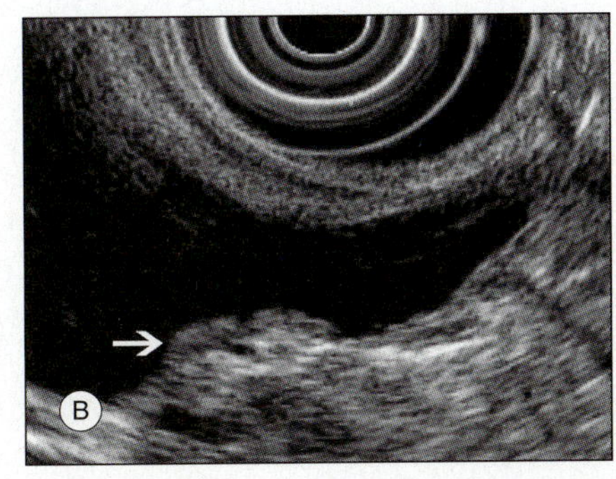

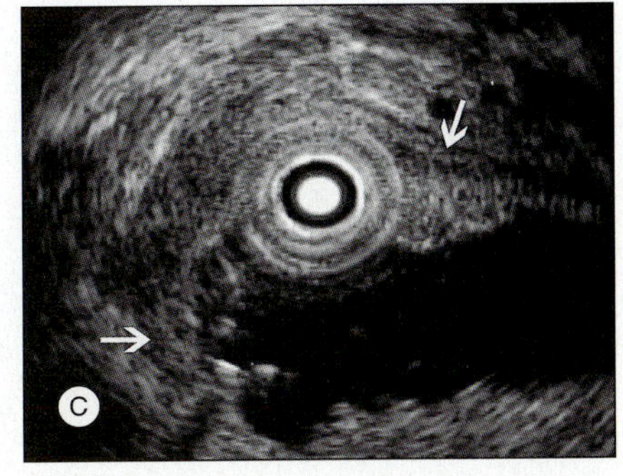

图44-16 主胰管的胰管内乳头状黏液瘤（intraductal papillary mucinous neoplasm，IPMN）。A. 含有黏液的扩张胰管（箭头所指）。B. 增厚的胰管黏膜（箭头所指）。C. IPMN 的胰管内超声检查，可见管壁明显增厚（箭头所指）。

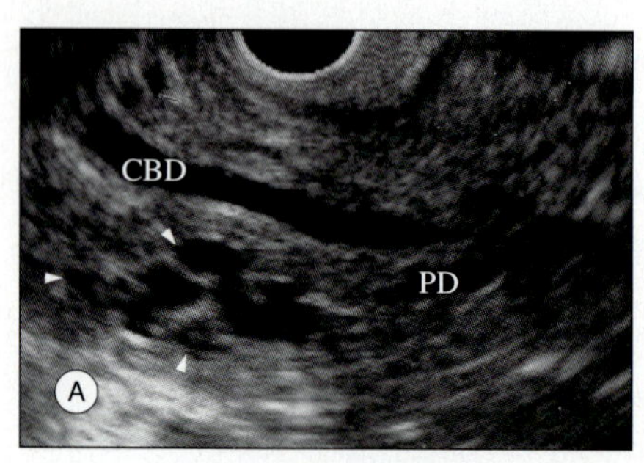

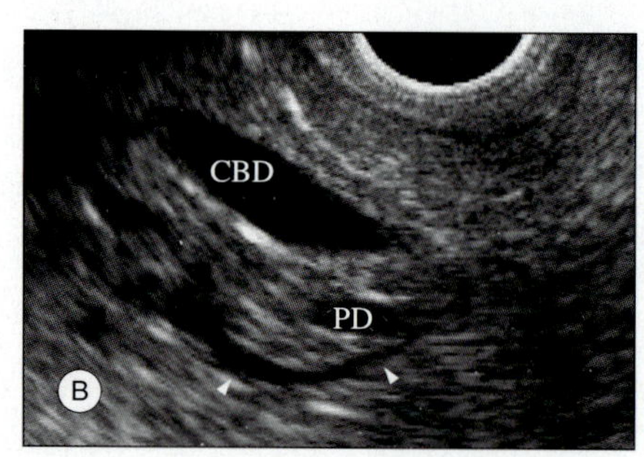

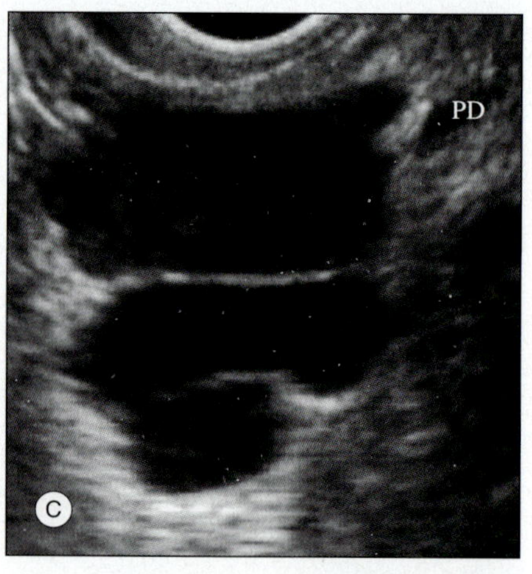

图 44-17　分支胰管的胰管内乳头状黏液瘤（IPMN）。A. 这个少囊病变（箭头所指）有一个分支胰管结构，在囊性结构之间是胰腺的实质而不是分隔，提示IPMN。在另一个影像断面（B），可见一个连接管通向主胰管（箭头所指）。C. 另一个分支胰管的IPMN，无明显声学特征。CBD，胆总管。PD，胰管。

敏感率和特异率分别是 68% 和 89%[84]。

IPMN 有向周围恶性侵袭生长的可能，特别在出现梗阻性黄疸的 IPMN 患者中更要考虑。IPMN 患者中胰腺实质的低回声可能是炎症或恶性侵袭导致，而对此类患者 EUS 引导 FNA 可能有所帮助。

胰腺囊肿和假性囊肿

EUS常被用于诊断胰腺囊肿和假性囊肿。近年来EUS在此类疾病诊断和治疗中的作用不断提高，是一个研究热点[85]。虽然胰腺囊性疾病的鉴别诊断很广泛（表44-3），但本文的讨论内容主要集中于胰腺最常见的囊性病变。

胰腺囊性病变的EUS特点见表44-4。从声学角度讲，囊性病变的分类主要依据病变对声波的穿透性、囊肿周围组织的回声情况来确定。在EUS检查时，对于囊肿的总体结构、囊壁以及囊腔都应仔细检查。单腔囊肿常为圆形，可有或无不完全分隔。少囊囊肿包含一个以上的囊腔，或由隔膜分隔，但每个囊腔在EUS下均易于见到，且可以数出囊腔的个数。微囊囊

表 44-3　胰腺囊性病变的鉴别诊断

炎性	囊性肿瘤	非肿瘤性的囊性病变	血管病变
急性液体积聚	浆液性囊性肿物	囊性纤维化	脾动脉瘤
组织坏死	黏液性囊性肿物	多囊性肾病	假性动脉瘤
假性囊肿	胰管内乳头状黏液瘤	淋巴上皮囊肿	
脓肿	胶质癌	淋巴管瘤	
	伴囊性变的胰管腺癌	表皮囊肿（胰腺内的副脾）	
	囊性神经内分泌肿瘤	子宫内膜异位症	
	腺泡细胞囊腺癌	血肿性囊肿	
	乳头状囊腺瘤	先天囊肿	
	囊性畸胎瘤	结核	
	平滑肌肉瘤	包虫病囊肿	
	胰母细胞瘤		

表 44-4　胰腺囊肿的超声特征

结构	囊壁	腔
形态：	有囊壁	产生回声（无回声 / 有回声）
单囊 / 少囊 / 微囊	囊壁增厚（>1mm）	回声不均匀
分隔	囊壁多发的结节 / 肿块	泥沙样物质（分层 / 可移动）
胰管分支结构	囊壁钙化	囊肿内肿物
	囊壁不规则	囊肿内钙化

肿含有无数个微小的囊腔，其中一部分由于太小以致在 EUS 检查时无法显示。

假性囊肿

假性囊肿的内壁缺乏上皮组织的覆盖，它是由胰腺炎或胰管梗阻或断裂所致。与急性液体积聚不同，假性囊肿边界明确且有充分纤维化囊壁。当假性囊肿出现在近期发生了胰腺坏死的区域，它们可能被认为是机化的胰腺坏死，常包括实性的胰腺坏死碎片。

假性囊肿可有各种不同的超声表现（图 44-18）。典型表现是单腔，有时也可以是少数几个腔。囊肿壁是一定存在的，但其厚度不一。囊壁的钙化在慢性假性囊肿和囊性肿物中均可见到。假性囊肿的囊腔内容物可以无回声、有回声或混合的，特别在机化的胰腺坏死患者中如是（见图44-18）。囊腔内有回声的物质可以分层，提示有泥沙样沉积物，有时还可以发现囊腔内有肿物。

从囊腔内抽取的液体可以是清亮的，也可以是浑浊的，可能含有泥沙或颗粒状物质。将一滴囊液放在带着手套的两指之间，一般无法拉成线样。液体的淀粉酶常升高，达5000U/L以上。假性囊肿囊液的CA19-9值变化很大，无助于诊断，但囊液中CEA、CA72-4、CA15-3 的值明显降低 。

浆液性囊性肿物

浆液性囊性肿物可能来源于腺泡中央细胞。大多数浆液性囊性肿物是浆液性囊腺瘤，不过也有文献报道了一些浆液性囊腺癌。与黏液性囊性病变和 IPMN 不同，这些肿瘤缺乏 K-*ras* 基因的突变，恶变潜能非常低[75]。希佩尔-林道病（von Hippel-Lindau，VHL）的发病机理可能与一个肿瘤抑制基因的突变有关[86]。大多数浆液性囊腺瘤是微囊病变，不过有一小部分是少囊、单囊病变或实性病变（较少见）。一般情况下不会有纤维性的囊壁。

在超声检查过程中，微囊的浆液性囊性肿物具有特征性表现（图44-19）。病变为圆形，包含无数个小

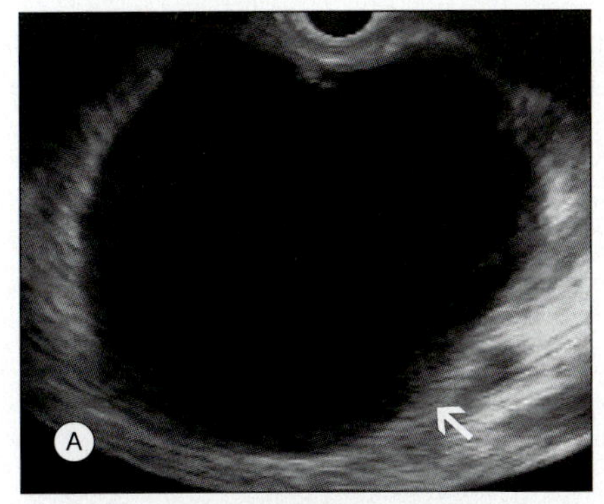

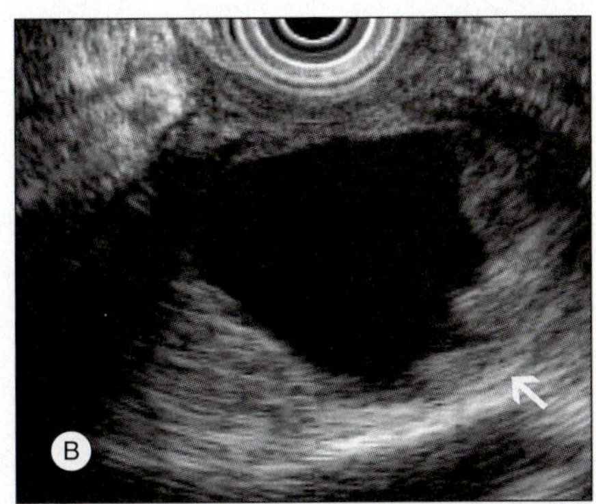

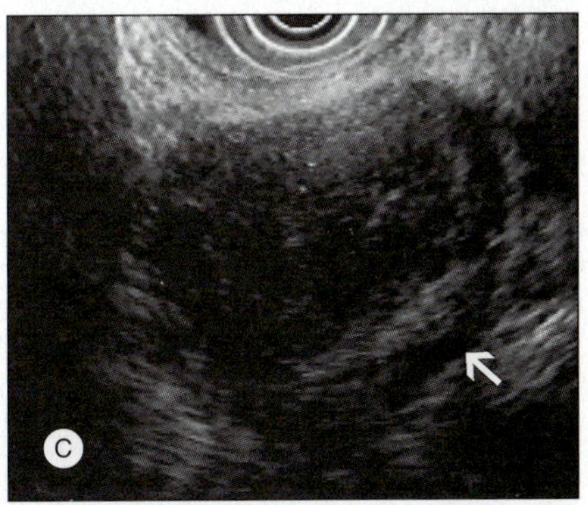

图44-18　胰腺假性囊肿。箭头所指为假性囊肿的壁。A. 一个大的假性囊肿，腔内容物无回声。B. 腔内容物有回声，是假性囊肿内部分分层的物质。C. 机化的胰腺组织的坏死，囊肿壁增厚，伴有有回声的内容物。

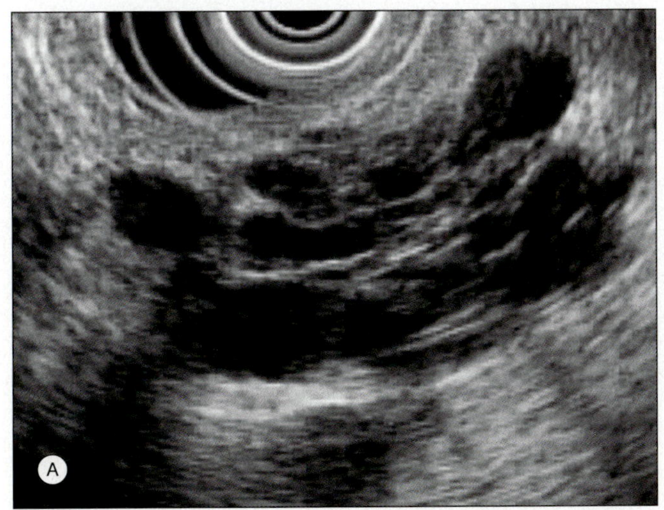

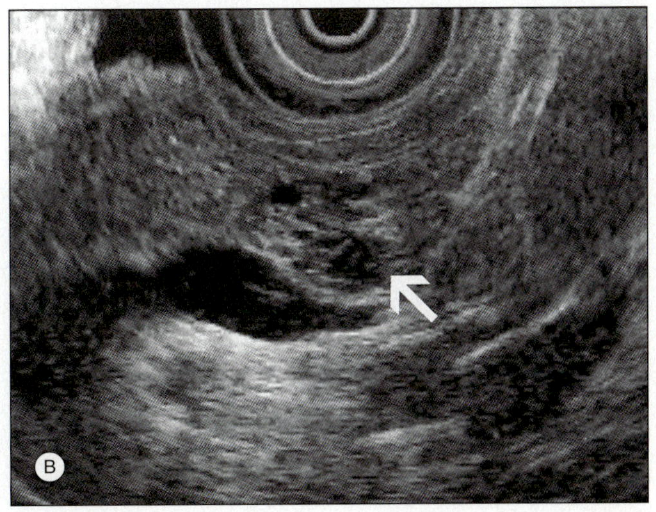

图44-19　微囊性浆液性囊腺瘤。A. 无数个囊及其之间较薄的分隔。在某些区域，分隔占主要成分。壁边界不清。B. 由于部分微囊太小，以致病变中的一部分表现为实性外观。

的囊性病变，囊的最大直径也常小于2cm。病变的中心可以有钙化，显示出“旭日状”形态。病变有明确的边界，但一般无明确的壁。没有壁是一个重要特征，因为典型的黏液性囊性肿物是有壁的。在某些病变区域，由于单个囊太小以致无法通过EUS显示。在这些病变中，分隔比较明显，组织一般表现为相对低回声的实性病变。有时大部分病变都呈现此种表现，可能会被误诊为实性病变，但是MRI检查可以发现这种病变的囊性本质（图44-20）。分支胰管的IPMN表现可类似于少囊的浆液性囊腺瘤，这两种疾病容易混淆，特别是病变较小时（图44-17）。与微囊病变相比，少囊及单囊的浆液性囊腺瘤并无能明显区别于黏液性囊腺瘤以及炎性液体积聚的声学特征。

从浆液性囊腺瘤中抽取的液体一般是清亮的水样液体，也不能拉出丝来。当对微囊病变进行穿刺抽吸时可能几乎抽不出液体。液体中的淀粉酶、CEA以及大多数肿瘤标志物水平低，即使在微囊病变中[87, 88]。CEA的水平常低于5ng/ml。细胞学检查常可以发现含糖原的细胞，但常无诊断意义[89]。

黏液性囊性肿物

黏液性囊性肿物（mucinous cystic neoplasm，MCN）的生长有明显恶性倾向。90%的黏液性囊性肿物见于女性患者。虽然也可见到大的单囊病变，但一般为少囊。黏液性囊性肿物可以是良性的（黏液性囊腺瘤），也可是恶性（黏液性囊腺癌）或交界性的（伴有中度异型增生的MCN）[75]。流行病学数据显示，囊腺癌患者较囊腺瘤患者平均年龄要大10岁[90]，提示这些病变是以囊腺瘤开始的，生长也较缓慢。虽然也有报道[92]，但囊腺癌患者很少见到囊体小于5cm者[91]。

从声学特征来说，黏液性囊性肿物可以呈单囊，也可以呈少囊（图44-21）。当呈少囊病变时，囊腔直径一般大于2cm。当病变的边缘和分隔较薄且光滑时，病灶恶性的可能性不大。当这些结构增厚，结节状或不规则时，提示可能存在黏液性囊腺癌的可能，当然这些发现也不是特异的，也可能是黏液性囊腺瘤。

从黏液性囊性肿物中抽出的液体常是浑浊且有黏性的，放在带有手套的两指之间可以拉出丝。这些囊液的淀粉酶水平低，囊液中的肿瘤标志物水平高。大

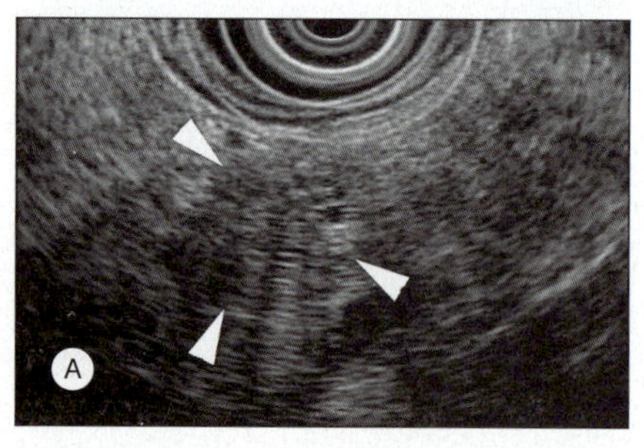

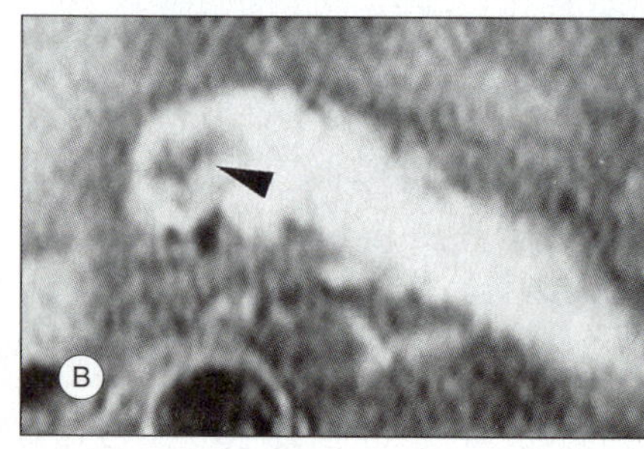

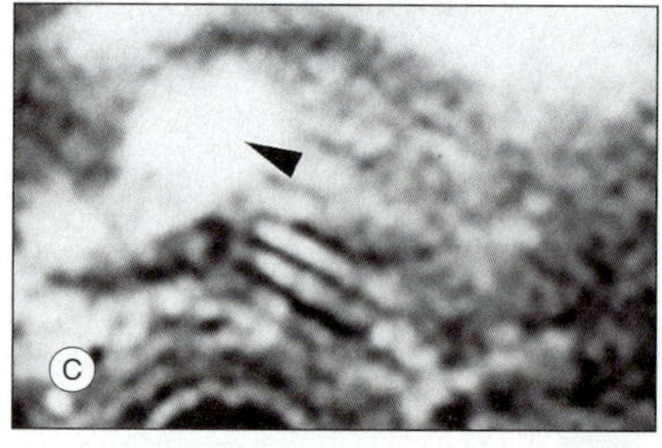

图44-20　微囊性浆液性囊腺瘤EUS下表现为呈实性病变（A），但在磁共振检查时可以呈囊性病变（B和C）。箭头所指为病变。

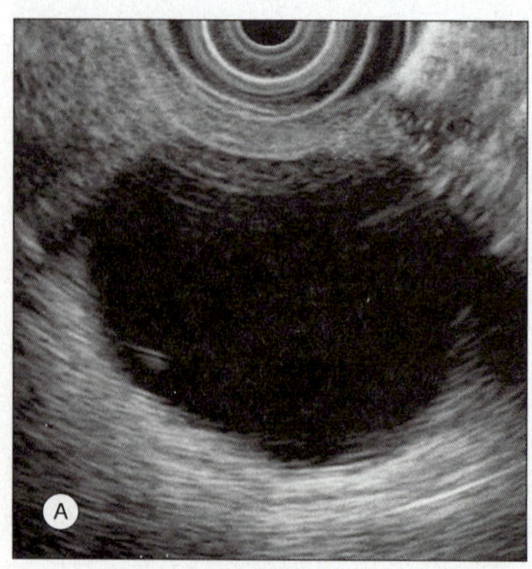

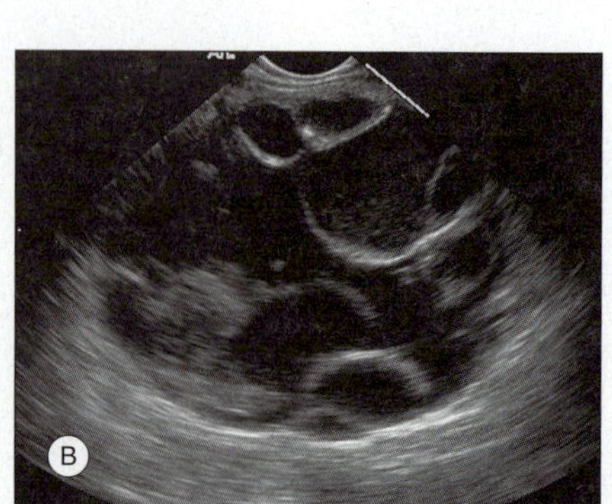

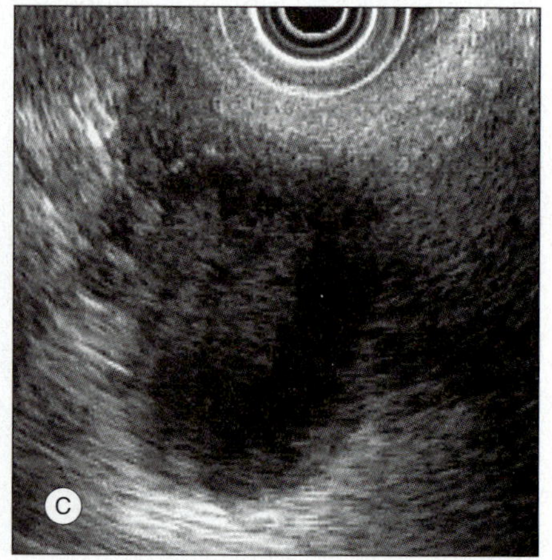

图44-21　黏液性囊性肿物。A. 单囊的黏液性囊腺瘤。B. 少囊的黏液性囊腺瘤，组织学呈交界性特征。C. 黏液性囊腺癌，伴有增厚的壁以及囊腔内肿物，并且扩散到邻近的胰腺实质。

多数（但不是全部）研究者发现囊液中CEA和CA72-4水平升高[93, 94]。囊液中CA15-3水平升高提示黏液性囊腺癌的可能[95]。

偶尔，黏液性囊性肿物中吸出的液体不是黏性的，这可能是由于胰酶对黏液的消化作用所致。少部分 MCN 的腔与胰管是相通的，对于这些病例，囊液中淀粉酶的水平可能升高，但肿瘤标志物水平无明显升高。因此，对于囊液分析无典型表现者并不能排除MCN的诊断，特别是对于那些无既往病史，但影像学检查提示有假性囊肿的女性患者。

胰管内乳头状黏液瘤

在EUS检查时，分支胰管的腔内乳头状黏液瘤也可能呈现囊性病变。典型表现是少囊病变，呈圆形。提示该诊断的线索有：病变部位有分支结构，提示是扩张的胰管，另外在囊之间有胰腺组织而不是真正的分隔（见图44-17)。仔细检查也会发现有胰管从病变区域通向主胰管。但是这些特征并不总是存在的。因此，对于含有黏液的囊性病变，在鉴别诊断时应该考虑IPMN的可能，特别是当患者为男性时（男性MCN罕见)。

从 IPMN 病变中抽取的液体性质有所不同。一般来说，液体黏性且肿瘤标志物水平升高，也可比较稀薄或水样，肿瘤标志物水平低或中度升高。这种差异可能是由于病变与主胰管之间联通所致，这可以使胰液和肿瘤分泌物在病变的囊腔内发生混合。因此，抽吸物的性状可能从典型的假性囊肿抽吸物到黏液性囊性肿物抽吸物不一。分支胰管病变含有高肿瘤标志物黏性液体的可能性更大，因为此种情况下，正常胰液进入病变混合 的可能性较小。

其他囊性肿物

实性的胰腺腺癌也可能出现囊性变，其原因可能是部分肿物的坏死和液化所致。大约15%的胰腺腺癌是胶样癌，其中含有凝胶样细胞外黏液池[96]；这些病变常来源于 MCN 或 IPMN，在 EUS 检查时它们可以表现为非均质性或囊性。胰腺少见的囊性肿物包括囊性神经内分泌肿瘤（图44-14)、腺泡细胞囊腺癌以及乳头状和囊性肿瘤（图44-22)。这些病变的典型表现是边界清楚，有增厚的囊壁和复杂的内部结构，提示可能是浸润性肿物。这些病变的 EUS 表现并不特异。腺泡细胞囊腺癌的血清甲胎蛋白水平可能升高。对于这些少见的囊性肿物，其囊液分析的特点目前还缺乏研究。

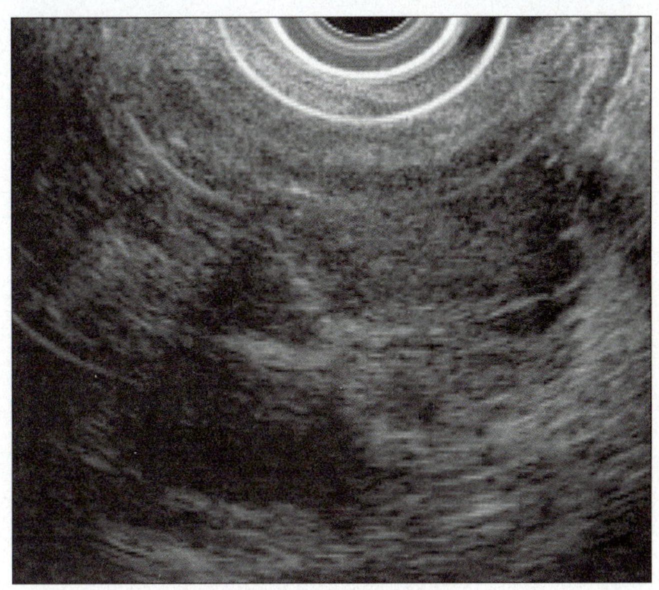

图 44-22　胰头部位的乳头状和囊性肿物。

在非肿瘤性囊性病变中，淋巴管瘤的囊液比较特殊。其囊液呈乳白色奶状淋巴液，这点有助于诊断。细胞学检查时，在囊液中发现有鳞状细胞提示患淋巴上皮囊肿或畸胎瘤。

希佩尔 - 林道综合征

希佩尔-林道（von Hippel-Lindau syndrome，VHL）综合征的特征是中枢神经系统以及视网膜的成血管细胞瘤、肾囊肿和肾癌、嗜铬细胞瘤以及多发性胰腺病变等。VHL 最常见的胰腺病变是浆液性囊腺瘤以及神经内分泌肿瘤。由于一些微囊的浆液性肿瘤表现为实性病变，有清晰的边界，而且某些神经内分泌肿瘤也可呈现囊性病变，因此胰腺病变可能很难仅仅通过超声检查进行诊断。EUS 引导下针吸活检和其他影像学检查如 MRI 和生长抑素受体显像对诊断可能有帮助。

EUS 鉴别诊断的准确性

胰腺囊性病变的超声表现一般不能提供特异性的鉴别诊断。如果看到浆液性囊腺瘤的微囊病变以及IPMN 的分支胰管，这些特征性的超声表现有助于诊断。在少囊或单囊病变，如果仅有超声表现其诊断并不是特异性的[97]。对于少囊或单囊病变，有壁和分隔、无回声的腔以及无肿物都提示病变并不含有侵袭性的恶性肿瘤[92]。但遗憾的是，这些表现并不能将那些几乎无恶变潜能的囊性病变（如假性囊肿和浆液性囊腺瘤）与那些随时间延长有明显恶变潜能的病变（如黏液性囊腺瘤或分支胰管的IPMN）区别开。与此相反，如果病变有明显增厚的壁或分隔，同时有复杂

表 44-5　通过囊液分析诊断囊性病变 *

诊断性实验	假性囊肿	浆液性囊腺瘤	黏液性囊腺瘤	黏液性囊腺癌	IPMN
淀粉酶	高	低	低	低	不定
黏度	低	低	高	高	不定
拉丝征	阴性	阴性	阳性	阳性	不定
CEA	低	低	高	高	不定
CA72-4	低	低	高	高	不定
CA15-3	低	低	低	高	-
CA125	低	不定	不定	高	-
CA19-9	不定	-	不定	不定	不定

* 表中所示为典型表现；实际结果可能根据患者的具体情况而不同，文中已经有所讨论。CEA，癌胚抗原；IPMN，胰管内乳头状黏液瘤。Adapted from references 99 ~ 102.

的腔内回声，这种囊性病变就可能有恶性侵袭能力，但是否有恶性病变也不能仅靠超声表现进行判断[97]。在一项大规模外科研究中，只有 3% 囊肿小于 2cm 无症状的患者囊肿中含有恶性病变，但是大约有一半的病灶有癌前病变（MCN 或 IPMN）[98]。因此，对于良性表现的囊性小病变，如果未进行手术切除，就应进行仔细严密的随访。

囊性病变的囊液分析可能有助于鉴别诊断。虽然有报道认为 EUS 引导下的囊液穿刺可能会造成高达 10%的患者出现囊肿感染，但是预防性使用抗生素可以明显减少这种危险。如果病变含有较黏稠的内容物或囊肿中有较多的分隔，都可因黏液或组织阻塞针头而造成抽吸困难。如果能抽吸到足够的液体，就可以继续开展相应的诊断及分析，包括细胞学检查、淀粉酶、CEA、CA72-4、CA15-3 以及CA125 等。囊液的黏度可以测量，也可以把一滴液体放在带有手套的两指之间看是否能拉出丝（也称为拉丝征“string sign”）。各种典型囊液分析的结果见表 44-5。

遗憾的是，很多病例囊液分析并不能提供充足的诊断依据。细胞学诊断具有特异性，但对黏液性囊性肿物（MCN）和胰管内乳头状黏液瘤（IPMN）的诊断敏感性并不高。典型的MCN 表现为囊液的CEA 值超过400μg/L，而CA72-4 的值超过40，淀粉酶值低，同时拉丝征阳性或囊液的黏度明显增高[99]。然而在黏液性病变中也可见肿瘤标志物水平低或正常，同时囊液的淀粉酶值升高，特别是在那些病变与胰管相通的患者中[100]。由于IPMN病变与胰管一直是相通的，因此囊液分析的结果取决于穿刺液中正常胰液和黏液的比例。因此，缺乏典型的囊液分析结果也不能排除黏液性病变的可能。

尽管有以上不足，但是EUS仍然对许多患者的临床诊断有所帮助，特别是对那些无意中发现的小囊肿、多囊病变以及手术风险高的患者。最佳的EUS引导下诊断需要将临床病史、囊肿的超声表现以及囊液的分析相结合。是否需要手术切除进行明确的诊断不仅取决于患者EUS的检查结果，还需要参考患者的病史、病变的大小、患者的年龄、症状、一般情况以及患者本人的意愿。

（姚炜译　李柯 宋志强 黄永辉校）

参考文献

1. Erickson RA, Garza AA: EUS with EUS-guided fine-needle aspiration as the first endoscopic test for the evaluation of obstructive jaundice. Gastrointest Endosc 53:475–84, 2001.
2. Songür Y, Temuçin G, Sahin B: Endoscopic ultrasonography in the evaluation of dilated common bile duct. J Clin Gastroenterol 33: 302–305, 2001.
3. Tandon M, Topazian M: Endoscopic ultrasound in idiopathic acute pancreatitis. Am J Gastroenterol 96:705–709, 2001.
4. Dahan P, Andant C, Levy P, et al: Prospective evaluation of endoscopic ultrasonography and microscopic examination of duodenal bile in the diagnosis of cholecystolithiasis in 45 patients with normal conventional ultrasonography. Gut 38:277–281, 1996.
5. Dill JE, Hill S, Callis J, et al: Combined endoscopic ultrasound and stimulated biliary drainage in cholecystitis and microlithiasis—diagnoses and outcomes. Endoscopy 27:424–427, 1995.
6. Choi WB, Lee SK, Kim MH, et al: A new strategy to predict the neoplastic polyps of the gallbladder based on a scoring system using EUS. Gastrointest Endosc 52:372–379, 2000.
7. Sugiyama M, Atomi Y, Yamato T: Endoscopic ultrasonography for differential diagnosis of polypoid gall bladder lesions: Analysis in surgical and follow up series. Gut 46:250–254, 2000.
8. Azuma T, Yoshikawa T, Araida T, Takasaki K: Differential diagnosis of polypoid lesions of the gallbladder by endoscopic ultrasonography. Am J Surg 181:65–70, 2001.
9. Miziguchi M, Kudo S, Fukahori T, et al: Endoscopic ultrasonography for demonstrating loss of multiple-layer pattern of the thickened gallbladder wall in the preoperative diagnosis of gallbladder cancer. Eur Radiol 7:1323–1327, 1997.

10. Prat F, Amouyal G, Amouyal P, et al: Prospective controlled study of endoscopic ultrasonography and endoscopic retrograde cholangiography in patients with suspected common-bile duct lithiasis. Lancet 347:75–79, 1996.
11. Kohut M, Nowakowska-Dulawa E, Marek T, et al: Accuracy of linear endoscopic ultrasonography in the evaluation of patients with suspected common bile duct stones. Endoscopy 34:299–303, 2002.
12. Berdah SV, Orsoni P, Bege T, et al: Follow-up of selective endoscopic ultrasonography and/or endoscopic retrograde cholangiography prior to laparoscopic cholecystectomy: A prospective study of 300 patients. Endoscopy 33:216–220, 2001.
13. Ueno N, Nishizono T, Tamada K, et al: Diagnosing extrahepatic bile duct stones using intraductal ultrasonography: A case seriesEndoscopy 29:356–360, 1997.
14. Catanzaro A, Pfau P, Isenberg GA, et al: Clinical utility of intraductal US for evaluation of choledocholithiasis. Gastrointest Endosc 57:648–652, 2003.
15. Haber GB: Is seeing believing? Gastrointest Endosc 57:712–714, 2003.
16. Frossard JL, Hadengue A, Amouyal G, et al: Choledocholithiasis: A prospective study of spontaneous common bile duct stone migration. Gastrointest Endosc 51:175–179, 2000.
17. Sahai AV, Mauldin PD, Marsi V, et al: Bile duct stones and laparoscopic cholecystectomy: A decision analysis to assess the roles of intraoperative cholangiography, EUS, and ERCP. Gastrointest Endosc 49:334–343, 1999.
18. Prat F, Edery J, Meduri B, et al: Early EUS of the bile duct before endoscopic sphincterotomy for acute biliary pancreatitis. Gastrointest Endosc 54:724–729, 2001.
19. Liu CL, Lo CM, Chan JK, et al: Detection of choledocholithiasis by EUS in acute pancreatitis: A prospective evaluation in 100 consecutive patients. Gastrointest Endosc 54:325–330, 2001.
20. Fujita N, Noda Y, Kobayashi G, et al: Staging of bile duct carcinoma by EUS and IDUS. Endoscopy 30(Suppl 1):A132–A134, 1998.
21. Tamada K, Tomiyama T, Oohashi A, et al: Bile duct wall thickness measured by intraductal US in patients who have not undergone previous biliary drainage. Gastrointest Endosc 48:199–203, 1999.
22. Tamada K, Tomiyama T, Ichiyama M, et al: Influence of biliary drainage catheter on bile duct wall thickness as measured by intraductal ultrasonography. Gastrointest Endosc 47:28–33, 1998.
23. Fritscher-Ravens A, Broering DC, Siriam PV, et al: EUS-guided fine-needle aspiration cytodiagnosis of hilar cholangiocarcinoma: A case series. Endoscopy 52:534–540, 2000.
24. Inui K, Nakazawa S, Yoshino J, et al: Ultrasound probes for biliary lesions. Endoscopy 390(Suppl 1):A120–A123, 1998.
25. Domagk D, Poremba C, Dietl KH, et al: Endoscopic transpapillary biopsies and intraductal ultrasonography in the diagnostics of bile duct strictures: A prospective study. Gut 51:240–244, 2002.
26. Vazquez-Sequeiros E, Baron TH, Clain JE, et al: Evaluation of indeterminate bile duct strictures by intraductal US. Gastrointest Endosc 56:372–379, 2002.
27. Lee J, Salem R, Aslanian H, et al: Endoscopic ultrasound and fineneedle aspiration of unexplained bile duct strictures. Am J Gastroenterol 99:1069–1073, 2004.
28. Tamada K, Kanai N, Wada S, et al: Utility and limitations of intraductal ultrasonography in distinguishing longitudinal cancer extension along the bile duct from inflammatory wall thickening. Abd Imaging 26:623–631, 2001.
29. Hyodo T, Hyodo N, Yamanaka T, et al: Contrast-enhanced intraductal ultrasonography for thickened bile duct wall. J Gastroenterol 36:557–559, 2001.
30. Wehrmann T, Stergiou N, Riphaus A, et al: Correlation between sphincter of Oddi manometry and intraductal ultrasound morphology in patients with suspected sphincter of Oddi dysfunction. Endoscopy 33:773–777, 2001.
31. Cannon ME, Carpenter SL, Elta GH, et al: EUS compared with CT, magnetic resonance imaging, and angiography and the influence of biliary stenting on staging accuracy of ampullary neoplasms. Gastrointest Endosc 50:27–33, 1999.
32. Skordilis P, Mouzas IA, Dimoulios PD, et al: Is endosonography an effective method for detection and local staging of the ampullary carcinoma? A prospective study. BMC Surg 2:1–8, 2002.
33. Menzel J, Hoepffner N, Sulkowski U, et al: Polypoid tumors of the major duodenal papilla: Preoperative staging with intraductal US, EUS, and CT—a prospective, histopathologically controlled study. Gastrointest Endosc 49:349–357, 1999.
34. Chak A, Hawes RH, Cooper GS, et al: Prospective assessment of the utility of EUS in the evaluation of gallstone pancreatitis. Gastrointest Endosc 49:599–604, 1999.
35. Prat F, Edery J, Meduri B, et al: Early EUS of the bile duct before endoscopic sphincterotomy for acute biliary pancreatitis. Gastrointest Endosc 54:724–729, 2001.
36. Norton SA, Alderson D: Endoscopic ultrasonography in the evaluation of idiopathic acute pancreatitis. Br J Surg 87:1650–1655, 2000.
37. Coyle WJ, Pineau BC, Tarnasky PR, et al: Evaluation of unexplained acute and acute recurrent pancreatitis using endoscopic retrograde cholangiopancreatography, sphincter of Oddi manometry and endoscopic ultrasound. Endoscopy 34:617–623, 2002.
38. The International Working Group for Minimal Standard Terminology in Gastrointestinal Endosonography: Minimal standard terminology in gastrointestinal endosonography. Dig Endosc 10:159–84, 1998.
39. Wallace MB, Hawes RH, Durkalski V, et al: The reliability of EUS for the diagnosis of chronic pancreatitis: Interobserver agreement among experienced endosonographers. Gastrointest Endosc 53:294–299, 2001.
40. Kimmey MB, Bronner MP, Byrd DR, et al: Screening and surveillance for hereditary pancreatic cancer. Gastrointest Endosc 56(4 Suppl):S82–86, 2002.
41. Wiersema MJ, Hawes RH, Lehman GA, et al: Prospective evaluation of endoscopic ultrasonography and endoscopic retrograde cholangiopancreatography in patients with chronic abdominal pain of suspected pancreatic origin. Endoscopy 25:555–564, 1993.
42. Catalano MF, Lahoti S, Geenan JE, et al: Prospective evaluation of endoscopic ultrasonography, endoscopic retrograde cholangiopancreatography, and secretin test in the diagnosis of chronic pancreatitis. Gastrointest Endosc 48:11–17, 1998.
43. Sahai AV, Zimmerman M, Aabakken L, et al: Prospective assessment of the ability of endoscopic ultrasound to diagnose, exclude, or establish the severity of chronic pancreatitis found by endoscopic retrograde cholangiopancreatography. Gastrointest Endosc 48:18–25, 1998.
44. Zimerman MJ, Mishra G, Lewin D, et al: Comparison of EUS findings with histopathology in chronic pancreatitis. Gastrointest Endosc 45:AB185, 1997.
45. Bhutani M, Moezzi J, Suryaprasad S, et al: Histopathologic correlation of endoscopic ultrasound findings in chronic pancreatitis. Gastrointest Endosc 45:AB167, 1997.
46. Hollerbach S, Klamann A, Topalidis T, et al: Endoscopic ultrasonography and fine-needle aspiration cytology for diagnosis of chronic pancreatitis. Endoscopy 33:824–831, 2001.
47. Pitchumoni CS, Glasser M, Saran RM, et al: Pancreatic fibrosis in chronic alcoholics and nonalcoholics without clinical pancreatitis. Am J Gastroenterol 79:382–388, 1984.
48. Suda K, Shiotsu H, Nakamura T, et al: Pancreatic fibrosis in pa-

tients with chronic alcohol abuse: Correlation with alcoholic pancreatitis. Am J Gastroenterol 89:2060–2062, 1994.

49. Suda K, Takase M, Takei K, et al: Histopathologic study of coexistent pathologic states in pancreatic fibrosis in patients with chronic alcohol abuse: Two distinct pathologic fibrosis entities with different mechanisms. Pancreas 12:369–372, 1996.
50. Kuroda J, Suda K, Hosokawa Y: Periacinar collagenization in patients with chronic alcoholism. Pathol Int 48:857–868, 1998.
51. Bhutani MS: Endoscopic ultrasonography: Changes of chronic pancreatitis in asymptomatic and symptomatic alcoholic patients. J Ultrasound Med 18:455–462, 1999.
52. Sahai AV, Mishra G, Penman ID, et al: EUS to detect evidence of pancreatic disease in patients with persistent or nonspecific dyspepsia. Gastrointest Endosc 52:153–159, 2000.
53. Kahl S, Glasbrenner B, Leodolter A, et al: EUS in the diagnosis of early chronic pancreatitis: A prospective follow-up study. Gastrointest Endosc 55:507–111, 2002.
54. Hastier P, Buckley MJ, Francois E, et al: A prospective study of pancreatic disease in patients with alcoholic cirrhosis: Comparative diagnostic value of ERCP and EUS and long-term significance of isolated parenchymal abnormalities. Gastrointest Endosc 49:705–709, 1999.
55. Martin E, Bedossa P: Diffuse fibrosis of the pancreas: A peculiar pattern of pancreatitis in alcoholic cirrhosis. Gastroenterol Clin Biol 13:579–84, 1989.
56. Topazian M: Endoscopic ultrasound of the pancreas [video]. American Society for Gastrointestinal Endoscopy, Oakbrook, IL, 2001.
57. Yasuda K, Mukai H, Jufimoto S, et al: The diagnosis of pancreatic cancer by endoscopic ultrasonography. Gastrointest Endosc 34:1–8, 1988.
58. Norton ID, Zheng Y, Wiersema MS, et al: Neural network analysis of EUS images to differentiate between pancreatic malignancy and pancreatitis. Gastrointest Endosc 54:625–629, 2001.
59. Becker D, Strobel D, Bernatik T, et al: Echo-enhanced color and power Doppler EUS for the discrimination between focal pancreatitis and pancreatic carcinoma. Gastrointest Endosc 53:784–789, 2001.
60. Williams DB, Sahai AV, Aabakken L, et al: Endoscopic ultrasound guided fine needle aspiration biopsy: A large single centre experience. Gut 44:720–726, 1999.
61. Voss M, Hammel P, Molas G, et al: Value of endoscopic ultrasound guided fine needle aspiration biopsy in the diagnosis of solid pancreatic masses. Gut 46:244–249, 2000.
62. Tada M, Komatsu Y, Kawabe T, et al: Quantitative analysis of K-*ras* gene mutation in pancreatic tissue obtained by endoscopic ultrasonography-guided fine needle aspiration: Clinical utility for diagnosis of pancreatic tumor. Am J Gastroenterol 97:2263–2270, 2002.
63. Hunt GC, Faigel DO: Assessment of EUS for diagnosing, staging, and determining the resectability of pancreatic cancer: A review. Gastrointest Endosc 55:232–237, 2002.
64. Dewitt J, Ciaccia D, Leblanc J, et al: Prospective comparison of EUS and dual-phase helical computed tomography for the preoperative evaluation of known or suspected pancreatic malignancy. Gastrointest Endosc 57:AB 677, 2003.
65. Bold RJ, Charnsangavej C, Cleary KR, et al: Major vascular resection as part of pancreaticoduodenectomy for cancer: Radiologic, intraoperative, and pathologic analysis. J Gastrointest Surg 3:233–243, 1999.
66. Leach SD, Lee JE, Charnsangavej C, et al: Survival following pancreaticoduodenectomy with resection of the superior mesenteric-portal vein confluence for adenocarcinoma of the pancreatic head. Br J Surg 85:611–617, 1998.
67. Aslanian H, Salem R, Lee J, et al: EUS features of vascular invasion in pancreas cancer: Surgical and histologic correlates (in press).
68. Rösch T, Dittler HJ, Strobel K, et al: Endoscopic ultrasound criteria for vascular invasion in the staging of cancer of the head of the pancreas: A blind reevaluation of videotapes. Gastrointest Endosc 52:469–477, 2000.
69. Ahmad NA, Lewis JD, Siegelman ES, et al: Role of endoscopic ultrasound and magnetic resonance imaging in the preoperative staging of pancreatic adenocarcinoma. Am J Gastroenterol 95:1926–1931, 2000.
70. Exocrine pancreas. In Greene FL, Page DL, Fleming ID, et al (eds): AJCC Cancer Staging Manual, 6th ed. Chicago, American Joint Committee on Cancer, 2002, pp 179–187.
71. Hahn M, Faigel DO: Frequency of mediastinal lymph node metastases in patients undergoing EUS evaluation of pancreaticobiliary masses. Gastrointest Endosc 54:331–335, 2001.
72. Fritscher-Ravens A, Brand L, Knöfel T, et al: Comparison of endoscopic ultrasound-guided fine needle aspiration for focal pancreatic lesions in patients with normal parenchyma and chronic pancreatitis. Am J Gastroenterol 97:2768–2775, 2002.
73. Sugiyama M, Abe N, Izumisato Y, et al: Differential diagnosis of benign versus malignant nonfunctioning islet cell tumors of the pancreas: The roles of EUS and ERCP. Gastrointest Endosc 55: 115–121, 2002.
74. Ginès A, Vazquez-Sequeiros E, Soria MT, et al: Usefulness of EUS-guided aspiration (EUS-FNA) in the diagnosis of functioning neuroendocrine tumors. Gastrointest Endosc 56:291–296, 2002.
75. Compton CC: Histology of cystic tumors of the pancreas. Gastrointest Endosc Clin N Am 12:673–696, 2002.
76. Matsumoto T, Aramaki M, Yada K, et al: Optimal management of the branch duct type intraductal papillary mucinous neoplasm of the pancreas. J Clin Gastroenterol 36:261–265, 2003.
77. Bernard P, Scoazec JY, Jouber M, et al: Intraductal papillary-mucinous tumors of the pancreas. Arch Surg 137:1274–1278, 2002.
78. Kobari M, Egawa S, Shibuya K, et al: Intraductal papillary mucinous tumors of the pancreas comprise two clinical subtypes. Arch Surg 134:1131–1136, 1999.
79. Terris B, Ponsot P, Paye F, et al: Intraductal papillary mucinous tumors of the pancreas confined to secondary ducts show less aggressive pathologic features as compared with those involving the main pancreatic duct. Am J Surg Pathol 24:1372–1377, 2000.
80. Yamaguchi K, Sugitani A, Chijiiwa K, et al: Intraductal papillary mucinous tumor of the pancreas: Assessing the grade of malignancy from natural history. Am Surg 67:400–406, 2001.
81. Obara T, Maguchi H, Saitoh Y, et al: Mucin-producing tumor of the pancreas: Natural history and serial pancreatogram changes. Am J Gastroenterol 88:564–569, 1993.
82. Kubo H, Chijiiwa Y, Akahoshi K, et al: Intraductal papillary-mucinous tumors of the pancreas: Differential diagnosis between benign and malignant tumors by endoscopic ultrasonography. Am J Gastroenterol 96:1429–1434, 2001.
83. Cellier C, Cuillerier E, Palazzo L, et al: Intraductal papillary and mucinous tumors of the pancreas: Accuracy of preoperative computed tomography, endoscopic retrograde pancreatography and endoscopic ultrasonography, and long-term outcome in a large surgical series. Gastrointest Endosc 47:42–49, 1998.
84. Hara T, Yamaguchi T, Ishihara T, et al: Diagnosis and patient management of intraductal papillary-mucinous tumor of the pancreas by using peroral pancreatoscopy and intraductal ultrasonography. Gastroenterology 122:34–43, 2002.
85. Brugge WR (ed): Cystic disease of the pancreas. Gastrointest Endosc Clin N Am 12:4, 657–812, 2002.
86. Vortmeyer AO, Lubensky IA, Fogt F, et al: Allelic deletion and

mutation of the von Hippel-Lindau (VHL) tumor suppressor gene in pancreatic microcystic adenomas. Am J Pathol 151:951–956, 1997.

87. Sperti C, Pasquali C, Perasole A, et al: Macrocystic serous cystadenoma of the pancreas: Clinicopathologic features in seven cases. Int J Pancreatol 28:1–7, 2002.
88. Chatelain D, Hammel P, O'Toole D, et al: Macrocystic form of serous pancreatic cystadenoma. Am J Gastroenterol 97:2566–2571, 2002.
89. Centeno BA: Role of cytology in the diagnosis of cystic and intraductal papillary mucinous neoplasms. Gastrointest Endosc Clin N Am 12:697–708, 2002.
90. Zamboni G, Scarpa A, Bogina G, et al: Mucinous cystic tumors of the pancreas: Clinicopathological features, prognosis, and relationship to other mucinous cystic tumors. Am J Surg Pathol 23:410–422, 1999.
91. Sarr MG, Carpenter HA, Prabhakar LP, et al: Clinical and pathologic correlation of 84 mucinous cystic neoplasms of the pancreas: Can one reliably differentiate benign from malignant (or premalignant) neoplasms? Ann Surg 231:205–212, 2000.
92. Koito K, Namieno T, Nagakawa T, et al: Solitary cystic tumor of the pancreas: EUS-pathologic correlation. Gastrointest Endosc 45: 268–276, 1997.
93. Hammel P, Voitot H, Vilgrain V, et al: Diagnostic value of CA 72-4 and carcinoembryonic antigen determination in the fluid of pancreatic cystic lesions. Eur J Gastroenterol Hepatol 10:345–348, 1998.
94. Bassi C, Salvia R, Gumbs AA, et al: The value of standard serum tumor markers in differentiating mucinous from serous cystic tumors of the pancreas: CEA, CA 19-9, CA 125, CA 15-3. Langenbecks Arch Surg 387:281–285, 2002.
95. Rubin D, Warshaw AL, Southern JF, et al: Expression of CA 15-3 protein in the cyst contents distinguishes benign from malignant pancreatic mucinous cystic neoplasms. Surgery 115:52–55, 1994.
96. Adsay NV, Pierson C, Sarkar F, et al: Colloid (mucinous noncystic) carcinoma of the pancreas. Am J Surg Pathol 25:26–42, 2001.
97. Ahmad NA, Kochman ML, Lewis JD, et al: Can EUS alone differentiate between malignant and benign cystic lesions of the pancreas? Am J Gastroenterol 96:3295–300, 2001.
98. Castillo CF, Targarona J, Thayer SP, et al: Incidental pancreatic cysts: Clinicopathologic characteristics and comparison with symptomatic patients. Arch Surg 138:427–434, 2003.
99. Hammel P: Role of tumor markers in the diagnosis of cystic and intraductal neoplasms. Gastrointest Endosc Clin N Am 12:791–801, 2002.
100. Sand JA, Hyoty MK, Mattila J, et al: Clinical assessment compared with cyst fluid analysis in the differential diagnosis of cystic lesions in the pancreas. Surgery 119:275–280, 1996.
101. Van Dam J: EUS in cystic lesions of the pancreas. Gastrointest Endosc 56(Suppl):S91–S93, 2002.
102. Fernandez-del Castillo C, Warshaw AL: Cystic tumors of the pancreas. Surg Clin North Am 75:1001–1016, 1995..

超声内镜引导下的细针穿刺在胰胆疾病中的应用

45

Kenneth J. Chang

引言 671
超声内镜引导下的 FNA 在胰腺肿瘤诊断方面的作用 671
胰腺癌 671
囊性肿物 673
神经内分泌肿瘤 674
超声内镜（EUS）引导下的 FNA 吸引在胰腺癌分期中的作用 674
淋巴结评估 675
肝转移 675
腹水 676
超声内镜（EUS）引导下的 FNA 在胆道疾病中的作用 676
胆管癌的诊断和分期 676
壶腹部肿瘤的诊断及分期 676
超声内镜引导下治疗胰胆疾病 677
腹腔神经阻断 677
囊肿胃造口术 677
注射抗肿瘤药物 678
操作技术考量 678
FNA 穿刺病灶的优先顺序 679
穿刺的次数 679
活检针的插入和抽吸 680
避免并发症 680
结论 680

引言

作为一种纯影像学技术，随着超声内镜引导下的细针穿刺（fine-needle aspiration，FNA）技术的发展，超声内镜的许多缺陷已经被克服。本章我们将讨论超声内镜引导下的FNA在胆胰疾病诊断中的作用，其中包括胰腺腺癌、胰腺囊性肿物和神经内分泌肿瘤，还有较少受到重视的 FNA 在胆道以及乳头肿瘤诊断中的作用。我们还将讨论 EUS 引导下的 FNA 在各种胆胰肿瘤分期中的特殊作用。最后，我们还会讨论令人兴奋的EUS引导下的各种治疗术，其中包括腹腔神经节阻滞术、囊肿胃造口术以及通过FNA引导的细针注射（fine-needle injection，FNI）抗肿瘤药物术，其中抗肿瘤药物包括免疫制剂、病毒以及基因治疗。我们也将对该操作技术作详细讨论。

超声内镜引导下的FNA在胰腺肿瘤诊断方面的作用

胰腺癌

在美国胰腺腺癌是第五位导致死亡的癌症。虽然在药物和外科手术治疗方面有所进步，但目前癌症患者的5年总体存活率仍然只有4%。预后最好的是那些接受手术切除治疗、同时肿瘤较小、无淋巴结、血管以及全身转移的患者。这些患者的5年存活率可以高达25%。理想情况下，肿瘤的早期发现和准确分期可对那些最可能从手术切除获益的患者进行最佳分层，同时可以减少患者接受手术探查或者仅仅进行姑息性手术的机会。EUS被认为是在诊断胰腺癌的所有影像学工具中最有用的手段之一。对146名胰腺癌患者进行了研究，结果显示EUS要优于包括CT在内的其他影像学检查（表45-1）[1]。近期，随着双期增强螺旋CT的出现，胰腺癌的 CT 诊断率有所上升。然而，最近对于双期增强螺旋 CT 和超声内镜的比较显示后者仍然要优于前者。对于 EUS 发现的病变，超声引导下FNA组织学检查更有助于鉴别病变的良恶性。超声内镜引导下 FNA 有广泛的临床应用前景。CT 或超声引导下的经皮穿刺活检是诊断胰腺癌更普遍的检查手段。经皮穿刺 FNA 的敏感性为 45%～100%，特异性高达100%。但通过CT或超声引导获得组织学的诊断仅仅限于那些可以看到病变的患者。在我们以前进行的多中心研究中发现，56% 的胰腺癌患者在 CT 检查

表 45-1　不同人体显像方法对腺癌的检测

大小	EUS	US	CT	ERCP	AG
＜20mm（N=10）	8/10	3/10	1/10	7/10	3/10
＞20mm（N=136）	135/136	104/132	102/136	121/136	77/80
总敏感性(%)	143/146（98）	107/142（75）	103/129（80）	128/146（86）	80/90（89）

AG，血管造影；CT，计算机辅助断层扫描；ERCP，内镜逆行性胰胆管造影；EUS，超声内镜；US，超声。

时未发现明确团块或仅有非特异性的胰腺增大[2]。ERCP以及细胞刷检的阳性率也较低，敏感性约为30%～56%。总体而言，超声内镜引导下的FNA对于胰腺癌诊断的敏感性、特异性、诊断准确率、阴性预测值（NPV）和阳性预测值（PPV）分别是83%、90%、85%、80%和100%，要优于单独进行CT检查（不同时进行FNA），CT检查的这些指标分别是56%、37%、50%、28%和65%（$P<0.05$）。对164名患者进行检查发现有4例出现了并发症（2%），其中包括2例严重并发症（穿孔、出血）以及2例轻型并发症（发热）。对4个中心进行的比较发现，在操作过程中有病理医师在场的情况下，细胞学的阳性率、敏感性以及诊断的准确性都有显著提高。超声内镜（EUS）引导下FNA的优势在于不仅能获得组织学的诊断，同时也可以对肿瘤侵犯程度以及淋巴结转移进行分期（TN），可避免进一步的诊断性实验和/或手术，并且根据准确的TN分期判断患者的预后。在一项大规模的单中心研究中，对144名胰腺疾病患者进行了超声内镜引导下的FNA，结果显示敏感性、特异性以及诊断准确性分别为82%、100%和85%[3]。近期螺旋CT的进步改善了胰腺的影像学检查，然而初步研究显示超声内镜仍优于螺旋CT。对于包括超声内镜引导下FNA在内的影像学检查来说，最困难的是慢性胰腺炎和胰腺癌的鉴别诊断。如果FNA检查出现阳性结果，则其准确性是100%，但如果出现了阴性结果，其准确性只有80%。某研究中心对136名胰腺癌患者的临床转归进行了研究，这些患者的胰腺癌诊断有的是在EUS出现之前，有的是在EUS出现之后[4]。结果显示EUS可以发现CT无法显示或勉强显示的胰腺癌，这部分患者占34%，同时可以减少75%手术探查的可能。在有EUS的时候，无肝转移的胰腺癌患者平均生存时间也较长（102天 *vs* 205天，$P<0.02$）。

我们认为，所有通过CT检查发现胰腺肿瘤的患者，在准备进行手术干预之前，无论是否考虑同时进行FNA，都应当接受EUS检查（见流程图45-1）。同时也要考虑假阴性的可能（该比例高达20%，特别是那些在慢性胰腺炎基础上发生的肿瘤），我们认为对

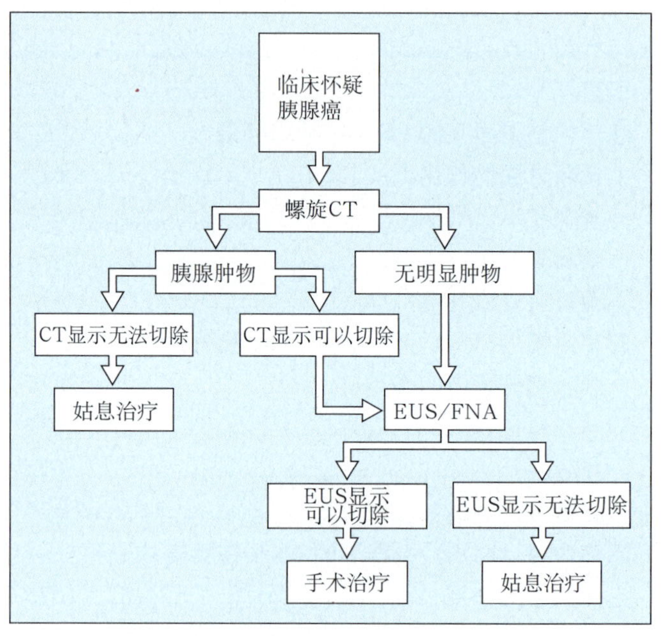

图 45-1　胰腺癌诊断和分期的流程图。

于那些高度怀疑患有可切除胰腺癌的患者，如果FNA细胞学检查阴性，也不应该排除手术的可能。

对于既往ERCP或CT引导下组织学检查阴性的患者，进一步接受超声内镜引导下FNA检查也是值得的。Gress等[5]对102名组织学结果均为阴性的胰腺肿物患者进行了研究，这些组织来自ERCP+组织学检查或CT引导下FNA。61名患者最终被诊断为胰腺癌，其中57名（93.4%）经超声内镜引导下FNA组织学检查结果为阳性，假阳性率是零。

在一项早期的报道中，作为胰腺癌评估的一部分，对44名连续患者进行了EUS检查，同时进行或不进行FNA检查，结果分别有41%和57%的患者避免了进一步的手术以及其他诊断性检查[6]。每名患者实际的医疗费用节省了3300美元。Erickson等[7]连续对216名梗阻性黄疸患者进行了研究，使用EUS以及EUS引导下FNA作为初步的诊断手段。结果显示EUS和FNA不仅是一种有用的诊断和分期工具，还可以进一步指导患者是否需要进一步接受治疗性ERCP，从而使每个患者平均可以节省1007～1313美元。另外，如果患者根本未接受EUS以及EUS引导下的FNA，那

表 45-2 胰腺囊肿内容物分析

诊断	细胞学	淀粉酶	CEA
假性囊肿	良性	↑↑↑↑	低
浆液性囊腺瘤	良性	低	低
黏液性囊腺瘤	良性	低	↑↑
黏液性囊腺癌	恶性	低	↑↑↑↑

CEA，癌胚抗原。

么每个患者平均要多花2200美元。EUS引导下的FNA与CT引导下的FNA不同，患者在初次接受内镜检查的同时就可以进行。EUS引导下FNA的总体并发症发生率是0.5%～2.9%。需要注意的是，有几项病例报道描述了由于经皮穿刺FNA导致的经针道恶性种植转移，不过实际的发病率还需要进一步研究。理论上讲，由于穿刺的距离比较短，EUS引导下的胰腺癌FNA检查造成转移的可能性应该不高。对胰头的病变，EUS引导下的FNA常是通过十二指肠降部进行的。这个部位在进行Whipple手术的时候将会一并切除，因此理论上这也是为什么EUS引导下FNA比经皮穿刺更安全，针道转移更少见的原因。不过该点并不适用于胰体和胰尾的病变，因为穿刺有可能造成胃壁的恶性种植转移。多普勒超声检查可以发现瘤体周围的血管病变，这样可以尽可能减少穿刺出血的可能。大多数出血是自限性的，且可以自行缓解。

囊性肿物

EUS有助于囊性肿物和胰腺假性囊肿的鉴别诊断，不过尽管如此，其特异性仍然不令人满意[8]。更主要问题是如何鉴别浆液性和黏液性囊肿，因为后者是癌前病变。不同检查者对胰腺囊性病变诊断的一致性相当低。8名超声内镜专家对31名胰腺囊性病变患者进行了检查，结果显示各个观察者之间对非肿瘤性病变还是肿瘤性病变的诊断一致性相当低（$\kappa = 0.24$）[9]。对浆液性囊腺瘤的诊断一致性比较好（$\kappa=0.46$），但其余就比较差了。EUS诊断肿瘤和非肿瘤性病变的准确性是40%～93%。因此，仅仅有EUS的影像对于这些患者的临床处理是不够的。对该类病变，EUS引导下的FNA可以获得囊肿的内容物，可进一步进行细胞学、生物化学以及肿瘤标志物的分析。由于细胞学检查是一种不太敏感的检查，因此一些囊液的肿瘤标志物检查，例如癌胚抗原（CEA），可被用来提高恶性肿瘤的诊断敏感性。囊液的CEA值在浆液性囊腺瘤中普遍较低，在黏液性病变中较高，而在黏液性囊腺癌中的含量则明显升高[10]。最近一项在欧洲进行的多中心研究对67名患者进行了研究，这些患者都患有胰腺囊性病变，都接受了EUS引导下的FNA以及随后的手术治疗[11]。结果显示EUS（不包括FNA）对49名患者（73%）诊断正确，而FNA对65名患者（97%）做出了正确的诊断。EUS以及EUS引导下FNA对于预测患者是否进一步手术治疗的敏感性、特异性、阳性预测值、阴性预测值分别是71%和97%，30%和100%，49%和100%以及40%和95%。CA199超过50 000U/ml对鉴别黏液性囊性病变和其他囊性病变有15%的敏感性和81%的特异性，而对于囊腺癌和其他囊性疾病的鉴别有86%的敏感性和85%的特异性。我们常规对囊液进行细胞学、淀粉酶以及CEA的检查（表45-2）。假性囊肿囊液中淀粉酶含量很高，常超过50 000IU/L，但CEA正常，同时细胞学检查良性。浆液性囊腺瘤细胞学检查是良性的，同时CEA以及淀粉酶值都正常。黏液性囊腺瘤常与浆液性囊腺瘤不同，含有较高的CEA。黏液性囊腺癌的典型表现是在囊液中发现恶性细胞、较低的淀粉酶以及明显升高的CEA。虽然该三类疾病之间的CEA值有重叠的部分，但我们发现，如果以100U/ml作为一个截断值，则有助于将需要手术的患者与可以接受保守治疗的患者鉴别开。即使是恶性囊肿其囊液的细胞学检查也常无法做出明确诊断。我们发现对于囊肿的实性部分，比如囊壁进行FNA检查，有助于提高FNA细胞学的诊断率。我们对42名接受过EUS引导下FNA的胰腺囊性病变患者进行研究[12]。操作过程中，穿刺针在EUS的引导下向病变部位穿刺，在刺入实性部分之前，让针腔内为负压，在不回抽的情况下直接刺入病变的实性部位，分别进行囊液和病变实性部分的细胞学检查。术后对所有患者使用抗生素预防治疗。42个囊性病变中有12个穿刺到了实性组织（表45-3）。9名患者的囊液及实性组织都显示为良性病变。一例患者的囊液和实性组织细胞学检查均显示为恶性。然而，有3名患者的囊液为良性，但实性组织为恶性病变（符合囊

表 45-3 12 名胰腺囊性病变（囊液和实性组织）患者的细胞学检查

部位	大小（cm）	囊液细胞学	实体组织细胞学
头	3.1 × 2.5	良性	良性
体	5.2 × 6.3	腺癌	腺癌
体	1.9 × 2..6	良性	良性
头	2.8 × 2.5	良性	良性
体	3.2 × 1.9	良性	良性
头	1.5 × 1.3	良性	腺癌
体	5 × 3.5	良性	良性
颈部	4 × 4	良性	良性
体	1.1 × 1.7	良性	良性
体	8 × 8	良性	腺癌
头	2.2 × 1.3	良性	良性
颈部	2.7 × 3.7	良性	腺癌

腺癌）。该结果提示，如果同时进行实性组织的穿刺，可以提高检出率。

神经内分泌肿瘤

EUS 在发现胰腺神经内分泌肿瘤方面非常准确。Zimmer 等[13]报道了对 40 名前肠神经内分泌肿瘤患者进行的研究，他们通过EUS、生长抑素受体显像（SRS）技术、CT、MRI 和经腹壁超声检查对这些患者的肿瘤进行定位和分期。结果显示 EUS 与 SRS、CT、MRI和经腹壁超声相比，在发现胰岛细胞瘤方面具有最高的敏感性。他们建议如果患者经过一些快速检查已经发现了胰岛细胞瘤，就可用经腹壁超声和超声内镜作为一线诊断工具，并且对于大多数病例这些就已足够，无需进一步检查。对那些肿瘤较大或有局部侵袭的患者才需要使用 CT 或 MRI 检查其有无转移。EUS检查对诊断或排除胰腺的胃泌素瘤具有最高的准确性，但对胰腺外的胃泌素瘤有 50% 的漏诊率。EUS和SRS结合可以提供额外的信息。他们建议对胃泌素瘤患者应当将 SRS 和 CT 或 MRI 作为一线的诊断手段。如果未发现转移灶，可以使用 EUS 作为进一步的检查手段。对于无功能性的神经内分泌肿瘤，EUS可以提供局部肿瘤浸润和区域淋巴结转移的最佳信息。

EUS对胰腺内分泌肿瘤的手术前定位具有良好的成本效益。Bansal等[14]对36名患者进行了病例对照研究，这些患者在接受手术之前都进行了EUS检查，对照组是 36 名进行 EUS 之前实施手术的患者。EUS 组患者在肿瘤定位方面的费用明显低于对照组，2620美元 *vs* 4846 美元（$P < 0.05$），这主要是由于减少了血管造影检查以及静脉采血检查的缘故。术前接受血管造影的病例减少，手术以及全麻时间也有所减少。EUS 组的费用效益比是每定位一个肿瘤 3144 美元，对照组的费用效益比则是每定位一个肿瘤 3628 美元（$P < 0.05$）。近期研究还显示对此类患者 EUS 引导下的 FNA 检查可以提高特异性[15]。对 10 名临床怀疑有功能性神经内分泌肿瘤（能释放激素的肿瘤）的患者进行 EUS 引导下的 FNA 检查以判断肿瘤的部位并明确细胞学诊断。在该10名患者中，EUS检查发现了14个肿瘤。除 1 例患者外，所有患者 CT 检查都未发现病变或至少丢失了一个肿瘤。肿瘤的平均大小是 12mm（范围是4 ~ 25mm）。肿瘤部位在胰腺（n=13）或十二指肠壁（n=1）。14 个发现的病变中有 11 个通过EUS引导下FNA明确了诊断。7名患者通过手术证实了 EUS 引导下 FNA 的诊断。未出现与 EUS 引导下 FNA 相关的并发症。EUS 还可以通过 FNA 对较小的肿瘤进行标记，以便于手术过程中的定位[16]。

超声内镜（EUS）引导下的FNA 吸引在胰腺癌分期中的作用

在 Mortensen 等[17]进行的前瞻性研究中发现，对连续 99 名胰腺癌患者进行 EUS 引导下的 FNA 检查，总的说来，该检查结果对30%患者的治疗策略产生了影响。20名患者接受EUS引导下FNA的目的是分期：其中 5 人有肝脏病变，1 人有癌性腹水，13 人淋巴结转移，1 人腹膜后肿瘤浸润。还有 25 名患者接受诊断性FNA：22名胰腺和3名十二指肠。只有当阳性结果可能影响到患者的进一步治疗时才进行EUS引导下的FNA。总体来说，对分期目的而言，EUS引导下FNA

对临床的影响是 12%（12/99），对诊断方面的影响是 86%（18/21）。EUS引导下FNA用于手术前胰头癌分期的经济学作用已经被一项决策分析模型所证实[18]。在发现非肿瘤周围淋巴结有无转移方面，进行EUS引导下 FNA 每 100 名患者中可以发现 16 人有转移，从而阻止其接受手术治疗，但进行CT引导下的FNA，每 100 个患者仅有 8 人能被发现有转移。如果非肿瘤周围淋巴结转移几率超过4%，那么EUS引导的FNA就是最节省医疗费用的确诊手段（15 938美元），而CT-FNA 是 16 378 美元，手术是 18 723 美元。

淋巴结评估

根据一项多参数分析，接受了根治性切除的胰腺癌患者，如有淋巴结转移，则胰腺内神经周围的侵犯以及门脉受累都是明显影响预后的因素[19]。一项回顾性分析对 193 名接受根治性切除的胰腺癌患者进行了研究。在这 193 名患者中，38（20%）名存活 5 年以上，对于 I 期、II 期、III 期和 IV 期患者来说，5 年存活率分别是41%、17%、11%和6%。继而，对126名患者进行了淋巴结转移以及胰腺内神经周围侵犯的亚组分析。结果显示那些无淋巴结侵犯的患者，如果也无胰腺内神经侵犯，则其5年存活率为75%，但如有神经周围侵犯，其5年存活率是29%。两组间生存率的差异有显著性（$P<0.02$）。对有淋巴结转移的患者，如无神经周围侵犯，则5年存活率为17%，如有侵犯则为10%。单凭EUS影像无法准确判断是肿瘤转移还是淋巴结炎，因此限制了其在诊断淋巴结转移分期方面的特异性。有各种不同的EUS诊断标准被用于区分良性还是恶性淋巴结。这些参数包括淋巴结的大小、形状、边界和回声特性等，但都缺乏特异性。以前我们曾将淋巴结的 EUS 特征与 EUS 引导下 FNA 的结果进行对比[20]。我们对 47 名患者的 48 个淋巴结超声内镜图像进行计算机分析，所有淋巴结都进行线阵性扫描以及旋转扇形扫描。参数包括淋巴结的面积、最大直径、形状因素以及灰度。有 22 个淋巴结是恶性的，有 26 个是良性的。当我们将 FNA 的细胞学结果与以上参数进行对比时发现，预测恶性淋巴结 100% 特异的惟一指标是淋巴结的最大直径大于 2.5cm 或淋巴结的面积大于2.5cm^2，但如果仅仅使用面积作为截断值，敏感性则会降到 18%。因此，没有单一的指标可以得到满意的敏感性和特异性，从而避免EUS引导下FNA组织学活检。在一项对 171 名患者进行的多中心研究中，对 192 个淋巴结进行了 EUS 引导下的 FNA 活检（46 个良性，146 个恶性）[21]。最终的诊断通过临床随诊（108 个淋巴结）或组织学（84 个淋巴结）明确。良性淋巴结的平均长度要小于恶性淋巴结（18mm，5 ~ 37mm *vs* 27mm，5 ~ 80mm；$P<0.001$）。每一个淋巴结穿刺了 2 ~ 3 针。总体而言，EUS 引导下 FNA 对淋巴结的评估敏感性是 92%（4 个不同的中心分别是 84% ~ 97%），特异性是 93%（75% ~ 100%），准确率是 92%（82% ~ 98%）。如果长度 15mm 作为判断淋巴结良恶性的标准（良性≤15mm，恶性>15mm），那么仅仅依靠超声内镜诊断的敏感性是67%，特异性是 50%，准确性是63%，均明显低于EUS引导下的FNA（$P<0.05$）。在一项研究中，对 89 名患者的 101 个淋巴结进行了EUS引导下FNA，检查目的是对肺癌（14 名患者）或原发的胃肠道（GI）以及胰腺癌（75名患者）进行肿瘤分期。当将 EUS 引导下的 FNA 结果与 EUS 淋巴结的大小进行比较时发现，如果以≤ 10mm 作为良性的标准，其敏感性是90% *vs* 91%（无统计学差异），准确率是 92% *vs* 83%（无统计学差异），两者差异不大，但 EUS 引导下 FNA 特异性显著增高（100% *vs* 47%，$P<0.001$）。EUS 引导下的 FNA 不仅可以通过细胞学检查提高淋巴结转移的诊断特异性，还可以在细胞学检查阴性的淋巴结内发现基因的异常。在一项前瞻性研究中，对接受根治性手术的胰腺癌患者进行了基因检查，检查的对象是癌组织及淋巴结[22]。在25名胰腺癌患者中，原发肿瘤的K-*ras*基因突变率是18/25。在这18名患者中，有13名患者至少有一个淋巴结可发现突变的K-*ras*基因。在这13名患者中有 7 名组织学检查发现无明显淋巴结受累迹象，而6名患者有淋巴结的转移现象。虽然在淋巴结病理阴性和阳性组之间的生存率无统计学差异，但总体上，淋巴结 K-*ras* 基因突变阴性的 5 名患者生存时间要明显长于13名有“基因”转移的患者（$P<0.001$）。更进一步，6 名“基因转移”阳性但局限于胰腺区域的患者，其生存率要优于7名“基因转移”超出胰腺区域的患者（$P=0.018$）。这些发现提示，淋巴结K-*ras*基因突变的检测具有临床意义，它对提高肿瘤分期的准确性有意义，有助于发现那些接受根治性切除后容易复发的患者。

肝转移

传统上，EUS不用于肝影像学诊断。在一项前瞻性研究中，连续对574名患者进行了研究，这些患者都患有或被高度怀疑患有上消化道或肺脏肿瘤病史，患者接受超声内镜检查，同时进行肝EUS[23]。14名患者（2.4%）被发现有肝局部病变，并进一步接受了EUS

引导下的FNA。在EUS前的CT检查中，14名患者中仅有3名患者（21%）被发现有肝脏的病灶。在这14名患者中有7人已经诊断患有肿瘤，另外7人的初次诊断是依靠对肝进行EUS引导下FNA完成的。患者中未出现早期以及迟发并发症。该研究提示EUS可以发现CT无法发现的肝脏小病变。EUS引导下的FNA可以通过细胞学诊断证实肝脏的肿瘤转移，确认患者的肿瘤为M期并可能改变患者的治疗策略。最近有一项回顾性的问卷调查，对全世界21个EUS/FNA中心进行了研究，研究的目的是EUS引导下FNA的指征、并发症以及对肝脏检查的发现[23a]。对肝脏进行的EUS引导下FNA共有167例，其中有6例发生了并发症（4%），其中包括：一例胆道支架梗阻患者出现了化脓性胆管炎并导致死亡，出血（1例），发热（2例）以及疼痛（2例）。有26例患者用经腹壁超声引导下的FNA无法诊断，其中有23例（89%）通过EUS引导下的FNA得到了确诊。有33例患者CT检查仅仅发现了肝脏的转移灶，但原发病灶不明，其中的17例（52%）通过EUS发现了原发病灶。EUS影像学特征对鉴别恶性疾病方面的预见性比不上良性疾病。对肝脏进行EUS引导下的FNA是一种安全的诊断手段，其严重并发症的发生率约为1%。如果肝脏病变用经皮肤FNA无法诊断，或超声或CT引导下的FNA无法做出诊断，此时就应当考虑进行EUS引导下的FNA了。如在对胰腺癌的分期过程中EUS发现了肝脏的占位性病变，首先应当考虑的就是EUS引导下的FNA，甚至应当在对胰腺病变进行活检之前进行。肝脏病变的组织学检查阳性率更高（穿刺针行走的距离较短，炎症反应较轻，纤维组织增生也较轻），可以给出更有价值的分期信息（见FNA技术部分）。

腹水

在行EUS对消化道肿瘤进行诊断和分期的患者中，利用EUS引导下的FNA技术可发现腹水并进行吸引，已有研究对这方面的工作进行了评估[24]。85名患者（占571名患者的15%）在接受EUS检查过程中被发现有腹水。在EUS检查之前，用CT检查只发现18%的这些患者有腹水。85名患者中有31名接受了EUS引导下的FNA穿刺术，其中5名患者被诊断为恶性腹水。这对于这些患者的临床意义十分重要，因为避免了不必要的手术治疗。

超声内镜（EUS）引导下的FNA在胆道疾病中的作用

胆管癌的诊断和分期

胆管癌的特点是死亡率高，同时也很难获得准确的组织学诊断；推荐的诊断手段是ERCP加胆道的细胞刷检术。目前ERCP诊断阳性率是30%～60%，而胆道恶性狭窄的诊断仍然是个挑战。EUS引导下FNA目前已被用于胆管癌的诊断和分期[25, 26]。在一项研究中，10名通过CT和/或ERCP诊断的肝门部胆管狭窄患者接受了EUS引导下的FNA。9名患者通过FNA得到了足够的病变组织，7名患者细胞学检查发现了胆管癌，1名发现了肝细胞癌，还有1名患者的细胞学检查是良性病变，但冰冻切片检查证实是假阴性。2名患者发现有肝门部位的局部淋巴结转移，通过对1名患者的腹腔以及腹主动脉旁淋巴结进行活检，发现了远隔转移。近期对238名被怀疑或已知是胆道狭窄的患者进行了回顾性研究。35名患者被发现有近端的胆道狭窄，其中有27人是恶性疾病（23例胆管癌，3例胆囊癌，一例转移癌），另外8人是良性。在这27名癌症患者中，在EUS检查前后，分别有17名和10名患者接受了ERCP检查。如果EUS检查发现胆总管内有低回声的团块或FNA得到了阳性的组织学标本都考虑胆道狭窄的诊断。只有1名患者因为先前的ERCP检查已经确诊，所以未进行EUS引导下的FNA。26名患者中有12人在EUS引导下的FNA中得到了组织学的诊断（46%），这些患者的ERCP失败或细胞刷片检查阴性。EUS判断为良性狭窄的8名患者经过随访8个月证实为良性病变。在该研究中，EUS引导下的FNA未出现并发症。这些均提示EUS引导下的FNA是一项安全有效的手段，可以用来评估近端胆道的狭窄。当与ERCP联合使用时，它有助于鉴别良恶性疾病，并且可通过增加取样组织的大小来获得最终的诊断。

壶腹部肿瘤的诊断及分期

传统的腹部影像学检查，如CT、MRI以及经腹壁的超声，常无法发现壶腹部位的肿瘤。EUS对于壶腹部肿瘤的发现以及分期是一种敏感的手段。梗阻性黄疸患者常有胆道支架的植入，这可能会影响分期的准确性。两个医学中心对放置胆道支架和未放置胆道支架患者的各种不同影像学检查分期的准确性进行了研究分析[27]。在3年半的时间内共有50名患者入组，这些患者都患有壶腹部的肿瘤，在手术前通过EUS加CT（37名患者）、MRI（13名患者）或血管造影（10名患者）对患者进行分期。50 名患者中有 25 名在接受超声内镜检查时留置有穿过乳头的内支架。结果显示在壶腹部肿瘤T分期方面，EUS 比CT 和 MRI 的准确性要高（准确率分别为EUS 78%，CT 24%，MRI 46%）。在N分期方面三种影像学检查之间无差异（准确率分别为EUS 68%、CT 59%、MRI 77%）。在有支架存在的情况下，EUS检查的T分期的准确率从84%下降到72%，特别是在T2和T3期的肿瘤中特别明显。近期发表了一项回顾性研究，旨在评估EUS引导下FNA在壶腹部位肿瘤诊断和分期中的作用[28]。对27名怀疑有壶腹部肿瘤患者中的 23 名进行了 EUS 引导下的FNA。在7名患者中，EUS引导下的FNA获得了壶腹部的组织，从而明确了诊断（5名腺癌，1名腺瘤，1名神经内分泌肿瘤）。另外，有一名患者通过 EUS 引导下的FNA推翻了原来的腺瘤诊断，诊断为腺癌，还有一名患者发现了 CT 无法发现的肝转移癌。总体来说，EUS引导下的FNA对于27例患者中的9例（33%）提供了有意义的组织学信息。

超声内镜引导下治疗胰胆疾病

腹腔神经阻断

无法手术切除的胰腺癌患者，常有明显腹痛，这些患者可能是超声内镜引导下腹腔神经丛松解术（celiac plexus neurolysis，CPN）的适应证。Wiersema[29]描述了该新技术及其在胰腺癌患者疼痛控制方面的作用。通过线阵性扫描超声内镜发现腹腔干后，用22号针头，局部注射布比卡因（bupivacaine），随后注射98%的乙醇，可在神经两侧进行治疗。治疗后有高达88%的患者报告他们的疼痛评分明显降低。只有小部分患者出现了并发症，其中有4名患者出现了一过性腹泻。这种CPN是经过胃腔从前方穿刺，理论上它的安全性要优于传统的CT引导下由后方穿刺的操作。这是由于从后方穿刺距离脊柱很近，有造成截瘫的风险。

遗憾的是，CPN在控制慢性胰腺炎患者腹痛方面的作用还缺乏证据。Gress 等[30]对 80 名慢性胰腺炎患者进行了EUS引导下的腹腔神经丛阻滞术（CPB）。采用前述技术局部注射 0.25% 布比卡因（bupivacaine）和80mg的曲安西龙。只有10%的患者在24周后仍有疗效。主要并发症有两种——胰周脓肿和腹腔动脉出血，出血是由于乙醇导致的假性动脉瘤所致。

该技术对于年轻患者（小于45岁）以及那些接受过手术治疗的慢性胰腺炎患者疗效不佳[30]。EUS 引导下的腹腔神经丛阻断术与 CT 引导下的同类操作相比，有一定的经济优势（1200 美元 *vs* 1400 美元）。对不同患者进行的病例对照研究结果表明，仍需进一步研究以便了解该技术对胰腺炎患者的治疗效果和安全性。

囊肿胃造口术

除手术以及放射介入以外，内镜下治疗也是进行假性囊肿引流的一种方法。自从EUS辅助假性囊肿引流术问世以来[31]，该技术逐渐成为了引流假性囊肿的惟一方法。随着大活检孔道内镜的问世，这一方法逐渐变得可行。EUS引导下囊肿引流克服了许多常规内镜治疗的障碍。在准确测量了囊肿和消化道之间的距离后，可以安全地对囊肿进行引流。EUS/Doppler 超声的应用有助于发现血管，从而避免损伤血管导致的出血及穿孔。对于那些被怀疑有囊性肿物的患者，在引流之前应当抽吸囊液进行检查。囊液中的肿瘤标志物，主要是CEA以及淀粉酶，有助于鉴别是炎性囊肿还是囊性肿物[32, 33]。Giovannini等[34]在超声内镜的引导下对35名患者的胰腺囊性病变进行了引流，在这些病例中有 15 名是假性囊肿，20 名是胰腺脓肿。在 33 名经胃壁引流的囊性病变中，只有 1 名通过前视胃镜观察到了外源性压迫。除了发现有 1 名气腹外，未出现严重并发症，该名患者通过治疗后完全恢复。未出现出血患者。20 名胰腺脓肿患者中有 18 名放置了 7F 的鼻囊肿引流。其余 2 名患者接受了外科手术治疗。在假性囊肿组，10 名患者成功植入了 8.5F 的支架，5 名患者放入了鼻囊肿引流。有 1 名患者仅仅进行了囊肿的穿刺和吸引。平均随访 27 个月（6 ~ 48 个月）后，15名胰腺假性囊肿患者中有1名复发，18名随访的胰腺脓肿患者中有2名复发。EUS引导下的引流成功率是88.5%（31/35）；胰腺脓肿组最终仅有4名患者接受了手术治疗。

在一篇相关研究中，Seifert等[35]评价了一种通过大活检孔道（3.2mm）内镜只需一步就可以植入支架的装置。他们使用该装置对6名胰腺假性囊肿患者进行了引流治疗，其中一名患者有胰腺脓肿。采用改良的7F支架成功进行了腔内的引流。内镜介入治疗未出现并发症。1 名坏死性胰腺炎患者，由于拒绝手术治疗，死于败血症。随访 3 ~ 13 个月，有 4 名患者的囊性病变完全缓解。该研究证实这种EUS引导下的支架植入术在引流各种囊性病变中简单有效，不过仍需大

表 45-4　1 期和 2 期临床试验中，通过 EUS 引导与经皮穿刺注射 TNFerade 的差异

	1 个月			3 个月		
	EUS	经皮穿刺	总体	EUS	经皮穿刺	总体
肿瘤保持稳定	88%	80%	83%	73%	75%	74%
目标肿瘤有反应						
肿瘤面积缩小＞ 25%	38%	25%	31%	33%	30%	31%
肿瘤面积缩小＞ 50%	25%*	0%	11%	13%	10%	11%
患者生存，总体无进展	56%	68%	63%	53%	42%	47%

*P=0.03，统计方法 Fish exact 检验。其他指标无差异。EUS 超声内镜。

规模研究来证实。在一项研究中使用了3.7mm活检孔道的内镜，来检验这种只需一步就可以植入支架的装置，在 3 名患者放置了 10F 支架，1 名患者放置了 7F 支架（所有患者都有胰周的囊性病变）。其中有1名患者的囊性病变持续超过了3个月，最后在接受外科剔除手术时发现这是一个星形胶质细胞瘤[36]。

注射抗肿瘤药物

我们已经研究了在EUS引导下向胰腺癌局部直接注射异体淋巴细胞培养混合物的可能性和安全性[37]。在一项I期临床试验中，8名患有无法切除胰腺癌的患者接受了EUS引导下的FNI，注射的药物是异体淋巴细胞培养混合物。这些患者中有 4 名是Ⅱ期，3 名是Ⅲ期，1 名是Ⅳ期肿瘤。注射剂量是逐渐递增的，分别是30亿、60亿和90亿淋巴细胞。通过一种较新的 EUS 引导下 FNI 技术进行注射。有 2 名患者有部分反应，一名患者有轻度反应。平均的生存期是13.2个月。主要副作用有骨髓毒性和出血，都未见感染、肾或心肺毒性。8名患者中有7人出现了轻微发热，采用对乙酰氨基酚对症治疗后好转。一项研究显示局部的免疫治疗是可行且安全的。近来 EUS 引导下的 FNI 被用于向病变部位注射抗肿瘤药物的治疗[38]。ONYX-015（dll 520）是一种EIB-55kD的基因敲除复制选择性腺病毒，该腺病毒具有选择性繁殖能力，可以选择性地在恶性组织内生长，并导致细胞死亡。一共有21名患者参与了研究，这些患者都是患有局部进展期胰腺癌或癌症有转移，但均无肝转移或肝转移灶很小。在8周的时间内，患者分8次通过EUS引导向病变原发胰腺肿瘤部位注入ONYX-015。最后4次治疗的同时还联合2，2-二氟脱氧胞嘧啶核苷静脉注射（IV）（1000mg/m^2）。在联合治疗后，2名患者出现了部分缓解，2名患者有轻度缓解，6 名患者病情稳定，11 名患者病情进展。除少部分患者出现一过性的脂肪酶升高以外，无患者出现临床胰腺炎。在使用口服抗生素预防之前，有 2 名患者出现了败血症。2 名患者由于内镜的硬质头端造成了十二指肠穿孔。当治疗方案改为由穿过胃壁进行注射后，再未出现穿孔。最新的EUS引导下抗肿瘤治疗进展是使用基因疗法[39]。目前有一种新药 TNFerade，它是一种含有肿瘤坏死因子α（*TNFα*）基因的复制缺陷腺病毒，该病毒的基因受放射 - 应答启动子（Egr-1）的控制。该项研究总共持续5周，每周在肿瘤内注射TNFerade（2ml药物内含有4 × 10$^{9\text{-}11}$个病毒颗粒）。注射方法分为EUS引导FNI组以及CT或B 超引导下经皮穿刺注射组。使用 TNFerade 的同时，联合静脉注射5-氟尿嘧啶（5-FU）（200mg/（m^2 · d），每周连用 5 天）以及放疗（50.4Gy）。经皮穿刺注射 TNFerade 是使用注射针在肿瘤的一个部位注射，在 EUS 引导注射时则是在多达 4 个点的部位进行注射。临床终点包括治疗安全性以及肿瘤在螺旋 CT 上的反应。在所有37名患者中，17名采用EUS引导下注射，20 名经皮注射（剂量是一样的）。基线肿瘤分期、淋巴结分期、肿瘤的大小以及CA199的水平，两组之间均无明显差异。在经皮穿刺组有 1 名患者出现了与剂量相关的毒性反应（3级的低血压），其他与TNFerade 相关的潜在不良反应都是 1 ~ 2 级的。与操作有关的不良事件也都是1 ~ 2级的，除了注射部位的疼痛［经皮穿刺组35%，超声内镜组0%（P=0.01）］以外，两组之间无明显差异。肿瘤的反应以及疾病受到控制的程度两组间相同（表 45-4）。4 名患者随后接受了根治手术，其中一名 EUS 组患者的病理显示肿瘤有明显反应。这些初步研究都显示 EUS 引导下的 FNI 是一种有效的输送抗肿瘤药物的方法。

操作技术考量

文献中已对 EUS 引导下的 FNA 技术做了详尽描述[21, 40-45]。在操作中对感兴趣的部位一般放在影像的中间（或者在显示器上位于中间偏左一点）。必要时可以使用 Doppler 功能以观察病变部位的供血并评估附近的血管组织。然后，在超声的监视下，通过内镜的

表 45-5 对于胰腺肿瘤患者进行超声内镜引导下 FNA 的操作顺序

部位	平均穿刺次数	优先顺序
腹水或胸水	1	1
肝	2（范围 1～5）	2
远隔（如腹腔）淋巴结	2（范围 1～10）	3
近端淋巴结	2（范围 1～10）	4
胰腺肿瘤	3～5（范围 1～19）	5

活检孔道伸出穿刺针，直接刺入病变部位。拔出针芯后接上一个10ml的注射器，在病变内部前后移动穿刺针的同时注射器吸成负压。释放注射器内负压的时候动作要慢。穿刺针退回到导管内，将整个装置从活检孔道内退出。采用充满空气的注射器将吸出的组织从套管针内推出到玻片上；同时制备2块组织玻片，让助手或附近的细胞病理医师判断组织是否符合要求。如果针腔内仍然有残余的组织，可将这些组织冲入含有福尔马林的容器内，然后收集并制成细胞玻片。

一般宜将活检针直接刺入肿瘤的中央部位，但对于较大的肿瘤，可能不是一种理想的方法，特别是那些来源于胰腺的肿瘤。这些大肿瘤的内部可能会因为缺氧而出现坏死灶。因此，如果初次活检针从肿瘤中心取出的是坏死组织或无细胞的物质，内镜操作者就应当更换穿刺的部位，改为从肿瘤的边缘穿刺。

FNA 穿刺病灶的优先顺序

某些情况下，接受 EUS 下 FNA 的患者体内可能有不止一个病灶。对于这种胰腺原发病变但有多发病灶的患者，穿刺顺序见表45-5。该优先顺序的排列原理是确定肿瘤处于的最晚期阶段和减少穿刺的次数。

因此，如果一个患者的胰腺有肿块、腹腔淋巴结以及肝左叶的病变（无腹水），内镜操作医师的操作顺序应该是首先对肝脏的病变进行穿刺。如果穿刺发现了肿瘤细胞，那么就能证明患者的癌症已经处于很晚期（M1期），此时就无需对其他部位的病变进行穿刺了。不过如果未发现肿瘤细胞，那就应当对腹腔淋巴结进行穿刺，其次是胰腺的肿块。这个顺序从技术角度来说，也是最有效率的。最难获得有意义病理组织的部位是胰腺癌和黏膜下的肿瘤。淋巴结和肝脏病变相对容易一些，在此种情况下，一般较少的穿刺就能获得有意义的病理组织。

穿刺的次数

为了获得足够的病理组织，一般情况下胰腺癌需要进行 FNA 穿刺的次数最多，大约需要 3～5 次的穿刺，范围是 1～19 次[2]。胰腺肿瘤可能会有明显纤维化（促结缔组织增生反应）或坏死，从而导致标本中癌细胞的数量减少。需要穿刺的次数可能与肿瘤的分化程度相关。近期有一项前瞻性研究，目的是根据患者以及超声内镜的特点来预测需要多少次EUS引导下的FNA穿刺才能诊断胰腺的恶性肿瘤[46]。对95名胰腺肿块患者进行EUS引导下的FNA，平均穿刺肿块的次数（包括胰腺头部、颈部、体部以及胰尾）是 3.44 ± 2.19，范围是1～10次。分化良好的肿瘤穿刺需要平均 5.5 次才能获得足够的组织标本。这个数字与中度分化的2.7次以及低分化的2.3次之间有明显差异（$P < 0.001$）。基于此项研究，我们建议在无细胞病理医师在场的情况下，应对胰腺的肿块进行 5～6 次穿刺。但即使如此，与有细胞病理医师在场进行“实时”判读的情况相比，此种方法仍然会导致细胞诊断率明显下降 10%～15%、操作时间更长、风险更大以及耗费更多的穿刺针。淋巴结以及肝脏病变一般需要的穿刺次数明显较少。在一项早期研究中，171 名患者中淋巴结平均穿刺次数是 2 次（范围是 1～10）[21]。另一项研究显示肝脏病灶所需要的穿刺次数也同样是2次（范围是 1～5）[47]。淋巴结以及肝脏的转移病变一般不出现胰腺原发肿瘤常有的纤维化以及坏死现象。腹水和胸水平均只需要一次 FNA 穿刺就可以获得标本进行细胞学诊断[24]。内镜医师应当尽量获得较多的液体以供诊断（最好多于 10ml）。液体通过离心沉淀将细胞富集后，在玻片上进行检查。通过腹水进行腹膜转移的诊断，其阳性率较实体肿瘤低（大约有50%的假阴性率，特别是当抽出的腹水量较少时）。但细胞学检查阳性仍然非常有意义，它可以帮助医师判断患者的肿瘤已经无法切除。如果有腹水，特别是其他部位的病变有可能在FNA操作时导致污染的，则应当先抽腹水。例如，当有腹水的情况下，对原发胰腺肿瘤、淋巴结或者肝脏转移灶进行FNA活检时，理论上有可能导致腹水的污染。另外，制作腹水细胞涂片之前，还需通过离心将腹水中的细胞进行浓缩。即使是在判断有无血管受累之前，我们也常先将腹水抽净。因此，无论是为了获得分期信息还是提高FNA的效率，进行FNA活检的顺序应该是腹水、肝脏转移灶，其次是远隔以及局部淋巴结，最后是胰腺原发肿瘤。

有几篇研究中对实时细胞学检查的重要性进行了研究[2,21,41,48]。这些研究显示，在有细胞病理学家在场进行检查的医学中心，其检查获得的阳性率要高于凭经验进行穿刺检查的医学中心。通过增加穿刺的次数

表 45-6 超声内镜引导下 FNA 的进针技术

消化道壁的因素	病变因素	血管因素	穿刺技术	困难程度
紧张的较薄的壁（如食管）	小病变（例如淋巴结）	病变后方有血管	非常精细、缓慢的穿刺动作	中等
紧张的较薄的壁	大病变（例如肿瘤）	无相邻血管	缓慢、中等程度的穿刺动作	容易
较厚有弹性的壁（如胃底）	小病变或少量液体	病变后方有血管	考虑到需要首先穿过胃壁（与病变相邻），因此需要非常快速有力的穿刺动作（或者使用穿刺枪），然后活检针才能进入目标病变中	困难
较厚有弹性的壁	大	无相邻血管	非常快速有力的穿刺动作，通过腕部的动作直接刺入病变	中等
十二指肠	小	有相邻血管	非常快速的穿刺以防止内镜头部被推开	困难
十二指肠	坚实的大病变	无相邻血管	非常快速的穿刺，用整个手掌握住针的把手，用臂和肘的动作向下穿刺，类似使用碎冰锥的动作	困难

可以增加细胞学检查的准确性，但不必要地增加穿刺次数也会对费用、时间以及治疗安全性方面造成新的问题。一项最近的摘要报道了一名超声内镜医师在两个不同医学中心进行检查的结果，这两个中心一个有细胞病理学家在场，另一个则无[49]。结果是在无细胞病理学家在场的检查有17%需要进行重复检查，而有细胞病理学家在场的,则仅有 2%（$P = 0.015$）。该研究结果进一步证实，细胞病理学家在场进行细胞学检查有明显临床意义，可以提高 FNA 检查的诊断阳性率。提示EUS中心应该提供资源以保证在检查的同时可以进行细胞病理学检查。

活检针的插入和抽吸

插入活检针的动作变化非常大，可用拇指和食指捏住针的把手部位，非常精细地向前送针，也可用整个手掌握住针的把手，用臂和肘的动作向下穿刺，有点类似使用碎冰锥（一种用来削冰或破冰的尖状锥子）的动作。使用活检针进行穿刺的动作取决于3个因素：(1) 消化道壁的坚固性（消化道壁因素）；(2) 目标病变的尺寸和坚硬程度（病变因素）；(3) 邻近血管的情况（血管因素）。表 45-6 总结了插入活检针的操作技术与这些因素之间的关系。

穿刺之后接上负压吸引的压力也是需要考虑的因素。对大部分病变，接上一个10ml的注射器，然后将压力吸到 5ml，同时持续吸引是一种理想的方法。近期一项对尸检标本进行的研究对注射器的尺寸以及持续或间断吸引对于检查结果的影响进行了总结。结果显示，较小的注射器（5 ~ 10ml）比较大的注射器(20 ~ 30ml）能够提供更理想的细胞学检查结果，同样持续吸引要优于间断吸引[50]。如果在第一次穿刺后涂片上有大量血迹，就应该考虑使用小注射器（2 ~ 3ml）或不进行吸引。对于血管丰富的病变，如果吸引太多会导致细胞学标本不理想，因为标本中会含有大量红细胞。

避免并发症

要扩大 EUS 引导下 FNA 的应用范围重在避免并发症。有 3 项已经发表的大型系列研究对 1000 多名接受 EUS 引导下 FNA 患者的并发症发生率进行了研究[3, 21, 51]。一项多中心研究（457 例患者）显示，对胰腺囊性病变进行穿刺可导致术后出血和感染比例增加[21]。对实性病变的穿刺有 5 例患者出现了非致命性的并发症，发生率为 0.5%（95%CI0.1% ~ 0.8%），而在囊性病变该值是14%（95%CI6% ~ 21%）（$P<0.001$）。另一项单中心研究观察了333名接受EUS引导下FNA的患者，其中只有1名患者出现了并发症（0.3%）：他在胰腺囊性病变穿刺后出现了链球菌败血症[3]。还有一种少见情况（在 12 名患者中有 1 名），在胰腺 EUS 引导 FNA 后出现了胰腺炎[52]。因此，实性肿物 FNA 穿刺的风险非常低。总的指导方针是囊性病变以及靠近直肠或者结肠的病变都需要应用抗生素进行预防。穿刺导致恶性肿瘤种植的风险据认为应该是很低的。近期的一项研究显示，EUS引导下的FNA导致腹膜种植转移的风险要低于 CT 引导下的 FNA[53]。

结论

EUS 引导下的 FNA 对胰腺和胆道疾病是一种非常有用的诊断和分期手段，这些疾病包括胰腺癌（伴有相关淋巴结受累、肝转移以及恶性腹水）、囊性肿瘤、神经内分泌肿瘤、壶腹癌以及胆管癌。另外，此项技术也可扩展用于治疗，例如CNB、囊肿胃造口术以及局部注射抗癌药物。

（姚炜译　常虹　黄永辉校）

参考文献

1. Rosch T, Lorenz R, Braig C, et al: Endoscopic ultrasound in pancreatic tumor diagnosis. Gastrointest Endosc 37:347–352, 1991.
2. Chang KJ, Wiersema M, Giovannini M, et al: Multi-center collaborative study on endoscopic ultrasound (EUS) guided fine needle aspiration (FNA) of the pancreas. Gastrointest Endosc 43:A507, 1996.
3. Williams DB, Sahai AV, Aabakken L, et al: Endoscopic ultrasound guided fine needle aspiration biopsy: A large single centre experience. Gut 44:720–726, 1999.
4. Erickson RA, Garza AA: Impact of endoscopic ultrasound on the management and outcome of pancreatic carcinoma. Am J Gastroenterol 95:2248–2254, 2000.
5. Gress F, Gottlieb K, Sherman S, Lehman G: Endoscopic ultrasonography-guided fine-needle aspiration biopsy of suspected pancreatic cancer. Ann Intern Med 134:459–464, 2001.
6. Chang KJ, Nguyen P, Erickson RA, et al: The clinical utility of endoscopic ultrasound-guided fine-needle aspiration in the diagnosis and staging of pancreatic carcinoma. Gastrointest Endosc 45: 387–393, 1997.
7. Erickson RA, Garza AA: EUS with EUS-guided fine-needle aspiration as the first endoscopic test for the evaluation of obstructive jaundice. Gastrointest Endosc 53:475–484, 2001.
8. Song MH, Lee SK, Kim MH, et al: EUS in the evaluation of pancreatic cystic lesions. Gastrointest Endosc 57:891–896, 2003.
9. Ahmad NA, Kochman ML, Brensinger C, et al: Interobserver agreement among endosonographers for the diagnosis of neoplastic versus non-neoplastic pancreatic cystic lesions. Gastrointest Endosc 58:59–64, 2003.
10. Brugge WR: Role of endoscopic ultrasound in the diagnosis of cystic lesions of the pancreas. Pancreatology 1:637–640, 2001.
11. Frossard JL, Amouyal P, Amouyal G, et al: Performance of endosonography-guided fine needle aspiration and biopsy in the diagnosis of pancreatic cystic lesions. Am J Gastroenterol 98:1516–1524, 2003.
12. Powis ME, Nguyen PT, Chang KJ: A novel endoscopic ultrasound (EUS) guided fine needle aspiration (FNA) technique for the diagnosis of malignant cystic lesions of the pancreas [abstract]. Gastrointest Endosc 51:164, 2000.
13. Zimmer T, Scherubl H, Faiss S, et al: Endoscopic ultrasonography of neuroendocrine tumours. Digestion 62(Suppl 1):45–50, 2000.
14. Bansal R, Tierney W, Carpenter S, et al: Cost effectiveness of EUS for preoperative localization of pancreatic endocrine tumors. Gastrointest Endosc 49:19–25, 1999.
15. Gines A, Vazquez-Sequeiros E, Soria MT, et al: Usefulness of EUS-guided fine needle aspiration (EUS-FNA) in the diagnosis of functioning neuroendocrine tumors. Gastrointest Endosc 56:291–296, 2002.
16. Gress FG, Barawi M, Kim D, Grendell JH: Preoperative localization of a neuroendocrine tumor of the pancreas with EUS-guided fine needle tattooing. Gastrointest Endosc 55:594–597, 2002.
17. Mortensen MB, Pless T, Durup J, et al: Clinical impact of endoscopic ultrasound-guided fine needle aspiration biopsy in patients with upper gastrointestinal tract malignancies. A prospective study. Endoscopy 33:478–483, 2001.
18. Harewood GC, Wiersema MJ: A cost analysis of endoscopic ultrasound in the evaluation of pancreatic head adenocarcinoma. Am J Gastroenterol 96:2651–2656, 2001.
19. Ozaki H, Hiraoka T, Mizumoto R, et al: The prognostic significance of lymph node metastasis and intrapancreatic perineural invasion in pancreatic cancer after curative resection. Surg Today 29: 16–22, 1999.
20. Durbin TE, Chang KJ: Endoscopic ultrasound (EUS) criteria for predicting malignant lymph nodes using linear array and radial scans—correlation with EUS-guided fine needle aspiration (FNA). Gastrointest Endosc 43:418, A510, 1996.
21. Wiersema MJ, Vilmann P, Giovannini M, et al: Endosonography-guided fine-needle aspiration biopsy: Diagnostic accuracy and complication assessment. Gastroenterology 112:1087–1095, 1997.
22. Yamada T, Nakamori S, Ohzato H, et al: Outcome of pancreatic cancer patients based on genetic lymph node staging. Int J Oncol 16:1165–1171, 2000.
23. Nguyen P, Chang K: Endoscopic ultrasound (EUS) and EUS-guided fine needle aspiration (FNA) of liver lesions in patients with gastrointestinal malignancies. Gastrointest Endosc 50:357–361, 1999.
23a. tenBerge J, Hoffman BJ, Hawes RH, et al: EUS-guided fine needle aspiration of the liver: Indications, yield, and safety based on an international survey of 167 cases. Gastrointest Endosc 55:859–862, 2002.
24. Nguyen P, Chang KJ: Endoscopic ultrasound (EUS) in the detection of ascites and EUS-guided paracentesis. Gastrointest Endosc 54:336–339, 2001.
25. Fritscher-Ravens A, Broering DC, Sriram PV, et al: EUS-guided fine-needle aspiration cytodiagnosis of hilar cholangiocarcinoma: A case series. Gastrointest Endosc 52:534–540, 2000.
26. Sharma A, Chang KJ, Nguyen PT: The role of endoscopic ultrasound (EUS) and EUS-guided fine needle aspiration (FNA) in the diagnosis of proximal biliary strictures. Gastrointest Endosc 57: AB681, 2003.
27. Cannon ME, Carpenter SL, Elta GH, et al: EUS compared with CT, magnetic resonance imaging, and angiography and the influence of biliary stenting on staging accuracy of ampullary neoplasms. Gastrointest Endosc 50:27–33, 1999.
28. Muthusamy R, Jafri SF, Jivcu C, et al: Endoscopic ultrasound (EUS) guided fine needle aspiration (FNA) in the diagnosis and staging of ampullary neoplasms [abstract]. Gastrointest Endosc 53:176, 2001.
29. Wiersema M, Wiersema L: Endosonography guided celiac plexus neurolysis (EUS CPN) in patients with pain due to intra-abdominal malignancy (IAM). Gastrointest Endosc 43:A565, 1996.
30. Gress F, Schmitt C, Sherman S, et al: Endoscopic ultrasound-guided celiac plexus block for managing abdominal pain associated with chronic pancreatitis: A prospective single center experience. Am J Gastroenterol 96:409–16, 2001.
31. Grimm H, Binmoeller KF, Soehendra N: Endosonography-guided drainage of a pancreatic pseudocyst. Gastrointest Endosc 38:170–171, 1992.
32. Brugge WR: The role of EUS in the diagnosis of cystic lesions of the pancreas. Gastrointest Endosc 52(6 Suppl):S18–22, 2000.
33. Lewandrowski KB, Southern JF, Pins MR, et al: Cyst fluid analysis in the differential diagnosis of pancreatic cysts. A comparison of pseudocysts, serous cystadenomas, mucinous cystic neoplasms, and mucinous cystadenocarcinoma. Ann Surg 217:41–47, 1993.
34. Giovannini M, Pesenti C, Rolland AL, et al: Endoscopic ultrasound-guided drainage of pancreatic pseudocysts or pancreatic abscesses using a therapeutic echo endoscope. Endoscopy 33:473–477, 2001.
35. Seifert H, Dietrich C, Schmitt T, et al: Endoscopic ultrasound-guided one-step transmural drainage of cystic abdominal lesions with a large-channel echo endoscope. Endoscopy 32:255–259, 2000.

36. Seifert H, Faust D, Schmitt T, et al: Transmural drainage of cystic peripancreatic lesions with a new large-channel echo endoscope. Endoscopy 33:1022–1026, 2001.
37. Chang KJ, Nguyen PT, Thompson JA, et al: Phase I clinical trial of allogeneic mixed lymphocyte culture (cytoimplant) delivered by endoscopic ultrasound-guided fine-needle injection in patients with advanced pancreatic carcinoma. Cancer 88:1325–1335, 2000.
38. Hecht JR, Bedford R, Abbruzzese JL, et al: A phase I/II trial of intratumoral endoscopic ultrasound injection of ONYX-015 with intravenous gemcitabine in unresectable pancreatic carcinoma. Clin Cancer Res 9:555–561, 2003.
39. Chang KC, Senzer N, Chung T, et al: A novel gene transfer therapy against pancreatic cancer (TNFerade) delivered by endoscopic ultrasound(EUS) and percutaneous guided fine needle injection (FNI) [abstract]. Gastrointest Endosc 59, 2004.
40. Vilmann P, Hancke S, Henriksen FW, Jacobsen GK: Endosonographically-guided fine needle aspiration biopsy of malignant lesions in the upper gastrointestinal tract. Endoscopy 25: 523–527, 1993.
41. Chang KJ, Katz KD, Durbin TE, et al: Endoscopic ultrasound-guided fine-needle aspiration. Gastrointest Endosc 40:694–699, 1994.
42. Wiersema MJ, Kochman ML, Cramer HM, et al: Endosonography-guided real-time fine-needle aspiration biopsy. Gastrointest Endosc 40:700–707, 1994.
43. Giovannini M, Seitz JF, Monges G, et al: Fine-needle aspiration cytology guided by endoscopic ultrasonography: Results in 141 patients. Endoscopy 27:171–177, 1995.
44. Rosch T: Fine-needle aspiration cytology guided by endoscopic ultrasonography. Results in 141 patients. Gastrointest Endosc 42: 380–382, 1995.
45. Erickson RA, Sayage-Rabie L, Avots-Avotins A: Clinical utility of endoscopic ultrasound-guided fine needle aspiration. Acta Cytol 41:1647–1653, 1997.
46. Erickson RA, Sayage-Rabie L, Beissner RS: Factors predicting the number of EUS-guided fine-needle passes for diagnosis of pancreatic malignancies. Gastrointest Endosc 51:184–190, 2000.
47. Nguyen P, Feng JC, Chang KJ: Endoscopic ultrasound (EUS) and EUS-guided fine-needle aspiration (FNA) of liver lesions. Gastrointest Endosc 50:357–361, 1999.
48. Chang KJ: Endoscopic ultrasound-guided fine needle aspiration in the diagnosis and staging of pancreatic tumors. Gastrointest Endosc Clin N Am 5:723–734, 1995.
49. Klapman JB, Logrono R, Dye CE, et al: Clinical impact of on-site cytopathology interpretation on endoscopic ultrasound-guided fine needle aspiration. Am J Gastroenterol 98:1289–1294, 2003.
50. Bhutani MS, Suryaprasad S, Moezzi J, Seabrook D: Improved technique for performing endoscopic ultrasound guided fine needle aspiration of lymph nodes. Endoscopy 31:550–553, 1999.
51. O'Toole D, Palazzo L, Arotcarena R, et al: Assessment of complications of EUS-guided fine-needle aspiration. Gastrointest Endosc 53:470–474, 2001.
52. Gress FG, Hawes RH, Savides TJ, et al: Endoscopic ultrasound-guided fine-needle aspiration biopsy using linear array and radial scanning endosonography. Gastrointest Endosc 45:243–250, 1997.
53. Micames C, Jowell PS, White R, et al: Lower frequency of peritoneal carcinomatosis in patients with pancreatic cancer diagnosed by EUS-guided FNA vs. percutaneous FNA. Gastrointest Endosc 58:690–695, 2003.

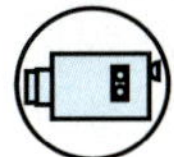

胆总管结石

James A. DiSario and Steven R. Granger

46

引言 683
流行病学 683
　胆囊结石 683
　胆总管结石病 684
发病机制 685
　胆固醇胆囊结石 685
　胆色素结石 685
临床特征 685
鉴别诊断 686
　胆道内胆泥、微小结石和结晶 687
　胆源性胰腺炎 688
　化脓性胆管炎 688
治疗 689
　外科治疗 689
　内镜治疗 689
适应证和禁忌证 689
术前病史和考量 689
治疗技术 691
少见情况 692
　妊娠 692
　胆囊泥沙样结石、微小结石和结晶 692
　胆源性胰腺炎 692
　急性胆管炎 694
　胆囊存在的内镜胆总管取石术作为确定治疗 .. 695
　内镜下 Oddi 括约肌球囊扩张后胆总管取石 695
　困难结石 697
　肝内胆管结石病 700
　Mirizzi 综合征 701
　Sump 综合征 701
　小结石 701
术后护理 702
　对门诊患者施行的内镜逆行胰胆管造影 702
　复发性结石 702
并发症 702
未来趋势 702

引言

无论社会阶层、性别、种族以及年龄，所有人都可能罹患胆结石。据估计，约有15%的美国人患有胆囊结石。在美国，每年大约要进行 700 000 例胆囊切除手术，是西部医院中最常见的消化系统住院疾病。超过95% 的胆管疾病与胆囊结石有关[1]。大多数胆管结石都是排入胆道的胆囊结石。

Cholelithiasis 一词指的是胆囊结石，而 Choledocholithiasis 是指胆总管结石。虽无统一定义，但一般来说，结石是指直径超过2mm的凝固物，微小结石是指直径小于或等于2mm的结石。胆总管结石可以分为发生于胆总管内的原发性结石和由胆囊排出的继发性结石。根据结石的部位，胆总管结石还可以进一步分为肝内结石和肝外结石。有症状的胆囊结石患者中，5% ~ 15% 同时患有胆总管结石。与此相对，胆总管结石患者中 90% 同时有胆囊结石[2]。泥沙样结石是指胆固醇结晶、胆色素钙盐的悬浮物和 / 或其他钙盐伴或不伴有胆囊黏液中的微小结石。这是一种胆囊疾病，可以导致较大胆囊结石的形成，从而直接引发胰腺炎或其他疾病[3]。

流行病学

胆囊结石

胆囊结石是一种世界范围内流行的疾病，在西化的国家里，这是一个主要的健康问题，而在西方式饮食越来越流行的地区，该病的发病率也在不断上升。

大多数胆囊结石主要由胆固醇组成，圆形结节状，颜色为金色。少部分胆囊结石主要由胆色素钙盐组成，为圆形、坚硬的黑色结石。然而，原发的胆管结石由非结合胆红素的钙盐加上不定量的胆固醇、蛋白质以及细菌组成。这些结石为棕色，不定形，有泥沙样质地。图 46-1 显示了取自胆管的结石标本。

胆囊结石的流行病学受生物学因素和行为因素的影响。生物学因素包括种族、性别、年龄、基础疾病以及血清甘油三酯的水平。行为因素包括不运动、肥胖以及短期内体重下降[1]。

胆固醇结石

胆固醇结石的患病率在不同人种间差异很大。非洲亚撒哈拉地区（sub-Saharan）黑人、非裔美国人以及亚洲人患胆固醇结石的风险比大多数白人低。相比之下，在斯堪的纳维亚人、美洲土著以及所有智利人、玻利维亚人中，胆囊结石的发病率较高。虽然遗传因素很可能是该病的病因，但目前只在大鼠体内发现了与胆结石相关的基因[1]。

女性胆固醇结石的发病率是男性的 2 ~ 4 倍，这可能是由激素所致。胆囊结石在孕妇更常见。较高的雌激素水平可以促进胆汁的分泌，同时提高胆汁中胆固醇的饱和度，而孕激素可以导致胆汁的淤积。多次妊娠的妇女发生胆囊结石的几率是未曾妊娠妇女的 2 倍，怀孕期间出现的结石在分娩后有20% ~ 30%会消失不见，估计这些结石可能已经溶解了[4]。

年龄增大是胆囊结石发生的危险因素，50岁以上的意大利妇女中近30%患有胆囊结石[5]。饮食、饮酒、咖啡因以及吸烟与胆固醇结石的发生无关。肥胖是发生结石的危险因素，通过体育运动可以减少患病的风险。任何原因导致的体重下降也都是导致胆囊结石的独立危险因素。

有几种药物与胆囊结石的形成有关，这些药物包括外源性雌激素、氯贝丁酯（安妥明）以及长期使用奥曲肽[6]。由于胆汁淤滞的原因，接受完全胃肠道外营养治疗的患者患胆固醇结石的风险增加。

有几种全身性疾病与胆囊内胆固醇结石的形成有关。高甘油三酯血症与结石的形成有关。但结石与高胆固醇血症之间无相关性[6]。胰岛素抵抗性糖尿病可能与胆石有关[6]胆固醇结石与回肠的疾病可能相关，Crohn 病患者胆结石发生率比正常人高 2 ~ 3 倍。

胆色素结石

在美国，黑色的胆色素结石（胆红素盐）高达胆囊结石的25%，但在亚洲则更为流行。这种结石在妇女更常见，并且随着年龄的增加而增加。胆色素结石与溶血性疾病、肝硬化以及回肠疾病有关。末端回肠疾病可能导致胆色素结石的增加，这是由于胆盐的重吸收受到了损害，未吸收的胆盐进入结肠，可以溶解结肠内的非结合胆红素并促进胆红素的吸收以及肝肠循环。棕色的胆色素结石也可以出现在胆囊或胆道内，与胆系内细菌的定植有关[7]。

胆总管结石病

在流行病学方面，原发性和继发性胆总管结石变异很大。继发性胆道结石的发病率与胆石病是一致的，随着年龄的增加而增加。在西方，胆道结石大多是继发性的。

西方国家的原发性胆总管结石发生率低于亚洲国家。不过，随着胆道感染发生率的下降，棕色结石的比例正在降低。原发性胆管结石的发生与胆总管内受到细菌污染有关，细菌污染可由胆肠吻合、乳头括约肌切开术、支架植入、器械操作以及门脉菌血症引起。乳头旁憩室为细菌提供了繁殖场所，并且细菌可通过反流进一步进入胆道（图46-2）[8]。血红蛋白病可产生大量的胆红素盐，形成胆结石，从而导致原发性结石。外科手术后遗留的金属夹或寄生虫等异物都可以诱发结石的形成（图 46-3）[9]。

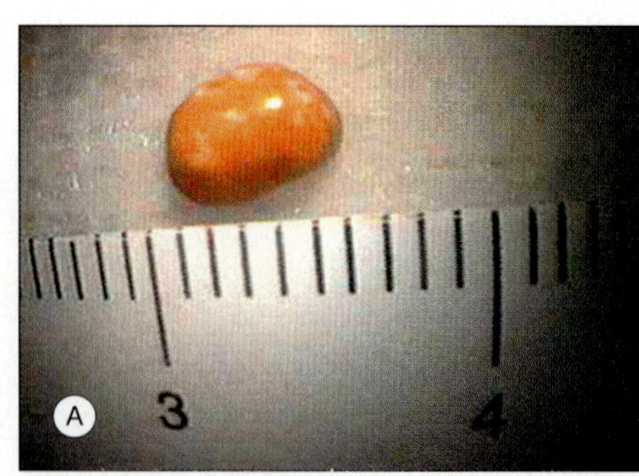

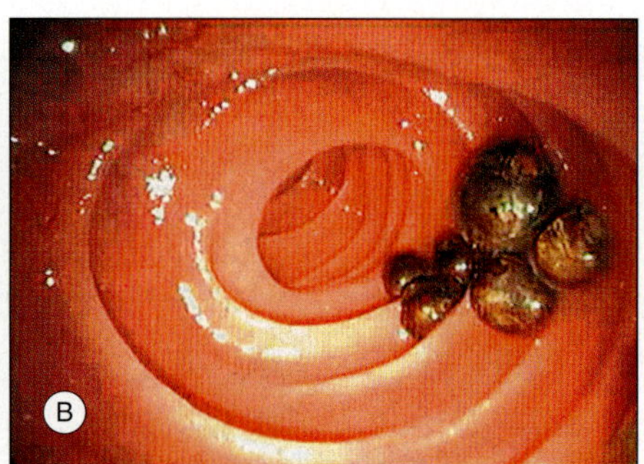

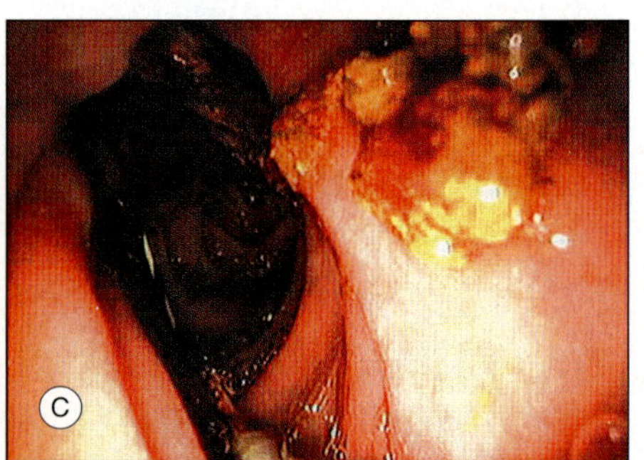

图 46-1　A.离体的胆固醇和钙盐结石。B.十二指肠内的胆色素钙盐结石。C.十二指肠内棕色、不定形、泥沙样质地的胆总管结石。

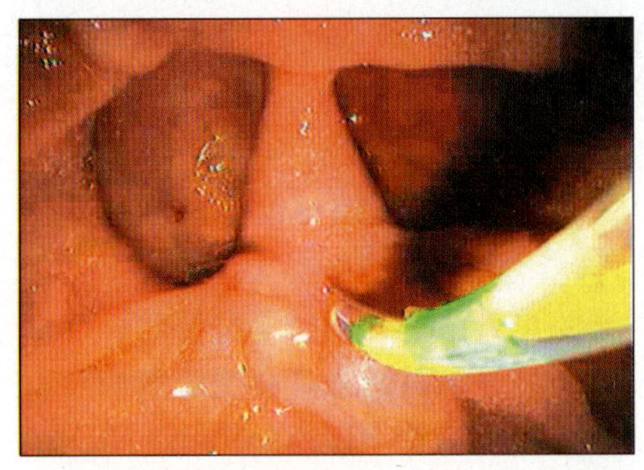

图 46-2　乳头旁的大憩室，这种情况易导致胆总管结石的发生。可以看到胆管已经插管成功并穿入到憩室内。

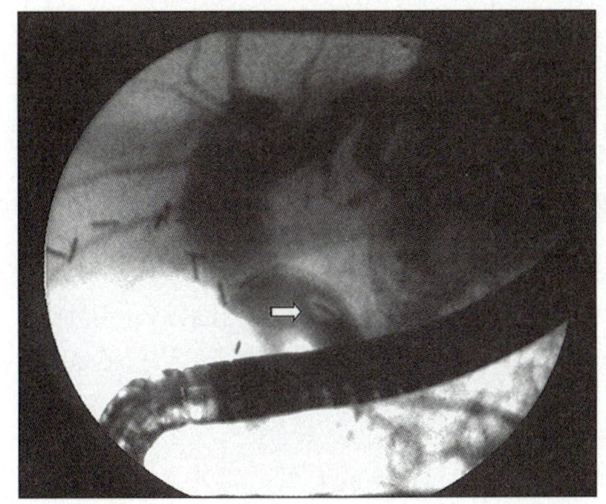

图46-3　内镜下胆管造影显示胆总管内X线阴性的结石（箭头所指），照片中可见胆囊切除术后遗留的金属夹。

发病机制

胆固醇胆囊结石

关于胆囊结石形成机制的详细讨论已经超出了本章的范围。胆囊胆固醇结石的形成是多因素作用的结果。胆汁是由水、胆固醇、胆盐、磷脂（卵磷脂）、钙盐以及电解质组成的。胆结石形成的首要机制是胆汁中胆固醇的浓度达到了超饱和、晶核形成加速以及胆汁郁积。

胆色素结石

黑色的胆色素结石主要由胆色素钙盐构成，同时含有少量的碳酸钙和磷酸钙。这些结石中胆固醇的含量不超过50%。80%的胆色素钙盐结石以及70%患者的胆汁中可以培养出细菌，特别是大肠埃希杆菌和肠球菌，不过细菌的种类可以不同。电子显微镜检查显示，在胆色素钙盐结石中每一层都可以发现细菌的存在，但在混合性结石中只在有色素的层面发现细菌。黑色胆色素结石的形成与过多的结合胆红素分泌到胆道内以及酸化缺陷有关。它与胆囊的运动功能低下无关[9]。

棕色结石的形成与厌氧菌和大肠杆菌污染胆汁有关。细菌可以产生β-葡糖苷酸酶、磷脂酶A以及结合胆汁酸水解酶，进而产生非结合胆红素、棕榈酸、硬脂酸以及非结合胆汁酸。这些物质可与钙盐结合，产生不溶的物质，最终导致结石的产生。许多结石围绕晶核形成，这些晶核可以是外科手术缝线、手术夹、寄生虫和其他异物[9]。

临床特征

胆囊结石的临床表现可分成三组：(1) 无症状的胆石病和 / 或胆总管结石病。(2) 有症状的胆囊结石（胆绞痛）。(3) 胆囊结石的并发症（胰腺炎、胆囊炎、梗阻性黄疸、胆管炎、胆囊癌、胆石导致的肠梗阻）。

60% ~ 80%的胆囊结石患者没有症状，其发展成有症状的胆囊结石或者并发症的几率较小。但是如果症状一旦出现，往往会持续不缓解或出现并发症。在没有症状的患者中，5年内大约每年有2%的患者会出现症状。此后，10 年内 15% 会出现症状，15 ~ 20 年中 18% 会出现症状，并约有 3% 出现并发症。某些研究中也报道过更高的比例[1, 10, 11]。在出现并发症之前，有90%的病例会出现胆绞痛的症状。有症状的胆囊结石患者病情的发展更为迅速。有35% ~ 50%的有症状的胆囊结石患者症状会在1年内反复出现，每年大约有 2% 会出现并发症[10]。

胆总管结石病患者的自然病史无法预测，并且描述较少。许多胆总管（common bile duct, CBD）结石都是没有症状的，可以自行排入十二指肠而没有任何症状，但也有一些也可以导致胆绞痛、黄疸、胆管炎和/或胰腺炎[12-14]。胆总管结石导致的胆绞痛与胆囊结石导致的胆绞痛相似。由于上腹部或右上腹部剧烈的内脏痛，患者常会出现恶心和呕吐症状。胆总管结石也可以导致无症状的黄疸。如果胆总管结石梗阻没有经过适当的治疗，可以出现继发性肝硬化，但一般都是在 5 年以后[15]。这些患者也可以表现为肝功能衰竭和 / 或门静脉高压。

胆道疼痛一般描述为突然发作的持续性剧痛。疼痛一般位于右上腹，也可放射到上腹正中、背部以及右肩胛下区。门诊用药、排气以及体位或环境的改变均不能缓解胆囊的疼痛。疼痛的程度较重，患者常常被迫停止日常活动，疼痛可以持续 30 分钟至数小时。进食常常可以诱发症状。症状的发作也可以没有任何诱因，在任何时间出现。疼痛常常伴有恶心和呕吐。

鉴别诊断

对于胆道系统疾病的诊断需要对患者进行整体评估。需要考虑患者的主要临床表现、实验室检查以及放射线检查。所有前肠器官发生的疾病都有可能有类似的症状，包括食管、胃、十二指肠、肝以及胰腺的损伤。另外，结肠、横膈、胸膜以及肌肉骨骼的疾病也可以表现类似胆道疾病的症状。很难通过病史和体格检查来准确定位结石受累的病变胆道节段，因为无论是胆囊结石还是胆管结石，所导致的胆绞痛症状都是类似的。实验室检查有助于明确胆管结石的定位，因为此时患者的血清转氨酶、碱性磷酸酶以及总胆红素水平都会升高。另外，经腹壁超声检查也有助于诊断。

胆总管结石可以导致梗阻性黄疸，但是在临床表现上无法与其他原因导致的黄疸相鉴别。心功能衰竭也可以出现类似胆道并发症的表现，例如右上腹压痛、黄疸、胆红素水平升高以及肝功能异常。心包炎可能导致充血性心力衰竭以及类似的临床表现。急性病毒性肝炎也可以引起急性腹痛、压痛、黄疸以及发热。

胆总管结石患者可以不存在任何实验室异常[16]。胆红素水平可以是正常的，也可以非常高，血清胆红素水平与患者胆道梗阻的时间无相关性。不过，完全梗阻会导致血清胆红素水平的持续升高。症状性患者的血清碱性磷酸酶水平常常可以升到正常值的 6 倍。然而，急性胆道梗阻患者的血清转氨酶通常不成比例地升高[17]。

影像检查是诊断胆结石的标准。当怀疑患者有胆囊结石时，可以先行经皮腹部超声进行初步检查。对于胆结石的诊断敏感性和特异性都可以达到 95% 以上，对于胆总管结石的诊断敏感性和特异性分别为50%和98%。在旧的研究中该方法的诊断率低得多[18]。有研究显示，螺旋CT诊断胆管结石的敏感性和特异性分别可达 82% 和 97%，但是许多研究的数据要低一些[19, 20]。荟萃分析显示磁共振胆胰管成像（magnetic resonance cholangio-pancreatography, MRCP）诊断结石的敏感性和特异性分别是 92% 和 97%，但对于直径小于或等于5mm的结石敏感性下降（图 46-4）[20, 21]。许多研究证实内镜逆行胰胆管造影（endoscopic retrograde cholangiopancreatography, ERCP）诊断结石的敏感性是90% ~ 100%，特异性是98% ~ 100%[20]。超声内镜（endoscopic ultrasonography, EUS）可以通过线性扫描、360° 旋转扇形扫描或腔内超声对结石进行检查。检查过程是通过胃镜操作，将超声探头置于十二指肠球部或降部，对肝外胆道系统进行扫描（图 46-5）。据报道，EUS 的诊断敏感性是 84% ~ 100%，特异性是 96% ~ 100%[20]。

在手术前诊断胆总管结石并不总是必要的。许多作者建议，怀疑有胆总管结石的患者接受胆囊切除术时在术中可采用术中胆管造影（intraoperative cholangiography, IOC）作为一种术中诊断手段。超过 90% 的病例可以成功进行腹腔镜下 IOC，其敏感性可高达 80% ~ 90%，特异性为 76% ~ 97%（图 46-6）[22, 23]。X 线下IOC的诊断准确性要优于静态影像。IOC 技术也可在胆囊切除分离胆囊管之前进行，可用来定位胆道系统的解剖。IOC技术会增加5 ~ 25分钟的手术时间，但与其他侵入性手段相比，它花费更少，速度更快，同时耐受性良好[23]。

腹腔镜下术中超声检查（intraoperative ultrasonography, IOUS）的使用没有 IOC 广泛。它没有放

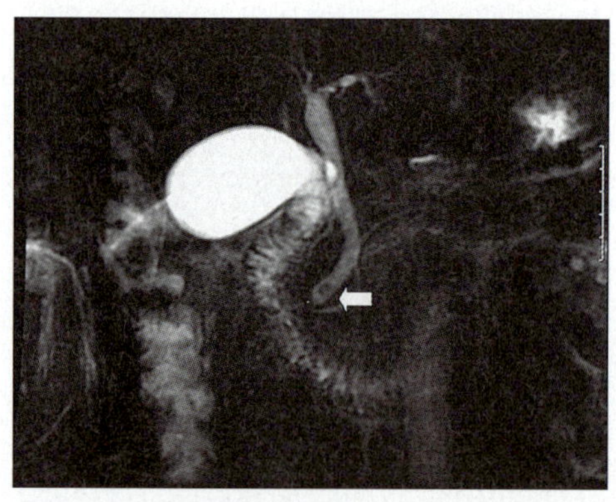

图46-4 磁共振胰胆管成像（MRCP），箭头显示远端胆管内有一个 5mm 的结石。

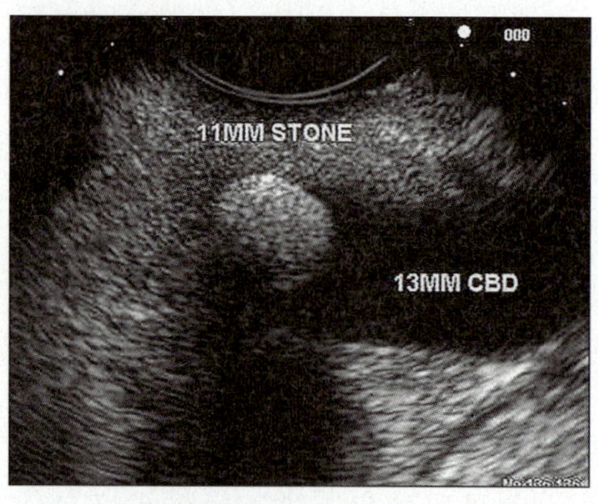

图46-5 线阵性扫描超声内镜显示远端胆管内有一个强回声结构，伴有声影，提示这是一个结石。（Courtesy of Iqbal Sandhu, MD.）

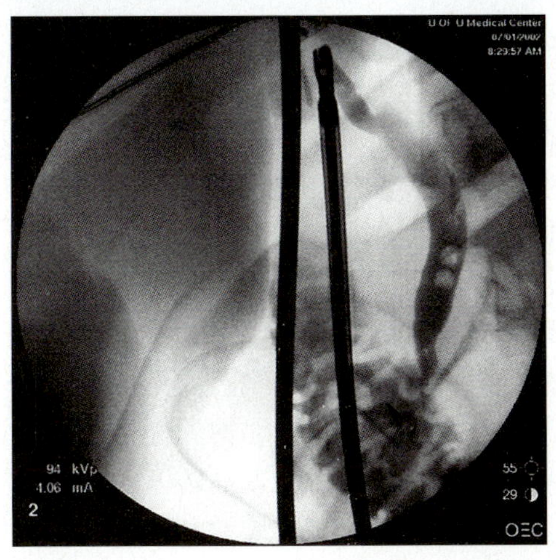

图 46-6 术中胆管造影显示在胆总管内有 2 个 X 线阴性的结石。(Courtesy of Robert Glasgow, MD.)

射性暴露，也有人认为它比 IOC 所耗费的时间更少，同时有着相似的敏感性和特异性。与 IOC 技术相比，腹腔镜下术中超声检查具有微弱的诊断优势[23, 24]。

虽然 5% ~ 15% 的胆囊切除术患者同时患有胆管结石，但使用 ERCP 或 IOC 进行胆管结石的诊断和治疗并不是一种效益成本较高的选择。因此，需要通过临床、实验室检查以及影像学方法分析胆管结石的高危因素，有很多研究已经发现了这些危险因素并且研究出了危险计分公式。最常见的危险因素是血清转氨酶、碱性磷酸酶以及胆红素水平的升高，另外还有腹部超声发现胆总管增宽到8mm或者以上。但仅有50% ~ 75% 的高危患者会发展为胆管炎[1, 25]。超声内镜或 MRCP 检查能够更准确地发现这些危险患者。但是这些检查费用较高，也无法同时进行治疗。如果在手术之前怀疑有胆总管结石，可以考虑在术前进行ERCP检查和治疗，或在手术中进行 IOC 和腹腔镜胆总管探查(laparoscopic common duct exploration, LCDE)。对于在 IOC 或者 LCDE 中所发现的结石，可以考虑转为开腹胆总管探查（open common duct exploration, OCDE)、术中或术后 ERCP。不过 OCDE 手术的死亡率较高，同时住院和恢复时间也较长，因此不应常规采用。对于怀疑有胆总管结石的患者，可以在手术后采用经腹壁超声、CT、MRCP、EUS 和 / 或 ERCP 检查（取决于怀疑指数）进行诊断，然后通过ERCP进行治疗[23]。

胆道内胆泥、微小结石和结晶

胆道内胆泥、微小结石和结晶都是胆囊结石的一种形式。它们的自然病程和临床特征与肉眼可见结石病相似。在3年的病程中，腹痛和泥沙样结石的患者中有 50% 会自行排出胆泥，20% 长期保持无症状状态，10% ~ 15% 症状持续或进展，5% ~ 15% 会出现结石[26, 27]。75% 反复发作的急性胰腺炎是由胆道内胆泥、微小结石以及结晶导致的，这些患者的病因无法通过病史、体格检查、血液检查以及一些非侵入性影像学检查进行诊断[27, 28]。这些患者中 67% ~ 89% 可在胆囊胆汁内发现胆固醇结晶或胆色素钙盐颗粒，或在胆囊切除后在胆道胆汁内发现[27-30]。这些病变也与影像学阴性的胆石病、肉眼无可见结石的胆囊炎以及胆管炎相关。

胆囊泥沙样结石通常通过经腹壁超声检查进行初步诊断，可在胆囊内发现没有声影、可以缓慢移动的分层物质，从而诊断胆囊泥沙样结石，近期报道，该技术的诊断敏感性可达86%[31]。EUS对于泥沙样结石的敏感性约为96%，并且能够发现其他检查所遗漏的胆囊内或胆管内小结石[31, 32]。MRCP 在诊断泥沙样结石和微小结石方面的敏感性要高于经腹壁超声[33]。直接通过显微镜观察胆汁被认为是诊断标准，并且其敏感性要优于经腹壁超声或EUS检查，它可以区分胆泥中的颗粒类型，可以在没有泥沙样结石的情况下诊断微小结石。但正常情况下结晶也可以间歇性发生，并且可能出现假阳性和假阴性结果[3]。

在刺激胆囊收缩之后引流十二指肠内容物进行检查是一种比较麻烦的方法，而且可能得到污染的标本[34]。通过 ERCP 进行胆囊插管吸引胆汁可以获得相对可靠的标本，如果有指征，同时还具有对胆道和胰腺进行影像学检查的优势，还可以对十二指肠Oddi括约肌进行测压[35]。

胆囊胆汁（B 胆汁）是不透明的黑绿色或黑色液体，与颜色较清亮的肝胆汁（A胆汁）相比，在诊断微小结石以及结晶方面，它能提供更多的信息（图46-7)。有些作者仅进行胆总管插管收集黑色的胆汁，但这种方法耗时较长，同时也不易成功[36]。胆汁中的造影剂可造成显微镜观察时的假阳性。我们的方法是在注射造影剂之前，在 X 线引导下进行胆囊插管先吸引胆汁，这样可以获得相对无污染的胆囊胆汁。

对于显微镜下胆汁标本的结晶检查，无论是操作前的准备、操作的方法，还是对于结果的解释，目前尚没有统一的意见。有的作者试图对检查结果进行定量[36]，但定性检查对于临床更合适[3]。我们建议收集10 ~ 15ml标本，在3000g的转速下离心15分钟，然后将沉淀物涂片。在 100 倍下通过光学显微镜和偏振光显微镜观察（在每个视野内有 2 个或每个涂片内有 4 个结晶或颗粒就可以判断为阳性结果)。胆固醇单水结晶呈不透明的菱形，有凹槽，在偏振光显微镜下呈现多种

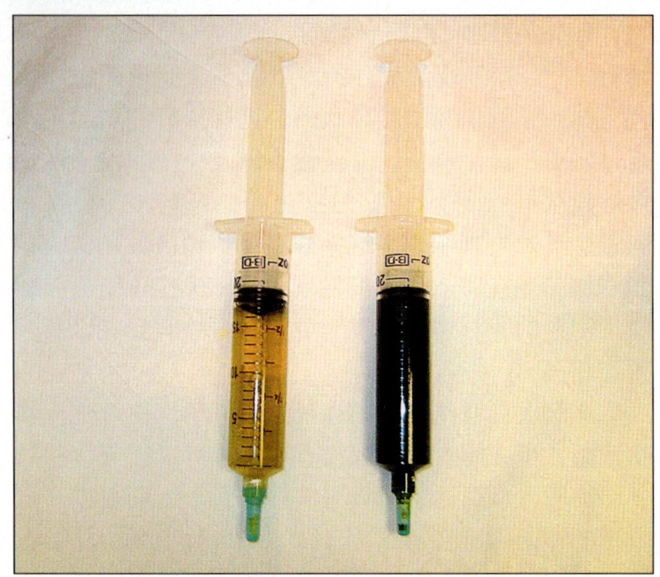

图 46-7　左侧是吸引获得的黄色肝胆汁标本（A 胆汁），右侧是黑色的胆囊胆汁（B 胆汁）。

色彩。胆色素颗粒形状不定，呈现棕红色（图 46-8）。发现白细胞可能提示慢性或急性胆囊炎。没有必要、也很难将标本的温度一直维持在37℃。但是应当尽快将标本离心沉淀，因为无论在室温下保存还是冷藏都可能出现细菌污染，因而无法得到完整的标本，而冷冻标本中会析出胆固醇晶体。但是如果需要的话，在检查前，经过离心沉淀的标本还是可以冷冻保存的[3]。

胆源性胰腺炎

在美国，35%的急性胰腺炎由胆囊结石造成，这些病例中25%是重型胰腺炎，死亡率可高达10%。95%急性胰腺炎患者的粪便中可发现小结石，但是仅有7%的胆结石患者会出现胰腺炎[37]。在急性胰腺炎发作后，高达78%的患者在外科手术或ERCP检查时可发现胆管结石[38, 39]。然而，如果延迟手术会发现，胆管结石以及梗阻的壶腹部结石并不常见[40]。

一般认为，小结石可以更容易地通过胆囊管进入胆管，并在Oddi括约肌处形成梗阻；最常见的是小于5mm的结石[41]。如果通过外科手术切除胆囊或者EST技术清除了胆管内结石，则可以预防胰腺炎的复发，这也证实了胆结石和胰腺炎之间的因果关系[42]。发病的病理生理机制可能是胰液分泌受阻和 / 或胰酶激活物质反流所致。

一般在无其他已知胰腺炎病因的基础上，通过腹部超声发现胰腺炎的同时具有胆囊结石，即可诊断胆源性胰腺炎。不过，EUS的敏感性和特异性更高，并可以提供更清晰的胆管影像[38]。患者的转氨酶和胆红素会有所升高，超声下可发现胆管增宽，但不具有特异性[43]。通过各种方法判断患者胰腺炎的轻重程度或是否有 1 个到多个脏器的衰竭非常重要，因为从轻度到重度胰腺炎的治疗和预后有着很大的不同[44]。由于各种重症胰腺炎的标准太过复杂，难以记忆，有些有主观因素，有的需要观察48小时才能做出决定，所以有的作者以是否有一个或多个脏器系统发生了衰竭作为重症胰腺炎的标准[45]。

化脓性胆管炎

当胆道梗阻同时有细菌侵入时，就会出现急性化脓性胆管炎。大多数情况下，胆管结石是引起梗阻的病因。细菌从肠道进入胆管并在此处繁殖，导致胆管内压力增高，并迫使细菌和内毒素逆行进入肝窦和血液。与胆石病相反，男性和女性患者的受累程度相同，患者的平均年龄是 50 ~ 60 岁。除此之外，还有一些比较少见的情况也会导致胆管炎，比如良性或者恶性胆道狭窄、支架梗阻以及侧 - 侧吻合的外科吻合手术。对于保守治疗无效的患者，如果没有及时进行胆管引流，死亡率可达 100%[46]。

经过胆道介入或外科手术取得胆汁后发现最常见的细菌是大肠杆菌、肠球菌、克雷白菌以及肠杆菌。然而，在胆道置管或手术后，也可发现假单胞菌、厌氧菌以及皮肤或口腔寄生菌群。多种细菌的感染很常见，胆汁培养是常规检查[46]。Charcot 三联征包括发

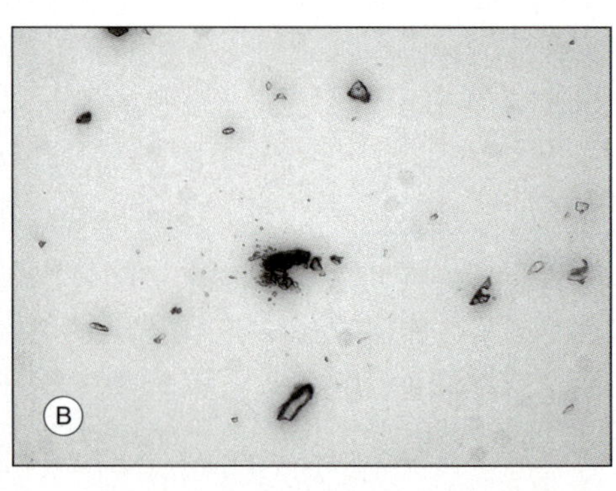

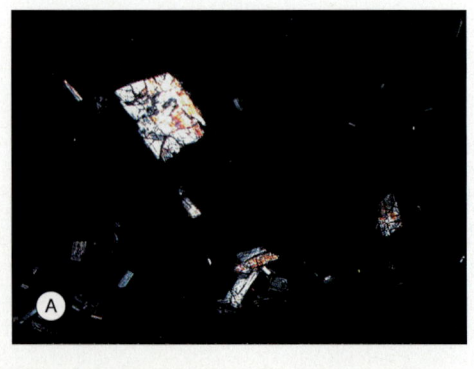

图 46-8　A. 偏振光显微镜下看到的胆固醇单水结晶。B. 在光学显微镜下看到的不定形胆色素凝聚物。

热、黄疸和右上腹痛，可出现于 50% ~ 100% 的胆管炎患者。不到14%的患者会出现Reynold五联征，就是在 Charcot 三联征的基础上加上精神状态改变和低血压。典型的实验室异常包括白细胞升高、高胆红素血症、碱性磷酸酶升高、轻度升高的转氨酶，有时也会出现淀粉酶升高。经腹超声可以发现67%的患者具有胆管结石和/或胆管增宽。CT扫描可以发现胆管增宽、梗阻的程度，有时候还可以发现钙化的胆管和 / 或结石。92%的患者经MRCP可发现特定的改变，但 MRCP 对于治疗是无能为力的；因此，其效用不明。EUS检查对于此类患者的作用还没有研究，但似无潜在优势。经皮肝穿刺胆管造影检查（percutaneous transhepatic cholangiography, PTC）对于此类患者的诊断特异性及敏感性都可以达到90%以上，同时也有治疗作用。但是经皮肝穿刺胆管造影术不应该作为一种一线治疗方法，因为它的并发症发生率较高[47]。ERCP是较好的选择，因为它可以提供准确的诊断和治疗手段，同时并发症的发生率和死亡率都在可接受范围内。

治疗

外科治疗

对于胆总管结石的治疗，在全世界范围内有很大不同，治疗选择要根据患者的表现、手术风险以及医师对LCDE、OCDE以及ERCP技术的掌握情况而定。

对于胆石病来说，腹腔镜胆囊切除术是首选的治疗方案，因为与外科手术相比，它具有缓解患者疼痛、减少住院时间、患者恢复较快、费用较低的优势。与 OCDE 相比，LCDE 也具有基本相似的优势，效益费用比要高于 ERCP[48]。腹腔镜经胆囊管途径胆总管探查术要优于胆总管切开术，患者的手术以及住院时间都可以得到缩短，同时也减少了放置 T 管的可能。然而，有的外科医师根据是否有结石来决定是否进行胆总管切开。结石的取出在X线引导下进行，扩张Oddi括约肌，然后将小结石冲出。也可以通过逆行球囊或网篮取石，或将结石直接推过Oddi括约肌进入十二指肠，另外，还可以进行球囊扩张或顺行性乳头肌切开。但不推荐进行球囊扩张，因为可能会增加胰腺炎的发生率。还可以进行胆道镜检查，同时可以进行体内的碎石操作。LCDE 可以清除 75% ~ 90% 患者体内的结石，对于引流不畅的患者可能需要放置T管或安放支架。LCDE会使手术时间增加大约1小时。经胆囊管探查术后需要患者住院1.5天，而胆总管探查术后需要住院 7.5 天。病死率和病残率分别是 10% 和 1%[23]。对于怀疑胆总管结石患者的术前治疗方案见图 46-9。对于那些较难处理的患者，需要更专业的技术处理，流程见图46-10。ERCP是外科手术后发现结石的最佳处理方法。

内镜治疗

在美国，ERCP 联合乳头肌切开是治疗胆管结石的最常见方法，每年有超过150 000例患者接受治疗。总体来说，该技术在90%以上的患者中最终能够获得成功，大约10%的患者会发生并发症[49]。能否完全清除胆管内的结石取决于结石的大小、数量以及术者的操作经验。据报道，第一次操作能够完全清除胆管结石的比例从60%左右到90%以上不等[50-54]，并且在一些有经验的医疗中心，后续操作的成功率差不多可达100%[55-62]。失败病例大多是由于患者手术后解剖改变，导致无法接近主乳头。对于初次接受ERCP胆管切开取石的患者，并发症的发生率只有3% ~ 5%，特别是在腹腔镜胆囊切除术后 30 天内接受 ERCP 的患者[54, 63, 64]。操作原理是切开胆总管下端的乳头括约肌，然后在内镜直视和X线监视下将取石球囊和网篮插入到胆管内进行取石操作。困难病例和不常见病例可能需要使用机械、体内电力液压或激光碎石和 / 或体外震波碎石（extracorporeal shockwave lithotripsy, ESWL)。对于高危患者也可以考虑在乳头部植入长期支架。

适应证和禁忌证

ERCP 的适应证是那些已知或怀疑有胆管结石的患者，在腹腔镜胆囊切除术同时将进行LCDE的患者排除在外。ERCP 也强烈适用于重症胆源性胰腺炎或急性化脓性胆管炎的患者。其绝对禁忌证和内镜基本相同，包括肠梗阻、内脏穿孔以及患者拒绝。相对禁忌证有凝血机制障碍、严重的合并症、近期的胃肠吻合术、胃出口和 / 或十二指肠近段狭窄。

术前病史和考量

在接受ERCP检查之前，一般通过临床病史、血清肝酶水平和 / 或影像学检查来进行胆总管结石确诊。如果患者怀疑有胆管结石，但其他影像学检查并没有阳性发现，那么ERCP就可以同时作为诊断和治疗的工具。

胆囊存在
临床怀疑
胆囊切除术后
腹腔镜胆囊切除同时进行术中胆管造影或超声检查
ERCP+括约肌切除术
无胆管结石
胆管结石
治疗成功
治疗成功
开腹胆总管探查
失败
腹腔镜胆总管探查
失败
ERCP+括约肌切除术
治疗成功
治疗成功
治疗成功

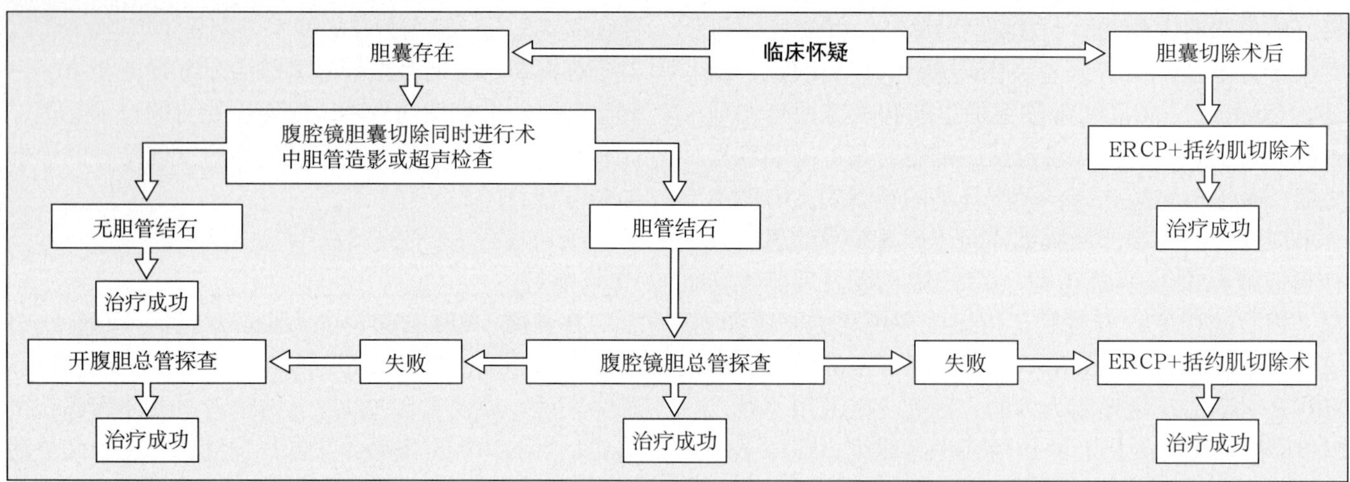

图 46-9　胆总管结石的标准治疗流程。

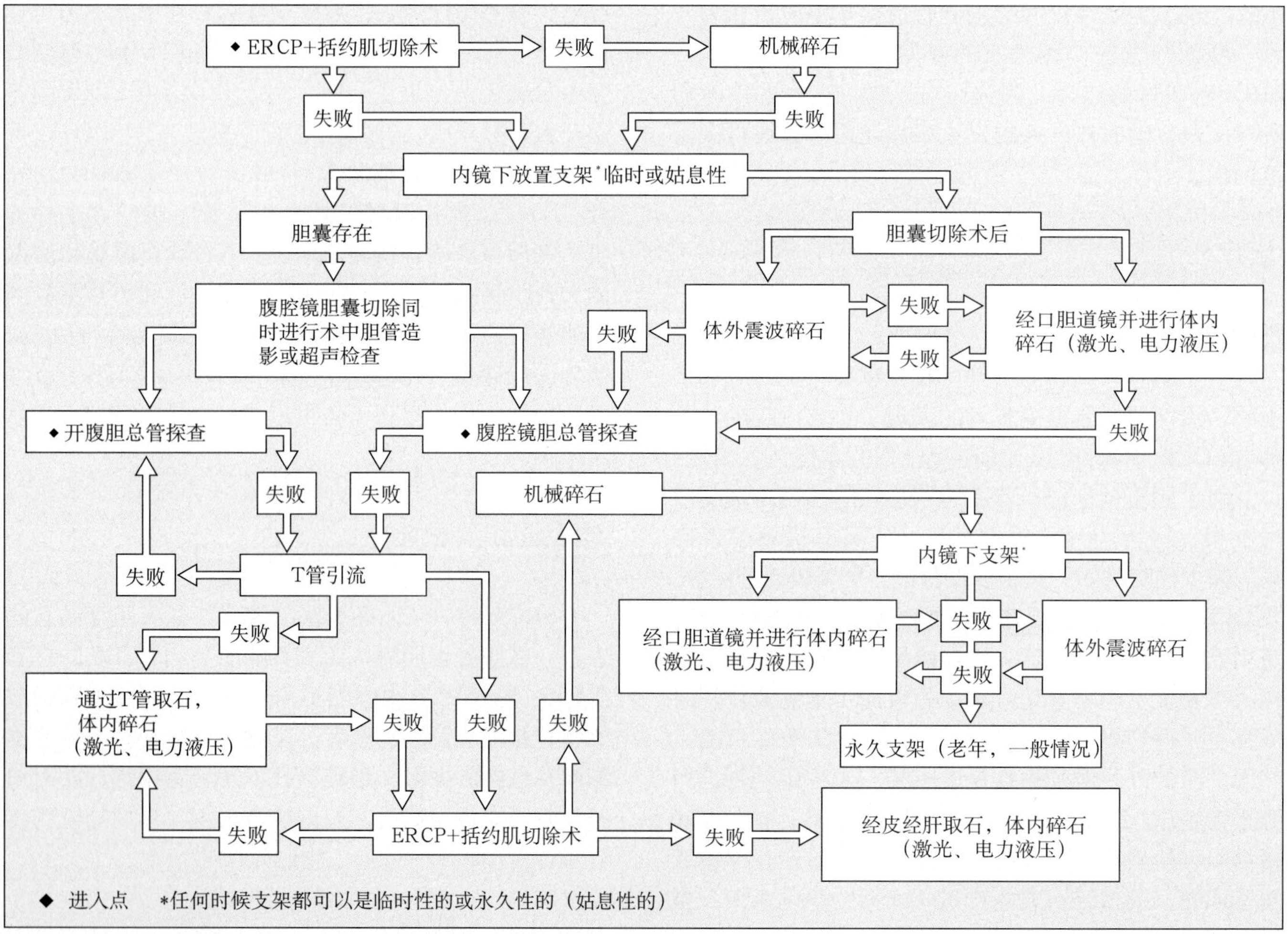

◆ ERCP+括约肌切除术
失败
机械碎石
失败
失败
内镜下放置支架*临时或姑息性
胆囊存在
胆囊切除术后
腹腔镜胆囊切除同时进行术中胆管造影或超声检查
失败
体外震波碎石
失败
经口胆道镜并进行体内碎石（激光、电力液压）
失败
◆ 开腹胆总管探查
◆ 腹腔镜胆总管探查
失败
失败
失败
机械碎石
内镜下支架*
失败
T管引流
失败
经口胆道镜并进行体内碎石（激光、电力液压）
失败
体外震波碎石
失败
通过T管取石，体内碎石（激光、电力液压）
失败
失败
失败
永久支架（老年，一般情况）
失败
ERCP+括约肌切除术
失败
经皮经肝取石，体内碎石（激光、电力液压）
◆ 进入点　*任何时候支架都可以是临时性的或永久性的（姑息性的）

图 46-10　对于困难胆总管结石的特殊治疗流程。

需要考虑的既往史包括患者是否曾接受肠道手术而导致了解剖改变，比如Billroth或Roux-en-Y吻合术，这可能会需要特殊的操作和器械。妊娠期容易出现结石，这可能会影响ERCP的时机以及操作技术。术前检查凝血机制不是必需的，但是对于服用抗凝血药的患者以及由于胆道梗阻维生素K吸收不良导致凝血机制异常的患者来说，还是很有必要的，后者还会导致华法林的药效明显增强。如果预计要进行乳头肌切开的操作，将国际标准化比率（international normalized ratio, INR）调整到1.2或者更低是比较明智的。伴低血压的败血症、急性重症胰腺炎、明显的心肺疾病、巨舌症、面部畸形、阻塞性睡眠呼吸暂停、病态肥胖，以及麻醉性镇痛药、苯二氮䓬类药物和/或酒精耐受是进行全身麻醉的指征。此外，还有其他需要考虑的因素，对于近期接受了CT扫描或其他钡剂造影检查的患者来说，有必要进行肠道清洗以便去除结肠内残余的钡剂，因为这些造影剂可能会影响胆管造影的准确性。对于胆道梗阻包括有结石病的患者来说，建议预防性应用能够治疗革兰阴性肠道杆菌、肠球菌甚至是假单胞菌的抗生素[65]。

治疗技术

插管成功后可以进行取石，经胆管造影对结石的位置进行定位，然后进行十二指肠乳头括约肌切开。将取石球囊或网篮插入到结石上方。如图46-11中所示，将球囊充气后向外拖拉，将结石和球囊一起拖入十二指肠内。也可以通过在适当位置开合取石网篮，将结石套住。缓慢移动或在结石部位不断抖动取石网篮都有助于将结石套住。然后将结石拖入十二指肠内，完全打开网篮，将结石留在十二指肠内，这一过程见图46-12。如果结石不断滑出网篮，可以将网篮靠结石更近些，以便抓得更加牢靠。一旦抓住了结石，最重要的是结石的尺寸必须足够小，这样才能够通过远端的胆管以及已经被切开的十二指肠乳头括约肌，否则取石网篮就必须能和一个体外机械碎石装置结合使用，以防止盲目向外拖拉结石造成结石嵌顿。如果有多个结石，也首先应将最下面的结石首先取出，以防止这种结石嵌顿。

在结石取出的过程中很重要的一条就是要保证网篮或球囊导管与胆管的轴向同方向。内镜的头端应放于乳头正下方，直接观察取石过程。将结石和导管一起拉到胆管下端，接近乳头开口紧靠内镜的地方，用左手手指紧捏住导管，然后顺时针旋转并推送内镜，这样导管就会带着结石从胆总管中取出。还有一种方法就是将内镜推送过乳头切开口下一点，然后通过逆时针旋转上下大螺旋将内镜头端以小锐角向上接近开口。然后，稍稍回拉内镜，将导管贴近内镜并用手抓紧，然后顺时针将内镜的上下大螺旋旋紧，这样就会将球囊或者网篮一起从胆管内沿胆管的轴向拉出。如果简单地将球囊或网篮与处于标准位置的内镜一起往外拉，结石则可能被挤入胆管口上缘的十二指肠壁，导管会从结石内侧滑出。球囊可能因为弹回内镜钳道而发生破裂，网篮可能使结石滑脱并退出。由于原发性胆管结石有些呈泥土样结构，在取石时容易破碎，因此需要通过取石球囊反复清扫，有时还需用生理盐水冲洗。图46-1C所示为拖入十二指肠内的棕色结石碎片。

如果肝内胆管结石比较松动，可将导丝穿过结石旁，然后进入上游胆管，将取石球囊置于结石上方，通过常规方法将结石取出。但需注意，在操作过程中需要避免由于注射造影剂或插入器械而将结石进一步向近端胆管推送。如果标准取石操作不成功，也可通过以下方法将肝内胆管结石拉到肝外胆管：将取石球囊置于结石下方，充气后使球囊和胆管内径基本一致，然后快速拉动球囊，以便在结石下方形成负压，拉动结石向肝外胆管滑动。

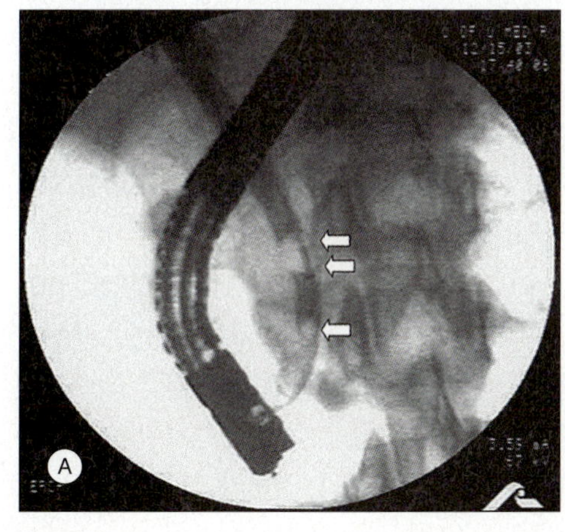

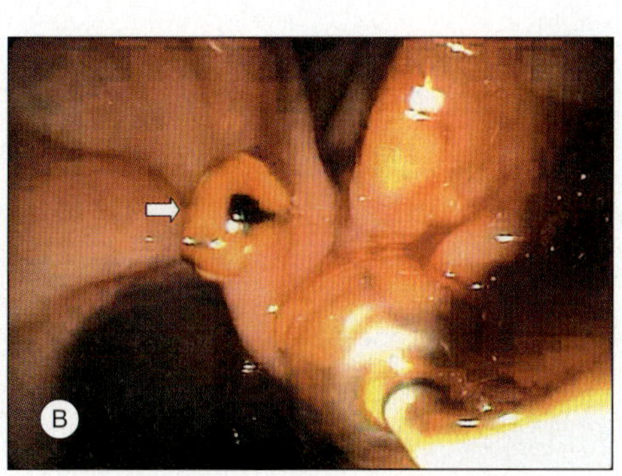

图46-11　A. 内镜逆行胆管造影，可见胆总管内膨胀的球囊（双箭头）和其下方的结石（单箭头）。B. 箭头所示为通过膨胀球囊拖入十二指肠内的混合结石。

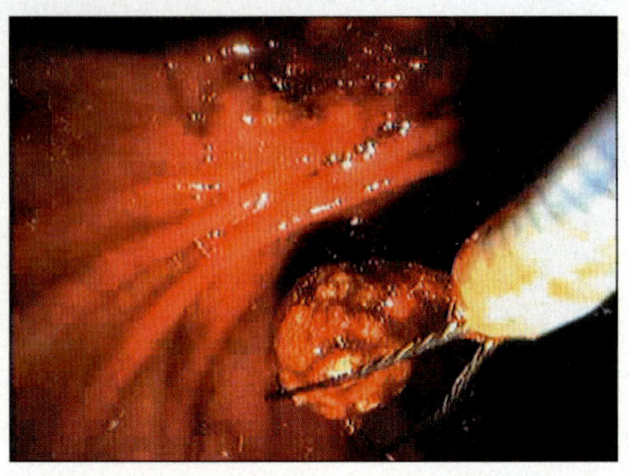

图 46-12　取石网篮内已经从胆道取出到十二指肠内的混合结石。

少见情况

妊娠

大约 8% 的妊娠妇女会出现胆结石，并常会有症状。胆囊切除术可在分娩之后进行，但胆总管结石会有导致胆管炎和胰腺炎的可能，因此需要给予治疗。对于胎儿来说，麻醉和止痛药物、放射线暴露以及与操作有关的并发症，例如缺氧、胰腺炎和败血症，都会有潜在的危险。在关于妊娠期 ERCP 的 36 篇文献中，至少报道了 76 例这样的患者，其中至少有 25 例处于妊娠期的头 3 个月。通常接受的操作包括胆管括约肌切开、取石术以及支架植入。大多数患者都产下了足月的健康婴儿。治疗结果令人满意，仅有少量并发症，只有一名婴儿死于肺动脉高压和败血症，而婴儿的母亲发生了 ERCP 术后胰腺炎[66]。

对于存在右上腹痛和 / 或上腹痛、肝酶异常、无法解释的胰腺炎或胆道感染败血症的孕妇，建议进行经腹壁超声检查[67]。如果找到了结石，但无胰腺炎，而且患者的症状和生化检查已经正常，则可将胆囊切除术推后至分娩后进行[68]。存在胆总管结石和 / 或超声发现胆总管扩张、持续性胆汁淤积、胰腺炎或胆管炎是 ERCP 检查的指征。可推荐患者到具有这方面经验的更大治疗中心接受治疗。还应该邀请产科医生进行会诊，在 ERCP 过程中还要进行胎儿监测。手术过程中患者应取仰卧位或左侧卧位。让一位麻醉科医师在场指导患者镇静和麻醉是非常明智的。如果患者处于仰卧位，还应考虑对患者进行气管内插管。可以通过以下方法尽量减少胎儿的放射线暴露：使用铅防护装置、使用最小的放射线剂量以及尽量减少拍片次数，因为拍片时放射线剂量明显增大。使用了这些措施后，胎儿的放射线暴露剂量可以控制在 310 毫拉德（millirad）以下。该剂量明显低于可以接受的致畸性放射线剂量[69]。胎儿的放射线接触剂量也可通过在母亲子宫底部上方的腹部放置放射剂量检测装置进行监测[66]。乳头括约肌切开术以及支架植入可以很安全地进行，但为了治疗胆囊炎可以进行经乳头胆囊支架植入以便推迟手术，手术可以在患者分娩后进行。有些专家建议不应在 X 线下进行操作，而应选用 B 超进行引导，但是这有可能导致操作失败或者其他并发症。

胆囊泥沙样结石、微小结石和结晶

胆泥、微小结石和结晶的传统治疗方法是胆囊切除，这可以治愈反复发作的腹痛，并预防胰腺炎的发作[3, 27, 28]。然而，熊去氧胆酸可以溶解胆固醇微结石和结晶，并预防胰腺炎的发作，但其起效时间仍不明确[3, 27]。内镜下乳头肌切开术可以预防或减少由于胆囊泥沙样结石、微小结石以及结晶造成的复发性胰腺炎[28, 36]。

胆源性胰腺炎

轻中度胆源性胰腺炎的常规治疗是在症状缓解前给予支持疗法，然后进行腹腔镜胆囊切除，并进行术中胆道造影，这通常是在一次住院中完成。病情严重者最好给予重症监护，并进行预防性抗生素治疗、肠道营养支持，并对梗阻性黄疸和 / 或胆管炎进行紧急引流。然而，重型胰腺炎若早期接受胆道手术则可能意味着较高的并发症发生率和死亡率[39]。

对于重症胰腺炎、梗阻性黄疸和 / 或胆管炎患者，内镜逆行胆管造影（Endoscopic retrograde cholangiography, ERC）的同时行胆管乳头切开与取石可以减少并发症发生率和死亡率，同时缩短住院时间[44, 70]。有 4 项随机对照研究比较了 ERC 和急性胰腺炎保守治疗。这些研究结果之间相互矛盾[71-74]，结果总结于表 46-1 和 46-2。

Neoptolemos 等[71]对来自一个医学中心的患者进行了研究，他们将怀疑胆源性胰腺炎的 121 名患者随机分为两组，一组在 72 小时内接受 ERC 和胆道乳头括约肌切开术治疗胆管结石，另一组采取保守治疗。分析显示重症胰腺炎接受内镜治疗的患者无论是死亡率还是并发症发生率均有明显降低。Fan等[72]将195名由多种原因所致的胰腺炎患者随机分为两组，将入院 24 小时内接受 ERC 下乳头切开的胆管结石患者与对照组进行比较，其预后总体无差异，但是在重症胰腺炎患者中，治疗组的并发症发生率明显低于对照组（13% 对 54%）（P=0.003），治疗组的死亡率也有减少的趋势（3% 对 18%）（P=0.097）。值得注意的是，在

表 46-1 急性胆源性胰腺炎急诊内镜逆行胆管造影加乳头括约肌切开术和保守治疗在并发症方面的比较

作者	重型*	结石†	并发症发生率		RRR	ARR	NNT‡
			ERC	对照			
Neoptolemos 等[71]（n=121）	44%	85%	17%	34%	50%	17%	6
Fan 等[72]（n=195）	42%	66%	18%	29%	39%	11%	9
Nowak 等[73]（n=280）	NR‡	NR‡	17%	36%	53%	16%	6
Fölsch 等[74]（n=238）	14%	46%	46%	51%	20%	5%	20
资料汇总 （n=854）	30%	61%	25%	38%	35%	13%	8

* 急性重症胰腺炎；†胆总管结石；‡NNT：防止 1 例死亡需要治疗的例数（number needed to treat to prevent one mobid event）。
ARR，绝对风险降低比例；ERC，内镜逆行胆总管造影；RRR,相对风险降低比例。
Modified from Sharma[70].

表 46-2 急性胆源性胰腺炎急诊内镜逆行胆管造影加乳头括约肌切开术和保守治疗在死亡率方面的比较

作者	ERC 组死亡率	对照组死亡率	RRR	ARR	NNT
Neoptolemos 等[71]（o=121）	1.7%	8.1%	79%	6.4%	15.6
Fan 等[72]（o=195）	5.2%	9.2%	43.5%	4%	25
Nowak 等[73]（o=280）	2.3%	12.8%	82%	10.5%	9.5
Folsch 等[74]（o=238）	11.1%	6.3%	-77.4%	-4.8%	-20.8
Pooled data （N=854）	5.2%	9.1%	42.9%	3.9%	25.6

ARR，绝对风险降低比例；ERC，内镜下逆行性胆总管造影；NNT,防止1例死亡需要治疗的例数（number needed to treat to prevent one death）；RRR，相对风险降低比例。
Modified from Sharma[70].

急性重症胰腺炎中，接受ERC治疗的患者其化脓性胆管炎的比例要明显低于保守治疗组（0对29%）（$P<0.001$）。但该研究需要注意的是，由于研究对象包含了各种原因引起的胰腺炎，所以存在着Ⅱ型误差。

德国进行的一项多中心研究将238名患者随机分为2组，一组在发病后72小时内进行ERC和乳头肌切开术，并且根据需要进行胆管取石，另一组采取保守治疗。伴有胆管炎或总胆红素达到或超过5mg/dl的患者不纳入研究。112名接受保守治疗的患者中有20名随后接受了ERC治疗，13名患者接受了取石治疗。在ERC组和对照组中，总的并发症发生率相似，但治疗组中严重并发症，主要是呼吸衰竭的比例较高（P=0.03），而胆管炎的比例较低。治疗组和对照组中分别有14名和7名患者死亡，治疗组死亡的主要原因是呼吸功能衰竭。在治疗组和对照组之间胰腺并发症的比例基本相等，分别是23%和22%。该研究的结论是，对于不存在梗阻性黄疸或胆管炎的急性胆源性胰腺炎患者，早期ERC联合乳头肌切开术并不能给患者带来益处。这项研究的主要问题是，与其他研究相比，患有结石和病情严重患者的数量明显较少。共计22个中心中有19个每年纳入的受试者人数少于2人。ERC组的主要问题是呼吸衰竭，但是比例远远高于其他研究的数据。考虑到这项研究中每年患者数量较低，并且呼吸衰竭比例不合理，因而有理由对操作医师的技术水平以及是否可能由于手术导致了呼吸问题产生疑问[74]。

Nowak 等[73]在一篇摘要中报道了一项对连续280名胆源性胰腺炎疑似患者进行的单中心研究。所有患者均于入院后24小时内接受了十二指肠镜检查，75名患者肉眼发现壶腹部有嵌顿的结石，他们接受了乳头肌切开取石术。其余患者随机分组，分别接受ERC检查或保守治疗。有嵌顿结石并接受了ERC检查的患者都作为治疗组进行了分析。结果显示，无论是轻型还是重型胰腺炎，治疗组中的并发症发生率和死亡率都明显低于对照组。作者同时还发现早期介入治疗意味着预后更佳。然而，要严谨分析这篇摘要仍然缺乏充分的数据。

根据这些数据可以看出，ERC加乳头括约肌切开可以明显改善重型胆源性胰腺炎的预后，因为它可以预防和治疗胆管炎，而对胰腺炎则无明显的治疗效果。

合理的治疗方式应该是这样的，重型胰腺炎患者如具有胆管炎和 / 或其他胆道梗阻的迹象，例如梗阻性黄疸、肝酶明显升高和 / 或胆管扩张，则应在入院后 24 ~ 72 小时内接受 ERC 检查。另外，如果轻中型胆源性胰腺炎患者出现明显的胆道梗阻（如前文所述）或病情持续、恶化，也应考虑ERC检查。如果患者有胆管结石，但是由于并发症的原因无法考虑进行胆囊切除时，也应当考虑乳头括约肌切开取石术。孕妇也应该考虑姑息采取内镜治疗，等待患者分娩后再考虑进行胆囊切除。一项小规模研究显示，胆源性胰腺炎患者接受乳头括约肌切开取石术后，约有90%的患者在3年内不行胆囊切除术依然无任何问题[42]。然而，在这种情况下，应谨慎进行密切随访。对于没有明显梗阻迹象的轻中度胆源性胰腺炎患者，不建议采用ERCP。理想方法是在患者病情缓解后行腹腔镜胆囊切除和IOC检查。将EUS和MRCP作为一种微创性诊断方法，随后对有阳性结果的患者进行ERC，这种做法的价值目前仍未明确[38, 44, 75]。

急性胆管炎

初步治疗是药物辅以支持治疗、血培养、静脉注射维生素K以及经验性应用抗生素。初始给予药物治疗12～24小时后，高达90%的患者对此有反应，之后可通过ERC接受胆管引流治疗。那些对治疗无反应的患者最好能进行急诊胆管引流，首选是通过ERC[46, 47]。药物治疗可采用氟喹诺酮、哌拉西林/三唑巴坦、亚胺培南/西司他丁或美罗培南单药治疗，也可用广谱头孢菌素或加用甲硝唑或克林霉素，以加强对厌氧菌的覆盖。还有很多其他治疗方案，但不宜用氨基糖苷类和氨苄西林，因为氨基糖苷类药物会增加梗阻性黄疸患者的肾毒性，而氨苄西林耐药菌过多[46]。

90%的胆管梗阻患者经PTC手术可取得成功，并发症包括出血、假性动脉瘤、腹膜炎、胆汁瘘、感染以及狭窄，其发生率在30%～80%，胆管炎患者的死亡率为5%～17%[9, 77]。相比之下，ERC更为有效，死亡率和并发症发生率也更低，因此要优于PTC[46, 63, 78-81]。但PTC在某些情况下也有优势，比如肝内胆管结石、外科手术导致十二指肠结构改变或ERC失败后。

胆管炎的传统治疗方法是外科开腹手术，但由于其并发症发生率和死亡率较高，因而目前已很少作为一线治疗方法[82]。Lai等[79]在一项随机对照试验中比较了ERC联合乳头肌切开术和开腹手术。结果发现两者的并发症发生率分别为34%和66%，住院期间的死亡率分别为10%和32%。开腹手术的死亡率与患者在手术时的病情危重程度有关，据报道，急诊手术的死亡率是50%，限期手术为16%，择期手术是3%[76]。对腹腔镜胆囊切除术的随机对照研究显示，腹腔镜胆管探查的结石清除率、死亡率以及并发症发生率与ERC联合乳头括约肌切开术相似，但前者的住院时间较短[82-84]。但腹腔镜胆管探查对于胆管炎患者的最终作用不太明了，因为只有一部分轻型胆管炎患者参与了研究，而没有包括重型患者[82]。对于那些药物治疗反应良好、临床情况稳定、手术耐受性良好的患者，一期腹腔镜胆囊切除术同时进行胆总管探查是合适的。这种手术对于病情不稳定或既往已接受胆囊切除的患者是不合适的[82]。对于病情危重或已做了胆囊切除的患者，应当考虑ERC联合乳头括约肌切开以及胆总管取石术。对于病情稳定的胆石症患者，如果没有条件开展腹腔镜胆管探查术，也可以考虑ERC联合乳头括约肌切开以及胆总管取石术。对于病情稳定凝血正常的患者，可以进行标准ERC。但胆管炎患者常合并脓毒性休克、低血压、多脏器功能衰竭、弥漫性血管内凝血以及由于胆道梗阻维生素K吸收障碍导致的凝血功能障碍，此时最好的方法是通过支架或鼻胆管引流的方式进行临时引流，而不是马上进行乳头肌切开和取石。我们的方法是在全身麻醉和气管插管的情况下进行这些操作。在注射造影剂之前最好先抽吸胆道内的胆汁，以免增加胆道压力，导致胆道内细菌和内毒素进行血源性传播的可能性增大。支架可以通过正常的方式植入，即通过导丝进入梗阻结石的上游，然后循导丝放入支架。植入支架后可见脓性胆汁从插管的周围溢出和/或从支架流出（图46-13）。鼻胆管引流是先将一个导丝放置到梗阻结石的上游，然后通过导丝置入一个7Fr的引流导管，也要放到结石的上游。猪尾形导管可以很好地在结石上方固定，比直导管稳定得多。随后，一边继续送引流管，一边退内镜即可，同时在X线透视下观察，以防在胃内打折。作者建议在这个过程中不要把导丝撤出，以便能增加引流管的强度，防止在胃内打折。内镜完全退出后，从患者鼻腔内插入一个14Fr的导管，另一端从口腔拉出，将鼻胆管的末端插入这个14Fr导管的口端，再一起从鼻腔拔出，直到鼻胆管被拉直为止。然后，即可通过鼻胆管对胆道进行吸引和冲洗，也可通过鼻胆管行胆道造影以确定鼻胆管位于结石的上方。将导管固定于患者的鼻部、面部以及躯干，并接上引流袋，让胆汁通过重力自行引流。可以每6～8小时冲洗一次导管以保证导管通畅。支架引流和鼻胆管引流的效果类似，我们建议优先选择支架引流，因为这种方法简单快速，而且由于支架没有体外的部分，不会由于不小心而导致导管移位[80]。引流后患者的病情常会很快恢复，患者病情稳定，凝血机制恢复后，可以考虑重复进行

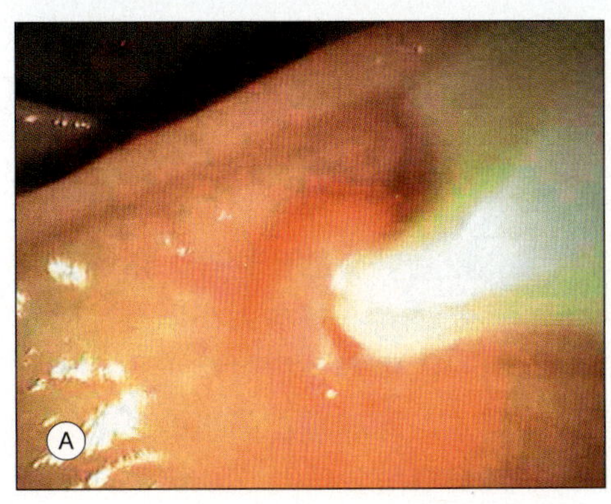

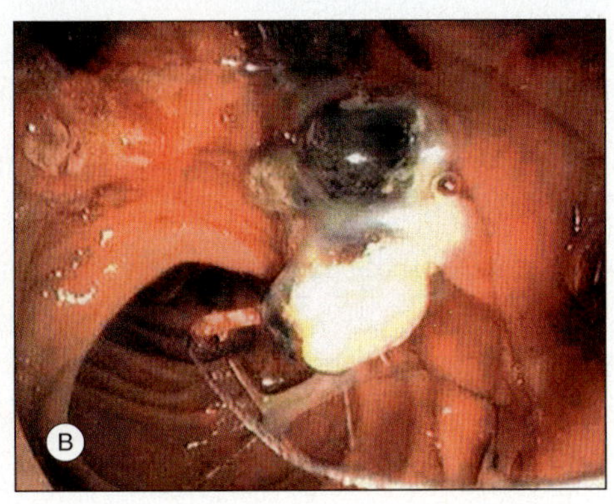

图46-13 A. 化脓性胆管炎患者主乳头插管后引流出的脓性胆汁。B. 随脓性胆汁一起流出的结石。

ERCP，同时进行乳头括约肌切开和胆管取石。

胆囊存在的内镜胆总管取石术作为确定治疗

适于行外科手术的胆总管结石患者应进行结石清理和胆囊切除术。内镜乳头括约肌切开术以及胆管取石术可作为胆总管结石患者初次发作的治疗。但对于未曾行胆囊切除的患者，无论有无胆囊结石，随后是否需要进行胆囊切除术一直以来都有争议。胆管括约肌切开术后，胆囊和肝内胆管内形成结石的几率明显降低[85]。对在 20 年时间进行的包含了 1228 名患者的14项研究进行总结，这些患者的平均随访时间是37个月（范围是2～156个月）。结果发现在保留胆囊的胆总管结石患者中，最终仍有平均14%的患者接受了胆囊切除术[86-99]。最常见的症状和并发症有胆绞痛、梗阻性黄疸、胆囊炎、胆管炎、胆总管结石、胰腺炎、胆瘘以及乳头狭窄。危险因素包括胆囊结石、ERCP时胆囊完全显影、胆总管扩张以及乳头旁憩室[91, 95, 99]。然而，根据3项随机对照研究，与内镜下乳头切开术组相比，外科组出现症状和并发症的比例显著较低，如表 46-3 所示[91, 100, 101]。

内镜下 Oddi 括约肌球囊扩张后胆总管取石

在常规诊疗中，应避免内镜下Oddi括约肌球囊扩张及胆总管取石。与乳头括约肌切开术相比，它出现并发症的几率较高，甚至可以导致患者死于胰腺炎[54]。内镜下乳头括约肌切开胆总管取石术可使大约5% 的患者出现短期并发症[63]。大约 6%～24% 的患者会导致中期（6～15年）并发症，这些并发症通常可以通过内镜技术进行治疗，但是远期并发症仍然未知[97, 102, 103]。建议在内镜下 Oddi 括约肌球囊扩张后进行胆总管取石，目的在于减少括约肌切开的远期并发症。从此项技术中受益最大的患者是年轻患者以及已经进行了腹腔镜胆囊切除术和乳头括约肌切开术的患者。

内镜下Oddi括约肌球囊扩张技术是指将一个导丝引导的球囊导管通入胆道括约肌，然后使用造影剂将球囊扩张到最大压力值。这一技术并未标准化：不同专家采用的技术各不相同，扩张球囊有快有慢，球囊扩张后有的主张快速减压，有人主张持续扩张1～2分钟，也有人主张连续扩张 2 次。可从透视下观察柱形球囊的腰部是否消失，进而观察其是否完全扩张。所选球囊的直径一般与结石的直径相等，但一定不得大于胆管的直径。然后，通过标准网篮或球囊技术取出结石，参见图46-14。导丝引导设备可使操作变得更加简单。对于较大的结石，可以先将乳头扩张到比较小的口径，然后进行机械碎石，再使用取石球囊取出结石碎片。部分专家认为在胰管内放置支架是标准操作。

在 3 项非对照系列研究中，对 435 名患者进行了Oddi括约肌球囊扩张，初次治疗中有68%的患者取出了胆总管结石；其余患者需要 2 次到多次的 ERCP，有时还需行乳头括约肌切开术、外科手术或其他治疗。这些患者中有35%需要机械碎石。这些患者中的并发症发生率大约是7%～19%，大多为胰腺炎[104-106]。

表 46-3 胆总管结石患者仅接受乳头括约肌切开取石和接受胆总管清扫加胆囊切除的随机对照研究

	乳头括约肌切开术			胆囊切除	
	例数	有症状	手术	例数	有症状
Hammarstrom 等[91]	39	16（41%）	14（36%）	41	2（5%）
Targarona 等[100]	46	10（22%）	7（15%）	43	3（6%）
Boema 等[101]	59	27（47%）	22（37%）	49	1（2%）

在有症状的各治疗组间，都有显著差异，$P < 0.05$ 或更小。

这些研究的问题是，有2项研究是回顾性分析，可能低估了并发症的几率[104, 105]。所有报道均来自第三方医学中心，患者的年龄相对较大，而并发症的诊断标准也不是一直保持统一[49]。在一项研究中给予加贝酯来减少胰腺炎的并发症发生率，这也会导致结果出现误差[106]，而在另一项研究中也给予了该药[104]。

来自第三方医学中心的5项随机对照研究对球囊扩张与乳头括约肌切开术进行了比较，表46-4总结了其中的4项研究，200多例患者。患者的年龄相对较大，一般情况较差，体内存在大结石和多发结石，患者常有乳头旁憩室，也并不全是接受过胆囊切除的患者。患者常需多种操作，通常使用机械碎石和乳头预切开。操作过程也可能提前终止，并且加贝酯的使用也并不总是特异的[50-53, 107]。研究的方法学并不总是严格的。可能是缺乏研究前就确定的样本量，入选病例时也不连续，因此有一定的选择偏倚。在研究过程中未一致使用标准并发症以及重度并发症的标准[50, 52, 53]。至少有一名球囊扩张并出现了并发症的患者被从分析中排除[53]。一项研究发现在短期24小时后和12个月后进行球囊扩张并无明显优势[50]。

DiSario等[54]进行了一项随机对照多中心国际研究，研究覆盖了来自社区和医学院附属医院的同等数量的患者。这些患者是临床常规操作中的典型患者，他们较为年轻，一般状况较好，体内小结石的数量较少，解剖结构不复杂，并且大多数在行ERCP之前或之后30天内接受了胆囊切除术。操作都直接进行，没有进行机械碎石或十二指肠乳头的预切开。研究开始时就已经提前确定了首要终点、样本大小以及独立观察的边界值。研究在第一次中期分析时停止，原因是首要研究终点已经达到了，即球囊扩张组的总体并发症比例明显升高，并且具有统计学意义。严重并发症也有显著性差异，扩张组中有2人死于胰腺炎，而且消耗的医疗资源和因就医而旷工的天数也明显升高。多变量分析显示球囊扩张是并发症的惟一相关因素。

DiSario等[54]以及Bergman等[51]的研究在方法学上具有相似性，结果也具有可比性。在Bergman的研究中球囊扩张的总体并发症和严重并发症比例分别为18%和4%，在DiSario的研究中，球囊扩张的总体并发症和严重并发症比例分别为18%和6.8%。然而在DiSario的研究中，乳头切开相关的轻中度并发症发生率为3.3%，但在Bergman研究中，乳头切开组的总体并发症和严重并发症的发生率分别为24%和3%。这些数据说明Bergman的研究中入组患者的年龄较大，病情较重，因此并发症也较多。这些结果明显高于年

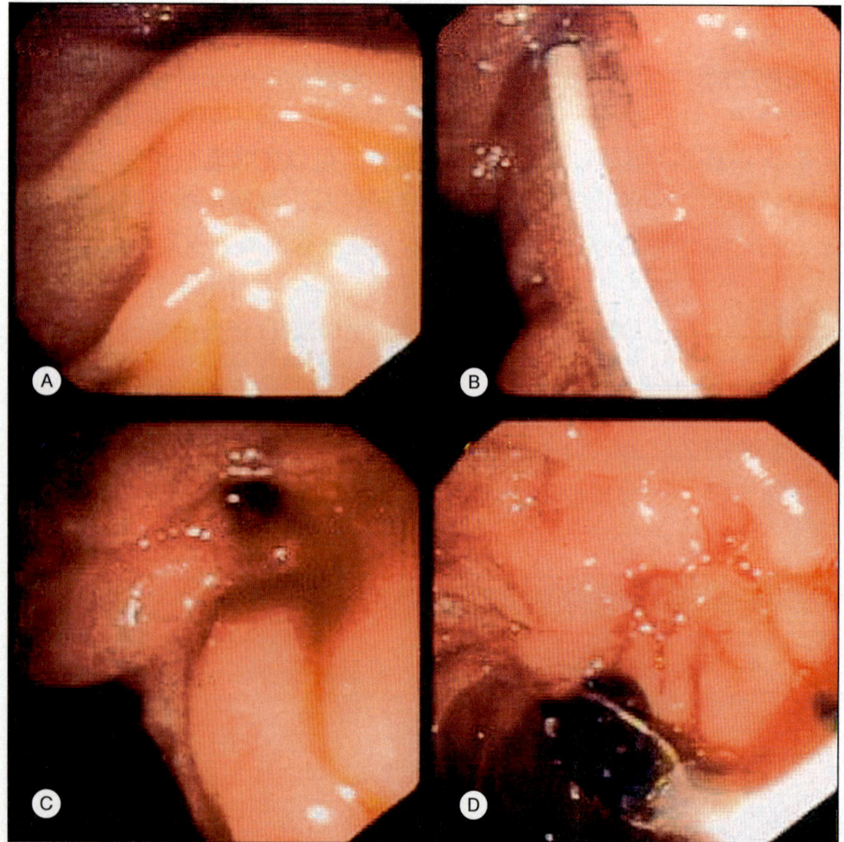

图46-14　A. 正常完整的乳头。B. 一个充气的球囊插入了胆管括约肌。C. 扩张后打开的乳头。D. 通过网篮取出的胆色素结石。

表 46-4　对于 200 多例患者 Oddi 括约肌球囊扩张和乳头肌切开取石之间进行比较的随机对照研究

	Disario 等[54]		Bergman 等[51]		Fujita 等[53]		Vlavianos 等[50]	
	ED	ES	ED	ES	ED	ES	ED	ES
患者								
例数	117	120	101	101	138	144	103	99
年龄(岁)	47*	54*	72†	71†	67*	68*	61*	62*
结石								
大小(mm)	6*	5*	10†	9†	7*	7.3*	40%≥10mm	42%≥10 mm
数目	1*	1*	2†	1†	2.5*	2.4*	39%≥3	25%≥3
操作过程								
成功	114 (97%)	111 (93%)	90 (89%)	92 (91%)	105 (76%)	113 (78%)	65 (63%)	63 (64%)
重复	11 (9%)	0	9 (9%)	0	3 (2%)	0	(5%)	(1%)
并发症发生率								
总数	21 (18%)	4 (3%)	17 (17%)	23 (23%)	21 (15%)	17 (12%)	21 (15%)¶	17 (12%)¶
严重并发症	8 (7%)§	0§	4 (4%)§	3 (3%)§	¶	¶	≥1 (1%)¶	≥1 (1%)¶
死亡	2 (1.7%)	0	1 (1%)	0	0	0	0	1 (1%)**

* 平均值；† 中位数；‡ 初次操作时取出了所有的结石；§ 公认的标准；‖部分公认的标准； 报道的数据不完全；**心肺功能衰竭。

ED，球囊扩张；ES，内镜下括约肌切开。

轻健康患者中的比例。2 个大规模的多中心研究显示，在接受乳头肌切开胆管取石的患者中并发症发生率不到5%[49, 63]。另一个设计良好的多中心研究对1966例 ERCP 患者进行了研究，结果显示乳头球囊扩张是导致胰腺炎最重要的危险因素，调整后的 OR 值是 4.5（95%CI，1.51～113.46，P=0.0027）[108]。Arnold 等[107]进行的一项随机对照临床试验显示，与乳头切开术相比，扩张治疗的总体并发症和严重并发症比例均明显升高，迫使研究者提前终止了研究。

Oddi 括约肌球囊扩张可以导致乳头的水肿和痉挛，进一步导致胰管的梗阻，或由于乳头水肿导致未取出的结石嵌顿。这可能会导致胰腺炎或胆管炎[49, 107, 109, 110]。不过，如果进行乳头切开，大多数遗留的结石会自动排出。有的学者建议在乳头球囊扩张后在胰管内植入支架或使用药物治疗，以预防胰腺炎的发生，但是这种干预方法的作用仍未得到充分研究[109, 110]。

虽然乳头球囊扩张可以预防乳头切开所致的远期并发症，但关于扩张后的研究仍然缺乏充分证据来支持这一概念。乳头功能在扩张后 12～15 个月内有所恢复，但在 2～63 个月时仍会出现慢性炎症[52, 111-114]。虽然最终的临床结果仍然未知，但可能最终导致纤维化和狭窄。

乳头球囊扩张对那些有严重凝血功能障碍或由于外科吻合手术中解剖改变而导致乳头肌切开困难和风险增大的患者可能有益[115, 116]。然而，虽然出血和穿孔的风险减少，但胰腺炎的风险增加了。对这些患者进行乳头球囊扩张时，胰管支架似乎更为合适。

困难结石

85%～90% 的胆管结石可以通过标准技术取出，其余结石被认为是困难结石。至于哪些结石是困难结石，这是一个比较主观的概念，但以下情况被认为可能是困难结石：嵌顿结石、大结石、肝内结石、复发性结石和Mirizzi综合征。有各种方法可处理这些困难结石。

嵌顿结石

对于嵌顿在乳头的结石，首先应该尝试用导丝或导管通过结石的旁边进入结石的上游或通过导管轻轻推挤结石，使其松动，然后进入胆管（图46-15）。如果导丝或其他器械能够进入结石上游，就可以通过乳头切开以常规方式将结石取出。如果器械无法进入结石上游，则有必要对乳头进行预切开。可以通过针形切开刀或导丝暴露在导管末端的乳头切开刀进行预切开。嵌顿结石会致使乳头周围的组织扩张，变得较薄，乳头切开刀应该在11点钟方向做胆管切开。这需要一名经验丰富能够熟练运用器械的医生操作。一旦乳头切开，嵌顿解除了，结石即可从胆管内自行排出。然而，仍然很有必要使用乳头预切开刀或导丝放置到结石上方，然后通过标准方法施行乳头大切口。

与标准乳头切开术相比，乳头预切开会导致总体并发症以及严重并发症的发生率增加。然而，通过乳头预切开可以治疗复杂情况，能够使术者进入胆管。如果由于结石嵌顿导致胆管扩张以及乳头开口处胆管变

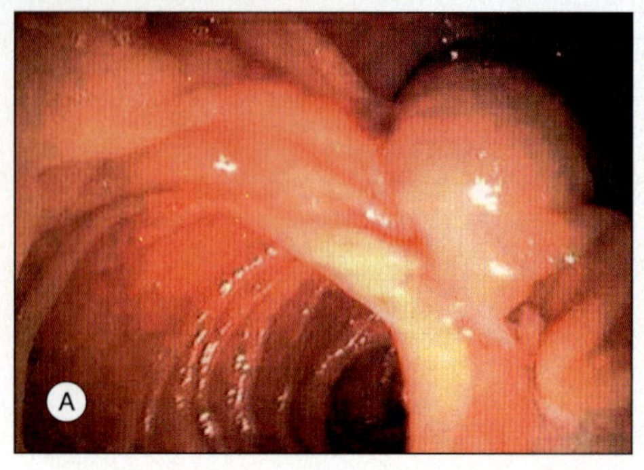

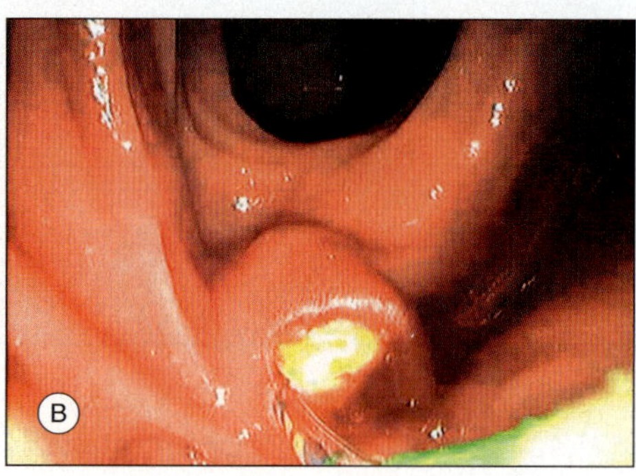

图46-15 A. 结石嵌顿导致的主乳头膨出。B. 通过主乳头开口可以看到嵌顿的结石，在结石下方可以看到插入的乳头切开刀。

薄，此时进行乳头预切开的风险还是比较小的[63,117]。

大结石

大结石一般是指最大径达到或超过10mm的结石。它们通常为棕色结石或混合性结石，常可导致结石嵌顿。内镜下结石取出术有一定的挑战性，因为这种情况常合并乳头旁憩室、大量石材、结石体积太大导致进入取石网篮困难。一项研究表明大于15mm的结石中仅有12%可以通过标准乳头切开术取出[118]。

要想有效取出大结石必须采取乳头大切口。因此，内镜操作的第一步是切开较大的乳头切口或在上次取石失败的基础上扩大切口。如果导丝或导管能够绕过结石进入结石的上游胆管，那么结石常可通过标准取石操作或机械碎石进行清除，也可以放入引流支架进行胆汁引流，一段时间后可使结石缩小。也可考虑使用经内镜活检孔道的电力液压碎石(electrohydraulic lithotripsy, EHL)、激光碎石或ESWL。曾对108例常规操作取石失败患者进行研究，结果显示33名患者机械碎石成功，65例电力液压碎石成功，而10例肝内结石的患者中有7例经ESWL碎石成功[62]。

体内碎石

体内碎石技术可用于结石过大无法从切开的乳头内取出，而且已经被钢丝网篮套牢的结石。在钢丝的外面套上一个金属套管，然后绞动钢丝，使网篮不断收紧，在结石上持续施加压力，最终使结石破碎或网篮断裂（图46-16）。有专门的装置可以通过内镜的工作孔道，这些装置可以是一体的，也可以是套在网篮外的套管，套管可以一直插到嵌顿于胆管内网篮的外面，然后将整个装置接在一个带摇柄的绞车装置上。有3项研究对碎石进行了研究，总共入选了487名患者，结果显示，对86%的胆管结石成功进行了碎石，并发症发生率是7%，最终有6%的患者接受了胆管引流手术[59, 61, 119]。碎石的成功率和结石的大小间接相关，对于小于10mm的结石来说，完全清除的比例是90%，而大于28mm的结石仅有68%[59]。机械碎石是一种很直观的技术，所有进行取石操作的内镜中心都应该有能力施行。

体内碎石也可以通过EHL或激光导管在穿过十二指肠镜的胆道镜直视下进行。操作时导管要对准结石，同时要防止胆管受损。操作时需要2名内镜医师：

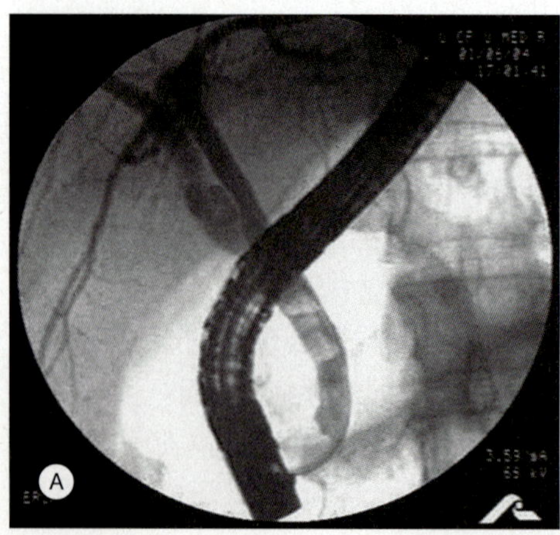

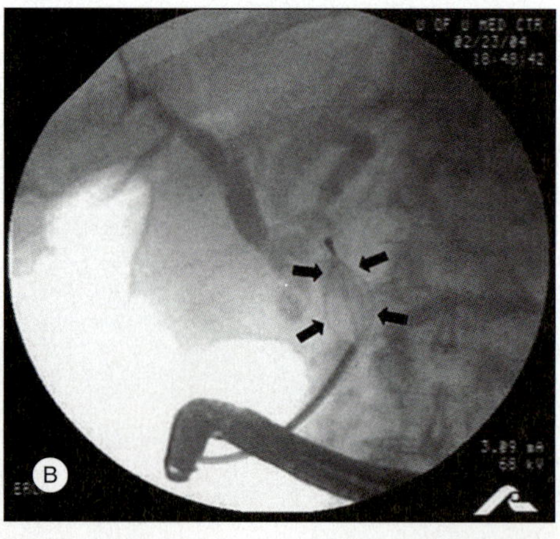

图46-16 A. 中到大结石的胆管造影。B. 箭头所示为已经被机械碎石网篮套住的结石。注意顶在网篮底部的金属套管。

一名对母镜（即十二指肠镜）进行操作，另一名对子镜（4.5 或 3.0mm 的胆道镜）进行操作。子镜很容易损坏，两套内镜均需要光源和处理系统。为保持视野清晰，并同时将胆道内的结石碎片冲洗出来，必须要有冲洗系统以便冲洗镜头。解决方法是用气压加在静脉输液袋上，而液体连接在鼻胆管上，也可用子镜的内镜冲洗系统。内镜医师主要通过控制母镜的方向来调节子镜，轻柔地推送子镜。子镜只能在一个轴向上做轻微活动，所以只有很小的方向控制功能。在碎石过程中，结石的碎片很可能会挡住内镜视线，此时就需要持续冲洗。很重要的一点是，要一直保持内镜的方向对准结石，以防止胆管受损。

EHL 通过一个很细的导管（3F/1mm）高电压放电，其所产生的能量使周围的液体气化，从而将能量转化为震波，进而使结石破碎。导管应正对结石，距离结石约1mm左右。操作者通过踩踏板来释放震波能量，直到结石被完全粉碎为止。若无胆道镜，也可用取石球囊和网篮在 X 线引导下帮助碎石导管瞄准目标。如果震波的位置发生了偏差，可致胆管损伤和穿孔。有 5 项研究对于 185 名标准内镜治疗困难的患者进行了研究，结果显示85%的患者完全清除了胆管内的结石，而并发症的发生率很低。个别情况下，患者需要反复多次治疗[55, 62, 120-122]。据报道，9% 的患者会出现并发症，但一般都较轻微[121]。

有 3 种胆道激光碎石系统：掺钕：钇铝石榴石（Nd：YAG）激光、脉冲染料激光以及配有结石自动识别系统的闪光灯脉冲染料激光。连续激光会产生过多的热量，可能会导致组织的损伤，因此不适于碎石。脉冲激光会产生冲击波效应，从而粉碎结石。掺钕：钇铝石榴石（Nd：YAG）激光较其他激光的能量更强，但是需要一根600μm的石英纤维以及耦合设备。这跟纤维较其他脉冲激光纤维更粗、更硬，整个装备对于内镜使用来说也较笨重[9]。胆道结石中的胆色素成分可以吸收脉冲染料激光中由香豆素染料产生的504μm波长成分，而能量只在结石的内部传播。带有结石自动识别系统的脉冲染料激光利用若丹明6-G染料产生的595μm 波长激光。系统通过反射激光的分光分析自动识别结石并释放激光能量。闪光灯脉冲激光使用 200 ~ 320μm 的石英纤维，也不需要外接装置，这使其更适用于内镜使用[9]。动物实验显示，这两种脉冲激光粉碎结石效果相当，均不会对胆道造成明显损伤[121]。对难以处理的胆道结石分别使用 504μm 和 595μm激光进行研究，结果显示92%的结石都得到了完全清除[58, 121, 123, 124]。对于仍然没有完全清除的患者，可以继续使用ESWL以达到更高的清除率。一般，做一次激光碎石就足够了，但对一些结石很大或多发的患者，则需做 2 ~ 3 次。据报道，并发症的发生率是7%，一般都较轻微；其中包括一过性胆红素血症、胆管炎以及胰腺炎[121]。虽然大多数患者仅在X线引导下进行碎石，但并不常见明显的胆管损伤。研究发现，激光碎石与ESWL相比，效率更高，需要治疗的次数更少，治疗时间也更短[123, 124]。掺钕：钇铝石榴石（Nd: YAG）激光是一种较小的便携式设备，无需特殊管道系统，常用于泌尿系统碎石，不过其所用的石英纤维有点硬。虽然相关数据还不多，但是看起来它似乎也对胆道结石有效[125]。

体外震波碎石

ESWL可将震波能量聚集到需要作用的部位，同时将对邻近组织的压力降到最小。可通过多种不同方法产生震波，但所有方法都需要使震波在水中传播，以便将能量的损失降到最低。进行治疗时，要将含水的囊紧贴在患者身上，并在囊和皮肤之间涂抹凝胶。当震波通过结石时，结石表面会出现空化现象，由于声学阻抗释放导致压缩力和张力之间发生变化，进而使结石破碎。能够决定结石破碎程度的结石属性包括结石的大小、微结晶的结构，而不是结石的化学成分[126]。

患者躺在碎石器上，通过超声或X线透视明确结石的位置。对于胆管结石，一般震波通过患者的背部作用于结石；对于肝内胆管结石，震波则是通过肝脏作用于结石，这么做的目的是防止充气肠袢对震波的影响。操作前通常需要留置鼻胆管进行胆道造影或在结石附近放置胆道支架作为作用目标。对患者预防性应用抗生素，同时给予镇静止痛治疗。震波治疗后进行胆道造影，一旦结石粉碎成功，需要通过内镜或经皮穿刺的方法排出结石碎片。如果结石没有完全粉碎，可于 1 周后重复治疗。

在过去逾 15 年中先后发表了 11 篇文章，报道了 818 名难治性胆道结石患者采用 ESWL 进行治疗的结果，研究显示使用 ESWL 治疗结石的完全清除率为 84%[57, 120, 123, 124, 127-132]。患者一般需要 1 ~ 2 次治疗（范围是 1 ~ 8 次）。短期并发症的发生率为 14%，其中包括疼痛、高胆红素血症、胆管炎、败血症、局部血肿、胰腺炎、血尿、肠梗阻以及麻醉导致的问题。死亡率不足1%，导致死亡的高危因素有高龄、严重的基础疾患和伴随的胆管炎[132]。胆管结石的清除率似与结石的大小负相关，但与结石的数量无关[130]。通过症状、影像学和 / 或血清酶学检查诊断结石复发，据报道，平均随访13个月后发现有13%的患者出现结石复发，这可能是体外震波碎石后结石没有完全清除所致[127, 129]。根据随机对照研究的结果，体内激光碎石的胆管结石完全清除率要优于ESWL，分别为92%和66%[123, 124]。然而，随机研究显示ESWL和EHL在完全清除率方面相似，分别为79%和75%[120]。如加用另一种碎石方法，完全清除率可升至94%～100%[120, 123, 124]。

PTC技术与前向装备、胆道镜和/或前面讨论过的工具连用也是一个选择。PTC技术的结石清除率可达80%～97%，但常需多次治疗。经皮引流管常需留置数周[133-137]。轻微并发症比较常见，比如疼痛、发热以及局部感染。严重并发症包括胰腺炎（10%）、出血（2.5%）、败血症（2.5%）和气胸（0.5%），死亡也有报道。其他并发症包括肝被膜下血肿、肝动脉瘤、胆管炎、腹膜炎、胆汁瘤、胆石性肠梗阻以及导管过早移位，这些情况可能需要外科手术或其他侵入性方法解决[77, 133-137]。外科手术一般为治疗胆管结石最后的备选。

支架

如图46-17显示，对于ERCP无法处理的大结石，为了防止胆管炎的出现需要对胆管进行引流，方法可用鼻胆管，也可用胆道支架。但是鼻胆管引流操作繁琐，患者会感觉不舒服，而且也不够美观。确定最终治疗方案前，胆道支架可以作为一种临时性处理手段，对于高龄、有严重基础疾病或无法长期存活的患者也可以作为一种长期治疗手段。然而，中长期并发症发生率以及死亡率较高，应当谨慎选择适应证。支架可以允许胆汁从支架内部引流，支架梗阻后也可以从旁边流过。由于支架的摩擦，也可以使结石破碎或磨损。经过乳头肌切开后，几乎所有患者都可以在胆道内安放1～2根直的或者猪尾形的7Fr或10Fr支架。支架留置2～9个月后可以使结石缩小或消失，然后可以通过ERCP技术将支架取出[138]。服用熊去氧胆酸似乎可辅助这一过程[139]。近期对于196名老年体弱患者进行的研究显示，这些难以处理的结石患者经过支架治疗后随访2 ～ 39个月，其严重并发症发生率为33%，通常由胆管炎所致，相关死亡率为6%。胆管炎发生的时间平均在2～39个月[138, 140-142]。在比较性研究中，支架组的并发症发生率明显高于常规取石组（36%对14%）、EHL组（63%对8%）以及外科手术组（36%对8%），支架组的总体死亡率也要高于EHL组（74%对41%）[55, 140, 142]。

肝内胆管结石病

原发性肝内胆管结石与肝管的狭窄有关，而继发性肝内胆管结石病则是胆囊或胆管结石逆行进入肝内胆管系统造成的。原发性肝内胆管结石病主要见于东

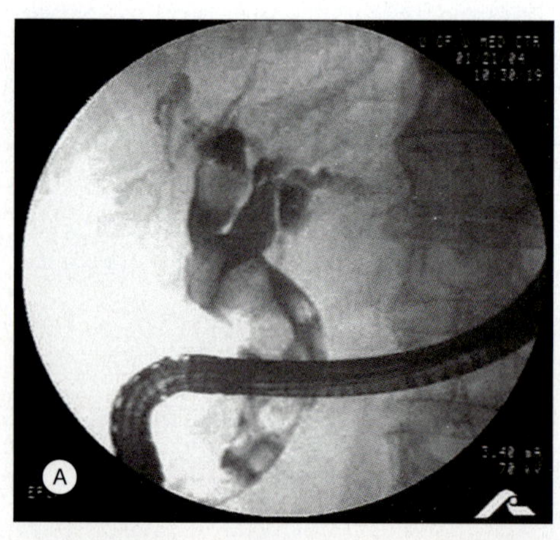

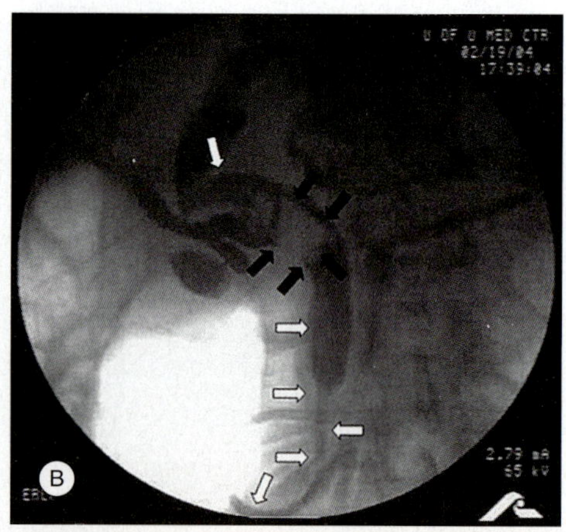

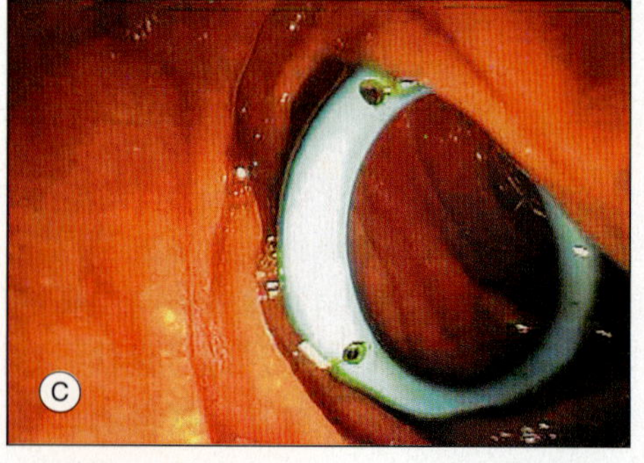

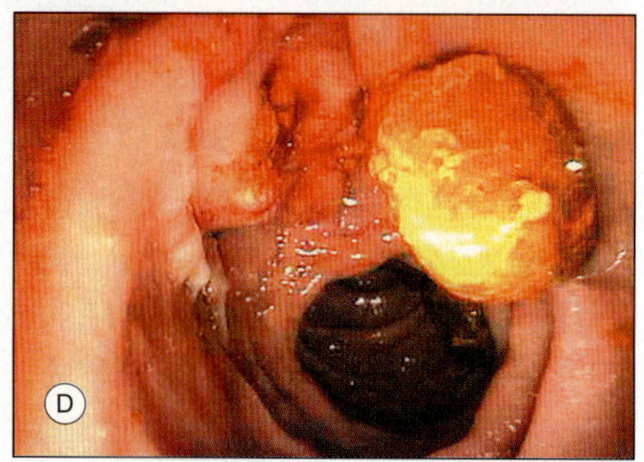

图46-17 A. 胆道镜检查发现几个较大的胆管结石，无法通过乳头肌切开以及机械碎石的方法取出。B. 白色箭头所示为一个10Fr的胆道支架，两端均为猪尾形。大结石为黑色箭头所指。C. 十二指肠内的猪尾形支架末端。D. 4周后，一枚主要由胆固醇组成的较大结石被取石网篮顺利取出。

亚，患者主要是农村居民，社会经济水平较低下。与这些结石相关的因素包括寄生虫的感染，比如华支睾吸虫、胆道的感染、遗传因素、胆管的异常以及肝内胆管细胞癌。在西方，与原发肝内胆管结石相关的因素包括既往肝胆手术史、狭窄、囊性纤维化以及Caroli病（先天性节段性肝内胆管扩张症）。肝内胆管扩张并含有多发的结石，一般是混合成分的结石。患者常常有反复发作的腹痛、发热以及黄疸，并且需要多次接受手术或其他侵入性治疗[143]。继发性肝内胆管结石可以通过ERCP技术进行治疗，需要时也可以进行体内碎石。但是由于胆管成角、多发的狭窄以及外周的结石嵌顿，原发性肝内胆管结石很难通过经乳头括约肌切开术进行治疗。应当避免乳头肌切开，除非有绝对的治疗指征，因为这会增加胆管炎反复发作的危险。然而，在36名患者中，经口胆道镜碎石治疗后，肝内结石的清除率达到了 64%。并发症 1 例（3%），随访 8 年内复发率为 22%[144]。

近期报道显示PTC加体内碎石可以在77%～85%的患者中清除结石，并发症的发生率为1.6%～22%[145, 146]。随访 1～22 年，结石或胆管炎的复发率大约为 63%，在 11～18 年之间，患者的复发率和时间呈明显的正相关。胆管有扩张和狭窄的患者症状复发的情况更加常见，复发的间隔在胆管有狭窄的患者更短。有残余结石的患者，胆管炎和胆管癌的发病率比无残余结石的患者更高，前者分别为44%和16%，后者分别为6.6%和0.7%[145, 146]。也可以使用ESWL，但是清除率更低[56, 57, 120, 124, 128, 129, 131, 147]。然而，如果联合体内碎石，超过90%的肝内胆管结石可以清除[49]。胆管狭窄的结石患者治疗效果仍然不好。

对于选择性肝内胆管结石患者，可以考虑部分肝切除术和肝脏空肠吻合术，在术中和/或术后常需进行胆道镜检查以及碎石治疗。外科手术切除的指征是病变节段肝脏萎缩、多发脓肿和/或肝内胆管癌。接受肝脏部分切除的患者要优于胆肠吻合术的患者，两者的手术并发症发生率分别为 20% 对 16%，死亡率为2%对6%，残余结石率为2%～60%对44%～90%，结石复发率为 16% 对 32%，胆管炎的比例为 3% 对 31%[125, 148, 149]。

Mirizzi 综合征

Mirizzi综合征是由于胆囊结石嵌顿在胆囊颈部或胆囊管引起的一种罕见疾病，会引起胆总管梗阻或瘘管。直接胆道造影的特点是胆管出现外源性梗阻，狭窄段近端和远端均呈渐变性。做出诊断时需根据患者的可疑指数和对患者的直接胆道造影和高清晰度MRCP或胆道内超声检查进行仔细解读。内镜下治疗具有一定的挑战性，标准治疗方法常常会失败。然而，胆道支架和 / 或体内或体外碎石治疗可能会成功[150]。外科手术常常比较复杂，虽然有可能进行腹腔镜手术，但也有可能需要中途转开腹手术。很重要的一点是术前明确诊断，以最大限度减少并发症发生率和转开腹手术的比例[151]。

Sump 综合征

Sump 综合征是一种少见的情况，患者在胆管和十二指肠之间有瘘管，同时有结石的嵌顿和 / 或残余胆管及胆管壶腹段内有食物残留。这可能会引起腹痛、胰腺炎和 / 或胆管炎。通过内镜下乳头肌切开治疗可以获得最佳即刻疗效和长期疗效[152]。

小结石

直径小于或等于 3mm 的结石一般被认为是小结石（图46-18）。这些病变的临床意义仍不明确，并可能可忽略不计。经过 ESWL 后，所有直径 3mm 或更小的结石碎块和几乎所有直径 3.5～5mm 的结石都能顺利通过乳头排入十二指肠内，而不会导致任何症状和并发症[153]。一项对539名胆囊切除术后患者进行的研究发现，随机接受术中胆道造影的患者中有12%意外发现有胆管结石。术中IOC组和对照组中症状性患者的比例相同，对照组患者在3年随访期间没有发现有残余的胆管结石[12]。在另一项研究中，对 163 名准备接受手术的胆囊结石患者进行分析。这些患者肝功能异常，同时逆行性胆管造影结果正常，49%的患者接受了乳头括约肌切开术，其中26%的患者从胆管内取出了小结石。在随后3年多的随访时间内，无论是乳头切开组还是未接受乳头切开组，均未出现胆道并发症[13]。在另一项研究中，942 名接受腹腔镜胆囊切除的患者在术中接受胆道造影，结果发现 5% 的患者在胆管内有充盈缺损，提示有结石的存在，这些患者随后在胆道内放置了引流管。48小时后26%的患者胆管造影正常，6 周后另外 26% 的患者胆管造影也转为正常，但是 48% 的患者在 12 周时胆管内仍然有结石并接受了ERCP取石[14]。这些数据提示直径≤3mm的结石可自行排出，而不会导致任何症状。但是如果打算用保守的方法处理这些结石，则需要进行严密的临床随访，因为这些小结石可以通过间断的胆道梗阻在 1～3 年内导致胰腺炎以及继发性胆汁性肝硬化[15, 41]。

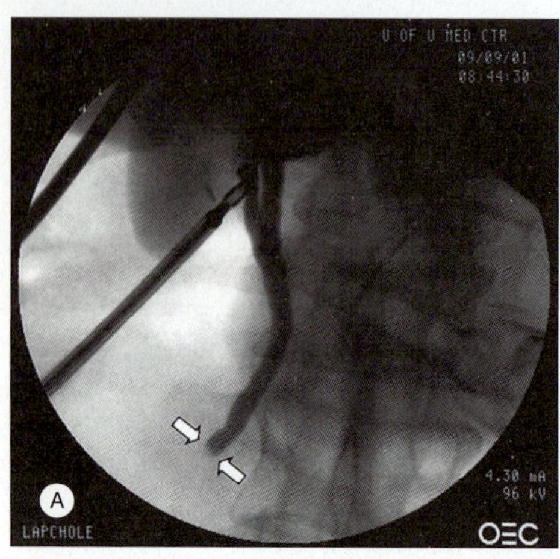

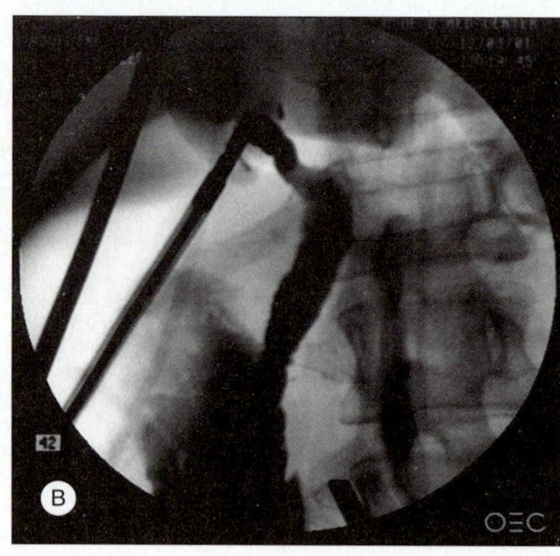

图 46-18 A.箭头所示为腹腔镜术中胆道造影，发现一个 3mm 结石，嵌顿于胆管的壶腹段。B.使用胰高血糖素扩张Oddi括约肌后，结石冲出，随后造影剂顺利流入十二指肠。(Courtesy of Robert Glasgow, MD.)

术后护理

大多数行ERCP的患者术后需要24小时看护或者住院观察。术后处理取决于患者的情况以及所接受的内镜治疗。大多数接受了简单ERCP治疗和乳头肌切开取石的患者，若非处于围手术期，则可当天出院。出院时为防止出血，建议患者避免服用抗凝药物、阿司匹林、非甾体类抗炎药以及抗血小板药物。术后胰腺炎的危险因素包括年轻、女性、胰管狭窄、插管困难、反复胰腺注射造影剂或者插管和/或乳头预切开。这些患者应当充分补液，只给予少量的饮水（吸吮），同时在手术后 12 ~ 24 小时内给予患者止痛药和止吐药。胆管炎接受引流治疗的患者，在ERCP术后至少需要接受 3 天抗生素治疗。

对门诊患者施行的内镜逆行胰胆管造影

ERCP 操作已逐渐成为一种门诊手术。对于这些当日出院的患者必须评估患者的并发症风险。理想的患者应当是那些没有什么基础疾病的患者，有很好的看护，并且住在医院的附近。其他危险因素包括怀疑Oddi括约肌功能紊乱、肝硬化、插管困难、乳头肌预切开、联合 PTC 和内镜下通道建立以及其他危险因素。对于那些计划当日出院的患者，2 小时内并发症大约为44%，6小时内并发症为79%[155]。近期研究显示高达 19% 计划进行门诊 ERCP 的患者最终住院观察，这些并发症大多数是在内镜操作时或恢复过程中被发现的，几乎没有患者是从家中返回[156, 157]。

复发性结石

对于接受了乳头肌切开术或球囊扩张取石的患者，大约有 10% ~ 20% 会出现结石复发[158-160]。复发的大多数是棕色结石，其临床表现多为胆管炎。胆汁淤积和反复感染是导致结石复发的原因。复发的危险因素包括老年、乳头旁憩室、明显扩张的胆管、胆道狭窄、机械碎石以及胆囊的存在。对于这些患者通过血清酶学以及经腹壁超声严密随访，并通过ERCP技术对阳性发现者进行治疗，以提高结石的清除率，降低胆管炎的发生率[158, 161, 162]。外科手术可以清除内镜操作无法处理的结石，但是并未降低复发率[157, 161]。

并发症

对于 90% 以上的患者，ERCP 联合乳头肌切开取石术可成功取出结石，并发症发生率约为5%，死亡罕见。指征明确的高危患者，在镇静和镇痛下可以安全耐受 ERCP 操作。对于那些有明显基础疾病和病态肥胖同时需要接受ERCP的患者，可以进行全身麻醉和气管内插管，以将心肺并发症的风险降到最低[163]。急性重症胰腺炎和化脓性胆管炎患者可从急诊 ERCP 和取石或胆管引流治疗中获益，但是这些患者需要全身麻醉并维持生命体征平稳。有报道称，5 名急性心肌梗死后 15 ~ 56 天的患者，在无心血管并发症的情况下由于急诊指征接受ERCP治疗并取得了成功[164]。对于有严重凝血障碍或血小板减少的患者，如有急诊指征，则需进行取石治疗，但应该提前纠正患者的凝血障碍，比如维生素 K、血浆和 / 或血小板输注治疗。如果无法纠正凝血障碍，应当先放置支架或者进行鼻胆管引流，而不是进行乳头肌切开术。另外，可考虑进行乳头的球囊扩张，以便将出血风险降至最低。

未来趋势

影像技术仍将不断进步，在组织成像方面将取得进一步的突破，信噪比将得到提高，常规经腹壁超声的干扰也将显著减少[165]。多排 CT 扫描以及新一代 MRI 技术可以进行三维重建以及虚拟胆道造影检查，将提供超高清晰度的影像并发现较小的结石[19]。EUS 可以更广泛地用于中危患者的监测。技术还将不断进步，ERCP 将会使用侧视设备，该装置允许进行 B 超影像观察和插管，还将可能进行无需X线引导的取石操作。管道内超声也会不断改进，变得更加有效，可以通过十二指肠镜发现胆道造影所无法发现的结石。

对于胆管结石的治疗，内镜手段是一种安全、有效而且成熟的方法。当然这项技术仍然在不断地发展。人们仍在不断努力通过各种方法使取石操作不必通过乳头肌切开，其中包括药物方法和机械方法以减少短期和长期并发症。体内碎石技术也在发展，使用更有效的激光，最大限度减少组织损伤的可能，并且不必在胆道镜直视下进行碎石操作。可控制方向的细口径器械的发展以及光学导丝的出现使得在直视下使用器械成为可能，直接腔内直视操作会变得更简单，应用更广泛。在外科方面，随着术中超声和腹腔镜下胆总管探查的发展，ERCP已转变为外科操作。另外，ERCP技术的发展和创新也将可以应用于外科腹腔镜。

（姚炜译　孟灵梅　黄永辉校）

参考文献

1. Ko CW, Lee SP: Epidemiology and natural history of common bile duct stones and prediction of disease. Gastrointest Endosc 56(Suppl 6): S165–169, 2002.
2. Soloway RD, Trotman BW, Ostrow JD: Pigment gallstones. Gastroenterology 72:167–182, 1977.
3. Ko CW, Sekijima JH, Lee SP: Biliary sludge. Ann Intern Med 130: 301–311, 1999.
4. Gilat T, Konikoff F: Pregnancy and the biliary tract. Can J Gastroenterol 14(Suppl D):55D–59D, 2000.
5. Barbara L, Sama C, Morselli-Labate AM, et al: A population study on the prevalence of gallstone disease: The Sirmione study. Hepatology 7:913–917, 1987.
6. Attili AF, Capocaccia R, Carulli N, et al: Factors associated with gallstone disease in the MICOL experience: Multicenter Italian Study on Epidemiology of Cholelithiasis. Hepatology 26:809–818, 1997.
7. Trotman BW: Pigment gallstone disease. Gastoenterol Clin North Am 20:111–126, 1991.
8. Sandstad O, Osnes T, Skar V, et al: Common bile duct stones are mainly brown and associated with duodenal diverticula. Gut 35: 1464–1467, 1994.
9. Lee JG, Leung JW: Choledocholithiasis, bacterial cholangitis, oriental intrahepatic stone disease, and parasitic disorders of the biliary tree. In DiMarino AJ, Benjamin SB (eds): Gastrointestinal Disease. An Endoscopic Approach. Malden, MA, Blackwell Science, 1997, pp 852–870.
10. Gracie WA, Ransohoff DF: The natural history of silent gallstones: The innocent gallstone is not a myth. N Engl J Med 307:798–800, 1982.
11. Attili AF, De Santis A, Capri R, et al: The natural history of gallstones: The GREPCO experience. The GREPCO Group. Hepatology 21:655–660, 1995.
12. Murison MS, Gartell PC, McGinn FP: Does selective preoperative cholangiography result in missed common bile duct stones? J R Coll Surg Edinb 38:220–224, 1993.
13. Siddique I, Mohan K, Khajah A, et al: Sphincterotomy in patients dwith gallstones, elevated LFTs and a normal CBD on ERCP. Hepatogastroenterology 50:1242–1245, 2003.
14. Collins C, Maguire D, Ireland A, et al: A prospective study of common bile duct calculi in patients undergoing laparoscopic cholecystectomy: Natural history of choledocholithiasis revisited. Ann Surg 239:28–33, 2004.
15. Lakshmi MV, Sridharan GV, Butterworth D: Gallstone cirrhosis: Are we only seeing the tip of the iceberg? Br J Clin Pract 47:164–165, 1993.
16. Goldman DE, Gholson CF: Choledocholithiasis in patients with normal serum liver enzymes. Dig Dis Sci 40:1065–1068, 1995.
17. George GO, Spiegelman GA, Barkin JS: Normal serum alkaline phosphatase: An unusual finding in early suppurative biliary obstruction. Am J Gastroenterol 88:771–778, 1993.
18. Gandolfi L, Torresan F, Solmi L, et al: The role of ultrasound in biliary and pancreatic disease. Eur J Ultrasound 16:141–159, 2003.
19. Mortele KJ, Ji H, Ros PR: CT and magnetic resonance imaging in pancreatic and biliary tract malignancies. Gastrointest Endosc 56: S206–212, 2002.
20. Mark DH, Flamm CR, Aronson N: Evidence-based assessment of diagnostic modalities for common bile duct stones. Gastrointest Endosc 56:S190–194, 2002.
21. Romagnuolo J, Bardou M, Rahme E, et al: Magnetic resonance cholangiopancreatography: A meta-analysis of test performance in suspected biliary disease. Ann Intern Med 139:547–557, 2003.
22. Montariol T, Msika S, Charlier A, et al: Diagnosis of asymptomatic common bile duct stones: Preoperative endoscopic ultrasonography versus intraoperative cholangiography—a multicenter, prospective controlled study. Surgery 124:6–13, 1998.
23. Petelin JB: Surgical management of common bile duct stones. Gastrointest Endosc 56:S183–189, 2002.
24. Catheline JM, Turner R, Paries J: Laparoscopic ultrasonography is a complement to cholangiography for the detection of choledocholithiasis at laparoscopic cholecystectomy. Br J Surg 89:1235–1239, 2002.
25. Sun XD, Cai XY, Li JD, et al: Prospective study of scoring system in selective intraoperative cholangiography during laparoscopic cholecystectomy. World J Gastroenterol 9:865–867, 2003.
26. Lee SP, Maher K, Nicholls JF: Origin and fate of biliary sludge. Gastroenterology 94:170–176, 1988.
27. Ros E, Navarro S, Bru C, et al: Occult microlithiasis in "idiopathic" acute pancreatitis: Prevention of relapses by cholecystectomy or ursodeoxycholic acid therapy. Gastroenterology 101:1701–1709, 1991.
28. Lee SP, Nicholls JF, Park HZ: Biliary sludge as a cause of acute pancreatitis. N Engl J Med 326:589–593, 1992.
29. Perez-Martin G, Gomez-Cerezo, Codoceo, et al: Bilirubinate granules: Main pathologic bile component in patients with idiopathic acute pancreatitis. Am J Gastroenterol 93:360–362, 1998.
30. Gloor B, Stahel PF, Muller CA, et al: Incidence and management of biliary pancreatitis in cholecystectomized patients. J Gastrointest Surg 7:372–377, 2003.
31. Ammori BJ, Boreham B, Lewis P, et al: The biochemical detection of biliary etiology of acute pancreatitis on admission: A revisit in

the modern era of biliary imaging. Pancreas 26:e32–35, 2003.

32. Liu CL, Lo CM, Chan JK, et al: EUS for detection of occult cholelithiasis in patients with idiopathic pancreatitis. Gastrointest Endosc 51:28–32, 2000.
33. Calvo MM, Bujanda L, Heras I, et al: Magnetic resonance cholangiography versus ultrasound in the evaluation of the gallbladder. J Clin Gastroenterol 34:233–236, 2002.
34. Choudhuri G, Agarwal DK, Saraswat VA, et al: Is duodenal bile representative of gallbladder bile? A comparative study. Scand J Gastroenterol 28:920–923, 1993.
35. Janowitz P, Swobodnik W, Wechsler JG, et al: Comparison of gallbladder bile and endoscopically obtained duodenal bile. Gut 31: 1407–1410, 1990.
36. Kohut M, Nowak A, Nowakowska-Dulawa E, et al: The frequency of bile duct crystals in patients with presumed biliary pancreatitis. Gastrointest Endosc 54:37–41, 2001.
37. Acosta JM, Ledesma CL: Gallstone migration as a cause of acute pancreatitis. N Engl J Med 290:484–487, 1974.
38. Chak A, Hawes RH, Cooper GS, et al: Prospective assessment of the utility of EUS in the evaluation of gallstone pancreatitis. Gastrointest Endosc 49:599–604, 1999.
39. Kelly TR: Gallstone pancreatitis: The timing of surgery. Surgery 88:345–350, 1980.
40. Armstrong CP, Taylor TV, Jeacock J, et al: The biliary tract in patients with acute gallstone pancreatitis. Br J Surg 72:551–555, 1985.
41. Diehl AK, Holleman DR Jr, Chapman JB, et al: Gallstone size and risk of pancreatitis. Arch Intern Med 157:1674–1678, 1997.
42. Kaw M, Al-Antably Y, Kaw P: Management of gallstone pancreatitis: Cholecystectomy or ERCP and endoscopic sphincterotomy. Gastrointest Endosc 56:61–65, 2002.
43. Tenner S, Dubner H, Steinberg W: Predicting gallstone pancreatitis with laboratory parameters: A meta-analysis. Am J Gastroenterol 89:1863–1866, 1994.
44. Fogel EL, Sherman S: Acute biliary pancreatitis: When should the endoscopist intervene? Gastroenterology 125:229–235, 2003.
45. Bradley EL 3rd: A clinically based classification system of acute pancreatitis: Summary of the International Symposium on Acute Pancreatitis, Atlanta, GA, September 11 through 13, 1992. Arch Surg 128:586–590, 1993.
46. Yusoff IF, Barkun JS, Barkun AN: Diagnosis and management of cholecystitis and cholangitis. Gastroenterol Clin North Am 32:1145–1168, 2003.
47. Sirinek KR, Levine BA: Percutaneous transhepatic cholangiography and biliary decompression: Invasive, diagnostic and therapeutic procedures with too high a price? Arch Surg 124:885–888, 1989.
48. Tranter SE, Thompson MH: Comparison of endoscopic sphincterotomy and laparoscopic exploration of the common bile duct. Br J Surg 89:1495–1504, 2002.
49. Cotton PB, Lehman G, Vennes J, et al: Endoscopic sphincterotomy complications and their management: An attempt at consensus. Gastrointest Endosc 37:383–393, 1991.
50. Vlavianos P, Chopra K, Mandalia S, et al: Endoscopic balloon dilatation versus endoscopic sphincterotomy for the removal of bile duct stones: A prospective randomised trial. Gut 52:1165–1169, 2003.
51. Bergman JJ, Rauws EA, Focken P, et al: Randomised trial of endoscopic balloon dilation versus endoscopic sphincterotomy for removal of bile duct stones. Lancet 349:1124–1129, 1997.
52. Ochi Y, Mukawa K, Kiyosawa K, et al: Comparing the treatment outcomes of endoscopic papillary dilation and endoscopic sphincterotomy for removal of bile duct stones. J Gastroenterol Hepatol 14:90–96, 1999.
53. Fujita N, Maguchi H, Komatsu Y, et al: Endoscopic sphincterotomy and endoscopic papillary balloon dilatation for bile duct stones: A prospective randomized controlled multicenter study. Gastrointest Endosc 57:151–155, 2003.
54. DiSario JA, Freeman ML, Bjorkman DJ, et al: Endoscopic balloon dilation compared to spincterotomy for extraction of bile duct stones. Gastroenterology 127:1291–1299, 2004.
55. Hui CK, Lai KC, Ng M, et al: Retained common bile duct stones: A comparison between biliary stenting and complete clearance of stones by electrohydraulic lithotripsy. Aliment Pharmacol Ther 17: 289–296, 2003.
56. Sackmann M, Holl J, Sauter GH, et al: Extracorporeal shock wave lithotripsy for clearance of bile duct stones resistant to endoscopic extraction. Gastrointest Endosc 53:27–32, 2001.
57. Ellis RD, Jenkins AP, Thompson RP, et al: Clearance of refractory bile duct stones with extracorporeal shockwave lithotripsy. Gut 47: 728–731, 2000.
58. Hochberger J, Bayer J, May A, et al: Laser lithotripsy of difficult bile duct stones: Results in 60 patients using arhodamine 6G dye laser with optical stone tissue detection system. Gut 43:823–829, 1998.
59. Cipolletta L, Costamagna G, Bianco MA, et al: Endoscopic mechanical lithotripsy of difficult common bile duct stones. Br J Surg 84:1407–1409, 1997.
60. Hintze RE, Adler A, Veltzke W: Outcome of mechanical lithotripsy of bile duct stones in an unselected series of 704 patients. Hepatogastroenterology 43:473–476, 1996.
61. Shaw MJ, Mackie RD, Moore JP, et al: Results of a multicenter trial using a mechanical lithotripter for the treatment of large bile duct stones. Am J Gastroenterol 88:730–733, 1993.
62. Binmoeller KF, Bruckner M, Thonke F, et al: Treatment of difficult bile duct stones using mechanical, electrohydraulic and extracorporeal shock wave lithotripsy. Endoscopy 25:201–206, 1993.
63. Freeman ML, Nelson DB, Sherman S, et al: Complications of endoscopic biliary sphincterotomy. N Engl J Med 335:909–918, 1996.
64. Cotton PB, Geenen JE, Sherman S, et al: Endoscopic sphincterotomy for stones by experts is safe, even in younger patients with normal ducts. Ann Surg 227:201–204, 1998.
65. Hirota WK, Petersen K, Baron TH, et al: Standards of Practice Committee of the American Society for Gastrointestinal Endoscopy. Guidelines for antibiotic prophylaxis for GI endoscopy. Gastrointest Endosc 58:475–482, 2003.
66. Cappell MS: The fetal safety and clinical efficacy of gastrointestinal endoscopy during pregnancy. Gastroenterol Clin North Am 32: 123–179, 2003.
67. Reece EA, Assimakopoulos E, Zheng XZ, et al: The safety of obstetric ultrasonography: Concern for the fetus. Obstet Gynecol 76: 139–146, 1990.
68. Hiatt JR, Hiatt JC, Williams RA, et al: Biliary disease in pregnancy: Strategy for surgical management. Am J Surg 151:263–265, 1986.
69. Tham TC, Vandervoort J, Wong RC, et al: Safety of ERCP during pregnancy. Am J Gastroenterol 98:308–311, 2003.
70. Sharma VK, Howden CW: Metaanalysis of randomized controlled trials of endoscopic retrograde cholangiography and endoscopic sphincterotomy for the treatment of acute biliary pancreatitis. Am J Gastroenterol 94:3211–3214, 1999.
71. Neoptolemos JP, Carr-Locke DL, London NJ, et al: Controlled trial of urgent endoscopic retrograde cholangiopancreatography and endoscopic sphincterotomy versus conservative treatment for acute pancreatitis due to gallstones. Lancet 2:979–983, 1988.
72. Fan ST, Lai EC, Mok FP, et al: Early treatment of acute biliary pancreatitis by endoscopic papillotomy. N Engl J Med 328:228–232, 1993.
73. Nowak A, Nowakowska-Dulawa E, Marek T, et al: Final results of

the prospective, randomized, controlled study on endoscopic sphincterotomy versus conventional management in acute biliary pancreatitis. The German Study Group on Acute Biliary Pancreatitis [abstract]. Gastroenterology 108:A380, 1995.

74. Fölsch UR, Nitsche R, Ludtke R, et al: Early ERCP and papillotomy compared with conservative treatment for acute biliary pancreatitis. N Engl J Med 336:237–242, 1997.

75. Fulcher AS: MRCP and ERCP in the diagnosis of common bile duct stones. Gastrointest Endosc 56:S178–182, 2002.

76. Lai EC, Tam PC, Paterson IA, et al: Emergency surgery for severe acute cholangitis: The high-risk patients. Ann Surg 211:55–59, 1990.

77. Winick AB, Waybill PN, Venbrux AC: Complications of transhepatic biliary interventions. Tech Vasc Interv Radiol 4:200–206, 2001.

78. Matzen P, Malchow-Moller A, Lejerstofte J, et al: Endoscopic retrograde cholangiopancreatography and transhepatic cholangiography in patients with suspected obstructive jaundice. A randomized study. Scand J Gastroenterol 17:731–735, 1982.

79. Lai EC, Mok FP, Tan ES, et al: Endoscopic biliary drainage for severe acute cholangitis. N Engl J Med 326:1582–1586, 1992.

80. Lee DW, Chan AC, Lam YH, et al: Biliary decompression by nasobiliary catheter or biliary stent in acute suppurative cholangitis: A prospective randomized trial. Gastrointest Endosc 56:361–365, 2002.

81. Lillemoe KD: Surgical treatment of biliary tract infections. Am Surg 66:138–144, 2000.

82. Suc B, Escat J, Cherqui D, et al: Surgery vs endoscopy as primary treatment in symptomatic patients with suspected common bile duct stones: A multi-center randomized trial. Arch Surg 133:702–708, 1998.

83. Rhodes M, Lussman L, Cohen L, et al: Randomized trial of laparoscopic exploration of common bile duct versus postoperative endoscopic retrograde cholangiography for common bile duct stones. Lancet 351:159–161, 1998.

84. Sgourakis G. Karaliotas K: Laparoscopic common bile duct exploration and cholecystectomy versus endoscopic stone extraction and laparoscopic cholecystectomy for choledocholithiasis. A prospective randomized study. Minerva Chir 57:467–474, 2002.

85. Caroli-Bosch FX, Montet JC, Salmon L, et al: Effect of endoscopic sphincterotomy on bile lithogenicity in patients with gallbladder in situ. Endoscopy 31:437–441, 1999.

86. Jacobsen O, Matzen P: Long-term follow-up study of patients after endoscopic sphincterotomy for choledocholithiasis. Scand J Gastroenterol 22:903–906, 1987.

87. Worthley CS, Toouli J: Gallbladder non-filling: An indication for cholecystectomy after endoscopic sphincterotomy. Br J Surg 75: 796–798, 1988.

88. Hansell DT, Millar MA, Murray WR, et al: Endoscopic sphincterotomy for bile duct stones in patients with intact gallbladders. Br J Surg 76:856–858, 1989.

89. Hill J, Martin DF, Tweedle DE: Risks of leaving the gallbladder in situ after endoscopic sphincterotomy for bile duct stones. Br J Surg 78:554–557, 1991.

90. Benattar JM, Caroli-Bosc FX, Harris AG, et al: Endoscopic sphincterotomy for common bile duct calculi in patients without stones in the gallbladder. Dig Dis Sci 38:2225–2227, 1993.

91. Hammarstrom LE, Holmin T, Stridbeck H: Endoscopic treatment of bile duct calculi in patients with gallbladder in situ: Long-term outcome and factors. Scand J Gastroenterol 31:294–301, 1996.

92. Keulemans YC, Rauws EA, Huibregtse K, et al: Current management of the gallbladder after endoscopic sphincterotomy for common bile duct stones. Gastrointest Endosc 46:514–519, 1997.

93. Pedersen FM, Lassen AT, de Muckadell OB: Endoscopic sphincterotomy for common bile duct stones in younger patients. Dan Med Bull 45:533–535, 1998.

94. Lai KH, Lin LF, Lo GH, et al: Does cholecystectomy after endoscopic sphincterotomy prevent the recurrence of biliary complications? Gastrointest Endosc 49:483–487, 1999.

95. Poon RT, Liu CL, Lo CM, et al: Management of gallstone cholangitis in the era of laparoscopic cholecystectomy. Arch Surg 136: 11–16, 2001.

96. Adamek HE, Kudis V, Jakobs R, et al: Impact of gallbladder status on the outcome in patients with retained bile duct stones treated with extracorporeal shockwave lithotripsy. Endoscopy 34:624–627, 2002.

97. Sugiyama M, Atomi Y: Risk factors predictive of late complications after endoscopic sphincterotomy for bile duct stones: Long-term (more than 10 years) follow-up study. Am J Gastroenterol 97: 2763–2767, 2002.

98. Schreurs WH, Vles WJ, Stuifbergen WH, et al: Endoscopic management of common bile duct stones leaving the gallbladder in situ. A cohort study with long-term follow-up. Dig Surg 21: 60–64, 2004.

99. Yi SY: Recurrence of biliary symptoms after endoscopic sphincterotomy for choledocholithiasis in patients with gall bladder stones. J Gastroenterol Hepatol 15:661–664, 2000.

100. Targarona EM, Ayuso RM, Bordas JM, et al: Randomized trial of endoscopic sphincterotomy with gallbladder left in situ versus open surgery for common bile duct calculi in high-risk patients. Lancet 347:926–929, 1996.

101. Boerma D, Rauws EA, Keulemans YC, et al: Wait-and-see policy or laparoscopic cholecystectomy after endoscopic sphincterotomy for bile-duct stones: A randomised trial. Lancet 360:761–765, 2002.

102. Bergman JJ, van der Mey S, Rauws EA, et al: Long-term follow-up after endoscopic sphincterotomy for bile duct stones in patients younger than 60 years of age. Gastrointest Endosc 44:643–649, 1996.

103. Costamagna G, Tringali A, Shah SK, et al: Long-term follow-up of patients after endoscopic sphincterotomy for choledocholithiasis, and risk factors for recurrence. Endoscopy 34:273–279, 2002.

104. Komatsu Y, Kawabe T, Toda N, et al: Endoscopic papillary balloon dilation for the management of common bile duct stones: Experience of 226 cases. Endoscopy 30:12–17, 1998.

105. Mathuna PM, White P, Clarke E, et al: Endoscopic balloon sphincteroplasty (papillary dilation) for bile duct stones: Efficacy, safety, and follow-up in 100 patients. Gastrointest Endosc 42:468–474, 1995.

106. Ueno N, Ozawa Y: Pancreatitis induced by endoscopic balloon sphincter dilation and changes in serum amylase levels after the procedure. Gastrointest Endosc 49:472–476, 1999.

107. Arnold JC, Benz C, Martin WR, et al: Endoscopic papillary balloon dilation vs. sphincterotomy for removal of common bile duct stones: A prospective randomized pilot study. Endoscopy 33:563–567, 2001.

108. Freeman ML, DiSario JA, Nelson DB, et al: Risk factors for post-ERCP pancreatitis: A prospective, multicenter study. Gastrointest Endosc 54:425–434, 2001.

109. Aizawa T, Ueno N: Stent placement in the pancreatic duct prevents pancreatitis after endoscopic sphincter dilation for removal of bile duct stones. Gastrointest Endosc 54:209–213, 2001.

110. Ohashi A, Tamada K, Tomiyama T, et al: Epinephrine irrigation for the prevention of pancreatic damage after endoscopic balloon sphincteroplasty. J Gastroenterol Hepatol 16:568–571, 2001.

111. Yasuda I, Tomita E, Enya M, et al: Can endoscopic papillary balloon dilation really preserve sphincter of Oddi function? Gut 49: 686–691, 2001.

112. Mac Mathuna P, Siegenberg D, Gibbons D, et al: The acute and long-term effect of balloon sphincteroplasty on papillary structure

in pigs. Gastrointest Endosc 44:650–655, 1996.

113.Sato H, Kodama T, Takaaki J, et al: Endoscopic papillary balloon dilation may preserve sphincter of Oddi function after common bile duct stone management: Evaluation from the viewpoint of endoscopic manometry. Gut 41:541–544, 1997.

114.Kawabe T, Komatsu Y, Isayama H, et al: Histological analysis of the papilla after endoscopic papillary balloon dilation. Hepatogastroenterology 50:919–923, 2003.

115.Kawabe T, Komatsu Y, Tada M, et al: Endoscopic papillary balloon dilation in cirrhotic patients: Removal of common bile duct stones without sphincterotomy. Endoscopy 28:694–698, 1996.

116.Bergman JJ, van Berkel AM, Bruno MJ, et al: A randomized trial of endoscopic balloon dilation and endoscopic sphincterotomy for removal of bile duct stones in patients with a prior Billroth II gastrectomy. Gastrointest Endosc 53:19–26, 2001.

117.Bruins Slot W, Schoeman MN, Disario JA, et al: Needle-knife sphincterotomy as a precut procedure: A retrospective evaluation of efficacy and complications. Endoscopy 28:334–339, 1996.

118.Lauri A, Horton RC, Davidson Br, et al: Endoscopic extraction of bile duct stones: Management related to stone size. Gut 34:1718–1721, 1993.

119.Schneider MU, Matek W, Bauer R, et al: Mechanical lithotripsy of bile duct stones in 209 patients—effect of technical advances. Endoscopy 20:248–253, 1988.

120.Adamek HE, Maier M, Jacobs R, et al: Management of retained bile duct stones: A prospective open trial comparing extracorporeal and intracorporeal lithotripsy. Gastrointest Endosc 44:40–47, 1996.

121.Blind PJ, Lundmark M: Management of bile duct stones: Lithotripsy by laser, electrohydraulic, and ultrasonic techniques. Report of a series and a clinical review. Eur J Surg 164:403–409, 1998.

122.Siegel JH, Ben-Zvi JS, Pullano WE: Endoscopic electrohydraulic lithotripsy. Gastrointest Endosc 36:134–136, 1990.

123.Jakobs R, Adamek HE, Maier M, et al: Fluoroscopically guided laser lithotripsy versus extracorporeal shock wave lithotripsy for retained bile duct stones: A prospective randomized study. Gut 40: 678–682, 1997.

124.Neuhaus H, Zillinger C, Born P, et al: Randomized study of intracorporeal laser lithotripsy versus extracorporeal shock-wave lithotripsy for difficult bile duct stones. Gastrointest Endosc 47: 327–334, 1998.

125.Uchiyama K, Onishi H, Tani M, et al: Indication and treatment of hepatolithiasis. Arch Surg 137:149–153, 2002.

126.Paumgartner G., Walter B: Cannon lecture. Shock-wave lithotripsy of gallstones. AJR Am J Roentgenol 153:235–242, 1989.

127.Kratzer W, Mason RA, Grammer S, et al: Difficult bile duct stone recurrence after endoscopy and extracorporeal shockwave lithotripsy. Hepatogastroenterology 45:910–916, 1998.

128.Lomanto D, Fiocca M, Nardovino E, et al: ESWL experience in the therapy of difficult bile duct stones. Dig Dis Sci 41:2397–2403, 1996.

129.Testoni PA, Lella F, Masci E, et al: Combined endoscopic and extracorporeal shock-wave treatment in difficult bile duct stones: Early and long-term results. Int J Gastroenterol 26:294–298, 1994.

130.Nicholson DA, Martin DF, Tweedle DE, et al: Management of common bile duct stones using a second-generation extracorporeal shockwave lithotriptor. Br J Surg 79:811–814, 1992.

131.Bland KI, Jones RS, Maher JW, et al: Extracorporeal shock-wave lithotripsy of bile duct calculi. An interim report of the Dornier U. S. Bile Duct Lithotripsy Prospective Study. Ann Surg 209:743–753, 1989.

132.Sauerbruch T, Stern M: Fragmentation of bile duct stones by extracorporeal shock waves. A new approach to biliary calculi after failure of routine endoscopic measures. Gastroenterology 96:146–152, 1989.

133.Yoshimoto H, Ikeda S, Tanaka M, et al: Choledochoscopic electrohydraulic lithotripsy and lithotomy for stones in the common bile duct, intrahepatic ducts and gallbladder. Ann Surg 210:576–582, 1989.

134.Jeng KS, Chiang HS, Shih SC: Limitations of percutaneous transhepatic cholangioscopy in the removal of complicated biliary calculi. World J Surg 13:603–610, 1989.

135.Yamakawa T: Percutaneous cholangioscopy for management of retained biliary tract stones and intrahepatic stones. Endoscopy 21: 333–337, 1989.

136.Stokes KR, Falchuk KR, Clouse ME: Biliary duct stones: Update on 54 cases after percutaneous transhepatic removal. Radiology 170: 999–1001, 1989.

137.Chen MF, Jan YY, Lee TY: Percutaneous transhepatic cholangioscopy. Br J Surg 74:728–730, 1987.

138.Chan AC, Ng EK, Chung CS, et al: Common bile duct stones become smaller after endoscopic biliary stenting. Endoscopy 30:356–359, 1998.

139.Johnson GK, Geenen JE, Venu RP, et al: Treatment of non-extractable common bile duct stones with combination Ursodeoxycholic acid plus endoprostheses. Gastrointest Endosc 39:528–531, 1993.

140.De Palma GD, Catanzano C: Stenting or surgery for treatment of irretrievable common bile duct calculi in elderly patients? Am J Surg 178:390–393, 1999.

141.Bergman JJ, Rauws EA, Tijssen JG, et al: Biliary endoprostheses in elderly patients with endoscopically irretrievable common bile duct stones: Report on 117 patients. Gastrointest Endosc 42:195–201, 1995.

142.Chopra KB, Peters RA, O'Toole PA, et al: Randomized study of endoscopic biliary endoprosthesis versus duct clearance for bile duct stones in high-risk patients. Lancet 348:791–793, 1996.

143.Kim MH, Sekijima J, Lee SP: Primary intrahepatic stones. Am J Gastroenterol 90:540–548, 1995.

144.Okugawa T, Tsuyuguchi T, K C S, et al: Peroral cholangioscopic treatment of hepatolithiasis: Long-term results. Gastrointest Endosc 56:366–371, 2002.

145.Huang MH, Chen CH, Yang JC, et al: Long-term outcome of percutaneous transhepatic cholangioscopic lithotomy for hepatolithiasis. Am J Gastroenterol 98:2655–2662, 2003.

146.Cheung MT, Wai SH, Kwok PC: Percutaneous transhepatic Choledochoscopic removal of intrahepatic stones. Br J Surg 90: 1409–1415, 2003.

147.Adamek HE, Schneider AR, Adamek MU, et al: Treatment of difficult intrahepatic stones by using extracorporeal and intracorporeal lithotripsy techniques: 10 years' experience in 55 patients. Scand J Gastroenterol 34:1157–1161, 1999.

148.Kusano T, Isa TT, Muto Y, et al: Long-term results of hepaticojejunostomy for hepatolithiasis. Am Surg 67:442–446, 2001.

149.Chen MF, Jan YY, Hwang TL, et al: Role of hepatic resection in surgery for bilateral intrahepatic stones. Br J Surg 84:1229–1232. 1997.

150.Tsuyuguchi T, Saisho H, Ishihara T, et al: Long-term follow-up after treatment of Mirizzi syndrome by peroral cholangioscopy. Gastrointest Endosc 52:639–644, 2000.

151.Yeh CN, Jan YY, Chen MF: Laparoscopic treatment for Mirizzi syndrome. Surg Endosc 17:1573–1578, 2003.

152.Caroli-Bosc FX, Demarquay JF, Peten EP, et al: Endoscopic management of sump syndrome after choledochoduodenostomy: Retrospective analysis of 30 cases. Gastrointest Endosc 51:180–183, 2000.

153.Greiner L, Munks C, Heil W, et al: Gallbladder stone fragments in feces after biliary extracorporeal shock-wave lithotripsy. Gastroenterology 98:1620–1624, 1990.

154. van Lent AU, Bartelsman JF, Tytgat GN, et al: Duration of antibiotic therapy for cholangitis after successful endoscopic drainage of the biliary tract. Gastrointest Endosc 55:518–522, 2002.

155. Freeman ML, Nelson DB, Sherman S, et al: Same-day discharge after endoscopic biliary sphincterotomy: Observations from a prospective multicenter complication study. The Multicenter Endoscopic Sphincterotomy (MESH) Study Group. Gastrointest Endosc 49:580–586, 1999.

156. Fox CJ, Harry RA, Cairns SR: A prospective series of out-patient endoscopic retrograde cholangiopancreatography. Eur J Gastroenterol Hepatol 12:523–527, 2000.

157. Tham TC, Vandervoort J, Wong RC, et al: Therapeutic ERCP in outpatients. Gastrointest Endosc 45:225–230, 1997.

158. Lai KH, Lo GH, Lin CK, et al: Do patients with recurrent choledocholithiasis after endoscopic sphincterotomy benefit from regular follow-up? Gastrointest Endosc 55:523–526, 2002.

159. Ueno N, Ozawa Y, Aizawa T: Prognostic factors for recurrence of bile duct stones after endoscopic treatment by sphincter dilation. Gastrointest Endosc 58:336–340, 2003.

160. Ando T, Tsuyuguchi T, Okugawa T, et al: Risk factors for recurrent bile duct stones after endoscopic papillotomy. Gut 52:116–121, 2003.

161. Geenen DJ, Geenen JE, Jafri FM, et al: The role of surveillance endoscopic retrograde cholangiography in preventing episodic cholangitis in patients with recurrent common bile duct stones. Endoscopy 30:18–20, 1988.

162. Cetta F: Do surgical and endoscopic sphincterotomy prevent or facilitate recurrent common duct stone formation? Arch Surg 128: 329–336, 1993.

163. Ramirez FC, McIntosh AS, Dennert B, et al: Emergency endoscopic retrograde cholangiopancreatography in critically ill patients. Gastrointest Endosc 47:368–371, 1998.

164. Capell MS: Endoscopic retrograde cholangiopancreatography with endoscopic sphincterotomy for symptomatic choledocholithiasis after recent myocardial infarction. Am J Gastroenterol 91:1827–1831, 1996.

165. Ortega D, Burns PN, Hope Simon D, et al: Tissue harmonic imaging: Is it a benefit for bile duct sonography? AJR Am J Roentgenol 176: 653–659, 2001.

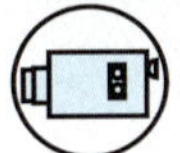

良性胆管狭窄和胆漏

Guido Costamagna

47

引言 709
流行病学 709
发病机制 710
临床特征 711
鉴别诊断 711
治疗 712
ERCP 和胆漏 712
技术描述 717
越过狭窄 717
扩张狭窄 719
并发症 721
未来趋势 721

引言

胆管意外损伤所引起的胆漏和狭窄可以发生于任何涉及胆道的外科手术操作。而当前胆管损伤的主要原因是腹腔镜胆囊切除术（laparoscopic cholecystectomy，LC）。尽管 LC 以住院时间较短、全身并发症发生率低、恢复更快和美容效果更佳，被证明优于开腹胆囊切除术，但与开腹胆囊切除术相比，LC术中胆管损伤的危险性却要高 2 ~ 6 倍[1, 2]。

Bergman 等[3]描述了四种类型的术后胆管损伤：

A型：胆囊管漏或来源于迷走或外周肝内胆管小分支的漏（轻微损伤）；

B型：大胆管漏伴或不伴有并存的胆管狭窄（严重损伤）；

C 型：胆管狭窄无胆漏（严重损伤）；

D型：胆管完全性横断伴或不伴有胆树某部分的切除（严重损伤）。

本文采用该分类。

流行病学

LC于1987年由法国的Mouret首先实施。该技术后由另外两名法国的外科医师——巴黎的Dubois和波尔多的 Perissat 进行了标准化[4, 5]。这一新技术在全世界迅速普及开来；在美国，腹腔镜下进行胆囊切除术的百分率由 1987 年的 0% 上升到 1992 年的将近 80%[6]。LC 的问世估计也使胆囊切除术总量至少增加了25%[7, 8]，目前美国实施胆囊切除术的数量约为每年800 000例[9]。因此，医源性胆管损伤的数量相应地增加了[10]。在腹腔镜时代的初始阶段，多种原因可以解释胆道并发症发生率的增加。要在腹腔镜下完成过去只有在开腹手术下才能完成的操作需要一些新技能：二维图像、触觉的丧失、肝蒂的不同识别方法、困难的止血操作、电凝的滥用、对新设备缺乏信心等，引起胆道并发症的原因中多数与实施腹腔镜手术所需的这种新技能有关[11]。因此，胆管损伤的发生率似乎与外科医师的学习及操作经验有关。事实上，实施胆囊切除术的数量与胆管损伤的发生率呈反比，这已在文献中有所阐述[1, 12]。对美国实施的 77 604 例 LC 术的回顾性调查显示，对于那些临床经验超过 100 多例的外科手术小组，胆管损伤的发生率从 0.6% 降至 0.4%（$P < 0.001$）[1]。一项 Belgian 调查[11]建议，将 50 例 LC 作为医师完整学习经验的入门标准；而这些作者也强调，在他们的国家有1/3的胆管损伤发生于有着100多例LC经验的外科医师中。回顾1995年以前公布的几项多中心系列研究，总共包含198 267例LC，胆管损伤的发生率在欧洲13项研究中为0.55%，在欧洲以外的 17 项研究中为 0.49%[13]。因此，在 20 世纪 90 年代中期，LC术的胆管损伤发生率似乎比开腹胆囊切除术高 3 倍。然而，事实上这些数据极有可能被低估了，因为大多数调查的回复率低，而损伤报告的数量与所收到的回复成正比，这均提示并没有上报所有损伤[14]。

当前，即使一些报道称胆管损伤的发生率存在降低的趋势，但其实并没有显著变化[6, 15]。估计严重胆管损伤的总发生率介于0.25% ~ 0.74%（表47-1），而轻微胆管损伤介于0.1% ~ 1.7%（表47-2）。这些数据可以用世界范围内 LC 实施数量仍在日益增加以及年轻外科医师们在其学习的初始阶段所进行的操作来予以

表 47-1 LC 中胆管严重损伤的发生率（Bergman B、C 和 D 型）（多中心调查）

作者	国家	年	LC 例数	严重损伤（%）
MacFayden 等[3]	美国	1998	114 005	0.5
Nuzzo[13]	意大利	2002	56 591	0.31
Russell 等[6]	美国	1996	15 221	0.25
Z'graggen 等[16]	瑞士	1998	10 174	0.31
Gigot 等[11]	比利时	1997	9959	0.5
Wherry 等[17]	美国	1996	9130	0.41
Adamsen 等[18]	丹麦	1997	7654	0.74
Richardson 等[15]	苏格兰	1996	5913	0.33

LC，腹腔镜胆囊切除术。

表 47-2 LC 中胆管轻微损伤的发生率（Bergman A 型）（多中心调查）

作者	国家	年	LC 例数	轻微损伤（%）
MacFayden 等[3]	美国	1998	114 005	0.38
Nuzzo[13]	意大利	2002	56 591	0.1
Z'graggen 等[16]	瑞士	1998	10 174	0.93
Wherry 等[17]	美国	1996	9130	0.53
Adamsen 等[18]	丹麦	1997	7654	1.7
Richardson 等[15]	苏格兰	1996	5913	0.28

LC，腹腔镜胆囊切除术。

部分解释。然而，新近报道[19]，至少有 1/3 的胆管损伤可以归因于手术期间的技术性错误。因此，学习经验并非 LC 惟一的危险因素。

发病机制

胆管意外损伤也可以发生于由有经验的外科医师所进行的“容易的”胆囊切除术。直觉上，当胆囊切除术有难度或手术医师不熟练时，损伤胆管的可能性会增加。但事实上，任何胆囊切除术都可能在手术中变得难以预料的困难。现在已经有可以预测胆囊切除术存在胆管损伤高危险性的临床标准和形态学标准。临床标准是肥胖、腹部外科手术史、肝硬化、门脉高压、患者的年龄以及既往的胆囊炎、胆管炎和胰腺炎。由术前腹部超声所提示的形态学标准与胆囊的情况（硬化萎缩的胆囊、胆囊壁增厚、胆囊颈结石所引起的胆囊扩张）和肝脏情况（肝大、肝叶的萎缩 - 肥大）有关。这些标准的存在增加了胆囊切除术中遭遇困难的几率和伴存胆总管（common bile duct ）结石的危险性。未能识别的胆管结石是 LC 术后发生胆囊管漏的主要危险因素之一。

在至少 1/3 的病例中，胆管损伤的发生机制和病因尚不清楚[13]。超过50%的病例中损伤发生于离断胆囊管期间和从胆总管分离胆囊颈的过程中。胆囊管和CBD识别错误是最常见的损伤原因[12]。对胆囊颈的过度牵拉，特别是组织没有炎症时，容易导致 CBD 损伤。相反，当局部存在急性或慢性炎症时或当结石陷入胆囊漏斗部时，在胆囊颈从肝蒂离断期间，胆管损伤的危险性会较高。胆管损伤的其他常见原因与以下因素有关：发生胆囊动脉出血时所采取的不正确的止血操作、不适当地应用电凝术以及其他特殊操作，如术中胆管造影、扩张胆囊管、经胆囊管的 CBD 器械探察。

解剖异常常被外科医师认为可以引起胆管损伤。事实上，胆管解剖的改变，特别是发生在主要肝管汇合处水平的改变，在多达50%的人中都存在（见肝内胆管影像解读部分）。外科医师在离断胆囊蒂时必须警惕这些改变，且必须牢记可能损伤起源于右肝的迷走胆管的危险性。迷走胆管不应视为附属胆管，因为在肝实质内胆管的分布呈一种末梢延伸模式。提示肝内胆管间的相互吻合并不存在，因此，一支迷走胆管的任何损伤都将导致相应区域肝组织的功能缺失。

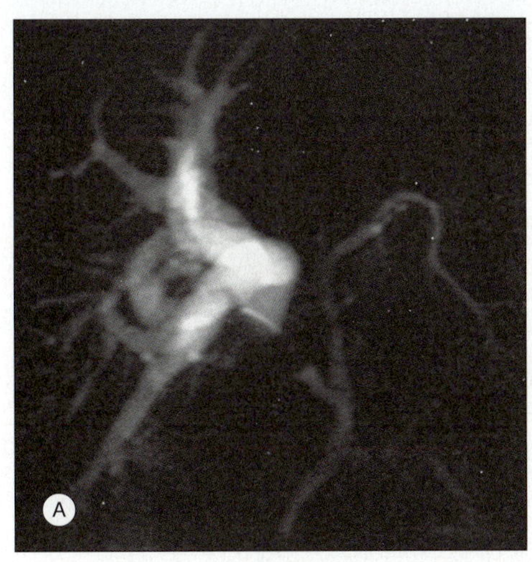

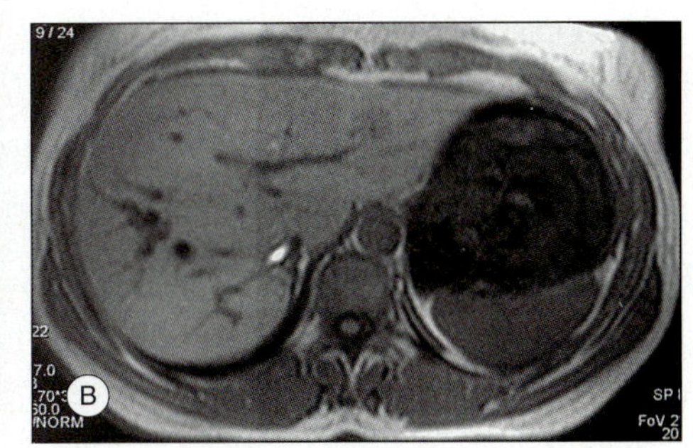

图 47-1　LC 术后 2 年，该患者仅表现为偶尔出现的右上腹轻微疼痛伴肝功能检查的轻度增高。A.MRCP 显示右肝管完全梗阻和扩张，而 CBD 及左肝管正常。B.腹部核磁显示右肝萎缩，左肝代偿性肥大。

虽然一支小迷走胆管的损伤仍可被看作是轻微损伤，然而它却将引起流向腹腔的胆漏，及其所伴随的相关后果。

另一损伤方式是迷走胆管的夹闭或结扎。这种方式并不意味着胆漏，但可致相应区域肝组织的功能缺失，并引起局部残留肝组织的进行性萎缩或肥大。这种可能出现的情况在临床上可以无症状，或仅表现为胆汁淤积和肝细胞受损的生化指标的升高（图 47-1）。虽然对无症状患者可不治疗，但如果受阻的胆管发生感染，以反复胆管炎发作作为典型的临床表现，常需要进行恢复足够胆流的手术重建。

临床特征

胆管损伤的三个主要临床特征包括：⑴胆外瘘；⑵胆汁性腹膜炎；⑶伴或不伴有急性胆管炎的梗阻性黄疸。这些临床特征的不同组合都可以出现。最为重要的是，虽然一些临床表现如单纯性黄疸或引流良好的胆外瘘不需要任何急诊处理，但感染的存在必须视为重症监护和尽快决定治疗脓毒症的重要指征。事实上，脓毒性并发症是这些患者在手术后死亡的主要原因。胆外瘘和胆汁性腹膜炎都是术后即刻出现的典型并发症，而梗阻性黄疸可以术后即刻或延迟到数天到几年发生。当术后症状出现晚，是由于由损伤到狭窄进展缓慢，则可无显性黄疸，表现为临床典型的无黄疸的胆汁淤积（伴或不伴皮肤瘙痒）以及急性胆管炎的反复发作。

怀疑胆管损伤通常不容易明确。当轻微的症状如腹部隐痛、腹胀、低度发热和恶心在 LC 后早期出现时，就应该怀疑可能发生了并发症。初期腹腔内胆汁感染很少或无特殊症状，但也应立即怀疑并最终明确原因，对每名个体患者确定最佳的治疗方案。

胆道出血是胆管损伤的一种罕见但应高度警惕的临床表现。胆管损伤所致胆道出血的发病机制通常是右肝动脉或其分支之一的假性动脉瘤向胆管穿破所致。这些假性动脉瘤是在困难胆囊切除术中因止血操作不慎引起的动脉损伤。在胆外引流或胆外瘘的患者中，出血可以突然出现并且可经流出道大量流出，偶尔还需要急诊治疗。

鉴别诊断

术后较长时间后出现的狭窄需要与恶性狭窄和诸如原发性硬化性胆管炎等其他良性疾病相鉴别。只有对那些曾确定存在胆管损伤并在手术时已得到治疗的患者，病史才有帮助。在这种情况下，狭窄通常是外科修复的部位进行性瘢痕化所致。而在所有其他情况下，应对与胆囊切除术的关系表示质疑。然而，临床表现有助于鉴别术后狭窄和恶性狭窄；无痛性黄疸支持恶性疾病的诊断，而在良性狭窄中显性黄疸在出现前常有长期无黄疸的胆汁淤积和反复发作的轻重度急性胆管炎的前驱表现。狭窄的形态学极有助于鉴别瘢痕和胆管的肿瘤性病变。术后狭窄常较短，有锐边，常不对称并接近胆囊管残端。可以见到钛夹横向夹住胆管，甚至固定到了胆管中间。狭窄处的活检和/或细胞刷检可增加一定的信息，但因敏感性低而很少需要。

治疗

近年来，内镜逆行胰胆管造影术（endoscopic retrograde cholangiopancreatography，ERCP）在术后胆道并发症的处理上起到了至关重要的作用。发生在这种情况下的两种主要的典型临床表现均可以借助ERCP：⑴胆汁腹腔内瘘或外瘘；⑵伴有胆汁淤积、胆管炎和/或黄疸的梗阻综合征。ERCP适用于确定临床怀疑的胆管损伤，并获得尽可能多的形态学资料。针对那些内镜治疗有效的并发症，ERCP也越来越多地被作为一线治疗方法。

ERCP 和胆漏

胆漏的存在可以明确地表明胆道系统的连续性受损。而损伤的严重程度（从胆囊管残端的一个单纯性漏到胆管的完全横断）和损伤修复的复杂性极为不同。胆汁漏出的量通常无助于推断漏的起源和大小。所以为了制订治疗方案，直接胆管造影对于获得精确的解剖定位，并对损伤进行分类是最为重要的。磁共振胰胆管造影术（magnetic resonance cholangiopancreatography，MRCP）在术后胆漏定位诊断上的应用近来已有报道[20]。但与ERCP相比，MRCP无治疗价值，因而仅被推荐用于因解剖结构改变使内镜操作可能困难或偶尔甚至不可能完成的情况，如Billroth-II吻合术后或Roux-en-Y肝管空肠吻合术后的患者。ERCP的优势不仅在于提供详细的胆树形态学图像，而且有适应证时，可以在同一次操作中提供即刻的治疗选择。

处理胆漏时，通常要求在术后尽早进行ERCP，此时患者手术瘢痕仍较新（存在潜在的痛苦，特别是如果手术曾被中转为剖腹术）并且带有一个或多个术中或术后经B超或CT引导下植入的腹腔外引流管。这就是ERCP时让患者采取仰卧位而不是通常的左侧卧位或俯卧位的原因。即使对操作者来说稍微提高了要求，但为了图像解读的目的，仰卧位更好，特别是对复杂肝门部损伤。采取前后位的放射投照，肝处于脊柱上方，确实有助于识别主要胆管汇合处和肝内胆管各段的解剖。这样做也允许斜向改变患者的体位，以解决胆管分支的重叠时造成的解读图像困难。

就经腹壁流出的胆外瘘而言，不建议经流出道注射造影剂（瘘道造影术）。在大多数情况下，特别是轻微损伤，造影剂可以自由地流入腹腔，而不会使胆树显影。而且，造影剂可遮盖损伤区域，阻碍接下来胆管造影影像的正确解读，偶尔影像可完全被曲解。相反，当内镜下胆管造影所显示的胆道系统由于主要胆管的完全横断或区域性或节段性肝内胆管显影缺失而呈现不完全充盈时，宜进行瘘道造影术。偶尔造影剂不能充盈迷走分支时，空气作为一种造影剂的替代物，可以获得一种空气胆管造影像[21]。

在可疑胆管损伤的情况下，ERCP技术与常规检查并没有显著不同。但应特别注意造影剂的注射，力求缓慢而小心，以精确显示损伤的情况。应避免向胆道大量注射造影剂。少量注射和早期充盈的X光片对于显示残留的CBD小结石也很重要，这种情况可出现在多达20%的源于胆囊管残端胆漏的患者中。

如果可疑的损伤位于肝内胆管的分支，获得完整的肝内胆管显影像是至关重要的。为了保证足够的注射压力，特别是对先前已经进行过括约肌切开的患者，最好选用气囊导管进行阻塞造影。不同方向的放射投照所获得多张X光片有助于更好地显示肝内胆管的解剖。对ERCP失败或由于近端胆管损伤使肝内胆管显影失败的患者，经皮肝穿胆管造影（percutaneous transhepatic cholangiography，PTC）和/或MRCP可作为替代方法[22]。

肝内胆管影像的解读

胆管的主汇合部由左右肝管汇合而成，分别引流左右肝生成的胆汁。胆管主汇合部常在Anglo-Saxon文献中被不正确地称为分叉；事实上，只有提供肝供血的门静脉和肝动脉存在分叉，而收集从肝脏生成的胆汁流入CBD肝管汇合后产生一个主汇合部。根据Couinaud描述的肝局部解剖[23]，左肝管收集的胆汁应来源于肝的第二、第三（肝左叶或左外侧段）和第四段（或肝方叶）。起源于第一段（肝尾状叶）的一支或多支小胆管亦在接近主汇合部处汇入左肝管。发生于左肝管系统的解剖变异非常罕见，所以不必进行这种观察。

右肝管较左肝管短且与CBD轴向相同。右肝管起源于右前内叶胆管（第五和第八段）和右后外叶胆管（第六和第七段）汇合部。由于右前内叶胆管顺应右肝管同一轴向的走行，使其容易辨认，而右后外叶胆管在右前内叶胆管的中间部分以一种典型的伞把状形状汇入。大约60%的人是这种正常的解剖形态（图47-2）。

胆管的主汇合部通常位于肝门区高度。而位于低位肝蒂水平的情况也可发生，并使汇合部非常接近胆囊管汇入肝管的部位（图47-3）。

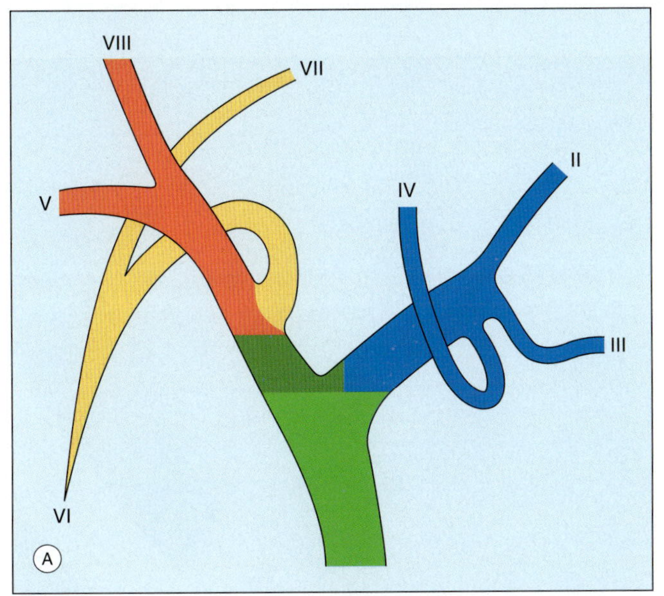

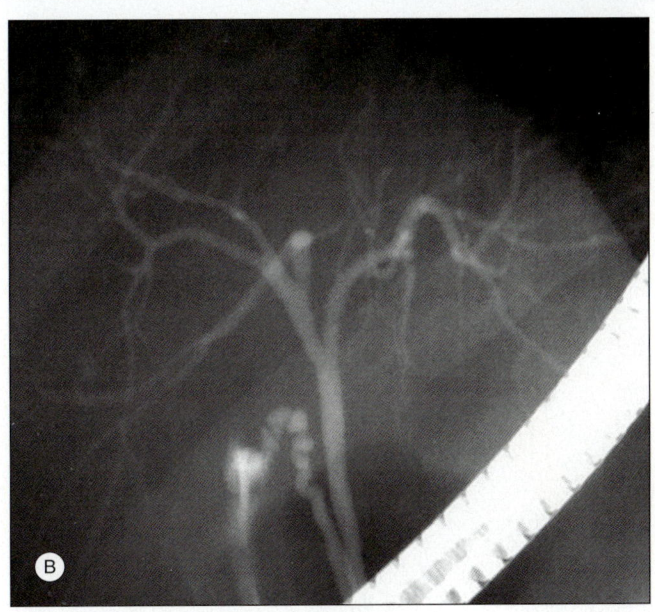

图 47-2 A 和 B，肝内胆管的正常分布。浅绿色：肝总管；蓝色：左肝管；深绿色：右肝管；红色：右前内叶胆管；黄色：右后外叶胆管。

胆管主汇合部的主要变异是右肝管缺如，以右前内叶胆管和右后外叶胆管与左肝管独立汇合形成主汇合部（图 47-4）或 2 支右叶胆管中的 1 支在胆管更远端、接近胆囊管插入部的水平汇入 CBD（图 47-5）。

更罕见的是，一支孤立的段或亚段胆管远离主汇合部而汇入 CBD，通常在接近胆囊管插入部汇入 CBD的侧面。因此，大多数迷走胆管起源于右肝并在肝胆三角的30mm范围内汇入肝总管或胆囊管[24]。对外科医师来说，在横断胆囊蒂时这些是最危险的解剖学变异。

除了 CBD 的完全横断（Bergman 分类中的 D 型）（图 47-6）是作为开腹手术修复的典型适应证外，其他各种损伤，即使同时伴有胆漏，也都可以尝试内镜治疗。

内镜治疗的基本原则是消除乳头两侧的压力梯度，使胆管压和十二指肠压趋于平衡，使胆汁流向十二指肠[25]。

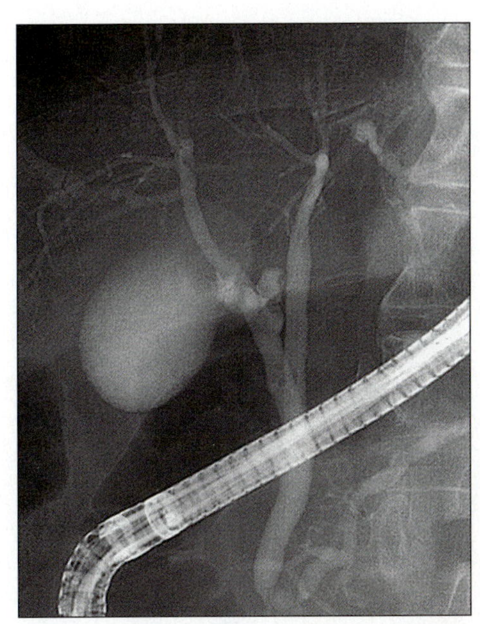

图 47-3 ERCP 显示低位的主汇合部伴胆囊管于右肝管前面汇入。

轻微损伤的内镜治疗

绝大部分因轻微损伤所致的胆漏来源于胆囊管残端（图 47-7）。

源自胆囊管残端的胆漏可由不同原因引起：由于钛夹释放时的技术缺陷使残端裂开；在闭合的下方无意中损伤到胆囊管壁；由于过度牵拉使胆囊管汇入胆管处发生部分撕裂等。在术后早期阶段，由于残余胆管结石所造成 Oddi 括约肌暂时性嵌顿所引起的胆管高压，在几乎 1/5 的患者中是引起胆囊管残端裂开的最可能原因。同样，Oddi括约肌痉挛，理论上也可以形成足够的压力导致位于胆囊管残端的钛夹发生脱落。胆漏也可以源于被切断的 Luschka 管（连接肝内胆管系统与胆囊腔的小外周胆管）（图47-8）、走行于胆囊床的小的亚段胆管、在胆囊管近端汇入CBD的段

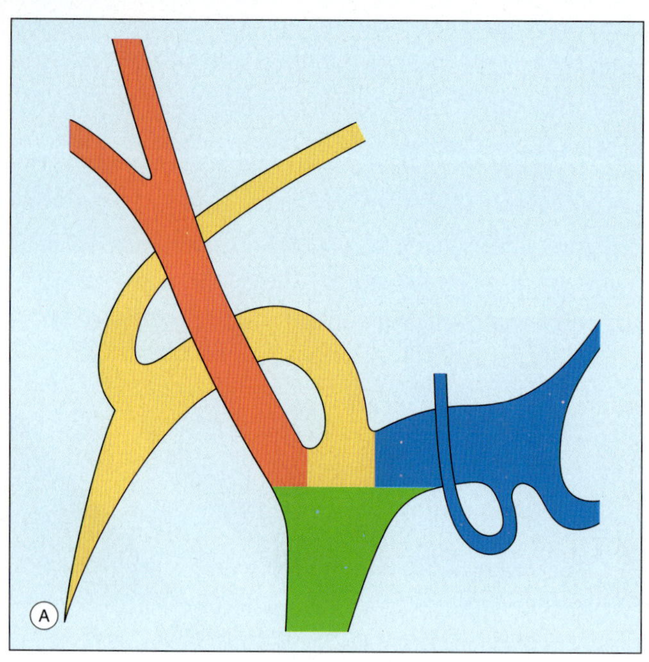
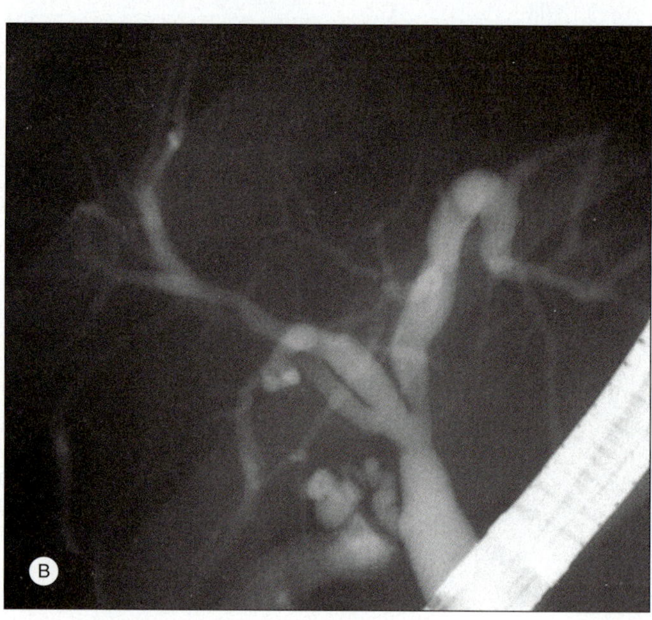

图 47-4　A 和 B：右肝管缺如。浅绿色：肝总管；蓝色：左肝管；红色：右前内叶胆管；黄色：右后外叶胆管。

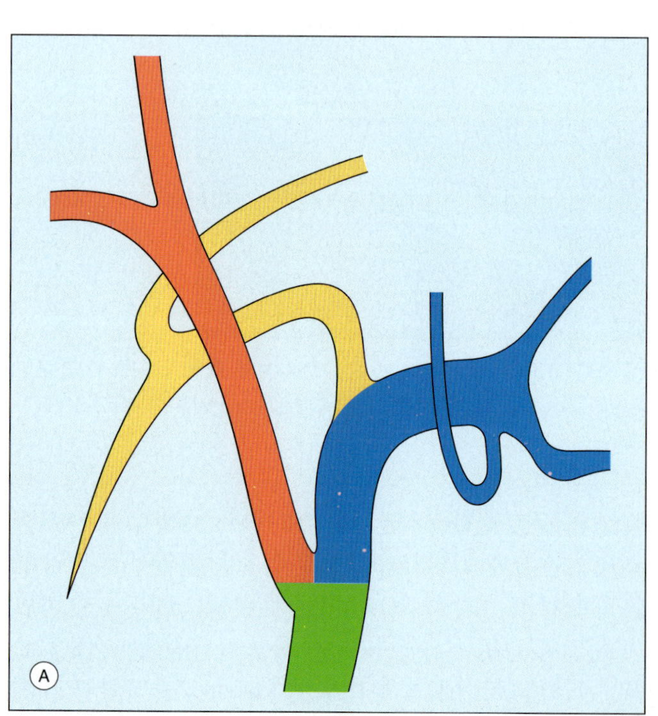
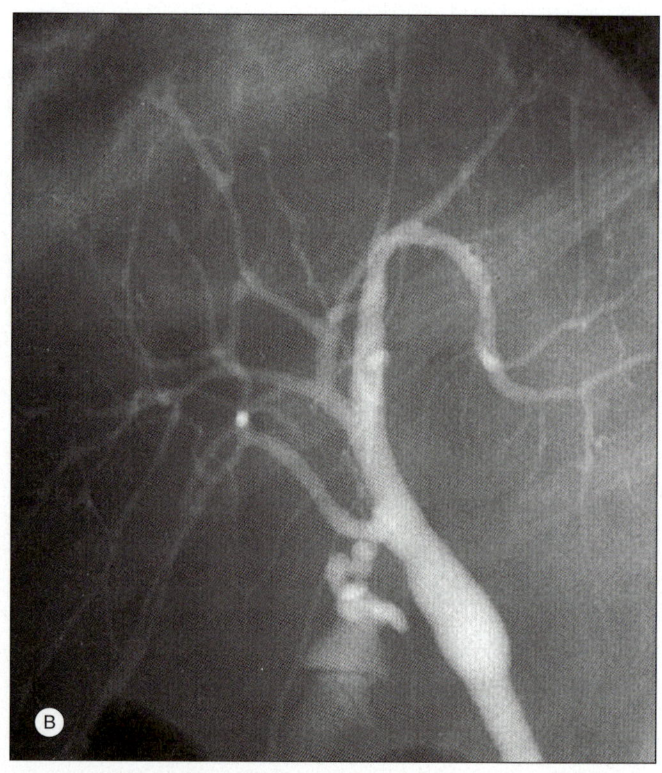

图47-5　A和B：右肝管缺如。浅绿色：肝总管；蓝色：左肝管；红色：右前内叶胆管；黄色：右后外叶胆管。ERCP显示胆囊管于右前内叶胆管的侧面汇入。

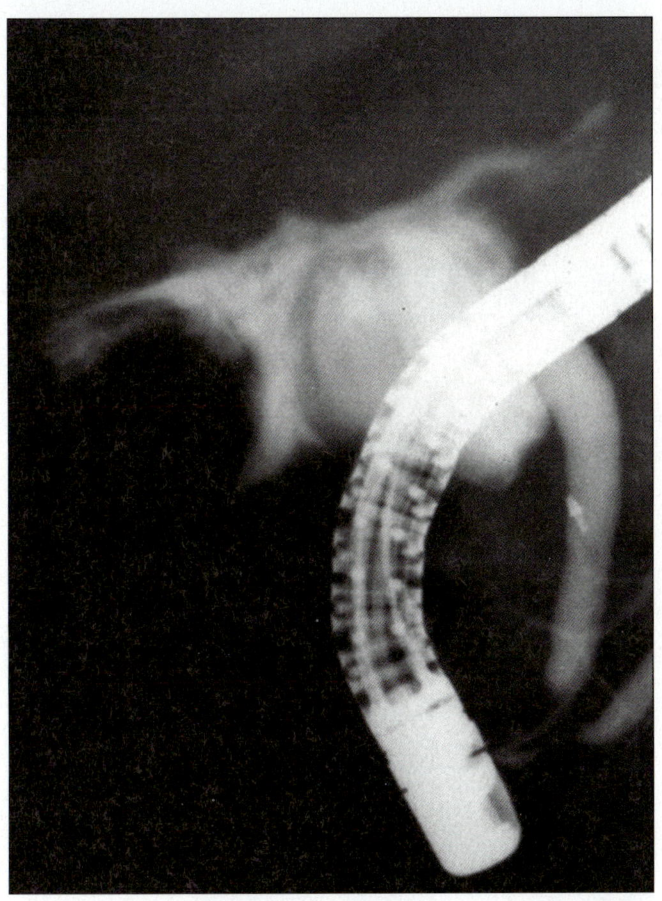

图 47-6 ERCP 显示 CBD 完全横断伴造影剂流入肝下腹腔间隙。

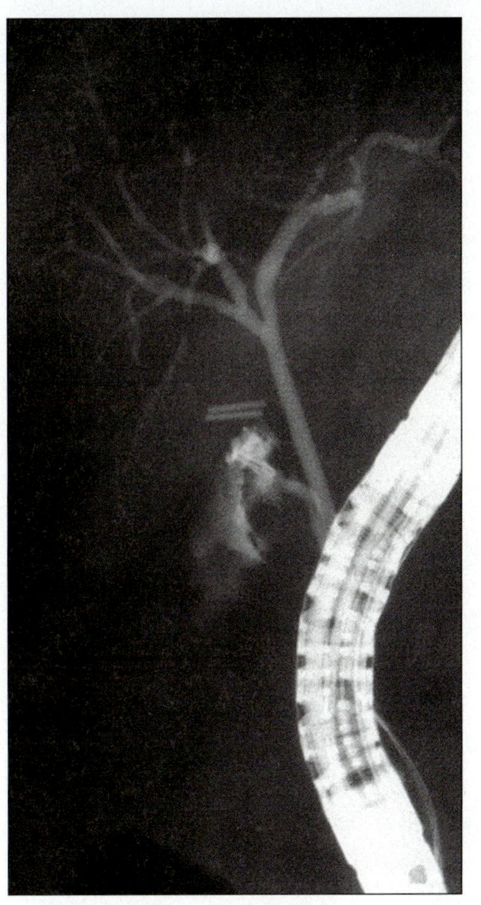

图 47-7 LC 术后 ERCP 显示造影剂从胆囊管残端漏出。

和亚段迷走分支。

原则上，这些胆漏的治疗与起源于胆囊管残端的漏并没有不同（表 47-3）。

消除乳头两侧的压力梯度可以单用内镜下括约肌切开术（endoscopic sphincterotomy ES）[26, 27]、ES 和支架植入[27]或鼻胆管引流（nasobiliary drain，NBD）植入[28]和不预先行 ES 的单纯支架[29, 30]或 NBD[31]植入（图 47-9）。

所有方法似乎都同样有效，通常在治疗后 1 周之内胆漏闭合[3, 25, 29, 32]。选择内镜治疗的方式仍存在争议。如果有 CBD 结石存在，ES 和取石术是最合乎逻辑的，可联合或不联合支架或NBD植入。然而，每一种选择都有其特有的局限性。ES可引起固有的即刻并发症或潜在的远期并发症；支架植入需要二次进镜取出支架，且还可以发生堵塞或移位；NBD 需长期住院，并使患者不适，偶尔还可脱落。表47-4总结了不同治疗选择的优缺点。

内镜下局部注射肉毒杆菌毒素降低乳头两侧胆管十二指肠的压力梯度近来也有报道[33]。向Oddi括约肌内注射100U的毒素后24h内显示CBD内压明显降低。在动物模型中，这一作用平均持续 2 周。

总之，内镜治疗通常对轻微损伤（A型）所致的术后胆漏有效，并有很高的成功率。所有方法似乎都可以在几天之内闭合胆漏。

严重损伤的内镜治疗

在严重损伤中，胆漏来源于CBD或形成主汇合部的肝内胆管大分支之一的损伤（B型）。在这两种情况下，单纯ES并不足以封闭瘘口。最好植入至少一根大口径塑料支架（10 ~ 11.5Fr）并长时间维持，以绕过损伤部位。支架植入的第二个目的是预防胆管壁受损部位发生狭窄[22, 25]。为此，支架应留置数月以保证愈合牢固。万一损伤部位发生狭窄，植入的支架可使后继扩张狭窄的内镜操作更为方便。这种情况的治疗成功率可达 71% ~ 79%（图 47-10）[3, 34, 35]。

胆道支架也成功用于重建在胆管主汇合部水平受损的各段胆管分支的连续性[21]以及源于迷走胆管的胆漏[22, 36]。

表 47-3　胆囊切除术后源于轻微损伤（A 型）的胆漏的内镜治疗

作者	n	LC (%)	胆囊管 (%)	Luschka 管 (%)	其他 (%)	CBDS (%)	ES (%)	ES+EP (%)	仅 ES (%)	成功率 (%)
Bourke 1995	85	62	79	6	15	18	33	67	0	95
Barkun 1997	52	58	77	15	8	22	48	23	15	88
Ryan 1998	50	78	72	8	20	22	12	26	62	100
Hourigan 1999	53	85	68	17	15	11	15	15	70	96

CBDS，胆总管结石；EP，支架或鼻胆管引流；ES，内镜下括约肌切开术；LC，腹腔镜胆囊切除术。

表 47-4　术后胆漏的内镜治疗选择（Bergman A 型）

操作	优点	缺点
ES	伴有的 CBD 结石的治疗	并发症
鼻胆管引流（数天）	避免 ES 允许胆管造影复查	不适 延长住院时间
支架植入（数周）	避免 ES	需要重复 ERCP 支架堵塞、脱落

CBD，胆总管；ERCP，内镜逆行胰胆管造影；ES，内镜下括约肌切开术。

对伴有胆漏的胆管严重损伤，主要治疗目的也是封闭瘘口，使一个急诊问题转为稳定状态。对于这种情况，内镜治疗已公认具有较高疗效，无论何时地，只要可能，就应将其用作一线治疗方法。

在腹腔镜前时代，术后胆管狭窄的治疗是传统的外科手术。ERCP 的作用仅限于诊断，特别是确定损伤的水平和范围[37]。随着 ERCP 在 LC 急性并发症评价和治疗方面应用的日益增多，治疗性ERCP 已被广泛采纳用于治疗近期和远期的术后狭窄。事实上，首次被应用于治疗胆管狭窄的非手术方法是经皮肝穿。在建立了肝内胆管的经皮通道以后，用导丝通过狭窄处并行球囊扩张。这种方法尽管近期很有效，但由于狭窄的高复发率使得远期疗效有限[38]。大约1/3接受这种治疗的患者可产生并发症，随访期间至少25%的狭窄复发[39, 40]。在Johns-Hopkins大学小组所发表的另一项系列研究中，这种方法的成功率仅55%，并有20%的患者出现明显的胆道出血[41]。经皮球囊扩张后的高复发率最可能的原因是其对瘢痕的巨大破坏进一步增加对组织的创伤性损伤，导致局部产生新的纤维增生反应。

经皮方法已为内镜治疗所取代。后者避免了肝穿刺的需要，这是经皮方法产生并发症的主要原因。在肝内胆管不扩张或仅有轻微扩张时（这也常见于术后狭窄），内镜治疗不会更加困难，且在肝硬化、腹水或凝血障碍时也是可行的。另外，内镜治疗避免了长时

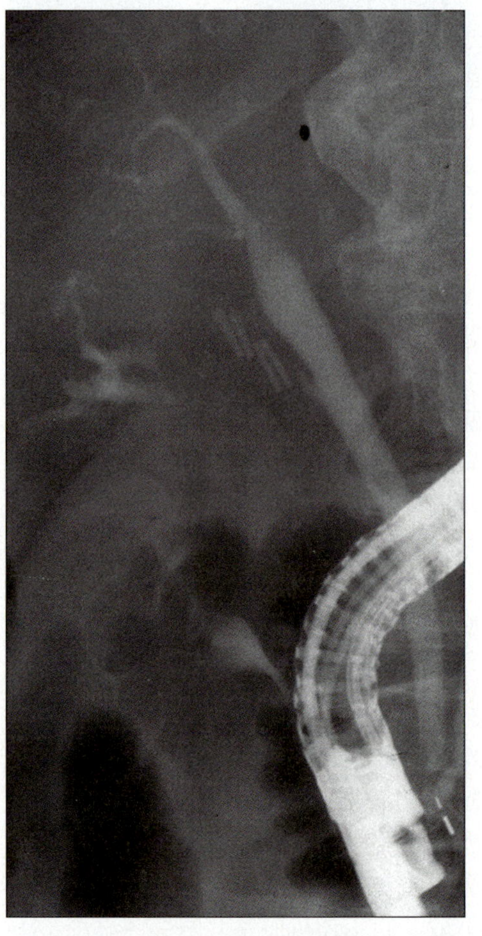

图 47-8　LC 术后一例肝下胆汁聚集患者 ERCP 显示：CBD 正常。2个钛夹分别见于胆囊动脉和胆囊管。源于连接于亚段胆管分支的所谓Luschka管的造影剂漏入胆囊床，该分支在主汇合部下方汇入 CBD。

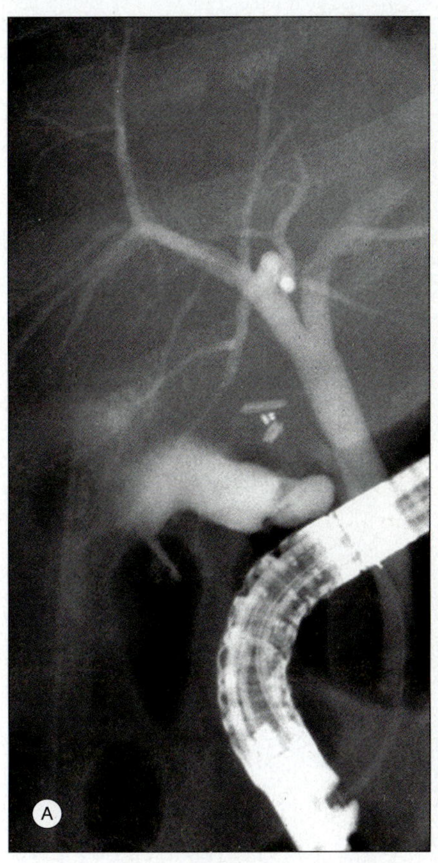
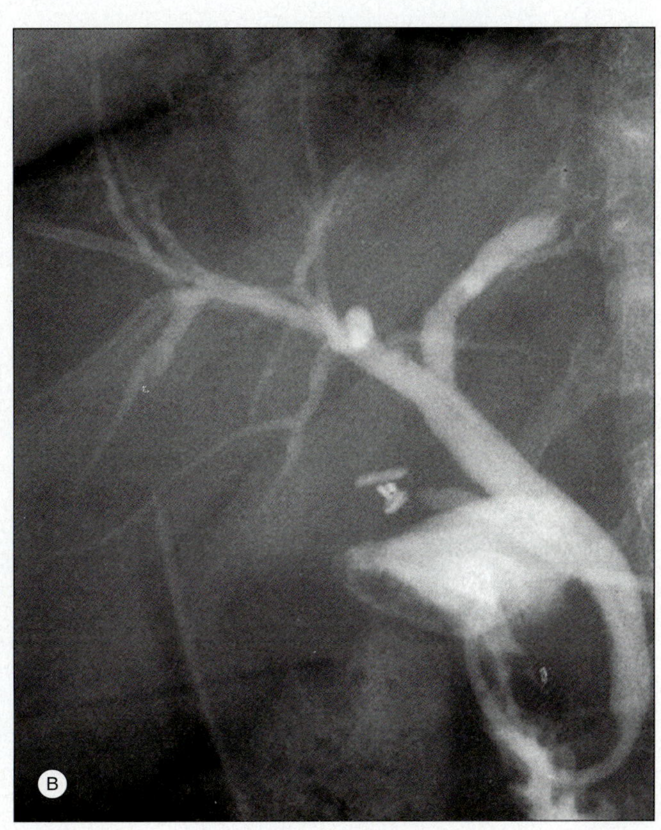

图47-9　LC术后一例经肝下引流的胆外漏患者ERCP显示：A．可见来源于胆囊床（Luschka管）的造影剂漏出。B．经ES和NBD治疗 3 天后复查胆管造影所见，外漏消失。

间的经皮内外导管交换的需要，改善了患者的舒适性和依从性。因此，内镜治疗在今天已经作为替代外科手术的一线非手术治疗方法，且内镜治疗并不排斥外科手术作为其失败后的弥补性治疗方法。

关于哪一种治疗方法最佳，目前仍存争议。外科手术和内镜治疗都能获得良好效果。然而，这两种方法尚未在前瞻性随机试验中进行系统性对照。由于这种疾病发生率较低、分散于几个中心、临床和形态学表现多样，使得难以收集足量病例纳入同质病例组进行比较，因此这样的对照试验在将来也不可能实现。

技术描述

术后胆管狭窄的内镜治疗基于以下两个步骤：⑴越过狭窄；⑵扩张狭窄。

越过狭窄

允许越过狭窄的形态学要求是CBD的连续性。一旦胆管完全横断或梗阻，内镜治疗仅适用于少数特殊情况。旨在重建缺失段胆管的经皮治疗联合内镜治疗曾有报道[42]。另外，类似的联合治疗方法也有报道被用于远端胆管残端的完全梗阻；在透视下应用一套为非胆道应用设计的装置（一套行 TIPS 的市场化装置），经皮穿刺远侧残端胆管[43]。但由于缺乏标准化，这种方法不能推荐常规应用。

在大多数病例中，特别当手术后症状持续很长时间时，在狭窄不完全的情况下，经内镜进入CBD，越过狭窄就成为进行扩张治疗的第一步。术后狭窄常比肿瘤性狭窄更难操作，因为即使是通常很短的狭窄，也常常不对称。另外，纤维化使狭窄变得纤细和紧密。经常要应用直头或J形头的亲水细导丝（0.021或0.018英寸）；这些操作需要耐性、技巧和最佳X光监视。对狭窄的形态学有疑问时，应当严格避免用硬导丝加力操作，因为这样可形成假道并导致操作失败。改变患者的体位有助于在透视下确定跟进导丝的正确路径。在狭窄下方牵拉充气的取石球囊有助于拉直胆

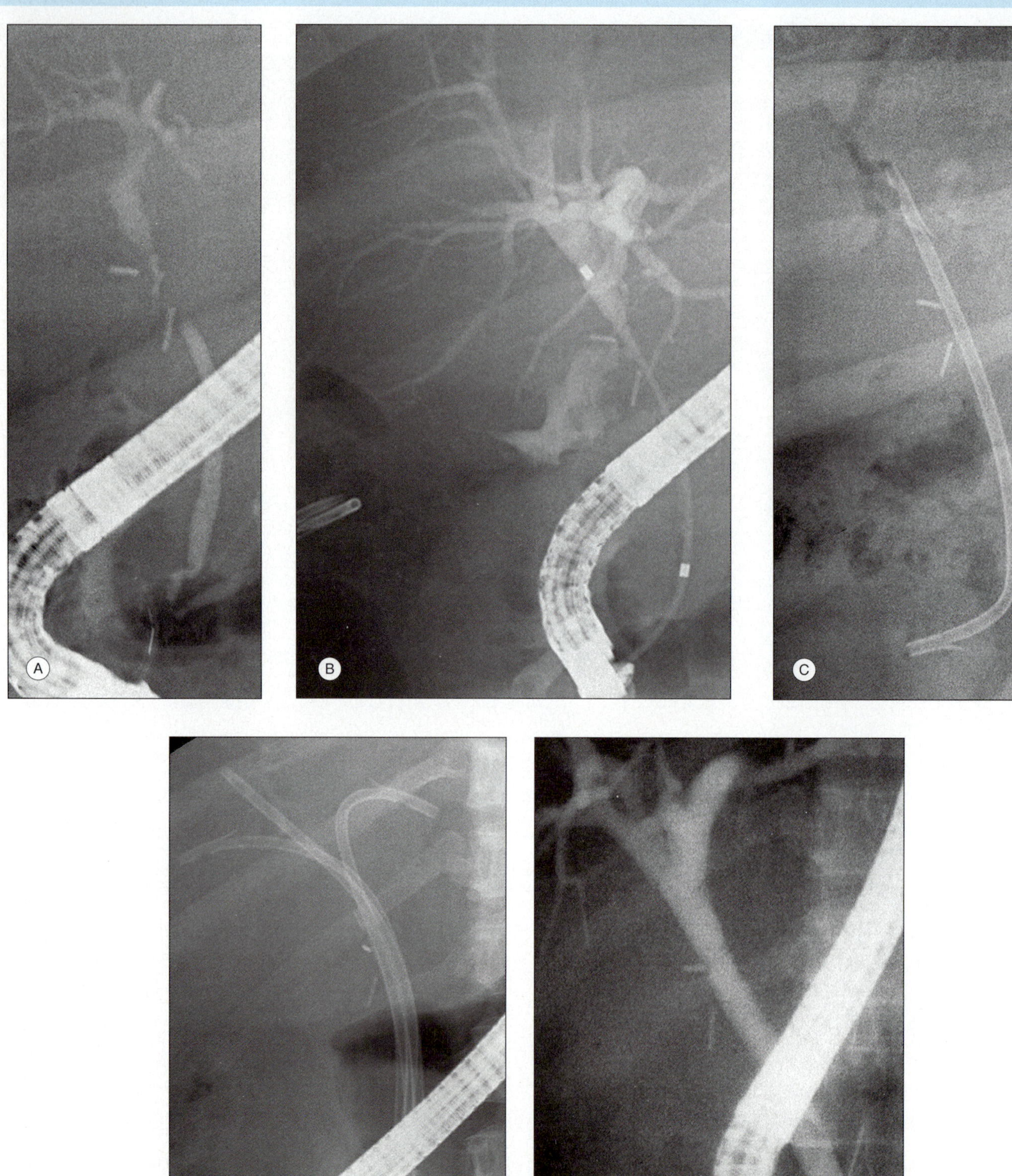

图 47-10　LC 术后一例腹腔胆汁聚集和胆汁淤积患者的 ERCP 显示：A. CBD 狭窄并与钛夹部分重叠；B. 在导丝引导下导管通过狭窄，经导管注射造影剂后清楚显示胆管损伤的部位和相应的胆漏；C. 一根 10Fr 塑料支架被植入；D. 在以后随访的数月期间，植入 3 根 10Fr 支架以扩张胆管，每个大胆管分支中均有支架（右前中段胆管、右后侧段胆管及左肝管）；E. 取出支架后行球囊阻塞造影，狭窄完全消失。

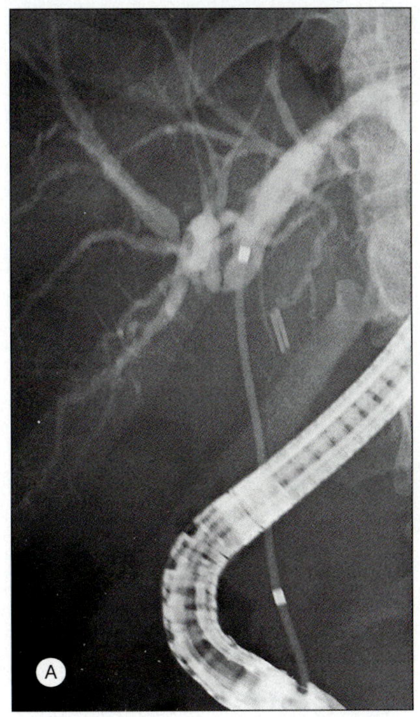
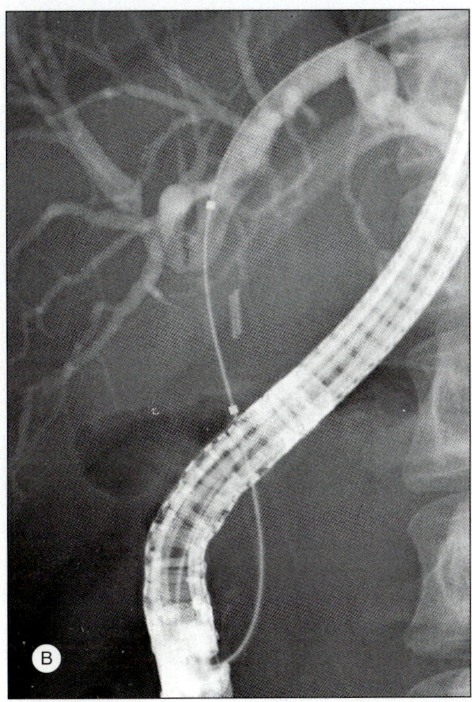
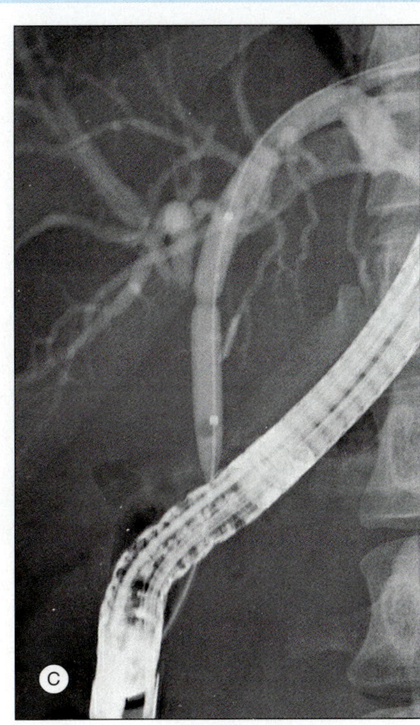

图 47-11 一例 LC 转开腹胆囊切除术后的胆管狭窄。A．一个位于主汇合部的非常紧密的狭窄被带有导丝的导管穿过。B．在导丝引导下球囊扩张器通过狭窄处。C．行球囊扩张，注意球囊的腰部提示狭窄极硬。

管并调整导丝的轴向。一旦通过狭窄，亲水导丝应更换为一跟较硬且更稳固的导丝，以进行接下来的扩张治疗。

扩张狭窄

狭窄扩张术有两个目的：首先是使胆管再通以恢复正常的胆流，第二是确保有效的扩张以长期避免再狭窄的发生。内镜治疗的初始阶段，只能追求第一个目的；在经皮肝穿的操作中，治疗的主要措施是单纯充气扩张[44]。即使这种办法短期非常有效，但是长期随访中发现它无法保持良好的效果。现在，充气扩张主要用于植入一根或多根塑料支架的初始治疗（图 47-11）。

支架植入的作用是瘢痕塑形和固化后保持狭窄的长期通畅（根据不同的治疗方案维持数月到数年）[45]。通常需植入 2 根 10Fr 支架，每 3 个月进行更换以避免因支架堵塞引起的胆管炎，留置支架 1 年。在阿姆斯特丹小组基于十年间（1981 ~ 1990）多学科经验所报道的回顾性研究中，将内镜治疗与外科手术治疗的长期疗效进行了比较[46]。总共有35例进行了外科手术（均为 Roux-en-Y 肝管空肠吻合术），66 例接受了内镜治疗。患者的特征、初始损伤的种类、梗阻的水平在两组间无显著差异。对手术治疗和内镜治疗平均分别随访 50 个月和 42 个月，两组中 83% 的病例均显示极佳（实验室指标正常或稳定的无症状患者）或良好（单纯的胆管炎发作）的效果。近期并发症的发生率支持内镜治疗（8% 对 26%），但 21% 的患者至少出现了一次因支架植入期间（2 根 10Fr 支架持续 1 年，每 3 个月更换）支架功能不全而引起的胆管炎发作。分析远期效果时，显示治疗结束和狭窄症状复发的时间间隔在接受内镜治疗者明显短于外科手术治疗（平均 3 ± 11 月对 40 ± 11 月），提示内镜治疗组可能存在治疗不足的问题。然而，这项重要研究亦显示内镜治疗至少可以认为在远期疗效上与外科手术同样有效，且内镜治疗具有一个很大的优势，即在需要时并不排斥进一步的外科手术治疗。

近年来已发表了其他一些应用塑料支架治疗术后胆道狭窄的内镜治疗经验[3, 45-54]。但通过对所提供数据的分析，似乎治疗方法远没有标准化；事实上，已发表的资料在支架植入的数量、支架的内径、更换的时间间隔以及治疗的目的和结果均存在不同。下面的例子是文献中发表的两个最大样本的系列研究，列举了两种不同的方法学。

- 新近发表的来自阿姆斯特丹一组病例（74例）所应用的治疗方案是最传统的，即植入 2 根 10Fr 支架，每 3 个月更换一次，持续 1 年（支架植

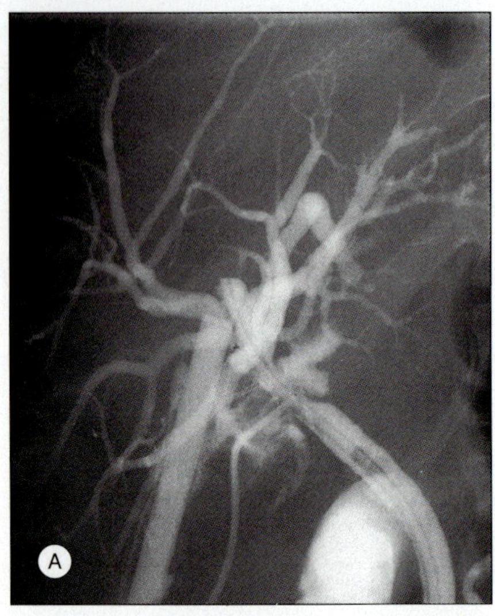

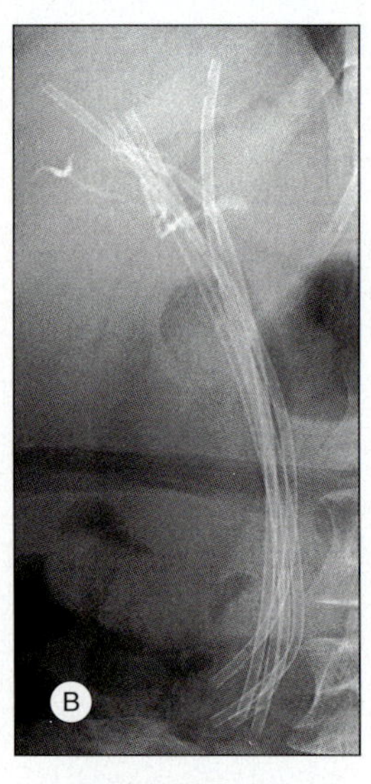

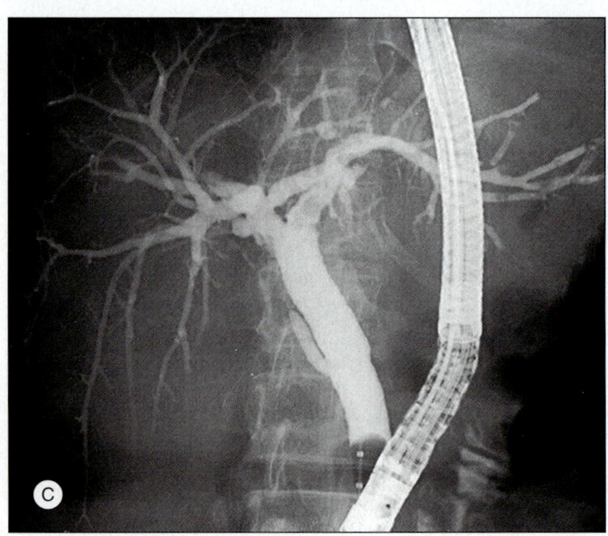

图47-12　为修复在肝门部完全横断的CBD，经在胆囊切除术中植入的T管行术后胆管造影。A. 可见一个狭窄和胆管周围造影剂漏出；B. 治疗结束时，5根10Fr塑料支架被植入；C. 支架取出后，球囊阻塞造影显示狭窄完全消失。

入期）[51]。在支架植入之前大约有1/4的患者接受了初始的球囊扩张。仅有3例患者需用导丝分流狭窄的联合经皮穿刺和内镜治疗。1年后取出支架。

- 我们的一组病例（55例）[50]所采用的治疗方案包括由狭窄的紧张度和CBD内径所决定的尽可能最大数量的支架（10Fr最理想）植入，以每相隔3个月作为治疗间歇。治疗持续直到胆管造影所显示的形态学上的狭窄完全消失（图47-12）。

40%的病例需要进行初始的球囊扩张，且几乎都是在第一次治疗期间应用。有3例患者联合应用经皮穿刺和内镜治疗。在第一次治疗时平均支架植入数量为1.7（1～4）根，治疗结束时为3.2（1～6）根。狭窄的消失可以通过支架取出后24～48h后的NBD胆管造影来观察。4例（9%）出现了早期并发症（3例胆管炎，1例胰腺炎），需要早期更换的支架堵塞发生于8例（18%）患者中。平均治疗持续时间为12.1±5.3个月（2～24个月）。随访应为第一年每3个月，1年后每6月进行，包括临床评估、实验室指标和肝B超检查。

- 在阿姆斯特丹的研究中，支架植入的成功率为80%，但由于不同的原因，仅有44例（占初始入组的59%和占首次支架植入成功病例的75%）完成了12个月的支架植入期。平均随访9年，44例中的9例（20%）出现再狭窄，且其中8例（8/9）狭窄的复发出现于随访的头6个月（平均2.6月）。总体上，按意向治疗（intention-to-treat，ITT）原则，该方案仅完全解决了47%初始入组病例的胆管狭窄问题。这项研究提示内镜下支架植入术对需要重复治疗的低依从性患者来说，并不是最好的治疗选择。由多伦多研究小组采用同样治疗方案所报道的摘要显示结果类似，即在平均9.5年的随访中有81%的病例无症状[49]。
- 在我们的研究中，初期55例患者中有42例在治疗结束后完成了平均49个月的随访，被认为可以接受评价。10例被排除，其中5例因为CBD完全横断，另5例因为接受了自膨式金属支架（SEMS）治疗。还有3例因为不同的原因未被纳入。2例在随访中因非相关原因死亡。在其余40例患者中，没有因胆管狭窄复发而引起症状复发。其中1例发生两次胆管炎发作，但无胆管狭窄。经过意向治疗分析，成功率为89%（40/45）。即使与阿姆斯特丹的研究相比，我们研究的随访期较短，但也要长于前述的内镜治疗后发生再狭窄的典型时间段（2年）。总之，这种更加积极的支架植入的内镜治疗似乎改善了术后胆管狭窄患者的远期疗效。

根据已发表的资料，支架植入的内镜治疗对于胆管的严重损伤或狭窄至少与外科手术同样有效。内镜治疗的优点在于简单、可重复性和微创。因此，对于伴严重胆管损伤的大多数患者，只要有条件，无论何时，都应该考虑内镜治疗。对于其中的大多数，内镜治疗可以是惟一所需要的治疗方法。内镜和外科手术也不应该被看作是替代，而应该是相互补充的治疗方法。这种复杂而困难的病理过程可以在拥有多学科治疗方法的医疗中心里得到最佳处理。

并发症

并发症可以发生于初期治疗阶段或支架植入时，发生于初期治疗阶段的并发症（急性胰腺炎、腹膜后穿孔和出血）与ES有关，通常实施ES是为了进入胆管。这种情况的ES相关并发症在发生率、严重性和处理上与其他更常见的情况，如CBD结石的治疗，没有任何不同。支架植入期间的并发症主要是因为支架的功能障碍如堵塞、移位、脱落和嵌顿所致。急性胆管炎是支架功能障碍发生后的典型临床表现。这种情况的胆管炎通常较轻且为自限性，但仍需即刻内镜处理，即通过支架的再植入重建合适的胆汁引流。长期支架植入的一个典型并发症是胆泥和结石在狭窄上方的形成。这种情况可引起胆管炎，但也可完全无症状。另外，肝功能检查也可以完全正常。这可能导致计划支架植入期无意的延长。在植入新支架之前为避免发生早期再堵塞，应用网篮或球囊清除所有结石和胆泥是必不可少的。为了避免结石形成，每3个月的支架更换期不应被延长。因此，在处理术后胆管狭窄时，患者的依从性至关重要，应完全告知患者没有按时遵循有计划的治疗方案所带来的内在危险性。

未来趋势

当前常通过植入多根塑料支架处理术后胆道狭窄，这种内镜治疗的主要局限性在于：在相当长的时间内（平均1年）需要反复的内镜介入。理想的支架应能在数周或数月内对狭窄实施进行性扩张，并在达到目的后溶解。由于几种原因，自膨式金属支架（self-expanding metal stent，SEMS）被证明是塑料支架的一种糟糕的替代物[52]。首先，SEMS常导致狭窄水平的炎性组织发生增生反应。这种增生反应最终在植入后平均不到1年的时间内引起SEMS的堵塞。第二，SEMS通常不能取出，因此，治疗增生反应所致继发性狭窄需要反复进行球囊扩张和植入塑料支架。第三，胆道置放SEMS对肿瘤浸润所致狭窄可以产生突然的再通；这样，支架所产生的放射状施压将会明显高于期望对瘢痕进行持续扩张的压力，如针对术后胆管狭窄的瘢痕。自膨式可吸收塑料支架已经在食管得到应用，并可能在将来应用于胆道。如果这项技术能够取代现在处理术后狭窄的方法，即对术后胆管狭窄实施持续性扩张的方法，那么在这种支架得到应用前，有必要进行合适的临床评价。药物洗脱型自膨式支架已被用于血管系统以阻止内皮增生，可以想象这项技术也会被应用于胆道系统。在这种情况下，局部释放能够控制胆管损伤愈合期纤维化过程的抗炎药物可能也有一定价值。

（黄永辉译　常虹校）

参考文献

1. Deziel DJ, Millikan KW, Economou SG, et al: Complications of laparoscopic cholecystectomy: A national survey of 4292 hospitals and an analysis of 77 604 cases. Am J Surg 165:9–14, 1992.
2. MacFayden BV Jr, Vecchio R, Ricardo AE, et al: Bile duct injury after laparoscopic cholecystectomy. The United States experience. Surg Endosc 12:315–321, 1998.
3. Bergman JJ, van den Brink GR, Rauws E, et al: Treatment of bile duct lesions after laparoscopic cholecystectomy. Gut 38:141–147, 1996.
4. Dubois F, Berthelot G, Levrard H: Cholecystectomy by coelioscopy. La Presse Med 18:980–982, 1989.
5. Perissat J, Collet D, Belliard R, et al: Laparoscopic cholecystectomy: The state of the art. A report on 700 consecutive cases. World J Surg 1074–1082, 1992.
6. Russell JC, Walsh SJ, Mattie AS, et al: Bile duct injuries, 1989-1993. A statewide experience. Arch Surg 131:382–388, 1996.
7. Legorreta AP, Silber JH, Costantino GN, et al: Increased cholecystectomy rate after the introduction of laparoscopic cholecystectomy. JAMA 270:1429–1432, 1993.
8. Shea JA, Healey MJ, Berlin JA, et al: Mortality and complications associated with laparoscopic cholecystectomy. A meta-analysis. Ann Surg 224:609–620, 1996.
9. Moody FG: Bile duct injury during laparoscopic cholecystectomy. Surg Endosc 14:605–607, 2000.
10. Strasberg SM, Hertl M, Soper JN: An Analysis of the problem of biliary injury during laparoscopic cholecystectomy. J Am Coll Surg 180:101–125, 1995.
11. Gigot JF, Etienne J, Aerts R, et al: The dramatic reality of biliary tract injury during laparoscopic cholecystectomy: An anonymous multicenter Belgian survey of 65 patients. Surg Endosc 11:1171–1178, 1997.
12. Davidoff AM, Pappas TN, Murray EA, et al: Mechanisms of major biliary injury during laparoscopic cholecystectomy. Ann Surg 215: 196–202, 1992.
13. Nuzzo G: Personal communication, unpublished data, 2002.
14. Fletcher DR: Biliary injury at laparoscopic cholecystectomy: Recognition and prevention. Aust N Z J Surg 63:673–677, 1993.
15. Richardson MC, Bell G, Fullarton GM: Incidence and nature of bile duct injuries following laparoscopic cholecystectomy: An audit of 5913 cases. Br J Surg 83:1356–1360, 1996.
16. Z'graggen K, Wehrli H, Metzger A, et al: Complications of laparoscopic cholecystectomy in Switzerland. A prospective 3-year study of 10 174 patients. Swiss Association of Laparoscopic and Thoracoscopic Surgery. Surg Endosc 12:1303–1310, 1998.
17. Wherry DC, Marohn MR, Malanoski MP, et al: An external audit of laparoscopic cholecystectomy in the steady state performed in medical treatment facilities of the department of defense. Ann Surg 224:145–154, 1996.
18. Adamsen S, Hart Hansen O, Fuch-Jensen P, et al: Bile duct injury during laparoscopic cholecystectomy: A prospective nationwide series. J Am Coll Surg 184:571–578, 1997.

19. Archer SB, Brown DW, Smith D, et al: Bile duct injury during laparoscopic cholecystectomy. Ann Surg 234:549–559, 2001.
20. Vitellas KM, El-Dieb A, Vaswani K, et al: Detection of bile duct leaks using MR cholangiography with mangafodipir trisodium (Teslascan). J Comput Assist Tomogr 25:102–105, 2001.
21. Mutignani M, Shah SK, Tringali A, et al: Endoscopic therapy for biliary leaks from aberrant right hepatic ducts severed during cholecystectomy. Gastrointest Endosc 55:932–936, 2002.
22. Mehta SN, Pavone E, Barkun JS, et al: A review of the management of post-cholecystectomy biliary leaks during the laparoscopic era. Am J Gastroenterol 92:1262–1267, 1997.
23. Couinaud C: Le foie. Etude anatomiques et chirurgicales. Paris, Masson Ed, 1957.
24. Moosman DA, Coller FA: Prevention of traumatic injury to the bile ducts. A study of the structures of the cystohepatic angle encountered in cholecystectomy and supraduodenal choledochostomy. Am J Surg 82:132–143, 1951.
25. Bjorkman DJ, Carr-Locke DL, Lichtenstein DR, et al: Postsurgical bile leaks: Endoscopic obliteration of the transpapillary pressure gradient is enough. Am J Gastroenterol 90:2128–2133, 1995.
26. Liguory C, Vitale GC, Lefevbre JF, et al: Endoscopic treatment of postoperative biliary fistulae. Surgery 100:779–784, 1991.
27. Ponchon T, Gallez JF, Valette PJ, et al: Endoscopic treatment of biliary tract fistulas. Gastrointest Endosc 35:490–498, 1989.
28. Chow S, Bosco JJ, Heiss FW, et al: Successful treatment of post-cholecystectomy bile leaks using nasobiliary tube drainage and sphincterotomy. Am J Gastroenterol 92:1839–1843, 1997.
29. Foutch PG, Harlan JR, Hoefer M: Endoscopic therapy for patients with a postoperative bile leak. Gastrointest Endosc 39:416–421, 1993.
30. Marks JM, Ponsky JL, Shillingstad RB, et al: Biliary stenting is more effective than sphincterotomy in the resolution of biliary leaks. Surg Endosc 12:327–330, 1998.
31. Sugiyama M, Mori T, Atomi Y: Endoscopic nasobiliary drainage for treating bile leaks after laparoscopic cholecystectomy. Hepatogastroenterol 46:762–765, 1999.
32. Binmoeller KF, Katon RM, Schneidman R: Endoscopic management of postoperative biliary leaks. Review of 77 cases and report of two cases with biloma formation. Am J Gastroenterol 86:227–231, 1991.
33. Marks JM, Bower AL, Goormastic M, et al: A comparison of common bile duct pressures after botulinum toxin injection into the sphincter of Oddi versus biliary stenting in acanine model. Am J Surg 181:60–64, 2001.
34. Traverso LW, Kozarek RA, Ball TJ, et al: Endoscopic retrograde cholangiopancreatography after laparoscopic cholecystectomy. Am J Surg 165:581–586, 1993.
35. Woods MS, Traverso LW, Kozarek RA, et al: Characteristics of biliary tract complications during laparoscopic cholecystectomy: A multi-institutional study. Am J Surg 167:27–33, 1994.
36. Mergener K, Strobel JC, Suhocki P, et al: The role of ERCP in diagnosis and management of accessory bile duct leaks after cholecystectomy. Gastrointest Endosc 50:527–531, 1999.
37. Vallon AG, Mason RR, Laurence BH, Cotton PB: Endoscopic retrograde cholangiography in post-operative bile duct strictures. Br J Radiol 55:32–35, 1982.
38. Trambert JJ, Bron KM, Zajko AB, et al: Percutaneous transhepatic balloon dilatation of benign biliary strictures. Am J Radiol 149: 945–948, 1987.
39. Mueller PR, van Sonnemberg E, Ferrucci JT Jr, et al: Biliary stricture dilatation. Multicenter review of clinical management in 73 patients. Radiology 160:17–22, 1986.
40. Williams HJ, Bender CE, May GR: Benign postoperative biliary strictures: Dilatation with fluoroscopic guidance. Radiology 163: 629–634, 1987.
41. Pitt HA, Kaufman SL, Coleman J, et al: Benign postoperative strictures: Operate or dilate? Ann Surg 210:417–427, 1989.
42. Bezzi M, Silecchia G, Orsi F, et al: Complications after laparoscopic cholecystectomy. Surg Endosc 9:29–36, 1995.
43. Dumonceau JM, Baize M, Devière J: Endoscopic transhepatic repair of the common hepatic duct after excision during cholecystectomy. Gastrointest Endosc 52:540–543, 2000.
44. Geenen DJ, Geenen JE, Hogan WJ, et al: Endoscopic therapy for benign bile duct strictures. Gastrointest Endosc 35:367–371, 1989.
45. Berkelhammer C, Kortan P, Haber GB, et al: Endoscopic biliary prostheses as treatment for benign postoperative bile duct strictures. Gastrointest Endosc 35:95–101, 1989.
46. Davids PH, Tanka AK, Rauws EA, et al: Benign biliary strictures. Surgery or endoscopy? Ann Surg 217:237–243, 1993.
47. Davids PH, Rauws EA, Coene PP, et al: Endoscopic stenting for postoperative biliary strictures. Gastrointest Endosc 38:12–18, 1992.
48. Smith MT, Sherman S, Lehman GA: Endoscopic management of benign strictures of the biliary tree. Endoscopy 27:253–266, 1995.
49. Duvall A, Haber GB, Kortan P, et al: Long term follow up of endoscopic stenting for benign postoperative biliary strictures [abstract]. Gastrointest Endosc 45:AB129, 1997.
50. Costamagna G, Pandolfi M, Mutignani M, et al: Long term results of endoscopic management of postoperative biliary strictures with increasing number of stents. Gastrointest Endosc 54:162–168, 2001.
51. Bergman JJ, Burgmeister L, Bruno MJ, et al: Long term follow up after biliary stent placement for postoperative bile duct stenosis. Gastrointest Endosc 54:154–161, 2001.
52. Dumonceau JM, Devière J, Delhaye M, et al: Plastic and metal stents for postoperative benign bile duct strictures: The best and the worst. Gastrointest Endosc 47:8–17, 1998.
53. Draganov P, Hoffman B, Marsh W, et al: Long term outcome in patients with benign biliary strictures treated endoscopically with multiple stents. Gastrointest Endosc 55:680–686, 2002.
54. Familiari L, Scaffidi M, Familiari P, et al: An endoscopic approach to the management of surgical bile duct injuries: Nine years' experience. Dig Liv Dis 35:493–497, 2003.

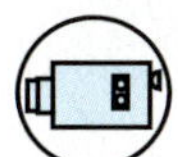

48 胆管感染

Jennifer J. Telford and David L. Carr-Locke

引言 723
胆管炎 724
流行病学 724
发病机制 724
临床特征 724
诊断 724
鉴别诊断 725
结石性胆管炎的治疗 725
技术概述 725
操作后护理 728
复发性化脓性胆管炎 728
流行病学 728
发病机制 729
临床特征 730
诊断 730
病理学 730
鉴别诊断 730
治疗 730
操作前病史及注意事项 732
技术概述 732
操作后护理 732
寄生虫性胆管炎 732
蛔虫性胆管炎 732
肝吸虫性胆管炎 735
棘球绦虫性胆管炎 736
获得性免疫缺陷综合征胆管病变 739
流行病学 739
发病机制 739
临床特征 740
诊断 740
病理学 741
治疗 742
操作前病史及注意事项 742
技术概述 742
胆囊炎 742
流行病学 742
发病机制 742
临床特征 743
诊断 743
病理学 743
治疗 743
技术概述 743

引言

胆管炎的组织学定义是胆管的炎症。而在临床工作中，胆管炎指的是与胆管梗阻和细菌感染相关的一系列典型的临床表现。胆管炎症的其他病因前面已述，包括寄生虫性胆管炎等。另外，所有类型的胆管炎都可能合并胆管梗阻或继发细菌感染。诱发胆管炎的疾病见表 48-1。

细菌性胆管炎主要表现为胆管的感染。其潜在病因通常为结石或狭窄所致的肝外胆管梗阻，易于通过药物和内镜进行治疗。比较少见的胆管炎类型包括复发性化脓性胆管炎、寄生虫性胆管炎和获得性免疫缺陷综合征（acquired immunodeficiency syndrome，AIDS）胆管病变。复发性化脓性胆管炎是由于肝内和肝外胆管梗阻并发反复发作的细菌性胆管炎引起，基本上仅见于东亚地区。在其他地区的新生儿或移民中也可发现此类患者。寄生虫性胆管炎发生于寄生虫流行地区。AIDS 胆管病变特异地表现为典型的胆管造影异常合并胆管的寄生虫或病毒感染。寄生虫性胆管炎和 AIDS 胆管病变都可继发细菌性胆管炎。

胆囊炎常由胆囊管梗阻所致，并继发胆囊黏膜的炎症。与胆管炎一样，可移动的胆结石是多数胆囊炎的潜在病因。非结石性胆囊炎是由其他原因导致的胆囊管梗阻所致或发生在没有梗阻的情况下。胆囊感染是胆囊炎的常见并发症，但不是其潜在病因。尽管胆囊炎的治疗通常为外科手术，但对于不适合手术的患者可行急诊内镜治疗。

表 48-1　与胆管炎相关的疾病
腔内梗阻
胆总管结石和肝内胆管结石
胆道支架阻塞
Mirizzi 综合征
胆道蛔虫
真菌球
胆道出血
Sump 综合征
胆总管囊肿
非肿瘤性狭窄
原发性硬化性胆管炎
慢性胰腺炎
胰腺囊肿或假性囊肿
乳头狭窄
复发性化脓性胆管炎
AIDS 胆管病变
缺血性狭窄
吻合性狭窄
肝移植
胆肠吻合
放射
化疗输注后
结核
肿瘤性狭窄
胆管癌
胰腺癌
壶腹腺瘤或癌
十二指肠癌
类癌
小肠淋巴瘤
Kaposi 肉瘤
肿瘤转移性疾病
医源性
ERCP 术后
括约肌切开术后
肝空肠吻合术后
经肝胆管造影术后
T 管胆管造影术后
AIDS，获得性免疫缺陷综合征；ERCP，内镜逆行胰胆管造影术。

胆管炎

流行病学

胆管炎的流行病学取决于引发胆管梗阻的潜在病因。

发病机制

胆管梗阻导致胆汁淤滞，进而使得管腔内压增高。正常的无菌胆管被细菌所污染，一方面可能是十二指肠内的细菌通过乳头上行感染，更多的可能是来自于门脉系统（细菌易位途径）的感染。随着胆汁流量的减少，大肠杆菌和其他大肠细菌定植在小肠内，通过易位的途径成为急性梗阻性胆管炎的主要病原菌。

临床特征

70% 的急性细菌性胆管炎患者表现为右上腹痛、发热和黄疸，即Charcot三联征。此外，再加上低血压和意识障碍就形成了 Reynold 五联征，一般见于不到5%的胆管炎患者，但死亡率相当高[1]。老年患者、糖尿病患者或全身应用激素治疗的患者可能不会出现右上腹痛或发热。胆管炎的基本体征包括体温升高、心动过速、低血压、呼吸急促、意识改变、右上腹压痛和黄疸。

化验异常可包括白细胞和中性粒细胞增多，以及因胆汁淤积导致的肝酶增加。如果存在胰腺炎，则胰酶升高。50% 的患者血培养阳性[2]。

导致胆管炎的最常见病原菌是埃希大肠杆菌。其他病原体包括肺炎克雷白杆菌和其他大肠杆菌属、绿脓假单胞菌、肠球菌属和链球菌属。厌氧菌很少被分离出来，但是，这可能反应了这些细菌的培养条件要求较高。在有胆道内置管[3]或胆肠吻合的患者中，常可由胆汁中分离出肠球菌或多种微生物。

胆管炎的并发症包括肝脓肿、远处转移脓肿、菌血症、全身炎症反应综合征、多器官功能障碍和10%的死亡危险。在实施内镜治疗或外科引流前，存在合并症、血小板减少、低白蛋白血症和尿毒症是预测胆总管结石所致胆管炎患者死亡的独立危险因素，但它们对术后疾病的转归影响更大[4]。各种原因所致的胆管炎患者，老年、女性、急性肾衰、肝硬化、肝脓肿、近端恶性胆管狭窄和经皮胆管造影术后所致的胆管炎等因素均与死亡率的增加独立相关。

诊断

在出现前述的特征性临床综合征时，应考虑胆管炎的诊断。影像学检查通常用于确诊胆道梗阻，尤其对于临床表现不典型的病例。超声检查胆石症和胆管扩张很有效。但对于急性胆管梗阻，胆管管径可能正常，而导致超声检查结果出现假阴性。CT在胆管炎的诊断中价值有限[5]。在胆总管结石[6]和良、恶性胆管梗阻[7]的诊断方面，磁共振（magnetic resonance，MR）胆管造影术的准确性可与内镜逆行胰胆管造影术（ERCP）相媲美。

鉴别诊断

胆管炎的鉴别诊断包括胆囊炎、肝脓肿、右侧肾绞痛、右下肺炎和脓胸。通常根据胸部体检、尿液分析和腹部超声很容易将这些疾病与胆管炎鉴别开。在Mirizzi综合征中，结石嵌顿于胆囊颈部或胆囊管，进而压迫肝总管，从而导致急性胆囊炎和胆管梗阻，可伴或不伴有胆管炎。

结石性胆管炎的治疗

急性胆管炎的治疗包括复苏、抗感染治疗和胆道引流（图48-1）。对于病情严重或恶化的患者，应及早监护，治疗呼吸和循环障碍，并静脉应用广谱抗生素，但不要因此而延迟必须要采取的胆管减压。最初的抗生素应兼顾革兰阴性杆菌和肠球菌属。早期治疗可静脉内应用氨苄西林和庆大霉素，对于危重患者或血培养产生多种微生物或厌氧菌的患者，可加用甲硝唑。对肾功能不全患者，可用氟喹诺酮替代庆大霉素，以减少肾毒性，因为胆道梗阻会增加其肾毒性作用。在获得细菌培养和药敏试验的结果后，可以依据临床效果，针对分离出的细菌应用抗生素治疗。

胆汁引流可通过内镜、经皮穿刺或外科手术完成。对于严重的胆管炎患者，内镜下治疗比外科手术更有优势，其中包括括约肌切开和取石[8,9]、胆管支架和留置鼻胆管引流。对于结石性胆管炎的回顾性分析显示，尽管内镜治疗组患者合并更多的内科疾病且患者平均年龄较大，但内镜下括约肌切开和取石较之外科手术存活率更高[9]。同样地，Lai等人[4]将82 名需急诊治疗的结石性胆管炎患者随机纳入外科治疗组或ERCP 并留置鼻胆管引流组，结果显示外科治疗组的死亡率显著高于ERCP组，分别为32%和10%。而且，外科组中出现更多的非致命性并发症。

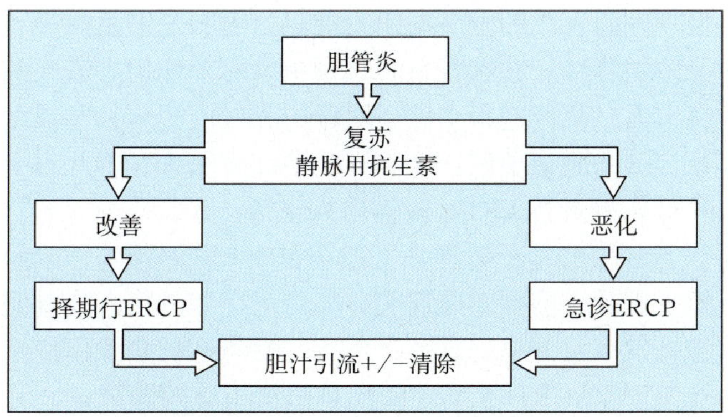

图 48-1 胆管炎处理流程。

在目前临床实践中，常在第一次ERCP术时尝试进行括约肌切开和取石。然而，对于胆总管结石导致的急性胆管炎危重患者，比较谨慎的做法是先经内镜放置支架或留置鼻胆管进行胆汁引流，延期再进行取石。放置胆道支架与留置鼻胆管在治疗效果、操作相关并发症和操作时间方面是相似的。但是在留置鼻胆管的患者中，引流管意外脱出和患者的不适反应发生率更高。

胆管造影未显示胆总管结石的胆管炎和胆囊结石患者，经验性进行内镜下括约肌切开并不能降低继发性胆管炎的危险，且可能增加 ERCP 并发症的发生率[11]。

技术概述

ERCP 应用常规法操作。一旦成功插入胆管，即进行胆汁和脓液的抽吸以降低胆管的压力，同时降低由于造影剂注入胆管而引发细菌感染的危险。抽吸的胆汁样本可放入无菌试管中，送至微生物室进行革兰染色和细菌培养。

胆管造影通常可显示胆管梗阻的位置和原因。如果存在胆总管结石或其他原因的腔内梗阻，则需要进行适当的胆管括约肌切开以便去除梗阻物。可以使用球囊或网篮取石。而且每一次操作中只需要取出最远端的结石以避免嵌顿。将近10%的胆管炎患者用标准法包括机械性碎石术无法去除结石，这是因为结石较大、结石位于狭窄近端或结石超过了末段胆管的直径。对此的解决方法可选择内镜下液电碎石术(endoscopic electrohydraulic lithotripsy，EHL)、体外震波碎石术（extracorporeal shockwave lithotripsy，ESWL)、内镜下激光碎石术和放置永久性胆道支架[12-14]。ERCP 术后进行胆管阻塞造影可确定胆石的清除情况，但会明显增加细菌感染的危险性。如果初次的内镜操作无法取出全部结石或结石碎片，则应放置支架以便引流胆汁，避免发生进一步的胆管炎(图 48-2)。由于会提高胆管炎的发生率和相关的病死率增加，所以现在已不再建议放置长久支架[15.16]。在胆囊管应用类以技术可以治疗 Mirizzi 综合征[17-19]。

胆管狭窄导致的胆管炎

继发于恶性狭窄的胆管梗阻很少导致胆管炎，除非在上述胆道介入操作过程中胆汁被细菌污染，才有可能发生。胆道恶性梗阻患者并发胆管炎的几率不到5%，最多见于壶腹部肿瘤[20]。

治疗伴有胆道狭窄的胆管炎，可通过在狭窄处放置支架来解除梗阻（图48-3)。尽管通常推荐使用较大

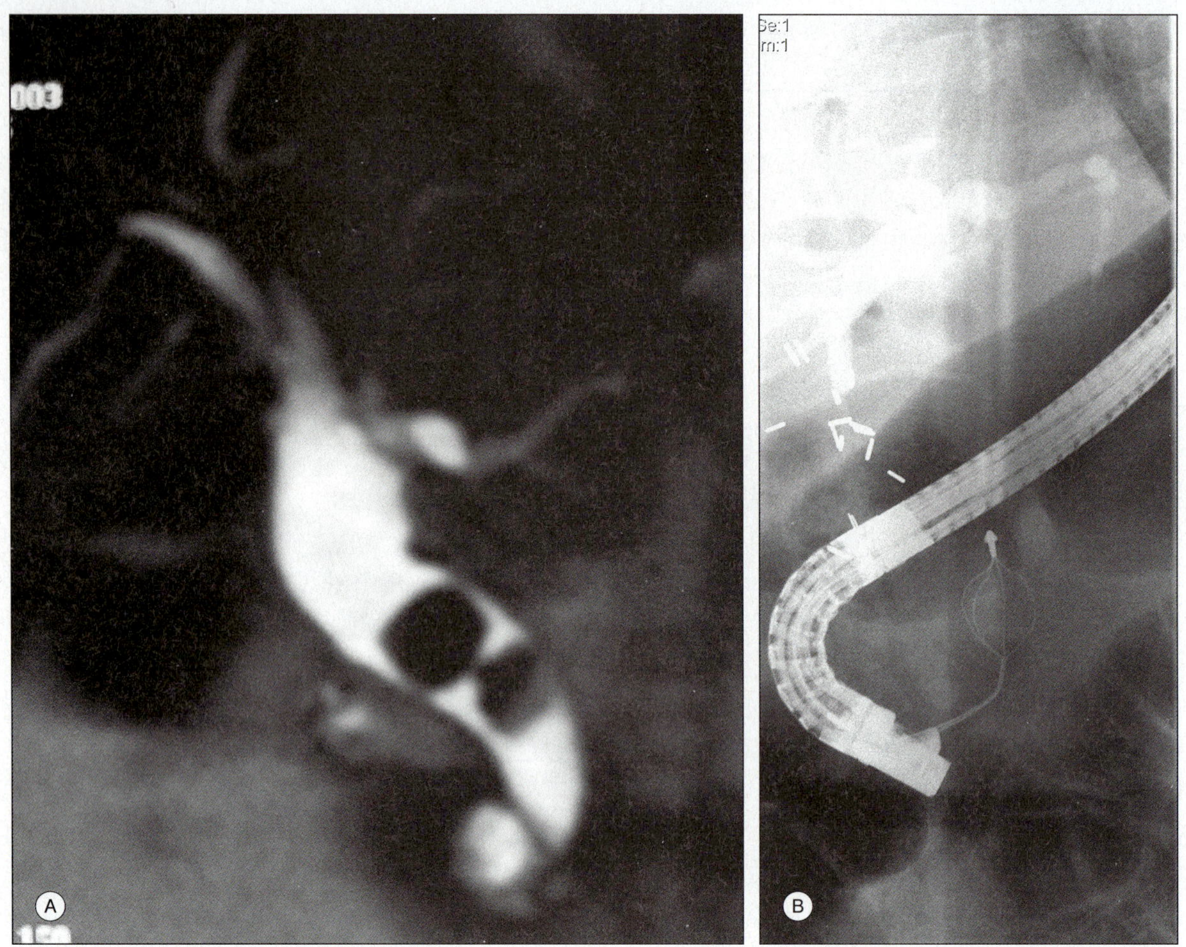

图48-2 胆管炎患者。A. 磁共振胰胆管造影术（MRCP）显示2个胆管大结石。B. 内镜逆行胰胆管造影术（ERCP）对其中一块结石行网篮取石术。

直径的支架，但实际上支架大小和类型的选择要根据引起胆道狭窄的潜在病因来确定。球囊或导管扩张对于支架的恰当放置可能是必需的。若狭窄累及肝门，那么只要技术允许，应在左右肝管均放置支架，因为双侧减压可增加患者的生存率[21]。尤其当胆道狭窄近端充满造影剂时，双侧减压更为重要。

在放置支架前，应当在X线透视引导下或胆道镜的直视下，对狭窄处进行刷检和 / 或活检，以便获得组织标本。必须在内镜下和X线透视下观察到胆汁和造影剂引流通过支架，以便确定减压成功。

支架阻塞导致的胆管炎

塑料胆道支架表面可产生细菌生物被膜，有引发支架阻塞和胆管炎的危险[22]。未覆膜自膨式金属支架，由于其直径较大和结构材料的优越性，产生细菌被膜的几率较低并且开放时间较长[23,24]。如果金属支架出现阻塞，通常是由于肿瘤通过网眼生长进入支架或在支架两端过度生长所致。近期研究出了被覆一层合成膜的金属支架，其开放时间仍有待确定（图 48-4）。

ERCP 术后胆管炎

目前ERCP术后发生胆管炎的危险性非常小，在一个转诊中心进行的一项大样本研究显示，在对阻塞胆管进行积极引流的情况下，其胆管炎的发生率仅为 0.7%[25]。发现阻塞存在时，如果只进行诊断性ERCP，而不实施胆道引流，则胆管炎的发生率增加10倍[26]。胆管炎的发生是因为梗阻处的肠道细菌污染了无菌的胆汁。在胆管造影过程中，对于任何不透光的狭窄段，都应进行引流。对肝门和肝内胆管狭窄或结石导致的胆道梗阻，实施减压治疗较困难，因此对于这类患者进行 ERCP 时需格外谨慎。

一项荟萃分析评估了数个关于ERCP预防性应用抗生素的安慰剂对照研究，显示治疗组的菌血症或胆管炎发生率并未降低[27]。因此，预防性抗生素不应常规用于 ERCP，尤其不能代替胆道引流的建立。

十二指肠镜消毒不规范或使用污染水也会增加

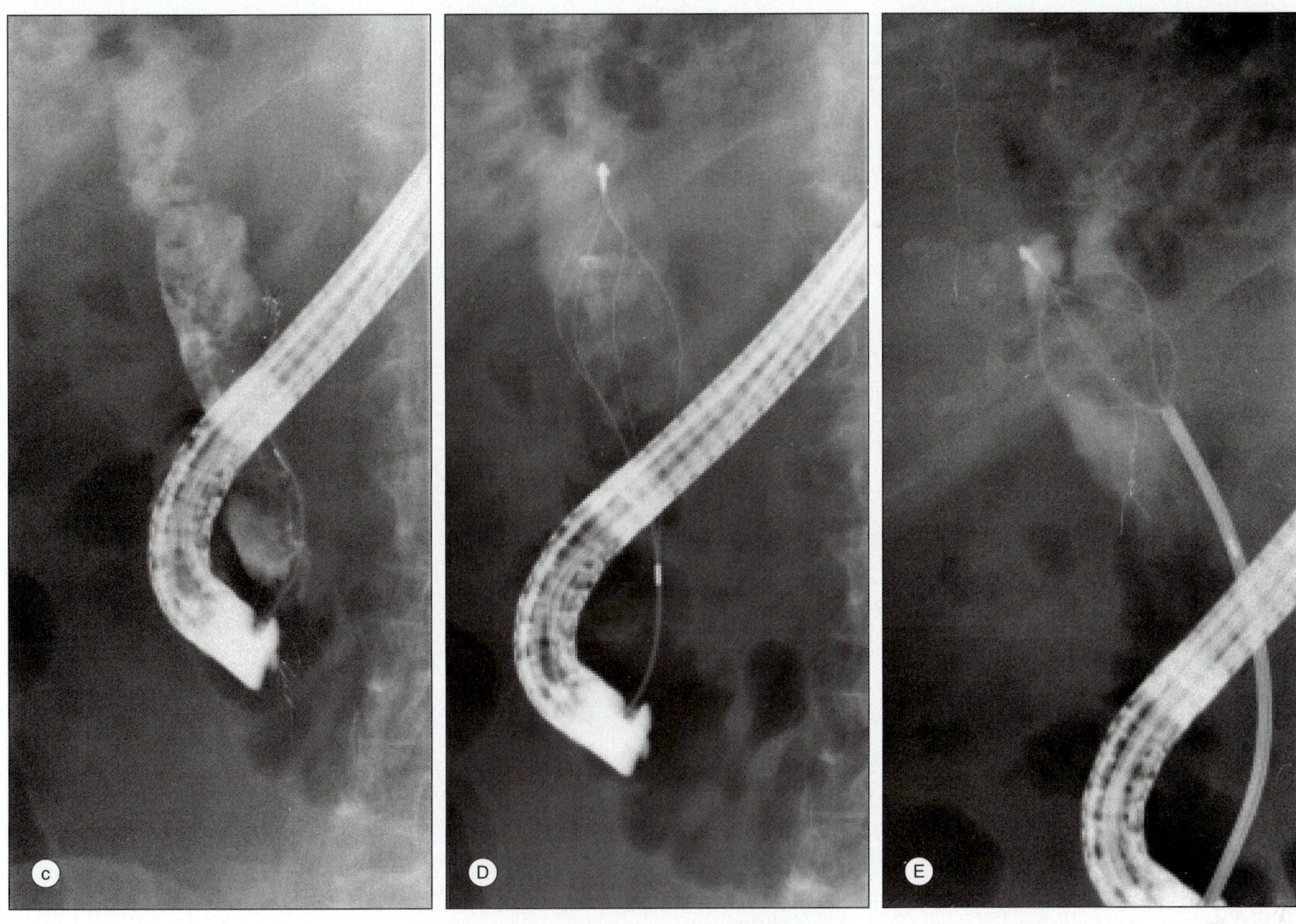

图 48-2（续） C. ERCP 显示充满结石的扩张胆管。D. 网篮取石。E. 机械性碎石。

ERCP 术后胆管炎和菌血症的危险，特别是绿脓杆菌感染[28, 29]。

括约肌切开术后远期胆管炎

括约肌切开术，不论是经内镜或手术，都是引起胆道细菌性污染的一种危险因素[30]，可能与肠道细菌更容易通过乳头易位有关。已确定的最常见的病原体是大肠杆菌。而且，对已经实施括约肌切开的胆囊切除术后患者分析发现，其胆总管内有形成褐色结石或胆泥的倾向，这与胆道细菌感染相关[31]。

经肝胆管造影术后胆管炎

经皮肝穿刺胆管造影术（percutaneous transhepatic cholangiography，PTC）可以准确地诊断胆道梗阻，并进行介入性治疗，包括取石、放置支架和狭窄扩张术。PTC 经常用于 ERCP 处理失败的病例。胆管炎是 PTC 术后明确的并发症，发生于高达 1/3 的患者中[32-34]。

经 T 管胆管造影术后胆管炎

胆囊切除术后通过外科手术放置的 T 管行胆管造影，以检查胆总管是否有残余结石。被证实的由 T 管胆管造影术所致并发症包括胆管炎和菌血症，见于高达 7% 的患者[35]。与注射法相比，造影剂的重力滴注法可减少并发症的发生，因为后者可以避免腔内压过高和胆管静脉逆流[35, 36]。

手术后胆管炎

通过肝空肠吻合术而重建胆道的患者有发生手术后胆管炎的危险。术后胆管炎尤其常见于胆道闭锁的患者[37]。其致病因素可能是肝空肠吻合术后的细菌定植和食物残渣导致的吻合口梗阻。

Sump 综合征

Sump 综合征发生在胆总管十二指肠吻合术之后，该手术是为了处理扩张的胆管内所残留的胆总管结石。在乳头和吻合口之间的远端胆管可形成一个贮

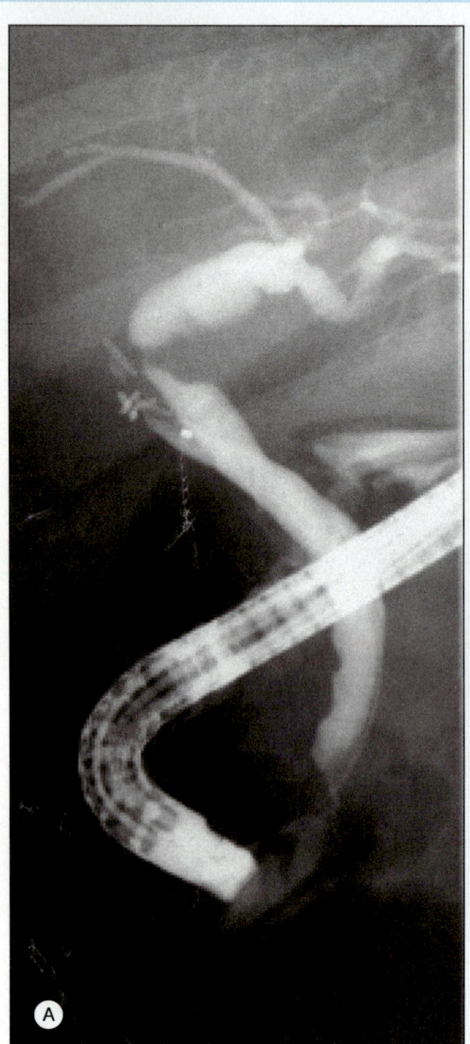
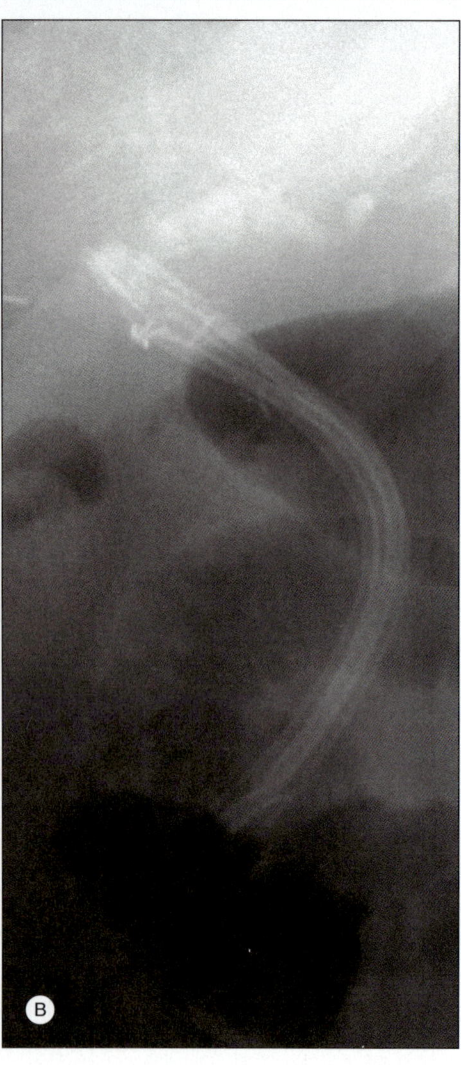

图48-3 ERCP显示（A）患者由于术后良性胆管狭窄出现胆管炎和（B）放置了3个10Fr塑料支架。

水池或集槽，蓄积不流动的胆泥、胆石和/或食物。临床表现包括反复发作的腹痛、胆管炎、肝脓肿或胰腺炎。大多数患者可经内镜下括约肌切开术并清除胆管内残渣而获成功治疗[38]。病例统计发现，由于Oddi括约肌狭窄所致的复发率为0%～19%[39, 40]。此时，应该考虑再次行括约肌切开术[40]。

妊娠期胆管炎

妊娠期行ERCP对于母亲和胎儿都是安全的，但若延误了胆管炎的诊断则有生命危险。通过铅围裙遮蔽子宫、缩短X线透视时间、避免放大和避免X线摄片等措施可以减少胎儿的射线暴露[41]。

操作后护理

如果在初次操作未达到内镜下完全引流，则应继续使用抗生素，直至重复内镜、经皮或外科胆管减压术获得了肯定的治疗。

胆管炎经内镜治疗成功后继续使用抗生素的效果尚不明确。一项纳入了80名接受内镜治疗的胆管患者的回顾性研究表明，ERCP术后使用抗生素治疗不超过3天组和超过3天组的效果无明显差异[42]。目前尚无一项安慰剂对照研究来评估胆管炎内镜引流术后抗生素的作用，通常我们在内镜治疗成功后不再继续应用抗生素。

复发性化脓性胆管炎

流行病学

复发性化脓性胆管炎，亦称东方胆管肝炎，流行于东亚地区。除了最初报道本病的中国香港[43]，复发性化脓性胆管炎还常见于有亚洲血统的个体，他们居住于或移民自中国大陆南方、韩国、中国台湾、菲律宾、马来西亚、新加坡以及日本等地[44, 45]。在澳大利亚、印度、意大利和中南美洲的高加索人中也有复发性化脓性胆管炎的病例报道[45, 46]。本病常见于20～40

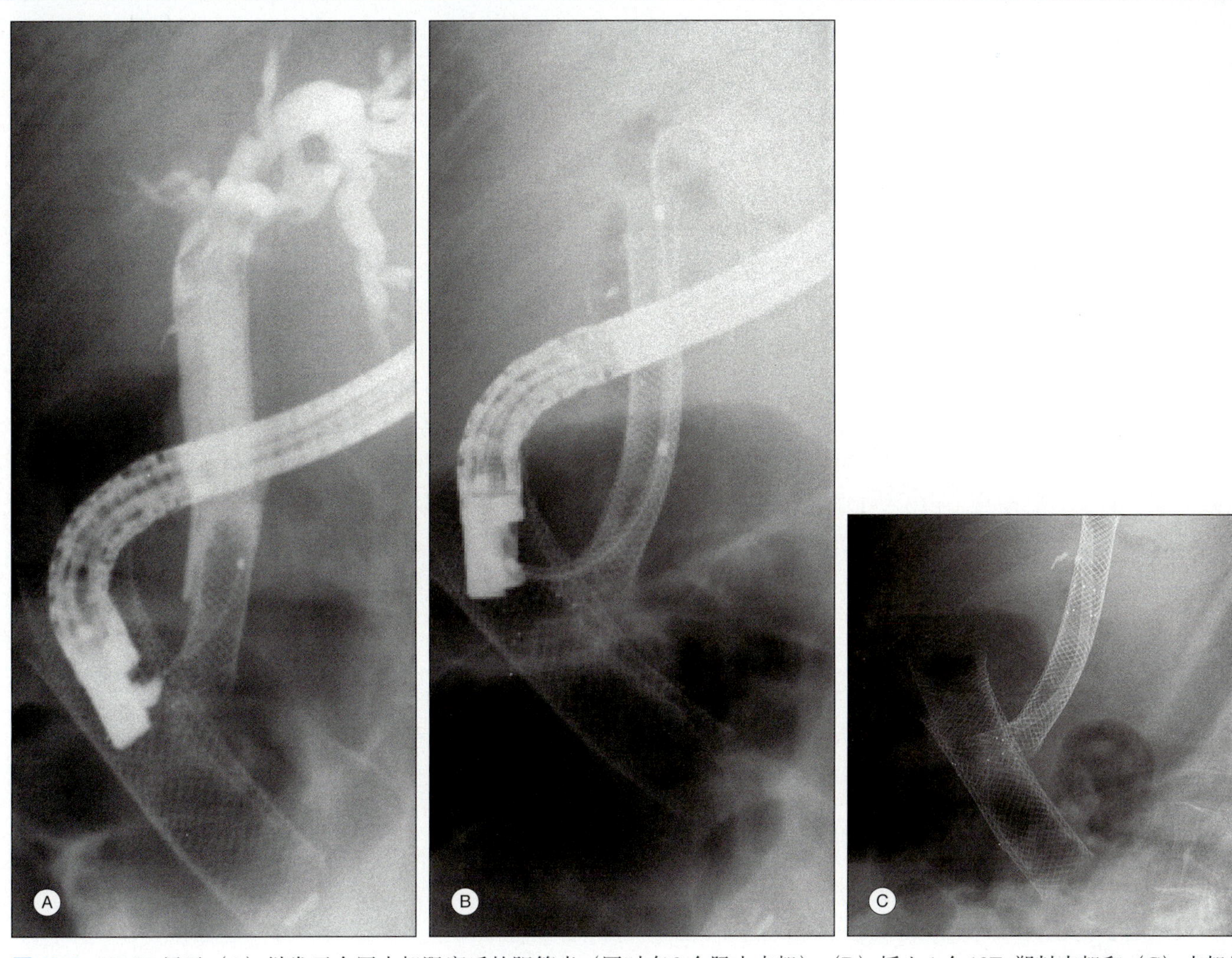

图 48-4 ERCP 显示（A）继发于金属支架阻塞后的胆管炎（同时有 3 个肠内支架）、（B）插入 1 个 10Fr 塑料支架和（C）支架最终的位置。

岁人群，通常是属于社会经济地位低下阶层的个体，男女发病率相同[47, 48]。

发病机制

复发性化脓性胆管炎是由于胆红素结石和 / 或狭窄导致肝内胆管梗阻所致的一组反复发作的细菌性胆管性胆管炎的临床综合征。尽管病因和发病机制尚未明确，但目前已提出了两种理论。第一种理论认为，疾病最初是来自门静脉系统的细菌污染了无菌的胆汁。这种血源性侵入途径得到了组织学标本结果的支持。在无胆管异常的情况下，肝门静脉炎和血栓性门静脉炎在疾病早期发生率很高[47]。其中可能的潜在易患因素是患者胆汁中缺乏正常胆汁中应该含有的细菌 β- 葡萄糖醛酸苷抑制因子，可导致胆红素葡萄糖醛酸苷分解后，与钙结合形成沉淀，而产生胆红素结石[47]。由此引发的胆道梗阻导致了胆管炎和进一步形成结石的恶性循环。

另一个假设是复发性化脓性胆管炎继发于胆道寄生虫感染。寄生虫从十二指肠进入乳头，将细菌带入胆道系统。当寄生虫虫卵和残体成为结石形成的核心时，可以引起胆道梗阻。尽管有很多报道报告了从复发性化脓性胆管炎患者的胆道里分离出寄生虫，但还不清楚寄生虫是致病原因还是伴随发现。一项研究显示，中国复发性化脓性胆管炎患者中 45% 感染了华支睾吸虫，与未发病对照组感染率相似[47]。其他经报道与复发性化脓性胆管炎有关的寄生虫有蛔虫[47]、肝吸虫和后睾吸虫属[49]。

反复的胆管炎症和修复可导致继发性狭窄而加重胆汁淤滞。通常单独或最易出现在肝左外侧段胆管。因为胆管在此处成角，减慢了胆汁的引流，所以该区域在解剖学上易出现胆汁淤滞。慢性梗阻最终导致近端胆管的持久扩张，常充满肝内结石。胆汁淤滞和细菌污染可导致多发性肝脓肿的形成。

临床特征

腹痛是最常见的症状，常伴有发热和黄疸[50]。也可出现恶心、呕吐、寒战，甚至畏寒。急性胆管炎与典型的梗阻性胆管炎很难鉴别。伴有肝脓肿的患者可能仅表现为发热，但这些个体既往常有右上腹痛和黄疸的病史。患者也可表现为急性胰腺炎，可能是由于结石或寄生虫引发胰管梗阻所致，但这种情况并不常见。体检可能出现体温升高、黄疸、右上腹或上腹部压痛、肝肿大和可触及的胆囊。

病程可表现为反复的败血症、肝脓肿破裂伴腹膜炎[47]、门静脉血栓性静脉炎和罕见的肝衰竭[44]。长此下去，患者有发生肝硬化、由于供血的门静脉分支出现血栓所致的肝段萎缩、门静脉高压症和胆管癌的危险[44, 51]。

实验室检查可有肝酶和白细胞计数升高[50]。碱性磷酸酶异常升高反映了胆汁淤积。转氨酶升高常不超过1000U/L，而且丙氨酸转氨酶比天冬氨酸转氨酶增高更明显。胆红素水平可在正常到大于 50 mg/dl 的范围之间。在两次胆管炎的发作间期，肝酶水平通常正常。

肠杆菌属是胆汁中最常培养出的细菌。绿脓杆菌可见于既往接受过内镜或外科胆管介入治疗的患者中。厌氧菌不常见。尽管在其他病因引起的胆管炎中并不常见，但在复发性化脓性胆管炎患者中常可出现多种病原体的生长[46]。

诊断

腹部超声检查可发现几乎所有复发性化脓性胆管炎患者存在肝内和肝外胆管结石。结石产生强回声，但很少伴随声影[52]。肝外和肝内胆管扩张的发生率分别为96%和79%[52]。肝内胆管的扩张可涉及一级和二级分支，并呈节段性，常发生于左外和右后分支，且与狭窄的部位或嵌顿的结石相一致[52]。其他阳性发现包括局部胆管壁增厚、门静脉周围高回声和肝脓肿[48, 52]。半数以上的复发性化脓性胆管炎患者有胆囊结石。CT也可明确地显示胆管扩张、节段性肝萎缩和肝脓肿。CT 对于结石的敏感性比超声差，同时在检测狭窄上与超声一样不敏感。MRCP可显示节段肝脏异常、胆管扩张和狭窄。其优越性在于可以显示全部胆管，包括ERCP无法清楚显示的因结石或狭窄造成的梗阻节段[53]。

ERCP 胆管造影也可准确显示胆管扩张、腔内结石和胆囊结石。肝内胆管变直、分支处呈锐角，可能是由于胆管周围纤维化所致。常有近端肝内胆管明显变细（被称为“箭头征”）和胆管分支减少。结石所致肝内胆管的完全阻塞可表现为节段性胆管消失，最好行 MRCP 查明。胰管异常也可存在[54]。

病理学

复发性化脓性胆管炎的典型病理特征是肝内胆管胆红素钙结石、脱落物、胆泥和急性期的脓液。半数患者的胆总管和肝总管结石可向远端移行。肝内和肝外胆管常同时扩张、管壁纤维化增厚和节段性狭窄。超过 80% 的患者有肝脓肿，常为多发[47]。

复发性化脓性胆管炎的主要组织学发现是门静脉周围混合炎症细胞浸润和门静脉分支血栓性静脉炎，随后可出现胆管周围炎。疾病晚期可发现门静脉内和胆管周围纤维组织沉积。

鉴别诊断

肝内胆管结石病的鉴别诊断包括复发性化脓性胆管炎、Caroli病（先天性肝内胆管扩张）、原发性硬化性胆管炎和肝移植术后。根据流行病学特点和疾病的节段性分布特点，可将复发性化脓性胆管炎与其他疾病鉴别开来。肝吸虫胆道感染可发生于同一组人群，导致肝内胆管扩张，但一般不形成结石，且通常肝外胆管直径正常。胆囊内的结石移行至胆总管导致胆总管结石不是一个慢性反复的病程，并可通过胆囊切除术治愈。

治疗

对复发性化脓性胆管炎患者并发急性胆管炎的治疗与梗阻性胆管炎的治疗方法相同。复发性化脓性胆管炎和有胆道寄生虫感染危险的患者应接受适当的诊断性检查，如为阳性结果，则应给予抗寄生虫治疗。

复发性化脓性胆管炎的治疗目的是减轻胆汁淤滞，从而降低发生胆管炎、肝脓肿和继发胆汁性肝硬化的危险。这需要涉及多个学科，包括外科、介入放射科和内镜学。治疗由专业人员针对每个患者的具体情况来操作。不论是外科手术、经皮或内镜下治疗，扩张狭窄和取石是治疗的关键，而对于局限病变可行肝段切除术。

近 20 年来，ERCP 已经成功地应用于复发性化脓性胆管炎的治疗[55]。当支持疗法对于胆管炎疗效不佳时，可通过ERCP来建立梗阻胆管的引流。但ERCP须在复发性化脓性胆管炎急性发作间期进行（图 48-5）。ERCP 在传统上用于显示胆管的详细情况，明确结石和狭窄的位置以指导下一步治疗。然而，随着磁共振胆管造影术（magnetic resonance imaging cholangiography，MRCP）的发展，诊断性ERCP应只在无MRI专业设施的情况下才考虑实施。内镜下括约肌切开、扩张狭窄和取石对于肝外疾病来说并不复杂。软的色素结石很容易变形、破碎并进入十二指肠。相反，肝内胆管结石的治疗技术比较复杂。评估由于结石或狭窄导致的肝内胆管分支梗阻以实施扩张或取石治疗通常比较困难。而且，对肝内胆管梗阻的治疗并不一定得完全依靠内镜医师。在狭窄或梗阻结石的近端，胆管造影并不总显示为由于高度梗阻而引起的肝内胆管“消失”。此时，可使用十二指肠镜辅助胆管镜检查术，不仅可确定肝内胆管分支梗阻的存在，同时还可提供进一步的治疗，如液电碎石术（electrohy draulic lithotripsy，EHL）。这种内镜治疗技术还可经皮或通过外科手术建立的胆肠吻合通路（如后文所述）进行。对于肝内胆管结石的处理通常都需多期治疗，不论是经内镜还是经皮操作，都需连续施行狭窄的扩张并尝试完全取石。

经皮操作可在超声引导下建立经肝通道，到达胆系。一旦通道建立，即将胆道扩张导管和取石装置放入胆道中进行治疗。胆总管镜检查和EHL也可通过此途径进行。在经过平均6次治疗后，有96%的患者取得了肝内胆管结石的完全清除[56]。然而，有1/3的患者会在5年内复发。Cheung[57]报道了190例外科胆总管取石后和通过T-管途径的胆道镜碎石术后仍有残余肝内胆管结石的患者。治疗包括通过在扩张部位之间放置支架来依次扩张狭窄胆管。一旦狭窄得到适当治疗，即可通过胆道镜和EHL进行碎石并应用网篮回收肝内胆管结石残渣。88%的患者取得了结石的彻底清除。其中有15%的患者在平均4年的随访期内复发。这种疗法的并发症较轻，包括胆道出血和发热。

为了建立可反复进入肝内胆管的通道，胆肠分流操作过程包括建立Roux-en-Y肝空肠吻合术或胆总管空肠吻合术，并将一段空肠行经皮空肠造口术[49, 58]或空肠十二指肠吻合术[59]。随后，可以应用十二指肠镜、胃镜或胆道镜治疗狭窄和结石（图48-6）。一旦完成治疗，可将造瘘口埋于皮下，在病情复发时可通过一个简单的外科操作而重新利用。这种办法避免了肝脏的切除，并治疗了肝脓肿。然而，在结石和狭窄复

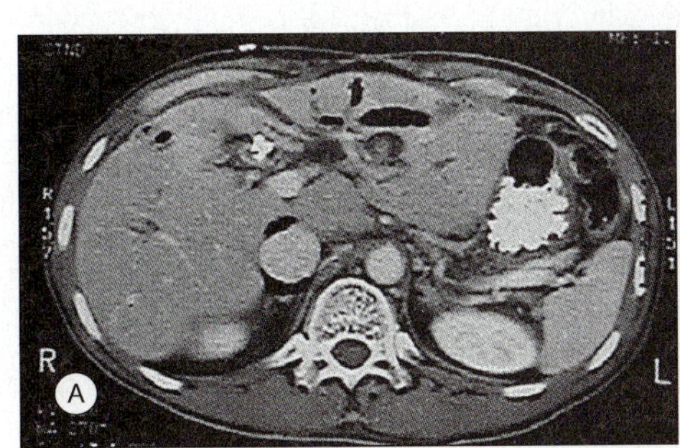

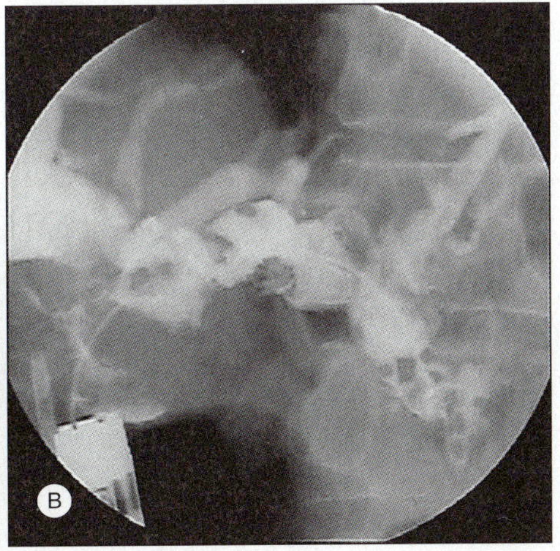

图48-5　复发性化脓性胆管炎患者的CT图像。A. 充气扩张的左肝管内有结石和2个支架。B. 内镜逆行胆管造影术（ERC）显示此区域有多发透明结石。

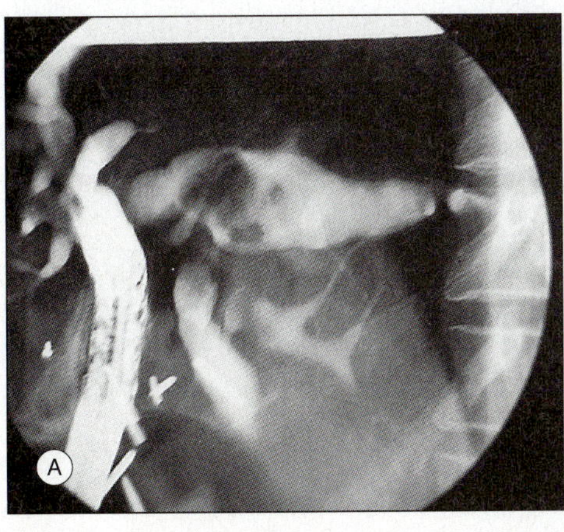

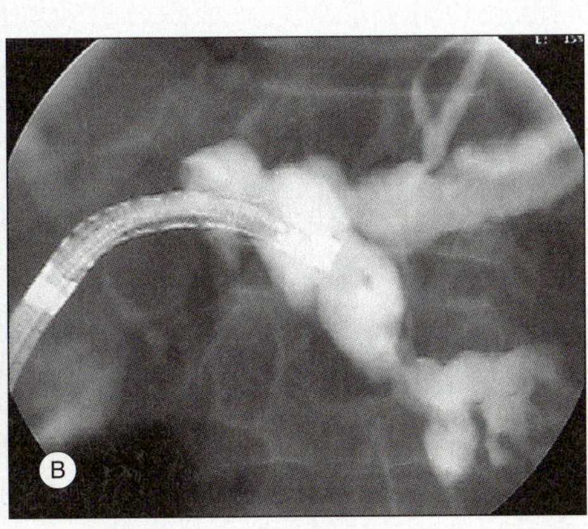

图48-6　复发性化脓性胆管炎患者既往接受过外科手术治疗，建立了经皮-空肠-肝管通道，通过此通道插入胃镜显示左肝管内有一个大结石（A），经液电碎石术后行结石残渣取出术（B）。

发时，则一般需要再次治疗或行肝切除术[49]。

肝段切除术经常用于治疗局灶病变，主要涉及左侧叶或右后叶。初次治疗的结石清除率为96%，5年复发率为6%[56]。与保留肝脏的治疗相比，肝段切除术的并发症发生率较高，包括肝功能不全、手术后出血和胆漏。

对复发性化脓性胆管炎患者极少施行肝移植[45,60]。移植的恰当指征为对上述治疗无反应的晚期胆汁性肝硬化或弥漫性肝脏疾病。移植肝疾病复发的可能性尚不清楚。

对于复发性化脓性胆管炎的治疗，目前尚无证据支持长期应用抗生素或熊去氧胆酸（ursodeoxycholic acid，UCDA）。

操作前病史及注意事项

建议预防性使用抗生素来降低复发性化脓性胆管炎患者在ERCP术中发生胆管炎的危险[54]。

技术概述

ERCP应用常规方法操作。由于嵌顿的结石或狭窄导致肝内胆管梗阻，故很难获得完整的胆管造影照片。对于此种情况，可借助胆管球囊进行阻塞胆管的造影，但是因为这种方法增加了腔内压力，使得造影剂污染梗阻胆管，从而带来并发胆管炎和菌血症的危险。如果梗阻胆管不能被引流，则不应强求获得完整的胆管造影片。非侵入性影像技术（超声、CT和MRCP）可以提供类似信息，且无并发症的危险。

适当的内镜下括约肌切开术对于完成复发性化脓性胆管炎的内镜治疗很重要。括约肌切开术后，可尝试进行标准取石术，但一般需要在目标肝管或肝内胆管中留置导丝。将CT或MR影像与ERCP造影结果相联系，详细了解肝段解剖很重要。术前需要仔细阅读胆管造影片以明确结石和狭窄的位置。多发结石的清除要由远至近，以减少结石嵌顿的危险。由于色素结石易于破碎，可使用球囊或网篮取石。球囊导管的优势在于有引导导丝，而网篮则更加柔韧，可以到达很难进入的肝内胆管深处。如果从口径小的肝管取石，则需要使用不同口径的球囊或可逐级充气的多级球囊。若结石的体积超过了远端导管的直径，则需在取石之前采用网篮碎石术进行碎石。

如果上述治疗方法失败，则应考虑使用胆道镜。胆道镜可帮助导丝正确放置于肝内结石的近端，然后将胆道镜换成取石装置。对于应用传统方法仍无法取出结石的情况，胆道镜可以提供进一步的治疗方法，如EHL。结石残渣可通过球囊或网篮取出。

发生在肝内或肝外胆管的狭窄，其近端通常存在结石。肝管交汇处或其邻近远侧是发生狭窄的常见部位。在取出近端结石前，应先处理狭窄，以避免结石嵌顿于狭窄处。导丝引导球囊或导管扩张术都是可行的方法。理想治疗后的管腔口径应等于或大于近端结石，但管腔口径的大小也取决于狭窄远端管腔的大小。如果导丝不能直接穿过肝内胆管的狭窄处，则可以应用胆道镜对准目标胆管，然后通过胆道镜的附属通道将导丝送入，通常使用这种方法可达到目的。随后胆道镜被替换为胆道扩张球囊或导管。充分扩张狭窄可能需要多次内镜治疗，在治疗间期应放置支架。

如果胆管造影证实存在明显的狭窄，则应实施进一步检查以排除胆管癌存在的可能，包括在X线下胆道细胞学刷检和活检，或者通过胆管内镜附属通道进行直视下细胞刷检或活检。内镜下发现胆道中存在黏液是复发性化脓性胆管炎疑有胆管癌的又一表现[51]。

复发性化脓性胆管炎可合并胆道寄生虫感染。寄生虫性胆管炎的内镜下治疗将在下文叙述。

操作后护理

如果引流不彻底，就有发生ERCP术后胆管炎的危险，应当预防性应用广谱抗生素。

由于复发性化脓性胆管炎的内镜下治疗是一种姑息疗法，并不能根治疾病，故在结石和狭窄复发时需再次进行介入性治疗。

寄生虫性胆管炎

蛔虫是一种线虫，它在小肠内发育成熟，可经过主乳头进入胆道，而引发胆管炎。中华肝吸虫、麝猫后睾吸虫、猫后睾吸虫和肝片吸虫在人类胆道中长成成虫，被统称为肝吸虫。肝脏感染棘球绦虫通常累及胆道，主要是通过棘球囊的压迫或破裂以及泡型包虫病直接扩展所致。

蛔虫性胆管炎

流行病学

蛔虫分布于全世界，但由于亚洲、非洲和南美洲密集的居住环境和恶劣的卫生条件，所以尤其流行于这些地区。蛔虫感染在儿童高发，男女比例相同[2]。在社会经济地位低下阶层发病率较高。

发病机制

虫卵随人的粪便排出，然后污染人类食用的水果和蔬菜。虫卵进入人体后，在小肠孵化成幼虫，穿透小肠壁进入门脉循环系统，随后进入肺循环。幼虫在肺泡中进一步成熟，通过支气管进入会厌，然后被咽下。蛔虫在小肠内成熟，并开始繁殖。蛔虫的成虫通过乳头移行至胆道引发感染。既往内镜下或外科括约肌切开术以及胆肠分流术增加了胆道感染的可能[61]。蛔虫可以通过胆道细菌上行污染胆汁、阻塞胆道和诱发胆总管结石而引起胆道炎症和继发细菌性胆管炎。当胆管汇合位置较低（在壶腹水平）以及妊娠时，蛔虫易于移行进入胆囊[62]。

由于蛔虫是进行有性生殖的生物，所以只有在同时感染了雌雄蛔虫的情况下才会排出受精卵。如果宿主体内无雌性蛔虫，则不会产卵；如无雄性蛔虫，则只排出未受精卵。尽管蛔虫在单个宿主体内不能繁殖，但是人体不会产生保护性免疫力，因而仍有可能再次感染而增加寄生虫数量。

临床特征

蛔虫移行至肺可导致短暂的肺浸润和嗜酸性粒细胞增多，被称为Loffler综合征。患者出现胸膜炎性胸骨后痛、咳嗽、咳痰带少量血迹、喘息和发热。痰液可含有未成熟的幼虫和/或夏科-莱登晶体。肺浸润呈多发、双侧并可移动。以嗜酸性粒细胞为主的白细胞增多是感染此期最常见的表现。

慢性感染的临床表现与寄生虫的数量成正比。患者常主诉间断性脐周绞痛、恶心和腹泻。体格和实验室检查通常无明显异常。较少见的临床表现有大量寄生虫感染所致的吸收不良以及机械性并发症，如小肠梗阻、肠扭转和肠套叠。最常见的梗阻部位是回盲瓣。并发症包括肠缺血和穿孔。

胆道感染最常见的临床表现是胆绞痛。一般反复发作，并可发展为细菌性胆管炎。胆道梗阻的原因通常为一个或多个虫体，但也经常存在色素结石和狭窄。胆囊炎可能是非结石性的，其病因可能是虫体嵌顿于胆囊管，或者是胆囊内围绕虫卵和萎缩虫体残余物形成了色素结石。体格检查可发现体温升高、黄疸、右上腹和上腹部压痛以及肝大。蛔虫还可穿过胆管壁进入肝实质，形成肝脓肿。有病例报道虫体梗阻胰管，导致了急性胰腺炎。

诊断

诊断主要依据在流行病区旅游或移居的病史以及典型的临床表现。尽管血清学试验可以检查急性蛔虫感染，但一般主要用于研究目的。

偶尔有患者主诉便中、痰中或呕吐物中出现蛔虫，或有虫子爬出口腔或鼻腔。如果获得虫体，则可通过显微镜检查分析。对浓缩大便样本进行寄生虫及虫卵的显微镜检查通常只适用于慢性感染，在急性感染期其检查结果为阴性。如上所述，如只感染了雄性蛔虫则不会出现虫卵。

腹部X线平片或口服钡餐后可显示肠道内是否有成虫，延迟拍片可显示含有吞食钡剂的寄生虫消化管。超声检查可显示扩张的胆管和胰管。通过超声也可发现虫体，在肠道或胆道内呈线形或卷曲形，有管状回声但不伴声影，偶尔可能移动。蛔虫典型表现为游走特性，在胆囊中最易发现[62]。纵向观察，在高回声的管道中可观察到无回声线，代表消化道，称为“四线征”[63]。CT可用于显示蛔虫性胆管炎合并的胆道积气和肝脓肿。MRCP可显示胆道或胰腺系统管腔的充盈缺损，在横断面发现虫体时，出现牛眼征，即在充盈缺损的中心存在高强度信号，这是虫体吞入胆汁的结果[64]。

ERCP 对于诊断蛔虫感染具有高敏感性和特异性。十二指肠镜下，成虫可表现为灰白色或橘黄色管型，可长达 35cm，存在于十二指肠腔内或穿过主乳头。胆管造影和胰管造影下，蛔虫显示为管状充盈缺损，尾端逐渐变细。实时透视下，可发现虫体活动。注射造影剂可刺激虫体向十二指肠远端移行。同时胆道内也可出现结石和狭窄，如果累及胰管则常导致胰管扩张。

治疗

继发性细菌性胆管炎的治疗在前面已有叙述。不论有无症状，对于所有明确感染的病例，都应根除寄生虫。对于与已感染患者密切接触的人群，应该检查其大便样本，若寄生虫检查阳性则需给予治疗。有几种不同的驱虫剂治疗蛔虫有效。由于幼虫尚未被消灭，所以第一次治疗3个月后需再次检查大便以确保治疗彻底。阿苯达唑（400mg）和甲苯咪唑（500mg）均可一次性给药，根除率可达100%[65]。高剂量的阿苯达唑（800mg，分 3 次服用）可有效治疗胆道蛔虫感染[66]。阿苯达唑和甲苯咪唑可能致畸，故不能用于孕妇。噻嘧啶可安全用于妊娠期，按照11mg/kg体重（不超过1g）的标准，一次性给药。与苯并咪唑不同的是，噻嘧啶只对蛔虫有效，而不能治疗其他常见的多种肠道寄生虫感染。解痉药和镇痛药可辅助抗寄生虫治疗以缓解症状[66]。

抗寄生虫治疗无效时，必须在内镜下清除胆道内的虫体（图48-7）。此外，死亡的虫体可释放大量的虫卵并与本身的残体结合，可阻塞胆管或胰管并成为结石发生的核心。

在内镜技术发展前，通过外科手术清除胆道内蛔虫是一种常用的方法。目前外科手术治疗蛔虫感染的指征包括寄生虫或结石性胆囊炎以及内镜清理胆道失败。

预防

蛔虫卵在沸水中可被消灭，而且通过水过滤设备也可清除虫卵。

技术概述

ERCP 应用常规方法操作。治疗目的是彻底清除寄生虫和结石，并治疗狭窄。如果尚未确诊寄生虫性胆管炎，则可抽吸胆汁进行虫卵的显微镜检查。

在大多数情况下，内镜下括约肌切开术对于寄生虫的清除是必需的。然而，在蛔虫流行区，清除蛔虫后，肠道再感染率极高，而括约肌切开术使以后胆道更容易受累，故对于这部分患者，括约肌切开术为相对禁忌。若虫体移行使得主乳头扩张，那么进入胆管并清除虫体并不复杂。若乳头开口处于正常口径或由于乳头狭窄导致口径减小，那么可以折中地采用乳头球囊扩张术。

虫体出现于乳头处可能出于自发或是对注射照影剂的反应，可使用活检钳将虫体拉入十二指肠，再将其拖至十二指肠镜的附属通道开口处，然后将镜身和虫体一并退出，最后放开活检钳，将虫体放入容器中供显微镜检查。

对于完全进入胆道的虫体，可应用球囊或网篮清除。理想的球囊直径取决于胆管的大小。不论用哪一种装置，都应将虫体带出乳头，然后用活检钳钳住（如前所述）。若使用息肉切除术的圈套器，则可能会截断虫体，而使治疗变得复杂。如果在清除过程中，虫体被截断或胆道中存在死亡虫体的碎片，应完全清除所有残体，这对于避免进一步发展为胆管炎和结石至关重要。

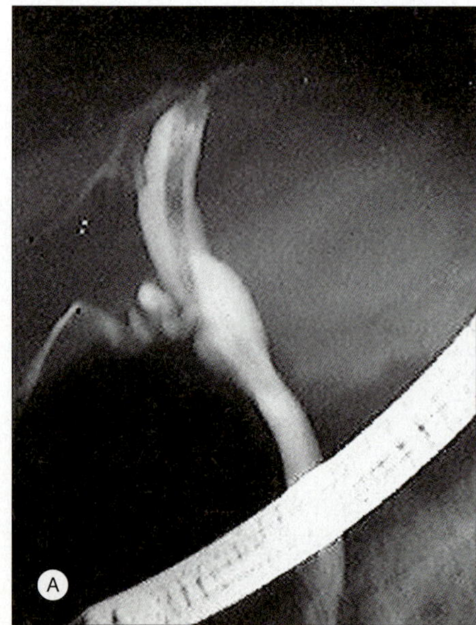

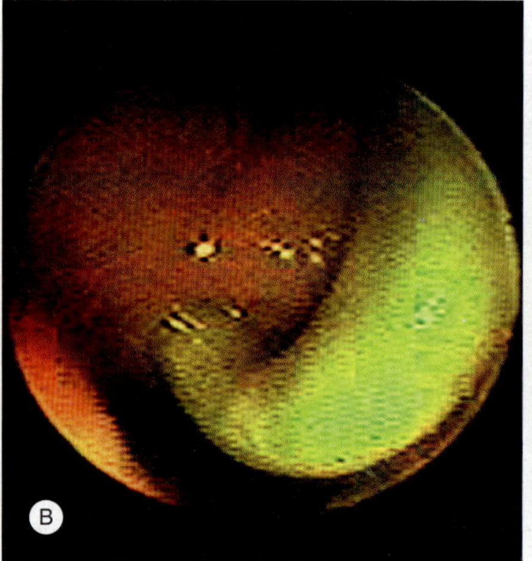

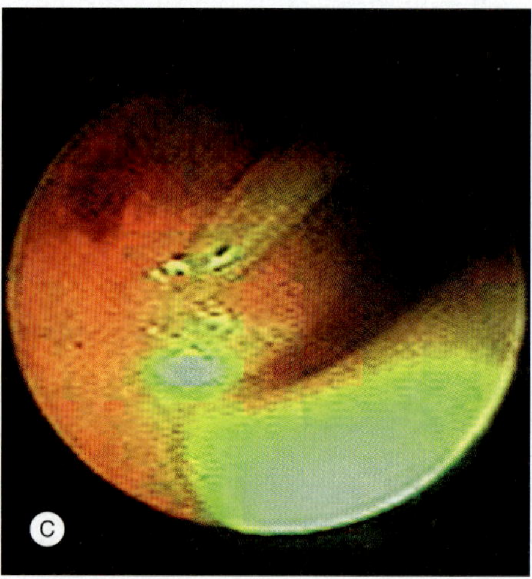

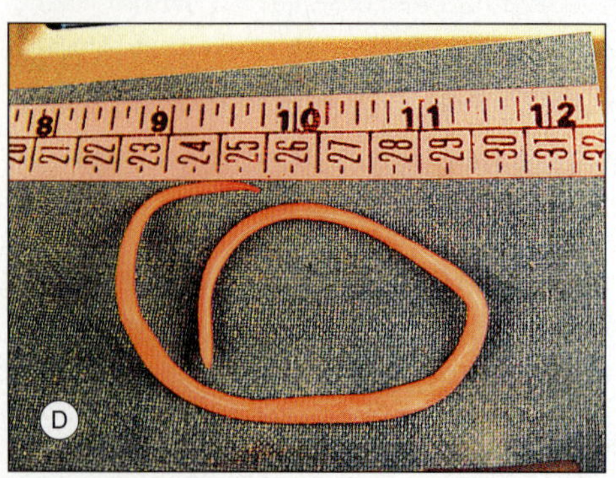

图 48-7　A. ERCP 显示近端胆管蛔虫。B. 穿过乳头的活蛔虫。C. 与 B 相同的虫体向乳头移动。D. 取出的成虫。（C, Courtesy of Dr Angelo Ferrari, São Paulo, Brazil; D, courtesy of Dr Alok Gupta, Kanpur, India.）

肝吸虫性胆管炎

流行病学

中华肝吸虫在东亚流行，尤其是日本、中国、中国台湾、韩国以及越南等国家和地区。在泰国和老挝发现80%的居民感染了麝猫后睾吸虫，而猫后睾吸虫则流行于东南亚和东欧，尤其是西伯利亚地区。中华肝吸虫和后睾吸虫都寄生于食鱼的哺乳动物体内，包括人类、猫和狗。肝片吸虫感染在全世界范围内都有发生，主要见于绵羊和牛，也可感染人类。在不同地区被这些寄生虫感染人群的高峰年龄和性别各有不同，可能与各地文化中饮食习惯的差异有关。感染在乡村，特别是社会经济地位低下的阶层，更加流行。

发病机制

成虫的卵通过哺乳动物宿主的粪便污染淡水。毛蚴孵化后被蜗牛吞食。蜗牛作为临时宿主，毛蚴在其体内成长为可移动的尾蚴。尾蚴从蜗牛体内排出，穿过鱼的身体（支睾吸虫属和后睾吸虫属）或附着于植物（片形吸虫）形成包囊。人类的感染源自进食未煮过或未煮熟的淡水鱼或植物，如水田芥、紫花苜蓿和欧芹。未成熟的吸虫从小肠移行至胆道，在那里发育成熟并进行繁殖。支睾吸虫和后睾吸虫通过主乳头进入胆管系统，而片形吸虫则穿透小肠壁进入腹腔，然后经肝进入胆管系统。肝吸虫的成虫最常寄生于肝内胆管的分支，但也可见于远端胆管。此外，也有胆囊和胰管感染的报道。

感染并不会诱发人体产生免疫，所以一个个体可被多次感染。由于吸虫的成虫在胆道中常可存活超过十年，因此反复感染增加了疾病负担并有出现症状的可能。

寄生虫感染可引起胆管反复炎症，进而导致肝内胆管的狭窄。支睾吸虫和后睾吸虫的感染可导致胆管癌。成虫虫体可机械性阻塞胆管，而死亡虫体的碎片和虫卵则可作为核心诱发形成胆管结石。除了诱发加重梗阻以外，寄生虫通过乳头还会使得肠道细菌污染胆汁。因此，如蛔虫感染一样，肝吸虫的感染也易导致细菌性胆管炎。

临床特征

初次感染，当寄生虫从肠道移行至胆道时，通常无明显临床症状。最易引发临床症状的吸虫是肝片吸虫。有临床症状患者的主诉包括腹泻、腹痛、荨麻疹和感冒样症状，如发热、嗜睡、肌痛和关节痛。同时，体格检查可发现体温升高、皮肤划痕症、淋巴结病和肝大伴有压痛。通常有嗜酸性粒细胞增多，常较明显。肝酶可轻度升高。

慢性感染的症状和程度与感染的寄生虫量有关，一般表现为慢性或反复的上腹痛、食欲减退伴体重下降，在胆绞痛和胆管炎发作间期可有乏力。体检常发现右上腹压痛和肝大。胆囊可有扩大，偶尔可触及。长期患病可有慢性肝病和门静脉高压的表现。寄生虫性胆管炎的发作与典型的梗阻性胆管炎相似。通常存在持续的嗜酸性粒细胞增多，尤其是在感染肝片吸虫时。当发生胆管梗阻时，肝酶升高反映了胆汁淤积，否则为正常。

诊断

在感染急性期，粪便中尚无虫卵，诊断需依靠临床表现和血清学检查。肝片吸虫的血清学检查可采用酶联免疫吸附试验（enzyme-linked immunosorbent assay，ELISA），其敏感性为 91% ~ 100%，特异性为 83% ~ 100%[67-69]。ELISA滴定法还可用于评估治疗效果，因为65% 的患者在接受了6个月的治疗后其血清学检查呈阴性[70]。中华肝吸虫和麝猫后睾吸虫的ELISA检查目前正在研究中[71-72]，尚未用于临床。在慢性感染期，显微镜检查粪便可找到虫卵，但寄生虫比较少见。浓缩粪便标本可提高检出率。

在感染急性期，影像学检查通常无助于诊断。但对于肝片吸虫感染患者，腹部 CT 可显示肝脏的低密结节或寄生虫移行的痕迹。超声检查可以清楚地显示在慢性感染期出现的肝大、肝内胆管扩张和管壁增厚以及胆囊增大。此外，超声偶尔可以发现虫体，显示为无声影的强回声点，可有细小的移动。这在胆囊里显示的最清楚[73]。对于胆管扩张和管壁增厚等肝内胆管异常，CT 检查有较高的敏感性。

可通过ERCP 抽取胆汁来证实虫卵的存在，这比显微镜检查粪便敏感性更高[74]，并且还可以证实胆道系统内寄生虫成虫的存在（图48-8）。胆管造影可以显示肝内胆管的囊状扩张，常表现为末端变钝[75]。造影显示的充盈缺损可能是寄生虫、继发形成的结石、黏膜增生或异型增生所致。由寄生虫所致的充盈缺损显示为丝状曲线或椭圆形，可呈一过性表现，在注射造影剂后很快变得模糊[74, 75]。这些表现一般出现在二级和三级肝内胆管分支，但也可能出现在所有胆管和胰管内。如果注射造影剂将吸虫冲至远端，那么可以在十二指肠镜下看到褐色扁平的叶状虫体长 1 ~ 2cm、宽一般小于1cm[2]。若发现胆管壁不规则，则应取活检以排除胆管癌的可能。

病理学

胆管上皮的嗜酸性粒细胞和淋巴细胞炎症可蔓延至门管和其周围区域[76]。上皮出现溃疡和再生性过度增生。感染支睾吸虫属和后睾吸虫属时可出现上皮腺瘤样异型增生，结果增加了发生胆管癌的危险。肝片吸虫感染一般没有这种发生恶性肿瘤的危险，可能是因为此种寄生虫在胆管系统内停留的时间较短。反复的炎症反应会导致导管周围纤维化，伴肝内胆管多发性狭窄。随着疾病的演变，可进一步发展为肝纤维化。导管内常可见色素结石和碎片。

治疗

如前所述，并发细菌性胆管炎时应用常规法治疗。抗寄生虫治疗适用于任何发现有感染的患者。由于存在发生严重并发症和持续传播寄生虫的危险，即使对无症状患者，也应施以根除治疗。吡喹酮对治疗中华肝吸虫和后睾吸虫属有效，其治疗剂量是75mg/kg 体重，分 3 次，一日内服用。治疗慢性肝片吸虫感染的药物是三氯苯咪唑，剂量为10mg/kg，餐后顿服。对于重症感染患者，两种用药均需要增加一天治疗。ERCP可用于取出堵塞胆管的寄生虫（活虫或死虫）以及结石。对于因胆管周围纤维化、上皮过度增生或异型增生所致的胆管狭窄，可能需要相应的针对性治疗。

外科介入治疗适用于内镜治疗失败的胆管或胰管梗阻以及胆囊炎。

预防

恰当地烹调或冷冻鱼类可以预防中华肝吸虫和后睾吸虫属的感染。避免接触淡水植物是预防肝片吸虫感染最有效的途径。

技术概述

肝吸虫性胆管炎内镜治疗的目的和技术与蛔虫性胆管炎相似。由于肝吸虫经常停留于近端胆管系统，所以清除更具挑战性。可能需要使用球囊或网篮将吸虫取出乳头，然后可以使用活检钳钳住虫体取出[77]。

通过预先放置的鼻胆管向胆管内注入聚维酮碘，这是一种有效的抗肝片吸虫制剂，现已有报道其用于肝片吸虫性胆管炎的治疗[78]。有9例患者在口服抗寄生虫治疗失败后，经过胆管内应用聚维酮碘治疗，大便虫卵检查结果转阴。

棘球绦虫性胆管炎

流行病学

细粒棘球绦虫占人类棘球绦虫感染的95%，在全世界范围内均有分布，尤其在用狗牧养家畜的地方。狗是终宿主，而牛或羊是中间宿主。多房棘球绦虫见于欧亚大陆北部、加拿大和阿拉斯加的狐狸和狼体内，并以啮齿类动物作为中间宿主。大多数感染人群从事农牧业、狩猎、林业或园艺[79]。沃氏棘球绦虫和少节棘球绦虫见于中南美洲，且很少感染人类。

任何年龄的人群都可能感染细粒棘球绦虫，但超声检出孢囊的几率随年龄的增加而增加。然而，由于临床症状在感染后数年才出现，所以出现症状的平均年龄通常是 50～60 岁[79]。目前患者的确诊年龄正逐渐下降，通过对高危人群的筛查，被感染者的确诊年龄还将继续下降。此外，对于此病男女感染率相同。

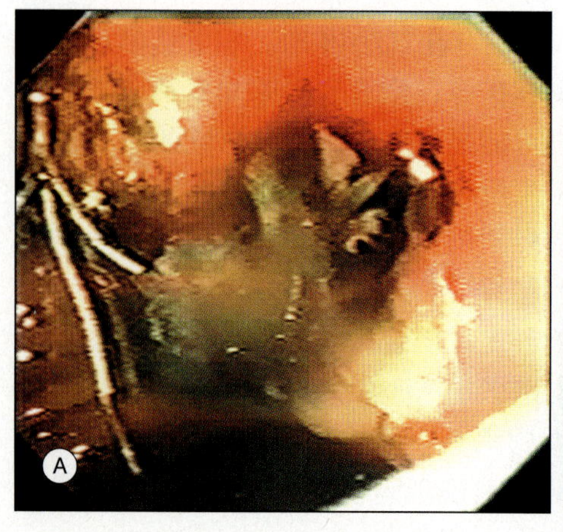

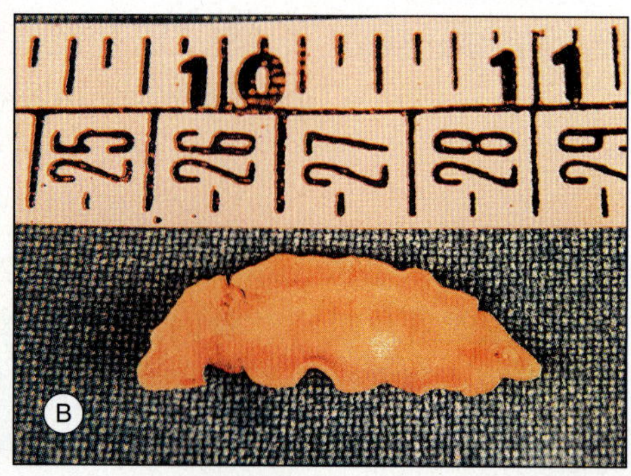

图 48-8　A. ERCP 下取出肝片吸虫。B. 取出的成虫。(A, Courtesy of Dr Claudio Navarette, Santiago, Chile; B, Courtesy of Dr Alok Gupta, Kanpur, India.)

发病机制

虫卵随犬（细粒棘球绦虫、多房棘球绦虫和沃氏棘球绦虫）或猫（少节棘球绦虫）的粪便排出。中间宿主或人类因不小心摄入被感染的食物而被感染。虫卵在小肠内孵化。钩球蚴穿透小肠黏膜，然后经门静脉和淋巴系统移行至远处器官。肝，尤其是肝右叶，是最常见的受累器官；此外，肺、脾、肾、中枢神经系统、眼睛和骨骼也可受累。

细粒棘球蚴在受累器官形成单房性孢囊，囊壁为 3 层。最外层由宿主对寄生虫反应产生的肉芽和纤维组织构成，随后，该层可能钙化。中间层为无细胞的复层膜。最内层是寄生虫的生发层，可分泌囊液和繁殖囊，原头蚴是成虫的头部，在繁殖囊内发育。棘球子囊形成于生发层，可存在于母囊内或与母囊分离。棘球蚴囊的大小可保持不变或缓慢增大。子囊和繁殖囊在原始囊内崩解，释放出原头蚴。孢囊压迫或破裂至胆管系统可引起胆道系统疾病。

多房棘球绦虫孢囊没有外层的纤维层，且子囊出芽于原始囊外，形态类似肺泡，因此被称为多房棘球蚴病。孢囊以恶性浸润的方式穿过肝脏，进入邻近组织。组织损伤主要缘于压迫性坏死和宿主的炎症性反应。多房棘球绦虫感染胆管系统的典型方式是侵入左右肝管的分叉处。

沃氏棘球绦虫、少节棘球绦虫与细粒棘球绦虫具有相似的生命周期和发病机制，但前二者更具攻击性，且有时可侵犯邻近器官。

在最终宿主食入含有原头蚴的中间宿主的内脏后，棘球绦虫才完成了其生命周期。之后，原头蚴在小肠内成长为成虫，并开始产卵。

临床特征

急性细粒棘球蚴感染的患者可无症状，且大多数可维持数年，甚至终生无症状。多数棘球蚴囊的诊断是在无关指征的影像学检查中偶然发现的。症状的出现可能是由于孢囊过大、继发细菌感染伴脓肿形成或孢囊破裂。一旦孢囊长大超过10cm，就会造成疼痛性肝大、恶心和早饱。肝囊肿可压迫胆管系统（造成胆汁淤积）或邻近静脉。若压迫门静脉，则引起门静脉高压的体征。若压迫肝静脉或下腔静脉，则可导致肝淤血或罕见的 Budd-Chiari 综合征。

孢囊的内容物具有高度致免疫性，其漏出或破裂都能引起超敏反应，可能导致过敏。肝被膜下孢囊在腹腔内破裂很有可能引发过敏反应，并可造成原头蚴播散至其他器官部位。孢囊内容物扩散至邻近器官，如肺，可导致瘘管形成。孢囊破裂最常见的侵入部位是胆管系统，可导致棘球绦虫性胆管炎。子囊被膜和游离的原头蚴阻塞胆管腔，导致黄疸、胆绞痛和继发性细菌性胆管炎。此外，亦有报道称，孢囊破裂至胆道，引起急性胰腺炎。

对于无症状疾病，实验室检查结果正常。胆道梗阻可导致肝酶升高，主要是碱性磷酸酶和胆红素升高。一般嗜酸性粒细胞计数和血浆球蛋白是正常的，但是若孢囊内容物漏出，则可导致嗜酸性粒细胞增多和 IgE 增高性丙球蛋白血症。

多房棘球绦虫与细粒棘球绦虫具有相似的临床症状，包括肝大、胆管梗阻和静脉梗阻。但是多房棘球绦虫更具有攻击性，因为其病程进展较快，不可避免地侵犯邻近结构和向远处转移。对这种患者，如果不及时进行治疗，可导致死亡。通常患者有轻度的肝酶升高和嗜酸性粒细胞增多。

沃氏棘球绦虫和少节棘球绦虫的临床表现前面已述，其严重程度介于细粒棘球绦虫和多房棘球绦虫之间。

与肝吸虫和蛔虫不同，人类宿主可以对棘球绦虫感染产生保护性免疫力。

诊断

棘球绦虫感染的诊断可根据血清学和影像学。棘球绦虫血清学检查的敏感性为 62% ~ 100%，特异性为 88% ~ 100%[80]。据报道采用 ELISA 进行棘球绦虫血清学检查的敏感性和特异性均达100%[81]。外科手术切除术后其血清滴度会下降，最终完全检测不到，当疾病复发时其血清滴度会上升。

超声检查时，必须鉴别棘球蚴囊与单纯的肝囊肿。棘球蚴囊在超声下表现为典型的圆形无回声结构，被覆一层薄壁。囊腔内经常有“沙”样高回声，在许多病例中被分割为多个小腔。这些发现分别代表多个独立的原头蚴和子囊[82]。超过80%的棘球蚴囊是单发的，且大多数位于肝右叶[83]。钙化的囊壁在超声中可产生声影，也可见于X线平片中。超声在检查孢囊破裂入胆管系统方面，也很有用。阳性发现包括扩张的胆管系统内出现有回声物质以及囊壁的连续性在接近胆管处出现中断[84]。

超声引导下经皮囊肿穿刺和囊液分析可确诊棘球囊病。Salama 等[83]在 45 名患者体内检查出 54 个肝囊肿，并报告超声的特点和囊液的表现与囊液显微镜检查是否存在原头蚴相一致。含有沙样高回声的圆形无回声囊肿，可产生透明液体，伴有白色沉淀。新鲜染色后的囊液显微镜涂片可显示有多发的原头蚴。相反，对于伴有囊壁钙化的椭圆形囊肿，提示囊壁塌陷或胚层分离（“水百合”征）。囊内含有浑浊黄色液体和碎屑，需负压吸引。显微镜检查没有发现原头蚴。除了显微镜检查，据报道应用乳胶凝集反应检测囊液中的棘球蚴囊抗原具有很高的敏感性[85]。

CT 与超声一样可观察到肝胆管系统的棘球囊病[86]，明确孢囊的具体部位、检查超声未显示的孢囊以指导进一步治疗[82]。泡型包虫病在 CT 表现上类似恶性肿瘤。肝脏病变一般同时包括囊实性成分，伴有不规则钙化，边界不清。

对于肝内细粒棘球绦虫病，MRI 不能提供更多信息；但对于肝外疾病，如中枢神经系统受累，MRI 效果很好[87]。对于肝脏的多房棘球绦虫感染，MRI可用于检查血管受累[88]。

当怀疑细粒棘球绦虫侵入胆道时，可以进行 ERCP 检查。十二指肠镜可见到十二指肠内闪光的白膜。在胆管造影时，报道有三种类型的充盈缺损（图 48-9）。其中膜显示为线形，子囊显示为圆形，而棘球蚴则显示为碎片[89]。在多房棘球绦虫感染时，胆管造影可显示左右肝管分叉处的狭窄[90]。

治疗

完整的外科切除包括孢囊摘除术、环孢囊切除术或部分肝切除术，通常可以治愈细粒棘球绦虫感染。手术前使用阿苯达唑可使大量的孢囊失活[91, 92]，从而降低孢囊内容物漏出造成局部复发或腹腔内播种的危险性。外科手术的死亡率是 1% ~ 2%[93]。其并发症包括感染、胆漏和孢囊内容物外漏引起的超敏反应和疾病播散。

超声引导下经皮囊肿穿刺排空、囊内容物抽吸、注入杀头节剂和囊内容物的再抽吸术（percutaneous-aspiration- injection-reaspiration，PAIR）广泛用于治疗单房性细粒棘球绦虫孢囊感染。用于 PAIR 的杀原头节剂包括 95% 的乙醇和高张盐水。

Khuroo 等[94]将 50 名患者随机纳入孢囊摘除术组或 PAIR 治疗组，并都给予阿苯达唑治疗。平均随访期为 17 个月，分组后两组患者的平均孢囊直径相

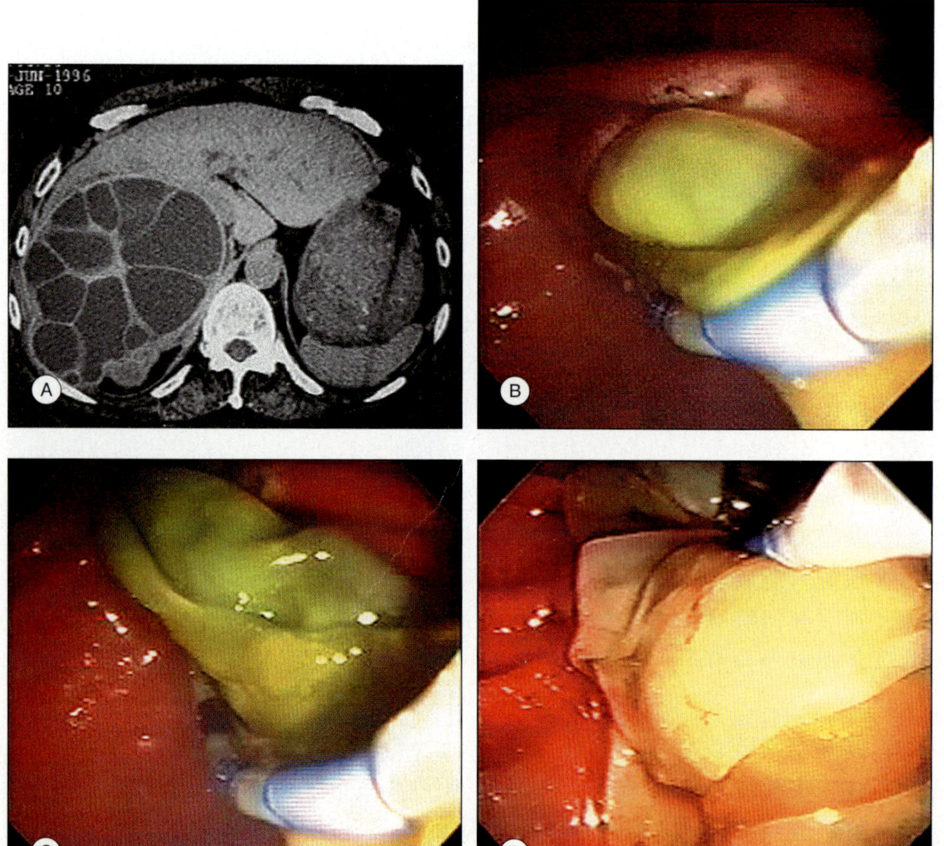

图 48-9 A. CT 显示肝右叶棘球绦虫（棘球蚴病）感染。B、C 和 D 顺序显示在 ERCP 下行括约肌切开术后取出孢囊壁。(A, Courtesy of Dr Nageshwar Reddy, Hyderabad, India; B, C, and D, courtesy of Dr Claudio Navarette, Santiago, Chile.)

似。结果发现外科治疗组的并发症明显较多，住院时间也明显较长。PAIR的初次治疗失败率不到1%，复发率为 1%～4.5%。其并发症包括超敏反应、感染、腹腔内播种以及与邻近器官形成瘘管。对765例应用 PAIR 治疗腹腔囊型包虫病的回顾性分析发现，4 例出现了过敏反应，其中 1 例死亡，轻微并发症的发生率为14%[95]。在应用杀原头节剂前应行ERCP检查以确定孢囊与胆管系统没有连通，因为杀原头节剂接触胆管可导致硬化性胆管炎和胰腺炎。建议应至少在 PAIR 治疗前 4 小时使用阿苯达唑，并在术后持续应用 4 周[96]。

单独口服苯并咪唑并不是理想的治疗方案，一般选择阿苯达唑（400mg，每天 2 次），因为与甲苯咪唑相比，其在肠道和孢囊的吸收更好。大约 30% 的患者可获治愈[97, 98]，尽管如此，多数患者的孢囊在治疗期和随访期出现了退化改变[99, 101]。成功的治疗更多见于单发小孢囊，疗程超过 3 个月[92, 98, 100]。阿苯达唑在妊娠期禁用。PAIR已成功用于妊娠期以避免在分娩过程中大孢囊的破裂[96]。阿苯达唑不能用于患有严重潜在肝病的患者，所有患者在治疗期间都应监测其肝酶变化。

完全切除幼虫组织的根治性外科手术是治愈多房棘球绦虫感染的惟一方法。术后再给予2年的阿苯达唑治疗，可以降低局部复发的危险[97, 102]。不能手术切除的患者建议长期给予阿苯达唑治疗[103]，或者给予以减小幼虫病灶组织为目的的姑息切除术联合苯并咪唑治疗[104]。肝移植是针对无法手术切除的泡型包虫病的一种治疗方法。欧洲移植中心的一项回顾性研究报道了 45 例接受肝移植的患者，其 5 年生存率为 71%，5年无病生存率为58%[105]。由于移植术后具有很高的复发率，所以移植术后应考虑长期给予苯并咪唑治疗。

ERCP 治疗胆道包虫病的适应证列于表 48-2。棘球蚴囊产生的外部压迫、孢囊内容物漏入胆管导致堵塞或直接侵入胆道系统通常是引发黄疸、胆绞痛和胆管炎的原因。通过内镜下植入胆管内支架或清除棘球蚴囊碎屑可以缓解症状[106, 107]。

预防

禁止使用家畜内脏喂养犬类。家养猫和狗应定期除虫。注意进食前正确洗手以及在生吃前清洗蔬菜和水果可以减少感染。在寄生虫流行区应避免处理犬类。

技术概述

对于细粒棘球蚴性胆管炎，如果其突出于乳头，则可用活检钳取出分层的囊壁。否则，囊壁、子囊和原头蚴需应用胆道球囊或网篮取出，通常先行内镜下括约肌切开术[106, 107]。盐水灌洗有助于清除原头蚴。对于由棘球蚴囊压迫或泡型包虫病侵犯胆道所致的胆道梗阻可放置胆道支架。

外科手术或 PAIR 治疗后可能需要内镜治疗来处理胆漏，以及由于手术部位残留棘球蚴囊残体通过胆管和外科手术部位的交通而导致的胆道梗阻和 / 或杀头节剂导致的胆道狭窄[106, 107]。

表 48-2　ERCP 治疗肝脏棘球绦虫感染的适应证
胆道梗阻
棘球蚴囊外部压迫
棘球蚴囊破裂入胆道系统
泡型包虫病侵犯胆道
杀原头节剂治疗之前
杀原头节剂治疗后胆管狭窄
手术后胆漏

获得性免疫缺陷综合征胆管病变

AIDS 胆管病变是一组与人类免疫缺陷病毒（human immunodeficiency virus，HIV）感染相关的包括右上腹痛、碱性磷酸酶升高和典型胆管造影表现的综合征。胆道系统的机会性感染可能是该病的诱发因素。

流行病学

由于这种疾病可能无症状，所以HIV感染患者中AIDS胆管病变的发病率尚不清楚。AIDS胆管病变在男同性恋中比较流行，诊断时的平均年龄为 37 岁[108, 109]。少数患者因为发现胆管病变而确诊 AIDS，但大多数患者患 AIDS 至少已有 1 年[108]。

发病机制

AIDS 胆管病变被认为是胆道系统机会感染的结果。感染个体处于免疫抑制状态，CD_4淋巴细胞计数小于 200/mm^3。从高达 2/3 的 AIDS 胆管病变患者的胆汁或粪便中可分离出隐孢子虫，其中最常见的是小球隐孢子虫[110]。隐孢子虫是一种细胞内寄生虫，在人类宿主体内完成生命周期，最后产生卵囊，由粪便中排出。隐孢子虫卵囊经粪口途径从其他人、动物或环境，如污染的水传染给人。其病原体可能从十二指肠穿过主乳头，然后进入胆道系统。伴有隐孢子虫病的 HIV 感染者出现胆管病变可能与CD_4计数小于50/mm^3非独立性相关[111]。小球隐孢子虫粘附于胆管上皮细胞表面，然后侵入细胞并在细胞内繁殖，可导致邻近未感染上皮细胞的凋亡[112]。由此引发的胆管炎和继发性纤维化可导致狭窄和非结石性胆囊炎。先天性和家族性免疫缺陷病也可出现类似的胆管异常和隐孢子虫感染。

其它与 AIDS 胆管病变相关的微生物包括巨细胞病毒（cytomegalovirus，CMV）、小孢子虫、等孢子球虫、环孢子球虫和细胞内鸟型分枝杆菌（mycobacterial avium intracellulare，MAI）[113, 114]。尽管最初有假说认为胆管细胞直接感染 HIV 是 AIDS 胆管病变的发病因素，但目前尚无证据支持这一假设。

临床特征

该病典型地表现为右上腹痛，这是 AIDS 胆管病变最常见的症状，发生于90%以上的患者中[108]。发热和黄疸较少见[109]。小肠炎和结肠炎的相关症状也可出现，如水样泻和体重减轻。胆囊机会性感染导致的非结石性胆囊炎可单独发生或伴随胆管病变出现，二者具有相似的潜在致病原。继发性胆汁性肝硬化目前尚未见于AIDS胆管病变的并发症，可能是因为这些患者的生存期较短，但这些患者有患胆管癌的危险[115]。患者的生存率取决于免疫抑制的程度和是否有 AIDS 胆管病变[110]。

最常见的肝酶检测异常为碱性磷酸酶和γ-谷氨酰转移酶的显著升高。此外，也可有胆红素和转氨酶的轻度升高。

诊断

AIDS 胆管病变的鉴别诊断和治疗分别见于图 48-10 和表 48-3。

影像学检查异常见于80%有症状的AIDS胆管病变患者[108]。对出现腹痛和胆汁淤积的患者，ERCP胆管造影证实超声确诊胆管异常的敏感性为96%[116]。超声检查的阳性发现包括肝外胆管和胆囊扩张、管壁增厚和肝内胆管周围低回声晕。因为超声无法明确鉴别 AIDS 胆管病变与其他原因造成的胆管扩张，所以特异性较低。

结石性或非结石性胆囊炎可出现与AIDS胆管病变相似的临床表现，但非侵入性的影像学检查很容易鉴别这两者，所以对于合适的患者可选择手术治疗而不是 ERCP。对于 ERCP 显示无 AIDS 胆管病变但伴有腹痛的AIDS患者，超声内镜（endoscopic ultrasonography，EUS）可提供更多的信息。同样，EUS也可发现其他影像学检查无法发现的慢性胰腺炎或胰腺肿块[117]。

ERCP是诊断AIDS胆管病变的金标准（图48-11）。胆管造影表现为硬化性胆管炎伴节段性狭窄，形成类似原发性硬化性胆管炎的串珠样改变。胆道狭窄的类型见表 48-4。乳头狭窄伴肝内胆管狭窄是最常见的类型[108, 113, 116]。胆管造影的其他异常还包括粘附的息肉样充盈缺损，经活检证实为肉芽组织[118]。

当怀疑 AIDS 胆管病变时，应尽可能明确相关的感染因素。应对粪便标本、胆汁标本、肠黏膜活组织和乳头活组织进行检查。除了应用显微镜检查虫卵、

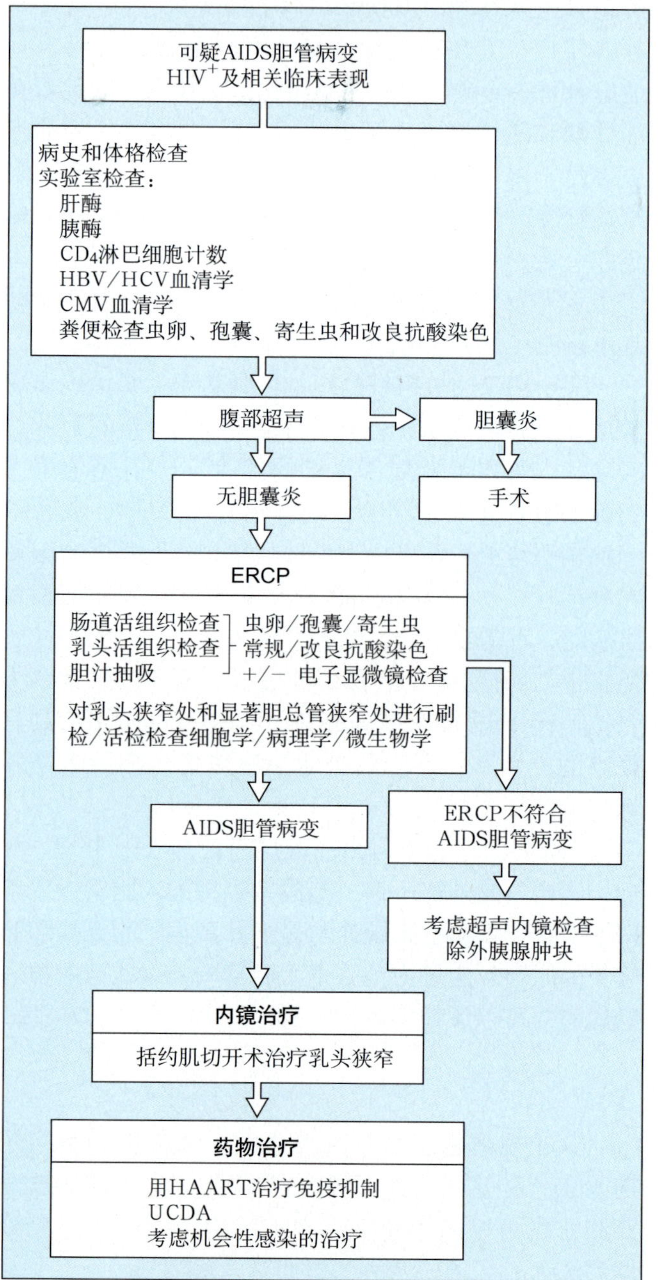

图 48-10 可疑 AIDS 胆管病变的处理流程图。

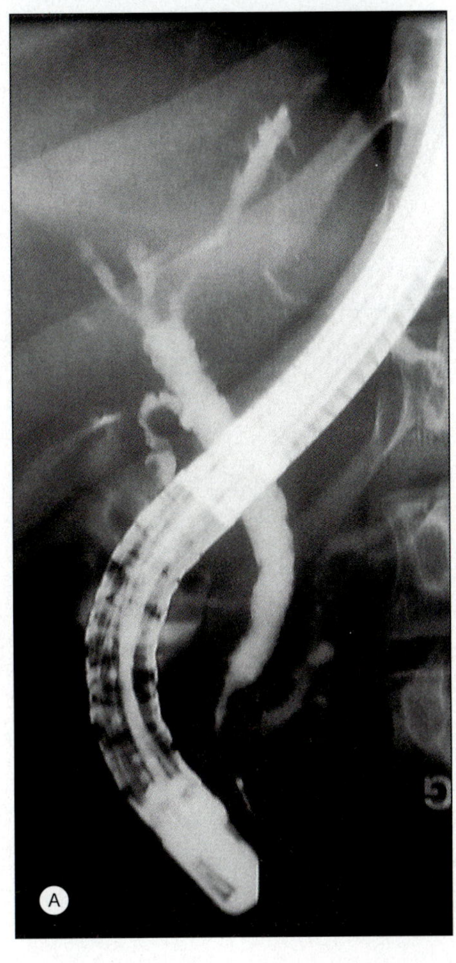

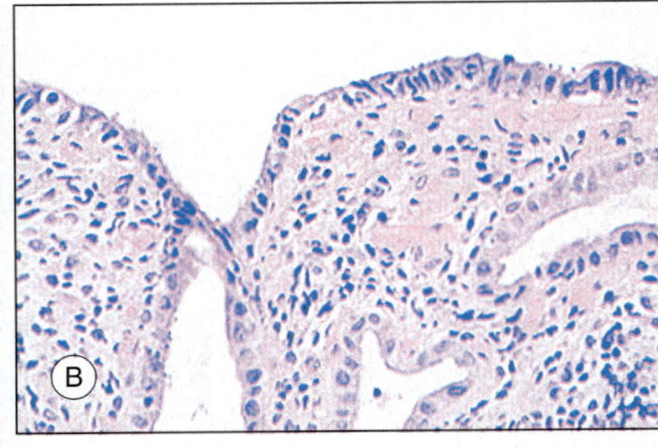

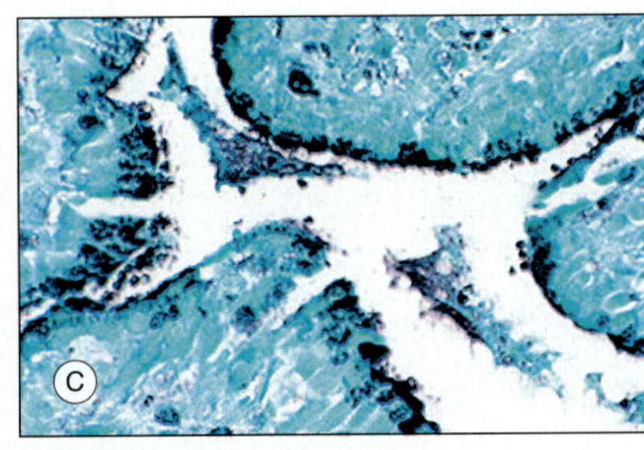

图 48-11 AIDS 胆管病变。A. ERCP 显示胆管远端变窄，胆管壁不规则。B. 活组织检查在标准 HE 染色时显示为相对正常的胆管上皮。C. 但在银染时表面呈黑色，证实为小孢子虫。（Courtesy of Dr. Richard Tilson, Boston, MA.）

孢囊和寄生虫，还需要对小孢子虫、小球隐孢子虫、MAI 和 CMV 进行特异性检验。92% 的病例通过抽吸胆汁培养、十二指肠和乳头的多处活检可发现潜在的病原体。一项研究发现当胆管造影发现肝内胆管不规则时，更易分离出隐孢子虫或 CMV[119]。

胰管造影异常见于高达一半的 AIDS 胆管病变患者，显示为胰头部胰管狭窄[109, 113]。需要进一步影像学检查以评估胰腺肿瘤或感染性胰腺炎，以利于开展适当的治疗。

病理学

AIDS 胆管病变的病理表现是非特异性的，取决于相关的病原体。通常存在混合性炎性浸润和胆管纤维化。门管典型表现为几乎无炎性细胞存在[76]。隐孢子虫感染时，凋亡小体的数量可能增加，在上皮细胞的腔面可发现寄生虫。胆道系统发生巨细胞病毒感染时，可出现典型的包涵体，但需要通过免疫组化检查来确诊[120]。光学显微镜检查很难发现小孢子虫，但在固有层内可出现泡沫状巨噬细胞[121]。肉芽肿可见于隐孢子虫、小孢子虫和 MAI 感染。

表 48-3 AIDS 胆管病变的鉴别诊断
非 HIV 相关
胆总管结石
胆囊炎
原发性硬化性胆管炎
病毒性肝炎
慢性胰腺炎
HIV 相关
药物性肝中毒
机会性感染
非结石性胆囊炎
紫癜型肝炎
感染性胰腺炎
分枝杆菌（MAI，结核）
CMV
机会性肿瘤
Kaposi 肉瘤（乳头）
淋巴瘤（乳头，胰腺，十二指肠）
腺瘤 / 腺癌（乳头）
CMV, 巨细胞病毒; HIV, 人类免疫缺陷病毒; MAI, 细胞内鸟型分枝杆菌。

表 48-4 AIDS 胆管病变的胆管造影表现

表现	发生率（%）
乳头狭窄和肝内胆管狭窄	33
单纯乳头狭窄	21
乳头狭窄和肝内及肝外胆管狭窄	20
单纯肝内胆管狭窄	12
肝内和肝外胆管狭窄	8
单纯肝外胆管狭窄	5
乳头狭窄和肝外胆管狭窄	1

From references 108, 109, 113, 119, and 124.

治疗

治疗AIDS胆管病变的药物包括直接针对病原体的抗微生物制剂、直接针对潜在HIV感染的高活性抗逆转录病毒（highly active antiretroviral therapy，HAART）和熊去氧胆酸（ursodeoxycholic acid，UDCA）。通过观察患者症状、肝酶和胆管造影表现，病例系列研究对CMV、小球隐孢子虫和小孢子虫感染的治疗效果进行评估，结果不佳[110,111,119]。已证实应用HAART恢复免疫系统，虽然不可能根除，但可以抑制肠炎以及与小球隐孢子虫和小孢子虫感染相关的胆管病变[122]。Castiella等[123]应用UDCA（10mg/kg）治疗了4例AIDS胆道病变，平均随访期为4.5个月，发现所有患者的症状和碱性磷酸酶水平均有改善。

在AIDS胆管造影中，内镜治疗是得到了最广泛研究的治疗方法。对伴有乳头狭窄的患者行内镜下括约肌切开术可缓解患者腹痛（32%～100%）[109,119,124]。Cello等[125]报道括约肌切开术后平均9.4个月时患者的疼痛评分有所改善。但肝酶或胆管造影的异常并无相应改善，两者均有恶化的趋势。

有症状的肝外胆管狭窄必须进行活检以排除胆管癌的可能。本文前面已介绍过放置塑料支架的治疗方法，但通常应避免使用支架，以限制肠道病原体移行侵入胆道系统。

姑息治疗AIDS胆管病变相关腹痛通常采用麻醉性镇痛药。其他可能的治疗方法包括CT引导下内脏神经阻滞。一项小规模病例系列研究发现在随访11个月时，该疗法成功地缓解了疼痛症状[126]。

操作前病史及注意事项

蛋白酶抑制剂和苯二氮䓬类药物均通过P_{450}复合酶代谢。蛋白酶抑制剂可减慢苯二氮䓬类的代谢，增加其血浆浓度并加强其药物作用，包括呼吸抑制作用[127]。由于在内镜操作时常用咪达唑仑和地西泮作为镇静用药，故内镜医师应知晓接受蛋白酶抑制剂治疗的患者在使用苯二氮䓬类药物时两种药物间的相互作用。

技术概述

ERCP应用常规法操作。应检查其十二指肠有无糜烂、溃疡等提示肠道感染的黏膜异常。应对病变进行活组织检查或随机黏膜活检，并送微生物和细胞学检查。同样，在插管成功后应对胆汁进行取样送检。

在插管过程中以及通过观察胆管造影后胆汁引流的情况，注意是否存在乳头狭窄。对于有腹痛、黄疸或发热的患者，如果有乳头狭窄，则应行内镜下括约肌切开术。括约肌切开术对于不存在乳头狭窄的患者无益处。

对于有显著狭窄的患者应通过细胞刷或活检钳取样进行细胞学检查，以排除胆管癌或其他恶性病变的可能。对于有症状的患者，应使用球囊或导管扩张狭窄处，但长期放置支架并不是理想的方案。

一旦完成ERCP，可对主乳头进行活检，送微生物和病理室分析。

胆囊炎

流行病学

胆囊炎的流行病学取决于其潜在的病因。胆石症较多出现于绝经前妇女和特殊种族的个体。其他诱发胆石症的危险因素还包括肥胖、体重迅速下降、妊娠、某些药物、高甘油三酯血症、慢性溶血和回肠切除。与胆道寄生虫感染和AIDS胆管病变相关的胆囊炎在本章其他部分已有讨论。

发病机制

急性胆囊炎的发病机制尚不完全清楚。目前认为胆汁淤积、缺血或感染可造成胆囊黏膜损伤，刺激前列腺素合成和炎症反应。胆汁淤积通常由结石阻塞胆囊管或胆囊动力下降所致。造成胆囊管梗阻的较少见原因是蠕虫、胆道出血和肿瘤。在患有严重疾病时，胆囊动力下降和缺血可引发非结石性胆囊炎。将近50%的胆囊炎合并胆囊感染，使得病情更加复杂，但除了寄生虫性和 AIDS 胆囊炎，胆囊感染并不是胆囊炎的致病因素。

临床特征

急性胆囊炎表现为持续性右上腹或上腹痛，可放射至右背和右肩部。经常伴有恶心、呕吐、不适和发热。患者可有胆绞痛的病史。胆绞痛与胆囊炎的疼痛表现相似，但前者不伴发热，程度通常较轻，一般在 4 小时内缓解。

非结石性胆囊炎占急性胆囊炎的 10%，常见于病情危重或血管功能不全的患者，如动脉粥样硬化、血管炎或胆固醇栓子综合征。禁食、全胃肠外营养和药物治疗可引发胆囊动力下降，也可诱发非结石性胆囊炎。

胆囊炎的并发症通常继发于细菌感染，包括脓胸、胆囊壁坏死导致的胆囊坏疽、穿孔和气肿性胆囊炎。胆囊穿孔可导致脓肿、腹膜炎或瘘管形成。大结石经过胆肠瘘管移行可引发肠梗阻，通常发生在回盲瓣，被称为胆石性肠梗阻。气肿性胆囊炎是由于感染产气菌所致的胆囊壁内积气。

体格检查常有体温升高、心动过速和右上腹压痛伴局灶性腹膜刺激征。墨菲征阳性，即检查者用拇指钩住右肋缘，让患者深吸气，患者可出现由于疼痛而停止吸气。非结石性胆囊炎患者体检可触及肿大的胆囊。实验室检查包括以中性粒细胞为主的白细胞增多和杆状核比例增高。肝酶和淀粉酶常正常或轻度增高。

诊断

超声是证实急性胆囊炎的检查方法之一。超声下可见胆囊壁增厚、胆囊周围积液、胆泥和胆囊结石。超声不能确诊胆囊管内的结石。超声诊断胆囊炎的敏感性和特异性分别为 88% 和 80%[128]。也可出现超声下的墨菲征。

对于无典型超声表现的患者，胆管闪烁照相术可辅助诊断胆囊炎。此技术可快速证实是否存在胆囊管梗阻。

病理学

患者的胆囊常增大并充满脓性胆汁、结石和胆泥。黏膜出现水肿，伴以中性粒细胞为主的炎性浸润。可有坏死、壁内脓肿、穿孔和瘘管形成。

治疗

急性胆囊炎的初始处理是支持疗法，包括禁食、补液、镇痛，在怀疑继发感染时应用抗生素。抗菌谱应覆盖肠杆菌和肠球菌，当血或胆汁培养明确了病原体时，再采用针对性治疗。静脉使用前列腺素抑制剂，如酮咯酸或双氯芬酸，通常就足以缓解急性胆囊炎引起的疼痛，但有时也可能需要麻醉性镇痛药。

胆囊切除术是根本的治疗方法。尽管急性胆囊炎发作可能获得缓解，但其在 2 年内复发的危险性可达70%[129]。因此，患者如无严重的内科疾患，就应在本次住院期间接受胆囊切除术，通常在入院后24～48 小时进行。尤其对于糖尿病患者，因其胆囊坏死和穿孔的危险性增加，故在第一次胆囊炎发作后就应考虑行胆囊切除术。

对于临床上不适于进行手术的患者，应给予支持疗法。如果保守治疗无效，应行胆囊引流。这也适用于出现非结石性胆囊炎的危重患者、并发败血症和多器官功能障碍的胆囊炎患者以及伴有严重心肺功能不全而无法接受全身麻醉者。对于非手术患者，可通过经皮胆囊造口置管术进行胆囊引流；此外，目前已有经内镜成功引流胆囊的报道。

通过 ERCP 内镜置管术将引流管放入胆囊（图 48-12）可以缓解反复的胆绞痛、结石性胆囊炎、非结石性胆囊炎和胆囊穿孔的症状[129-131]。当存在经皮胆囊造口置管术的禁忌证如凝血障碍和腹水时，可以施行内镜下胆囊引流。

技术概述

ERCP 应用常规法操作：胆囊管经确定并插入。导丝可辅助进行选择性胆囊管插管。内镜下胆囊造影术可明确胆囊管和胆囊内的结石。将导丝小心地放入胆囊后，导丝引导球囊将结石取出或经胆囊管放置胆囊引流管。当器械进入胆囊管时，偶尔嵌顿的结石可能掉入胆囊[132]。

对非结石性胆囊炎，目前已有报道可经鼻胆管应用1%N-乙酰半胱氨酸进行胆囊灌洗治疗[130]。N-乙酰半胱氨酸可稀释胆囊内容物，同时有助于通过导管实现胆囊的引流和减压。

（常虹译　徐志杰 黄永辉校）

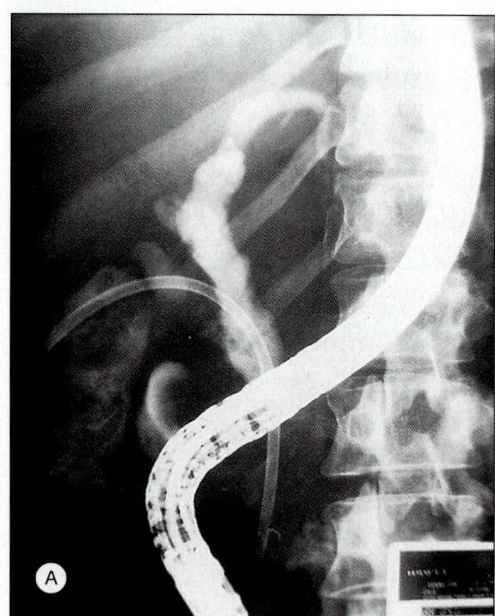

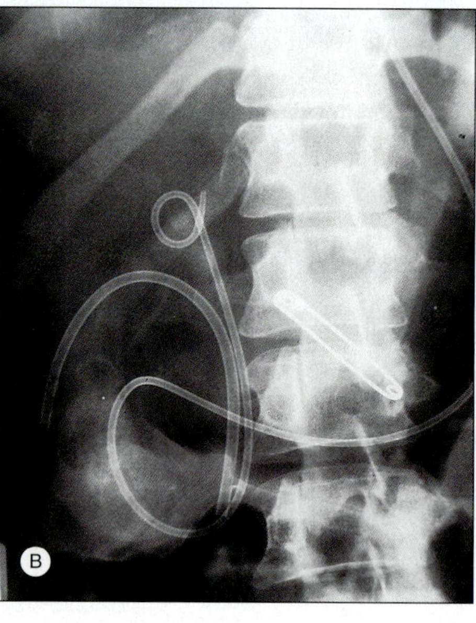

图48-12 结石性胆管炎伴胆囊炎。A. ERCP 显示一个塑料支架放入胆囊引流。B. ERCP 后 X 线片显示另外的鼻胆管引流胆总管。

参考文献

1. Gigot JF, Leese T, Dereme T, et al: Acute cholangitis. Multivariate analysis of risk factors. Ann Surg 209:435–438, 1989.
2. Mandell G, Bennett J, Dolin R (eds): Mandell, Douglas, and Bennett's Principles and Practice of Infectious Disease, 5th ed. Philadelphia, Churchill Livingstone, 2000.
3. Rerknimitr R, Fogel EL, Kalayci C, et al: Microbiology of bile in patients with cholangitis or cholestasis with and without plastic biliary endoprosthesis. Gastrointest Endosc 56:885–889, 2002.
4. Lai EC, Mok FP, Tan ES, et al: Endoscopic biliary drainage for severe acute cholangitis. N Engl J Med 326:1582–1586, 1992.
5. Balthazar EJ, Birnbaum BA, Naidich M: Acute cholangitis: CT evaluation. J Comput Assist Tomogr 17:283–289, 1993.
6. Chan YL, Chan AC, Lam WW, et al: Choledocholithiasis: Comparison of MR cholangiography and endoscopic retrograde cholangiography. Radiology 200:85–89, 1996.
7. Lee MG, Lee HJ, Kim MH, et al: Extrahepatic biliary diseases: 3D MR cholangiopancreatography compared with endoscopic retrograde cholangiopancreatography. Radiology 202:663–669, 1997.
8. Leung JW, Chung SC, Sung JJ, et al: Urgent endoscopic drainage for acute suppurative cholangitis. Lancet 1:1307–1309, 1989.
9. Leese T, Neoptolemos JP, Baker AR, Carr-Locke DL: Management of acute cholangitis and the impact of endoscopic sphincterotomy. Br J Surg 73:988–992, 1986.
10. Lee DW, Chan AC, Lam YH, et al: Biliary decompression by nasobiliary catheter or biliary stent in acute suppurative cholangitis: A prospective randomized trial. Gastrointest Endosc 56:361–365, 2002.
11. Hui CK, Lai KC, Wong WM, et al: A randomised controlled trial of endoscopic sphincterotomy in acute cholangitis without common bile duct stones. Gut 51:245–247, 2002.
12. Neuhaus H, Zillinger C, Born P, et al: Randomized study of intracorporeal laser lithotripsy versus extracorporeal shock-wave lithotripsy for difficult bile duct stones. Gastrointest Endosc 47: 327–334, 1998.
13. Binmoeller KF, Bruckner M, Thonke F, Soehendra N: Treatment of difficult bile duct stones using mechanical, electrohydraulic and extracorporeal shock wave lithotripsy. Endoscopy 25:201–206, 1993.
14. Cotton PB, Kozarek RA, Schapiro RH, et al: Endoscopic laser lithotripsy of large bile duct stones. Gastroenterology 99:1128–1133, 1990.
15. Bergman JJ, Rauws EA, Tijssen JG, et al: Biliary endoprostheses in elderly patients with endoscopically irretrievable common bile duct stones: Report on 117 patients. Gastrointest Endosc 42:195–201, 1995.
16. Chopra KB, Peters RA, O'Toole PA, et al: Randomised study of endoscopic biliary endoprosthesis versus duct clearance for bile duct stones in high-risk patients. Lancet 348:791–793, 1996.
17. Binmoeller KF, Thonke F, Soehendra N: Endoscopic treatment of Mirizzi's syndrome. Gastrointest Endosc 39:532–536, 1993.
18. Baron TH, Schroeder PL, Schwartzberg MS, Carabasi MH: Resolution of Mirizzi's syndrome using endoscopic therapy. Gastrointest Endosc 44:343–345, 1996.
19. Tsuyuguchi T, Saisho H, Ishihara T, et al: Long-term follow-up after treatment of Mirizzi syndrome by peroral cholangioscopy. Gastrointest Endosc 52:639–644, 2000.
20. Nomura T, Shirai Y, Hatakeyama K: Cholangitis in malignant biliary obstruction. Br J Surg 85:407, 1998.
21. Chang WH, Kortan P, Haber GB: Outcome in patients with bifurcation tumors who undergo unilateral versus bilateral hepatic duct drainage. Gastrointest Endosc 47:354–362, 1998.
22. Speer AG, Cotton PB, Rode J, et al: Biliary stent blockage with bacterial biofilm. A light and electron microscopy study. Ann Intern Med 108:546–553, 1988.
23. Davids PH, Groen AK, Rauws EA, et al: Randomised trial of self-expanding metal stents versus polyethylene stents for distal malignant biliary obstruction. Lancet 340:1488–1492, 1992.
24. Carr-Locke DL, Ball TJ, Connors PJ, et al: Multicenter, randomized trial of Wallstent biliary endoprosthesis versus plastic stents [abstract]. Gastrointest Endosc 39:310, 1993.
25. Vandervoort J, Soetikno RM, Tham TC, et al: Risk factors for complications after performance of ERCP. Gastrointest Endosc 56:652–656, 2002.
26. Lai EC, Lo CM, Choi TK, et al: Urgent biliary decompression after endoscopic retrograde cholangiopancreatography. Am J Surg 157: 121–125, 1989.
27. Harris A, Chan AC, Torres-Viera C, et al: Meta-analysis of antibi-

otic prophylaxis in endoscopic retrograde cholangiopancreatography (ERCP). Endoscopy 31:718–724, 1999.

28. Motte S, Deviere J, Dumonceau JM, et al: Risk factors for septicemia following endoscopic biliary stenting. Gastroenterology 101: 1374–1381, 1991.
29. Struelens MJ, Rost F, Deplano A, et al: Pseudomonas aeruginosa and Enterobacteriaceae bacteremia after biliary endoscopy: An outbreak investigation using DNA macrorestriction analysis. Am J Med 95:489–498, 1993.
30. Gregg JA, De Girolami P, Carr-Locke DL: Effects of sphincteroplasty and endoscopic sphincterotomy on the bacteriologic characteristics of the common bile duct. Am J Surg 149:668–671, 1985.
31. Cetta F: Do surgical and endoscopic sphincterotomy prevent or facilitate recurrent common duct stone formation? Arch Surg 128: 329–336, 1993.
32. Audisio RA, Bozzetti F, Severini A, et al: The occurrence of cholangitis after percutaneous biliary drainage: Evaluation of some risk factors. Surgery 103:507–512, 1988.
33. Sacks-Berg A, Calubiran OV, Epstein HY, Cunha BA: Sepsis associated with transhepatic cholangiography. J Hosp Infect 20:43–50, 1992.
34. Nomura T, Shirai Y, Hatakeyama K: Bacteribilia and cholangitis after percutaneous transhepatic biliary drainage for malignant biliary obstruction. Dig Dis Sci 44:542–546, 1999.
35. Sheen-Chen SM, Cheng YF, Chou FF, Lee TY: Postoperative T-tube cholangiography: Is routine antibiotic prophylaxis necessary? A prospective, controlled study. Arch Surg 130:20–23, 1995.
36. Dellinger EP, Kirshenbaum G, Weinstein M, Steer M: Determinants of adverse reaction following postoperative T-tube cholangiogram. Ann Surg 191:397–403, 1980.
37. Ernest van Heurn LW, Saing H, Tam PK: Cholangitis after hepatic portoenterostomy for biliary atresia: A multivariate analysis of risk factors. J Pediatr 142:566–571, 2003.
38. Baker AR, Neoptolemos JP, Carr-Locke DL, Fossard DP: Sump syndrome following choledochoduodenostomy and its endoscopic treatment. Br J Surg 72:433–435, 1985.
39. Caroli-Bosc FX, Demarquay JF, Peten EP, et al: Endoscopic management of sump syndrome after choledochoduodenostomy: Retrospective analysis of 30 cases. Gastrointest Endosc 51:180–183, 2000.
40. Mavrogiannis C, Liatsos C, Romanos A, et al: Sump syndrome: Endoscopic treatment and late recurrence. Am J Gastroenterol 94: 972–975, 1999.
41. Tham TC, Vandervoort J, Wong RC, et al: Safety of ERCP during pregnancy. Am J Gastroenterol 98:308–311, 2003.
42. van Lent AU, Bartelsman JF, Tytgat GN, et al: Duration of antibiotic therapy for cholangitis after successful endoscopic drainage of the biliary tract. Gastrointest Endosc 55:518–522, 2002.
43. Digby K: Common duct stones of liver origin. Br J Surg 17:578–591, 1930.
44. Kusano S, Okada Y, Endo T, et al: Oriental cholangiohepatitis: Correlation between portal vein occlusion and hepatic atrophy. AJR Am J Roentgenol 158:1011–1014, 1992.
45. Sperling RM, Koch J, Sandhu JS, Cello JP: Recurrent pyogenic cholangitis in Asian immigrants to the United States: Natural history and role of therapeutic ERCP. Dig Dis Sci 42:865–871, 1997.
46. Wilson MK, Stephen MS, Mathur M, et al: Recurrent pyogenic cholangitis or “oriental cholangiohepatitis” in occidentals: Case reports of four patients. Aust N Z J Surg 66:649–652, 1996.
47. Chou ST, Chan CW: Recurrent pyogenic cholangitis: A necropsy study. Pathology 12:415–428, 1980.
48. Lim JH: Oriental cholangiohepatitis: Pathologic, clinical, and radiologic features. AJR Am J Roentgenol 157:1–8, 1991.
49. Stain SC, Incarbone R, Guthrie CR, et al: Surgical treatment of recurrent pyogenic cholangitis. Arch Surg 130:527–532; discussion 532–533, 1995.
50. Harris HW, Kumwenda ZL, Sheen-Chen SM, et al: Recurrent pyogenic cholangitis. Am J Surg 176:34–37, 1998.
51. Sheen-Chen SM, Chou FF, Lee CM, et al: The management of complicated hepatolithiasis with intrahepatic biliary stricture by the combination of T-tube tract dilation and endoscopic electrohydraulic lithotripsy. Gastrointest Endosc 39:168–171, 1993.
52. Lim JH: Radiologic findings of clonorchiasis. AJR Am J Roentgenol 155:1001–1008, 1990.
53. Park MS, Yu JS, Kim KW, et al: Recurrent pyogenic cholangitis: Comparison between MR cholangiography and direct cholangiography. Radiology 220:677–682, 2001.
54. Lam SK, Wong KP, Chan PK, et al: Recurrent pyogenic cholangitis: A study by endoscopic retrograde cholangiography. Gastroenterology 74:1196–1203, 1978.
55. Lam SK: A study of endoscopic sphincterotomy in recurrent pyogenic cholangitis. Br J Surg 71:262–266, 1984.
56. Otani K, Shimizu S, Chijiiwa K, et al: Comparison of treatments for hepatolithiasis: Hepatic resection versus cholangioscopic lithotomy. J Am Coll Surg 189:177–182, 1999.
57. Cheung MT: Postoperative choledochoscopic removal of intrahepatic stones via a T tube tract. Br J Surg 84:1224–1228, 1997.
58. Gott PE, Tieva MH, Barcia PJ, Laberge JM: Biliary access procedure in the management of oriental cholangiohepatitis. Am Surg 62:930–934, 1996.
59. Ramesh H, Prakash K, Kuruvilla K, et al: Biliary access loops for intrahepatic stones: Results of jejunoduodenal anastomosis. Aust N Z J Surg 73:306–312, 2003.
60. Strong RW, Chew SP, Wall DR, et al: Liver transplantation for hepatolithiasis. Asian J Surg 25:180–183, 2002.
61. Gupta R, Agarwal DK, Choudhuri GD, et al: Biliary ascariasis complicating endoscopic sphincterotomy for choledocholithiasis in India. J Gastroenterol Hepatol 13:1072–1073, 1998.
62. Khuroo MS, Zargar SA, Yattoo GN, et al: Sonographic findings in gallbladder ascariasis. J Clin Ultrasound 20:587–591, 1992.
63. Khuroo MS, Zargar SA, Mahajan R, et al: Sonographic appearances in biliary ascariasis. Gastroenterology 93:267–272, 1987.
64. Ng KK, Wong HF, Kong MS, et al: Biliary ascariasis: CT, MR cholangiopancreatography, and navigator endoscopic appearance—report of a case of acute biliary obstruction. Abdom Imaging 24: 470–472, 1999.
65. Jongsuksuntigul P, Jeradit C, Pornpattanakul S, Charanasri U: A comparative study on the efficacy of albendazole and mebendazole in the treatment of ascariasis, hookworm infection and trichuriasis. Southeast Asian J Trop Med Public Health 24:724–729, 1993.
66. Gonzalez AH, Regalado VC, Van den Ende J: Non-invasive management of Ascaris lumbricoides biliary tact migration: A prospective study in 69 patients from Ecuador. Trop Med Int Health 6: 146–150, 2001.
67. Rokni MB, Massoud J, O’Neill SM, et al: Diagnosis of human fasciolosis in the Gilan province of Northern Iran: Application of cathepsin L-ELISA. Diagn Microbiol Infect Dis 44:175–179, 2002.
68. Cordova M, Herrera P, Nopo L, et al: Fasciola hepatica cysteine proteinases: Immunodominant antigens in human fascioliasis. Am J Trop Med Hyg 57:660–666, 1997.
69. Shaheen HI, Kamal KA, Farid Z, et al: Dot-enzyme-linked immunosorbent assay (dot-ELISA) for the rapid diagnosis of human fascioliasis. J Parasitol 75:549–552, 1989.
70. Shehab AY, Hassan EM, Basha LM, et al: Detection of circulating E/S antigens in the sera of patients with fascioliasis by IELISA: A

tool of serodiagnosis and assessment of cure. Trop Med Int Health 4:686–690, 1999.

71. Kim TY, Kang SY, Park SH, et al: Cystatin capture enzyme-linked immunosorbent assay for serodiagnosis of human clonorchiasis and profile of captured antigenic protein of Clonorchis sinensis. Clin Diagn Lab Immunol 8:1076–1080, 2001.

72. Sirisinha S, Chawengkirttikul R, Sermswan R, et al: Detection of Opisthorchis viverrini by monoclonal antibody-based ELISA and DNA hybridization. Am J Trop Med Hyg 44:140–145, 1991.

73. Lim JH, Ko YT, Lee DH, Kim SY: Clonorchiasis: Sonographic findings in 59 proved cases. AJR Am J Roentgenol 152:761–764, 1989.

74. Chan HH, Lai KH, Lo GH, et al: The clinical and cholangiographic picture of hepatic clonorchiasis. J Clin Gastroenterol 34:183–186, 2002.

75. Leung JW, Sung JY, Banez VP, et al: Endoscopic cholangiopancreatography in hepatic clonorchiasis—a follow-up study. Gastrointest Endosc 36:360–363, 1990.

76. Damjanov I, Linder J (eds): Anderson's Pathology, 10th ed. St. Louis, Mosby-Year Book, 1996.

77. Dias LM, Silva R, Viana HL, et al: Biliary fascioliasis: Diagnosis, treatment and follow-up by ERCP. Gastrointest Endosc 43:616–620, 1996.

78. Dowidar N, El Sayad M, Osman M, Salem A: Endoscopic therapy of fascioliasis resistant to oral therapy. Gastrointest Endosc 50:345–351, 1999.

79. Kern P, Bardonnet K, Renner E, et al: European echinococcosis registry: Human alveolar echinococcosis, Europe, 1982-2000. Emerg Infect Dis 9:343–349, 2003.

80. Parija SC: A review of some simple immunoassays in the serodiagnosis of cystic hydatid disease. Acta Trop 70:17–24, 1998.

81. Lanier AP, Trujillo DE, Schantz PM, et al: Comparison of serologic tests for the diagnosis and follow-up of alveolar hydatid disease. Am J Trop Med Hyg 37:609–615, 1987.

82. Suwan Z: Sonographic findings in hydatid disease of the liver: Comparison with other imaging methods. Ann Trop Med Parasitol 89:261–269, 1995.

83. Salama H, Farid Abdel-Wahab M, Strickland GT: Diagnosis and treatment of hepatic hydatid cysts with the aid of echo-guided percutaneous cyst puncture. Clin Infect Dis 21:1372–1376, 1995.

84. Zargar SA, Khuroo MS, Khan BA, et al: Intrabiliary rupture of hepatic hydatid cyst: Sonographic and cholangiographic appearances. Gastrointest Radiol 17:41–45, 1992.

85. Devi Chandrakesan S, Parija SC: Latex agglutination test (LAT) for antigen detection in the cystic fluid for the diagnosis of cystic echinococcosis. Diagn Microbiol Infect Dis 45:123–126, 2003.

86. Pandolfo I, Blandino G, Scribano E, et al: CT findings in hepatic involvement by Echinococcus granulosus. J Comput Assist Tomogr 8:839–845, 1984.

87. Savas R, Calli C, Alper H, et al: Spinal cord compression due to costal Echinococcus multilocularis. Comput Med Imaging Graph 23:85–88, 1999.

88. Fleiner-Hoffmann AF, Pfammatter T, Leu AJ, et al: Alveolar echinococcosis of the liver: Sequelae of chronic inferior vena cava obstructions in the hepatic segment. Arch Intern Med 158:2503–2508, 1998.

89. Doyle TC, Roberts-Thomson IC, Dudley FJ: Demonstration of intrabiliary rupture of hepatic hydatid cysts by retrograde cholangiography. Australas Radiol 32:92–97, 1988.

90. Carpenter HA: Bacterial and parasitic cholangitis. Mayo Clin Proc 73:473–478, 1998.

91. Aktan AO, Yalin R: Preoperative albendazole treatment for liver hydatid disease decreases the viability of the cyst. Eur J Gastroenterol Hepatol 8:877–879, 1996.

92. Gil-Grande LA, Rodriguez-Caabeiro F, Prieto JG, et al: Randomised controlled trial of efficacy of albendazole in intra-abdominal hydatid disease. Lancet 342:1269–1272, 1993.

93. Balik AA, Basoglu M, Celebi F, et al: Surgical treatment of hydatid disease of the liver: Review of 304 cases. Arch Surg 134: 166–169, 1999.

94. Khuroo MS, Wani NA, Javid G, et al: Percutaneous drainage compared with surgery for hepatic hydatid cysts. N Engl J Med 337: 881–887, 1997.

95. Filice C, Brunetti E, Bruno R, Crippa FG: Percutaneous drainage of echinococcal cysts (PAIR–puncture, aspiration, injection, reaspiration): Results of a worldwide survey for assessment of its safety and efficacy. WHO-Informal Working Group on Echinococcosis-Pair Network. Gut 47:156–157, 2000.

96. Filice C, Brunetti E: Percutaneous drainage of hydatid cysts. N Engl J Med 338:392; author reply 392–393, 1998.

97. Guidelines for treatment of cystic and alveolar echinococcosis in humans. WHO Informal Working Group on Echinococcosis. Bull World Health Organ 74:231–242, 1996.

98. Horton RJ: Albendazole in treatment of human cystic echinococcosis: 12 years of experience. Acta Trop 64:79–93, 1997.

99. Nahmias J, Goldsmith R, Soibelman M, el-On J: Three- to 7-year follow-up after albendazole treatment of 68 patients with cystic echinococcosis (hydatid disease). Ann Trop Med Parasitol 88:295–304, 1994.

100. Liu Y, Wang X, Wu J: Continuous long-term albendazole therapy in intraabdominal cystic echinococcosis. Chin Med J (Engl) 113: 827–832, 2000.

101. Franchi C, Di Vico B, Teggi A: Long-term evaluation of patients with hydatidosis treated with benzimidazole carbamates. Clin Infect Dis 29:304–309, 1999.

102. Ammann RW: Improvement of liver resectional therapy by adjuvant chemotherapy in alveolar hydatid disease. Swiss Echinococcosis Study Group (SESG). Parasitol Res 77:290–293, 1991.

103. Ammann RW, Fleiner-Hoffmann A, Grimm F, Eckert J: Long-term mebendazole therapy may be parasitocidal in alveolar echinococcosis. J Hepatol 29:994–998, 1998.

104. Ishizu H, Uchino J, Sato N, et al: Effect of albendazole on recurrent and residual alveolar echinococcosis of the liver after surgery. Hepatology 25:528–531, 1997.

105. Koch S, Bresson-Hadni S, Miguet JP, et al: Experience of liver transplantation for incurable alveolar echinococcosis: A 45-case European collaborative report. Transplantation 75:856–863, 2003.

106. Giouleme O, Nikolaidis N, Zezos P, et al: Treatment of complications of hepatic hydatid disease by ERCP. Gastrointest Endosc 54: 508–510, 2001.

107. Bilsel Y, Bulut T, Yamaner S, et al: ERCP in the diagnosis and management of complications after surgery for hepatic echinococcosis. Gastrointest Endosc 57:210–213, 2003.

108. Cello JP: AIDS-Related biliary tract disease. Gastrointest Endosc Clin N Am 8:963, 1998.

109. Bouche H, Housset C, Dumont JL, et al: AIDS-related cholangitis: Diagnostic features and course in 15 patients. J Hepatol 17:34–39, 1993.

110. Forbes A, Blanshard C, Gazzard B: Natural history of AIDS related sclerosing cholangitis: A study of 20 cases. Gut 34:116–121, 1993.

111. Hashmey R, Smith NH, Cron S, et al: Cryptosporidiosis in Houston, Texas. A report of 95 cases. Medicine (Baltimore) 76:118–139, 1997.

112. Chen XM, LaRusso NF: Cryptosporidiosis and the pathogenesis of AIDS-cholangiopathy. Semin Liver Dis 22:277–289, 2002.

113. Farman J, Brunetti J, Baer JW, et al: AIDS-related

cholangiopancreatographic changes. Abdom Imaging 19:417–422, 1994.

114. Pol S, Romana CA, Richard S, et al: Microsporidia infection in patients with the human immunodeficiency virus and unexplained cholangitis. N Engl J Med 328:95–99, 1993.

115. Hocqueloux L, Gervais A: Cholangiocarcinoma and AIDS-related sclerosing cholangitis. Ann Intern Med 132:1006–1007, 2000.

116. Daly CA, Padley SP: Sonographic prediction of a normal or abnormal ERCP in suspected AIDS related sclerosing cholangitis. Clin Radiol 51:618–621, 1996.

117. Santo E, Giovannini M: The role of EUS and EUS FNA in evaluating abnormalities of the hepatobiliary tract and pancreas in AIDS patients P286 [abstract]. Gut 41(4S):27E, 1997.

118. Collins CD, Forbes A, Harcourt-Webster JN, et al: Radiological and pathological features of AIDS-related polypoid cholangitis. Clin Radiol 48:307–310, 1993.

119. Benhamou Y, Caumes E, Gerosa Y, et al: AIDS-related cholangiopathy. Critical analysis of a prospective series of 26 patients. Dig Dis Sci 38:1113–1118, 1993.

120. Goldin RD, Hunt J: Biliary tract pathology in patients with AIDS. J Clin Pathol 46:691–693, 1993.

121. Liberman E, Yen TS: Foamy macrophages in acquired immunodeficiency syndrome cholangiopathy with Encephalitozoon intestinalis. Arch Pathol Lab Med 121:985–988, 1997.

122. Carr A, Marriott D, Field A, et al: Treatment of HIV-1-associated microsporidiosis and cryptosporidiosis with combination antiretroviral therapy. Lancet 351:256–261, 1998.

123. Castiella A, Iribarren JA, Lopez P, et al: Ursodeoxycholic acid in the treatment of AIDS-associated cholangiopathy. Am J Med 103: 170–171, 1997.

124. Ducreux M, Buffet C, Lamy P, et al: Diagnosis and prognosis of AIDS-related cholangitis. AIDS 9:875–880, 1995.

125. Cello JP, Chan MF: Long-term follow-up of endoscopic retrograde cholangiopancreatography sphincterotomy for patients with acquired immune deficiency syndrome papillary stenosis. Am J Med 99:600–603, 1995.

126. Collazos J, Mayo J, Martinez E, et al: Celiac plexus block as treatment for refractory pain related to sclerosing cholangitis in AIDS patients. J Clin Gastroenterol 23:47–49, 1996.

127. Preston SL, Postelnick M, Purdy BD, et al: Drug interactions in HIV-positive patients initiated on protease inhibitor therapy. AIDS 12:228–229, 1998.

128. Shea JA, Berlin JA, Escarce JJ, et al: Revised estimates of diagnostic test sensitivity and specificity in suspected biliary tract disease. Arch Intern Med 154:2573–2581, 1994.

129. Thistle JL, Cleary PA, Lachin JM, et al: The natural history of cholelithiasis: The National Cooperative Gallstone Study. Ann Intern Med 101:171–175, 1984.

130. Johlin FC Jr, Neil GA: Drainage of the gallbladder in patients with acute acalculous cholecystitis by transpapillary endoscopic cholecystotomy. Gastrointest Endosc 39:645–651, 1993.

131. Baron TH, Farnell MB, Leroy AJ: Endoscopic transpapillary gallbladder drainage for closure of calculous gallbladder perforation and cholecystoduodenal fistula. Gastrointest Endosc 56:753–755, 2002.

132. Feretis C, Apostolidis N, Mallas E, et al: Endoscopic drainage of acute obstructive cholecystitis in patients with increased operative risk. Endoscopy 25:392–395, 1993.

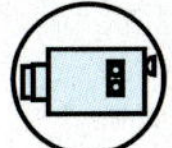

Oddi 括约肌功能障碍

49

Stuart Sherman, Evan L. Fogel, James L, Watkins,
Lee McHenry J,. and Glen A. Lehman

引言 749
定义 749
解剖学、生理学和病理生理学 749
流行病学 751
临床表现 751
临床评估 752
最初一般评估 752
诊断方法（无创性） 752
诊断方法（有创性） 753
Oddi 括约肌功能障碍的治疗 757
药物治疗 757
手术治疗 757
内镜治疗 758
胆管括约肌切开术后症状不缓解 760
复发性胰腺炎的 Oddi 括约肌功能障碍 760
小结 762

引言

自从1887年Ruggero首次描述Oddi括约肌（sphincter of Oddi，SO）以来，SO已成为大量研究和争论的主题。对于将 SO 看作解剖学或生理学上的一个独立存在的实体，一直以来都存在争议。因此，Oddi括约肌功能障碍（sphincter of Oddi dysfunction，SOD）的临床综合征以及其治疗成为备受争论的领域[1]。此章回顾了SOD的流行病学和临床表现，以及目前对其可采用的诊断与治疗方式。

定义

胆囊切除术后至少10%～20%的患者出现类似手术前的胆绞痛[2]。我们假设这些患者接受适当的无创性和有创性（若临床可接受）检查，排除出现胆总管结石、肿瘤或邻近胆囊切除部位狭窄的患者，其余患者患SOD的几率很高。SOD是指SO的收缩异常。这是胆汁和胰液经过胰胆管汇合处（即SO）时出现的一种非结石性的良性梗阻。SOD在临床上可表现为“胰胆源性”疼痛、胰腺炎、肝功能化验异常或胰酶异常。SO运动障碍是指SO的动力异常，可导致括约肌张力减退，但更常见括约肌张力增加。与之相对的是SO狭窄，指的是括约肌的结构改变，可能缘于伴随继发性纤维化的炎性病变。由于通常很难鉴别 SO 运动障碍和 SO 狭窄，故目前用 SOD 来统一描述这两种状况。为了处理这种病因学上的重叠，并明确Oddi括约肌测压法（sphincter of Oddi manometry，SOM）的恰当使用，故根据临床病史、实验室检查和ERCP对疑为SOD的患者建立了一个胆道临床分类系统（Hogan-Geenen SOD 分类系统；表 49-1）[3]。此外，也建立了与胰腺相关的分类，但不常用[4]（表49-2）。由于目前已普遍不再计算胆汁和胰液的排空时间，所以为了使之更适合于临床应用，对胆管和胰腺分类系统都进行了修改[5]。在医学文献中，关于SOD也曾出现过一些不够准确的替代性术语，如乳头狭窄、壶腹狭窄，胆管运动障碍和胆囊切除术后综合征等。其中胆囊切除术后综合征一词是完全错误的，因为已确定SOD可发生于有完整胆囊的患者。

解剖学、生理学和病理生理学

SO是围绕在胆总管末端、主（腹侧）胰管（Wirsung）和共同通道（Vater 壶腹）周围的一组小平滑肌复合体（图49-1）。它由环形和“8”字形括约肌组成。产生高压带的括约肌长度在 4mm～10 mm 之间。它的作用是调节胆汁和胰腺外分泌液的流动，同时阻止十二指肠内容物逆流入胆管（即维持管内无菌环境）。SO具有可变化的基础压和位相性收缩活动。前者是调节胰胆分泌液排入肠道的主要机制。尽管 SO 位相性收缩可辅助调节胆汁和胰液的流动，但其根本作用是维持管内无菌环境。括约肌的调节作用接受神经和激素控制。

表 49-1　Hogan-Geenen 胆道 Oddi 括约肌分类系统（胆囊切除术后），包括 Oddi 括约肌测压的异常率和胆管括约肌切开术疼痛缓解率

患者分类	SOM 异常率	EST 疼痛缓解率		EST 前 SOM
		SOM 异常	SOM 正常	
胆管Ⅰ型 胆源性疼痛，SGOT 异常或 2 次或多次的碱性磷酸酶升高达 2 倍以上，ERCP 造影剂胆道系统排空时间延长 >45min，胆总管扩张直径 >12mm	75% ~ 95%	90% ~ 95%	90% ~ 95%	不必要
胆管Ⅱ型 胆源性疼痛，加上述标准中的 1 或 2 项	55% ~ 65%	85%	35%	高度推荐
胆管Ⅲ型 只有胆源性疼痛，且无上述三项标准中的任何一项	25% ~ 60%	55% ~ 65%	<10%	必须

ERCP, endoscopic retrograde cholangiopancreatography; SGOT, 谷草转氨酶；SOM，oddi 括约肌测压法。

表 49-2　胰腺 Oddi 括约肌分类系统

患者分类
胰腺Ⅰ型 胰源性疼痛，每次发作时淀粉酶或脂肪酶升至正常的 1.5 倍，ERCP 造影剂胰管（PD）排空时间延长 >9min，PD 扩张直径在胰头部 >6mm 或在胰体部 >5mm
胰腺Ⅱ型 胰源性疼痛，加上述标准中的 1 ~ 2 项
胰腺Ⅲ型 胰源性疼痛，无其他异常

ERCP, 内镜逆行胰胆管造影术

Adapted from Sherman S, Troiano FP, Hawes RH, et al: Frequency of abnormal sphincter of Oddi manometry compared with the clinical suspicion of sphincter of Oddi dysfunction. Am J Gastroenterol 86:586–590, 1991.

括约肌位相性收缩波与十二指肠肌移动复合波（migrating motor complex，MMC）紧密相关。因为有报道称肝移植后括约肌的功能还保留着[6]，可见胆管的神经支配是非关键性的。不同种属其调节过程也各有不同，但胆囊收缩素（cholecystokinin，CCK）和胰泌素仍是主要的括约肌松弛物，部分传递血管活性肠肽（vasoactive intestinal peptide，VIP）和氧化亚氮的非肾上腺素能神经元以及非胆碱能神经元也有松弛括约肌的作用[7]。通过胆囊切除术来改变这些神经通路的做法仍需进一步研究。Luman 等[8]报道胆囊切除术至少在短期内抑制了药理剂量的 CCK 对括约肌的正常抑制作用。然而，其机制尚不清楚。

由接受外科括约肌成形术的 SOD 患者身上取得的 SO 楔形样本显示，60% 的患者乳头区内存在炎症、肌肥大、纤维化或子宫内膜异位[9]。其余 40% 解剖组织正常的患者可出现运动障碍。此外，常见于 AIDS 患者的巨细胞病毒和隐孢子虫感染或类圆线虫感染均为较少见的可引发 SOD 的病因。

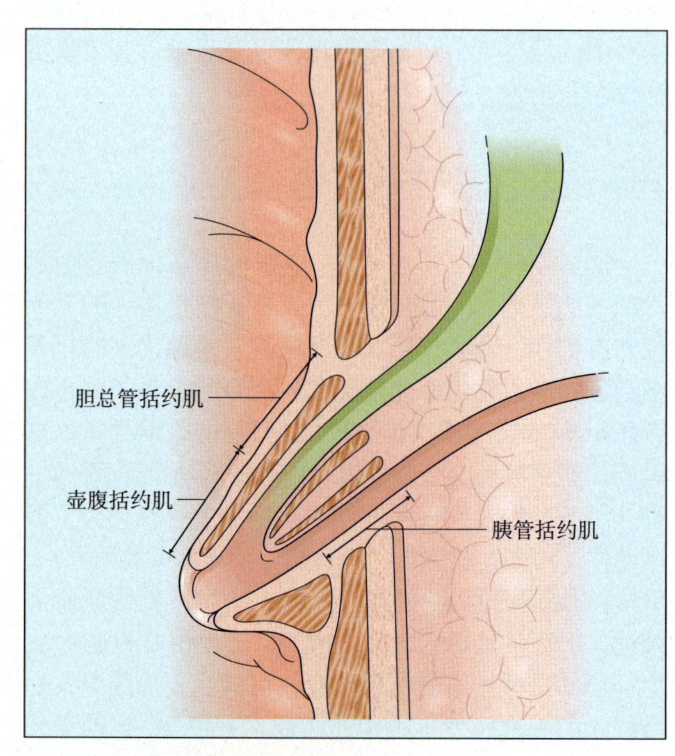

图 49-1　Oddi 括约肌的解剖结构。

SOD 如何引起疼痛？从理论上讲，SO 的压力异常导致疼痛是通过（1）阻碍胆汁和胰液排出引起管内高压；（2）引发缺血导致痉挛性收缩；（3）引发乳头“超敏反应”。虽然尚未被证实，但这些机制可以单独或共同地解释疼痛的发生。

流行病学

SOD可发生于任何年龄的人，但以中年女性为主要发病群体[10]。尽管 SOD 常发生于胆囊切除术后，但也可见于胆囊完好的患者。一项对于功能性胃肠道疾病的调查显示，SOD严重影响了患者的生活质量，可造成旷工、劳动能力丧失并带来高昂的卫生保健费用[11]。

目前对胆囊切除前 SOD 的测压频率研究还很有限。Guelrud 等[12]通过 SOM 评估了 121 例未做胆囊切除、胆总管直径正常（经皮超声）但伴有症状的胆囊结石患者。其中14例（11.6%）患者的括约肌基础压力升高。4.1%的血清碱性磷酸酶正常者（4/96）和40%血清碱性磷酸酶升高者（10/25）被诊断为 SOD。Ruffolo等[13]应用闪烁法测定胆囊喷射指数并且经内镜 SOM 评估了 81 例患者，这些人具有胆系疾病的症状但 ERCP 正常且经皮超声也未发现胆囊结石。其中53%的患者被确诊为SOD，49% 的患者出现胆囊喷射指数异常。SOD在胆囊喷射指数异常（50%）和正常（57%）的患者中具有相同的发生率。

在报道的病例研究中诊断为 SOD 的几率因入选标准、SOD的定义以及诊断方法的不同而不同。英国的一项研究发现，在胆囊切除术后出现疼痛的 451 例患者中有 41 例（9%）可诊断为 SOD[14]。Roberts-Thomson 和 Toouli[15]评估了 431 例症状相似的患者并发现47例（11%）SOD。在ERCP正常（胆管扩张除外，占 28%）和反复疼痛超过 3 个月的患者亚群中，SOD诊断率为68%。Sherman等[4]应用SOM评估了115 例有胰胆源性疼痛且伴或不伴有肝功能检查异常的患者，其中排除了胆管结石和肿瘤患者。研究结果显示 115 例患者中有 59 例（51%）的 SO 基础压超过 40mmHg，对这部分患者应用 Hogan-Geenen SOD 分类系统（见表49-1）进行进一步分型，可发现胆道Ⅰ、Ⅱ、Ⅲ型患者出现一处或两处括约肌测压异常率分别为86%、55%和28%。这个结果非常类似于已有的关于胆道Ⅰ、Ⅱ型患者的括约肌测压异常率报道[16, 17]。但是，报道的胆道Ⅲ型患者的括约肌基础压异常率在 12% ~ 59 % 间变动[5, 18]。如前所述，患者入选因素的不同可能是造成这些差异的原因之一。

SOD可包含胆管括约肌异常、胰管括约肌异常或两者均有[5, 19]。因此，SOD 的实际发生率取决于研究对象是一处还是两处括约肌。Eversman 等[5]对 360 例伴有胰胆源性疼痛且括约肌完整的患者进行胆管和胰管括约肌测压。结果发现19%的患者存在单独的胰管括约肌基础压异常，11%的患者存在单独的胆管括约肌基础压异常，31%的患者两者均异常（括约肌功能异常总发生率为 61%）。对 214 例经改良的 Hogan-Geenen SOD分类系统分型为Ⅲ型的患者中，单独胰管括约肌基础压升高、单独胆管括约肌基础压升高或两者均升高的发生率分别为17%、11%和31%（SOD总发生率为 59%）。在 123 例Ⅱ型患者中，SOD 的总发生率为65%：单独胰管括约肌基础压升高、单独胆管括约肌基础压升高或两者均升高的发生率分别为 22%、11%和32%。Aymerich等[20]的研究有相似的发现。在一项对 73 例疑为 SOD 的患者进行的研究中，两处括约肌基础压均正常者占 19%，均异常者占 40%，仅有一处异常者占41%。在排除SOD中出现胆管括约肌基础压正常的阴性预测值为0.42；当胰管括约肌基础压正常时阴性预测值为0.58。这两项研究提示，通过 SOM 评估括约肌的功能时，必须同时检测胆管和胰管。

SO 的胰管部分发生功能障碍可导致复发性胰腺炎。如前所述，胰腺 SOD 分类系统已经建立（见表 49-2），但尚未被广泛应用[5]。测压显示 15% ~ 72% 的复发性胰腺炎患者患有SOD，且一般在前期被诊断为特发性胰腺炎[5, 18, 21]（详见下文）。

临床表现

腹痛是SOD患者最常见的症状。疼痛通常出现于上腹或右上腹部，可能使患者不能活动，可持续30min 到数小时。一些患者可出现持续性疼痛，伴阵发加剧。此时，疼痛可放射至背部或肩部，并伴有恶心和呕吐。食物或麻醉性镇痛药可减轻疼痛。在因胆囊动力障碍或结石施行的胆囊切除术数年后，可能出现这种疼痛，其性质与术前相似。疼痛也可能在胆囊切除术后持续存在。此外，黄疸、发热或寒战都很少见。胰腺和胆道系统功能性疾病的专题研讨会建立了SOD 的罗马Ⅱ诊断标准[10]。其中包括上腹部、右上腹部或以上二者的严重腹痛发作，以及所有下面几项：（1）疼痛间歇性发作，症状持续30min或更长，（2）在近12个月内发作一次或多次，（3）疼痛固定并影响日常生活或需要门诊治疗，(4) 无可解释症状的其他结构性异常。体格检查典型表现仅为上腹或右上腹轻微压痛。试验性给予治疗胃酸相关疾病或肠易激综合征的药物不能缓解疼痛。实验室异常包括肝功能检查暂时性升高，见于不到 50% 的患者，且主要出现于疼痛发作期。SOD患者可出现典型的胰源性疼痛（上腹或左上腹痛，放射至后背）伴或不伴有胰酶增高和复发性胰腺炎。

SOD也可见于胆囊完整的患者[12, 13, 22]。因为很难明确区分 SOD 与胆囊功能障碍，故 SOD 的诊断通常在胆囊切除术后或在排除胆囊异常后做出，但后一种情况不太常见[10]。

临床评估

关键的临床特征可影响 SOD 的诊断。然而，SOD、器质性疾病（如胆总管结石）或其他非胰胆源性功能性疾病（如肠预激综合征）的临床表现不容易鉴别。

最初一般评估

评估疑诊SOD的患者（即出现特征性胰胆源性上腹痛的患者）应从标准的血清肝生化、血清淀粉酶、脂肪酶、腹部超声或 CT 检查开始。如果可能血清酶学研究应在腹痛发作时进行。血清酶学的轻度升高（小于正常上限的 2 倍）常见于 SOD，更高的异常则提示结石、肿瘤和肝脏实质疾病。尽管血清肝生化指标异常的诊断敏感性和特异性都很低[23]，但近来有证据表明，胆道Ⅱ型SOD患者的肝脏实验室检查异常可提示内镜括约肌切开术对其作用良好[24]。CT扫描和腹部超声通常结果正常，但有时可发现胆管或胰管扩张（尤其是Ⅰ型 SOD 患者）。在诊断 SOD 时，应同时对其他常见胃肠道疾病进行标准化评估和治疗，如消化性溃疡病、肠易激综合征和胃食管反流。未发现肿块、结石或对试验性治疗无反应都增加了存在括约肌疾病的可能性。

诊断方法（无创性）

因为 SOM（被大多数专家认为是诊断 SOD 的金标准）操作困难、有创、未广泛应用以及伴有相对较高的并发症发生率，故已经设计出一些无创和激发性试验来尝试诊断 SOD。

吗啡 - 新斯的明激发试验（Nardi 试验）

在进行测压评估时，发现吗啡可引发 SO 收缩。而这个具有挑战性的试验将吗啡（10 mg，皮下注射）与具有强大胆碱能分泌刺激作用的新斯的明（1mg，皮下注射）同时使用，由此形成吗啡-新斯的明试验。历史上该试验已经广泛用于SOD的诊断。患者出现典型的疼痛以及天门冬氨酸转氨酶（aspartate aminotransferase，AST）、丙氨酸转氨酶（alanine aminotransferase，ALT）、碱性磷酸酶、淀粉酶和脂肪酶这五项值升高 4 倍，构成了 Nardi 试验的阳性反应。这项试验的局限性在于其对提示 SOD 的低敏感性和特异性，而且与括约肌切开术后的结果相关性较差[25]。这项实验基本上已被更敏感的测试方式所取代。

分泌刺激试验后X线评估肝外胆管和主胰管直径

在高脂饮食或使用CCK后，胆囊收缩，肝细胞胆汁分泌增加，SO松弛，使得胆汁进入十二指肠。同样，高脂饮食或使用胰泌素可刺激胰腺外分泌和SO松弛。如果 SO 功能障碍而阻碍液体流动，胆总管或主胰管因管内压增加可能扩张。这可通过经皮超声探查。其他原因（如结石、肿瘤、狭窄）也可导致括约肌和末端胆管梗阻，进而造成相似的胆管扩张，这种情况须予以排除。此外，也应重视试验诱发的疼痛。目前对无创试验、SOM及括约肌切开术后的结果这三者进行比较的研究还较少，且只发现了一般的相关性[26-31]。由于肠内积气的干扰，胰管在标准的经皮超声下很难显示。虽然超声内镜（endoscopic ultrasonography，EUS）对于观察胰腺具有优势，但 Catalano 等[32]进行的研究发现配合胰泌素激发试验的 EUS 对诊断 SOD 的敏感性仅为57%。磁共振胰胆管造影术（magnetic resonance cholangiopancreatography，MRCP）也可用于无创性监测胰泌素激发试验后的胰管。然而，来自Devereaux等人[33]的初步数据显示胰泌素激发试验后MRCP证实28 例 SOD 患者的管腔直径出现了缩小而不是增大。

肝胆管定量闪烁扫描术

肝胆管闪烁扫描术（hepatobiliary scintigraphy，HBS）可评估流经胆管系统的胆汁流量。对于由括约肌疾病、肿瘤或结石（以及肝实质疾病）所导致的胆汁流量减少，HBS显示为放射性核素流量减少。尽管对于评价HBS阳性（异常）反应的精确标准还存在争议，但目前广泛使用的标准包括：胆汁到达十二指肠的时间延迟、从肝门至十二指肠的通过时间延长以及高 Johns-Hopkins 闪烁扫描值[34-36]。有四项研究[34, 37-39]发现 HBS 与 SOM 之间存在相关性。这四项研究总共包括105例患者，并应用SOM作为金标准，结果显示HBS 的总体敏感性为 78%（44%～100%），特异性为90%（80%～100%），阳性预测值为 92%（82%～100%），阴性预测值为 81%（62%～100%）。然而，其他研究未能重复这些有意义的结果。总之，这些试验显示胆管扩张和高度梗阻的患者很可能在HBS 中得到阳性反应。但是Esber等[40]发现胆管低度梗阻（Hogan-Geenen 分类Ⅱ型和Ⅲ型）的患者，即使是在 CCK 激发试验后HBS也一般显示为正常。Pineau等[41]报道了20 例无症状对照患者中有 8 例 CCK 激发试验结果异常。两个独立的回顾性研究应用 SOM 作为金标准对29例怀疑SOD的患者进行评估，发现高Johns-Hopkins闪烁扫描值对于诊断 SOD 的敏感性为 25%～38%，，特异性为 85%～90%，阳性预测值为 40%～60%，阴性预测值为 75%～79%[42]。此外，胆汁从肝门到十二指肠的通过时间延长对于诊断 SOD 的敏感性为 13%，特异性为 95%，阳性预测值为 50%，阴性预测值为74%。胆汁到达十二指肠的时间延迟与从肝门至十二指肠的通过时间延长对于诊断 SOD 的结果一致。

近来有HBS合用吗啡激发作用的价值报道[39]。34例临床诊断为Ⅱ型和Ⅲ型的SOD患者接受HBS检查，且合用或不合用吗啡，然后进行胆管测压。发现标准HBS无法区别正常与异常的SOM。然而，应用吗啡激发后，在 45min 和 60min 时排泄百分比和最大活性就会有显著不同。以 60min 后 15% 的排泄率作为截断值，可发现在HBS过程中使用吗啡增加了其诊断SOD的敏感性和特异性，可分别达到 83% 和 81%。

Milwaukee研究组最近报道了他们的回顾性调查，其中将脂肪餐超声检查（fatty-meal sonography，FMS）和 HBS 作为诊断 SOD 的预测因子[43]。在这项研究中，304 名胆囊切除术后疑诊SOD的患者接受了SOM、FMS、HBS评估。根据SOM诊断有73人（24%）患有 SOD。FMS 的敏感性为 21%，HBS 为 49%，二者的特异性分别为 97% 和 78%。Hogan-Geenen SOD Ⅰ、Ⅱ和Ⅲ型患者出现FMS、HBS或二者均异常的几率分别为90%、50%和44%。73名接受胆管括约肌切开术的患者中有 40 人远期疗效良好。在这些 HBS 和FMS 异常的SOD 患者中，11/13（85%）的人远期疗效良好。此项研究表明尽管无创试验不能高敏感性地预测 SOM 异常，但它们可以辅助预测 SOD 患者对括约肌切除术的疗效。

Cicala 等[44]比较了 HBS（测定肝门至十二指肠的通过时间）与SOM在检测30例胆囊切除术后患者（Ⅰ型8例，Ⅱ型22例；男性占40%）胆管括约肌异常的可信度。括约肌最大基础压异常的 15 例患者 HBS 均不正常，而括约肌最大基础压正常的15例患者中7例HBS 异常。14 名 HBS 异常的患者中 13 人接受了胆管括约肌切开术，这些患者在 10～13 个月的随访期间无症状且肝功能、淀粉酶和脂肪酶水平正常。8 名拒绝接受括约肌切开术的HBS患者仍持续出现症状。肝门至十二指肠的通过时间延迟和 SOM 分别预测有93%和57%的患者行括约肌切开术可得到良好的治疗效果。尽管此项研究表明 HBS 对于诊断 SOD 有效、属无创试验且是预测胆囊切除后胆道Ⅰ型和Ⅱ型 SOD患者行括约肌切开术治疗效果的可靠方式，但该研究中仍存在几点有待考虑。研究中 40% 的患者为男性，高于普通人群中男性SOD的发病率。此外，该研究中胆道Ⅱ型 SOD 患者的括约肌最大基础压异常率非常低（36%）。而且，如果研究者应用更受普遍推荐的括约肌平均基础压来诊断 SOD，那么出现 SOM 异常的几率可能更低。以上问题对该研究者的SOM技术和解释提出了质疑。

在无更为确定性数据的情况下，我们认为，不应建议临床使用HBS作为SOD的筛查方法。如前所述，无症状对照病例中也可出现HBS异常[41]。而且，HBS不能用于也可出现功能障碍导致症状的胰管括约肌。HBS 和其他无创方法应限于更准确的试验（测压法）失败或不适用的情况下应用。

诊断方法（有创性）

内镜逆行胰胆管造影术

由于有创性方法可能带来的危险，ERCP 和测压法应限于临床存在典型症状或丧失劳动能力的患者。一般而言，除非发现括约肌功能异常并确定治疗方案（括约肌切开），否则不推荐使用有创性方法诊断SOD。

为排除结石、肿瘤或其他可导致与SOD具有相同症状的胆道系统梗阻性疾病的存在，行胆管造影术十分必要。一旦高质量的胆管造影排除了以上病变的存在，那么胆管扩张或排空减慢就可提示存在括约肌部位的梗阻。有多种方法可进行胆管造影。在无创影像学检查中，磁共振胆管造影术（magnetic resonance cholangiography，MRC）应用最多，但各医疗中心的影像质量不同。软件的不断发展促进了影像质量的提高。直接的胆管造影可通过经皮、外科手术或ERCP（最普遍）获得。尽管存在一些争议，但是放大校正后肝外胆管直径＞12mm（胆囊切除术后）被公认为是胆管扩张的标准。作用于胆汁流动和使得SO收缩或松弛的药物可影响造影剂的排空。为获得准确的排空时间，应避免使用这种药物。由于肝外胆管从前（肝门）至后（乳头）成角，患者需仰卧才能测定胆汁因为重力作用通过括约肌的情况。尽管仰卧排空时间的正常值尚未明确[45]，但如果胆囊切除术后胆管系统的造影剂在45min后仍不能完全排空，则一般视为异常。

怀疑SOD的患者可通过内镜评估乳头和乳头周围区域以获得诊断和治疗的信息。有时，壶腹癌可与SOD症状相似。可疑病例应在内镜下获取乳头的组织标本（最好在括约肌切开术后）[46]。

对于怀疑SOD的患者，获得其胰管的放射学特征也很重要。胰管扩张（胰头部>6mm，胰体部>5mm）和造影剂排空延迟（俯卧位9min）是存在SOD的非直接证据。

管内超声检查

管内超声检查（intraductal ultrasonography，IDUS）可实现内镜下评估SO的形态学。在IDUS影像中，括约肌显示为薄层低回声环形结构[47]。迄今有限的研究显示括约肌基础压（同检测SOM）和低回声层的厚度之间无关联[48]。尽管IDUS可提供有关括约肌水平的进一步信息，但它无法取代SOM。

Oddi括约肌测压法

我们所了解的SO压力动力学的最实质进展来自SOM的出现。SOM是直接检测SO运动活性的惟一可行方法。尽管SOM可经手术或经皮操作，但最常用于ERCP中。SOM被大多数专家认为是评估括约肌功能障碍的金标准[49, 50]。用于检测SO动力异常的测压法与其在消化道其他部分的作用相似。然而，SOM的操作技术要求更高、风险更大，据报道其并发症（尤其是胰腺炎）的发生率可高达30%。此外，还有这种短时间的检查（每次拖出记录2～10min）能否反映24h括约肌病理生理学的变化也是一个疑问。然而，尽管存在着这些问题，SOM仍获得了临床上越加广泛的应用。

Oddi括约肌测压法：技术和适应证

SOM通常在ERCP下施行。所有可以造成括约肌松弛（抗胆碱能类、硝酸盐类、钙离子通道阻滞剂、胰高血糖素）或兴奋（大多数麻醉性镇痛药、拟胆碱剂）的药物都应在测压前8～12小时内以及测压过程中避免使用。已有的数据显示苯二氮䓬类药物不影响括约肌压力，因此该类药物可以作为镇静剂用于SOM。小剂量（≤1mg/kg）哌替啶不影响括约肌基础压，但可改变位相性收缩波特性[51]。由于括约肌基础压通常是诊断SOD的惟一测压标准并决定着治疗方法，故一般认为哌替啶可用于测压时的清醒镇静。研究显示达哌啶醇[52]和丙泊酚[53]也不影响括约肌基础压，故已更多地用于SOM。然而，在将这两类药作为SOM的常规用药进行推广前，还需更进一步的研究。如果在套管插入前必须使用胰高血糖素，则需要等待8～15min，以使得括约肌恢复其基础状态。

治疗中应使用5Fr的测压导管，因为实际上所有标准都是以这些导管为基础建立的。三腔导管是目前该领域的最高技术水平，而且已有几家制造商可以生产。此外，治疗中也可以使用不同型号的导管。管内有一长头的测压导管可保证导管在胆管内的固定，但这么一个长鼻子常会阻碍胰管测压。经导丝（单轨）的导管可首先由导丝在胆管内固定位置，然后插入导管。导丝是否影响括约肌基础压目前还不清楚。一些三腔导管可容纳直径0.018英寸的导丝通过，导丝可帮助插管或保持导管在胆管内的位置。然而，近来我们中心的一项研究发现，使用质地更硬的镍钛记忆合金导丝可使得括约肌基础压增高50%～100%[54]。所以，为了避免这种人为假象，在治疗时应禁止使用这种导丝而采用更软的导丝。导丝头状测压导管目前仍在接受评估。吸引导管，即在刻度部分有端孔和侧孔可吸引管腔内液体的一种导管，目前被高度推荐用于胰管测压（图49-2）。大多数中心更愿意应用低压泵对每个通道灌注0.25ml的水。采用更低的灌注速率可以得到更精确的括约肌基础压，但使获得的位相收缩波

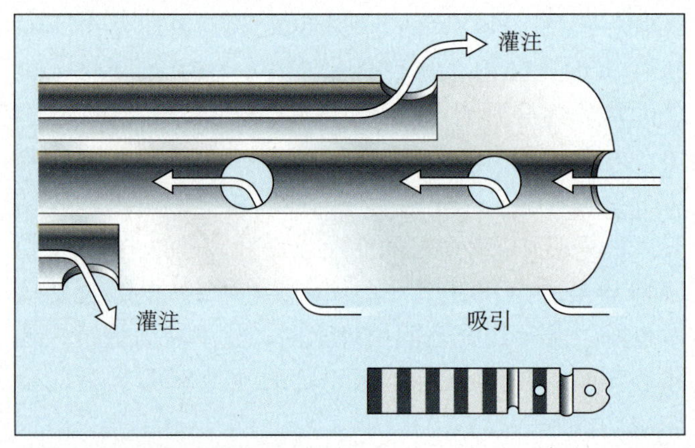

图49-2 改良的三腔吸引导管。

信息的不准确性。目前用于治疗 SO 的新型水灌注套管系统仍有待评估，其对于 SO 的作用与其在食管下端括约肌的作用相似[55]。灌注液通常是蒸馏水，而生理盐水的使用还有待进一步评估，因为后者可能会在灌注泵的毛细管中结晶且需要经常清洗。

SOM需要进行选择性胆管或胰管插管（图49-3）。测压导管的插入可通过从每个端口轻柔的抽吸得到证实。内镜下看到黄色液体提示插入了胆管。澄清液体提示插入了胰管。在行SOM前应进行胆管造影和胰管造影，因为一些发现（如胆总管结石）可排除进行SOM的必要。而造影则只要通过在某一个端口注射造影剂即可进行。Blaut 等[56]报道 SOM 前胆管系统内造影剂的注入不会显著改变括约肌压力的特性。但目前尚无其他报道对注射造影剂后胰管括约肌进行类似评估。必须明确插管未损伤管壁才能保证压力测定精确。一旦深部插管成功且患者已注射镇静剂，就可以开始通过标准位置的拖出技术按 1 ~ 2mm 梯度将测压管从括约肌中撤出。数据表明35% ~ 65%的括约肌基础压异常患者可能只出现一侧括约肌的异常[5, 20, 57-60]。因此，括约肌功能障碍可以只是一侧的。Raddawi 等[57]报道胰腺炎患者的括约肌基础压异常一般仅限于胰管括约肌节段异常，而胆源性疼痛和肝功能化验升高的患者则更可能是胆管括约肌节段异常。

对括约肌基础压异常的患者最好在每次引导时观察30秒以上，并进行2次或更多次的牵拉操作。从临床实践的观点，如果读数清晰地显示正常或异常，则只需拖出（胆管和胰管）一次。在标准位置的拖出操作中，内镜医师和测压医师（读取传出或显示在计算机上的示踪记录）间良好的合作十分重要，因为这样可获得对于导管位置的最佳解读。此外，可以考虑将电子测压系统伴有的一个可视屏幕装配在内镜影像屏幕旁，这样内镜医师可通过内镜看到测压示踪。基线研究一旦完成，就可对病人使用松弛或兴奋括约肌的试剂（如 CCK），并测压或监测其疼痛反应。在广泛推广这些可日常使用的激发试验前，仍需对其进行进一步的研究。

SO曲线的解读具有相对固定的标准。然而，各中心间这种标准也可能略有不同。解读中可出现的分歧在于：SO基础压升高所需的持续时间、评估基础压所需牵拉测压的次数和 3 个（或吸引导管中的 2 个）记录端口的平均压的作用[3]。对于读取测压曲线，我们推荐的方法是在拖出前后都要确定十二指肠的零基线，也可经内镜附加的其他十二指肠导管持续记录十二指肠内压。最大基础压（以十二指肠基线压为零确定；图 49-4）要持续至少 30s 才能确定。从此区域内的 4 个最低振幅点读取的均值就是此次牵拉操作得出的括约肌基础压。将所有观察读取的括约肌基础压取平均值，最终得到括约肌基础压。从基础压升高的坡的起点到收缩波峰值就是位相收缩波的振幅。每次牵拉采集 4 个具代表性的波并获得其平均压。每分钟位相收缩波的数量和持续时间也可由此确定。大多数专家将括约肌基础压作为SO病变的惟一指标。然而，Kalloo 等[61]得出的数据提示胆管内压与SO基础压相关，且更容易测得。在这项研究中，与SO压力正常的患者相比，SOD 患者的胆管内压显著升高（20mmHg 对 10mmHg；$P < 0.01$）。在一项相似研究中，Fazel 等[62]发现胰管内压升高与胰管括约肌压力升高相关（$P < 0.001$）。与 SO 压力正常的患者相比，SOD 患者的胰管内压有显著升高（18mmHg 对 11mmHg；$P < 0.0001$）。胰管内压超过 20mmHg 诊断 SOD 的特异性为 90%、敏感性为30%。这些研究支持胆管内压和胰管内压升高是导致 SOD 患者疼痛的原因的理论，但必须予以证实。

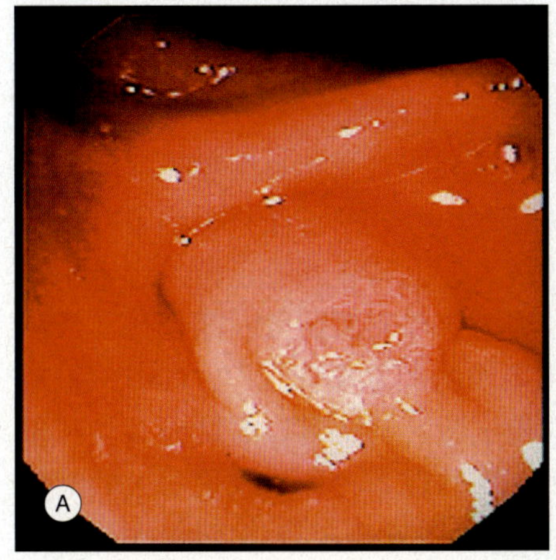

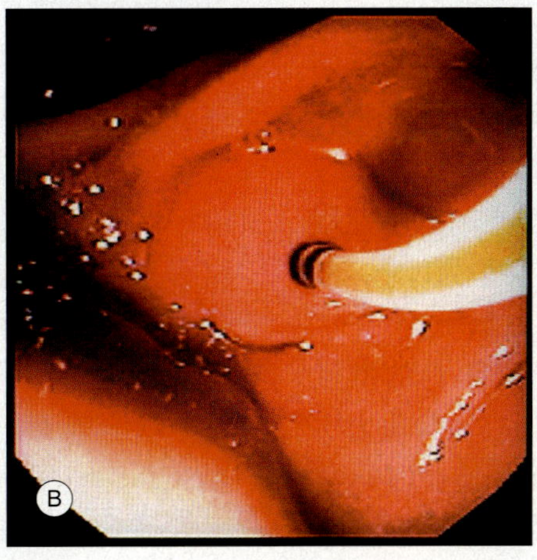

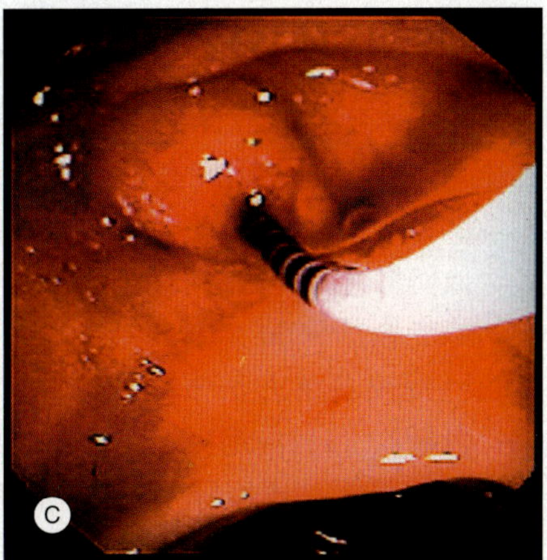

图 49-3　测压法。A. 正常的主乳头。B. 胆管测压。C. 胰管测压。

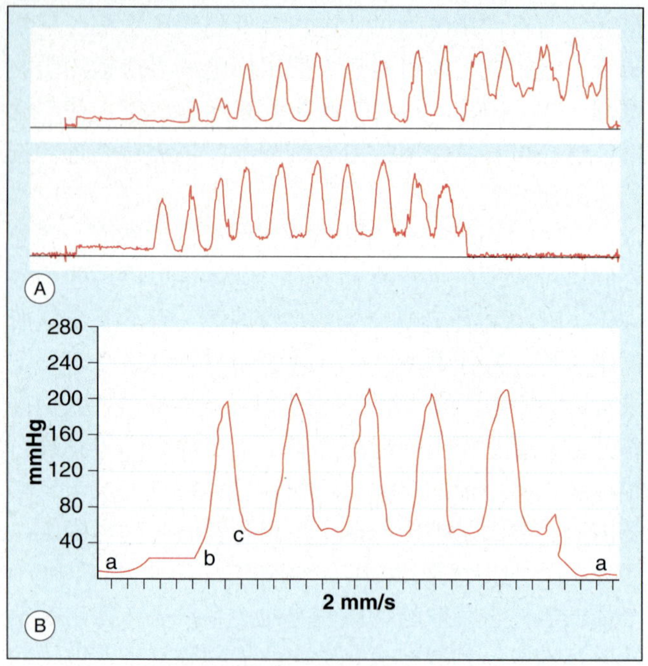

图 49-4 A. Oddi 括约肌测压的拖出位置异常。这项研究被缩于一页中。B.一次引导示踪的图示。(a) 十二指肠零参考基线。(b) 管内压（胰管）20mmHg（异常）。(c) 胰管括约肌基础压为 45mmHg（异常）。位相收缩波振幅是 155 ~ 175mmHg，持续时间是6s（正常）。(Redrawn from Fogel EL, Sherman S: Performance of sphincter of Oddi manometry. Clin Perspect Gastroenterol 4:165–173, 2001.)

确立 SOM 正常值的最佳研究来自 Guelrud 等[63]。他们评估了55例无症状对照组患者，并由此确立了胆管内压、括约肌基础压和位相收缩波参数的正常值(表49-3)，此外，还证实了SOM的可重复性。之后，有两项包括10名被试对象的研究也证实Guelrud等人的研究结果。不同研究者选择应用35mmHg或40mmHg作为 SO 基础压正常均值的上限。

几项研究都已经证实胰腺炎是 SOM 后最常见的主要并发症[64-66]。已报道应用标准灌注导管可使胰腺炎发生率高达31%。这样高的并发症发生率从一开始就限制了SOM更广泛的应用。这些数据也强调了胰管的压力测定与并发症的高发率相关。Rolny 等[65]发现慢性胰腺炎患者胰管测压术后并发胰腺炎的危险性增高。他们报道的胰管测压术后胰腺炎发生率为11%，慢性胰腺炎患者 SOM 术后胰腺炎发生率为 26%。

已提出各种方法来降低测压术后胰腺炎的发生率，包括：（1）应用吸引管；（2）测压后胰管重力引流；（3）将灌注速率降至 0.05 ~ 0.1ml/min；（4）限制胰管测压时间至 2min 以下（或避免胰管测压）；（5）应用微传感器（非灌注）系统；（6）测压后放置胰管支架或行括约肌切开。在一项前瞻性随机研究中，Sherman 等[64]发现吸引管（这种导管可以从端孔和侧孔抽吸灌注的液体，并同时从2个保留的侧向端口准确地测压）可使胰管测压导致的胰腺炎发生率从31% 降至 4%。用吸引管的胰管测压中胰腺炎发生率的降低以及胆管测压后胰腺炎的低发生率都说明胰管内流体静水压的升高是出现此类并发症的主要原因。因此，当通过SOM研究胰管括约肌功能时，强烈建议抽吸胰液和灌注液。另一项前瞻性随机试验中，Wehrmann等[67]发现，与标准（非抽吸法）灌注测压术相比，微传感器测压术后胰腺炎发生率显著降低（13.8 对 3.1%，P= 0.04）。在另一项前瞻性随机试验中，Tarnasky 等[68]报道，在伴有胰管括约肌高压而只施行胆管括约肌切开术的患者中，放置胰管支架可使 ERCP 术后胰腺炎发生率从 26% 降至 6%。

建议行 SOM 的患者包括患有特发性胰腺炎或不能解释的功能障碍性胰胆源性疼痛伴或不伴肝酶异常者。一般胰管及胆管括约肌均应接受检查，但如果一开始测定括约肌就出现异常，则可马上确定临床治疗方案。然而，如果其他括约肌功能异常未予以治疗，则将影响整体治疗效果。目前已依据 Hogan-Geenen SOD 分类系统制定出了 SOM 的适应证（见表 49-1）。Ⅰ型患者，通常认为存在括约肌结构紊乱（即括约肌狭窄）。尽管SOM对于证实SOD有帮助，但在内镜或外科括约肌切开前，SOM并非必需的诊断性检查。因为不论SOM结果如何（见内镜治疗部分），这些Ⅰ型患者都能得益于括约肌切开术。现证实Ⅱ型患者中有55% ~ 65% 的人患有 SO 动力障碍，高度推荐这些患者进行 SOM，因为其结果可预测括约肌切开术的预后。Ⅲ型患者只有胆源性疼痛而无其他括约肌流出梗阻的客观证据，对这些患者必须施行SOM以证实SOD的存在。尽管未进行充分研究，但SOM的结果似乎可预测Ⅲ型患者括约肌切开术的结局。

作为诊断性试验的支架植入

目前通过放置胰管和胆管支架来缓解疼痛和预测治疗（即括约肌切开术）疗效的方法只得到了有限的应用。胰管支架的植入，尤其在胰管正常的患者中，受到了强烈反对。因为如果支架留置时间超过几天后会造成胰管和胰腺实质的严重损伤[69, 70]。Goff[71]报道了一项胆管支架植入试验，其中有21名疑诊Ⅱ型和Ⅲ型SOD而胆道测压正常的患者。如果发现病人的症状缓解则支架（7Fr）至少留置 2 个月 ，如果症状无缓解则立即取出。如果试验中放置支架可使疼痛缓解，

表 49-3 从 50 名无腹部症状的志愿者中获得的内镜下 Oddi 括约肌测压可以为异常值的标准值

括约肌基础压*	>35mmHg
胆管基础压	>13mmHg
相位收缩	
振幅	>220mmHg
持续时间	>8s
频率	>10/min

以上数值是通过将 3 个标准偏差相加再取均值（通过 2 ~ 3 次测压管位置后移获得均值）获得的。数据结合了胰管和胆管的研究。

*基础压来自于：(1)读取基础压峰值（即使用三腔导管获得的最高单次引导）；(2)从多个拖出位置获得的峰压均值。

Adapted from Guelrud M, Mendoza S, Rossiter G, Villegas MI: Sphincter of Oddi manometry in healthy volunteers. Dig Dis Sci 35:38–46, 1990.

则提示该办法可缓解胆管括约肌切开术后的长期疼痛。遗憾的是，38%的患者在放置支架后发生胰腺炎（14%为重度）。由于并发症的发生率高，胆管支架植入试验彻底失败。Rolny等[72]也报道了一组放置胆管支架的研究，通过在 23 名胆囊切除术后患者（Ⅱ型 7 名，Ⅲ型 16 名）中放置胆管支架以预测其结局。与 Goff[71]进行的研究相似，不论 SO 的压力如何，在放置支架期间疼痛缓解至少 12 周预示了括约肌切开术结局良好。在这组病例，未发生与支架放置相关的并发症。

Oddi 括约肌功能障碍的治疗

SOD 的治疗目的在于降低 SO 所致的胆汁或胰液的阻滞。以前的治疗重点在于决定性的介入治疗，即外科括约肌成形术或内镜下括约肌切开术。这适于高度梗阻（依据Hogan-Geenen标准为Ⅰ型）的患者。而对于低度梗阻的患者，在进行介入治疗前医师必须小心衡量其中的危险和获益。大多数报道显示SOD患者内镜下括约肌切开术后并发症的发生率至少是胆管结石患者术后的 2 倍[73, 74]。

药物治疗

对于确诊或疑诊为 SOD 的患者所进行的药物治疗，目前只有少数的研究报告。由于 SO 是一种平滑肌，故有理由认为可松弛平滑肌的药物在治疗SOD上可能有效。研究表明舌下含服硝苯地平和硝酸盐类药物可降低无症状的志愿者和症状性 SOD 患者的括约肌基础压[1, 75]。Khuroo 等[76]进行了一项安慰剂交叉对照试验，评估硝苯地平的临床效果。28名患者经测压证实患有SOD，其中21名患者（75%）在短期随访中疼痛评分降低，急诊次数减少，口服镇痛药减少。在一项类似研究中，Sand 等[77]发现 12 名使用硝苯地平的Ⅱ型SOD（疑诊，未行SOM）患者中有9人出现病情改善。尽管药物治疗是一种十分优越的SOD初期治疗办法，但其中也存在几点不足[1]。首先，药物副作用可出现于 1/3 的患者。其次，平滑肌松弛剂不可能对所有 SOD 结构异常（既 SO 狭窄）的患者有效，而且对于SO原发动力异常（即SO运动障碍）患者的治疗效果不完全。最后，尚无报道称药物治疗具有长期疗效。尽管如此，由于药物治疗相对安全而且SOD是良性疾病（尽管疼痛），对于所有Ⅲ型和症状不很严重的Ⅱ型SOD患者，在考虑进行更激进的括约肌切开术之前，应考虑药物治疗。

Guelrud等[78]证实经皮电刺激神经疗法（transcutaneous electrical nerve stimulation，TENS）可降低SOD患者的括约肌基础压，平均下降率为 38%，但遗憾的是通常未达到正常范围。这种刺激与血清 VIP 水平的升高有关。在穴位GB34（一个影响肝胆系统的特殊穴位）行电针疗法可松弛SO，这与血浆CCK水平的升高有关[79]。但目前这种疗法在SOD治疗中所起的作用尚未进行研究。

手术治疗

以前手术治疗是SOD的传统治疗方法。手术方法中，最常用的是经十二指肠胆管括约肌成形术联合经壶腹分隔成形术（胰腺分隔成形术）。据报道 60% ~ 70% 的患者在治疗后随访的 1 ~ 10 年中效果良好[80, 81]。经术中SOM后发现，括约肌基础压升高的患者比基础压正常的患者更适合行括约肌切开术[81]。有研究显示手术对胆源性疼痛的患者比对特发性胰腺炎患者的治疗效果更好，但对于其他疼痛，疗效则无区别[80, 81]。然而，大多数研究发现在慢性胰腺炎患者中，括约肌切开术后症状很少改善[81]。

SOD 的外科治疗法几乎已经被内镜治疗所取代。

患者的耐受性、医疗费用、并发症发生率、死亡率和美容效果等因素使得内镜治疗成为第一选择。目前，外科手术仅应用于内镜括约肌切开术后再狭窄、不适于内镜检查和治疗或技术上不可行（如Roux-en-Y胃空肠吻合术）的患者。然而，在许多医疗中心，手术治疗仍是治疗胰管括约肌高压的标准方法[10, 81]。

内镜治疗

内镜下括约肌切开术

内镜下括约肌切开术是SOD患者的标准治疗方法[83]。内镜下括约肌切开术的大多数数据都只是与胆管括约肌切开相关。据报道55%～95%的患者通过内镜治疗后临床症状获得改善（见表49-1）。报道中疗效的不同缘于确诊SOD的标准不同、梗阻程度不同（胆道Ⅰ型患者似比Ⅱ型和Ⅲ型疗效更佳）、数据收集方法不同（回顾性与前瞻性）和确定疗效所使用的技术不同。Rolny 等[84]对17名胆囊切除术后经SOM诊断为胆道Ⅰ型的SOD患者进行了研究（表49-4）。在这项研究中发现，65%的患者伴有异常的SOM（虽然未特意提出，但提示对胆管括约肌进行了单独研究）。尽管如此，在平均2.3年的随访期间，所有患者都受益于胆管括约肌切开术。此研究结果表明胆管括约肌切开术对于治疗胆管Ⅰ型肯定有效，所以对于这类患者不必或不应进行SOM，因其可能导致误解。然而，目前尚无其他研究证实此结果。与之相反，在几个非随机对照研究中[17, 22, 85, 86]，发现对于胆管Ⅱ型和Ⅲ型患者应强烈推荐施行SOM，因为对这两类患者行手术疗法的效果还不明确（表49-5）。

尽管大多数关于SOD内镜治疗效果的研究是回顾性的，但有3项随机试验值得注意。Geenen 等[87]进行的一项研究具有里程碑式的意义。该试验中47名胆囊切除术后胆管Ⅱ型的患者被随机纳入胆管括约肌切开组或假括约肌切开组。对所有患者均行SOM但不作为随机标准。在4年的随访期内，95%的原来伴有括约肌基础压升高的患者括约肌切开治疗有效。相反，原有括约肌基础压升高而进行假括约肌切开或括约肌基础压正常而进行内镜下括约肌切开或假括约肌切开的患者中，只有30%～40%有效。此项研究的两个重要发现是：（1）SOM可预测内镜下括约肌切开术的疗效；（2）内镜下括约肌切开术对胆管Ⅱ型SOD患者提供了长期有效。Toouli 等[88, 89]在一项为期2年的随访研究中验证了该研究结果。他们的研究对胆囊切除术后伴胆源性疼痛的患者（大部分为Ⅱ型）进行了前瞻性研究。经SOM分级后患者被随机纳入内镜下括约肌切开组或假切开组。85%（11/13）的基础压升高患者行内镜下括约肌切开术后2年内症状改善，而38%（5/13）的患者在行假切开后症状改善（$P = 0.041$）。SOM正常的患者也被随机纳入真切开组或假切开组，并获得了相似的结果（真切开后与假切开后得到改善的比例分别为8/13与8/19；$P = 0.47$）。

Sherman 等[90]报道了他们的一项随机试验的初步结果，比较内镜下括约肌切开术、外科胆道括约肌成形术联合胰腺分隔成形术（伴或不伴胆囊切除术）和

表 49-4　胆管括约肌切除术，SOD Ⅰ型（随访28个月）*

Oddi 括约肌基础压	N	ES/SS 后无症状或改善
＜40mmHg	6（35%）	6（100%）
≥40mmHg	11（65%）	11（100%）

SOD，Oddi 括约肌功能障碍；ES，内镜下括约肌切开术；SS，外科括约肌切开术。
*15 ES, 2 SS.
Adapted from Rolny P, Geenen JE, Hogan WJ: Post-cholecystectomy patients with 'objective signs' of partial bile outflow obstruction: Clinical characteristics, sphincter of Oddi manometry findings, and results of therapy. Gastrointest Endosc 39:778–781, 1993.

表 49-5　SOM 证实为胆管Ⅱ型和Ⅲ型 SOD 的胆管括约肌切开术：4个非随机对照试验的结果

作者（年份）	临床有效 Ⅱ型	临床有效 Ⅲ型
Choudhry 等（1993）[22]*	10/18（56%）	9/16（56%）
Botoman 等（1994）[17]	13/19（68%）	9/16（56%）
Buzkurt 等（1996）[85]	14/19（78%）	5/5（100%）
Wehrmann 等（1996）[86]	12/20（60%）	1/13（8%）

*胆囊切除术6名。

假括约肌切开对已经 SOM 确诊为 SOD 胆管Ⅱ和Ⅲ型患者的疗效。研究结果见表 49-6A 和表 49-6B。在 3 年的随访期内，69%的接受内镜下或外科括约肌切开术的患者出现了症状改善，而假切开组为 24%（P = 0.009）。胆管Ⅱ型比胆管Ⅲ型患者疗效好（13/16，81%，对 11/19，58%；P=0.14）。

现今收集的证据显示，对于有胰管括约肌病变的患者在胆管括约肌切开的基础上联合胰管括约肌切开可以改善疗效，Guelrud 等首先报道了这一发现[91]。Soffer 和 Johlin[92]报道 26 名（大部分为Ⅱ型）胆管括约肌切开术治疗无效的患者中有 25 名患者存在胰管括约肌压力升高。对胰管括约肌的治疗使得 2/3 的患者全部症状改善。Eversman等[93]发现90%的患者在胆管括约肌切开术后出现持续性疼痛或胰腺炎患者残留胰管括约肌基础压异常。5 年的随访数据显示有胰管括约肌高压而未经治疗的患者与单纯胆管括约肌高压的患者相比，在胆管括约肌切开术后获得症状改善的几率更低。Elton 等[94]对 43 名只接受了胆道括约肌切开而治疗无效的Ⅰ型和Ⅱ型SOD患者施行了胰管括约肌切开术。在随访期间，72% 的患者症状消失，19% 的患者症状部分或短暂缓解。Kaw等[95]通过初步数据证实括约肌切开的疗效也取决于接受治疗的括约肌的部位。对胆管括约肌切开治疗无效且伴有胰管括约肌高压的患者，可通过施行胰管括约肌切开进行“补救”

表 49-6A　平均疼痛评分的变化（0 = 无，10 = 最严重的线性疼痛评分），每月因疼痛需要住院的天数和症状改善的百分比。SOM 证实 SOD 的患者被随机纳入内镜下括约肌切开术组、假切开组和外科括约肌成形术伴或不伴胆囊切除组。

		平均疼痛评分		住院天数 / 月		
治疗	随访（年）	治疗前	治疗后	治疗前	治疗后	患者改善百分比（%）
ES (n = 19)	3.3	9.2	3.9*	0.85	0.23†	68%‡
S-ES (n = 17)	2.2	9.4	7.2	0.87	0.89	24%
SSp ± CCx (n = 16)	3.4	9.4	3.3*	0.94	0.27†	69%‡

* P<0.04; ES 和 SSp ± CCx *vs* S-ES。
† P = 0.002; ES 和 SSp ± CCx *vs* S-ES。
‡ P = 0.009; ES 和 SSp ± CCx *vs* S-ES。
ES，内镜下括约肌切开术；S-ES，假括约肌切开；SOD，Oddi 括约肌功能障碍；SSp ± CCx，外科括约肌成形术伴或不伴胆囊切除。
Adapted from Sherman S, Lehman GA, Jamidar P, et al: Efficacy of endoscopic sphincterotomy and surgical sphincteroplasty for patients with sphincter of Oddi dysfunction (SOD): Randomized, controlled study. Gastrointest Endosc 40:A125, 1994.

表 49-6B　与 Oddi 括约肌功能障碍分型相关的临床疗效

	改善患者 / 全部患者		
SOD 分型 *	ES	S-SE	SSp ± CCx
Ⅱ型	5/6 (83%)†	1/7 (14%)	8/10 (80%)†
Ⅲ型	8/13 (62%)	3/10 (30%)	3/6 (50%)

* 依据 Hogan-GeenenSOD 分类系统进行分型。
† P < 0.02；ES 和 SSp ± CCx *vs* S-ES。
ES，内镜下括约肌切开术；S-ES，假括约肌切开；SOD，Oddi 括约肌功能障碍；SSp ± CCx，外科括约肌成形术伴或不伴胆囊切除。
Adapted from Sherman S, Lehman GA, Jamidar P, et al: Efficacy of endoscopic sphincterotomy and surgical sphincteroplasty for patients with sphincter of Oddi dysfunction (SOD): Randomized, controlled study. Gastrointest Endosc 40:A125, 1994.

表 49-7　括约肌切开术后疗效与括约肌治疗部位的关系（随访 17 个月）

	胆管括约肌切开术		胰管括约肌切开术	
SO 功能障碍	全部	有效	全部	有效
胆管	10	8 (80%)	0	0 (0%)
胰管	13	2 (15%)	11	8 (72%)
联合	10	5 (50%)	5	3 (60%)
总计	33	15 (45%)	16	11 (69%)

总计有效 26/33（79%）；胆管括约肌切开术后无改善的胰管 SO 功能障碍或联合 SO 障碍的患者行胰管括约肌切开术。
SO，Oddi 括约肌。
Adapted from Kaw M, Verma R, Brodmerkel GJ: Biliary and/or pancreatic sphincter of Oddi dysfunction (SOD). Response to endoscopic sphincterotomy (ES). Gastrointest Endosc 43:A384, 1996.

(表49-7)。我中心近期的数据[96]验证了原发性胰管括约肌高压（伴或不伴胆管括约肌高压）的SOD患者内镜治疗的疗效。患者平均随访期为43.1个月（11～77个月）。在初次治疗后8个月，症状仍持续或反复出现的患者再次进行介入治疗。初次治疗采取胰胆道括约肌双重切开（70/285，24.6%）与采取单纯胆管括约肌切开（31/95，33%；$P<0.05$）相比具有较低的再次介入治疗率。目前仍有待于随机研究证实该试验结果。

这些结果明确显示实施括约肌切开术的有效率和积极性与患者的症状和测压结果相关，并需要与已知的SOD内镜治疗并发症的高发率相权衡。大多数研究显示，因SOD接受内镜下括约肌切开的患者，其并发症的发生率是因胆管结石行此治疗的2～5倍[73, 74]。胰腺炎是最常见的并发症，在一些病例组高达30%。最近一项前瞻性多中心研究探讨了与ERCP术后胰腺炎并发相关的危险因素。经多元分析后，研究者认定SOD是一个独立相关因素[97]。疑诊SOD使得术后胰腺炎的危险性增加3倍达到23%，与近期其他前瞻性研究结果相当[68, 74, 98-100]。内镜技术不断的提高（如在胰胆管括约肌联合切开前行胰管支架术）降低了此并发症的发生率[68, 101]。

球囊扩张术和支架

处理胃肠道狭窄的球囊扩张术已经得到普遍应用。为减少损伤和尽可能保留括约肌功能，已有报道应用这种技术治疗SOD。遗憾的是，由于并发症（主要是胰腺炎）的高发率，此项技术在SOD治疗中作用不大[102]。同样，尽管胆管支架术可短暂缓解SOD患者的症状，并预测括约肌切开术的结局，但也因并发症的高发率而不被提倡[71]。

注射肉毒杆菌毒素

肉毒杆菌毒素（A型肉毒毒素制剂）是一种在神经末梢释放的乙酰胆碱强力仰制剂，现已成功用于胃肠道平滑肌功能紊乱如失弛缓症的治疗。在一项临床预试验中将A型肉毒毒素注射到SO内，发现其可使胆道括约肌基础压降低50%，并促进胆汁排空[103]。一些患者在括约肌压力下降的同时可伴随出现症状的缓解。尽管仍有待进一步研究，但对于接受永久括约肌切开有效的SOD患者，A型肉毒毒素可以作为其试验性治疗药物。在一项小规模系列研究中[104]，对22例胆囊切除术后有测压依据的Ⅲ型患者向十二指肠内括约肌注射A型肉毒毒素。在12名对肉毒杆菌毒素注射有效的患者中，11名随后进行了内镜下括约肌切开术，治疗有效。反之，10名肉毒杆菌毒素注射无效的患者中，只有2名在随后的括约肌切开术中有效。然而，这种方法需要两次内镜治疗才能缓解症状。而且，为评估A型肉毒毒素的有效性，患者必须出现相对频繁的疼痛发作。目前对于此项治疗技术仍需进一步研究。

胆管括约肌切开术后症状不缓解

确诊为SOD的患者可能在胆管括约肌切开术后症状不缓解，对此有几个可能的解释。首先，胆管括约肌的切开可能不充分或发生再狭窄。尽管胆管括约肌通常并不会被完全切开[105]，Manoukian等[106]指出临床上显著的胆管再狭窄也并不常发生。如果在这类患者中已无“切开余地”，可将球囊扩张至8～10mm，但这种治疗的长期疗效尚不清楚且危险性相当高[102]。

其次，如前所述，研究者们越来越认识到胰管括约肌切开术的重要性[91-96]。

再次，胆管括约肌切开术后症状不缓解是因为患者患有慢性胰腺炎。Tarnasky等[107]报道SOD患者得慢性胰腺炎的可能性比非SOD患者多4倍（$P=0.01$）。尽管SOD与慢性胰腺炎相关，但其中的因果关系仍未被证实。这些患者可能出现或不出现胰腺造影异常。胰泌素刺激后抽吸胰液可帮助诊断[108, 109]。在有些患者中，EUS可显示胰腺实质和胰管的改变，进而提示存在慢性胰腺炎[110]。

最后，一些患者可能由于胃、小肠或结肠（肠易激或假性肠梗阻型）动力变化引起疼痛。有越来越多的证据表明胃肠道上段动力异常的临床症状与胰胆源性疼痛（即间断的右上腹痛）相似。多个预试验显示胃肠道上段动力异常的患者有十二指肠动力障碍[111-113]。对此仍有待进一步的研究，以明确其发生率、重要性和这些动力紊乱与SOD的相关性。DeSautels等[114]提出对十二指肠扩张所导致的疼痛，Ⅲ型患者具有特异的十二指肠内脏痛觉高敏性。这些患者与对照组相比也显示出高水平的躯体化症状、抑郁、强迫行为和焦虑[115]。

复发性胰腺炎的Oddi括约肌功能障碍

胰管括约肌功能障碍可诱发不明原因的（特发性）胰腺炎或发作性疼痛[82]。SOD是复发性胰腺炎的常见病因，以前作为特发性急性复发性胰腺炎（idiopathic

表 49-8　测压证实导致特发性急性复发性胰腺炎的 Oddi 括约肌功能障碍	
作者（年份）	发生率
Toouli 等（1985）[119]	16/26（57%）
Guelrud 等（1986）[120]	17/42（40%）
Gregg 等（1989）[121]	38/125（30%）
Venu 等（1989）[118]	17/116（15%）
Sherman 等（1993）[122]	18/55（33%）
Choudari 等（1998）[117]	79/225（35%）
Kaw 等（2002）[123]	67/126（53%）
Coyle 等（2002）[124]	28/90（31%）
总计	280/805（35%）

acute recurrent pancreatitis，IARP）的标志。这些患者中 15% ~ 72% 已经测压证实（表 49-8）[5, 18, 21, 116-124]。IARP患者应进行胰管括约肌测压，尤其是那些胆管测压正常和在胆管括约肌切开后仍反复发作的患者。伴有 IARP 的 SOD 患者常有单纯胰管括约肌高压[57, 125]。此外，胰管括约肌高压可解释胆管括约肌切开或外科胆道括约肌成形后的复发性胰腺炎[125]。有报道在一些病例组中单纯胆管括约肌切开可预防50%的患者再发胰腺炎。从科学而非实践的观点上来说，必须将隐匿性胆源性胰腺炎鉴别出来，因为这类患者对胆管括约肌切开有相似的反应[126]。而且，因为IARP是一种发作性疾病，故为确定患者"痊愈"应进行长期随访。

括约肌切开术是伴有IARP的SOD患者的推荐治疗方法。以前对于这类患者都进行外科手术治疗[81]。然而，随着经验的增加，内镜下括约肌切开术已经成为治疗的首选。对51例特发性胰腺炎患者进行了研究以评价ERCP、SOM和括约肌切开术的价值[50]。其中24人（47.1%）出现括约肌基础压升高。对30人进行了治疗，包括胆管括约肌切开术（n = 20）或外科括约肌成形术加分隔成形术（n = 10）。对 18 名括约肌基础压升高的患者进行括约肌切开治疗（包括10/11人进行胆管括约肌切开术），其中 15 人（83%）的症状得到长期缓解（平均随访38个月），而12名括约肌基础压力正常的患者经过同样治疗后（包括 4/9 进行胆管括约肌切开术），只有 4 人（33.3%，$P< 0.05$）的症状得到缓解。然而，Gueltud等[91]发现胰管括约肌切开对于治疗胰腺炎是必需的（表 49-9）。在这项研究中，69 名伴特发性胰腺炎的 SOD 患者接受了标准胆管括约肌切开（n = 18）、胆管括约肌切开联合胰管括约肌球囊扩张（n = 24）、不同期的胆管括约肌切开后胰管括约肌切开（n = 13）或联合胰胆管括约肌切开（n = 14）。接受胰管和胆管括约肌切开术的患者中81%的胰腺炎获得缓解，而单纯进行胆管括约肌切开术只有 28% 获得缓解（$P < 0.005$）。Sherman 等[122]报道伴有IARP的SOD患者进行单纯胆管括约肌切开术后只有44%的患者在随访的5年中未复发。这些数据与单纯胆管括约肌切开治疗对轻度胆石性胰腺炎有效的理论相一致。Guelurd等的研究结果[91]也支持解剖学的发现，即胆管和胰管括约肌是分开的。此外，该研究发现在单纯胆管括约肌切开后经测压发现症状持续存在的患者中有 50% 以上存在残留胰管括约肌高压。Kaw和Brodmerkel[123]最近报道继发于SOD的特发性胰腺炎患者中，虽然进行了胆管括约肌切开仍有78%的患者存在持续的胰管括约肌高压。Toouli等[127]也证实了对于特发性胰腺炎患者行胰管和胆管括约肌切开的重要性。在这项研究中，26名接受外科胆胰管括约肌联合切开的患者中 23 人（88%）的症状消失或在 24 个月的平均随访期（9 ~ 105 个月）内仅出现极少的症状。Okolo等[128]回顾性评估了内镜下胰管括约肌切开的长期疗效，研究对象是55名测压证实或推测有胰管括约肌高压的患者（推测依据复发性胰腺炎伴胰管扩张和造影剂在胰管的中位排空时间超过10分钟）。在16个月的平均随访期（3 ~ 52 个月）内，34 人（62%）的疼痛显著缓解。胰腺造影正常的患者比造影显示慢性胰腺炎的患者治疗效果更佳（73%对58%）。Jacob等[129]假定即使SOM正常，SOD也可导致胰腺炎的反复发作，而放置胰管支架可预防再次发作。在一项随机研究

表 49-9　胰管括约肌功能障碍和复发性胰腺炎：括约肌治疗的效果	
治疗	缓解患者 / 全部患者
单纯胆管括约肌切开术	5/18（28%）
胆管括约肌切开术后施行胰管括约肌球囊扩张	13/24（54%）
先行胆管括约肌切开术，择期再行胰管括约肌切开术	10/13（77%）*
胆管括约肌切开术同时联合胰管括约肌切开术	12/14（86%）*

*P<0.005 与单纯胆管括约肌切开术相比。

Adapted from Guelrud M, Plaz J, Mendoza S, et al: Endoscopic treatment in Type II pancreatic sphincter dysfunction. Gastrointest Endosc 41:A398, 1995.

中，34名患有不明原因复发性胰腺炎的患者接受了检查和治疗，这些患者的胰管SOM、ERCP、胰泌素试验均正常，且无胆管结晶，他们之后接受了胰管支架治疗（n = 19；5 ~ 7 Fr，1 年内更换 3 次支架）或传统疗法（n = 15）。在3年的随访期内，对照组患者中胰腺炎复发率为53%，而支架组有11%（P< 0.02）的患者复发。这项研究表明SOM不是一种完善的检查方法，因为患有SOD的患者可能不被SOM发现。然而，目前仍需长期的研究来评估支架取出后的结局，对于支架引起的胰管和胰腺的实质性改变仍令人关注。由于担心支架可能造成胰腺损伤，故不推荐为预测胰管括约肌切开术的结局而进行试验性胰管支架术[130]。Wehrmann等[131]最近评估了肉毒杆菌毒素注射治疗胰管括约肌高压所致的复发性胰腺炎的可行性和有效性。15 名接受治疗的患者均无不良反应出现。12 人（80%）在随访3个月时仍无症状，但11人在随访6 ± 2个月期间出现疾病的复发。对这11人进行了胰管括约肌或联合胰胆管括约肌切开术，随后在15个月的平均随访期内症状缓解。此项研究说明肉毒杆菌毒素注射安全、短期有效并可预测胰腺炎频繁发作患者行胰管括约肌切开的结局。但最终大多数患者还是需要行括约肌切开，这一事实限制了肉毒杆菌毒素注射治疗的临床应用。

总之，这些数据显示，当具备详细的内镜下评估时，SOD是导致IARP的最常见原因。SOM被认为是诊断SOD的金标准。完整的括约肌功能评估需要进行胆管和胰管括约肌共同的测压。尽管确定对SOD患者最好的内镜治疗方案还需要进一步的检查，但已有大量证据表明要想获得长期疗效，大多数患者都必须行胰管括约肌切开术。

小结

关于 SOD 和用于辅助诊断的测压技术正在不断发展。成功实施内镜下SOM需要良好的ERCP综合技能和对上述细节问题的谨慎处理。对于疑诊Ⅲ型SOD或轻中度疼痛的Ⅱ型 SOD 患者，通常应尝试药物治疗。如果药物治疗失败或效果甚微，则建议进行ERCP和测压。由于对微创治疗的敏感性和特异性知之甚少，故其治疗作用仍不明确。对于有症状的Ⅰ型和测压异常的Ⅱ、Ⅲ型患者，通常治疗方法为括约肌切开术。患者的症状缓解率在55% ~ 95%之间，这主要取决于患者的临床表现和对患者的选择。初始治疗无效的患者需要进行彻底的胰管括约肌和胰腺实质评估。SOD 患者在有创性检查或治疗后并发症发生率相对较高，故对具体患者必须彻底评估风险 - 效益比。

（常虹译　李渊 黄永辉校）

参考文献

1. Kalloo AN, Pasricha PJ: Therapy of sphincter of Oddi dysfunction. Gastrointest Endosc Clin N Am 6:117–125, 1996.
2. Black NA, Thompson E, Sanderson CF: Symptoms and health status before and six weeks after open cholecystectomy: A European cohort study. ECHSS Group. European Collaborative Health Services Study Group. Gut 35:1301–1305, 1994.
3. Hogan W, Sherman S, Pasricha P, Carr-Locke DL: Position paper on sphincter of Oddi manometry. Gastrointest Endosc 45:342–348, 1997.
4. Sherman S, Troiano FP, Hawes RH, et al: Frequency of abnormal sphincter of Oddi manometry compared with the clinical suspicion of sphincter of Oddi dysfunction. Am J Gastroenterol 86:586–590, 1991.
5. Eversman D, Fogel EL, Rusche M, et al: Frequency of abnormal pancreatic and biliary sphincter manometry compared with clinical suspicion of sphincter of Oddi dysfunction. Gastrointest Endosc 50:637–641, 1999.
6. Richards RD, Yeaton P, Shaffer HA, et al: Human sphincter of Oddi motility and cholecystokinin response following liver transplantation. Dig Dis Sci 38:462–468, 1993.
7. Becker JM, Parodi JM: Basic control mechanisms of sphincter of Oddi motor function. Gastrointest Endosc Clin N Am 3:41–66, 1993.
8. Luman W, Williams AJ, Pryde A, et al: Influence of cholecystectomy on sphincter of Oddi motility. Gut 41:371–374, 1997.
9. Anderson TM, Pitt HA, Longmire WP Jr: Experience with sphincteroplasty and sphincterotomy in pancreatobiliary surgery. Ann Surg 201:399–406, 1985.
10. Corazziari E, Shaffer EA, Hogan W, et al: Functional disorders of the biliary tract and pancreas. Gut 45:48–54, 1999.
11. Drossman DA, Zhiming L, Andruzzi E, et al: US Householder Survey of functional gastrointestinal disorders—prevalence, sociodemography, and health impact. Dig Dis Sci 38:1569–1580, 1993.
12. Guelrud M, Mendoza S, Mujica V, Uzcategui A: Sphincter of Oddi (SO) motor function in patients with symptomatic gallstones. Gastroenterology 104:A361, 1993.
13. Ruffolo TA, Sherman S, Lehman GA, Hawes RH: Gallbladder ejection fraction and its relationship to sphincter of Oddi dysfunction. Dig Dis Sci 39:289–292, 1994.
14. Neoptolemos JP, Bailey IS, Carr-Locke DL: Sphincter of Oddi dysfunction: Results of treatment by endoscopic sphincterotomy. Br J Surg 75:454–459, 1988.
15. Roberts-Thomson IC, Toouli J: Is endoscopic sphincterotomy for disabling biliary-type pain after cholecystectomy effective? Gastrointest Endosc 31:370–373, 1985.
16. Meshkinpoor H, Mollot M: Sphincter of Oddi dysfunction and unexplained abdominal pain: Clinical and manometric study. Dig Dis Sci 37:257–261, 1992.
17. Botoman VA, Kozarek RA, Novell LA, et al: Long term outcome after endoscopic sphincterotomy in patients with biliary colic and suspected sphincter of Oddi dysfunction. Gastrointest Endosc 40: 165–170, 1994.
18. Lehman GA, Sherman S: Sphincter of Oddi dysfunction. Int J

Pancreatol 20:11–25, 1996.

19. Linder JD, Geels W, Wilcox CM: Prevalence of sphincter of Oddi dysfunction: Can results from specialized centers be generalized? Dig Dis Sci 47:2411–2415, 2002.
20. Aymerich RR, Prakash C, Aliperti G: Sphincter of Oddi manometry: Is it necessary to measure both biliary and pancreatic sphincter pressure? Gastrointest Endosc 52:183–186, 2000.
21. Geenen JE, Nash JA: The role of sphincter of Oddi manometry and biliary microscopy in evaluating idiopathic recurrent pancreatitis. Endoscopy 30:237–241, 1998.
22. Choudhry U, Ruffolo T, Jamidar P, et al: Sphincter of Oddi dysfunction in patients with intact gallbladder: Therapeutic response to endoscopic sphincterotomy. Gastrointest Endosc 39:492–495, 1993.
23. Steinberg WM: Sphincter of Oddi dysfunction: A clinical controversy. Gastroenterology 95:1409–1415, 1988.
24. Lin OS, Soetikno RM, Young HS: The utility of liver function test abnormalities concomitant with biliary symptoms in predicting a favorable response to endoscopic sphincterotomy in patients with presumed sphincter of Oddi dysfunction. Am J Gastroenterol 93: 1833–1836, 1998.
25. Steinberg WM, Salvato RF, Toskes PP: The morphine-prostigmin provocative test: Is it useful for making clinical decisions? Gastroenterology 78:728–731, 1980.
26. Darweesh RM, Dodds WJ, Hogan WJ, et al: Efficacy of quantitative hepatobiliary scintigraphy and fatty-meal sonography for evaluating patients with suspected partial common duct obstruction. Gastroenterology 94:779–786, 1988.
27. Simeone JF, Mueller PR, Ferrucci JT Jr, et al: Sonography of the bile ducts after a fatty meal: An aid in detection of obstruction. Radiology 143:211–215, 1982.
28. Troiano F, O'Connor K, Lehman GA, et al: Comparison of secretin-stimulated ultrasound and sphincter of Oddi manometry in evaluating sphincter of Oddi dysfunction. Gastrointest Endosc 35:A166, 1989.
29. Warshaw AL, Simeone J, Schapiro RH, et al: Objective evaluation of ampullary stenosis with ultrasonography and pancreatic stimulation. Am J Surg 149:65–72, 1985.
30. DiFrancesco V, Brunori MR, Rigo L, et al: Comparison of ultrasound-secretin test and sphincter of Oddi manometry in patients with recurrent acute pancreatitis. Dig Dis Sci 44:336–340, 1999.
31. Silverman WB, Johlin FC, Crowe G: Does secretin stimulated ultrasound (SSUS) predict results of sphincter of Oddi manometry (SOM) basal sphincter pressure (BSP) in patients suspected of having sphincter of Oddi dysfunction (SOD)? Gastrointest Endosc 53: A100, 2001.
32. Catalano MF, Lahoti S, Alcocer E, et al: Dynamic imaging of the pancreas using real-time endoscopic ultrasonography with secretin stimulation. Gastrointest Endosc 48:580–587, 1998.
33. Devereaux BM, Fogel EL, Aisen A, et al: Secretin-stimulated functional MRCP: Correlation with sphincter of Oddi manometry. Gastrointest Endosc 51:A197, 2000.
34. Sostre S, Kalloo AN, Spiegler EJ, et al: A noninvasive test of sphincter of Oddi dysfunction in postcholecystectomy patients: The scintigraphic score. J Nucl Med 33:1216–1222, 1992.
35. Kalloo AN, Sostre S, Pasricha PJ: The Hopkins scintigraphic score: A noninvasive, highly accurate screening test for sphincter of Oddi dysfunction. Gastroenterology 106:A342, 994.
36. Cicala M, Scopinaro F, Corazziari E, et al: Quantitative cholescintigraphy in the assessment of choledochoduodenal bile flow. Gastroenterology 100:1106–1113, 1991.
37. Corazziari E, Cicala M, Habib FI, et al: Hepatoduodenal bile transit in cholecystectomized subjects. Relationship with sphincter of Oddi dysfunction and diagnostic value. Dig Dis Sci 39:1985–1993, 1994.
38. Peng NJ, Lai KH, Tsay DG, et al: Efficacy of quantitative cholescintigraphy in the diagnosis of sphincter of Oddi dysfunction. Nuc Med Comm 15:899–904, 1994.
39. Thomas PD, Turner JG, Dobbs BR, et al: Use of 99m Tc-DISIDA biliary scanning with morphine provocation in the detection of elevated sphincter of Oddi basal pressure. Gut 46:838–841, 2000.
40. Esber E, Ruffolo TA, Park H, et al: Prospective assessment of biliary scintigraphy in patients with suspected sphincter of Oddi dysfunction. Gastrointest Endosc 41:A396, 1995.
41. Pineau BC, Knapple WL, Spicer KM, et al: Cholecystokinin-stimulated mebrofenin (99mTc-Choletec) hepatobiliary scintigraphy in asymptomatic postcholecystectomy individuals: Assessment of specificity, interobserver reliability, and reproducibility. Am J Gastroenterol 96:3106–3109, 2001.
42. Craig AG, Peter D, Saccone GT, et al: Scintigraphy versus manometry in patients with suspected biliary sphincter of Oddi dysfunction. Gut 52:352–357, 2003.
43. Rosenblatt ML, Catalano MF, Alcocer E, Geenen JE: Comparison of sphincter of Oddi manometry, fatty meal sonography, and hepatobiliary scintigraphy in the diagnosis of sphincter of Oddi dysfunction. Gastrointest Endosc 54:697–704, 2001.
44. Cicala M, Habib FI, Vavassori P, et al: Outcome of endoscopic sphincterotomy in post cholecystectomy patients with sphincter of Oddi dysfunction as predicted by manometry and quantitative choledochoscintigraphy. Gut 50:665–668, 2002.
45. Elta GH, Barnett JL, Ellis JH, et al: Delayed biliary drainage is common in asymptomatic post-cholecystectomy volunteers. Gastrointest Endosc 38:435–439, 1992.
46. Ponchon T, Aucia N, Mitchell R, et al: Biopsies of the ampullary region in patients suspected to have sphincter of Oddi dysfunction. Gastrointest Endosc 42:296–300, 1995.
47. Itoh A, Tsukamoto Y, Naitoh Y, et al: Intraductal ultrasonography for the examination of duodenal papillary region. J Ultrasound Med 13:679–684, 1994.
48. Wehrmann T, Stergiou N, Riphaus A, Lembcke B: Correlation between sphincter of Oddi manometry and intraductal ultrasound morphology in patients with suspected sphincter of Oddi dysfunction. Endoscopy 33:773–777, 2001.
49. Lehman GA: Endoscopic sphincter of Oddi manometry: A clinical practice and research tool. Gastrointest Endosc 37:490–492, 1991.
50. Lans JL, Parikh NP, Geenen JE: Application of sphincter of Oddi manometry in routine clinical investigations. Endoscopy 23:139–143, 1991.
51. Sherman S, Gottlieb K, Uzer MF, et al: Effects of meperidine on the pancreatic and biliary sphincter. Gastrointest Endosc 44:239–242, 1996.
52. Fogel EL, Sherman S, Bucksot L, et al: Effects of droperidol on the pancreatic and biliary sphincter. Gastrointest Endosc 58:488–492, 2003.
53. Goff JS: Effect of propofol on human sphincter of Oddi. Dig Dis Sci 40:2364–2367, 1995.
54. Blaut U, Sherman S, Fogel EL, et al: The influence of variable stiffness guidewires on basal biliary sphincter of Oddi pressure measured at ERCP. Gastrointest Endosc 55:83A, 2002.
55. Craig AG, Omari T, Lingenfelser T, et al: Development of a sleeve sensor for measurement of sphincter of Oddi motility. Endoscopy 33:651–657, 2001.
56. Blaut U, Sherman S, Fogel E, Lehman GA: Influence of cholangiography on biliary sphincter of Oddi manometric parameters. Gastrointest Endosc 52:624–629, 2000.
57. Raddawi HM, Geenen JE, Hogan WJ, et al: Pressure measurements

from biliary and pancreatic segments of sphincter of Oddi. Comparison between patients with functional abdominal pain, biliary, or pancreatic disease. Dig Dis Sci 36:71–74, 1991.

58. Rolny P, Ärlebäck A, Funch-Jensen P, et al: Clinical significance of manometric assessment of both pancreatic duct and bile duct sphincter in the same patient. Scand J Gastroenterol 24:751–754, 1989.
59. Silverman WB, Ruffolo TA, Sherman S, et al: Correlation of basal sphincter pressures measured from both the bile duct and pancreatic duct in patients with suspected sphincter of Oddi dysfunction. Gastrointest Endosc 38:440–443, 1992.
60. Chan YK, Evans PR, Dowsett JF, et al: Discordance of pressure recordings from biliary and pancreatic duct segments in patients with suspected sphincter of Oddi dysfunction. Dig Dis Sci 42:1501–1506, 1997.
61. Kalloo AN, Tietjen TG, Pasricha PJ: Does intrabiliary pressure predict basal sphincter of Oddi pressure? A study in patients with and without gallbladders. Gastrointest Endosc 44:696–699, 1996.
62. Fazel A, Catalano M, Quadri A, Geenen J: Pancreatic ductal pressures: A potential surrogate marker for pancreatic sphincter of Oddi dysfunction. Gastrointest Endosc 55:92A, 2002.
63. Guelrud M, Mendoza S, Rossiter G, Villegas MI: Sphincter of Oddi manometry in healthy volunteers. Dig Dis Sci 35:38–46, 1990.
64. Sherman S, Troiano FP, Hawes RH, Lehman GA: Sphincter of Oddi manometry: Decreased risk of clinical pancreatitis with the use of a modified aspirating catheter. Gastrointest Endosc 36:462–466, 1990.
65. Rolny P, Anderberg B, Ihse I, et al: Pancreatitis after sphincter of Oddi manometry. Gut 31:821–824, 1990.
66. Maldonado ME, Brady PG, Mamel JJ, Robinson B: Incidence of pancreatitis in patients undergoing sphincter of Oddi manometry (SOM). Am J Gastroenterol 94:387–390, 1999.
67. Wehrmann T, Stergiou N, Schmitt T, et al: Reduced risk for pancreatitis after endoscopic microtransducer manometry of the sphincter of Oddi: A randomized comparison with perfusion manometry technique. Endoscopy 35:472–477, 2003.
68. Tarnasky PR, Palesch YY, Cunningham JT, et al: Pancreatic stenting prevents pancreatitis after biliary sphincterotomy in patients with sphincter of Oddi dysfunction. Gastroenterology 115:1518–1524, 1998.
69. Kozarek RA: Pancreatic stents can induce ductal changes consistent with chronic pancreatitis. Gastrointest Endosc 36:93–95, 1990.
70. Smith MT, Sherman S, Ikenberry S, et al: Alterations in pancreatic ductal morphology following polyethylene pancreatic duct stenting. Gastrointest Endosc 44:268–275, 1996.
71. Goff JS: Common bile duct sphincter of Oddi stenting in patients with suspected sphincter of Oddi dysfunction. Am J Gastroenterol 90:586–589, 1995.
72. Rolny P: Endoscopic bile duct stent placement as a predictor of outcome following endoscopic sphincterotomy in patients with suspected sphincter of Oddi dysfunction. Eur J Gastroenterol Hepatol 9:467–4671, 1997.
73. Sherman S, Ruffolo TA, Hawes RH, Lehman GA: Complications of endoscopic sphincterotomy. A prospective series with emphasis on the increased risk associated with sphincter of Oddi dysfunction and nondilated bile ducts. Gastroenterology 101:1068–1075, 1991.
74. Freeman ML, Nelson DB, Sherman S, et al: Complications of endoscopic biliary sphincterotomy: A prospective, multicenter study. N Engl J Med 335:909–918, 1996.
75. Guelrud M, Mendoza S, Rossiter G, et al: Effect of nifedipine on sphincter of Oddi motor activity: Studies in healthy volunteers and patients with biliary dyskinesia. Gastroenterology 95:1050–1055, 1988.
76. Khuroo MS, Zargar SA, Yattoo GN: Efficacy of nifedipine therapy in patients with sphincter of Oddi dysfunction: A prospective, double-blind, randomized, placebo-controlled, cross over trial. Br J Clin Pharmacol 33:477–485, 1992.
77. Sand J, Nordback I, Koskinen M, et al: Nifedipine for suspected Type II sphincter of Oddi dyskinesia. Am J Gastroenterol 88:530–535, 1993.
78. Guelrud M, Rossiter A, Souney P, et al: The effect of transcutaneous nerve stimulation on sphincter of Oddi pressure in patients with biliary dyskinesia. Am J Gastroenterol 86:581–585, 1991.
79. Lee SK, Kim MH, Kim HJ, et al: Electroacupuncture may relax the sphincter of Oddi in humans. Gastrointest Endosc 53:211–216, 2001.
80. Moody FG, Vecchio R, Calabuig R, Runkel N: Transduodenal sphincteroplasty with transampullary septectomy for stenosing papillitis. Am J Surg 161:213–218, 1991.
81. Sherman S, Hawes RH, Madura J, Lehman GA: Comparison of intraoperative and endoscopic manometry of the sphincter of Oddi. Surg Gynecol Obstet 175:410–418, 1992.
82. Chen JW, Saccone GT, Toouli J: Sphincter of Oddi dysfunction and acute pancreatitis. Gut 43:305–308, 1998.
83. Sherman S: What is the role of ERCP in the setting of abdominal pain of pancreatic or biliary origin (suspected sphincter of Oddi dysfunction)? Gastrointest Endosc 56(Suppl):258–266, 2002.
84. Rolny P, Geenen JE, Hogan WJ: Post-cholecystectomy patients with 'objective signs' of partial bile outflow obstruction: Clinical characteristics, sphincter of Oddi manometry findings, and results of therapy. Gastrointest Endosc 39:778–781, 1993.
85. Bozkurt T, Orth KH, Butsch B, Lux G: Long-term clinical outcome of post-cholecystectomy patients with biliary-type pain: Results of manometry, non-invasive techniques and endoscopic sphincterotomy. Eur J Gastroenterol Hepatol 8:245–249, 1996.
86. Wehrmann T, Wiemer K, Lembcke B, et al: Do patients with sphincter of Oddi dysfunction benefit from endoscopic sphincterotomy? A 5-year prospective trial. Eur J Gastroenterol Hepatol 8:251–256, 1996.
87. Geenen JE, Hogan WJ, Dodds WJ, et al: The efficacy of endoscopic sphincterotomy after cholecystectomy in patients with sphincter of Oddi dysfunction. N Engl J Med 320:82–87, 1989.
88. Toouli J, Roberts-Thomson I, Kellow J, et al: Prospective randomized trial of endoscopic sphincterotomy for treatment of sphincter of Oddi dysfunction. J Gastroenterol Hepatol 11:A115, 1996.
89. Toouli J, Roberts-Thomson IC, Kellow J, et al: Manometry based randomized trial of endoscopic sphincterotomy for sphincter of Oddi dysfunction. Gut 46:98–102, 2000.
90. Sherman S, Lehman GA, Jamidar P, et al: Efficacy of endoscopic sphincterotomy and surgical sphincteroplasty for patients with sphincter of Oddi dysfunction (SOD): Randomized, controlled study. Gastrointest Endosc 40:A125, 1994.
91. Guelrud M, Plaz J, Mendoza S, et al: Endoscopic treatment in Type II pancreatic sphincter dysfunction. Gastrointest Endosc 41:A398, 1995.
92. Soffer EE, Johlin FC: Intestinal dysmotility in patients with sphincter of Oddi dysfunction. A reason for failed response to sphincterotomy. Dig Dis Sci 39:1942–1946, 1994.
93. Eversman D, Fogel E, Philips S, et al: Sphincter of Oddi dysfunction (SOD): Long-term outcome of biliary sphincterotomy (BES) correlated with abnormal biliary and pancreatic sphincters. Gastrointest Endosc 49:A78, 1999.
94. Elton E, Howell DA, Parsons WG, et al: Endoscopic pancreatic sphincterotomy: Indications, outcome, and a safe stentless technique. Gastrointest Endosc 47:240–249, 1998.
95. Kaw M, Verma R, Brodmerkel GJ: Biliary and/or pancreatic sphincter of Oddi dysfunction (SOD). Response to endoscopic sphincterotomy (ES). Gastrointest Endosc 43:A384, 1996.

96. Park SH, Watkins JL, Fogel EL, et al: Long-term outcome of endoscopic dual pancreatobiliary sphincterotomy in patients with manometry-documented sphincter of Oddi dysfunction and normal pancreatogram. Gastrointest Endosc 57:483–491, 2003.
97. Freeman ML, DiSario JA, Nelson DB, et al: Risk factors for post-ERCP pancreatitis: A prospective, multicenter study. Gastrointest Endosc 54:425–434, 2001.
98. Gottlieb K, Sherman S: ERCP- and endoscopic sphincterotomy-induced pancreatitis. Gastrointest Endosc Clin N Am 8:87–114, 1998.
99. Tarnasky P, Cunningham T, Cotton P, et al: Pancreatic sphincter hypertension increases the risk of post-ERCP pancreatitis. Endoscopy 29:252–257, 1997.
100. Sherman S, Lehman G, Freeman ML, et al: Risk factors for post-ERCP pancreatitis: A prospective multicenter study. Am J Gastroenterol 92:A1639, 1997.
101. Fogel EL, Devereaux BM, Rerknimitr R, et al: Does placement of a small diameter, long length, unflanged pancreatic duct stent reduce the incidence of post-ERCP pancreatitis? Gastrointest Endosc 51:A182, 2000.
102. Kozarek RA: Balloon dilation of the sphincter of Oddi. Endoscopy 20:207–210, 1988.
103. Pasricha PJ, Miskovsky EP, Kalloo AN: Intrasphincteric injection of botulinum toxin for suspected sphincter of Oddi dysfunction. Gut 35:1319–1321, 1994.
104. Wehrmann T, Seifert H, Seipp M, et al: Endoscopic injection of botulinum toxin for biliary sphincter of Oddi dysfunction. Endoscopy 30:702–707, 1998.
105. Heinerman PM, Graf AH, Boeckl O: Does endoscopic sphincterotomy destroy the function of Oddi's sphincter? Arch Surg 129:876–880, 1994.
106. Manoukian AV, Schmalz MJ, Geenen JE, et al: The incidence of post-sphincterotomy stenosis in Group II patients with sphincter of Oddi dysfunction. Gastrointest Endosc 39:496–498, 1993.
107. Tarnasky PR, Hoffman B, Aabakken L, et al: Sphincter of Oddi dysfunction is associated with chronic pancreatitis. Am J Gastroenterol 92:1125–1129, 1997.
108. Gregg JA: The intraductal secretin test (IDST)—an adjunct to the diagnosis of pancreatic disease and pancreatic physiology. In Sivak MV (ed): Gastroenterologic Endoscopy. Philadelphia, WB Saunders, 1987, pp 794–807.
109. Sherman S, Hawes RH, Lehman GA: Pure pancreatic juice analysis in patients with pancreatic sphincter stenosis who have undergone sphincter ablation. Am J Gastroenterol 85:A1261, 1990.
110. Wiersema MJ, Hawes RH, Lehman GA, et al: Prospective evaluation of endoscopic ultrasonography and endoscopic retrograde cholangiopancreatography in patients with chronic abdominal pain of suspected pancreatic origin. Endoscopy 25:555–564, 1993.
111. Gottlieb K, Nowak T, Sherman S, et al: Sphincter of Oddi dysfunction (SOD) and abnormal small bowel motility: Analysis of 32 patients. Gastrointest Endosc 40:A109, 1994.
112. Evans PR, Bak YT, Dowsett JF, Kellow JE: Small bowel motor dysfunction occurs in patients with biliary dyskinesia. Gastroenterology 106:A496, 1994.
113. Koussayer T, Ducker TE, Clench MH, Mathias JR: Ampulla of Vater/duodenal wall spasm diagnosed by antroduodenal manometry. Dig Dis Sci 40:1710–1719, 1995.
114. DeSautels SG, Slivka A, Hutson WR, et al: Postcholecystectomy pain syndrome: Pathophysiology of abdominal pain in sphincter of Oddi Type III. Gastroenterology 116:900–905, 1999.
115. Chun A, Desautels S, Slivka A, et al: Visceral algesia in irritable bowel syndrome, fibromyalgia, and sphincter of Oddi dysfunction, Type III. Dig Dis Sci 44:631–636, 1999.
116. Kuo WH, Pasricha PJ, Kalloo AN: The role of sphincter of Oddi manometry in the diagnosis and therapy of pancreatic disease. Gastrointest Endosc Clin N Am 8:79–85, 1998.
117. Choudari CP, Fogel EL, Sherman S, Lehman GA: Idiopathic pancreatitis: Yield of ERCP correlated with patient age. Am J Gastroenterol 93:1654A, 1998.
118. Venu RP, Geenen JE, Hogan W, et al: Idiopathic recurrent pancreatitis: An approach to diagnosis and treatment. Dig Dis Sci 34:56–60, 1989.
119. Toouli J, Roberts-Thomson IC, Dent J, Lee J: Sphincter of Oddi Motility disorders in patients with idiopathic recurrent pancreatitis. Br J Surg 72:859–863, 1985.
120. Guelrud M, Mendoz S, Viera L: Idiopathic recurrent pancreatitis and hypercontractile sphincter of Oddi. Treatment with endoscopic sphincterotomy and pancreatic duct dilation [abstract]. Gastroenterology 90:1443, 1986.
121. Gregg JA: Function and dysfunction of the sphincter of Oddi. In Jacobson IM (ed): ERCP: Diagnostic and Therapeutic Applications. New York, Elsevier, 1989, pp 137–170.
122. Sherman S, Jamidar P, Reber H: Idiopathic acute pancreatitis (IAP): Endoscopic diagnosis and therapy. Am J Gastroenterol 88:1541A, 1993.
123. Kaw M, Brodmerkel GJ: ERCP, biliary crystal analysis, and sphincter of Oddi manometry in idiopathic pancreatitis. Gastrointest Endosc 55:157–162, 2002.
124. Coyle WJ, Pineau BC, Tarnasky PR, et al: Evaluation of unexplained acute and acute recurrent pancreatitis using endoscopic retrograde cholangiopancreatography, sphincter of Oddi manometry, and endoscopic ultrasound. Endoscopy 34:617–623, 2002.
125. Tarnasky PR, Hawes RH: Endoscopic diagnosis and therapy of unexplained (idiopathic) acute pancreatitis. Gastrointest Endosc Clin N Am 8:13–37, 1998.
126. Ros E, Navarro S, Bru C, et al: Occult microlithiasis in "idiopathic" acute pancreatitis: Prevention of relapses by cholecystectomy or ursodeoxycholic acid therapy. Gastroenterology 101:1701–1709, 1991.
127. Toouli J, Di Francesco V, Saccone G, et al: Division of the sphincter of Oddi for treatment of dysfunction associated with recurrent pancreatitis. Br J Surg 83:1205–1210, 1996.
128. Okolo PI 3rd, Pasricha PJ, Kalloo AN: What are the long-term results of endoscopic pancreatic sphincterotomy? Gastrointest Endosc 52:15–19, 2000.
129. Jacob L, Geenen JE, Catalano MF, Geenen DJ: Prevention of pancreatitis in patients with idiopathic recurrent pancreatitis: A prospective nonblinded randomized study using endoscopic stents. Endoscopy 33:559–562, 2001.
130. Testoni PA, Caporuscio S, Bagnolo F, Lella F: Idiopathic recurrent pancreatitis: Long-term results after ERCP, endoscopic sphincterotomy, or ursodeoxycholic acid treatment. Am J Gastroenterol 95:1702–1707, 2000.
131. Wehrmann T, Schmitt TH, Arndt A, et al: Endoscopic injection of botulinum toxin in patients with recurrent acute pancreatitis due to pancreatic sphincter of Oddi dysfunction. Aliment Pharmacol Ther 14:1469–1477, 2000.

急性胰腺炎和胰周积液

Todd H. Baron

50

引言 767
急性胰腺炎 767
临床表现和分型 767
轻型病例的治疗 767
胰腺坏死的确定和临床重要性 768
急性坏死性胰腺炎伴发感染 769
ERCP 在急性重症胆石性胰腺炎中的作用 769
急性坏死性胰腺炎的营养支持 770
坏死的介入治疗 770
急性坏死性胰腺炎的长期后遗症 771
其他药物治疗 772
急性重症胰腺炎治疗手段小结 772
胰性和胰周积液 772
积液类型 773
引流的指征 776
引流前评估 776
内镜引流法 777
结论 781

引言

临床上急性胰腺炎可分为轻型和重型两种类型。临床急性重型胰腺炎通常是胰腺腺体坏死的结果。当存在胰腺坏死时，急性胰腺炎并发症的发生率和死亡率就会显著增高，尤其是坏死伴发感染时[1]。识别胰腺是否存在坏死非常重要，这样才能采取适当的治疗。胰腺坏死的处理已经从早期的外科清创术（坏死切除）转变为加强重症医疗监护。手术或非手术介入治疗急性胰腺炎的特异标准已经建立[2,3]。放射影像学的进展和重在预防感染的强有力的药物治疗能够迅速确定是否有并发症发生，并使这些患者的预后得到改善[4]。

急性胰腺炎可产生几种形式的胰腺和胰周积液[5]，包括急性液体积聚、急性胰腺假性囊肿、胰腺脓肿和胰腺坏死机化等。

本章回顾了急性胰腺炎和胰周积液在诊断和治疗方面的近期进展。

急性胰腺炎

临床表现和分型

急性胰腺炎通常急性起病，表现为上腹痛、呕吐、发热、心动过速、白细胞增多和血清胰酶升高等。在美国，胆石和酒精是引起胰腺炎最常见的病因。急性胰腺炎的病因列于框 50-1。急性胰腺炎病情严重性分型可用于判定发生并发症的危险性（框 50-2）[6,7]。Ranson 评分包含11项具有预后意义的临床征候：5项标准在入院时检测；6项标准在入院后48h检测。达到Ranson标准的数目与全身并发症的发生率及胰腺坏死相关性良好[6]。急性生理和慢性健康状况评估（acute physiology and chronic health evaluation，APACHE）Ⅱ评分是建立在12项生理学变量、患者年龄和严重器官功能不全或免疫缺陷状态的既往病史基础上的分类体系（框 50-2）[6]。可以对患者入院时病情严重程度进行分级，并可每天重新评估。如果符合 3 项或 3 项以上 Ranson 标准，或 APACHE II 评分 ≥ 8 分，或临床上存在休克、肾或肺功能不全的一项或多项，则为急性重症胰腺炎[6]。Glasgow 评分体系则是另一种分类系统[7]（见框 50-2）。与 Ranson 标准不同的是，用于 48h 内任何时间出现均可用这些变量。

以往主要是依据胰腺实质的炎性改变将急性胰腺炎分为间质水肿型和坏死型[8]。根据1992年举行的急性胰腺炎国际研讨会，胰腺坏死定义为一处或多处弥漫性或局灶性的无活性胰腺组织（图50-1）[8]。胰腺腺体的坏死通常伴随胰周脂肪的坏死[8-10]。依据定义，胰腺坏死的存在反映了严重的急性胰腺炎[8]。在美国，每年185 000例急性胰腺炎的新发病例中将近20%～30%为坏死型[11,12]。

轻型病例的治疗

临床上轻型或间质水肿型胰腺炎的处理基本上是

框 50-1 急性胰腺炎的病因

常见病因
- 胆总管结石病
- 酒精
- 特发性

少见病因
- ERCP（内镜逆行胰胆管造影）
- 高脂血症（Ⅰ、Ⅳ、Ⅴ型）
- 药物
- 胰腺分裂
- 腹部外伤
- 遗传性（家族性）
- Oddi 括约肌功能障碍

框 50-2 急性胰腺炎的严重程度评分

A．Ranson 标准

入院时
- 年龄＞ 55 岁
- 白细胞计数＞ 16 000/mm^3
- 血糖＞ 200 mg/dl
- 血清乳酸脱氢酶＞ 350 IU/L
- 谷氨酸 - 草酰乙酸转氨酶＞ 250 IU/L

最初 48h 内
- 血细胞比容下降＞ 10%
- 血尿素氧升高＞ 5mg/dl
- 血清钙＜ 8mg/dl
- 动脉氧分压＜ 60mmHg
- 碱缺失＞ 4 mEq/L
- 液体丢失＞ 6 L
- 评分≥ 3 被认为是重度

B．APACHE Ⅱ 评分
- = 急性生理学评分 + 年龄评分 + 慢性健康状况评分
- 评分≥ 8 被认为是重度

C．Glasgow 标准
- 入院 48h 内
- 年龄＞ 55 岁
- 白细胞计数＞ 15 000/mm^3
- 血糖＞ 180mg/dl
- 血尿素氮＞ 45 mg/dl
- 血清乳酸脱氢酶＞ 600 IU/L
- 白蛋白＜ 3.3 g/dl
- 血钙＜ 8mg/dl
- 动脉氧分压＜ 60mmHg
- 评分≥ 3 被认为是重度

采用完全的支持疗法。胰腺炎通常有一个自限性的病程。抗生素治疗或营养支持没有作用。处理的目的是确定胰腺炎的病因并给予恰当的治疗。病因确定为胆囊胆石，并且没有其他因素的存在时，应行胆囊切除术。可能的致病药物应停用，高脂血症应予以治疗。如果存在酗酒，则应为患者提供一项康复方案。

一些患者急性胰腺炎的病因不明确，并反复发作。对这些患者的处理尚有争议，尤其与Oddi括约肌功能障碍和胰腺分裂相关时（第49和51章）。有资料支持继续对这些疾病进行内镜评估[13]，尽管还没有随机试验来证实内镜治疗的有效性[14]。

胰腺坏死的确定和临床重要性

胰腺坏死可在外科手术或尸检时通过病理证实。胰腺坏死的影像学诊断是通过静脉内动态注射造影剂行腹部增强CT确诊的[9]。由于急性坏死性胰腺炎时正常的胰腺微循环被破坏，因此腹部增强 CT 显示胰腺受累部分缺乏正常造影剂增强征象（图 50-1）[15]。在临床表现最初的几天后更好检测。腹部增强 CT 是无创诊断胰腺坏死的金标准，当腺体坏死超过 30% 时，此诊断准确性超过 90%[9]。影像学发现胰腺坏死的存在，则急性胰腺炎相关并发症的发生率和死亡率均显著增加[16]。随着腺体坏死百分比的增高，并发症发生率也增高。理论上，造影剂可导致毛细血管血流显著减少，实验研究结果显示这可加重急性胰腺炎。然而，最近对注射与未注射造影剂的急性重症胰腺炎患者的影像结果进行比较，结果显示那些注射造影剂的患者未出现胰腺炎的恶化[17]。

急性重症胰腺炎的总死亡率接近 30%[12]。死亡主要发生于两个阶段。早期死亡（胰腺炎发病1～2周内）是由于炎症介质和细胞因子的释放导致多器官功能衰竭所致[1]。晚期死亡是由于局部或全身感染所致[18]。只要急性坏死性胰腺炎保持无菌，则总死亡率大约为 10%。如果发生感染性坏死，则死亡率至少增至 3 倍[11]。另外，无菌坏死和病情评分为重度（Ranson 评分，APACHE-II评分）伴随多器官功能衰竭、休克或肾功能不全的患者，死亡率显著增高[19]。

急性坏死性胰腺炎可出现多种全身或局部并发症。全身并发症在其他章节详述，包括急性呼吸窘迫综合征、急性肾衰竭、休克、凝血功能异常、高血糖症和低钙血症等[2]。局部并发症包括胃肠道出血、感染性坏死和邻近肠坏死等。需要治疗的晚期局部并发症包括胰腺脓肿或胰腺假性囊肿形成。急性坏死性胰腺炎的早期治疗包含强有力的支持性重症医疗监护和联

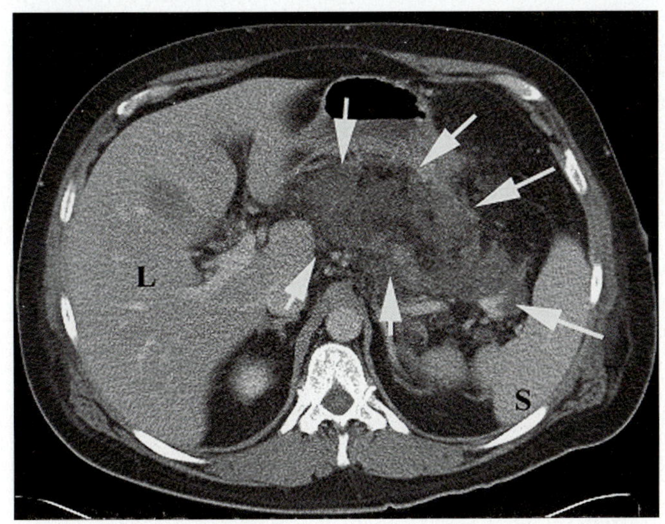

图 50-1　急性坏死性胰腺炎的造影剂腹部增强 CT。标记肝脏（L）和胰腺（P）的造影剂增强；正常的增强胰腺有相似的密度。此病例胰腺内吸收极少或没有吸收（箭头）。

合使用预防性抗生素预防感染。晚期治疗需要明确是否并发局部感染（胰腺感染）和初始是否采用强有力的清创术。30% ~ 70% 的急性坏死性胰腺炎的患者发生感染性坏死，占急性胰腺炎死亡患者的80%以上[1,3]。随着胰腺腺体坏死数量的增加和患胰腺炎时间的延长，发生感染性坏死的危险性增加，高峰期为第 3 周左右[1,3]。

急性坏死性胰腺炎伴发感染

由于感染性坏死的发生导致急性坏死性胰腺炎的死亡率显著增加，因此预防感染已成为治疗急性胰腺炎的关键。在急性坏死性胰腺炎动物模型中，胰腺感染主要是结肠内细菌易位的结果[20]。几个动物研究已证实口服净化肠道的抗生素或静脉使用具有胰腺组织高穿透性的抗生素可降低胰腺的感染[20-22]。同样，人体研究也显示口服净化肠道抗生素伴或不伴直肠用抗生素治疗均有效[23,24]。由于净化肠道的抗生素必须口服或直肠用药，从护理的观点来说这种给药方法是有疑问的，一直未被接受。因此，全身应用抗生素预防胰腺感染几乎已经成为惟一的途径。

Schmid及其同事们[25]描述了预防性应用抗生素在治疗重症胰腺炎中的功效。根据发现的感染胰腺的细菌病原体、最小抑菌浓度和抗生素的组织穿透力确定有效的抗生素的功效（1.0 为理想功效，0 为无效）。亚胺培南被确定的功效为0.98。实际上，全身应用广谱抗生素的早期研究主要集中于亚胺培南 - 西司他丁（伊米配能 - 西司拉丁钠）的静脉应用[26,27]。此后，许多发表的同时针对动物和人体的研究主要集中于预防性抗生素的应用。一个荟萃分析应用随机对照试验对比急性坏死性胰腺炎使用和不使用预防性抗生素的结果，发现预防性使用抗生素可使败血症的发生率显著下降 21.1%，死亡率下降 12.3%[28]。局部胰腺感染的发生率降低不显著。

目前，推荐静脉用胰腺组织穿透性极佳的预防性抗生素（单独使用美洛西林或亚胺培南 - 西司他丁，或氟喹诺酮类合用或不合用克林霉素或甲硝唑）。一旦诊断为急性坏死性胰腺炎，就应尽早使用抗生素，目前尚无指导疗程的数据。抗生素持续应用至少2 ~ 4周比较合理。需要更多提供明确建议的研究来指导正确的抗生素治疗方案和疗程[29]。

有趣的是，自从采用广谱抗生素预防感染以来，感染性坏死出现了从革兰阴性菌向革兰阳性菌和真菌的细菌学转变[30]。此发现的临床意义尚不明确，但说明采用预防性抗生素治疗急性胰腺炎将继续被关注。

无菌性和感染性急性坏死性胰腺炎在临床上很难鉴别，因为都可出现发热、白细胞增多和严重的腹痛。鉴别二者是非常重要的，因为未经治疗的感染性急性坏死性胰腺炎的死亡率几乎为100%[11]。胰腺的细菌学状态可通过 CT 引导下细针穿刺胰腺和胰周组织或抽吸积液确定（图 50-2）[31]。这种抽吸方法安全、准确，敏感性为96%，特异性为99%，并被推荐用于经强有力的支持治疗而临床症状恶化或无改善的急性坏死性胰腺炎患者[2]。超声引导下抽吸的敏感性和特异性较低[32]，但可在床旁进行。引导下抽吸可根据临床需要每周进行一次。

ERCP 在急性重症胆石性胰腺炎中的作用

胆石性胰腺炎是由于结石阻塞了 Vater 壶腹的共同通道。在大多数病例中，结石可未经治疗而自行排出。ERCP 和胆管括约肌切开术可改善胆石性胰腺炎的病情就是基于这种想法：即取出阻塞的结石可缓解胰液的梗阻。最初的研究是对急性胆石性胰腺炎和胆总管结石的患者进行急诊（入院 72h 内）ERCP 和胆管括约肌切开术（如果确定有结石），临床上显示急性重症胰腺炎的患者病情有改善[33]。该改善是由于阻塞 Vater壶腹胰胆管共同通道导致胰管梗阻的结石被解除的缘故。

最近更多的研究表明，胆石性胰腺炎行ERCP和括约肌切开术后病情的改善是由于胆源性败血症的减少，而不是胰腺炎的缓解[34,35]。急性胰腺炎常发生胰管破裂，理论上 ERCP 行胰管显影时可无意带入细

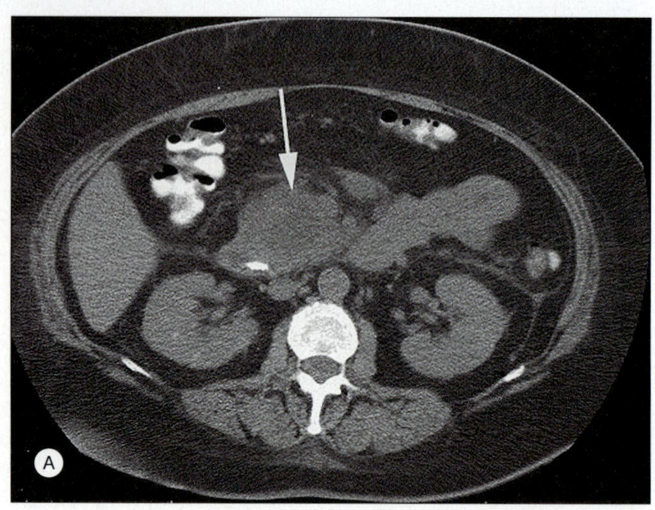

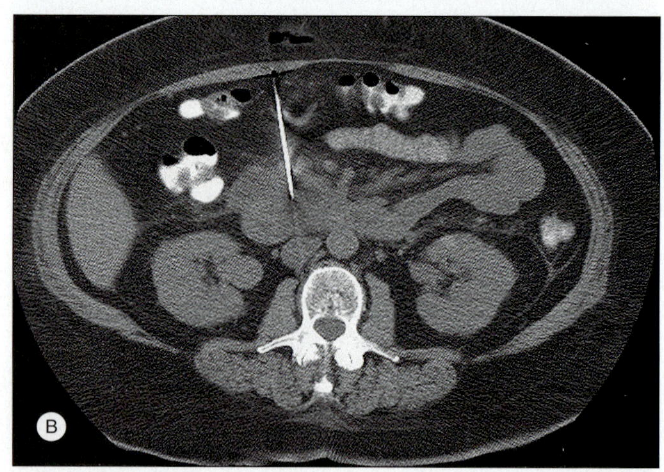

图 50-2 CT 引导下细针穿刺抽吸怀疑感染的胰腺坏死。A. CT 显示坏死区域（箭头）在胰头内。B. CT 引导下一个 18 号针穿入坏死区域

菌，使得急性坏死性胰腺炎从无菌性转变为感染性。因此，对于急性重症胆石性胰腺炎患者，必须谨慎进行 ERCP，仅限于因高胆红素血症和临床胆管炎疑诊胆道梗阻的患者，因为，如果血清胆红素正常时不太可能存在壶腹梗阻[37]。

当前的研究证据支持临床表现为重症胆石性胰腺炎患者进行 ERCP 治疗。为了在已证实胆管结石的患者中选择性地实施 ERCP，需要进一步阐明其他影像技术在重症胆源性胰腺炎患者中的作用，如内镜超声成像（endoscopic ultrasonography，EUS）和磁共振胆管造影术（magnetic resonance cholangio-pancreatography，MRCP）[7]。还有一个问题需要明确，即如果未明确有胆管结石，是否应进行经验性胆管括约肌切开。

急性坏死性胰腺炎的营养支持

为了满足代谢需要并使胰腺休息，通常经中心静脉对急性坏死性胰腺炎患者应用全胃肠外营养（total parenteral nutrition，TPN）支持[38]。TPN 不会促进急性胰腺炎的缓解[38]或保护肠道的完整性，而肠道的完整是预防细菌易位的重要因素。在 2 个关于重症急性胰腺炎的随机前瞻性研究中，患者在发作后 48h 内被随机分入 TPN 组或肠道喂饲组（X 线下在 Treitz 韧带远端放置鼻肠喂饲管）[39, 40]。结果显示肠道喂养组耐受性良好，没有临床副作用，且总体并发症和感染明显少于 TPN 组；TPN 组营养支持的花费 3 倍于肠道喂养组[39]。急性期反应和疾病严重性评分在肠道营养支持后有显著的改善[40]。这说明在没有明显肠梗阻的情况下采用肠道喂养的形式更适合于急性坏死性胰腺炎[38, 41]。

最近该种方法已被扩展为鼻饲营养。在一项前瞻性先导性研究中，26名被诊断为重症急性胰腺炎的患者在入院48h内接受鼻饲营养[42]。其中22人耐受性良好。鼻饲喂养在临床或生化方面也没有恶化症状出现。需要进一步的研究评估鼻饲营养与鼻空肠营养是否同样安全有效。

急性胰腺炎患者鼻空肠喂饲管的放置可以应用多种内镜技术[43]。一种方法避免了口鼻转换导丝的使用。一种超细型的内镜经鼻进入十二指肠[44]。随后，导丝经内镜放入 Treitz 韧带远端。撤出内镜，留置导丝于原位。然后在透视引导下经导丝放入鼻空肠喂饲管。

坏死的介入治疗

急性坏死性胰腺炎患者接受胰腺介入治疗的时间和方式是有争议的。由于无菌性急性坏死性胰腺炎的死亡率大约为 10%，而外科介入治疗尚未显示可降低此数值，大多数研究者建议对这些患者进行支持治疗[11]。然而，传统上一致认为急性感染性坏死性胰腺炎不经介入治疗是致命的，但近期有 2 个小规模的回顾性研究发现单独应用抗生素治疗是有效的[45,46]。如果建立了引流，则进一步的外科胰腺清创术（坏死组织清除术）仍然是处理的标准方法，并需要多次腹腔探查[41]。坏死组织清除术应在确定感染性坏死后尽快实施。

多器官功能衰竭和无菌坏死时采用外科治疗所起的作用尚未被证实，尽管该种情况常被作为外科清创

术的治疗指征[47]。另外，在急性坏死性胰腺炎发作时，实施外科介入治疗的时间推迟越久，患者的存活率越高[48]。这可能与手术时存活和坏死组织的界限更加明确有关。对于急性无菌性坏死性胰腺炎延迟的坏死清除术（多器官功能衰竭缓解后）的作用还是存在争议的。一些研究者提倡在存在严重系统性疾病并伴有发热、体重下降、顽固性腹痛、不能进食和发育停滞的急性胰腺炎发作 4～6 周后进行清创术[2, 49, 50]。然而，其他研究者认为只要保持无菌，延迟的坏死清除术也是不必要的[50]。

外科清创术

坏死的外科治疗方法有多种。主要有3种外科清创方式：传统的引流、开放或半开放操作或闭合操作[41]。传统的引流包含坏死清除术联合留置标准外科引流管和按需再次手术（发热、白细胞升高、影像监测无改善）。开放或半开放操作用于坏死清除术和预备再次剖腹术或开放式填塞使腹部伤口暴露以便经常更换敷料。闭合操作包含坏死清除术联合广泛胰腺炎的术中灌洗术。关腹伴有大孔径引流以便术后持续大容量灌洗使坏死囊变小。大多数外科医师已经放弃了传统的外科清创术，因为不恰当的坏死组织的清除或感染残留可导致大约 40% 的死亡率[3]。

除了闭合操作外，所有操作均常须多次手术清除坏死的胰腺和胰周组织[3]。维持腹部开放可避免再次行正式剖腹术的需要；并可在重症监护病房更换填塞物。再次的清创术和应用开放或半开放操作的腹腔操作导致术后局部并发症发生率高，如胰瘘、小肠和大肠并发症和胰腺床出血等。外科坏死切除术后，41% 的患者可以发生胰腺和 / 或胃肠道瘘，经常需要进一步的外科手术闭合瘘管[51, 52]。应用开放或闭合操作的死亡率大约为 20%[3]。

可选择的清创方法

胰腺坏死可选择的清创方法在最近已有详细描述，并需要有相当多的技术精湛的专家。随着可利用数据资料的增多，这些坏死性胰腺炎治疗技术的明确作用将被更好地揭示。

经皮（介入放射学）治疗

成功经皮治疗急性感染性坏死性胰腺炎已有描述，即经皮应用大孔径导管（直径达28Fr）进行强力灌洗[53]。34例伴临床上难以控制的败血症的坏死性胰腺炎患者全部经皮引流并将灌洗管插入胰腺积液，入院后平均留置 9 天。每个患者平均放置 3 个不同部位的引流管并平均更换 4 次引流管对于清除坏死物质是必要的。16人（47%）完全避免了胰腺外科手术。9人为了修复与引流管置入有关的胰腺外瘘择期行外科手术控制败血症获得成功。9 人因经皮治疗失败行即刻外科手术。此病例组的死亡率为12%，死亡者多数伴有多器官功能衰竭。Echenique等[54]用同样的模式描述了20名经皮引流成功的胰腺坏死患者。应用网篮取出技术经皮清除固体碎屑。

内镜下治疗

在重症坏死性胰腺炎发作后数周对有症状的无菌性或感染性胰腺坏死成功进行内镜引流已有报道[55]。该种治疗方法是应用内镜将10Fr的透壁（透胃壁或透十二指肠壁）引流导管和一个 7Fr 鼻胰灌洗管放置于腹膜后。通过一个扩张至 20mm 的通道放置导管（图 50-3）。用这种方法将导管周围的固体碎屑经透肠壁的管道清除。84%的晚期或机化的胰腺坏死患者可经完全的非外科手术解决[56]。

内镜治疗的并发症（在胰周积液部分有更详细的描述）包括穿孔、出血和感染。有时需要辅助性经皮引流，排出胰体周围的积液。

小结

胰腺坏死患者引流方式的选择正在不断扩展。因应用更新的、非外科手术引流技术的经验有限，且没有学科间的比较性数据。因此，当决定这些复杂患者的治疗方式和时间时，外科治疗专家、介入治疗的内镜医师和放射科医师必须经过深思熟虑。胰腺坏死非外科手术的引流，无论是在胰腺炎急性期发作后第 1 周还是在亚急性期 1 个月或更长时间进行，都应由熟悉可能的并发症和成功胰腺引流所需时间的介入治疗内镜专家或放射科专家操作。更重要的是，要注意无菌坏死的不恰当引流可能导致危及生命的感染性坏死。因为一些患者对多种模式的引流有效，所以一种积极的团队协作方式对于计划采用胰腺介入治疗的患者是有用的。介入治疗的确定应建立在有感染性坏死或无菌性坏死、严重的临床症状如胃出口梗阻、难治性腹痛或发育停滞的基础上[57]。

急性坏死性胰腺炎的长期后遗症

尽管急性坏死性胰腺炎的治疗费用巨大，但在胰腺炎治疗后 2 年内其平均生活质量与接受冠状动脉搭桥术的患者相似[58]。急性坏死性胰腺炎对临床上内分泌和外分泌的长期影响取决于几个因素，包括坏死的严重性、病因学（酒精性与非酒精性）、持续酗酒和外科胰腺清创术的程度[59, 60]。复杂的外分泌功能研究显示，大多数急性重症胰腺炎患者存在持久的胰腺功能不全达2年[61]。胰酶的应用应限于因脂肪吸收不良而导致脂肪泻和体重减轻的患者。虽然轻度的糖不耐受较常见，但明显的糖尿病并不常见[62]。随后的胰腺造影经常显示可导致持续腹痛或急性复发性胰腺炎的胰管梗阻（图 50-4）[63]。

其他药物治疗

血小板活化因子（platelet-activating factor，PAF）是与急性重症胰腺炎发生器官衰竭的病理生理学有关的一种致炎细胞因子。PAF拮抗剂可显著改善动物的炎性改变和存活率[64]。一个分别应用安慰剂和PAF拮抗剂（来昔帕泛）进行比较的随机试验表明，在72h内使用来昔帕泛治疗可显著降低器官衰竭的发病率[65]。遗憾的是，在随后的一个随机双盲安慰剂对照的多中心试验中，将近300名急性重症胰腺炎患者接受了来昔帕泛治疗，结果未显示任何改善。来昔帕泛对出现的器官衰竭没有改善作用，且拮抗PAF活性本身，并不能显著地改善急性重症胰腺炎导致的全身性炎性反应[66]。

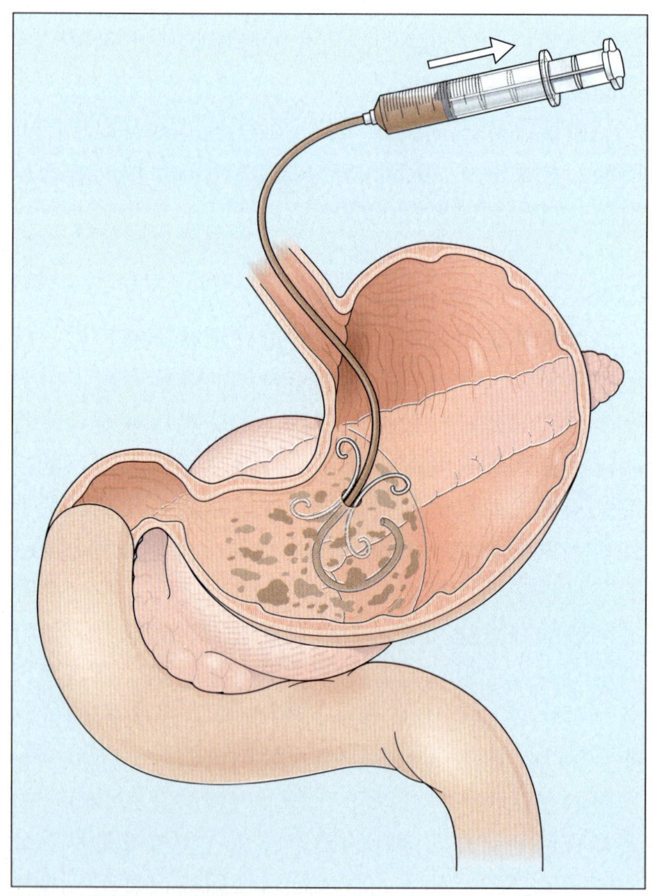

图 50-3　胰腺坏死机化的透壁引流。2个支架穿透胃壁放置在鼻胆灌洗管旁。透胃壁通道扩张至大口径（15～20mm）允许支架旁的固体物质流出。（Redrawn with permission from Baron TH, Harewood GC, Morgan DE, Yates MR: Outcome differences after endoscopic drainage of pancreatic necrosis, acute pancreatic pseudocysts, and chronic pancreatic pseudocysts. Gastrointest Endosc 56:7–17, 2002.）

急性重症胰腺炎治疗手段小结

框 50-3 概述了所有急性胰腺炎的治疗方法。

胰性和胰周积液

胰性积液是急性和慢性胰腺炎或胰腺创伤（包括外科术后）的并发症。作为急性胰腺炎的后果，胰性积液包括急性液体积聚、胰腺假性囊肿、胰腺脓肿和胰腺坏死等（表50-1）。这些积液可经内镜引流。此节主要阐述命名法、内镜引流方法和胰性积液经内镜介入治疗术的预后情况等。虽然还有其他的引流方法（经皮和外科手术），但在此不详述。

许多胃肠病医师认为任何急性胰腺炎导致的胰性积液都可表现为胰腺假性囊肿。这种观点是不正确的，如何识别属于胰周和胰性积液的几种截然不同的囊肿实质是重要的。

与经皮和外科治疗比较，胰性积液的内镜治疗相对较新。Rogers 等[67]在1973年首次对1例胰性积液的内镜介入治疗进行了描述，即对一例胰腺假性囊肿施

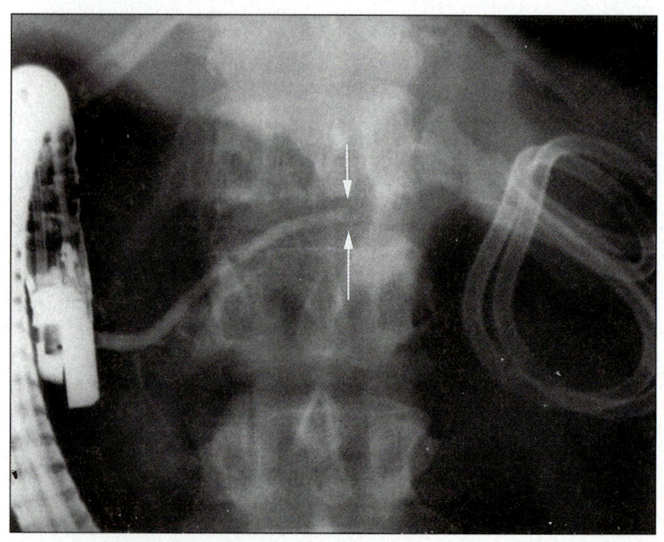

图50-4　ERCP显示主胰管完全切断（箭头），在胰腺坏死机化内镜引流成功后移除透胃壁双猪尾支架（可见）。

行单纯经胃壁抽吸治疗（未成功消除）。1984 年，Hershifield[68]第一次成功施行了经乳头（经副乳头）抽吸治疗并消除了胰腺假性囊肿。1985年，Kozarek等[69]报道了 4 例行透壁内镜置管术（经胃和经十二指肠）治疗胰腺假性囊肿的患者。随后，出现了大量采用内镜引流术治疗胰性积液的文献报道。

积液类型

急性胰腺炎并发胰性积液的种类有急性液体积聚、胰腺坏死、胰腺脓肿和胰腺假性囊肿。

急性液体积聚

急性液体积聚发生于急性胰腺炎的早期，通常在胰周局部形成，消退后没有后遗症，但也可进展为胰腺假性囊肿（图 50-5）。急性液体积聚很少需要引流[5, 70]

急性胰腺假性囊肿

急性胰腺假性囊肿是急性胰腺炎的后遗症，形成至少需要4周的时间，且不含明显的固体碎屑（图 50-6A）。急性胰腺假性囊肿形成的机制通常是因局限性胰腺坏死导致胰管内胰液外漏所致（见图 50-6B 和 C）。或者是区域性胰腺和胰周脂肪坏死逐步液化而形成假性囊肿[71]。尽管假性囊肿的形成至少需要 4 周的时间，但重要的是应注意到在这期间内出现的囊肿不能被定义为胰腺假性囊肿。伴有显著胰腺坏死（> 30%）的患者可能因早期急性胰腺坏死和胰周坏死形成积液，在X线影像下类似假性囊肿的表现，但已存在4 周或更长时间（见胰腺组织坏死章节）。根据定义，如果这些积液包含明显的固体碎屑，就不是假性囊肿，而采用针对假性囊肿的内镜下引流会因固体碎

表 50-1 急性胰腺炎并发胰性积液的类型

类型	定义
急性液体积聚	富含胰酶的胰液积聚，在急性胰腺炎早期（48h 内）形成；位于胰内或胰周，一般缺乏肉芽组织或纤维组织构成的囊壁
急性假性囊肿	胰液积聚，有由非上皮肉芽组织构成的囊壁；急性胰腺炎的后果，形成至少需要 4 周，没有明显的固体碎屑
胰腺坏死（早期）	弥漫性或局灶性胰腺实质坏死，增强 CT 显示坏死超过腺体的 30%；伴随典型的胰周脂肪坏死
胰腺坏死机化（晚期）	急性坏死进展为一个被部分包裹而界限清楚的胰液和坏死碎屑的积聚
胰腺脓肿	局限的腹腔内积脓，通常邻近胰腺，不含有或含有极少的胰腺坏死；急性胰腺炎或胰腺外伤所致

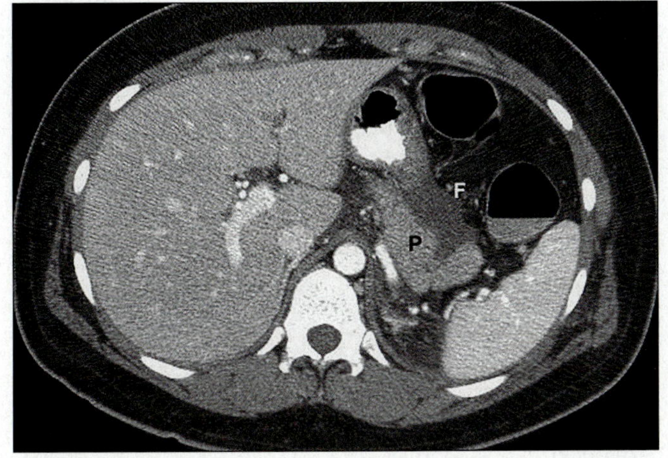

图50-5　急性液体积聚。注意积液邻近胰腺和胃。可看到正常的胰腺增强扫描。

框 50-3 急性坏死性胰腺炎治疗成功的关键

识别坏死

应用标准评分确定临床严重性

CT 影像证实明显的胰腺坏死：通过增强 CT 发现≥ 30% 腺体坏死

重症监护病房对于临床急性重症胰腺炎的处理

支持治疗

X 线影像证实胰腺坏死时应用抗生素

当存在黄疸或胆管炎时，高度推荐行 ERCP 治疗胆石性胰腺炎

营养支持：Treitz 韧带远端放置鼻肠管进行肠道营养（没有明显的肠梗阻）

感染性坏死的识别

CT 引导下或超声引导下细针抽吸

感染性坏死的清创术

手术治疗

可选择的清创术（经皮或内镜），由专家选择

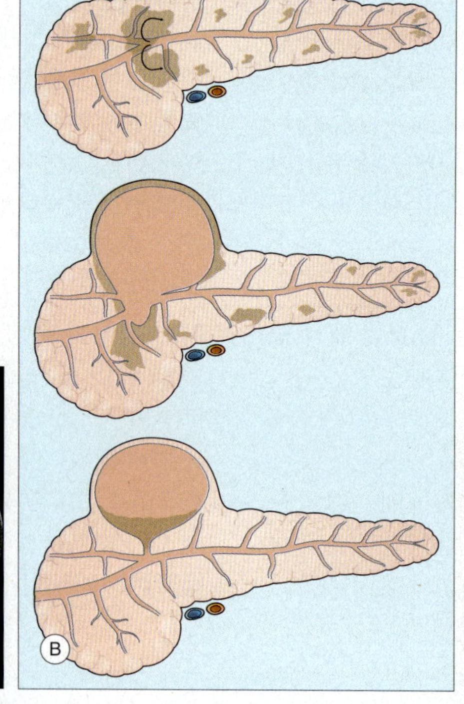

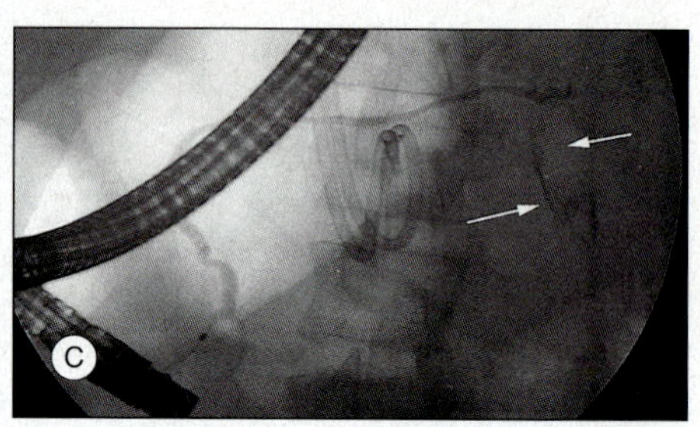

图 50-6 急性假性囊肿。A. 在临床轻型急性胰腺炎发作 4 周后 CT 证实为均质的积液。B. 图示说明急性胰腺假性囊肿的形成机制。主胰管外漏导致局限坏死伴富含胰酶的胰液蓄积。C. 与A为同一患者，胰腺造影显示完整的主胰管伴侧支漏（箭头）。(B Redrawn with permission from Bradley EL 3rd (ed): Acute Pancreatitis: Diagnosis and Therapy. New York, Raven Press, 1994, p 73.)

屑的清除不足而并发感染[55, 72]。

胰腺坏死机化

胰腺坏死被定义为无活性的胰腺实质，通常伴有胰周脂肪坏死[8]。在形成的最早期，造影剂增强CT扫描显示未增强的胰腺实质（见图50-1）。胰腺坏死经常伴随主胰管的破裂[73]。几周后，积液可持续进展，扩大至原发坏死部位，积液包含液体和固体碎屑（图50-7）。我们通常将之定义为胰腺坏死机化，以便与胰腺坏死的早期阶段（急性期）相区别[55, 56, 74]。如前所述，胰腺坏死机化的 CT 影像学表现可能与急性假性囊肿相似。由于潜在的固体碎屑通常在CT上不能辨别[75]，它的均质性表现可能误导医师采用标准的假性囊肿引流术，结果不能充分地清除潜在的固体碎屑，导致并发严重的感染[55, 72, 76]。

急性假性囊肿和胰腺坏死机化之间的不同可通过临床表现、X 线影像或引流时的内镜发现加以鉴别。临床上，如果患者急性胰腺炎病情严重或复杂，可能发生胰腺坏死，并出现在积液中。X线影像有几种特征性表现提示积液中有潜在的固体碎屑。首先，如果在胰腺炎初次发作时或稍后的造影剂增强 CT 扫描发现有明显的腺体坏死，则积液可能含有固体碎屑。其次，可追踪到从原发的腺体坏死到积液形成的连续 CT 影像变化。第三，在引流前 MRI 可显示积液内的固体碎屑（图 50-8）[75]。最后，内镜引流后一旦液体成分被抽空，再次腹部 CT 检查将显示有固体物质的存在（图 50-9）[76]。

引流时的某些内镜发现可提醒内镜医师积液内有坏死碎屑的存在。如果积液经透壁引流，可看到固体物质流出；巧克力 - 褐色或非常浑浊的液体（临床上没有感染）也提示可能存在坏死。胰腺造影时发现主胰管破裂提示在胰腺炎初期有胰腺坏死的发生，并可能存在于积液中。在通过主胰管或透壁注射造影剂的过程中，在胰液中发现大的充盈缺损则意味着固体碎屑的存在。如果上述发现之一或所有发现均得到证实，则应采取适当的措施清除潜在的固体碎屑以预防继发感染（见后面的引流方法）。总之，应该认识到胰性积液是从急性坏死性胰腺炎早期至假性囊肿形成的一个过程，胰腺组织坏死是中间状态，但也应认识到一些积液并不会完全被液化。

胰腺脓肿

胰腺脓肿定义为胰周的脓液积聚（图50-10）。这种积液不常见，且与胰腺假性囊肿伴发感染或感染性

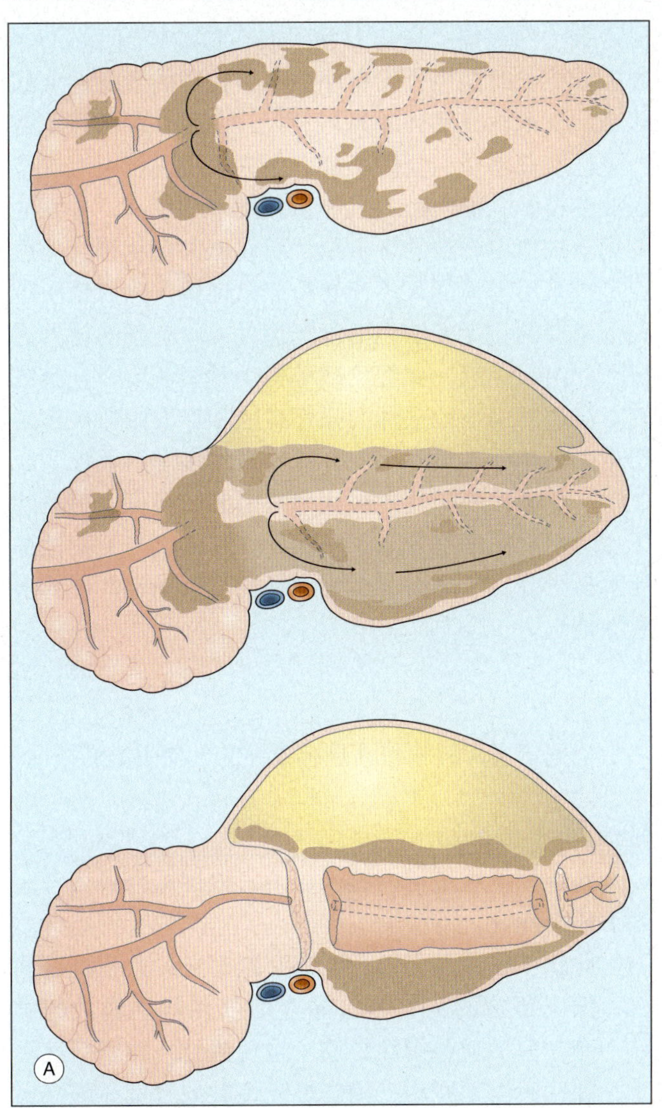

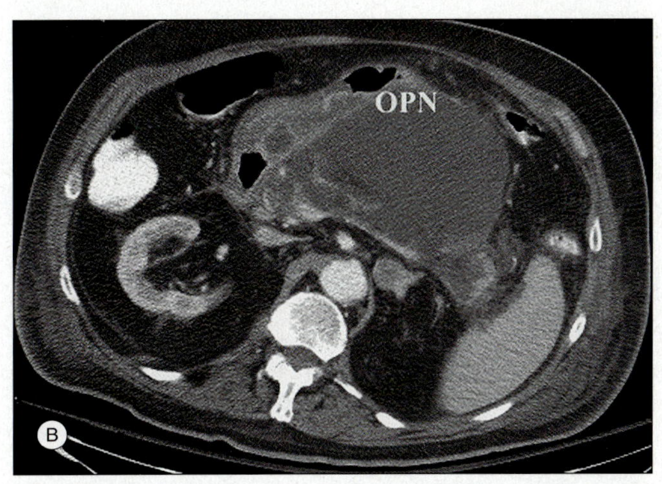

图 50-7 胰腺坏死机化。A. 胰腺坏死机化的形成。胰管断开的机制。B. 增强 CT 影像显示一个大量积液几乎取代了胰腺床。此积液与胰腺坏死机化是一致的。（A Redrawn with permission from Bradley EL 3rd (ed): Acute Pancreatitis: Diagnosis and Therapy. New York, Raven Press, 1994, p 73.）

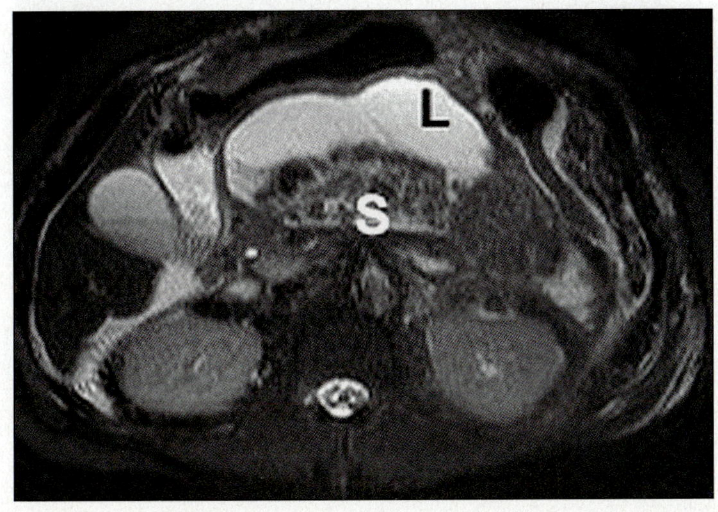

图 50-8 胰性积液的 MRI，在 CT 影像中为均质。患者已患重症坏死性胰腺炎6周。发白处为液体成分（L），发黑处为固体成分。

胰腺坏死的概念不同。胰腺脓肿可能来自于局限性的胰腺或胰周脂肪坏死，随后液化并发生感染[5]。真正的胰腺脓肿极少见[8]。

引流的指征

一般胰性积液的引流指征是症状恶化和 / 或发生感染。不同类型胰性积液的特异引流指征将分别讨论。

急性液体积聚

因为急性液体积聚通常可被治愈且没有后遗症，所以一般不是介入治疗的指征，除非发生感染且抗生素治疗无效。尽管技术上是可行的，文献中尚没有关于内镜引流的报道。

急性胰腺假性囊肿

除非胰腺假性囊肿大到压迫周围的器官（如胃、十二指肠或胆管）导致腹痛、胃出口梗阻、早饱、体重减轻或黄疸等症状。通常胰腺假性囊肿没有症状。虽然假性囊肿直径超过6cm时易于出现症状，但仅是假性囊肿的大小并不是引流的指征[77]。一些作者认为无症状患者的假性囊肿逐渐增大是引流的指征[78]。假性囊肿感染是引流的绝对指征。

胰腺坏死

无菌性胰腺坏死引流的指征和时间尚有争议。胰腺坏死直至出现机化后，即通常在胰腺炎发作数周后才进行内镜引流。如果病变仍为无菌，引流的一般指征是难治性腹痛、胃出口梗阻或在急性胰腺炎发作 4 周后或更长时期生长发育停滞等（持续的全身性疾病状态、食欲缺乏和体重减轻）[55]。单是CT影像显示的严重程度并不是引流的指征。因为采用内镜引流这些积液在技术上很困难，且并发症发生率较高，并发症常见于病情更严重的患者组，所以无菌性胰腺坏死患者是否采用内镜介入治疗必须非常谨慎。除内镜引流外可选择的治疗方法包括胃肠道外或经空肠的营养支持和非内镜引流，如经皮或外科手术引流等[57]。最终的方法通常由当地医师的操作技能和伴发内科疾病的严重性来选择。最理想的方法是采用多学科治疗[76]。

感染性胰腺坏死被认为是引流的指征。感染性坏死时出现白细胞升高和发热，在临床上与无菌性坏死不易区分。可能需要经皮细针抽吸来确定坏死的病原学情况。

胰腺脓肿

根据定义，胰腺脓肿是感染性的，是引流的指征。

引流前评估

胰性积液在进行内镜引流前，内镜医师必须考虑以下几个问题：

- 此胰性积液是炎性积液吗？换言之，此积液是胰腺炎所致的吗？有许多类似胰腺假性囊肿的病变，包括胰腺囊性肿瘤、重复囊肿、胰腺真性囊肿、假性动脉瘤、固态坏死性肿瘤（例如腹膜后肉瘤）和囊性淋巴管瘤等[70, 79, 80]。如果患者没有

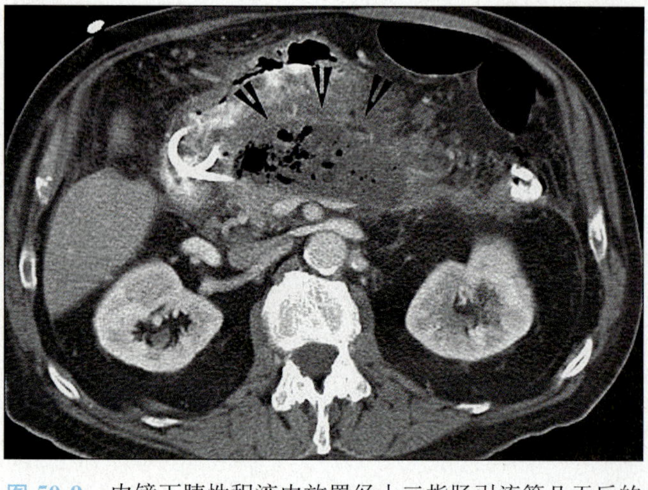

图 50-9　内镜下胰性积液内放置经十二指肠引流管几天后的 CT 影像。黑色箭头指示积液中含有游离的气体和碎屑。

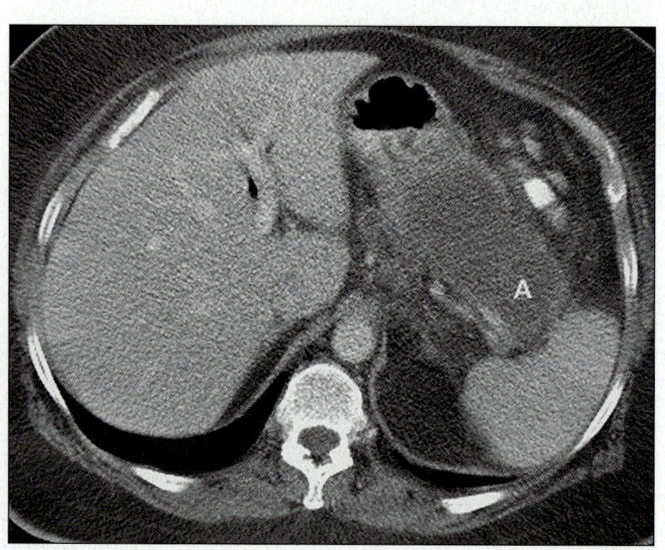

图 50-10　胰腺囊肿（A）。急性中度胰腺炎发作 5 周后病变化脓。培养证实多种细菌微生物感染。此积液经内镜透壁引流法治疗成功。

明确的胰腺炎病史，内镜医师应排除假性囊肿外其他病变的存在[81]。

- 患者是否存在胰腺癌的可能？老年患者患有特发性胰腺炎同时伴随胰腺假性囊肿形成或临床上没有胰腺炎而发生胰腺假性囊肿，应谨慎评估以排除导致胰管梗阻和上行胰管漏的胰腺肿瘤存在的可能[82]。

一旦做出对胰性积液进行内镜介入治疗的决定，则应进行以下的影像和实验室评估：

- 口服和静脉内腹部增强 CT 扫描。可以明确积液的确切部位以及与胃和十二指肠的关系，预测透壁引流的可能性。另外，可评估积液与可能的透壁脉管结构之间的关系。也可看见脾静脉至门静脉周围曲张静脉内血栓形成。积液中非均质的影像表现说明可能存在固体碎屑[75]。
- 凝血参数

  以下影像检查应考虑：
- EUS：在考虑胰性积液引流治疗前进行 EUS 有 2 个原因。首先，EUS可检测胰腺炎发作后胰性积液中固体碎屑的存在，从而可能改变治疗策略。其次，如果内镜医师不确定积液是真正的假性囊肿还是其他非炎症性囊性病变，医师可通过超声造影图像和分析经EUS抽吸的内容物来获得确定的诊断[83]。一旦内镜医师确定病变为胰性积液并决定施行内镜下引流术，EUS可用来引导透壁引流的操作，这将在下一节讨论。
- MRI可用于明确固体碎屑的存在，以确定采用灌洗法还是引流法，这取决于该地专家技术水平和对某种坏死引流法的偏好[75]。

内镜引流法

方法

下面的内镜引流方法可用于治疗没有明显潜在固体碎屑的胰腺积液（坏死），如急性胰腺假性囊肿。胰腺坏死机化的内镜治疗将分别论述。假性囊肿的内镜治疗方法为经乳头引流[84, 85]，透壁引流[86]，或两种方法联合应用[78, 87]。决定用哪一种方式取决于积液与胃或十二指肠之间的解剖学关系、是否与胰管相通和积液的多少。如果胃或十二指肠与积液囊壁不够靠近（CT 显示在 1cm 以内），则不宜施行透壁法。如果积液非常多，与胰管相通，则单独尝试经乳头引流可能导致感染，因为经乳头的引流过程相对较慢且注射造影剂可将细菌和/或真菌带入积液。与腹腔镜胆囊切除术后并发大胆汁瘤的治疗相似，大假性囊肿（> 6cm）的内镜治疗是联合采用经乳头法和透壁法，即经皮引流胆汁瘤和内镜下闭合胆管漏。

经乳头法

如果积液与主胰管相通，内镜下胰腺置管伴或不伴胰管括约肌切开术是一种有效的治疗方法，尤其是对于直径<6cm且其他透壁方法不能引流的积液。支架的近端（指向胰尾）可直接放入积液中或经胰管上行架桥式通过胰漏处（图50-11）。最近的数据表明完全的架桥式支架植入是最好的方法[88]。胰腺支架的直径通常取决于胰管的直径，一般为 7 Fr。

经乳头法较透壁法的优势在于避免了透壁法可能带来的出血或穿孔。劣势在于胰腺支架可能诱发胰管正常的患者（例如急性假性囊肿和分支破裂）形成主胰管瘢痕[89, 90]。

透壁法

胰性积液的透壁引流是穿透胃壁或十二指肠壁放置一个或多个大孔径支架（图50-12）。这种引流方法尚没有标准化的方法，一些作者认为在实施此种引流前需进行 EUS 评估[91]。EUS 引导和非 EUS 引导引流将在下面论述。

超声内镜引导下透壁引流

尽管 EUS 影像在理论上可减少透壁引流胰性积液的相关并发症的发生，但这在前瞻性随机研究中尚未被证实。有2种EUS方式可用于胰性积液的透壁引流[92]。第一种是应用超声内镜确定积液与周围结构的关系并在内镜下标记；退出超声内镜替换为治疗用内镜经积液穿刺进行透壁引流。第二种是直接应用EUS引导进入积液。

EUS引导引流法的早期，报道发现使用第一种方法辨别间位血管不能避免出血并发症的发生[87, 93, 94]。更近期的报道，如 Giovannini 等[95]描述了应用有多普勒治疗通道的内镜对胰性积液进行EUS引导下的完全透壁引流。35名患者（94%）治疗成功，其中32名内镜观察没有外源性压迫。虽然有 1 名患者发生气腹，但没有 1 例发生出血。因此，如果EUS易于提供，应该被用来引导透壁引流。

然而，以下情况下，不借助EUS就不能进行透壁引流：

- CT显示穿刺窗口很小，尤其内镜下没有外压或少见位置（图 50-13）[96]

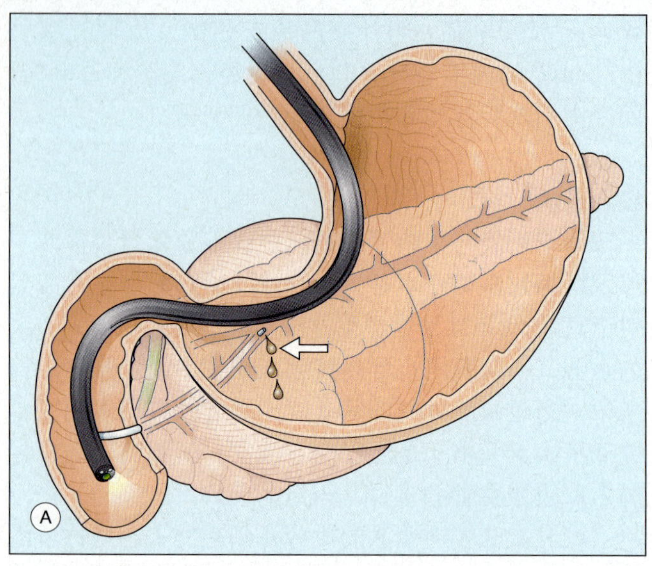

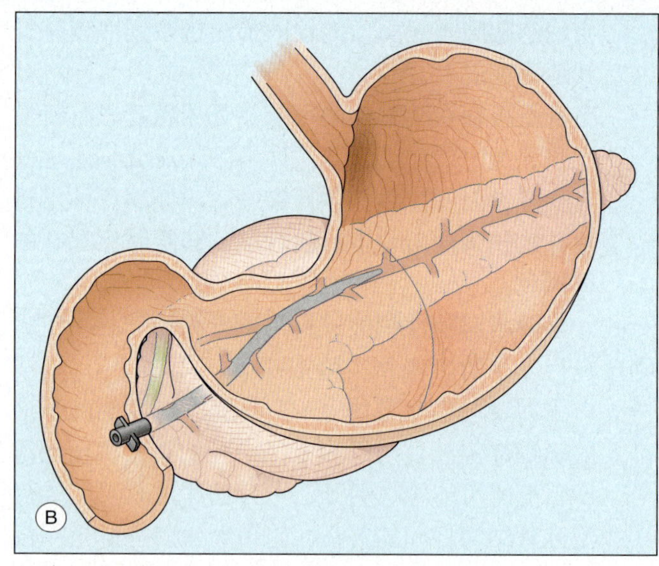

图 50-11 图示经乳头引流胰腺假性囊肿。A. 胰腺造影显示主胰管侧支漏。B. 胰管支架横跨胰漏放置。

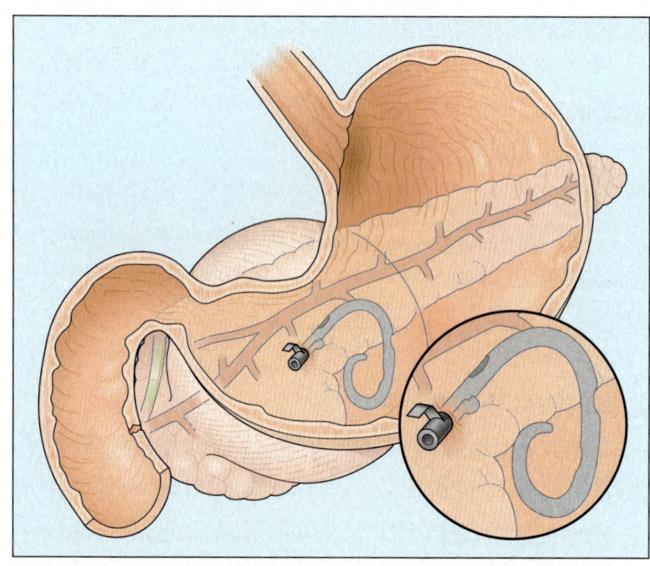

图 50-12 图示透壁支架穿过胃后壁放入胰腺假性囊肿中。

- 临界的无法纠正的凝血功能障碍或血小板减少
- 证实有间位的曲张血管存在
- 应用非 EUS 引导技术透壁进入失败

非超声内镜引导透壁引流

许多内镜医师在内镜下观察到外压最高点时即采用针状电切刀穿入积液腔，操作前可用或不用硬化针来进行定位[97]。一旦进入积液腔就可安全放入导丝，应用扩张球囊扩大透壁通道。大多数内镜医师已经放弃应用括约肌切开扩大透壁通道的方法，以减少出血的危险[98]。

有些内镜医师描述了采用无电凝器的Seldinger技术进行定位，并将大口径针插入积液腔的方法[86]。这种方法更安全，因为如果未成功穿入积液腔（通过抽吸囊液和/或注射不透 X 线的造影剂对比显像证实），单纯撤出针不会产生副作用。同样，如果穿刺时发生出血，如果看到出血吸收或血肿形成，撤出针可以利于血管闭合。内镜下可以立即选择另外的部位进行透壁穿刺。

一旦通过抽吸囊液和/或注射造影剂对比显像证实穿刺成功，则通过针形刀或吸引针放置导丝，并在积液囊中盘曲（图50-14）。应用标准的胆道扩张球囊可使透壁通道扩张到8 mm，可允许放置一个或多个10Fr的双猪尾支架（图50-14）。一个研究组采用Seldinger技术进行透壁穿刺，报道非EUS引导下成功完成胰腺积液透壁穿刺的 43 例（95%），这些患者的损害仅约 3 cm 左右，且内镜下观察没有明显的压迫[86]。

随访

建议在非感染性胰腺假性囊肿内镜引流术后短期口服抗生素治疗。大多数门诊患者不需要住院[99]。如果不出现并发症或无临床病情恶化，应在引流治疗4～6周后进行CT扫描。影像学证实治愈后可经内镜取出内置支架。

胰腺坏死机化

由于需要清除固体物质，胰腺坏死机化的内镜治疗方法不同于其他胰腺积液的引流。通常，经乳头方

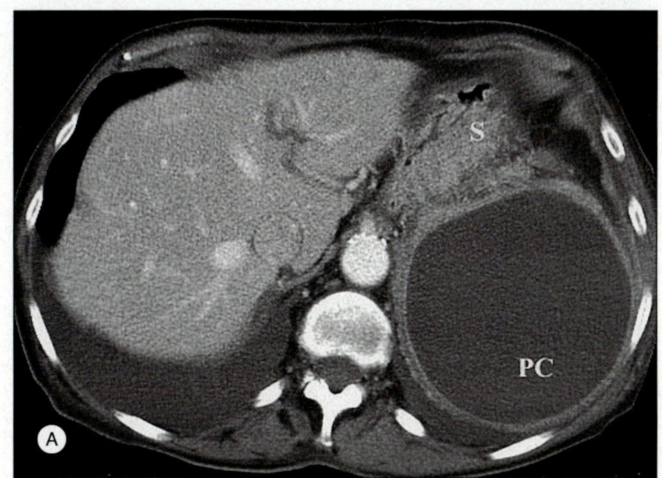

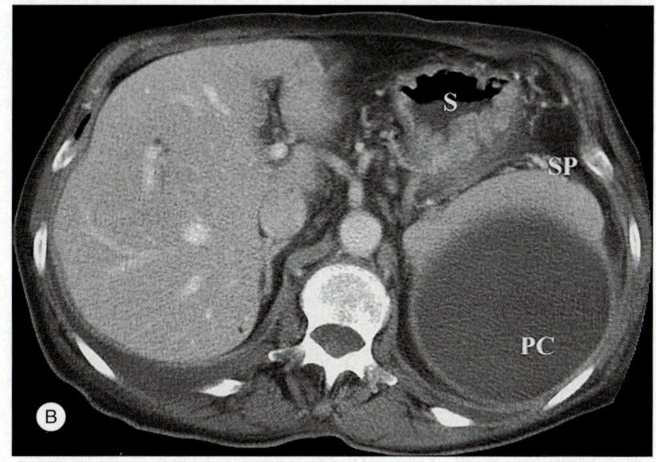

图 50-13 适于 EUS 引流的胰腺假性囊肿。A. CT 扫描显示胰腺假性囊肿（PC）毗邻收缩的胃腔（S）。B. 前面影像下 1cm 处的 CT 扫描。标注脾（SP）。窄窗技术尝试采用非 EUS 引导的透壁引流假性囊肿。

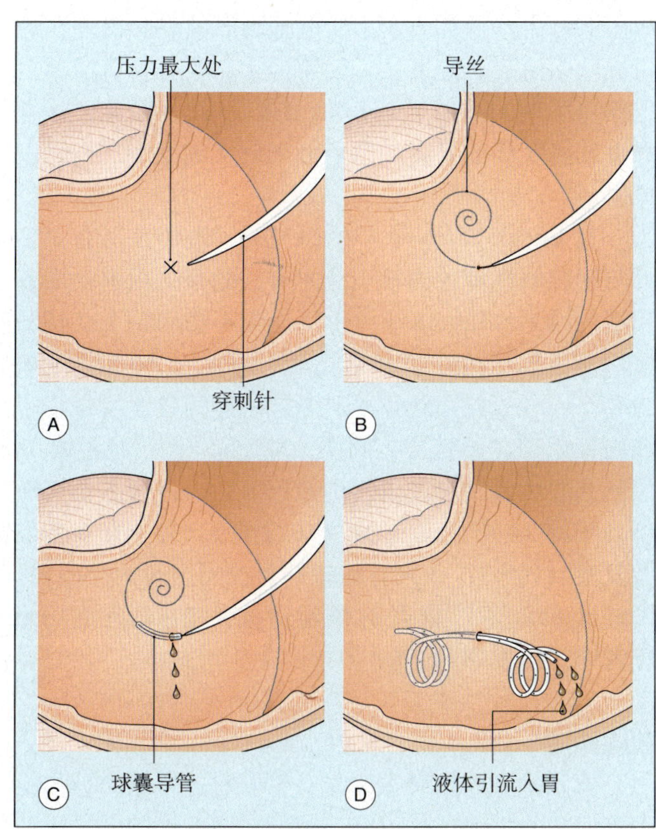

图50-14 胰腺假性囊肿的透壁引流。A. 穿刺针在压力最大处经胃后壁或十二指肠内侧壁穿入。B. 导丝经穿刺针放入并在积液内卷曲。C. 球囊扩张透壁通道。D. 2 个双猪尾支架经胃壁放入胰腺。（Redrawn with permission from Baron TH, Morgan DE: Techniques in Gastrointestinal Endoscopy. Philadelphia, WB Saunders, 1999.）

式不适用于固体碎屑的清除。因此，推荐透壁引流术作为引流这些积液的首选方法。如前所述，透壁进入积液后，在初次内镜治疗时即应扩张胃或十二指肠壁至少达到15 mm。这样可使内镜置管旁的固体碎屑流出。需要采用灌洗系统对固体碎屑进行灌洗。因此，为加强灌洗，需增加 2 个 10 Fr 支架，将 1 个 7Fr 灌洗管放入积液中（标准鼻胆管）（见图 50-3）。开始时，每 2～4h 经引流管加压、迅速注入 200 ml 生理盐水。不耐受鼻囊管和 / 或预期可能需要灌洗数周的患者，可将鼻囊管灌洗替换为经皮内镜下胃造口置管术并放置空肠延伸管于积液腔内（图 50-15）[100]。胃造瘘口也可用于营养补充。

胰腺坏死机化在施行内镜引流前应预防使用抗生素。建议门诊患者在引流后收入院以便进行观察和灌洗。在患者可以耐受进食并可护理灌洗管后就可出院。应用口服抗生素和抗真菌药（例如环丙沙星和氟康唑），持续灌洗，直到CT随访证实积液被消除。每周或每 2 周进行一次 CT 扫描。在积液完全消除后数周经内镜取出内引流管。

并发症

采用内镜引流治疗胰性积液可能引发致命的并发症，列于框50-4中。因此，如果没有外科和介入放射科保驾，不推荐对胰性积液患者实施内镜引流。透壁引流术最严重的并发症是出血和穿孔。出血可采用支持治疗、内镜治疗、外科手术或血管造影栓塞术等[99]。如果经胃壁引流过程中发生穿孔并只限于胃壁（未累及积液腔），假定支架未放置入穿孔处，则可通过非外科手术成功治疗。经鼻胃管吸引术和抗生素的保守治疗可迅速闭合胃壁的穿孔。一些作者认为十二指肠穿孔可应用保守治疗，因为穿孔在十二指肠后[101]，但尚未被证实。

感染的并发症通常发生于液体和 / 或固体碎屑的不恰当引流。如果经乳头内镜引流液化的积液，可更换支架和/或扩大支架，或转换为透壁方式解决感染。同样，如果存在固体物质而在初始治疗时未发现，则可放置灌洗管或转换成透壁引流术解决感染。有时，一些患者需要辅助放置经皮引流管和 / 或灌洗导管来处理感染并发症。在内镜支架植入术中或术后可能发生支架从胃或十二指肠壁脱入积液腔，如果积液腔未完全塌陷且透壁通道仍然开放，则可以通过内镜取出支架。

结果

必须强调的是，迄今为止仍旧没有前瞻性研究资料来比较内镜引流与保守（药物）治疗、经皮引流或外科引流之间的治疗效果。

胰腺假性囊肿

胰腺假性囊肿内镜引流的成功率、复发率和并发症发生率是不一。这可能是因为大多数作者没有使用标准尺度来定义假性囊肿，实施引流的指征也不同，有将急性和慢性假性囊肿混为一谈的倾向，或联合使用经乳头和透壁引流术进行治疗。然而，Beckingham及其同事们[101]在 1997 年对胰腺假性囊肿内镜引流术做了一个极佳的综述，结果82% ~ 89%的病例获得成功引流，并发症发生率为 5% ~ 10%，复发率为 6% ~ 18%。另外，还发现经十二指肠引流与经胃引流相比，假性囊肿的复发率轻度降低。这可能是因为经十二指肠壁的瘘管持续开放，使得主胰管引流通畅的缘故。实际上，我们发现有 1 例胰腺假性囊肿患者在经胃成功引流后迅速复发，使用经十二指肠引流治疗后已获得长期的消退（> 5年）（未发表）。因此，伴有严重胰管疾病的患者如果可能则应实施经十二指肠引流术。

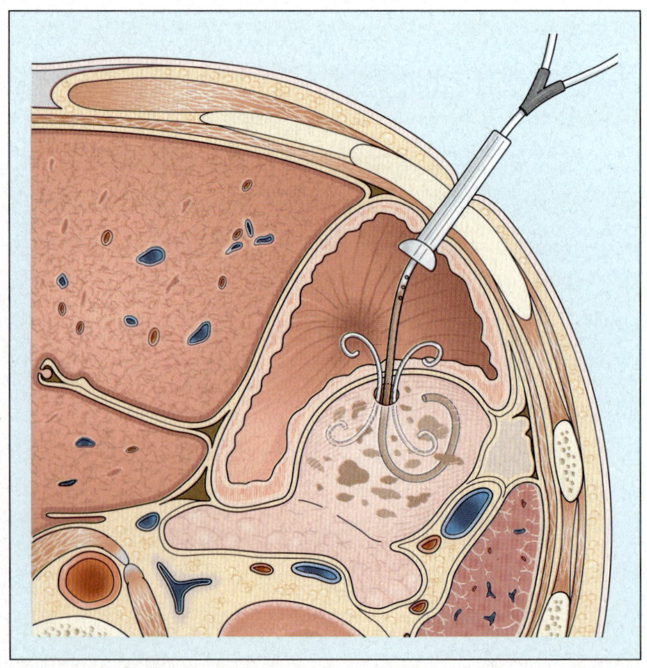

图 50-15 图示内镜下经皮穿过胃后壁胃造口置管和放置空肠延伸管于坏死胰性积液中提供灌洗。(Redrawn with permission from Baron TH, Morgan DE: Endoscopic transgastric irrigation tube placement via PEG for débridement of organized pancreatic necrosis. Gastrointest Endosc 50:574–577, 1999.)

框 50-4 胰性积液内镜治疗的并发症

- 出血
- 穿孔
- 感染
- 胰腺炎
- 镇静并发症
- 误吸
- 支架移位和闭塞
- 胰管损伤

自 Beckingham 等[101]的研究后，近年来又有更多的与胰腺假性囊肿内镜引流术有关的系列报道，均有相似的结果。Libera 等[78]使用经乳头法和经十二指肠壁引流法成功治疗了25名患者，在42 ± 36周复发率为4.2%，并发症发生率为16%，所有的患者均经临床或内镜处理，没有死亡病例。Sharma 等[102]对连续 38 位胰腺假性囊肿患者进行内镜引流后，进行了长期随访（平均 44 个月，从 24 ~ 80 个月）。其中有 6 名患者复发（16%）；3 人有症状并再次经内镜治疗成功。Beckingham 等[103]报道 24 例经透壁引流术治疗成功的患者中，复发率为 7%。

胰腺脓肿

真正的胰腺脓肿很少见，尽管有许多脓肿行内镜引流成功的报道，这可能反映的是假性囊肿感染或坏死。尽管如此，Park等[104]报道了采用透壁引流术引流胰腺脓肿的情况，该方法使用在亚特兰大研讨会制定的严格的标准[8]。11 例脓腔获得成功消除，而没有发生死亡。只有 1 例患者发生自限性出血。

胰腺坏死机化

早期关于内镜引流术成功治疗胰腺坏死机化的报道纳入了11例患者，这些患者胃或十二指肠壁只扩张至 8 mm[55]。其中 10 例使用上述治疗方法成功引流。后来来自同一研究所同一作者的数据显示，43例患者中有 31 人成功获得非手术消除（72%）[99]。有了这些经验，我们改变了引流策略，初始治疗时将透壁引流通道扩张至超过15 mm。结果超过25例采用几乎相同的非手术消除术治疗的患者没有出血或穿孔的并发症出现（未发表的数据）。

内镜引流术的不同结局

近期我们连续回顾了 138 例症状性胰性积液患者内镜治疗后的[99]结局。积液包括胰腺坏死43例、急性假性囊肿 31 例和慢性假性囊肿 64 例。积液最大直径的中位数为 9 cm（3 ~ 27 cm）。

各组间内镜引流术的成功率有一定差异。总共有1138例患者（82%）治疗成功，慢性假性囊肿（92%）比急性假性囊肿（74%）和胰腺坏死（72%）治疗成功率显著更高。并发症更常发生于胰腺坏死（37%），高于急性假性囊肿（19%）或慢性假性囊肿（17%）。同样，慢性假性囊肿患者的住院期更短，而胰腺坏死患者住院时间显著延长。

1138 例成功行内镜引流患者的中位随访时间为 766 天（233 ~ 2122 天），有 113 例患者胰腺积液复发（16%）。胰腺坏死的复发率（29%）显著高于慢性假性囊肿（12%）或急性假性囊肿（9%）。

我们认为各组之间成功率、并发症发生率、复发率和住院期的差异可能是由病理学、病理生理学和病情的严重程度不同所致。胰腺坏死的患者病情趋于更严重，固体碎屑的内镜清除比清除液体效果差。在复发率方面，胰腺坏死患者发生急性胰管破裂时，常导致胰管离断综合征，以致胰头和胰尾不相连[55, 76]，由于存活的胰尾无法引流导致积液复发。急性假性囊肿患者胰管异常的严重程度一般较低，复发率也较低。

除了胰性积液的类型外，内镜医师的经验对于引流的成功率也有一定的影响[105]。未来的前瞻性研究需要评估内镜医师的技术水平，明确能够成功引流积液所需的最少操作次数。

结论

由于临床医师意识的增强和放射影像学的发展，胰腺坏死越来越多地被发现。鉴定胰腺坏死的确很重要，因为存在坏死时急性胰腺炎的并发症发生率和死亡率显著增加。感染性胰腺坏死的治疗主要是依赖于积极的医疗监护，同时应用抗生素和局限性外科手术治疗或采用其他形式的胰腺清创术（框 50-2）。

胰性积液包括不同种类，伴有不同的病理学和病理生理学基础。尽管不适用于每一位患者，胰性积液的各种类型均应接受引流治疗。只要 CT 显示为贴近胃或十二指肠壁的液体积聚或胰腺造影显示积液与主胰管相通则可分别使用透壁法或经乳头法内镜引流。含有大量固体碎屑的积液的内镜治疗需放置灌洗系统来清除固体碎屑。内镜医师认为胰性积液的内镜治疗必须明确积液的类型并除外假性胰性积液，例如囊性肿瘤。如果可能，应用EUS引导下引流，可以在透壁进入胰性积液时，降低诸如出血和穿孔等并发症发生率。内镜技术细节的改进可增加治疗的安全性和有效性，并需要与其他引流方式进行比较研究。

（常虹译　李传凤 黄永辉校）

参考文献

1. Beger HG, Rau B, Mayer J, Pralle U: Natural course of acute pancreatitis. World J Surg 21:130–135, 1997.
2. Tenner S, Banks PA: Acute pancreatitis: nonsurgical management. World J Surg 21:143–148, 1997.
3. Rau B, Uhl W, Buchler MW, Beger HG: Surgical treatment of infected necrosis. World J Surg 21:155–161, 1997.
4. Foitzik T, Klar E, Buhr HJ, Herfarth C: Improved survival in acute necrotizing pancreatitis despite limiting the indications for surgical débridement. Eur J Surg 161:187–192, 1995.
5. Baron TH, Morgan DE: The diagnosis and management of fluid collections associated with pancreatitis. Am J Med 102:555–563, 1997.
6. Banks PA: Practice guidelines in acute pancreatitis. Am J Gastroenterol 92:377–386, 1997.
7. Fogel EL, Sherman S: Acute biliary pancreatitis: When should the endoscopist intervene? Gastroenterology 125:229–235, 2003.
8. Bradley EL 3rd: A clinically based classification system for acute pancreatitis. Arch Surg 128:586–590, 1993.
9. Balthazar EJ, Freeny PC, vanSonnenberg E: Imaging and intervention in acute pancreatitis. Radiology 193:297–306, 1994.
10. Banks PA: Acute pancreatitis: Medical and surgical management. Am J Gastroenterol 89:S78–S85, 1994.
11. Banks PA: Infected necrosis: Morbidity and therapeutic consequences. Hepatogastroenterology 38:116–119, 1991.
12. Imrie CW: Underdiagnosis of acute pancreatitis. Adv Acute Pancreatitis 1:3–5, 1997.
13. Coyle WJ, Pineau BC, Tarnasky PR, et al: Evaluation of unexplained acute and acute recurrent pancreatitis using endoscopic retrograde cholangiopancreatography, sphincter of Oddi manometry and endoscopic ultrasound. Endoscopy 34:617–623, 2002.
14. Clain JE, Pearson RK: Evidence-based approach to idiopathic pancreatitis. Curr Gastroenterol Rep 4:128–134, 2002.
15. Nuutinen P, Kivisaari L, Schroder T: Contrast-enhanced computed tomography and microangiography of the pancreas in acute human

hemorrhagic/necrotizing pancreatitis. Pancreas 3:53–60, 1988.
16. Balthazar EJ, Robinson DL, Megibow AJ, Ranson JH: Acute pancreatitis: Value of CT in establishing prognosis. Radiology 174: 331–336, 1990.
17. Uhl W, Roggo A, Kirschstein T, et al: Influence of contrast-enhanced computed tomography on course and outcome in patients with acute pancreatitis. Pancreas 24:191–197, 2002.
18. Gloor B, Muller CA, Worni M, et al: Late mortality in patients with severe acute pancreatitis. Br J Surg 88:975–979, 2001.
19. Karimgani I, Porter KA, Langevin RE, Banks PA: Prognostic factors in sterile pancreatic necrosis. Gastroenterology 103:1636–1640, 1992.
20. Marotta F, Geng TC, Wu CC, Barbi G: Bacterial translocation in the course of acute pancreatitis: Beneficial role of nonabsorbable antibiotics and Lactitol enemas. Digestion 57:446–452, 1996.
21. Foitzik T, Fernandez-del Castillo C, Ferraro MJ, et al: Pathogenesis and prevention of early pancreatic infection in experimental acute necrotizing pancreatitis. Ann Surg 222:179–185, 1995.
22. Mithofer K, Fernandez-del Castillo C, Ferraro MJ, et al: Antibiotic treatment improves survival in experimental acute necrotizing pancreatitis. Gastroenterology 110:232–240, 1996.
23. Luiten EJ, Hop WC, Lange JF, Bruining HA: Controlled clinical trial of selective decontamination for the treatment of severe acute pancreatitis. Ann Surg 222:57–65, 1995.
24. Luiten EJ, Hop WC, Lange JF, Bruining HA: Differential prognosis of Gram negative versus Gram-positive infected and sterile pancreatic necrosis: Results of a randomized trial in patients with severe acute pancreatitis treated with adjuvant selective decontamination. Clin Infect Dis 25:811–816, 1997.
25. Schmid SW, Uhl W, Friess H, et al: The role of infection in acute pancreatitis. Gut 45:311–316, 1999.
26. Pederzoli P, Bassi C, Vesentini S, Campedelli A: A randomized multicenter clinical trial of antibiotic prophylaxis of septic complications in acute necrotizing pancreatitis with imipenem. Surg Gynecol Obstet 176:480–483, 1993.
27. Ho HS, Frey CF: The role of antibiotic prophylaxis in severe acute pancreatitis. Arch Surg 132:487–493, 1997.
28. Sharma VK, Howden CW: Prophylactic antibiotic administration reduces sepsis and mortality in acute necrotizing pancreatitis: A meta-analysis. Pancreas 22:28–31, 2001.
29. Bassi C, Mangiante G, Falconi M, et al: Prophylaxis for septic complications in acute necrotizing pancreatitis. J Hepatobiliary Pancreat Surg 8:211–215, 2001.
30. Gloor B, Muller CA, Worni M, et al: Pancreatic infection in severe pancreatitis: The role of fungus and multiresistant organisms. Arch Surg 136:592–596, 2001.
31. Gerzof SG, Banks PA, Robbins AH, et al: Early diagnosis of pancreatic infection by computed tomography-guided aspiration. Gastroenterology 93:1315–1320, 1987.
32. Rau B, Pralle U, Mayer JM, Beger HG: Role of ultrasonographically guided fine-needle aspiration cytology in diagnosis of infected pancreatic necrosis. Br J Surg 85:179–184, 1998.
33. Neoptolemos JP, Carr-Locke DL, London NJ, et al: Controlled trial of urgent endoscopic retrograde cholangiopancreatography and endoscopic sphincterotomy versus conservative treatment for acute pancreatitis due to gallstones. Lancet 2:979–983, 1988.
34. Fan ST, Lai EC, Mok FP, et al: Early treatment of acute biliary pancreatitis by endoscopic papillotomy. N Engl J Med 328:228–232, 1993.
35. Folsch UR, Nitsche R, Ludtke R, et al: Early ERCP and papillotomy compared with conservative treatment for acute biliary pancreatitis. The German Study Group on Acute Biliary Pancreatitis. N Engl J Med 336:237–242, 1997.
36. Neoptlemos JP, London NJ, Carr-Locke DL: Assessment of main pancreatic duct integrity by endoscopic retrograde pancreatography in patients with acute pancreatitis. Br J Surg 80:94–99, 1993.
37. Baillie J: Treatment of acute biliary pancreatitis. N Engl J Med 336:286–287, 1997.
38. McClave SA, Snider H, Owens N, Sexton LK: Clinical nutrition in pancreatitis. Dig Dis Sci 42:2035–2044, 1997.
39. Kalfarentzos F, Kehagias J, Mead N, et al: Enteral nutrition is superior to parenteral nutrition in severe acute pancreatitis: Results of a randomized prospective trial. Br J Surg 84:1665–1669, 1997.
40. Windsor AC, Kanwar S, Li AG, et al: Compared with parenteral nutrition, enteral nutrition feeding attenuates the acute phase response and improves disease severity in acute pancreatitis. Gut 42: 431–435, 1998.
41. Yousaf M, McCallion K, Diamond T: Management of severe acute pancreatitis. Br J Surg 90:407–420, 2003.
42. Eatock FC, Brombacher GD, Steven A, et al: Nasogastric feeding in severe acute pancreatitis may be practical and safe. Int J Pancreatol 8:23–29, 2000.
43. DiSario JA, Baskin WN, Brown RD, et al: Endoscopic approaches to enteral nutritional support. Gastrointest Endosc 55:901–908, 2002.
44. Kulling D, Bauerfeind P, Fried M: Transnasal versus transoral endoscopy for the placement of nasoenteral feeding tubes in critically ill patients. Gastrointest Endosc 52:506–510, 2000.
45. Adler DG, Chari ST, Dahl TJ, et al: Conservative management of infected necrosis complicating severe acute pancreatitis. Am J Gastroenterol 98:98–103, 2003.
46. Ramesh H, Prakash K, Lekha V, et al: Are some cases of infected pancreatic necrosis treatable without intervention? Dig Surg 20: 296–300, 2003.
47. Rau B, Pralle U, Uhl W, et al: Management of sterile necrosis in instances of severe acute pancreatitis. J Am Coll Surg 181:279–288, 1995.
48. Mier J, Leon EL, Castillo A, et al: Early versus late necrosectomy in severe necrotizing pancreatitis. Am J Surg 173:71–75, 1997.
49. Rattner DW, Legermate DA, Lee MJ, et al: Early surgical débridement of symptomatic pancreatic necrosis is beneficial irrespective of infection. Am J Surg 163:105–110, 1992.
50. Bradley EL 3rd: Surgical indications and techniques in necrotizing pancreatitis. In Bradley EL 3rd (ed): Acute Pancreatitis: Diagnosis and Therapy. New York, Raven Press, 1994, pp 105–117.
51. Tsiotos GG, Smith CD, Sarr MG: Incidence and management of pancreatic and enteric fistulas after surgical management of severe necrotizing pancreatitis. Arch Surg 130:48–52, 1995.
52. Ho HS, Frey CF: Gastrointestinal and pancreatic complications associated with severe pancreatitis. Arch Surg 130:817–823, 1995.
53. Freeny PC, Hauptmann E, Althaus SJ, et al: Percutaneous CT-guided catheter drainage of infected acute necrotizing pancreatitis: Techniques and results. AJR 170:969–975, 1998.
54. Echenique AM, Sleeman D, Yrizarry J, et al: Percutaneous catheter-directed débridement of infected pancreatic necrosis: results in 20 patients. J Vasc Interv Radiol 9:565–571, 1998.
55. Baron TH, Thaggard WG, Morgan DE, Stanley RJ: Endoscopic therapy for organized pancreatic necrosis. Gastroenterology 111: 755–764, 1996.
56. Baron TH, Morgan DE: Organized pancreatic necrosis: Definition, diagnosis, and management. Gastroenterol Int 10:167–178, 1997.
57. Baron TH, Morgan DE: Acute necrotizing pancreatitis. N Engl J Med 340:1412–1417, 1999.
58. Fenton-Lee D, Imrie CW: Pancreatic necrosis: Assessment of outcome related to quality of life and cost of management. Br J Surg 80:1579–1582, 1993.

59. Fernandez-Cruz L, Navarro S, Castells A, Saenz A: Late outcome after acute pancreatitis: Functional impairment and gastrointestinal tract complications. World J Surg 21:169–172, 1997.
60. Nordback IH, Auvinen OA: Long-term results after pancreas resection for acute necrotizing pancreatitis. Br J Surg 72:687–689, 1985.
61. Bozkurt T, Maroske D, Adler G: Exocrine pancreatic function after recovery from necrotizing pancreatitis. Hepatogastroenterology 42: 55–58, 1995.
62. Angelini G, Pederzoli P, Caliari S, et al: Long-term outcome of acute necrohemorrhagic pancreatitis. A 4-year follow-up. Digestion 30:131–137, 1984.
63. Angelini G, Cavallini G, Pederzoli P, et al: Long-term outcome of acute pancreatitis: A prospective study with 118 patients. Digestion 54:143–147, 1993.
64. Dabrowski A, Gabryelewicz A, Chyczewski L: The effect of platelet activating factor antagonist (BN 52021) on acute experimental pancreatitis with reference to multiorgan oxidative stress. Int J Pancreatol 17:173–180, 1995.
65. Kingsnorth AN, Galloway SW, Formela LJ: Randomized, double-blind phase II trial of Lexipafant, a platelet-activating factor antagonist, in human acute pancreatitis. Br J Surg 82:1414–1420, 1995.
66. Johnson CD, Kingsnorth AN, Imrie CW, et al: Double blind, randomized, placebo controlled study of a platelet activating factor antagonist, lexipafant, in the treatment and prevention of organ failure in predicted severe acute pancreatitis. Gut 48:62–69, 2001.
67. Rogers BH, Cicurel NJ, Seed RW: Transgastric needle aspiration of pancreatic pseudocyst through an endoscope. Gastrointest Endosc 21:133–134, 1975.
68. Hershfield NB: Drainage of a pancreatic pseudocyst at ERCP. Gastrointest Endosc 30:269–270, 1984.
69. Kozarek RA, Brayko CM, Harlan J, et al: Endoscopic drainage of pancreatic pseudocysts. Gastrointest Endosc 31:322–328, 1985.
70. Adkisson KW, Baron TH, Morgan DE: Pancreatic fluid collections: Diagnosis and endoscopic management. Semin Gastrointest Dis 9: 61–72, 1998.
71. Kloppel G: Pathology of severe acute pancreatitis. In Bradley EL 3rd (ed) Acute Pancreatitis: Diagnosis and Therapy. New York, Raven Press, 1994, pp 35–46.
72. Hariri M, Slivka A, Carr-Locke DL, et al: Pseudocyst drainage predisposes to infection when pancreatic necrosis is unrecognized. Am J Gastroenterol 89:1781–1784, 1994.
73. Uomo G, Molino D, Visconti M, et al: The incidence of main pancreatic duct disruption in severe biliary pancreatitis. Am J Surg 176: 49–52, 1998.
74. Baron TH, Morgan DE, Vickers SM, et al: Organized pancreatic necrosis: Endoscopic, radiologic, and pathologic features of a distinct clinical entity. Pancreas 19:105–108, 1999.
75. Morgan DE, Baron TH, Smith JK, et al: Pancreatic fluid collections prior to intervention: Evaluation with MR imaging compared with CT and US. Radiology 203:773–778, 1997.
76. Kozarek RA: Endotherapy for organized pancreatic necrosis: Perspectives on skunk-poking. Gastroenterology 111:820–822, 1996.
77. Yeo CJ, Bastidas JA, Lynch-Nyhan A, et al: The natural history of pancreatic pseudocysts documented by computed tomography. Surg Gynecol Obstet 170:411–417, 1990.
78. Libera ED, Siqueira ES, Morais M, et al: Pancreatic pseudocysts: Transpapillary and transmural drainage. HPB Surg 11:333–338, 2000.
79. Boggi U, Candio G, Campatelli A, et al: Nonoperative management of pancreatic pseudocysts. Problems in differential diagnosis. Int J Pancreatol 25:123–133, 1999.
80. Baron TH, Morgan DE, Vickers SM: Endoscopic transgastric drainage of a lymphocele. Gastrointest Endosc 48:309–311, 1998.
81. Beckingham IJ, Krige JE, Bornman PC, et al: Endoscopic management of pancreatic pseudocysts. Br J Surg 84:1638–1645, 1997.
82. Itai Y, Moss AA, Goldberg HI: Pancreatic cysts caused by carcinoma of the pancreas: A pitfall in the diagnosis of pancreatic carcinoma. J Comput Assist Tomogr 6:772–776, 1982.
83. Brugge WR: The role of EUS in the diagnosis of cystic lesions of the pancreas. Gastrointest Endosc 52:S18–S22, 2000.
84. Barthet M, Sahel J, Bodiou-Bertei C, et al: Endoscopic transpapillary drainage of pancreatic pseudocysts. Gastrointest Endosc 42:208–213, 1995.
85. Catalano MF, Geenen JE, Schmalz MJ, et al: Treatment of pancreatic pseudocysts with ductal communication by transpapillary pancreatic duct endoprosthesis. Gastrointest Endosc 42:214–218, 1995.
86. Monkemuller KE, Baron TH, Morgan DE: Transmural drainage of pancreatic fluid collections without electrocautery using the Seldinger technique. Gastrointest Endosc 48:195–200, 1998.
87. Binmoeller KF, Seifert H, Walter A, et al: Transpapillary and transmural drainage of pancreatic pseudocysts. Gastrointest Endosc 42: 219–224, 1995.
88. Telford JJ, Farrell JJ, Saltzman JR, et al: Pancreatic stent placement for duct disruption. Gastrointest Endosc 56:18–24, 2002.
89. Kozarek RA: Pancreatic stents can induce ductal changes consistent with chronic pancreatitis. Gastrointest Endosc 36:93–95, 1990.
90. Smith MT, Sherman S, Ikenberry SO, et al: Alterations in pancreatic ductal morphology following polyethylene pancreatic stent therapy. Gastrointest Endosc 44:268–275, 1996.
91. Fockens P, Johnson TG, van Dullemen HM, et al: Endosonographic imaging of pancreatic pseudocysts before endoscopic transmural drainage. Gastrointest Endosc 46:412–416, 1997.
92. Chak A: Endosonographic-guided therapy of pancreatic pseudocysts. Gastrointest Endosc 52:S23–S27, 2000.
93. Smits ME, Rauws EA, Tytgat GN, et al: The efficacy of endoscopic treatment of pancreatic pseudocysts. Gastrointest Endosc 42:202–207, 1995.
94. Norton ID, Clain JE, Wiersema MJ, et al: Utility of endoscopic ultrasonography in endoscopic drainage of pancreatic pseudocysts in selected patients. Mayo Clin Proc 76:794–798, 2001.
95. Giovannini M, Pesenti C, Rolland AL, et al: Endoscopic ultrasound-guided drainage of pancreatic pseudocysts or pancreatic abscesses using a therapeutic echo endoscope. Endoscopy 33:473–477, 2001.
96. Baron TH, Wiersema MJ: EUS-guided transesophageal pancreatic pseudocyst drainage. Gastrointest Endosc 52:545–549, 2000.
97. Howell DA, Holbrook RF, Bosco JJ, et al: Endoscopic needle localization of pancreatic pseudocysts before transmural drainage. Gastrointest Endosc 39:693–698, 1993.
98. Etzkorn KP, DeGuzman LJ, Holderman WH, et al: Endoscopic drainage of pancreatic pseudocysts: Patient selection and evaluation of the outcome by endoscopic ultrasonography. Endoscopy 27:329–333, 1995.
99. Baron TH, Harewood GC, Morgan DE, Yates MR: Outcome differences after endoscopic drainage of pancreatic necrosis, acute pancreatic pseudocysts, and chronic pancreatic pseudocysts. Gastrointest Endosc 56:7–17, 2002.
100. Baron TH, Morgan DE: Endoscopic transgastric irrigation tube placement via PEG for débridement of organized pancreatic necrosis. Gastrointest Endosc 50:574–577, 1999.
101. Beckingham IJ, Krige JE, Bornman PC, et al: Endoscopic management of pancreatic pseudocysts. Br J Surg 84:1638–1645, 1997.
102. Sharma SS, Bhargawa N, Govil A: Endoscopic management of pancreatic pseudocysts: A long-term follow-up. Endoscopy 3:203–207, 2002.

103. Beckingham IJ, Krige JE, Bornman PC, et al: Long term outcome of endoscopic drainage of pancreatic pseudocysts. Am J Gastroenterol 94:71–74, 1999.
104. Park JJ, Kim SS, Koo YS, et al: Definitive treatment of pancreatic abscess by endoscopic transmural drainage. Gastrointest Endosc 55:256–262, 2002.
105. Harewood GC, Wright CA, Baron TH: Impact on patient outcomes of experience in the performance of endoscopic pancreatic fluid collection drainage. Gastrointest Endosc 58:230–235, 2003.

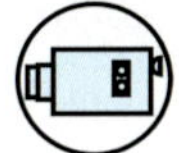

急性复发性胰腺炎 51

Adam Slivka

急性复发性胰腺炎的检查评估 786
胰腺分裂 786
引言 786
流行病学 787
发病机制 787
诊断 788
临床表现和治疗 788
并发症 790
胆管微小结石 790
引言 790
流行病学 790
发病机制 791
诊断 791
治疗 791
Oddi 括约肌功能障碍 791
引言 791
壶腹和胰腺恶性肿物 792
胆总管囊肿 792
壶腹周围十二指肠憩室 793
环形胰腺 793
遗传因素 793
引言 793
遗传性胰腺炎 794
热带胰腺炎 795
囊性纤维化 795
自身免疫性胰腺炎 795
乳糜泻 796
致谢 796

80%的急性胰腺炎由胆石症或急、慢性酒精摄入所致[1,2]。但在没有胆石或饮酒的情况下，就必须考虑到许多其他已经明确和公认的导致该病的原因，这些病因均可以导致急性胰腺炎反复发作[3]。急性复发性胰腺炎（acute relapsing pancreatitis, ARP）特指那些胰腺炎首次发作病因未明又再发者。根据为预防复发所采用的药物治疗或对内镜治疗是否有效，对 ARP 的病因进行分类（见表 51-1）。本章主要讨论对内镜治疗有效的 ARP 的病因学。同时，我们对导致 ARP 的遗传因素、自身免疫性 ARP 和乳糜泻相关性 ARP 的最新研究进展进行了概述。对于遗传因素所导致的胰腺炎，内镜治疗常仅限于慢性胰腺炎（chronic pancreatitis, CP）并发症的治疗，这部分内容将在第 52 章中论述。如要全面了解 ARP 的病因学，建议读者阅读 Somogyi 等[4]的综述性文章。

对胰腺炎首次发作患者的初始资料进行评估有助于明确病因，这一评估是根据疾病的严重程度、导致患者出现临床症状的特殊环境和患者的人口学特征得出的。该评估不但包括所有急性胰腺炎患者核心的共性特征，也包括那些个体患者的不同特点，但评估必须在严格与合理之间反映一定的平衡 。

翔实的病史是初步评估中最重要的部分。需要获得的信息包括既往饮酒史、详细的用药史、提示胆源性病因的餐后症状发作、提示恶性肿瘤的副现象、家族史、相关的自身免疫或代谢性疾病及创伤史。查体则可能发现提示有高脂血症的黄色瘤或黄色斑、酒精性肝病体征或来源于甲状旁腺的颈部包块。应采用实验室检查并选择使用影像学检查进一步证实或排除我们通过询问病史及查体所做出的病因判断，以进行针

表 51-1　急性复发性胰腺炎的公认病因

药物治疗	内镜／手术治疗
酒精	环形胰腺
自身免疫	胆石／微小结石病
乳糜泻	胆总管囊肿
药物引起	胰腺分裂
遗传因素	胰腺和壶腹部肿瘤
• 遗传性胰腺炎	壶腹周围憩室
• CFTR 突变	Oddi 括约肌功能障碍
• SPINK 突变	
• 热带胰腺炎	
高钙血症	
高脂血症	
感染性	
血管性	

对性治疗。通过详细的病史采集和查体、常规血生化检查包括肝损伤检查、校正的或离子化的血钙水平和甘油三酯水平及经腹超声或 CT 能够发现 70%～90% 胰腺炎患者的病因[2,5,8]。经腹超声对年龄小于 40 岁的年轻患者可能已足够，但对于可能患有胰腺或壶腹部肿瘤的ARP老龄患者，建议采用腹部CT检查[9,10]。如果对首次发作的胰腺炎患者没能进行详细充分的检查评估和针对性治疗，超过半数的患者将再次发作或进展为CP[5,11]。例如对于胆石性胰腺炎患者的急性发作及预防其复发的治疗方法应包括内镜下括约肌切开(endoscopic sphin-cterotomy，ES）胆管取石术和腹腔镜胆囊摘除术[6,7]。未得到以上针对性治疗患者胰腺炎复发率为 33%～66%[8,11-13]。

急性复发性胰腺炎的检查评估

如果患者首次发作胰腺炎的病因未能找到，则可在随后再次发作时通过更加仔细的评估，使约 2/3 该类患者的病因得以明确。这一评估应根据患者的不同情况从相应的血液检查开始，随后可进行MRI/MRCP或超声内镜（endoscopic ultrasonography，EUS）检查，直至最终的 ERCP 检查。在采取每项侵入性检查之前，应仔细评估该项检查可能给患者带来的益处及并发症，同时与患者充分沟通。

在经过初始评估未能明确急性胰腺炎的病因后，ERCP 检查可以揭示其中约 70% 患者的病因[5,14]。尽管部分专家提倡在所有胰腺炎患者首次发作后均行ERCP检查，但大部分专家仍认为在原因不明的重症胰腺炎发作后或复发时进行此项检查才是合理的[15,16]。诊断和治疗胆道小结石病、Oddi括约肌功能障碍(sphincter of Oddi dysfunction, SOD）和胰腺分裂是该项检查的独特优势，而以上三种疾病恰是 ARP 患者的最常见病因。ERCP检查也可以发现导致ARP的不常见原因，包括胰腺和壶腹部肿瘤、十二指肠憩室、胰管（pancreatic duct, PD）狭窄或结石及先天性解剖异常（如胆总管囊肿、环形胰腺、胰胆管汇流异常）等。

根据指征及操作者熟练程度的不同，ERCP 检查可以导致 3%～20% 的患者罹患术后胰腺炎[17,18]，因此它是一种有风险的检查。急性胰腺炎常发生于诊断性 ERCP 术后，与其他检查指征（特别是胆管结石）相比，尤其是诊断和治疗 SOD 时 ERCP 风险较高[19]。其他危险因素包括多次或高压下向 PD 内注入造影剂、介入治疗、有胰腺炎病史及术者经验不足[20]等。有医疗中心报道在其 5 年内收治的 279 例急性胰腺炎患者中，4% 的患者是ERCP术所致[21]。但在ERCP相关胰腺炎亚组的 11 例患者中有 3 例死亡。

因为ERCP的高风险，许多中心已用MRCP替代了诊断性ERCP[22]。通过使用加强的T2加权成像，可以使胆胰管内的液体产生类似于内镜下胰胆管造影所呈现的影像。MRCP可以准确地发现胆总管结石[23,24]，它在ARP诊断中的作用包括发现解剖异常，如胰腺分裂（图51-1）、胆总管囊肿、环形胰腺及胰胆管汇流异常等[24,27]。但是由于通过ERCP检查可以观察壶腹部、获取组织及胆汁标本及进行 Oddi 括约肌测压（sphincter of Oddi manometry, SOM），因此它仍被用于对 ARP 进行诊断性评价。

EUS 的应用次数已超过了传统腹部超声，因为它的影像质量不会受到肠内气体的干扰，因此与传统超声检查相比，EUS 在诊断胆石症时更加敏感和特异[28,30]。已经证明EUS在诊断胆总管结石上的准确性等同于ERCP[31]，EUS在诊断胆系疾病（包括胆囊小结石病和胆泥[32,33]，图 51-2）的阳性预测值约为98%[14]。必要时可通过EUS观察胰腺[34-38]，它是发现胰腺癌和对胰腺癌进行局部分期的最准确技术[39,40]。EUS 对发现胰实质及胰管的改变也有价值[38,39]。在一项研究中，168 例 ARP 患者通过多项诊断性检查发现了可以解释患者疾病的一个病因，这些检查方法包括 ERCP、胆汁晶体分析、外科手段及医学随访等，EUS 检查正确地识别出了其中 155 例患者的病因。EUS 在发现胰腺分裂[41]、SOD[42]及胰胆管汇流异常[43]方面也有作用，但在明确EUS在诊断该类疾病的作用及特点之前尚需更多的数据。因与ERCP相比EUS同样具有临床价值高、并发症发生率低的优点，因此早期EUS检查被用于 ARP 的评估。但到目前为止，对 EUS 在 ARP 诊断流程中的确切位置尚未达成一致。

我们在常规实验室检查阴性后可以采取的进一步检查包括针对遗传性胰腺炎（hereditary pancreatitis，HP）和囊性纤维化（cystic fibrosis，CF）的遗传学检查及自身免疫标志物检测。因为没有治疗胰腺炎急性发作的特殊疗法，因此ARP患者的主要诊治方法是寻找病因并采取措施阻止其再次发作。

胰腺分裂

引言

胰腺分裂是指胚胎器官形成时产生两套胰管系统（背侧胰管和腹侧胰管），并分别从两个十二指肠乳头

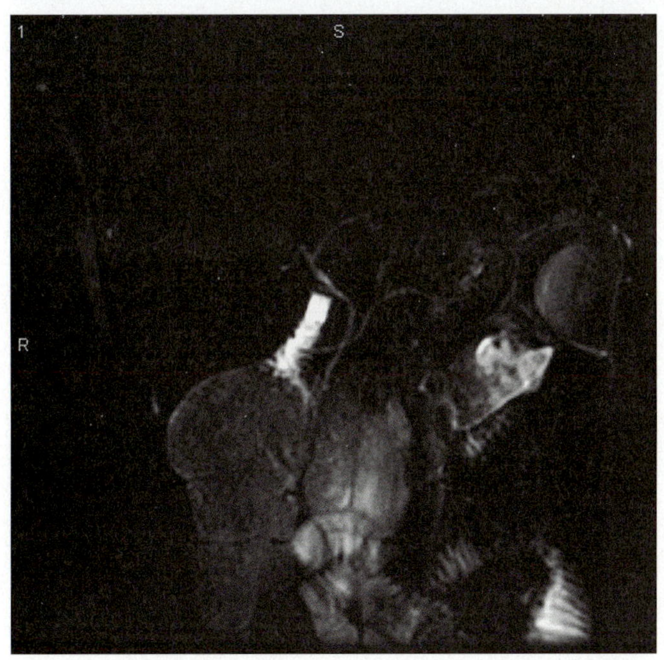

图 51-1 一例急性复发性胰腺炎患者的 MRCP 显示为胰腺分裂。清楚显示背侧胰管跨过胆管并进入副乳头区域。腹侧胰管未见，CBD 正常。

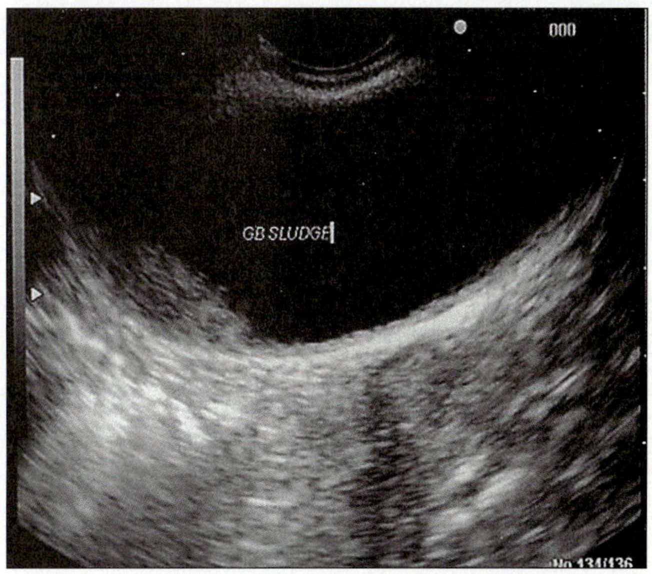

图51-2 对一例急性复发性胰腺炎且腹部超声正常的患者，应用凸面线阵型超声内镜发现胆囊内胆泥。(Photograph courtesy of Dr. Kevin McGrath, University of Pittsburgh Medical Center.)

引流的先天性解剖异常，背侧胰管和腹侧胰管彼此不融合。较小的腹侧胰管系统通过主乳头引流，而主要的背侧胰管系统通过副乳头引流（图51-1）。不完全胰腺分裂是指背侧胰管和腹侧胰管之间有细线样的胰管相沟通，当该类患者有症状时，其处理方法类似于完全性胰腺分裂（图 51-3）。

流行病学

胰腺分裂是最常见的胰腺先天性结构异常，尸检发现发病率约为 7% ~ 14%[44,46]。ERCP 检查发现胰腺分裂的几率变化很大（2.7% ~ 7.5%），这主要取决于受检人群及术者对完全性胰管显影的追求程度。据报道胰腺分裂在亚洲人和黑人中少见，分别为 1% ~ 2%[47]和 2%[48]。对于胰腺分裂的临床意义，目前仍存在很大的争议。尽管有评估发现不到 5% 的胰腺分裂患者最终会产生胰腺症状，但专家认为它与ARP、CP及腹痛相关[49-51]。因胰腺炎行胰腺造影术的患者患胰腺分裂的几率明显高于那些行ERCP检查而无意中使胰管显影的患者或不明原因的慢性腹痛患者[52]。表51-2 总结了几个针对胰腺炎和胰腺分裂的较大型 ERCP 系列研究。鉴于胰腺分裂在人群中的流行情况，应在将ARP的原因归咎为此之前，首先寻找已知的其他导致胰腺炎的原因并予以排除。

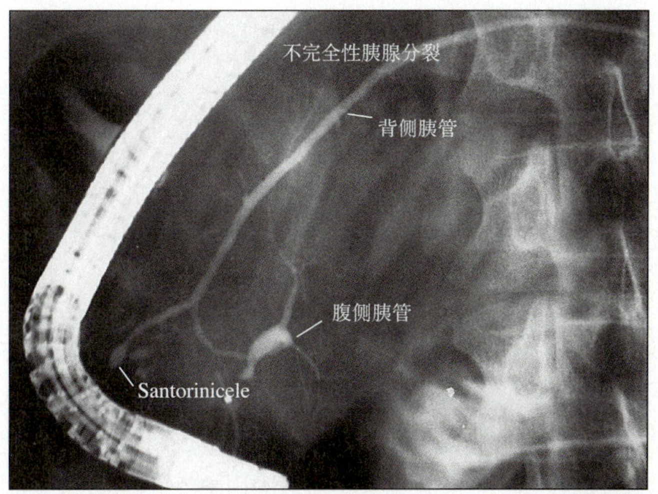

图51-3 急性复发性胰腺炎患者的ERCP证实为不完全性胰腺分裂。腹侧和背侧胰管（箭头）由一小分支连接。背侧胰管的最远端部分显示一囊袋状结构（santorinicele）。内镜副乳头切开术对该患者有效。

发病机制

因为胰腺外分泌液的引流主要通过孔径细小的副乳头进行，所以推测部分患者因流经此细孔的阻力增加而导致背胰管高压，出现临床症状[53-56]。背侧胰管压力增高也使胰腺更易受到酒精和药物的损伤[57,58]。所以，各种旨在降低胰液通过副乳头阻力的外科或内镜手段均有报道，但效果不一。

表 51-2 有关胰腺分裂及其相关急性复发性胰腺炎发生率的报道

作者	ERCP 检查数	胰腺分裂发生率（%）	因特发性胰腺炎行 ERCP 术所占比例（%）
Cotton（1980）[48]	810	5.8%	25.6%
Sugawa et al（1987）[76]	1529	2.7%	2.4%
Delhaye et al.(1985)[207]	5333	5.7%	5.3%
Bernard et al.(1990)[47]	1825	7.5%	50%
Burtin et al.(1991)[208]	1049	5.9%	12%

ERCP，内镜逆行胰胆管造影术。

诊断

ERCP 仍然是诊断胰腺分裂的金标准。呈树枝状的细小腹侧胰管像强烈提示胰腺分裂的存在。应注意胰管堵塞的患者造影可能类似于胰腺分裂。可通过副乳头插管并向背胰管注入造影剂以证实诊断（录像 51-1）。副乳头常位于主乳头近端 2cm，并距主乳头中线 2cm 处。在保持十二指肠镜的长镜状态时最易观察，且不需缩短位于胃大弯的环。但偶尔无法识别出副乳头。ERCP检查时静脉内注入促胰液素（0.2U/kg）可以促进胰液的分泌而有助于对副乳头位置的识别(可见副乳头处有清亮的液体“喷溅”入十二指肠)[59]。有人建议在静脉注入促胰液素前在壶腹周围黏膜涂布亚甲蓝，这有助于对副乳头的识别[60]。

副乳头插管可能困难，目前已发展出多种锥形的或尖部为金属的导管和乳头切开刀（图 51-4）。

我认为只有当诊断已经提前明确时，进行副乳头插管才是最佳选择。这需要无创诊断方法以避免反复行 ERCP检查。MRCP最适于达到这一目的。在MRCP检查时静脉注入促胰液素有助于胰管的显像[61,62]。通过CT 或 EUS 检查可能做出本病的诊断（图 51-5），但不明确这些方法诊断的准确性。

临床表现和治疗

对于有症状的胰腺分裂患者，早期的治疗方法是外科手术。起初的术式是经十二指肠主乳头及副乳头成形术并胆囊切除术，目的是降低胰液流出道的阻力。最近，经十二指肠副乳头括约肌切开术或仅行副乳头括约肌成形术[63]已渐成为外科治疗的可选择方法。ARP 的临床表现、是否存在副乳头狭窄（可通过手术或ERCP检查时背胰管造影剂排出延迟发现）及阳性的超声促胰液素试验仍然是判断疗效的最佳预测因子[64]。

为避免剖腹手术，目前已有多种内镜治疗技术应用于胰腺分裂相关症状的治疗。这些技术包括副乳头扩张、支架植入及括约肌切开术等。副乳头支架植入技术的过程包括选择性背侧胰管插管、导丝引导下用推送套管推入专为胰腺设计的支架（录像51-1）。这些塑料支架的直径从 3 ~ 10Fr 不等（图 51-6）。直径较大的支架（7Fr和10Fr）用于胰管扩张和/或慢性胰腺炎患者。直径≥ 5Fr 的胰管支架有多个侧孔，以便引流分支胰管的胰液，它们外部有侧翼或猪尾样结构以防支架内移位。一些支架的插入端有倒刺以防支架外移位。尽管大部分专家建议直径 5 ~ 7Fr 的支架应 4 ~ 8 周更换一次，但更换支架的次数、周期及必要性尚未确立。

可通过导管扩张器或水囊扩张来达到使副乳头扩张的目的。导管扩张器的直径从 5 ~ 10Fr 不等，可通过预先置入的导丝推送入背侧胰管。尽管球囊的直径

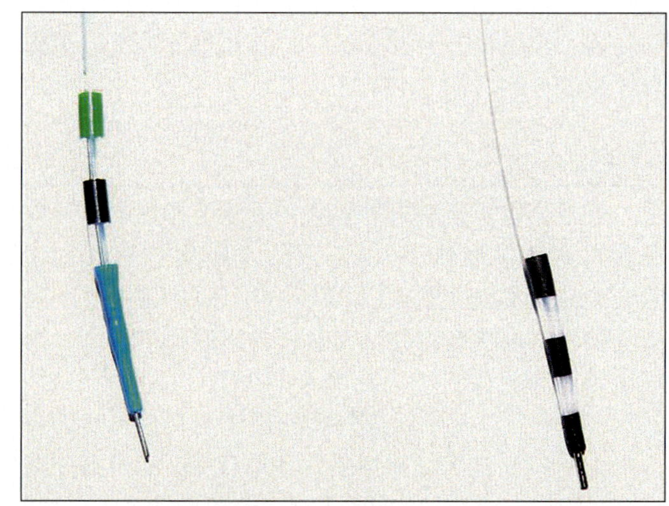

图51-4 用于副乳头插管的导管有多种，上图显示其中两种。左侧的 ERCP 导管（Microvasive/ Boston Scientific, Watertown, MA）为远端头侧呈椎状变细达3Fr的导管。一0.018 英寸导丝（Roadrunner, Wilson Cook Medical, Winston Salem, NC）可通过导管，并保持头端突起几毫米以方便副乳头插管。附件可被固定在导管的近末端，并可同时注射造影剂。右侧为一种金属头导管（ERCP-LP-23-Lehman, Wilson Cook Medical, Winston Salem, NC），可用于副乳头插管和造影，但导丝不能通过这种导管。

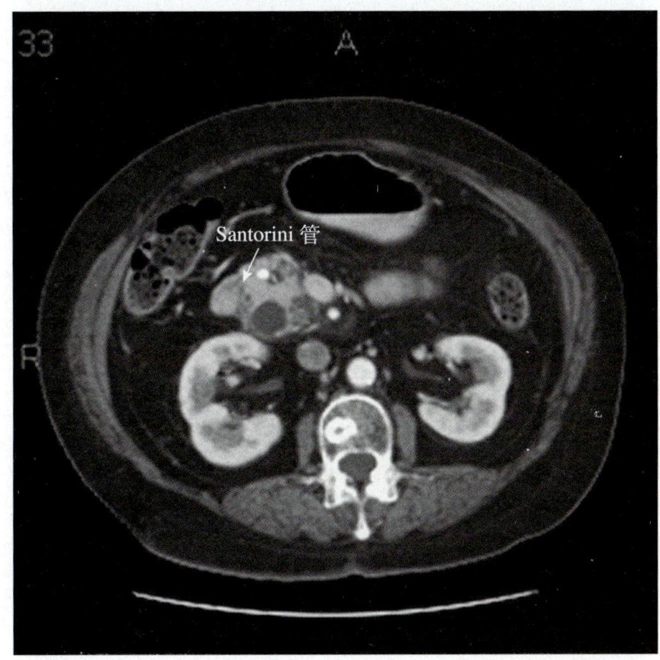

图51-5　该急性复发性胰腺炎患者的CT显示慢性胰腺炎和胰腺分裂。所见Santorini管（箭头）汇入副乳头区域。一大结石在Santorini管嵌顿，其近端的背侧胰管扩张。下方可见胰实质内假性囊肿。该患者予以副乳头切开、临时支架、球囊扩张和取石治疗。

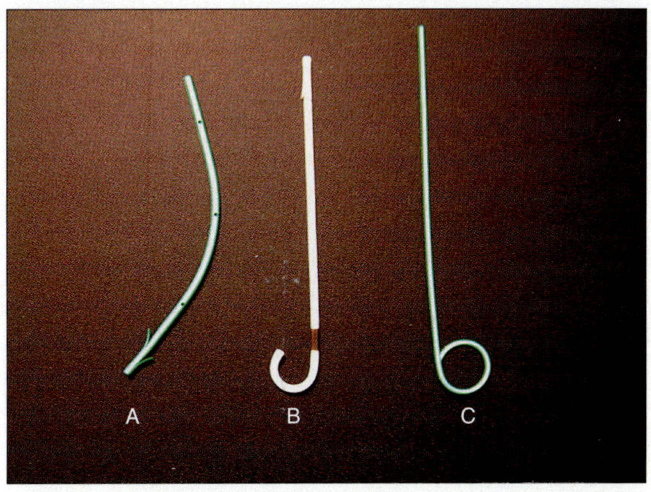

图51-6　可将各种支架植入胰管以治疗症状性胰腺分裂和预防ERCP术后胰腺炎。支架A是Geenen胰管支架（Wilson Cook Medical, Winston Salem, NC）。直径5Fr，仅有一个外侧的侧翼，多数情况下在植入后的几天自行脱落。这种支架的一种变形是带有内侧翼，在植入后可留置更长时间。支架B是Freeman胰管Flexi型支架（Hobbs Medical, Stafford Springs, CT）。这是一种硅化橡胶软支架，带一个内侧翼防止外移位，以及外侧猪尾防止内移位。图中支架直径为5Fr。与Geenen支架一样，有多个侧孔。支架C是Zimmon胰管支架（Wilson Cook Medical, Winston Salem, NC）。此3Fr支架，有外侧猪尾防止内移位。无侧孔，多数情况下可于植入数天后自行脱落。

有多种变化，但对于扩张副乳头这一惟一目的而言，直径4mm的导丝引导球囊是能够得到的最小商品化设备。除非同时存在慢性胰腺炎需要进一步治疗（如取石或狭窄扩张；见第52章），一般无需使用直径更大的球囊。

副乳头括约肌切开有两种技术：标准牵拉式乳头括约肌切开术（录像51-1）和支架引导下针刀括约肌切开术。带有辫子形或单一切割钢丝的牵拉式乳头切开刀，可用于完成牵拉式乳头括约肌切开术。胰管内乳头切开刀的前端常引导导丝指向12点～2点的方向，切开的长度随副乳头隆起的大小而不同，一般为5mm。有人建议在操作时仅单纯采用纯电切电流，以防止烧灼胰实质而导致流出道狭窄。一般建议在切开后暂时留置一胰管支架，已表明该方法可以减少主乳头括约肌切开术后发生术后胰腺炎的风险[65,66]。针形刀技术包括在背侧胰管中插入一胰管支架，以该支架作为引导将乳头切开约5mm。支架在乳头切开后会暂时保留以降低ERCP术后胰腺炎发生的风险。单独副乳头扩张的效果尚无对照研究结果，但该方法已和支架植入并用于该病的治疗。

将胰腺分裂患者区分为无症状和有症状者有助于决定是否治疗并预测疗效（表51-3）。已有2项评估胰腺分裂患者内镜治疗的前瞻性随机对照试验。一项研究评估了副乳头支架植入对胰腺分裂和ARP患者的疗效，发现90%患者的支架可成功发挥作用并平均维持29个月[64]。第二项试验评估了副乳头括约肌切开术对伴有慢性腹痛的胰腺分裂患者的疗效，发现有44%的患者症状获得缓解[67]。一系列有关背侧胰管支架植入和副乳头括约肌切开术的研究结果（表51-3）[68－71]显示，胰腺分裂患者中症状改善和/或ARP不再复发者占70%～80%。但这些研究因患者群体不同、随访情况不同及缺乏对照而存在缺憾。在这些疾病中，我们的观点是，ARP治疗效果最好，慢性腹痛患者次之，合并慢性胰腺炎者效果差。在治疗选择上，目前大多数专家支持在背侧胰管植入支架基础上行副乳头括约肌切开术。

内镜治疗（支架、扩张和/或括约肌切开术）的总体成功率类似外科括约肌成形术的效果。尽管有文献报道ES后再狭窄的患者在行外科括约肌成形术后同样会再次狭窄，但外科文献报道的术后乳头再狭窄发生率似乎低于内镜副乳头括约肌切开术[72]。因内镜治疗可以避免剖腹手术，因此似更宜作为首选方法。

表 51-3 胰腺分裂患者内镜治疗结果

	研究		平均随		症状缓解					
作者	设计	例数	访（月）	介入	NP	AR	CP	CAP	再狭窄	慢性胰管变化
Russell 等（1984）[54]	回顾性	5	8	MES	1/5				未提供	
Soehendra 等（1986）[209]	回顾性	6	3	MES		2/2	4/4		未提供	
Liquory 等（1986）[210]	回顾性	8	24	MES		5/8			3/8	
McCarthy 等（1988）[68]	回顾性	19	6～36	支架	17/19					2/19
Prabhu 等（1989）[69]	回顾性	18	12～60	支架		15/18				NS
Siegel 等（1990）[70]	回顾性	31	24	支架	26/31					NS
Lans 等（1992）[211]	RCT	10（9 个对照）	29	支架		9/10				0/10
Sherman 等（1994）[67]	RCT	16（17 个对照）	25	MES				7/16	未提供	
Lehman 等（1993）[75]	回顾性	52	20	MES		13/17	3/11	6/24	10/18	
Coleman 等（1994）[71]	回顾性	34	23	支架		7/9	12/20	2/5	未提供	NS
Kozarek 等（1995）[144]	回顾性	39	26	MES 和 / 或支架		11/15	6/19	1/5	3/26	10/39
Boerma 等（2000）[212]	Prosp	16	51	支架			5/16			NS
Ertan （2000）[213]	Prosp	25	24	支架		19/25				21/25
Heyries 等（2002）[214]	Prosp	24	39	MES 或支架		22/24	NS			16/16

ARP，急性复发性胰腺炎；CAP，慢性腹痛；CP，慢性胰腺炎；MES，副乳头内镜括约肌切开术；NS，不明显；Prosp 前瞻性无对照试验；RCT，随机对照试验。

尽管副乳头 ES 的短期成功率可能与外科括约肌成形术类似，但在提供更有力的有关治疗方法选择和费用效益比的建议之前，需要长期随访和比较性试验。

并发症

支架植入的并发症包括急性胰腺炎；导致胰管形态学改变，其中许多改变可能是不可逆的[73]；支架堵塞或移位；胰管穿孔；反复支架植入。已报道的副乳头ES的并发症包括出血、穿孔和胰腺炎等，它们的发生类似于主乳头 ES[74]。Lehman 及其同事[75]报道副乳头 ES 并发症的发生率为 15%，主要是轻度胰腺炎。据报道再狭窄的发生率为 5%～10%[76]。

胆管微小结石

引言

胆管微小结石有多种名称，包括胆泥和胆沙。典型的胆管微小结石是指经内镜获得的胆汁标本经离心后在光学显微镜下发现胆固醇单水结晶和胆红素钙盐颗粒[77]。

如何区别胆管微小结石和小结头并无明确标准，但一般而言，胆石的直径应大于 2～3mm，并且不能被指压破碎[77]。胆泥则是指经超声发现的沉积于胆囊的物质，表现为低回声其后方不伴声影，并可随体位改变而移动[78]。胆泥由悬浮于胆囊黏液中的胆固醇单水结晶和胆红素钙盐颗粒组成。也可发现钙盐、蛋白和其他外源性物质（如头孢曲松）[79]。

流行病学

与胆囊结石类似，女性患胆管微小结石的风险更高，在以下几种情况下发病风险也增高：怀孕[80,81]、体重快速减轻[82]、危重疾病[83]、长期禁食[84]、长期完全肠外营养[84,87]、使用头孢曲松[85-90]或奥曲肽[91,93]、骨髓或实体器官移植[94-98]。因此，对于有以上情况而发生ARP 的患者，应努力积极寻找微小结石（约占 31%）。

大约 31% 的非酒精性胰腺炎患者有胆管微小结石，74%的“特发性”胰腺炎患者证明存在胆道微小结石[11,99]。两项前瞻性研究纳入连续的特发性胰腺炎患者，发现2/3～3/4患者的可能病因是微小结石[11,99]，通过胆汁引流检查、定期超声随访、ERCP 下括约肌切开术或胆囊切除术证实。

发病机制

目前对胆管微小结石临床意义的认识还相当不一致。部分专家认为这是一种一过性现象，另一些人则认为它是胆石形成的先兆。在采用化学方法将胆石溶解后，在胆石复发前常可利用超声检查发现胆泥[100]，这表明胆泥的发生机制类似于胆石[101-105]。另一方面，胆泥在绝大部分患者体内可同时自行解体，仅少数有胆泥的患者有胆石形成。有关胆泥的发生机制及自然史只有少数研究，大部分都存在随访不足的局限性[100, 106, 107]。一项研究提出了胆泥的三个临床转归：完全溶解、消长过程和胆石形成[100]。50%存在胆泥的腹痛患者其胆泥可自行消失。20% 的胆泥患者可以超过三年以上没有任何症状，有症状的患者占 10% ～ 15%。5%～15% 的患者可最终发展成胆石[108]。

有观察表明，尽管症状性胆石患者在使用熊去氧胆酸（ursodeoxycholic acid, UDCA）3 个月内胆石在大小和数量上没有变化，但有不同程度的症状缓解，这进一步支持胆道微小结石在导致胰胆疾病症状中的作用[109]。推测是该治疗方法溶解了同时存在的胆道微小结石，而它们才是导致患者产生症状的原因。已有接受震波碎石术的无症状胆石患者在术后出现胆绞痛、胆囊炎或急性胰腺炎的报道[110, 114]。在这种情况下，治疗本身可能使胆泥形成并导致患者产生症状。

理论上，微小结石可通过多种机制导致胰腺炎。小结石可在乳头处短暂梗阻而导致胰管堵塞和胰腺炎[115]。结石反复通过乳头可导致乳头狭窄或SOD，两者均与胰腺炎有关[116]。

诊断

胆泥的诊断仍基于超声检查。与十二指肠胆汁收集后分析的敏感性（67%）相比，经腹超声检查的敏感性约为55%，而 EUS 的敏感性约为 96%（图 51-2）[117, 118]。尽管在临床中不太常用，但对胆囊内容物进行显微镜下检查，仍被认为是诊断该病的金标准，且可明确胆泥的化学成分。在行 ERCP 检查时直接从总胆管获取胆汁镜检的敏感性达 83%[119]。只有当微创检查呈阴性、临床高度怀疑微小结石，并且胆汁分析的结果将指导治疗时，才是胆汁取样的指征。有关胆汁收集的部位、胆囊收缩素的使用、标本处理及实验阳性标准等技术，各家有所不同。胆汁中晶体数量与临床结局之间的关系尚未得到证实。

治疗

有症状的胆道微小结石的治疗方法有多种选择，包括胆囊切除术、ES及化学溶石。治疗的益处已经得到证实，经上述方法治疗后患者胰腺炎再次复发的几率明显下降（10%），而未经治疗的患者复发率约为 66%～75%[11, 120-125]。

腹腔镜胆囊切除术可以根治本病[11, 77]，如果没有手术禁忌，几乎适用于任何年龄的患者。胆管内镜括约肌切开术（biliary endoscopic sphincterotomy, BES）也是有效的治疗方法，可以作为那些非常高龄或合并有严重疾病患者的治疗选择。括约肌切开[123-129]的益处包括加强胆囊运动和减少淤滞，这一作用可能维持数年[130]。BES尚可通过改变胆汁构成而减少胆汁中胆石的形成。

尽管胆囊切除术或 BES 治疗微小结石诱发胰腺炎的临床益处尚未证明有差异，但从术后短期和长期并发症来看，大多数情况下 ARP 患者采用腹腔镜胆囊切除术的安全性要高于BES。BES可作为继发于微小结石的重症急性胰腺炎患者的暂时治疗方法，他们因病情严重而使胆囊切除术不得不推迟数周或数月进行。

关于UDCA治疗胆泥的研究不多。已表明在体重快速下降的患者，UDCA 可减少 50%～100% 的胆石发生率[131, 132]。在特发性胰腺炎和胆泥患者[11]中，初始治疗后用UDCA维持治疗以溶解胆固醇结晶可以成功地预防胆泥和胰腺炎的复发。该治疗方法对高龄和其他不宜手术的患者是合理的选择。

Oddi 括约肌功能障碍

引言

在第 49 章有关于 SOD 的详细描述，本章不作为重点。目前没有 Oddi 括约肌（sphincter of Oddi, SO）参与胰腺炎发病机制的直接证据。但是，专家们认识到 SOD 可能与 ARP 有关。通过使用探察术，外科医师发现因 ARP 行外科手术的患者存在 SO 的狭窄。与对照相比，发现SOD患者在促胰液素刺激后行超声检查发现其胰管的扩张时间延长，而在行外科括约肌成形术后情况明显改善[133]。用吗啡-新斯的明试验可以判断SOD和胰腺炎相关腹痛之间的关系。如同测压研究所显示的 SOD 和部分 ARP 患者之间的关系，最常见的异常是SO基础压力的升高[134, 135]；因此外科医师和内镜医师凭直觉设计了旨在缓解SO梗阻的治疗策略。早期的外科文献主要来自不同患者人群且结果也不一致[136,137]。最近有文献报道，用SOM来指导ARP患者选择接受括约肌成形术还是隔膜成形术，发现超过90%测压有狭窄的ARP患者术后胰腺炎不再发作；但在ARP患者中，有SOD的测压证据变异很大。

SOD可累及胆道和/或胰腺节段。在已切开胆管括约肌的复发性胰腺炎患者中胰腺SOD可能是病因[138,139]。最近的文献发现胰胆系统的SOD常同时存在；所以许多中心建议在证明同时存在胰胆SOD后应将两者均予以切开[140,141]。

主乳头胰管括约肌切开术的技术和以前描述的副乳头切开术相同（录像51-2）。是否需要同时进行胆管括约肌切开术，目前观点不一，正在研究中。在胆管或胰管括约肌切开术后，在原位暂时留置一胰管支架将减少括约肌切开术后胰腺炎的发生率和严重程度[66,142]。

遗憾的是，大部分有关SOD的资料均来源于对胆道型SOD及治疗的研究。将这些数据作为选择胰管SOD治疗方法的依据具有误导性并有潜在的风险。对内镜下胰管内支架植入有效的患者既可起到治疗作用，也可选择出适合手术治疗的患者[143,144]。但目前仍不知道此法的长期疗效。随机对照试验表明：在Ⅱ型胆道SOD患者中，胆道系统的SO基础压能预测谁会对胆道括约肌切开术有反应[145]。在ARP患者并未进行相应的胰管测压研究；因此，尚没有研究证明在ARP和胰管SOD患者中使用胰管测压区分对胰管括约肌切开术有效和无效的患者的作用。

有间接证据提示，接受ERCP和SOM检查的ARP患者ERCP术后胰腺炎的发生率较高[146]。

具有ARP和胰管扩张但无CP形态学改变的患者（Ⅰ型SOD）被认为存在胰管括约肌狭窄[147]（图51-7），此种情况类似于胆道括约肌狭窄，进行胰管括约肌切开术似乎是合理的。

壶腹和胰腺恶性肿物

在少数ARP患者，恶性或癌前病变堵塞胰管是导致ARP的原因。这最常见于胰腺和壶腹部的导管腺癌，但也可见于神经内分泌肿瘤[148]、转移性肿瘤和壶腹腺瘤[149]（图51-8）。胰腺导管内乳头状黏液分泌性肿瘤（intraductal papillary mucin-secreting tumor, IPMT）是导致ARP的较少见的恶性前期病变或恶性肿瘤。增生的导管细胞分泌的黏液可以堵塞胰管而引起ARP。CT扫描常显示一扩张的主胰管（图51-9）或单纯分支胰管扩张（图51-10）。也可能出现一些相关的囊性病变。在ERCP检查时，特征性的改变是持续开放的乳头，开口呈鱼嘴状并可见黏液（图51-11）。

对于无法手术的胰腺恶性肿瘤患者，可植入胰管内支架来缓解胰管堵塞引起的疼痛，并治疗ARP[150]。胰管ES能够使黏液排出，从而使不宜手术的IPMT患者症状缓解。继发于壶腹部腺瘤的ARP患者可采用内镜下或外科手术壶腹切除术[151]。

胆总管囊肿

胆总管囊肿是多发于儿童的先天性胆管异常，常与胰胆汇合异常有关（图51-12）。有胆总管囊肿的儿童发

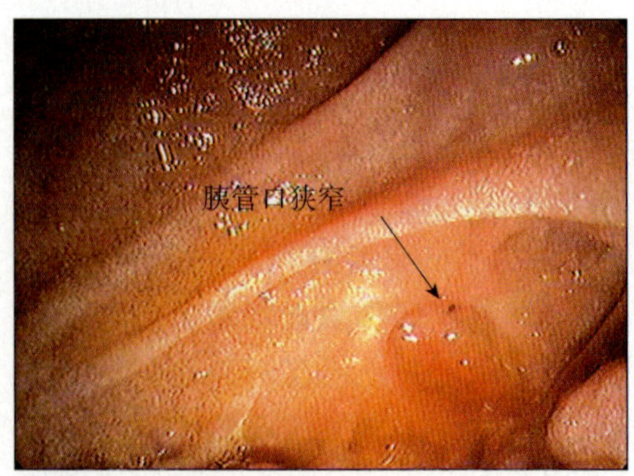

图51-7 该患者因SOD行外科胆胰管括约肌成形术后18个月出现急性复发性胰腺炎。ERCP检查时，在先前手术处见胰管口明显狭窄，如针尖状（箭头）。成功地行液压球囊扩张及暂时性支架植入。

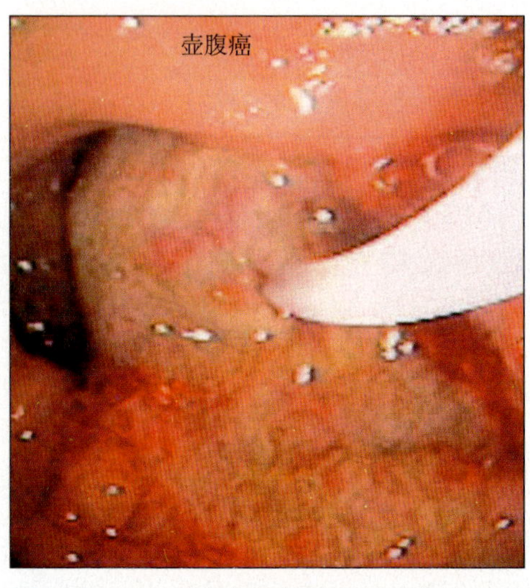

图51-8 该壶腹癌患者表现为胆汁淤积表现及急性复发性胰腺炎。幸运的是，经超声内镜检查系早期，行根治性Whipple术。

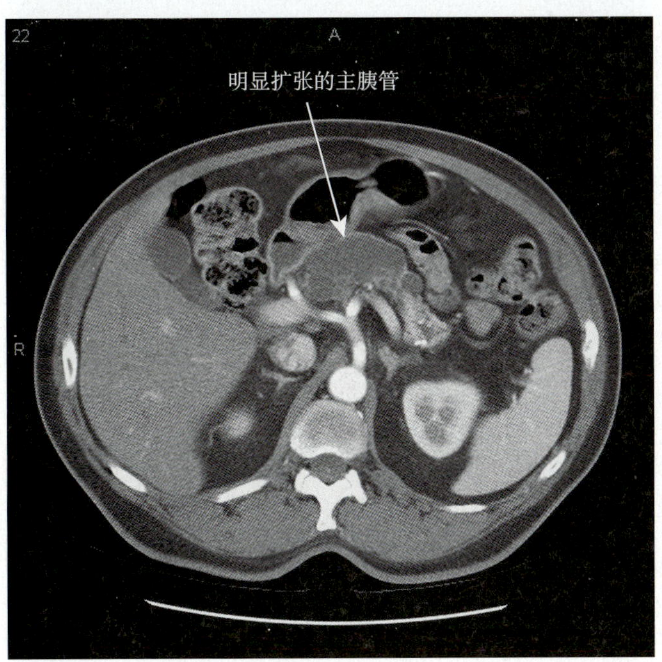

图 51-9　一例 IPMT 患者的 CT 表现。显示一明显扩张的填充低密度物质（箭头）的胰管。

生 ARP 常与囊肿中形成或残留的胆石或胆泥有关[152]。为预防胰胆症状和囊肿进一步发生原位癌变，可以采用外科手术彻底切除囊肿。与 ARP 有关的 Ⅲ 型胆总管囊肿可以通过经囊肿胆管 ES 或外科经十二指肠袋形缝术进行治疗[153]。它们在内镜下可以表现为乳头上方黏膜下隆起并可通过 ERCP 造影证实。

壶腹周围十二指肠憩室

已证明壶腹周围憩室是导致ARP的病因之一，这些憩室更多见于老年患者。与无憩室的患者相比，有憩室者更常罹患胆总管胆石病和ARP[154]。壶腹周围憩室与 SO 功能不全有关，导致肠道细菌在胆道定植，从而引起混合色素胆管结石的形成[155]。尽管尚无壶腹周围憩室与ARP有直接因果关系的证据，但已推测细菌定植和小结石形成造成的胆汁流出道相对堵塞或胰腺外分泌通道的堵塞是导致ARP的发病机制之一，治疗上常采用胆管括约肌切开术。

环形胰腺

环形胰腺是一种少见的先天性胰腺形态异常疾病，表现为胰腺实质环绕于十二指肠降部。临床表现主要是十二指肠梗阻，最好选择十二指肠旁路手术进

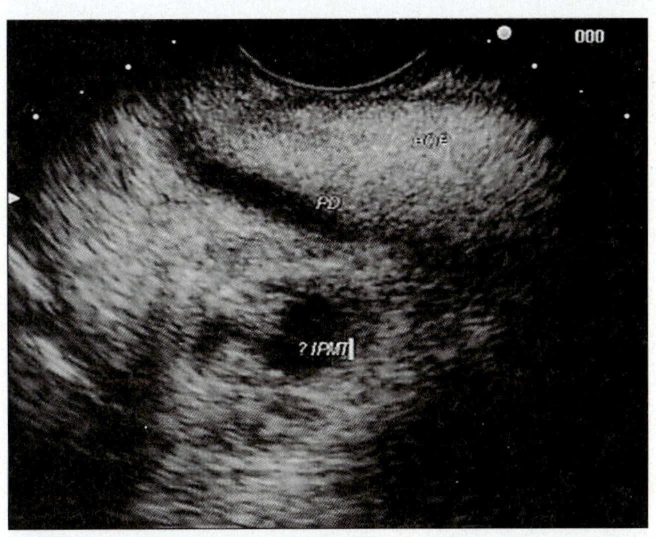

图 51-10　一分支胰管型 IPMT 患者行超声内镜检查。邻近主胰管（PD）尾部显示一低回声囊性区域（IPMT）。(Photograph courtesy of Dr. Kevin McGrath, University of Pittsburgh Medical Center.)

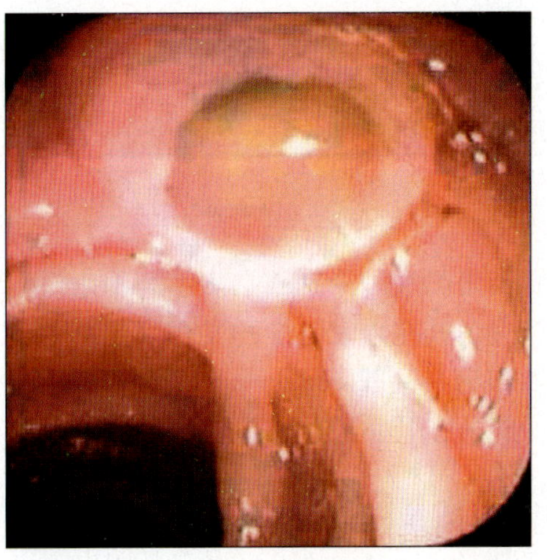

图 51-11　该例 IPMT 患者的主乳头内镜下图片显示胰管开口明显扩大，充满黏液，呈经典的鱼嘴样表现。

行治疗。有与环形胰腺有关的ARP个案报道[4,156]，但其确切因果关系尚未被证实。

遗传因素

引言

分子生物学的最新进展已使我们认识到有相当一部分特发性胰腺炎患者有很强的遗传倾向性，也有证据表明遗传 - 环境因素的相互作用是导致包括酒精性胰腺炎在内的其他多种胰腺炎的病因。本节的重点仍然是 ARP 及其相关遗传病因学。

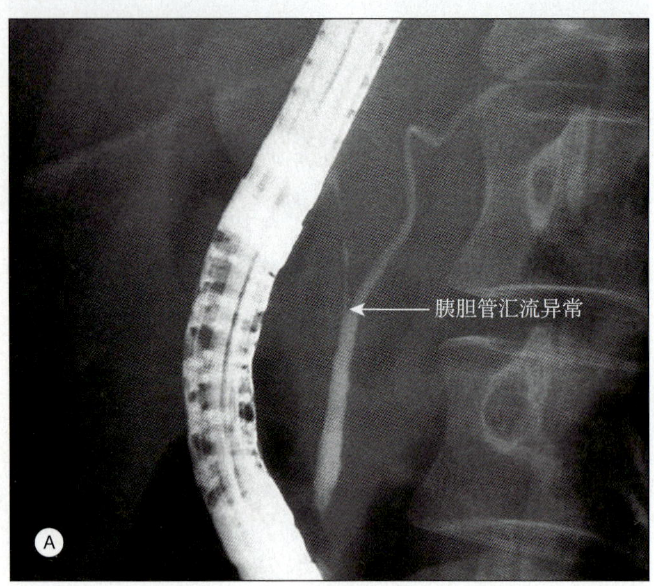

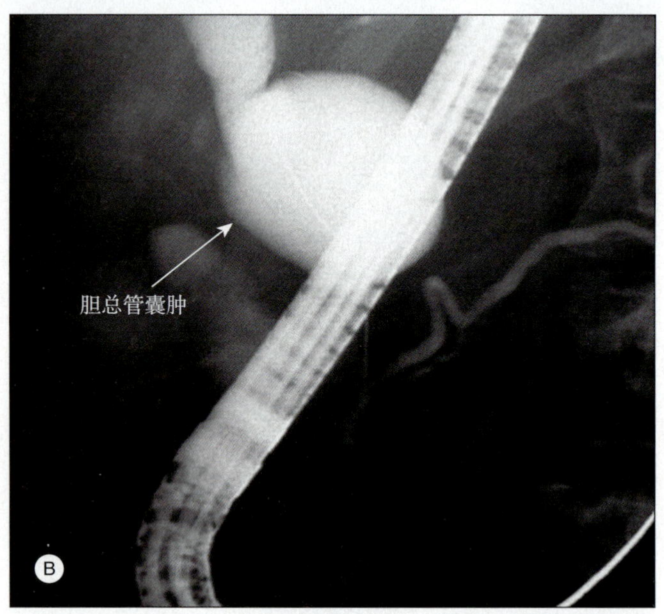

图 51-12 一表现为急性复发性胆源性胰腺炎的 22 岁女性患者。ERCP 显示胰胆管汇流异常（箭头所示）(A)；通过一狭窄段，可见胆管远端充盈。进一步向胆管内注射造影剂显示经典的胆总管I型囊肿（B）。该患者行外科手术，囊肿完全切除并行肝管空肠吻合术后恢复通过良好，无症状复发。

遗传性胰腺炎

流行病学

家族性胰腺炎是指在一个家族中发生的不论任何原因导致的胰腺炎，其在该家族中的发病率要高于一般人群。遗传性胰腺炎（hereditary pancreatitis, HP）特指家庭中某一成员在其常染色体显性部位发生导致胰腺炎的基因突变，且其胰腺炎不能用其他原因解释。HP的表型特点涵盖所有胰腺炎症性疾病。在儿童 HP 常表现为 ARP，超过一半的患者在成年后进展为 CP，在 70 岁前约有 40% 的风险发生胰腺癌[157,158]，该风险在吸烟患者中更高[159]。

发病机制

HP的易感基因定位于染色体7q35[160,161]，是作为编码阳离子胰蛋白酶原的基因（蛋白酶、丝氨酸，1；*PRSS1*；OMIM 276 000），由Whitcomb及其同事在1996年发现[162]。在绝大部分患者中，两个点突变R122H和N29I[163]分别发生于阳离子胰蛋白酶原基因的外显子3和外显子 2。根据最近一次会议所达成的共识，仅建议对这类突变进行基因检测[164,165]，同时也提供了如何进行检测的指南。

通过消除在启动胰蛋白酶自溶过程中起关键作用的可被胰蛋白酶识别的精氨酸或赖氨酸残基，获得R122H突变的阳离子胰蛋白酶被认为可以抵御自溶[147]。胰蛋白酶是一种蛋白水解酶，它可以激活绝大部分在小肠腔内的胰腺分泌的消化酶，它在胰腺中保持无活性的胰蛋白酶原形式。有多种机制可以保护胰腺免受提前激活的胰蛋白酶原的损伤。当胰蛋白酶原在胰腺内被激活时，已知的首先发挥保护作用的机制是胰腺分泌胰蛋白酶抑制剂（*PSTI*；单基因簇 *SPINK 1*；丝氨酸蛋白酶抑制剂，Kazal 1 型；OMIM 167 790)，对胰蛋白酶活性起抑制作用，可以抑制约20%的潜在胰蛋白酶活性[166]。如果胰蛋白酶活性超过了*SPINK 1*/*PSTI*抑制剂的活性，胰蛋白酶将通过自溶而失活。当 HP 患者的胰蛋白酶自溶部位因基因突变而被清除时，患者就失去了第二种保护机制并导致胰腺炎。

对 HP 家族的研究发现阳离子胰蛋白酶原可以发生多种突变，包括增强自身活化能力的突变（N29I)、削弱对激活的胰蛋白酶原起抑制作用的 *SPINK 1*/*PSTI* 突变（如 N34S）以及阻止自溶的突变（R122H)。1/3 的 HP 家族既无阳离子胰蛋白酶原突变、也无 *SPINK 1*/*PSTI* 突变，提示其他基因也很重要。HP 的外显率是不完全的，原因不明。对世界范围内的多个大家系的总结分析发现该病的恒常外显率为 80%[167-170]。最近对患有HP[171]的同卵双生患者的研究提示影响疾病外显率的原因并非单一的遗传因素，保护性因素既非某个修饰基因，也不是某种明显的环境因素。

在一般人群中常见*SPINK 1*/*PSTI*突变，它与胰腺炎之间并无明确的因果关系，但这种突变增强了其他导致胰腺炎的病因发挥作用[169,170]。在对照人群中最常见的突变是 N34S（1% 等位基因频率），在特发性 CP 患者中该基因突变的频率最高。大约10%的家族性胰腺炎家系有可以识别的 *SPINK1* 突变。患者的临床表现多种多样，包括 ARP 或更常见的 CP。首次发病多在 20 岁以前。因为不到 1% 的单纯杂合性 *SPINK1* 突变患者发生胰腺炎，因此大多数专家建议不进行基因检测或筛查[164]。

热带胰腺炎

热带胰腺炎是一种从 ARP 逐渐进展到 CP 的综合征，好发于印度尼西亚、亚洲、非洲和南美等热带地区贫穷家庭的儿童。该病临床表现不一，一些儿童表现为严重的钙化性CP，晚期发展为糖尿病；另一些儿童则在胰腺出现钙化之前罹患糖尿病和胰腺纤维化。

热带胰腺炎的病因不明，但已经有一些线索。首先，已经确定饮食因素与该病发生无关。第二，因少数该病患者存在胰腺分泌胰蛋白酶抑制剂基因 *SPINK1*突变，因此可能存在遗传易感性[172,173]。第三，这些孩子的免疫系统和胰胆系统常受感染因素包括地方性蠕虫（如人蛔虫）的攻击[174-176]。如果这些感染因素触发急性胰腺炎，则发生改变的免疫反应可以导致遗传易感个体发生胰腺纤维化[177]。然而，目前所有证据提示导致热带胰腺炎的原因是复杂的，它是一种在环境强力诱发因素、遗传易感性及遗传修饰基因等因素共同参与下导致的不可逆性胰腺损害。

治疗

继发于 HP 的 ARP 内镜治疗一般仅限于有 CP 并发症者，包括胰管狭窄、胰石、胰漏及假性囊肿，详见第 52 章。

囊性纤维化

发病机制

囊性纤维化（CF, OMIM 219 700）是白种人中最常见的致死性常染色体隐性遗传性疾病，它是因定位于染色体 7q32 的囊性纤维化跨膜传导调节基因（*CFTR*; OMIM602 421）发生突变所致[178]。CFTR 是位于胰管细胞腔面侧的氯化物通道，与碳酸氢盐的分泌密切相关[179-181]。两条等位基因均发生主要突变，导致CFTR功能丧失，而保留的分泌含水黏液的能力则引起腺体浓缩。根据功能破坏的程度，*CFTR*基因突变分为重度（1 ~ 3 级）或轻度（4 级和 5 级）[181,182]。严重突变将极少产生或无法产生功能性蛋白质，而轻度突变则削弱 CFTR 的功能。当保留的 CFTR 功能不及正常时的 5% 时，就会发生肺损害和汗液氯化物异常；但是，CFTR 的功能只要存在 1%，则胰腺外分泌功能就得以保留。1 个或 2 个轻度 CFTR 突变可以保留 1% 以上的 CFTR 功能，所以即使此时已出现其他全身症状，也不会导致胰腺外分泌功能不全[183,184]。当患者出现一种重度突变（如 δ F508，一种最常见的突变，发生率约70%）和第二个轻度突变（如CFTR R117H、R334W、R347W 等）使CFTR功能下降到正常的10%以下时，罹患ARP [185, 186]。已证实胰腺受累明显不同于肺和输精管，本质上取决于 CFTR 受损的程度。尽管胰腺疾病谱从胰腺功能不全到 ARP 和 CP，但大部分资料是来自胰腺功能不全及特发性 CP 患者的，且是基于已知突变的选择性患者；所以无法给ARP患者提供有力的建议。缘于CFTR活性减弱的ARP可能反映了这一疾病谱的中间环节，并以 CP 为最终结果。需要进一步进行研究（包括组织学相关性）以阐明这一过程。因为市售的CFTR 检测试剂盒无法检测许多轻度 CFTR 突变，因此在怀疑有 CFTR 突变的 ARP 患者，可通过经鼻生物电电位差测定来证实减弱的 CFTR 功能。

治疗

与 HP 一样，继发于 CF 的 ARP 内镜治疗仅限于有 CP 并发症者，将在第 52 章进行讨论。

自身免疫性胰腺炎

引言

1965年首次报道了高丙球蛋白血症相关胰腺炎[187]。从那时起，不断有人报道以自身免疫为基础的胰腺炎反复发作（但更常见的是 CP）[188,189]。

流行病学及诊断

胰腺炎的各种临床表现在自身免疫性胰腺炎均可见到，但症状常较轻且常无急性发作。梗阻性黄疸似为临床常见特点，曾有报道该症状用激素治疗有效[190]。文献中报道的自身免疫性胰腺炎患者的性别比例差别很大，这可能是因研究群体小所致[191,192]。

放射影像学表现包括弥漫性或局限性胰腺实质增大，弥漫性或局灶性胰腺主胰管狭窄和串珠样变，并特征性缺乏胰腺钙化和囊肿[193,194]。

孤立性自身免疫性胰腺炎和伴发于其他自身免疫

性疾病的自身免疫性胰腺炎的实验室检查结果不同。尽管这两种情况下均有血清IgG水平升高和出现自身抗体，包括抗核抗体（ANA）、抗乳铁蛋白抗体（ALF）、抗碳酸酐酶II抗体（ACA II）及不常见的抗平滑肌抗体（ASMA）和类风湿因子[194]。另一方面，血清IgG4水平升高支持孤立性自身免疫性胰腺炎的诊断[193,195]。IgG4是IgG亚型中最少见者，它被认为是一种非炎症保护性抗体[196]，它和IgE的分泌均受T辅助细胞-2细胞因子（如IL-4、IL-5和IL-13）的调控[1]。但是，促使孤立性自身免疫性胰腺炎患者血中IgG4抗体滴度升高的具体抗原目前仍不清楚。

治疗

部分患者血中出现IgG4水平升高可能有助于我们决定采用试验性激素治疗[197,198]。除了改善患者临床症状及影像学改变，经激素治疗的伴有糖尿病的自身免疫性胰腺炎患者胰岛素分泌倾向正常和血糖控制良好[198]。其他报道的治疗方法包括加用免疫抑制剂如硫唑嘌呤。

乳糜泻

多年前就已认识到乳糜泻和胰腺功能不全之间的关系[198-200]，已有报道无谷胶饮食可以改善不伴有CP的乳糜泻患者的胰腺功能。推测的发病机制包括营养不良[201,202]及胆囊收缩素释放受损而导致的胆囊排空障碍[203,205]。最近有报道推测，乳糜泻时十二指肠炎症引起的乳头狭窄是ARP的病因之一[206]。在169例怀疑有SOD的患者中，12例最终被诊为乳糜泻（3男，9女）。10例有ARP，2例肝功升高并伴有腹痛。这些患者既有乳糜泻和壶腹周围炎症的组织学证据，又有测压证据表明乳头狭窄。无谷蛋白饮食使十二指肠炎症和患者的症状均得到改善，但是，所有患者均进行了BES，所以对所获数据的解释存在一定困难。

致谢

感谢Dr. Asif Khalid在遗传性和自身免疫性胰腺炎章节部分给予的帮助。

（李柯译　李渊　黄永辉校）

参考文献

1. Steer ML: Classification and pathogenesis of pancreatitis. Surg Clin North Am 69:467–480 1989.
2. Reber HA: Acute pancreatitis: Another piece of the puzzle? N Engl J Med 325:423–424, 1991.
3. Sakorafas GH, Tsiotou AG: Etiology and pathogenesis of acute pancreatitis: Current concepts. J Clin Gastroenterol 30:343–356, 2000.
4. Somogy L, Martin SP, Venkatesan T, et al: Recurrent acute pancreatitis: An algorithmic approach to identification and elimination of inciting factors. Gastroenterology 120:708–717, 2001.
5. Venu RP, Geenen JE, Hogan W, et al: Idiopathic recurrent pancreatitis. An approach to diagnosis and treatment. Dig Dis Sci 34:56–60, 1989.
6. Glazer G, Mann DV on behalf of the working party of the British Society of Gastroenterology: United Kingdom guidelines for the management of acute pancreatitis. Gut 42(Suppl 2):S1–13, 1998.
7. Baillie J: Treatment of acute biliary pancreatitis. N Engl J Med 336:286–287, 1997.
8. Goodman AJ, Neoptolemos JP, Carr-Locke DL, et al: Detection of gall stones after acute pancreatitis. Gut 26:125–132, 1985.
9. Lin A, Feller ER: Pancreatic carcinoma as a cause of unexplained pancreatitis: Report of ten cases. Ann Intern Med 113:166–167, 1990.
10. Gutman M, Inbar M, Klausner JM: Metastases-induced acute pancreatitis: A rare presentation of cancer. Eur J Surg Oncol 19: 302–304, 1993.
11. Ros E, Navarro S, Bru C, et al: Occult microlithiasis in 'idiopathic' acute pancreatitis: Prevention of relapses by cholecystectomy or ursodeoxycholic acid therapy. Gastroenterology 101:1701–1709, 1991.
12. Patti MG, Pellegrini CA: Gallstone pancreatitis. Surg Clin North Am 70:1277–1295, 1990.
13. Lo SK, Chen J: The role of ERCP in choledocholithiasis. Abdom Imaging 21:120–132, 1996.
14. Amouyal P, Amouyal G, Levy P: Diagnosis of choledocholithiasis by endoscopic ultrasonography. Gastroenterology 42:225–231, 1994.
15. Bank S, Indaram A: Causes of acute and recurrent pancreatitis. Clinical considerations and clues to diagnosis. Gastroenterol Clin North Am 28:571–589, viii, 1999.
16. Gregor JC, Ponich TP, Detsky AS: Should ERCP be routine after an episode of "idiopathic" pancreatitis? A cost-utility analysis. Gastrointest Endosc 44:118–123, 1996.
17. Thornton J, Axon A: Towards safer endoscopic retrograde cholangiography. Gut 34:721–724, 1993.
18. Sherman S, Hawes RH, Rathgaber SW, et al: Post-ERCP pancreatitis: Randomized, prospective study comparing a low-and High-osmolality contrast agent. Gastrointest Endosc 40:422–427, 1994.
19. Chen YK, Foliente RL, Santoro MJ, et al: Endoscopic sphincterotomy-induced pancreatitis: Increased risk associated with nondilated bile ducts and sphincter of Oddi dysfunction. Am J Gastroenterol 89:327–333, 1994.
20. Roszler MH, Campbell WL: Post-ERCP pancreatitis: Association with urographic visualization during ERCP. J Radiol 157:595–598, 1985.
21. de Beaux AC, Palmer KR, Carter DC: Factors influencing morbidity and mortality in acute pancreatitis; an analysis of 279 cases. Gut 37:121–126, 1995.

22. Baron TH, Fleischer DE: Past, present, and future of endoscopic retrograde cholangiopancreatography: Perspectives on the National Institutes of Health consensus conference. Mayo Clin Proc 77:407–412, 2002.
23. Soto JA, Barish MA, Yucel EK, et al: Magnetic resonance cholangiography: Comparison with endoscopic retrograde cholangiopancreatography. Gastroenterology 110:589–597, 1996.
24. Barish MA, Yucel EK, Gerrucci JT: Magnetic resonance cholangiopancreatography. N Engl J Med 341:258–264, 1999.
25. Taourel P, Bret PM, Reinhold C, et al: Anatomic variants of the biliary tree: Diagnosis with MR cholangiopancreatography. Radiol 199:521–527, 1996.
26. Barish M, Soto J, Ferrucci J: Magnetic resonance pancreatography. Endoscopy 29:487–495, 1997.
27. Bret PM, Reinhold C, Paourel P, et al: Pancreas divisum: Evaluation with MR cholangiopancreatography. Radiology 199:99–103, 1996.
28. Buscail L, Escourrou J, Moreau J, et al: Endoscopic ultrasonography in chronic pancreatitis: A comparative prospective study with conventional ultrasonography, computed tomography and ERCP. Pancreas 10:251–257, 1995.
29. Chak A, Hawes RH, Cooper GS, et al: Prospective assessment of utility of EUS in the evaluation of gallstone pancreatitis. Gastrointest Endosc 49:599–604, 1999.
30. Liu CL, Lo CM, Chan JK, et al: EUS for detection of occult cholelithiasis in patients with idiopathic pancreatitis. Gastrointest Endosc 51:28–32, 2000.
31. Norton SA, Alderson D: Prospective comparison of endoscopic ultrasonography and endoscopic retrograde cholangiopancreatography in the detection of bile duct stones. Br J Surg 84:1366–1369, 1997.
32. Dahan P, Andat C, Levy P, et al: Prospective evaluation of endoscopic ultrasonography and microscopic examination of duodenal bile in the diagnosis of cholecystolithiasis in 45 patients with normal conventional ultrasonography. Gut 38:277–281, 1996.
33. Dille JE: Symptom resolution or relief after cholecystectomy correlates strongly with positive combined endoscopic ultrasound and stimulated biliary drainage. Endoscopy 29:646–648, 1997.
34. Axon AT, Classen M, Cotton PB, et al: Pancreatography in chronic pancreatitis: International definitions. Gut 25:1107–1112, 1984.
35. Prat F, Amouyal G, Amouyal P, et al: Prospective controlled study of endoscopic ultrasonography and endoscopic retrograde cholangiography in patients with suspected common bile duct lithiasis. Lancet 347:75–79, 1996.
36. Frossard JL, Hadengue A, Amouyal G, et al: Choledocholithiasis. A prospective study of spontaneous common bile duct stone migration. Gastrointest Endosc 51:175–179, 2000.
37. Yasuda K, Mukai H, Fujimoto S, et al: The diagnosis of pancreatic cancer by endoscopic ultrasonography. Gastrointest Endosc 34:1–8, 1988.
38. Rosch T, Lorenz R, Braig C, et al: Endoscopic ultrasound in pancreatic tumor diagnosis. Gastrointest Endosc 37:347–352, 1991.
39. Zuccaro G, Sivak MV: Endoscopic ultrasonography in the diagnosis of chronic pancreatitis. Endoscopy 24:347–349, 1992.
40. Nattermann C, Goldschmidt AJ, Dancygier H: Endosonography in chronic pancreatitis—a comparison between endoscopic retrograde pancreatography and endoscopic ultrasonography. Endoscopy 24:565–570, 1993.
41. Bhutani MS, Hoffman BJ, Hawes RH: Diagnosis of pancreas divisum by endoscopic ultrasonography. Endoscopy 31:167–169, 1999.
42. Di Francesco V, Brunori MP, Rigo L, et al: Comparison of ultrasound-secretin test and sphincter of Oddi manometry in patients with recurrent acute pancreatitis. Dig Dis Sci 44:336–340, 1999.
43. Sugiyama M, Atomi Y: Endoscopic ultrasonography for diagnosing anomalous pancreaticobiliary junction. Gastrointest Endosc 45:261–267, 1997.
44. Varshney S, Johnson CD: Pancreas divisum. Int J Pancreatology 24:135–141, 1999.
45. Narisawa R, Asakura H, Niwa M, et al: Morphological study of pancreas divisum using ERCP in Niigata. Digest Endosc 6:158–162, 1994.
46. Smanio T: Proposed nomenclature and classification of the human pancreatic ducts and duodenal papillae: Study based on 200 post mortems. Int Surg 52:125–134, 1969.
47. Bernard JP, Sahel J, Giovanini M, et al: Pancreas divisum is a probable cause of acute pancreatitis: A report of 137 cases. Pancreas 5:248–254, 1990.
48. Cotton PB: Congenital anomaly of pancreas divisum as cause of obstructive pain and pancreatitis. Gut 21:105–114, 1980.
49. Gregg JA: Pancreas divisum: Its association with pancreatitis. Am J Surg 134:539–543, 1997.
50. Krueger KJ, Wootton FT, Cunningham JT, et al: Unexpected anomalies of the common bile and pancreatic ducts. Am J Gastroenterol 87:1492–1495, 1992.
51. Sahel J, Cros RC, Bourry J, et al: Clinico-pathological conditions associated with pancreas divisum. Digestion 23:1–8, 1982.
52. Richter JM, Schapiro RH, Mulley AG, Warshaw AL: Association of the pancreas divisum and pancreatitis and its treatment by sphincteroplasty of the accessory ampulla. Gastroenterology 81:1104–1110, 1981.
53. Cotton PB: Congenital anomaly of pancreas divisum as cause of obstructive pain and pancreatic. Gut 21:104–114, 1980.
54. Bernard JP, Sahel J, Giovannini M, et al: Pancreas divisum is a probable cause of pancreatitis: A report of 137 cases. Pancreas 5:248–254, 1990.
55. Warshaw AL, Richter JM, Schapiro RH: The cause and treatment of pancreatitis associated with pancreas divisum. Ann Surg 198:443–452, 1983.
56. Russell RC, Wong NW, Cotton PB: Accessory sphincterotomy (endoscopic and surgical) in patients with pancreas divisum. Br J Surg 71:954–957, 1984.
57. Lowes JR, Rode J, Lees WR, et al: Obstructive pancreatitis: Unusual causes of chronic pancreatitis. Br J Surg 75:1129–1133, 1988
58. Mairose UB, Wurbs D, Classen M: Santorini's duct an insignificant variant from normal or an important overflow valve? Endoscopy 10:24–29, 1978.
59. Devereaux BM, Lehman GA, Fein S, et al: Facilitation of pancreatic duct cannulation using a new synthetic porcine secretin. Am J Gastroenterol 97:2279–2281, 2002.
60. Park SH, de Bellis M, McHenry L, et al: Use of methylene blue to identify the minor papilla or its orifice in patients with pancreas divisum. Gastointest Endosc 57:358–363, 2003.
61. Khalid A, Peterson M, Slivka A: Secretin-stimulated magnetic resonance pancreaticogram to assess pancreatic duct outflow obstruction in evaluation of idiopathic acute recurrent pancreatitis: A pilot study. Dig Dis Sci 48:1475–1481, 2003.
62. Matos C, Metens T, Deviere J, et al: Pancreatic duct Morphological and functional evaluation with dynamic MR pancreatography after secretin stimulation. Radiology 203:435–441, 1997.
63. Keith RG: Surgery for pancreas divisum. Gastrointest Clin North Am 4:171–180, 1995.
64. Lans JI, Geenen JE, Johanson JF, et al: Endoscopic therapy in patients with pancreas divisum and acute pancreatitis: A prospective, randomized, controlled clinical trial. Gastrointest Endosc 38:430–434, 1992.

65. Tarnasky PR: Mechanical prevention of post-ERCP pancreatitis by pancreatic stents: Results, techniques, and indications. JOP 4:58–67, 2003.
66. Fazel A, Quadri A, Catalano MF, et al: Does a pancreatic duct stent prevent post-ERCP pancreatitis? A prospective randomized study. Gastrointest Endosc 57:291–294, 2003.
67. Sherman S, Hawes R, Nisi R, et al: Randomized controlled trial of minor papilla sphincterotomy (MiES) in pancreas divisum (Pdiv) patients with pain only [abstract]. Gastrointest Endosc 40:A125, 1994.
68. McCarthy J, Geenen JE, Hogan W: Preliminary experience with endoscopic stent placement in benign diseases. Gastrointest Endosc 34:16–18, 1988.
69. Prabhu M, Geenen JE, Hogan WJ, et al: Role of endoscopic stent placement in the treatment of acute recurrent pancreatitis associated with pancreas divisum: A prospective assessment [abstract]. Gastrointest Endosc 34:165, 1989.
70. Siegel JH, Ben-svi JS, Pullano W, et al: Effectiveness of endoscopic drainage for pancreas divisum. Endoscopy 22:129–133, 1990.
71. Coleman SD, Eisen GM, Troughton AB, Cotton PB: Endoscopic treatment in pancreas divisum. Am J Gastroenterol 89:1152–1155, 1994.
72. Kozarek RA: Pancreatic stents can induce ductal changes consistent with chronic pancreatitis. Gastrointest Endosc 36:93–95, 1990.
73. Smith M, Ikenberry S, Uzer M, et al: Alterations in pancreatic duct morphology following pancreatic stent therapy. Gastrointest Endosc 44:268–275, 1996.
74. Lehman GA, Sherman S: Diagnosis and therapy of pancreas divisum. Gastrointest Endosc Clin N Am 8:55–77, 1998.
75. Lehman GA, Sherman S, Nisi R, et al: Pancreas divisum: Results of minor papilla sphincterotomy. Gastrointest Endosc 39:1–8, 1993.
76. Sugawa C, Walt AJ, Nunez DC, et al: Pancreas divisum: Is it a normal anatomic variant? Am J Surg 153:62–67, 1987.
77. Lee SP: Biliary sludge: Curiosity or culprit? [editorial] Hepatology 20:523–525, 1994.
78. Filly RA, Allen B, Minton MJ, et al: In vitro investigation of the origin of echoes with biliary sludge. J Clin Ultrasound 8:193–200, 1980.
79. Allen B, Bernhoft R, Blackaert N, et al: Sludge is calcium bilirubinate associated with bile stasis. Am J Surg 141:51–56, 1981.
80. Maringhini A, Marceno MP, Lanzarone F, et al: Sludge and stones after pregnancy. Prevalence and risk factors. J Hepatol 5:218–223, 1987.
81. Maringhini A, Ciambra M, Baccelliere P, et al: Biliary sludge and gallstones in pregnancy: Incidence, risk factors, and natural history. Ann Intern Med 119:116–120, 1993.
82. Shiffman ML, Sugerman JH, Kellum JM, et al: Gallstone formation after rapid weight loss: A prospective study in patients undergoing gastric bypass surgery for treatment of morbid obesity. Am J Gastroenterol 86:1000–1005, 1991.
83. Murray FE, Stinchcombe SJ, Hawkey CJ: Development of biliary sludge in patients on intensive care unit: Results of a prospective ultrasonographic study. Gut 33:1123–1125, 1992.
84. Bolondi L, Gaiani S, Testa S, et al: Gallbladder sludge formation during prolonged fasting after gastrointestinal tract surgery. Gut 26:734–738, 1985.
85. Messing B, Bories C, Kuntslinger F, et al: Does total parenteral nutrition induce gallbladder sludge formation and lithiasis? Gastroenterology 84:1012–1019, 1983.
86. Gafa M, Sarli L, Miselli A, et al: Sludge and microlithiasis of the biliary tract after total gastrectomy and postoperative total parenteral nutrition. Surg Gynecol Obstet 165:413–418, 1987.
87. Pitt HA, King W 3rd, Mann LL, et al: Increased risk of cholelithiasis with prolonged total parenteral nutrition. Am J Surg 145:106–112, 1983.
88. Schaad UB, Tschappeler H, Lentze MJ: Transient formation of precipitations in the gallbladder associated with ceftriaxone therapy. Pediatr Infect Dis 5:708–710, 1986.
89. Schaad UB, Wedgwood-Krucko J, Tschaeppeler H: Reversible ceftriaxone-associated biliary pseudolithiasis in children. Lancet 2:1411–1413, 1988.
90. Ettestad PJ, Campbell GL, Welbel SF, et al: Biliary complications in the treatment of unsubstantiated Lyme disease. J Infect Dis 171: 356–361, 1995.
91. Vance ML, Harris AG: Long-term treatment of 189 acromegalic patients with the somatostatin analog octreotide. Results of the international Multicenter Acromegaly Study Group. Arch Intern Med 151:1573–1578, 1991.
92. Newman CB, Melmed S, Snyder PJ, et al: Safety and efficacy of long-term octreotide therapy of acromegaly: Results of a multicenter trial in 103 patients-a clinical research center study. J Clin Endocrinol Metab 80:2768–2775, 1995.
93. Ezzat S, Snyder PJ, Younge WF, et al: Octreotide treatment of acromegaly. A randomized, multicenter study. Ann Intern Med 117: 711–718, 1992.
94. Teefey SA, Hollister MS, Lee SP, et al: Gallbladder sludge formation after bone marrow transplant: Sonographic observations. Abdom Imaging 19:57–60, 1994.
95. Frick MP, Snover DC, Feinberg SB, et al: Sonography of the gallbladder in bone marrow transplant patients. Am J Gastroenterol 79:122–127, 1984.
96. Lorber MI, Van Buren CT, Flechner SM, et al: Hepatobiliary and pancreatic complications of cyclosporine therapy in 466 renal transplant recipients. Transplantation 43:35–40, 1987.
97. Peterseim DS, Pappas TN, Meyers CH, et al: Management of biliary complications after heart transplantation. J Heart Lung Transplant 14:623–631, 1995.
98. Jacobson AF, Teefey SA, Lee SP, et al: Frequent occurrence of new hepatobiliary abnormalities after bone marrow transplantation: Results of a prospective study using scintigraphy and sonography. Am J Gastroenterol 88:1044–1049, 1993.
99. Lee SP, Nicholls JF, Park HZ: Biliary sludge as a cause of acute pancreatitis. N Engl J Med 326:589–593, 1992.
100. Lee SP, Maher K, Nicholls JF: Origin and fate of biliary sludge. Gastroenterology 94:170–179, 1988.
101. Johnston DE, Kaplan MM: Pathogenesis and treatment of gallstones. N Engl J Med 328:412–421, 1993.
102. Paumgartner G, Sauerbruch T: Gallbladder stones: Pathogenesis. Lancet 338:1117–1124, 1991.
103. Carey MC, Cahalane MJ: Whither biliary sludge? Gastroenterology 95:508–523, 1988.
104. Lee SP: Pathogenesis of biliary sludge. Hepatology 12(3 Pt 2):200S–203S, 1990.
105. Cahalane MJ, Neubrand MW, Carey MC: Physical-chemical pathogenesis of pigment gallstones. Semin Liver Dis 8:317–328, 1988.
106. Janowitz, P, Kratzer W, Zemmler T, et al: Gallbladder sludge: Spontaneous course and incidence of complications in patients with stones. Hepatology 20:291–294, 1994.
107. Ohara N, Schaefer J: Clinical significance of biliary sludge. J Clin Gastroenterol 12:291–294, 1990.
108. Ko CW, Sekijima JH, Lee SP: Biliary sludge. Ann Intern Med 130: 301–311, 1999.
109. Tint GS, Dyrszka H, Sanghavi B, et al: Lithotripsy plus ursodiol is superior to ursodiol alone for cholesterol gallstones. Gastroenterology 102:2042–2049, 1992.

110. Sauerbruch T, Delius M, Paumgartner G, et al: Fragmentation of gallstones by extracorporeal shock waves. N Engl J Med 314:818–822, 1986.
111. Sackmann M, Weber W, Delius M, et al: Extracorporeal shock-wave lithotripsy of gallstones without general anesthesia: First clinical experience. Ann Intern Med 107:347–348, 1987.
112. Sackmann M, Deluis M, Sauerbruch T, et al: Shock-wave lithotripsy of gallbladder stones. The first 175 patients. N Engl J Med 318:393–397, 1988.
113. Sackmann M, Pauletzki J, Sauerbruch T, et al: The Munich Gallbladder Lithotripsy Study. Results of the first 5 years with 711 patients. Ann Intern Med 114:290–296, 1991.
114. Opie EL: The etiology of acute hemorrhagic pancreatitis. Bull Johns Hopkins Hosp 12:182–188, 1901.
115. Hernandez CA, Lerch MM: Sphincter stenosis and gallstone migration through the biliary tract. Lancet 341:1371–1373, 1993.
116. Chebli JM, Ferrari Junior AP, Silva MR, et al: Biliary microcrystals in idiopathic acute pancreatitis: Clue for occult underlying biliary etiology [In Portugese with English abstract]. Arq Gastroenterol 37:93–101, 2000.
117. Dahan P, Andant C, Levy P, et al: Prospective evaluation of endoscopic ultrasonography and microscopic examination of duodenal bile in the diagnosis of cholecystolithiasis in 45 patients with normal conventional ultrasonography. Gut 38:277–281, 1996.
118. Dill JE, Hill S, Berkhouse L: Combined endoscopic ultrasound and stimulated biliary drainage in cholecystitis and microlithiasis-diagnoses and outcomes. Endoscopy 27:424–427, 1995.
119. Buscail L, Escourrou J, Delvaux M, et al: Microscopic examination of bile directly collected during endoscopic cannulation of the papilla. Utility in patients with suspected microlithiasis. Dig Dis Sci 37:116–120, 1992.
120. Kaufman Z, Shpitz B, Dinbar A: Microlithiasis of the cystic duct. Am J Gastroenterol 81:303–304, 1986.
121. Moreau JA, Zinsmeister AR, Melton LJ 3rd, et al: Gallstone pancreatitis and the effect of cholecystectomy: A population-based cohort study. Mayo Clin Proc 63:466–473, 1988.
122. Tanaka M, Ikeda S, Yoshimoto H, et al: The long-term fate of the gallbladder after endoscopic sphincterotomy. Complete follow-up study of 122 patients. Am J Surg 154:505–509, 1987.
123. Siegel JH, Veerappan A, Cohen SA, et al: Endoscopic sphincterotomy for biliary pancreatitis: An alternative to cholecystectomy in high-risk patients. Gastrointest Endosc 40:573–575, 1994.
124. Welbourn CR, Beckly DE, Eyre-Brook IA: Endoscopic sphincterotomy without cholecystectomy for gall stone pancreatitis. Gut 37: 119–120, 1995.
125. Dalian P, Andant C, Levy P, et al: Prospective evaluation of endoscopic ultrasonography and microscopic examination of duodenal bile in the diagnosis of cholecystolithiasis in 45 patients with normal conventional ultrasonography. Gut 38:277–281, 1996.
126. Sharma BC, Agarwal DK, Baijal SS, et al: Effect of endoscopic sphincterotomy on gall bladder bile lithogenicity and motility. Gut 42:288–292, 1998.
127. Rosseland AR, Solhaug JH: Primary endoscopic papillotomy (EPT) is patients with stones in the common bile duct and the gallbladder in situ: A 5-8–year follow-up study. World J Surg 12:111–116, 1988.
128. Agarwal DK, Sharma BC, Dhiman RK, et al: Effect of endoscopic sphincterotomy on gallbladder motility. Dig Dis Sci 42:1495–1500, 1997.
129. Shiffman ML, Kaplan GD, Brinkman-Kaplan V, et al: Prophylaxis against gallstone formation with ursodeoxycholic acid in patients participating in a very-low-calorie diet program. Ann Intern Med 122:899–905, 1995.
130. Sugiyama M, Atomi Y: Longterm effects of endoscopic sphincterotomy on gall bladder motility. Gut 39:856–859, 1996.
131. Broomfield PH, Chopra R, Scheinbaum RC, et al: Effects of ursodeoxycholic acid and aspirin on the formation of lithogenic bile and gallstones during loss of weight. N Engl J Med 319:567–572, 1988.
132. Warshaw AL, Simeone J, Schapiro RH, et al: Objective evaluation of ampullary stenosis with ultrasonography and pancreatic stimulation. Am J Surg 149:65–72, 1985.
133. Toouli J, Roberts-Thomson IC, Dent J, et al: Sphincter of Oddi motility disorders in patients with idiopathic recurrent pancreatitis. Br J Surg 72:859–863, 1985.
134. Hogan WJ, Geenen JE: Biliary dyskinesia. Endoscopy 20:179–188, 1988.
135. Toouli J, Di Francesco V, Saccone G, et al: Division of the sphincter of Oddi for treatment of dysfunction associated with recurrent pancreatitis. Br J Surg 83:1205–1210, 1996.
136. Nardi GL, Michelassi F, Zannini P: Transduodenal sphincteroplasty: 5-25 year follow of 89 patients. Ann Surg 198:453–461, 1983.
137. Stephens RV, Burdick GE: Microscopic transduodenal sphincteroplasty and transampullary septoplasty for papillary stenosis. Am J Surg 142:621–627, 1986.
138. Gregg JA, Carr-Locke DL: Endoscopic pancreatic and biliary manometry in pancreatic, biliary and papillary disease, and after endoscopic sphincterotomy and surgical sphincteroplasty. Gut 25: 1247–1254, 1984.
139. Guelrud M, Siegel JH: Hypertensive pancreatic duct sphincter as a cause of pancreatitis: Successful treatment with hydrostatic balloon dilation. Dig Dis Sci 29:225–231, 1984.
140. Eversman D, Fogel EL, Rusche M, et al: Frequency of abnormal pancreatic and biliary sphincter manometry compared with clinical suspicion of sphincter of Oddi dysfunction. Gastrointest Endosc 50:637–641, 1999.
141. Park SH, Watkins JL, Fogel EL, et al: Long-term outcome of endoscopic dual pancreatobiliary sphincterotomy in patients with manometry-documented sphincter of Oddi dysfunction and normal pancreatogram. Gastrointest Endosc 57:483–491, 2003.
142. Freeman ML: Understanding risk factors and avoiding complications with endoscopic retrograde cholangiopancreatography. Curr Gastroenterol Rep 5:145–153, 2003.
143. McCarthy J, Geenen JE, Hogan WJ: Preliminary experience with endoscopic stent placement in benign pancreatic diseases. Gastrointest Endosc 34:16–18, 1988.
144. Kozarek RA, Ball TJ, Patterson DJ, et al: Endoscopic approach to pancreas divisum. Dig Dis Sci 40:1974–1981, 1995.
145. Geenen JE, Hogan WJ, Dodds WJ, et al: The efficacy of endoscopic sphincterotomy after cholecystectomy in patients with sphincter of Oddi dysfunction. N Engl J Med 320:82–87, 1989.
146. Scicchitano J, Saccone GT, Baker RA, et al: How safe is endoscopic sphincter of Oddi manometry? J Gastroenterol Hepatol 10: 334–336, 1995.
147. Khandekar S, Disario JA: Endoscopic therapy for stenosis of the biliary and pancreatic duct orifices. Gastrointest Endosc 52:500–505, 2000.
148. Grino P, Martinez J, Grino E, et al: Acute pancreatitis secondary to pancreatic neuroendocrine tumours. JOP 4:104–110, 2003.
149. Heiskanen I, Kellokumpu I, Jarvinen H: Management of duodenal adenomas in 98 patients with familial adenomatous polyposis. Endoscopy 46:1959–1962, 1999.
150. Tham TC, Lichtenstein DR, Vandervoort J, et al: Pancreatic duct stents for "obstructive type" pain in pancreatic malignancy. Am J Gastroenterol 95:956–960, 2000.
151. Martin JA, Haber GB: Ampullary adenoma: Clinical manifestations, diagnosis, and treatment. Gastrointest Endosc Clin N Am 13:649–

669, 2003.

152.Komuro H, Makino SI, Yasuda Y, et al: Pancreatic complications in choledochal cyst and their surgical outcomes. World J Surg 25: 1519–1523, 2001.

153.Martin RF, Biber BP, Bosco JJ, et al: Symptomatic choledochoceles in adults. Endoscopic retrograde cholangiopancreatography recognition and management. Arch Surg 127:536–538, 1992.

154.Uomo G, Manes G, Ragozzino A, et al: Periampullary extraluminal duodenal diverticula and acute pancreatitis: An underestimated etiological association. Am J Gastroenterol 91:1186–1188, 1996.

155.Lobo DN, Balfour TW, Iftikhar SY, et al: Periampullary diverticula and pancreaticobiliary disease. Br J Surg 86:588–597, 1999.

156.Chevillotte G, Sahel J, Raillat A, et al: Annular pancreas. Report of one case associated with acute pancreatitis and diagnosed by endoscopic retrograde pancreatography. Dig Dis Sci 29:75–77, 1984.

157.Sossenheimer MJ, Aston CE, Preston RA, et al: Clinical characteristics of hereditary pancreatitis in a large family based on high-risk haplotype. The Midwest Multicenter Pancreatic Study Group (MMPSG). Am J Gastroenterol 92:1113–1116, 1997.

158.Lowenfels A, Maisonneuve P, DiMagno E, et al: Hereditary pancreatitis and the risk of pancreatic cancer. J Natl Cancer Inst 89: 442–446, 1997.

159.Lowenfels AB, Maisonneuve P, Whitcomb DC, et al: Cigarette smoking as a risk factor for pancreatic cancer in patients with hereditary pancreatitis. JAMA 286:169–170, 2001.

160.LeBodic L, Bignon JD, Raguenes O, et al: The hereditary pancreatitis gene maps to long arm of chromosome 7. Hum Mol Genet 5: 549–554, 1996.

161.Whitcomb DC, Preston RA, Aston CE, et al: A gene for hereditary pancreatitis maps to chromosome 7q35. Gastroenterology 110: 1975–1980, 1996.

162.Whitcomb DC, Gorry MC, Preston RA, et al: Hereditary pancreatitis is caused by a mutation in the cationic trypsinogen gene. Nat Genet 14:141–145, 1996.

163.Gorry M, Gabbaaizadeh D, Furey W, et al: Multiple mutations in the cationic trypsinogen gene are associated with hereditary pancreatitis. Gastroenterology 113:1063–1068, 1997.

164.Ellis I, Lerch MM, Whitcomb DC: Genetic testing for hereditary pancreatitis: Guidelines for indications, counseling, consent and privacy issues. Pancreatology 1:405–415, 2001.

165.Gates L, Ulrich C, Whitcomb D: Hereditary pancreatitis: Gene defects and their implications. Surg Clin North Am 79:711–722, 1999.

166.Riderknecht H: Activation of pancreatic zymogens: Normal activation, premature intrapancreatic activation, protective mechanisms against inappropriate activation. Dig Dis Sci 31:314–321, 1986.

167.Pfutzer RH, Barmada MM, Brunskill AP: SPINK1/PSTI polymorphisms act as disease modifiers in familial and idiopathic chronic pancreatitis. Gastroenterology 119:615–623, 2000.

168.Witt H, Hennies HC, Becker M: SPINK1 mutations in chronic pancreatitis. Gastroenterology 120:1060–1061, 2001.

169.Witt H, Luck W, Hennies HC, et al: Mutations in the gene encoding the serine protease inhibitor, Kazal type 1 are associated with chronic pancreatitis. Nat Genet 25:213–216, 2000.

170.Chen JM, Mercier B, Audrezet MP, et al: Mutational analysis of the human pancreatic secretary trypsin inhibitor (PSTI) gene in hereditary and sporadic chronic pancreatitis. J Med Genet 37:67–69, 2000.

171.Lebodic L, Bignon JD, Raguenes O, et al: The hereditary pancreatitis gene maps to long arm of chromosome 7. Hum Mol Genet 5: 549–554, 1996.

172.Schneider A, Suman A, Rossi L, et al: SPINK1/PSTI mutations are associated with tropical pancreatitis and type II diabetes mellitus in Bangladesh. Gastroenterology 123:1026–1030, 2002.

173.Rossi L, Pfützer RL, Parvin S, et al: SPINK1/PSTI mutations are associated with tropical pancreatitis in Bangladesh: A preliminary report. Pancreatology 1:242–245, 2001.

174.Das S: Pancreatitis in children associated with round worms. Indian Pediatr 14:81–83, 1977.

175.Gilbert MG, Carbonnel ML: Pancreatitis in childhood associated with ascariasis. Pediatrics 33:589–592, 1964.

176.Coelho da Rocha RF, Chapcha P, Aun F: Abdominal complications of ascariasis in children. Prob Gen Surg 18:92–99, 2001.

177.Schneider A, Whitcomb DC: Hereditary pancreatitis: A model for inflammatory diseases of the pancreas. Best Pract Res Clin Gastroenterol 16:347–363, 2002.

178.Riordan JR, Rommens JM, Kerem B, et al: Identification of the cystic fibrosis gene: Cloning and characterization of complementary DNA. Science 245:1066–1073, 1989.

179.Marino CR, Matovcik LM, Gorelick FS, Cohn JA: Localization of the cystic fibrosis transmembrane conductance regulator in pancreas. J Clin Invest 88:712–716, 1991.

180.Shumaker H, Amlal H, Frizzell R, et al: CFTR drives Na+-nHCO-3 cotransport in pancreatic duct cells: A basis for defective HCO-3 secretion in CF. Am J Physiol 276:C16–C25, 1999.

181.Mickle JE, Cutting GR: Genotype-phenotype relationships in cystic fibrosis. Med Clin North Am 84:597–607, 2000.

182.Zielenski J, Tsui LC: Cystic fibrosis: Genotypic and phenotypic variations. Ann Rev Genet 29:777–807, 1995.

183.Cohn JA, Friedman KJ, Noone PG, et al: Relation between mutations of the cystic fibrosis gene and idiopathic pancreatitis. N Engl J Med 339:653–658, 1998.

184.Sheppard DN, Ostedgaard LS, Winter MC, et al: Mechanism of dysfunction of two nucleotide binding domain mutations in cystic fibrosis transmembrane conductance regulator that are associated with pancreatic sufficiency. EMBO J 14:876–883, 1995.

185.Noone PG, Zhou Z, Silverman LM, et al: Cystic fibrosis gene mutations and pancreatitis risk: Relation to epithelial ion transport and trypsin inhibitor gene mutations. Gastroenterology 121:1310–1319, 2001.

186.Gomez Lira M, Patuzzo C, Castellani C, et al: CFTR and cationic trypsinogen mutations in idiopathic pancreatitis and neonatal hypertrypsinemia. Pancreatology 1:538–542, 2001.

187.Yoshida K, Toki F, Takeuchi T, et al: Chronic pancreatitis caused by an autoimmune abnormality. Proposal of the concept of autoimmune pancreatitis. Dig Dis Sci 40:1461–1568, 1995.

188.Khalid A, Whitcomb DC: The importance of autoimmune pancreatitis. Gastroenterology 121:1518–1520, 2001.

189.Ohana M, Okazaki K, Hajiro K, et al: Multiple pancreatic masses associated with autoimmunity. Am J Gastroenterol 93:99–102, 1998.

190.Ito T, Nakano I, Koyanagi S, et al: Autoimmune pancreatitis as a new clinical entity. Three cases of autoimmune pancreatitis with effective steroid therapy. Dig Dis Sci 42:1458–1468, 1997.

191.Hammano H, Kawa S, Horiuchi A, et al: High serum IgG4 concentrations in patients with sclerosing pancreatitis. N Engl J Med 344: 732–738, 2001.

192.Okazaki K, Uchida K, Ohana M, et al: Autoimmune-related pancreatitis is associated with autoantibodies and a Th1/Th2-type cellular immune response. Gastroenterology 118:573–581, 2000.

193.Irie H, Honda H, Baba S, et al: Autoimmune pancreatitis: CT and MR characteristics. AJR Am J Roentgenol 170:1321–1327, 1998.

194.Furukawa N, Muranaka T, Yasumori K, et al: Autoimmune pancreatitis: Radiologic findings in three histologically proven cases. J Comput Assist Tomogr 22:880–883, 1998.

195.Chen RY, Adams DB: IgG4 levels in non-Japanese patients with autoimmune sclerosing pancreatitis. N Engl J Med 346:1919, 2002.

196. Erkelens GW, Vleggaar FP, Lesterhuis, W, et al: Sclerosing pancreato-cholangitis responsive to steroid therapy. Lancet 345: 43–44, 1999.

197. Tanaka S, Kobayashi T, Nakanishi K, et al: Corticosteroid-responsive diabetes mellitus associated with autoimmune pancreatitis. Lancet 356:910–911, 2000.

198. Pitchumoni CS, Thomas E, Balthazar E, et al: Chronic calcific pancreatitis in association with celiac disease. Am J Gastroenterol 68: 358–361, 1977.

199. Regan PT, DiMagno EP: Exocrine pancreatic insufficiency in celiac sprue: A cause of treatment failure. Gastroenterology 78:484–487, 1980.

200. Fernanez LB, DePaula A, Prizont R, et al: Exocrine pancreas insufficiency secondary to gluten enteropathy. Am J Gastroenterol 53: 564–569, 1970.

201. Tandon BN, George PK, Sama SK, et al: Exocrine pancreatic function in protein-calorie malnutrition disease of adults. Am J Clin Nutr 22:1476–1482, 1969.

202. Pitchumoni CS: Pancreas in primary malnutrition disorders. Am J Clin Nutr 26:374–379, 1973.

203. Rhodes RA, Tai HH, Chey WY: Impairment of secretin release in celiac sprue. Am J Dig Dis 23:833–839, 1978.

204. Maton PN, Selden AC, Fitzpatrick ML, et al: Defective gallbladder emptying and cholecystokinin release in celiac disease. Reversal by gluten-free diet. Gastroenterology 88:391–396, 1985.

205. Dimagno EP, Go WL, Summerskill WH: Impaired cholecystokinin-pancreozymin secretion, intraluminal dilution, and maldigestion of fat in sprue. Gastroenterology 63:25–32, 1972.

206. Patel RS, Johlin FC Jr, Murray JA: Celiac disease and recurrent pancreatitis. Gastrointest Endosc 50:823–827, 1999.

207. Delhaye M, Engelholm L, Cremer M: Pancreas divisum: Congenital anatomic variant or anomaly? Contribution of endoscopic retrograde dorsal pancreatography. Gastroenterology 89:951–958, 1985.

208. Burtin P, Person B, Charneau J, et al: Pancreas divisum and pancreatitis: A coincidental association? Endoscopy 23:55–58, 1991.

209. Soehendra N, Kempeneers I, Nam VC, et al: Endoscopic dilatation and papillotomy of the accessory papilla and internal drainage in pancreas divisum. Endoscopy 18:129–132, 1986.

210. Liquory C, Lefebvre JF, Canard JM, et al: Le pancreas divisum: Etude clinique et therapeutique chez I'hommeapropos de 87 cas. Gastroenterol Clin Biol 10:820–825, 1986.

211. Lans JI, Geenen JE, Johanson JF, et al: Endoscopic therapy in patients with pancreas divisum and acute pancreatitis: A prospective, randomized, controlled clinical trial. Gastrointest Endosc 38:430–434,1992.

212. Boerma D, Huibregtse K, Gulik TM, et al: Long-term outcome of endoscopic stent placement for chronic pancreatitis associated with pancreas divisum. Endoscopy 32:452–456, 2000.

213. Ertan A: Long-term results after endoscopic pancreatic stent placement without pancreatic papillotomy in acute recurrent pancreatitis due to pancreas divisum. Gastrointest Endosc 52:9–14, 2000.

214. Heyries L, Barthet M, Delvasto C, et al: Long-term results of endoscopic management of pancreas divisum with recurrent acute pancreatitis. Gastrointest Endosc 55:376–381, 2002.

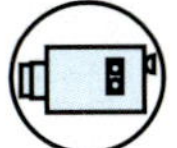

慢性胰腺炎、结石和狭窄

Shyam Varadarajulu and Robert H. Hawes

52

流行病学 803
病理生理学 803
胰管堵塞 804
缺血 804
抗氧化物 804
自身免疫 804
间质纤维化 804
病因学 804
乙醇 804
遗传性胰腺炎 805
囊性纤维化基因突变 805
热带胰腺炎 805
胰管堵塞 805
代谢和内分泌原因 805
特发性慢性胰腺炎 805
临床特征 806
腹痛 806
胰腺功能不全 806
病理学 806
鉴别诊断 807
诊断 807
胰腺功能检查 807
胰腺结构检查 808
治疗 811
内科治疗 811
手术治疗 813
内镜治疗 814
未来趋势 819

慢性胰腺炎是指一种能够导致胰腺结构不可逆性改变的胰腺炎症状态，该改变可以导致胰腺内分泌和外分泌功能的损害[1]。该疾病和急性胰腺炎相比，不同之处在于后者不会进行性发展，只要急性发作过去之后，腺体的组织结构和功能就可恢复正常。对慢性胰腺炎的诊断和治疗大多是针对症状（多为腹痛和脂肪泻）进行评估和治疗。尽管内镜治疗在处理慢性胰腺炎中的作用尚难以阐明，但该领域发展快速，对胃肠内镜医师来说极具兴趣和挑战性。

流行病学

世界上许多地区慢性胰腺炎的发病率为 3 ~ 10/100 000[2]。每 10 万人中慢性胰腺炎的粗发病率在德国是 6.4 人，捷克是 7.9 人，日本是 27.9 人[3-5]。德国人慢性胰腺炎发病的高峰年龄是 45 ~ 54 岁，比急性胰腺炎发病高峰年龄推迟10岁，这提示慢性胰腺炎是在首次急性胰腺炎发病后的 10 年间逐渐发展而成的。一项评估酒精性慢性胰腺炎的前瞻性研究显示该病的年发病率为 8.2/100 000，年患病率为 27.4/100 000[6]。欧洲和北美的回顾性研究显示慢性胰腺炎年发病率为2 ~ 10/100 000[7, 8]。慢性胰腺炎患者中男性更常见[3, 5, 6]，在日本，男性患者是女性患者数的3.5倍[5]。与白人相比，黑人因慢性胰腺炎住院的人数是因酒精性肝硬化住院人数的 2 ~ 3 倍[9]。虽然这个现象现在还无法明确解释，但可能与不同人种在饮食、饮酒的品种和数量、吸烟或对肝脏或胰腺有害物质解毒能力上的差异有关。由于缺乏筛检研究计划和对慢性胰腺炎诊断的金标准尚无定论，使得在该领域进行流行病学研究更加困难，同时也使得各项研究结果的变异幅度比较大。

病理生理学

慢性胰腺炎的发病机制是多因素的，但最终可能由两种不同的事件引发（图52-1）。一是由于机械性或功能性胰管堵塞导致的重碳酸盐分泌减少。机械性原因可能包括胰管狭窄、SOD和肿瘤等。功能性原因可能包括 *CFTR* 基因突变导致重碳酸盐分泌功能受损，这是促胰液素胰腺功能试验的基础。二是由于胰腺内的消化酶在胰实质内被激活。缺血、氧化应激和SOD可能是导致疾病持续进展的后期事件。这种多因素模式可以解释为什么没有一种治疗方法对所有的慢性胰腺炎患者均有效。

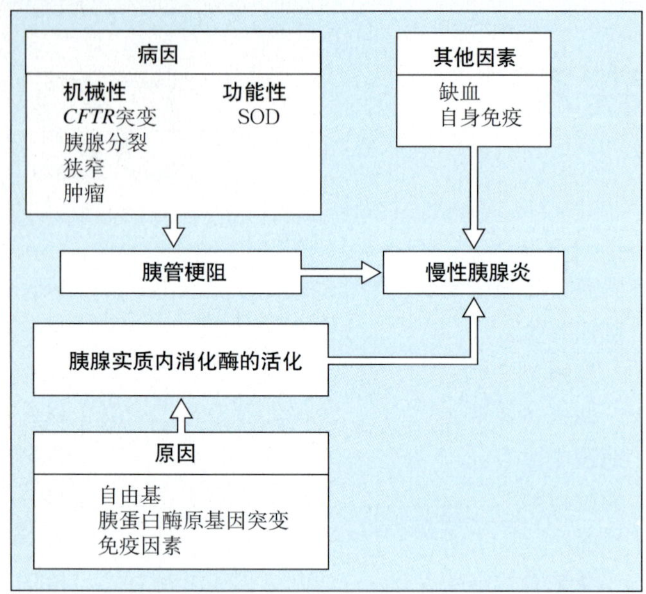

图52-1　慢性胰腺炎的病理生理学。慢性胰腺炎的发病机制可能由两种不同的事件引发。首先，由于机械性或功能性胰管梗阻导致重碳酸盐分泌减少。其次，胰腺中消化酶在胰实质内活化。缺血和自身免疫因素被认为是致病途径的其他重要事件。

胰管堵塞

胰管中出现蛋白栓子是慢性胰腺炎患者最早被发现的改变之一[10]。理论上认为胰腺腺体分泌蛋白增多会引起胰管系统内蛋白栓子沉积。这些栓子可能作为导致结石形成的钙化核心。随着胰管堵塞的进展，则出现炎症变化和细胞成分的减少。研究表明，经内镜取出慢性胰腺炎患者胰管内的蛋白栓子可以缓解患者的临床症状，这一研究结果更加说明这些蛋白栓子在导致胰腺永久性改变中所发挥的重要作用[11,12]。GP2是一种糖基磷脂酰肌醇固定蛋白，它从酶原颗粒脱离后分泌进胰液中。现已证实这种蛋白质是胰管内栓子的主要成分[13]。胰腺腺泡细胞释放另一种叫做lithostatine的蛋白质，它能防止碳酸钙的沉积，进而防止胰液中结石的形成[14]。慢性胰腺炎患者体内该蛋白质水平低可能是形成结石的一个因素。

缺血

缺血可能是慢性胰腺炎发病机制中的另一重要事件。动物模型显示结扎部分胰管可以导致胰管内高压，并增加胰腺内血液流动的阻力[15,16]。实际上，实验组的血流仅为对照组的40%。和正常情况相反，分泌刺激物质反而会进一步减少胰腺血液。此外，因为慢性胰腺炎患者的腺体弹性降低，所以他们的胰腺间质压力比正常人上升得更高。采用胰管减压术后，症状能迅速缓解，这说明缺血在慢性胰腺炎复杂的发病机制中发挥重要的作用。

抗氧化物

营养缺乏在慢性胰腺炎患者中常见，特别是硒、蛋氨酸、维生素C和E等抗氧化物[17,18]。慢性胰腺炎患者体内抗氧化物的减少和胰腺细胞对抗氧化物需求增加之间的不平衡可能导致自由基形成增多，而自由基又和脂类过氧化和细胞损伤有关。作为氧化应激和自由基产生的标志，膜脂质过氧化增加也见于酒精性慢性胰腺炎[19]。据推测，在腺泡或胰管细胞中，乙醇会导致胰蛋白酶原分泌不成比例地增加，从而引起消化酶过早活化[20]。

自身免疫

慢性胰腺炎也见于自身免疫性疾病，如干燥综合征和原发性胆汁性肝硬化[21,22]。已经证实，在干燥综合征和特发性慢性胰腺炎患者体内存在针对胰腺抗原的自身抗体。一些特发性慢性胰腺炎患者的胰管细胞上有HLA-DR抗原表达和局部T细胞炎性浸润，进一步使人们相信自身免疫在该病发病机制中所起的作用[23]。

间质纤维化

目前认为急性胰腺炎反复发作会引起小叶周围纤维化、胰管变形、胰液分泌和胰液流出道发生改变[24]。对胰腺炎自然病史的研究表明，急性胰腺炎反复发作的频率越高，就越易引起在酒精性慢性胰腺炎中所见到的慢性改变[25]。

慢性胰腺炎的确切病理生理学机制仍不明。多种外因（如饮酒）可能在有遗传易感性的患者身上发挥作用，从而启动一系列导致胰实质受损及其不良后果的事件链。尽管目前治疗的重点是抑制腺泡细胞分泌，但是进一步深入认识胰管重碳酸盐分泌、胰管堵塞、缺血和氧自由基在这一过程中的作用可能会提供新的治疗方法。

病因学

乙醇

70%～80%的慢性胰腺炎是由饮酒过度导致的（见表52-1），发病机制尚不清。发病风险似与饮酒时间的长短和饮酒量有关，而与饮酒的类型或方式无关[26]。已证明大量饮酒（每天超过50g）与胰腺较早钙化及存活时间缩短有关[27]。因为不同个体对乙醇毒性的敏感性

表 52-1　慢性胰腺炎的病因
饮酒 70%
特发性 10%～30%
其他 10%～15%
胰管堵塞（外伤，分裂，肿瘤，纤维化）
遗传性（*CFTR* 基因突变，胰蛋白酶原基因突变）
高脂血症
热带性

差异很大，所以很难确定多少量是饮酒的“安全”水平。仅有5%～10%酗酒者发展成慢性胰腺炎，这表明其他不明因素在该病的发病机制中也是重要的[28]。尽管抽烟在酒精性胰腺炎的发病机理中作用不重要[29,30]，但与慢性胰腺炎患者中胰腺钙化的进展相关[31]。

遗传性胰腺炎

遗传性胰腺炎的特点是发病年龄早和明显的胰腺钙化。该病是常染色体显性遗传性疾病，约80%有此遗传缺陷的患者会发展成慢性胰腺炎[32]。大多数患者在20岁前出现症状。在一些家系中，遗传性慢性胰腺炎的致病基因定位于7号染色体的长臂（7q35），这是胰蛋白酶原基因集中分布的地方[33,34]。在该区域已发现数个与慢性胰腺炎有关的基因突变。尽管这些突变对胰蛋白酶活性的影响尚不清楚，但已知它们能干扰胰蛋白酶的失活或加强其活性，从而使胰腺自身消化[35,36]。尽管胰蛋白酶原基因突变对遗传性胰腺炎有特异性，但并非所有突变患者都会发展成慢性胰腺炎。与慢性胰腺炎有关的其他基因突变（如*CFTR*）和胰蛋白酶原基因突变之间的关系仍需进一步阐明。

囊性纤维化基因突变

囊性纤维化是由于*CFTR*基因突变所致。因为胰腺导管和腺泡的分泌缺陷，所以大多数囊性纤维化患者出现进行性胰腺损伤[37]。一些研究发现在 13%～37%没有囊性纤维化临床证据的特发性慢性胰腺炎患者中有 *CFTR* 基因突变[38,39]。这一比例可能被低估，因为目前具有的基因筛查实验也只能发现18%～23%导致典型儿童囊性纤维化的最严重的 *CFTR* 突变。

热带胰腺炎

热带胰腺炎病因不明，常见于南亚和其他热带地区的儿童，它也是上述地区慢性胰腺炎最常见的原因。病理特征是胰管内可见大块钙化、胰管明显扩张、胰腺萎缩和纤维化。临床上多数患者有腹痛、糖尿病和脂肪吸收不良。热带胰腺炎的病因不明。目前不再认为它与食用木薯有关，但曾有迹象提示它可能是一种致病因子[40]。在一些患者中发现有丝氨酸蛋白酶抑制物 SPINK1 基因突变发生[41,42]。

胰管堵塞

任何原因引起的胰管堵塞都会导致慢性胰腺炎。即使堵塞缓解，其所引起的组织学异常也会持续存在。SOD似乎与慢性胰腺炎相关。一项对慢性胰腺炎患者进行Oddi扩约肌测压的研究表明，60%以上的患者有 SOD[43]。

胰腺分裂时因副乳头胰液引流相对堵塞，因此可导致慢性胰腺炎。据估计，不到 5% 的胰腺分裂患者有胰腺症状。症状发生率低造成了认识上的不一致，即胰腺分裂时小的副乳头开口是否总能导致堵塞性胰腺炎。对该关系的讨论主要基于以下两种观察结果。首先，一些研究发现胰腺炎患者和非胰腺炎患者胰腺分裂的发生率相同[44]。其次，有这种异常的患者并不经常出现症状。作者认为有一组胰腺分裂患者被划分为反复发作的特发性胰腺炎。这些患者的副乳头开口太小，以致胰液大量分泌时背胰管内压力过高，从而造成引流不充分、胰管扩张、疼痛，严重者引起胰腺炎。支持这一观点的是，超过60%胰腺分裂和其他不明原因腹痛患者在接受外科扩约肌成形术后疼痛缓解，这说明胰液流出道受堵是这些患者产生症状的直接原因[45]。

代谢和内分泌原因

血清甘油三酯升高超过500mg/dl和甲状旁腺功能亢进是导致慢性胰腺炎的少见原因。高甘油三酯血症患者急性胰腺炎的反复发作会导致慢性胰腺损伤。甲状旁腺功能亢进患者发生慢性胰腺炎的病理生理学机制被认为与胰液中钙浓度升高有关，钙浓度升高可导致胰管中钙的沉积。

特发性慢性胰腺炎

尽管做了大量研究，仍有 10%～30% 的慢性胰腺炎患者病因未明。隐匿性酒精摄入、对乙醇高敏感、未说明的胰腺外伤史、囊性纤维化和胰蛋白酶原基因突变至少可能是一小部分特发性慢性胰腺炎患者的发病原因[46,47]。但过去人们认为特发性慢性胰腺炎患者是一个单独群体，Mayo 医院将特发性慢性胰腺炎分为早发型和晚发型[48]。症状出现时的年龄分布曲线为双峰型，显示早发型和晚发型特发性慢性胰腺炎患者的平均发病年龄分别是19.2岁和56.2岁。两组患者无性别差异。96%早发型患者的主要症状是疼痛，但只有54%晚发型患者有疼痛。无论是早发型还是晚发型特发性慢性胰腺炎患者，疼痛都是典型症状，两型患者均伴有胰腺钙化导致的内分泌和外分泌功能不全。

临床特征

腹痛和胰腺功能不全是慢性胰腺炎的两个主要临床表现。

腹痛

典型慢性胰腺炎的腹痛主要位于中上腹且常向背部放射。疼痛常因进食而加重，有时伴有恶心和呕吐。在慢性胰腺炎的早期，疼痛可能是间断的，但随着病情发展，疼痛趋于持续性。

目前对这种疼痛的发生机制知之甚少。原因可能是多方面的，包括炎症、胰管堵塞、胰腺组织内压力升高、感觉神经被纤维包裹、出现以胰腺内感觉神经数量增多和体积增大为特点的神经病变以及炎症对神经鞘造成的损害导致神经成分暴露于毒性物质等[49, 50]。大约1/4的慢性胰腺炎患者没有疼痛[51]。

现在普遍认为随着疾病发展到器官衰竭，有相当一部分患者的慢性疼痛会逐步消退[52]，但是无法预知这个过程需要多少年，也许永远不会出现。一些研究表明疼痛自发缓解的可能性很低[53]。一项评估慢性胰腺炎疼痛自然病程的研究显示67%早发型特发性胰腺炎、64%晚发型特发性胰腺炎和77%酒精性胰腺炎患者分别平均在25年、13年和14年后疼痛会减轻或消失[48]。

胰腺功能不全

胰腺外分泌功能严重不全的患者无法正常地消化食物或吸收消化后的营养成分。但是，临床上只有胰腺功能丧失超过90%才会出现明显的蛋白和脂肪吸收不良[54]。在一项有关自然病程的大型研究中，酒精性慢性胰腺炎发展到胰腺功能不全平均需要13.1年，晚发型特发性慢性胰腺炎平均需要16.1年，早发型特发性慢性胰腺炎平均需要26.3年[48]。因为对食物中脂肪分解能力比对蛋白质分解能力降低得更快，所以脂肪泻通常出现在蛋白质缺乏之前[55, 56]。

一些慢性胰腺炎患者可以出现糖耐量异常，但通常在病程晚期才出现明显的糖尿病。伴有胰腺慢性钙化的患者，特别是那些疾病早期即有钙化者，比慢性非钙化性胰腺炎患者更易出现糖尿病[57, 58]。长期随访显示近40%～70%慢性胰腺炎患者可发展成糖尿病。一项研究显示早发型特发性慢性胰腺炎、晚发型特发性慢性胰腺炎和酒精性慢性胰腺炎患者发展成糖尿病的时间平均为26.3年、11.9年和19.8年[48]。在慢性胰腺炎患者的胰腺内，分泌胰岛素的β细胞和分泌胰高血糖素的α细胞均遭到破坏。这一点很重要，因为当外源性胰岛素导致患者血糖降低时，胰高血糖素储备不足将无法使血清葡萄糖浓度恢复至正常水平，从而导致长期严重的低血糖。因此这类患者的糖尿病特点是脆性的，其处理比1型糖尿病患者更复杂。

病理学

慢性胰腺炎早期，腺体的损伤是斑片状分布和不均匀的（图52-2）。可见不规则分布的纤维化区域、腺泡数量减少和体积变小并伴有散在分布的朗格汉斯细胞以及大小不等的胰管发生不同程度的堵塞[59]。小叶

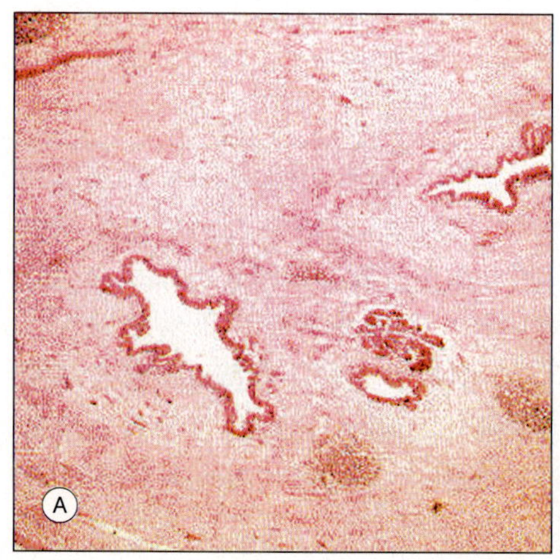

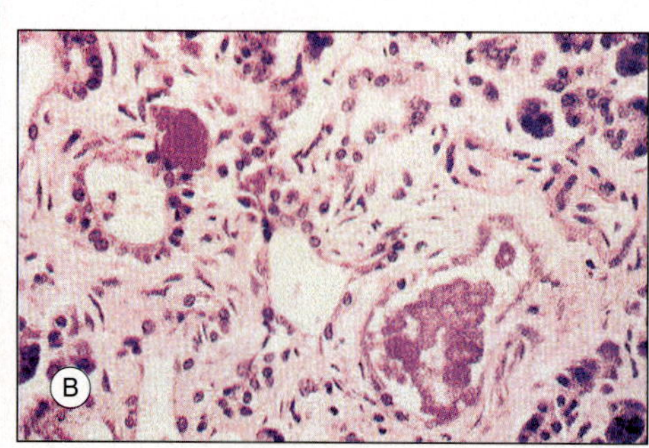

图52-2　慢性胰腺炎的组织病理学。A．广泛纤维化和胰腺实质萎缩，仅残留岛状实质及导管，偶见慢性炎细胞及腺泡组织。B．高倍视野显示扩张的导管及浓缩的导管内嗜酸性结晶。

和胰管周围常可见慢性炎症浸润。小叶间和小叶内胰管扩张，腔内有蛋白质栓子。胰管上皮可能萎缩、增生或出现鳞状上皮化生，而且可见胰管结石。残余的胰岛在消失前包埋于硬化组织或严重受损的小叶中。总的说来，腺体很硬，有时胰管极度扩张且可见钙化结石。常有假性囊肿形成。

鉴别诊断

目前任何一项实验室和影像学检查均不能明确诊断慢性胰腺炎。所以，鉴别诊断必须考虑多种疾病，如胰腺癌、消化性溃疡、IBS 和有症状的胆石症等。详细的问诊和查体，结合合理的检查（如胃镜和腹部超声），在大部分情况下可以建立或排除诊断。

慢性胰腺炎疑似患者必须考虑到胰腺癌的诊断。有数据显示，慢性胰腺炎患者发展成为胰腺癌的风险增加。国际胰腺炎研究组发现慢性胰腺炎患者中胰腺癌的标准化发病比率是26.3，相比之下，对年龄和性别进行调整后，国家特异性发病率的预期发病比率只有2.13[60]。

与慢性胰腺炎相似，胰腺癌患者也可表现为腹痛、体重降低和黄疸。在怀疑或已知患有慢性胰腺炎的患者，在有下列情况时应怀疑是否患有胰腺癌：年龄较大、无饮酒史、体重下降、症状持续及明显的全身症状等。特别是在老年人出现新发胰腺炎，排除了饮酒和胆结石等常见原因，更需要高度怀疑胰腺癌。肿瘤标志物如CA19-9和CEA的升高对诊断是有帮助的，但其正常也不能除外胰腺癌。一些患者需要在CT或 EUS 引导下穿刺活检以明确诊断。

诊断

针对慢性胰腺炎的检查可分为评估腺体结构（胰实质、胰管解剖，或两者兼具）和腺体外分泌功能的检查（表52-2）。临床上最常用的检查是评价腺体结构的检查。当超过90%的腺管组织因功能障碍、纤维组织替代或近端胰管梗阻而失去功能时，临床上才会出现胰腺功能不全的表现，此时常已是疾病的晚期。胰腺功能检查中最敏感和准确的方法是促胰液素刺激试验。但是该法是侵入性的，非常费时和费力，且其诊断准确性并不优于ERCP[61, 62]。另一方面，非侵入性胰腺功能试验仅在疾病晚期才具有足够的诊断准确性，对于早期和中期病变敏感性低[63]。评估胰腺结构的检查方法具有一定优势，这一优势在于尽管受到敏感性的限制，但它们在临床上可以得到广泛开展且更易标准化。

胰腺功能检查

侵入性 / 直接胰腺功能检查（促胰液素刺激试验）

检测胰腺功能不全的金标准试验是促胰液素刺激试验。该试验的基础是促胰液素（伴或不伴胆囊收缩素）可以引起胰腺分泌富含重碳酸盐的胰液。让患者吞咽一双腔导管（Dreiling 管）至十二指肠，从而可以采集十二指肠液。给患者静脉推注促胰液素（每公斤体重 1 个单位），随后收集十二指肠液。分次测定十二指肠液中重碳酸盐浓度，若峰浓度低于80mEq/L，则可以诊断胰腺外分泌功能不全。

一些研究表明在诊断慢性胰腺炎的作用上促胰液素刺激试验的敏感性略高于 ERCP，但由于目前无诊断慢性胰腺炎的金标准试验，所以对该类检查的评估应持谨慎和怀疑的态度。该试验的敏感性为 74% ~ 97%，特异性为 80% ~ 90%[62, 64-68]。促胰液素刺激试验异常但胰腺影像学正常的患者占 3% ~ 20%[65-68]。两个对该类患者的随访研究表明 90% 的患者逐渐发展成为慢性胰腺炎[68, 69]。相反，这些研究也发现有一小部分患者（平均不到10%）表现为促胰液素刺激试验正常但胰腺影像学异常。对这类患者长期随访后发

表 52-2　慢性胰腺炎的诊断性检查

结构检查	功能试验：间接	功能试验：直接
X 线	血清胰酶测定（胰蛋白酶原）	促胰液素刺激试验
超声	粪便检测（脂肪、弹性蛋白酶、糜蛋白酶）	
CT	尿液检测（苯替酪胺、胰月桂酸）	
MRCP		
ERCP		
EUS		

CT，计算机断层扫描；ERCP，内镜逆行胰胆管造影；EUS，内镜超声；MRCP，磁共振胰胆管造影。

现仅有0%～26%的患者发展成慢性胰腺炎[68, 69]。若将胰腺功能试验和胰腺组织学检查相比较，则总体敏感性、特异性和准确性分别为67%、90%和81%[70]。

这种方法的局限性在于不易被患者接受、耗时、昂贵且需要特殊的设备和方法。该试验的标准化问题尚未解决，对试验结果的正常值范围仍存争议。它仅可在世界上少数几个胰腺疾病研究中心才能完成。

非侵入性／间接胰腺功能试验

人们一直有很大的兴趣且不断地努力探索评估胰腺功能的非侵入性检查方法。这些方法通过直接测定血或粪便中胰酶浓度、或通过口服特定物质后检测血或尿中其代谢产物来评价胰腺功能。

血清胰酶浓度测定

因为慢性胰腺炎的病变是斑片状、局灶性分布的，胰腺实质明显纤维化，因此胰血清酶（淀粉酶和脂肪酶）水平不升高或仅有小幅上升。血清胰蛋白酶原水平极度降低（<20ng/ml），对慢性胰腺炎应具有特异性，但如此低水平仅见于伴有脂肪泻的晚期慢性胰腺炎患者[54]。临床上，血清酶水平有助于识别慢性胰腺炎急性发作或当患者出现脂肪泻时监测病情的演变。

粪便检查

粪便苏丹染色可以定性诊断脂肪泻，或让患者每日进食100g脂肪餐至少3天，然后测定72h粪便脂肪总量，可以定量地诊断脂肪泻。尽管脂肪泻患者每日脂肪排泄量常大于20g，但脂肪排泄量大于7g/d即可以诊断吸收不良。在定性分析中，每高倍视野中超过6个脂肪球为阳性，但为了形成可测量的脂肪泻，患者必须摄入足够的脂肪。在一项有里程碑意义的有关外分泌功能不全的研究中，发现只有当超过90%的胰腺组织或超过85%的胰脂肪酶受到破坏时才会出现脂肪泻[54]。很明显，粪便脂肪分析对诊断慢性胰腺炎作用十分有限，因为轻度和中度、甚至重度慢性胰腺炎患者都可以不出现脂肪泻，因此靠这种技术不能发现胰腺炎患者。

一种新的方法，近红外线反射分析（near infrared reflectance analysis，NIRA）可能会成为评估脂肪吸收不良的可选择方法[71-73]。NIRA与上述定量方法相比同样准确但更为省时，并可以同时测定一份72h粪便标本中的脂肪、氮和碳水化合物含量。NIRA在欧洲正逐步得到推广应用，在美国的一些研究中心也开展了这种方法。

鉴于脂肪吸收不良检查对慢性胰腺炎诊断价值不大，人们开发了一种检测粪便标本中胰酶的方法，该方法的敏感性较高。在大多数慢性胰腺炎和脂肪泻患者粪便中糜蛋白酶水平异常[64]。自从临床应用以来，该方法仅明确应用于伴有外分泌功能不全的晚期慢性胰腺炎患者。目前在美国尚未开展该方法。

最近研发了一种测定粪便中胰腺人弹力蛋白酶的方法。这种方法仅测定人弹力蛋白酶，所以结果不会受到同时存在的治疗性胰酶替代物的干扰。尽管该法和测定粪便中糜蛋白酶方法均在晚期慢性胰腺炎患者最为准确，但前者诊断的敏感性和特异性均优于后者[74]。粪便弹力蛋白酶试验在其他可导致脂肪泻的疾病中可以出现假阳性（如短肠综合征和小肠细菌过度生长综合征）。这种方法在美国已经开展，但尚未广泛应用。

尿液检查

这些检查的原理基于服用某种复合物，该复合物可以被一种特定胰酶水解并释放出胰腺标志物。该标志物通过肠道吸收后可在尿或血清中检测和定量。苯替酪胺（N-苯甲酰-L-酪氨酰-P-对氨基苯甲酸，简称NBT-PABA）试验可以反映肠腔中糜蛋白酶活力，胰月桂酸试验则可以反映肠道中芳香基酯酶的活力。两者对晚期胰腺炎均较准确，敏感性为80%～100%[64]。这些试验的局限性在于两者均以有完整的消化系统解剖和功能为前提。尽管这些试验有相当的准确性，但目前在美国并未应用于临床。

胰腺结构检查

腹部平片

腹部X线平片检查发现约1/3的慢性胰腺炎患者可见胰腺内钙化（图52-3）。钙化发生于慢性胰腺炎自然病程的晚期，它的出现可能需要5～25年时间[48, 52]。因为如果没有侧位片就无法发现和脊柱影像重叠的小钙化灶，所以应同时拍腹部正侧位片进行观察。发现胰腺钙化是慢性胰腺炎的特征性表现，但这项检查的敏感性极低。

腹部超声

US是第一种可以获得完整胰腺影像的检查技术。US检查可以发现多种慢性胰腺炎的形态学特点，包括胰腺外形不规则、主胰管扩张和不规则、实质密度不均匀、胰腺内或紧邻胰腺的囊肿及钙化[75]。US诊断慢性胰腺炎的敏感性和特异性分别为60%～70%和

80%～90%[76]。但是，能否对胰腺进行细致的观察取决于患者的体型、肠道中是否有大量积气和超声科医生的经验及专业水平。

计算机断层扫描（CT）

CT 诊断慢性胰腺炎的敏感性和特异性分别为 75%～90% 和 85%[64]。CT 的主要优势在于图像可标准化，而且实际上所有患者均可获得完整的胰腺影像学资料。CT扫描是发现胰腺钙化最敏感的方法，可以准确地发现主胰管扩张，能够识别胰腺外形的不规则（图 52-4）[64, 77, 78]。这些改变是晚期慢性胰腺炎的特点，CT则能够很好地发现这些改变。但是，它难以识别早期慢性胰腺炎常见的胰腺实质的微小异常或胰管侧支的改变。所以，CT诊断慢性胰腺炎的特异性高而敏感性低。新型的螺旋 CT 有可能使检查的敏感性得到提高。

磁共振胆胰管显像

几个小规模研究已经报道了使用 MRCP 来评估胰管形态的情况[79, 80]。MRCP 和 ERCP 诊断的一致率为 70%～80%，若用最先进的影像分析技术则一致率更高（图 52-5）。在比较MRCP和ERCP检查结果的研究中，MRCP 显示胰头、体、尾主胰管的几率分别为 79%、64%和53%[81]。ERCP检查发现主胰管扩张、狭窄和充盈缺损的几率分别为83%～92%、70%～92%和92%～100%。MRCP和传统的胆管造影技术相比，主要的不足在于相对较低的空间分辨能力，因此MRCP在评估精细改变时的作用有限，如慢性胰腺炎时胰管分支的微小变化。MR 影像分析技术的提高将不断地提高 MRCP 的影像质量，在未来其准确性将接近 ERCP。

内镜逆行胰胆管造影

ERCP 是慢性胰腺炎结构检查中应用最为广泛的技术（图 52-6）。在 1984 年，大不列颠和爱尔兰胰腺病学会就慢性胰腺炎胰管形态改变的定义取得共识，称为“剑桥标准”，它已成为普遍接受的用于解释胰管造影结果的标准[82]，这一标准是以主胰管及其侧支异常表现为基础的（表52-3）。在大多数研究中，ERCP

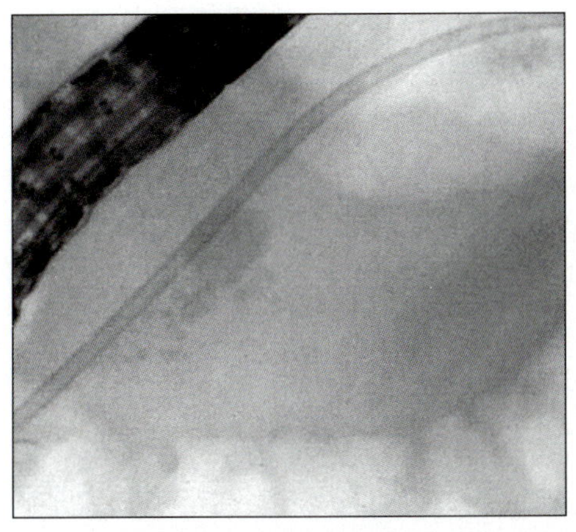

图 52-3　慢性胰腺炎的数字影像。ERCP 检查中前后位数字图像显示胰腺区域内的多发钙化灶。

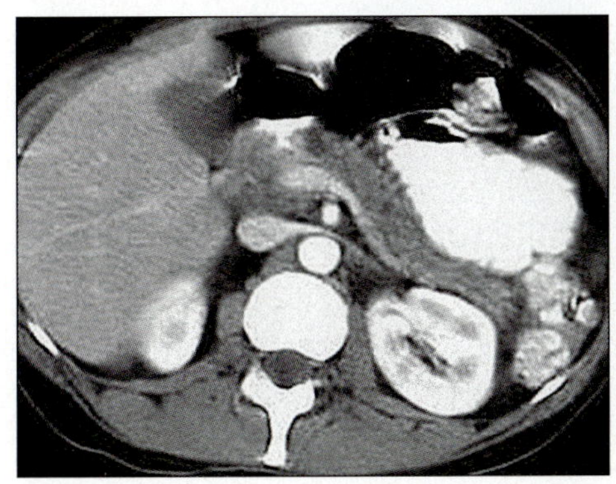

图 52-4　慢性胰腺炎的 CT 图像显示：与肾皮质相比，胰腺广泛强化减低。

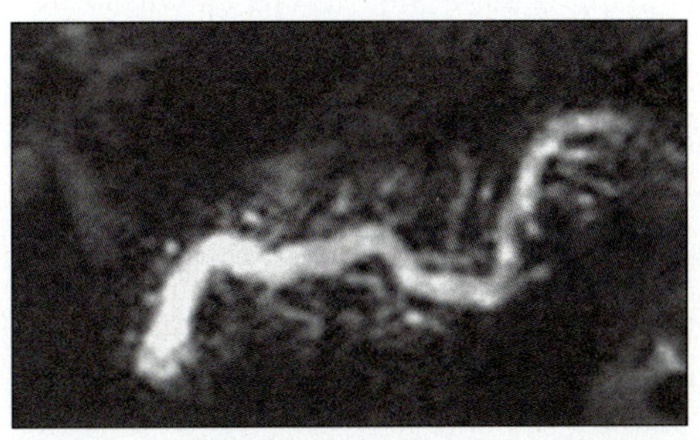

图52-5　慢性胰腺炎的MRCP显示：弥漫而不规则的分支胰管和主胰管扩张。

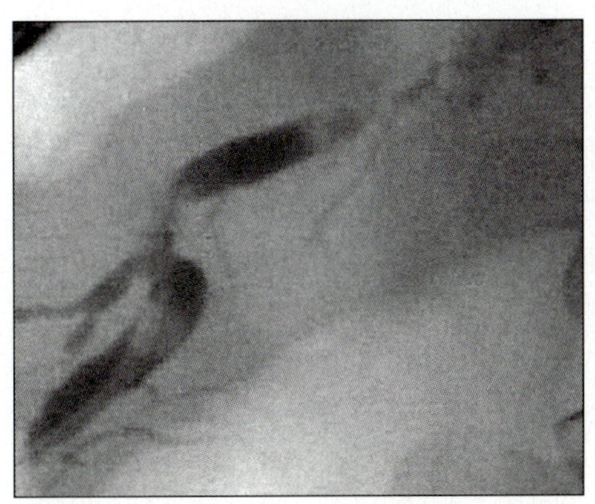

图52-6　慢性胰腺炎的ERCP 显示：主胰管的不规则狭窄及扩张和分支胰管不规则，以胰体尾部明显。

表 52-3　慢性胰腺炎 ERCP 检查剑桥分级标准

级别	主胰管	侧支胰管
正常	正常	正常
可疑	正常	< 3 异常
轻度	正常	< 3 异常
中度	异常	< 3 异常
重度	异常，并伴有下列表现中的至少一条： 管腔粗大（>10mm） 胰管阻塞 胰管充盈缺损 严重的扩张或不规则	< 3 异常

Adapted from Axon AT, Classen M, Cotton PB, et al: Pancreatography in chronic pancreatitis. International definitions. Gut 25:1107, 1984.

的敏感性介于 70% ~ 90% 之间，特异性为 80% ~ 100%[62, 64-68]。ERCP 对发现疾病晚期胰管结构的改变有高度的敏感性和特异性，胰管影像改变越明显，就越有诊断价值[83, 84]。

慢性胰腺炎的胰管形态异常并非绝对特异性的：与年龄有关的改变、胰腺癌或急性胰腺炎恢复期的形态学改变、支架植入后继发的胰腺损伤均可类似慢性胰腺炎的改变。慢性胰腺炎可仅累及胰腺实质并完全不损害胰管系统的影像可见部分，这可导致假阴性结果[85,86]。另外，对胰管造影结果的解释在不同观察者之间和同一观察者的不同时间也可有明显的变化[87]。这种情况在胰管仅有轻微改变者较严重异常时更多见。

ERCP 作为慢性胰腺炎的诊断性检查有几个缺点。对 ERCP 结果的可靠解释是以造影剂对胰管的足够充盈为基础的，例如胰管的二级分支能够很好地显现。但是，胰管（特别是次级胰管）显影不充分的发生率至少为 30%[83]。ERCP 检查是侵入性的，有 3% ~ 7% 接受检查的患者发生术后急性胰腺炎[88]。这一风险在晚期慢性胰腺炎患者较低，在轻度慢性胰腺炎患者中较高，特别是那些伴有 SOD 的患者[89]。

超声内镜

EUS 提供了一种安全的和相对非侵入性的方法来获得胰腺实质和胰管结构的详细信息。EUS 主要有两个优势使其成为诊断慢性胰腺炎非常敏感的手段。首先，胰腺紧邻十二指肠和胃（距离仅数毫米），因此避免声波深部穿透的需要。将 EUS 的传感探头置于这一部位，就能够对胰腺的整体结构进行全面评估。其次，将传感探头置于消化腔内，能够排除肠道内气体对成像的干扰。

有关胰腺疾病的 EUS 下表现已有数条标准（图 52-7）。Lees 及其同事[90, 91]首先描述了具有临床和放射影像学证据的慢性胰腺炎患者的超声内镜下表现，制定了区分正常和异常胰腺的超声内镜标准。Wiersema 及其同事[92]进一步完善了该标准，并发现超声内镜下有异常改变的患者也常有 ERCP 的异常改变，而在健康志愿者超声内镜检查中无异常发现。

慢性胰腺炎 EUS 的特征性表现标准可分为两组（表 52-4）：胰实质表现和胰管表现。胰实质标准包括回声不均匀、局灶强回声、线状强回声、囊肿和小叶形成。胰管标准包括明显的至更轻微的胰管扩张（胰头部 ≥ 3mm，体部 ≥ 2mm，尾部 ≥ 1mm）、主胰管边缘强回声、主胰管边缘不规则和可以看到侧支胰管。数项研究表明 EUS 异常表现的明显程度与胰管造影改变的严重程度[93-96]及促胰液素刺激的十二指肠重碳酸盐分泌水平下降程度[97]呈正相关。用 9 条可能的标准（局灶强回声、线状强回声、小叶形成、胰管扩张、胰管不规则、胰管边缘强回声、可见侧支胰管、钙化和囊肿）进行的量化分析[93]提示：在罹患慢性胰腺炎低危和中危风险人群中，仅当明显正常（≤ 2 条标准）或明显异常（≥ 5 条标准）时，EUS 才最为可靠。当正常的

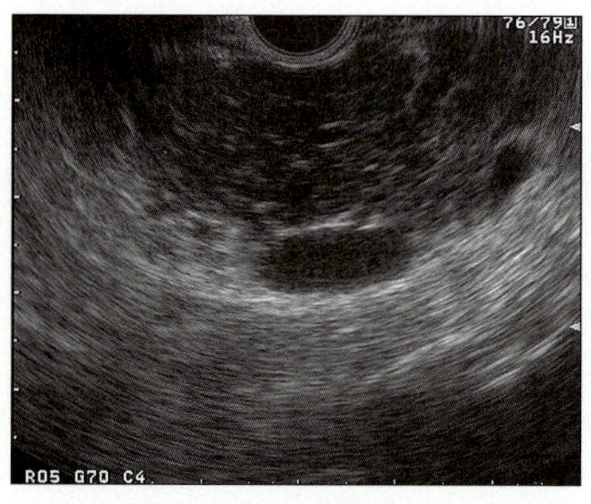

图52-7　慢性胰腺炎的超声内镜（EUS）显示：胰管边缘高回声。胰实质显示线状、点状回声及小叶形成。

表 52-4 慢性胰腺炎的内镜超声标准

实质改变	胰管改变
回声不均匀	胰管扩张
局灶强回声	主胰管边缘强回声
强回声线	主胰管边缘不规则
小叶	可见侧支胰管
假性囊肿	

界限设定在≤ 2 条标准和异常的界限设定在≥ 5 条标准时，EUS检查的预测值高达85%[98]。一些研究对EUS检查的准确性提出了质疑，可能是因为这些研究采用满足三条或四条标准（轻度异常）作为划分正常和异常界限的缘故。当EUS检查表现为轻度异常时，ERCP和胰腺功能检查常是正常的。EUS检查发现的微小改变是否提示有早期慢性胰腺疾病目前并不清楚。

因为EUS可以提供比传统成像方法更为清晰的图像，并能够同时提供胰管和胰实质的影像信息，因此从逻辑上可以推测它能发现以前传统显示胰腺形态的方法所不能发现的异常。据说只有在超过 60% ~ 70% 的胰腺功能储备丧失后才会出现胰腺功能检查的异常[99]。如果是这样，就有理由推测 EUS 检查有能在胰腺功能出现异常前发现胰腺结构发生微小变化的能力。最后，因为即使是严重的慢性胰腺炎也可以没有症状，所以EUS检查若在无症状个体发现胰腺异常也不足为奇。已有研究表明嗜酒者常伴有无症状的胰腺异常[100, 101]。

治疗

慢性胰腺炎的治疗方法有三种。一是减少胰腺的外分泌液；二是设法进行胰管减压；第三种方法是部分或全部切除胰腺，常在前两种方法失败后采用。因为慢性胰腺炎的首要症状是腹痛，因此三种治疗策略的目的均是缓解疼痛。疼痛的处理也是治疗整体的一个组成部分，且通常与以上三种措施联合应用。

内科治疗

疼痛的处理

戒酒

在慢性胰腺炎的早期，许多患者表现为急性胰腺炎的反复发作而非慢性疼痛（图 52-8）。在这些反复发作的患者中，常有大量饮酒的诱因。与那些已处于慢性胰腺炎疾病晚期并伴有慢性腹痛的患者相比，戒

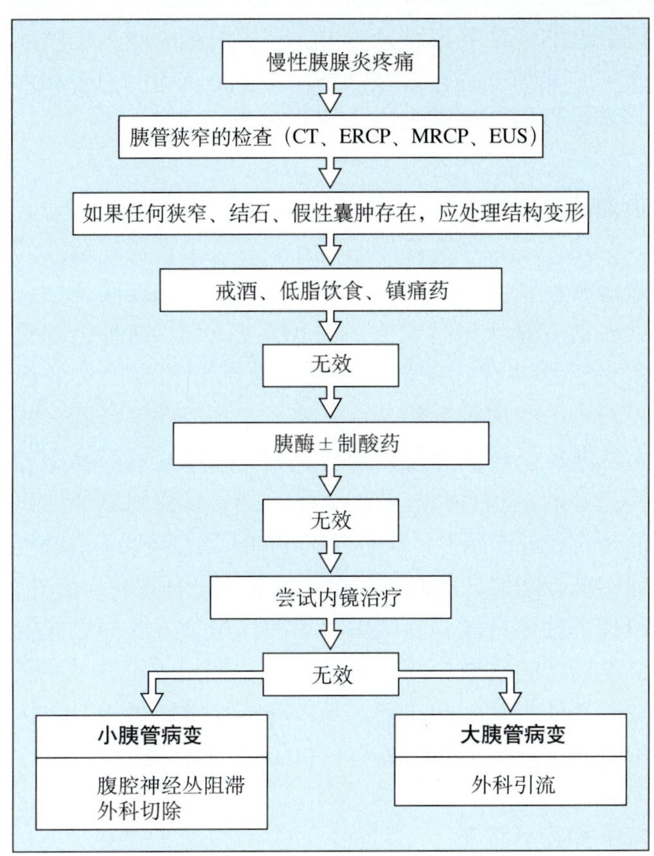

图 52-8 慢性胰腺炎疼痛的处理流程。

酒常可使该类患者明显受益。已有研究表明慢性胰腺炎的死亡率和持续嗜酒相关[102]。在一项评估戒酒对疼痛影响的荟萃分析中，疼痛的明显减轻与停止饮酒有关（26%的戒酒者仍有持续性疼痛，而继续饮酒者为 53%）[103]。另外，一项大规模的对疾病自然史进行的研究显示，持续饮酒与更高的疼痛复发风险相关[104]。似乎停止饮酒有益于预防乙醇诱发的并发症和延长生命。

胰酶替代

慢性胰腺炎患者的腹痛首先应尝试应用胰酶替代治疗。这一治疗方法的基本原理是在十二指肠抑制调节 CCK 释放的反馈回路，而 CCK 是一种刺激胰腺外分泌腺分泌消化酶的胃肠激素[105]。

数项随机对照试验评估了胰酶替代疗法在缓解疼痛中的作用。与使用安慰剂相比，两项使用无肠衣包裹胰酶制剂的试验表明该疗法能够减轻患者的疼痛[106, 107]。四项使用肠衣包裹胰酶制剂（药物到达空肠才开始释放）的试验表明该疗法无效[108-111]。在前两项认为有效的试验中，女性、特发性胰腺炎和那些病情不十分严重的患者似乎受益最多。尽管缺乏明确有效的证据，

但最近的一项共识意见建议尝试使用胰酶制剂缓解疼痛[112]。特别是对于那些病情尚不十分严重的患者和那些特发性慢性胰腺炎患者更是如此。

镇痛药

绝大多数伴有疼痛的慢性胰腺炎患者需用镇痛药来缓解症状。尽管没有麻醉药成瘾风险的准确评估，大多数专家认为其发生率为10%～20%。这种情况更多见于那些医疗条件差和既往有麻醉药成瘾史的患者。一个有用的策略是首先使用非麻醉性镇痛药，如对乙酰氨基酚和非甾体类抗炎药。如果这些药物不能使患者的症状得到有效的缓解，则可以使用麻醉性镇痛药。在许多患者，同时存在的抑郁状态降低了内脏疼痛的感觉阈值，因此加用抗抑郁药常是有效的。另外，抗抑郁药本身就具有缓解疼痛的作用且可以加强麻醉性镇痛药的效果[113,114]。对腹痛持续明显的患者可能需要长期使用麻醉药止痛。长效麻醉性镇痛药一般比作用时间仅持续3小时或4小时的短效药物更为有效。

腹腔神经丛阻滞

胰性疼痛主要是通过腹腔神经丛传递。通过外科或经皮方法进行腹腔神经丛神经松解术（celiac plexus neurolysis，CPN）来缓解晚期恶性肿瘤的腹痛已有多年[115,116]。这些方法有一些并发症如麻痹，通过更好地暴露局部手术区域可能会克服该问题。腹腔动脉是EUS检查容易识别的解剖标志（图52-9）。Wiersema等[117]发现他所采用的经胃EUS引导下CPN的成功率与外科或经皮方法相似。CPN是指将无水乙醇注入神经丛从而导致其永久性破坏，而腹腔神经丛阻滞（celiac plexus block）则是指注入糖皮质激素以暂时性阻断神经丛。

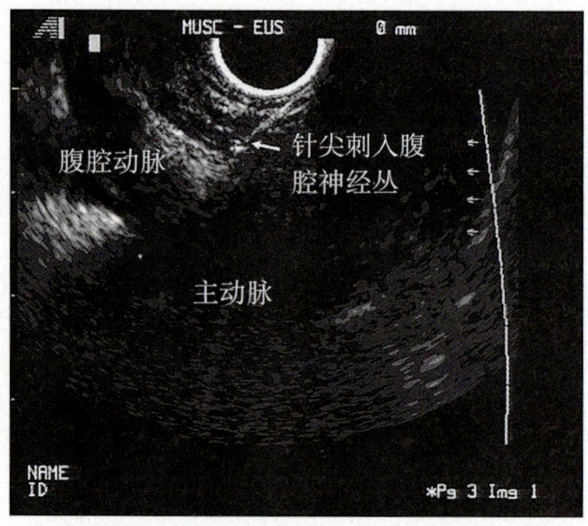

图52-9 应用线阵型超声内镜行腹腔神经丛阻滞术。显示腹腔动脉从腹主动脉发出，针尖正好位于该点上方。

EUS引导下行腹腔神经丛阻滞和松解术的过程是安全和可以很好耐受的，在患者清醒镇静状态下可以在门诊进行。手术过程不到10分钟。轻度并发症包括一过性腹泻（4%～15%），一过性体位性低血压（1%）和短期内疼痛加重（9%）。严重并发症的发生率为2.5%，包括后腹膜出血和胰腺周围脓肿[118]。

在一项前瞻性研究中，Wiersema及其同事[119]对接受CPN的胰腺恶性肿瘤和慢性胰腺炎患者的腹痛进行了评估，发现两组患者的初始疼痛积分是相似的。但是经过16周的随访，并没有发现接受CPN的慢性胰腺炎患者的腹痛积分有明显的改善。根据这些资料及CPN可能对未来需要手术的患者产生不利的影响（包括明显的胰腺周围纤维化），因此不建议对慢性胰腺炎患者采用CPN。恶性肿瘤组的平均疼痛积分则低于基线。Gress及其同事[120]对90例慢性胰腺炎患者采用注射曲安西龙的方法。治疗8周后，55%的患者评分降低；24周后这一数字下降为10%。治疗慢性胰腺炎的疼痛，EUS引导下腹腔神经丛阻滞方法可能比经皮方法更为有效，但疗效仅是暂时的。需要更多的研究才能了解EUS引导下腹腔神经丛阻滞术是否可以缩短慢性胰腺炎患者的住院时间。

胰腺功能不全的处理

脂肪泻患者应当限制每日的脂肪摄入量不超过20g。对于限制脂肪摄入后仍存在脂肪泻的患者则需要药物治疗。

补充脂肪酶

口服补充脂肪酶制剂对阻止脂肪泻的发生是相对有效的方法。进餐的同时服用3片脂肪酶制剂（共含脂肪酶30 000单位）对于改善症状一般是足够的。治疗的目的是控制症状，并非将脂肪的吸收恢复到正常水平。

补充的脂肪酶在酸性环境下可能失活。所以服用常规剂量无效的患者在加用H_2受体拮抗剂或质子泵抑制剂后可能有效。另外，含有更高浓度脂肪酶的胰酶微胶囊制剂可能有效。胰酶替代治疗脂肪泻失败的原因有数种解释。最常见的是用药剂量不足，一般是因为需要服用的药片数多，导致患者的依从性差所致。另外，保证服用无肠衣制剂的患者同时服用抑酸剂也是重要的，这样才能保证脂肪酶不会在胃酸环境下变性或被蛋白酶破坏。如果这些方法均无效，则应寻找其他可能引起吸收不良的原因，如乳糜泻或小肠细菌过度生长。

中链甘油三酯

中链甘油三酯能对体重下降、饮食和胰酶治疗反应差的患者提供额外的能量。与需要胆盐和胰脂肪酶消化的长链甘油三酯不同，中链甘油三酯易于被胃和胰脂肪酶降解而不需要胆汁的存在。另外，中链甘油三酯可以被小肠黏膜直接吸收，对胰腺分泌的刺激作用更小。

在一项有8例慢性胰腺炎和餐后腹痛的患者参与的小规模试验中，每天服用3～4瓶Peptamen（富含中链甘油三酯和水解肽）共10周后腹痛均有缓解，其中部分患者的疼痛缓解作用在停止口服Peptamen后仍持续存在[121]。作用机制可能与使用这种肠内复方制剂仅能引起血浆CCK水平轻微升高有关，或是因其具有抗氧化作用的缘故。

并发症的处理

慢性胰腺炎可以引起多种并发症。偶尔会发生脾静脉血栓形成、假性动脉瘤形成及总胆管和／或十二指肠狭窄。其他并发症如假性囊肿形成和胰性腹水或胸水已在第50章讨论。胰腺内并发症如胰石和胰管狭窄在本章后面讨论。

脾静脉血栓形成

脾静脉紧贴胰尾后方走行，可受到胰腺炎症的影响而导致脾静脉血栓形成。患者可因门脉高压出现胃底静脉曲张。没有出血的患者无需特殊治疗。如果发生曲张静脉破裂出血，脾切除常可治愈。

假性动脉瘤

假性动脉瘤形成是慢性胰腺炎的罕见并发症。脾动脉最易受累。假性动脉瘤的形成是由于假性囊肿内的胰酶消化脾动脉肌层所致。在慢性胰腺炎或已知有假性囊肿形成的患者出现无法解释的贫血或任何程度的消化道出血时，应立即考虑患假性动脉瘤的可能性。一旦发生出血，死亡率达40%～60%[122]。肠系膜血管造影能够确定诊断并可对假性动脉瘤进行栓塞治疗。对于正在出血的假性动脉瘤，外科治疗是困难的，手术的并发症发生率和死亡率很高。

胆总管狭窄

已有报道，慢性胰腺炎患者的胰腺内胆总管狭窄的发生率为2.7%～45.6%[123, 124]。胆总管狭窄可以导致严重的后果，如胆管炎、胆石症、胆总管结石症、肝内胆管结石和继发性胆汁性肝硬化等。Deviere及其同事[124]评估了胆管内支架植入术在继发于慢性胰腺炎的胆道狭窄中的作用。他们报道在该类患者中采用内镜下胆汁引流术是解决胆管炎或黄疸的有效方法。但是由于狭窄本身极少能够消退，所以该疗法的长期效果不是很令人满意。在这种情况下，使用金属支架的初步研究结果提示，它可以作为替代外科胆汁改道术的有效选择。超过90%的患者3年内狭窄无再发，但尚需更长期的随访和对照试验来证实这些发现[125, 126]。在一项比较外科引流和支架植入效果的非随机回顾性研究中，Pitt及其同事发现外科处理组的成功率（88%）要明显高于支架植入组的成功率（55%）。

十二指肠梗阻

慢性胰腺炎患者十二指肠狭窄的发生率约5%，特别多见于酒精性胰腺炎患者，有时同时伴有胆总管梗阻。可通过上消化道内镜或吞钡检查做出诊断。内镜下对狭窄的扩张常常是徒劳无益的。最简单和安全的方法是采用外科胃空肠吻合术，同时可以解决胆管和／或胰管的引流问题。

手术治疗

内科保守治疗无效的慢性胰腺炎腹痛患者应考虑采用外科方法。其他需要外科治疗的适应证包括假性囊肿、脓肿、胰瘘、胰性腹水、持续的胆总管梗阻或继发于脾静脉血栓形成的曲张静脉破裂出血等。因为慢性胰腺炎的临床表现有时与胰腺癌难以区分，所以一些患者需要行外科手术以除外恶性疾病。

慢性胰腺炎理想的手术治疗应能够在缓解疼痛的同时保留胰腺的内外分泌功能。胰腺的引流和切除均可缓解疼痛。胰管引流通过降低胰管内压力来缓解疼痛，但并不损及有功能的腺管组织。然而，要想获得长期成功的治疗效果需要对主胰管进行扩张，理想的扩张直径是超过8mm。应避免行大范围胰腺组织切除，目的是防止胰腺内外分泌功能不全。很明显，没有哪一种特别的术式适用于所有的患者。应针对每一位患者的具体问题制订治疗方案。

胰管减压

在胰管扩张的患者，可采用Roux-en-Y胰管空肠侧侧吻合术将胰液从胰尾部引流至十二指肠。如果必要，可采用将胰头部分切除的方法以确保引流的彻底性。这种技术的手术死亡率不到3%[128]。术后65%～85%的患者症状改善明显[128, 129]。尽管一些作者报道症状的改善作用是持久的（超过了7.9年的随访期）[128]，但其他作者报道有相当一部分患者的症状在一年内复发[129-132]。效果下降的原因可能是因为并未受主胰管引流术影响的次级胰管分支发生了阻塞的缘故。尽管并不期望胰管空肠吻合术后胰腺的内外分泌功能会有所改善，术后脂肪泻和胰岛素依赖型糖尿病的发生并不是不可避免的[128]。但是一些研究已经注意到尽管采取了胰管空肠侧侧吻合术，但仍然有胰腺内外分泌功能的进行性丧失[133-135]。

胰腺切除

胰腺切除也包括对胰腺的部分切除（常为胰尾或胰头）。当为局灶性病变时，最宜采用这种方法，尤其是在无胰管扩张的情况下。对一组经胰管空肠吻合术治疗后无效的患者的研究表明，再次有选择地通过手术切除胰头可以明显改善患者的疼痛症状[136]。因为没有证据表明这些被切除胰头的患者为局灶性胰腺炎，所以症状改善的原因不明。选择远端还是近端胰腺切除及切除的范围决定于病变的部位和范围。远端切除仅限于病变累及胰尾的患者（常见于外伤引起者）。因为慢性胰腺炎的纤维化常在胰头和钩突部较突出，所以提倡采用胰十二指肠切除术（Whipple 切除）。这种术式常能够保存足够的胰尾部的胰岛以防止糖尿病的发生。另一种选择是保留十二指肠的胰头切除术，这种方法也可以缓解疼痛，且胰腺内外分泌功能不全的发生率较低[137]。全胰切除从理论上可以完全去除疼痛产生的根源，但会产生严重的代谢紊乱。仅做简单引流手术的患者脂肪泻的发生率为30%～40%，而在行广泛胰腺切除的患者则为66%[138-140]。胰腺切除术后糖尿病的发生可能是手术导致的直接后果，也可能是病情进行性进展所致。可以尝试自体胰尾移植来降低糖尿病发生的风险，也可在全胰切除术时配合使用该法[141]。

内镜治疗

已经诊断明确的慢性胰腺炎患者内科保守治疗无效时应行 ERCP 检查。ERCP 检查的目的是评估胰管的阻塞成分。可通过内镜治疗的阻塞主要是在乳头水平（乳头狭窄）或沿着主胰管经过的部位，他们是导致胰结石和／或狭窄发生的主要原因。

Oddi 括约肌功能障碍

SOD作为慢性胰腺炎的一个致病原因尚未被完全阐明。在最近一项评估104位不明原因腹痛患者的研究中，29%诊断为SOD的患者有慢性胰腺炎结构改变的证据[89]。另两项研究做了相同的观察，并且发现基础括约肌压力、特别是 Oddi 括约肌的胰腺段压力升高[142, 143]。目前仍不清楚括约肌功能障碍是胰腺瘢痕化的结果，还是导致慢性胰腺炎的病因。研究表明括约肌扩张治疗对30%～60%的经测压证实存在 SOD 的慢性胰腺炎患者有效[144, 145]。Bagley 及其同事[146]报道了一组（67例）接受经验性括约肌切开术或括约肌成形术的轻至中度慢性胰腺炎患者的情况，发现在随后的5年中，44%的随访患者疼痛缓解。括约肌扩张疗法在慢性胰腺炎患者的应用尚须进一步研究，特别是随机对照试验研究。

胰管结石

大约1/3的慢性胰腺炎患者存在胰石。胰管结石和疼痛之间并无密切联系；所以许多有胰管结石的患者没有疼痛。目前还不清楚胰腺结石是加速慢性胰腺炎发展的原因之一，还是疾病持续进展导致进行性腺体毁损的后果。推测慢性胰腺炎的腹痛与由胰管结石或狭窄导致的机械性胰管梗阻所引起的胰腺内压力升高有关[147, 148]。这一观点得到了一些研究的支持，这些研究表明清除胰管内结石后患者的症状有所改善[149-153]。所以，建议对有症状的慢性胰腺炎患者去除胰管结石。

诊断

因为胰管结石中的钙不透X线，所以绝大多数结石易于通过腹部X线平片显示。但是，小结石不易发现。所以，腹部侧位X线片可能发现正位片时因脊柱重叠影响而未发现的结石。许多患者在主胰管和侧支胰管有多枚与狭窄有关的直径不同的结石。高分辨CT和MRCP可以提供最佳的非侵入性胰管图像，有助于选择出适合治疗的患者。上述影像学检查的主要作用是有助于对这些患者制定出有效的治疗流程。但是在大多数患者，ERCP 检查是评估患者是否适合内镜治疗的最佳方法。

治疗

胰管内有少量可移动的结石且无明显狭窄是采用内镜下取石术的最佳适应证。另一方面，清除阻挡造影剂注入胰管的阻塞性结石常需要使用体外震波碎石术（extracorporeal shockwave lithotripsy，ESWL）和导管内碎石术的辅助治疗。内镜处理方法包括括约肌切开、狭窄扩张和网篮或球囊取石（图 52-10）。

胰管内取石术需要胰管开口足够大。慢性胰腺炎

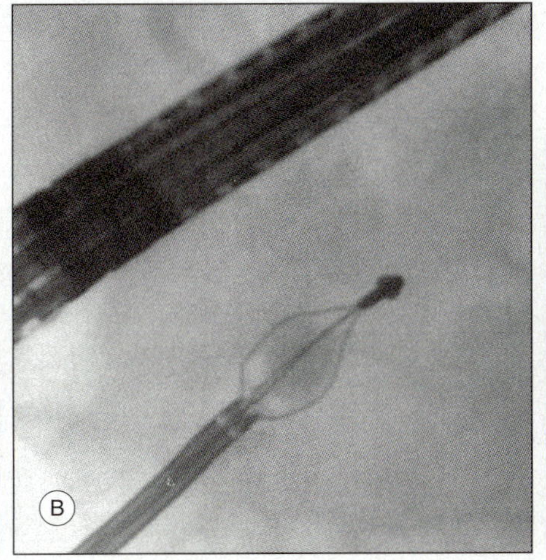

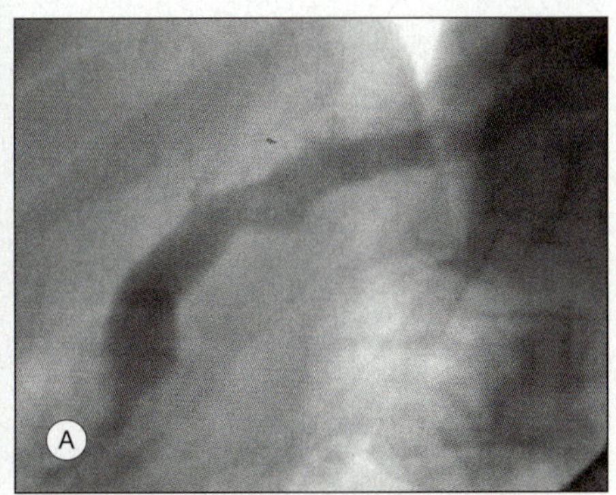

图 52-10　ERCP 下行胰管取石。取石前（A）、取石中（B）及取石后（C）的 ERCP 图像。A. 显示在主胰管中的一个大结石。B. 网篮套住结石。C. 操作后的图像显示胰管内结石消失且无残留梗阻的证据。

患者常有胰管开口增厚、狭窄和纤维化发生。首先是获得胰管和胆管影像，对两管道进行正确评估。常先进行胆管括约肌切开术，目的是暴露胰腺中隔和帮助判断胰管切开的程度。可使用标准的回拉式括约肌切开刀行胰管括约肌切开术，或沿以前植入的胰管支架采用针形刀行括约肌切开。在胰腺分裂患者，可能需要行副乳头括约肌切开术，此时常采用针形刀沿以前植入背胰管的支架切开乳头。

单用内镜方法取出结石的能力取决于石头的大小和数量、在胰管中的位置、结石下游是否存在狭窄及结石嵌顿的程度[151]。下游狭窄可能需要使用导管或水囊扩张。需要考虑到胰管的特殊解剖构造。因为主胰管及其侧支胰管的弯曲性，网篮的前部尖端有被卡在侧支中的倾向。因为胰头体交界处呈乙状弯曲，所以通过胰腺颈部可能特别困难。为了能够在这种弯曲胰管中操作自如，使用软导丝或导丝引导下的网篮可能是必要的。因为胰管结石的晶体结构，所以质地十分坚硬。必须仔细评估网篮取石处的下游胰管的宽度是否足够，以避免网篮嵌塞于胰管无法取出。在胰管普遍扩张时，可以使用经内镜的机械碎石器械，但这常限于结石位于胰头部位且抵达结石的路径相对呈一直线时。否则，器械的硬度及较大的直径反而会增加损伤胰管的风险。这种器械也可用于允许直线操作的明显扩张的背胰管。

Sherman及其同事[151]报道内镜治疗对表现为慢性复发性胰腺炎患者的有效率为83%，而对单纯持续性腹痛患者的有效率为46%。有利于内镜治疗成功的因素包括结石数≤ 3 枚、结石限于胰头和 / 或胰体、结石直径<10mm、无嵌顿结石及下游无狭窄等。成功取石后，25%患者的慢性胰腺炎胰管损伤改变会有所减轻，42%患者的主胰管直径减小。惟一的并发症是胰腺炎，发生率为8%。一些研究报道，内镜治疗的成功率和患者症状的缓解率分别为 45% ~ 79% 和 60% ~ 90%[151, 153, 154]。一项研究报道经内镜治疗后脂肪泻的缓解率为 73%[153]。

液电碎石术（electrohydraulic lithotripsy，EHL）是胰腺结石内镜治疗的有效辅助方法。因为在这种技术中无意中灼伤组织会导致穿孔和出血，所以振动应在直视下通过液相介质进行传递。这项技术需要使用“子”胰管镜，它可以经胰管插至结石处。虽然可以通过胰管镜直接观察探针和胰石的接触及碎石过程，胰管内操作仍然是困难和非常受限的[152, 155]。这种小的子内镜操作系统脆弱且镜头偏转角度有限，这可能妨碍准确放置探针的位置。另外，这类内镜操作腔道的直径为0.75 ~ 1mm，仅能通过特殊设计的超细附件。EHL探针的直径为 1.9Fr，可以使用，但直径≤ 1mm 的内镜器械腔道无法同时注入碎石术所需的足够的生理盐水。生理盐水是震波（shockwave，SW）在结石表面传导及 SW 后冲洗所必需的，SW 产生的结石碎片影响观察，因此必须被冲洗掉。因此在胰管内镜检查前，在结石远端放置一条鼻胰引流管有助于达到冲洗的目的。在胰管内镜检查前需要对胰管括约肌充分地切开以利插镜，而且需要预先在弯曲的胰管内置入导丝。事先应在胰管内插入一450cm导丝，导丝近端较硬的末端插入子镜内。为了帮助导丝通过附属部分与镜身的弯曲连接处，在回插入之前应将导丝硬末端稍弯曲。

最近已研制出一种新设备，称为双倍频率的钇 -

铝-石榴石激光器（YAG），以超短脉冲式发射，即使当纤维探头对着组织发射也不会造成热损伤。使用这种仪器的临床经验有限，明确其在治疗胰石中的地位尚须进行更多的研究。

内镜治疗胰腺结石的主要优势在于由结石移位导致症状再次复发者可以再次进行内镜下治疗（用或不用ESWL）。另一方面，复发性疼痛者再次手术率高达20%，而且再次手术后术后并发症的发生率和死亡率明显增高[156]。比较外科和内镜治疗效果的对照试验尚有待进行。

ESWL已经成为许多治疗晚期慢性胰腺炎患者研究中心不可或缺的手段。以下情况应考虑使用ESWL：内镜治疗失败的大的或嵌顿的结石、胰管系统有中度至明显改变伴随疼痛反复发作的患者和有阻塞性胰管结石的患者。因为胰石的成分是由95%碳酸钙构成的蛋白基质，所以几乎所有患者用ESWL治疗均有效。这项技术只有当患者存在凝血障碍或在SW路径上有骨、钙化的动脉瘤或肺组织才被视为禁忌。碎石术的工作原理是通过将SW聚焦于结石，从而导致结石的崩解。应用数百至上千SW聚焦于结石的某个区域可以导致结石的逐渐解体。可用三种方法产生SW：火花放电（Dornier system，Germering，Germany）、压电原理（Wolf system，Knittlingen，Germany）、金属膜的电磁折射（Siemens system，Erlangen，Germany）。SW产生于真空水中。SW以压电原理排列在一个半球状体或一个声透镜上，进行原始波的反射聚焦，继而通过一个水缓冲带或池直接传向人体。

大多数患者需要放射定位系统，这可以通过植入内支架实现。致密钙化结石可以通过荧光聚焦法发现而可以不采用胰管造影术。另外，可通过注射促胰液素后行MRCP检查或CT检查来显示与结石有关的胰管梗阻。对于非常小的或可透X线的结石，可通过改良的鼻胰管注入造影剂法来显现。患者需要麻醉（清醒下或全麻）。常规抗生素预防是不必要的，SW首先聚焦于最远端的结石，随后是从胰头到胰尾的其他结石，使结石碎片从乳头排出。在一次治疗中可发出总量达3 000 ~ 5 000 SW的最高可能能量水平。胰腺结石是坚硬的，常需要较高能量的SW（22 ~ 24kV）。一次治疗持续约45 ~ 60min。

ESWL是慢性钙化性胰腺炎非外科内镜治疗的有效补充手段，可以使80%患者的症状得到完全或部分缓解，这与外科文献报道的疗效相近[157,158]。在一项研究中，99%患者的结石被成功击碎，结果90%患者的胰管扩张减轻[157]。59%患者的主胰管结石被彻底清除。但是，胰管治疗的挑战之一是评估治疗的有效性。当X线下结石的密度降低和／或表面积缩小时，可以认为对结石的分解治疗是成功的。另外，在ERCP检查时通过对胰管的深插管来证明胰管阻塞的缓解也是治疗有效的标志[157]。如果不考虑是否使用SW系统，根据以前的标准判断，大多数研究中结石崩解的成功率约为76% ~ 100%[157-160]。

ESWL治疗后，大多数患者仍须内镜下将结石碎片拖出，才能使胰管系统彻底通畅。一些作者建议在ESWL前应行胰管括约肌切开术以利随后结石的排出[154,161]。除了只有一篇文章报道单个结石治疗的成功率高于多发结石（分别为74%和43%），其余研究均认为结石被成功地粉碎和清除与主胰管结石的大小和数量无关[159,162,163]。如果结石未完全崩解，则可能需要再次行ESWL，这种情况多见于结石较大或多发者。大多数研究认为每位患者完全碎石所需治疗的次数平均为1.3 ~ 4.1次[154,160,161]。

ESWL术后X线所见的成功改变与患者临床症状的改善之间有直接关系（表52-5）。在一些大规模研究中，平均术后随访时间为7 ~ 44个月，结果表明62% ~ 86%的患者腹痛完全或部分缓解[157,161,164,165]。但是，症状的缓解并不需要将结石完全清除。因为餐后腹痛发作的减少和／或胰腺功能的改善，以致有相当数量的患者体重增加。结石的数量和部位、胰管狭窄是否存在或继续饮酒与疼痛复发之间似乎无关[157,161]。因此，不一定非对有上述不利临床症状的患者才考虑使用ESWL。

通过对ESWL术后的长期随访，有一项研究发现了3个与疼痛复发有关的独立预测因子：治疗前疼痛反复发作的频率高（治疗前2个月内疼痛发作至少2次）、治疗前病程长及存在主胰管非乳头部的狭窄[156]。这说明结合内镜治疗的ESWL应尽量在慢性胰腺炎的早期进行。早期主胰管减压也有助于进一步防止导致胰腺功能不全的胰腺纤维化。另外，它有助于改善已有胰腺功能不全患者的胰腺功能。有关这一课题的3项研究发现，治疗后胰腺外分泌功能的改善较内分泌功能的改善更常见，后者除部分患者治疗后有所改善外，大部分患者的内分泌功能不受ESWL的影响[153,157,164]。ESWL的并发症主要与内镜操作有关。

胰管狭窄

胰管狭窄（图52-11）可能是以前就存在的结石所致的并发症，也可能是胰管周围急性炎症改变的后

表 52-5 胰管结石体外震波碎石术的技术和临床结果

作者（参考文献）	患者数	疼痛完全或部分缓解（%）	碎裂（%）	完全清除（%）
Dumonceau,et al.(156)	70	68	58	50
Sherman,et al.(151)	32	85	99	58
Delhaye,et al.(157)	123	85	99	59
Sauerbach,et al(158)	24	83	87.5	42
Farnbacher,et al.(159)	114	93	82	39
Adamek,et al.(160)	80	76	54	ND
Schneider,et al.(161)	50	62	86	60
Ohara,et al.(162)	32	86	100	75
Kozarek,et al.(165)	40	80	100	ND

ND，未确定。

果[166]。胰管狭窄可能导致疼痛、复发性急性胰腺炎和胰腺外分泌功能不全。狭窄也与结石、假性囊肿及胰腺恶性肿瘤有关[154, 167-169]。对胰管狭窄患者发生腹痛的机制知之甚少，但腹痛可能与狭窄引起的胰液流出受阻所致的胰管高压部分有关。胰管狭窄与胆道狭窄可能有关，所以可以出现肝功能试验异常、黄疸和胆管炎的症状。

诊断

胰管狭窄发现后，通常会面临着如何明确狭窄病因学诊断的困难。胰管狭窄的原因可能与急慢性胰腺炎、胰腺肿瘤、假性囊肿及创伤有关。癌症是最可怕的原因，所有胰管狭窄的患者均应考虑到该病。当评估这些患者的病因时，临床背景资料是极为重要的。年龄超过50岁的患者，表现为特发性或反复发作性急性胰腺炎，伴有胰管狭窄者，在鉴别诊断中一定要考虑到恶性疾病，特别是既往无酗酒者。对胰管狭窄的彻底评估需要多项检查。

当评估胰造影片时，也应注意除狭窄以外的其他胰管形态改变。这包括胰管外形不规则、主胰管或其分支的扩张。单一狭窄的出现伴近端胰管扩张和远端胰管正常提示恶性肿瘤。累及整条胰管的改变，特别是当它们发生在狭窄的下游，加之狭窄上游的先期改变，提示慢性胰腺炎。胰管多发狭窄和扩张（表现为一串湖泊相连的外观）的出现是慢性胰腺炎的特点。但是，黏液栓子和开放乳头的存在则应警惕胰腺导管内乳头状黏液腺瘤的可能性。遗憾的是，慢性胰腺炎在胰造影片上没有绝对特异性的表现。在ERCP检查时，胰管的完全截断征象提示在胰管的某一部位造影剂的流动被突然阻断。造影剂对胰管的充盈不充分也可表现类似的影像。必须注入足够的造影剂以显示阻塞下游胰管的次级分支。因为该操作意味着造影剂通过阻力最低的通道，进入次级胰管，所以这可以用来证实主胰管是否存在有功能性的重要狭窄。在ERCP检查时，尝试用辅助设备通过狭窄处是很重要的，这样才能获得更高质量的影像。并能取活检（通过细胞刷、活检钳和细针抽吸）。辅助成像特点对胰管狭窄的鉴别诊断也是重要的，包括传统的研究如CT和EUS。两者均可发现和鉴别慢性胰腺炎和晚期胰腺肿瘤，并有助于获得组织学诊断。

治疗

胰管狭窄的内镜下治疗主要是针对顽固性腹痛的患者（伴或不伴上游胰管扩张）。在胰管内植入支架的技术类似于胆管内支架植入术。首先是用导丝插入并越过狭窄远端数厘米。亲水性的、尖端富有弹性的导丝一般是有帮助的。除了沿支架有侧孔以利侧支引流外，胰管支架类似于胆管支架。一般来说，支架的直径不应超过正常下游胰管的直径。所以，3Fr、4Fr和5Fr的支架常用于小胰管，而7Fr和10Fr支架可用于晚期慢性胰腺炎伴胰管扩张者。偶尔，在反复发生狭

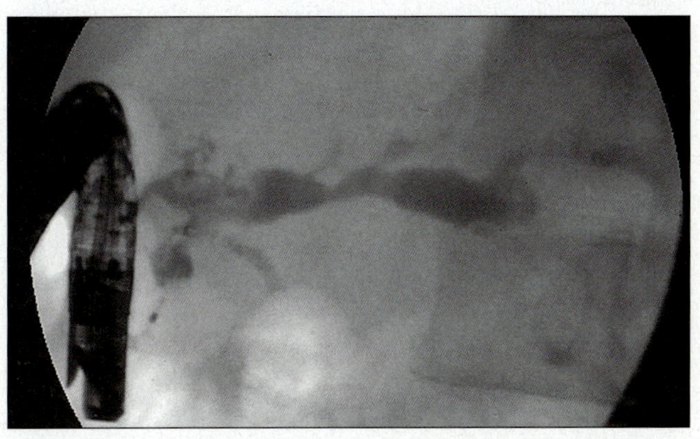

图 52-11 ERCP 证实有主胰管狭窄的慢性胰腺炎改变。

窄的小胰管疾病患者，我们植入多枚 3Fr 支架以扩张狭窄处。我们相信这种方法可以避免支架引发的胰管损伤，但目前尚无资料可以证实这一观点。另外，狭窄的严重程度、部位及胰管的直径影响支架的选择。总体而言，支架植入的最佳适应证是胰管远端狭窄伴上游扩张者。其他治疗如胰和 / 或胆管括约肌切开术、胰管结石的取出术和狭窄扩张术可能在支架植入术的同时进行。目前可以成功地进行慢性胰腺炎主胰管一处和多处狭窄的扩张治疗。尽管在较紧的狭窄处可以扭动 Soehendra 支架回收器进行扩张，但一般选择采用前端带有刻度的扩张导管进行扩张。扩张后，植入直径足够大的支架以利引流和防止狭窄的再次形成。如果准备使用直径大于 7Fr 的支架，患者常需要同时进行胆管和胰管括约肌切开术，并随后进行狭窄扩张。为了达到最佳治疗效果，治疗时必须同时考虑到是否存在胰管狭窄和 / 或结石。

目前尚不清楚植入的胰管内支架的适宜放置时间。大多数诊断性治疗试验或短期治疗支架的留置时间为 2 ~ 4 周。相比较而言，长期治疗支架可以放置数月。如果患者的症状有改善，则医师可以根据具体情况选择取出支架并随诊、将支架在体内留置更长时间或进一步采取外科引流手段。后者提示，内镜支架治疗的效果可以预测外科手术的效果。有两项前期研究支持这一概念，但尚需更多研究证实[170, 171]。对胰腺疾病改善程度的量化评估常常是难以定义的。一般而言，部分或完全症状缓解说明胰管内高压是一致病因素。支架取出后症状仍持续缓解意味着狭窄处已得到足够的扩张。在明显胰管狭窄处进行支架植入结果令人满意（表 52-6），其技术成功率为 72% ~ 99%、疼痛缓解率为75% ~ 94%、良好的长期结局为52% ~ 81%[166, 172-174]。尽管有报道超过 60% 的患者有长期症状的缓解，但内镜下支架植入仅使约 1/3 接受治疗患者的狭窄得到解决[172, 173]。尽管这些数据表明狭窄的解决并非症状缓解的先决条件，但在胰管支架植入同时进行其他治疗如胰管括约肌切开术或胰管结石取出术对成功的治疗也起作用。也有可能随着胰腺腺管无限制进行性损伤的发展，慢性胰腺炎患者的疼痛逐渐趋于缓解[52]。

在一项向 75 例胰管狭窄及其上游扩张患者的胰管中植入了 10Fr 支架的研究中，Cremer 及其同事[166]报道，经过了 3 年的随访，71 例患者（94%）的症状得到改善，其中 40 例患者（53%）的症状完全消失。症状的改善与扩张胰管直径的减小有关。另外，在一个23例患者的前瞻性研究中，Ponchon及其同事[172]报道在支架取出后出现狭窄消失和胰管直径减小 2mm 以上预示着胰管支架植入术后会出现疼痛缓解。Binmoeller及其同事[174]在对93例慢性胰腺炎患者的研究中进行了类似的观察，有明显胰管狭窄的慢性胰腺炎患者均接受了胰管支架植入术。尽管74%患者的症状得到完全或部分缓解，但大部分患者在成功植入支架后出现胰管扩张减轻。

尽管所有上述提到的研究采用的都是塑料支架，但 Cremer 及其同事[175]在一项小规模研究中报道了他们在慢性胰腺炎患者使用自膨式金属支架的经验。22 位有复发性主胰管明显狭窄的患者接受了经主乳头的支架植入。植入成功率为100%，发现支架植入后扩张的胰管直径迅速减小并伴有疼痛的缓解。尽管没有即刻发生并发症，但对这些患者的随访表明，因黏膜增生导致这些金属支架阻塞的发生率高。因此，不建议在慢性胰腺炎患者使用金属支架。

需要对评估外科和内镜治疗有效性进行直接比较研究，从而识别出不同治疗方案的受益患者亚群。目前为止文献中仅报道了一个比较慢性胰腺炎外科与内镜治疗术的前瞻性随机研究[176]。在该研究中，140例阻塞性慢性胰腺炎患者接受了内镜治疗或手术切除及引流。尽管两组患者症状的即刻缓解率类似（内镜组为51.6%，外科组为42.1%），但在随后的5年随访中，外科组患者疼痛的完全缓解率更高（两组的缓解率分别为 37% 和 14%），两组患者疼痛的部分缓解率相似（49% 和 51%）。外科组患者的体重增加更多（20% ~ 25%），而两组患者糖尿病的发病率类似（外科组为 34%，内镜治疗组为43%）。需要更多的研究来证实这

表 52-6 慢性胰腺炎伴有明显胰管狭窄的内支架治疗

作者（参考文献）	患者数	技术成功	症状改善患者数	平均随访时间（月）
Cremer,et al.[166]	76	75	41	37
Ponchon,et al.[172]	28	23	12	26
Smits,et al.[173]	51	49	40	34
Binmoeller,et al.[174]	93	84	61	39
总计	248	231（93%）	154（62%）	34

些发现。

胰管支架植入术并非没有并发症的发生。与支架治疗有关的直接并发症包括急性胰腺炎、胰腺感染、假性囊肿形成、胰管损伤、结石形成和支架移位等[148,177]。胰管支架阻塞的发生率类似于胆管支架[171]。但是大部分这种阻塞并不导致临床不良事件的发生，这是因为胰液可通过虹吸原理沿支架旁流出。超过50%的患者有与植入支架直接相关的胰管形态学改变[178-181]。尽管在少数患者中发现有永久性新发狭窄，但目前尚不清楚在大多数患者中这些支架诱发的胰管改变的长期后果是什么。EUS检查发现，68%的接受短期胰管内支架植入的患者有胰实质的改变[84]。尽管这种改变对胰腺正常的患者可能有重要的长期不良后果，但对晚期慢性胰腺炎患者似乎并不确定。

未来趋势

目前针对慢性胰腺炎的诊断方法和设备完全集中在评估胰腺的结构和功能上，不具备对该病的早期诊断的能力。*CFTR* 突变与特发性慢性胰腺炎之间的关系使通过基因检测方法来评估特发性慢性胰腺炎成为可能。目前，尚没有指导基因检测咨询和如何根据检测结果处理特发性慢性胰腺炎的临床指南标准，所以*CFTR*突变检测的作用尚不确定。随着阐明有*CFTR*突变的特发性慢性胰腺炎患者是否不同于其他特发性慢性胰腺炎患者研究的进一步开展，基因检测方法可能会在评估特发性慢性胰腺炎患者时得到更广泛地应用。基因检测方法可能使年轻患者在疾病的早期阶段即就诊，并可以转诊到专业中心处理囊性纤维化。

目前尽管慢性胰腺炎的外科治疗是除内镜治疗外的另一可供选择的手段，但尚需直接比较两种治疗方法的随机研究。在这些患者中常常出现复杂的形态学改变（炎性包快、狭窄导致的胰管梗阻和／或结石），因此方法的个体化是必要的。将来最好在特定条件下直接比较两种治疗方式。另外，对所需费用的评估也有助于做出临床选择。

临床医师非常关注与临床治疗有关的发病率和死亡率的高低。内镜和外科治疗技术的改进使慢性胰腺炎患者发生死亡的危险减小。但是，对患者生活质量的评估却长期被忽视。生活质量可以被定义为一个人对生活的总体满意度和自我感觉幸福的程度[182]。狭义的概念可仅指健康相关生活质量。医师总试图将患者的舒适和幸福程度纳入他们的治疗计划而进行总体考虑。但是，医疗保健提供者并不善于对生活质量进行评估[183]。通过使用量化生活质量的问卷工具，临床医师可以得知患者是否确实从治疗干预中受益，而非仅凭临床指标。目前对于如炎症性肠病、关节炎和癌症有大量疾病特异性问卷用于评估生活质量，但对慢性胰腺炎患者仅有一种问卷[184]。针对慢性胰腺炎患者预后和生活质量的评价是评估该领域技术进步对患者影响的重要方面，必须得到进一步的研究。

（李柯译　宋志强 黄永辉校）

参考文献

1. Steer ML, Waxman I, Freedman S: Chronic pancreatitis. N Engl J Med 332:1482–1490, 1995.
2. Lankisch PG, Banks PA: Pancreatitis. New York, Springer, 1998.
3. Lankisch PG, Assmus C, Maisonneuve P, et al: Epidemiology of pancreatic diseases in Luneburg County. A study in a defined German population. Pancreatology 2:469–477, 2002.
4. Dite P, Stary K, Novotny I, et al: Incidence of chronic pancreatitis in the Czech Republic. Eur J Gastroenterol Hepatol 13:749–750, 2001.
5. Lin Y, Tamakoshi A, Matsuno S, et al: Nationwide epidemiological screening of chronic pancreatitis in Japan. J Gastroenterol 35 (2):136–141, 2000.
6. Copenhagen Pancreatic Study: An interim report from a prospective multicenter study. Scand J Gastroenterol 16:305–312, 1981.
7. Haemmerli UO, Hefti ML, Scmid M: Chronic pancreatitis in Zurich, 1958 through 1962. Bibliotheca Gastroenterologica 7:58–64, 1962.
8. O'Sullivan JN, Noberga FT, Morlock CG, et al: Acute and chronic pancreatitis in Rochester, Minnesota, 1940 to 1969. Gastroenterology 62:373–39, 1972.
9. Lowenfels AB, Maisonneuve P, Grover H, et al: Racial factors and the risk of chronic pancreatitis. Am J Gastroenterol 94:790–794, 1999.
10. Nakamura K, Sarles H, Payan H: Three dimensional reconstruction of the pancreatic ducts in chronic pancreatitis. Gastroenterology 62:942–949, 1972.
11. Harada H, Miyake H, Miki H, et al: Role of endoscopic elimination of protein plugs in the treatment of chronic pancreatitis. Gastroenterol Jpn 17:463–468, 1982.
12. Tsurumi T, Fujii Y, Takeda M, et al: A case of chronic pancreatitis successfully treated by endoscopic removal of protein plugs. Acta Med Okayama 38:169–174, 1984.
13. Freedman SD, Sakamoto K, Venu RP: GP2, the homologue to the renal cast protein uromodulin, is a major component of intraductal plugs in chronic pancreatitis. J Clin Invest 92:83–90, 1993.
14. Guy O, Robles-Diaz G, Adrich Z, et al: Protein content of precipitates present in pancreatic juice of alcoholic subjects and patients with chronic calcifying pancreatitis. Gastroenterology 84:102–107, 1983.
15. Karanjia ND, Widdison AL, Leung FW, et al: Blood flow alterations in chronic pancreatitis: Effects of secretory stimulation [abstract]. Gastroenterology 98:A221, 1990.
16. Karanjia ND, Singh SM, Widdison AL, et al: Pancreatic ductal and interstitial pressures in cats with chronic pancreatitis. Dig Dis Sci 37:268–273, 1992.
17. Rose P, Fraine E, Hunt LP, et al: Dietary antioxidants and chronic

pancreatitis. Hum Nutr Clin Nutr 40:151–164, 1986.

18. Uden S, Acheson DW, Reeves J, et al: Antioxidants, enzyme induction, and chronic pancreatitis: A reappraisal following studies in patients on anticonvulsants. Eur J Clin Nutr 42:561–569, 1988.
19. Schoenberg MH, Buchler M, Pietrzyk C, et al: Lipid peroxidation and glutathione metabolism in chronic pancreatitis. Pancreas 10: 36–43, 1995.
20. Sahel J, Sarles H: Modifications of pure human pancreatic juice induced by chronic alcohol consumption. Dig Dis Sci 24:897–905, 1979.
21. Epstein O, Chapman RW, Lake-Vakaar G, et al: The pancreas in primary biliary cirrhosis and primary sclerosing cholangitis. Gastroenterology 83:1172–1182, 1982.
22. Nishimori I, Yamamoto Y, Okazaki K, et al: Identification of autoantibodies to a pancreatic antigen in patients with idiopathic chronic pancreatitis and Sjögren's syndrome. Pancreas 9:374–381, 1994.
23. Bovo P, Mirakian R, Merigo F, et al: HLA molecule expression on chronic pancreatitis specimens: Is there a role for autoimmunity? A preliminary study. Pancreas 2:350–356, 1987.
24. Ammann RW, Heitz PU, Kloppel G: Course of alcoholic chronic pancreatitis: A prospective clinicomorphological long-term study. Gastroenterology 111:224–231, 1996.
25. Ammann RW, Muellhaupt B: Progression of alcoholic acute to chronic pancreatitis. Gut 35:552–556, 1994.
26. Gastard J, Jobaud F, Farbos T, et al: Etiology and course of primary chronic pancreatitis in western France. Digestion 9:416–428, 1973.
27. Lankisch MR, Imoto M, Layyer P, et al: The effect of small amounts of alcohol on the clinical course of chronic pancreatitis. Mayo Clin Proc 76:242–251, 2001.
28. Bisceglie AM, Segal I: Cirrhosis and chronic pancreatitis in alcoholics. J Clin Gastroenterol 6:199–200, 1984.
29. Haber PS, Wilson JS, Pirola RC: Smoking and alcoholic pancreatitis. Pancreas 8:568–572, 1993.
30. Levy P, Mathurin P, Roqueplo A, et al: A multidimensional case control study of dietary, alcohol, and tobacco habits in alcoholic men with chronic pancreatitis. Pancreas 10:231–238, 1995.
31. Cavallini G, Talamini G, Vaona B, et al: Effect of alcohol and smoking on pancreatic lithogenesis in the course of chronic pancreatitis. Pancreas 9:42–46, 1994.
32. Sossenheimer MJ, Aston CE, Preston RA, et al: Clinical characteristics of hereditary pancreatitis in a large family, based on high risk haplotype. Am J Gastroenterol 92:1113–1116, 1997.
33. Le Bodic LL, Bignon JD, Raguenes O, et al: The hereditary pancreatitis gene maps to long arm of chromosome 7. Hum Mol Genet 5:549–554, 1996.
34. Whitcomb C, Preston RA, Aston CE, et al: A gene for hereditary pancreatitis maps to chromosome 7q35. Gastroenterology 110: 1975–1980, 1996.
35. Whitcomb DC, Gorry MC, Preston RA, et al: Hereditary pancreatitis is caused by a mutation in the cationic trypsinogen gene. Nat Genet 14:141–145, 1996.
36. Teich N, Ockenga J, Hoffmeister A, et al: Chronic pancreatitis associated with an activation peptide mutation that facilitates trypsin activation. Gastroenterology 119:461–465, 2000.
37. Kopelman H, Corey M, Gaskin K, et al: Impaired chloride secretion, as well as bicarbonate secretion, underlies the fluid secretory defect in cystic fibrosis pancreas. Gastroenterology 95:349–355, 1988.
38. Cohn JA, Friedman KJ, Noone PG, et al: Relation between mutations of the cystic fibrosis gene and idiopathic pancreatitis. N Engl J Med 339:653–658, 1998.
39. Sharer N, Schwarz M, Malone G, et al: Mutations of the cystic fibrosis gene in patients with chronic pancreatitis. N Engl J Med 339:645–652, 1998.
40. Sarles H, Augustine P, Laugier R, et al: Pancreatic lesions and modifications of pancreatic juice in tropical chronic pancreatitis. Dig Dis Sci 39:1337–1344, 1994.
41. Bhatia E, Choudhuri G, Sikora SS, et al: Tropical calcific pancreatitis: Strong association with SPINK1 trypsin inhibitor mutations. Gastroenterology 123:1020–1025, 2002.
42. Schneider A, Suman A, Rossi L, et al: SPINK1/PSTI mutations are associated with tropical pancreatitis and type II diabetes mellitus in Bangladesh. Gastroenterology 123:1026–1030, 2002.
43. Vestergaard H, Kruse A, Rokkjaer M, et al: Endoscopic manometry of the sphincter of Oddi and the pancreatic and biliary ducts in patients with chronic pancreatitis. Scand J Gastroenterol 29:188–192, 1994.
44. Delhaye M, Engelholm L, Cremer M: Pancreas divisum: Congenital anatomic variant or anomaly? Contribution of endoscopic retrograde dorsal pancreatography. Gastroenterology 89:951–958, 1985.
45. Lehman GA, Sherman S: Pancreas divisum. Diagnosis, clinical significance, and management alternatives. Gastrointest Endosc Clin N Am 5:145–170, 1995.
46. Witt H, Luck W, Becker M: A signal peptide cleavage site mutation in the cationic trypsinogen gene is strongly associated with chronic pancreatitis. Gastroenterology 117:7–10, 1999.
47. Creighton J, Lyall R, Wilson DI, et al: Mutations in the cationic trypsinogen gene in patients with chronic pancreatitis. Lancet 354: 42–43, 1999.
48. Layer P, Yamamoto H, Kalthoff L, et al: The different courses of early- and late-onset idiopathic and alcoholic pancreatitis. Gastroenterology 107:1481–1487, 1994.
49. Bockman DE, Buchler MW, Malfertheiner P, et al: Analysis of nerves in chronic pancreatitis. Gastroenterology 94:1459–1469, 1988.
50. Buchler MW, Weihe E, Friess H, et al: Changes in peptidergic innervation in chronic pancreatitis. Pancreas 7:183–192, 1992.
51. Lankisch PG, Lohr-Happe A, Otto J, et al: Natural course in chronic pancreatitis. Digestion 54:148–155, 1993.
52. Ammann RW, Akovbiantz A, Largiader F, et al: Course and outcome of chronic pancreatitis: Longitudinal study of a mixed medical-surgical series of 245 patients. Gastroenterology 86:820–828, 1984.
53. Lankisch PG, Seidensticker F, Lohr-Happe A, et al: The course of pain is the same in alcohol- and nonalcohol-induced chronic pancreatitis. Pancreas 10:338–341, 1995.
54. DiMagno EP, Go VL, Summerskill WH: Relations between pancreatic enzyme outputs and malabsorption in severe pancreatic insufficiency. N Engl J Med 288:813–815, 1973.
55. Mergener K, Baillie J: Chronic pancreatitis. Lancet 350:1379–1385, 1997.
56. Toskes PP, Hansell J, Cerda J, et al: Vitamin B12 malabsorption in chronic pancreatic insufficiency. N Engl J Med 284:627–632, 1971.
57. Del Prato S, Tiengo A: Pancreatic diabetes. Diabetes Rev 1:260–265, 1993.
58. Malka D, Hammel P, Sauvanet A, et al: Risk factors for diabetes mellitus in chronic pancreatitis. Gastroenterology 119:1324–1332, 2000.
59. Crawford JM, Cotran RS: The pancreas. In Cotran RS (ed): Robbins Pathologic Basis of Disease, 6th ed. Philadelphia, WB Saunders, 1999, pp 902–929.
60. Lowenfels AB, Maisonneuve P, Cavallini G, et al: Pancreatitis and the risk of pancreatic cancer. International Pancreatitis Study Group. N Engl J Med 328:1433–1437, 1993.
61. Malfertheiner P, Buchler M: Correlation of imaging and function

in chronic pancreatitis. Radiol Clin North Am 27:51–64, 1989.

62. Bozkurt T, Braun U, Leferink S, et al: Comparison of pancreatic morphology and exocrine functional impairment in patients with chronic pancreatitis. Gut 35:1132–1136, 1994.
63. Lankisch PG: Function tests in the diagnosis of chronic pancreatitis. Int J Pancreatol 14:9–20, 1993.
64. Niederau C, Grendell JH: Diagnosis of chronic pancreatitis. Gastroenterology 88:1973–1995, 1985.
65. Braganza JM, Hunt LP, Warwick F: Relationship between pancreatic exocrine function and ductal morphology in chronic pancreatitis. Gastroenterology 82:1341–1347, 1982.
66. Girdwood AH, Hatfield AR, Bornman PC, et al: Structure and function in noncalcific pancreatitis. Dig Dis Sci 29:721–726, 1984.
67. Malfertheiner P, Buchler M, Stanescu A, et al: Exocrine pancreatic function in correlation to ductal and parenchymal morphology in chronic pancreatitis. Hepatogastroenterology 33:110–114, 1986.
68. Lankisch PG, Seidensticker F, Otto J, et al: Secretin-pancreozymin test (SPT) and endoscopic retrograde cholangiopancreatography (ERCP): Both are necessary for diagnosing or excluding chronic pancreatitis. Pancreas 12:149–152, 1996.
69. Lambiase L, Forsmark CE, Toskes PP: Secretin test diagnoses chronic pancreatitis earlier than ERCP [abstract]. Gastroenterology 104:A315, 1993.
70. Hayakawa T, Kondo T, Shibata T, et al: Relationship between pancreatic exocrine function and histological changes in chronic pancreatitis. Am J Gastroenterol 87:1170–1174, 1992.
71. Stein J: New fecal tests in the diagnosis of exocrine pancreatic insufficiency. In Malfertheiner P, Ditschuneit H (eds): Diagnostic Procedures in Pancreatic Disease. Berlin, Springer Verlag, 1997, pp 277–289.
72. Stein J, Purschian B, Zeuzem S, et al: Quantification of fecal carbohydrates by near-infrared reflectance analysis. Clin Chem 42: 309–312, 1996.
73. Bekers O, Postma C, Fischer JC, et al: Fecal nitrogen determination by near-infrared spectroscopy. Eur J Clin Chem Clin Biochem 34:561–563, 1996.
74. Dominguez E, Hieronymus C, Sauerbruch T, et al: Fecal elastase test: Evaluation of a new non invasive pancreatic function test. Am J Gastroenterol 90:1834–1837, 1995.
75. Sarner M, Cotton PB: Classification of pancreatitis. Gut 25:756–759, 1984.
76. Bolondi L, Li Bassi S, Gaiani S, et al: Sonography of chronic pancreatitis. Radiol Clin North Am 27:815–833, 1989.
77. Ferucci JT Jr, Wittenberg J, Black B, et al: Computed body tomography in chronic pancreatitis. Radiology 13:172–182, 1979.
78. Hessel SJ, Siegelman SS, McNeil NJ, et al: A prospective evaluation of computer tomography in ultrasound of the pancreas. Radiology 143:129–133, 1982.
79. Robinson PJ, Sheridan MB: Pancreatitis: Computed tomography and magnetic resonance imaging. Eur Radiol 10:401–408, 2000.
80. Sica JT, Braver J, Cooney MJ, et al: Comparison of endoscopic retrograde cholangiopancreatography with MR cholangiography in patients with pancreatitis. Radiology 210:605–610, 1999.
81. Takehara Y, Ichijo K, Tooyama N, et al: Breath-hold MR cholangiopancreatography with a long-echo-train fast-spin echo sequence in a surface coil in chronic pancreatitis. Radiology 92: 73–78, 1994.
82. Axon AT, Classen M, Cotton PB, et al: Pancreatography in chronic pancreatitis: International definitions. Gut 25:1107–1112, 1984.
83. Forsmark CE, Toskes PP: What does an abnormal pancreatogram mean? Gastrointest Endosc Clin N Am 5:105–123, 1995.
84. Sherman S, Hawes RH, Savides TJ, et al: Stent-induced pancreatic ductal and parenchymal changes: Correlation of endoscopic ultrasound with ERCP. Gastrointest Endosc 44:276–282, 1996.
85. Walsh TN, Rode J, Theis BA, et al: Minimal change chronic pancreatitis. Gut 33:1566–1571, 1992.
86. Hayakawa T, Kondo T, Shibata T, et al: Relationship between pancreatic exocrine function and histological changes in chronic pancreatitis. Am J Gastroenterol 87:1170–1174, 1992.
87. Schmitz-Moormann P, Himmelmann GW, Brandes JW, et al: Comparative radiological and morphological study of human pancreas. Pancreatitis-like changes in postmortem ductograms and their morphological pattern. Possible implication for ERCP. Gut 26:406–414, 1985.
88. Sherman S, Lehman GA: Endoscopic therapy of pancreatic disease. Gastroenterologist 1:5–17, 1993.
89. Tarnasky PR, Hoffman BJ, Aabakken L, et al: Sphincter of Oddi dysfunction is associated with chronic pancreatitis. Am J Gastroenterol 92:1125–1129, 1997.
90. Lees WR: Endoscopic ultrasonography of chronic pancreatitis and pancreatic pseudocysts. Scand J Gastroenterol 123:123–129, 1986.
91. Lees WR, Vallon AG, Denyer ME, et al: Prospective study of ultrasonography in chronic pancreatic disease. Br Med J 1:162–164, 1979.
92. Wiersema MJ, Hawes RH, Lehman GA, et al: Prospective evaluation of endoscopic ultrasonography and endoscopic retrograde cholangiopancreatography in patients with chronic abdominal pain of suspected pancreatic origin. Endoscopy 25:555–564, 1993.
93. Sahai AV, Zimmerman M, Aabakken L, et al: Prospective assessment of the ability of endoscopic ultrasound to diagnose, exclude, or establish the severity of chronic pancreatitis found by endoscopic retrograde cholangiopancreatography. Gastrointest Endosc 48:18–25, 1998.
94. Buscail L, Escourrou J, Moreau J, et al: Endoscopic ultrasonography in chronic pancreatitis: A comparative prospective study with conventional ultrasonography, computed tomography, and ERCP. Pancreas 10:251–257, 1995.
95. Dancygier H: Endoscopic ultrasonography in chronic pancreatitis. Gastrointest Endosc Clin N Am 5:795–804, 1995.
96. Natterman C, Goldschmidt AJ, Dancygier H: Endosonography in chronic pancreatitis: A comparison between endoscopic retrograde pancreatography and endoscopic ultrasonography. Endoscopy 25: 565–570, 1993.
97. Catalano MF, Lahoti S, Geenen JE, et al: Prospective evaluation of endoscopic ultrasonography, endoscopic retrograde pancreatography, and secretin test in the diagnosis of chronic pancreatitis. Gastrointest Endosc 48:11–17, 1998.
98. Bhutani MS, Hoffman BJ, Hawes RH: Diagnosis of pancreas divisum by endoscopic ultrasonography. Endoscopy 31:167–169, 1999.
99. Toskes PP: Diagnosis of chronic pancreatitis and exocrine insufficiency. Hosp Pract 20:97–100, 1985.
100. Sahai AV, Mishra G, Penman I, et al: EUS to detect evidence of pancreatic disease in patients with persistent or nonspecific dyspepsia. Gastrointest Endosc 52:153–159, 2000.
101. Bhutani MS: Endoscopic ultrasonography: Changes of chronic pancreatitis in asymptomatic and symptomatic alcoholic patients. J Ultrasound Med 18:455–462, 1999.
102. Lowenfels AB, Maisonneuve P, Cavallini G, et al: Prognosis of chronic pancreatitis: An international multicenter study. Am J Gastroenterol 89:1467–1471, 1994.
103. Strum WB: Abstinence in alcoholic chronic pancreatitis: Effect on pain and outcome. J Clin Gastroenterol 20:37–41, 1995.
104. Talamini G, Bassi C, Falconi M, et al: Pain relapses in the first 10 years of chronic pancreatitis. Am J Surg 171:565–569, 1996.
105. Dobrilla G: Management of chronic pancreatitis. Focus on enzyme

replacement therapy. Int J Pancreatol 5(Suppl):17–29, 1989.
106. Slaff J, Jacobson D, Tillman CR, et al: Protease-specific suppression of pancreatic exocrine secretion. Gastroenterology 87:44–52, 1984.
107. Isaksson G, Ihse I: Pain reduction by an oral pancreatic enzyme preparation in chronic pancreatitis. Dig Dis Sci 28:97–102, 1993.
108. Halgreen H, Pederson NT, Worning H: Symptomatic effect of pancreatic enzyme therapy in patients with chronic pancreatitis. Scand J Gastroenterol 21:104–108, 1986.
109. Mossner J, Secknus R, Meyer J, et al: Treatment of pain with pancreatic extracts in chronic pancreatitis: Results of a prospective placebo-controlled multicenter trial. Digestion 53:54–66, 1992.
110. Malesci A, Gaia E, Fioretta A, et al: No effect of long-term treatment with pancreatic extract on recurrent abdominal pain in patients with chronic pancreatitis. Scand J Gastroenterol 30:392–398, 1995.
111. Larvin M, McMahon MJ, Thomas WEG, et al: Creon (enteric coated pancreatin microspheres) for the treatment of pain in chronic pancreatitis: A double-blind randomized placebo-controlled crossover trial [abstract]. Gastroenterology 100:A283, 1991.
112. Warshaw AL, Banks PA, Fernandez-Del Castillo C. AGA technical review: Treatment of pain in chronic pancreatitis. Gastroenterology 115:765–776, 1998.
113. Max MB, Schafer SC, Culnane M, et al: Amitryptiline, but not lorazepam, relieves postherpetic neuralgia. Neurology 38:1427–1432, 1988.
114. Ventafridda V, Bianchi M, Ripamonti C, et al: Studies on the effects of antidepressant drugs on the antinociceptive action of morphine and on plasma morphine in rat and man. Pain 43:155–162, 1990.
115. Lillemore KD, Cameron JL, Kaufman HS, et al: Chemical splanchniectomy in patients with unresectable pancreatic cancer. A prospective randomized trial. Ann Surg 217:447–455, 1993.
116. Mercadante S: Celiac plexus block versus analgesics in pancreatic cancer pain. Pain 52:187–192, 1993.
117. Wiersema MJ, Wiersema LM: Endosonography-guided celiac plexus neurolysis. Gastrointest Endosc 44:639–662, 1996.
118. Davies DD: Incidence of major complications of neurolytic celiac plexus block. J R Soc Med 86:224–266, 1993.
119. Wiersema MJ, Harada N, Wiersema LM: Endosonography guided celiac plexus neurolysis efficacy in chronic pancreatitis and malignant disease. Acta Endoscopia 28:67–79, 1998.
120. Gress F, Schmitt C, Sherman S, et al: A prospective randomized comparison of endoscopic ultrasound and computed tomography-guided celiac plexus block for managing chronic pancreatitis pain. Am J Gastroenterol 94:900–905, 1999.
121. Shea J, Bishop M, Parker E, et al: An enteral therapy containing medium chain triglycerides and hydrolyzed peptides reduces postprandial pain associated with chronic pancreatitis. Pancreatology 3:36–40, 2003.
122. Forsmark CE, Wilcox CM, Grendell JH: Endoscopy-negative upper gastrointestinal bleeding in a patient with chronic pancreatitis. Gastroenterology 102:320–329, 1992.
123. Draganov P, Hoffman B, Marsh W, et al: Long-term outcome in patients with benign biliary strictures treated endoscopically with multiple stents. Gastrointest Endosc 55:680–686, 2002.
124. Deviere J, Devaere S, Baize M, et al: Endoscopic biliary drainage in chronic pancreatitis. Gastrointest Endosc 36:96–100, 1990.
125. Deviere J, Cremer M, Love J, et al: Management of common bile duct strictures caused by chronic pancreatitis with metal self-expandable stents. Gut 35:122–126, 1994.
126. Kahl S, Zimmermann S, Glasbrenner B, et al: Treatment of benign biliary strictures in chronic pancreatitis by self-expandable metal stents. Dig Dis Sci 20:199–203, 2002.
127. Pitt HA, Kaufman SL, Coleman J, et al: Benign postoperative biliary strictures. Operate or dilate. Ann Surg 210:417–425, 1989.
128. Prinz RA: Surgical drainage procedures. In Howard J, Idezuki Y, Ihse I, Prinz R (eds): Surgical Diseases of the Pancreas. Baltimore, Williams & Wilkins, 1998, pp 359–366.
129. Frey CF: Why and when to drain the pancreatic ductal system. In Beger HG, Buchler M, Ditschuneit H, et al (eds): Chronic Pancreatitis: Research and Clinical Management. Berlin, Springer-Verlag, 1990, p 415.
130. Prinz RA, Greenlee HB: Pancreatic duct drainage in 100 patients with chronic pancreatitis. Ann Surg 194:313–320, 1981.
131. Adams DB, Ford MC, Anderson MC: Outcomes after lateral pancreaticojejunostomy for chronic pancreatitis. Ann Surg 219:481–487, 1994.
132. Nealon WH, Thompson JC: Progressive loss of pancreatic function in chronic pancreatitis is delayed by main pancreatic duct decompression: A longitudinal prospective analysis of the modified Puestow procedure. Ann Surg 217:458–466, 1991.
133. White TT, Slavotinek AH: Results of surgical treatment of chronic pancreatitis. Ann Surg 189:217–224, 1979.
134. Warshaw AL, Popp JW Jr, Schapiro RH: Long-term patency, pancreatic function, and pain relief after lateral pancreaticojejunostomy for chronic pancreatitis. Gastroenterology 79:289–293, 1980.
135. Taylor RH, Bagley FH, Braasch JW, et al: Ductal draining or resection for chronic pancreatitis. Am J Surg 141:28–33, 1981.
136. Markowitz JS, Rattner DW, Warshaw AL: Failure of symptomatic relief after pancreaticojejunal decompression for chronic pancreatitis. Strategies for salvage. Arch Surg 129:374–379, 1994.
137. Buchler MW, Freiss H, Muller MW, et al: Randomized trial of duodenum-preserving pancreatic head resection versus pylorus-preserving Whipple in chronic pancreatitis. Am J Surg 169:65–69, 1995.
138. Jimenez RE, Fernandez-del Castillo C, Rattner DW, et al: Outcome of pancreaticoduodenectomy with pylorus preservation or with antrectomy in the treatment of chronic pancreatitis. Ann Surg 231:293–300, 2000.
139. Sakorafas GH, Farnell MB, Farley DR, et al: Long-term results after surgery for chronic pancreatitis. Int J Pancreatol 27:131–142, 2000.
140. Izbicki JR, Bloechle C, Broering DC, et al: Extended drainage versus resection in surgery for chronic pancreatitis. A prospective randomized trial comparing the longitudinal pancreaticojejunostomy combined with local pancreatic head resection with the pylorus-preserving pancreaticoduodenectomy. Ann Surg 228:771–779, 1998.
141. Rossi RL, Soeldner JS, Braasch JW, et al: Long-term results of pancreatic resection and segmental pancreatic autotransplantation for chronic pancreatitis. Am J Surg 159:51–57, 1990.
142. Vestergaard H, Krause A, Rokkjaer M, et al: Endoscopic manometry of the sphincter of Oddi and the pancreatic and biliary ducts in patients with chronic pancreatitis. Scand J Gastroenterol 29:188–192, 1994.
143. Ugljesic M, Bulajic M, Milosavljevic T, et al: Endoscopic manometry of the sphincter of Oddi and pancreatic duct in patients with chronic pancreatitis. Int J Pancreatol 19:191–195, 1996.
144. Sherman S, Hawes RH, Madura JA, et al: Comparison of intraoperative and endoscopic manometry of the sphincter of Oddi. Surg Gyn Obstet 175:410–418, 1992.
145. Williamson RCN: Pancreatic sphincteroplasty: Indications and outcome. Ann R Coll Surg 70:205–211, 1988.
146. Bagley FH, Fraasch JW, Taylor RH, et al: Sphincterotomy or sphincteroplasty in the treatment of pathologically mild chronic

pancreatitis. Am J Surg 141:418–422, 1981.

147. Geenen JE, Rolny P: Endoscopic therapy of acute and chronic pancreatitis. Gastrointest Endosc 37:377–382, 1991.

148. Siegel J, Veerappan A: Endoscopic management of pancreatic disorders: Potential risks of pancreatic prosthesis. Endoscopy 23: 177–180, 1991.

149. Huibregtse K, Smits ME: Endoscopic management of diseases of the pancreas. Am J Gastroenterol 89:S66–77, 1994.

150. Neuhaus H: Fragmentation of pancreatic stones by ESWL. Endoscopy 23:161–165, 1991.

151. Sherman S, Lehman GA, Hawes RH, et al: Pancreatic ductal stones: Frequency of successful endoscopic removal and improvement in symptoms. Gastrointest Endosc 37:511–517, 1991.

152. Kozarek RA, Ball TJ, Patterson GJ: Endoscopic approach to pancreatic duct calculi and obstructive pancreatitis. Am J Gastroenterol 87:600–603, 1992.

153. Cremer M, Deviere J, Delhaye M, et al: Endoscopic management of chronic pancreatitis. Acta Gastroent Belg 56:192–200, 1993.

154. Smits ME, Rauws EA, Tytgat GNJ, et al: Endoscopic treatment of pancreatic stones in patients with chronic pancreatitis. Gastrointest Endosc 43:556–560, 1996.

155. Neuhaus H, Hoffman W, Classen M: Laser lithotripsy of pancreatic and biliary stones via 3.4mm and 3.7mm miniscopes: First clinical results. Endoscopy 24:208–214, 1992.

156. Dumonceau JM, Deviere J, Le Moine O, et al: Endoscopic pancreatic drainage in chronic pancreatitis associated with ductal stones: Long-term results. Gastrointest Endosc 43:547–555, 1996.

157. Delhaye, M, Vandermeeren, A, Baize, M, et al: Extracorporeal shock wave lithotripsy of pancreatic calculi. Gastroenterology 102:610–620, 1992.

158. Sauerbruch T, Holl J, Sackmann M, et al: Extracorporeal lithotripsy of pancreatic stones in patients with chronic pancreatitis and pain. A prospective follow-up study. Gut 33:969–972, 1992.

159. Farnbacher MJ, Schoen C, Rabenstein T, et al: Pancreatic duct stones in chronic pancreatitis: Criteria for treatment intensity and success. Gastrointest Endosc 56:501–506, 2002.

160. Adamek HE, Jakobs R, Buttmann A, et al: Long term follow up of patients with chronic pancreatitis and pancreatic stones treated with extracorporeal shock wave lithotripsy. Gut 45:402–405, 1999.

161. Schneider HT, May A, Benninger J, et al: Piezoelectric shock wave lithotripsy of pancreatic duct stones. Am J Gastroenterol 89:2042–2048, 1994.

162. Ohara H, Hoshino M, Hayakawa T, et al: Single application extracorporeal shock wave lithotripsy is the first choice for patients with pancreatic duct stones. Am J Gastroenterol 91:1388–1394, 1996.

163. Schreiber F, Gurakuqi GC, Pristautz H, et al: Sonographically-guided extracorporeal shock wave lithotripsy for pancreatic stones in patients with chronic pancreatitis. J Gastroenterol Hepatol 11: 247–251, 1996.

164. Brand B, Kahl M, Sidhu S, et al: Prospective evaluation of morphology, function, and quality of life after extracorporeal shockwave lithotripsy and endoscopic treatment of chronic calcific pancreatitis. Am J Gastroenterol 95:3428–3438, 2000.

165. Kozarek RA, Brandabur JJ, Ball TJ, et al: Clinical outcomes in patients who undergo extracorporeal shock wave lithotripsy for chronic calcific pancreatitis. Gastrointest Endosc 56:496–500, 2002.

166. Cremer M, Deviere J, Delhaye M, et al: Stenting in severe chronic pancreatitis: Results of medium-term follow-up in 76 patients. Endoscopy 23:171–176, 1991.

167. Nealon WH, Townsend CJ, Thompson JC: Operative drainage of the pancreatic duct delays functional improvement in patients with chronic pancreatitis. A prospective analysis. Ann Surg 208:321–329, 1988.

168. Barthet M, Sahel J, Bodiou BC, et al: Endoscopic transpapillary drainage of pancreatic pseudocysts. Gastrointest Endosc 42:208–213, 1995.

169. Catalano MF, Geenen GE, Schmalz MJ, et al: Treatment of pancreatic pseudocysts with ductal communication by transpapillary duct endoprosthesis. Gastrointest Endosc 42:214–218, 1995.

170. McHenry L, Gore DC, DeMaria EJ, et al: Endoscopic treatment of dilated-duct chronic pancreatitis with pancreatic stents: Preliminary results of a sham-controlled, blinded crossover trial to predict surgical outcome. Am J Gastroenterol 88:1536A, 1993.

171. DuVall GA, Schneider DM, Kortan P, et al: Is the outcome of endoscopic therapy of chronic pancreatitis predictive of surgical success. Gastrointest Endosc 43:405A, 1996.

172. Ponchon T, Bory RM, Medeluis F, et al: Endoscopic stenting for pain relief in chronic pancreatitis: Results of a standardized protocol. Gastrointest Endosc 42:452–456, 1995.

173. Smits ME, Badiga SM, Rauws AJ, et al: Long-term results of pancreatic stents in chronic pancreatitis. Gastrointest Endosc 42:461–467, 1995.

174. Binmoeller KF, Jue P, Seifert H, et al: Endoscopic pancreatic stent drainage in chronic pancreatitis and a dominant stricture: Long-term results. Endoscopy 27:638–644, 1995.

175. Cremer M, Suge B, Delhoye M, et al: Expandable pancreatic metal stents (Wallstent) for chronic pancreatitis: First world series [abstract]. Gastroenterology 98:215, 1990.

176. Dite P, Ruzicka M, Zboril V, Novotny I: A prospective, randomized trial comparing endoscopic and surgical therapy for chronic pancreatitis. Endoscopy 35:553–558, 2003.

177. Smit MT, Sherman S, Ikenberry SO, et al: Alterations in pancreatic duct morphology following polyethylene pancreatic duct stenting. Gastrointest Endosc 44:268–275, 1996.

178. Kozarek RA: Pancreatic stents can induct ductal changes consistent with chronic pancreatitis. Gastrointest Endosc 36:93–95, 1990.

179. Derfus GA, Geenen JE, Hogan WJ: Effect of endoscopic pancreatic duct stent placement on pancreatic ductal morphology. Gastrointest Endosc 36:206A, 1990.

180. Lehman GA, Sherman S, Nisi R, et al: Pancreas divisum: Results of minor papilla sphincterotomy. Gastrointest Endosc 44:268–275, 1996.

181. Eisen G, Coleman S, Troughton A, et al: Morphological changes in the pancreatic duct after stent placement for benign pancreatic disease. Gastrointest Endosc 40:107A, 1994.

182. Shumaker SA, Anderson RT, Czajkowski SM: Psychological test and scales. In Spilker B (ed): Quality of Life Assessment in Clinical Trials. New York, Raven Press, 1990, pp 95–111.

183. Barofsky I, Sugarbaker PH: Cancer. In Spilker B (ed): Quality of Life Assessment in Clinical Trials. New York, Raven Press, 1990, pp 419–439.

184. Eisen GM, Sandler RS, Coleman SD: Development of a disease specific measure for health related quality of life for individuals with chronic pancreatitis. Gastroenterology 108:A12, 1995.

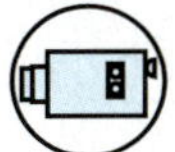

胰管漏和假性囊肿

Richard Kozarek

53

引言 825
流行病学 825
发病机制 826
临床特征 826
病理学 826
鉴别诊断 827
治疗 827
内漏 827
外瘘 833
适应证和禁忌证 833
术前病史和需要考虑的问题 833
技术描述 834
变化和非常见情况 834
术后处理和并发症 834
未来趋势 835

引言

在多数情况下，急性胰腺炎的初始临床表现是由于局部酶激活和急性细胞因子释放所致。两者联合作用导致局部疼痛、肠梗阻、胰周损伤和包括急性呼吸窘迫综合征（acute respiratory distress syndrome，ARDS）在内的早期器官衰竭的发生。疾病长期存在可能是坏死组织感染或持续性胰管漏的结果[1]。与创伤、外科手术或其他情况一样，慢性胰腺炎也可能引起胰管漏或瘘[1]。对慢性胰腺炎来说，胰管漏的结局取决于病因、胰管破裂的大小、与解剖组织平面相关的胰管漏的部位及机体是否能成功分隔和包裹漏出液。对创伤性胰腺炎来说，常存在较局限的急性炎症反应和急性胰管漏。两者结合可使穿通伤患者或脾切除和在无意中损伤胰尾时放置外科引流管后的临床症状较好的患者病情加重。

传统上，将胰管漏或瘘定义为内瘘或外漏[2]。外漏（胰皮肤瘘）几乎总发生于内部聚集胰液的经皮引流术或胰腺外科术后。腹部穿通伤时很少发生外漏。

胰内瘘包括胰肠瘘、假性囊肿、胰性腹水和胰源性胸腔积液[3]。在3/4的患者中，胰腺坏死与胰管破裂显著相关，但传统上并不认为胰腺坏死是胰瘘的病因或结果[4, 5]。表 53-1 总结了目前胰瘘的分类。

表 53-1　胰管漏的后果

急性破裂
胰周液体积聚
假性囊肿
胰腺坏死
郁积性胰腺炎？
慢性破裂
内瘘
假性囊肿
胰性腹水
高淀粉酶胸腔积液
胰 - 肠、胆管或支气管瘘
外瘘
胰皮肤瘘

流行病学

胰管漏的发病率不确定，且似乎与潜在的胰腺炎无关。无论胰腺炎是由于乙醇、胆管系统疾病、代谢性疾病还是药物所致，急性胰管漏似乎更多地与疾病的严重性有关。据此，多项报道认为 30% ~ 75% 的胰腺坏死与胰管破裂相关，尽管对这种破裂是原发还是继发现象仍存在明显的分歧[4-6]。目前也知道，近40%的急性胰腺炎患者将出现不同程度的胰周液体积聚，尽管后者只有不到5%真会形成假性囊肿，还有极少部分患者通过形成胰肠瘘起到对该类液体积聚减压的作用[7]。而慢性胰腺炎不但倾向于形成假性囊肿，而且倾向于形成胰性腹水和高淀粉酶性胸腔积液。后者是逐渐形成的，它与在急性重症胰腺炎时普遍存在的急性胸腔积液有明显不同的化学构成和病理生理机制[2]。

发病机制

胰管漏是胰酶激活及随后发生的胰管上皮坏死所致，当出现胰管狭窄或结石（有时两者并存）后，常导致胰管内压增高[2]。另外，经皮对胰周液体积聚的引流术、外科切除术或旁路手术、胰管上皮肿瘤破裂或胰腺外伤（特别是穿通伤）也可能造成胰管漏或使其长期存在[8-15]。表 53-2 列出了胰管漏的部分病因。

表 53-2 胰瘘的发病机制
内瘘
假性囊肿
• 胰腺坏死
• 胰管阻塞
• 结石
• 狭窄
• 炎症
• 恶性
胰性腹水、高淀粉酶、胸腔积液
• 胰管狭窄、结石或假性囊肿
胰肠瘘
• 胰腺坏死
• 经皮置管糜烂，邻近肠袢
外瘘
穿通伤
胰腺切除或外伤
假性囊肿或胰腺液体积聚的经皮引流

临床特征

胰管漏的临床特征取决于破裂的原因、大小及部位。漏出的胰液将流入组织内，机体是否能成功地包裹胰管漏取决于以下因素，如胰管漏的速度和是否与存在重复感染有关。后者以及早期细胞因子释放和腔外酶活化也决定了与急性胰腺炎有关的许多临床特征：疼痛、肠梗阻、恶心和呕吐、心动过速、少尿和低血压[16, 17]。

从解剖学角度，胰管漏可能是轻度的且局限于胰实质内，能导致郁积性胰腺炎或不同程度的胰腺坏死，后者常与多器官功能衰竭和局部及全身感染有关[2, 18-21]。坏死也可导致通向邻近器官的内瘘形成，最常见于十二指肠曲，也可通向胆管、胃、横结肠或空肠[22-24]。根据胰管漏的程度、坏死或胰管漏下游梗阻的持续时间以及持续的进食和胰腺刺激情况，胰头的胰管漏出物常导致右肾旁液体积聚，也可沿腰大肌流入盆腔导致盆腔积液，后者甚至可以流入睾丸或臀部[25]。如果漏出的胰液量足够多，可导致胰性腹水。我还曾见到因腹腔内压力增高导致阴道穹隆和子宫发生脱垂和溃疡形成的患者。如果胰头的胰管漏被机体成功分隔局限，则在右上腹形成假性囊肿。如果是较小的假性囊肿则可能并无症状，但该部位较大假性囊肿常引起餐后或慢性疼痛、早饱，以及不同程度的胃出口梗阻导致的餐后恶心和呕吐或胆道梗阻等症状。后者可以引起黄疸或一过性胆管炎，但更常见的是引起包括转氨酶和碱性磷酸酶不同程度的升高在内的肝功能异常。

胰管尾部的胰管漏出物如果被包裹和分隔局限，则在左上腹或脾周形成假性囊肿[26]。它们也许可流入后腹膜腔，引起高淀粉酶胸腔积液[27-29]或急性肾旁或盆腔液体积聚。偶尔也可破入 Treitz 韧带或横结肠或脾曲形成瘘管，但是该情况几乎总发生在有急性坏死的前提下[9, 23]。根据胰管漏出物的速度和是否同时存在坏死，胰尾部胰管漏的临床症状和体征包括气短、恶心和餐后腹痛，或引起因胰结肠瘘导致的脓毒血症的临床体征。

在发生坏死的情况下，胰管漏主要发生在从胰腺颈部到胰体远端和胰尾近端的胰腺区域，并可引起小网膜囊的积液[8, 30-33]。通常被定义为假性囊肿，这些积聚的液体成分常较复杂，含有相当数量的皂化脂肪和组织碎片。而且，小网膜囊内液体积聚的密度和黏稠度常不能被腹部CT影像正确辨认，试图通过X线引导、内镜甚至外科手段引流积液常会失败[13, 34, 35]。为了将这些积液与传统的有类似影像学表现的假性囊肿相区别，Baron 及其同事[36]将这种液体积聚称为“演变中的胰腺坏死”，并认为患者的临床进程较传统腹部影像更具诊断价值。小网膜囊常是因胰管结石或狭窄导致下游发生胰管梗阻的慢性胰腺炎患者的减压部位。这可以形成大小不同的假性囊肿，甚至是胰源性心包积液。其他胸部表现还包括已提到的胰性胸腔积液和心脏压塞或胰支气管瘘[21]。中心性胰管漏也常是胰性腹水的原因[2, 28, 37]。有 50% 的患者可同时存在胰管漏和遗漏的假性囊肿，临床表现可能包括腹痛增强和腹围增加、因膈肌压迫或并存的胸腔积液导致的气短和偶尔因肠道细菌易位导致的自发性细菌性腹膜炎。

病理学

因为胰管破裂的病因不一，所以其病理学表现也多种多样。实际上，慢性胰腺炎常与胰管漏的形成及其大量表现（假性囊肿、腹水和胰性胸腔积液）有关，后者是由于炎性狭窄或胰管内钙化导致胰管梗阻所致[3]。在这种情况下，急性胰腺实质炎症可忽略不计。相反，一些人认为在急性胰腺炎中所见到的急性炎症反应、特别是胰腺坏死，是引起胰管上皮细胞溶解从而导致胰管漏形成的起始事件[38]。破裂的部位和大小、胰酶是否激活和机体是否能成功分隔局限胰管漏等任一种情况或共同参与下，开始时通过炎症细胞，以后凭借胶原的形成和机化而导致病理改变。后者可能是描述假性囊肿形成的最好代表，可将其进一步分为急性假性囊肿（急性胰腺炎后产生的被非上皮肉芽组织囊壁包裹的胰液聚集，其形成至少需要4周，囊内没有明显的固体碎屑）和慢性假性囊肿（慢性胰腺炎后产生的由纤维或肉芽组织囊壁包裹的胰液聚集）[36]。

鉴别诊断

因为通过US、CT扫描、MRI包括促胰液素-MRCP（secretin-magnetic resonance cholangiopanceatography，S-MRCP）和内镜方法（如EUS和ERCP）等都可以获得高质量的腹部影像，所以只要医师首先考虑到了这一诊断，大部分胰管漏的病因和其良性本质可相对容易地得到证实[7,39-43]。据此，对常规抽出的腹水或胸腔积液化验淀粉酶和脂肪酶常可以证实是否为胰源性，如果医师考虑到在诊断性经皮穿刺抽液或治疗性置管引流时化验淀粉酶，则可以证实在脾切除术或复杂抗反流术后出现的左上腹积液是否为胰源性。在这些例子中，手术中对胰尾的无意损伤实际上比局部胃穿孔或结肠脾曲穿孔更常见。另外，在胰腺切除术后有持续性液体外溢或急慢性胰腺炎时经皮引流出急性、富含淀粉酶积液的胰管漏患者诊断并不困难。

鉴别诊断的主要困难是怀疑有假性囊肿形成却无胰腺炎病史的患者。有多种方法可以用来鉴别假性囊肿和囊性新生物、良性的假性囊肿和潜在的恶性囊性肿瘤。支持假性囊肿的超声和CT影像学特点包括实质或胰管钙化、囊肿密度均一及囊肿本身并无钙化。囊肿壁厚薄不均，伴有肿块倾向、分隔或囊壁有点状钙化则更可能为肿瘤。可在CT、US或EUS引导下行囊肿穿刺，检测囊液的淀粉酶、黏液、CEA水平和进行细胞学检查，该方法已用于良恶性肿瘤性囊肿和假性囊肿的鉴别诊断[44]。后者在本书的其他章节有详细的论述。

如前所述，S-MRCP已偶尔被用于诊断胰管狭窄，特别是在有胰腺坏死的情况下[40]。但是，ERCP不但更常用于诊断胰管漏，而且还用于治疗该病。通过造影剂异常地流入假性囊肿、流入腹腔或胸腔或在内瘘存在时流入胆管或邻近肠袢，可以证实胰管漏的存在[1,2]。另外，在外瘘时常可见造影剂流入外科或X线下放置的Jackson Pratt（JP）引流管[25,45]。在中心性胰腺坏死或重度慢性胰腺炎时，ERCP检查可能仅显示出主胰管的完全梗阻。在这种情况时，胰管漏发生在梗阻部位近端或与胰腺不相通的部分。

表53-3总结了胰管漏的部分诊断学检查方法。

表53-3　胰管漏的诊断
外瘘
通过外科或经皮放置的JP引流管，胰管影像可证实
通过JP引流管有持续性含高淀粉酶的液体流出
内瘘
胸腔积液：胸部X线、腹部和胸部CT
• 穿刺抽出含高淀粉酶的积液
胰性腹水：草绿色外观、腹部平片腰大肌阴影消失。
通过超声、腹部CT、MRI证实
• 穿刺抽出含高淀粉酶的积液
假性囊肿±胰管结石和扩张、CT、MRI、EUS、ERCP
胰管破裂±梗阻、ERCP、S-MRCP
CT，计算机断层扫描；ERCP，内镜逆行胰胆管造影；EUS，内镜超声；JP，Jackson Pratt；MRI，磁共振成像；S-MRCP，促胰液素-磁共振胆胰管造影。

治疗

胰管漏的治疗离不开内镜的应用。治疗策略包括首先阻止胰管漏的发生、使用好的外科技术并尽可能采用术中纤维蛋白胶、支架植入、胰腺部分切除术后使用奥曲肽或胰腺减压手术等[46-50]。经乳头支架植入的方法并不适用于所有的患者，因此应由介入放射学专家、胰胆外科医师和能够进行诊断和治疗操作的内镜专家组成的小组诊治该类胰漏患者（表53-4）[1]。

内漏

假性囊肿

尽管胰尾的假性囊肿偶尔采用胰腺部分切除的方法，但假性囊肿过去常采用的治疗方法是囊肿肠管或囊肿胃吻合术。同样，曾采用外引流术治疗有明显内部分隔或碎屑的复杂囊肿。开腹手术的并发症发生率和30天死亡率分别为25%～30%和2%～5%，复发

表 53-4 胰管漏的治疗

最大限度减少胰液分泌
•清洁流食与 NPO 和静脉高营养
•生长抑素或其类似物
胰管破裂的治疗
•经乳头支架植入
•减小外引流管口径并再置入
•手术（胰腺离断综合征）
胰管破裂的治疗结果
•腹水和胸腔积液：穿刺术／胸穿术
•假性囊肿：内镜、放射、外科引流
NPO，禁食。

率为 10% ~ 20%[43, 51, 52]。这些统计数据导致一些中心采用腹腔镜下外科减压术且坚持在术前进行MRCP或ERCP 检查，以更好地了解胰管解剖形态，有助于手术方式的选择（减压和切除）[42, 53, 54]。

在许多研究中心，经皮置管假性囊肿引流术已成为评价其他治疗方法的标准治疗方案。尽管导管阻塞及随后的细菌定植和需要紧急更换导管的医源性感染仍然是尚未解决的问题，但独立研究和荟萃分析的结果表明成功缓解率为 85%[2, 25, 55]。另外，因胰腺外伤或坏死发生胰腺离断综合征的患者，经皮引流可能导致需要数月甚至数年JP引流的慢性胰腺外瘘。另一种可供选择的方法是经皮注射凝胶或纤维蛋白以封闭瘘管，并可能需要外科手术切除胰尾这一与整个腺体不相连的部分[56]。

Rogers 及其同事[57]在 1978 年首次描述了内镜下假性囊肿引流术。他们使用细针经肠壁穿刺术，对很快复发的假性囊肿进行引流。20多年前对假性囊肿首次成功实施了电烙造瘘术，结果使首次接受治疗的 4 例患者中有 3 例得到永久治愈[58]。尽管利用腹部 CT、EUS、MRI和MRCP检查的操作过程已改良，但大的假性囊肿仍需要建立某种形式的入路，方法可采用针刀括约肌切开术或经胃和经肠穿刺，随后向囊肿腔内引入一条或数条导丝（图 53-1）[59-64]。过去常应用某种形式的电烙技术（传统电烙术或针形刀括约肌切开术或导管导入电烙术）行扩大的切开，但是，目前在大多数病例中，主要使用直径 6 ~ 10mm 的水囊来扩张与胃或十二指肠相通的假性囊肿。尽管已有多种支架被用于支撑消化道和假性囊肿之间的瘘管交通，但目前大多数内镜专家更多使用 7 ~ 10Fr 的双猪尾支架，以尽量减少支架的移位，将其在体内放置6 ~ 8周或直到腹部影像证实假性囊肿消失为止。虽然术前仍需使用抗生素进行预防，但其他方面已有所变化。随着治疗性EUS内镜的出现，我们不需要在胃或十二指肠壁上看到“压迹”以确保即将刺入积液区[64-69]。治疗性十二指肠镜已并非必要，常同时进行 ERCP 以明确胰管的解剖形态，包括是否存在持续的胰管漏或胰管和胰腺离断综合征[1, 2]。前者可通过经乳头支架植入，使小的假性囊肿消退（图53-2），不需要同时进行引流[70]，而后者则意味着最终需要手术治疗或在手术风险极高的患者中长期留置假性囊肿的支架内引流[71]。

尽管已有大量个案或系列研究报道了经乳头支架植入或经肠或经胃假性囊肿造瘘术和随后的囊肿消退情况，Baron 及其同事的研究报道则是其中较好的一项[36]。该研究小组研究了内镜下引流技术在急性和慢性假性囊肿及胰腺坏死中的作用和治疗效果。经验证明，因为在坏死与活性组织界面存在血管增生，而且，通过内镜植入的较小直径的支架引流非常黏稠且含有碎屑的液体是很困难的，所以内镜下对坏死物质的引流存在出血和感染并发症的问题。这些作者则通过放置鼻囊肿引流管，使用大量盐水冲洗囊肿达 3 ~ 6 周，试图使囊内的坏死碎屑崩解并将其冲洗入消化道。最终在138例患者中，有113例患者（82%）的各种胰腺液体积聚完全消退，尽管消退较常见于慢性假性囊肿患者（59/64，92%），而非急性假性囊肿（23/31，74%，$P = 0.02$）或胰腺坏死患者（31/43，72%，$P = 0.006$）。另外，与因急性假性囊肿（6/31，19%，$P =$ NS）或慢性假性囊肿（11/64，17%，$P = 0.02$）而行内镜下引流术的患者相比，胰腺坏死患者发生并发症（16/43，37%）更常见。经过中位数为 2.1 年的随访，发现液体积聚的复发在坏死患者（9/31，29%）比急性假性囊肿（2/23，9%，$P = 0.07$）或慢性假性囊肿患者（7/59，12%，$P = 0.047$）更常见（表 53-5）。最近的报道中无论是否首先通过胃壁的造口术和对瘘管的球囊扩张后，对坏死组织采用更为积极的腹膜后内镜下清创术[72]，都仍旧有残留物存在。然而，不论这些报道是否需进一步研究证实，但可以肯定的是，假性囊肿和坏死物质引流术绝非毫无风险，只有在有其他治疗措施包括外科和经皮引流术的情况下才能开展这类内镜下引流术。因为进行比较这些治疗方法的随机前瞻试验的可能性不大，或者即使有这类研究，其结论也难以对有不同专业能力和技能的研究机构具有普遍的指导意义，所以对诊治该类患者的医师而言，组织一个由内镜、外科和介入放射学专家组成的共同工作团队是当务之急。

例如，我们的研究小组曾报道133例有严重坏死（Balthazar 积分≥8）的患者采用多种方法进行治疗的

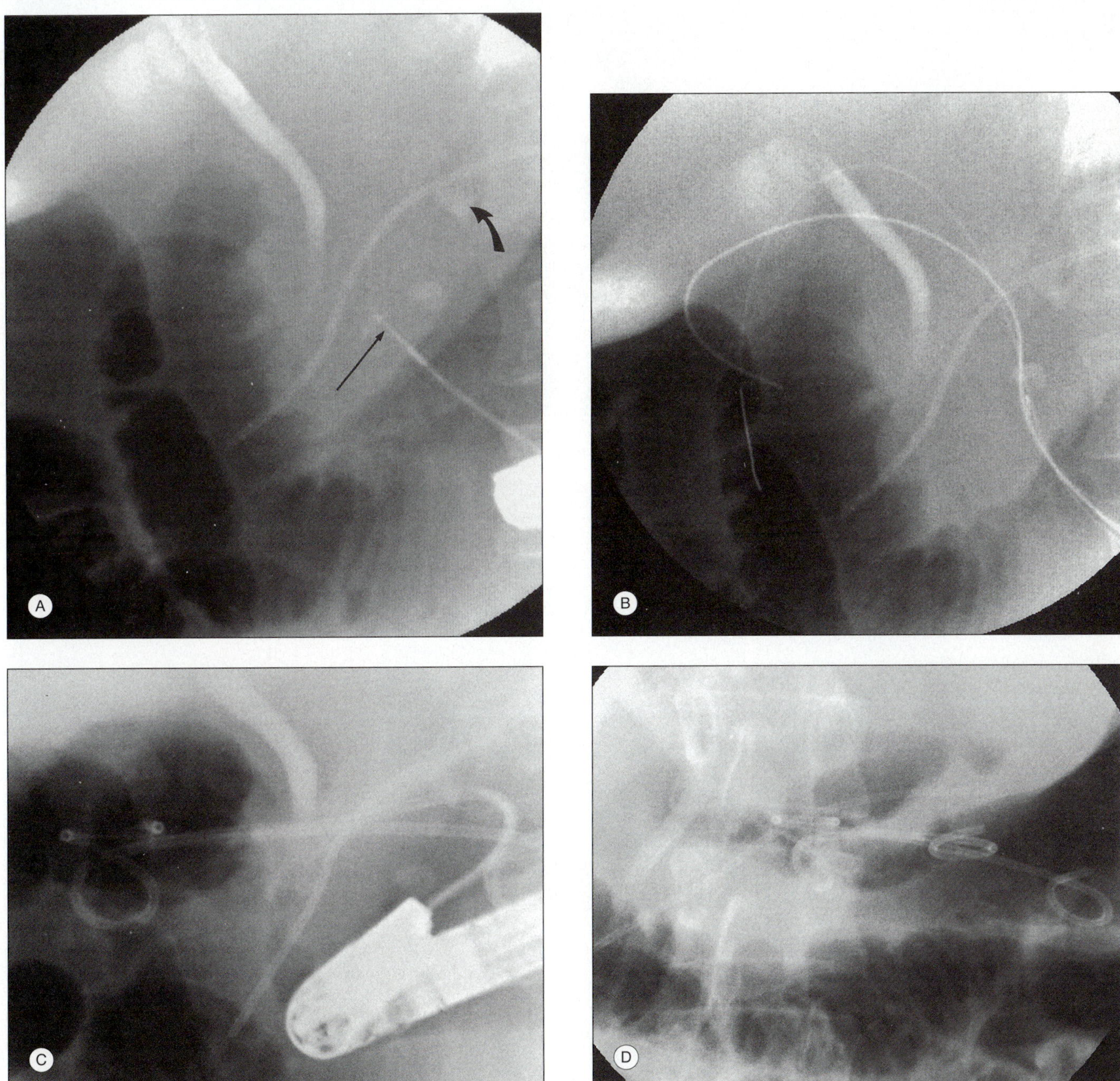

图 53-1　A. 对因胰管结石（大箭头）引起的胰管漏和假性囊肿患者经胃穿刺（小箭头），可见经乳头植入的支架。导丝位于假性囊肿中（B），随后植入两个双猪尾型支架（C，D）。

情况（图 53-3）[4]。该研究证明 76% 的患者有胰管破裂（包括侧支或主胰管漏）和胰腺离断综合征。在接受ERCP的115例患者中，有70例（61%）放置了支架，15例（13%）接受了囊肿胃吻合术或囊肿十二指肠吻合术，11例（9.6%）进行了鼻胰引流术，11例（9.6%）进行了鼻胆管引流术。另外，有74%的患者（98/133）放置了一枚或多枚大的JP引流管，75例患者最终需要外科手术治疗，包括47例患者（33%）因腺体离断行胰腺切除术。平均住院日约为1个月，且病情特别严重患者组的死亡率为9%，许多患者伴有多器官功能衰竭。这些结果等同或优于以前报道的有关采用外科常规或选择性清创术进行治疗的效果[73-77]。

胰性腹水和胸腔积液

过去采用使胰腺充分休息以减少胰液分泌和漏出的方法来治疗胰源性腹水。因此患者采用禁食、胃肠外营养并使用生长抑素类似物进行治疗[78-82]。在进行“修补”手术（常为胰腺切除或在并存假性囊肿时采用

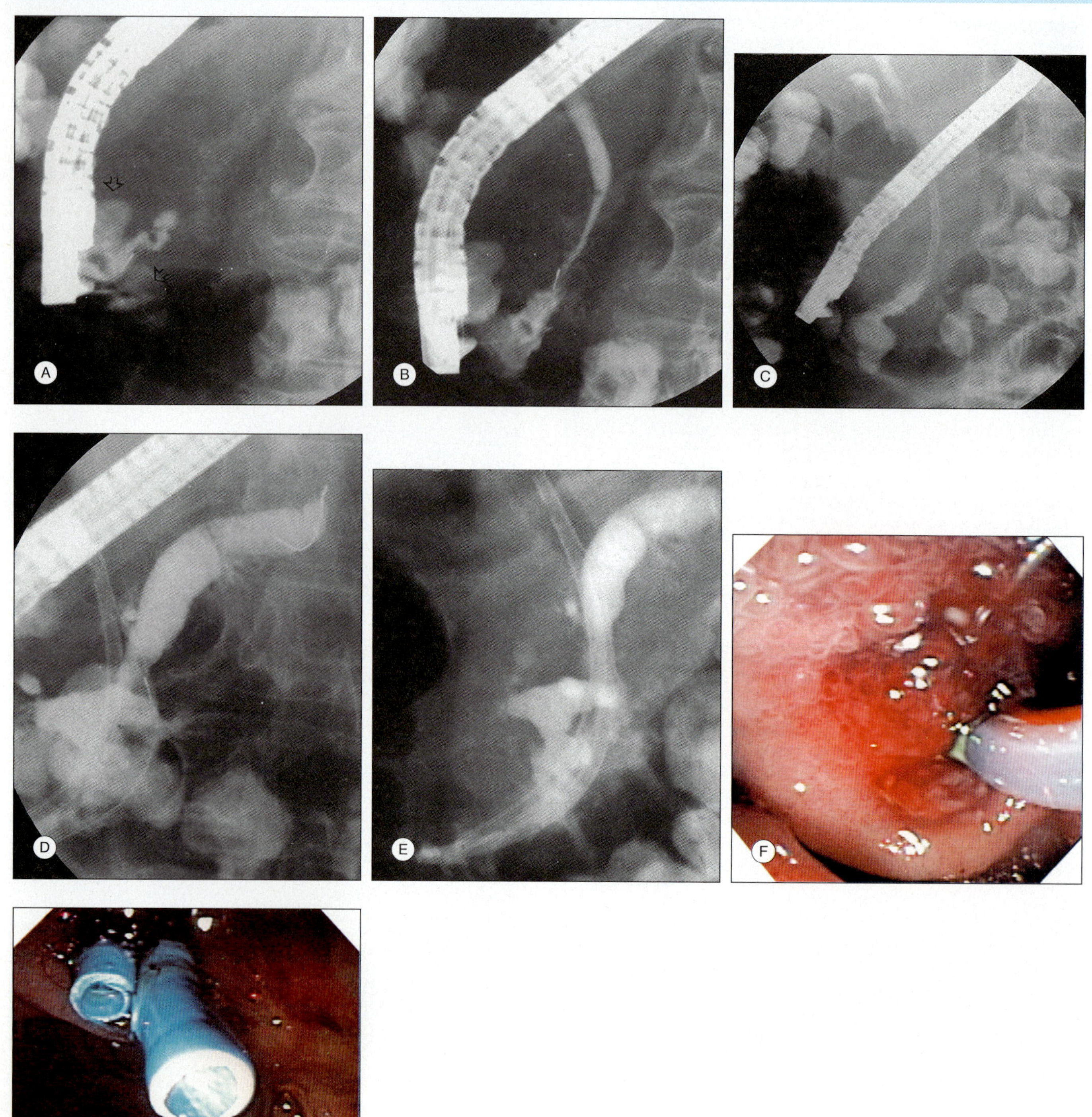

图53-2 在一黄疸、消瘦和疼痛的患者中，胰管梗阻（A）伴十二指肠内假囊肿。胆管狭窄（B）行支架（C）治疗。导丝进入扩张的胰管（D）后行胰管支架植入（E、F、G）。

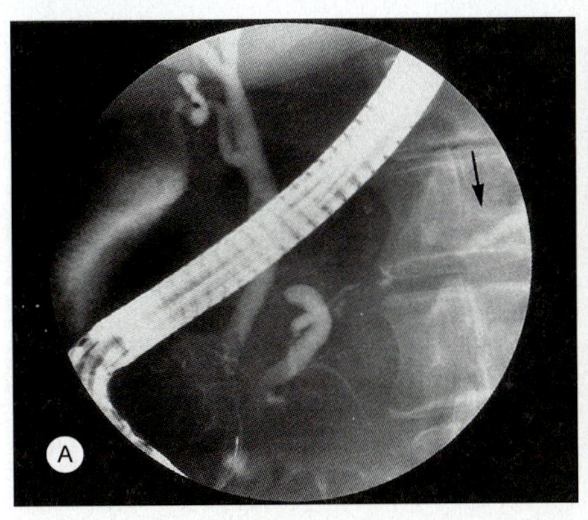

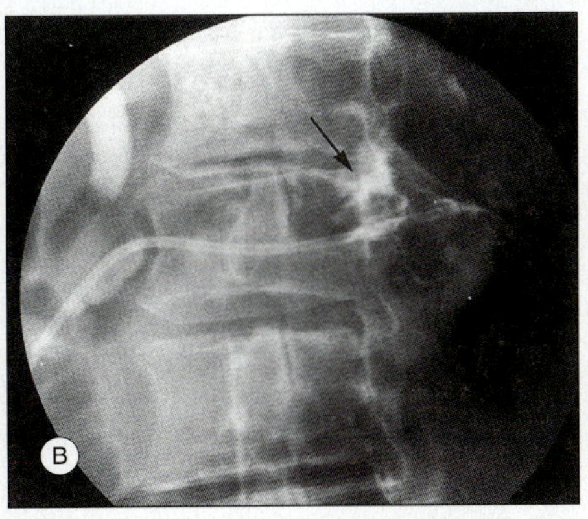

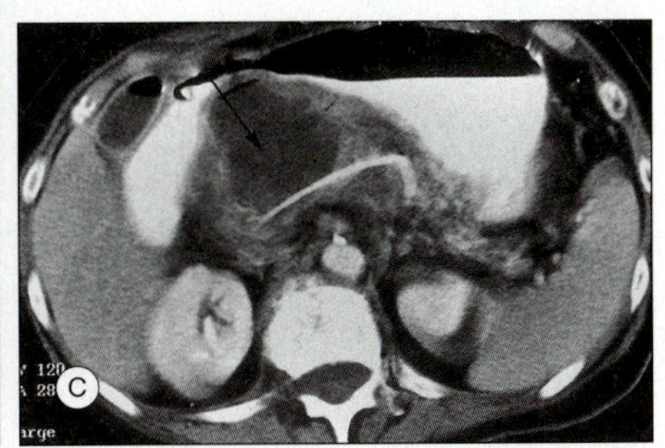

图53-3　一例因胰腺坏死所致的多系统功能障碍患者经ERCP证实紧密的胰管狭窄（A）。可见胆总管远端结石。胰体尾交界处胰管漏（箭头），行胆管括约肌切开及经乳头支架植入治疗（B）。可见巨大坏死灶（箭头）（曾经皮穿刺治疗）和胰管内留置的支架（C）。患者对保守治疗有效，仅需要择期行胆囊切除。

表 53-5　内镜下引流积聚液体的结果 *

	急性胰腺炎	慢性胰腺炎	胰腺坏死 vs 急性胰腺炎	坏死性胰腺炎 vs 胰腺坏死	急性胰腺炎 vs 胰腺坏死	慢性胰腺炎 vs 胰腺坏死
成功消退	24/31 (74%)	59/64 (92%)	31/43 (72%)	$P = 0.02$	NS	$P = 0.006$
并发症	6/31 (19%)	11/64 (17%)	16/43 (37%)	NS	NS	$P= 0.02$
住院日	9	3	20	$P= 0.0003$	NS	$P= 0.0001$
复发	2/23 (9%)	7/59 (12%)	9/31 (29%)	NS	NS	$P= 0.047$

*Modified from Baron TH, Harewood GC, Morgan DE, et al: Outcome differences after endoscopic drainage of pancreatic necrosis, acute pancreatic pseudocysts, and chronic pancreatic pseudocysts. Gastrointest Endosc 56:7–17, 2002.
NS：无明显统计学差异。

的Roux-en-Y囊肿空肠吻合术）前，通常采用利尿剂和大量穿刺放腹水和胸水的治疗方法。药物治疗最多在 50% 的患者中有效，随后的外科治疗常基于术前ERCP 检查确定的解剖结构。手术治疗的患者围手术期死亡率为 8% ~ 15%，术后复发率为 15%[78-83]。

十多年前，我们已证明越过胰管破裂处植入支架（伴或不伴同时进行的假性囊肿减压术）对一小部分伴有胰源性腹水的患者是有效的治疗方法，特别是同时辅以腹腔穿刺大量放腹水时（图 53-4）[37, 83]。Bracker及其同事[84]也证实了我们的发现，总共有91%的患者腹水消退且无明显并发症的发生。而且，在这两项研究中，无腹水状态至少分别维持 60 个月和 14 个月。该方法可能是通过绕过括约肌或阻塞的结石或炎症狭窄部位引流胰液，从而缓解上游胰管高压而发挥治疗作用。该方法对胰腺离断综合征患者无效，因为此时大部分胰液经孤立的胰尾部流入腹膜腔或胸腔，这种情况下最终最好采用手术治疗。

胰肠瘘和急性胰腺创伤

我们研究小组曾报道成功治愈了8例胰瘘患者（5例胰十二指肠瘘，3例胰皮瘘）[45]。其中3例在换用小直径引流管或将其拔除后胰瘘愈合，3 例在行经乳头支架植入后胰瘘愈合，2 例患者最终采用胰腺切除解决胰瘘问题。另外有6例胰胆管瘘的患者在采用胆管括约肌切开术和胰胆管支架植入术联合治疗后均成功治愈[4]。ERCP 也可用于诊治急性胰腺创伤所致的内瘘。例如，Kim及其同事[15]注意到在一组23例急性胰腺创伤的患者中，14例有胰管受损，其中包括8例胰液漏入胰实质后自行愈合者。另外 3 例患有来自主胰管的胰管漏，经乳头支架植入后愈合。这些作者认为，

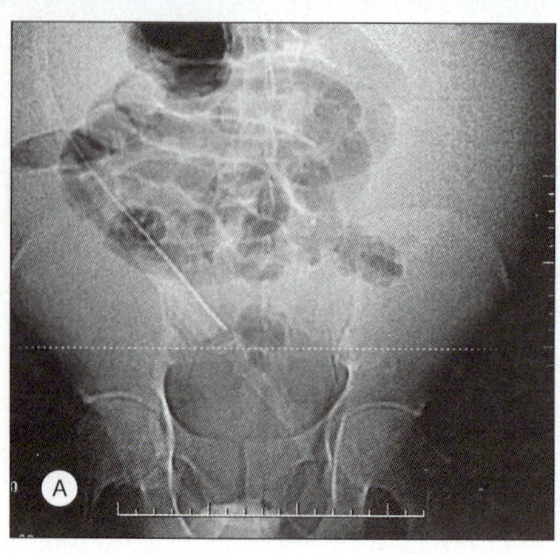
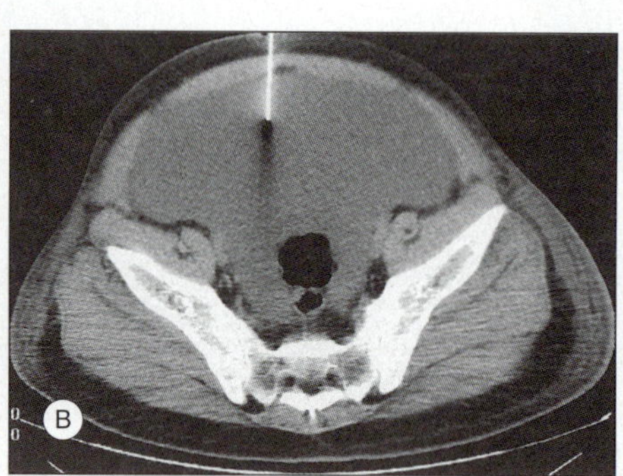
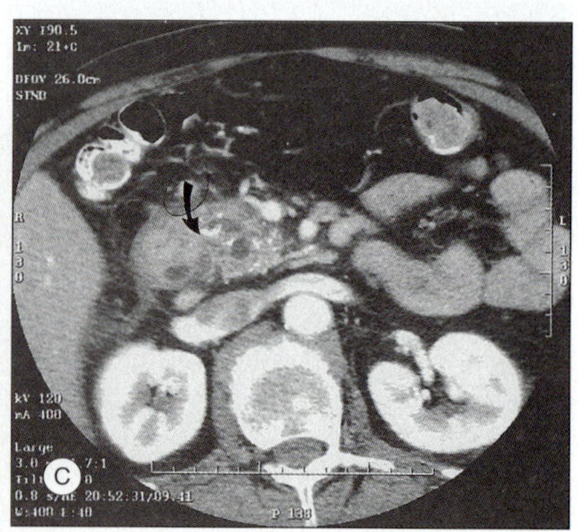
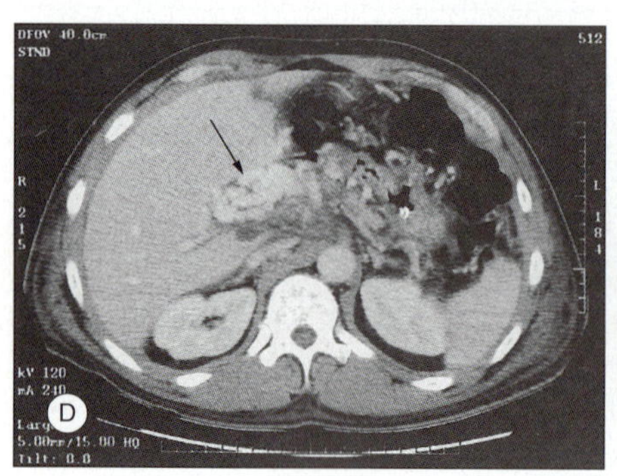
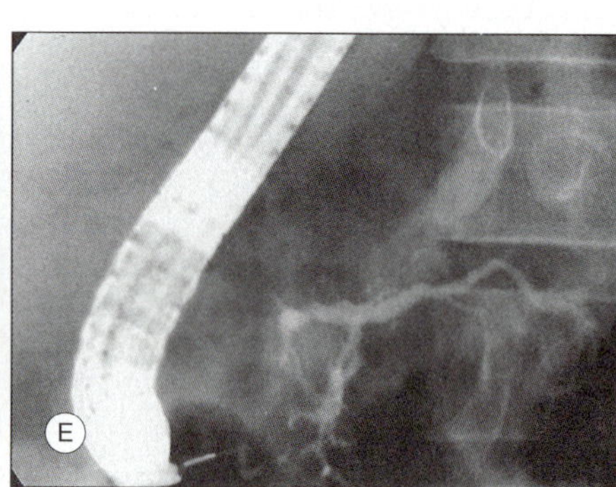
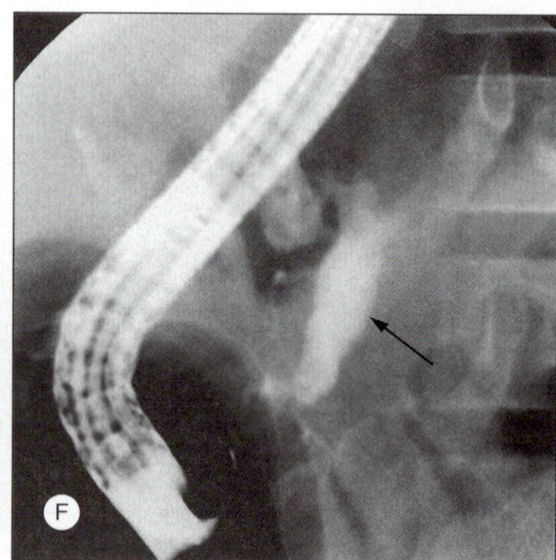
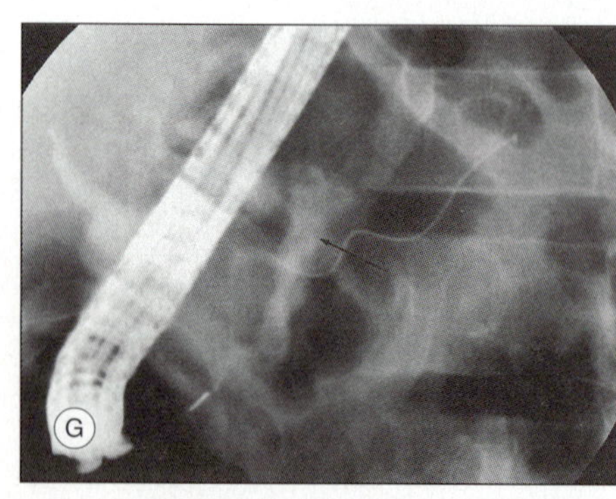
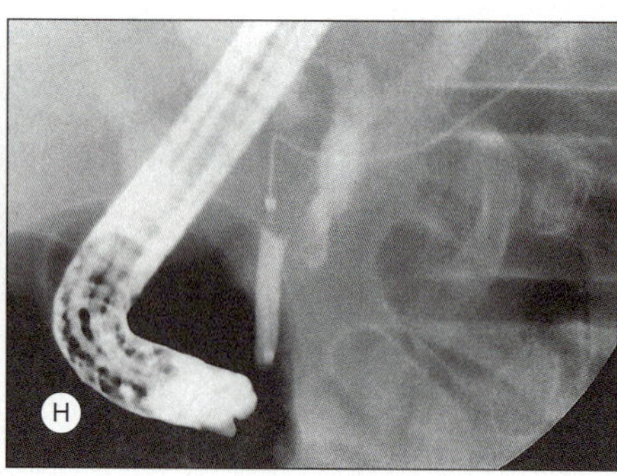
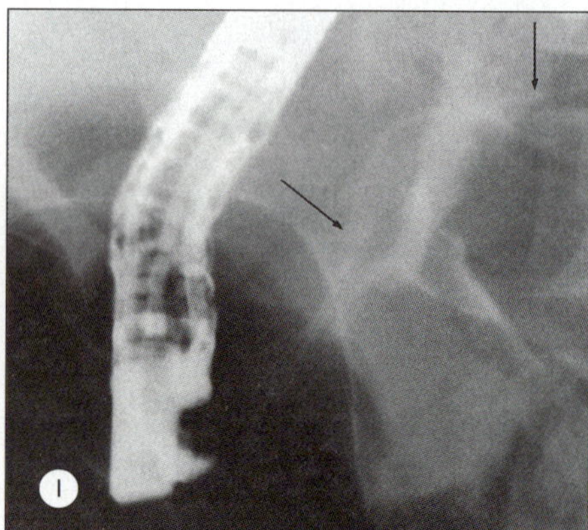
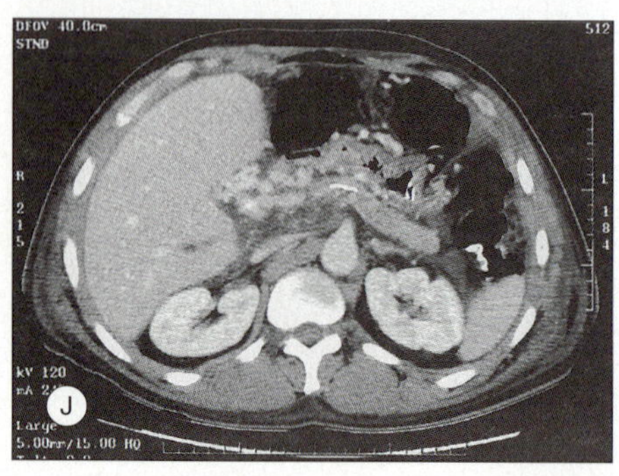

图 53-4 胰性腹水呈毛玻璃样外观（A），以反复的穿刺术作为初始治疗（B）。CT 显示胰头部复杂的囊性炎性包块（C）伴门静脉血栓（D）。可见肝门部的曲张静脉。ERCP显示先行球囊扩张（H）并植入8cm3Fr支架（I）的狭窄和胰管漏（箭头）（E、F、G）。随后的CT 证实小的假性囊肿消失（J）。

早期行ERCP结合直接治疗（药物、内镜和手术）在处理急性胰腺创伤和可能存在的胰管漏是有优势的。

外瘘

如前所述，胰腺外瘘常是医源性的。病因包括对正在形成胰腺液体积聚的胰管破裂患者进行的外科手术或经皮引流术，胰管破裂可以是胰腺离断或结石或狭窄导致下游梗阻的后果。它们也可能是胰腺部分切除或旁路或穿通性腹部外伤所致[1,2,85]。

我们首次报道了使用不同长度的支架架接胰管破裂来治疗胰头或胰体漏及对不伴有下游梗阻的术后胰尾破裂采用放置短的经乳头支架治疗[86]，之后又有几个这类研究以摘要或全文形式发表[87-89]。总的说来，50/58（86%）的平均每日胰管漏出物为200ml的患者成功地进行了支架植入，其中46例患者（92%）的瘘管在5周内闭合。几例患者有轻微的胰腺炎发作，在其中一项研究中有2例患者死亡，但与瘘管及内镜治疗无关。视各项研究不同，在随后的12～36个月的随访中无复发者。

目前我们采用配方膳食肠内营养的方法治疗该类患者，或当患者处于疾病急性期且伴胰腺坏死时则采用全胃肠外营养，如果从JP管持续引流出大量高淀粉酶液体，则常加用生长抑素类似物[90-92]。我们也用同样的方法治疗手术后存在持续性外瘘的患者。但是，经上述治疗后如果胰管漏出液无即刻明显减少，如果解剖特点允许的话，我们的研究小组正研究在胰管漏早期（＜1周）尝试采用经乳头支架植入术来进行治疗（图53-5）。另外，已有对此类患者（特别是那些有腺体离断的患者）采用各种介入放射学技术治疗的个案报道和病例系列研究[85, 93-95]。

适应证和禁忌证

胰管漏的治疗指征包括：(1) 持续存在的外瘘；(2) 不能再进食，无复发性疼痛或胰腺炎；(3) 不断加重的胰腺液体积聚（假性囊肿、胰性腹水、高淀粉酶、胸腔积液）；(4) 有症状的液体积聚。诊断不明确或许可以作为第五条指征，这仅指当需鉴别假性囊肿与胰腺囊性肿瘤时[1]。

依据我自己的观点，对某患者进行检查的主要禁忌证是无法提供合适的治疗方法时。因为存在医源性感染的可能性，所以除非已准备对胰管漏进行治疗，否则在存在胰腺坏死或假性囊肿的情况下行ERCP检查有潜在的危险。如前所述，这种治疗方法可直接针对胰管漏（经乳头支架植入）或其所致后果（见表53-4）。其他禁忌证是相对的，包括无法提供知情同意、对碘化造影剂过敏和患者的情况极不稳定以致进行内镜诊断和治疗必须冒很高的风险等。在这种情况下，可以采用S-MRCP来确定胰管的解剖和胰管漏的位置，最好先采用经皮引流以稳定患者的病情。

术前病史和需要考虑的问题

胰腺液体积聚或内外瘘的出现本身不需要治

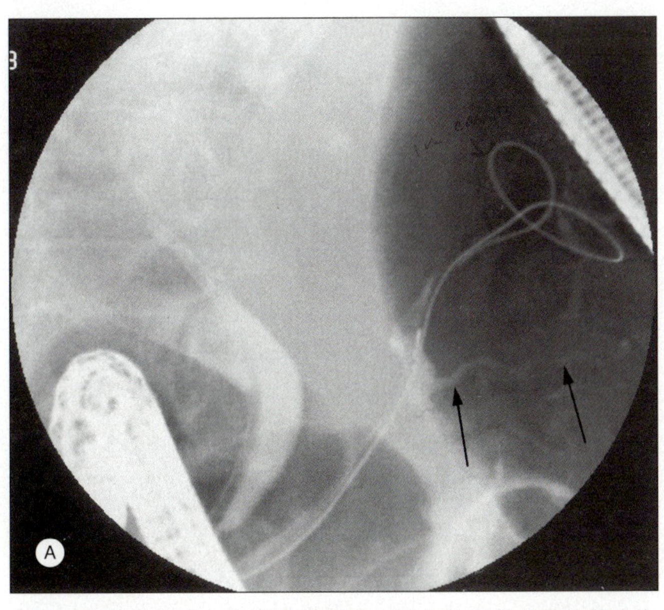

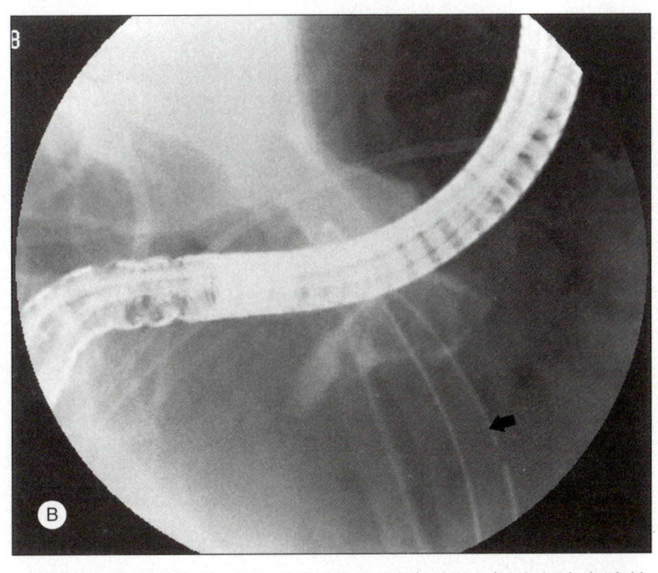

图53-5 箭头所示一急性胰管断裂、胰皮外瘘患者的胰管走向（A）。可见导丝盘曲在腔内。经乳头置入支架及经皮引流治疗胰管漏（B）。

疗。需要认真考虑的问题包括胰管破裂是否基于急性或慢性胰腺炎、是否存在坏死，或患者的胰管漏是否已得到控制。前者的例子是远端胰腺切除后外科留置的JP引流管所致的低流量瘘管。大多数这种瘘管数日或数周后可自行闭合。后者的例子是迅速产生的胰性腹水或不断增大的假性囊肿。胰瘘的病因是什么？患者是否有症状？是否存在感染的可能？是否可以确定积聚的液体为非肿瘤性？是否可能会有其他诊断？EUS？MRI-MRCP？是否还有其他治疗方法供选择？是否已与患者及其家属对这些选择进行了充分的讨论？患者和内镜医师是否能在必要时得到包括胰胆外科医师和介入放射学专家团队的及时帮助？如果不能确定，则患者最好在具备这种条件的医院接受治疗。

技术描述

放置胰管支架以架接胰管破裂的过程类似于在胆囊管漏时放置胆道支架的过程，但也有微小的区别。一方面，前者应当通过在破裂部位附近留置的亲水导丝进行[2]。应常规使用广谱抗生素预防治疗，胆管括约肌切开术通过暴露胰管胆管间隔膜和位于切口下缘5点处的胰管开口有助于支架进入胰管[3,96]。如果需要采用胰管括约肌切开术以便更好地进入胰管，我自己往往采用单纯切割电流。支架的尺寸很重要，术者根据胰管的直径和植入胰管的长度应超过胰管漏部位1～2cm的原则选择支架，通常选择3cm、5cm、6cm或7cm的胰管支架[录像53-1]。根据具体情况，对同时存在的狭窄或结石可能需要进行球囊或导管扩张或取石术。另外，在有胰尾部胰管漏的患者，植入一枚短的经乳头支架常常是有效的。在胰腺中心坏死和胰腺离断综合征的患者，支架常不起作用或作用有限。在后者，大部分持续胰管漏出液来自胰尾，此种情况下常存在大块的坏死碎屑，因此小口径的引流管和支架是无效的。当因胰性腹水或胸腔积液而放置支架时，在超声引导下穿刺大量放胸腹水将明显加快胰瘘的愈合进程。

正如以前所提到的，可以采用经乳头的方式进行假性囊肿的内镜下引流术，过程类似以上所述的方法[2, 3]。非常大的或复杂的假性囊肿最好使用治疗性十二指肠镜进行造瘘引流[59-61]。可以通过确定胃或十二指肠向腔内的隆起部位来定位假性囊肿，也可用EUS进行更准确的定位[64-69]。后者尚具有能够检查血管系统的多普勒能力的优势，特别是在有脾静脉血栓形成和胃静脉曲张的情况下。在使用一支用于硬化治疗的长针经消化道注射造影剂对囊肿初步定位后，我使用带有直径0.035英寸导丝的针形括约肌切开刀。另外，也可应用Seldinger技术，选用单针进行定位和进入囊肿[36]。一旦进入囊腔，我个人常再放入一根导丝，并让两根导丝更深地在假性囊肿内适当地盘曲[录像53-2]。使用一个6～10mm的胆管扩张球囊扩张通道，随后在该通道至少植入2个长度不同的7～10Fr双猪尾支架。这样不但可以防止支架移位滑入或脱出假性囊肿，而且一旦发生支架的阻塞，支架间仍可进行引流。我在引流时常规留取囊液进行革兰染色、细菌培养和药敏试验，同时也进行淀粉酶和细胞学检查。如果证实为可治性的持续的胰管漏，可常规进行ERCP检查并再放置一枚经乳头支架。

变异和非常见情况

引流假性囊肿时最常可能遇到的情况是发现囊液中含有相当数量的坏死碎屑。之所以发生这种情况是因为腹部CT扫描结果常不能充分反映出胰腺中积聚液体的碎屑情况[9]。一旦发生这种情况，可供选择的方法包括使用更大的球囊和用治疗性内镜进行腹膜后坏死物质清除术[68]，加用多个大口径的经皮引流导管[25]，或放置一个或多个鼻囊肿引流管并进行反复大量的灌洗（录像53-3）[5]。外科治疗（清创术）也可能是必要的，尤其是在患者的坏死囊腔无意中被感染的情况下[4]。

其他情况也可能发生，这与胰管漏的部位及后果有关。例如，胰管断裂倾向于沿着解剖组织平面发生，我们中心曾不得不同时在阴囊、臀部和内翻的阴道穹隆放置引流管进行引流，甚至因持续的胰管漏导致心脏压塞而行心包开窗术。

局部解剖变异也会对手术产生影响。术者常发现在不完全或完全胰腺分裂的患者最易进入胰腺或惟一可进入胰腺的位置是副乳头。

术后处理和并发症

虽然必须在术前与患者及其家属讨论内镜下治疗胰瘘整个过程中潜在的问题（误吸、药物反应、出血、穿孔等），但最常见的急性并发症是胰腺炎加重和医源性感染[2, 3]。所以术后必须询问患者有无不适，并常规测量患者的脉搏和体温，也需要抽血进行包括血常规、淀粉酶、脂肪酶和肝功在内的检查。术后胰腺炎反而更常见于胰管正常的患者，并且与操作的次数及是否成功有关。我在临床实践中发现这种并发症的发生率约10%，在严重慢性胰腺炎患者中的发生率几乎为零，常有轻度变异。医源性感染常发生于小导管或支架植入充满碎屑的大囊腔，此时，常需要积极采用大的经皮JP引流管，并且口服7～10天抗生素治疗。我认为应尽量不使用抗分泌药物（PPI和H_2受体拮抗剂），因为后者与明显升高的胃腔内细菌计数相关，并且有可能增加细菌易位和产生囊腔感染的风险。最后需指出，PD支架植入本身与细菌在胰管内定植相关。我们已经注意到，因胰酶的抑制作用而曾经被认为少见的胰源性脓毒血症可出现在一小部分甚至没有胰管破裂的患者中，并且好像在胰管支架阻塞的患者中更常见[97]。

经乳头支架植入的长期并发症包括局部狭窄和侧支扩张的医源性胰管炎[98]。正因为如此，我相信支架植入后在条件允许的情况下将支架尽早拔除是审慎的做法。该做法在外瘘患者相对容易确定。在瘘管闭合、拔除JP外引流管和腹部CT扫描证实无未经引流的液体积聚复发5～7天后，可以拔除支架。我常将内瘘时放置的支架保留4～6周，但对有慢性胰管漏和下游有狭窄或结石的患者，可将8.5～10Fr的支架保留3～4个月。经胃或经肠支架在证实假性囊肿消退（CT随访证实）后，通常再保留4～6周。对有胰腺离断的高风险手术患者可能例外，取出支架可引起假性囊肿的复发[71]。只有在这种惟一的情况下，有时候胰管支架长期留置才是合理的。

未来趋势

尽管可以猜测，随着技术的进步，支架的使用期可以更长且仅引起轻微的胰管炎症，从而免予尽快将支架取出，但目前已有一些技术估计在未来会得到更多的应用。这些技术包括使用S-MRCP来明确是否存在胰瘘及其部位。另一个趋势可能是对胰腺坏死患者早期行ERCP经乳头植入支架，以限制进一步的坏死并防止其他局部并发症。尽管我们组目前已采用了这种方法，但我建议在广泛采用这种方法之前仍须进行前瞻性多中心试验来验证。为了避免采用胰尾切除术，经皮或经EUS使用超凝胶（氰丙烯酸酯）或纤维蛋白注射以阻塞离断胰管尾端的治疗措施，可能会获得更广泛接受。另外，可以标准化胰腺坏死内镜下清创术的方法。这将需要新的内镜配件、思想观念的转变，如针对一些例外情况，我们期望有多种内镜操作方法，并与外科同事们建立更加紧密的协作关系。最后，希望许多这种胰管破裂的患者能被送到专业技术中心进行诊治。像所有技术一样，有足够的数据表明，已有超过20次假性囊肿引流经验的内镜医师进行胰腺液体积聚引流的效果要明显好于经验不到20次的内镜医师的引流效果[99]。换句话说，那些初涉引流技术的内镜医师最好不要做该项操作。

（李柯译　孟灵梅 黄永辉校）

参考文献

1. Lau ST, Simchuk EJ, Kozarek RA, et al: A pancreatic ductal leak should be sought to direct treatment in patients with acute pancreatitis. Am J Surg 181:411–415, 2001.
2. Kozarek RA, Traverso LW: Pancreatic fistulas and ascites. In Brandt JL (ed): Textbook of Clinical Gastroenterology. Philadelphia, Current Medicine 1998, pp 1175–1181.
3. Kozarek RA: Endoscopic therapy of complete and partial pancreatic duct disruptions. Gastrointest Endosc Clin N Am 8:39–53, 1998.
4. Kozarek RA, Attia FM, Traverso LW, et al: Pancreatic duct leak in necrotizing pancreatitis. Role of diagnostic and therapeutic ERCP as part of a multi-disciplinary approach. Gastrointest Endosc 51: AB138, 2000.
5. Baron TH, Morgan DE: Acute necrotizing pancreatitis. N Engl J Med 340:1412–1417, 1999.
6. Uomo G, Molino D, Visconti M, et al: The incidence of main pancreatic duct disruption in severe biliary pancreatitis. Am J Surg 176: 49–52, 1998.
7. Balthazar EJ, Robinson DL, Megibow AJ, et al: Acute pancreatitis: Value of CT in establishing prognosis. Radiology 174:331–336, 1990.
8. Sauvanet A, Partensky C, Sastre B, et al: Medial pancreatectomy: A multi-institutional retrospective study of 53 patients by the French Pancreas Club. Surgery 132:836–843, 2002.
9. Memis A, Parildar M: Interventional radiological treatment in complications of pancreatitis. Eur J Radiol 43:219–228, 2002.
10. Halloran CM, Ghaneh P, Bosonnet L, et al: Complications of pancreatic cancer resection. Dig Surg 19:138–146, 2002.
11. Sheehan MK, Beck K, Creech S, et al: Distal pancreatectomy: Does the method of closure influence fistula formation? Am Surg 68: 264–268, 2002.
12. Poon RT, Lo SH, Fong D, et al: Prevention of pancreatic anastomotic leakage after pancreaticoduodenectomy. Am J Surg 183:42–52, 2002.
13. Freeny PC, Hauptmann E, Althaus SJ, et al: Percutaneous CT-guided catheter drainage of infected acute necrotizing pancreatitis: Techniques and results. Am J Roentgenol 170:969–975, 1998.
14. Nordback I, Paajanen H, Sand J: Prospective evaluation of a treatment protocol in patients with severe acute necrotizing pancreatitis. Eur J Surg 163:357–364, 1997.
15. Kim HS, Lee DK, Kim IW, et al: The role of endoscopic retrograde pancreatography in the treatment of traumatic pancreatic duct injury. Gastrointest Endosc 54:49–55, 2001.
16. Frakes JT: Biliary pancreatitis: A review. J Clin Gastroenterol 28: 97–109, 1999.
17. Enns R, Baillie J: Review article: The treatment of acute biliary pancreatitis. Aliment Pharmacol Ther 13:1379–1389, 1999.
18. Forsmark CE: The clinical problem of biliary acute necrotizing pancreatitis: Epidemiology, pathophysiology, and diagnosis of biliary necrotizing pancreatitis. J Gastrointest Surg 5:235–239, 2001.
19. Ashley SW, Perez A, Pierce EA, et al: Necrotizing pancreatitis: Contemporary analysis of 99 consecutive cases. Ann Surg 234:572–

580, 2001.
20. Isenmann R, Rau B, Beger HG: Bacterial infection and extent of necrosis are determinants of organ failure in patients with acute necrotizing pancreatitis. Br J Surg 86:1020–1024, 1999.
21. Büchler MW, Gloor B, Muller CA, et al: Acute necrotizing pancreatitis: Treatment strategy according to the status of infection. Ann Surg 232:619–626, 2000.
22. Oksuz MO, Altehoefer C, Winterer JT, et al: Pancreatico-mediastinal fistula with a mediastinal mass lesion demonstrated by MR imaging. J Magn Reson Imaging 16:746–750, 2002.
23. De Backer AI, Mortele KJ, Vaneerdeweg W, et al: Pancreatocolonic fistula due to severe acute pancreatitis: Imaging findings. JBR-BTR 84:45–47, 2001.
24. Sakorafas GH, Sarr MG, Farnell MB: Pancreaticobiliary fistula: An unusual complication of necrotizing pancreatitis. Eur J Surg 167:151–153, 2001.
25. Szentes MJ, Traverso LW, Kozarek RA: Invasive treatment of pancreatic fluid collections with surgical and nonsurgical methods. Am J Surg 161:600–605, 1991.
26. Heider R, Behrns KE: Pancreatic pseudocysts complicated by splenic parenchymal involvement: Results of operative and percutaneous management. Pancreas 23:20–25, 2001.
27. Salih A: Massive pleural effusion. Postgrad Med J 77:536, 546–547, 2001.
28. Kaman L, Behera A, Singh R, et al: Internal pancreatic fistulas with pancreatic ascites and pancreatic pleural effusions: Recognition and management. ANZ J Surg 71:221–225, 2001.
29. Ito H, Matsubara N, Sakai T, et al: Two cases of thoracopancreatic fistula in alcoholic pancreatitis: Clinical and CT findings. Radiat Med 20:207–211, 2002.
30. Isenmann R, Rau B, Beger HG: Bacterial infection and extent of necrosis are determinants of organ failure in patients with acute necrotizing pancreatitis. Br J Surg 86:1020–1024, 1999.
31. Kozarek RA: Therapeutic pancreatic endoscopy. Endoscopy 33: 39–45, 2001.
32. Wyncoll DL: The management of severe acute necrotizing pancreatitis: An evidence-based review of the literature. Intensive Care Med 25:146–156, 1999.
33. Slavin J, Ghaneh P, Sutton R, et al: Management of necrotizing pancreatitis. World J Gastroenterol 7:476–481, 2001.
34. Baron TH, Thaggard WG, Morgan DE, et al: Endoscopic therapy for organized pancreatic necrosis. Gastroenterology 111:755–764, 1996.
35. Roth JS, Park AE: Laparoscopic pancreatic cystgastrostomy: The lesser sac technique. Surg Laparosc Endosc Percutan Tech 11:201–203, 2001.
36. Baron TH, Harewood GC, Morgan DE, et al: Outcome differences after endoscopic drainage of pancreatic necrosis, acute pancreatic pseudocysts, and chronic pancreatic pseudocysts. Gastrointest Endosc 56:7–17, 2002.
37. Kozarek RA, Jiranek GC, Traverso LW: Endoscopic treatment of pancreatic ascites. Am J Surg 168:223–226, 1994.
38. Büchler P, Reber HA: Surgical approach in patients with acute pancreatitis. Is infected or sterile necrosis an indication—in whom should this be done, when, and why? Gastroenterol Clin North Am 28:661–671, 1999.
39. Manfredi R, Costamagna G, Brizi MG, et al: Severe chronic pancreatitis versus suspected pancreatic disease: Dynamic magnetic resonance cholangiopancreatography after secretin stimulation. Radiology 214:849–855, 2000.
40. Urakami A, Tsunoda T, Hayashi J, et al: Spontaneous fistulization of a pancreatic pseudocyst into the colon and duodenum. Gastrointest Endosc 55:949–951, 2002.
41. Carrere C, Heyries L, Barthet M, et al: Biliopancreatic fistulas complicating pancreatic pseudocysts: A report of three cases demonstrated by endoscopic retrograde cholangiopancreatography. Endoscopy 33:91–94, 2001.
42. Nealon WH, Walser E: Main pancreatic ductal anatomy can direct choice of modality for treating pancreatic pseudocysts (surgery versus percutaneous drainage). Ann Surg 235:751–758, 2002.
43. Kozarek RA: Role of ERCP in acute pancreatitis. Gastrointest Endosc 56:S231–S236, 2002.
44. Bounds BC, Brugge WR: EUS diagnosis of cystic lesions of the pancreas. Int J Gastrointest Cancer 50:27-31, 2001.
45. Wolfsen HC, Kozarek RA, Ball TJ, et al: Pancreaticoenteric fistula: No longer a surgical disease? J Clin Gastroenterol 14:117–121, 1992.
46. Sugiyama M, Abe N, Yamaguchi Y, et al: Preoperative endoscopic pancreatic stenting for safe local pancreatic resection. Hepatogastroenterology 48:1625–1627, 2001.
47. Ohwada S, Tanahashi Y, Ogawa T, et al: In situ vs ex situ pancreatic duct stents of duct-to-mucosa pancreaticojejunostomy after pancreaticoduodenectomy with Billroth I-type reconstruction. Arch Surg 137:1289–1293, 2002.
48. Suzuki Y, Fujino Y, Tanioka Y, et al: Selection of pancreaticojejunostomy techniques according to pancreatic texture and duct size. Arch Surg 137:1044–1048, 2002.
49. Li–Ling J, Irving M: Somatostatin and octreotide in the prevention of postoperative pancreatic complications and the treatment of enterocutaneous pancreatic fistulas: A systematic review of randomized controlled trials. Br J Surg 88:190–199, 2001.
50. Suc B, Msika S, Fingerhut A, et al: Temporary fibrin glue occlusion of the main pancreatic duct in the prevention of intra-abdominal complications after pancreatic resection: Prospective randomized trial. Ann Surg 237:57–65, 2003.
51. Vitas GJ, Sarr MG: Selected management of pancreatic pseudocysts: Operative versus expectant management. Surgery 111:123–130, 1992.
52. Yemos K, Laopodis B, Yemos J, et al: Surgical management of pancreatic pseudocysts. Minerva Chir 54:395–402, 1999.
53. Ramachadran CS, Goel D, Arora V, et al: Gastroscopic-assisted laparoscopic cystgastrostomy in the management of pseudocysts of the pancreas. Surg Laparosc Endosc Percutan Technique 12:433–436, 2002.
54. Siperstein A: Laparoendoscopic approach to pancreatic pseudocysts. Semin Laparosc Surg 8:218–222, 2001.
55. Pitchamoni CA, Agarwal N: Pancreatic pseudocysts: When and how should drainage be performed? Gastroenterol Clin 28:615–639, 1999.
56. vanSonnenberg E, Wittich GR, Chen KS, et al: Percutaneous drainage of infected and non-infected pancreatic pseudocysts: Experience in 101 cases. Radiology 170:759–761, 1989.
57. Rogers BH, Cicurel NJ, Seed RW: Transgastric needle aspiration of pancreatic pseudocyst through an endoscope. Gastrointest Endosc 21:133–134, 1975.
58. Kozarek RA, Brayko CM, Harlan J, et al: Endoscopic drainage of pancreatic pseudocyst. Gastrointest Endosc 31:322–327, 1985.
59. Vidyarthi G, Steinberg SE: Endoscopic management of pancreatic pseudocysts. Surg Clin North Am 81:405–410, 2001.
60. Sharma SS, Bhargawa N, Govil A: Endoscopic management of pancreatic pseudocyst: A long-term follow-up. Endoscopy 34:203–207, 2002.
61. DePalma GD, Gallaro G, Puzzielo A, et al: Endoscopic drainage of pancreatic pseudocysts: A long-term follow-up study of 49 patients. Hepatogastroenterology 49:1113–1115, 2002.
62. Mergener K, Kozarek RA: Therapeutic pancreatic endoscopy. Endoscopy 35:48–54, 2003.

63. Howell DA, Elton E, Parsons WG: Endoscopic management of pseudocysts of the pancreas. Gastrointest Endosc Clin N Am 8: 143–162, 1998.
64. Fuchs M, Reimann FM, Gaebel C, et al: Treatment of infected pancreatic pseudocysts by endoscopic ultrasonography-guided cystogastrostomy. Endoscopy 32:654–657, 2000.
65. Sanchez Cortes E, Maalak A, Le Moine O, et al: Endoscopic cystenterostomy of nonbulging pancreatic fluid collections. Gastrointest Endosc 56:380–386, 2002.
66. Seifert H, Faust D, Schmitt T, et al: Transmural drainage of cystic peripancreatic lesions with a new large-channel echo endoscope. Endoscopy 33:1022–1026, 2001.
67. Grimm H, Binmoeller KF, Soehendra N: Endosonography-guided pseudocyst drainage. Gastrointest Endosc 38:170–171, 1992.
68. Seifert H, Dietrich C, Schmitt T, et al: Endoscopic ultrasound-guided one-step transmural drainage of cystic abdominal lesions with a large-channel echo-endoscope. Endoscopy 32:255–259, 2000.
69. Giovannini M, Pesenti C, Rolland AL, et al: Endoscopic ultrasound-guided drainage of pancreatic pseudocysts or pancreatic abscesses using a therapeutic echoendoscope. Endoscopy 33:473–477, 2001.
70. Kozarek RA, Ball TJ, Patterson DJ, et al: Endoscopic transpapillary therapy for disrupted pancreatic duct and peripancreatic fluid collections. Gastroenterology 100:1362–1370, 1991.
71. Deviere J, Bueso H, Baize M, et al: Complete disruption of the main pancreatic duct: Endoscopic management. Gastrointest Endosc 42:445–451, 1995.
72. Seifert H, Wehrmann T, Schmitt T, et al: Retroperitoneal endoscopic debridement for infected peripancreatic necrosis. Lancet 356: 653–655, 2000.
73. Fernandez-del Castillo C, Rattner DW, Makary MA, et al: Debridement and closed packing for the treatment of necrotizing pancreatitis. Ann Surg 228:676–684, 1998.
74. Takeda K, Matsuno S, Sunamura M, et al: Surgical aspects and management of acute necrotizing pancreatitis: Recent results of a cooperative national survey in Japan. Pancreas 16:316-322, 1998.
75. Schoenberg MH, Rau B, Beger HG: New approaches in surgical management of severe acute pancreatitis. Digestion 60(Suppl S1): 22–26, 1999.
76. Kasperk R, Riesener KP, Schumpelick V: Surgical therapy of severe acute pancreatitis: A flexible approach gives excellent results. Hepatogastroenterology 46:467–471, 1999.
77. Rau B, Pralle U, Mayer JM, et al: Role of ultrasonographically guided fine-needle aspiration cytology in diagnosis of infected pancreatic necrosis. Br J Surg 85:179–184, 1998.
78. Torres AJ, Landa JI, Moreno-Azcoita M, et al: Somatostatin in the management of gastrointestinal fistulas. A multicenter trial. Arch Surg 127:97–100, 1992.
79. Parekh D, Segal I: Pancreatic ascites and effusion. Risk factors for failure of conservative therapy and the role of octreotide. Arch Surg 127:707–702, 1992.
80. Uchiyama T, Yamamoto T, Mizuta E: Pancreatic ascites—a collected review of 37 cases in Japan. Hepatogastroenterology 36:244–248, 1989.
81. Pederzoli P, Bassi C, Falconi M, et al: Conservative treatment of external pancreatic fistulas with parenteral nutrition alone or in combination with continuous intravenous infusion of somatostatin, glucagon or calcitonin. Surg Gynecol Obstet 163:428–432, 1986.
82. Martin FM, Rossi RL, Munson JL, et al: Management of pancreatic fistulas. Arch Surg 124:571–573, 1989.
83. Kozarek RA, Patterson DJ, Ball TJ, et al: Endoscopic placement of pancreatic stents and drains in the management of pancreatitis. Ann Surg 209:261–266, 1989.
84. Bracher GA, Manocha AP, DeBanto JR, et al: Endoscopic pancreatic duct stenting to treat pancreatic ascites. Gastrointest Endosc 49:710–715, 1999.
85. Bosscha K, Hulstaert PF, Hennipman A, et al: Fulminant acute pancreatitis and infected necrosis: Results of open management of the abdomen and "planned" reoperation. J Am Coll Surg 187:255–262, 1998.
86. Kozarek RA, Ball TJ, Patterson DJ, et al: Transpapillary stenting for pancreaticocutaneous fistulas. J Gastrointest Surg 1:357–361, 1997.
87. Costamagna G, Mutignani M, Ingrosso M, et al: Endoscopic treatment of postsurgical external pancreatic fistulas. Endoscopy 33: 317–322, 2001.
88. Saeed ZA, Ramirez FC, Hepps KS: Endoscopic stent placement for internal and external pancreatic fistulas. Gastroenterology 105: 1213–1217, 1993.
89. Ukita T, Moriyama A, Tada A, et al: Successful management of postoperative pancreatic fistula by application of constructed S-type pancreatic stent after operation for abnormal biliary-pancreatic junction. Endoscopy 35:253, 2003.
90. Tulassay Z, Flautner L, Vadasz A, et al: Short report: Octreotide in the treatment of external pancreatic fistulas. Aliment Pharmacol Ther 7:323–325, 1993.
91. Lansden FT, Adams DB, Anderson MC: Treatment of external pancreatic fistulas with somatostatin. Am Surg 55:695–698, 1989.
92. Prinz R, Pickleman J, Hoffman JP: Treatment of pancreatic cutaneous fistulas with a somatostatin analog. Am J Surg 155:36–42, 1988.
93. Cope C, Tuite C, Burke DR, et al: Percutaneous management of chronic pancreatic duct strictures and external fistulas with long-term results. J Vasc Interv Radiol 12:104–110, 2001.
94. Sheiman RG, Chan R, Matthews JB: Percutaneous treatment of a pancreatic fistula after pancreaticoduodenectomy. J Vasc Interv Radiol 12:524–526, 2001.
95. Hirota M, Kamekawa K, Tashima T, et al: Percutaneous embolization of the distal pancreatic duct to treat intractable pancreatic juice fistula. Pancreas 22:214–216, 2001.
96. Kozarek RA, Ball TJ, Patterson DJ, et al: Endoscopic pancreatic duct sphincterotomy: Indications, technique, and analysis of results. Gastrointest Endosc 40:592–598, 1994.
97. Kozarek RA, Hovde O, Attia F, et al: Do pancreatic duct stents cause or prevent pancreatic sepsis? Gastrointest Endosc 58:508–509, 2003.
98. Smith MT, Sherman S, Ikenberry SO, et al: Alterations in pancreatic ductal morphology following polyethylene pancreatic stent therapy. Gastrointest Endosc 44:268–275, 1996.
99. Harewood GC, Wright CA, Baren TH: Impact on patient outcomes of experience in the performance of endoscopic pancreatic fluid collection drainage. Gastrointest Endosc 58:230–235, 2003.

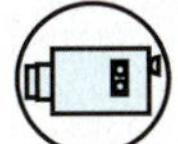

恶性胰胆梗阻的姑息治疗

54

Anne-Marie van Berkel, Paul Fockens, and M. J. Bruno

引言 839
流行病学 839
发病机制 840
临床特征 840
病理学 840
鉴别诊断 840
治疗 841
适应证和禁忌证 842
用于胆汁引流的支架介绍 842
塑料支架 842
支架直径 842
支架设计 842
支架材料 842
支架衣膜 843
支架位置 843
抗生素 843
阿司匹林 843
胆盐 843
支架更换 843
支架清洁 843
自膨式金属支架 843
塑料或金属支架? 845
支架植入过程 846
抗生素 846
支架植入技术 846
塑料支架 847
自膨式金属支架 847
肝内胆管堵塞 848
单侧或双侧引流? 848
塑料或自膨式金属支架? 848
十二指肠狭窄 848
术后护理 850
并发症 850
早期并发症 850
晚期并发症 851
未来趋势 851
光动力疗法 851
药物涂层胆管支架 851
超声内镜引导下腹腔神经丛松解术 851

引言

胆胰系统恶性肿瘤包括胰头癌、胆囊癌和近端胆管癌（也称 Klatskin 瘤）。胰头癌由起源于各种组织的多种肿瘤组成，包括胰腺腺癌、远端胆管癌、Vater 壶腹癌和十二指肠癌等。尽管这些肿瘤在生物学行为及临床转归上明显不同，但总体上预后令人失望。在出现临床症状时，超过 90% 的患者局部病灶已无法切除或已有远处转移，因此仅有很少的患者适合做根治性切除手术。其他治疗方法如化疗和放疗对生存期基本无影响。遗憾的是，绝大部分患者仅能接受姑息性治疗方法。

超过 85% 的胆胰系统恶性疾病患者在病程中会出现梗阻性黄疸，并常以此为首发表现。除了减轻患者的疼痛外，缓解黄疸是姑息性治疗的主要目的。过去，标准治疗方法是外科胆道改道术。由于与外科手术并发症相关的并发症发生率和死亡率较高，因此自1980 年 ERCP 问世以来，传统的外科治疗方案受到了内镜下支架植入术的挑战。内镜下胆汁引流已成为缓解胆胰恶性疾病所致胆道梗阻的可选择的姑息治疗方法。

流行病学

在所有胆胰恶性疾病中，胰腺腺癌的发病率最高，在美国每年约有30 000新发病例。它在癌症相关死亡中列第五位[1,2]。仅 10% 的患者适合做手术切除，5 年总体生存率不到 4%[3,4]。

胆囊癌的发病率为1/100 000人年。生存率仅比胰腺癌稍高[2]。那些能够长期生存的患者最可能是因其他疾病而行胆囊切除术后而在术后标本中意外发现早期癌肿患者。

Klatskin 瘤预后也很差，其确诊后的 5 年生存率不到10%，绝大部分患者在一年内死亡[5]。肿瘤可切除率低，从5%～20%不等。

壶腹癌常在疾病早期发生胆道梗阻。因此，发现时肿瘤常较小，大部分患者可以手术切除病灶，其5年总体生存率接近50%[6]。

发病机制

尽管详细讨论胆胰恶性疾病的发病机制超出了本章的范围，但值得注意的是几个流行病学研究已经发现了导致胆胰恶性疾病发生发展的危险因素。

吸烟者胰腺癌的发病率是非吸烟者的2倍[7,8]。慢性胰腺炎患者罹患胰腺癌的风险每20年增加4%[9]。遗传性胰腺炎患者发展成胰腺癌的风险高达50%，并且该数值与是否吸烟密切相关[10,11]。易患胆管癌的病因学因素包括原发性硬化性胆管炎和肝内胆管结石[12,13]。胆囊癌最重要的危险因素是胆石症[14]。

临床特征

胆胰恶性疾病最常见的临床表现是无痛性黄疸伴厌食和体重减轻，可见于多数患者。疼痛常位于上腹部或右上腹，并可能向背部放射。背部疼痛常提示肿瘤已浸润腹膜后，因此无法切除。其他症状可能包括尿色加深、粪便颜色变浅及瘙痒等。80%的胰腺癌患者在临床症状出现时已伴有糖耐量减低或明显的糖尿病症状。胰体和胰尾的肿瘤临床表现类似，但通常均无黄疸或在疾病极晚期才出现。

病理学

约90%的胆胰恶性肿瘤为导管腺癌（图54-1）。这些肿瘤绝大多数来源于胰头。其他外分泌恶性肿瘤有黏液囊性腺癌和腺泡细胞癌。内分泌肿瘤包括胃泌素瘤和胰岛细胞瘤。还应当考虑到来源于其他部位的肿瘤（乳腺癌、肺癌及黑色素瘤）和淋巴瘤转移到胰腺，因为这关系到治疗方案的选择（如化疗）。来源于胰腺间质的肿瘤是非常少见的。

明确诊断恶性肿瘤依赖于所获得的组织学诊断结果。尽管一部分患者在没有获得确切诊断的情况下采取了姑息性治疗，但对于其他准备接受辅助性放疗或化疗的患者，则事先必须获得细胞学或组织学活检病理证实。为了减少高昂且繁琐的超声或CT引导下穿刺获取组织学证据的次数，在患者行ERCP下胆道内

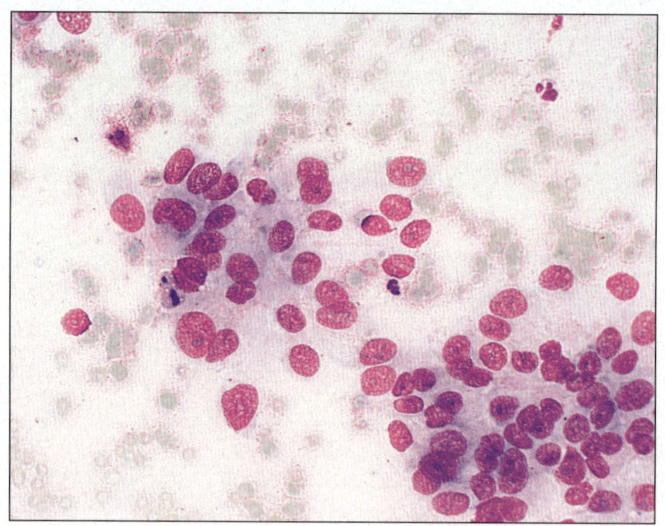

图54-1　胰头导管腺癌的刷检细胞学（Giemsa染色）。

支架植入术缓解黄疸的同时即尝试获得组织学诊断是值得推荐的。在ERCP时可使用各种技术获取组织标本，包括细胞学刷检、钳取组织、细针抽吸细胞学及胆汁和/或胰液收集等。

细胞学刷检相对比较容易而被广泛应用。该法特异性几近100%，但敏感性低，仅为30%～60%[15,16]。对胆管癌的敏感性高于胰腺癌。钳取活组织或细针抽吸细胞学检查需要预先进行内镜下括约肌切开术，因而发生并发症的风险增加。壶腹部肿瘤可以直接活检。细针抽吸细胞学检查优于细胞学刷检检查和胆管内钳取活组织检查，其发现肿瘤的几率为65%[17,19]。胆汁和/或胰液收集检查是一种简便的方法，但敏感性极低，因此临床上并不常用。几项研究表明联合应用以上技术可以提高检测的敏感性[16]。

超声内镜下细针抽吸活组织检查的敏感性高达85%～90%，特异性为100%[20]。尽管以上检查对明确肿瘤的诊断是有用的，但结果阴性并不能除外恶性疾病的存在。经皮细针抽吸活检是另一种证实恶性肿瘤的准确方法，其敏感性为60%～90%[21]。但有恶性细胞经针道种植的报道，因此这种技术仅适用于已无法切除病例的组织学诊断。

鉴别诊断

鉴别诊断方面最重要的是鉴别良性和恶性病变。如果为良性病变，则外科治疗可能是不必要甚至是有害的，若为恶性病变而且可以切除，则外科治疗是选择之一。

不论是胰腺炎还是胰腺癌，均可以造成胰头增

大。患者的病史和临床表现有助于明确诊断。胰腺的囊性病变可能是良性的（胰腺假性囊肿或浆液性囊腺瘤）、癌前病变（黏液性囊腺瘤）或恶性的（囊腺癌）。放射影像学检查有助于鉴别这些病变。内镜超声结合细针抽吸和囊液分析有助于进一步明确诊断。

对于近端或中段胆管狭窄的可疑患者，鉴别诊断时应考虑到患胆囊癌的可能。排除导致胆管狭窄的良性疾病很重要，如Mirizzi综合征、原发性和继发性硬化性胆管炎及术后狭窄等。诊断胰胆系统恶性肿瘤的流程见图 54-2。

治疗

自从 1980 年内镜下胆道支架植入术引入临床治疗以来，胆胰恶性疾病的姑息治疗方法有了很大改变。目前，以缓解黄疸为目的的内镜下支架植入术已经成熟并可以作为优先选择的治疗方案（图54-3）。与经皮及外科引流术相比，该法导致的并发症发生率和死亡率较低[22-24]。内镜下胆汁引流的主要问题是一段时间后的支架堵塞，此时需要更换支架。内镜下胆汁引流的成功率介于 70% ~ 90% 之间，该法在远端肿

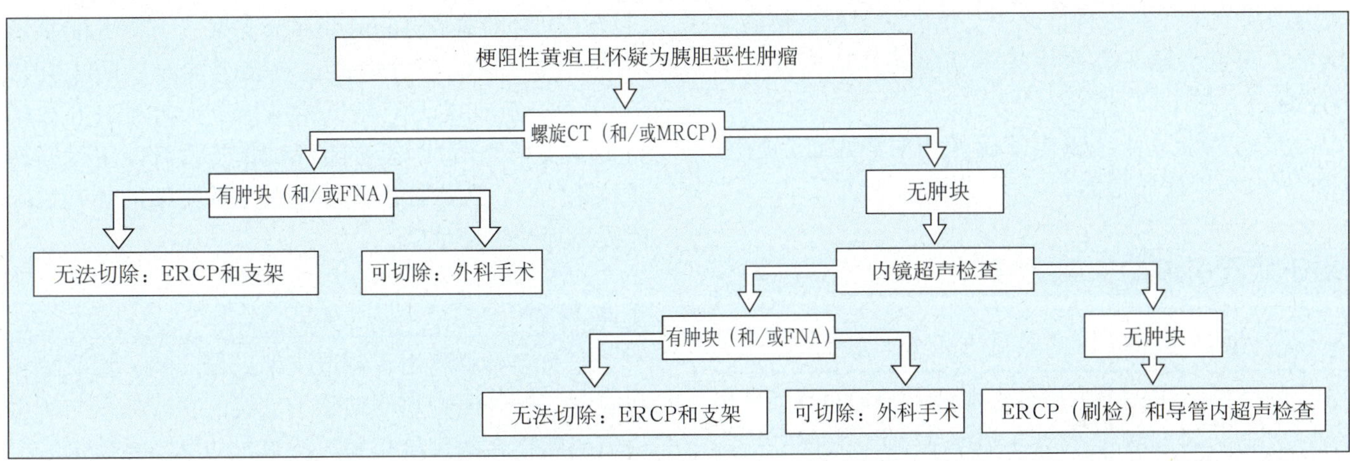

图 54-2 胰胆恶性肿瘤诊断流程图。

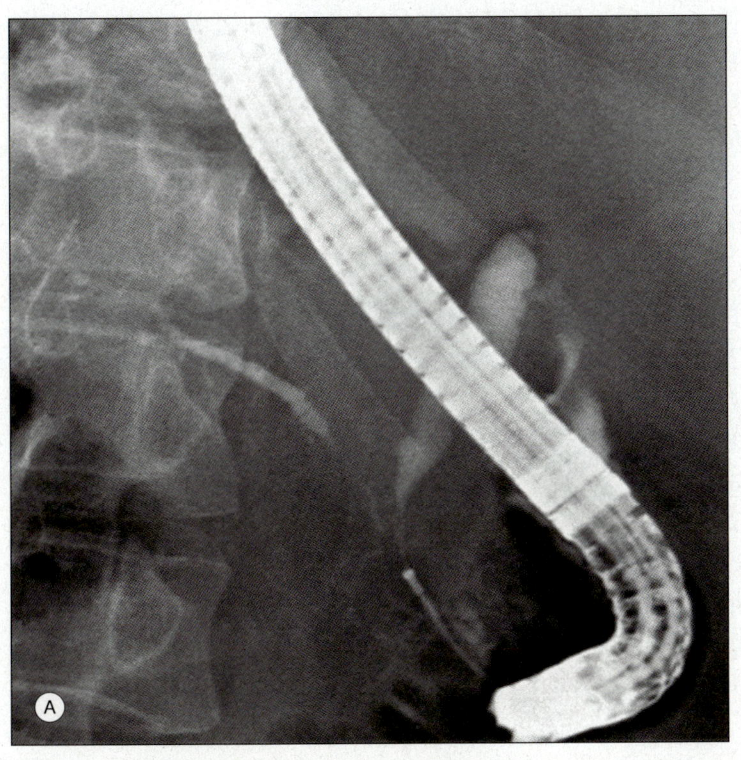

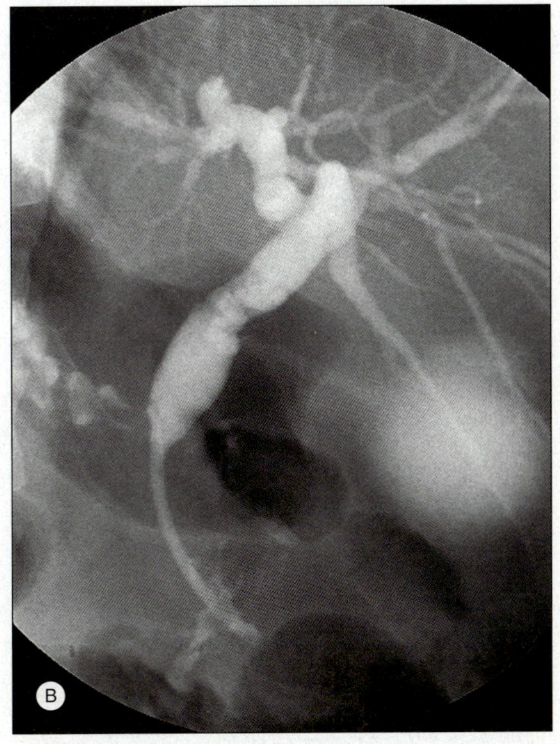

图 54-3 A. 胰腺癌所致的胆总管及胰管狭窄，也称“双管征”。B. 一个 9cm10Fr 塑料支架通过胆总管远端狭窄。

瘤的成功率高于涉及胆管分叉的近端肿瘤的成功率。治疗性 ERCP 导致并发症的发生率介于 5% ~ 10% 之间[25, 26]。

适应证和禁忌证

进行ERCP下内支架植入术引流胆汁的指征包括黄疸和 / 或发热和 / 或皮肤瘙痒等。胆道内支架植入还可以改善患者的食欲及生活质量[27, 28]。有建议指出术前胆汁引流缓解黄疸有助于提高胰十二指肠切除术的治疗效果。但是这一点并未得到临床试验证实[29-31]。如果因为胆管炎需要进行术前引流，则应当使用塑料支架。在这种情况下，金属支架就显得过于昂贵，而且会给外科医生手术切除病灶造成技术上的困难。

无绝对禁忌证。凝血障碍是相对禁忌证，应在 ERCP 前纠正凝血功能。

用于胆汁引流的支架介绍

塑料支架

传统的 10Fr 塑料支架的中位开放时间为 3 ~ 6 个月。支架堵塞的发生率在 20% ~ 50% 之间[32-34]。支架堵塞的初期是蛋白和细菌粘附于支架的内表面并逐渐形成生物膜。细菌在经乳头支架植入的过程中被带入胆道系统。这些聚集的细菌可以产生β- 葡糖醛酸酶并形成胆红素钙盐和棕榈酸钙盐，以上物质逐渐聚集形成胆泥[35-37]。为了延长支架在体内持续开放的时间，已做了大量的努力，其中的部分方法将在下文讨论。

支架直径

由于内镜操作腔道直径的限制（2.8mm），所以首次放置的胆道内支架直径仅为7Fr或8Fr。当具有更大操作腔道（4.2mm）的侧视内镜于1980年被应用于临床后，使植入大孔径塑料支架成为可能[38]。大直径支架（10Fr）的效果优于小直径支架（7Fr）[39]。这可能是由于更高的流动率（根据 Poiseuille 定律）和液体在大直径支架内更少发生淤滞的缘故。理论上支架内径每增加一倍，则胆汁流量增加4倍；因此支架内径的微小增加即可引起胆汁流量的明显增加[40]。与该假设相反的事实是，使用更大直径（11.5 Fr 或 12Fr）的塑料支架并不能使支架持续开放的时间进一步延长[41-43]。

支架设计

第一批胆道支架在其近端采用了猪尾形设计以达到更好的固定性。由于直形支架与猪尾形支架相比对胆汁的引流更为理想，因此随后也推出了该种设计的支架[40, 44, 45]（图 54-4）。Huibregtse 和 Tytgat[46]设计出了 Amsterdam 型支架，这种直形设计的支架既具有两个侧孔以利于胆汁引流，又具有两个侧翼防止支架移位，自 1980 年以来，该型支架已成为标准设计。

塑料支架中的胆泥主要堆积在侧孔附近[35, 47]。这可能是由于腔内湍流较高和流动率降低所致[40]。Soehendra 推测去除侧孔可能会提高开放率，因而他设计了一种特氟龙 Tannenbaum 支架（无侧孔的直形支架，在支架的两端均设计有多个侧翼以防止其移位）[48, 49]。起初的无对照试验结果令人鼓舞（开放率与金属支架类似），但是随机试验并没有证实这些初步结果[50-52]。去除标准设计的聚乙烯支架的侧孔也未能提高其开放时间[53]。

支架材料

已有多种材料用于制造支架：聚乙烯、聚氨酯和特氟龙。体外研究表明粘附于支架的物质数量与所用材料的摩擦系数直接相关。特氟龙的摩擦系数最低，因此防止支架内堵塞的潜能最好[35]。起初，特氟龙 Tannenbaum支架显示了令人满意的开放率[48, 49]。但是一项随机研究比较了聚乙烯和特氟龙制造的 Amsterdam型支架，结果两者的支架开放时间没有明显差异[54]。其他临床对照试验也未能证实以特氟龙为原料制造的 Tannenbaum 支架的优越性[50, 52]。

对胆管支架的扫描电镜观察发现不同塑料支架内

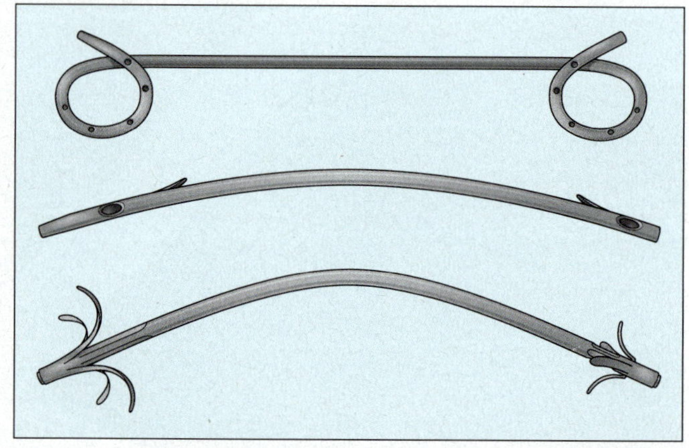

图54-4　不同类型的塑料支架（从上到下）：一种双猪尾型支架、一种Amsterdam型支架（两端各有一侧孔及一侧翼）和一种 Tannenbaum 型支架（两端无侧孔，而有多个侧翼）。

表面的光滑性有很大差别。这可能是塑料支架在挤压成形过程中导致的。只有聚氨酯材质的支架才有极其光滑的内表面[55]。

两种新型且具有超光滑表面的多聚化合物已被用于支架的制造，它们是 Vivathane 和 Hydromer。两种物质在体外试验中均能减少细菌的粘附[56, 57]。另外，Hydromer支架不但材质光滑，而且具有可吸收水分的衣膜，从而可以提供一个亲水性的鞘。因为细菌起初是靠疏水性相互作用而粘附于支架，所以这种衣膜可能降低细菌的粘附从而延长支架的开放时间。但是这些令人鼓舞的体外研究结果并没有被前瞻性临床试验所证实[58, 59]。

支架衣膜

在支架的内表面涂布具有一些抗粘附特点的衣膜可能会减少生物膜的形成，从而减少支架的堵塞。体外研究表明抗生素、抗血栓形成物质、镀银及亲水性衣膜在减少细菌定植方面均有效[57, 60, 61]。但是使用抗生素衣膜或亲水性衣膜支架的临床试验表明这些衣膜无任何效果[59]。

支架位置

理论上将支架完全植入总胆管内有保留 Oddi 括约肌功能的优势。这可以防止十二指肠内的食物和细菌反流入支架和胆道系统。这种所谓内支架的植入方法只有当狭窄远端和乳头之间尚有 1 ~ 2cm 时才可做到。根据这一要求，大约 1/3 的恶性梗阻性黄疸患者适合采取这种治疗方法[62]。但是，一项随机试验表明支架的摆放位置与疗效之间并没有关系。实际上，在支架完全植入组，支架移位发生率明显增加[63]。

抗生素

细菌可通过门脉循环进入胆道系统，但更容易发生的途径是直接由十二指肠进入。当植入内支架后，Oddi括约肌就丧失了屏障功能，细菌即可自由进入胆道。因为细菌可以产生β-葡糖醛酸酶并形成胆红素钙盐和棕榈酸钙盐，因而形成胆泥。为了延长支架的开放时间，预防性应用抗生素似乎是合理的步骤。

体外研究表明抗生素治疗可以减少细菌对塑料支架的粘附[64]。在一个应用环丙沙星的前瞻性随机研究中，是否应用抗生素对支架的开放时间并无影响[65]。在另一项研究中，循环使用抗生素（阿莫西林、甲硝唑和环丙沙星循环使用 2 周）并配合服用熊去氧胆酸（ursodeoxy-cholic acid，UDCA），结果表明其对支架的开放时间也无影响[66]。仅有一项小规模先导性研究显示服用诺氟沙星和UDCA可以减少支架堵塞的发生率[67]。其他混合使用抗生素和胆盐（氧氟沙星和UDCA、环丙沙星和Rowachol）的研究并没有显示有延长支架开放时间的作用[68, 69]。

总之，目前没有令人信服的证据说明预防性应用抗生素可以延长支架的开放时间。

阿司匹林

动物实验（草原犬鼠）表明阿司匹林通过阻断前列腺素的合成而抑制黏膜糖蛋白的分泌[70]。在一项临床试验中，尽管口服阿司匹林减少了各种胆泥成分的形成，但是并不能有效地延长支架的开放时间[71]。目前并无使用阿司匹林的进一步研究。

胆盐

胆盐具有潜在的抗菌作用，同时可能刺激胆汁流动。因为细菌粘附是靠疏水性相互作用，所以正如实验研究中显示的那样，疏水性胆盐（脱氧胆酸、牛磺酸脱氧胆酸）抑制起初的细菌粘附[72]。但是疏水性胆盐不易耐受。遗憾的是，亲水性胆盐如熊去氧胆酸盐虽较易耐受，但对阻止细菌粘附几乎无效。除了一项项小规模先导性研究，其他不同的前瞻性临床研究均未显示单用 UDCA 或 UDCA 和抗生素联合使用可以延长支架的开放时间[66-69]。

支架更换

一些内镜专家倾向于每 3 ~ 4 个月更换 1 次支架。最佳的更换周期目前仍不明确[73, 74]。预防性更换支架（临床无指征）需要再次进行内镜操作，其利弊应与观察等待的风险及发生严重胆管炎的风险相比较。因为大部分病人在死于原发疾病之前不会发展至支架堵塞，所以大部分内镜专家更倾向于在支架出现堵塞迹象时再更换支架。

支架清洁

一些内镜专家曾建议将堵塞的支架仍留在原位，然后用细胞刷或盐水冲洗清洁堵塞的管腔，而不是更换支架[75]。但是，这种做法会将支架上脱落的生物膜及十二指肠中的细菌引入胆管系统，因此有发生胆源性败血症的风险。因此，不建议采用支架清洁的方法。

自膨式金属支架

在发展出自膨式金属支架之前，胆管支架的直径始终受到内镜器械通道直径的限制。目前所有市售的可膨式支架均为金属制作。它们在编织方法、支架网眼的大小、使用的金属材料、支架的柔韧性等方面各有不同。目前，有不同的生产商可以生产多种不同类型的自膨式金属支架（图54-5）。有两种展开方式的支架：本身具有张开能力的自膨式金属支架和通过球囊充气扩张的球囊扩展式支架。

迄今为止，使用经验最多的是Wallstent自膨式支架。这种支架使用 8Fr 推送系统以紧缩状态推送到目的位置。当展开后，它的直径最终可达 30Fr（约10mm），长度缩短 30%。植入 1 周后支架才可达到其最大直径，此时支架的膨胀力与胆管壁及肿瘤的限制力相平衡。

这种 30Fr 的大口径自膨式金属支架虽比塑料支架的开放时间更长，但也不能无限期保持开放。因为设计原因，自膨式金属支架可供细菌粘附的表面明显减少。其堵塞的机制不同于塑料支架，而是因为肿瘤生长透过支架网眼或肿瘤越过支架末端继续生长和内膜过度增生所致。多项研究表明自膨式金属支架的中位支架开放时间为 6～9 个月[33,34,74,76,77]（表 54-1）。

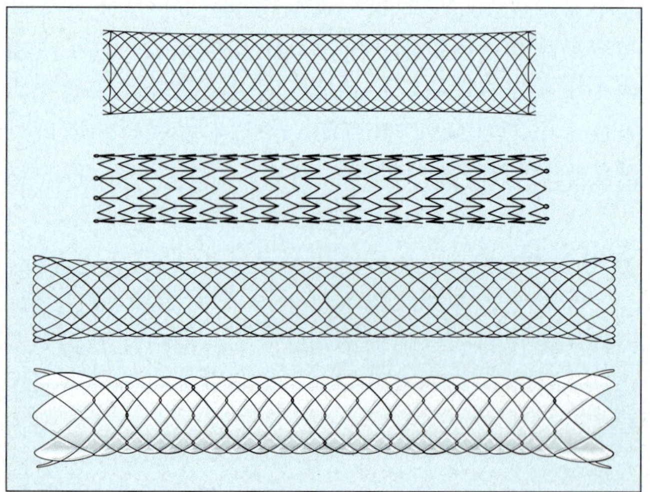

图 54-5　不同类型的自膨式金属支架（从上至下）：Wallstent（Boston Scientific, Boston, MA）、Gianturco Z 型支架（Wilson Cook, Winston Salem, NC）以及 Hanaro 支架和 Hanaro 覆膜支架（MI Tech Corporation, Seoul, South Korea）。

插入自膨式金属支架难度较高，它们一旦在体内展开将不能被移动，而且初期费用高（约 1000 美元）。下文介绍了各种类型的自膨式金属支架。只有Wallstent 支架有大样本随机临床试验和长期随访研究资料。

Wallstent 型支架

从 1989 年开始有使用该种支架临床经验的报道[78]。Wallstent 型支架（Boston Scientific, Boston , MA）是用不锈钢合金丝编织而成、带有网眼的管状结构。在发展的早期阶段，技术难题主要包括限制支架展开的外膜难以完全回收，但是这种情况现在已很少见到[79]。Davids及其同事首次进行了比较塑料支架与Wallstent支架的随机临床试验[33]。Wallstent 支架平均中位开放时间为 9 个月，优于塑料支架。这些结果得到了其他几项研究的证实[34, 74, 80]。

Ultraflex Diamond 支架

与 Wallstent 支架相比，这种支架的柔韧性更好，采用大网孔设计，放射性扩展力较低，由镍钛诺（镍和钛的非磁性合金）制成。支架名称与其网孔的形状有关。比较 Ultraflex Diamond 支架（Boston Scientific, Boston，MA）和Wallstent支架的非随机研究提示，前者的开放时间等同或略逊于后者[81,82]。一项前瞻性非对照多中心研究表明 Ultraflex 支架的开放时间将近 16 个月，这一结果在其他任何类型的胆管支架均未见报道[83]。这一令人意外的结果需要得到前瞻性随机试验的证实，并最好与 Wallstent 支架相比较。

EndoCoil

这种可移动的自膨式金属支架是由呈放射状展开的镍钛合金螺旋弹簧制造（InStent，Eden Prairie，MN）。因为并列的螺旋阻碍了对分支胆管的引流，因此该种支架仅用于远端胆管狭窄者。理论上，肿瘤向腔内生长的问题能够被并列的螺旋结构阻止。但是，肿瘤向腔内生长导致支架功能丧失仍然是实际存在的

表 54-1　自膨式金属支架与塑料支架对比研究的结果

作者	病例数		引流成功率（%）		阻塞率（%）		平均通畅期（天）	
	PE	SEMS	PE	SEMS	PE	SEMS	PE	SEMS
Davids 等[33]	49	56	95	96	54	33	126	273
Carr-Locke 等[77]	78	86	95	98	13	13	62	111
Knyrim 等[34]	31	31	100	100	43	22	140*	189*

* 均数
PE：聚乙烯支架；SEMS：自膨式金属支架。

问题，并且取出支架也不是没有风险的[84, 85]。目前没有有关该支架应用后长期随访或对照研究资料。

Gianturco Z 型支架

Gianturco Z 型支架（Wilson Cook，Winston Salem，NC）的锯齿形条之间缝隙更大，肿瘤向腔内生长的可能性更大。这种支架的优势在于展开后支架不会缩短且支架的末端不尖锐。Gianturco Z型支架是仅次于Wallstent支架而被广泛应用的可扩展支架，大多数情况下通过经皮途径插入胆管。开放率与 Wallstent 支架相似[86-89]。

Strecker 支架

这是一种球囊扩展式支架，仅有少数研究报道[90,91]。临床操作失败率近27%。这种支架的主要缺点是直径仅有21Fr且缺乏内在扩张力[34, 92]。这些缺点使Strecker支架（Boston Scientific, Boston，MA）无法广泛应用，目前已淡出市场。

覆膜自膨式金属支架

22%～33%患者的支架堵塞是由于肿瘤组织通过网眼长入支架所致[33, 34]。为了克服这一问题，除了支架近端和远端 5mm，其余部分均覆以聚氨酯或硅酮膜。对不同膜支架（MI Tech Corporation，Seoul，South Korea; Wilson Cook，Winston Salem，NC；Boston Scientific，Boston，MA）的几项研究结果是矛盾的[92-94]。主要关心的问题仍旧是支架相关并发症，如支架移位、胆囊炎和胰腺炎等，尽管上述并发症的发病率并不高。另外，因为覆膜会堵塞肝内胆管的侧支，因此这些支架不应被用于肝内胆管。覆膜自膨式金属支架的确切作用仍在研究中。

塑料或金属支架?

自膨式金属支架与塑料支架相比开放时间更长，因此应当在所有患者中使用。但初期花费高限制了它在全世界的广泛使用。

因此，从成本效益角度考虑，选择塑料还是金属支架应根据对患者生存期的判断。肿瘤的大小可能是预测患者生存期的可靠因子。Prat 及其同事[95]声称一旦肿瘤大于3cm则可以判断患者的生存期较短，应当选择聚乙烯支架。肝脏转移灶的出现和数目也表明与预后独立相关[96, 97]。比较性研究表明在支架插入的前 3 个月自膨式金属支架与聚乙烯支架相比并无明显优势[33, 74]。因此，对预期生命不超过 3 个月的患者选择聚乙烯支架似乎合理（图 54-6）。如果预期生存期在 3～6个月，则应当考虑使用自膨式金属支架（图54-7）。不同的作者均认为该策略是最具成本效益的[33, 98, 99]。尽管尚未得到前瞻性研究的证实[100]，但无论患者预期生存期的长短，聚乙烯支架在早期（1个月内）发生堵塞者也应当选用自膨式金属支架。

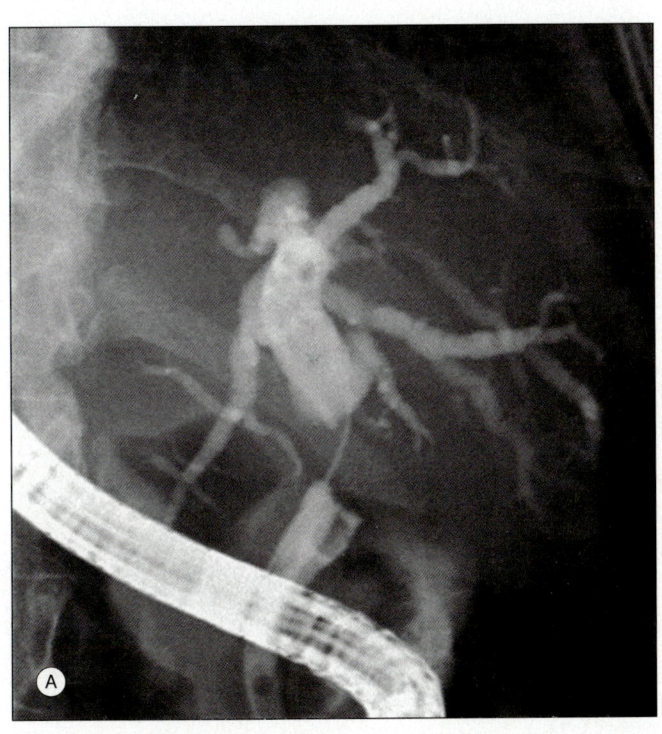

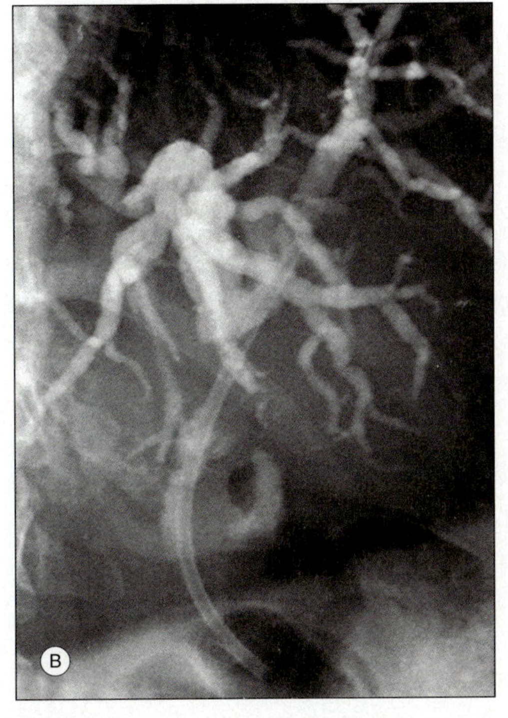

图 54-6　A. 胆囊癌所致的胆总管中段狭窄。B. 一个 11cm10Fr 塑料支架已植入。

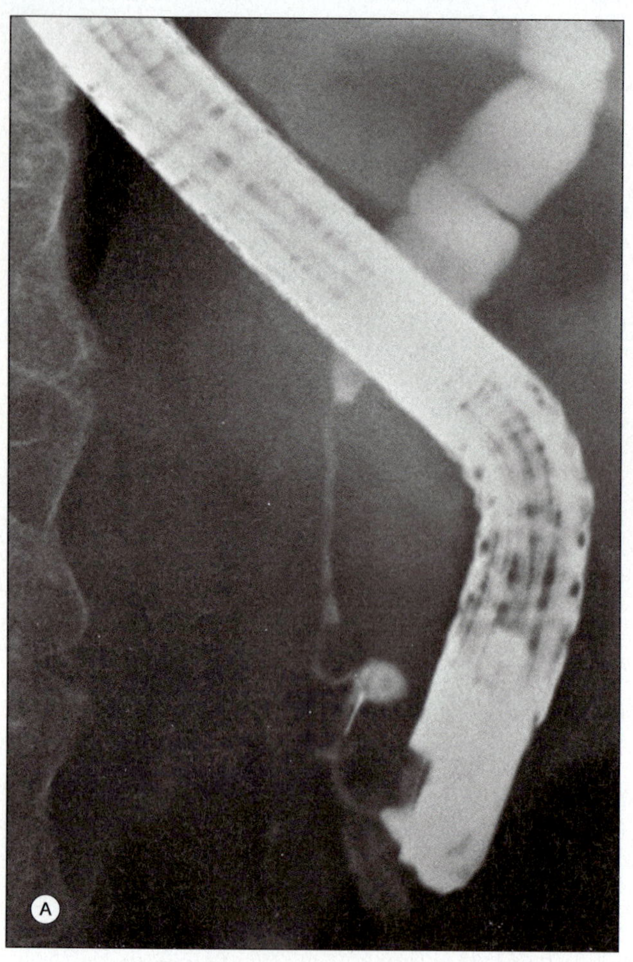

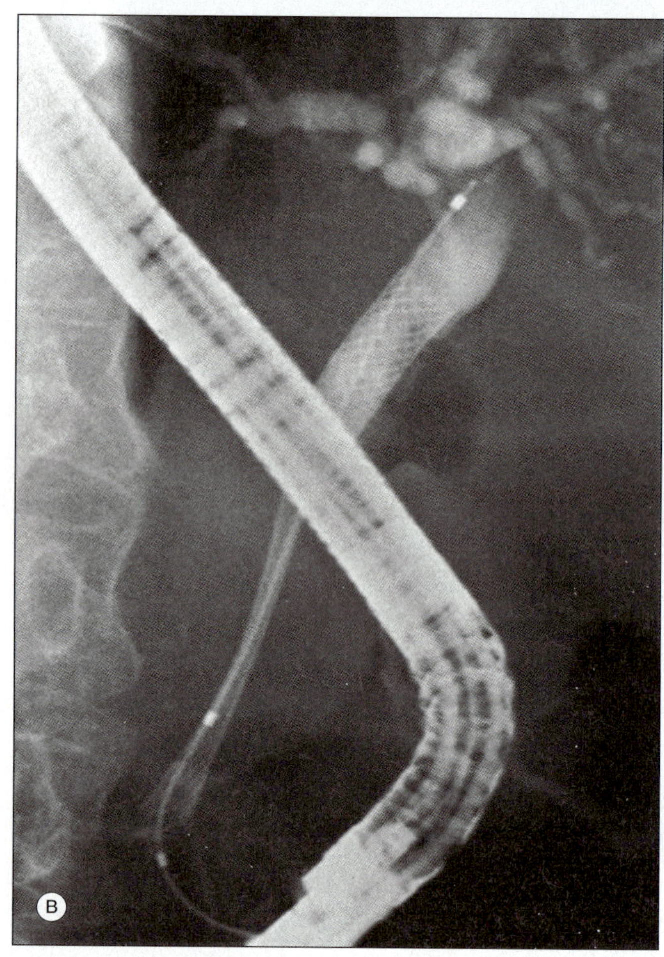

图 54-7 A. 胰腺癌所致的胆总管远端狭窄。B. 植入一个自膨式金属支架。

支架植入过程

抗生素

胆管炎患者治疗的关键是对胆系的充分引流。是否在术前常规预防性应用抗生素目前观点不一[101-103]。

伴有发热的患者在术前就必须开始应用抗生素。因为不能充分而有效地引流整个胆系是ERCP术后胆管炎发病最重要的相关危险因子，因此对估计不能彻底引流的患者（如肝门部恶性肿瘤或原发性硬化性胆管炎）也应预防性应用抗生素[104, 105]。预防性应用可在术前单次给予足够剂量的药物。如果造影剂已注入胆管而梗阻仍不能缓解，则抗生素应持续应用（或开始）直至引流建立。

革兰阴性细菌始终是胆汁中最常见的微生物（大肠杆菌，其次为克雷白杆菌属和革兰阳性的肠球菌属）。所以，应当选择针对革兰阴性细菌的抗生素，并且该抗生素在肝组织和胆汁中有良好的穿透力。目前我科首选的抗生素是环丙沙星，但必须提醒，该抗生素对肠球菌无效。对使用环丙沙星后仍有发热的患者，建议加用阿莫西林或换用哌拉西林 / 他唑巴坦。

支架植入技术

首先应采用大腔道（4.2mm）侧视治疗性内镜插入十二指肠降段。使用球形头或锥形头的导管行标准Vater乳头插管；也可尝试将球形头导管中的导丝插入作为引导。如果该种方法失败，则应使用带导丝的双腔乳头切开刀。使用该种设备有助于获得胆管插管的最佳角度。如果该种方法仍不成功，则应进行括约肌预切开术以利于胆管插管[106]。依靠使用这些不同的技术，95% 的患者可以成功插管。

一旦插管成功，即注入造影剂。明确狭窄的准确解剖结构、部位和性质是必要的。为避免复杂肝门部狭窄患者发生术后胆管炎，应避免将造影剂注入不能引流的部位。下一步就是用导丝通过狭窄部位以帮助导管进入和调换其他设备。当导丝通过狭窄部位不成功时，可通过类似于标准插管时反复调整内镜的方法来操纵导丝的位置以改变导丝的方向。助手可将导管中的导丝反复推拉以助通过狭窄部位。内镜操作者可通过移动导管来控制导丝。

市售有多种弹性、直径和头部形态各异的导丝。一方面，较硬的导丝便于一些设备（如管腔内超声探头）和小直径支架的送入。另一方面，涂布有亲水复合物的非常光滑的导丝易于弯曲，而被用于通过不对称狭窄部位。一旦导丝通过狭窄部位，导管即可送入并可进一步完成余下操作。

仅植入胆管支架一般不需要常规行括约肌切开术。以前认为为了使不同器械进出胆管和避免植入胆管的支架压迫胰管造成胰管堵塞，括约肌切开术被认为是必要的。但是，临床实践证明其实并不存在这一问题。仅在植入一个以上支架时才有必要行括约肌切开术。

塑料支架

一旦导丝通过狭窄处，常可成功植入支架。首先，为了方便支架的植入，导管可沿着导丝越过狭窄段以确保更具韧性的引导系统通过。如果适宜，可退出导丝换用细胞刷以获取组织学标本。

内支架被套在引导导管上并插入内镜钳道。上抬关闭抬钳器，用推送管将支架进一步推送至内镜前端。当支架到达钳道的尖端，松开抬钳器，此时可在内镜和X线的监控下用推送管将支架推出内镜。在支架进一步前行的过程中，保持内镜前端贴近乳头很重要。支架应一步一步地逐渐被推送入十二指肠。通过闭合抬钳器使支架上升，通过调节上下钮使内镜尖端接近乳头，从而引导插入支架。重复以上步骤直至支架远端的侧翼抵达乳头。最后，术者用推送导管将支架保持在目的位置，同时助手将引导导管和导丝撤出。

对大多数远端和中段胆总管狭窄患者，常常可能不需要提前扩张就可以插入直径为10Fr的内支架。但是对近端狭窄的患者，可能需要事先扩张狭窄部位才可植入支架。通过使用质地较硬的导丝，将渐进性扩张导管送入狭窄部位可以达到扩张的目的。气囊导管也可完成这一目的。如果仍不能插入10Fr支架，则应先插入一口径较小的支架（7Fr)，数日后更换为10Fr支架。当左右肝叶均需要引流时，首先将内支架植入左肝管进行引流常常是比较方便的，随后再引流右肝侧。

植入内支架所需长度可利用导丝作为测量工具测得。首先，在X线监视下，导丝头端应抵达内支架近端所要到达的位置。然后，助手用食指和拇指捏住导管末端导丝露出的位置。随后，在X线监视下，将导丝逐渐退出导管，直至导丝近端的尖部抵达十二指肠。这一段退出的长度即为所需植入内支架的长度。

市售的塑料支架有多种直径（5 ~ 12Fr）和长度（5 ~ 19cm）可供选择。

塑料支架堵塞的处理

可用圈套器或 Dormia 网篮取出已经堵塞的塑料支架。重要的是保持内镜前端的位置与总胆管呈线性。当使用圈套器时，支架可被圈套器捕获并通过内镜的钳道取出。当使用Dormia网篮时，支架可被拖至内镜前端，内镜退出时支架也一同被带出。

当肿瘤巨大已侵及十二指肠以及因为难以获得最佳内镜观察位置而估计更换支架困难时，可将已堵塞支架留在原位，有助于进行总胆管插管和植入第二枚支架 。

Soehendra 及其同事[107]介绍了一种在取出已堵塞支架的同时仍能保留原有胆管通路的技术。将球形头导管插入已堵塞支架的远端，通过导管将导丝插入支架。将一 Soehendra 回收器通过导丝送入并将其顶端旋入支架远端。拖出回收器的同时带出支架，而导丝则留在原位。

自膨式金属支架

如要植入自膨式金属支架，则先要用标准技术将质地较硬的导丝送过狭窄部位。随后，将处于收缩状态的支架连同推送器套在导丝上经内镜器械腔道插入。当推送器到达预定位置时（通过不透 X 线的标记物判断)，在保持内套管位置不变的情况下，移出外套管以释放支架。在X线监视下，可见在外套管撤出的同时，支架逐渐展开。如果支架未按计划展开而需重新定位，那么在没有到达禁返点的情况下，展开的支架可通过将外套管再次推回使支架收缩。该指示点在不同型支架可能有所不同，但当支架完全展开达到 83% 时，在支架上有该点的标记。展开的自膨式 Wallstent 金属支架的长度较展开前缩短约 30%。因此，在 X 线监控下适时调整正在展开支架的位置是重要的，这意味着术者在展开支架的同时应将推送器向外拖动。

在胆管远端狭窄的患者，当展开的金属支架插入并架在乳头两侧时，应在内镜影像的监视下使乳头开口与支架远端保持大约 1cm 的固定距离。

支架展开后的直径约 8 ~ 10mm，可以展开的长度是 40mm、60mm、80mm 和 100mm。

在复杂性肝门部狭窄患者，有时需用两个或更多的内支架对左右肝叶同时进行引流，过程如下[108]。首先，向左右肝叶分别导入一根硬质导丝。如果合适，通过一根导丝先对狭窄部位进行扩张。然后，通过导丝将一枚自膨式金属支架植入左肝叶并展开。最后，在X线监视下，毗邻首枚支架在右肝叶植入第二枚自膨式金属支架（图 54-8）。

尽管技术上比较困难，但是通过已植入自膨式金属支架的网状结构而插入第二枚自膨式金属支架也是可能的[109]。在这种情况下，先引入导丝并用球囊对已植入支架的网眼进行扩张，然后插入第二枚支架并将其展开。

自膨式金属支架堵塞的处理

在自膨式金属支架在体内展开后的2～3d内，可用钳子或圈套器将其捕获后取出。超过该段时间，支架则植入肿瘤组织内而无法取出。

支架堵塞主要是因为肿瘤组织通过支架的网眼长入支架或越过支架的末端生长所致。处理方法包括通过已堵塞的支架植入一枚聚乙烯支架或植入第二枚自膨式金属支架。另一种方法是使用球囊和冲洗进行支架内清洁，但是该种方法仅在支架内有胆泥形成时有效。

肝内胆管堵塞

约20%的恶性胆管梗阻是由于左右肝管汇合处狭窄所致，主要为原发性胆管癌、胆囊新生物及肿瘤转移至肝门部淋巴结所致。起源于肝门处的胆管癌也称Klatskin 瘤，根据其对肝内胆管侵犯的程度可进行进一步分类[110](图54-9)。在胆管近端植入支架的难度较高，其成功率低于在远端总胆管狭窄时支架植入的成功率。可通过内镜下（逆行的）或经皮（顺行的）途径进行引流。

造影剂注入无法引流的胆管分支而引发胆管炎是主要的并发症，发生率近30%[111-113]。目前的处理策略（根据当地医疗技术条件）是首先进行内镜下引流；如果该方法未成功，可进一步行经皮引流[114,115]。当内引流失败，可在原位采取外引流，外引流发生胆管炎的风险最小。

单侧或双侧引流？

在Bismuth II、III和IV型狭窄，仅选择引流一侧肝叶还是同时引流双侧肝叶，目前观点不一。在Bismuth I型狭窄，因为左右肝管相互交通，因此植入一枚支架常常已可以达到充分引流的目的。理论上，至少肝内胆系的25%得到引流才能获得生化指标的改善和症状的缓解[116]。单侧引流的主要问题是能否缓解黄疸和可能导致未引流肝叶的细菌感染。实际上，最糟糕的情况发生在患者的左右肝叶均显影而仅对一侧肝叶采取了引流[117]。

最近进行了一项比较单侧和双侧肝管引流的前瞻性随机试验[118]。结果表明采取单侧引流的内镜下支架植入成功率明显高于双侧引流。因为双侧支架植入术的术后早期胆管炎的发生率较高，因此其术后并发症明显高于单侧支架植入术。完成治疗分析结果表明：引流成功率、并发症发生率和死亡率在两组之间无差异。一项无对照研究提示在 MRCP 指导下对 Bismuth III 和 IV 型狭窄的患者进行内镜下支架植入术的手术并发症发生率和死亡率均较低[119]。MRCP影像引导的目的是在单侧肝叶植入支架的同时避免导丝进入和造影剂注入另一侧肝叶。在那些意外导丝进入（发生率约50%）或造影剂注入（发生率约20%）对侧肝叶的患者，则需进行双侧支架植入。这种治疗策略的术后胆管炎发生率仅为6%。最近一项研究评估了MRCP或CT引导下的选择性单侧引流，未观察到有术后胆管炎发生[120]。

以上研究提示当单侧插管和造影获得成功，则选择单侧引流术是合理的。如果无意中导丝或造影剂进入对侧肝叶，则该肝叶也需进行引流以避免术后胆管炎。

塑料或自膨式金属支架？

因为设计上的不同，对于肝门部肿瘤导致的梗阻，植入自膨式金属支架较塑料支架更为合适。前者不仅具有较大的内腔，更重要的是可通过金属的网眼对肝内胆管的侧支进行引流。实际上，通过经皮途径植入的自膨式金属支架已表现出比塑料支架更高的治疗效果[114,121]。目前尚无对比在内镜下和经皮在肝门狭窄处植入自膨式金属支架治疗效果的随机研究资料。

一项回顾性研究提供了自膨式金属支架优于塑料支架的更多证据，该研究回顾性分析了因各种原因而行支架替换（金属可膨式支架替代塑料支架）的肝门部胆管癌患者的治疗情况[122]。大多数患者（69%）成功地缓解了症状而无需再次进行胆道介入治疗。

植入金属支架的潜在缺点是如果治疗失败，则难以植入第二枚支架。但是，一种通过已植入支架的金属网眼引入第二枚支架的技术已有报道[109]。

十二指肠狭窄

10%～20% 的十二指肠狭窄患者是由于胰胆恶性

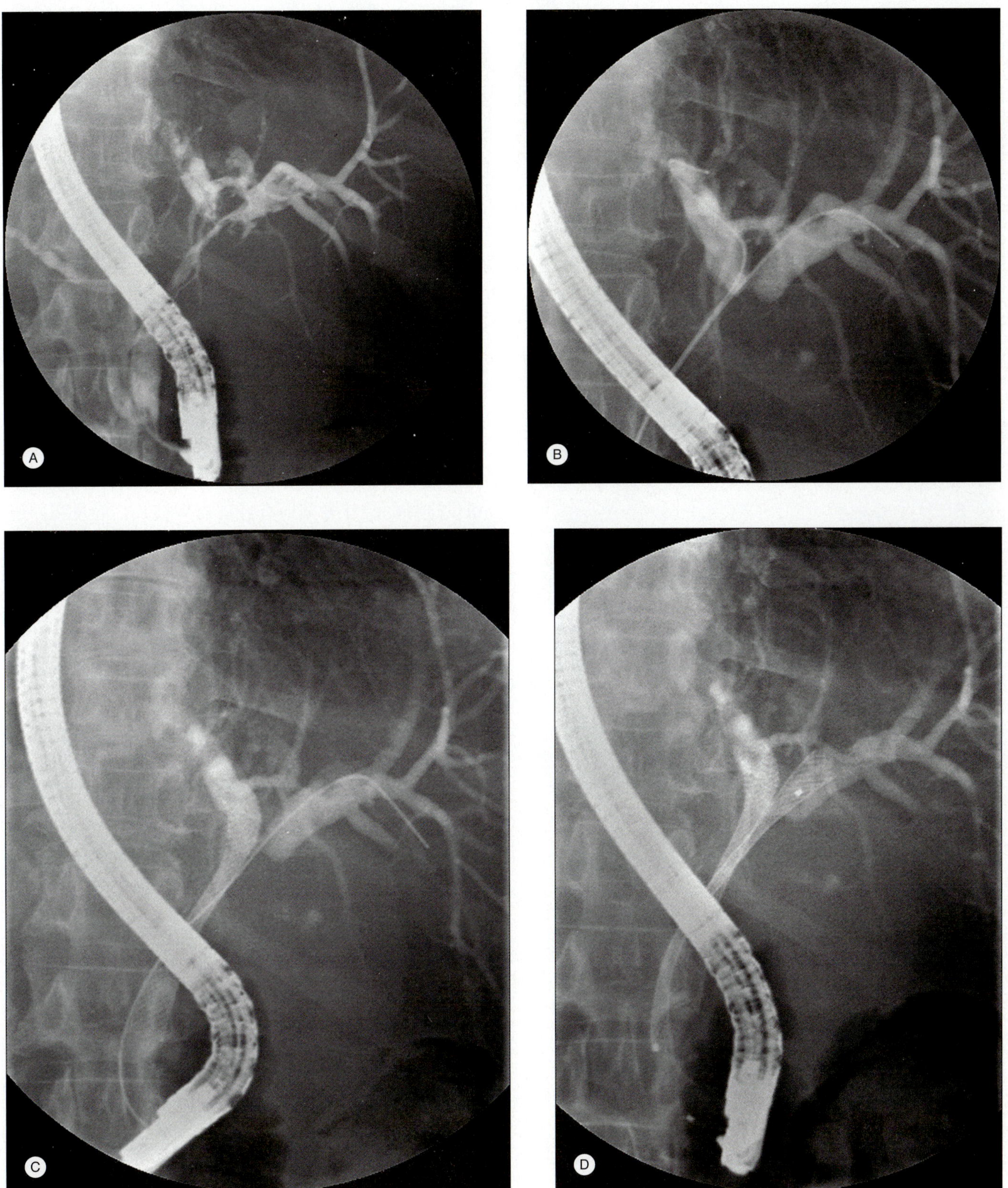

图 54-8　A. II 型 Klatskin 瘤（因血管浸润而无法切除）。B. 导丝插入左右肝管。C. 一自膨式金属支架插入左肝管并释放。D. 双侧自膨式金属支架引流。

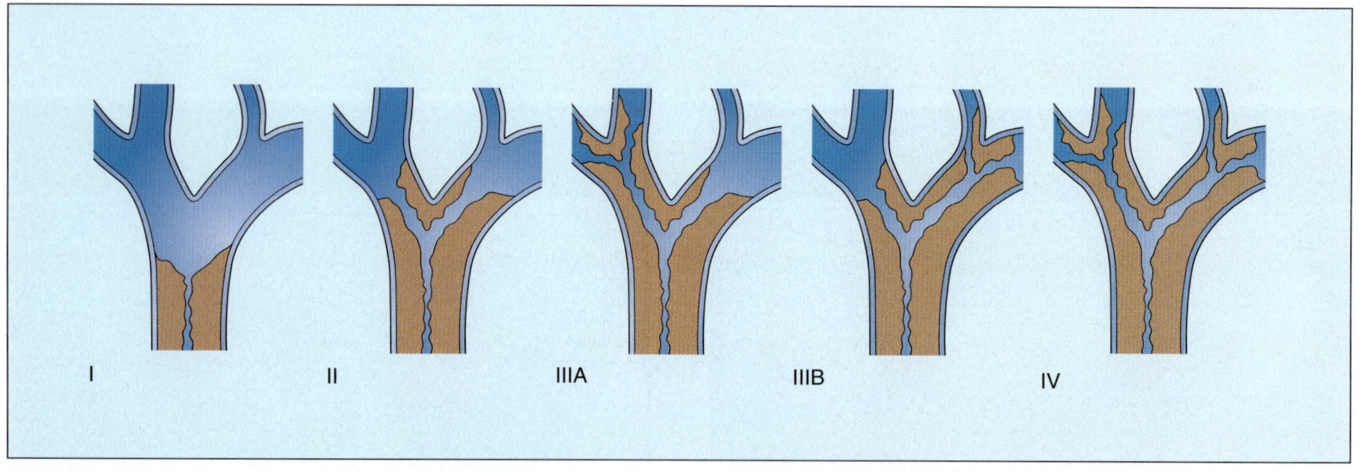

图 54-9　Bismuth 分型：I，狭窄累及肝总管；Ⅱ，狭窄累及左右肝管；ⅢA，狭窄延伸至右侧二级肝管分支的近端；ⅢB，狭窄延伸至左侧二级肝管分支的近端；Ⅳ，狭窄累及双侧二级肝管分支。

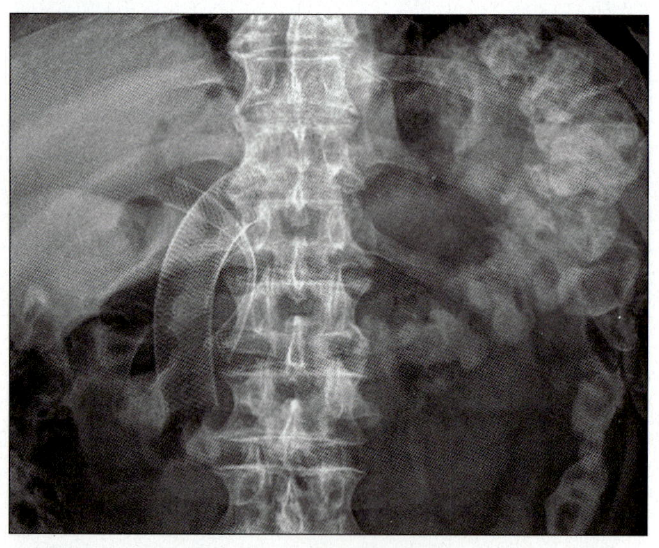

图 54-10　胰腺癌侵犯十二指肠，胆道内植入自膨式金属支架（未完全展开），十二指肠内同时植入自膨式金属支架。

肿瘤所致[123]。胃出口梗阻可表现出恶心、呕吐等症状。这种情况常发生在疾病晚期，且常见于全身情况差并已接受胆管内支架植入的患者[124]。外科旁路手术有较高的手术相关死亡率（近10%）和并发症发生率，并且延长了住院时间[24, 125, 126]。内镜下同时行胆管内支架和十二指肠狭窄处支架植入可能是有效的选择。

植入十二指肠支架的成功率高且治疗过程中没有严重并发症[127-129]。可在内镜和X线的同时监视下行支架植入术。如果必要，可用球囊对十二指肠狭窄处进行预扩张。患者常在支架植入后即可进流食。支架完全展开可能需要数天时间，这期间患者可进软食。

一项研究报道同时解决胆管和十二指肠梗阻的成功率与单独行十二指肠支架植入成功率相似[130]。因为内镜下通过十二指肠支架接近胆管比较困难，因此应在十二指肠支架引入前先行在胆管植入可膨式金属支架（图 54-10）。如果内镜下胆管支架植入失败，可供选择的治疗方案还有经皮支架植入、经皮和内镜下协同胆管内支架植入或外科旁路手术等。

术后护理

局麻患者手术后采取的常规措施是在恢复室观察数小时，监测血压和血氧饱和度。

当患者在ERCP术后出现发热时，应尽量获取相关标本进行培养并加用抗生素治疗。如果发热持续不退，应再次评估胆道引流的准确性，排除支架移位和早期支架堵塞的可能性。在恶性肿瘤导致的复杂性肝门部狭窄患者，检查未引流的扩张的肝内胆管部分很重要，可以通过腹部超声或CT检查明确有无脓肿形成。根据检查结果，可再次进行ERCP或采用经皮引流。

并发症

早期并发症

早期并发症是指术后1周内发生的并发症。治疗性 ERCP 术后并发症的发生率在 5%～10% 之间，死亡率近 1%[25, 26, 131]。Cotton 及其同事[25]介绍了一种目前仍广泛应用的并发症分级系统，将并发症分为轻、中、重三级。

最常见的早期并发症是胆管炎，这可能是由于手术操作将肠道内细菌带入胆管所致。在大多数临床研究中，该并发症的发生率约为10%～15%。多见于复杂肝门部狭窄而无法充分引流时。同样的情况见于原发性硬化性胆管炎患者。在这些高危人群，术前应预防性应用抗生素并持续至术后数日。

ERCP 术后胰腺炎的发生率约为 5%～7%。它是指 ERCP 术后新发腹痛或原有腹痛加重持续至少 24h，伴有血淀粉酶或脂酶值升高至正常的至少 3～5 倍[25, 26, 132]。绝大多数术后胰腺炎是轻型和自限性的，仅需要术后短期禁食和补液。严重者可能发展为（感染）坏死性胰腺炎伴多器官功能衰竭。

括约肌切开术后出血的发生率约为 0.2%～5%，其相关死亡率不到 1%[133]。明显出血常在括约肌切开后立即发生，但也可延迟至术后数小时甚至数天才发生。大部分的迟发出血可通过保守治疗缓解，如果血红蛋白下降明显应适量输血。括约肌切开术后出血常发生在括约肌切开部位的顶端，必要时可在内镜下局部注射肾上腺素。

在大多数研究中，腹膜后穿孔的发生率不到 1%。标准括约肌切开、括约肌预切开或对导丝的操作均可能造成该并发症的发生。大部分病例在 ERCP 操作过程中即已发现或疑及。这些穿孔大多数经保守治疗而愈合，并且常无临床症状[134]。保守治疗措施包括禁食、应用抗生素及胃肠减压。据估计大约20%～30%的穿孔患者需要手术治疗。

对于因操作十二指肠镜而导致穿孔的患者，必须积极进行剖腹探查，对穿孔的肠壁进行修补或缝合[135]。

晚期并发症

支架植入的晚期并发症主要是支架堵塞，发生率近 50%[33, 34]。临床上这些患者表现为流感样综合征伴胆汁淤积、明显的胆管炎或黄疸。治疗方法包括更换已堵塞的支架或在堵塞支架是自膨式金属支架时，通过堵塞的支架植入一枚聚乙烯支架或第二枚自膨式金属支架（详见塑料和自膨式金属支架堵塞的处理部分）。无论植入部位在近端还是远端，塑料支架移位的发生率近 10%[136]。

未来趋势

光动力疗法

光动力疗法（photodynamic therapy，PDT）是采用一种光感器，它可被激光激活而使暴露的组织坏死。初步研究表明接受PDT的肝门部胆管癌患者的生存期和支架的开放时间有所延长[137-139]。对照试验正在进行中。因为PDT可以使肿瘤组织坏死，其脱落后可以堵塞支架内腔，所以PDT不能与不覆膜的可膨式支架联合应用[140]。但是，将堵塞的塑料支架在PDT后一个月更换成自膨式金属支架是有前途的治疗方法[137]。

药物涂层胆管支架

未来的发展方向包括研究化疗药物涂层的可膨式支架。将胆管内支架覆以化疗药物，可将化疗药物直接送达肿瘤组织，至少在理论上对肿瘤的生长起到抑制作用，有助于延长支架开放时间。为达到最佳治疗效果，这些药物应当在较长一段时间内持续释放，对组织的穿透力良好且无全身毒性反应。

卡铂和紫杉醇在体外显示有抑制细胞增殖的作用[141, 142]。卡铂涂层塑料支架已用于有限数量的患者，其前期结果令人鼓舞[142]。尚须进行进一步的对照临床试验来证实。

超声内镜引导下腹腔神经丛松解术

腹腔神经丛松解术有助于缓解胰腺癌患者的腹痛症状。注射用药常包括局麻药（布比卡因或利多卡因）和神经破坏药物（苯酚或乙醇）。荟萃分析表明，70%～90% 接受该治疗的患者腹痛可长期有所缓解，副作用虽常见但一般比较短暂和轻微[143]。为获得最佳疗效，建议不要等疼痛已变得无法忍受时才采取腹腔神经丛松解术。这是因为慢性疼痛的中枢效应可以导致患者产生高敏状态和对镇痛治疗无反应。尽管尚未进行对比研究，但与经皮技术相比，EUS由于采用了前路途径可能减少神经损害并发症的发生[144]。腹腔神经丛松解术的不良反应通常比较轻微，包括术后疼痛和短暂腹泻。

（李柯译　徐志洁　黄永辉校）

参考文献

1. Ries LA, Wingo PA, Miller DS, et al: The annual report to the nation on the status of cancer, 1973–1997, with a special section on colorectal cancer. Cancer 88:2398–2424, 2000.
2. Michaud DS: The epidemiology of pancreatic, gallbladder, and other biliary tract cancers. Gastrointest Endosc 56(6 Suppl): S195–S200, 2002.
3. Warshaw AL, Fernandez-del Castillo C: Pancreatic carcinoma. N Engl J Med 326:455–465, 1992.
4. Rosewicz S, Wiedenmann B: Pancreatic carcinoma. Lancet 349: 485–489, 1997.

5. Bismuth H, Castaing D, Traynor O: Resection or palliation: Priority of surgery in the treatment of hilar cancer. World J Surg 12:39–47, 1988.
6. Monson JR, Donohue JH, McEntee GP, et al: Radical resection for carcinoma of the ampulla of Vater. Arch Surg 126:353–357, 1991.
7. Bueno de Mesquita HB, Maisonneuve P, Moerman CJ, et al: Lifetime history of smoking and exocrine carcinoma of the pancreas: A population-based case-control study in The Netherlands. Int J Cancer 49:816–822, 1991.
8. Gold EB, Goldin SB: Epidemiology of and risk factors for pancreatic cancer. Surg Oncol Clin North Am 7:67–91, 1998.
9. Lowenfels AB, Maisonneuve P, Cavallini G, et al: Pancreatitis and the risk of pancreatic cancer. International Pancreatitis Study Group. N Engl J Med 328:1433–1437, 1993.
10. Lowenfels AB, Maisonneuve P, Whitcomb DC, et al: Cigarette smoking as a risk factor for pancreatic cancer in patients with hereditary pancreatitis. JAMA 286:169–170, 2001.
11. Ghadirian P, Lynch HT, Krewski D: Epidemiology of pancreatic cancer: An overview. Cancer Detect Prev 27:87–93, 2003.
12. Bergquist A, Ekbom A, Olsson R, et al: Hepatic and extrahepatic malignancies in primary sclerosing cholangitis. J Hepatol 36:321–327, 2002.
13. Okuda K, Nakanuma Y, Miyazaki M: Cholangiocarcinoma: Recent progress. Part 1: Epidemiology and etiology. J Gastroenterol Hepatol 17:1049–1055, 2002.
14. Lowenfels AB, Maisonneuve P, Boyle P, Zatonski WA: Epidemiology of gallbladder cancer. Hepatogastroenterology 46:1529–1532, 1999.
15. Mansfield JC, Griffin SM, Wadehra V, Matthewson K: A prospective evaluation of cytology from biliary strictures. Gut 40:671–677, 1997.
16. Jailwala J, Fogel EL, Sherman S, et al: Triple-tissue sampling at ERCP in malignant biliary obstruction. Gastrointest Endosc 51:383–390, 2000.
17. Howell DA, Beveridge RP, Bosco J, Jones M: Endoscopic needle aspiration biopsy at ERCP in the diagnosis of biliary strictures. Gastrointest Endosc 38:531–535, 1992.
18. Pugliese V, Conio M, Nicolo G, et al: Endoscopic retrograde forceps biopsy and brush cytology of biliary strictures: A prospective study. Gastrointest Endosc 42:520–526, 1995.
19. Ponchon T, Gagnon P, Berger F, et al: Value of endobiliary brush cytology and biopsies for the diagnosis of malignant bile duct stenosis: Results of a prospective study. Gastrointest Endosc 42: 565–572, 1995.
20. Williams DB, Sahai AV, Aabakken L, et al: Endoscopic ultrasound guided fine needle aspiration biopsy: A large single centre experience. Gut 44:720–726, 1999.
21. Linder S, Blasjo M, Sundelin P, von Rosen A: Aspects of percutaneous fine-needle aspiration biopsy in the diagnosis of pancreatic carcinoma. Am J Surg 174:303–306, 1997.
22. Speer AG, Cotton PB, Russell RC, et al: Randomised trial of endoscopic versus percutaneous stent insertion in malignant obstructive jaundice. Lancet 2:57–62, 1987.
23. Andersen JR, Sorensen SM, Kruse A, et al: Randomised trial of endoscopic endoprosthesis versus operative bypass in malignant obstructive jaundice. Gut 30:1132–1135, 1989.
24. Smith AC, Dowsett JF, Russell RC, et al: Randomised trial of endoscopic stenting versus surgical bypass in malignant low bile duct obstruction. Lancet 344:1655–1660, 1994.
25. Cotton PB, Lehman G, Vennes J, et al: Endoscopic sphincterotomy complications and their management: An attempt at consensus. Gastrointest Endosc 37:383–393, 1991.
26. Freeman ML, Nelson DB, Sherman S, et al: Complications of endoscopic biliary sphincterotomy. N Engl J Med 335:909–918, 1996.
27. Ballinger AB, McHugh M, Catnach SM, et al: Symptom relief and quality of life after stenting for malignant bile duct obstruction. Gut 35:467–470, 1994.
28. Abraham NS, Barkun JS, Barkun AN: Palliation of malignant biliary obstruction: A prospective trial examining impact on quality of life. Gastrointest Endosc 56:835–841, 2002.
29. Lai EC, Mok FP, Fan ST, et al: Preoperative endoscopic drainage for malignant obstructive jaundice. Br J Surg 81:1195–1198, 1994.
30. Sewnath ME, Birjmohun RS, Rauws EA, et al: The effect of preoperative biliary drainage on postoperative complications after pancreaticoduodenectomy. J Am Coll Surg 192:726–734, 2001.
31. Martignoni ME, Wagner M, Krahenbuhl L, et al: Effect of preoperative biliary drainage on surgical outcome after pancreatoduodenectomy. Am J Surg 181:52–59, 2001.
32. Shepherd HA, Royle G, Ross AP, et al: Endoscopic biliary endoprosthesis in the palliation of malignant obstruction of the distal common bile duct: A randomized trial. Br J Surg 75:1166–1168, 1988.
33. Davids PH, Groen AK, Rauws EA, et al: Randomised trial of self-expanding metal stents versus polyethylene stents for distal malignant biliary obstruction. Lancet 340:1488–1492, 1992.
34. Knyrim K, Wagner HJ, Pausch J, Vakil N: A prospective, randomized, controlled trial of metal stents for malignant obstruction of the common bile duct. Endoscopy 25:207–212, 1993.
35. Coene PP, Groen AK, Cheng J, et al: Clogging of biliary endoprostheses: A new perspective. Gut 31:913–917, 1990.
36. Leung JW, Ling TK, Kung JL, Vallance-Owen J: The role of bacteria in the blockage of biliary stents. Gastrointest Endosc 34:19–22, 1988.
37. Speer AG, Cotton PB, Rode J, et al: Biliary stent blockage with bacterial biofilm. A light and electron microscopy study. Ann Intern Med 108:546–553, 1988.
38. Huibregtse K: Endoscopic Biliary and Pancreatic Drainage. Stuttgart, Georg Thieme, 1988.
39. Speer AG, Cotton PB, MacRae KD: Endoscopic management of malignant biliary obstruction: Stents of 10 French gauge are preferable to stents of 8 French gauge. Gastrointest Endosc 34:412–417, 1988.
40. Rey JF, Maupetit P, Greff M: Experimental study of biliary endoprosthesis efficiency. Endoscopy 17:145–148, 1985.
41. Pereira-Lima JC, Jakobs R, Maier M, et al: Endoscopic biliary stenting for the palliation of pancreatic cancer: Results, survival predictive factors, and comparison of 10-French with 11.5-French gauge stents. Am J Gastroenterol 91:2179–2184, 1996.
42. Kadakia SC, Starnes E: Comparison of 10 French gauge stent with 11.5 French gauge stent in patients with biliary tract diseases. Gastrointest Endosc 38:454–459, 1992.
43. Siegel JH, Pullano W, Kodsi B, et al: Optimal palliation of malignant bile duct obstruction: Experience with endoscopic 12 French prostheses. Endoscopy 20:137–141, 1988.
44. Scheeres D, O'Brien W, Ponsky L, Ponsky J: Endoscopic stent configuration and bile flow rates in a variable diameter bile duct model. Surg Endosc 4:91–93, 1990.
45. Leung JW, Del Favero G, Cotton PB: Endoscopic biliary prostheses: A comparison of materials. Gastrointest Endosc 31:93–95, 1985.
46. Huibregtse K, Tytgat GN: Palliative treatment of obstructive jaundice by transpapillary introduction of large bore bile duct endoprosthesis. Gut 23:371–375, 1982.
47. Dowidar N, Kolmos HJ, Matzen P: Experimental clogging of biliary endoprostheses. Role of bacteria, endoprosthesis material, and design. Scand J Gastroenterol 27:77–80, 1992.
48. Seitz U, Vadeyar H, Soehendra N: Prolonged patency with a new-

design Teflon biliary prosthesis. Endoscopy 26:478–482, 1994.
49. Binmoeller KF, Seitz U, Seifert H, et al: The Tannenbaum stent: A new plastic biliary stent without side holes. Am J Gastroenterol 90: 1764–1768, 1995.
50. Catalano MF, Geenen JE, Lehman GA, et al: 'Tannenbaum' Teflon stents versus traditional polyethylene stents for treatment of malignant biliary stricture. Gastrointest Endosc 55:354–358, 2002.
51. England RE, Martin DF, Morris J, et al: A prospective randomised multicentre trial comparing 10 Fr Teflon Tannenbaum stents with 10 Fr polyethylene Cotton–Leung stents in patients with malignant common duct strictures. Gut 46:395–400, 2000.
52. Terruzzi V, Comin U, De Grazia F, et al: Prospective randomized trial comparing Tannenbaum Teflon and standard polyethylene stents in distal malignant biliary stenosis. Gastrointest Endosc 51:23–27, 2000.
53. Sung JJ, Chung SC, Tsui CP, et al: Omitting side-holes in biliary stents does not improve drainage of the obstructed biliary system: A prospective randomized trial. Gastrointest Endosc 40:321–325, 1994.
54. Van Berkel AM, Boland C, Redekop WK, et al: A prospective randomized trial of Teflon versus polyethylene stents for distal malignant biliary obstruction. Endoscopy 30:681–686, 1998.
55. Van Berkel AM, van Marle J, van Veen H, et al: A scanning electron microscopic study of biliary stent materials. Gastrointest Endosc 51:19–22, 2000.
56. McAllister EW, Carey LC, Brady PG, et al: The role of polymeric surface smoothness of biliary stents in bacterial adherence, biofilm deposition, and stent occlusion. Gastrointest Endosc 39:422–425, 1993.
57. Jansen B, Goodman LP, Ruiten D: Bacterial adherence to hydrophilic polymer-coated polyurethane stents. Gastrointest Endosc 39: 670–673, 1993.
58. Costamagna G, Mutignani M, Rotondano G, et al: Hydrophilic hydromer-coated polyurethane stents versus uncoated stents in malignant biliary obstruction: A randomized trial. Gastrointest Endosc 51:8–11, 2000.
59. Van Berkel AM, Bruno MJ, Bergman JJ, et al: A prospective randomized study of hydrophilic polymer-coated polyurethane versus polyethylene stents in distal malignant biliary obstruction. Endoscopy 35:478–482, 2003.
60. Leung JW, Liu Y, Cheung S, et al: Effect of antibiotic-loaded hydrophilic stent in the prevention of bacterial adherence: A study of the charge, discharge, and recharge concept using ciprofloxacin. Gastrointest Endosc 53:431–437, 2001.
61. Leung JW, Lau GT, Sung JJ, Costerton JW: Decreased bacterial adherence to silver-coated stent material: An in vitro study. Gastrointest Endosc 38:338–340, 1992.
62. Liu Q, Khay G, Cotton PB: Feasibility of stent placement above the sphincter of Oddi ('inside-stent') for patients with malignant biliary obstruction. Endoscopy 30:687–690, 1998.
63. Pedersen FM, Lassen AT, Schaffalitzky de Muckadell OB: Randomized trial of stent placed above and across the sphincter of Oddi in malignant bile duct obstruction. Gastrointest Endosc 48:574–579, 1998.
64. Leung JW, Liu YL, Desta TD, et al: In vitro evaluation of antibiotic prophylaxis in the prevention of biliary stent blockage. Gastrointest Endosc 51:296–303, 2000.
65. Sung JJ, Sollano JD, Lai CW, et al: Long-term ciprofloxacin treatment for the prevention of biliary stent blockage: A prospective randomized study. Am J Gastroenterol 94:3197–3201, 1999.
66. Ghosh S, Palmer KR: Prevention of biliary stent occlusion using cyclical antibiotics and ursodeoxycholic acid. Gut 35:1757–1759, 1994.
67. Barrioz T, Ingrand P, Besson I, et al: Randomised trial of prevention of biliary stent occlusion by ursodeoxycholic acid plus norfloxacin. Lancet 344:581–582, 1994.
68. Halm U, Schiefke, Fleig WE, et al: Ofloxacin and ursodeoxycholic acid versus ursodeoxycholic acid alone to prevent occlusion of biliary stents: A prospective, randomized trial. Endoscopy 33:491–494, 2001.
69. Luman W, Ghosh S, Palmer KR: A combination of ciprofloxacin and Rowachol does not prevent biliary stent occlusion. Gastrointest Endosc 49(3 Pt 1):316–321, 1999.
70. Lee SP, Carey MC, LaMont JT: Aspirin prevention of cholesterol gallstone formation in prairie dogs. Science 211:1429–1431, 1981.
71. Smit JM, Out MM, Groen AK, et al: A placebo-controlled study on the efficacy of aspirin and doxycycline in preventing clogging of biliary endoprostheses. Gastrointest Endosc 35:485–489, 1989.
72. Sung JY, Shaffer EA, Lam K, et al: Hydrophobic bile salt inhibits bacterial adhesion on biliary stent material. Dig Dis Sci 39:999–1006, 1994.
73. Frakes JT, Johanson JF, Stake JJ: Optimal timing for stent replacement in malignant biliary tract obstruction. Gastrointest Endosc 39: 164–167, 1993.
74. Prat F, Chapat O, Ducot B, et al: A randomized trial of endoscopic drainage methods for inoperable malignant strictures of the common bile duct. Gastrointest Endosc 47:1–7, 1998.
75. Matsuda Y, Shimakura K, Akamatsu T: Factors affecting the patency of stents in malignant biliary obstructive disease: Univariate and multivariate analysis. Am J Gastroenterol 86:843–849, 1991.
76. Lammer J: Biliary endoprostheses. Plastic versus metal stents. Radiol Clin North Am 28:1211–1222, 1990.
77. Carr-Locke D, Ball TJ, Conners PJ: Multicenter randomized trial of Wallstent biliary prosthesis versus plastic stents. Gastrointest Endosc 39:310–316, 1993.
78. Huibregtse K, Cheng J, Coene PP, et al: Endoscopic placement of expandable metal stents for biliary strictures—a preliminary report on experience with 33 patients. Endoscopy 21:280–282, 1989.
79. Bethge N, Wagner HJ, Knyrim K, et al: Technical failure of biliary metal stent deployment in a series of 116 applications. Endoscopy 24:395–400, 1992.
80. Lammer J, Hausegger KA, Fluckiger F, et al: Common bile duct obstruction due to malignancy: Treatment with plastic versus metal stents. Radiology 201:167–172, 1996.
81. Dumonceau JM, Cremer M, Auroux J, et al: A comparison of Ultraflex Diamond stents and Wallstents for palliation of distal malignant biliary strictures. Am J Gastroenterol 95:670–676, 2000.
82. Ahmad J, Siqueira E, Martin J, Slivka A: Effectiveness of the Ultraflex Diamond stent for the palliation of malignant biliary obstruction. Endoscopy 34:793–796, 2002.
83. Ferlitsch A, Oesterreicher C, Dumonceau JM, et al: Diamond stents for palliation of malignant bile duct obstruction: A prospective multicenter evaluation. Endoscopy 33:645–650, 2001.
84. Goldin E, Beyar M, Safra T, et al: A new self-expandable, nickel–titanium coil stent for esophageal obstruction: Preliminary report. Gastrointest Endosc 40:64–68, 1994.
85. Smits M, Huibregtse K, Tytgat G: Results of the new nitinol self-expandable stents for distal biliary structures. Endoscopy 27:505–508, 1995.
86. Rossi P, Bezzi M, Rossi M, et al: Metallic stents in malignant biliary obstruction: Results of a multicenter European study of 240 patients. J Vasc Interv Radiol 5:279–285, 1994.
87. Coons HG: Self-expanding stainless steel biliary stents. Radiology 170:979–983, 1989.
88. Irving JD, Adam A, Dick R, et al: Gianturco expandable metallic biliary stents: Results of a European clinical trial. Radiology 172:

321–326, 1989.

89. Shah RJ, Howell DA, Desilets DJ, et al: Multicenter randomized trial of the spiral Z-stent compared with the Wallstent for malignant biliary obstruction. Gastrointest Endosc 57:830–836, 2003.
90. Bezzi M, Orsi F, Salvatori FM, et al: Self-expandable nitinol stent for the management of biliary obstruction: Long-term clinical results. J Vasc Interv Radiol 5:287–293, 1994.
91. Jaschke W, Klose KJ, Strecker EP: A new balloon-expandable tantalum stent (Strecker-Stent) for the biliary system: Preliminary experience. Cardiovasc Intervent Radiol 15:356–359, 1992.
92. Shim CS, Lee YH, Cho YD, et al: Preliminary results of a new covered biliary metal stent for malignant biliary obstruction. Endoscopy 30:345–350, 1998.
93. Isayama H, Komatsu Y, Tsujino T, et al: Polyurethane-covered metal stent for management of distal malignant biliary obstruction. Gastrointest Endosc 55:366–370, 2002.
94. Smits ME: New Developments in Endoscopic Biliary and Pancreatic Drainage [thesis]. Amsterdam, Thesis Publishers, 1995.
95. Prat F, Chapat O, Ducot B, et al: Predictive factors for survival of patients with inoperable malignant distal biliary strictures: A practical management guideline. Gut 42:76–80, 1998.
96. Kaassis M, Boyer J, Dumas R, et al: Plastic or metal stents for malignant stricture of the common bile duct? Results of a randomized prospective study. Gastrointest Endosc 57:178–182, 2003.
97. Pereira-Lima JC, Jakobs R, Maier M, et al: Endoscopic stenting in obstructive jaundice due to liver metastases: Does it have a benefit for the patient? Hepatogastroenterology 43:944–948, 1996.
98. Yeoh KG, Zimmerman MJ, Cunningham JT, Cotton PB: Comparative costs of metal versus plastic biliary stent strategies for malignant obstructive jaundice by decision analysis. Gastrointest Endosc 49:466–471, 1999.
99. Arguedas MR, Heudebert GH, Stinnett AA, Wilcox CM: Biliary stents in malignant obstructive jaundice due to pancreatic carcinoma: A cost-effectiveness analysis. Am J Gastroenterol 97:898–904, 2002.
100. Van Berkel AM, Bergman JJ, Waxman I, et al: Wallstents for metastatic biliary obstruction. Endoscopy 28:418–421, 1996.
101. Van den Hazel SJ, Speelman P, Dankert J, et al: Piperacillin to prevent cholangitis after endoscopic retrograde cholangiopancreatography. A randomized, controlled trial. Ann Intern Med 125:442–447, 1996.
102. Sauter G, Grabein B, Huber G, et al: Antibiotic prophylaxis of infectious complications with endoscopic retrograde cholangiopancreatography. A randomized controlled study. Endoscopy 22:164–167, 1990.
103. Harris A, Chan AC, Torres-Viera C, et al: Meta-analysis of antibiotic prophylaxis in endoscopic retrograde cholangiopancreatography (ERCP). Endoscopy 31:718–724, 1999.
104. Motte S, Deviere J, Dumonceau JM, et al: Risk factors for septicemia following endoscopic biliary stenting. Gastroenterology 101:1374–1381, 1991.
105. Deviere J, Motte S, Dumonceau JM, et al: Septicemia after endoscopic retrograde cholangiopancreatography. Endoscopy 22:72–75, 1990.
106. Bruins SW, Schoeman MN, Disario JA, et al: Needle-knife sphincterotomy as a precut procedure: A retrospective evaluation of efficacy and complications. Endoscopy 28:334–339, 1996.
107. Soehendra N, Maydeo A, Eckmann B, et al: A new technique for replacing an obstructed biliary endoprosthesis. Endoscopy 22:271–272, 1990.
108. Dumas R, Demuth N, Buckley M, et al: Endoscopic bilateral metal stent placement for malignant hilar stenoses: Identification of optimal technique. Gastrointest Endosc 51:334–338, 2000.
109. Neuhaus H, Gottlieb K, Classen M: The 'stent through wire mesh technique' for complicated biliary strictures. Gastrointest Endosc 39:553–556, 1993.
110. Bismuth H, Corlette MB: Intrahepatic cholangioenteric anastomosis in carcinoma of the hilus of the liver. Surg Gynecol Obstet 140:170–178, 1975.
111. Deviere J, Baize M, de Toeuf J, Cremer M: Long-term follow-up of patients with hilar malignant stricture treated by endoscopic internal biliary drainage. Gastrointest Endosc 34:95–101, 1988.
112. Ducreux M, Liguory C, Lefebvre JF, et al: Management of malignant hilar biliary obstruction by endoscopy. Results and prognostic factors. Dig Dis Sci 37:778–783, 1992.
113. Polydorou AA, Cairns SR, Dowsett JF, et al: Palliation of proximal malignant biliary obstruction by endoscopic endoprosthesis insertion. Gut 32:685–689, 1991.
114. Stoker J, Lameris JS, van Blankenstein M: Percutaneous metallic self-expandable endoprostheses in malignant hilar biliary obstruction. Gastrointest Endosc 39:43–49, 1993.
115. Gordon RL, Ring EJ, LaBerge JM, Doherty MM: Malignant biliary obstruction: Treatment with expandable metallic stents–follow-up of 50 consecutive patients. Radiology 182:697–701, 1992.
116. Dowsett JF, Vaira D, Hatfield AR, et al: Endoscopic biliary therapy using the combined percutaneous and endoscopic technique. Gastroenterology 96:1180–1186, 1989.
117. Chang WH, Kortan P, Haber GB: Outcome in patients with bifurcation tumors who undergo unilateral versus bilateral hepatic duct drainage. Gastrointest Endosc 47:354–362, 1998.
118. De Palma GD, Galloro G, Siciliano S, et al: Unilateral versus bilateral endoscopic hepatic duct drainage in patients with malignant hilar biliary obstruction: Results of a prospective, randomized, and controlled study. Gastrointest Endosc 53:547–553, 2001.
119. Hintze RE, Abou-Rebyeh H, Adler A, et al: Magnetic resonance cholangiopancreatography-guided unilateral endoscopic stent placement for Klatskin tumors. Gastrointest Endosc 53:40–46, 2001.
120. Freeman ML, Overby C: Selective MRCP and CT-targeted drainage of malignant hilar biliary obstruction with self-expanding metallic stents. Gastrointest Endosc 58:41–49, 2003.
121. Wagner HJ, Knyrim K, Vakil N, Klose KJ: Plastic endoprostheses versus metal stents in the palliative treatment of malignant hilar biliary obstruction. A prospective and randomized trial. Endoscopy 25:213–218, 1993.
122. Cheng JL, Bruno MJ, Bergman JJ, et al: Endoscopic palliation of patients with biliary obstruction caused by nonresectable hilar cholangiocarcinoma: Efficacy of self-expandable metallic Wallstents. Gastrointest Endosc 56:33–39, 2002.
123. Watanapa P, Williamson RC: Surgical palliation for pancreatic cancer: Developments during the past two decades. Br J Surg 79:8–20, 1992.
124. Yates MR 3rd, Morgan DE, Baron TH: Palliation of malignant gastric and small intestinal strictures with self-expandable metal stents. Endoscopy 30:266–272, 1998.
125. Van der Schelling GP, van den Bosch RP, Klinkenbij JH, et al: Is there a place for gastroenterostomy in patients with advanced cancer of the head of the pancreas? World J Surg 17:128–132, 1993.
126. Wong YT, Brams DM, Munson L, et al: Gastric outlet obstruction secondary to pancreatic cancer: Surgical vs endoscopic palliation. Surg Endosc 16:310–312, 2002.
127. Nevitt AW, Vida F, Kozarek RA, et al: Expandable metallic prostheses for malignant obstructions of gastric outlet and proximal small bowel. Gastrointest Endosc 47:271–276, 1998.
128. Soetikno RM, Lichtenstein DR, Vandervoort J, et al: Palliation of malignant gastric outlet obstruction using an endoscopically placed Wallstent. Gastrointest Endosc 47:267–270, 1998.
129. Venu RP, Pastika BJ, Kini M, et al: Self-expandable metal stents

for malignant gastric outlet obstruction: A modified technique. Endoscopy 30:553–558, 1998.
130.Kaw M, Singh S, Gagneja H: Clinical outcome of simultaneous self-expandable metal stents for palliation of malignant biliary and duodenal obstruction. Surg Endosc 17:457–461, 2003.
131.Masci E, Toti G, Mariani A, et al: Complications of diagnostic and therapeutic ERCP: A prospective multicenter study. Am J Gastroenterol 96:417–423, 2001.
132.Testoni PA, Bagnolo F: Pain at 24 hours associated with amylase levels greater than 5 times the upper normal limit as the most reliable indicator of post-ERCP pancreatitis. Gastrointest Endosc 53: 33–39, 2001.
133.Foutch PG: A prospective assessment of results for needle-knife papillotomy and standard endoscopic sphincterotomy. Gastrointest Endosc 41:25–32, 1995.
134.Enns R, Eloubeidi MA, Mergener K, et al: ERCP-related perforations: Risk factors and management. Endoscopy 34:293–298, 2002.
135.Stapfer M, Selby RR, Stain SC, et al: Management of duodenal perforation after endoscopic retrograde cholangiopancreatography and sphincterotomy. Ann Surg 232:191–198, 2000.
136.Johanson JF, Schmalz MJ, Geenen JE: Incidence and risk factors for biliary and pancreatic stent migration. Gastrointest Endosc 38: 341–346, 1992.
137.Dumoulin FL, Gerhardt T, Fuchs S, et al: Phase II study of photodynamic therapy and metal stent as palliative treatment for nonresectable hilar cholangiocarcinoma. Gastrointest Endosc 57: 860–867, 2003.
138.Zoepf T, Jakobs R, Arnold JC, et al: Photodynamic therapy for palliation of nonresectable bile duct cancer—preliminary results with a new diode laser system. Am J Gastroenterol 96:2093–2097, 2001.
139.Ortner M: Photodynamic therapy for cholangiocarcinoma. J Hepatobiliary Pancreat Surg 8:137–139, 2001.
140.Shah SK, Mutignani M, Costamagna G: Therapeutic biliary endoscopy. Endoscopy 34:43–53, 2002.
141.Kalinowski M, Alfke H, Kleb B, et al: Paclitaxel inhibits proliferation of cell lines responsible for metal stent obstruction: Possible topical application in malignant bile duct obstructions. Invest Radiol 37:399–404, 2002.
142.Mezawa S, Homma H, Sato T, et al: A study of carboplatin-coated tube for the unresectable cholangiocarcinoma. Hepatology 32:916–923, 2000.
143.Eisenberg E, Carr DB, Chalmers TC: Neurolytic celiac plexus block for treatment of cancer pain: A meta-analysis. Anesth Analg 80: 290–295, 1995.
144.Gunaratnam NT, Sarma AV, Norton ID, Wiersema MJ: A prospective study of EUS-guided celiac plexus neurolysis for pancreatic cancer pain. Gastrointest Endosc 54:316–324, 2001.

第四篇

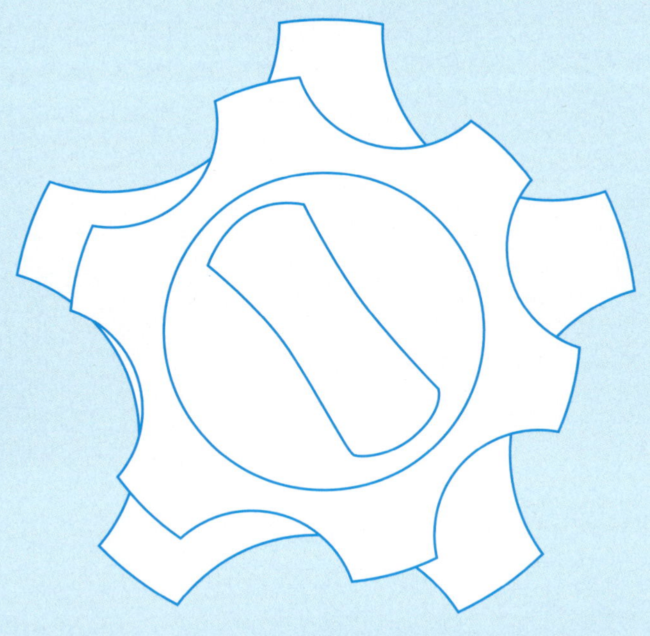

先进治疗性内镜的前景如何？

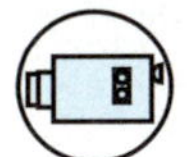

内镜腔内手术

Pankaj J. Pasricha

55

概述与引言 859
当前内镜治疗方法：概念性综述 859
外科学的下一个前沿："根治性"内镜 859
当前设备的局限性 859
推动内镜化外科的其他考量 860
总结 861

概述与引言

可弯曲内镜引起了胃肠病学的变革，为许多原本需要传统外科手术的情况提供了非侵入性的姑息性治疗方法。在内镜出现后的10年及其随后的时间内，随着圈套器、可塑管、热探头等相关硬件设备的发展，一些易掌握的操作方法如息肉电切、支架植入以及简单止血等取得了快速的进展。然而，内镜似乎已经发展到当前弯曲技术可达到的极限。尽管有一些利用现有设备进行复杂操作的介绍（如可扩张金属支架），但从根本上讲，内镜治疗的领域和性能几乎并没有改变。因而，人们越来越意识到，如果要使腔内（内镜）治疗成为一项能与微创治疗相媲美的方法，那么对现有内镜使用方法做出根本的改革将势在必行。

当前内镜治疗方法：概念性综述

当前，内镜治疗广泛应用于两个领域：（1）"辅助性"的治疗性内镜，内镜只协助药物（如肉毒杆菌毒素）或其他设备（如电极或胶囊）的准确植入；(2) 在常规治疗内镜中，内镜起到了更为关键的作用，它的形态和功能决定了治疗能得到何种程度的完成。这种内镜治疗一般不会对解剖结构造成如外科手术一样明显的改变，但利用灵活的设备和灵巧的技术，可以在内镜所能的范围内提供合适的方法来取代外科手术。例如缓解胆道梗阻，并不是利用外科改道方法重建，而只是简单地在胆管梗阻部位植入支架。然而，许多更为有效的外科技术并不能简单地利用常规内镜和内镜技术来取代。

外科学的下一个前沿："根治性"内镜

治疗性内镜专家们长期秉持的理念是通过改造内镜以使其达到外科手术获得的解剖效果。在此理念下，用根治这个词来形容这种治疗性内镜是恰当的。在一些有限的领域中，这种技术已应用于某些特定的适应证，在日本进行的大面积黏膜切除术治疗浅表性胃癌就是实例之一。现在更加大胆的方法正处于不同阶段的试验中。表55-1列出了这些技术的范围和适应证，包括Barrett食管的大范围黏膜切除术和胃减容治疗（肥胖患者）等。腔内内镜治疗可能是最根本的治疗概念：经由胃壁或其他器官壁的人工切口，进入到腹腔，然后进行器官切除（如阑尾切除）、吻合术或分流术（如胃空肠吻合术）（图55-1）。初级动物试验和非对照人体试验显示，这些方法可能并不像传统的外科手术方法那样危险。显然，如果这些方法通过了验证，这些方法将可能完全颠覆原有的腹部外科手术。

当前设备的局限性

前面提到的概念已着实让人兴奋，但在根治性内镜变为现实之前，仍存在许多重大的技术挑战尚待解决。在过去的几个世纪中，3 种技术已经成为所有外科手术的主体：

1. 精确、干净地切除组织。
2. 尽可能按照组织的自然解剖状态切除。
3. 控制上述手术过程中的出血。

一般来说，可弯曲设备尚不能取得上述3种技术中任何一种的效果。现在的内镜受到弯曲度和内径小的局限，而这恰好是它得以快速、安全进入胃肠道的两个基本要素。这也导致内镜本身不能在一个既定点上进行足够力量的聚合，即称之为"三角剖分"。虽然内镜设备中有一些如针式刀、括约肌切开器等可以进行很好的切割，但这些设备的应用只能在少数满足一定条件的情况下使用，包括要求组织相对固定、切口较小（如括约肌切开术）。在外科切除时，目标范围采

表 55-1　内镜操作技术的现况与未来

未来可能的技术			现有技术	
技术的分级	操作方法	治疗目标	传统内镜	外科
“根治性”内镜	胆肠吻合	减黄	支架植入	胆总管肠吻合
		胃成形术	减容→肥胖	无 环扎
		贲门成形术→反流病	LES 扩张术，烧灼术	胃底折叠术
	血管缝合	动脉出血	烧灼，注射	外科缝合
	经腔内操作	器官切除（阑尾、胆囊等）	无	腹腔镜
		肠-肠吻合		
		缓解梗阻	腔内支架	切除或旁路
		肥胖	无	胃空肠旁路
		黏附松解	无	腹腔镜或开腹松解术
“辅助”内镜	生物特定位点的传送	无并发症的消化性溃疡	无	无指征
		炎症性肠病	无	各种
		癌症（辅助）	切除技术	各种
	电极或其他刺激设备	动力异常	无	无

LES,下食管括约肌。

From Pasricha PJ: The future of therapeutic endoscopy. Clin Gastroenterol Hepatol 2:286–289, 2004.

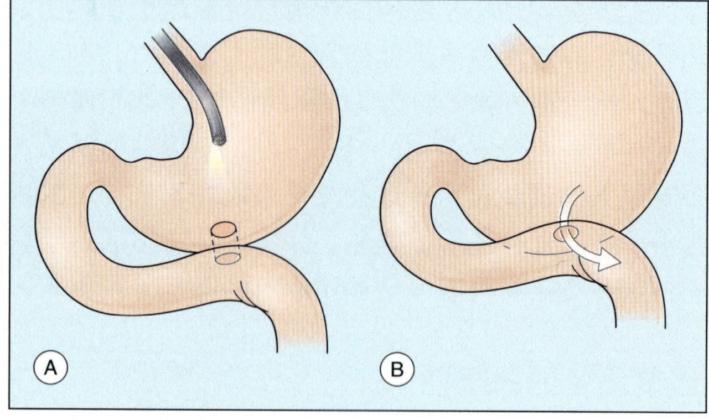

图 55-1　经内镜胃空肠吻合的概念。

用各种附件加以固定，解剖刀具有更好的定位效果和力量，因而应用时会更为准确。然而，在使用可弯曲内镜时，目标组织常常由于呼吸和内源性动力作用而发生移动。

可弯曲内镜所面临的尚未解决的最大挑战是组织吻合术。在传统的外科手术中，为了达到要求，常需用缝合或U形钉固定技术，或合用两种技术。由于可弯曲设备固有的局限，使这些技术不可能简单地转到内镜中应用，通过活检通道限制了力量的传导，通常只有1/10公斤。相反，外科大夫在使用缝合针时，双手可发挥10倍甚至更大的力量。过去，内镜治疗一直在尝试协调缝合和吻合固定技术，这也是许多研究和努力发展的焦点。然而为通过内镜的活检通道，现有的设备需要在内镜前端有相对长度的硬质结构，这就限制了内镜的可视性和机动性。

最后，内镜下止血方法通常是比较简单、相对盲目的热止血法，不适用于大型血管止血。这也是限制消化道内镜发展更具侵入性切除方法的主要因素。虽然已经发展了诸如止血夹和弹性止血带等器械，但在止血方面仍然并不可靠，因为存在一些问题，比如缺乏足够的贯穿力量、不精确、容易滑脱等。

为使根治内镜能够使用，必须对内镜的基本方式进行革新以克服这些缺陷，并改变思路：限制其最初的可视化目的，而保留其用来完成复杂的多方位移动的功能，或许是机器人化的辅助部分。这种概念的仪器如图 55-2 所示。

推动内镜化外科的其他考量

现实状况是大部分新设备的研发费用都是由工业来支撑的。因而，市场竞争力是决定哪种设备最终付诸使用的重要因素，如果没有市场前景，那么即便发明者拥有最好的设想，也难以付诸实现。由此看来，某种设备或程序是否能得到应用至少要依赖于以下三种重要因素中的两种：有需求、简单化和有效性。针对那些已能够成功治疗的疾病，新方法必须具备高度的简单化和有效性。这可能是内镜抗反流治疗方法始终未得到预期的广泛使用的一个原因。相反，如果是针对目前尚无有效治疗方法的疾病，新手段只要具有简单、便利的特点，即便它效果有限，也很可能成功。

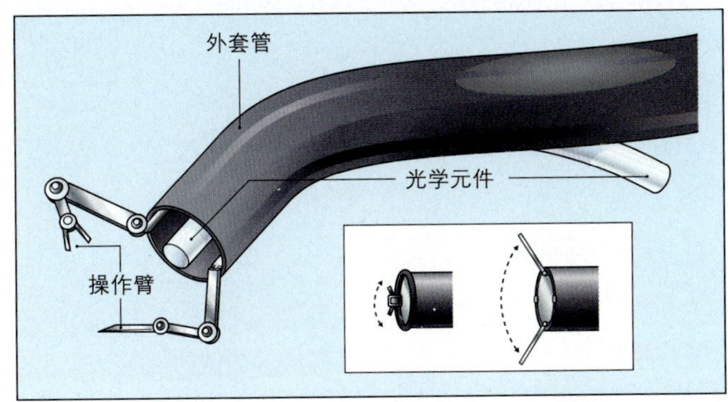

图 55-2　未来根治内镜的可能构造。光学元件只占很少空间，剩余大部分是治疗工具，可以完成传统外科功能如切割和吻合。嵌入部分显示这个设备（底部）的结构如何较现有设备（顶部）更有效地完成三角剖分（细节参看正文）。(From Pasricha PJ: The future of therapeutic endoscopy. Clin Gastroenterol Hepatol 2:286–289, 2004.)

这类情况包括功能性肠病及慢性疼痛的治疗。

总结

内镜技术特别是某些根治技术，在未来几年将得到快速的发展。这些发展不仅将为患者提供激动人心的新疗法，也促进我们专业的发展。正确认识内镜技术的发展趋势，对于预测和面对这些发展所带来挑战是必需的。

（王琨译　崔荣丽 段丽萍校）

生物可吸收支架

Elizabeth Rajan

56

引言 863
生物可吸收技术 863
临床和动物研究 864
临床应用潜力 866
潜在益处和局限性 867
生物可吸收支架技术的未来 867

引言

胃肠道支架用于胃肠腔内梗阻的治疗已有几十年的历史。“Stent”一词源于历史上一位英国牙科医生，Charles T. Stent博士的名字。1856年，他采用塑料牙科复合物为无牙患者制作了牙槽印模[1]。

胃肠道腔内梗阻和狭窄目前一般采用自膨式金属支架或固定直径的塑料支架进行治疗。自膨式金属支架有一些显而易见的缺陷，包括移位以及由于肿瘤内生长和上皮增生导致的闭塞，因而往往需要行支架重植[2]。虽然如此，这些支架仍为这些患者有限的生命提供了足够的保守治疗。自膨式金属支架植入后一般是无法摘除的，是永久性的，因而不适于良性病变。固定直径的塑料支架主要用于良性的胆道和胰管梗阻。因为细菌积聚而形成的生物被膜可导致支架早期阻塞或胆管炎，因而这些支架通常需要经常更换。通常不提倡对良性肠道梗阻患者使用塑料支架，因为传送系统很难处理，具有较高的并发症，并且很容易移位。尚无理想的支架可用于良性病变治疗。

生物可吸收支架的出现为处理良性腔内梗阻和狭窄提供了一个重要的选择。自膨式可吸收支架可预见的益处包括：非永久性，在有效期内维持较大的内径，在3～6个月内持续扩张，并且在固定时间后可以自行吸收。这些自吸收支架具有潜在的药物性渗透作用，如通过局部的释放作用而发挥药物抗肿瘤、抗炎及抗菌作用。

关于生物可吸收支架的研究大多集中在泌尿科和心血管科的应用。

生物可吸收技术

在广义上，生物可吸收性与生物可降解性这两个名词是可以相互替换使用的。生物可吸收性指的是可以被生物体完全吸收的材料及终产物，而生物可降解性是指能够被降解但无法被生物体吸收的材料及终产物。不过，实际上，构成生物可吸收支架的材料都具有一定程度的可降解性。

20世纪70年代初，早期的生物可吸收材料主要用于缝合[3, 4]。之后，生物可吸收物质经发展已开始应用于多个学科，如矫形外科、泌尿外科、心血管科、胃肠道内镜，并且其共聚合物早在10余年前已应用于骨折治疗[5]。这些聚合物被应用到外科缝合、冠脉支架、尿路支架、夹子和网筛以及骨折固定的假体中[4, 6-11]。

在支架结构中广泛应用的两类聚合物是多乳酸化合物和聚乙醇酸交酯。既往应用上述两种物质及其聚合物的经验显示这些材料具有生物相容性、毒性小及无免疫活性等优点[12]。这些合成材料另外还具有均一性和资源丰富的优点。当支架被破坏后，人体的热量和水分可降解这些复合物或聚合物成为乳酸和/或羟基乙酸，然后进入三羧酸循环，分解为二氧化碳和水。其他一些使用天然试剂（如猫肠道胶原）和纤维素制作而成的支架材料，由于其强度不够，因而使用范围不甚广泛。

这些生物可吸收材料的性能和降解动力学可以通过调整诸如化学组成、构型、分子量和灭菌过程等方式以满足特殊需要。支架吸收时间可由多种因素调节，如支架结构的基本分子构成、聚合物的选择、结晶度、形状、植入位点、温度及pH等[10, 13]。支架强度的预期丢失时间（因支架材料不同而存在差异，约3～6个月）与预期体积丢失（即完全吸收）存在差异性。预期体积丢失时间一般较长（依据支架成分，约18～24个月）。几种可降解材料产品及其降解率已有报道[14]。材料不同，降解率也有差异，高者如D,L－乳酸/羟基乙酸聚合物，由85%的乳酸和15%的羟基乙酸组成，2～3个月内降解率高达100%；低者如具有

22%戊酸酯的多聚羟丁酸盐/羟戊酸酯聚合物，6个月的降解率约为20%或者更低[8, 11]。

多聚左旋乳酸是生物降解时间最长的基本分子[13, 15]。乳酸具有不对称的碳原子结构，并以两种异构体形式存在：左旋[L(+)]和右旋[D(-)]乳酸。这两种异构体在降解率上有显著的差异[7]。

生物可吸收聚合物一般通过两种水解方式发生腐蚀[12]。一种方法为同质或大规模降解，这时整个聚合物同步发生糜烂。亲水性非晶体聚合物多通过这种方式降解。另一种方法是异质性或表面降解，这时糜烂只发生在聚合物的表面。疏水及高晶体聚合物主要通过这种方式发生糜烂。多聚左旋乳酸是高晶体聚合物的典型例子。

早期的生物可吸收支架在传送设备中其可压缩性能较差，并且支架展开需要球囊扩张辅助，在临床使用前需要解决这些问题。纺织制造工业的一些技术如编织和针织等提供了解决办法，改善了支架的可弯曲性和可压缩性能[4, 15]。现在的自膨式生物可吸收支架，对球囊扩张辅助支架的需求正逐渐减少或消失。支架扩张率及速度依赖于多种因素，包括支架材料、内在分子链组成、支架直径和处理环境[6, 16]。支架在室温下稳定，在人体温度下张开。扩张的程度也依赖于相同的因素，诸如材料、结晶度和温度[17]。具有较高结晶度的材料如多聚左旋乳酸其扩张率较高。要想设计出的支架具有压缩性、自扩张性，并且能够在相当时间内（6个月或更长）保持力量、最终可以被吸收，还是存在困难的。

为保证支架在发挥治疗作用之前保持其径向张力，非常重要的一点是明确生物可吸收过程在体外对支架机械性能的影响。多乳酸化合物和聚乙醇酸交酯的生物可吸收机制主要是水溶性。有作者发现其在体内的降解速率与在体外没有差异，甚至有报道称在体内降解更快[5, 18, 19]。影响植入设备的分子及酶学活性可解释这些发现。虽然尚不清楚对于某个植入位点，体外发现是如何与体内试验结果保持一致的，但模拟临床环境的体外测试是必需的，应该作为制定临床研究计划的指南。

生物可吸收支架的药物渗透作用是对支架的进一步要求。然而，有报道称高剂量药物可显著降低支架的机械性能。这种变化可以解释为药物和聚合物互不相容，或药物掺入后抑制了聚合物的结晶度[20]。不同药物浓度和生物可吸收支架机械性能之间的关系尚需进一步的研究。

利用上述多种性能可以为特定临床指征制作理想的支架，包括用来保持外科吻合口几周的快速自吸收支架和针对反复复发狭窄的长期维持支架。

临床和动物研究

Freeman 等[21]报道了一项多中心研究的初步结果。这项研究应用生物可吸收胆管支架来缓解恶性胆管梗阻。所采用的是生物可吸收胆管支架，由麻州Natick的波士顿科技公司（Boston Scientific Corporation, Natick, MA）制造。传送系统为11Fr，支架的开伞部分与线网状壁支架Wallstent相似。首先切开胆道括约肌，然后将传送系统通过狭窄部分。拉回外壳，打开支架伞（图56-1A和B）。这些支架径向力量弱于金属支架，因而在这项研究中，支架伞打开后需用球囊扩张。据报道，这样可以达到金属支架的腔内开放尺寸（图56-1B和C）。通过内镜可以很容易地用圈套器将位置不当的支架取出，而这个操作对金属支架则不可能完成。对51名患者进行初级临床研究所得的数据显示一部分支架持续开放9个月以上。

Fry 和 Fleischer[22]描述了首次对美国一名患有复发性食管良性狭窄的患者植入可降解食管支架的情况。一个由多聚左旋乳酸（Instent，Eden Prairie, MN）单层线圈组成的AB型原型食管线圈（图56-2）用于研究。支架被牢固的缠绕在外径9毫米的引导导管上。支架长10厘米，据报道在伞打开时并无垂直变形。线圈完全张开后内径为16毫米。引导导管具有不透辐射的标记以利于精确定位，但支架是完全透辐射的。第6周时，患者突然出现吞咽困难。内镜显示近端支架塌陷，内镜不能通过。钡剂造影和CT扫描显示支架的近端25%已经在狭窄最严重部位的强大力量下发生折断和塌陷。支架经内镜使用导管和鼠齿钳被一片片取出。在这6周中，食管重建未能实现，吞咽困难随着支架取出而复发。作者推测食管狭窄重建约需要6个月甚至更长时间。而这种支架的生物学寿命为3～6个月，其机械强度丢失的时间为4～8周。

Goldin等[23]发表了一篇摘要，讲述了他们使用食管内生物可吸收支架（InStent Inc.）的经验。植入了5个自膨式多聚左旋乳酸支架：其中4个用于消化性狭窄，另一个用于鼻胃管损伤。第一组中3名患者在2～3周后出现复发性的吞咽困难。据作者报道，剩下了两个支架采用了强度更大的线圈，患者在2个月时仍无症状。

Ginsberg 等[24]在猪模型中观察了一种新型生物可吸收支架的临床前研究（图56-3A）。生物支架（Bionx

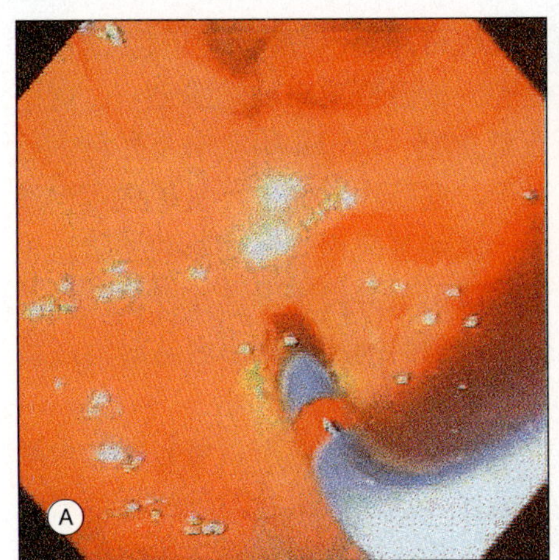

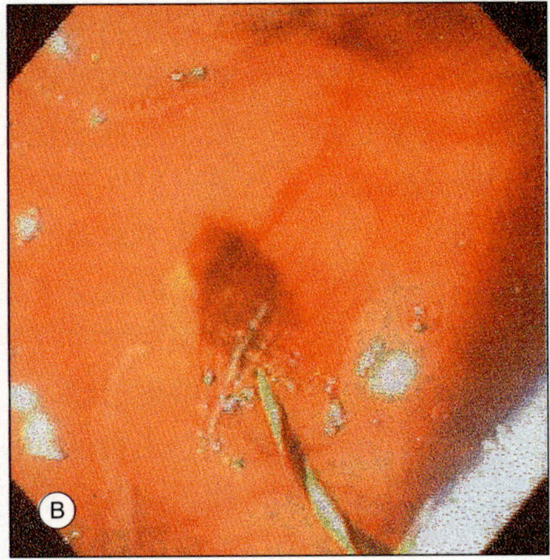

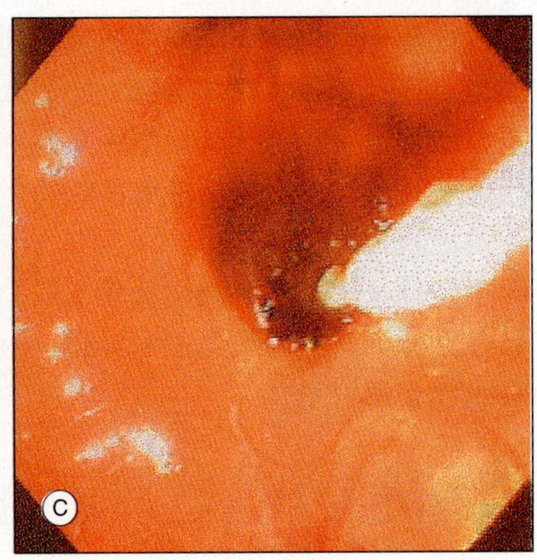

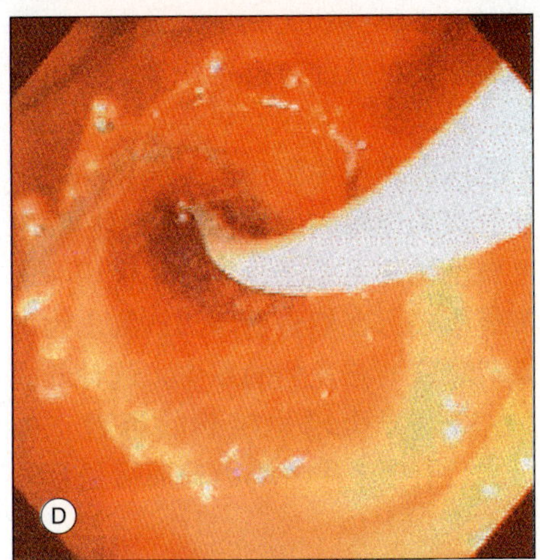

图56-1 A和B．生物可吸收支架Wallstent最初张开。C和D．内镜下观察生物可吸收支架 Wallstent 扩张后的情况。(From Freeman ML: Bioabsorbable stents for gastrointestinal endoscopy. Tech Gastrointest Endosc 3:120–125, 2001.)

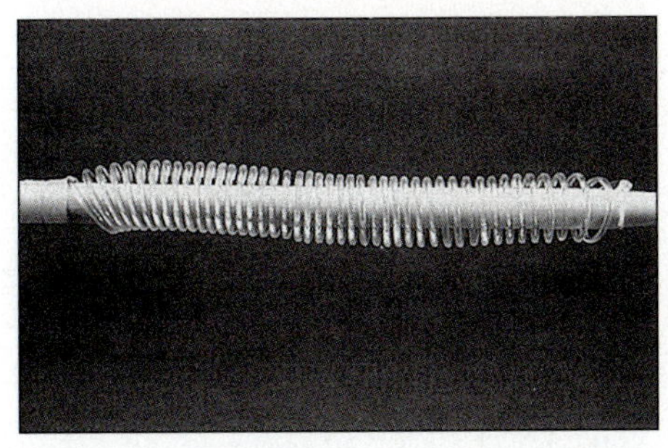

图56-2 缠紧之前引导导管上的AB食管线圈。(From Fry SW, Fleischer DE: Management of a refractory benign esophageal stricture with a new biodegradable stent. Gastrointest Endosc 45:179–182,1997.)

Implants，Blue Bell，PA）是由4%的右旋乳酸和96%的左旋乳酸（96PLA）组成的多聚乳酸化合物。加入右旋乳酸是为了降低结晶度，从而加速吸收。多聚体纤维被制成编织物构型，支架还加入了不可吸收的弹性轴向滑槽以改善其径向扩张力。为使支架不透辐射，将硫酸钡（约 20% 重量）添加到 96PLA 共聚物中。支架直径10毫米，长50毫米，具有一个12Fr 传送设备。

对支架传送和开伞的精确性及容易度、径向扩张及放射可视性等问题在8只具有正常胆管的动物中进行了研究。支架功能和生物耐受性分别在 2、4、6、12个月时通过胆管造影、血清胆红素和组织病理学检查来进行评估。结果显示，支架传送无需胆管括约肌切开，伞打开非常容易并且精确性高。该结果显示支架具有很好的扩张性和放射可视性。在6只动物中支架扩张率为50% ~ 75%，其中在两只动物中超过75%（图 56-3B）。随访显示，支架维持功能性开放达 9 个月。虽然胆管造影显示普遍存在充盈缺损，但血清胆红素正常，动物也无临床症状。作者认为所观察到的功能性开放是缘于支架外周的胆汁流动。组织病理学分析显示胆管上皮正常，没有支架压迫的表现，也无支架所诱发的炎症或上皮增生（图56-3C和D）。未出现内皮化现象，即未出现支架整合到胆管固有层中的现象。提示导致自膨式金属支架闭塞的重要原因如上皮整合和增生在这类支架中并未发生。这些支架在壶腹近端开伞，作者提出值得注意的问题是跨壶腹的支架易出现自发性移位。

目前关于生物可吸引食管支架的初步临床前研究正在进行中。当前尚无用于胃肠道内镜的商业化生物可吸收支架可用。

临床应用潜力

目前临床使用的方法，如重复扩张、反复放置易堵的单个或多个塑料支架或外科手术，相对于这些来说，在胆管或胰管良性狭窄病变处放置生物可吸收支架是一个很好的替代方法。封闭胆源性或胰源性渗漏、内镜下括约肌切开术及外科括约肌成形术后再狭窄的预防是生物可吸收支架未来的应用方向。对于内镜下胆管括约肌切开术后的腹膜后穿孔，传统采用鼻胆管引流或外科引流方式治疗，生物可吸收支架可封闭渗漏并预防腹膜后污染。由于金属支架的永久性，并且考虑到这种内在设备的远期安全性尚未得到证实，并可能对以后的外科手术造成干扰，在良性病变中不推荐使用金属支架。

生物可吸收支架也可能是治疗食管、幽门、小肠和结肠内长期良性腔内梗阻或狭窄的选择之一。这些狭窄包括消化性食管狭窄、Crohn 病狭窄及外科术后或放射性狭窄。对于一些药物治疗和反复扩张后仍然效果不显著的狭窄，以前多采用外科切除的办法。生物可吸收支架也可扩展用于外科手术前接受化疗患者的恶性狭窄以及对那些预后尚不明确患者临时性过渡的桥梁治疗。

生物可吸收支架的其他潜在应用领域包括作为常规预防性支架应用于具有高狭窄风险的外科吻合术，如肝空肠吻合术、原位肝移植后胆总管端端吻合术和食管胃吻合术；还可用于那些缺乏病理学证据的可疑恶性狭窄性病变的治疗；以及治疗持续性瘘，如气管食管瘘。

随着内镜下黏膜切除术应用于癌前组织切除的增多，采用生物可吸收支架预防大面积环周黏膜切除术后（狭窄）的发生显得尤为重要[25]。环周黏膜切除的主要顾虑是术后狭窄形成。在切除后即刻放置生物可吸收支架可减少或消除这一并发症的发生，这种并发症尤其多发于存在高度异型增生疾病的患者，如Barrett食管患者，他们中许多患者都因此而接受食管切除术。

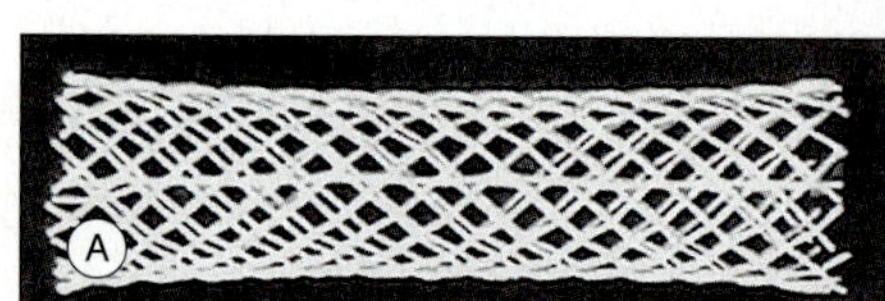

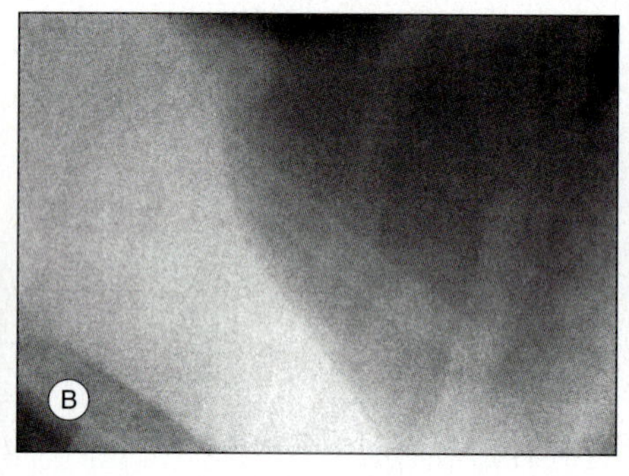

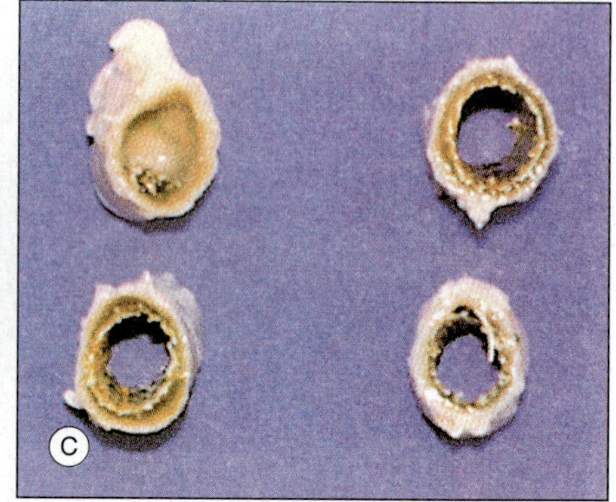

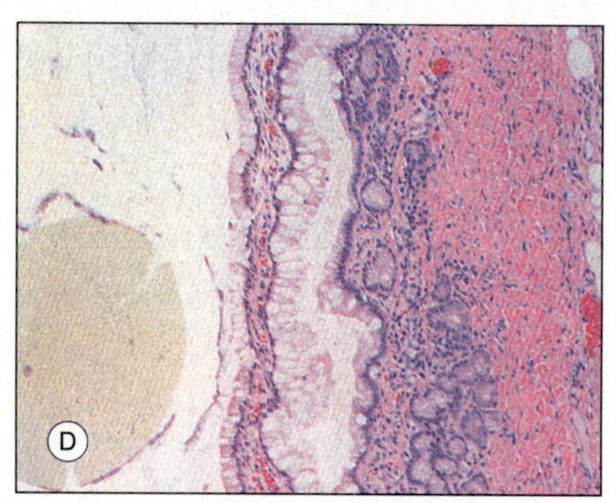

图 56-3 A. 生物支架。自膨式生物可吸收胆管支架由自增强PLA 丝状物构成编织物样结构，其具有四个象限的弹性轴向滑槽，以增加支架径向回收力和辐散力。B. X线透视所见支架张开后即刻影像，达到完全开放直径的 50% ~ 75%。C. 胆总管与完全开放支架交叉处的4个月尸体解剖大体观。注意支架并未整合到胆管壁中。D. 4个月的组织病理学：胆管上皮正常，没有支架印迹，没有整合，也没有支架诱导的炎症或上皮增生；支架材料的碎片留在腔内。（From Ginsberg G, Cope C, Shah J, et al: In vivo evaluation of a new bioabsorbable self-expanding biliary stent. Gastrointest Endosc 58:777–784, 2003.）

生物可吸收支架可能的临床适应证见表 56-1。

表 56-1　生物可吸收支架可能的临床应用
胆管和胰管
良性狭窄
不明确的狭窄
胆管和胰管或括约肌渗漏
内镜下括约肌切开和外科括约肌成形术后再狭窄的预防
内镜下胆管括约肌切除术后腹膜后穿孔
胰腺囊肿胃吻合术
食管、幽门、小肠和结肠
良性狭窄
不明确狭窄
外科手术前放化疗的恶性狭窄
瘘（如气管食管瘘）
预防性支架术
外科吻合术（如肝空肠吻合术、原位肝移植时胆总管对口　吻合术、食管胃吻合术）
内镜下大范围或环周黏膜切除（如高度异型增生的 Barrett 食管）

潜在益处和局限性

生物可吸收支架的突出优点在于其非永久性及在预设时间内可完全吸收。这就不需要再取出支架，也避免了由于不可取出支架所导致的远期并发症。支架的自扩张功能提供了维持长时间较大内径开放的能力。而且，这些支架不会引起图像伪影。

对那些预期生存时间有限的患者，姑息治疗恶性狭窄究竟是选用生物可吸收支架还是自膨式金属支架，可能取决于价格。但如果病因尚不确定或还可考虑行外科手术时，仍首选生物可吸收支架，而不采用金属支架。

近来反复被提出的生物可吸收支架面临的难点是支架张开度欠佳，需要球囊扩张辅助，以及维持支架开放的径向力不足。支架移位也是一个问题，尤其是无明显肿瘤边缘时，如良性狭窄。这些情况将在制造新一代支架时予以考虑。

生物可吸收支架技术的未来

生物可吸收聚合物被认为是一种前景很好的新材料。胃肠道内镜中使用生物可吸收支架是一项令人激动的新兴技术。理想的支架应该对侧壁具有足够的支撑力，在治疗中保持腔内开放，治疗后可自动由人体吸收。而且，理想支架还不应有繁复的传送系统，应容易展开，最好能通过内镜钳道被张开。满足临床需求，具有这些优点的支架正处于研发阶段。

目前人们兴趣的焦点转到了通过生物可吸收支架在疾病位点局部释放药物。从理论上来讲，局部药物释放的优势在于可以使药物在局部持续释放而保持局部的较高浓度，从而避免全身性不良反应。生物可吸收支架的优点就在于其在限定的时间内可逐步、持续地进行局部药物释放。可通过此方法传送的药物有抗菌药、抗肿瘤的细胞毒药物、激素，甚至更大胆地进行局部的细胞基因治疗。进行药物传送的聚合物到达靶器官后可以通过整体侵蚀而降解。因此局部药物浓度的波动与清除能力之间的关系需要研究。目前已有应用生物可吸收支架进行投药的先例。Wei 及其同事[26]曾采用D，L-乳酸评估卡那霉素在兔股骨的释放；植入聚合物后，在局部维持足够的抗生素浓度 6 周以上，聚合物可在 9 周内降解。最近，Rutledge 等[27]进行的研究显示，渗透抗生素的生物可吸收支架可有效治疗兔骨髓炎。Yamawaki等[28]在一种用以抑制酪氨酸激酶活性的多聚L乳酸冠脉支架上加入了抗增生物质。研究显示，在带有特定抑制剂的多聚L乳酸支架放置的部位，新生内膜结构明显减少。Ye等[29]的研究采用重组腺病毒携带核定位报告基因，将带有这种病毒的生物可吸收聚合物支架植入兔动脉壁，结果显示细胞内核报告基因得到成功地转运及表达。某些主要蛋白在胃肠道细胞增殖的中枢调节途径中起关键作用，对于编码这些蛋白的基因，采用生物可降解支架作为载体有可能实现其转运，因而这种可能性是十分振奋人心的。毫无疑问，生物可吸收材料的应用代表了治疗性胃肠道内镜领域的未来。现今多数的生物可吸收支架技术仍是专利产品。它对未来支架相关治疗的影响尚需通过临床试验才能得到证实。

（王琨译　崔荣丽　段丽萍校）

参考文献

1. Sterioff S: Etymology of the world “stent.” Mayo Clin Proc 72: 377–379, 1997.
2. Baron TH: Expandable metal stents for the treatment of cancerous obstruction of the gastrointestinal tract. N Engl J Med 344:1681–1687, 2001.
3. Tormala P, Pohjonen T, Rokkanen P: Bioabsorbable polymers: Materials technology and surgical applications. Proc Inst Mech Eng 212:101–111, 1998.

4. Nuutinen JP, Valimaa T, Clerc C, et al: Mechanical properties and in vitro degradation of bioresorbable knitted stents. J Biomater Sci Polym Ed 13:1313–1323, 2002.
5. Rokkanen P: Current clinical use of absorbable fracture fixation devices. Ann Chir Gynaecol 80:243–244, 1991.
6. Laaksovirta S, Talja M, Valimaa T, et al: Expansion and bioabsorption of the self-reinforced lactic and glycolic acid copolymer prostatic spiral stent. J Urol 166:919–922, 2001.
7. Isotalo T, Talja M, Hellstrom P, et al: A double-blind, randomized, placebo-controlled pilot study to investigate the effects of finasteride combined with a biodegradable self-reinforced poly L-lactic acid spiral stent in patients with urinary retention caused by bladder outlet obstruction from benign prostatic hyperplasia. BJU Int 88:30–34, 2001.
8. Lincoff AM, Schwartz RS, van der GiessenWJ, et al: Biodegradable polymers can evoke a unique inflammatory response when implanted in the coronary artery [abstract].Circulation 86:I-801, 1992.
9. Gammon RS, Chapman GD, Agrawal GM, et al: Mechanical features of the Duke biodegradable intravascular stent. J Am Coll Cardiol 17:235A, 1991.
10. Lumiaho J, Heino A, Tunninen V, et al: New bioabsorbable polylactide ureteral stent in the treatment of ureteral lesions: An experimental study. J Endourol 13:107–112, 1999.
11. Zidar JP, Lincoff MA, Stack RS: In Topol EJ (ed): Textbook of Interventional Cardiology, 2nd ed. New York, Saunders, 1994, pp 787–802.
12. Tanguay JF, Zidar JP, Phillips HR 3rd, et al: Current status of biodegradable stents. Cardiol Clin 12:699–713, 1994.
13. Korpela A, Aarnio P, Sariola H, et al: Bioabsorbable self-reinforced poly-L-lactide, metallic, and silicone stents in the management of experimental tracheal stenosis. Chest 115:490–495, 1999.
14. Cutright DE, Perez B, Beasley JD 3rd, et al: Degradation rates of polymers and copolymers of polylactic and polyglycolic acids. Oral Surg Oral Med Oral Pathol 37:142–152, 1974.
15. Saito Y, Minami K, Kobayashi M, et al: New tubular bioabsorbable knitted airway stent: Biocompatibility and mechanical strength. J Thorac Cardiovasc Surg 123:161–167, 2002
16. Jedwab MR, Clerc CO: A study of the geometrical and mechanical properties of a self-expanding metallic stent—theory and experiment. J Appl Biomater 4:77–85, 1993.
17. Valimaa T, Laaksovirta S, Tammela TL, et al: Viscoelastic memory and self-expansion of self-reinforced bioabsorbable stents. Biomaterials 23:3575–3582, 2002.
18. Suuronen R, Pohjonen T, Hietanen J, et al: A 5-year in vitro and in vivo study of the biodegradation of polylactide plates. J Oral Maxillofac Surg 56:604–615, 1998.
19. Kangas J, Paasimaa S, Makela P, et al: Comparison of strength properties of poly-L/D-lactide (PLDLA) 96/4 and polyglyconate (Maxon) sutures: In vitro, in the subcutis, and in the Achilles tendon of rabbits. J Biomed Mater Res 58:121–126, 2001.
20. Venkatraman S, Poh TL, Vinalia T, et al: Collapse pressures of biodegradable stents. Biomaterials 24:2105–2111, 2003.
21. Freeman ML: Bioabsorbable stents for gastrointestinal endoscopy. Tech Gastrointest Endosc 3:120–125, 2001.
22. Fry SW, Fleischer DE: Management of a refractory benign esophageal stricture with a new biodegradable stent. Gastrointest Endosc 45:179–182, 1997.
23. Goldin E, Fiorini A, Ratan Y, et al: A new biodegradable and self-expanding stent for benign esophageal strictures [abstract]. Gastrointest Endosc 43:294, 1996.
24. Ginsberg G, Cope C, Shah J, et al: In vivo evaluation of a new bioabsorbable self-expanding biliary stent. Gastrointest Endosc 58: 777–784, 2003.
25. Rajan E, Gostout CJ: Widespread endoscopic mucosal resection. Gastrointest Endosc Clin N Am 11:489–97, 2001.
26. Wei G, Kotoura Y, Oka M, et al: A bioabsorbable delivery system for antibiotic treatment of osteomyelitis. The use of lactic acid oligomer as a carrier. J Bone Joint Surg Br 73:246–252, 1991.
27. Rutledge B, Huyette D, Day D, Anglen J: Treatment of osteomyelitis with local antibiotics delivered via bioabsorbable polymer. Clin Orthop 1:280–287, 2003.
28. Yamawaki T, Shimokawa H, Kozai T, et al: Intramural delivery of a specific tyrosine kinase inhibitor with biodegradable stent suppresses the restenotic changes of the coronary artery in pigs in vivo. J Am Coll Cardiol 32:780–786, 1998.
29. Ye YW, Landau C, Willard JE, et al: Bioresorbable microporous stents deliver recombinant adenovirus gene transfer vectors to the arterial wall. Ann Biomed Eng 26:398–408, 1998.

成像新技术

Shai Friedland and Jacques Van Dam

57

反射光谱学 869
散射光谱学 870
荧光光谱 871
荧光点光谱的应用 871
原卟啉强化荧光 872
内镜荧光成像 873
Raman 光谱 874
光学相干断层扫描 876
红外成像、全息相干成像和共聚焦显微镜 877
小结 879

新的内镜成像技术包括散射光谱学、荧光光谱成像和光学相干断层扫描（optical coherence tomography, OCT）。这些新技术的发展潜在地改变了一些常规临床操作，如检查胃肠道（gastrointestinal, GI）异型增生、恶性病变和缺血。虽然还不清楚这些操作方法能否从实验室推广到临床应用，但它们无一例外可以增强内镜诊断疾病的能力，因而引起广泛的关注。本章回顾了几种可应用于内镜操作的主要光学方法。在介绍每一种方法时，首先总结其核心的物理原理，然后讨论新近的研究结果和应用前景。

每种光学方法都与传统的内镜原理相似，均采用光或与组织相互作用后返回内镜的光来照亮黏膜。不同方法间存在差异，包括所用光的属性及光信号的形成不同。例如，激光诱发的荧光内镜中，光源是波长相对较短的激光，而它所测量的是组织所发出的波长较长的荧光。在初步研究中，人们采用带导管的探头经由内镜管道插入来引导这些新的光学系统。典型的探头是将光投送至黏膜的一个小点上，并分析从此点所反射的光；这种技术被称为点荧光法。这种设备经过进一步的改造，可建立起一套系统，该系统将能独立分析大量光点，形成类似于传统内镜图像的二维图像。荧光内镜图像就是一个例子，通过这种图像，医生可以看到标准内镜图像上覆盖着相对较高或较低强度的荧光，用以提示可能存在的发育不全或其他黏膜异常。其他光学技术，如共聚焦显微镜和 Raman 分光镜检术，尚未达到完全整合到常规内镜操作中的高级阶段。

反射光谱学

从概念上讲，反射光谱学和散射光谱学是这些新型光学技术中最简单的：它们通常依赖于光照明到感兴趣区组织，并定量分析从组织返回到探测器的光。白光是波长在390 ~ 780nm之间的混合光。当用白光照射黏膜时，部分光线被组织分子吸收，尤其是毛细血管内丰富的血红蛋白，它们具有很强的吸收性。在肉眼看来，血液呈红色，这是因为氧合血红蛋白选择性地吸收蓝光，使得大部分红光被散射并反射到观察者眼中。反射光谱镜检术一般通过经由内镜管道插入的导管纤维探头来得以应用。白光用于照明组织，组织反射回来的光由下一根光纤维（或多根纤维）收集并传达到观察者眼中。由于某些波长的光会被氧合血红蛋白及脱氧血红蛋白等分子优先吸收，因此，反射回来的光谱可以通过这些分子的吸收特性加以分析。氧合血红蛋白和脱氧血红蛋白在吸收光谱上具有相当大的差异（图57-1）[1]。采用数学算法，浅表组织内的氧合血红蛋白和脱氧血红蛋白之比可以通过分析反射光波谱而准确地计算出来[2]。一般在 500 ~ 600nm 间进行分析，这段波长中两种类型的血红蛋白具有实质上的差异，并且光穿透组织深度不到1mm（红光穿透更深一些）。因为大部分血红蛋白都位于毛细血管红细胞内，这种分析是一种可靠的毛细血管内血氧饱和度的估算方法，从而使内镜医师能够评估胃肠道黏膜的灌注状态。

Chance 等[6]为荧光光谱设计了可弯曲引导装置，在他们的先驱性工作的基础上，反射荧光分光光度法在过去 25 年中已成为胃肠黏膜灌注状态研究的工具[3-5]。1979 年，Sato 等[7]首次描述了在体内应用反射光谱测量胃灌注的情况。在 20 世纪 80 年代初期，研究者应用这种方法定量测定了烧伤患者和头部外伤患者的胃内血流情况，证明胃溃疡出现血流的严重减少[8,9]。几个研究小组已经研究了灌注在胃十二指肠溃疡愈合中起到的作用。大部分胃十二指肠溃疡边缘血氧饱和度超过了周围正常组织黏膜。一项研究发现，如果十二指肠溃疡周边血氧饱和度较低，那么22%的受试者溃疡愈合会延迟[10, 11]。

反射光谱具有允许快速（1秒内）测量和分析的优点。这种系统由于具有便利和快速的特点，已经开始用于测量灌注的动力学改变。Temmesfeld-Wollbruck等[12]证明反射光谱能够测量感染性休克患者黏膜血流氧饱和度的减少。然后，他们也证明，在静脉给予多培沙明后，血氧饱和度得到部分改善。对反射光谱法与胃张力测量法进行比较，后者是通过评估黏膜内pH来研究胃灌注的方法，结果发现，在测量快速多培沙明药物干预时，反射光谱法优于胃张力测量法。在其他一些研究中，对胃肠黏膜注射肾上腺素的反应进行了实时监测。对诸如息肉电切前息肉蒂的夹闭或圈套等内镜下操作也可通过反射光谱来监测（图 57-2）[2]。

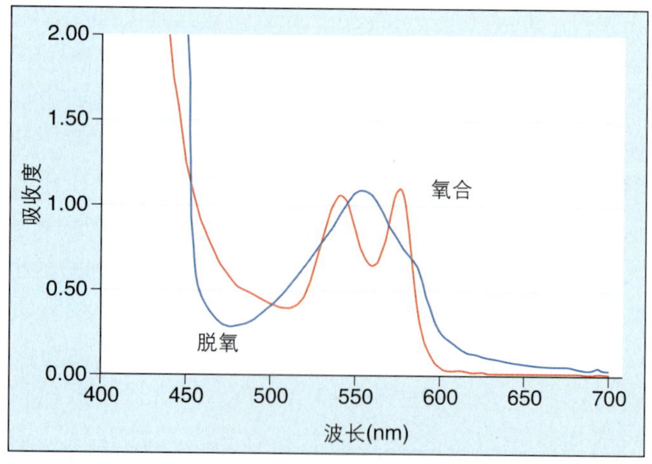

图 57-1 氧合血红蛋白及脱氧血红蛋白光谱。(Redrawn from Friedland S, Benaron D, Parachikov I, Soetikno R: Measurement of mucosal capillary hemoglobin oxygen saturation in the colon by reflectance spectrophotometry. Gastrointest Endosc 57:492–497, 2003, with permission from the American Society for Gastrointestinal Endoscopy.)

早期光谱设备由于只能测量三种波长的吸收而受到限制。然而，随着现在技术的发展，自动测量数以百计的波长吸收已成为可能，并且应用许多精细的分析软件可以使测量更加自动化。反射光谱可能应用于临床，成为具有缺血风险患者监测器官再灌注状况的工具。利用商用制造的导管探头，临床医生可以测量口腔、食管和直肠黏膜中毛细血管的血氧饱和度。早期的经验提示，血流的主要改变，例如心血管介入过程中血流的改变，可以被检测到。这类监测的准确意义尚待进一步的临床试验来证实。

散射光谱学

当光遇到折射系数改变的情况，如在空气 - 玻璃交界面，一部分光被反射，剩余部分以一定的角度（折射角）进入第二种介质中。当存在多种界面时，从多个散射来源的反射光和折射光可以彼此相互作用，从而产生可被测量的干涉波谱。在生物组织中，有许多结构，例如细胞核的折射系数比周围的胞质高[13, 14]。黏膜表面两个紧邻细胞核反射的光可彼此相互作用。当这两束光路径长度相差 n+1/2 波长时（n 为整数），这时干涉是最强的，这种情况下，两种光束绝对不同相。应用Maxwell的电磁方程式，可以计算出模型系统的散射行为，例如具有特定折射系数、大小和浓度的各种球状物。Gustav Mie首先在1908年进行了这类运算，其结果称为Mie散射。就胃肠道来说，正常上皮和异型上皮细胞核具有不同的尺寸分布，因而对不同波长光的散射具有明显的检出效果，足以对其进行评估。Perelman 等[15]在考虑了组织光的指数衰减、血红蛋白吸收和散射等情况下，采用一个模型证明了由于正常和异型性的细胞核具有不同的尺寸分布，因

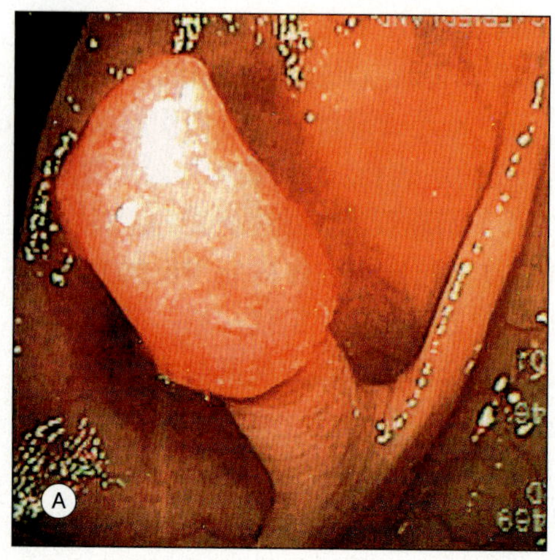

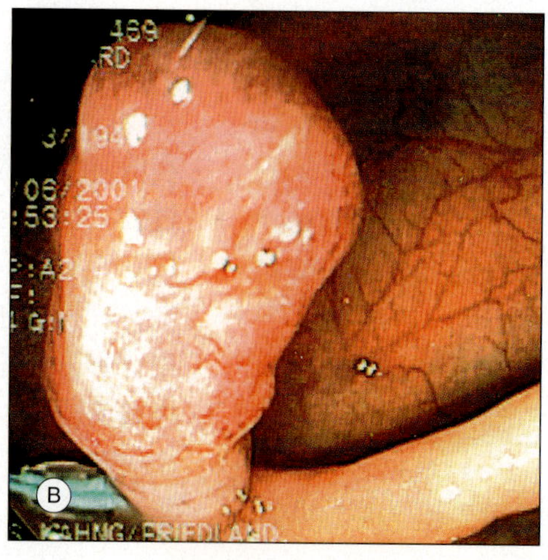

图 57-2 带蒂息肉在内镜下进行蒂的圈套术前（左）后（右），测量其组织氧合情况。黏膜毛细血管血氧饱和度从 78% 降至 36%。

而正常和异型变的Barrett上皮在反射光谱上具有不同的周期性微细结构。

最近，对接受Barrett食管或可疑食管腺癌常规筛查的13名患者进行了散射光谱镜的检查[16]。在研究开始阶段，选取8个样本来明确异型性的最适阈值；这里没有明确地区分低度与高度异型性。结果证明最适截取值为30%的细胞核直径大于10μm，该值被用于取自上述13名患者的68个样本中。该研究发现光谱法诊断异型性的敏感性为90%，特异性为90%。目前仍需在临床上更为相关（和更具挑战性）的背景下开展进一步的研究来验证上述结果，例如在一些内镜下不存在可疑结节或团块，看起来为单纯Barrett食管的病例中进行队列研究。胃食管反流病炎症的混淆效应可能改变黏膜细胞特性，也必须进行研究。如果这些初步结果能够被证实和重复，并且系统操作可行，那么我们在多种临床背景下检测异型变的能力将得到实质性的进展。重要的进一步发展包括通过整个内镜视野扫描发现异型变，开发图像系统通过散射光谱镜检查来检测异型变。通过该设备，内镜操作者可以在观察整个视野时立刻发现异常。在这种系统开发出来之前，散射光谱镜检查仍只能作为科研的手段。

荧光光谱

当原子或分子吸收相对较短波长（高能）的光后，发射出相对长波的光（低能），即产生了荧光。吸收了高能光子的原子或分子被激发到一个高能水平。在吸收的能量逐渐释放的过程中，特定的原子和分子一般在延迟10^{-7}秒后，发射出特定波长的光子。发射出的光子能量低于激发原子或分子的原始光子能量。在生物组织中，有许多内源性分子在接受紫外线或短波长可视光照射时，能发出荧光。称为组织的自体荧光，与之对应的荧光是应用特定荧光剂如5-氨基酮戊酸后诱发的荧光。自发荧光和药物诱导荧光已经过深入的研究。

自体荧光可以由生物组织的多种内源性分子所激发，包括结缔组织（胶原、弹性蛋白）、芳香族氨基酸（如色氨酸）、卟啉、辅酶[如烟酰胺腺嘌呤二核苷酸（NADH；只有还原形式是荧光的）]、脂褐素。每种荧光团具有特定的吸收波长和放射波长区。然而，由于荧光激发和发射光波段较宽，彼此有交叠，并且组织中存在许多不同的荧光团，因而很难解释组织内的自体荧光光谱。另外，在体内进行荧光光谱检查时，所观察到的荧光起源于浅表黏膜和深层组织。每一层的分子组成截然不同，其组成和厚度在不同疾病中也彼此不同。此外，还有一些吸收的混杂效应：与反射和散射光谱相似，当自体荧光从组织发射出时，部分将被吸收。不同波长的荧光具有不同的吸收率，这将影响荧光光谱的测量。一种用于消化道荧光研究的特殊人造资源来自于食物残渣和粪便中的荧光团。

由于难以明确荧光光谱的要素组成，大部分的人类研究均在尝试明确各种疾病状态下典型的荧光波谱，例如增生性或腺瘤性息肉。这样，将一个未知息肉观察到的波谱信号与增生性或腺瘤性息肉的光谱模型进行比较，通过数学运算，计算出这种信号究竟与哪种类型的病变更为接近。更高级的系统收集激发-发射矩阵，这种矩阵是采用不同激发波长激发组织后获得的荧光光谱的集合。例如，一种便携式设备可在不足1秒的时间内获得一套具有11种不同荧光的光谱，每一种均使用不同的激发波长照射组织后衍生而来。

荧光光谱系统由激发光源、纤维探头及纤维组成。光纤探头带有一根或更多的纤维，可将激发光带入组织，纤维则是收集荧光信号并将之传送回光子探测器。信号由计算机进行分析。激发光源常常是短波激光，例如波长为337nm时发射的氮激光。另外，有一种可供选择的光源可以发射较宽范围波长的光，经滤过处理后，只允许短波光来激发组织。通常波长在350～700 nm的荧光信号被收集起来后，常需要经过过滤器，以消除波长更短的光，从而避免来自激发光源的光产生伪影。在收集激发-发射矩阵的系统中，连续应用不同波长的不同激发光源。例如通过一个激发光源获得包括胶原（激发波长330nm）在内的荧光信号，待信号逐渐减少，然后在405nm处激发，即可得到卟啉来源的强烈信号。

荧光点光谱的应用

一些研究已经证明，使用荧光光谱来鉴别正常结肠黏膜和增生性及腺瘤性息肉是可行的[17-21]。Kapadia等[17]采用波长325nm的激光诱导荧光检查近期切除的正常结肠组织、增生性息肉和腺瘤性息肉。研究了35个正常组织样本和35个息肉组织样本后，他们建立了一个相关模型并对其荧光谱进行了分析，然后再检查下一组收集的标本。结果证明离体鉴别增生性息肉和腺瘤性息肉的准确性达94%～100%。Cothren等[18]首次在体将激光诱导荧光应用到结肠，他们采用370nm波长进行激发，然后在400～700nm波长范围内分析荧光发射谱。他们注意到，总体来讲，腺瘤组织趋于具有较低强度荧光。通过分析460nm和680nm的荧光信号，可使鉴别腺瘤性息肉与正常黏膜的灵敏性达100%，特异性达97%。接下来对同一群受试者进行了内镜下盲法研究，纳入了更多量的息肉，结果显示灵敏度为90%，特异性为95%（图57-3）[19]。

组织自体荧光也在食管中进行了研究，尤其是在Barrett食管异型增生的鉴别中。Panjehpour等[22, 23]证明Barrett食管的高度异型性黏膜可以与非异型性或低度异型性的黏膜相区别。他们采用氮泵浦染料激光调到410nm处产生光脉冲激发组织，采用名为差异正常化荧光系数的技术进行了荧光光谱分析[24]。在这一技术中，首先每个光谱除以一个与光谱中所有波长光谱总强度相关的因子，进行正常化。将正常患者队列中获得的一套正常化波谱进行平均化，用作参考基线。然后，对每个接受研究的患者，用正常化测量光谱减去参考基线。用480nm处差异的特定值来对Barrett食管和不同程度异型性的患者进行分类。作者发现在480nm处，Barrett腺癌和高度异型增生较Barrett低度异型增生及无异型性的Barrett食管具有较低的差异正常化荧光。然而，当专门分析那些环周为低度异型而中心为高度异型变的黏膜时，只有28%被归类为高度异型增生。在该研究中，这种情况下，本方法相对不太敏感，而这时它对临床工作者的辅助作用却最大——可检测一些常规活检容易遗漏的高度异型增生恶化灶。

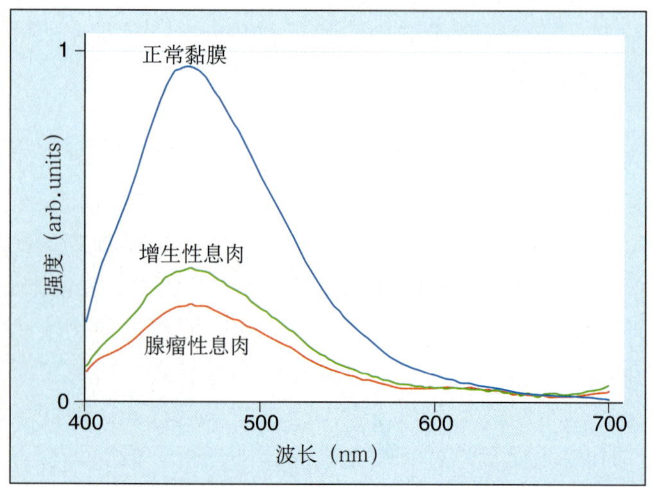

图57-3　结肠增生性及腺瘤性息肉典型的点荧光光谱。(Redrawn from Cothren RM, Sivak MV Jr, Van Dam J, et al: Detection of dysplasia at colonoscopy using laser-induced fluorescence: A blinded study. Gastrointest Endosc 44:168–176, 1996.)

原卟啉强化荧光

使用外源性分子如5-氨基酮戊酸[5-aminolevulinic acid（5-ALA）]进行荧光光谱的研究显示其在检测胃肠道异型性方面很有前景。这些研究的基础是，与周围的正常细胞相比，异型细胞中存在差异性积聚，或前药到光敏复合物的生物转化。外源性5-ALA由胃肠道黏膜细胞摄取，通过亚铁血红素循环最后一步的反馈抑制，引起Ⅸ型原卟啉的聚集。Ⅸ型原卟啉的荧光很容易被检测到，并已在光动力治疗中发挥治疗作用。依据5-ALA的给药剂量和途径，Ⅸ型原卟啉可聚集到恶性或异型变的黏膜，而非正常组织。这种差异是应用5-ALA荧光光谱及荧光图像的基础。当暴露于5-ALA的组织被400nm光（可穿透深度约0.5mm）照射时，在635nm和705nm处观察到Ⅸ型原卟啉荧光的不同峰。这些峰与组织内源性荧光分子所产生的480nm附近的宽自发荧光峰很容易鉴别。

多项研究已经证明，5-ALA在从Barrett食管中检出异型增生及从正常组织或增生性息肉中鉴别腺瘤性息肉等方面具有潜在的应用价值。早期研究主要针对Ⅸ型原卟啉荧光进行定性估计，近期的研究则进行定量测定。在最近一项由20名患者参与的研究中，采用了内镜检查前3小时口服5-ALA的方法。结果显示，检出高度异型增生的灵敏度为77%，特异性为71%（图57-4）[25]。该研究的作者还提到，基于5-ALA的荧光内镜检出了几处普通内镜下认为是正常的非息肉样的高度异型增生。因为Barrett食管结节性的高度异型增生很容易通过活检发现，而Barrett食管非息肉样区域中的高度异型增生即便遵循随机活检的方案，也很容易被遗漏，因而这样的结果无疑是振奋人心的。

早期研究报道的局限性可能会导致过度乐观的结果，这些局限性主要是基于组织形态学和自发荧光来源。比较明确的是，结节性组织自体荧光比其他平坦区域的荧光低，这是由于组织自体荧光实际上大多起源于黏膜下；结节由于具有较厚的黏膜，会减弱自发荧光信号，使黏膜下荧光模糊。因而，对一组结节性高度异型增生和另一组平坦非异型变Barrett食管，两者很容易鉴别。而对一组内镜下看似平坦实际上局部存在高度异型增生的Barrett食管而言，要获得高灵敏度和高特异性非常困难。通过采用非异型性息肉（高度增生息肉）作为对照，这种局限性在一些结肠息肉的研究中已被克服。

还有其他一些因素可能会潜在影响以组织自体荧光和5-ALA为基础的异型增生的筛查过程，其中包括

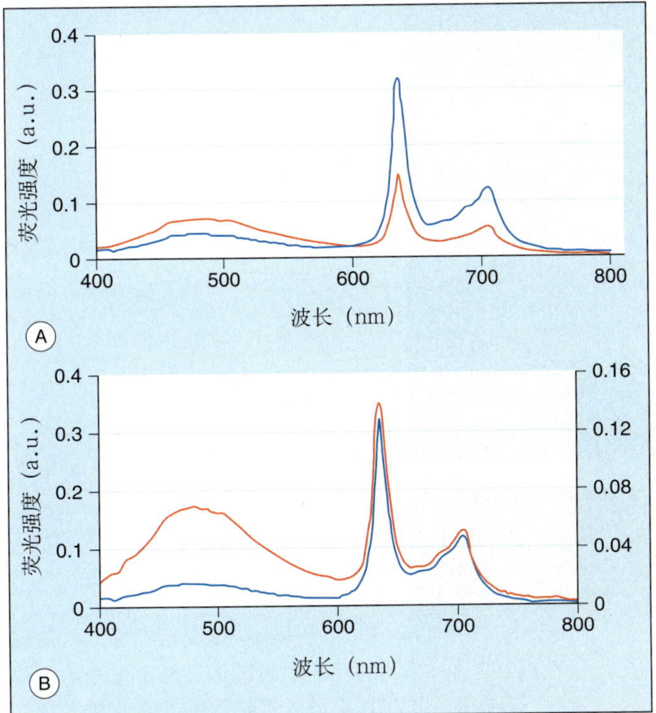

图57-4 上方所示为给予5-ALA后存在高度异型增生（蓝线）以及无异型性（红线）的Barrett食管的荧光光谱。480nm处的宽峰为组织自体荧光。635nm及705nm的峰为Ⅸ型原卟啉荧光。下方图示为经过Ⅸ型原卟啉处理后的荧光，提示在Barrett食管高度异型变中，组织自体荧光相对较弱。(Redrawn from Brand S, Wang TD, Schomacker KT, et al: Detection of high-grade dysplasia in Barrett's esophagus by spectroscopy measurement of 5-aminolevulinic acid-induced protoporphyrin IX fluorescence. Gastrointest Endosc 56:479–487, 2002.)

腔内血液、食物、大便和其他一些偶尔可能吸收或发射光、甚至荧光（在某些情况下）的物质。此外，炎症组织中Ⅸ型原卟啉荧光的增加可能导致炎症和异型增生的鉴别困难。早期的研究结果无疑令人兴奋，但尚须进行针对低选择性患者群的更大规模研究，以在更普遍的胃肠道环境中评估这些光学方法的灵敏度和特异性。

内镜荧光成像

与点光谱每次只能观察一点不同，内镜荧光成像可以使医生同时观察整个内镜视野（图57-5）。进行荧光成像需要使用可以专门发送短波光的光源。为此常常需要滤器辅助以阻止超过所需波长光的光子，通常是450nm。另外，内镜的接收端需设置滤器以阻止所需荧光范围外的所有光子，通常是600～700nm。由于使用纤维内镜时荧光信号较微弱，因而通常装在目镜上的标准视频相机已被更为灵敏的强化相机所取代。得到的全部结果是一幅完全由组织荧光组成的图像，通常在视频监测器上呈现为绿信号。原型系统可以在白光内镜和荧光图像之间快速转换，从而可以在内镜装置的分离监视器上显示。最近，一种使用现代结肠镜电荷耦合器件（charge-coupled device, CCD）的原型荧光内镜系统已通过论证[26]。采用将白光暂时阻断，并通过标准视频结肠镜的管道使用纤维探头投照氩激光照射结肠，而不再采用常规独立的强化照相机和纤维内镜来进行荧光成像。鉴于CCD具有对激光的紫外线不敏感，但对探测荧光足够敏感的特点，荧光可通过结肠镜的CCD成像。

内镜荧光成像系统使用的是稳定状态的荧光，在荧光信号收集阶段，光源是持续稳定开放的。这与一些更为精确的点荧光光谱系统不同，后者首先以激发波长照亮组织，然后关闭光源，并在预设的延迟时间后测量荧光信号，以保证相对纯正的荧光信号被收集。另外，成像系统并不是测量大量不同波长的荧光来获得光谱，而是使用探测器对一个较宽范围光波长所触发的每一个空间点仅进行一次测量（有些系统是二点）。而且，荧光点光谱系统通常使用相对单色的激光脉冲和复杂的数学计算法则来进行光谱测量。然而，荧光成像系统具有瞬间全视野成像的功能，从而可以直接进行黏膜间的比较，于是便弥补了上述这些相对不足。

早期的研究证明结肠腺瘤较周围正常组织具有更低的荧光强度，因而可以在体外鉴别出来。使用正常荧光的75%作为阈值，在体外分析切除下来的家族性腺瘤性息肉病患者的结肠，其灵敏度和特异性近90%[27]。体内分析的情况要稍复杂一些，因为在照明不佳的区域，比如黏膜皱襞遮挡处，荧光信号会减低，而且结肠镜在体内不如在实验台上那么容易控制方向。最近的一项研究中，30名患者接受了结肠镜检查，采用正常荧光的80%作为阈值，检出腺瘤性息肉的灵敏度为83%[26]。在该研究中，未对荧光成像的特异性进行评估，但作者提到，黏膜皱襞阴影区减弱了荧光，成像较差，结果产生了假阳性信号。有趣的是，现代内镜使用两个独立的照明光束，分别固定在CCD探测器的两端，以减少标准白光内镜的伪影。因而，通过使用这种类型的成像技术可能改善检出效果。另外还应注意的是，在此项研究中，与具异型性的腺瘤性息肉不同，所有6枚增生性息肉均具有接近正常的荧光。部分原因是由于腺瘤性息肉内的血红蛋白含量较高，吸收了入射的紫外线，当然也可能是其他因素所引起[28]。

LIFE Ⅱ（Xillix Corporation）是一套商用原型荧光

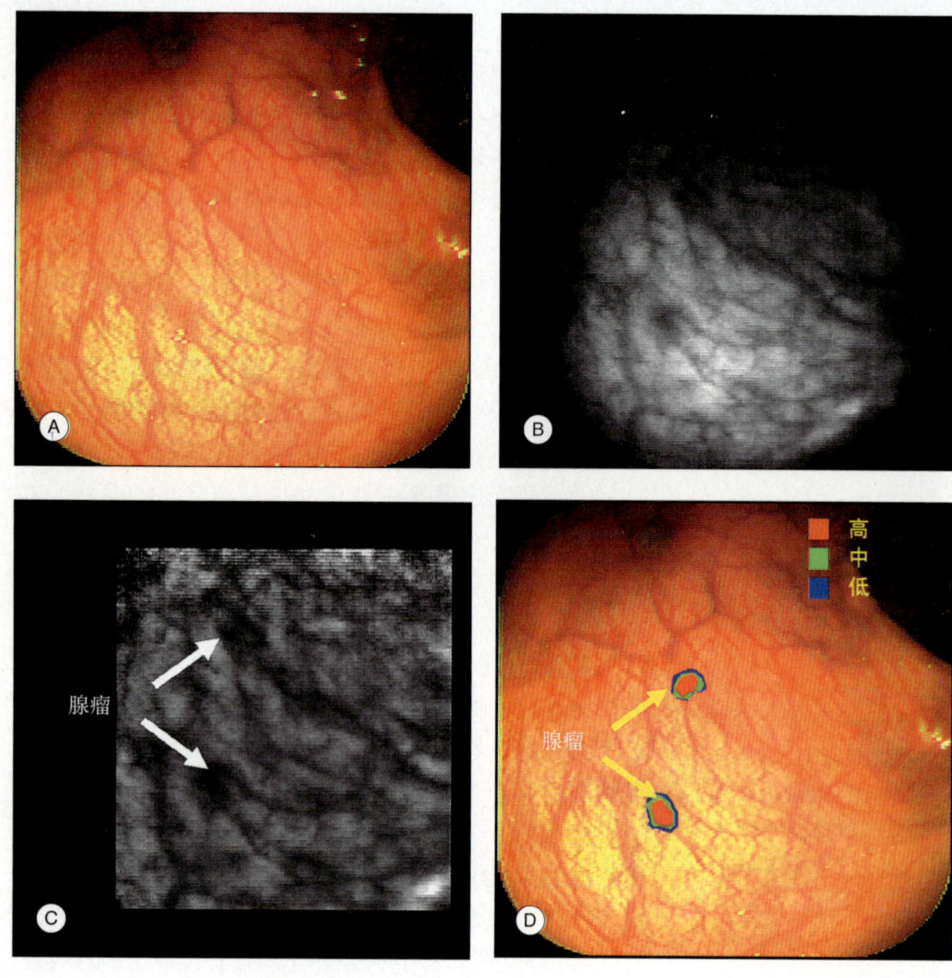

图 57-5　结肠镜荧光成像。A. 直肠的标准内镜图像，两个很小的腺瘤几乎难以看到。B. 未处理的荧光光谱成像。C. 以动态均数运算法则处理后的荧光光谱成像，两个腺瘤清晰可见。D. 在两个腺瘤处以荧光覆盖后的标准内镜图像。(Courtesy of Dr. Thomas Wang, Stanford University, Palo Alto, CA.)

成像系统，目前已经在内镜中投入使用（图57-6）[29,30]。该系统采用的是纤维内镜，上方安装有 Xillix 摄像头。该系统使用的光源可以在传统内镜所用的白光和荧光检查时所用的滤过蓝光之间自由切换。虽然在诱导荧光方面，蓝光的效率略低于紫外光，但其优势在于可较少诱导突变，并可以使用现有内镜上的透镜和光学器件。LIFE Ⅱ 照相机可以在4秒内完成标准白光成像和荧光成像之间的模式转换。在荧光成像模式中，组织被蓝光（400 ~ 500nm）激发，发射出绿波范围（490 ~ 560nm）的光，由一个强化 CCD 测量，红波范围（630 ~ 750nm）的荧光由第二个CCD测量。红光和绿光测量后，荧光在视频监测器上呈现为彩色的图像。

LIFE Ⅱ 系统的临床研究已经在几个中心进行，研究结果也以病例分析和图片的形式发表[31]。个例包括Barrett食管的高度异型增生区呈现红色荧光增强，而周围区域为较低荧光或绿色荧光。其他例子还包括胃印戒细胞癌呈现暗淡的红色荧光区，平坦型结肠息肉也呈红色荧光，而周围正常黏膜则呈绿色波长荧光。尽管该系统的作用尚需更为严格的临床研究加以验证，不过能够有一套可供医生和研究者们使用的商用荧光成像系统，的确令人振奋。另外，与荧光点光谱一样，在给予荧光素（如5-ALA）后，荧光成像系统未来可能会发挥更大作用。关于5-ALA荧光成像的最初经验在胃肠道腺瘤和癌症患者的研究中已有报道，但研究仍在初级阶段（图 57-7）[32,33]。

Raman 光谱

Raman光谱是以光的非弹性散射为基础的。在弹性散射中，入射光线和散射光线的光子具有同样的波长，Raman光谱与之不同，Raman光谱的入射光线和散射光线的波长一般略有差异。由于光子的能量与其频率成正比（与波长成反比），因此能量可以从投射光转化到组织，反之亦然。对大部分临床应用的内镜来说，散射光较被分析的投射光频率低。在这一过程中，仅有少量的能量转化到组织。组织中用以散射的分子因而被激发到更高的振荡或旋转能量水平。每个类型的分子都有一个特定的Raman信号，Raman光谱具有一系列与已知分子转化相对应的尖锐波[34]。这与

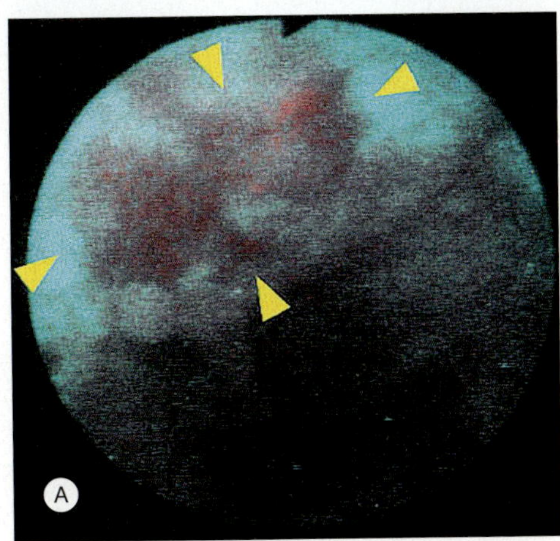

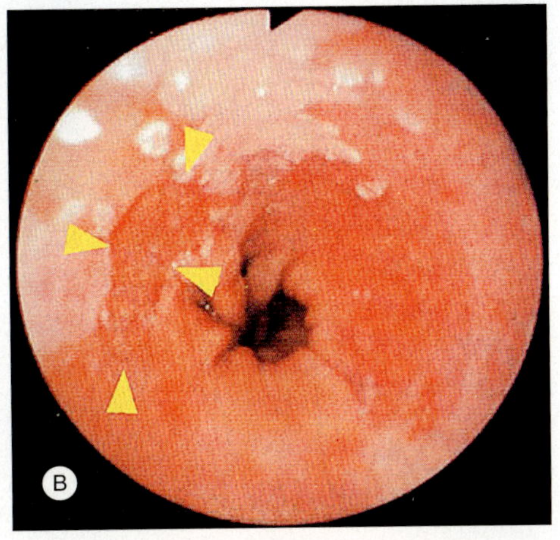

图 57-6 商用 Xillix LIFE Ⅱ设备获得的具有高度异型性的 Barrett 食管的荧光图像。异型性组织在红波光上略少于正常组织，绿波光显著少于正常组织。通过调整仪器上红光及绿光通道的相对增益，异型增生区在荧光屏上呈现微弱的红色（A）。B 图显示的是相同区域的标准白光内镜观。(Reprinted from Haringsma J, Tytgat GN, Yano H, et al: Autofluore-scence endoscopy: feasibility of detection of GI neoplasms unapparent to white light endoscopy with an evolving technology. Gastrointest Endosc 53:642–650, 2001.)

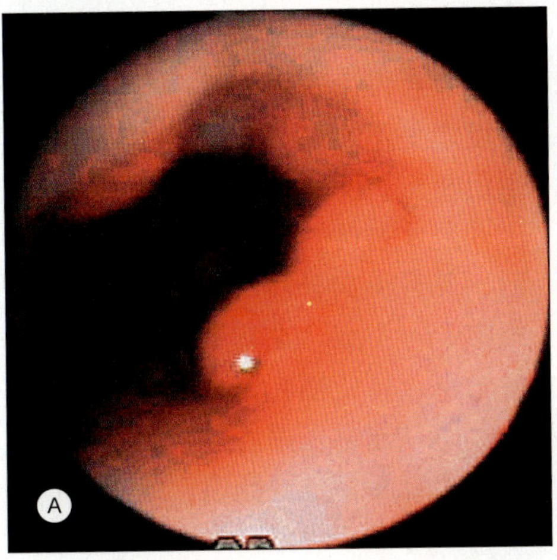

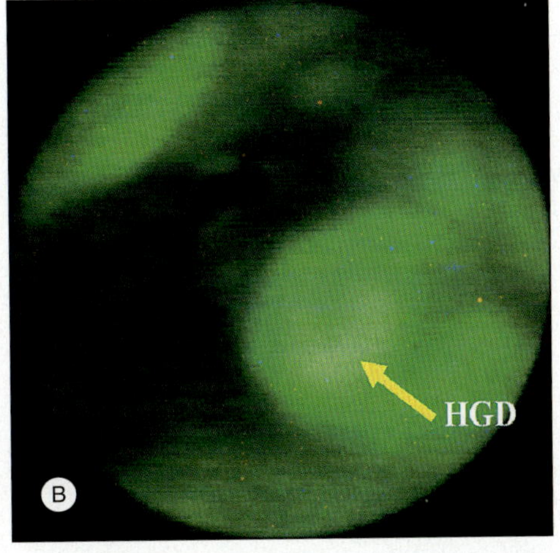

图 57-7 应用 5-ALA 后的强化荧光成像。A. 胃食管连接处的标准内镜图像。B. 给予 5-ALA 后 3 小时在相同区域的荧光图像，结果提示高度异型增生（HGD）区域具有强化荧光。(Courtesy of Dr. Thomas Wang, Stanford University, Palo Alto, CA.)

组织荧光光谱不同，组织荧光光谱中，峰较宽，并且很难指出光谱各部分所代表的化学物质。应用Raman光谱则有可能做到，例如利用紫外激光系统可直接定量测定核酸。在切下来的结肠上应用Raman光谱进行体外研究，证明异型增生区域和浸润癌区域较正常组织具有较低的腺嘌呤信号和/或较低的氨基酸-核苷比率[35]。

内镜中应用的Raman光谱利用纤维探头传递单色素激光到组织。激光中少部分进行Raman散射，散射光由探头上的光学纤维收集。受几种因素的共同影响，Raman光谱在技术上存在一些挑战。因为入射光子只有少部分经过 Raman 散射，所得 Raman 信号非常微弱，因而必须使用相当强的激光源。通常高敏感光子探测器也是必需的，例如液氮制冷 CCD。另外，系统的光学纤维和其他一些光学器件自身可能引起一些Raman散射，产生的信号会与组织信号竞争。组织荧光也会干扰信号，因而需要内在滤过和信号处理过程技术来减轻此效应。由于上述这些原因，大多数Raman光谱的研究都是在体外进行的，这样可以使用更强的激光，并且收集时间可更长（达分钟级）。不过，最近描述了一套Raman系统，它可以在具有非一次性光学探头[34]的内镜中应用，测量时间为5秒（图57-8）。

在一项先导性研究中发现，体内进行Raman光谱可以辅助鉴别腺瘤性息肉和增生性息肉[34]。这项研究存在局限性，总共只纳入了3例患者的9个息肉。收集了19个光谱；在一些病例，在同一个息肉上不止一处测量了光谱。研究采用留一法（leave-one-out）统计

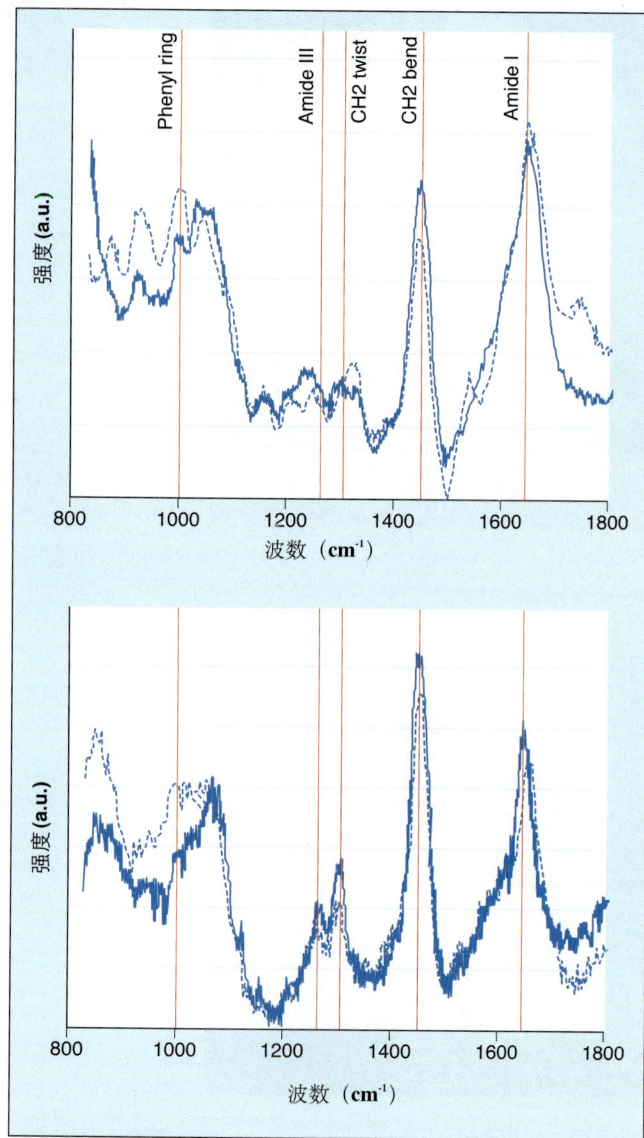

图57-8 体外（图A）及体内（图B）增生性结肠息肉（实线）及腺瘤性息肉（虚线）的平均Raman光谱。光谱已经过强度校正，波长标定，荧光背景已被减去。(Redrawn from Molckovsky A, Song, LW, Shim MG, et al: Diagnostic potential of near-infrared Raman spectroscopy in the colon: Differentiating adenomatous from hyperplastic polyps. Gastrointest Endosc 57:396–402, 2003.)

分析法，用其他所有的18个光谱来明确一个给定的光谱是异型性还是增生性的。这可导致一种情况，在一些病例中，同一个息肉来源的光谱与“未知”的光谱进行比较。使用这种方法来区分腺瘤性息肉或增生性息肉的准确性可达到95%。虽然研究的患者数量较少，同一个息肉可能自发出现多个光谱，而且还会受到分析方法等十分重要的局限，但内镜Raman光谱系统的发展已经为原位快速诊断组织异常提供了可能。采用Raman光谱内镜评估Barrett食管组织异型增生及溃疡性结肠炎的研究正在进行，其结果令人期盼。

光学相干断层扫描

OCT是一种依靠光的反向散射而形成组织的断面图像的成像技术[36, 37]。它的基本原理与超声成像相似，不过采用的是光波，而非声波。与超声检查一样，反向散射的定量测定是在每个轴向深度进行的，然后转向不同的横断位置，在新的横断位置上重复测量。整个过程重复进行，直到形成一个反向散射的二维图像。扫描过程与超声内镜设备类似，可以是线性的或者是辐射状的。

为了测定光学反向散射，需采用一种低相干干涉测量术。发出的光被一个分光器分为两束。其中一束由光学纤维直接导入组织，另一束导入一面可精确控制的反射镜中。组织来源的反向散射光由光学纤维收集，然后与镜中返回的光线汇合。这两束光波的相互干扰可被测量。只有当两束光经过的距离基本相等时，才会发生明显的干涉现象：两束光所经过路线的长度之差不能超过光源的相干长度。于是，通常需要采用相干长度约为20μm的超级发光二极管。因而，通过调整反射镜的位置，可以测量来源于组织的反向散射，并且纵向分辨率可达到 20μm 左右。如果将光束集中于一小点，在每个轴向扫描后以约 20μm 距离平移光束，可使横断面分辨率达到 20μm 左右。

OCT通常采用近红外光，红外光所穿透的组织比可视光更深。在胃肠道，组织中由于光散射导致扫描深度仅有 1 ~ 2mm，可达黏膜和黏膜下层。线状扫描导管探头和辐射状扫描导管探头均可用于在内镜操作。与超声不同的是不需水作界面，也不需接触组织[38]。现今的设备分辨率在 7 ~ 20 μm，以每秒四帧的速度进行实时成像。

在 OCT现在的分辨率下，无法对单个哺乳动物细胞进行成像，但对于观察黏膜腺体、隐窝、绒毛及腔内壁的各层却是足够的（图57-9）。OCT的早期研究大多在壁层清晰的食管内进行。在 Barrett 食管内，这种层状结构消失，取而代之的是非同质组织和黏膜下腺体结构[39]。一项前瞻性研究证明，OCT 诊断 Barrett 食管的灵敏度为 97%，特异性为 92%[40]。然而，在实践中内镜下观察诊断 Barrett 食管的困难在于食管炎和胃上皮化生的鉴别，以及此研究中由于胃贲门组织（有或无炎症）造成的假阳性。因此，在更有临床代表性的情况下，OCT 诊断的特异性可能会更低。

目前还没有报道提示 OCT 可以检测 Barrett 食管的异型性。现有的分辨率不足以对单个异型增生细胞

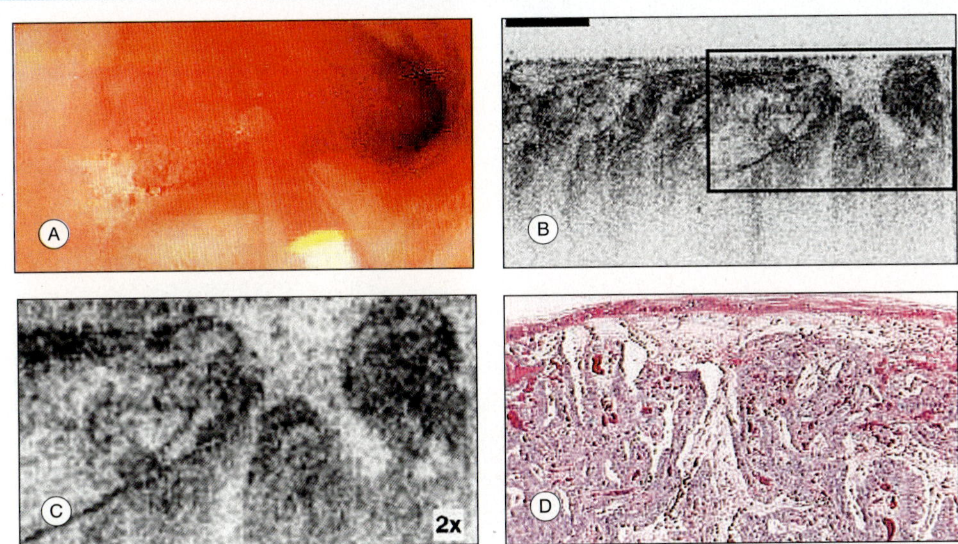

图 57-9 食管腺癌的 OCT 图像。A. 经过 OCT 通道原位标准白光内镜像。B. OCT 图像显示黏液袋及异常的上皮形态。刻度尺对应为500μm。C. 放大像。D. 相应组织切面。(Reprinted from Bouma BE, Tearney GJ, Compton CC, Nishioka NS: High-resolution imaging of the human esophagus and stomach in vivo using optical coherence tomography. Gastrointest Endosc 51:467–474, 2000.)

的胞核成像。因而，可能需要使用多细胞形式（例如腺体结构）来推断异型性。这对腺癌诊断是可能的，因为在腺癌中，黏膜通常呈不规则状，并且存在大量与黏液相对应的低散射袋[39, 41]。

关于OCT在胃、小肠、大肠、肝胆系统中应用的描述性报道很少[42-46]。在胃内，由于组织的对比度较低，因而壁内形态学鉴定尚成问题。小肠中绒毛清晰可见，结肠中隐窝也可鉴别。结肠腺瘤表面凹凸不平，并具有黏膜隐窝和肿大的腺体。溃疡性结肠炎可见浅表溃疡。有一些肿瘤也进行过OCT成像，包括结肠腺癌和胆管癌。在结肠癌症中，主要表现为正常黏膜组织结构的消失。在胆管癌中，可观察到绒毛状乳头结构。

OCT的分辨率虽然较超声好，但仍不足以判断单个人体细胞和胞核的异型性。不过，最近有报道采用飞秒激光脉冲代替现有光源系统可获得非常高的分辨率[47]。在体外试验台上已证明超高分辨率OCT可达到约1μm的轴向分辨率[48]。其他正在进行的研究中包括彩色多普勒OCT，已证明该系统在动物模型中可以显示血管中的血流，并监测止血药的作用情况[49]。最近又介绍了一种分光 OCT，除整体强度外，该系统还能够分析反向散射光的频谱[48]。由于长波可穿透更深的组织，因而，表面黏膜来源的信号包含更多的短波光，而来源于黏膜深层组织的信号包含更多的长波光。体外试验中，正常食管鳞状上皮在浅表和深层黏膜之间呈平滑转换，而Barrett 食管上皮的分光内容更不规则。

红外成像、全息相干成像和共聚焦显微镜

使用红外光的内镜成像系统可显示黏膜下组织结构，因为红外光在组织中的穿透深度相对较深。电子内镜上的CCD对红光和近红外线的光线灵敏，因而可以使用近红外光源和能透过红外光线的合适滤器来进行红外成像。红外成像的主要问题是对比度低，为了增加对比度，研究者们采用了静脉法染色，如靛青绿(indocyanine green, ICG)。静脉注射 ICG 后，ICG 与血浆白蛋白结合并吸收近红外光，这样就有可能仔细地观察深层的黏膜下血管。最近一项采用ICG强化红外成像的研究显示，11例黏膜下侵袭性胃癌患者均可在癌肿中见到ICG的集中染色，并可通过红外内镜观察到（图57-10）[50]。另外，黏膜内的胃癌之所以难以鉴别，在于其也呈现出ICG的集中。作者提到，这些发现可能说明ICG强化红外内镜可用来判断胃癌是否能在内镜下切除，因为内镜下切除的两个主要禁忌证是黏膜下侵袭和形态学上的低分化癌。

全息相干成像作为一个光学技术，已广泛用于工业上材料的无损害性检查。它依赖于个体运动时产生的全息图像的干涉，最近已被用于研究胃的弹性[51]。通过重叠两幅短时间内的图像来产生干涉。重建图像被一系列光和点构成的黑线（作为边缘）所覆盖，这些点以同样的方向变换。在初期先导性研究中，人们使用探头推挤离体猪胃的胃壁，使之变形，从而获得了相干图像（图 57-11）。结果显示，正常胃的图像与在固有肌层植入了金属片的胃的图像存

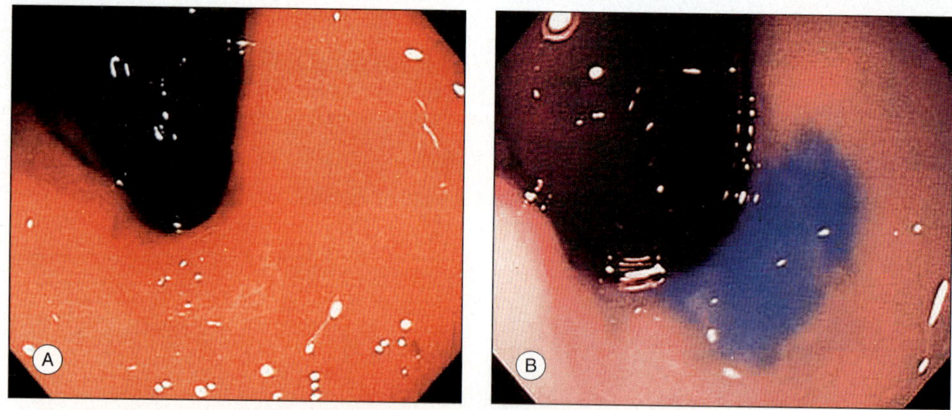

图 57-10　静脉靛青绿处理后早期胃癌的红外内镜图像。A. 标准白光内镜图像。B. 红外内镜图像显示癌症区域呈集中染色。(Reprinted from Mataki N, Nagao S, Kawaguchi A, et al: Clinical usefulness of a new infrared videoendoscope system for diagnosis of early stage gastric cancer. Gastrointest Endosc 57:336–342, 2003.)

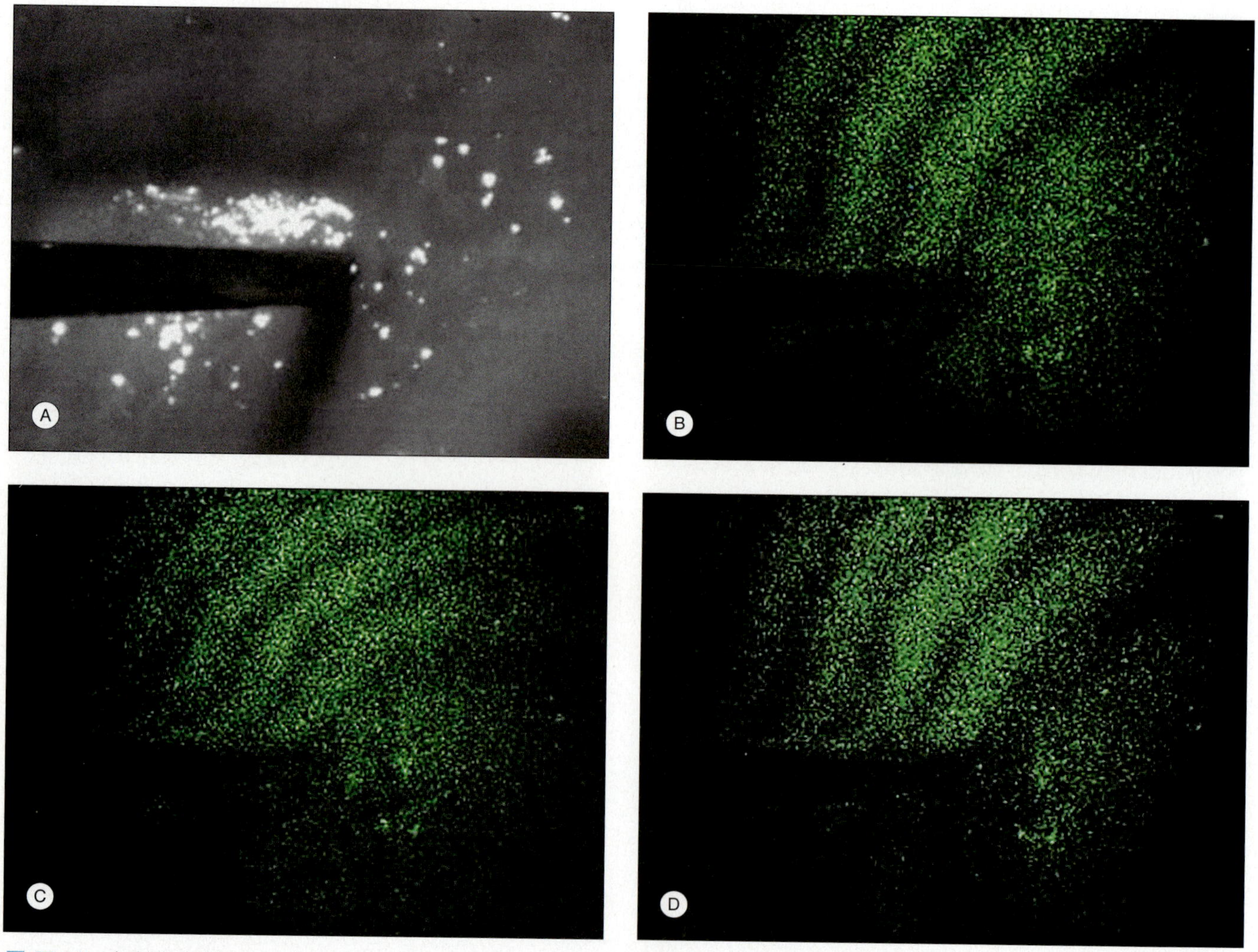

图 57-11　在离体动物胃中以全息相干法研究胃壁弹性。A. 以探头及金属线引起变形的胃壁的标准白光腹腔镜像。B～D. 对应的光点相关图像。(Reprinted from Avenhaus W, Kemper B, von Bally G, et al: Gastric wall elasticity assessed by dynamic holographic endoscopy: Ex vivo investigations in the porcine stomach. Gastrointest Endosc 54:496–500, 2001.)

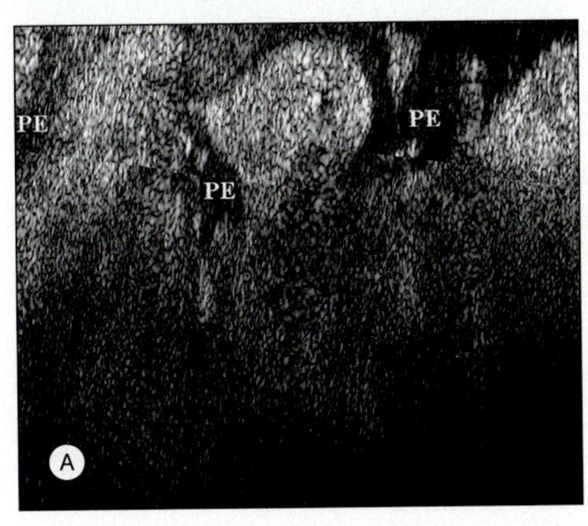

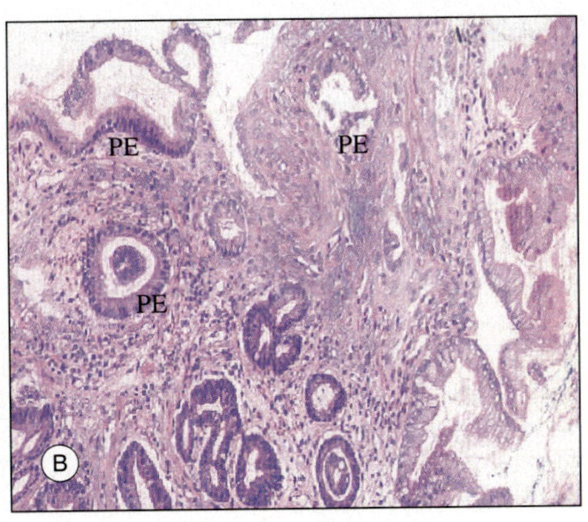

图57-12 A. 体外获得的Barrett食管共聚焦显微图像。B. 周边区域组织切片的标准HE染色。PE，瘢痕上皮。（Courtesy of Dr. Thomas Wang, Stanford University, Palo Alto, CA.）

在光及黑线的差别。理论上来说，这样的系统可以明确告知内镜操作者应该在胃壁的哪一点上探查，并且可以得到能提供器官弹性信息的全息相干图像。一些患有胃壁浸润的肿瘤患者，如皮革胃患者，可能会显示胃壁弹性的减弱。

共聚焦显微镜是一种尤其适合于高分辨率组织显影的技术。普通的台式共聚焦显微镜利用一个小孔阻断不在物镜焦点的光线，可获得小于1μm的轴向分辨率。目前，共聚焦显微镜在小型化方面取得了一些进步。相信几年后，共聚焦显微镜有可能会在内镜上使用（图57-12）[52]。在体外试验中，目前已经可以直接观察和测量食管黏膜细胞核的大小[52]。在不久的将来，利用这套系统直接评估胃肠黏膜是否存在大的异型性细胞核将成为可能。

小结

新的光学技术有可能超越现有传统的内镜，极大地提高我们诊断胃肠道疾病的能力。诸如共聚焦显微镜此类技术将来可能实现桌面显微镜那样的高分辨率来详尽地检查表面，而如OCT等其他一些技术则将使观察黏膜下状况成为可能。荧光和光谱技术使我们可以检测出组织内分子的含量，如血红蛋白氧合状态以及内源性荧光团的类型和数量。通过突出正常与异常组织在结合、摄取和加工上的差异，使用外源性试剂进行荧光成像可能成为一些特殊疾病的分析方法，如恶性肿瘤。虽然在临床上这些技术目前均未获得广泛的认同，但越来越多的人已经意识到未来的内镜操作者将更多地依赖于这些先进的光学技术而不是传统的白光成像。

（王琨译　崔荣丽 段丽萍校）

参考文献

1. Prahl S: Tabulated molar extinction coefficient for hemoglobin in water. Oregon Medical Laser Center 2001. Available at http://omlc.ogi.edu/spectra/hemoglobin/.
2. Friedland S, Benaron D, Parachikov I, Soetikno R: Measurement of mucosal capillary hemoglobin oxygen saturation in the colon by reflectance spectrophotometry. Gastrointest Endosc 57:492–497, 2003.
3. Leung FW, Slodownik E, Jensen DM, et al: Gastroduodenal mucosal hemodynamics by endoscopic reflectance spectrophotometry. Gastrointest Endosc 33:284–288, 1987.
4. Frank KH, Kessler M, Appelbaum K, Dummler W: The Erlangen micro-lightguide spectrophotometer EMPHO I. Phys Med Biol 34: 1883–1900, 1989.
5. Leung FW, Morishita T, Livingston EH, et al: Reflectance spectrophotometry for the assessment of gastroduodenal mucosal perfusion. Am J Physiol 252:G797–804, 1987.
6. Chance B, Mayevsky A, Goodwin C, Mela L: Factors in oxygen delivery to tissues. Microvasc Res 8:276–282, 1974.
7. Sato N, Kamada T, Shichiri M, et al: Measurement of hemoperfusion and oxygen sufficiency in gastric mucosa in vivo. Gastroenterology 76:814–819, 1979.
8. Kamada T, Sato N, Kawano S, et al: Gastric mucosal hemodynamics after thermal or head injury. A clinical application of reflectance spectrophotometry. Gastroenterology 83:535–540, 1982.
9. Kamada T, Sato N, Kawano S, et al: Studies on the mechanism of acute gastric mucosal lesion. (III). The hemoperfusion and oxygen insufficiency in the gastric mucosa after head-or thermal-injury analyzed by reflectance spectrophotometry. Nippon Shokakibyo Gakkai Zasshi 78:2302–2307, 1981.
10. Kamada T, Kawano S, Sato N, et al: Gastric mucosal blood flow distribution and its changes in the healing process of gastric ulcer. Gastroenterology 84:1541–1546, 1983.
11. Leung FW, Wong DN, Lau J, et al: Endoscopic assessment of blood flow in duodenal ulcers. Gastrointest Endosc 40:334–341, 1994.
12. Temmesfeld-Wollbruck B, Szalay A, Mayer K, et al: Abnormalities of gastric mucosal oxygenation in septic shock: Partial responsiveness to dopexamine. Am J Respir Crit Care Med 157:1586–1592, 1998.
13. Beuthan J, Minet O, Helfmann J, et al: The spatial variation of the refractive index in biological cells. Phys Med Biol 41:369–382, 1996.
14. Sloot PM, Hoekstra AG, Figdor CG: Osmotic response of lymphocytes measured by means of forward light scattering: theoretical considerations. Cytometry 9:636–641, 1988.

15. Perelman LT, Backman V, Wallace MB, et al: Observation of periodic fine structure in reflectance from biological tissue: A new technique for measuring nuclear size distribution. Phys Rev Lett 80: 627–630, 1998.
16. Wallace MB, Perelman LT, Backman V, et al: Endoscopic detection of dysplasia in patients with Barrett's esophagus using light-scattering spectroscopy. Gastroenterology 119:677–682, 2000.
17. Kapadia CR, Cutruzzola FW, O'Brien KM, et al: Laser-induced fluorescence spectroscopy of human colonic mucosa. Detection of adenomatous transformation. Gastroenterology 99:150–157, 1990.
18. Cothren RM, Richards-Kortum R, Sivak MV Jr, et al: Gastrointestinal tissue diagnosis by laser-induced fluorescence spectroscopy at endoscopy. Gastrointest Endosc 36:105–111, 1990.
19. Cothren RM, Sivak MV Jr, Van Dam J, et al: Detection of dysplasia at colonoscopy using laser-induced fluorescence: A blinded study. Gastrointest Endosc 44:168–176, 1996.
20. Schomacker KT, Frisoli JK, Compton CC, et al: Ultraviolet laser-induced fluorescence of colonic polyps. Gastroenterology 102: 1155–1160, 1992.
21. Schomacker KT, Frisoli JK, Compton CC, et al: Ultraviolet laser-induced fluorescence of colonic tissue: basic biology and diagnostic potential. Lasers Surg Med 12:63–68, 1992.
22. Panjehpour M, Overholt BF, Schmidhammer JL, et al: Spectroscopic diagnosis of esophageal cancer: new classification model, improved measurement system. Gastrointest Endosc 41:577–581, 1995.
23. Panjehpour M, Overholt BF, Vo-Dinh T, et al: Endoscopic fluorescence detection of high-grade dysplasia in Barrett's esophagus. Gastroenterology 111:93–101, 1996.
24. Vo-Dinh T, Panjehpour M, Overholt BF, et al: In vivo cancer diagnosis of the esophagus using differential normalized fluorescence (DNF) indices. Lasers Surg Med 16:41–47, 1995.
25. Brand S, Wang TD, Schomacker KT, et al: Detection of high-grade dysplasia in Barrett's esophagus by spectroscopy measurement of 5-aminolevulinic acid-induced protoporphyrin IX fluorescence. Gastrointest Endosc 56:479–487, 2002.
26. Wang TD, Crawford JM, Feld MS, et al: In vivo identification of colonic dysplasia using fluorescence endoscopic imaging. Gastrointest Endosc 49:447–455, 1999.
27. Wang TD, Van Dam J, Crawford JM, et al: Fluorescence endoscopic imaging of human colonic adenomas. Gastroenterology 111: 1182–1191, 1996.
28. Zonios GI, Cothren RM, Arendt JT, et al: Morphological model of human colon tissue fluorescence. IEEE Trans Biomed Eng 43:113–122, 1996.
29. Haringsma J, Tytgat GN, Yano H, et al: Autofluorescence endoscopy: feasibility of detection of GI neoplasms unapparent to white light endoscopy with an evolving technology. Gastrointest Endosc 53:642–650, 2001.
30. Abe S, Izuishi K, Tajiri H, et al: Correlation of in vitro autofluorescence endoscopy images with histopathologic findings in stomach cancer. Endoscopy 32:281–286, 2000.
31. DaCosta RS, Wilson BC, Marcon NE: Light-induced fluorescence endoscopy of the gastrointestinal tract. Gastrointest Endosc Clin N Am 10:37–69, 2000.
32. Mayinger B, Reh H, Hochberger J, Hahn EG: Endoscopic photodynamic diagnosis: oral aminolevulinic acid is a marker of GI cancer and dysplastic lesions. Gastrointest Endosc 50:242–246, 1999.
33. Messmann H: 5-Aminolevulinic acid-induced protoporphyrin IX for the detection of gastrointestinal dysplasia. Gastrointest Endosc Clin N Am 10:497–512, 2000.
34. Molckovsky A, Song, LW, Shim MG, et al: Diagnostic potential of near-infrared Raman spectroscopy in the colon: Differentiating adenomatous from hyperplastic polyps. Gastrointest Endosc 57: 396–402, 2003.
35. Boustany NN, Crawford JM, Manoharan R, et al: Analysis of nucleotides and aromatic amino acids in normal and neoplastic colon mucosa by ultraviolet resonance Raman spectroscopy. Lab Invest 79:1201–1214, 1999.
36. Fujimoto JG, Brezinski ME, Tearney GJ, et al: Optical biopsy and imaging using optical coherence tomography. Nat Med 1:970–972, 1995.
37. Tearney GJ, Brezinski ME, Bouma BE, et al: In vivo endoscopic optical biopsy with optical coherence tomography. Science 276: 2037–2039, 1997.
38. Das A, Sivak MV Jr, Chak A, et al: High-resolution endoscopic imaging of the GI tract: A comparative study of optical coherence tomography versus high-frequency catheter probe EUS. Gastrointest Endosc 54:219–224, 2001.
39. Jackle S, Gladkova N, Feldchtein F, et al: In vivo endoscopic optical coherence tomography of esophagitis, Barrett's esophagus, and adenocarcinoma of the esophagus. Endoscopy 32:750–755, 2000.
40. Poneros JM, Brand S, Bouma BE, et al: Diagnosis of specialized intestinal metaplasia by optical coherence tomography. Gastroenterology 120:7–12, 2001.
41. Zuccaro G, Gladkova N, Vargo J, et al: Optical coherence tomography of the esophagus and proximal stomach in health and disease. Am J Gastroenterol 96:2633–2639, 2001.
42. Kobayashi K, Izatt JA, Kulkarni MD, et al: High-resolution cross-sectional imaging of the gastrointestinal tract using optical coherence tomography: preliminary results. Gastrointest Endosc 47: 515–523, 1998.
43. Jackle S, Gladkova N, Feldchtein F, et al: In vivo endoscopic optical coherence tomography of the human gastrointestinal tract—toward optical biopsy. Endoscopy 32:743–749, 2000.
44. Pitris C, Jesser C, Boppart SA, et al: Feasibility of optical coherence tomography for high-resolution imaging of human gastrointestinal tract malignancies. J Gastroenterol 35:87–92, 2000.
45. Seitz U, Freund J, Jaeckle S, et al: First in vivo optical coherence tomography in the human bile duct. Endoscopy 33:1018–1021, 2001.
46. Poneros JM, Tearney GJ, Shiskov M, et al: Optical coherence tomography of the biliary tree during ERCP. Gastrointest Endosc 55: 84–88, 2002.
47. Fujimoto JG, Bouma B, Tearney GJ, et al: New technology for high-speed and high-resolution optical coherence tomography. Ann N Y Acad Sci 838:95–107, 1998.
48. Li XD, Boppart SA, Van Dam J, et al: Optical coherence tomography: Advanced technology for the endoscopic imaging of Barrett's esophagus. Endoscopy 32:921–930, 2000.
49. Wong RC, Yazdanfar S, Izatt JA, et al: Visualization of subsurface blood vessels by color Doppler optical coherence tomography in rats: Before and after hemostatic therapy. Gastrointest Endosc 55: 88–95, 2002.
50. Mataki N, Nagao S, Kawaguchi A, et al: Clinical usefulness of a new infrared videoendoscope system for diagnosis of early stage gastric cancer. Gastrointest Endosc 57:336–342, 2003.
51. Avenhaus W, Kemper B, von Bally G, et al: Gastric wall elasticity assessed by dynamic holographic endoscopy: Ex vivo investigations in the porcine stomach. Gastrointest Endosc 54:496–500, 2001.
52. Wang TD, Mandella MJ, Contag CH, Kino GS: Dual-axis confocal microscope for high-resolution in vivo imaging. Opt Lett 28:414–416, 2003.

索引

Index

A

阿米巴病 326

阿米巴结肠炎 346

癌前病变 472

癌前腺瘤 551

奥曲肽 222，226，228，232

B

Barrett 食管 66，405，437

Billroth Ⅰ 129

Billroth Ⅱ 129

Billroth-Ⅱ术后 631

半可曲式胃镜 5

贲门癌 516

贲门失弛缓症 296，277，436

苯替酪胺 808

鼻胆管引流 694，715，829

鼻囊肿引流管 828

丙型肝炎病毒 53

丙种球蛋白 232

并行支架植入 443

波状食管 270

剥脱活检 523

不明原因消化道出血 199

部分胃底折叠术 129

C

Cameron 溃疡及糜烂 235

Carney 三联症 459

Caroli 病（先天性节段性肝内胆管扩张症） 701

CCD 类型 36

CFTR 基因突变 803

Charcot 三联征 688

Collis 胃成形术 129

common bile duct, CBD 685

Courvoisier 征 541

Cowden 综合征 560

CREST 220

Crohn 病 315，320，551

Crohn 病和溃疡性结肠炎的鉴别诊断 325

彩色芯片成像 39

彩色芯片电子内镜 41

掺钕：钇铝石榴石激光 527

肠道内支架（enteral endop-rosthetic） 580

肠道外超声内镜 483

肠道准备相关性结肠炎 329

肠球菌 688

肠上皮化生 72，405

肠型胃癌 520

超凝胶 835

超声内镜 10，44，104，483，486，515，533，565，615，635，671，686，786

超声内镜引导下的细针穿刺技术 489

超声内镜引导下腹腔丛阻滞 498

超声内镜引导下腹腔神经节松解术 851

超声内镜引导下透壁引流 777

超声引导下腹腔丛阻滞 498

成本效益分析 146

成本效用分析 146

充气扩张术 285

传统电烙术 828

垂直束带胃成形术 133，135

磁共振胰胆管造影术 623，635，809

磁共振胰管造影 624

雌二醇 224

雌激素联合黄体酮治疗 234

次关键设备 50

促胰液素 803，807

促胰液素 -MRCP 827

促胰液素刺激试验 807

D

Dieulafoy 病变 161
Dormia 网篮 300
达那唑 224
大肠杆菌 688
大肠杆菌 O157:H7 327
大口径活检钳 61
单纯疱疹病毒性食管炎 341
单极凝固治疗 224
双极凝固治疗 224
热探针治疗 224
胆道激光碎石系统 699
胆道镜 689，699
胆道内胆泥 687
胆道疼痛 685
胆道微小结石 790
胆固醇胆囊结石 685
胆固醇结石 684
胆管感染 723
胆管和胰管标准括约肌切开 630
胆管结石 600，650
胆管静脉曲张 185
胆管括约肌切开 692
胆管乳头切开与取石 692
胆管狭窄 605
胆管狭窄和胆管癌 651
胆管引流治疗 694
胆绞痛 685
胆漏 606，709
胆囊存在的内镜胆总管取石术 695
胆囊结石 649，683
胆囊息肉 649
胆囊泥沙样结石 687，692
胆囊炎 742
胆色素钙盐 685
胆色素结石 684，685
胆胰系统恶性肿瘤 839
胆胰转向手术 134
胆源性胰腺炎 688，692
胆总管结石 683
胆总管结石病 684
胆总管囊肿 792
胆总管十二指肠吻合术 139
弹力蛋白酶 808
弹性带结扎法 222
导管导入电烙术 828
导丝引导性探条扩张 268
低级消毒 50
第三方认证 15
典型 FAP 539
电烙造口术 828
电力液压碎石（electrohydraulic lithotripsy, EHL） 698
电流密度 80
电切术 563
电容耦合和干扰 86
电手术 79，80
电灼术 579
电子内镜下激光治疗 42
淀粉酶 808
短链脂肪酸灌肠 233
对比染色 69
内镜逆行胰胆管造影 702
多块活检样本钳 61
多能干细胞 417

E

EMR 并结扎 523
ERCP 联合乳头肌切开 689
ERCP 术后胆管炎 726
ESWL 699，814

F

反射光谱学 869
仿真成像 555
放大内镜 564
放射菌病 326
放射性结肠炎 329
放射性同位素扫描 206
放射性胃炎 234
放射性小肠损伤 235
放射性直肠炎 195，233
非贲门胃癌 516
非恶性纵隔疾病 492
非关键设备 50
非糜烂性反流病 243
非内镜筛查技术 472
非抬举征 565
非小细胞肺癌 483，488

非选择性β受体阻断剂 226
非甾体类抗炎药相关性结肠病 329
非镇静小口径内镜 119
肺癌 483
肺通气 90
腐蚀性狭窄 267
复发性化脓性胆管炎 728
复发性结石 702
复发性吞咽困难 448
副神经节瘤 461
腹腔穿刺 831
腹腔丛神经破坏 498
腹腔丛神经破坏术 498
腹腔镜 398
腹腔镜胆囊切除术 689
腹腔镜胆总管探查（laparoscopic common duct exploration，LCDE） 687
腹腔镜活检 62
腹腔镜经胆囊管途径胆总管探查术 689
腹腔镜胃底折叠术 244
腹腔镜下可调节的胃束带术 136
腹腔镜下术中超声检查（intraoperative ultrasonography，IOUS） 686
腹腔神经丛阻滞 812
覆膜金属支架 439
覆膜支架 580

G

Gardner 综合征 539
Gianturco Z 型支架 845
干扰素 232
肝胆汁（A胆汁） 687
肝内胆管堵塞 848
肝内胆管结石病 700
肝内结石 683
肝外结石 683
肝吸虫性胆管炎 735
感染性结肠炎 194
肛镜检查 190
高淀粉酶性胸腔积液 825
高度异型增生 547
高甘油三酯血症 805
高级消毒 50
高频超声 521，533
根治性内镜 859
汞或钨填充橡皮探条 267
共聚焦显微镜 877
姑息治疗 579
固态成像技术 34
固态发生器 80
刮削活检 65
关键设备 50
光动力学治疗 417
光动力治疗 430，449，527，579，583
光学活检技术 414
光学相干断层扫描 876
光学相干断层扫描成像 389
过度镇静 94

H

Hartmann 方法 234
Heyde 综合征 220
核素扫描 222
核医学闪烁显像法 191
红绿蓝顺次成像 38
红绿蓝顺次成像内镜 41
红色病变 225
红外成像 877
胡桃夹样食管 296
壶腹部位的肿瘤 653
壶腹和胰腺恶性肿物 792
壶腹周围憩室 793
壶腹周围十二指肠憩室 793
壶腹周围腺瘤 539
壶腹周围腺瘤的内镜治疗 541
化脓性胆管炎 688
化学药物注射治疗 450
化学预防 419，554
坏死物质清除术 834
环状胰腺 618，793
回肠造口术 332
回结肠狭窄 272
回收网 300
活检钳活检 635，639
活体组织检查 6
获得性免疫缺陷综合征 337
获得性免疫缺陷综合征胆管病变 739
获得性黏膜相关淋巴样组织 529

J

Jackson Pratt（JP）引流管 827
机会感染 338
机械性肠梗阻 375
机械性梗阻 373
激光消融 579
激光治疗 449，548，582，222，228，232
急性病毒性肝炎 686
急性胆管炎 694
急性非静脉曲张破裂出血 151
急性复发性胰腺炎 785
急性呼吸窘迫综合征 825
急性坏死性胰腺炎 770
急性坏死性胰腺炎伴发感染 769
急性假性囊肿 827
急性结肠假性梗阻 373
急性静脉曲张破裂出血 173
急性胰腺创伤 831
急性胰腺假性囊肿 773
急性胰腺炎 654，767
计算机断层结肠成像 191
既往放疗和 / 或化疗对支架植入结局的影响 445
继发性贲门失弛缓症 282，289
继发性胆道结石 684
继发性恶性肿瘤 289
继发性肝内胆管结石病 700
继发性结石 683
家族分离现象 540
家族性腺瘤性息肉病 593，549，560
家族性腺瘤性息肉病综合征 539
甲苯胺蓝 70
甲状旁腺功能亢进 805
假性动脉瘤 813
假性囊肿 662，663，673，807，826，827
间质纤维化 804
剑桥标准 809
鉴别恶性与良性狭窄 324
浆液性囊腺瘤 673
浆液性囊性肿物 663
胶囊内镜 11，45，104，208，332
胶质瘤 660
接收及存储系统 46
结肠肛门吻合术 233
结肠镜 9，319，553
结肠镜激光凝固 231
结肠镜减压 378
结肠镜检查 191，378
结肠镜下黏膜切除 562
结肠镜下息肉切除术 562
结肠切除术 540
结肠小袋纤毛虫 326
结肠血管瘤 230
结肠造口术 233
结核分枝杆菌 327
结局研究 143
结直肠癌 547，579
结直肠吻合术 234
结直肠支架 579
金属膜的电磁折射 816
金属网篮 299
金属支架 439，440，441，443，445
近程放射治疗 450
近红外线反射分析 808
进行性系统性硬化病 220
经 T 管胆管造影术后胆管炎 727
经腹会阴直肠切除术 234
经腹受累直肠及结肠切除 233
经肛门切除术 584
经颈静脉肝内门体分流 180，225
经皮腹部超声 686
经皮肝穿刺胆管造影检查 689
经皮肝穿胆管造影 712
经皮内镜下盲肠造口术 378
经皮内镜下胃空肠吻合术 363
经皮内镜下胃造口术 130，360
经皮置管假性囊肿引流术已 828
经验性治疗 347
静脉曲张破裂出血 170
静脉石 232
酒精性慢性胰腺炎 804
局部福尔马林治疗 234
巨大肥厚性胃炎 510
巨细胞病毒 327
巨细胞病毒（CMV）结肠炎 345
巨细胞病毒性回肠炎 344
巨细胞病毒性食管炎 341
巨细胞病毒性胃炎 342
聚乙二醇单十二醚 232

K

Klipple-Trénaunay-Weber 综合征 232
KTP 激光治疗 234
开腹胆总管探查 687
抗反流手术 405，416
抗生素预防感染 107
抗纤维蛋白降解药物 232
抗氧化维生素 234
抗氧化物 804
颗粒细胞瘤 461
可曲式内镜 299，300
可曲式乙状结肠镜 104，552
致畸性放射线剂量 692
克雷白菌 688
空肠和回肠静脉曲张 184
空肠弯曲菌 326
空回肠旁路手术（jejunoileal bypass，JIB） 133
口服硫糖铝 233
硫糖铝灌肠 233
溃疡性结肠炎 322，551
困难结石 697
扩张探条 268
扩张治疗 267
括约肌预切开 627

L

蓝色橡皮疱痣综合征（BRBNS） 231
类癌 531
类癌综合征 531
类圆线虫 328
冷冻疗法 223，579，584
冷圈套活检 62
良性下消化道狭窄 272
淋巴管瘤 665
淋巴瘤 510
淋病 328
鳞状和柱状上皮 406
鳞状细胞癌 437
流式细胞技术 415
瘘管形成 443
螺旋 CT 635，686
螺旋 CT 血管造影 222

M

Mirizzi 综合征 701
Ménétrier 病 510
脉搏血氧测定 90
脉冲重复率 81
慢性放射性胃炎 234
慢性放射性直肠炎 233
慢性假性囊肿 827
慢性消化道出血 217
慢性炎症 807
慢性胰腺炎 622，654，785，803
盲肠造口术 / 经皮盲肠造口术 376
盲肠造口置管术 378
帽辅助的 EMR 523
梅毒螺旋体 328
门静脉高压性肠病 184
门静脉高压性出血 169
门静脉高压性结肠病 184
门静脉高压性胃病 224
门静脉高压性胃病的分类 226
门脉性结肠病 229
门 - 腔静脉分流术 227，229
弥漫型胃癌 520
弥漫性食管痉挛 296
糜蛋白酶 808
糜烂性食管炎 243

N

Nd:YAG 234
Nd:YAG 激光凝固治疗 228
NDO 折叠器 249
Nissen 胃底折叠术 127
N- 亚硝基化合物 518
内镜 CCD 的发展史 37
内镜操作技巧 508
内镜检查质量评估 147
内镜静脉曲张结扎治疗 173
内镜逆行胆管造影术 ERCP 591，692，102
内镜逆行胰胆管造影术 9，130，541，591，615，635，686，712，807，814
内镜憩室切除术 312
内镜腔内手术 859
内镜下胆总管取石 695

内镜下鼻肠管 356
内镜下超声检查 564
内镜下缝合和皱褶形成术 244
内镜下假性囊肿引流术 828
内镜下静脉曲张结扎 177
内镜下扩张术 579
内镜下括约肌切开术 635，715
内镜下逆行胰胆管造影术 332，809
内镜下逆行胰管造影 615
内镜下黏膜切除 417，429，418
内镜下黏膜切除术 65，515，559
内镜下切除壶腹腺瘤 542
内镜下乳头肌切开术 692
内镜荧光成像 873
内镜硬化治疗 173，174
内镜治疗 222，224，228，234，300，814
内瘘 825，827
难辨梭状芽孢杆菌 327
难辨梭状芽孢杆菌结肠炎 345
囊袋炎 331
囊性神经内分泌肿瘤 665
囊性纤维化 795
囊性肿瘤 462
囊肿肠道 827
囊肿十二指肠吻合术 829
囊肿胃吻合术 827，829
黏膜免疫系统 338
黏膜下切除 569
黏液性囊腺癌 673
黏液性囊性肿物 664
念珠菌 339
念珠菌性食管炎 339，341

O

Oddi 括约肌功能障碍 786，791
Ogilvie 综合征 373

P

PD 支架置入 835
Peutz-Jeghers 综合征 560
疱疹病毒 339
配方膳食肠内营养 833
皮革胃 520
脾静脉血栓形成 813

Q

其他恶性纵隔疾病 491
憩室出血 192
憩室切除术 312
憩室相关性结肠炎 328
钳夹式活检钳 61
钳夹治疗 224
浅表食管癌 425
嵌顿结石 697
球囊扩张 268，324
球囊扩张器 268
曲伸式乙状结肠镜 319
曲张静脉初发出血的征兆 170
取石球囊 691
取石术 692
取石网篮 691
圈套器切除 542
全胃肠外营养 833
全息相干成像 877
全胰切除 814
炔诺酮 224
缺血性结肠炎 193，329

R

Raman 光谱 874
Reynold 五联征 689
Roux-en-Y 肝空肠吻合术 137
Roux-en-Y 囊肿空肠造瘘术 831
Roux-en-Y 胃切除术 132
热带胰腺炎 795，805
热活检钳 62
热激光 428
热疗 449
热探针治疗 229，234
热消融 417
人类免疫缺陷病毒 53，337
肉毒杆菌毒素 284，715
乳糜泻 796
乳头旁憩室 695
乳头状和囊性肿瘤 665

S

散发性腺瘤 551
Sump 综合征 701

Syntheon 缝合设备 251
散射光谱学 870
色素内镜 68，564，565
色素内镜检查 414
沙门菌 328
沙眼衣原体 327
上皮下胃息肉 506
上皮性胃息肉 505
上消化道出血 105
上消化道内镜 321，324
射频热疗 252
摄影技术 9
深部囊肿性胃炎 511
神经瘤和神经纤维瘤 460
神经性肿瘤 460
肾功能衰竭 106
肾上腺和肾脏病变 494
生长抑素 226
生物可吸收技术 863
生物可吸收支架 863
十二指肠梗阻 813
十二指肠静脉曲张 184
十二指肠闸（duodenal switch，DS） 135
食管癌 383
食管癌（esophageal cancer，EC） 471
食管癌和胃食管连接部腺癌 436
食管和胃食管连接部癌 435
食管及胃食管连接部腺癌 437
食管静脉曲张 169
食管静脉曲张的自然史 171
食管静脉曲张急性出血 175
食管静脉曲张破裂出血的治疗 173
食管良性狭窄 267
食管裂孔疝 406
食管鳞状细胞癌 471
食管念珠菌病 341
食管蹼 270，296
食管气管瘘 443
食管切除术 410
食管酸暴露 406
食管狭窄 267
食管下端括约肌压力 243
食管腺癌 405
食管压力测定 278
食物团块嵌塞 295
视觉三原色 38
视频标准 43
舒林酸（clinoril） 543
术中胆管造影 686
术中内镜检查 209
术中小肠镜 209
数字内镜 10
钇 - 铝 - 石榴石激光器 815
双极电凝 234，232，584
热探针凝固治疗 222
双极器械 564
双重活检 63
双猪尾支架 828，834
苏丹染色 808
诉讼 111

T

Turcot 综合征 539
糖耐量异常 806
糖尿病 806
糖尿病患者 104
套扎器 568
套扎治疗 232
特发性慢性胰腺炎 805
特利加压素 226
体内碎石 698
体外机械碎石装置 691
体外震波碎石 699，689，814
铁剂 222
通过内镜孔道（through the scope，TTS） 579
通过十二指肠镜的胆道镜 698
铜绿假单胞菌 53
头颈部癌 436
透壁灼伤综合征 527
透壁灼伤综合征 574
图像处理器 43
推进式小肠镜 207
吞咽异物 295

V

von Recklinghausen 神经纤维瘤病 461
Von Willebrand 病 106，220

W

Whipple 切除 814
Wilson-Cook 缝合系统 248
外科肌切开手术 287
外科治疗后的复发性吞咽困难 445
外漏 825
外源性压迫 444
弯曲部与成角系统 33
弯曲杆菌结肠炎 344
晚期腺瘤 552
微处理器控制 82
微小结石 687，692
伪膜性肠炎 327
未覆膜金属支架 439
胃肠道的间质细胞肿瘤 531
胃肠道间质瘤 459
胃肠减压 376
胃的黏膜下肿瘤（SMT） 532
胃底腺息肉 505
胃底折叠术 127
胃窦切除术 229
胃窦血管扩张 183，224，227
胃溃疡 155
十二指肠溃疡 155
胃静脉曲张 171，509
胃空肠吻合术 132
胃淋巴瘤 529
胃毛霉菌病 342
胃旁路手术（GB） 133
胃食管反流 448
胃食管反流病 243，267，405，437
胃息肉 519，540
胃息肉和皱襞增厚 511
胃腺瘤性息肉 506，540
胃炎 408，509
胃折叠术 243
胃肿瘤 515
吻合口静脉曲张 185
无线胶囊内镜 221

X

西瓜胃 227
吸引式活检 62
希佩尔 - 林道综合征 665
息肉 73
息肉切除圈套器 300
息肉切除术 232
息肉切除术后综合征 574
息肉样胃癌 506
稀疏型 FAP 539
细胞刷检 414，635，636
细胞学 65，348，635
细菌性食管炎 340
细针穿刺 521，635，671，638
狭窄的能量曲线 82
狭窄和肿块病变 324
下消化道出血 105，189
下消化道可曲式内镜 319
下消化道内镜 320，322
纤维蛋白原 182
纤维蛋白注射 835
纤维内镜 7
纤维性息肉 462
腺癌 435，437，657
腺瘤性结肠息肉病 549
腺泡细胞囊腺癌 665
橡胶保护罩 301
消毒剂性结肠炎 328
消化道的放射性损伤 233
消化道内镜的指征 320
消化道血管发育不良 218
消融 405，527
小肠镜 207
小肠溃疡 204，205
小肠血管病变 200
小肠血管畸形 205
小肠肿瘤 203
小结石 701
小细胞肺癌 483
心包炎 686
心功能衰竭 686
心脏植入式设备 85
胸骨后疼痛 448
胸水 495
虚拟胆道造影检查 703
血管发育异常 194
血管瘤 230，461
血管瘤内静脉石 230

血管球瘤 460，461
血管造影 191，206，221，223
血管造影栓塞术 232
血流动力学监测 91
血吸虫病 328
血小板活化因子 772
血小板减少 106
血友病 A 和 B 106

Y

压电原理 816
亚甲蓝 70
氩等离子体凝固（APC） 223，224，228，234，429，528，579，582，84，564
炎性纤维样息肉 461
炎症性肠病 315
炎症性肠病中的肿瘤 330
颜色的再现 37
耶尔森菌 328
液电碎石术 815
液体化学灭菌剂 53
一般联邦卫生保健法 14
一过性下食管括约肌松弛 243
医疗保险认证 15
医师认证 16
医源性感染 834
医源性胰管炎症 835
胰肠瘘 831
胰胆管汇流异常 606，619
胰蛋白酶原基因突变 805
胰管堵塞 803
胰管和胰腺离断综合征 828
胰管结石 814
胰管空肠侧侧吻合术 813
胰管扩张 807
胰管漏 826
胰管内超声 621
胰管内乳头状黏液瘤 620，660
胰管狭窄 803，816
胰管支架预防 ERCP 术后胰腺炎 632
胰结肠瘘 826
胰酶替代 811
胰皮瘘 831
胰十二指肠瘘 831
胰十二指肠切除术 814
胰十二指肠切除术（Whipple手术） 137
胰实质标准 810
胰头部分切除 813
胰尾移植 814
胰腺部分切除 827
胰腺部分切除术后 827
胰腺分裂 619，786，805
胰腺功能不全 806，807
胰腺坏死 776
胰腺坏死机化 774
胰腺坏死内镜下清创术 835
胰腺假性囊肿 780
胰腺减压手术 827
胰腺离断综合征 828，829，831
胰腺囊肿 662，774，776
胰腺切除 814，831
胰腺神经内分泌肿瘤 660
胰腺实性肿物 657
胰性腹水 825
胰性腹水和胸腔积液 829
胰性和胰周积液 772
胰源性脓毒血症 835
胰月桂酸试验 808
胰周液体积聚 825
遗传性出血性毛细血管扩张症 224
遗传性非息肉病性结直肠癌综合征 549
遗传性胰腺炎 794，805，794
乙醇或聚乙二醇单十二醚硬化治疗 224
乙状结肠镜 9
钇铝石榴石激光 224
异尖线虫病 342
异物或食团梗阻 104
异型增生 70
抑酸治疗 179
意外的直接烧伤 86
隐性出血 217
荧光光谱 871
营养支持 451
硬化治疗 232
硬式内镜 300
硬式消化道内镜 4
硬塑料内支架 439
幽门螺杆菌 53，341，516

幽门螺旋杆菌 408
幼年性息肉病 560
鱼肝油酸钠 232
鱼肝油酸钠硬化治疗 224
预防性结肠切除术 539
原卟啉强化荧光 872
原发性肝内胆管结石 700
原发性结石 683
原始干细胞 406

Z

Zenker 憩室 309
Zollinger-Ellison 综合征 510
早期癌 411
早期食管癌的分期 426
早期食管癌的生物学 425
早期胃癌 515
增生性息肉 505，553
照明系统 34
针形刀括约肌切开术 828
诊所内镜室 13
支架 579，694，700
支架移位 445，448
支架植入 442，692
脂肪瘤 461
脂肪肉瘤 461
脂肪泻 806
直肠 Dieulafoy 病变 196
直肠肛门静脉曲张 184
直肠孤立性溃疡综合征 329
直肠海绵状血管瘤 230，231
直肠切除术 234
直接经皮内镜下空肠造口术 365
止血环酸 228
志贺菌 328
治疗性十二指肠镜 834
质子泵抑制剂 243，416
痔疮 196
中毒性巨结肠 375
中级消毒 50
中链甘油三酯 813
终末期肾病 219
肿瘤过度生长 448
肿瘤性腺瘤 560
主动脉瓣狭窄 220
注射化疗药物 585
注射组织硬化剂 222
抓取式活检 62
抓握式金属探测器 298
转移性病变 511
转移性肿瘤 462
自动内镜再处理装置 54
自膨式金属支架 528，721
自身免疫性胰腺炎 795
总胆管狭窄 813
纵隔的超声内镜成像技术 487
组织胞浆菌 327
组织取样技术 636
组织效应 85
最小费用分析 146